解剖学辞典
新装版

中井準之助
大江規玄
森　富
山田英智　編集
金光晟
養老孟司

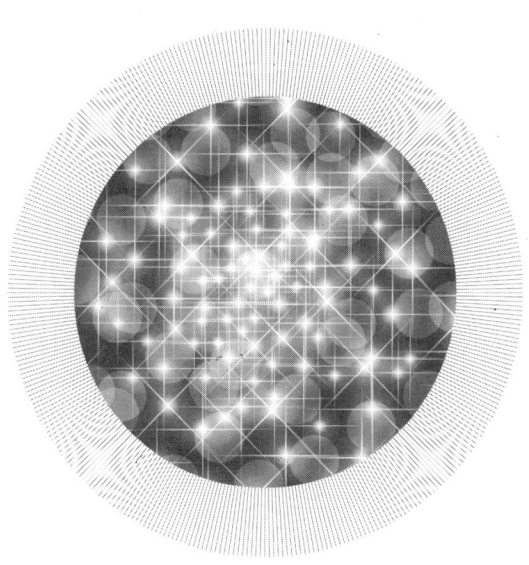

朝倉書店

序

　解剖学を専門としない人にも手軽に調べられる解剖学辞典がほしい．医師が診察室で，生物学者が実験室で，そして学生が濡れた手を白衣で拭きながら繰ることのできる辞典があれば大変便利であろう．それは解剖学者も望むところであって，机や書斎の必要な解剖の専門書に代るものをということで本辞典が企画された．

　このためには，まずコンサイス辞典のように手軽で，右手にピンセットを持ちながら，左手でパラパラとめくれるものがよい．しかし内容はかなり豊富にしたい．そういう意図のもとにこの辞典が計画された．記述は簡潔を旨としたが，項目数はできるだけ多くし，必要に応じて図を配した．また巻末には人名項目を掲げて読者の便をはかることにした．

　この辞典は，1977年に構想がたてられてから，項目選定のため時には13名の編集協力者を交えて1年に数回の編集会議が開かれ，さらには脱稿後，編集者による原稿査読を経て，ようやくここに出版の運びとなったことは欣びにたえない．

　編集協力者ならびに執筆の諸先生に感謝するとともに，辛抱強く陰の努力を惜しまれなかった朝倉書店編集部に心からお礼申し上げる．

　1984年9月

編集者代表　中　井　準之助

大　江　規　玄
森　　　　　富
山　田　英　智
金　光　　　晟
養　老　孟　司

〈編 集 者〉

中 井 準之助	東京大学名誉教授 筑波大学副学長
大 江 規 玄	東京大学名誉教授 防衛医科大学校教授
森　　　富	東北大学医学部教授
山 田 英 智	東京大学名誉教授 福岡大学医学部教授
金 光　　晟	東京大学脳研究所教授
養 老 孟 司	東京大学医学部教授

〈執 筆 者〉

浅 見 一 羊	順天堂大学医学部教授		*高 橋　　彬	筑波大学体育科学系教授
*石 川 春 律	群馬大学医学部教授		滝 沢 安 子	群馬大学名誉教授 埼玉医科大学教授
*市 川　　厚	横浜市立大学医学部教授		田 中 敬 一	鳥取大学医学部教授
一 條 尚 弘	東京医科歯科大学歯学部教授		谷 村　　孝	近畿大学医学部教授
大 内　　弘	岡山大学名誉教授		外 崎　　昭	山形大学医学部教授
大 浦 親 善	宮崎医科大学教授		永 野 俊 雄	千葉大学医学部教授
大 江 規 玄	東京大学名誉教授 防衛医科大学校教授		藤 田 恒 夫	新潟大学医学部教授
小 川 和 朗	京都大学医学部教授		藤 田 尚 男	大阪大学医学部教授
*河 西 達 夫	弘前大学医学部教授		*松 下 松 雄	筑波大学基礎医学系教授
金 光　　晟	東京大学脳研究所教授		*水 野　　昇	京都大学医学部教授
川 村 光 毅	岩手医科大学教授		*溝 口 史 郎	神戸大学医学部教授
川 村 祥 介	熊本大学医学部教授		森　　　富	東北大学医学部教授
*黒 住 一 昌	群馬大学内分泌研究所教授		*山 内 昭 雄	東京大学医学部教授
児 玉 譲 次	北海道大学医学部教授		山 田 英 智	東京大学名誉教授 福岡大学医学部教授
斉 藤 宏 学	群馬大学医療技術短期大学部教授		山 本 敏 行	東北大学医学部教授
酒 井 シ ヅ	順天堂大学医学部助教授		養 老 孟 司	東京大学医学部教授
*佐 藤 達 夫	東京医科歯科大学医学部教授		吉 岡 正 彦	東京大学医学部助教授
*沢 野 十 蔵	帝京大学医学部教授		*吉 村 不 二 夫	東京慈恵会医科大学教授
瀬 口 春 道	高知医科大学教授		*和 気 健 二 郎	東京医科歯科大学医学部教授

(五十音順. ＊印は編集協力者)

凡　例

1. **見　出　語**
   ① 「解剖学用語」（日本解剖学会）の解剖学用語，組織学用語，発生学用語を中心とし，それに関連の深い語を選んだ．
   ② 配列は五十音順によった．外国人名由来の語の人名部分はカタカナで表した．
   ③ 見出語に〔　〕を付した文字は，これを省略しても通用することを示す．
   　　例：　後〔上葉〕動脈，　上〔腋窩〕リンパ節
   ④ 見出語に（　）を付した文字は，見出語の意味を補うことを示す．
   　　例：　屈筋支帯（足の），　耳下腺枝（外頸動脈の）
   ⑤ 見出語のあとに「→○○○」とある場合は，「その項参照」を意味する．

2. **外　国　語**
   ① 各項目には，原則として，ラテン語，英語，ドイツ語の順に外国語を付した．英語はイタリック体で示した．
   ② 解説文中で，項目として掲げていない語のうち主要なものは（　）内に外国語を付した．
   ③ 解説文中で，人名由来の語の人名部分は原綴とした．

3. **解　　説**
   ① 解説文中＊印の語は，別に1項目として解説があることを示す．
   ② 解説文中または文末の（→○○○）は，「その項参照」を意味する．

4. **付　　録**
   解剖学に関連のある人名を巻末に五十音順に掲げ，それぞれに簡潔な解説を付した．

5. **索　　引**
   索引はすべての見出語から収録し，ラテン語および英語索引（アルファベット順）として巻末に付した．

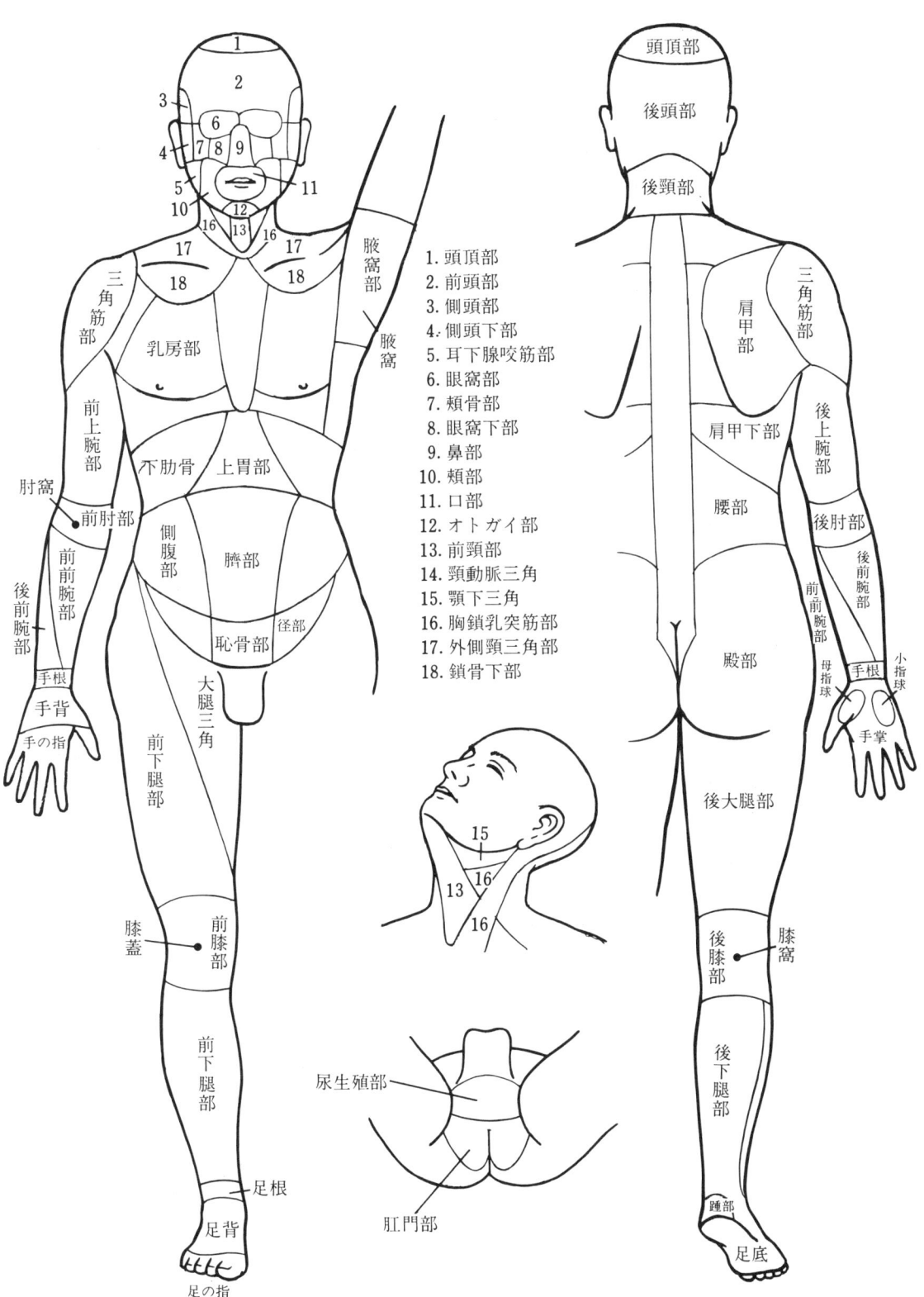

人体の各部位

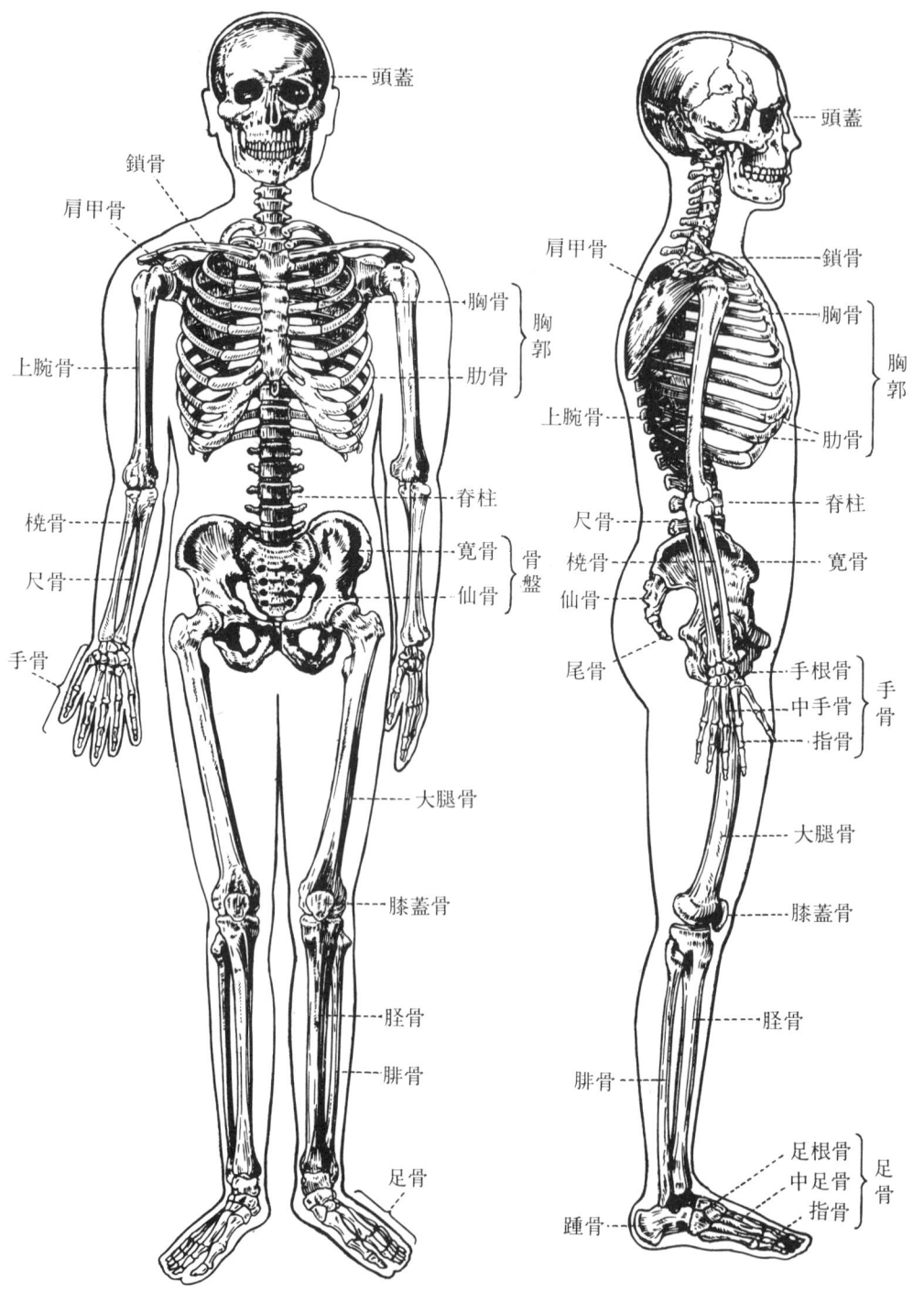

骨　格　系（前面）　　　　骨　格　系（側面）

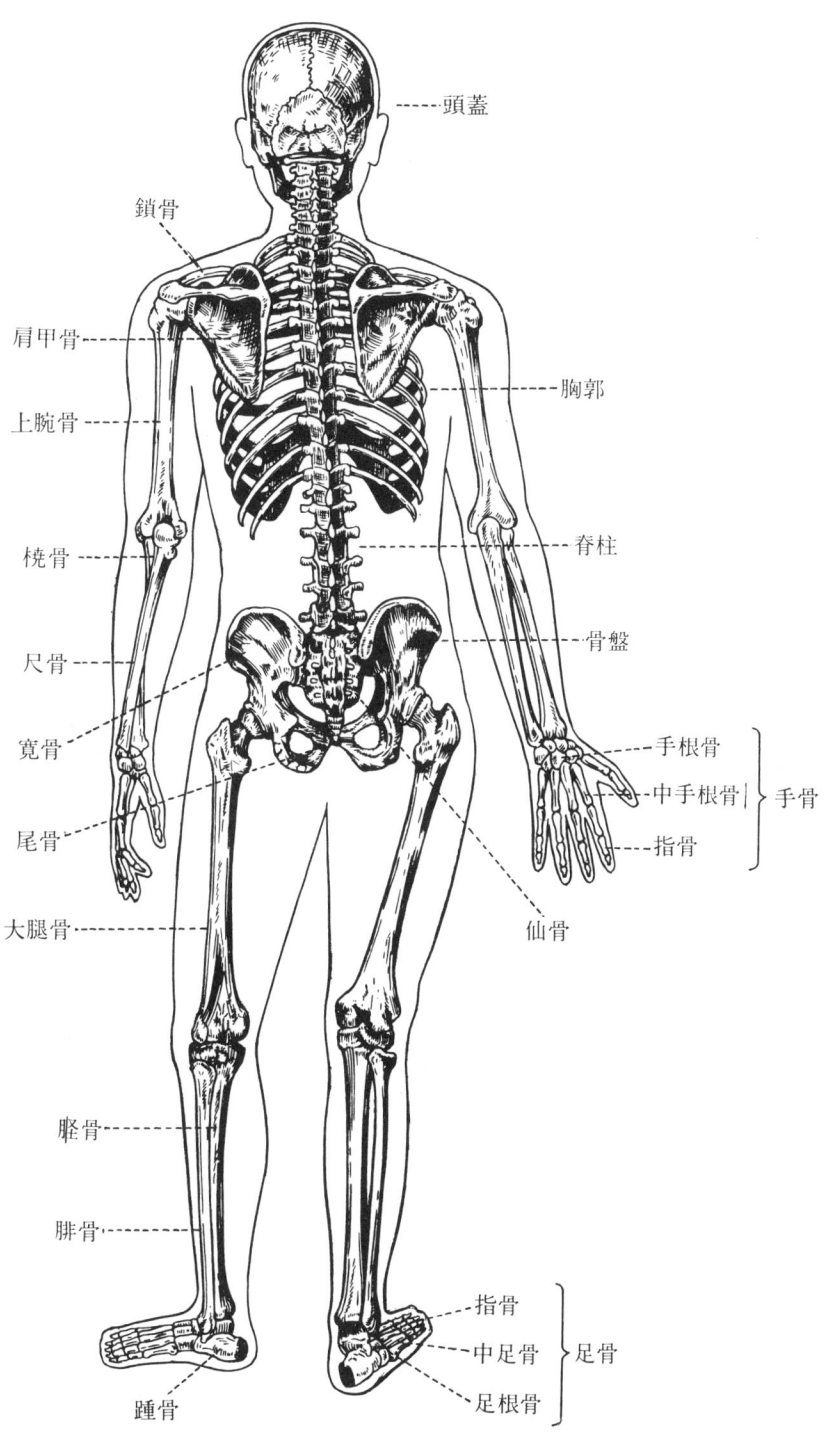

骨　格　系(後面)

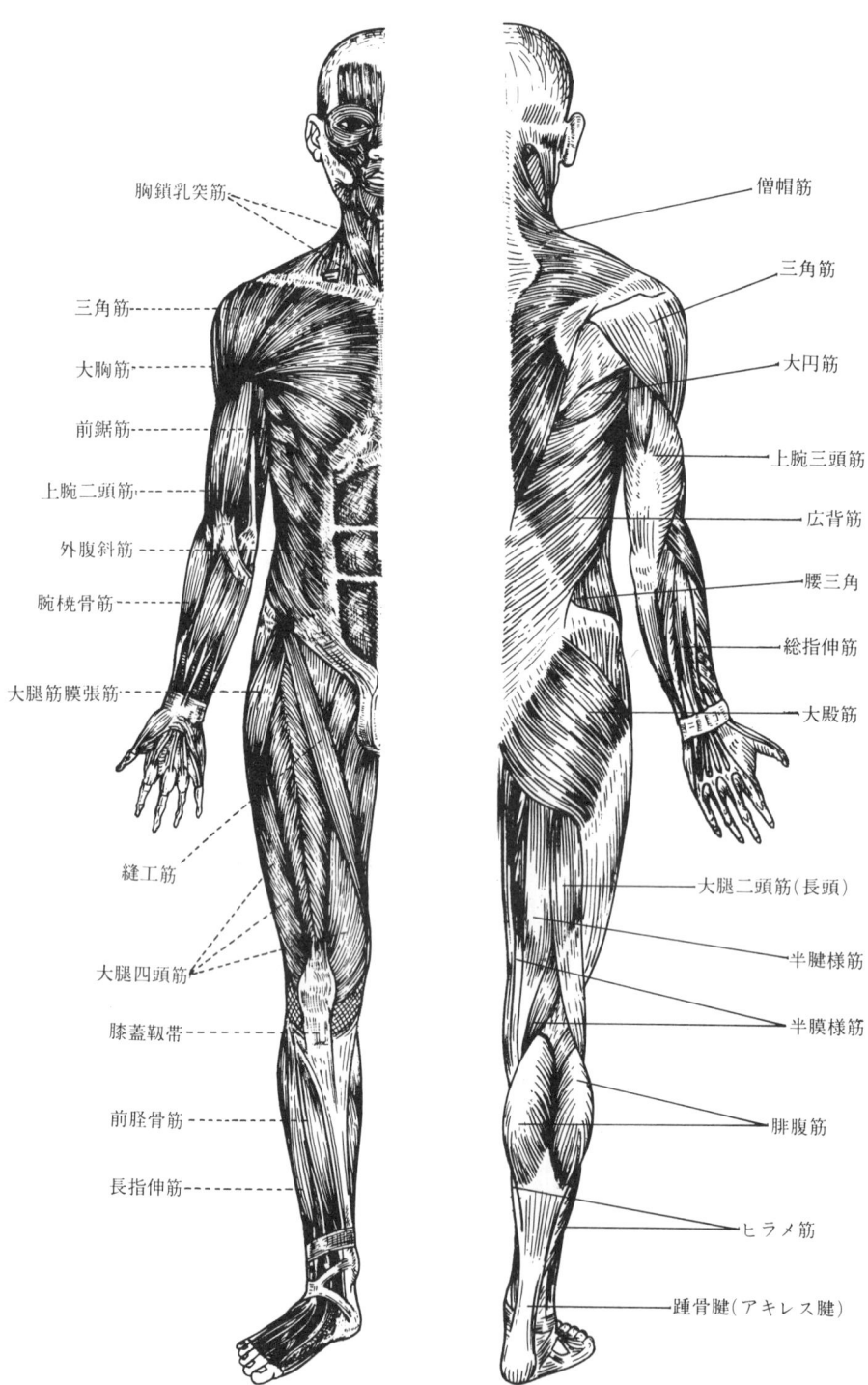

筋　系(前面と後面)

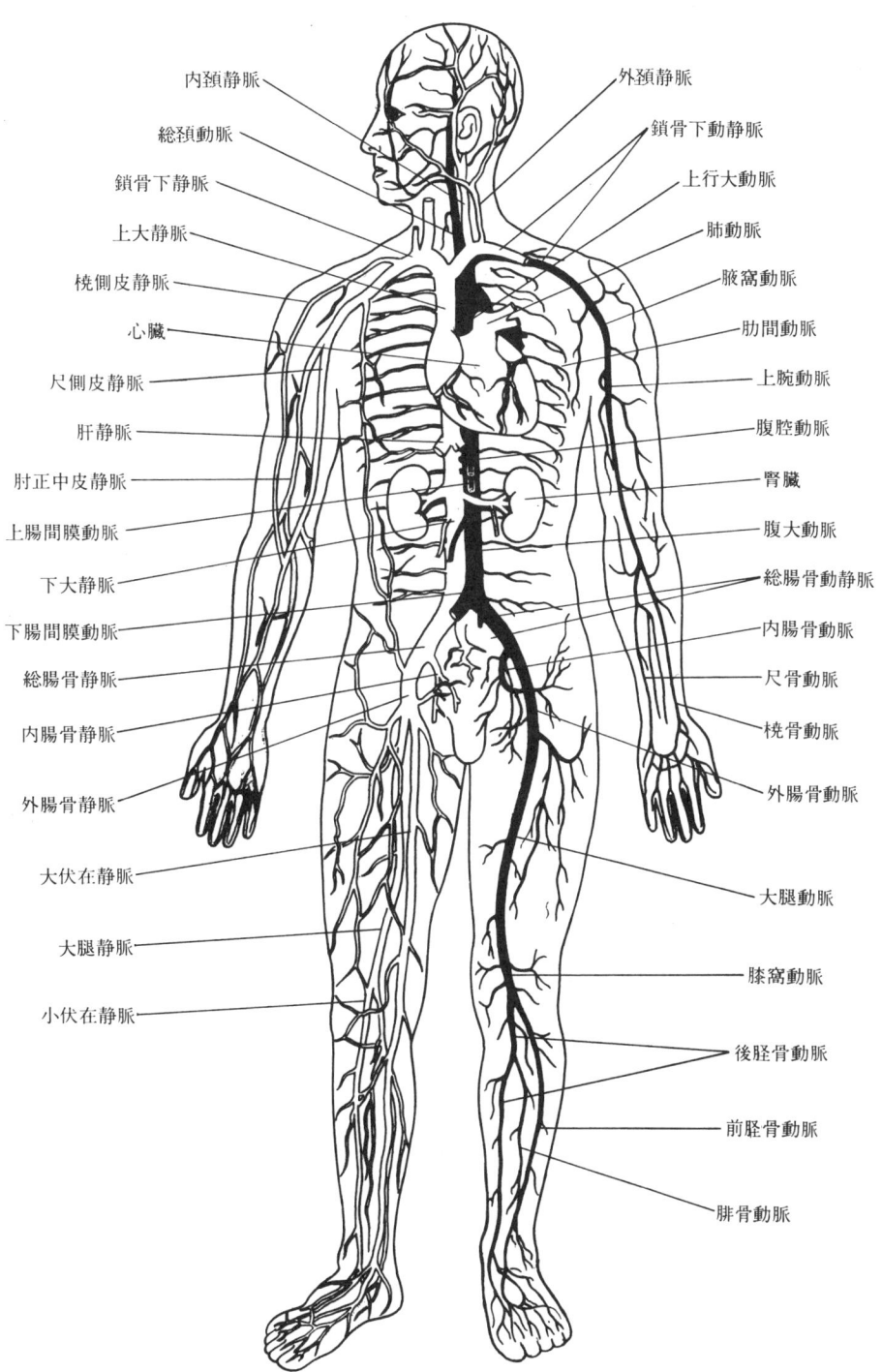

血　管　系（藤田原図, 1975）

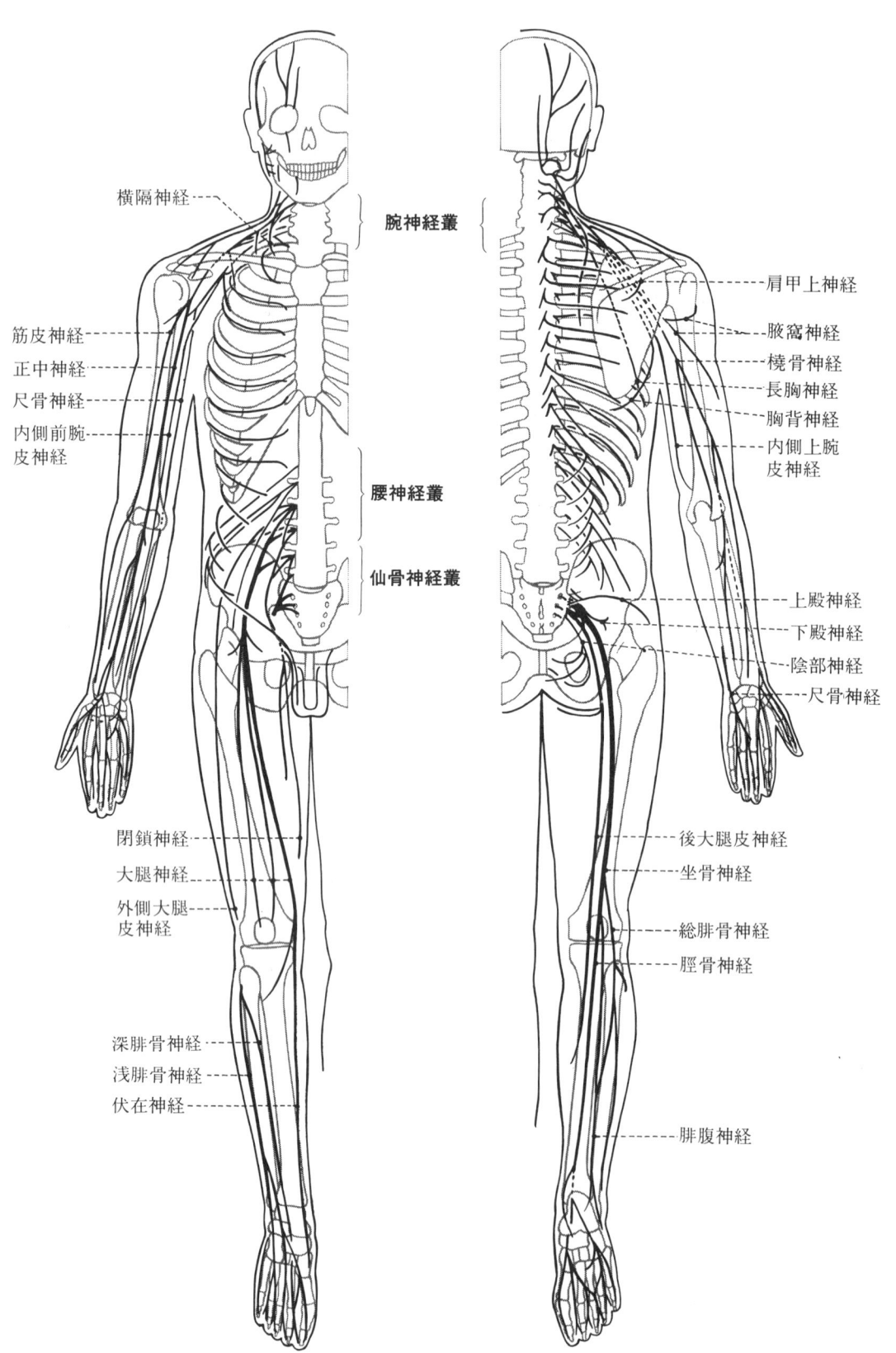

末梢神経の走行分布（佐藤達夫, 1981）

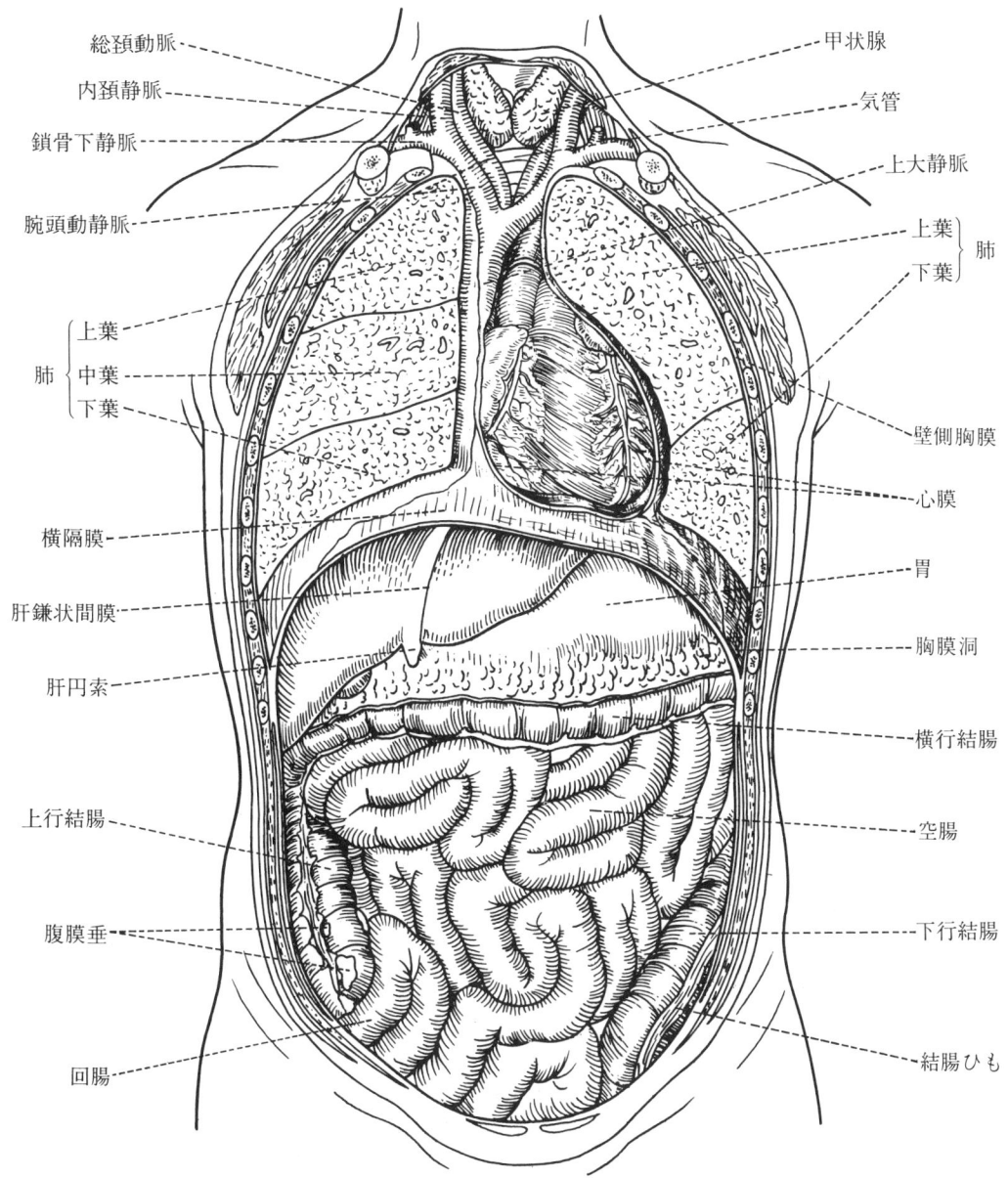

内　臓　(1)

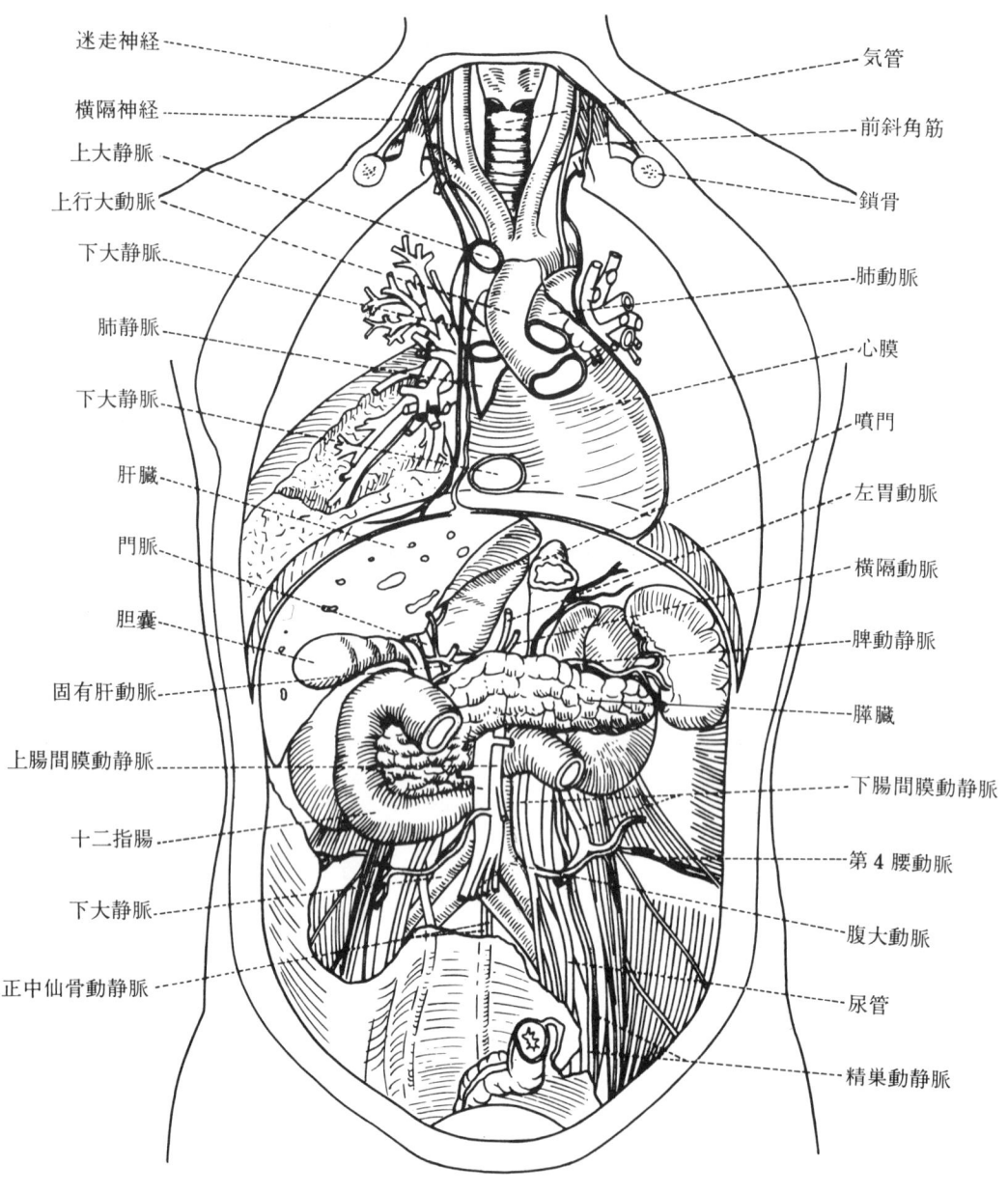

内　臓 (2)
(1)よりもさらに深部を示す．

ア

I.N.A.
J.N.A. と同義．ラテン語にはもともとJがないためIとしたものである．（→解剖学用語）
(大内)

アキレス腱 Tendo Achillis, *Achilles tendon*, Achillessehne
下腿三頭筋の停止腱で，別名は踵骨腱という．アキレス (Achilles) はギリシャ神話に出てくる英雄の名．洗礼のときに母親が足首を握っていたため，この部分に洗礼水がかからず，後年この部分が弱点となったという．（→下肢の筋）
(河西)

顎 *jaw*, Kiefer, Kinnbacke →上顎骨，下顎骨，顎関節

アザラシ肢 Phocomelia, *phocomelia*, Phokomelie →四肢欠損

足の関節 Articulationes pedis
距腿関節*をも含めて，足根骨*，中足骨*および足の指骨*の間に生ずるすべての関節を総称していう．狭義では距腿関節のみを指す．
(河西)

アズール〔好性〕果粒 Granulum azurophilicum, *azurophilic granules*, Azurgranula →リンパ球

アブミ骨 Stapes, *stirrup*, Steigbügel →中耳，耳小骨

アブミ骨筋 Musculus stapedius, *stapedius muscle*, Steigbügelmuskel →耳小骨筋

アブミ骨筋神経 Nervus stapedius, *nerve to the stapedius* (*stapedial*, *stapedius nerve*), Nervus stapedius →顔面神経

アブミ骨枝 Ramus stapedius →外頚動脈

アブミ骨動脈 Arteria stapedia, *stapedial artery*, Arteria stapedia
第2鰓弓動脈の背側部から分かれてアブミ骨を貫く．ヒトでは後に消失するので，アブミ骨の孔が残る．三叉神経の3枝に沿う眼窩上枝，眼窩下枝，下顎枝に分かれるが，後に外頚動脈の枝にとられる．
(森)

アポクリン汗腺 Glandula sudorifera apocrina, *apocrine sweat gland*, Apokrine Schweiß-

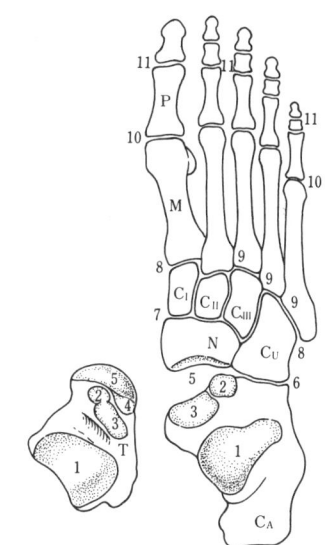

1. 距骨下関節，2. 距骨の前踵骨関節面と踵骨の前距骨関節面との間の関節，3. 距骨の中踵骨関節面と踵骨の中距骨関節面との間の関節，4. 底側踵舟靱帯に対する距骨の関節面，5. 距骨の舟状骨関節面と舟状骨の距骨に対する関節面（2〜5を合わせて距踵舟関節という），6. 踵立方関節，7. 楔舟関節，8. 足根中足関節，9. 中足間関節，10. 中足指節関節，11. 足の指節間関節．C_A：踵骨，C_I：内側楔状骨，C_{II}：中間楔状骨，C_{III}：外側楔状骨，C_U：立方骨，M：中足骨，N：舟状骨，P：指骨，T：距骨

足の関節（右）（距骨は分離して，その下面を上方に向けて反転し，踵骨に対する関節面を示した）

drüse →汗腺

アポクリン腺 Glandula apocrina, *apocrine gland*, apokrine Drüse →腺

アマクリン細胞 Neurocytus amacrinus, *amacrine cell*, amakrine Zelle →無軸索細胞，網膜

鞍隔膜 Diaphragma sellae, *diaphragma*

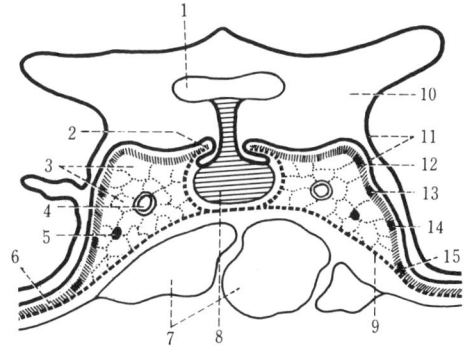

1. 視神経交叉，2. 鞍隔膜，3. 海綿静脈洞，4. 内頚動脈，5. 外転神経，6. 硬膜内葉，7. 蝶形骨洞，8. 下垂体，9. 硬膜外葉（骨膜），10. 交叉槽，11. クモ膜，12. 動眼神経，13. 滑車神経，14. 眼神経，15. 上顎神経

鞍隔膜

sellae, Diaphragma sellae

　トルコ鞍では下垂体*は海綿静脈洞に囲まれている．ここでは脳硬膜の外葉は骨膜として頭蓋骨面側面をおおうが，内葉はトルコ鞍外側縁で立ち上がって海綿静脈洞をおおって漏斗板に達し，反転して下垂体を包む（図参照）．下垂体柄を扼している脳硬膜内葉の部分を鞍隔膜とよぶ．この隔膜があるために脳出しで下垂体が脳をともに取り出せない．　　　　　（金光）

鞍関節　Articulatio sellaris, *saddle joint*, Sattelgelenk　→関節，関節運動

鞍結節　Tuberculum sellae, Sattelknopf　→体（蝶形骨の）

鞍背　Dorsum sellae, Sattellehne　→体（蝶形骨の）

アンモン角　Cornu Ammonis, Ammon's horn, Ammonshorn　→海馬体

イ

胃 Ventriculus, *stomach*, Magen
venter は腹の縮小詞.

食道*と十二指腸*の間にある袋状の消化管. 胃液を分泌し食物を粥状の糜汁（びじゅう）とする.

〔容　量〕　日本人の胃の平均は♂1407.5 m*l*（最大 2417.5 m*l*），♀1270.5 m*l*（最大 2081.25 m*l*）.

〔形　状〕　死体ではウシの角状の囊であることが多いが，生体では内容の充満度，体位，機能状態によって著しく変化する.

〔位　置〕　上端は左第5肋間，下端は内容の空虚なとき臍より三横指上方. 胃の大部分は左下肋部と上胃部に位置する.

〔部　域〕　(1) 噴門 十二指腸が胃に連続する部. その内腔は狭く噴門口をなす. その位置は，正中線よりわずか左側で，第7肋軟骨が胸骨に付着する高さにある. 前腹壁より約10 cm深部で，切歯から食道を経て40 cmで達する. (2) 幽門（幽門口）胃と十二指腸の境界. 壁内に輪状に走行する幽門括約筋が発達しているため壁は輪状の高まりとなって幽門口をとり囲む. その位置は，第1腰椎の下端の高さ正中線の約1.5 cm右方である. (3) 幽門部 胃体と幽門部の間に介在する比較的細い部. その胃体側を幽門洞，幽門へつづく管状部を幽門管とよんでいる. (4) 胃体 噴門と幽門部との間で胃の最も広い部域. 胃体管は胃の小弯に沿って生じるとされる十二指腸への通路. 胃体の上端部で行きづまりの囊状の部分を胃底といい横隔膜の直下に位置する. 胃底が噴門へつづく面と食道下端は鋭角状の噴門切痕をつくる.

このほか胃の前壁と後壁を区別しこの両壁が上縁と下縁で互いに移行する弓状の縁をそれぞれに小弯と大弯といい，小網と大網の付着線をなしている. 胃体と幽門部の境目の小弯は内方へ深く落ち込み角切痕（胃角）をつくる.

〔胃壁の構造〕　外表は腹膜の一部である漿膜でおおわれ小網および大網表層へ移行している. 平滑筋からなる筋層は外層が縦走筋（外縦筋），中層は最もよく発達し，輪走筋（中輪筋），内層は斜線維とよばれ（内斜筋），食道の内層筋から発して胃体を斜走するが，胃底では輪走する. 幽門部では中輪筋がとくに発達し幽門括約筋となるが，内斜筋は欠いている. 胃の内面は厚い粘膜でおおわれ，収縮時には多数の縦走するヒダ（胃粘膜ヒダ）がみられる. 粘膜の表面には小さい陥凹が多数みられ（胃小窩），その底部に固有胃腺が数個ずつ開口する. 胃粘膜は浅い溝によって直径約2〜3 mmの多角形に区画されている. これを胃小区という. 固有胃腺を構成する細胞は主細胞，傍細胞，副細胞がある. 幽門腺は幽門部にある分枝単一管状胞状腺である.

(和気)

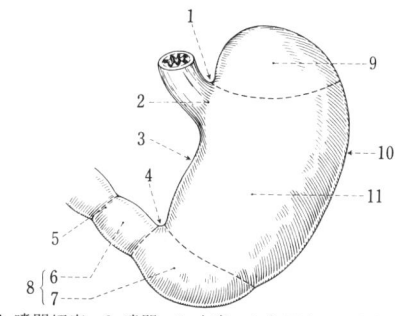

1. 噴門切痕，2. 噴門，3. 小弯，4. 角切痕，5. 幽門，6. 幽門管，7. 幽門洞，8. 幽門部，9. 胃底，10. 大弯，11. 胃体

胃

胃圧痕　Impressio gastrica, *gastric impression*　→肝臓

胃横隔間膜　Ligamentum gastrophrenicum, *gastrophrenic ligament*　→胃間膜

胃　角　Angulus ventriculi, *ventricular angle*, Magenwinkel　→胃

胃間膜　Mesogastrium, *mesogastrium*, Mesogastrium

広義の腸間膜*のうち，胃*ならびに十二指腸*口側半を包む間膜を胃間膜という. 他の腸管と異なり前腹壁とも連絡を有しているので，前および後胃間膜に区分される.

(1) 前胃間膜：　その中に肝臓を含むので，さらに前後に区分される. 後部は小網である（→小網）. 前部は肝鎌状間膜と肝冠状間膜からなる. 肝鎌状間膜は肝臓*を前腹壁に結合し，その後下縁は自由縁をなして臍から肝門に張り，中に肝円索を含む. 前上縁は肝臓と横隔膜の間で左右に開き，肝冠状間膜に移行し，両側端で折れかえって右三角間膜と左三角間膜になり，肝臓を横隔膜に固定する. なお肝下面の腹膜はしばしば腎前方に延びて，肝腎ヒダを形成する.

(2) 後胃間膜: 中央部の大網（→大網）と左側の諸間膜に区分される．大弯左縁からおこる後胃間膜は，脾臓の介在により，前方の胃脾間膜と後方の横隔脾ヒダ（脾腎ヒダ）とに区分され，いずれも網嚢の左端（脾陥凹）を形成する．これらの間膜の上端部は胃底を横隔膜に結びつけており，胃横隔間膜とよばれる．

(佐藤)

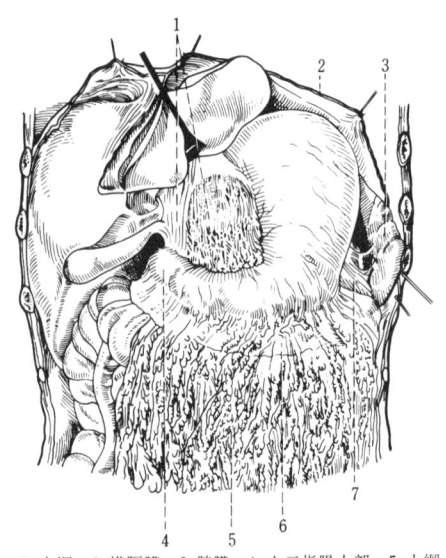

1. 小網, 2. 横隔膜, 3. 脾臓, 4. 十二指腸上部, 5. 大網, 6. 胃結腸間膜, 7. 胃脾間膜

胃間膜（小網と大網を示す．矢印は網嚢孔）

胃間膜の発生 development of mesogastrium

胃および十二指腸の頭側半になるべき前腸*の尾側部（以下胃原基という）は，腹腔の頭側部が成立した時点では，その前縁の全長にわたって横中隔*の尾側面に直接接しているが，やがて徐々に横中隔から離れ，胃原基と横中隔の間に短い腹側（前）胃間膜が成立する．胃原基の後縁ははじめから背側（後）胃間膜によって腹腔後壁の正中部に結びつけられている．

胎生第4週において，胃原基の尾側端の腹側壁から肝臓原基が横中隔の中に進入し，ここで増殖して大きな充実性器官である肝臓を形成する．肝臓は増大するにつれて横中隔の中に納まらなくなり，前胃間膜の右葉と左葉を押し広げ，これに包まれた状態で腹腔内に突出し，横中隔の残りの部分である横隔膜から離脱する．その結果，前胃間膜は肝臓と胃原基を結ぶ肝胃間膜（および肝十二指腸間膜）と，肝臓と横隔膜を結ぶ前肝間膜（後の肝鎌状間膜と肝三角間膜）とに分かれる．

胃は，はじめは正中矢状面に位置する左右に扁平な長紡錘形のふくろである．胎生第6週に入ると胃は速やかに拡大するが，後縁が前縁よりも高度に拡大するので，後縁は膨大して大弯となり，前縁は弯入して小弯となる．これと同時に胃は小弯を軸として後胃間膜を引き伸ばしながら左前方に約90°回転し，大弯が左側縁，左側面が前面となる．これに伴って肝胃間膜も前頭面に位置するようになり，小網とよばれる．小網および胃の後面と後胃間膜に囲まれた空間は，右の腹腔が胃の回転につれて左方へ突出してきたものであり，網嚢と名づけられる．

発生が進むと後胃間膜は胃の大弯のところからさらに伸長して，ふくろ状となって尾方へ垂下し，空腸以下の腸管を前面からおおう．これを大網という．大網はやがて横行結腸およびその間膜と癒着し，胃の大弯から横行結腸の前上面にいたる胃結腸間膜と，これにつづいてエプロン状に垂下する狭義の大網に分かれ，網嚢はその下方を横行結腸間膜で限界されるようになる．

(溝口)

胃結腸間膜 Ligamentum gastrocolicum →大網

移行上皮 Epithelium transitionalis, *transitional epithelium*, Übergangsepithel →上皮

遺残小体 Corpusculum residuale, *residual body*, Residualkörper

他家食胞や自家食胞の内容物は水解小体*の酵素による消化作用を受けるが，一部のものは低分子にまで分解されず，有形の状態で残存する．このような残有物，あるいは残有物を含む水解小体を遺残小体という．リポフスチン果粒に遺残小体にほかならない．（→水解小体，食小体）

(山本)

異質染色質 Heterochromatinum, *heterochromatin*, Heterochromatin →染色質

胃十二指腸動脈 Arteria gastroduodenalis, *gastroduodenal artery* →腹腔動脈

胃小窩 Foveolae gastricae, *gastric pits, gastric foveolae*, Magengrübchen, Donders Grübchen →胃

胃小区 Areae gastricae, *gastric areas* →胃

胃神経叢 Plexus gastrici, *gastric plexus*, Magengeflecht →自律神経叢

胃膵ヒダ Plicae gastropancreaticae, *gastropancreatic fold* →網嚢

異数性[体]細胞 Cellula aneuploidea, *aneu-*

ploid cell, heteroploide Zelle

染色体*の数が基本数の整数倍より，1本ないし数本不規則な増減をしている細胞($2n±1〜3$)たとえば Down 症候群では21染色体が3本あるため，染色体数は47個となる．このような異常は還元分裂の際，反対極に移動すべき相同染色体の分離失敗の結果によるものであろう．
(田中)

異染色質 Heterochromatinum, *heterochromatin*, Heterochromatin →染色質

胃　体 Corpus ventriculi, *body of stomach*, Magenkörper →胃

胃体管 Canalis ventriculi, *gastric canel*, Magenkanal →胃

一軸関節 *uni-axial joint*, einachsiges Gelenk →関節運動

一次口蓋 Palatum praemaxillare, Processus platinus medianus, *primary palate*, primärer Gaumen

胎生第5週ごろ鼻窩*をとり囲む内側鼻隆起*と外側鼻隆起*は接着し，両者の癒合した表面上皮は口腔上壁のところで上皮壁(nasal fin, Epithelmauer)を形成する．鼻窩が後方へ伸び出して深くなり，鼻胞(鼻囊)となるにしたがい，上皮壁は鼻胞の底に位置し，その前方部では細胞死が起り，内側および外側鼻隆起の中胚葉の侵入をうける．内側および外側鼻隆起の中胚葉が連続するとともに，左右の内側鼻隆起は互いに接近し，また前方へ伸び出した上顎突起とも癒合する．後方へ伸び出した鼻胞の後下端部は，上皮壁が引き伸ばされて鼻胞壁の一部となり，口腔上壁と合した上皮性の膜(口鼻膜)を形成している．胎生第6週ごろ口鼻膜が破れて原始後鼻孔が出現する．左右の原始後鼻孔より前方に位置する内側鼻隆起の部分が上顎の前方部すなわち顎間部(intermaxillary segment)となる．このうち口腔上壁の部分が原始鼻腔と原始口腔とを境する一次口蓋または前上顎となる．また一次口蓋は正中口蓋突起(Processus palatinus medianus, median palatine process)ともいわれる．
(吉岡)

一次後鼻孔 →原始後鼻孔，鼻腔の発生

一次中隔 Septum primum (ＳＩと略記することがある) →心房中隔の形成，心臓の発生

一次腸係蹄 Ansa umbilicalis intestini, *primitive intestinal loop*, Nabelschleife

腸の臍ワナ(腸ループ)ともいう．発生中の中腸域は卵黄腸管*開口部を頂とするU字型のループを形成し，前腸に連なる頭方脚(下行脚)と後腸に連なる尾方脚(上行脚)とに区分される．頭方脚から十二指腸遠位部，空腸および回腸の大部分が，尾方脚から回腸の下部，盲腸と虫垂，上行結腸および横行結腸の近位2/3が発生し，いずれも上腸間膜脈で養われる．
(→中腸)　　　　　　　　　　　(沢野)

胃　底 Fundus ventriculi, *fundus of stomach*, Magengrand, Magenkappel →胃

遺伝子 Genum, *gene*, Gen

遺伝情報をになう構造単位であり，遺伝形質を規定する因子である．遺伝子は自己増殖し，親から子に，継代的に正確に受けつがれ，形質発現に対する遺伝情報を伝達する．遺代子は染色体上に，それぞれ固有の位置を占め，高分子 DNA (RNA ウィルスでは RNA) 上の一定の領域を占める．DNA はデオキシリボースという五炭糖に，リン酸が結びついた長い鎖からなり，この鎖が2本向かいあって塩基で結びあい，互いに右に回転しながらラセンを形成している．リン酸，糖と塩基からなる小単位をヌクレオチドとよぶ．2本鎖を結びつけている塩基にはプリンであるアデニン(adenine, A)とグアニン(guanine, G)とピリミジンであるシトシン(cytosine, C)とチミン(thymine, T)の四つがある．これらの塩基は特定の相手と水素結合し，AはTと，GはCと対応する相補性がある．これが DNA の自己複製に重要な意味をもつ．DNA の複製は2本鎖がまずほどけて，それぞれ1本鎖となり，これが鋳型となって新しい二重ラセンが形成される．新しい鎖の塩基配列は鋳型と相補的であり，つまり1本は親の1本鎖そのもので，1本はまったく新しい鎖である．これを半保存的複製という．遺伝子の大きさは，アミノ酸1個にヌクレオチド3個が対応するため，蛋白質の分子量に応じて通常数百〜数千ヌクレオチド(つまり塩基対)程度のものである．遺伝情報は，それぞれの遺伝子に特異的な，DNA の塩基配列の順序として貯えられている．そして，伝令 RNA への転写と，ポリペプチド鎖のアミノ酸配列への翻訳の過程を経て，特異的な蛋白質の合成を支配する．その蛋白質の構造を決めている遺伝子を，その蛋白質の構造遺伝子(structural gene)とよぶ．一方構造遺伝子の情報発現を調節する物質を生産する遺伝子は調節遺伝子*とよばれる．核の中にある遺伝子によって支配される形質は Mendel 遺伝を行う．遺伝子は安定なものであるが，

突然変異*によって変化することがあり，以後の世代には変異した遺伝子が伝達されることになる．　　　　　　　　　　　　　　　　（谷村）

遺伝子異常　abnormalities of the genes, Gen-Defekte

　遺伝子は一般に安定であるが，時に自然もしくは人工的に変化することがあり，遺伝子の質または量的変化を突然変異*という．生物体が有している遺伝子はそれに基づく形質が適応性がつよく，自然淘汰によって集団中に多数を占めてきたものであるので，新しく生じた突然変異遺伝子はたいてい現在の環境においては不利である．しかし，そのような突然変異は反復出現するので，集団の中でいつも低頻度におさえられているが出現している．このような変異遺伝子（親の世代で新しく生じた突然変異遺伝子と先祖からうけついだ変異遺伝子）による異常形質を総称して遺伝子異常という．出生時に認められる構造異常（先天奇形*など）のほか代謝異常などの先天異常*や成人になってから発症する遺伝子病などがある．単一座位の遺伝子異常によるものは，現在のところ常染色体優性遺伝*のものが736，常染色体劣性遺伝*のものが521，X染色体性のもの（伴性遺伝*）が107で，単純遺伝性の不確定のものを合わせると2336にもなり，年々多くの異常形質が発見されている．　　　　　　　　　　　　　　　　（谷村）

遺伝子型　Genotypus, genotype, Genotypus

　ある座位について対立遺伝子の組合わせをよび，またすべての座位における組合わせ，すなわちある生物の遺伝子によってになわれている遺伝情報の総計をいう．対立遺伝子をAとaとすれば，細胞における組合わせはAA, Aa, aaの3種類となる．このうちAAとaaは同じ2個の対立遺伝子の組合わせで，そのような遺伝子型をもつことを，その座位についてホモ接合（同型接合，homozygous）といい，ホモ接合の遺伝子型をもつ個体をホモ（同型）接合体（homozygote）とよぶ．Aaは異なった対立遺伝子が組合わさったもので，ヘテロ（異型）接合（heterozygous）といい，その個体をヘテロ（異型）接合体（heterozygote）とよぶ．表現型*の対語．　　　　　　　　　　　　　　　　（谷村）

遺伝子突然変異　Mutatio genorum, gene mutation, Genmutation

　突然変異*のうち一つの遺伝子座の範囲内に生じた遺伝的変化によるものをいう．点突然変異（point mutation）ともいう．染色体突然変異*の対話であるが，とくに微少な染色体部分の構造変化による染色体突然変異とは識別することがむずかしい場合が多い．自然突然変異によっても，種々の突然変異原*の作用によっても生じる．遺伝子突然変異は遺伝子の実体であるDNAの塩基3個ずつの組合わせによる暗号（トリプレット）の変化である．これには塩基対置換（base pair substitution）（プリンが別のプリンへまたはピリミジンが別のピリミジンになるトランジションまたは転位（transition）と，プリンがピリミジンにまたはピリミジンがプリンになるトランスバージョンまたは転換（transversion）とがある）と読み枠のずれ（frame shift）（1個もしくは少数個の塩基の挿入（insertion）もしくは欠失（deletion）により，暗号の読みの枠が前か後にずれる）とがある．突然変異原の種類によっておこされる塩基対の変化が異なる．DNAに生じた障害はいつでも修復される可能性をもっているが，修復に過誤があれば突然変異として固定される．DNAにおける単点突然変異は，伝令RNAの1個の塩基の置換を通して，ポリペプチド鎖中の1個のアミノ酸の置換や，ポリペプチド鎖の合成自体の中断や混乱をまねき，その遺伝子の支配で合成される蛋白質に影響を及ぼす．新たに生じた変異遺伝子は野生型に対して優性のことも劣性のこともある．　　　　　　　　　　　　　　　　（谷村）

移動期　Diakinesis, diakinesis, Diakinese　→還元分裂

移動性盲腸　Cecum mobile, cecum mobile, Wanderblinddarm　→腸の回転異常

伊東の細胞　Ito's cell　→類洞周囲脂質細胞

イニオン　Inion　→頭蓋の計測

胃粘膜ヒダ　Plicae gastricae, gastric plica　→胃

胃脾間膜　Ligamentum gastrolienale, gastrosplenic ligament　→胃間膜

囲卵腔　Spatium circumvillinum, perivitelline space, Perivitellines Raum　→卵子

胃リンパ小節　Folliculi lymphatici gastrici, gastric lympatic nodules　→胃

陰核　Clitoris, clitoris, Clitoris　→外陰部（女の）

陰核海綿体　Corpus cavernosum clitoridis　→外陰部（女の）

陰核海綿体神経　Nervi cavernosi clitoridis, cavernous nerves of clitoris, Nervi cavernosi clitoridis　→陰茎海綿体神経

陰核海綿体中隔　Septum corporum cavernosorum, *septum corporum cavernosorum*, Septum corporum cavernosorum　→外陰部（女の）

陰核亀頭　Glans clitoridis, *glans clitoridis*, Glans clitoridis　→外陰部（女の）

陰核筋膜　Fascia clitoridis, *fascia clitoridis*, Fascia clitoridis　→外陰部（女の）

陰核小帯　Frenulum clitoridis, *frenulum clitoridis*, Frenulum clitoridis　→外陰部（女の）

陰核深静脈　Venae profundae clitoridis, *deep vein of the clitoris*　→内腸骨静脈

陰核深動脈　Arteria profunda clitoridis, *deep artery of the clitoris*　→内腸骨動脈

陰核体　Corpus clitoridis, *the body of clitoris*, Corpus clitoridis　→外陰部（女の）

陰核背神経　Nervus dorsalis clitoridis, *dorsal nerve of the clitoris*, Nervus dorsalis clitoridis　→陰部神経

陰核背動脈　Arteria dorsalis clitoridis, *dorsal artery of the clitoris*　→内腸骨動脈

陰核包皮　Praeptium clitoridis, *praeptium clitoridis*, Praeptium clitoridis　→外陰部（女の）

陰　茎　Penis, *penis*, Penis

陰茎は男性の交接器であるが，泌尿器の一部である尿道*をも含む．恥骨に付着する基部が陰茎根で，根より前方の自由部が陰茎体，先端の膨大部が陰茎亀頭，亀頭後縁の高まりを亀頭冠，その後方の溝の部分を亀頭頚という．陰茎上面を陰茎背といい，平たく，下面は尿道が通過する側で，尿道面という．

陰茎の主体は，尿道を包む尿道海綿体と，二つの陰茎海綿体である．左右の陰茎海綿体が接着してできる下面の溝に尿道海綿体がはまる．陰茎海綿体の恥骨下枝への付着部を陰茎脚，尿道海綿体の基部のふくらみを尿道球という．亀頭は尿道海綿体が先端でふくらんだものである．各海綿体は結合組織性の強靱な陰茎・尿道海綿体白膜に包まれ，内部には陰茎・尿道海綿体洞とよばれる血管腔を有し，陰茎・尿道海綿体小柱とよばれる平滑筋を含む柱が多数内腔を走る．陰茎海綿体洞には，深陰茎動脈などからの枝であるラセン動脈が直接に流入する．血液が急速に流入すれば，海綿体，海綿体静脈からの血液の還流が妨げられ，海綿体は腫張して陰茎が膨起する．

左右の陰茎海綿体の間の不完全な仕切りを陰茎中隔といい，亀頭内の正中にあるものを亀頭中隔という．三つの海綿体を深陰茎筋膜が共通に包み，さらにその外側を浅陰茎筋膜が包む．陰茎の皮膚はゆるく，前方では二重となってヒダをつくり，これを包皮という．包皮と亀頭下面を結ぶヒダを包皮小帯という．下面には陰嚢縫線につづく陰茎縫線が認められる．亀頭冠には包皮腺があり，これは独立皮脂腺である．（→尿道）　　　　　　　　　　　　（養老）

陰茎（陰核）提靱帯　Ligamentum suspensorium penis sive clitoridis, *suspensory ligament of penis*

浅腹筋膜*の正中下端部が靱帯化したもので，陰茎（陰核）ワナ靱帯*の深部にあり，恥骨結合前面からおこり，陰茎（陰核）海綿体の基部背面につく．女性では著しく弱い．　　（佐藤）

陰茎海綿体　Corpus cavernosum penis, *corpus cavernosum*, Corpus cavernosum penis　→陰茎

陰茎海綿体小柱　Trabeculae corporum cavernosorum, *trabeculae of corpus cavernosorum*, Trabeculae corporum cavernosorum　→陰茎

陰茎海綿体神経　Nervi cavernosi penis, *cavernous nerves of the penis*, Nervi cavernosi penis

男性においては前立腺神経叢（骨盤内内臓の壁に発達する自律神経叢*の一つで下下腹神経叢*と一つづきのもの）から出て会陰隔膜を貫き陰茎根を経て，陰茎海綿体および尿道海綿体に分布する数本の自律神経*がある．これらを総称して陰茎海綿体神経という．女性では子宮膣神経叢から出る陰核海綿体神経がある．（→陰茎）　　　　　　　　　　　　（山内）

陰茎海綿体洞　Cavernae corporum cavernosorum, *cavernae of corpus cavernosorum*, Cavernae corporum cavernosorum　→陰茎

陰茎海綿体白膜　Tunica albuginea corporum cavernosorum, *tunica albuginea of corpus cavernosorum*, Tunica albuginea corporum cavernosorum　→陰茎

陰茎亀頭　Glans penis, *glans penis*, Glans penis　→陰茎

陰茎脚　Crus penis, *crus penis*, Schenkel　→陰茎

陰茎根　Radix penis, *radix penis*, Radix penis　→陰茎

陰茎深静脈　Venae profundae penis, *deep vein of the penis*　→内腸骨静脈

陰茎深動脈　Arteria profunda penis, *deep*

artery of the penis →内腸骨動脈

陰茎体 Corpus penis, *corpus penis*, Corpus penis →陰茎

陰茎中隔 Septum penis, *septum of the penis*, Septum penis →陰茎

陰茎背 Dorsum penis, *dorsum penis*, Dorsum penis →陰茎

陰茎背神経 Nervus dorsalis penis, *dorsal nerve of the penis*, Nervus dorsalis penis →陰部神経

陰茎背動脈 Arteria dorsalis penis, dorsal *artery of the penis* →内腸骨動脈

陰茎縫線 Raphe penis, *raphe penis*, Raphe penis →陰茎

陰茎ワナ靱帯 Ligamentum fundiforme penis, *fundiform ligament*

浅腹筋膜*の正中下端部が靱帯化したもので，恥骨結合の上方の白線*前面からおこり，2脚に分かれて陰茎海綿体を包んだのち，陰嚢に放散する．弾性線維を多く含む． （佐藤）

飲作用 Pinocytosis, *pinocytosis*, Pinozytose

無構造の液状物質を細胞質*の中にとり込む細胞*の働きをいう．細胞は，薄板状の細胞質のひだを伸ばして細胞外液の小部分を包み込むか，あるいは嚢状の細胞膜*の落ち込みをつくって，その内容を細胞質の中にとり入れる．培養細胞を位相差顕微鏡で観察すると，さかんな飲作用をみることができる．（→食小体）
 （山本）

飲小胞 Vesicula pinocytotica, *pinocytotic vesicle*, Pinozytosebläschen

骨格筋に分布する毛細血管*の内皮細胞や，その他さまざまな細胞において，細胞膜*の直下に形成された直径80 nmほどの小胞および細胞膜の小胞状陥凹をいう．これは，光顕では認めることのできない微小な飲作用*の過程を示すものと考えられる． （山本）

陰唇陰嚢隆起 Tubercula labioscrotalia, *labioscrotal swelling*, *genital swelling*, Geschlechtswulst

排泄腔膜の両側で，尿生殖ヒダの外側に生ずる隆起．男性では両側の隆起が正中で陰嚢縫線をつくって癒合し，陰嚢*になる．女性では大陰唇になる．生殖隆起ともいう．（→外陰部の発生） （森）

陰唇小帯 Frenulum labiorum pudendi, *frenulum of the labia minora*, Frenulum labiorum pudendi →外陰部（女の）

咽頭 Pharynx, *pharynx*, Schlund

咽頭は消化器系の一部で，口腔*と食道*とを結ぶが，同時に気道の一部ともなり，鼻部*と喉頭*とを結ぶ．前後にやや扁平な管で，管の内腔が咽頭腔である．咽頭の後壁は単純であるが，前・側壁は発生時に鰓弓と関連が深く，成体での構造が複雑となる．

咽頭を上から下へ，鼻部・口部・喉頭部の三つに分ける．鼻部は鼻腔につづき，嚥下時に軟口蓋が挙上すると，消化管から遮断される．したがって鼻部は気道に属するとみなされることが多い．口部は口峡を経て口腔につづき，軟口蓋と舌根とが前方上下に位置する．喉頭部は前壁に喉頭口が開き，ここでは咽頭の前壁は同時に喉頭の後壁となる．咽頭の下端は食道に連続する．

鼻部には耳管*が開き，その開口部を耳管咽頭口という．この周囲では咽頭壁にかなり凹凸がみられる．耳管隆起は耳管軟骨により，挙筋隆起は口蓋帆挙筋により生ずる．耳管咽頭ヒダは耳管咽頭筋の足行に一致する．耳管隆起の後方のくぼみは咽頭陥凹とよばれる．鼻部の天井は頭蓋底直下にあたり，この部分を咽頭円蓋という．円蓋の後下方に咽頭扁桃があり，口蓋扁桃の場合と同様に扁桃小窩，扁桃陰窩を認める．扁桃に近接して後壁正中部に咽頭嚢とよぶ陥凹をみることがある．耳管咽頭口周辺のリンパ組織を耳管扁桃という．

喉頭部では，舌根の後下方に喉頭蓋が突き出し，両者を正中でつなぐ粘膜のヒダを正中舌喉頭ヒダ，喉頭蓋側縁と舌根を結ぶヒダを外側舌喉頭蓋ヒダとよび，ヒダの間のくぼみを喉頭蓋谷という．咽頭腔へ突き出す喉頭口の両側，すなわち喉頭の側壁と咽頭の側壁の間は梨状陥凹とよばれる．ここは嚥下時に食物の通路となる．この部に上喉頭神経・動脈による喉頭神経ヒダを認める．

咽頭壁は，最上部では前方鼻腔へ通じる部分を除き，頭蓋底に付着する．頭蓋底近くでは，咽頭壁は筋層を欠き，結合織性の壁となす．これを咽頭頭底板という．咽頭の粘膜上皮は，鼻部では繊毛を有する呼吸上皮，他では重層扁平上皮である．咽頭腺は粘膜全体に分布する．
(→耳管，咽頭筋層) （養老）

咽頭円蓋 Fornix pharyngis, *fornix*, Fornix pharyngis →咽頭

咽頭陥凹 Recessus pharyngeus, *pharyngeal recess*, Recessus pharyngeus →咽頭

咽頭弓　Arcus pharyngeales, *pharyngeal arches*, Sohlundbögen　→鰓弓

咽頭筋層　Tunica muscularis pharyngis, *tunica muscularis of pharynx*, Tunica muscularis pharyngis

　咽頭壁は最上部の咽頭頭底板の部分を除き，横紋筋の筋層を有する．この筋層は主として嚥下時の咽頭の運動に関与し，舌咽・迷走神経支配である．筋束は多く咽頭後壁正中線の結合織性の咽頭縫線に停止し，縫線は上方頭蓋底に付着する．起始により以下の筋を分ける．
　　　　　　　　　　　　　　　　（養老）

〔咽頭筋層〕

	起始	停止
上咽頭収縮筋		
翼突咽頭部	翼状突起内側板下部	咽頭縫線
頰咽頭部	翼突下顎縫線	〃
顎咽頭部	顎舌骨筋線	〃
舌咽頭部	舌	〃
茎突咽頭筋	茎状突起	咽頭壁，甲状軟骨，喉頭蓋
耳管咽頭筋	耳管軟骨	咽頭壁
中咽頭収縮筋		
小角咽頭部	舌骨小角	咽頭縫線
大角咽頭部	舌骨大角	〃
下咽頭収縮筋		
甲状咽頭部	甲状軟骨斜線	咽頭縫線
輪状咽頭部	輪状軟骨	下部は輪状に走る．

咽頭腔　Cavum pharyngis, *pharyngeal cavity*, Schlundhöhle　→咽頭

咽頭結節　Tuberculum pharyngeum, *pharyngeal tubercle*　→後頭骨

咽頭溝　Sulci pharyngeales, *pharyngeal grooves (furrows)*, Schlundfurchen　→鰓溝

咽頭後リンパ節　Lymphonodi retropharyngei, *retropharyngeal nodes*　→リンパ節

咽頭枝（外頸動脈の）　Rami pharyngei, *pharyngeal branches*, Schlundkopfzweige　→外頸動脈

咽頭枝（鎖骨下動脈の）　Rami pharyngei, *pharyngeal branch*　→鎖骨下動脈

咽頭静脈　Venae pharyngeae, *pharyngeal veins*　→内頸静脈

咽頭静脈叢　Plexus pharyngeus, *pharyngeal venous plexus*　→内頸静脈

咽頭神経叢　Plexus pharyngeus, *pharyngeal plexus*, Plexus pharyngeus　→迷走神経

咽頭腺　Glandulae pharyngeae, *pharyngeal glands*, Glandulae pharyngeae　→咽頭

咽頭腸　Schlunddarm（独）
　前腸前方部，後に咽頭になる領域をいい，鰓腸と同じである．ときに咽腸と略記される．（→鰓腸，前腸）　　　　　（森）

咽頭頭底板　Fascia pharyngobasilaris, *pharyngobasilar fascia*, Fascia pharyngobasilaris　→咽頭

咽頭嚢（咽頭の）　Bursa pharyngea, *pharyngeal bursa*, Bursa pharyngea　→咽頭

咽頭嚢（鰓嚢の）　Saccus pharyngealis, *pharyngeal pouch*, Schlundtasche　→鰓嚢

咽頭扁桃　Tonsilla pharyngea, *pharyngeal tonsil*, Rachenmandel　→咽頭

咽頭傍隙　Spatium parapharyngeum　→頸部の筋膜隙

咽頭縫線　Raphe pharyngis, *pharyngeal raphe*, Raphe pharyngis　→咽頭筋層

咽頭裂　Fissurae pharyngeales, *pharyngeal clefts (slits)*, Schlundspalten　→鰓裂

陰嚢　Scrotum, *scrotum*, Hodensack
　陰嚢は精巣*，精巣上体*，精索*を包む皮膚で，真皮の深層と皮下組織は肉様膜とよばれ，脂肪を欠き，平滑筋がよく発達する．肉様膜は正中面では深く入り込み，陰嚢中隔に連続する．また，正中面では皮膚表面にやや隆起した陰嚢縫線を認める．　　　　　（養老）

陰嚢中隔　Septum scroti, *septum of serotum*, Septum scroti　→陰嚢

陰嚢縫線　Raphe scroti, *scrotal raphe*, Raphe scroti　→陰嚢

陰部神経　Nervus pudendus, *pudendal nerve*, Nervus pudendus
　第2〜4仙骨神経の前枝（→脊髄神経）の中に含まれる神経線維のうちで会陰部に向かうものが形成するものである．坐骨直腸窩で次の3者に分かれる．(1) 下直腸神経（外肛門括約筋および肛門周囲の皮膚に分布），(2) 会陰神経（球海綿体筋，坐骨海綿体筋，浅会陰横筋およびこれらの筋をおおう皮膚に分布したあと，陰嚢または陰唇の後部に分布する後陰嚢神経または後陰唇神経となる），(3) 陰茎背神経または陰核背神経（深会陰横筋に分枝したあと，これを貫いて陰茎または陰核背面に達し，亀頭，包皮，尿道粘膜などに分布する）．　　（山内）

陰部神経管　Canalis pudendalis, *pudendal canal* (Alcock)　→会陰

陰部神経叢　Plexus, Plexus
　第2〜4仙骨神経の前枝が構成する神経叢を

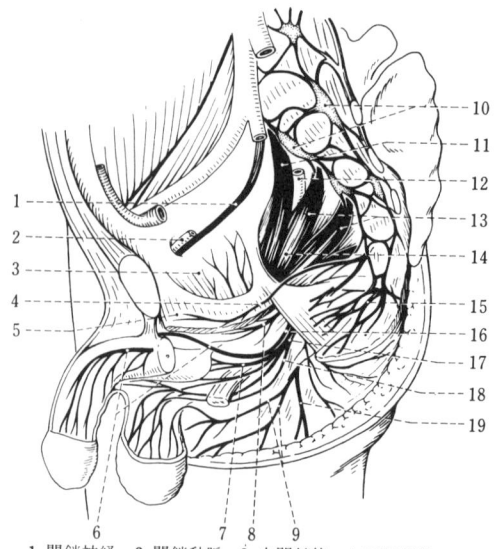

1. 閉鎖神経，2. 閉鎖動脈，3. 内閉鎖筋，4. 肛門挙筋への筋枝，5. 肛門挙筋，6. 陰茎背神経，7. 会陰部の筋肢および皮枝，8. 内閉鎖筋に至る筋枝，9. 後大腿皮神経会陰枝，10. 〔交感〕幹神経節，11. 腰仙骨神経幹，12. 上殿動脈，13. 仙骨神経(前枝)，14. 仙骨神経叢，15. 交感神経幹，16. 陰部神経，17. 会陰神経，18. 後陰嚢神経，19. 後大腿皮神経

仙骨神経叢および陰部神経叢の骨盤内にある部（陰部神経）

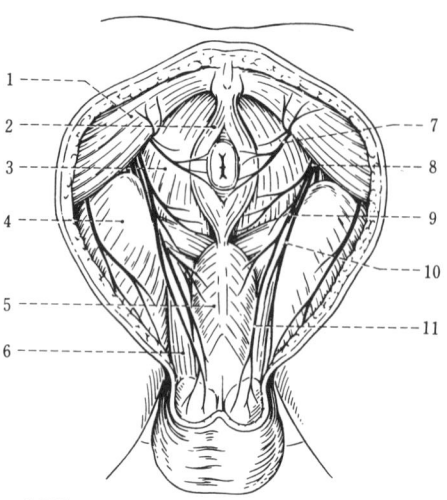

1. 大殿筋，2. 外肛門括約筋，3. 肛門挙筋，4. 大腿筋膜，5. 球海綿体筋，6. 坐骨海綿体筋，7. 肛門神経*，8. 陰部神経，9. 会陰神経，10. 陰茎背神経，11. 後陰嚢神経

陰部神経叢の枝(陰部神経)

このようによぶことがある．骨盤内臓（内臓枝）と会陰部（陰部神経）とを支配する．（→陰部神経） (金光)

陰部大腿神経 Nervus genitofemoralis, *genitofemoral nerve*, Nervus genitofemoralis →腰神経叢

陰 裂 Rima pudendi, *rima pudendi*, Rima pudendi →外陰部（女の）

ウ

ウォルフ管 Ductus Wolffi, *Wolffian duct*, Wolffscher Gang →中腎管

ウォルフ体 Corpus Wolffi, *Wolffian body*, Wolffscher Körper →中腎，中腎小体

右　脚（腰椎部内側脚の） Crus dextrum, *right crus* →横隔膜

烏口肩峰靱帯 Ligamentum coracoacromiale, *coraco-acromial ligament*

　肩甲骨烏口突起と肩峰との間に張る比較的強い靱帯．機能的には肩関節と関係が深い．烏口突起，肩峰とともに，いわゆる coracoacromial arch, Suhulter-dach をつくり，肩関節の運動に際して上腕骨頭の動きを上方から制限する．このため肩関節だけの運動では，上肢の外転は水平位（90°）までで，それ以上の上肢の挙上には胸鎖関節や肩鎖関節の動きを必要とする．
　　　　　　　　　　　　　　　　（河西）

烏口鎖骨靱帯 Ligamentum coracoclaviculare, *coraco-clavicular ligament*

　烏口突起の上面と鎖骨外側端の下面とを結ぶ強い靱帯で次の2部分よりなる．菱形靱帯は，ほぼ四角形で，烏口突起の上面からおこり上外方へ走って鎖骨の菱形靱帯線へつく．円錐靱帯は，前者の後内側にあり，烏口突起の基部よりおこって上方に向けて扇形にひろがり，鎖骨の円錐靱帯結節へつく．これらの靱帯はいずれも肩鎖関節を補強するもので，両靱帯の間には鎖骨下筋の停止がある．
　　　　　　　　　　　　　　　　（河西）

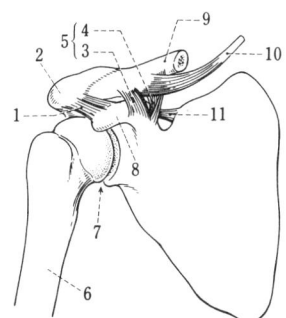

1. 烏口肩峰靱帯，2. 肩峰，3. 菱形靱帯，4. 円錐靱帯，5. 烏口鎖骨靱帯，6. 上腕骨，7. 肩関節，8. 烏口突起，9. 鎖骨，10. 鎖骨下筋，11. 上肩甲横靱帯
肩鎖関節付近の靱帯（右，前面より）（烏口鎖骨靱帯）

烏口上腕靱帯 Ligamentum coracohumerale, *coracohumeral ligament* →肩関節

烏口突起 Processus coracoideus, *coracoid process*, Rabenschnabelfortsatz →肩甲骨

烏口腕筋 Musculus coracobrachialis, *coracobrachialis*, Hakenarmmuskel →上肢の筋

烏口腕筋〔の滑液〕包 Bursa musculi coracobrachialis, *coracobrachialis bursa* →滑液包

右　枝（固有肝動脈の） Ramus dexter, *right hepatic artery* →腹腔動脈

右　枝（門脈の） Ramus dexter, *right ramus*, rechter Ast →門脈

羽状筋 Musculus bipennatus, *bipennate muscle*, doppeltgefiederter Muskel →筋

右心耳 Auricula dextra, *right auricle*, rechtes Herzohr →心臓

右心室 Ventriculus dexter, *right ventricle*, rechte Herzkammer →心臓

右心〔症〕 Dextrocardia, *dextrocardia*, Dextrokardie

　心臓が胸部の右方部に位置しているものである．内臓逆位*に伴うものが多く，単独のものは少なく，生産児30000人中1例の割合にみられるといわれている．心筒が右に屈曲せずに左側に曲がると（L-ループ），心臓と大血管が鏡にうつしたように左右が逆になる．
　遺伝の関与が強いとみられている．多くは重度心奇形を合併する．　　　　（谷村）

右心房 Atrium dextrum, *right atrium*, rechter Vorhof →心臓

臼状関節（杵臼関節） Enarthrosis B.N.A., E. sphaeroidea I.N.A., *enarthrosis*, Nußgelenk →関節，関節運動．異義については →球関節

右板と左板（甲状軟骨の） Lamina (dextra et sinistra), *right and left laminae*, rechte und linker Schildknorpelplatten →甲状軟骨，喉頭軟骨

右　葉（肝の） Lobus hepatis dexter, *right lobe of the liver*, rechter Leberlappen →肝臓

右　葉（前立腺の） Lobus dexter, *right lobe*, Lobus dexter →前立腺

運動終板 *motor endplate*, motorische Endplatte →神経筋接合

運動性言語中枢（ブローカ） *motor speach area of* Broca, motorisches Sprachzentrum (Broca), od. Brocasche Windung →前頭葉，〔皮質〕言語中枢

運動前野 *premotor area*, premotorishes Feld

→前頭葉

運動野　*motor area*, motorisches Feld　→前頭葉

運命　Fatum (prospectiva), *presumptive fate*, *prospective fate*, prospektive Bedeutung

　正常発生において，それぞれの胚域が現す発生能をその胚域の運命，または発生運命という．

　カエル，イモリなどの下等脊椎動物では，あらかじめ胚表を局所生体染色またはその他の方法で標識することにより，各胚域の発生運命を知ることができる．　　　　　　　　（沢野）

エ

永久歯 Dentes permanentes, *permanent tooth*, Permanenter Zahn →歯

栄養芽層 Trophoblastus, *trophoblast*, Trophoblast →栄養膜

栄養管 Canalis nutricius, *nutrient canal*, Canalis nutricius →骨

栄養孔 Foramen nutricium, *nutrient foramen*, Ernährungsloch (Foramen nutricium) →骨

栄養膜 Trophoblastus, *trophoblast*, Trophoblast

栄養芽層，栄養胚膜ともいう．胎膜としての絨毛膜*の上皮で，子宮からの栄養物の摂取に関与するというので，この名がある．ヒトでは，桑実胚の表面に単層にならぶ細胞として，内細胞塊と区別されるのが発現の最初である．胚盤胞では，胚盤胞腔を囲む薄い上皮細胞膜となり，胚子極では内側に内細胞塊の，後に羊膜になる部（羊膜芽細胞）が接着する．栄養膜の内面は，まもなく胚〔体〕外中胚葉で裏打ちされ，これは胚子極では，栄養膜と羊膜原基の間にも入って付着茎とよばれる中胚葉塊をつくり，両者を分離する．

胚の着床は，栄養膜の子宮粘膜への接着に始まる．栄養膜細胞は増殖しながら子宮粘膜上皮を貫き，子宮内膜支質に侵入する．そのとき，増殖した栄養膜細胞は表層で細胞境界を失って互いに癒合し，栄養膜合胞層（Syn〔cytio〕trophoblastus, syncytiotrophoblast）をつくり，下層は細胞境界の明瞭な栄養膜細胞層（Cytotrophoblastus, cytotrophoblast）となる．合胞体層は子宮内膜を侵食しつつ拡大するが，そのなかに多数の栄養膜腔隙（Lacunae trophoblasticae, trophoblastic lacunae, Trophoblastlacunen）をつくる．これは子宮内膜の血管に開放し，後に絨毛間腔になる．多数の，かつ迷路状につながった腔隙をもつ栄養膜合胞体層を栄養膜海綿帯（海綿栄養芽層 Trophospongium, spongiotrophoblast）ともいう．栄養膜腔隙が拡大して絨毛間腔となり，それを貫く形で残った栄養膜の梁柱が絨毛膜絨毛になるから，絨毛間腔に面する絨毛膜板と絨毛の表面は栄養膜で完全に被われる．これらの部の栄養膜は，薄い栄養膜合胞体層と，その下の一層の栄養膜細胞層からなる．後者をLanghans細胞層ともいう． （森）

会陰 Perineum, *perineum*, Damm

狭義には肛門*と尿生殖洞口の間，すなわち肛門と陰嚢*後端の間（男）または肛門と腟前庭の間（女）の部分をさす．広義には骨盤下口の大半，すなわち恥骨*結合後縁から尾骨*先端までの菱形部の軟部をさす．広義に用いることが多い．ほぼ左右の坐骨結節を通る横線によって，前方の尿生殖部（尿生殖三角）と後方の肛門部（肛門三角）に2区分される．両部の構成は次のように対比される．

	尿生殖部	肛門部
(1)	皮膚	皮膚
(2)	会陰筋（浅部）	外肛門括約筋
(3)	海綿様構造物	坐骨直腸窩
(4)	尿生殖隔膜	骨盤隔膜
(5)	腹膜下骨盤腔	腹膜下骨盤腔

(1) 皮膚は色素沈着が著明で，とくに正中線で著しく，縫線とよばれる．

(2) （→会陰筋）

(3) （海綿様構造物については→陰茎，陰核）

坐骨直腸窩は肛門管の外側にあって，頂点を深部に向けたピラミッド形の陥凹であり，脂肪組織（坐骨直腸窩脂肪体）でみたされている．内側壁は下骨盤隔膜筋膜により，外側壁は閉鎖筋膜によって形成されており，外側壁に接して走る内陰部動静脈と陰部神経は陰部神経管という鞘状の膜で包まれている．

(4) （→尿生殖隔膜，骨盤隔膜，会陰筋）

(5) 腹膜下骨盤腔は骨盤内臓におもむく脈管，神経と結合組織からなる．諸構造物をおおう膜性結合組織を骨盤筋膜と称し，骨盤壁と筋をおおう壁側骨盤筋膜と内臓をおおう臓側骨盤筋膜とに区分する．壁側筋膜は腹壁内面をおおう横筋筋膜のつづきであり，腸骨筋膜を経て，内閉鎖筋内面をおおう閉鎖筋膜と肛門挙筋上面の上骨盤隔膜筋膜とに分離する．後者は前端において恥骨前立腺靱帯（男）または恥骨膀胱靱帯（女）をつくり，内側で臓側筋膜に反転するところで肥厚して骨盤筋膜腱弓をつくる．臓側筋膜は内臓をおおい，膀胱筋膜，前立腺筋膜あるいは直腸筋膜とよばれている．直腸*と膀胱*（男）または腟*（女）とをへだてる結合組織は直腸膀胱中隔または直腸腟中隔を形成する．膀胱と恥骨*ならびに直腸と仙骨*の間には，それ

それ恥骨後隙（膀胱前隙）ならびに直腸後隙という筋膜隙が存在する．（→会陰筋）　（佐藤）

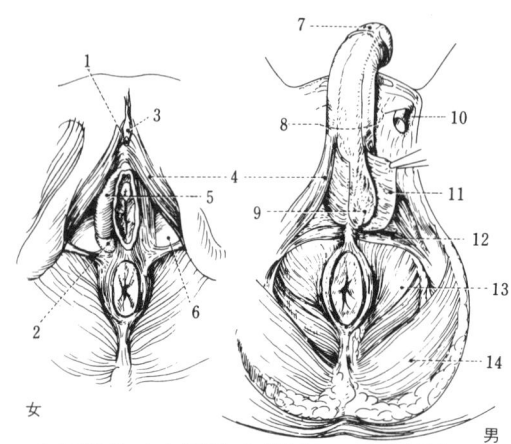

1. 陰核亀頭，2. 大前庭腺，3. 陰核体，4. 坐骨海綿体筋，5. 前庭球，6. 尿生殖三角，7. 亀頭，8. 陰茎体，9. 尿道球，10. 精索（切断），11. 球海綿体筋，12. 浅会陰横筋，13. 肛門挙筋，14. 大殿筋

会陰および会陰筋

会陰横靱帯　Ligamentum transversum perinei, *transverse perineal ligament*　→尿生殖隔膜

会陰曲（直腸の）　Flexura perinealis, *perineal flexure*, Flexura perinealis　→直腸

会陰筋　Musculi perinei, *perineal muscles*

骨盤＊下口を閉ざし肛門＊および尿生殖洞＊を開閉する筋群であり，肛門筋群（1〜3）と尿生殖筋群（4〜8）とに分けられる．

(1) 肛門挙筋：　小骨盤の内壁からおこり主として肛門につく．閉鎖筋膜からおこる部分は肛門挙筋腱弓をなす．起始と停止の差により，腸骨尾骨筋，恥骨尾骨筋，恥骨直腸筋に区分され，また前端部は尿生殖洞にも付着して前立腺挙筋または恥骨膣筋とよばれる．

(2) 尾骨筋：　肛門挙筋の後方で仙棘靱帯の内面にある小筋．

(3) 外肛門括約筋：　肛門挙筋より下方で肛門管をとりかこむ輪状の横紋筋である．皮下部，浅部および深部の3部に分けられているが，その境界は不明確である．筋後端と尾骨先端を結ぶ靱帯を肛門尾骨靱帯という．

(4) 深会陰横筋：　尿生殖三角をふさぐ三角形の筋で，尿道球腺または大前庭腺をいれている．

(5) 尿道括約筋：　男では尿道隔膜部，女では尿道と膣とをかこむ輪状の筋．

(6) 浅会陰横筋：　深会陰横筋の浅部でその後縁を横走する小筋．

(7) 坐骨海綿体筋：　坐骨枝からおこり，陰茎（陰核）海綿体を包む．

(8) 球海綿体筋：　尿道球または膣前庭を包む筋で，外肛門括約筋とは会陰腱中心を介して連らなる．

(1)と(2)は陰部神経叢の枝により，また(3)〜(8)は陰部神経によりそれぞれ支配される．（→会陰，尿生殖隔膜）　（佐藤）

会陰腱中心　Centrum tendineum perinei, *perineal body*　→会陰筋

会陰枝　Rami perineales, *perineal branches*, Rami perineales

後大腿皮神経（→仙骨神経叢）の枝で会陰部の皮膚に分布するものをいう．　（山内）

会陰神経　Nervi perineales, *perineal nerves*, Dammnerv　→陰部神経

会陰動脈　Arteria perinealis, *perineal artery*, Dammschlagader　→内腸骨動脈

エウリオン　Euryon　→頭蓋の計測

腋　窩（わきのした）　Fossa axillaris, *armpit (axilla)*, Achselgrube (Achselhöhle)

上肢と体幹の間で肩関節の下方にあるドーム形の皮膚の陥凹部．前壁を前腋窩ヒダといい，これは大胸筋によってつくられ，後壁は後腋窩ヒダで，広背筋によってつくられる．内側壁は，上位肋骨外側面とこれをおおう前鋸筋によって占められ，外側壁には上腕二頭筋短頭と烏口腕筋がある．頚部から上肢に向かう主要な血管・神経（腋窩動静脈，腕神経叢）の通路をなすと同時に，脂肪組織に埋もれて多数のリンパ節がある．（→上肢の筋）　（河西）

腋窩弓　Arcus axillaris, *axillary arch*, Achselbogen

これに筋膜性腋窩弓と筋性腋窩弓とを区別するが，両者はときに混同して使用されている．記載者の名に因んでLanger'scher Achselbogenともいう．筋膜性腋窩弓は，腋窩筋膜に生じた弓状の筋膜の肥厚部で，これに体幹側にある腋窩弓と，上肢側にある上腕弓（Armbogen）とを区別するが，あまり明瞭でない．筋性腋窩弓は，約10％の頻度で出現する筋破格で，比較解剖学的には主として下等哺乳動物に発達している皮幹筋の名残りと考えられる．これがヒトに出現するときは，広背筋より起始し，腋窩を前後方向に横断して，大胸筋停止部に付着する．その発達の弱いときは腱性腋窩弓となる．筋性腋窩弓は胸筋神経の支配を受ける．これが退化

すると，みかけ上，広背筋のみが関与した腋窩弓を生ずる．これを広背筋腋窩弓という．(→上肢の筋)　　　　　　　　　　　　　　(河西)

腋窩筋膜　Fascia axillaris, *axillary fascia*

腋窩の皮下をおおう筋膜で，前方では胸筋筋膜，後方では広背筋の筋膜，内側では前鋸筋筋膜，外側では上腕筋膜*につづく．中央部は多くの小孔によって貫かれ，ここを皮神経，皮静脈，リンパ管などが通る．内側(体幹側)と外側(上腕側)の肥厚部をそれぞれ腋窩弓と上腕弓とよぶことがあるが，あまり明瞭でない．
　　　　　　　　　　　　　　　　(河西)

腋窩静脈　Vena axillaris, *axillary vein*, Achselblutader

上肢の静脈を集める．大胸筋の下縁の高さで上腕静脈からつづいておこり腋窩動脈の内側に沿って走り，1肋骨の高さで鎖骨下静脈にそそぐ．

枝：

(1) 外側胸静脈：　胸壁の側壁を同名動脈に伴行して上行する．

(2) 胸腹壁静脈：　腹壁から胸壁にかけて外側部の皮下を上行する皮静脈．下方は大腿静脈の枝の浅腹壁静脈，または浅腸骨回旋静脈につづいておこり，上方では外側胸静脈に合したのち，腋窩静脈にそそぐ．下大静脈または門脈の閉塞時に，下半身よりの静脈血が心臓にそそぐための側副路として重要．

(3) 乳輪静脈叢：　女性でよく発達している．この静脈叢よりの枝は，大胸筋の表層を通って腋窩静脈にそそぐ．　　　　　　　(河西)

腋窩神経　Nervus axillaris, *axillary (circumflex humeral) nerve*, Nervus axillaris　→橈骨神経

腋窩腺　*axillary gland*, Achseldrüse　→汗腺

腋窩動脈　Arteria axillaris, *axillary artery*, Achselschlagader

鎖骨下動脈*よりつづく上肢の動脈の本幹で，第1肋骨外側縁の高さで鎖骨下動脈よりつづいてはじまり，大円筋の停止腱の高さで上腕動脈*に移行する．これに通常3部を区分し，第1部は，小胸筋の上縁より上方にある部分で，前面は大胸筋鎖骨部におおわれ，後方と外側は腕神経叢*に接する．第2部は，小胸筋の後面にあたる部分で，この部で腋窩動脈は腕神経叢を貫くため，その後面，内側面，外側面をそれぞれ腕神経叢の後神経束，内側神経束および外側神経束に接している．第3部は，小胸筋の下縁より下方にある部分で，前面は正中神経に，外側は筋皮神経と烏口腕筋に，内側は尺骨神経*を介して腋窩静脈に，そして後面は橈骨神経*と腋窩神経を介して肩甲下筋と広背筋の停止腱に接する．

枝：

(1) 肩甲下枝：　肩甲下筋への数本の筋枝．

(2) 最上胸動脈：　小胸筋の上縁に沿って内方へ走って付近の胸壁へ．

(3) 胸肩峰動脈：　小胸筋の上縁の高さで腋窩動脈の前壁から出て，ただちに次の4枝に分かれる．

　(i) 肩峰枝：外方へ走り，三角筋の深層を通って肩峰動脈網へ．肩峰動脈網は，肩峰の表層の皮下にある動脈網で，これには胸肩峰動脈，肩甲上動脈，後上腕回旋動脈からの枝が加わる．

　(ii) 鎖骨枝：内方へ走って，胸鎖関節と鎖骨下筋へ．

　(iii) 三角筋枝：小胸筋の表層を通り，橈側皮静脈とともに三角筋と大胸筋の間の溝を通って，これらの筋へ．

　(iv) 胸筋枝：大小両胸筋の間を下行して，これらの筋へ．

(4) 外側胸動脈：　小胸筋の下縁に沿って胸壁外側面を下行し，胸筋，前鋸筋，肩甲下筋へ．多くは肩甲下動脈の枝と吻合し，また非常にしばしばこの動脈から分岐する．女性では外側乳腺枝を分岐し，これは大胸筋の下縁をまわって乳腺へ．

(5) 肩甲下動脈：　腋窩動脈の最大の枝．肩甲下筋の下縁の高さでおこり直ちに二分する．

　(i) 胸背動脈：肩甲下動脈の直接のつづきで，広背筋の前縁に沿って同名神経とともに下行し，広背筋，肩甲下筋，前鋸筋へ．しばしば外側胸動脈の欠ないし弱小化を補う．

　(ii) 肩甲回旋動脈：本幹より分岐後，ただちに肩甲骨の外側縁をまわって背側へ向かい，内側腋窩裂(上腕三頭筋長頭の内側で，これと小円筋，大円筋によってつくられる三角形の間隙)に出る．途中，肩甲下筋に枝を与え，さらに棘下筋，小円筋，大円筋，上腕三頭筋長頭などへ分布．

(6) 前上腕回旋動脈：　細い．上腕骨外科頚の高さで分岐して，烏口腕筋や上腕二頭筋短頭の深層で外科頚の表層に接して外方へ走り，付近の骨膜，肩関節，三角筋へ．

(7) 後上腕回旋動脈：　前者とほぼ同じ高さ

で本幹より分かれるが，前者よりはるかに太い．腋窩神経と伴行して上腕骨の背側を通って外方へ向かい，外側腋窩裂（上腕三頭筋長頭の外側で，これと小円筋，大円筋，上腕骨によって囲まれるほぼ四角形の間隙）に出て，ここから三角筋の深層を上腕骨外科頚に沿って走り，三角筋や肩関節へ．ときに前上腕回旋動脈や上腕深動脈と吻合する． (河西)

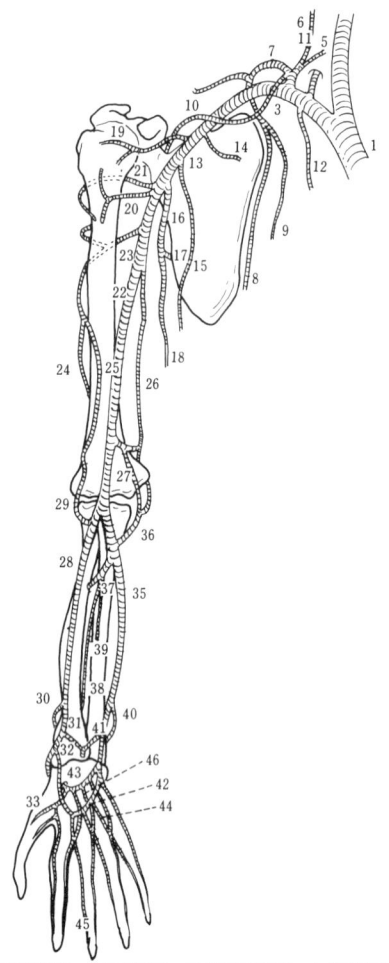

1. 腕頭動脈, 2. 総頚動脈, 3. 鎖骨下動脈, 4. 椎骨動脈, 5. 下甲状腺動脈, 6. 上行頚動脈, 7. 頚横動脈, 8. 深枝(頚横動脈), 9. 浅枝(頚横動脈), 10. 肩甲上動脈, 11. 肩甲頚動脈, 12. 内胸動脈, 13. 腋窩動脈, 14. 最上胸動脈, 15. 外側胸動脈, 16. 肩甲下動脈, 17. 肩甲回旋動脈, 18. 胸背動脈, 19. 胸肩峰動脈, 20. 前上腕回旋動脈, 21. 後上腕回旋動脈, 22. 上腕動脈, 23. 上腕深動脈, 24. 中側副動脈, 25. 橈側側副動脈, 26. 上尺側側副動脈, 27. 下尺側側副動脈, 28. 橈骨動脈, 29. 橈側反回動脈, 30. 背側手根枝, 31. 掌側手根枝, 32. 浅掌枝, 33. 母指主動脈, 34. 示指橈側動脈, 35. 尺骨動脈, 36. 尺側反回動脈, 37. 総骨間動脈, 38. 前骨間動脈, 39. 正中動脈, 40. 背側手根枝, 41. 掌側手根枝, 42. 浅掌動脈弓, 43. 深掌動脈弓, 44. 総掌側指動脈, 45. 固有掌側指動脈, 46. 掌側中手動脈

上肢の動脈(右, 前面)

腋窩ひだ Plica axillaris, *axillary fold*, Achselfalte →腋窩

腋窩リンパ節 Lymphonodi axillares, *axillary nodes*, Achselknoten →リンパ節

S状結腸 Colon sigmoideum (Colon sigmoides), *sigmoid colon*, Sigmoid, Sigma →結腸

S状結腸間陥凹 Recessus intersigmoideus, *intersigmoid recess* →腹膜

S状結腸間膜 Mesocolon sigmoideum, *sigmoid mesocolon* →腸間膜

S状結腸静脈 Venae sigmoideae, *sigmoid veins*, Sigmoidblutader (-venen) →門脈

S状結腸動脈 Arteriae sigmoideae, *sigmoid arteries* →下腸間膜動脈

S状静脈洞 Sinus sigmoideus, *sigmoid sinus* →硬膜静脈洞

S状洞溝 Sulcus sinus sigmoidei, *sulcus for sigmoid sinus* →後頭骨, 岩様部, 頭頂骨

X線骨盤計測 *pelvic roentgenometry*, röntgenphotographische Beckenmessung →骨盤の計測

エックリン汗腺 Glandula sudorifera eccrina, *eccrine sweat gland*, ekkrine Schweißdrüse →汗腺

エックリン腺 Glandula eccrina, *eccrine gland*, ekkrine Drüse →腺

エーディンゲル-ウエストファール核 Nucleus Edinger-Westphali, Edinger-Westphal *nucleus*, Edinger-Westphalscher Kern

動眼神経核*群の吻側2/3のレベルにおいて，核群の背内側部に位置し，中脳中心灰白質の腹側部に小形ないし中等大の神経細胞からなる一対の細胞柱を形成する．さらに吻側のレベルでは，Edinger-Westphal核の吻腹方に前正中核(anteromedian nucleus または anterior median nucleus)が連続しており，この核も広義のEdinger-Westphal核に含まれる（→動眼神経核）．

Edinger-Westphal核は副交感神経線維の起始核として，同側の毛様体神経節*に節前線維を送り，瞳孔収縮筋や毛様体筋の運動にかかわるとされる．しかし，Edinger-Westphal核をもって毛様体神経節への節前線維の起始核とする考えに対しては，動物実験の所見に基づいて，重大な疑問が提出されている．（→動眼神経）

(水野)

エナメル芽細胞 Ameloblastus, *ameloblast*, Ameloblast →歯の発生

エナメル器 Organum adamantinum, *enamel*

organ, Schmelzorgan

本来エナメル質*をつくる器官の意味であるが，歯胚上皮全体を指しても用いられる．（→歯の発生） (大江)

エナメル質　Enamelum, *enamel*, Schmelz

エナメル質はエナメル芽細胞によって形成される外胚葉*由来の組織である．人体の組織の中で最も硬い組織で，モース硬度計で6〜7°，その硬さは長石か水晶に相当する．エナメル質は97〜98％が無機質よりなり，ハイドロオキシアパタイトの結晶によって構成されている．

エナメル質には多数のエナメル小柱とよばれる構造が存在している．エナメル小柱は太さ3〜5μmの小柱状の構造で，ゾウゲ質*表面からエナメル質表面に向かって，中断されることなくほぼゾウゲ質を中心に放射状に配列している．各エナメル小柱の間を埋める部分を小柱間質という．

エナメル小柱ではエナメル質の結晶の長軸がエナメル小柱の長軸方向に配列しているが，小柱間質では小柱の配列方向とは関係なく，ゾウゲ質表面からエナメル質表面に向かって配列している．エナメル小柱には約4〜6μm間隔で横紋が観察される．横紋は1日1本形成され，エナメル質の石灰化が強弱交互に行われるために生じるもので，石灰化の悪い部分に相当する．

エナメル質にはゾウゲ質の表面に対して斜めの方向に，しかも互いに平行方向に配列するRetziusの線条（Retzius線）が存在する．エナメル質は，ゾウゲ質表面からエナメル質表面に向かって形成され，しかも歯冠頂から歯頸部に向かって形成されるために，その形成面に相当して石灰化の悪い部分や形成条件の悪い部分が線条として出現したものである．これらRetziusの線条の間には小柱の横紋が7〜13本存在している．

乳歯では出産時に形成されたRetziusの線条に相当する部分がとくに顕著に出現する場合が多く，これらをとくに新産線とよんでいる．

歯冠の水平断研磨標本で観察すると，エナメル質深層に，ゾウゲ質表面からエナメル叢とよばれる馬尾状の構造と，ゾウゲ質表面からエナメル質表面にまで達するエナメル葉板（エナメル層板）とよばれる構造がみられる．これらはいずれも歯冠の子午面方向に位置するエナメル質の裂目で，その部分に有機成分が蓄積し，それらの裂目を中心にした石灰化の悪い部分から構成されているものである．

エナメル質の表面には歯小皮（エナメル小皮）が存在している．歯小皮は内層の第1膜と外層の第2膜に分けられている．第1膜は通常のエナメル質と同様の結晶からなるが，通常のエナメル質に比して耐酸性が強く，第2膜は歯が萌出後形成されるもので，微細な果粒状結晶が密に集積しており，酸でまったく侵食されない．（→歯） (一條)

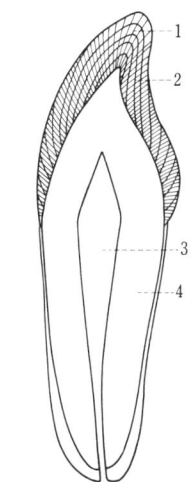

1.エナメル小柱，2.レチウスの線条，3.歯髄，4.ゾウゲ質

エナメル質構造模型図

エナメル小柱　Prismata adamantina, *enamel rod*, Schmelzprisma　→エナメル質

エナメル上皮　Epithelium adamantium, *enamel epithelium*, Schmelzepithel　→歯の発生

エナメル小皮(歯小皮)　Cuticula enameli, *dental cuticle*, Schmelzonerhäutchen　→エナメル質

エナメル髄　Reticulum adamantinum, *stellate reticulum*, Schmelzpulpa　→歯の発生

エナメル成長線　Linea incrementalis enameli, *incremental line of enamel*, Wachstumslinien des des Schmelzes　→エナメル質

エナメル叢　Fasciculus enameli, *enamel tufts*, Schmelzbüschel　→エナメル質

エナメル層板　Lamella enameli, *enamel lamella*, Schmelzlamelle　→エナメル質

エナメル葉板　Lamella enameli, *enamel lamella*, Schmelzlamelle　→エナメル質

N.E.（発生学用語）　→解剖学用語

N.H.（組織学用語）　→解剖学用語

エビ爪手　*lobster claw*　→裂手

エブネル線(Ebnerの象牙層板)　Lamella

dentinalis, *incremental line of* Ebner, Ebnersche Dentinlamelle →ゾウゲ質

遠位指骨間関節 Articulationes interphalangeae distales, *distal interphalangeal joint* →足根骨，距骨

円回内筋 Musculus pronator teres, *pronator teres*, runder Einwärtsdreker →上肢の筋

塩基性好性白血球 Granulocytus basophilicus, *basophil leucocytes*, basophile Leukozyten →好塩基球

縁結節 Tuberculum marginale, *marginal tubercle* →頰骨

沿軸中胚葉 Mesoderma paraxiale, *paraxial mesoderm*

胚内中胚葉のうち，脊索*の両側に位置する最も内側の部が肥厚したもの．第3週末ごろから，中間中胚葉*と分離して前後（頭尾）方向につづく細胞塊をつくるとともに，頭方から尾方に順次分節して体節をつくる．胚盤側縁が腹方へ屈曲すると中胚葉中の最も背側の部になるため，上分節ともいう．（→中胚葉，体節）

(森)

縁上回 Gyrus supramarginalis, *supramarginal gyrus*, Gyrus supramarginalis →頭頂葉

遠心性〔神経〕線維 *efferent fiber* →神経細胞

遠心面 Facies distalis, *distal proximal surface*, distale Approximalfläche →歯

延　髄 Medulla oblongata, *medulla oblongata*, verlärgertes Mark

脳幹*の最尾部で尾方は第1頸神経の根を境として，脊髄に，吻側は橋に移行する．(1) 外表面：外表面には脊髄の前正中裂，前外側溝，後外側溝および後正中溝につづく溝がみられる．前正中裂と前外側溝との間の隆まりは（延髄）錐体（Pyramis medullae oblongatae）とよばれ，錐体路に相当する．錐体交叉は前正中裂を横切って走る線維として外表面からも認められる．前外側溝と後外側溝との間には背側と腹側に隆起がある．腹側の隋円形の隆起はオリーブ（Olive）で，中にはオリーブ核*がある．背側の隆起は灰白結節（Tuberculum cinereum）で，三叉神経脊髄路と脊髄路核に相当する．後中間溝と後外側溝の間には楔状束核と薄束核に一致して，外側には楔状束結節（Tuberculum nuclei cuneati）と内側には薄束結節（Tuberculum nuclei gracilis）とがみられる．さらに上外方には下小脳脚が存在する．(2) 横断面：脊髄との移行部の高さでは，中心管の背側には後索核*（楔状束核と薄束核）がある．これらの核からの線維は内弓状線維（Fibrae arcuatae internae）となり腹内側に向かい交叉する（これを毛帯交叉とよぶ）．交叉後は錐体の背側に集り内側毛帯を形成する．一方，腹側では錐体交叉をした線維が背外側の側索に入るのがみられる．オリーブ核の高さでは，一般に延髄背側部には基板および翼板由来の脳神経核が配列されている．内側から外側にかけて体性運動性の舌下神経核，一般内臓遠心性の迷走神経背側核*（内側核）と唾液核*がある．同じく基板由来の特殊内臓遠心性の舌咽，迷走，副神経の疑核は腹外側に位置している．さらに，これらの外側には翼板由来の一般内臓感覚性の迷走神経背側核（外側核），特殊内臓感覚性の孤束と孤束核があり，一般体性感覚性の三叉神経脊髄路核は延髄の最も外側に位置している．その他，副楔状束核が楔状束核の外側に，介在核が舌下神経核の外側にある．これらの神経核の腹側には網様体*とよばれる構造がある．これは縦走あるいは横走する線維の網とその間に散在あるいは集団をなして存在する神経細胞体（網様体核）からなる．正中部では交叉する線維が縫目様をなすので縫線とよばれる．ここには縫線核がある．延髄背側部で縫線の両側には内側縦束*が通り，その腹側には三角形の内側毛帯がある．腹側部には錐体とその背側から外側にオリーブ核がある．なお第四脳室底の中心灰白質の内側部を背側縦束が通る．

(松下)

延髄の発生 *development of the medulla ablongata*

菱脳*の尾側半である髄脳は全体として延髄となる（→菱脳の発達）．

延髄の頭側約2/3は菱脳窩の尾側半を形成し，舌咽，迷走，副および舌下神経の諸核を生ずる．尾側約1/3の範囲では，内腔は第四脳室*の形成に参加せず，狭い裂隙状の中心管として脊髄中心管につづく．この範囲では発生様式も内部構造も脊髄に類似するが，特別なものとして翼板から後索核*（薄束核と楔状束核）が生ずる．この核は脊髄後索に接続する中継核で，この核から出る神経線維は腹内方に走り，底板の縁帯で交叉した後，正中線の両側を上行する著明な線維束（内側毛帯）をつくり，視床に達する．

翼板と蓋板の移行部である菱脳唇から発生した細胞は腹内方に遊走して，基板の縁帯の中に

はなはだ大きい神経核（オリーブ核*）を形成する．この核から出る神経線維も底板の縁帯において交叉し，反対側の小脳に達する．このように底板の縁帯は交叉線維で満たされて厚くなり正中縫線となる．

延髄においても上行および下行線維は，はじめは縁帯を通っている．しかし発生が進んで上行およびとくに下行線維が増えると，これらは外套層*にも進入するようになる．また上述のように外套層の中には横走する線維も多くなるので，はじめ比較的明瞭であった灰白質*と白質*の区別は次第に不明瞭となる．

胎生4カ月において延髄の腹側面で正中線の両側に接する部位の縁帯は，大脳皮質からの下行線維（錐体路線維）によって埋められ，ここに著明な下行線維野が形成される．これを延髄錐体というが，これは大脳皮質に属するもので，延髄固有の構造物ではない． （溝口）

円錐靱帯 Ligamentum conoideum, *conoid ligament* →烏口鎖骨靱帯

円錐靱帯結節 Tuberculum conoideum, *conoid tubercle*, Tuberculum conoideum →鎖骨

円錐動脈幹隆起 *conotruncal ridge* →心球堤

円錐乳頭 Papillae conicae, *coniform papillae*, konischen Pappillen →舌

縁　帯 Stratum marginale
辺縁層と同義．（→神経管，外套層，上衣層）

円柱関節 Articulus cylindroideus I.N.A.
蝶番関節と車軸関節をあわせていう．（→関節） （大内）

円柱層 Stratum cylindricum, *columnar cell layer*, Stratum cylindricum →表皮

鉛直板 Lamina perpendiculasis, *perpendicular plate* →篩骨

縁　部（口輪筋の） Pars marginalis, *marginal part* →表情筋

オ

オイスタキオ管　Tuba auditiva Eustachii, *Eustachian tube*, Tuba auditiva Eustachii
　耳管の別称．(→耳管)　　　　　　(山内)

横隔下陥凹　Recessus subphrenici, *subphrenic recess*　→腹膜

横隔胸膜　Pleura diaphragmatica, *diaphragmatic pleura*, Pleura diaphragmatica　→胸膜

横隔胸膜筋膜　Fascia phrenicopleuralis, *phrenicopleural fascia*, Fascia phrenicopleuralis　→胸膜

横隔結腸ヒダ　Ligamentum phrenicocolicum, *phrenicocolic ligament*　→腹膜

横隔神経　Nervus phrenicus, *phrenic nerve*, Nervus phrenicus
　第3～5頸神経から出て横隔膜*にいたる神経である．頸部では前斜角筋の前面に沿って，また胸腔中では縦隔胸膜と心膜*との間を通って，それぞれ走行する．時に鎖骨下筋神経または腕神経叢*の他の神経から小枝が出てて，第1肋骨付近の高さで横隔神経に合することがあるが，これを副横隔神経という．　　(山内)

横隔神経節　Ganglia phrenica, *phrenic ganglion*, Ganglia phrenica
　横隔膜*の下面において，下横隔動脈壁に沿って存在する自律神経叢神経節*をいう．この神経節は交感神経系の節後ニューロンの細胞体を主体として形成され，そこから出る節後神経線維は副腎，下大静脈壁などに分布する．
　　　　　　　　　　　　　　　　(山内)

横隔脾ヒダ　Ligamentum phrenicolienale, *phrenicolienal ligament*　→胃間膜

横隔膜　Diaphragma, *diaphragm*, Zwerchfell
　胸腔と腹腔との境をなす円蓋状の膜性筋板で，胸郭下口を閉ざしている．その収縮によって円蓋を下げ，胸腔を広げて吸息筋として働く．中心部は三葉形に腱膜化し，心臓と左右の肺をのせており，腱中心という．ここを停止，周囲を起始として扱う．
　起始は3部に分けられる．(1)腰椎部：内側と外側の2脚に分ける．内側脚は第1～第4腰椎体前面から右脚と左脚をもって腱性におこり，上行して8の字形に交叉する．8の字の下の○が大動脈裂孔，上の○が食道裂孔を形成する．大動脈裂孔の腱性輪を正中弓状靱帯という．外側脚は第2腰椎から側方へ出る腱弓をなし，内側および外側弓状靱帯という．内側弓状靱帯は第2腰椎体と同助骨突起の間に張り，その下を大腰筋が通り，外側弓状靱帯は第2腰椎肋骨突起と第12助骨尖端に張り，腰方形筋が通る．(2)肋骨部：第7～第12肋軟骨の内面からおこる．この部は腹横筋の肋骨起始と嚙み合う．(3)胸骨部：剣状突起からおこり，小さい．以上3部の起始の間は筋束を欠き抵抗の弱い部分である．胸骨部と肋骨部の間を胸肋三角といい，肋骨部と腰椎部の間を腰肋三角という．
　横隔膜は胸郭下口を閉ざす膜であるから，胸腔と腹腔を連絡する縦走構造物によって貫通される．そのために生ずる孔は主として次の3孔である．(1)大動脈裂孔：下行大動脈と周囲の交感神経叢，胸管などが通る．(2)食道裂孔：食道と左右の迷走神経が通る．(3)大静脈孔：腱中心の右側部と中間部の境にあり，下大静脈が通る．
　横隔膜の上面は胸内筋膜と胸膜によって，下面は横筋筋膜と腹膜によっておおわれている(肝臓など臓器の接する部分を除く)．
　横隔膜は頸神経叢基部前面からおこるところの横隔神経(C3～C5，C4が主体)によっ

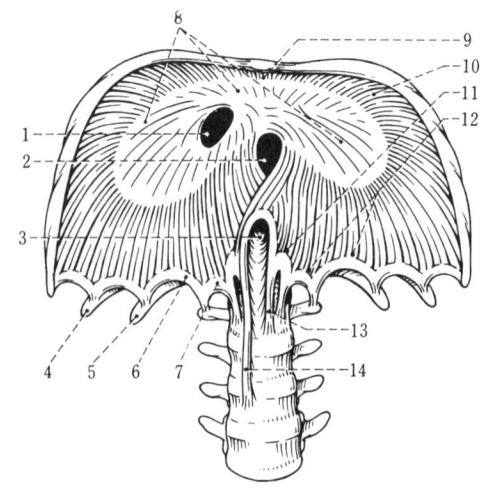

1. 大静脈孔，2. 食道裂孔，3. 大動脈裂孔，4. 第11肋骨，5. 第12肋骨，6. 外側弓状靱帯，7. 内側弓状靱帯，8. 腱中心，9. 胸骨部，10. 肋骨部，11. 内側脚(腰椎部)，12. 外側脚(腰椎部)，13. 左脚(左内側脚)，14. 右脚(右内側脚)

横隔膜

て支配される．この神経支配から想像できるように，横隔膜は元来，頸部の筋に由来する．同じく頸部に発生した心臓の下降にともない，胸腹移行部まで下降したものである．また同様に，支配神経が頸神経叢基部前面から起始する舌骨下筋と序列的に同系の筋であり，したがって直筋系に帰属する．　　　　　　　　（佐藤）

横隔膜の発生　*development of diaphragm*

横隔膜は (1) 横中隔*に由来する部分，(2) 胸腹膜ヒダ*に由来する部分，(3) 体壁から付加された部分の3部からなる（→横中隔，胸腹膜ヒダ）．

横中隔の尾側部に肝臓原基が進入し，ここで増大して，大きな充実性器官である肝臓を形成すると，肝臓はほとんど完全に横中隔から離脱して腹腔に突出する．こうなると残った横中隔の頭側部は薄い障壁状の間葉組織板となって心膜腔と腹膜腔を隔てる．これが横隔膜の腹側半を構成し，後に腱中心となる．

一方，胸膜管の尾側端部（胸腹膜孔*）を背外側から囲んでいた横中隔の尾側部の背内側部の間葉組織は，胸膜管が拡大して胸膜腔になっていくにつれて，薄い三日月形のヒダとなり，胸膜腔と腹膜腔を境する．これが胸腹膜ヒダである．発生が進み胸膜腔が拡大すると，胸腹膜ヒダは背方および外方に拡大するとともに，内方では胸腹膜孔を狭め，ついにその自由縁が食道下端部を包む臓側中胚葉と癒着して胸腹膜孔を閉ざし，胸膜腔を腹膜膜から分離する．このようにして胸腹膜ヒダは胎生第6週の末においては横隔膜の背側半をつくる．

さらに発生が進み，胎生10週以後における肺の発育増大によって，胸膜腔が背方および外方に向かって体壁の中に拡大していくと，胸腹膜ヒダに由来する部分の外周に連なる体壁の間葉組織は，体腔上皮におおわれた薄い膜様の障壁となり，横隔膜の背側および外側辺縁部を構成するようになる．この体壁に由来する部分は胸膜の拡大とともに広くなり，完成した横隔膜ではその背側および外側を縁取る広い部分を占める．

横隔膜の筋は第3，4，5頸部体節に由来するものと信じられている．これは横隔神経が第4頸神経から下行してくることがその論拠となっている．また，胸腹膜ヒダに由来する周縁部には胸壁からの筋成分の参加もあるという．なお，横隔膜の形成には食道間膜の間葉も参加する．　　　　　　　　　　　　　　（溝口）

横隔膜ヘルニア　Hernia diaphragmatica, *diaphragmatic hernia*, Zwerchfellhernie

横隔膜*の先天的な虚弱部あるいは欠損部を貫いて，腹腔内の器官が腹膜*（ヘルニア嚢）におおわれたままで胸腔内に突出している状態をいう．広義には腹膜におおわれずに脱出している先天性横隔膜脱も含むが，これはヘルニア嚢をもたない内臓脱出（仮性ヘルニア）である．広義の横隔膜ヘルニアには次のものがある．

(1) Bochdalek 孔ヘルニア (hernia through the foramen of Bochdalek)：横隔膜後外側部ヘルニア（posterolateral diaphragmatic hernia）で，最も多い．大部分はヘルニア嚢をもたない．左側が圧倒的に多い．閉鎖の完了していない心腹膜管を通って腸係蹄が胸腔へ脱出したもので，腸係蹄，結腸のほかに他の内臓の一部も脱出して，患側の肺は完全に虚脱する．腸の回転異常の合併がかなり高い頻度で認められているので，腹腔内器官の腸間膜による後腹壁への固定が不十分で，このことがこれらの器官の移動を容易にしているのではないかと考えられる．

(2) 胸骨傍ヘルニア（parasternal hernia）：Morganni 孔ヘルニア（hernia through the foramen of Morganni）ともいわれ，多くはヘルニア嚢を有する真性ヘルニアで右側に多く，胸肋三角の部分の筋の発育が十分でなかったことに由来するものと考えられる．

(3) 食道裂孔ヘルニア（esophageal hiatus hernia）：食道裂孔部の先天性拡大により後天的にヘルニアをおこす．また，似たものに先天性短食道（congenital short esophagus）がある．

(4) 上記以外の先天性の部分的欠損部（腱中心など）を通るものがあり，また，横隔膜脱出（eventration of diaphragm）として横隔膜がきわめて薄くなって上昇し，腹部器官がこの下に伴って胸腔に脱出しているものもある．横隔膜ヘルニア全体としての頻度は2200出生に1例位といわれている．心血管，神経，骨格系の異常をよく合併する．肺の形成不全もみられる．
　　　　　　　　　　　　　　　　　　（谷村）

横隔面（肝の）　Facies diaphragmatica, *diaphragmatic surface of the liver* →肝臓

横隔面（肺の）　Facies diaphragmatica, *diaphragmatic surface*, Zwerchfellfläche →肺

横隔リンパ節　Lymphonodi phrenici, *phrenic nodes* →リンパ節

横筋筋膜　Fascia transversalis, *transversalis*

fascia
腹横筋内面と腹膜の間の薄い膜で，腹横筋膜ともいう．腸骨筋をおおう腸骨筋膜や横隔膜*下面の横隔筋膜とともに，腹壁筋内面を内張りする連続した筋膜板を形成する．　　　（佐藤）

横　径　Diameter transversa, *transverse diameter*, querer Beckendurchmesser (Querdurchmesser)　→骨盤，骨盤の計測

横口蓋ヒダ　Plicae palatinae transversae, *transverse palatine folds (rugae)*, Gaumenleiste　→口蓋

横口蓋縫合　Sutura palatina transversa, *palatomaxillary suture*　→頭蓋の縫合

横行結腸　Colon transversum, *transverse colon*, Quer(grimm)darm　→結腸

横行結腸間膜　Mesocolon transversum, *transverse mesocolon*　→腸間膜

横後頭溝　Sulcus occipitalis transversus, *transverse occipital sulcus*, Sulcus occipitalis transversus　→後頭葉

横細管　Tubulus transversus, *transverse tubule (T-tubule)*, T-Tubulus　→骨格筋細胞

横静脈洞　Sinus transversus, *transverse sinus*, Querblutleiter　→硬膜静脈洞

黄色骨髄　Medulla ossium flava, *yellow bone marrow*, gelbes Knochenmark　→骨髄

黄色靱帯　Ligamentum flavum, *ligamenta flava, yellow ligaments*, Zwischenbogenbänder
椎弓板下縁前面から隣接下位椎骨の椎弓板上縁に張る椎間靱帯*であり，軸椎*より上と仙椎間にはない．多量の弾性線維を含み黄色を呈し，脊柱の屈伸の際に椎弓間の距離が変っても常に緊張した状態を保つ．（→椎間円板）
　　　　　　　　　　　　　　　　（佐藤）

横舌筋　Musculus transversus linguae, *transverse muscle of the tongue*, Quermuskel der Zunge　→舌筋

横　線　Lineae transversae, *transvers ridges*, Lineae transversae　→仙骨

横走部（門脈の）　Pars transversa, *transverse part*, Pars transversa　→門脈

横　束　Fasciculi transversi, *transverse fasciculi*　→手掌腱膜，足底腱膜

横足根関節　Articulatio tarsi transversa, *transverse tarsal joint (midtarsal joint)*
踵立方関節*と距踵舟関節*の距舟部とをあわせていう．この両関節は足根を横切ってほぼ一直線上にあるため，臨床上この部で足の切断が行われることがある．Chopart関節ともいう．
　　　　　　　　　　　　　　　　（河西）

横側頭回（Heschl）Gyri temporales transversi (Heschl), *transverse temporal gyrus*, Heschlsche Querwindungen　→側頭葉

横側頭溝　Sulci temporales transversi, *transverse temporal sulci*, Sulci temporales transversi　→側頭葉

黄　体　Corpus luteum, *corpus luteum*, Gelbkörper
黄体は排卵後の卵胞*から生ずるが，黄体細胞の起源は2通りあると考えられている．その大部分は果粒層細胞から生じ，果粒層黄体細胞 (granulosa lutein cells) とよばれる．他の種類は黄体の周辺部にある小さい細胞で，卵胞膜黄体細胞 (theca lutein cells) とよばれる．黄体細胞は副腎皮質束状帯の細胞に似ていて，非常によく発育した滑面小胞体*と多数の脂質滴を含み，糸粒体*は球形の大型のものが多く，クリスタは管状である．粗面小胞体*も平行層板状にならんだ群が斑点状に分布する．黄体ホルモン（プロゲステロン）はこのよく発達した滑面小胞体と糸粒体の協働のもとに合成されると思われる．その他に300 nm前後の暗調な球形果粒がみられることがあり，開口様式で放出される像が得られている．この果粒は黄体から分泌されるという蛋白ホルモンであるリラキシンではないかという説がある．（→卵胞，卵巣）
　　　　　　　　　　　　　　　　（黒住）

黄体細胞　*lutein cell*, Luteinzelle　→卵巣

横中隔　Septum transversum
心膜腔が前腸*の腹側に転位した時期においては，心内膜筒の尾側につづく心房，静脈洞原基を包む中胚葉*は，前腸尾側部の腹側および卵黄腸管*の頭側面を包む中胚葉（臓側中胚葉）とひとつづきとなり，ここに胎児の腹側壁から背側壁に向かって伸びる横位（体の長軸に対して直角をなす）の障壁状の間葉組織塊が成立する．これを横中隔という．横中隔は元来，心膜腔と腹膜腔を隔てるものであるが，その背内側部は両腔を連ねる左右の心腹膜管によって貫かれている（→胚内体腔）．また，横中隔は心臓の静脈洞を含むので，心臓に還流する総主静脈，臍静脈，卵黄嚢静脈がここに入る．
　この横中隔の尾側面に接する前腸尾側端部の頭側壁（後では腹側壁）から肝臓の原基が横中隔の中に進入し，ここで増殖してはなはだ多数の内胚葉細胞索（肝細胞索）を間葉組織の中に

送り出す．肝細胞索はその間に介在する間葉組織を肝臓の間葉成分としてとり込みながら急速に発育して，全体として大きな充実性器官である肝臓となり，横中隔の中に納まりきれなくなり，その大部分は腹腔上皮に包まれて腹腔内に突出する．

このようにして肝臓が横中隔から離脱すると，残った横中隔の組織は心膜腔と肝臓を含む腹膜腔とを隔てる薄い障壁となり，横隔膜の腱中心を含む主要部分を形成することになる．

胎生第4週の中ごろ，成立したばかりの横中隔は後頭部体節の高さに位置するが，その後胎児の背側部の諸構造の頭方へ向かう伸長によって心臓および肝臓の下降がおこり，その結果横中隔（横隔膜）も次第に下降して最終的には第1腰椎の高さに位置するようになる．（溝口）

横洞溝 Sulcus sinus transversi, *sulcus for transverse sinus* →後頭骨

横突間筋 Musculi intertransversarii, *intertransversarii*, Zwischenquerfortsatzmuskeln →固有背筋

横突間靱帯 Ligamentum intertransversarium, *intertransverse ligament*
隣接2椎の同側の横突起同士を結ぶ靱帯で，脊髄神経後枝の内側枝と外側枝を隔てている．（佐藤）

横突起 Processus transversus, *transverse process*, Querfortsatz →脊柱

横突棘筋 Musculus transversospinalis, *transversospinal*
横突起からおこって上行し棘突起に停止する筋の総称である．長い筋束ほど浅層に，短い筋束ほど深層にある．脊髄神経後枝の内側枝の支配を受けており，固有背筋内側系に属する．半棘筋，多裂筋，回旋筋に分けられる．（→固有背筋）　　　　　　　　　（佐藤）

横突肋骨窩 Fovea costalis transversalis, *facet for tubercle of rib*, Fovea costalis transversalis →胸椎

黄斑 Macula lutea, *yellow spot*, gelber Fleck
眼球後極の外側～1 mmにある．直径3～5 mmの視力の鋭い網膜の中心部分．網膜神経部のうち光感覚層と光受容細胞核周部の集合である外果粒層のみが肥厚し，とくに中心窩（直径1.5 mm）では他の層がまったく存在しない．中心窩には～2500個の中心窩錐状体が発達しており，視軸を通る入射光を最も有効に受容することができる．

黄斑の色調は錐状体に含まれる視物質（アイオドプシン）の色であるという．黄斑以外の部分は新鮮網膜では，杆状体視物質（ロドプシン）により紫赤色にみえる．　　　　（外崎）

横披裂筋 Musculus arytenoideus transversus, *transverse arytenoid muscle*, Musculus arytenoideus transversus →喉頭筋

横部（鼻筋の） Pars transversa, *transverse part*, compressor naris →表情筋

横膀胱ヒダ Plica vesicalis transversa, *transverse vesical fold* →腹膜

横紋筋 Muskulus striatus, *striated muscle (cross-striated muscle)*, quergestreifter Muskel
横紋のある筋線維からなる筋．骨格筋（広義）と心筋を指すが，狭義では前者だけをよぶ．（→筋，骨格筋細胞，心筋細胞）　（大内）

横稜 Crista transversalis, *transverse ridge*, Querleiste →歯

オステオン（骨単位） Osteonum, *osteon or Haversian system*, Osteon od. Haverssches System →緻密骨

オトガイ横筋 Musculus transversus menti, *transversus menti* →表情筋

オトガイ下静脈 Vena submentalis, *submental vein* →内頚静脈

オトガイ下動脈 Arteria submentalis, *submental artery* →外頚動脈

オトガイ棘 Spina mentalis, *mental spine* →下顎骨

オトガイ筋 Musculus mentalis, *mentalis*, Kinnmuskel →表情筋

オトガイ結節 Tuberculum mentale, *mental tubercle* →下顎骨

オトガイ孔 Foramen mentale, *mental foramen* →下顎骨

オトガイ神経 Nervus mentalis, *mental nerve*, Nervus mentalis →下顎神経

オトガイ唇溝 Sulcus mentolabialis, *mentolabial sulcus*, Sulcus mentolabialis →口腔，巻頭の図（人体各部の名称）

オトガイ舌筋 Musculus genioglossus, *genioglossus*, Kinnzungenmuskel →舌筋

オトガイ舌骨筋 Musculus geniohyoideus, *geniohyoid*, Kinnzungenbeinmuskel →舌骨上筋

オトガイ動脈 Arteria mentalis, *mental branch* →外頚動脈

オトガイ隆起 Protuberantia mentalis, *men-*

tal protuberance →下顎骨

オピストクラニオン Opisthokranion →頭蓋の計測

オリーブ核 Nucleus olivaris, *inferior olivary nucleus*, Olivenkern

下オリーブ核ともよぶ．延髄腹側部にあり，(1)主オリーブ核（主核）(principal olivary nucleus)，(2)内側副オリーブ核（内側副核）(medial accessory olivary nucleus)，(3)背側副オリーブ核（背側副核）(dorsal accessory olivary nucleus) の三つの部分からなる．主オリーブ核は系統発生的に新しく，ヒトおよびサルなどの高等哺乳類では発育がよい．その形はしわのある袋状をなし，その内側に向けられた袋の口はオリーブ核門 (Hilus nuclei olivaris) とよばれる．そこはオリーブ核の細胞の軸索が集って出るところである．オリーブ核からの遠心路はオリーブ小脳路*となる．主オリーブ核は系統発生的に新しい小脳の半球皮質と結合し，副オリーブ核は虫部および虫部傍皮質ならびに室頂核および中位核（栓状核，球状核）と結合する．オリーブ核は非常に広汎な領域からの求心線維を受け，その終止には局在性が認められる．その起源は大脳皮質運動野，赤核，視蓋前域*，不確帯*，Cajal間質核，後索核*，三叉神経脊髄路核，小脳核*（歯状核と中位核）および脊髄*などである．　　　　　　　　　（松下）

オリーブ小脳路 Tractus olivocerebellaris, *olivocerebellar tract*, Tractus olivocerebellaris

オリーブ核*から小脳*に投射する経路である．交叉性で下小脳脚を通り小脳皮質のほぼ全域とすべての小脳核に投射する．皮質では登上線維となりPurkinje細胞と結合する．オリーブ核の主オリーブ核と背側および内側副オリーブ核内の微小な領域と小脳皮質との間に明瞭な投射の局在関係が認められる．大きく分けて虫部皮質は内側副オリーブ核から，虫部傍皮質は内側および背側副オリーブ核から，半球皮質は主オリーブ核からの線維を受ける．　　（松下）

オルテガ細胞 Hortega's cells, Hortegasche Zellen →神経膠

オルビターレ Orbitale →頭蓋の計測

女の外陰部 →外陰部（女の）

カ

外陰部（女の） Pudendum femininum, *external genital organs of the female*, äußere weibliche geschlechtsorgane

女の外陰部は恥丘，大陰唇，小陰唇，膣前庭，陰核，前庭球，大前庭腺を含み，発生上主として尿生殖洞に由来する．

大陰唇は男の陰嚢に相当し，皮下に脂肪を多く含み，上方は恥丘につながる．大陰唇間の裂隙を陰裂といい，左右の大陰唇は前陰唇交連，後陰唇交連により前後で合する．小陰唇は大陰唇の内側にあり，後方で左右が連絡する部分に陰唇小帯というヒダをつくる．陰唇小帯と膣口後壁の間のくぼみを膣前庭窩という．左右の小陰唇でかこまれる部分が膣前庭である．膣前庭の左右で大陰唇の基部をなすのが前庭球で，男の尿道海綿体に相当すべく，前端で左右が合するとともに，陰核海綿体とも合する．前庭球の後端に接して大前庭腺（Bartholin腺）があり，えんどう豆大，導管は小陰唇と処女膜の間で膣前庭の下部に開く．小前庭腺はいくつかの小粘液腺で，膣口付近に開く．

小陰唇の前方端に陰核があり，男の陰茎に相当する．小陰唇は陰核の部分で前後二葉に分かれ，前葉は陰核包皮として陰核亀頭を包み，後葉は陰核小帯とよばれる．陰核は恥骨下枝に陰核脚として付着し，亀頭と脚の間が陰核体である．左右の陰核海綿体は不完全な陰核海綿体中隔により分離される．陰核筋膜が海綿体を全体として包む．（→尿道） （養老）

外陰部の発生 Genesis pudendi, *development of the external genitalia*, Entwicklung der äusseren Genitalien

排泄腔膜*域の体表外胚葉は原始線条*から頭方に遊走してきた間葉細胞にもち上げられ，排泄腔膜*を左右から囲む尿生殖ヒダ*をつくるが，このヒダは発生第4週のはじめに，排泄腔膜の直前の正中線で左右癒合して1個の生殖結節*を形成する．発生第7週に尿直腸中隔が排泄腔膜に到達，これと癒合して原始会陰をつくるが，これを境として排泄腔膜は前方の尿生殖膜*と後方の肛門膜*に分けられる．尿生殖ヒダ*もこれに対応して，前方の尿道ヒダ（生殖ヒダ）と肛門ヒダに分かれる．なお，もう1対の隆起，すなわち陰唇陰嚢隆起（生殖隆起）が尿道ヒダの外側にみられる．生殖結節は伸びて生殖茎となるが，発生第9週末までは性差は認められない．

男性ではその後，精巣で産生される男性ホルモンの影響下で，急速に男性化が進み，生殖茎から陰茎体と陰茎亀頭が生ずる．発生3カ月末ごろから左右の尿道ヒダの自由縁が癒着しはじめ，後方から前方に向かって陰茎縫線が形成されていく．この過程で尿道溝は陰茎体にとりこまれ尿道の原基となるが，その先端（外尿道口）は亀頭の頭端には達しない．尿道原基を迎えるように，亀頭先端の外胚葉が内方に向かって充実性細胞索（亀頭板）を形成し，尿道原基の先端と接触する．亀頭板に腔が生じ，陰茎縫線の前進により亀頭の下面が閉されると，外尿道口は導かれて亀頭先端に移動する．なお，亀頭板より後方の尿道内面は尿生殖洞上皮（内胚葉）由来の尿道板でおおわれている．また，生殖茎および尿道ヒダの内部の間葉から海綿体組織が発生し，それぞれ陰茎海綿体，尿道海綿体となる．包皮は発生5カ月に，亀頭表面をおおう馬蹄形の表皮のヒダとして形成され，生後1年は亀頭をおおったままであるが，幼児期に両者の癒合が融ける．発生3カ月には陰唇陰嚢隆起の自由縁も互に癒着し陰嚢縫線となり，陰嚢が形成される．

女性では生殖茎の発育は緩慢となり陰核となる．尿道ヒダは肛門の直前を除いて癒着せず小陰唇となる．陰唇陰嚢隆起では，前方端は癒合して恥丘に，後部は癒合して後陰唇交連となるが，その他は癒着せず大陰唇を形成する．

（沢野）

外陰部静脈 Venae pudendae externae, *external pudendal vein* →外腸骨静脈

外陰部動脈 Arteriae pudendae externae, *external pudendal arteries* →大腿動脈

外エナメル上皮 Epithelium adamantinum externum, *outer enamel epithelium*, äusseres Schmelzepithel →歯の発生

外 果 Malleolus lateralis, *lateral malleolus*, lateraler (od. äußerer) Knöchel →腓骨

回 外 Supinatio, *supination*, Supination →関節運動

回外筋 Musculus supinator, *supinator*, Auswärtsdreher →上肢の筋

回外筋稜　Crista musculi spinatoris, *crest for spinator muscle*, Crista musculi spinatoris →尺骨

外果窩　Fossa malleoli lateralis, *malleolar fossa* →腓骨

外果関節面　Facies articularis malleoli →腓骨

外果枝　Rami malleolares laterales, *posterior lateral malleolar branches* →後脛骨動脈

外果動脈網　Rete malleolare laterale, *lateral malleolar network* →前脛骨動脈

外果皮下包　Bursa subcutanea malleoli lateralis →滑液包

外果面　Facies malleolaris lateralis →距骨

外眼角（めじり）　Angulus oculi lateralis, *lateral ocular angle*, tempolarer (lateraler) Lidwinkel →眼瞼

外眼球軸　Axis bulbi externus, *external optic axis*, äussere Bulbusachse →眼球

外環状層板　Lamella circumferentialis externa, *outer basic or circumferential lamella*, äussere Grundlamelle od. Generallamelle →緻密骨

外弓状線維　Fibrae arcuatae externae, *external arcuate fibers*, Gürtelfasern

前外弓状線維(Fibrae arcuatae externae ventrales, ventral external arcuate fibers) と後外弓状線維 (Fibrae arcuatae externae dorsales, dorsal external arcuate fibers) とがあり，いずれも小脳に投射する線維である．前者は延髄錐体の腹側表面を背側に向かって走り下小脳脚に入る．主に正中傍網様体核，弓状核に由来する．後者は延髄背側表面を走り，同じく下小脳脚に入る線維で副楔状束核および後索核からおこる． (松下)

外境界層　Membrana limitans externa, *external limitting membrane*, Äußere Greuz Membran →網膜

外形質　Ectoplasma, *ecotoplasm*, Ektoplasma →細胞質

外頚静脈　Vena jugularis externa, *external jugular vein*, äußere Drosselvene

側頚部の皮下静脈であり，頚部のみならず頭部の表在性静脈血を集める．後耳介静脈と下顎後静脈が合して下顎角の後方ではじまり，広頚筋におおわれて胸鎖乳突筋の表面を斜めに下行し，大鎖骨上窩で鎖骨下静脈*にそそぐ．下顎後静脈前枝を介して内頚静脈*と連絡しているので，これら2静脈ならびに鎖骨下静脈とともに胸鎖乳突筋を斜めに取り囲む静脈輪を形成している．受け入れる静脈根は次のとおりである．

(1) 後頭静脈：　後耳介静脈にそそぐ．

(2) 後外頚静脈：　後頭部皮下の静脈血を集め，ほぼ中央の高さで外頚静脈にそそぐ．

(3) 頚横静脈と肩甲上静脈：　同名動脈に相当する静脈で外頚静脈下部にそそぐ．

(4) 前頚静脈：　顎下部の静脈を集めて舌骨付近にはじまり，正中傍部皮下を下行して頚部下端に達し，外側に曲がって外頚静脈または鎖骨下静脈にそそぐ．しばしば左右が合して正中線を下行し頚正中静脈をなす．左右の前頚静脈は胸骨上隙で交通して頚静脈弓をつくり，またしばしば胸鎖乳突筋前縁に沿って流れる静脈（前斜頚静脈）を介して外頚静脈と交通する．（→上大静脈） (佐藤)

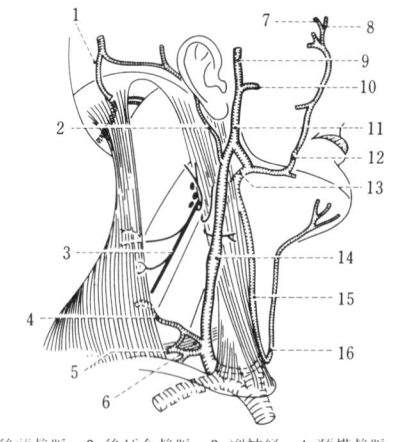

1. 後頭静脈，2. 後耳介静脈，3. 副神経，4. 頚横静脈，5. 肩甲上静脈，6. 肩甲舌骨筋，7. 眼窩上静脈，8. 滑車上静脈，9. 浅側頭静脈，10. 上顎静脈，11. 下顎後静脈，12. 顔面静脈，13. 総顔面静脈，14. 外頚静脈，15. 交通枝，16. 前頚静脈

頚部の浅静脈の模式図（外頚静脈）

外頚動脈　Arteria carotis externa, *external carotid artery*, äußere Kopfarterie

主として前頚部と顔面に分布する動脈で，甲状軟骨上縁の高さで総頚動脈*から分かれておこり，顎二腹筋後腹と茎突舌骨筋の内側を通り，耳下腺におおわれて下顎後窩を上行し，下顎頚の高さで顎動脈と浅側頭動脈の2終枝に分かれる．分枝は次のとおりである．

(1) 上甲状腺動脈：　外頚動脈の初部でおこり，胸鎖乳突筋枝，舌骨下縁軟部に舌骨下枝，喉頭に上喉頭動脈と輪状甲状枝，甲状腺に前枝と後枝を送る．

(2) 上行咽頭動脈: 初部からおこり，咽頭側壁を上行して頭蓋底に達する．咽頭枝のほかに，頭蓋底の孔を通じて後硬膜動脈と下鼓室動脈を送る．

(3) 舌動脈: やや上方でおこり，舌骨舌筋の内側を通り，舌深動脈として舌尖にいたる．途中で舌骨上縁軟部に舌骨上枝，舌下腺に舌下動脈，舌背に舌背枝を送る．

(4) 顔面動脈: 前者のやや上方でおこるか，ときおり共通幹をなし舌顔面動脈を形成する．顎下窩に入り咬筋前縁で下顎骨下縁と交叉して顔面に現れ，口角の外側から内眼角にいたって眼角動脈となり，鼻背動脈と交通する．頚部で上行口蓋動脈とオトガイ下動脈を出す．前者は口蓋扁桃に扁桃枝を与え，後者は顎下腺に腺枝を送る．顔面では下唇動脈と上唇動脈を分岐する．

(5) 後頭動脈: 前者と同じ高さで出て，乳様突起の内側を通り，項筋を貫いて後頭枝となる．途中で，胸鎖乳突筋，乳突孔を通り乳突蜂巣に入る乳突枝，耳介枝，項筋内を下る下行枝，顆管から頭蓋に入る硬膜枝等を分岐する．

(6) 後耳介動脈: 後頭動脈のやや上で起発し，乳様突起の外側を上行して耳介枝となる．後頭枝のほかに，茎乳突孔動脈を分岐する．これは同名孔に入り，乳突蜂巣に乳突枝を，鼓室に後鼓室動脈とアブミ骨枝（不定）を送る．

(7) 浅側頭動脈: 頬骨弓を越えて上行し，前頭枝と頭頂枝とに分かれる．耳下腺枝，前耳介枝，頬骨弓と耳下腺管との間で表面を走る顔面横動脈，側頭筋深部への中側頭動脈，眼輪筋外側部に分布する頬骨眼窩動脈を分枝する．

(8) 顎動脈: 側頭下窩内を翼口蓋窩に向かう．(a) 下顎枝の内側を通る部，(b) 翼突筋に沿う部，(c) 翼口蓋窩の3部に区分して分枝を考えるとよい．(a) 第1部の枝は外耳道，鼓室，硬膜，下顎に分岐する．深耳介動脈，前鼓室動脈のほかに，中硬膜動脈，下歯槽動脈が出る．中硬膜動脈は棘孔を通り，前頭枝と頭頂枝に分かれて脳硬膜大半に分布し，途中で鼓膜張筋に岩様部枝，鼓室に上鼓室動脈を送り，卵円孔を通る副硬膜枝と涙腺動脈との交通枝を出す．下歯槽動脈は顎舌骨筋枝を出したのち，下顎管に入り，下顎の歯と歯肉に分枝したのち，オトガイ孔を出てオトガイ動脈となる．(b) 第2部の動脈は咀嚼筋と頬筋に分布する．咬筋動脈，深側頭動脈，翼突筋枝および頬動脈がある．(c) 第3部は上顎の諸部に分布する．後上歯槽動脈は上顎骨内を通り，一部は歯枝となる．眼窩下動脈は眼窩下管を通って顔面に出る．途中で派出した前上歯槽動脈は上顎骨を通り，前方の歯に分布する．下行口蓋動脈は大口蓋管を下行し，大口蓋動脈と小口蓋動脈とに分かれて口蓋に分布する．翼突管動脈は翼突管を後走して咽頭上部に分布する．蝶口蓋動脈は同名孔を通って鼻腔に入り，鼻腔外側壁に外側後鼻枝を，鼻中隔に中隔後鼻枝を送る．（→大動脈，総頚動脈，内頚動脈，鰓弓動脈）（佐藤）

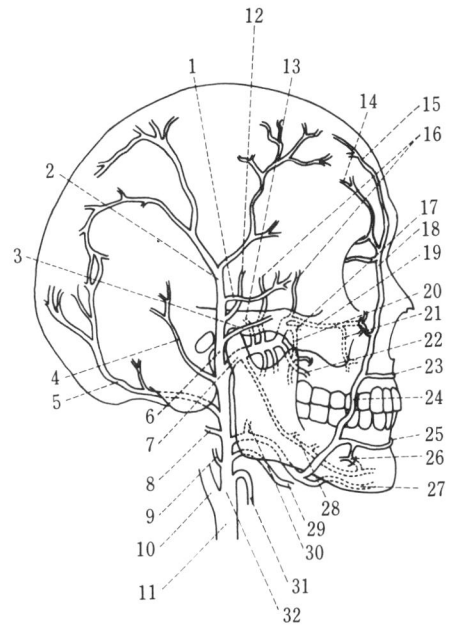

1. 頬骨眼窩動脈，2. 浅側頭動脈，3. 顔面横動脈，4. 後耳介動脈，5. 後頭動脈，6. 浅側頭動脈，7. 顎動脈，8. 胸鎖乳突筋枝，9. 上行咽頭動脈，10. 内頚動脈，11. 総頚動脈，12. 中側頭動脈，13. 中硬膜動脈，14. 眼窩上動脈，15. 前頭動脈，16. 前・後深側頭動脈，17. 翼口蓋動脈，18. 眼角動脈，19. 眼窩下動脈，20. 下行口蓋動脈，21. 前上歯槽動脈，22. 後上歯槽動脈，23. 上唇動脈，24. 顔面動脈，25. 下唇動脈，26. 頤動脈，27. 頤下動脈，28. 下歯槽動脈，29. 舌動脈，30. 上行口蓋動脈，31. 上甲状腺動脈，32. 外頚動脈

外頚動脈

外頚動脈神経 Nervi carotici externi, *external carotid nerves*, Nervi carotici externi →上頚神経節，動脈周囲神経叢

外頚動脈神経叢 Plexus caroticus externus, *external carotid plexus*, Plexus caroticus externus →自律神経叢

外結合線 Conjugata externa, *external conjugate* →骨盤の計測

回結腸静脈 Vena ileocolica, *ileocolic vein*, Vena ileocolica →門脈

回結腸動脈 Arteria ileocolica, *ileocolic artery* →上腸間膜動脈

回結腸リンパ節 Lymphonodi ileocolici →リンパ節

外口蓋静脈 Vena palatina externa, *external palatine vein* →内頚静脈

外後頭隆起 Protuberantia occipitalis externa, *external occipital protuberance* →後頭骨

外後頭稜 Crista occipitalis externa, *external occipital crest* →後頭骨

外肛門括約筋（会陰筋の） Musculus sphincter ani externus, *sphincter ani externus*, äußerer Schließmuskel des Afters →会陰筋

外骨格 Exoskeleton, *exoskeleton*, äußeres Skelett →骨格

介在核 Nucleus intercalatus, *intercalated nucleus*, Nucleus intercalatus

舌下神経前位核，Roller核とともに舌下神経周囲核と総称される一群に含まれる．前庭小脳の皮質，室頂核，脳幹網様体，Cajal間質核および脊髄からの線維を受ける．中でも重要なのは，両側の前庭神経内側核，下核，舌下神経前位核，同側の前庭神経上核からのものである．介在核からの遠心性線維は小脳の前葉，後葉虫部，片葉，室頂核および外眼筋の運動核などに投射し，眼球運動の調節に役立っている．

(松下)

介在層板 Lamella interstitialis, *interstitial lamella*, Schaltlamelle od. Interstitiallamelle →緻密骨

介在導管 Ductus intercalatus, *intercalated duct*, Schaltstück →外分泌腺

介在板 Discus intercalatus, *intercalated disk*（横線），Querlinie (Glanzstreifen) →心筋細胞

外耳 Auris externa, *external ear*, äußeres Ohr

耳介と外耳道からなり，外界からの音波を集めて中耳*に導く漏斗状の構造を呈する．外耳道と耳介との境界部，いいかえると外耳道の入口の部分を外耳孔という．耳介部分のうちで，外耳孔を前方から蓋をするように突出する面状の塊を耳珠，外耳孔の下方に垂れ下る部分を耳垂，耳介の弓状をなす外後側・上方・および内前側の辺縁部を耳輪，耳輪より内側の部分にみられる弓状の隆起を対輪，対輪のつづきとして耳垂基部においてやや顕著な突出をなす部分を対珠（外耳孔をはさんで耳珠と対する位置にある）と称する．耳垂の内部は脂肪組織で占められるが，その他の耳介部分には弾性軟骨*が存在する．この軟骨は外耳道軟骨に連なるものである．耳珠の内部に含まれる軟骨をとくに耳珠板という．また耳介内の各所のあいだをつなぐ大耳輪筋，小耳輪筋，耳珠筋，耳介錐体筋，対珠筋，耳介横筋，耳介斜筋，（時に耳介切痕筋）などの筋肉が存在し，これらはいずれも耳介の形を変えるのに役立つはずであるが，その働きはヒトではすこぶる衰えている．さらに頭蓋からおこり耳介に付着する筋として上，前，および後耳介筋があるが，これらの働きも退化的である．以上のすべての筋は顔面神経*の小枝による支配を受ける．

外耳道は外耳孔から鼓膜*までの管であり，その内側約2/3を骨性外耳道（側頭骨を貫通する部分），外側約1/3を軟骨性外耳道という．骨性外耳道の内端には鼓膜が付着する切痕部があり，これを鼓膜切痕という．また外耳道軟骨の内端付近には2本の溝がみられ，これらを外耳道軟骨切痕という．外耳道の表面は皮膚のつづきによっておおわれている． (山内)

外糸球体 Glomerulus coelomicus, *external glomerulus*, äusserer Glomerulus →前腎

外耳孔 Porus acusticus externus, *external auditory pore*, Porus acusticus externus →外耳，鼓室部

外耳道 Meatus acusticus externus, *external auditory meatus*, äusserer Gehörgang →外耳，鼓室部

外耳道神経 Nervus meatus acustici externi, *nerve to the external acoustic meatus*, Nervus meatus acustici externi →下顎神経

外耳道軟骨 Cartilago meatus acustici, *meatal cartilage (cartilage of acoustic meatus)*, Cartilago meatus acustici →外耳

外耳道軟骨切痕 Incisurae cartilaginis meatus acustici, *Santorini's incisure (cartilagenous notch of acoustic meatus)*, Duverney's fissure, Incisurae cartilaginis meatus acoustici →外耳

外斜径 Diameter obliqua externa, *external oblique diameter*, äußer Schrägdurchmesser →骨盤の計測

外唇 Labium externum, *outer lip*, außere Lippe →腸骨

外精筋膜 Fascia spermatica externa, *external spermatic fascia*, Fascia spermatica externa →精巣と精索の被膜

外生殖器 Partes genitales externae, *external*

genitalia, äußene genitalien →陰茎, 陰囊, 尿道, 外陰部

回 旋 Rotatio, *rotation*, Achsendrehung (Rotation) →関節運動

外 旋 *lateral rotation*, Außenrotation →関節運動

回旋筋 Musculi rotatores, *rotatores*, Wirbeldreher →固有背筋

外側〔腋窩〕リンパ節 Lymphonodi laterales, *lateral nodes* →リンパ節

外側顆 Condylus lateralis, *lateral condyle*, lateraler Femurknorr (od. Gelenkknorr) →大腿骨

外側塊 Massa lateralis, *lateral mass*, Massa lateralis →環椎

外側顆間結節 Tuberculum intercondylare laterale, *lateral intercondylar tubercle* →脛骨

外側角（肩甲骨の） Angulus lateralis, *lateral angle*, Angulus lateralis →肩甲骨

外側下膝動脈 Arteria genus inferior lateralis, *lateral inferior genicular artery* →膝窩動脈

外側眼瞼靱帯 Ligamentum palpebrale laterale, *lateral palpebral ligament*, das seitliche Lidband →眼瞼

外側眼瞼動脈 Arteriae palpebrales laterales, *lateral palpebral arteries* →内頚動脈

外側環軸関節 Articulatio atlantoaxialis lateralis, *lateral atlantoaxial joint*

環椎外側塊の下関節窩と軸椎の上関節面との間の対性の関節である．下関節窩はほとんど平面に近く，したがってこの関節は平面関節とみなされる．左右の関節は共同して，頭蓋を載せた環椎を回旋させる．（→正中環軸関節，環椎後頭関節） （佐藤）

外側脚（浅鼠径輪の） Crus laterale, *lateral crus* →鼠径管

外側脚（鼻軟骨の） Crus laterale, *lateral crus*, lateralen Schenkel →鼻軟骨

外側嗅条 Stria olfactoria lateralis, *lateral olfactory striae*, Stria olfactoria lateralis →嗅脳

外側弓状靱帯 Ligamentum arcuatum laterale, *lateral arcuate ligament* →横隔膜

外側胸筋神経 Nervus pectoralis lateralis, *lateral pectoral nerve*, Nervus pectoralis lateralis →腕神経叢

外側胸静脈 Vena thoracica lateralis, *lateral thoracic vein* →腋窩静脈

外側胸動脈 Arteria thoracica lateralis, *lateral thoracic artery*, seitliche Brustschlagader →腋窩動脈

外側距踵靱帯 Ligamentum talocalcaneum laterale, *lateral talocalcaneal ligament* →距骨下関節

外側区動脈 Arteria segmenti lateralis, *lateral segmental artery* →腹腔動脈

外側頚筋 *lateral cervical muscles*
広義には胸鎖乳突筋＊と僧帽筋をさし，僧帽筋を背筋に数える場合には，胸鎖乳突筋だけを外側頚筋に分類する． （佐藤）

外側頚囊胞 Cystis cervicalis lateralis (Cystis cervicalis branchiogenica), *lateral cervical cyst*, laterale Halszyste →頚洞, 頚囊胞

外側頚瘻 Fistula colli lateralis, *lateral cervical fistula*, laterale Halsfistal
頚洞＊が閉鎖されずに頚部体表に開く瘻管として残ったもので，鰓瘻（branchial fistula）ともいう．（→頚囊胞） （大内・森）

外側楔状骨 Os cuneiforme laterale, *lateral cuneiform bone*, äußeres Keilbein →楔状骨

外側楔状束核 Nucleus cuneatus externus s. lateralis, *lateral cuneate nucleus of* Monakow, Nucleus externus s. lateralis →副楔状束核

外側結節 Tuberculum laterale, *lateral tubercle* →距骨

外側広筋 Musculus vastus lateralis, *vastus lateralis*, lateraler Sckenkelmuskel →下肢の筋

外側〔後〕鎖骨上神経 Nervi supraclaviculares laterales〔posteriores〕, *lateral〔posterior〕 supraclavicular nerves*, Nervi supraclaviculares laterales〔posteriores〕→頚神経叢

外側後頭回 Gyrus occipitalis lateralis, *lateral occipital gyrus*, seitliche Hinterhauptwindung →後頭葉

外側後頭溝 Sulcus occipitalis lateralis, *lateral occipital sulcus*, Sulcus occipitalis lateralis →後頭葉

外側後頭側頭回 Gyrus occipitotemporalis lateralis, *fusiform gyrus*, Gyrus fusiformis →側頭葉

外側後鼻枝 Arteriae nasales posteriores laterales, *posterior lateral nasal branches* →外頚動脈

外側臍ヒダ Plica umbilicalis lateralis, *lateral umbilical fold* →腹膜

外側枝（V⁴）（中葉静脈の） Rami lateralis, *lateral segmental vein*, vom Seitensegment kommender Venenzweig →肺区域

外側枝（A⁴）（肺区域の） Ramus lateralis, *lateral segmental artery*, Ast zum Seitensegment →肺区域

外側枝（門脈の） Rami laterales, *lateral rami*, Lateraläste →門脈

外側膝蓋支帯 Retinaculum patellae laterale, *lateral patellar retinaculum* →膝関節

外側膝状体 Corporis geniculatum laterale, *lateral geniculate body*, äußerer Kniehöcker →視床核

外側手根側副靱帯 Ligamentum collaterale carpi radiale, *radial collateral carpal ligament* →橈骨手根関節

外側上顆（上腕骨の） Epicondylus lateralis, *lateral epicondyle*, Epicondylus lateralis →上腕骨

外側上顆（大腿骨の） Epicondylus lateralis, *lateral epicondyle*, Epicondylus lateralis →大腿骨

外側上膝動脈 Arteria genus superior lateralis, *lateral superior genicular artery* →膝窩動脈

外側上腕筋間中隔 Septum intermusculare brachii laterale, *lateral intermuscular septum of the arm* →上腕筋膜

外側唇 Labium laterale, *lateral lip*, laterale Lippe →大腿骨

外側神経束 Faciculus lateralis, *lateral cord*, Faciculus lateralis →腕神経叢

外側靱帯 Ligamentum laterale, *lateral ligament* →顎関節

外側脊髄視床路 Tractus spinothalamicus lateralis, *lateral spinothalamic tract*, Tractus spinothalamicus lateralis →脊髄視床路

外側舌喉頭蓋ヒダ Plica glossoepiglottica lateralis, *lateral glossoepiglottic fold*, Plica glossoepiglottica lateralis →咽頭

外側舌隆起 Tuberculum linguale distale, *lateral lingual swelling or distal tongue bud*, seitliche Zungenwülste →舌の発生

外側仙骨静脈 Venae sacrales laterales, *lateral sacral veins* →内腸骨静脈

外側仙骨動脈 Arteriae sacrales laterales, *lateral sacral arteries*, seitliche Kreuzbeinschlagader →内腸骨動脈

外側仙骨稜 Crista sacralis lateralis, *lateral crest*, Crista sacralis lateralis →仙骨

外側仙尾靱帯 Ligamentum sacrococcygeum laterale, *lateral sacrococcygeal ligament* →仙尾連結

外側前腕皮神経 Nervus cutaneus antebrachii lateralis, *lateral cutaneous nerve of the forearm*, Nervus cutaneus antebrachii lateralis →腕神経叢

外側足根動脈 Arteria tarsea lateralis, *lateral tarsal artery* →足背動脈

外側足底神経 Nervus plantaris lateralis, *lateral plantar nerve*, Nervus plantaris lateralis →坐骨神経

外側足底動脈 Arteria plantaris lateralis, *lateral plantar artery*

後脛骨動脈の2終枝の一つで母指外転筋の深層で内側足底動脈と分かれる．通常は内側足底動脈*よりも太い．同名神経とともに短指屈筋と足底方形筋の間を経て足の外側縁に達し，ここで第5指に対する固有底側指動脈を分岐したのち，第5中足骨底の付近で走行をかえて中足骨底にそって内側へ向かい，第1および第2中足骨底の間で足背動脈由来の深足底枝と吻合して足底動脈弓をつくる． (河西)

外側足背皮神経 Nervus cutaneus dorsalis lateralis, *lateral dorsal cutaneous nerve of foot*, Nervus cutaneus dorsalis lateralis →坐骨神経

外側側副靱帯 Ligamentum collaterale fibulare, *fibular collaterial ligament* →膝関節

外側鼠径窩 Fossa inguinalis lateralis, *lateral inguinal fossa* →腹膜

外側大腿回旋静脈 Venae circumflexae femoris laterales, *lateral circumflex femoral veins* →外腸骨静脈

外側大腿回旋動脈 Arteria circumflexa femoris laterales, *lateral femoral circumflex artery* →大腿動脈

外側大腿筋間中隔 Septum intermusculare femoris laterale, *lateral intermuscular septum of the thigh*

大腿筋膜*の一部が大腿骨粗線の外側唇に付着したもので，外側広筋と大腿二頭筋短頭の間に張り，両筋の一部筋束はこれより起始する．大腿骨における大殿筋の停止部から大腿骨外側顆の間にのびる．（→内側大腿筋間中隔） (河西)

外側大腿皮神経 Nervus cutaneus femoris

lateralis, *lateral cutaneous nerve of the thigh*, Nervus cutaneus femoris lateralis →腰神経叢

外側中葉区（S⁴） Segmentum laterale, *lateral segment*, Seitensegment →肺区域

外側中葉枝（B⁴） Bronchus segmentalis lateralis, *lateral segmental bronchus*, Bronchus für das Seitensegment →気管

外側直筋 Musculus rectus lateralis, *lateral rectus muscle*, Musculus rectus lateralis →眼筋

外側頭直筋 Musculus rectus capitis lateralis, *rectus capitis lateralis*, seitlicher gerader Kopfmuskel →椎前筋

外側二頭筋溝 Sulcus bicipitalis lateralis, *lateral bicipital groove* →上肢の筋

外側乳腺枝 Rami mammarii laterales, *external mammary branch* →腋窩動脈

外側肺底区（S⁹） Segmentum basale laterale, *lateral basal segment*, seitliches Basalsegment →肺区域

外側肺底枝（B⁹） Bronchus segmentalis basalis lateralis, *lateral basal segmental bronchus*, Bronchus für das seitliches Basalsegment →気管

外側肺底動脈（A⁹） Ramus basalis lateralis, *lateral basal artery*, Ast zum seitlichen Basalsegment →肺区域

外側半規管隆起 Prominentia canalis semicircularis lateralis, *prominence of the lateral semicircular canal*, Prominentia canalis semicircularis lateralis →中耳

外側半月 Meniscus lateralis, *lateral meniscus* →膝関節

外側皮枝 Ramus cutaneus lateralis, *lateral cutaneous branch* →胸大動脈

外側鼻突起 Processus nasalis lateralis, *lateral nasal process*, seitlicher Nasenfortsatz →外側鼻隆起

外側鼻軟骨 Cartilago nasi lateralis, *lateral cartilage*, Seitenwandknorpel →鼻軟骨

外側鼻隆起 Prominentia nasalis lateralis, *lateral nasal fold*, seitlicher Nasenwulst

顔面の形成の初期（胎生第5週のはじめ）において，前頭鼻隆起*の外側部が鼻窩*の外方を囲んでつくる堤状の高まりを外側鼻隆起または外側鼻突起という．外側鼻隆起は上顎突起と癒着し，内眼角の下内方の顔面の小部分を形成するとともに，その下端部は鼻翼を形成する．（→前頭鼻隆起） （溝口）

外側部（頚後横突間筋の） Pars lateralis, *lateral parts* →固有背筋

外側部（後頭骨の） Pars lateralis, *lateral parts* →後頭骨

外側部（仙骨の） Pars lateralis, *lateral parts of sacrum*, Pars lateralis →仙骨

外側腹側核 Nucleus ventralis lateralis (VL), *lateral ventral nucleus* →視床腹側核

外側膨大部神経 Nervus ampullaris lateralis, *lateral ampullar nerve*, Nervus ampullaris lateralis →前庭神経

外側毛帯 Lemniscus lateralis, *lateral lemniscus*, laterale Schleife

背側および腹側蝸牛神経核からの線維は，背側，中間および腹側聴条として対側に向かい，多くは対側の台形体背側核におわるが一部はそのまま上行する．この上行する線維と同側の台形体背側核から出て上行する線維が一緒になって外側毛帯を形成する．外側毛帯は橋の高さで内側毛帯（系*）の背外側の位置を占めて上行し，大部分は下丘*におわるが，一部は途中下丘のすぐ腹側に存在する外側毛帯核におわる．

（川村 祥）

外側毛帯核 Nucleus lemnisci lateralis, *nucleus of the lateral lemniscus* →外側毛帯，聴覚路

外側網様体核 Nucleus reticularis lateralis, *lateral reticular nucleus*, Nucleus reticularis lateralis →側索核

外側翼突筋 Musculus pterygoideus lateralis, *pterygoideus lateralis*, äußerer Flügelmuskel →咀嚼筋

外側翼突筋神経 Nervus pterygoideus lateralis, *nerve to the lateral pterygoid*, Nervus pterygoideus lateralis →下顎神経

外側輪状披裂筋 Musculus cricoarytenoideus lateralis, *lateral cricoarytenoid muscle*, Musclus cricoarytenoideus lateralis →喉頭筋

外側裂孔 Lacunae laterales, *venous (or lateral) lacunae* →硬膜静脈洞

外側肋横突靱帯 Ligamentum costotransversarium laterale, *lateral costotransverse ligament* →肋横突関節

外側肋骨枝 Ramus costalis lateralis →鎖骨下動脈

回 腸 Ileum, *ileum*, Krummdarm

腸間膜小腸の肛門側の3/5で，空腸*との境界は明確ではない．直径約2.5 cmの可動性の管

で，空腸に比してやや白色味を帯びる．回盲部から約60cmの口腔側に高さ約5cmの円錐状ないし円筒状の突出物が2％の頻度でみられる．これは，胎生期における卵黄管の遺残物でメッケル回腸憩室という．

腸絨毛は空腸に比較して少なく2500個/cm²で回腸の吸収上皮の表面積は5.3m²である．回腸には20〜30個の集合リンパ小節がある．これをPeyer板といい，その表面には絨毛を欠く．
(和気)

外腸骨静脈 Vena iliaca externa, *external iliac vein*, äussere Hüftblutader

下肢の静脈を集める本幹で，そのほか一部は前腹壁の下部からも血液を集める．大腿静脈*のつづきとして鼠径靱帯の下で血管裂孔にはじまり，大腰筋の内側に沿って上行して，仙腸関節*の前面で内腸骨静脈*と合して総腸骨静脈*をつくっておわる．

枝：

(1) 下腹壁静脈： 同名動脈に伴行して前腹壁の下部より血液を集め，鼠径靱帯の直上部で外腸骨静脈にそそぐ．

(2) 深腸骨回旋静脈： 同名動脈に伴行して前腹壁と側腹壁の下部および腸骨稜の付近から静脈を集め，鼠径靱帯の深層に沿って内方へ走り，外腸骨静脈へそそぐ．

A. 大腿静脈

同名動脈に伴行して内転筋管裂孔において膝窩静脈からつづいておこり，大腿下部では動脈の外側に位置するが，上方に走るにつれて次第にその深層を通って，大腿近位部では動脈の内側に位置するようになる．鼠径靱帯の深層で血管裂孔を通過して腹腔に入り外腸骨静脈となる．

枝：

(1) 外陰部静脈： 大腿前面の内側上部において浅陰茎（陰核）背静脈と前陰嚢（陰唇）静脈の合流によってつくられ，少し外方へ走って伏在裂孔の付近で大腿静脈または大伏在静脈にそそぐ．

(2) 浅陰茎（陰核）背静脈： 浅および深陰茎筋膜の間を走る無対の静脈で，恥骨結合の前で左右に分かれて，それぞれの大腿静脈にそそぐ．

(3) 前陰嚢（陰唇）静脈： 陰嚢（大陰唇）の前面の血液を集め，大腿前面の内側近位部で前者と吻合して外陰部静脈となる．

(4) 浅腸骨回旋静脈： 同名動脈に伴行して，上前腸骨棘および腸骨稜の浅層から血液を集め，伏在裂孔で大腿静脈または大伏在静脈にそそぐ．

(5) 浅腹壁静脈： 同名動脈に伴行して臍の付近の皮下にはじまり，下行して鼠径靱帯の表層を通り，前者と共同幹で，または単独で大腿静脈あるいは大伏在静脈にそそぐ．

(6) 大腿深静脈： 同名動脈の分布領域に相当する部分の血液を集めて大腿静脈に合するこれに合流する枝として次のものがある．

(i) 内側大腿回旋静脈
(ii) 外側大腿回旋静脈
(iii) 貫通静脈

いずれも同名動脈に伴行している．

(7) 大伏在静脈： 古くは薔薇静脈とよんだこともある．ギリシャ語のsaphisは"見える"という意味であるというが，他方アラビア語では"かくれた"という意味をあらわすという．このように語源的にギリシャ語とアラビア語では反対の意味に解されているのは興味深いが，いずれにしてもVena saphenaの語源ははっきりしていない．大伏在静脈は下肢最大の皮静脈で，下肢の内側に沿って皮下組織のなかを上行する．足背の内側縁にはじまり，内果の前を通るが，この部分で皮膚のうえからその走行をみることができる．伏在神経と伴行して下腿の内側を通り，膝関節の後内側を経て大腿内側面を上行し，鼠径靱帯の下方で深く入り，伏在裂孔で大腿静脈にそそぐ．この経過の途中，周辺より多くの皮静脈がこれに合流するが，とくに大腿の内側と後面よりの皮静脈は1本に合して伏在裂孔のやや下方で大伏在静脈にそそぐことがある．これを副伏在静脈という．また大腿の前面や外側面よりの皮静脈が合してこれにそそぐときは，とくに外側副伏在静脈とよぶことがある．このときは上述の大腿内側面よりのものは内側副伏在静脈という．

B. 膝窩静脈

膝関節の後面を上行する．膝窩筋の下縁の高さで，前および後脛骨静脈の合流にはじまり，やや上内方へ走って内転筋管裂孔を通って大腿静脈に移行する．これに合流する枝として次のものがある．

(1) 膝静脈： 膝関節包より出て関節の後面で膝窩静脈に入る数本の静脈を指す．膝窩動脈よりの膝動脈に伴行している．

(2) 小伏在静脈： 足背の外側縁にはじまり，外果の後面を通って踵骨腱の外側に沿って上行

し，次いで下腿後面のほぼ中央で下腿筋膜の表層を通り，膝窩の下部で筋膜を貫いて深層に入り，腓腹筋の両頭の間から膝窩静脈にそそぐ．皮下組織のなかを走る皮静脈で，その経過中，腓腹神経と伴行する．

C．前脛骨静脈

同名動脈の伴行静脈．足背静脈網よりはじまり，下腿の前面深層を上行して，膝関節の直下で下腿骨間膜を貫いて後面に出て，ここで後脛骨静脈と合して膝窩静脈となる．

枝：

(1) 足背静脈網： 以下にのべる(2), (3), (4)の各静脈，およびその他の足背よりの小静脈が合して足背につくる静脈網．この内側部より大伏在静脈が，また外側部より小伏在静脈が出る．

(2) 足背静脈弓： 各背側中足静脈が合してつくる．多くの場合，末梢に向けて凸の弓形を示すことが多い．

(3) 背側中足静脈： 通常4本あって，足指の対向縁を走る二つの背側指静脈の合流によってつくられ，足背静脈弓にそそぐ．

(4) 背側指静脈： 足指の背側面の両側縁を走る．手の場合と同様，隣接指の対向縁を走る2本が合して，1本の背側中足静脈となる．

D．後脛骨静脈

同名動脈に伴行して足底からの静脈をうけ，内果の後面で屈筋支帯の深層を通り，下腿後面を上行して，膝窩静脈へそそぐ．その経過中，次の静脈が流入する．

枝：

(1) 腓骨静脈： 同名動脈に伴行．

(2) 足底静脈網： 足底の皮下に拡がる静脈網で，深静脈と吻合して内側および外側足底静脈へそそぐほか，足の内側縁と外側縁で大および小伏在静脈へ入る．

(3) 足底静脈弓： 底側中足静脈が合してつくる静脈弓で，同名動脈弓に沿って存在する．これから出た静脈は，内側・外側足底静脈を経て後脛骨静脈へそそぐ．

(4) 底側中足静脈： 4本あって，底側指静脈の血液を集めて足底の中足骨間隙を走り，足底静脈弓へそそぐ．また貫通枝によって足背の静脈と交通を有する．

(5) 底側指静脈： 各指の底側における静脈網から血液を集め，近位に走って底側中足静脈へそそぐ．また中足骨間静脈によって足背の指静脈と交通する． （河西）

外腸骨動脈 Arteria iliaca externa, *external iliac artery*, äußere Hüftschlagader

総腸骨動脈*からつづいて，仙腸関節*の前面で内腸骨動脈*と分かれたあと，大腰筋の内側縁に沿って下行し，鼠径靱帯のほぼ中央でその下を通過して大腿前面に出て，大腿動脈に移行する．内腸骨動脈から分かれて，鼠径靱帯の下を通過するまでの部分を指す．

枝：

(1) 下腹壁動脈： 鼠径靱帯のすぐ上方で外腸骨動脈よりおこり，壁側腹膜におおわれながら深鼠径輪の内側に沿って上方に走って前腹壁に入る．まもなく横筋筋膜を貫き，弓状線の前を通って腹直筋と腹直筋鞘後葉との間を上行し，この筋に枝を与えながら筋中で上腹壁動脈と吻合しておわる．深鼠径輪の内側を通るときに，鼠径管の内容物である精管（♂）または子宮円索（♀）の内側を経て上行する．

(i) 恥骨枝：鼠径靱帯に沿って内方へ走り，次いで大腿輪に沿って下行し，恥骨の内面で閉鎖動脈の同名枝と吻合する（→閉鎖動脈）．この吻合枝（Ramus obturatorius）が発達すると，あたかも閉鎖動脈が下腹壁動脈よりおこるような外観を呈する．これを副閉鎖動脈または死冠という．

(ii) 精巣挙筋動脈（挙睾筋動脈）（♂），子宮円索動脈（♀）：精管に伴行して鼠径管を通り，精巣挙筋およびその他の精索の被膜へ分布．女性では子宮円索に伴行するがきわめて細い．

(2) 深腸骨回旋動脈： 下腹壁動脈とほぼ同じ高さで，外腸骨動脈の外側面より出て，横筋筋膜におおわれて鼠径靱帯の内面に沿って上前腸骨棘に向けて外上方へ走り，次いで腸骨稜に沿ってそのほぼ中央部に達し，その間に側腹筋に分布する．

(i) 上行枝（Ramus ascendens, ascending branch）： 上前腸骨棘の付近で分岐する比較的太い枝で，腹横筋と内腹斜筋の間を上行して周囲の筋へ分布する．かなりの太さに達して肋骨弓の付近まで達することがあり，このようなときには外科手術に際して注意を要するという．（→大腿動脈，膝窩動脈，前脛骨動脈，足背動脈，後脛骨動脈，内側足底動脈，外側足底動脈） （河西）

外腸骨リンパ節 Lymphonodi iliaci externi, *external iliac nodes* →リンパ節

回腸動脈 Arteriae ilei, *ileal branches* →上

1. 下行大動脈(腹大動脈)，2. 総腸骨動脈，3. 内腸骨動脈，4. 正中仙骨動脈，5. 外腸骨動脈，6. 深腸骨回旋動脈，7. 下腹壁動脈，8. 鼠径靱帯，9. 大腿動脈，10. 浅腹壁動脈，11. 浅腸骨回旋動脈，12. 外陰部動脈，13. 大腿深動脈，14. 外側大腿回旋動脈，15. 内側大腿回旋動脈，16. 第1貫通動脈，17. 第2貫通動脈，18. 第3貫通動脈，19. 下行膝動脈，20. 内側上膝動脈，21. 外側上膝動脈，22. 内側下膝動脈，23. 外側下膝動脈，24. 膝関節動脈網，25. 前脛骨動脈，26. 前脛骨反回動脈，27. 前外果動脈，28. 腓骨動脈貫通枝，29. 前内果動脈，30. 足背動脈，31. 内側足根動脈，32. 外側足根動脈，33. 弓状動脈，34. 背側中足動脈，35. 背側指動脈，36. 深足底枝

(a) 下肢の動脈(右，前面)

1. 大腿動脈，2. 大腿深動脈，3. 内側大腿回旋動脈，4. 下殿動脈，5. 外側大腿回旋動脈，6. 第1貫通動脈，7. 貫通動脈，8. 膝窩動脈，9. 外側上膝動脈，10. 内側上膝動脈，11. 中膝動脈，12. 外側下膝動脈，13. 内側下膝動脈，14. 前脛骨動脈，15. 後脛骨動脈，16. 腓骨動脈，17. 貫通枝(腓骨動脈)，18. 交通枝，19. 踵骨枝，20. 外果枝，21. 外側足底動脈，22. 内側足底動脈，23. 足底動脈弓，24. 底側中足動脈，25. 固有底側指動脈

(b) 下肢の動脈(右，後面)

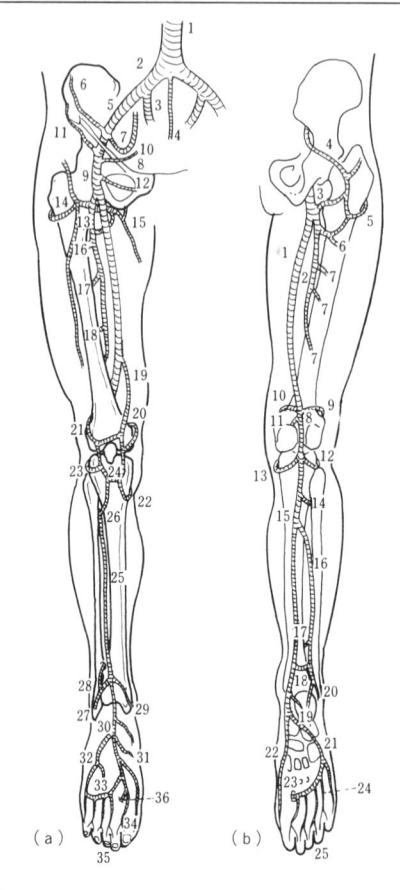

腸間膜動脈

外　転　Abductio, *abduction*, Abduktion　→関節運動

外転神経　Nervus abducens, *abducent, abducens nerve*, lateraler Augenmuskelnerv

　眼筋*の一つである外直筋の運動をつかさどる脳神経*であり，第6脳神経の別称がある．これに含まれる神経線維は外転神経核*に細胞体をもつニューロンの神経突起である．

(山内)

外転神経核　Nucleus nervi abducentis, *nucleus of the abducent (abducens) nerve*, Abducenskern

　第6脳神経，すなわち，外転神経*の起始核で，眼筋のうち外側直筋を支配する運動神経細胞群である．第四脳室底の直下において橋の正中線背側部の両側に位置しており，顔面神経膝(→顔面神経)とともに，菱形窩に低い隆まり(顔面神経丘)を形成する．(→外転神経)

(水野)

外頭蓋底　Basis cranii externa, *external surface of cranial base*, Aussenfläche der Schädelbasis　→頭蓋冠

外套細胞　satellite cell, Mantelzelle　→神経膠

外套層　Stratum palliale, *mantle layer*, Mantelschicht

　マント層ともよぶ．神経管壁の構造は最内側の上衣層*，その外側の外套層，最外側の辺縁層(縁帯ともいう)に区分される．しかし終脳胞の背側部は組織分化の初期においてのみ上記のような構造をもつが，やがて上衣層と外套層の間に中間層(intermediate zone)とよばれる細胞の少ない帯状の間隙が生じ，これは発生とともに広くなり最終的には大脳髄質*となる．辺縁層は大脳皮質第Ⅰ層になり，外套層は大脳皮質第Ⅱ～Ⅵ層になる．このため終脳胞背側部では外套層をとくに皮質層(cortical layer)とよぶ．また中間層を外套層とよぶことがあるのでまぎらわしい．(→神経管，上衣層) (金光)

回　内　Pronatio, *pronation*, Pronation　→関節運動

回内筋粗面　Tuberositas pronatoria, *tuberosity for pronator muscle*, Tuberositas pronatoria →橈骨

外尿道口 Ostium urethrae externum, *external urethral orifice*, Ostium urethrae externum →尿道

外胚葉 Ectoderma, *ectoderm*, Ectoderm, äusseres Keimblatt

胚盤葉上層（上胚膜）から早期に羊膜形成細胞が分離し，ついで神経系の器官を生ずる神経外胚葉と，皮膚に分化する外胚葉域とが生ずる．第3週に入り脊索突起が形成されると，これに接触している背方の外胚葉域は肥厚した細胞からなるスリッパ状の神経板*に変化する．その正中部は陥凹して神経溝*となり，周縁部は隆起して神経ヒダ*を形成する．神経板ははじめ頭方が幅広く大で，尾方は狭小であるが，将来前者から脳が，後者から脊髄が形成される．第4週に入ると左右の神経ヒダはその高さを増すとともに，脳と脊髄の移行部付近から癒着しはじめ，これが頭尾両方向に進行して神経管*が形成される．

神経管が表層の外胚葉から分離される際，神経板と皮膚との移行部にあった細胞群は，神経管の背側に位置して神経堤*となる．その一部は遊走性となり外胚葉性中胚葉とよばれ，頭部の間葉，鰓弓軟骨，色素細胞などに分化，残りの細胞群は神経管の両側に分節的に配列する細胞塊となり，末梢神経系の神経節の神経細胞を生ずる．このほか，Schwann細胞，脳脊髄軟膜，クロム親性細胞などに分化する．

神経外胚葉以外の外胚葉域は，形態形成運動に伴って胚子の全表面をおおう表皮となる．なお，前脳域に眼杯が形成されると，これに接触する部分の表皮から水晶体板が生じ，水晶体が分化する．菱脳域では第2鰓溝背側の表皮から耳板が生じ，内耳が分化する．そのほか，鼻腔上皮，口腔前庭の上皮，下垂体前葉の実質，耳下腺実質，歯のエナメル質などが分化し，皮膚の付属器官（毛，脂腺，汗腺，乳腺）の上皮性の部分が生ずる．（→神経管，神経溝） （沢野）

外胚葉性中胚葉 Mesectoderma, *mesectoderm*, Mesektoderm

外胚葉系中胚葉ともいう．神経板をつくる神経外胚葉と体表外胚葉の接点の外胚葉域は，神経管の閉鎖時に神経堤*の細胞群をつくり，それから末梢神経節が形成される．それとともに，その一部の細胞は相互の結合を失って散乱し，脳脊髄膜などになる．これを外胚葉性中胚葉という．頭部の脳神経の形成に関与する神経堤に由来するものがとくによく発達し，鰓弓*内の間葉組織，軟骨組織などをつくるほか，象牙芽細胞*もおそらく同起源であるとされる．間葉組織になったものは，外胚葉性間葉（ectomesenchyme）ともいう． （森）

外バイラルジェー線条 *outer stripe of* Baillarger, äußere Baillargersche Streifen →大脳皮質

灰白質 Substantia grisea, *grey matter*, graue Substanz

中枢神経系*の割面では，神経細胞体の集合している部位は灰色を呈するところからこの名称がある．大脳半球*と小脳*では表面に神経細胞体が帯状に分布するので，これをとくに皮質とよぶ．灰白質を，同じ機能をもつ神経細胞の細胞体の集団に区分し，これを神経核とよぶ．（→白質，神経節） （金光）

灰白翼 Ala cinerea（迷走神経三角，Trigonum nervi vagi, *vagal trigone*, Trigonum nervi vagi） →第四脳室

灰白隆起 Tuber cinereum, *tuber cinereum*, Tuber cinereum →視床下部，視床下部下垂体路

海馬足 Pes hippocampi, *foot of hippocampus* →海馬体

海馬体 Hippocampus, *hippocampus*, Hippocampus

大脳半球*内側面の部分から形成される古い皮質（原皮質*）で解剖学的に海馬を厳密に定義することはむずかしい．すでに爬虫類で海馬に相当する皮質がみられ，哺乳類でみられる基本的な要素が発達している．ある種の出力と入力が共通しており，互いに密接に関連（結合）している単純な層形成をもっている部分，すなわち，（固有の）海馬（アンモン角）と歯状回および，ときに海馬台（海馬支脚，海馬床），海馬采，脳弓を加えて考えた方が研究目的上都合のよいことが多い．また，しばしばこの意味で，海馬形成（hippocampal formation）という言葉が用いられる．さらに，皮質分野の27，29e，49，28，からなるretrohippocampal formationを含めて海馬領域（Angevin, 1965）とよばれる．

海馬は構造上部位差がみられ，$CA_1 \sim CA_4$の亜部に分けられる（Lorente de Nó, 1933, 1934）．また，構造上，分子層，錐体細胞層および多形細胞層の各層に区別される．

海馬からの遠心性線維は，主として前部から

中隔部に，また，主として後部から脳弓線維となって視床下部とくに乳頭体*におわる．求心性線維には，嗅内野（entorhinal area, 28野）や嗅周野からくる穿通線維および中隔核や対角帯核からくる中隔海馬線維がある．嗅脳*からの直接投射はない．

海馬は以前，嗅覚系に関係すると考えられ，ついで情動に，最近では記憶や学習に関連した座とみなされているが，まだ仮説の段階でそれ自体の機能とは考えにくいように思われる．

（川村 光）

海馬台 Subiculum, *subiculum*, Subiculum →原皮質

海馬乳頭路 Tractus hippocampomamillaris, *hippocampomamillar tract* →脳弓

海馬白板 Alveus hippocampi, *alveus of hippocampus* →海馬体

海馬ヒモ Taenia hippocampi →海馬体

海馬傍回 Gyrus parahippocampalis, *parahippocampal gyrus*, Gyrus parahippocampalis →海馬体，側頭葉

外 反 Eversio, *eversion*, Eversion (Auswärtskanten) →関節運動

外 板 Lamina externa, *outer table*, äussere Tafel →頭蓋冠

蓋 板 Lamina tecti, *tectal lamina* (quadrigeminal plate) →中脳

外 皮 Integumentum commune, *common integument*, Haut

からだの外表面をおおう器官，すなわち皮膚*とその付属器（爪*，毛*，汗腺*，脂腺*，乳腺*）を総称する語である．以前に総皮という語が同義に用いられたことがある．からだの外表面のすべては外皮によりおおわれる．皮膚の欠如する外表面部分，たとえば眼の角膜*部分も角膜が本来皮膚に相当する組織が特殊分化したにすぎないことから，外皮に含めてさしつかえない．外耳道*，鼓膜*も皮膚面をもつ．また口唇部，外鼻孔部，外陰部では外皮はからだの内表面（消化器，呼吸器，泌尿生殖器管腔の表面）との移行を示し，これらの部位では内皮は色素沈着，角化の程度，毛の有無，湿り気の帯び方などの点でからだの他の部位におけるものとはかなり様相が異なる．

外皮は，それがからだの内部と外界とを境する構造物である関係上，生体を外界からの脅威から保護し，外界からの刺激を感受し，あるいは生体が外界に対しての働きかけを行う上に有用な諸機能を備えており，さらには外界が生体に及ぼした影響が外皮に表示される現象が注目されねばならない．

(1) 外皮の防御作用： 外皮の大部分をなす皮膚の最表層には常にケラチン物質の蓄積，すなわち角化現象がみられる．ケラチン物質は水をほとんど通さないという特性をもつことから体表からの水分の蒸発を防ぐことが可能となり，またケラチン物質塊がかなりの硬度をあわせもつことから，生体を外界からの機械力に対してある程度保護することが可能となる．外皮が常に重層上皮細胞層を有し，わずかの擦り傷程度による損傷の修復は速やかに行われうる点も見逃せない．体内の温度をほぼ一定に保つ上でのヒトの皮膚の熱放散調節作用も外皮の防御作用の一つにあげられる．さらに外皮に投射した光線が体内に過剰に進入するのを防ぐために外皮中に含まれるメラニン含有細胞が光線の吸収作用を行い，外皮中に進入した異物に対する生体防御反応としての皮膚の真皮部分では大食細胞やリンパ球による食作用や免疫反応が旺盛に営まれる．

(2) 外皮の感覚作用： 皮膚の表皮内，真皮乳頭部，毛根部などには感覚神経線維の終末が豊富に分布しており，外皮の痛覚，温度覚，触覚をきわめて鋭敏なものとしている．角膜では外皮が透明となり，入射光線をある程度屈折することもできる一種のレンズとして視覚器の重要な一部分を形成している．

(3) 外皮の示威・攻撃作用： 外皮においてとくに硬質のケラチンの蓄積がおこると毛，爪，角の形成が導かれる．また外皮中の色素含有の程度によって外皮の色調の変化がおこり，これらはことに動物界では示威・攻撃の手段として役立っている．外皮のアポクリン汗腺による分泌物は臭気を放つことから一種の示威に用いられる．

(4) 外皮の表示作用： 生体が外界から受けた作用の効果は外皮にしばしば刻みこまれて残り，ヒトではことに顔の皮膚や表情にその人物の歴史が示される．

（山内）

人体あるいは動物体の外表面をおおう構造を総称して外皮または総被(common integument)という．その大部分は皮膚とその付属器官からなる．したがって外皮と皮膚*を同じ意味に使う場合がある．しかし内臓系たとえば消化器，呼吸器，泌尿生殖器系の開口部においては，粘膜が体の表面に露出しているところがあり，ま

た粘膜と皮膚との移行部は当然，体表面にある．したがってこれらも外皮の一部ということができる．この意味では眼の結膜も外皮の一部となる．　　　　　　　　　　　　　　（黒住）

外鼻　Nasus externus, *external nose*, äußere Nase

外鼻は顔面のほぼ中央に位置する三角錐状の高まりで，頂点を鼻尖，両眼の間（鼻根）に発し鼻尖に向かう稜線を鼻背，いわゆるハナスジ，という．三角錐の下面には2個の外鼻孔が開く．外鼻孔の外側で三角錐の側面下部は鼻翼とよばれるふくらみをなす．鼻翼は俗にコバナという．

鼻根は鼻骨によって支えられるが，その他の部分は鼻軟骨によって支えられ，外力によって変形する．

外鼻の皮膚は部位により性状が異なる．鼻背では骨あるいは軟骨と可動的に結合し，皮下脂肪組織の発達は軽度であるが，鼻尖や鼻翼では軟骨と非可動的に結合し，脂腺の発達が顕著である．

外鼻の皮下には鼻根筋，鼻筋，鼻中隔下制筋がみられる．鼻根筋は鼻背からおこり額の皮膚につく小筋で，鼻根に横のしわをつくる．鼻筋は上顎骨の前の部分からおこり鼻背・鼻翼の皮膚につく筋で，鼻翼を動かす．鼻中隔下制筋は鼻筋と同じく上顎骨の前の部分からおこり鼻中隔軟骨につく．　　　　　　　　　　（吉村）

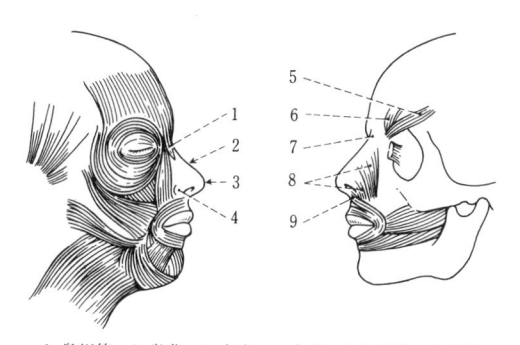

1. 鼻根筋, 2. 鼻背, 3. 鼻尖, 4. 鼻翼, 5. 皺眉筋, 6. 眉毛下制筋, 7. 鼻根, 8. 鼻筋, 9. 鼻中隔下制筋
外鼻に隣接する顔面筋

外鼻孔　Nares, Naris externa, *external or anterior naris*, äußere Nasenöffnung (Nasenlöcher)

鼻腔*が外界と通ずる開口部を外鼻孔という．発生的には鼻板*が陥没して鼻窩*となり，これがさらに深くなって鼻胞となるが，この鼻窩ないし鼻胞が外界に通ずる孔を外鼻孔という．二次口蓋*が形成されるころ，外鼻孔は上皮細胞の増殖により閉鎖される．これを上皮栓，または鼻栓という．上皮栓は6カ月ごろ，消失し，外鼻孔は再び開口する．（→鼻腔）　（溝口）

外鼻静脈　Venae nasales externae　→内頚静脈

外腹斜筋　Musculus obliquus externus abdominis, *external oblique*, äußerer schräger Bauchmuskel　→腹部の筋

外分泌腺　Glandula exocrina, *exocrine gland*, exokrine Drüse

腺組織が発生母地である上皮細胞層と導管で連絡しており，これによって分泌細胞が産生，放出した分泌物が上皮表面に向かって排出されるような腺．導管系の末端に位置する分泌細胞の集団を終末部 (terminal portion), 分泌部 (secretory portion), 腺房 (acinus) などとよび，分泌細胞を腺細胞 (glandular cell) または腺房細胞 (acinar cell) ということもある．分泌細胞がとり囲む内腔を腺腔といい，導管系の管腔へとつづき，分泌物の輸送路となる．分泌細胞は終末部周辺の毛細血管から組織液を介して素材を受け取り，細胞内で特定の物質を合成して，これを腺腔に放出する．したがって細胞の極性がはっきりしている．腺組織の発達の度合によって導管系の分枝状態が異なる．高度に発達したものでは分枝をくり返し，そのたびに管径が減少し，末端で終末部に接続する部分では細管状を呈する．この部分を介在導管または峡部という．大きな腺では結合組織性被膜が実質内に侵入して実質を比較的大きな区域に分ける．これを腺葉という．各葉はさらに薄い中隔により肉眼的に識別可能なものから不可能なものまでしだいにより小さな単位（小葉）に分けられる．それぞれの単位をまとめている導管は主導管，葉導管，小葉間導管，小葉内導管とよばれ，さらに介在導管へとつづくが，唾液腺*では小葉内導管と介在導管の間に線条導管とよばれる特殊な部分が存在する．　（市川）

外閉鎖筋　Musculus obturatorius externus, *obturator externus*, äußerer Hüftlochmuskel　→下肢の筋

外包　Capsula externa, *external capsule*, äußere Kapsel　→前障, 被殻

解剖学用語　Nomina anatomica(N.A.), *anatomical termes*, anatomische Namen

18世紀末ごろまでの欧州では医学専門書はふつうラテン語で書かれ，解剖学用語もラテン語

（ラテン語化されたギリシャ語などを含む）であった．自国語で書くようになった後もこれは国際的な解剖学用語として用いられていたが，Anatomische Gesellsehaft（ドイツ語圏の解剖学会）が整理統一した B.N.A.1895（Basel 開催の学会で制定した N.A. の意）が広まって準国際公定用語の地位を得た．B.N.A. は1935に大改訂されて I.N.A.（J.N.A., Jena で制定）となり，一方，英国では B.R.1933 ができた（Birmingham Revision. 英語名を B.N.A. と対照させ，必要に応じて B.R. の "latin form" が加えてある）．その後，ドイツを中心として，I.N.A. を国際用語にしようとする動きがおこったが，第2次大戦のため解消し，1955の国際解剖学会（Paris）で初めて制定された国際解剖学用語が現在の P.N.A. である．その後数次の小改訂が行われている．

組織学用語* N.H. と発生学用語* N.E. は1975の国際解剖学会（東京）で新しく制定され，1977版の "Nomina Anatomica"（Excerpta Medica 発行）はこれを含んでいる．

日本の解剖学用語は「解体新書」（杉田玄白ら，1774），「医範提綱」（宇田川玄真，1805），「重訂解体新書」（大槻玄沢，1826）などに始まるが，B.N.A. 制定後これと対照させた解剖学名彙（鈴木文太郎，1905初版）が広く行われた．日本解剖学会はこれを手直しして1930に公定用語とした（同書第17版，1932）．その後，I.N.A. を採用した大改訂（1943，翌年印刷，1947に「解剖学用語 Nomina anatomica japonica」第2版として丸善発行）と P.N.A. を採用した大改訂（同書，第7版1958）のほか，数次の小改訂を経ている．組織学用語と発生学用語は1943の改訂のとき制定され，第2版から加えられたが，国際用語の制定に伴う大改訂が近く完成する予定である． （大内）

解剖頚 Collum anatomicum, *anatomical neck*, Collum anatomicum →上腕骨

外 膜 Tunica adventitia
中腔性臓器が，たとえば食道のように外表面をもたず，周囲と移行する場合，その外層をなす疎性結合組織層を外膜とよぶ．血管の場合にも，内皮細胞を主とする内膜，筋を主とする中膜に対し，最外層の疎性結合組織層を外膜とよぶ． （養老）

蓋 膜 Membrana tectoria, *membrana tectoria*, Deckhaut →正中環軸関節，蝸牛管

外膜細胞 Cellula adventitialis, *adventitia cell*, Adventitiazelle →周皮細胞

海綿間静脈洞 Sinus intercavernosi, *intercavernous sinus* →硬膜静脈洞

海綿骨 Os spongiosum, *spongy bone*, Spongiosa

骨*の外壁はある厚味をもつ，密につまった骨組織*（緻密骨*）でできているが，内部は薄板状あるいは小柱状の骨組織（骨小柱 Trabecula osseaという）が細かく分岐吻合して三次元的な格子状構造を形成する．これを海綿骨あるいは海綿質といい，管状骨では骨端内部で，扁平骨や短骨では内部全体に発達し，骨に加わる外力（張力や圧力）に耐えうるよう力線に一致して骨小柱がとくによく発達し，骨全体としての力学的強度の支えとなっている．海綿骨も骨層板からなるが，個々の骨小柱は薄くて血管が分布せず，したがってオステオンは存在しない．骨小柱間の空間は髄腔につながり，骨髄をいれる．骨小腔内の骨細胞は骨小管を介して髄腔内の血管から栄養を受ける．骨小柱の配列は骨に加わる外力に対応して，骨芽細胞*と破骨細胞*の協調作業により，たえず修正されている．また緻密骨ははじめ海綿骨として形成され，骨芽細胞や破骨細胞によって再構築が行われるものが多い． （市川）

海綿質 Substantia spongiosa (trabecularis), *substantia spongiosa (spongy substance)*, Substantia corticalis →骨，海綿骨

海綿静脈洞 Sinus cavernosus, *cavernous sinus*, Zellblutleiter →硬膜静脈洞

海綿体静脈 Venae cavernosae, *cavernous vein* →陰茎

海綿体部 Pars spongiosa, *spongy part*, Pars spongiosa →尿道

回盲口 Ostium ileocecale, *ileoc[a]ecal orifice (opening)* →盲腸

回盲ヒダ Plica ileocecalis, *ileocecal fold* →腹膜

回盲弁 Valva ileocecalis, *ileocolic valve*, Bauhin Klappe →盲腸

回盲弁小帯 Frenulum valvae ileocecalis, *frenulum of ileocolic valve* →盲腸

外有毛細胞 *outer hair cell*, Äußere Haarzelle →ラセン器

外リンパ Perilymph, *perilymph*, Perilymph
外リンパ隙を満たすリンパである．一般の組織液と同様の組成をもつ． （斉藤）

外肋間筋 Musculi intercostales externi,

intercostales externi, *external intercostal*, äußere Zwischenrippenmuskeln →深胸筋

外肋間膜 Membrana intercostalis externa, *external intercostal membrane*, äußere Intercostalbänder →外肋間筋, 深胸筋

下咽頭収縮筋 Musculus constrictor pharyngis inferior, *inferior pharyngeal constrictor*, Musculus constrictor pharyngis inferior →咽頭筋層

カウパー腺 Cowper's gland →尿道球腺

下横隔静脈 Venae phrenicae inferiores, *inferior phrenic veins* →下大静脈

下横隔動脈 Arteria phrenica inferior, *inferior phrenic artery* →腹大動脈

下オリーブ核 Nucleus olivaris inferior, *inferior olivary nucleus*, unterer Olivenkern →オリーブ核

顆窩 Fossa condylaris, *condylar fossa* →後頭骨

下外側上腕皮神経 Nervus cutaneus brachii lateralis inferior, *lower lateral cutaneous nerve of the arm*, Nervus cutaneus brachii lateralis inferior →橈骨神経

下回盲陥凹 Recessus ileocecalis inferior, *inferior ileocecal recess* →腹膜

下 顎 Mandibula, *lower jaw*, Unter Kiefer →下顎骨

下 角（肩甲骨の） Angulus inferior, *inferior angle*, Angulus inferior →肩甲骨

下 角（甲状軟骨の） Cornu inferius, *lower horn (inferior cornu)*, untere Fortsatz (untere Horn) →甲状軟骨, 喉頭軟骨

下 角（伏在裂孔の） Cornu inferius, *inferior cornu* →伏在裂孔

下顎窩 Fossa mandibularis, *mandibular fossa* →鱗部

下顎角 Angulus mandibulae, *angle of mandible*, Kieferwinkel →下顎骨

下顎管 Canalis mandibulae, *mandibular canal*, Unterkieferkanal →下顎骨

下顎弓 Arcus mandibulararis, *mandibular arch*, Mandibularbogen

顎弓に同じ．（→鰓弓）

下顎頚 Collum mandibulae, *neck of mandible*, Kieferhals →下顎骨

下顎犬歯 *lower canie*, Unterer Eckzahn →歯

下顎孔 Foramen mandibulae, *mandibular foramen*, Unterkieferloch →下顎骨

下顎後静脈 Vena retromandibularis, *retromandibular vein* →内頚静脈

下顎骨 Mandibula, *mandible*, Unterkiefer

　下顎を支え，頭蓋*と顎関節*をつくる骨で，水平な馬蹄形の部（下顎体）と，その後端から上方に向かう部（下顎枝）に分けられる．本来有対の骨として生じ，生後1年目で下顎体の前端で癒合して一つの骨となる．

　下顎体の上縁は歯槽部で，下縁は下顎底という．歯槽部には各側8本の歯をいれる八つのへこみ（歯槽）があり，全体として歯槽弓をつくる．各歯槽を境する骨壁を槽間中隔といい，大臼歯の歯槽はさらにその歯根の間を隔てる低い根間中隔で分けられている．体の正中線上前面で左右の骨が癒合した部分は高まり，その下縁は三角形をなして突出（オトガイ隆起）し，ヒトの特徴であるオトガイをつくる．その外側，下縁に接する小突出部をオトガイ結節という．外面ではオトガイ結節から斜線が下顎枝の前縁に向かう．また第2小臼歯の下方にオトガイ孔がある．下顎体の内面には前方正中部に四つの隆起からなるオトガイ棘があり，上二つはオトガイ舌筋，下二つはオトガイ舌骨筋がつく．その下外側で下縁に接して卵形のへこみ（二腹筋窩）がある．そこから斜に下顎枝の前縁に向かう線（顎舌骨筋線）があり，左右のこの線の間をはる顎舌骨筋が口底をつくる．この線の上前はへこみ（舌下腺窩），またこの線の下方，第2～3大臼歯の所もへこむ（顎下腺窩）．

　下顎底が下顎枝にうつる所は下顎角といわれ，小児で鈍角であるが成長とともに直角に近づく．下顎枝の上縁は深い切れこみ（下顎切痕）によって二つの突起に分かれ，前のもの（筋突起）には側頭筋がつき，後のもの（関節突起）の先に横楕円形の下顎頭があって，側頭骨鱗部にある関節窩と顎関節をつくる．下顎頭の下は少しくびれ（下顎頚），その前面に外側翼突筋のつく翼突筋窩がある．下顎枝外面は平らで下顎角に近く咬筋のつく咬筋粗面，内面には内側翼突筋のつく翼突筋粗面がある．下顎枝内面中央には下顎孔があり，その前縁は上内方に尖り（下顎小舌）口腔から触れるので，下歯槽神経の伝達麻酔の際，針をさす指標となる．下顎孔の後下から溝（顎舌骨筋神経溝）が出て前下方に斜めに向かう，この上の高まりが顎舌骨筋線である．下顎管は下顎孔からはじまり下顎体の中央で二分し，外側管はオトガイ孔で外

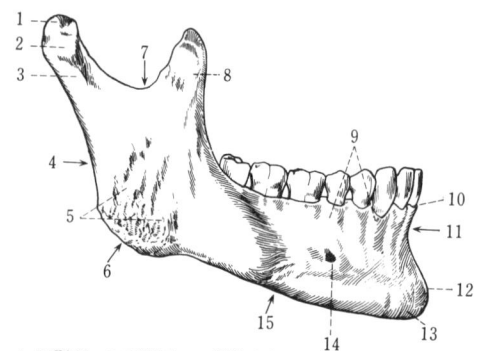

1. 下顎頭, 2. 下顎頚, 3. 関節突起, 4. 下顎枝, 5. 咬筋粗面, 6. 下顎角, 7. 下顎切痕, 8. 筋突起, 9. 歯槽隆起, 10. 歯槽縁, 11. 歯槽部, 12. オトガイ隆起, 13. オトガイ結節, 14. オトガイ孔, 15. 下顎体

下顎骨（右側面）

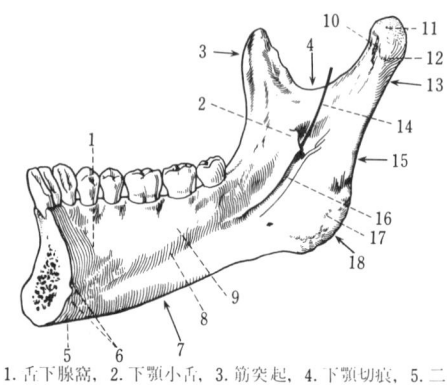

1. 舌下腺窩, 2. 下顎小舌, 3. 筋突起, 4. 下顎切痕, 5. 二腹筋窩, 6. オトガイ棘, 7. 下顎体, 8. 顎下腺窩, 9. 顎舌骨筋線, 10. 翼突筋窩, 11. 下顎頭, 12. 下顎頚, 13. 関節突起, 14. 下顎孔（下顎管）, 15. 下顎枝, 16. 顎舌骨筋神経溝, 17. 〔翼突筋粗面〕, 18. 下顎角

下顎骨（正中矢状断）（右内面）

にひらき，内側管は切歯のそばに終るが，その経過中に各歯槽に向かって小管を出している．

　有顎魚の下顎を支持する骨格は本来下顎軟骨（Meckel 軟骨）で，上顎を支持する軟骨（口蓋方形軟骨）と顎関節をつくる．ともに鰓弓軟骨の変化したものである．硬骨魚類では下顎軟骨のまわりに若干の皮骨が生じて下顎を支え，そのうち前外面にあり，顎縁の歯をつけた大きい骨を歯骨という．顎関節は下顎軟骨と口蓋方形軟骨それぞれの後部の化骨物（関節骨と方骨）の間につくられる．両棲類，爬虫類も同じ状態であるが，哺乳類では歯骨のみが大きくなって下顎骨となり，顎関節は歯骨と鱗骨（側頭骨鱗部に相当する骨）の間に新生されたものである．そして関節骨と方骨はツチ骨，キヌタ骨になっている．　　　　　　　　　　（大江）

　下顎枝　Ramus mandibulae, *ramus of mandible*, Kieferast　→下顎骨

　下顎枝角　*angle of ramus of mandible*, Astwinkel des Unterkiefers

　下顎頭の後面と下顎角を結ぶ直線が下顎底面となす角．（→頭蓋の計測）　　　（高橋）

　下顎小舌　Lingula mandibulae, *lingula of mandible*　→下顎骨

　下顎神経　Nervus mandibularis, *mandibular nerve*, Unterkieferast des Trigeminus

　三叉神経*の第3枝であり，下顎から側頭部にかけての知覚とともに，咀嚼筋*その他若干の筋の運動と知覚をつかさどる．三叉神経節よりも末梢側で蝶形骨大翼の卵円孔を貫いて側頭下窩*に達したのち，ただちに咀嚼筋に分布する咬筋神経，深側頭神経，内側翼突筋神経，外側翼突筋神経，口蓋帆張筋と鼓膜張筋に分布する筋枝，頬部の粘膜と皮膚に分布する頬神経，耳下腺を貫いて側頭部皮膚に分布する耳介側頭神経（さらに外耳道神経，前耳介神経などの枝を出す）を分岐せしめたあと，舌神経と下歯槽神経の2終枝に分かれる．舌神経はその枝である舌下部神経（主として舌下腺とその周囲におもむく）とともに口腔底と舌の粘膜に分布し，下歯槽神経は顎舌骨筋神経（顎舌骨筋と顎二腹筋の前腹に分布）を枝分かれせしめたのち下顎管の中を前方に走行し，下歯神経叢を形成しながら細枝を下顎の歯・歯槽壁などに与えたのち，オトガイ神経となってオトガイ部や下唇の皮膚に分布する．　　　　　　（山内）

　下顎切痕　Incisura mandibulae, *mandibular notch*　→下顎骨

　下顎体　Corpus mandibulae, *body of mandible*, Körper　→下顎骨

　下顎中切歯　*lower central incisor*, Unterer mittlere Schneidezahu　→歯

　下顎底　Basis mandibulae, *base of mandible*　→下顎骨

　下顎頭　Caput mandibulae, *head of mandible*, Kieferköpfchen　→下顎骨

　下顎突起　Processus mandibularis, *mandibular process*, Unterkieferfortsatz　→下顎隆起

　下顎軟骨　*mandibular cartilage*, Mandibulare　→鰓弓骨格，下顎隆起

　下顎乳臼歯　*lower milk molar*, Unterer Milchmahlzahn　→歯，歯の発生

　下顎乳犬歯　*lower milk canie*, Unterer Milcheckzahn　→歯，歯の発生

　下顎乳切歯　*lower milk incison*, Unterer Milchschneidezahn　→歯，歯の発生

下顎隆起 Prominentia mandibularis, *mandibular swelling*, Unterkieferwulst

下顎突起ともいう．顎骨弓*の尾側半であって，尾方に凸の弓状の隆起として生じ，上顎隆起*の尾方に並ぶ．内部の骨格は板鰓類では下顎軟骨である（→鰓弓骨格）．ヒトでは Meckel 軟骨*がこれにあたるが，中耳のツチ骨をつくるほかは大部分退化し，下顎骨はほとんど膜性に発生する（→内臓頭蓋）．下顎隆起の口窩内に面する部分は口腔底の一部とくに舌尖と舌体をつくる．（→舌の発生） （大内）

下角輪状筋 Musculus ceratocricoideus, *musclus ceratocricoideus*, Musculus ceratocricoideus (Musculus Keratocricoideus) →喉頭筋

下下腹神経叢 Plexus hypogastricus inferior, *inferior hypogastric plexus*, Beckengeflechte

上下腹神経叢*，仙骨内臓神経，腸骨動脈神経叢，骨盤内臓神経*（勃起神経）の枝が合して直腸*や膀胱*などの骨盤底臓器の両側に沿って形成する強大な自律神経叢*である．単に骨盤神経叢ともよばれる．この神経叢は上下腹神経叢とともに骨盤内の各臓器壁にみられる多数の小規模な自律神経叢に枝を送り，それらの母体となるものであるとみなすことができる．また下下腹神経叢内には多数の小神経節があるが，これを骨盤神経節と称する．交感および仙骨部副交感の両種の系統の節後ニューロンの細胞体が骨盤神経節の形成にあずかる． （山内）

顆管 Canalis condylaris, *condylar canal* →後頭骨

下陥凹 Recessus inferior omentalis, *inferior recess of the omental bursa* →網嚢

顆間窩 Fossa intercondylaris, *intercondylar fossa (or notch)* →大腿骨

下眼窩裂 Fissura orbitalis inferior, *inferior orbital fissure* →眼窩

下眼瞼静脈 Venae palpebrales inferiores, *inferior palpebral vein* →内頚静脈

下眼瞼動脈弓 Arcus palpebralis inferior, *inferior palpebral artery* →内頚動脈

下眼静脈 Vena ophthalmica inferior, *inferior ophthalmic vein* →上眼静脈

窩間靱帯 Ligamentum interfoveolare, *interfoveolar ligament* →鼠径管

下関節窩 Fovea articularis inferior, *inferior articular facet*, Fovea articularis inferior →環椎

下関節突起 Processus articularis (zygapophysis) inferior, *inferior articular process*, unterer Gelenkfortsatz →脊柱

下関節面 Facies articularis inferior, *inferior articular surface* →脛骨

顆間線 Linea intercondylaris, *intercondylar line* →大腿骨

顆間隆起 Eminentia intercondylaris, *intercondylar eminence* →脛骨

下気管気管支リンパ節 Lymphonodi tracheobronchiales inferiores, *inferior tracheobronchial nodes*, Bronkialknoten →リンパ節

下気道 *lower respiratory tract*, untere Atemwege →気道

下丘 Colliculus inferior, *inferior colliculus*, hintere Vierhügel

中脳蓋を形成する二対の隆起（四丘体）のうち下方の一対をいう．下丘は聴覚系の中脳*における中継核で，細胞構築および機能的に中心核，外側核および周囲核の三つの核からなる．下丘核は外側毛帯*を介して蝸牛神経核*および台形体核*から線維を受け，下丘腕を通って両側性に視床の内側膝状体へ線維を送る．

（川村祥）

蝸牛 Cochlea, *cochlea*, Schnecke

骨迷路*の前部にある．外形はカタツムリの殻のように円錐形を呈している．円錐の頂を蝸牛頂，円錐の底を蝸牛底という．蝸牛頂と蝸牛底を結ぶ軸を蝸牛軸という．

蝸牛ラセン管は蝸牛軸をとり囲むようにして蝸牛底から蝸牛頂に向かってラセン状に巻いている骨の管である．蝸牛軸からほぼ水平に管腔に向かって出ている棚状の突起を骨ラセン板という．蝸牛ラセン管はこの骨ラセン板によって不完全に上および下の階に分けられる．上方の階を前庭階，下方の階を鼓室階という．両階は蝸牛孔で互いに交通する．鼓室階の下端，前庭窓の近くに，円形の小孔がある．この孔を蝸牛窓または正円窓という．蝸牛窓には結合組織からできている薄い膜が張っている．この膜を第2鼓膜という．

骨ラセン板の蝸牛軸付着部に形成される蝸牛軸ラセン管の中にラセン神経節がある．ラセン神経節には，双極性の知覚神経細胞がある．ラセン神経線維はこの細胞の突起でラセン器に分布している． （斉藤）

下丘核 Nucleus colliculi inferioris, *nucleus of the inferior colliculus* →下丘

蝸牛管 Ductus cochlearis, *cochlear duct*,

Schneckengang

蝸牛管は蝸牛*の中にある．ラセン状に巻いている．管の上端と下端は行きづまりの盲端になっていて，それぞれ頂盲端および前庭盲端とよばれる．

蝸牛を蝸牛軸を縦に通る面で切断すると，蝸牛ラセン管の断面がみられる．蝸牛ラセン管には上，中，下の3個の腔所がみられる．上方の腔所を前庭階，中央の腔所を蝸牛管，下方の腔所を鼓室階という．前庭階と鼓室階は外リンパ隙である．両階は蝸牛上部の蝸牛孔で互いに交通している．

蝸牛管に内・外・上および下壁の4壁がある．内壁は蝸牛軸から水平に出ている骨ラセン板をおおう骨膜の厚い肥厚部である．この肥厚部をラセン板縁という．ラセン板縁の外側端は内方に向かってC字状に凹んでいる．この凹みを内ラセン溝という．1層の立方形の上皮細胞でおおわれる．C字の上端は前庭唇といい，下端を鼓室唇という．ラセン板縁の上面にできている多数の突起をHuschkeの聴歯という．突起（聴歯）間の凹みに細胞体主部を置く上皮細胞を歯間細胞という．聴歯は歯間細胞の細胞体上部から出る扁平な突起でおおわれている．この突起は蓋膜の内帯でおおわれる．蓋膜は，さらに前庭唇より外方に張り出していて，ラセン器をおおう．鼓室唇の外側端の基底板につづく部分に神経の通る小孔がある．この小孔を神経孔*という．

外壁の骨壁に接している部分をラセン靱帯という．骨膜の肥厚したものである．ラセン靱帯の上端にある小さな高まりを前庭稜，下端の高まりを基底稜という．基底稜のやや上方に血管に富む高まりがある．これをラセン隆起といい，中にある血管を隆起血管という．基底稜とラセン隆起との間の凹みを外ラセン溝といい，1層の立方形の外ラセン溝細胞でおおわれる．ラセン靱帯の内側にあって，3層の細胞層からなる上皮層を血管条という．上皮内に多数の毛細血管をふくみ，内リンパを分泌するといわれている．3層の上皮細胞を，内層から辺縁細胞，中間細胞，および基底細胞という．

上壁は薄い膜からなる．前庭膜（前庭階壁）またはReissner膜という．前庭階と蝸牛管とを境する膜で，ラセン板縁上面からおこり前庭稜に付着する．

下壁は鼓室階壁といい，鼓室階と蝸牛管とを境している．鼓室階壁はラセン板外側部と，それにつづく基底稜に付着するラセン膜との2部分からなる．ラセン膜は3層構造である．上層は感覚上皮で，中層は基底板とよばれ，強靱な細糸束の層である．下層は結合組織層で間葉性の細胞が鼓室階に面している．鼓室階付層ともいう．

基底板は2帯に分けられる．神経孔から外柱細胞体までの部分およびこれより外方の基底稜までの部分である．前者を弓状帯，後者を櫛状帯という．

基底板と鼓室階付層の間で，外柱細胞の位置する部分に，1本の血管がラセン状に走っている．この血管をラセン血管という．　　　（斉藤）

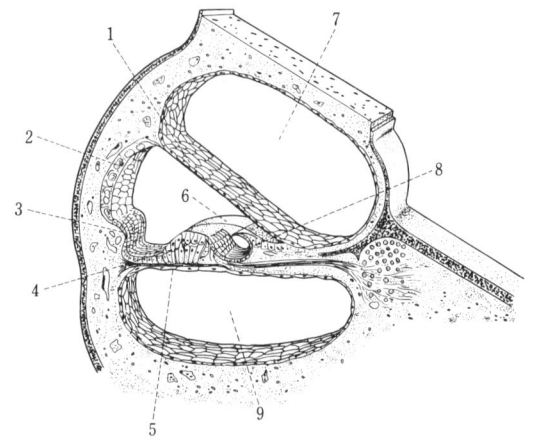

1. 前庭膜，2. 血管条，3. ラセン隆起，4. ラセン器，5. 基底板，6. 蓋膜，7. 前庭階，8. ラセン板縁，9. 鼓室階

蝸牛管（Bloom-Fawcett(1968)より）

蝸牛孔　Helicotrema, *helicotrema*, Schneckenloch　→蝸牛管

蝸牛根　Radix cochlearis, *cochlear root*, Radix cochlearis　→内耳神経

蝸牛小管　Canaliculus cochleae, *cochlear canaliculus*　→錐体

蝸牛小管静脈　Vena canaliculi cochleae　→内頚静脈

蝸牛神経　Pars cochlearis, *cochlear nerve*, Pars cochlearis

内耳神経*の一部をなす神経で，内耳道*を通り蝸牛*に達すると神経細胞体の集団（ラセン神経節，時に蝸牛神経節ともよばれる）を含むようになる．蝸牛神経の末梢枝は蝸牛内のラセン器*に達する．ラセン神経節の神経細胞体から出る樹状突起が蝸牛神経末梢枝の中を走行し，神経突起が蝸牛神経本幹および蝸牛根を経て中枢の蝸牛神経核*に向かう．すなわち蝸牛

神経は聴覚を伝える神経であるということができる．なお球形嚢に分布する神経として球形嚢神経があるが，これも聴覚の一部を伝えるものとする説が有力である．　　　　　　（山内）

蝸牛神経核　Nuclei cochleares, *cochlear nuclei*

第8脳神経のうち蝸牛神経*の線維を受けるこの核は，延髄上部の高さから延髄中央部の高さで下小脳脚を背側および外側から包んで存在する．これは一般に背側部と腹側部に分かれ，それぞれ蝸牛神経背側核および腹側核といわれる．ラセン神経節内の双極細胞の中枢枝はすべてこの核におわるが，それらの線維は分枝して背側核と腹側核のそれぞれに規則正しく配列しておわる．すなわちラセン管の基底部からの線維はそれぞれの核の背側部に，またラセン管尖部からのものは腹側部におわる．したがって機能的には両核内で背側部は高周波の，また腹側部は低周波の音波の刺激を最もよく受けることになる．これらの音に対する局在(tontopical localization)は上位の聴覚路*にも受け継がれていく．　　　　　　　　　　　　　（川村 祥）

蝸牛窓　Fenestra cochlea, *cochlear window*, Schneckenfenster　→蝸牛，中耳

蝸牛窓小窩　Fossula fenestrae cochleae, *little fossa of the cochlear window* (*fossula of round window*), Fossula fenestrae cochleae　→中耳

蝸牛窓稜　Crista fenestrae cochleae, *crest of the cochlear window*, Crista fenestrae cocleae　→中耳

蝸牛動脈　Arteria cochlearis, *cochler artery*　→内耳の血管

下丘腕　Brachium colliculi inferioris, *brachium of the inferior colliculus*　→下丘，中脳，聴覚路

核　Nucleus (Karyon), *nucleus*, Kern

真核生物の細胞内に，ふつう1個存在する球状体で，細胞の機能調節の中心である．

核の形態は細胞の形と同様一定せず，細胞の種類によって異なり，また同一細胞でも機能相により変化することがある．一般的にいえば，球形，立方形の細胞の核は球状 (Nucleus sphericus) をなし，扁平な細胞は扁平円盤状 (Nucleus planus)，円柱状の細胞は楕円形 (Nucleus ovoideus) を呈するが，その他，腎形 (Nucleus reniformis)，杆状 (Nucleus bacilliformis)，輪状 (Nucleus annularis)，分葉 (Nucleus segmentalis)，多形 (Nucleus polymorphus) をとるものなどいろいろである．

生きている核は光屈折性が強いため，細胞質*からはっきり区別されてみえ，核膜*によって細胞質からへだてられている．固定標本では普通，ヘマトキシリンなどの塩基性染料に染まる．

核は次の部分からなる．(1) 核膜，(2) 塩基性染料で薄く染まる染色質*（[真]正染色質，Euchromatinum)，(3) 塩基性染料で濃く染まる異[質]染色質 (Heterochromatinum)，(4) 核小体*．

なお核質*の中で上述の部以外の淡染性の部分は核液 (nuclear sap)，または核リンパ (Karyolymph) とよばれていたが，現在では，この部分は染色体のほどけた部分，すなわち[真]正染色質の超顕微鏡的果粒状成分で占められていることがわかったので，核液などの名前は適当でないといわれている．　　　　　（田中）

顎咽頭部　Pars mylopharyngea, *mylopharyngeal part*, Pars mylopharyngea　→咽頭筋層

角化　Cornificatio, *keratinization or cornification*, Verhornung

表皮表層の細胞がケラチン (keratin) とよばれる硬蛋白を生成し，これが細胞質*内に沈着し，蓄積する現象をいう．ケラチンの沈着が進むにつれて，細胞小器官や核が消失し，細胞は生活力を失って乾燥し，鱗片状になって表皮の表面から剥離する．表皮を構成する細胞には角化したものと，していないものがあり，後者は深層に局在し，前者が大部分を占める．表皮の基底層ではたえず細胞分裂がくり返されて，新しい細胞が生ずる．これにつれて古い細胞は押し上げられ，表層に向かってしだいに移動するが，その過程で角化が進み，最表層に達した段階で剥離する．こうした一連の変化に要する日数は身体の部位によって異なり，また種々の因子に左右されるが，おおむね15～30日である．
(→表皮)　　　　　　　　　　　　（市川）

角回　Gyrus angularis, *angular gyrus*, Gyrus angularis　→頭頂葉

顎下三角　Trigonum submandibulare, *digastric triangle*　→頚部の筋間隙

顎下神経節　Ganglion submandibulare, *submandibular ganglion*, Uuterkieferknoten

下顎の下部に存在する自律神経節*であり，舌神経との交通枝を有し，これを通る副交感神経節前線維（起始細胞体が橋*の上唾液核にあり中間神経*，顔面神経*，鼓索神経，舌神経内

を順次経過してきたもの）が神経節内の節後ニューロン細胞体とシナプスを形成する．後者から出る神経突起すなわち副交感神経節後線維は顎下腺*および舌下腺*内に分布する．　（山内）

顎下腺　Glandula submandibularis, *submandibular gland*, Unterkieferdrüse

顎舌骨筋の下で，下顎骨と顎二腹筋の間の三角形の窩（顎下三角）の中にある長さ2.5～3.5cm，厚さ約1.5cm，成人平均重量（一側）3.5～9.0gのやや扁平な楕円体．複合管状胞状腺で，腺房は漿液細胞が大部分を占める混合性である．導管系は介在導管と線条導管が耳下腺*，舌下腺*に比べてはるかによく発達し，これらの導管上皮細胞には，管腔側に多少とも分泌果粒*様構造をもつことが多い．とくに齧歯目の顎下腺では，腺房は漿粘液性の分泌果粒をもったただ1種類の細胞からなり，介在導管と線条導管の間には多数の分泌果粒をいれた上皮細胞の一群がみられる．これを果粒性膨大部（Granular convoluted tubes）または線条導管分泌部（secretory portion of striated duct）とよぶ．その発達は性ホルモン依存性で雌より雄がよく発達し（性的二形，sexual dimorphism），マウスやラットではこの部の総体積は終末部のそれを凌駕する．主としてマウスの顎下腺で証明された神経成長因子，上皮成長因子，レニン，カリクレインなどの特異蛋白は，この部分で産生放出されると考えられている．顎下腺管（Ductus submandibularis）（Wharton's duct ともいう）は大舌下腺管とともに舌下小丘に開く．血管は顔面，舌動脈の枝が，神経は鼓索神経が顎下神経節を経て，また血管を介して交感性線維が分布する．　（市川）

顎下腺窩　Fovea submandibularis, *submandibular fovea* →下顎骨

顎下リンパ節　Lymphonodi submadibulares, *submandibular nodes*, Submandibularknoten →リンパ節

顎関節　Articulatio temporomandibularis, *temporomandibular joint*, *mandibular*, joint Kiefergelenk

下顎骨*と側頭骨*の間の関節で，関節頭である下顎骨は左右に長い楕円体状で前後に短いのに対し，関節窩は側頭骨の下顎窩から関節結節の下面に至る面で前後に長い．両者の間には関節円板が介在し，その下面はとくに深くくぼみ，関節頭と関節窩の不適合を調節している．関節包はゆるく，内面は関節円板に固くついて

いる．関係する靱帯は次の三つである．

(1) 外側靱帯：関節包の外側面を補強する．側頭骨頰骨突起からおこり下顎頸につく．

(2) 蝶下顎靱帯：関節包の内側にあり，蝶形骨棘からおこって下顎小舌につく．関節包とは密着しておらず，その間に下歯槽動脈・静脈・神経が介在する．

(3) 茎突下顎靱帯：関節の後方にあり，茎状突起からおこり，下顎角後縁の内面につく．この靱帯は，頰筋膜が局部的に肥厚したもので，耳下腺*と顎下腺*を隔てている．

顎関節は咬合（咀嚼）運動を行うが，それは(1)下顎の上下運動，(2)前後運動，(3)左右運動に大別される．主として(1)は関節円板と下顎頭の間で，(2)は側頭骨関節結節と関節円板との間でそれぞれ行われ，(2)の運動が左右の関節で交互になされると，(3)が行われることになる．これらの運動が組み合せて行われること，運動には関節円板の移動が伴い，単なる蝶番運動ではないこと，また左右の関節が共同して働くことなどが顎関節の特徴である．
（佐藤）

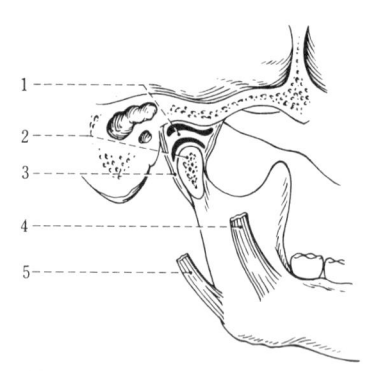

1. 関節円板，2. 下顎頭，3. 関節包，4. 蝶下顎靱帯，5. 茎突下顎靱帯
顎関節（矢状断を内側からみる）

顎関節静脈　Venae articulares temporomandibulares →内頸静脈

顎間部　*intermaxitlary segment*, Intermaxillare

上顎の前方正中部で，左右の上顎隆起*（突起）にはさまれた内側鼻隆起*（突起）に由来する部．上顎の切歯部，それから後方に伸びる一次口蓋*を含む．ここに生ずる切歯骨（顎間骨）は，ヒトでは上顎骨に癒合する．（→一次口蓋，口蓋の発生）　　　　　　　（森）

顎弓　Arcus mandibularis (Arcus branchialis primus N.E.), *mandibular arch*, Kieferbogen (Mandibularbogen) →顎骨弓

顎骨弓 Arcus mandibularis (Arcus branchialis primus N.E.), *mandibular arch*, Kieferbogen (Mandibularbogen)

顎弓ともいう。第1対の臓弓（鰓弓*）である。ヒトでは尾方に凸で背腹方向に走る2個の弓状の隆起すなわち上顎隆起*（上顎突起）と下顎隆起*（下顎突起）として生じ，腹側部では前者は両側から，後者は両側が合して尾側から，口窩*を囲む．

顎骨弓内の骨格の分化については，上顎隆起，方形軟骨，Meckel軟骨の項を参照．顎骨弓の神経と筋は三叉神経とその支配する筋（鼓膜張筋，口蓋帆張筋，咀嚼筋，顎舌骨筋，顎二腹筋前腹）であり，この弓に属する第1の鰓弓動脈*は，早期にまったく退化する．上唇・口蓋・口腔底の形成については，上顎隆起，口蓋の発生，下顎隆起，舌の発生の各項を参照．

(大内)

核 鎖 *nuclear chain*, Kernkette →筋紡錘

拡 散 Divergentia, *divergence*, Divergenz

脊椎動物初期発生過程における形態形成運動*の一様式で，細胞層の表面積が増加し，下層をおおい包んでいく状態をいう．

たとえば発生の進展に伴い，予定表皮の範囲が次第に拡大されていく状態，または中胚葉細胞層が被覆域を広げて，壁側および臓側枝を形成する過程における中胚葉細胞の運動などが拡散の例である．

(沢野)

核 質 Nucleoplasma (Karyoplasma, Caryoplasma), *karyoplasm*, Karyoplasma

細胞の原形質*を核質と，細胞質*とに分ける．

したがって，核膜*によって限界された核内物質，すなわち〔真〕正および異〔質〕染色質および核小体を含めていう．なお核液は現在では存在しないといわれる．(→核) (田中)

角質層 Stratum corneum, *horny layer*, Stratum corneum →表皮

核周部 *perikaryon*, Perikaryon →神経細胞

核小体（仁） Nucleolus, *nucleolus*, Kernkörperchen

細胞核に存在する球形の小体で，大小，数はいろいろであるが，細胞，生物種により一定している．光顕で固定標本を観察すると，ヘマトキシリン・エオジン染色では，クロマチンが紫に染まるのに対し，核小体はエオジンで赤く染まり区別される．また Feulgen 反応は核小体ではほぼ陰性である．

電顕でみると，核小体は二つの部分，すなわち紐がまがりくねり，からみ合った部分である核小体糸（Nucleolonema）とこの糸状体を入れている基質，無形部（Pars amorpha）からなっており，核小体糸はさらに 15〜20 nm の大きさの粒子（果粒部，Pars granulosa）と 5 nm の太さの細繊維（細糸部，Pars filamentosa）から成り立っている．その他，核小体の周囲および内部には染色質成分が存在し，これを核小体付随染色質（nucleolus associated chromatin）とよぶ．

核小体は多くの細胞において，細胞分裂前期でみえなくなり，後期で再び形成される．その形成は特定な染色体の2次くびれの部で行われ，このような染色体を付随体染色体（sat-chromosome）という．

核小体はRNAと塩基性蛋白質，酸性蛋白質および脂質を含み，細胞質RNA，とくにリボゾームRNAの生産場所である． (田中)

核小体糸 Nucleolonema, *nucleolonema*, Nucleolonema →核小体

顎静脈 Venae maxillares, *maxillary vein* →内頚静脈

顎舌骨筋 Musculus mylohyoideus, *mylohyoid*, Kieferzungenbeinmuskel →舌骨上筋

顎舌骨筋枝 Ramus mylohyoideus, *mylohyoid artery* →外頚動脈

顎舌骨筋神経 Nervus mylohyoideus, *mylohyoid nerve*, Nervus mylohyoideus →下顎神経

顎舌骨筋神経溝 Sulcus mylohyoideus, *mylohyoid groove* →下顎骨

顎舌骨筋線 Linea mylohyoidea, *mylohyoid line* →下顎骨

角切痕 Incisura angularis, Isthmus ventriculi Aschoff, *angular notch*, Einbuchtung'der kleinen Kurvatur →胃

顎前弓 Arcus premandibularis, *premandibular arch*, Prämandibularbogen →鰓分節制

顎動脈 Arteria maxillaris, *maxillary artery*, Kieferarterie →外頚動脈

下区動脈（腎臓の血管の） Arteriae segmenti inferioris, *inferior segmental artery*, Arteriae segmenti inferioris →腎臓の血管，腎動脈

顎二腹筋 Musculus digastricus, *digastric*, zweibäuchiger Kiefermuskel →舌骨上筋

核 嚢 *nuclear bag*, Kernhauf →筋紡錘

核分裂 Karyokinesis (Caryokinesis), *nuclear division*, Kernteilung

細胞分裂*における核の分裂をいう．ふつうは核分裂に引きつづき，細胞質分裂(Cytokinesis)が行われ，細胞分裂が完了するが，この二つの現象はそれぞれ独立した事象と考えられており，時には核分裂のみおこり細胞質分裂が行われないことがある．この時には細胞は多核となる．このような細胞を plasmodium という．

核分裂には無糸分裂*と有糸分裂*とがある．前者では核が中央からくびれ，ついに二つに分かれる．一方，有糸分裂は染色体*が形成され，紡錘体を介して二つの娘核に分かれる．正常の体細胞は有糸分裂を行う．　　　　　(田中)

角 膜 Cornea, *cornea*, Hornhaut

眼球前方部の透明部分．上下～10.5 mm，横～11.6 mm，の前彎した楕円形の膜で，角膜頂，角膜縁，前および後面を区別する．角膜頂の厚さ～1.0 mm，縁の厚さ～1.2 mm，彎曲度は前面（曲率半径～7.8 mm）よりも後面の方が強い．前面は光学的に縦径線が横径線に比してやや強く彎曲し，正視眼ではこの差は水晶体彎曲度の逆の関係により補正されている．角膜の特徴として，結膜血管が入る辺縁部以外ではまったく血管が存在しない．組織学的に5層が区別される．

(1) 角膜上皮： 角膜縁で眼球結膜につづく重層扁平上皮，結膜と同様角化しない．知覚神経終末（三叉神経*の枝）に富み，刺激に対し鋭敏で，角膜反射をおこす．厚さ～60μm.

(2) 前境界板（Bowman膜）： 上皮基底膜直下の微細線維層で，表層部は結膜下組織につづく．～10μm.

(3) 角膜固有質： 直線的な膠原線維束からなる厚さ10μmの層が方向を変えて積み重なる．線維間と層間隙は酸性粘液多糖体と組織液に満たされている．固有質は強膜のつづきであり，眼球線維膜の前方部に相当する．～600μm.

(4) 後境界板（Descemet膜）： 多糖体を含む無構造の～10μmの層．電顕的には固有質につづく細線維層と，角膜内皮の基底膜とに分けられる．

(5) 角膜内皮： 単層の中皮（中胚葉性上皮）で，虹彩角膜角の内皮を経て，虹彩内皮につづく．眼球血管膜の前方部に相当する．(→眼球)
　　　　　　　　　　　　　　　　　　　(外崎)

核 膜 Karyotheca (Caryotheca), *nuclear membrane* (*nuclear envelop*), Kernmembran

細胞質*から核*を境界する膜で，外核膜（Membrana nuclearis externa），内核膜（Membrana nuclearis interna）の二つの単位膜から成

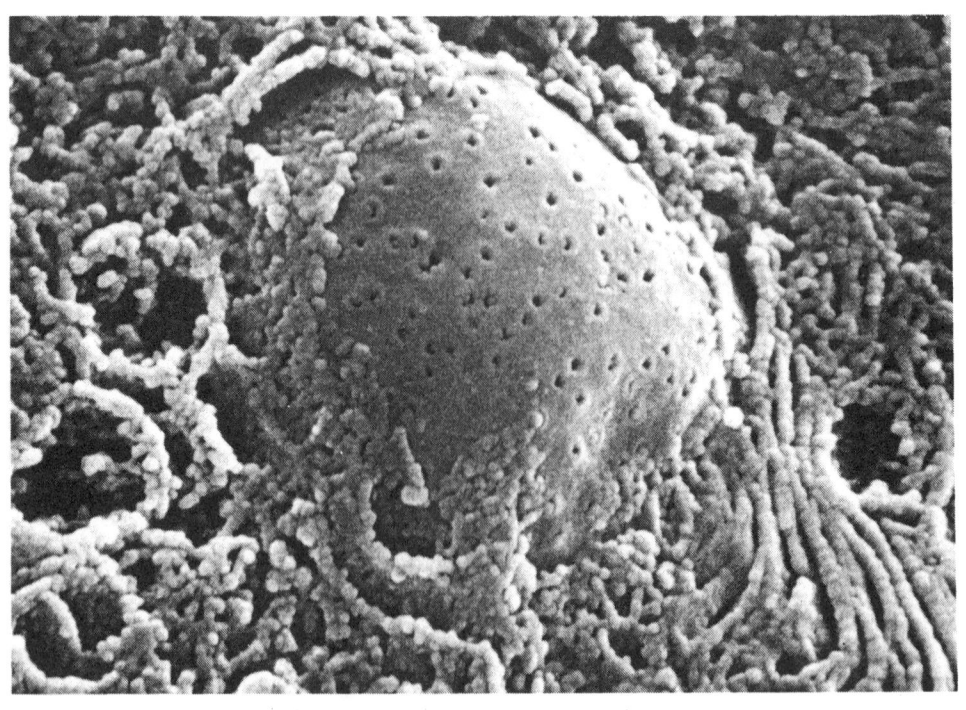

核孔の走査電顕写真．イヌ膵臓外分泌細胞，核膜内葉表面．(核膜)

り立っており，両膜間には約10～30 nm の腔隙（核周槽, Cisterna karyotheca）がある．内核膜は平滑であるのに対して，外核膜は細胞質側にリボゾーム*を付着しており，しばしば粗面小胞体*に連絡している像がみられる．核膜のところどころに径60～100 nm の八角形の孔，すなわち核膜孔（Porus nuclearis）があり，この部では外核膜と内核膜は接着している．核膜孔にはふつうの単位膜より少し薄い孔隔膜（Diaphragma pori）が窓ガラス状にはまっており，また外核膜上の核膜孔の周囲には堤状の高まり，すなわち孔輪（Annulus pori）が存在する．

核膜は細胞分裂*前中期に消失し，分裂終期で細胞周辺部におしやられた粗面小胞体*の断片から再び形づくられるという説もある．

核膜孔は核質と細胞質とが通じる個所であり，ここを高分子物質が通過するといわれる．（写真参照） （田中）

核膜孔 Porus nuclearis, *nuclear pores*, Kernporen →核膜

隔膜部（尿道の） Pars membranacea, *membranous part*, Pars membranacea →尿道

下頸神経節 Ganglion cervicale inferius, *inferior cervical ganglion*, unteres Halsganglion

第7頸椎の高さに存在する頸部交感神経幹の神経節である．しばしば第1胸神経節と融合し頸胸神経節*の形成を示す．（→頸胸神経節）
 （山内）

下〔頸〕心臓神経 Nervus cardiacus cervicalis inferior, *inferior cervical cardiac nerve*, Nervus cardiacus cervicalis inferior →頸胸神経節

下肩甲横靱帯 Ligamentum transversum scapulae inferius, *inferior transverse scapular ligament*

肩甲棘の基部外側縁と肩甲骨関節窩（いわゆる肩甲頸）を結ぶ弱い靱帯で，肩甲上神経および動脈がこの靱帯の下を通って肩甲骨の棘上窩から棘下窩に達する． （河西）

下瞼板 Tarsus inferior, *inferior tarsal plate*, Tarsus des unteren Lides →眼瞼

下後鋸筋 Musculus serratus posterior inferior, *serratus posterior inferior*, kaudaler dorsaler Sägenmuskel →棘肋筋

下行結腸 Colon descendens, *descending colon* →結腸

下行結腸間膜 Mesocolon descendens, *descending mesocolon* →腸間膜

下行肩甲動脈 Arteria scapularis descendens, *descending scapular artery* →鎖骨下動脈

下行口蓋動脈 Arteria palatina descendens, absteigende Gaumenarterie →外頸動脈

下行後〔上葉〕動脈（A^2） Ramus posterior descendens, *descending branch of posterior segmental artery from anterior trunk*, Ast zum unteren Teil des Dorsalsegment →肺区域

下行枝（外頸動脈の） Ramus descendens, *descending branch* →外頸動脈

下行膝動脈 Arteria genus descendens, *descending genicular artery* →大腿動脈

下甲状結節 Tuberculum thyroideum inferius, *inferior tubercle*, Kleine Höcker am unteren Ende der Linea obliqua →甲状軟骨，喉頭，喉頭軟骨

下甲状切痕 Incisura thyroidea inferior, *inferior thyroid notch*, medianer Einschnitt am Unterrand des Schild knorpels →甲状軟骨，喉頭，喉頭軟骨

下甲状腺静脈 Vena thyr[e]oidea inferior, *inferior thyroid vein* →上大静脈

下甲状腺動脈 Arteria thyr[e]oidea inferior, *inferior thyroid artery*, kaudale Schilddrüsenarterie →鎖骨下動脈

下項線 Linea nuchae inferior, *inferior nuchal line* →後頭骨

下行前〔上葉〕動脈（A^3） Ramus anterior descendens, *descending branch of anterior segmental artery*, Ast zum unteren Teil des Vordersegment →肺区域

下行大動脈 Aorta descendens, *descending aorta*, absteigende Aorta

およそ第4胸椎体の下縁の高さ，または動脈管（索）の付着部の高さで大動脈弓からつづいておこり，始め脊柱の左側で食道の後外側に接して下行するが，漸次脊柱の前面で食道の背側に位置するようになる．胸管とともに横隔膜の大動脈裂孔を通過し，腰椎の前面では下大静脈の左側を下行し，第4腰椎の高さで左右の総腸骨動脈*に分かれておわる．横隔膜より上方の部分を胸大動脈*，それより下方を腹大動脈*という． （河西）

下後腸骨棘 Spina iliaca posterior inferior, *posterior inferior iliac spine*, unterer hinterer Darmbeinstachel →腸骨

下喉頭静脈 Vena laryngea inferior, *inferior*

laryngeal vein →上大静脈

下喉頭神経 Nervus laryngeus inferior, *inferior laryngeal nerve*, Nervus laryngeus inferior →迷走神経

下喉頭動脈 Arteria laryngea inferior, *inferior laryngeal artery* →鎖骨下動脈

籠細胞 *basket cell*, Korbzelle →筋上皮

下鼓室動脈 Arteria tympanica inferior →外頸動脈

下骨盤隔膜筋膜 Fascia diaphragmatis pelvis inferior, *inferior fascia of the pelvic diaphragm* →骨盤隔膜

下　根 Radix inferior, *inferior root*, Radix inferior →内耳神経

下肢骨 Ossa membri inferioris, *bones of the lower limb*, Knochen der unteren Gliedmaße (od. Extremität)

上肢骨に比べて強大で丈夫であるが，運動の自由さで劣る．下肢骨は胴骨と連結し，運動性が制約されている下肢帯*と，下肢帯に連結する自由下肢骨*に分けられる．

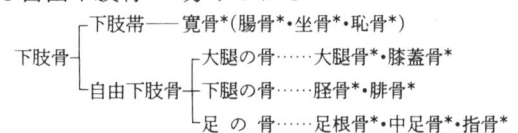

下肢骨 ┬ 下肢帯──寛骨*(腸骨*・坐骨*・恥骨*)
　　　 │ 　　　　 ┌ 大腿の骨……大腿骨*・膝蓋骨*
　　　 └ 自由下肢骨┤ 下腿の骨……脛骨*・腓骨*
　　　 　　　　　　└ 足の骨………足根骨*・中足骨*・指骨*

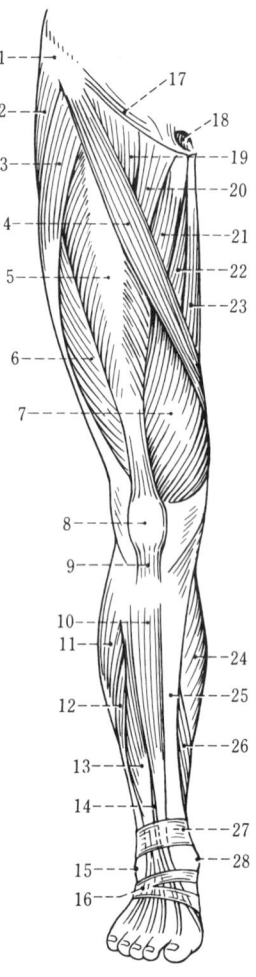

1.上前腸骨棘，2.中殿筋，3.大腿筋膜張筋，4.縫工筋，5.大腿直筋，6.外側広筋，7.内側広筋，8.膝蓋骨，9.膝蓋靱帯，10.前脛骨筋，11.長腓骨筋，12.短腓骨筋，13.長指伸筋，14.長母指伸筋，15.外果，16.下伸筋支帯，17.鼠径靱帯，18.浅鼠径輪，19.腸腰筋，20.恥骨筋，21.長内転筋，22.大内転筋，23.薄筋，24.腓腹筋，25.脛骨，26.ヒラメ筋，27.上伸筋支帯，28.内果

下肢の筋(右前面，浅層)

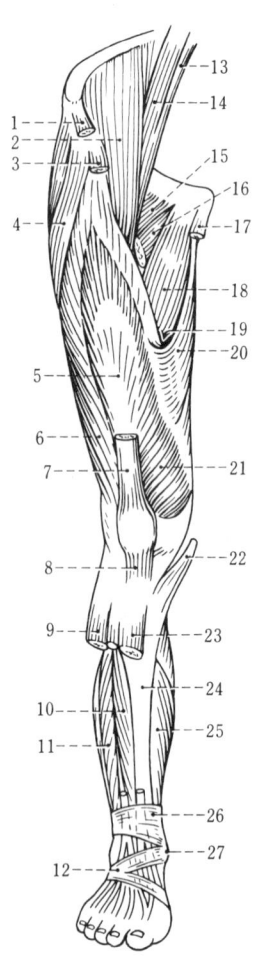

1.縫工筋，2.腸骨筋，3.大腿直筋，4.大腿筋膜張筋，5.中間広筋，6.外側広筋，7.大腿直筋，8.膝蓋靱帯，9.長腓骨筋，10.長母指伸筋，11.短腓骨筋，12.下伸筋支帯，13.長指伸筋，14.大腰筋，15.外閉鎖筋，16.短内転筋，17.恥骨筋，18.長内転筋，19.内転筋管，20.大内転筋，21.内側広筋，22.鵞足，23.前脛骨筋，24.脛骨，25.ヒラメ筋，26.上伸筋支帯，27.内果

下肢の筋(右前面，深層)

(吉岡)

下矢状静脈洞　Sinus sagittalis inferior, *inferior sagittal sinus*, unterer Längsblutleiter　→硬膜静脈洞

下歯神経叢　Plexus dentalis inferior, *inferior dental plexus*, Plexus dentalis inferior　→下顎神経

下歯槽神経　Nervus alveolaris inferior, *inferior alveolar nerve*, Nervus alveolaris inferior　→下顎神経

下歯槽動脈　Arteria alveolaris inferior, *inferior alveolar artery*　→外頚動脈

下肢帯　Cingulum membri inferioris, *pelvic girdle*, Beckengürtel

下肢帯は自由下肢骨*と胴骨との間に介在する骨で、背側部の腸骨*, 腹側部の恥骨*と坐骨*からなる. これら3骨は互いに癒合し、寛骨*を形成する. 寛骨の外面中央部の寛骨臼で大腿骨の大腿骨頭と、後上方部の腸骨耳状面で仙骨の耳状面と関節で連結している. また、左右の寛骨は、恥骨の前下端で線維軟骨によって互いに連結している.
(吉岡)

下肢の筋　Musculi membri inferioris, *muscles of the lower limb*, Muskeln der unteren Extremität　（図・表参照）　(河西)

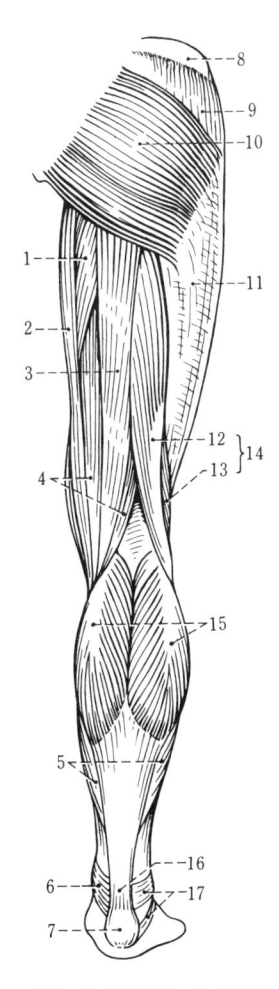

1. 大内転筋, 2. 薄筋, 3. 半腱様筋, 4. 半膜様筋, 5. ヒラメ筋, 6. 屈筋支帯, 7. 踵骨, 8. 腸骨稜, 9. 中殿筋, 10. 大殿筋, 11. 腸脛靱帯, 12. 長頭, 13. 短頭, 14. 大腿二頭筋, 15. 腓腹筋, 16. 踵骨腱（アキレス腱）, 17. 腓骨筋支帯

下肢の筋（右後面, 浅層）

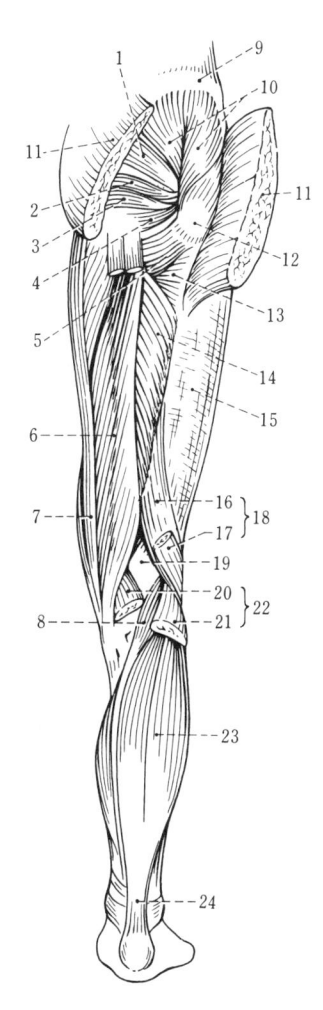

1. 梨状筋, 2. 上双子筋, 3. 内閉鎖筋, 4. 下双子筋, 5. 大腿方形筋, 6. 半膜様筋, 7. 薄筋, 8. 足底筋, 9. 腸骨稜, 10. 中殿筋, 11. 大殿筋, 12. 大転子, 13. (小内転筋), 14. 大内転筋, 15. 腸脛靱帯, 16. 短頭, 17. 長頭, 18. 大腿二頭筋, 19. 膝窩, 20. 内側頭, 21. 外側頭, 22. 腓腹筋, 23. ヒラメ筋, 24. 踵骨腱（アキレス腱）

下肢の筋（右後面, 深層）

〔下肢の筋〕①
1. 下肢帯の筋（骨盤筋）

骨盤前面の筋（内骨盤筋）

筋名	起始	停止	神経支配	作用その他
腸腰筋 M. iliopsoas				股関節をまげる（大腿の前方挙上）. 下肢を固定すれば, 上半身を前にまげる. 小腰筋は約50％で欠如
腸腰筋 M. iliacus	腸骨窩	両筋は鼠径靱帯の下で合して一つの筋となり, 大腿神経とともに筋裂孔を通り, 股関節包の前面から小転子へ	腰神経叢よりの直接枝	
大腰筋 M. psoas major	第12胸椎, 第1〜第4腰椎の椎体側面と椎間円板, および第12肋骨と腰椎の肋骨突起			
小腰筋 M. psoas minor	第12胸椎と第1腰椎の椎体前面	大腰筋の前面に重なり, 下行して腸恥隆起とその付近の腸骨筋膜へ放散		

骨盤後面の筋（外寛骨筋）

筋名	起始	停止	神経支配	作用その他
大殿筋 M. gluteus maximus	腸骨翼の後面で後殿筋線より後方の部分, 仙骨と尾骨の後面, 仙結節靱帯	全体として平行四辺形のような形をして, 外下方に下り, 上部⅔の筋束は腸脛靱帯へ, 下部⅓の筋束は大腿骨の殿筋粗面へ. しかし, より正確には表層の筋束は腸脛靱帯へ, 深層の筋束は殿筋粗面へ	下殿神経	股関節を伸ばす（大腿骨を後方にのばす）. この作用はさらに腸脛靱帯を緊張させて膝関節をのばし, 直立姿勢を保つのに役立つ. 下肢を固定すれば, 上半身を後にそらす.
中殿筋 M. gluteus medius	腸骨翼の後面で前および後殿筋線の間. 腸骨稜	下方に向いた三角形で, その尖端は大転子の外側面へ	上殿神経	大腿を外転する. その前方部のみが働けば, 大腿をまげてかつ内旋. 後部が働けば, 大腿をのばし, かつ外旋. 腸骨稜に接した上部の筋束以外は大殿筋におおわれている.
小殿筋 M. gluteus minimus	腸骨翼の後面で前および下殿筋線の間	三角形に近い形で下方に向いた先端は大転子の前面へ	上殿神経	中殿筋に同じ. 前方の筋束は, 中殿筋と癒合している.
大腿筋膜張筋 M. tensor fasciae latae	上前腸骨棘	前面, 後面を大腿筋膜に包まれ, 中殿筋の前部筋束の前に重なり, 下行して腸脛靱帯へ移行	上殿神経	大腿をまげる. 腸脛靱帯を介して膝関節をのばす. 藤田（1957）によると, この筋の主な作用は大腿の外転である.
梨状筋 M. piriformis	仙骨の前面で第2〜第4前仙骨孔の周辺より	大坐骨孔を通って骨盤の後面に出, 大転子へ	仙骨神経叢の枝	大腿を外旋. そして外転するのにも役立つ. 大坐骨孔を梨状筋上

[下肢の筋]②

				孔と梨状筋下孔に分ける。筋腹は総腓骨神経によってしばしば貫かれる（約30％）．
内閉鎖筋 M. obturatorius internus	骨盤内面で閉鎖孔の周辺と閉鎖膜	筋束は後方に向かって集まり，小坐骨切痕に接してほぼ直角にまがって骨盤の後面に出で，大腿骨転子窩へ	仙骨神経叢の枝	大腿を外旋する．
上双子筋 M. gemellus superior	坐骨棘	梨状筋と内閉鎖筋の間を外側に走って転子窩へ	同上	同上
下双子筋 M. gemellus inferior	坐骨結節	内閉鎖筋の下方を外側に走って転子窩へ	同上	同上
大腿方形筋 M. quadratus femoris	坐骨結節	大転子と転子間稜	同上	大腿の外旋と内転．欠如することもある（3％）．

2. 大腿の筋（Musculi femoris）

大腿前面の筋

筋名	起始	停止	神経支配	作用その他
縫工筋 M. sartorius	上前腸骨棘	脛骨上端部の内側面	大腿神経	大腿を前にまげて，かつ外転する．同時に下腿をまげて内転するので，ちょうどあぐらをかく動作になる．テイラーの筋（Tailor's muscle）ともよばれる．停止は薄筋，半腱様筋とともに鵞足（Pes anserinus）をつくる．
大腿四頭筋 M.quadriceps femoris				
大腿直筋 　M. rectus femoris	下前腸骨棘，寛骨臼の上縁	四筋は筋腹が合して強大な筋となり，大腿前面を下行して膝蓋骨底へつき，さらにこれを介して膝蓋靱帯として下方にのびて脛骨粗面へ．停止腱のうち，膝蓋骨の両側にあるものは内側および外側膝蓋支帯となる（→膝関節）．	大腿神経	膝関節をのばす．膝蓋骨は大腿四頭筋のなかに生じた種子骨である．
外側広筋 　M. vastus lateralis	大転子の基部，粗線の外側唇，外側大腿筋間中隔			
中間広筋 　M. vastus intermedius	大腿骨体の前面と両側面			
内側広筋 　M. vastus medialis	粗線の内側唇			
膝関節筋	大腿骨前面の下部	膝蓋上包	大腿神経	中間広筋の一部と考

〔下肢の筋〕③

筋名	起始	停止	神経支配	作用その他
M.articularis genus				えられる. 関節包を上方に引く.

大腿の内転筋

筋名	起始	停止	神経支配	作用その他
恥骨筋 M. pectineus	恥骨櫛	大腿骨恥骨筋線	大腿神経	大腿を前にまげ, かつ内転. ときに閉鎖神経の支配をも受けることがある(20%).
長内転筋 M. adductor longus	恥骨体の前面で恥骨結節の下方より	外下方に向かって三角形に拡がって大腿骨体の粗線内側唇へ	閉鎖神経（前枝）	大腿内転
短内転筋 M. adductor brevis	恥骨下枝の前面	表層は恥骨筋と長内転筋におおわれて, 下外方に走り大腿骨の粗線内側唇へ	同上	同上
大内転筋 M. adductor magnus	恥骨下枝の前面, 坐骨枝の前面, 坐骨結節	表層の線維は水平に近く走り, 深層のそれは垂直に近く走って, 大腿骨粗線の内側唇へ. 最下部の筋束は腱性になって大腿骨下端の内側上顆へつく.	閉鎖神経（後枝）下部の筋束は脛骨神経	大腿を内転する最も強力な筋である. 恥骨下枝と坐骨枝よりおこる上部の筋束は, 独立していることが多く, これを小内転筋(M. adductor minimus)ということがある. これと大内転筋のその他の部分との境界を第一貫通動脈が走る.
薄筋 M. gracilis	恥骨体および恥骨下枝の前面より	細長い筋で, 大腿の内側を下行し, 脛骨上端部の内側面へ(→鵞足)	閉鎖神経（前枝）	大腿を内転し, 下腿をまげる.
外閉鎖筋 M. obturatorius externus	閉鎖孔周辺の前面と, 閉鎖膜の外面	大腿骨転子窩	閉鎖神経	大腿の外旋と内転. 前面は恥骨筋, 後面は大腿方形筋におおわれる.

大腿後面の筋 (hamstring muscles)

筋名	起始	停止	神経支配	作用その他
大腿二頭筋 M. biceps femoris 長頭 Caput longum 短頭 Caput breve	坐骨結節 大腿骨粗線の外側唇	両頭は合して強い腱となり, 膝窩の上外側縁をつくって腓骨頭へ	長頭は脛骨神経, 短頭は総腓骨神経	膝関節をまげる. 停止腱は lateral hamstring という.
半腱様筋 M. semitendinosus	坐骨結節	脛骨上端部の内側面 (→鵞足)	脛骨神経	膝関節をまげ, 股関節をのばす.

〔下肢の筋〕④

筋名	起始	停止	神経支配	作用その他
半膜様筋 M. semimembranosus	前者の深層で坐骨結節より	脛骨上端の内側顆の後面．一部はここから外上方に反転して，膝関節包の後壁を補強して斜膝窩靱帯に移行する．また一部は膝窩筋膜へ放散	同上	作用は前者に同じ．半腱様筋と合わせて，その停止腱は medial hamstring という．

3. 下腿の筋

下腿前面の筋（伸筋）

筋名	起始	停止	神経支配	作用その他
前脛骨筋 M. tibialis anterior	脛骨外側面の上2/3，下腿骨間膜	停止腱は伸筋支帯の下を経て足背に出て，さらに足の内側縁から足底にまわり，内側楔状骨と第1中足骨底へ	深腓骨神経	足を背側にまげ，かつ内反する．
〔足の〕長母指伸筋 M. extensor hallucis longus	腓骨体の前面の中央1/2と下腿骨間膜	起始部では前脛骨筋と長指伸筋におおわれているが，下行するにつれて両者の間に出て，足背に出て，第1中足骨に沿って前進して，母指の指背腱膜へ移行して，その末節骨底へ	同上	母指を伸ばし，また足を背側にまげる．
長指伸筋 M. extensor digitorum longus	腓骨体の前面の上3/4，前下腿筋間中隔，下腿骨間膜	前脛骨筋の外側に沿って下行して，足背に出て4腱に分かれ，第2〜第5指の指背腱膜に移行してその中節骨と末節骨へ	同上	第2〜第5指を伸ばし，足を背側にまげる．
第3腓骨筋 M. peroneus (fibularis) tertius	長指伸筋の下外側部がこれから分かれたもので，腓骨前面の下1/3と，下腿骨間膜，前下腿筋間中隔	足背に出て，第5中足骨底へ	同上	足の外反と背屈

下腿外側の筋（腓骨筋群）

筋名	起始	停止	神経支配	作用その他
長腓骨筋 M. peroneus (fibularis) longus	腓骨頭，腓骨体の外側面の上2/3，前下腿筋間中隔	腱は外果のうしろを通り，腓骨筋支帯の下を通って踵骨外側面に沿って足底に出て，次いで立方骨下面を前内方に進んで，内側楔状骨と第1中足骨底へ	浅腓骨神経	足を外反し，かつ底屈する．
短腓骨筋 M. peroneus (fibularis) brevis	前者におおわれて，腓骨体外側面の下2/3	外果のうしろを通って第5中足骨底へ	同上	同上

[下肢の筋]⑤

下腿後面の筋（屈筋）——浅層

筋名	起始	停止	神経支配	作用その他
下腿三頭筋 M. triceps surae 腓腹筋 M. gastrocnemius ヒラメ筋 M. soleus	内側頭（Caput mediale）は大腿骨の内側上顆，外側頭（Caput laterale）は大腿骨の外側上顆 腓骨頭と腓骨体の後面，ヒラメ筋腱弓，および脛骨のヒラメ筋線	両筋は合して強大な腱となり，踵骨隆起へ。この腱を踵骨腱またはアキレス腱 Tendo calcaneus (Tendo Achillis) という．	脛骨神経	足を底側にまげ，かつわずかに内反する．また踵を挙げる．ゆえに歩行時に重要．膝をまげる作用もある（腓腹筋）．ヒラメ筋の起始は腓骨と脛骨の後面の間で腱弓をつくる．これをヒラメ筋腱弓 (Arcus tendineus musculi solei) といい，この深層を膝窩動静脈と脛骨神経が通る．
足底筋 M. plantaris	腓腹筋外側頭の上方で，大腿骨外側上顆，および膝関節包	筋腹は短く，すぐに細長い腱となり，腓腹筋とヒラメ筋の間をその内側縁に近く下行して，踵骨腱の内側縁に癒合	同上	欠如することも多い（約10%）．この筋はもともと足指に対する Flexor digitorum として発達したものが，踵骨の発達によって足底から分離したと考えられている．
膝窩筋 M. popliteus	大腿骨外側上顆．一部は膝関節の後面で外側半月より	膝関節包の後面に接して内下方に走り，脛骨体後面の上端部へ	同上（支配神経は筋の下縁から入る．）	膝窩の底を作る．下腿をまげ，かつ内旋．

下腿後面の筋（屈筋）——深層

筋名	起始	停止	神経支配	作用その他
後脛骨筋 M. tibialis posterior	長母指屈筋と長指屈筋の間で，その深層にあり，下腿骨間膜の後面上半部より	下行するにつれて長指屈筋の腱の下を通ってこれと交叉し，内果の後方で屈筋支帯の深層を通り，前進して足の内側縁で舟状骨，内側楔状骨などへ	脛骨神経	足を底側へまげ，かつ内反する．
長指屈筋 M. flexor digitorum longus	脛骨体後面でヒラメ筋線の下方より	内果の後下方を屈筋支帯におおわれて通って足底に出て，ここで長母指屈筋の腱の表層を通ってこれと交叉し，4腱に分かれて第2～第5指の末節骨底へ	同上	足指をまげる．足を底側へまげる．

〔下肢の筋〕⑥

筋名	起始	停止	神経支配	作用その他
〔足の〕長母指屈筋 M. flexor hallucis longus	腓骨体後面の下2/3より．後下腿筋間中隔	内果の後方を屈筋支帯におおわれて通って足底に出て，長指屈筋の深層でそれと交叉し，母指の末節骨底へ	脛骨神経	母指をまげる．足を底側へまげる．

4. 足の筋 (Musculi pedis)

足背の筋（伸筋）

筋名	起始	停止	神経支配	作用その他
〔足の〕短母指伸筋 M. extensor hallucis brevis	踵骨上面より	前内方へ進んで母指の基節骨底	深腓骨神経	母指を伸ばす．
短指伸筋 M. extensor digitorum brevis	前者の外側に接して，踵骨の上面より	3腱に分かれて第2～第4指の長指伸筋の腱に合する．	同上	足指をのばす．通常は，第5指へは腱を出さないが，少数ではこれから出ることもある(8%)．

足底の筋——母指球の筋

筋名	起始	停止	神経支配	作用その他
母指外転筋 M. abductor hallucis	踵骨隆起の内側部，屈筋支帯，足底腱膜，およびこれに接する内側筋間中隔	短母指屈筋の内側頭と合して母指の基節骨底の外側部へ	内側足底神経	母指の底屈と外転．停止に近く種子骨を含む．
〔足の〕短母指屈筋 M. flexor hallucis brevis	楔状骨，長足底靱帯，内側筋間中隔	表層に重なる長母指屈筋の腱によって凹みを生じ，次に二分して，内側頭は母指外転筋とともに内側種子骨を介して，母指の基節骨底の内側部へ．外側頭は母指内転筋とともに外側種子骨を介して，母指の基節骨底の外側部へ	同上	母指の基節をまげる．
〔足の〕母指内転筋 M. adductor hallucis 斜頭 Caput obliquum 横頭 Caput transversum	長足底靱帯の前端部，長腓骨筋腱の周辺部より 第2～第5中足指節関節の関節包およびその靱帯より	両頭は合して短母指屈筋の外側頭とともに母指の基節骨底の外側部へ	外側足底神経	母指の内転（第2指に近づける）．斜頭の作用はむしろ短母指屈筋に近い．

足底の筋——小指球筋

筋名	起始	停止	神経支配	作用その他
〔足の〕小指外転筋	踵骨隆起の外側部，外側筋間中隔	表層は強い腱膜でおおわれながら，筋腹は第	外側足底神経	小指を外側と底側にまげる．

〔下肢の筋〕⑦

筋名	起始	停止	神経支配	作用その他
M. abductor digiti minimi		5中足骨底で扁平な腱となり，第5指の基節骨底へ		
〔足の〕短小指屈筋 M. flexor digiti minimi brevis	長足底靱帯，ことに長腓骨筋腱の周辺．第5中足骨底	前筋の内側で第5指の基節骨底へ	同上	小指の基節をまげる．骨間筋と排列は似ている．
〔足の〕小指対立筋 M. opponens digiti minimi	（前筋の一部で第5中足骨体につく深部の筋束をいう）	同上		この筋名は正式学名にはない．前者の一部とみなされる．また足の小指に対立という機能はない．

中足筋

筋名	起始	停止	神経支配	作用その他
短指屈筋 M. flexor digitorum brevis	足底腱膜におおわれてその深層の面と踵骨隆起	前進するにつれて足底腱膜よりはなれ，4腱に分かれて，長指屈筋の腱とともに共通の線維鞘に入り，二分して長指屈筋のための裂孔をつくったのち，第2～第5指の中節骨底へ	内側足底神経	第2～第5指の中節をまげる．
足底方形筋 M. quadratus plantae	前筋の深層にあり，2頭性に踵骨隆起より．2頭の間隙に長足底靱帯が露出する．	前進して長指屈筋の腱へ	外側足底神経	長指屈筋の有する斜め方向の指の底屈に対して，これをかかとに向けて矯正する．M. flexor accessorius ともいう．
〔足の〕虫様筋 Mm. lumbricales	第2～第5指に対する4筋よりなり，いずれも長指屈筋の腱よりおこる．第2指に対する虫様筋はそれに相当する長指屈筋腱の母指側よりおこり，第3～第5指に対するものはそれぞれの長指屈筋腱の対向面より2頭性におこる．	それぞれの指の母指側をまわって，基節骨底と指背腱膜	第2指への虫様筋は内側足底神経，他は外側足底神経	それぞれの指の基節をまげる．指の内転・外転の働きは疑問．
〔足の〕背側骨間筋 Mm. interossei dorsales	4個あって，2頭性に第1～第5中足骨体の対向面よりおこる．	第1背側骨間筋は，第2指の内側で，また第2～第4背側骨間筋は第2～第4指の外側で基節骨底へ	同上	第3指と第4指を第2指より遠ざけ，かつ第2指を左右へ倒す（外転）．底側，背側骨間筋とも，その作用は手の場合と違って，第2指を中心にして行われる．足の場合，骨間筋の主な作用は，むしろ

〔下肢の筋〕⑧

				虫様筋とともに第2～第5指の基節をまげる. 足の骨間筋は指背腱膜に加わらない. 深横中足靱帯に対して, 虫様筋はその表層(下)を, 骨間筋はその深層(上)を通る.
底側骨間筋 Mm. interossei plantares	3個あって, 第3～第5中足骨体の内側面より1頭性におこる.	第3～第5基節骨底の内側部へ	外側足底神経	第3～第5指を第2指に近づける(内転). また基節をまげる.

下斜筋 Musculus obliquus inferior, *inferior oblique muscle*, Musculus obliquus inferior →眼筋

下尺側側副動脈 Arterial collateralis ulnaris inferior, *inferior ulnar collateral artery*, distale ulnare Nebenschlagader →上腕動脈

下縦舌筋 Musculus longitudinalis inferior, *inferior longitudinal muscle*, tiefer Langmuskel der Zunge →舌筋

下縦束 Fasciculus longitudinalis inferior, *inferior longitudinal fosciculus*, unteres Längsbündel →連合神経路〔線維〕

下十二指腸陥凹 Recessus duodenalis inferior, *inferior duodenal recess* →腹膜

下十二指腸曲 Flexura duodeni inferior, *inferior flexure of duodenum* →十二指腸

下十二指腸ヒダ Plica duodenalis inferior, *inferior duodenal fold* →腹膜

顆状関節 Articulatio condylaris P.N.A. (A. condyloidea), *condyloid joint* B.R. (*condylar j., condylar throsis*), Condylarthrose, condylarthrose (仏)

(1) 英仏では古くから楕円関節(→関節)とほぼ同義によく使われた. P.N.A. 1955, 1977も同義としている. (2) 形態上は球関節*であるが, 靱帯や筋によって制限されるため2軸性の運動(→関節運動)を行う関節(中手指節関節*など). (3) 二顆関節(→関節)と同義に使われることもある.

B.R. 1933, P.N.A. 1961, 1969ではArticulatio ellipsoideaと別義に扱われたが, その定義は明らかではない. 独ではあまり使われない.
　　　　　　　　　　　　　　　　　(大内)

顆上突起 Proccessus supracondylaris, Proccessus supracondylaris →上腕骨

下小脳脚 Pedunculus cerebellaris inferior, *inferior cerebellar peduncle*, unterer Kleinhirnstiel →小脳脚

下小脳静脈 Venae cerebelli inferiores, *inferior cerebellar veins* →大脳静脈

渦静脈 Venae vorticosae, *vorticose vein* →上眼動脈

渦状紋 Spirula, Vortex, *whirl*, Wirbel
指紋*, あるいは広く皮膚理紋の一型で渦巻型を呈するものをいう.
　　　　　　　　　　　　　　　　　(山内)

下歯列弓 Arcus dentalis inferior, *lower dental arch*, unterer Zanbogen →歯

下唇 Labium inferius, *lower lip*, die untere Lippe →口腔, 口腔粘膜, 口腔腺

下唇下制筋 Musculus depressor labii inferioris, *depressor labii inferioris*, Viereckmuskel der Untenlippe →表情筋

下伸筋支帯(足の) Retinaculum musculorum extensorum inferius, *inferior extensor retinaculum of the leg*

距腿関節の前面にあるY字状の靱帯で, 足背筋膜の近位部が肥厚してつくる. これに外側脚と上内側脚, および下内側脚を区別する. 外側脚は踵骨の前外側面よりおこり, 2葉に分かれてその間に長指伸筋と第3腓骨筋の腱を包んだのち, これらの内側で再び合する(ワナ靱帯 Ligamentum fundiforme, INA). このあと線維束は二分して, 上内側脚は上内方に走って内果につき, その下を長母指伸筋腱と足背の動静脈神経が通る. 前脛骨筋の腱は, この脚の表層を通るが, 上内側脚の一部の線維束はこの筋の前面をおおう. 下内側脚は最も弱く, 内下方に走って足底腱膜の内側縁につき, 長母指伸筋と前脛骨筋の腱をおおう. ときに外果からおこる上外側脚がみられることがあり, このときは全体

として十字形を呈する（十字靱帯 Ligamentum cruciforme, INA）． （河西）

下神経幹 Truncus inferior, *lower trunk*, Truncus inferior →腕神経叢

下神経節 Ganglion inferius, *inferior ganglion*, Ganglion inferius →迷走神経

下唇小帯 Frenulum labi inferioris, *frenulum of the lower lip*, Frenulum labi inferioris →口腔粘膜

下唇静脈 Venae labiales inferiores, *inferior labial vein* →内頸静脈

下唇動脈 Arteria labialis inferior, *inferior labial artery* →外頸動脈

下膵十二指腸動脈 Arteriae pancreaticoduodenales inferiores, *inferior pancreaticoduodenal arteries* →上腸間膜動脈

下垂体 Hypophysis (Glandula pituitaria), *pituitary gland*, Hypophyse

間脳*の視床下部*から下方に突出し，蝶形骨*のトルコ鞍の中に位置する無対の小器官で，大きさは前後径約1cm，左右径1～1.5cm，上下径約0.5cmで，重さは男性約0.5g，女性ではそれよりやや重い．このような小さい器官であるが，10種類近くのホルモンを分泌し，全身のいろいろな器官の働きを調節している．下垂体は2種のまったく異なった由来をもつ組織が結合してできたもので，腺性下垂体（Adenohypophysis）と神経性下垂体（Neurohypophysis）とよばれる．前者は胎児の咽頭上壁が上方に膨出したRathke囊から生じ，後者は第三脳室*の底部である漏斗（Infundibulum）が下方にのびて生じたものであり，両者は緊密に結合している．一般に腺性下垂体を前葉，神経性下垂体を後葉とよんでいるが，厳密に分類すると次のようになる．

腺性下垂体 ｛ 主　部 (pars distalis) 〔前葉〕
　　　　　　隆起部 (pars tuberalis) 〔隆起葉〕
　　　　　　中間部 (pars intermedia) 〔中間葉〕

神経性下垂体 ｛ 神経部 (pars nervosa) 〔後葉〕
　　　　　　　＝漏斗突起 (infundibular process)
　　　　　　　漏斗柄 (infundibular stalk)
　　　　　　　正中隆起 (median eminence)
　　　　　　　＝漏斗 (infundibulum)

英語で書かれた本では，中間部と神経部を合せて後葉としているものが多いが，これは発生学や組織学的構造を無視して，ただ中間部が神経部に密接しているという肉眼的関係だけから名づけられたものであって，適当ではない．わが国やドイツでは中間部と後葉は別にしている．鳥類や，哺乳類の中でもゾウやクジラなどの大動物では中間部がない．ヒトも中間部の大きさは小さいが，ラットやマウス，とくにマウスは中間部が大きい．ラットやマウスでは中間部と前葉の間にRathke囊の遺残腔があって，両者をへだてている．

後葉は神経組織からなるが，神経細胞体を含まず，神経膠細胞の一種である後葉細胞（pituicyteまたはpituitocyte）をふくむのみである．その大部分は視床下部の視索上核および室傍核から伸びてきた神経線維とその終末で，多量の神経分泌物（neurosecretion）をふくむ．血管は豊富である（→視床下部下垂体路）．

中間部の組織構成は動物によって異なるが，ヒトでは少数の沪胞（あるいは囊胞 cyst）を有し，細胞としてはその沪胞上皮のみであるが，ラットなどは重層立方上皮様に配列する多角形の腺細胞が密につまっており，時として囊胞をみるが，血管に乏しい．

隆起部は漏斗柄をとり囲む上皮で，通常2～3層の細胞からなり，大多数は分泌果粒*をもたない色素嫌性細胞であるが，少数の塩基好性細胞をふくみ，主部（前葉）の細胞と同種のものが何種類かあると報告されている．

前葉（主部）には数種の異なった内分泌細胞があり，それについては別項にのべる．腺細胞のほか，果粒をもたない，おそらく非分泌性と思われる沪胞星状細胞（folliculostellate cell）（色素嫌性細胞に対応する）があり，前葉は毛細血管に富んでいて，その内腔が広く洞様毛細血管（sinusoid）とよばれる．これは下垂体門脈系血管の連続である（→下垂体血管）．

下垂体のホルモンは，前葉から成長ホルモン（GH），乳腺刺激ホルモン（プロラクチン）（P-RL），甲状腺刺激ホルモン（TSH），性腺刺激ホルモン（ゴナドトロピン）（これは卵胞刺激ホルモン（FSH）と黄体形成ホルモン（LH）に分けられる），副腎皮質刺激ホルモン（ACTH）が分泌され，中間部からメラニン細胞刺激ホルモン（MSH）（ヒトでは前葉から分泌される），後葉から抗利尿ホルモン（vasopressin）と子宮収縮ホルモン（oxytocin）が分泌される．（→下垂体前葉ホルモン産生細胞） （黒住）

下垂体窩 Fossa hypophysialis, *hypophysial fossa* →体（蝶形骨の）

下垂体-間脳系 *hypothalamo-hypophyseal system*, Hypophysen zwischenhirn system →下

垂体血管

下垂体血管 Vasa sanguinea hypophysis, *blood vessels of hypophysis*, Hypophysenblutgefäße

下垂体に分布する動脈は下下垂体動脈（Arteria inferior hypophysis）と上下垂体動脈（Arteria superior hypophysis）があり，ともに内頸動脈からはじまる．後者は後交通動脈からもおこる．前者は主として後葉に枝を送り，さらに少数が前葉に入る．上下垂体動脈は数本あり視床下部の正中隆起に入って多数のループ状の毛細血管となって，正中隆起の外層に達する．この血管の壁には視床下部のいろいろなところからきた神経の末端がきており，前葉ホルモンの放出を促進あるいは抑制する物質（RHとIH）を血管内に放出する（下垂体－間脳系）．この血液は数本の静脈となって下方に流れ，下垂体前葉に入ると多数の洞様毛細血管に分かれて，腺細胞の間を流れる．この血管を下垂体門脈系（hypophyseal portal system）と名づける．この血管は視床下部で造られた「前葉ホルモンの放出ホルモンまたは抑制ホルモン」を効率的に前葉にそそぐのに役立っている．

下垂体の静脈血は高濃度の下垂体ホルモンを含み，被膜の血管層からトルコ鞍隔膜を通って付近の硬膜静脈洞に流入する．（→下垂体）

（黒住）

下錐体静脈洞 Sinus petrosus inferior, untere Felsenblutleiter →硬膜静脈洞

下垂体前葉ホルモン産生細胞 Cellulae adenohypophyseales, *anterior pituitary hormone-producing cells*, Adenohypophysenzellen

下垂体前葉は6種のホルモンが分泌されている．これらは一般にそれぞれ別種の細胞から分泌されていると考えられており，1細胞1ホルモン説という．しかしこれにも例外があって，性腺刺激ホルモン（ゴナドトロピン）産生細胞と副腎皮質刺激ホルモン産生細胞については，なお未解決の問題が多数ある．

光顕で下垂体前葉を観察するための染色の結果，前葉細胞は酸好性細胞（acidophils），塩基好性細胞（basophils）と色素嫌性細胞（chromophobes）に分けられる．これはそれぞれの細胞に含まれている分泌果粒*の染まり方によるもので，ホルモンの化学構造とある程度関係がある．単純蛋白である成長ホルモン（GH）とプロラクチン（PRL）を分泌する細胞は酸好性である．これに対して糖蛋白であるゴナドトロピン（FSHとLH）および甲状腺刺激ホルモン（TSH）は塩基好性細胞から分泌される．副腎皮質刺激ホルモン（ACTH）の産生細胞は色素嫌性であるといわれていたが，最近はACTHの前駆体は糖蛋白であって，ACTH産生細胞は塩基好性であるといわれる．

電顕的には主として分泌果粒の大きさと形によって細胞の種類が同定される．各細胞の機能については，ホルモンの局在を組織切片の上で同定するために，光顕および電顕レベルの免疫組織化学（酵素抗体法）が広く行われている．GH細胞は直径350 nmくらいの球形果粒を多数ふくんでおり，PRL細胞の果粒は楕円形または不規則な形をなし，直径500〜700 nmに達する．これに対し塩基好性細胞の果粒は一般に小さい．TSH細胞の果粒は150〜200 nmで，一般に星状の輪郭をなす細胞である．ACTH細胞も不規則な星状で多くの突起を出し，果粒は約200 nmでしばしば細胞周辺に多い．固定法によっては有芯小胞状の果粒もあり，果粒の電子密度に差が著明である．ゴナドトロピン産生細胞には，2種類あるいは3種類あるという説がある．FSHとLHは同じ細胞から分泌している可能性があるが，別種の細胞が存在するかもしれない．代表的なゴナドトロピン細胞は2種の分泌果粒（約200 nmと約700 nm）を有し，球状の大きな細胞で毛細血管に接する．（→下垂体）

（黒住）

下錐体洞溝 Sulcus sinus petrosi inferioris, *sulcus for inferior petrosal sinus* →後頭骨，錐体

下垂体軟骨 Cartilago hypophysialis, *hypophyseal cartilage*, Hypophysenknorpel →軟骨頭蓋

下垂体嚢 Sacculus hypophysealis, *hypophyseal pouch*, Hypophysentasche

Hypophysisはギリシャ語のhypo（下・下方）＋phyein（発育・発達する）に由来する．

ラトケ嚢ともいわれ，腺下垂体（Adenohypophysis）または前葉（Lobus anterior）の原基である．胎生第4週ごろ，口咽頭膜*が完全に吸収される前に，口咽頭膜の直前の口窩上壁に外胚葉の小陥凹が出現する．この部分では脳外胚葉と口窩の外胚葉が接しているため，周囲組織の発育・膨隆により陥凹が深くなり，憩室状となって間脳底の方へ伸び，上方が前後に扁平な嚢状の下垂体嚢となる．この間に下垂体軟骨の形成に伴い下垂体嚢と口腔上皮との連絡が断た

れる．下垂体嚢の前壁は増殖肥厚し，末端部 (Pars distalis) に，前壁の上方の一部が漏斗茎に沿って増殖し，漏斗茎 (infundibular stalk, Hypophysenstiel) の回りの漏斗部 (Pars infundibularis, 隆起部 Pars tuberalis) になる．漏斗に接する下垂体嚢の後壁は，発達が悪くて細胞が薄く，間脳底由来の神経下垂体 (Neurohypophysis) または後葉 (Lobus posterior) に密着して境界が不明瞭な中間部 (Pars intermedia) となる．嚢の内腔は裂隙状で（下垂体腔, Lumen residuale, residual lumen, Hypophysenhöhle), この腔は幼児ではみられるが成人では消失する．嚢の内腔は裂隙状で成人では消失するが，中間部の濾胞として残る（下垂体腔 Lumen residuale, residual lumen, Hypophysenhöhle). 下垂体軟骨の形成に伴い第8週ごろまでに，下垂体嚢と口腔上皮との連絡が断たれる．ときにこの一部が咽頭壁に咽頭部 (Pars pharyngea, pharyngeal hypophysis, Rachendachhypophyse) として残ることがある．　　　　　　　（吉岡）

下垂体門脈 Vasa portalia hypophysis, *hypophyseal portal system*, Hypophysenpfortadergefäße →下垂体血管

下膵動脈 Arteria pancreatica inferior, *inferior pancreatic artery* →腹腔動脈

下髄帆 Velum medullare inferius, *inferior medullary velum*, unteres Marksegel →第四脳室

下精巣上体間膜 Ligamentum epididymidis inferius →精巣鞘膜

下舌区 (S⁵) Segmentum lingulare inferius, *inferior segment*, unteres Lingularsegment →肺区域

下舌枝 (A⁵) Ramus lingularis inferior, *inferior lingular artery*, Ast zum unteren Lingularsegment →肺区域

下舌枝 (B⁵) Bronchus lingularis inferior, *inferior lingular segmental bronchus*, Bronchus für das unteres Lingularsegment →気管

下舌枝 (V⁵) Pars inferior, *inferior lingular vein*, Zweig vom unteren Lingularsegment →肺区域

下前区動脈 Arteria segmenti anterioris inferioris, *anterior inferior segmental artery*, Arteria segmenti anterioris inferioris →腎臓の血管，腎動脈

下前腸骨棘 Spina iliaca anterior inferior, *anterior inferior iliac spine*, unterer vorderer Darmbeinstachel →腸骨

下双子筋 Musculus gemellus inferior, *gemellus inferior*, unterer Zwillingsmuskel →下肢の筋

仮足 Pseudopodia, *pseudopodia*, Pseudopodien →細胞の突起

鵞足 Pes anserinus, Gänzefuß

脛骨*の上端部に近く，脛骨粗面の内側部において縫工筋，薄筋，半腱様筋がこの順序に上下に排列して作る共同の停止腱をいう．鳥のみずかき状に扇形に拡がって，骨膜に移行する．P.N.A.にはこの学名はない．　　　　（河西）

下側頭回 Gyrus temporalis inferior, *inferior temporal gyrus*, Gyrus temporalis inferior (untere Schläfenwindung) →側頭葉

下側頭溝 Sulcus temporalis inferior, *inferior temporal sulcus*, Sulcus temporalis inferior →側頭葉

下側頭線 Linea temporalis inferior, *inferior temporal line* →頭頂骨

鵞足包 Bursa anserina →滑液包

下腿筋膜 Fascia cruris, *deep fascia of the leg*

下腿の筋の全面をおおう筋膜で，上方は膝蓋骨，脛骨の内側顆・外側顆，膝蓋靱帯を介して大腿筋膜*へつづき，下方は内果・外果につくほか，上伸筋支帯*，屈筋支帯*，上腓骨筋支帯*に移行する．下腿の中央では脛骨体の内側面と癒着している．また下腿の後面では，大腿筋膜とともに膝窩筋膜 (Fascia poplitea) をつくる．下腿の外側面では，下腿筋膜の深層から腓骨体の前縁と後縁に向かって筋間中隔を出す．このうち，前下腿筋中隔は，腓骨筋群と下腿伸筋群を境し，後下腿筋間中隔は，腓骨筋群と下腿屈筋群との境界をつくる．　　　　　（河西）

下腿骨間神経 Nervus interosseus cruris, *interosseous nerve of leg*, Nervus interosseus cruris →坐骨神経

下腿骨間膜 Membrana interossea cruris, *interosseous membrane*, Zwischenknochenhaut des Unterschenkels

脛骨体と腓骨体の骨間縁の間に張る線維性の薄膜で，線維の走行は多くは下外方へ向かう．上端部は脛腓関節との間に小孔をつくり，前脛骨動静脈の通路となる．下方には脛腓靱帯結合*の骨間靱帯へつづく．前面，後面は筋の起始部となる．　　　　　　　　　　　（河西）

下腿三頭筋 Musculus triceps surae, *triceps*

surae, Drillingsmuskel der Wade →下肢の筋

下大静脈　Vena cava inferior, *inferior vena cava*, kaudale Hohlader

後腹壁の一部を除く下半身（横隔膜より下方）の血液を集める本幹で，第5腰椎体の右側で左右の総腸骨静脈の合流によって生ずる．このあと脊柱に沿って大動脈の右側を上行，肝臓の後面をこれに接して通過し，横隔膜の大静脈孔を貫いて胸腔に入り，ただちに右心房にそそぐ．下大静脈に流入する枝は次の通り．

(1) 総腸骨静脈*

(2) 下横隔静脈：　同名動脈に伴行して，横隔膜の下面に沿って走り，右はそのまま下大静脈へそそぎ，左ではしばしば左腎静脈，または左副腎静脈へそそぐ．

(3)〔第3・第4〕腰静脈：　左右4対の腰静脈のうち，第1と第2腰静脈は上行腰静脈によって右は奇静脈，左は半奇静脈にそそぐが，第3と第4腰静脈はそのまま椎体の側面を腹側に走って左右とも下大静脈にそそぐ．ただしこの流入形式には変異が多い．（→奇静脈）

(4) 肝静脈：　肝小葉の中心静脈に由来する静脈は，次いで肝内で小葉間結合組織の中を走る小葉下静脈（sublobular vein）となり，これらが集って通常3本の太い肝静脈となる．これを右肝静脈，中肝静脈，左肝静脈という．これら3本はそれぞれ独立して別々に肝臓の後面で下大静脈にそそぐが，通常は左肝静脈と中肝静脈は合して1本となって下大静脈にそそぐことが多い．右肝静脈は右葉よりの血液を集め，左肝静脈は左葉より，また中肝静脈は主として方形葉より血液を集める．なお尾状葉からの血液は独立して下大静脈へ，あるいはまた右または左肝静脈にそそぐ．なおこの項についてはHollinshead's textbook of Anatomyに詳しい．また肝臓の右葉，左葉についての定義の違いにも注意のこと．ここでは従来からの解剖学的定義に従った．

(5) 腎静脈：　左右とも腎動脈の腹側にあり，ほぼ同じ高さで下大静脈にそそぐ．左は右よりも長く，大動脈の前を横切る．右側は通常，右腎のみより血液を集めるが，左の腎静脈には，左側から上位腰静脈，上行腰静脈，下横隔静脈と副腎静脈の共同幹，および精巣（♂）または卵巣（♀）静脈などがそそぐことが多い．

枝：

(i) 左副腎（腎上体）静脈：副腎の門から1本の副腎静脈が出る．多くは左下横隔静脈

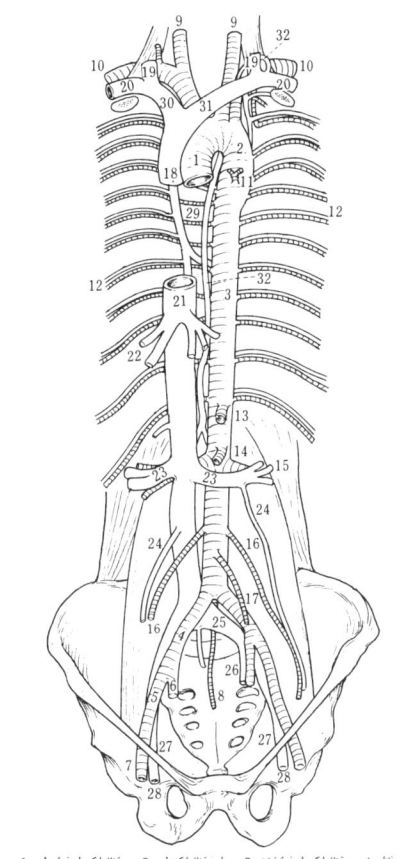

1. 上行大動脈，2. 大動脈弓，3. 下行大動脈，4. 総腸骨動脈，5. 外腸骨動脈，6. 内腸骨動脈，7. 大腿動脈，8. 正中仙骨動脈，9. 総頚動脈，10. 鎖骨下動脈，11. 気管支動脈，12. 肋間動静脈，13. 腹腔動脈，14. 上腸間膜動脈，15. 腎動脈，16. 精巣（卵巣）動脈，17. 下腸間膜動脈，18. 上大静脈，19. 内頚静脈，20. 鎖骨下静脈，21. 下大静脈，22. 肝静脈，23. 腎静脈，24. 精巣（卵巣）静脈，25. 総腸骨静脈，26. 内腸骨静脈，27. 外腸骨静脈，28. 大腿静脈，29. 奇静脈，30. 右腕頭静脈，31. 左腕頭静脈，32. 胸管

大動脈と大静脈（下大静脈）

がこれに合して，下行して左腎静脈にそそぐ．

(ii) 左精巣静脈：精巣，精巣上体より出た多くの小静脈は精索の表面で蔓状静脈叢をつくり，これから出た数本の静脈は鼠径管を経て腹腔に入り，同名動脈の両側に沿って腹膜におおわれながら上行して，結局は1本になって左腎静脈にそそぐ．

(iii) 左卵巣静脈：男性の精巣静脈に相当する．卵巣門より出た数条の静脈は，卵巣提索を経て同名動脈に伴行して後腹壁を腹膜におおわれて上行して，左腎静脈へそそぐ．

(6) 右副腎（腎上体）静脈：　左側と同様に1本の副腎静脈が副腎門より出るが，他の静脈に合することなく，ただちに下大静脈にそそ

ぐ．

(7) 右精巣静脈： 左側と同様の経過をとって後腹壁を上行し，右腎静脈のやや下方で下大静脈にそそぐ．

(8) 右卵巣静脈： 男性の右精巣静脈と同様，下大静脈にそそぐ．

(9) 蔓状静脈叢： 精巣および精巣上体より出た精巣静脈が陰嚢の内部で同名動脈と精管のまわりにつくる静脈叢．これから出た数本の静脈は上行して鼠径管から腹腔に入り，精巣静脈となって，右は直接に下大静脈に，左は左腎静脈にそそぐ．　　　　　　　　　　（河西）

下大静脈の発生 *development of inferior vena cava*

下大静脈は発生の上で(1)肝部（hepatic segment），(2)腎前部（prerenal segment），(3)腎部（renal segment），(4)主上静脈部（supracardinal segment）からなる．

肝部は右主下静脈の頭側部と，おそらく右卵黄静脈を結んで〔心〕静脈洞に入る血管として生ずる．この血管には，後主静脈と主下静脈*の間の吻合，および左右の主下静脈間の交通枝を通じて後主静脈の血液が流入し，急速に太くなる．その結果，肝の背面で肝から分離し，肝輸出静脈を受けて下大静脈の頭側部をつくる．腎前部は肝部につづく右主下静脈の部である．

腎部は左右の主下静脈間の交通枝（大動脈の腹側を通る）に由来する部で，それから尾方に伸びる右主上静脈尾側部との交通枝を含む．

主上静脈部は，右主上静脈の尾側部が両側下肢および骨盤の静脈を受けて太くなったもので，右主下静脈との吻合より頭側の部とは分離する．しかし，この主上静脈部は，左右主上静脈の内方に別に生ずる仙主静脈（sacrocardinal vein）の右側のものに由来するという考えもある．この考え方では，この部は仙主静脈部とよび，左右の仙主静脈間を横に連ねる吻合が左総腸骨静脈になるという．（→主静脈）　　（森）

下大静脈口 Ostium venae cavae inferioris, *orifice of inferior vena cava* →心臓

下大静脈弁 Valvula venae cavae inferioris (Eustachii), *valve of inferior vena cava*, Klappe der unteren Hohlvene →静脈洞

下大脳静脈 Venae cerebri inferiores, *inferior cerebral veins* →大脳静脈

下腸間膜静脈 Vena mesenterica inferior, *inferior mesenteric vein*, untere Gekröseblutader (Gekrösevene) →門脈

下腸間膜動脈 Arteria mesenterica inferior, *inferior mesenteric artery*, kaudale Gekrösearterie

主として肛門側の大腸に血液を供給する動脈であり，十二指腸水平部の下方で腹大動脈*の前面からおこって左下方に走り，後腹壁に癒着した下行結腸間膜内でつぎの3枝に分かれる．

(1) 左結腸動脈： 下行結腸に分布する．その上行枝は中結腸動脈左枝と，また時として下腸間膜静脈に伴行して十二指腸空腸曲の左を通り，副中結腸動脈とそれぞれ吻合する．下行枝はS状結腸動脈と吻合する．

(2) S状結腸動脈： 左結腸動脈および上直腸動脈から数本をもって分岐し，S状結腸に分布する．

(3) 上直腸動脈： 下腸間膜動脈の終枝で，直腸後面を下行したのち，左右2枝に分かれて直腸を抱くように取り囲む．S状結腸動脈および中直腸動脈と交通する．（→上腸間膜動脈）
　　　　　　　　　　　　　　　　　　（佐藤）

下腸間膜動脈神経節 Ganglion mesentericum inferius, *inferior mesenteric ganglion*, Ganglion mesentericum inferius

下腸間膜動脈*の周囲に形成される自律神経叢*（すなわち下腸間膜動脈神経叢）の内部に含まれる神経細胞体の集団をいう．これらの神経細胞体のほとんど大部分は交感神経*節後ニューロンの細胞体である．　　　　（山内）

下腸間膜動脈神経叢 Plexus mesentericus inferior, *inferior mesenteric plexus*, Plexus mesentericus inferior →自律神経叢

下腸間膜〔動脈〕リンパ節 Lymphonodi mesenterici inferiores, *inferior mesenteric nodes*, Dickdarmgekrösknoten →リンパ節

下直筋 Musculus rectus inferior, *inferior rectus muscle*, Musculus rectus inferior →眼筋

下直腸静脈 Venae rectales inferiores, *inferior rectal vein* →内腸骨静脈

下直腸神経 Nervi rectales inferiores, *inferior rectal nerves*, Nervi rectales inferiores →陰部神経

下直腸動脈 Arteria rectalis inferior, *inferior rectal artery*, kaudale Mastdarmschlagader →内腸骨動脈

下直腸動脈神経叢 Plexus rectales inferiores, *inferior rectal plexus*, Plexus rectales inferiores →自律神経叢

下椎切痕 Incisura vertebralis inferior, *infe-

rior vertebral notch →脊柱

滑　液　Synovia, *synovial fluid*, Synovia (Gelenkschmiere)　→関節, 滑膜層, 滑液包, 腱

滑液鞘（腱の）　Vagina synovialis tendinis (Stratum synoviale vaginae tendinis), *synovial sheath*, Synovialscheide (Schleimscheide)　→腱

滑液鞘（手指の）　Vaginae synoviales digitorum manus, *synovial sheaths*　→手指の滑液鞘

滑液鞘（足指の）　Vaginae synoviales digitorum pedis, *synovial sheaths of the flexor tendons of the toes*　→足指の腱鞘

滑液包　Bursa synovialis (Bursa mucosa), *synovial bursa*, Schleimbeutel (Synovialbeuteln)

滑液嚢ともいう．筋*や腱*が互いに，または骨・軟骨・靱帯などに接する間にある扁平な小嚢であって滑膜（関節包や腱鞘の滑膜と同じ．→関節, 滑膜層）からなる．腔内に少量の滑液があり，摩擦を軽減する．筋の付着部とくに関節の近くに多く，また近くの関節腔と交通することも少なくない．

滑液包には筋下滑液包，腱下滑液包，筋膜と筋や腱との間にある筋膜下滑液包などのほか，骨や軟骨が皮膚に接する部分にあって筋とは関係のない皮下滑液包がある．滑液包とくに皮下滑液包には出現率が低く，また発達の程度に個人差の著しいものが多い．なお滑液鞘は長い腱を滑液包がとり巻いたものである．（→腱）

（大内）

A．上肢の滑液包

(1) 僧帽筋の腱下包：僧帽筋の停止腱と肩甲棘の間にある．

(2) （肩峰皮下包）：肩峰の皮下にある．常在のものではない．

(3) 肩峰下包：肩峰の下面と肩関節包の間にある．しばしば烏口肩峰靱帯の下をのびて，三角筋下包と交通する．

(4) 三角筋下包：上腕骨大結節のあたりで，三角筋の下面と肩関節包との間にある．比較的大きい．肩関節腔とは交通しない．

(5) （烏口腕筋〔の滑液〕包）：烏口腕筋と肩甲下筋との間にある．常在のものではない．

(6) 棘下筋の腱下包：棘下筋の腱と肩関節包の間にある．

(7) 肩甲下筋の腱下包：肩甲下筋の腱と肩関節包との間にあり，ほとんど常在する．

(8) 大円筋の腱下包：大円筋の停止腱と上腕骨との間にある．

(9) 広背筋の腱下包：広背筋の停止腱と上腕骨の間にある．

(10) 肘頭皮下包：肘頭の皮下にある．

(11) （肘頭腱内包）：上腕三頭筋の停止腱の中にある滑液包で，存在は不定．

(12) 上腕三頭筋の腱下包：上腕三頭筋の停止腱と肘頭との間にある．

(13) 二頭筋橈骨包：上腕二頭筋の停止腱と橈骨粗面との間にある．

(14) （骨間肘包）：上腕二頭筋の停止腱の内側で，これと上腕筋停止腱との間にある．存在は不定．

(15) 短橈側手根伸筋〔の滑液〕包：短橈側手根伸筋の停止腱と第3中手骨底との間にある．

B．下肢の滑液包

(1) 皮下転子包：大殿筋の表層で大転子部の皮下にある．

(2) 大殿筋の転子包：大殿筋の深層で，これと大転子との間にある．

(3) 中殿筋の転子包：2個の滑液包が区別できる．一つは中殿筋の停止腱の深層面と大転子との間，他は中殿筋と梨状筋のそれぞれの停止腱の間にある．

(4) 小殿筋の転子包：小殿筋の停止腱の深層面と大転子との間にある．

(5) 梨状筋〔の滑液〕包：梨状筋の停止腱と，上双子筋腱または大転子との間にある．

(6) 内閉鎖筋の坐骨包：同筋が小坐骨切痕に沿って屈曲して骨盤後面に出るとき，両者の間に介在する滑液包で，よく発達し，欠けることはない．

(7) 内閉鎖筋の腱下包：大転子に接して，内閉鎖筋の停止腱の深層で，これと上および下双子筋腱との間にある．

(8) 殿筋の筋間包：大殿筋の腸脛靱帯に移行する停止腱膜の深層で，これと外側広筋との間にある．

(9) 大殿筋の坐骨包：大殿筋の深層面と坐骨結節との間にある滑液包で，しばしば欠如する．

(10) 腸恥包：腸腰筋の後面と股関節の関節包との間にあるよく発達した滑液包で，ときに腸骨大腿靱帯と恥骨大腿靱帯の間を通って股関節の関節腔と連絡することがある．

(11) 腸骨筋の腱下包：小転子と腸腰筋停止腱との間にある．

(12) 大腿二頭筋の上滑液包：大腿二頭筋長頭の起始腱の深層で，これと坐骨結節または半膜

様筋の起始腱との間にある．

⑬ 膝蓋前皮下包：膝蓋骨の表層の皮下にある．

⑭（膝蓋前筋膜下包）：膝蓋骨の前面で，これと大腿筋膜の深層との間にある滑液包で，欠けることは少ない．

⑮（膝蓋前筋下包）：膝蓋骨の前面に接して，これと大腿四頭筋腱との間にある．不定．

⑯ 膝蓋上包：膝蓋骨の上方で，大腿四頭筋の停止腱と大腿骨の下部前面との間にある滑液包で通常よく発達している．また膝関節腔との連絡もある．

⑰ 膝蓋下皮下包：膝蓋骨の下方の皮下にある．

⑱ 深膝蓋下包：膝蓋靱帯の深層で，これと脛骨との間にある．

⑲ 脛骨粗面皮下包：脛骨粗面の表層の皮下にある．

⑳ 縫工筋の腱下包：縫工筋の停止腱と脛骨上端部内側面との間にみられる．

㉑ 鵞足包：鵞足と脛骨上端の内側面との間にある滑液包で，よく発達している．(→鵞足)

㉒ 大腿二頭筋の下腱下包：膝関節の外側で，大腿二頭筋の停止腱と外側側副靱帯との間にある．

㉓ 膝窩筋下陥凹：膝関節の関節包の後面で，膝窩筋の起始の深層にある滑液包をいう．これは，膝関節腔の滑膜が憩室状に膨出して，膝窩筋の起始を包んだものである．別名を膝窩筋包という．

㉔ 腓腹筋の外側腱下包：腓腹筋の外側頭と膝関節包との間にある．

㉕ 腓腹筋の内側腱下包：腓腹筋の内側頭と膝関節包との間にある．

㉖ 半膜様筋〔の滑液包〕：半膜様筋の停止腱と腓腹筋内側頭との間，および前者と脛骨上端部内側面との間に存在する．

㉗ 外果皮下包：腓骨外果の皮下にある．

㉘ 内果皮下包：脛骨内果の皮下にある．

㉙ 前脛骨筋の腱下包：同筋の腱と内側楔状骨または第1中足骨底との間にある．

㉚ 踵骨皮下包：踵骨後面の皮下にある．

㉛ 踵骨腱（アキレス腱）の滑液包：同腱と踵骨隆起の後面との間にある． （河西）

割　球　Blastomerus, *blastomere*, Furchungszelle

卵割*（分割）によってできた細胞を割球または分割球，分割細胞という．割球は未分化の細胞であるので，分化能でも，形態でも，互いの間にまだ著しい差異はみられず，多くの場合，球形かそれに近い形をしている．割球の各時期は，割球数すなわち細胞数により，たとえば2細胞期とか16細胞期などという．卵割期においては，胚を形成する物質の総量には著しい変化はないから，原則として卵割が進行するにつれて割球の大きさは減少する． （大浦）

滑車窩　Fovea trochlearis, *trochlear fovea* →前頭骨

滑車下神経　Nervus infratrochlearis, *infratrochlear nerve*, Nervus infratrochlearis →鼻毛様体神経

滑車棘　Spina trochlearis, *trochlear spine* →前頭骨

滑車上静脈　Venae supratrochleares, *supratrochlear vein* →内頚静脈

滑車上神経　Nervus supratrochlearis, *supratrochlear nerve*, Nervus supratrochlearis →眼神経

滑車上動脈　Arteria supratrochlearis, *supratrochlear artery* →内頚動脈

滑車神経　Nervus trochlearis, *trochlear nerve*, oberer Augenmuskelnerv

眼筋*の一つである上斜筋を支配する神経線維を含む脳神経*で，第4脳神経とよばれることもある．滑車神経線維は中脳下丘の高さに存在する滑車神経核*からおこり，常に反対側の眼筋におもむく（滑車神経交叉）ものである点に特徴がある． （山内）

滑車神経核　Nucleus nervi trochlearis, *nucleus of the trochlear nerve*, Trochleariskern

第4脳神経，すなわち，滑車神経*の起始核で，眼筋のうち上斜筋を支配する運動神経細胞群である．上丘と下丘の境界レベルにおいて，中脳被蓋正中線背側部の両側に位置し，その吻側端は動眼神経核*の尾側端とほとんど連続する．

滑車神経核からおこる根線維は下丘中心灰白質の側縁に沿って背方にすすみ，上髄帆の吻側部のなかで完全交叉してから脳の外へでる．（→滑車神経） （水野）

滑車神経交叉　Decussatio nervorum trochlearium, *decussation of the trochlear nerves*, Decussatio nervorum trochlearium (Trochleariskreuzung) →滑車神経

滑車切痕　Incisura trochlearis, *trochlear notch*, Incisura trochlearis →尺骨

滑　膜（滑膜層） Membrana synovialis (Stratum synoviale), *synovial membrane*, Synovialhaut (Synovialmembran)　→関節, 滑膜層, 滑液包, 腱

滑膜絨毛　Villi synoviales, *synovial villi*, Synovialzotten　→関節, 滑膜層

滑膜性の連結（狭義の関節） Junctura (Articulatio) synovialis, *synovial joint*, Gelenk　→関節, 関節の運動

滑膜層（滑膜）　Stratum synoviale (Membrana synovialis), *synovial membrane*, Synovialhaut (Synovialmembran)

関節包を構成する内外2層のうち, 細胞成分に富む疎結合組織からなる内層をいう. 外層は密結合組織からなり, 線維層 (Stratum fibrosum) とよばれる. 滑膜層は関節の種類により, また同じ関節でも部位によって, 平滑な面をつくっている部分（平滑部, Pars plana）, 細かい凹凸をつくっている場合（絨毛部, Pars villosa）, 関節腔内にヒダを突出させている場合（滑膜ヒダ, Plica synovialis）などがあり, ヒダの中には血管に富み, 脂肪組織を含むものが多い. 細胞成分は主として線維芽細胞*で, 滑膜層の表層にあるもの（滑膜細胞, Cellula synovialis）は, 一見, 立方上皮様の配列を示すが, 上皮*特有の細胞間結合や基底膜を欠く. これらの細胞は関節液（滑液）の分泌に関与すると考えられている. 表層下の疎結合組織（滑膜固有層, Lamina propria synovialis）の中には毛細血管*, リンパ管*がよく発達し, 線維芽細胞のほかに少量のリンパ球, 形質細胞, 肥満細胞, 大食細胞などが含まれる. （→関節, 滑液包, 腱）　　　　　　　　　　　　　　（市川）

滑膜ヒダ　Plica synovialis, *synovial fold*, Synovialfalte　→関節, 滑膜層

滑面小胞体　Reticulum endoplasmicum nongranulosum, *agranular endoplasmic reticulum*, agranuläres endoplasmatisches Retikulum

smooth (or smooth-surfaced) endoplasmic reticulum ともよばれ, リボゾーム*を付着させていない小胞体*である. この小胞体は細管状または小胞状をなすことが多く, 細管は互いに分岐・吻合を行い網工を形成する. 滑面小胞体がよく発達した細胞質*はしばしば酸好性を示すが, 細胞質の滑面小胞体が占める領域は染料に染まらぬこともあり, その場合同領域を光顕的に識別することはむずかしい.

滑面小胞体は電解質, ステロイド, 脂質, 糖質などの代謝に関係しており, その働きは細胞によりさまざまである. 骨格筋細胞*の筋小胞体は滑面小胞体の一種で, Ca^{2+}を捕捉したり放出したりして, 筋細糸のまわりのCa^{2+}濃度を調節する働きをもっている. ステロイドホルモン産生細胞は, 細胞質に滑面小胞体の発達が良好である. 肝細胞*の滑面小胞体は, 解毒機能を亢進させるような処置によって著明に増量する. またグリコゲン果粒*は滑面小胞体の網の間の細胞質基質に形成されるのが一般である. 滑面小胞体の新生は粗面小胞体によって行われるものと考えられる. （→小胞体, 粗面小胞体）　　　　　　　　　　　　　　（山本）

括約筋　Musculus sphincter, *sphincter*, Sphinkter

管状器官や導管などの開口部を囲み, その収縮によってこれを閉鎖する筋. 一部は骨格筋であるが（→筋）, 多くは平滑筋である. （大内）

下殿筋線　Linea glutea inferior, *inferior gluteal line*　→腸骨

下殿静脈　Venae gleteae inferiores, *inferior gluteal veins*　→内腸骨静脈

下殿神経　Nervus gluteus inferior, *inferior gluteal nerve*, Nervus gluteus inferior　→仙骨神経叢

下殿動脈　Arteria glutea inferior, *inferior gluteal artery*, kaudale Gesäßschlagader　→内腸骨動脈

下殿皮神経　Nervi clunium inferiores, *inferior cluneal nerves*, Nervi clunium inferiores

後大腿皮神経の枝で下殿部の皮膚に分布する. （→仙骨神経叢）　　　　　　　　　（山内）

可動結合　Diarthrosis (B.N.A., I.N.A.), *diarthrosis*, Diarthrose, diarthrose（仏）

狭義の関節*と同義. （→骨の連結, 関節）
　　　　　　　　　　　　　　　　（大内）

下頭斜筋　Musculus obliquus capitis inferior, *obliquus capitis inferior*, Atlasschrägmuskel　→後頭下筋, 固有背筋

下橈尺関節　Articulatio radioulnaris distalis, *distal radio-ulnar joint*

尺骨下端にある尺骨頭と, 橈骨下端の尺骨切痕との間の関節で, 上橈尺関節*とともに前腕の回内と回外を行う1軸性の車軸関節である. 関節腔の遠位面は, 橈骨手根関節*の関節円板の上面にあたる. この関節円板は三角形で, 底辺は橈骨につき, 尖端は尺骨の茎状突起にのびる. 関節腔の一部は上方にのびて橈骨と尺骨の

間に少しひろがる．この部を嚢状陥凹という．そのため関節腔はL字形をなす．関節円板は，この関節と橈骨手根関節を隔てている．
（河西）

顆導出静脈 Vena emissaria condylaris, *posterior condylar emissary vein*, condyloid emissary vein →導出静脈

下頭頂小葉 Lobulus parietalis inferior, *inferior parietal lobule*, unteres Scheitelläppchen →頭頂葉

下尿生殖隔膜筋膜 Fascia diaphragmatis urogenitalis inferior, *inferior fascia of the pelvic diaphragm*, anal fascia, untere Faszie des Disaphragma urogenitale →尿生殖隔膜

カーネギー発生段階 Carnegie's *developmental stage*, Carnegiesches Entwicklungsstadium

Streeter 発生段階*を改変したヒト胎芽期（胚子期）の発生基準で，現在最も広く使われている．Streeter 発生段階は，Streeter の死後も後継者によって詳細に検討されてきたが，そのうちの1人である O'Rahilly は，Streeter の発生段階 IV—X について新しい基準で再分類（4—10, さらに5はa, bとcに, 6はaとbに細分）するとともに，やや難解な horizon という語を一般的な stage にかえ，またローマ数字のかわりにアラビア数字を使用することとして，Carnegie 発生段階とよぶことを，1973年に提唱した．全体では Streeter 発生段階と同数の23段階であり，1—3と11以後は Streeter 発生段階と同じ内容である．各発生段階の概要は胎齢の項に表示してある．（→胎齢） （谷村）

可能性 Potentia, *potency*, Potenz

予定能と同義．ある発生段階のある胚域のもつすべての発生的可能性を指す．

たとえば，イモリの初期原腸胚で，正常に発生が進んだ場合，将来表皮となるべき予定域の可能性は外胚葉，中胚葉および内胚葉に属するほとんどすべての組織や器官であり，同じく初期神経胚における予定表皮の可能性は，表皮のほか，水晶体，内耳，鼻，口および外鰓などである．

一般に一つの胚域の可能性は発生初期には多様であるが，正常発生では発生の進行とともに限定され，ついにその部位の予定意義と一致するようになる． （沢野）

下肺底静脈（$V^{9,10}$） Vena basalis inferior, *inferior basal vein*, Vene vom hiteren Basalsegment →肺区域

下鼻甲介 Concha nasalis inferior, *inferior nasal concha*, untere Muschel

鼻腔外側壁で中鼻甲介の下方に位置し，下鼻道の上壁をなす独立した骨である．内側へ軽度膨隆している．上・下2縁と内・外2面を有する．上縁は鼻腔*の外側壁につく．前端は上顎骨体の鉛直板の鼻甲介稜につき，後端は口蓋骨の鉛直板の鼻甲介稜につく．上縁から3個の突起が出る．前部に涙骨突起があり涙骨下端部と接し鼻涙管の内側壁の一部を形成する．ほぼ中央部に上顎突起があり，外側下方へ折れ曲った三角形状をなし，上顎洞裂孔の一部をふさいでいる．後部に篩骨突起があり，篩骨の鉤状突起と接し，両者で上顎洞裂孔の一部をふさいでいる．下縁は遊離縁をなす．外側面は軽度陥凹し，上顎骨体および口蓋骨垂直板の内側面に対向する．内側面は軽度膨隆し，鼻腔の外側壁の一部を形成している．（→鼻腔） （児玉）

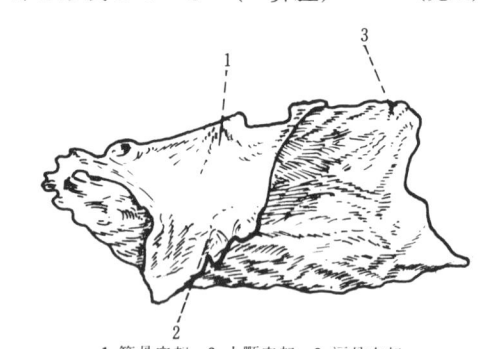

1. 篩骨突起, 2. 上顎突起, 3. 涙骨突起
下鼻甲介（右側．外方より見る）〔外側面〕

下腓骨筋支帯 Retinaculum musculorum peroneum (fibularium) inferius, *inferior peroneal retinaculum*

上腓骨筋支帯*の遠位にあり，下伸筋支帯の外側脚からつづいて，下後方に走って踵骨の外側面につく．長腓骨筋と短腓骨筋の腱がこの深層を通る． （河西）

下鼻道 Meatus nasi inferior, *inferior meatus of nose*, unterer Nasengang →骨鼻腔，鼻腔

下 腹（肩甲舌骨筋の） Venter inferior, *inferior belly*, kaudaler Bauch →舌骨下筋

下腹神経 Nervus hypogastricus, *hypogastric nerve*, Nervus hypogastricus

上下腹神経叢*と下下腹神経叢*とを連絡する神経（左右1対）であるが，少なくともヒトでは独立的な単一な神経というよりは神経線維束の目のあらい網状構造を呈する． （山内）

下副腎（腎上体）動脈 Arteria suprarenalis inferior, *inferior suprarenal branches* →腎動脈

下腹壁静脈 Vena epigastrica inferior, *inferior epigastric vein* →外腸骨静脈

下腹壁動脈 Arteria epigastrica inferior, *inferior epigastric artery* →外腸骨動脈

下吻合静脈 Vena anastomotica inferior, *inferior anastomotic vein* →大脳静脈

下分節 Hypomerus, *hypomere* →側板

下膀胱動脈 Arteria vesicalis inferior, *inferior vesical artery*, kaudale Harnblasenschlagader →内腸骨動脈

鎌状縁 Margo falciformis, *falciform margin* →伏在裂孔

鎌状突起 Processus falciformis, *falciform process*
仙結節靱帯*の一部．仙骨の外側縁および尾骨と坐骨結節とを結ぶ線維の一部は，後者の近くで坐骨枝内面に沿って内側にまがり前進して閉鎖筋膜に達する．この部分を指す．（河西）

下　葉（右肺の） Pulmo dexter, Lobus inferior, *right inferior lobe*, Unterlappen der rechten Lunge →肺，肺区域

下　葉（肺の） Lobus inferior pulmonis, *inferior lobe*, Unterlappen →肺

下葉上動脈（A^6） Ramus apicalis (superior) lobi inferioris, *superior segmental artery*, Ast zum Spitzensegment →肺区域

果粒球形成 Granulocytopoesis, *granulopoiesis*, Granulopoese
特殊果粒（specific granules）をもつ白血球*，すなわち好中球*，好酸球*，好塩基球*が骨髄*で形成される過程をいう．果粒白血球形成ともいう．果粒球形成のうち，形態学的に確認できる最初の細胞は骨髄芽球である．この細胞は多能性造血幹細胞（pluripotential stem cells）より，単能性の果粒球系幹細胞を経て分化したもので，数個の核小体*をもつ大きな核が，比較的少量の塩基好性の細胞質で縁どられている．さらに発達すると前骨髄球，または前果粒球（progranulocytes）とよばれる細胞になる．これは細胞質中に異染性に紫色に染まる小さいアズール果粒をもち，多数の核小体と粗大な染色質*を有する核をもつ．初期の前骨髄球は比較的小型で，中心子*の近傍にのみ少数のアズール果粒をもつ．中期の前骨髄球は直径16〜24μmと著しく大きく，細胞質全域に散在したアズール果粒を有する．後期の前骨髄球は1回以上の分裂を行い，小型化する．核の染色質は濃縮してくる．この時期まで果粒球の分化は同一であるが，特殊果粒が出現することにより骨髄球になり，特殊果粒の染色性により，それぞれ好中性骨髄球（neutrophilic myelocytes），好酸性骨髄球（eosinophilic myelocytes），好塩基性骨髄球（basophilic myelocytes）と3方向に分化していく．好中性骨髄球は分裂をくり返し前骨髄球より小さくなり，核の染色質はさらに濃縮してくる．細胞質にはアズール果粒より微細な，染料に染まりにくい好中性果粒が出現する．さらに分化して後骨髄球になると分裂を行わず，深い陥凹をもつ核と，少量のアズール果粒と多

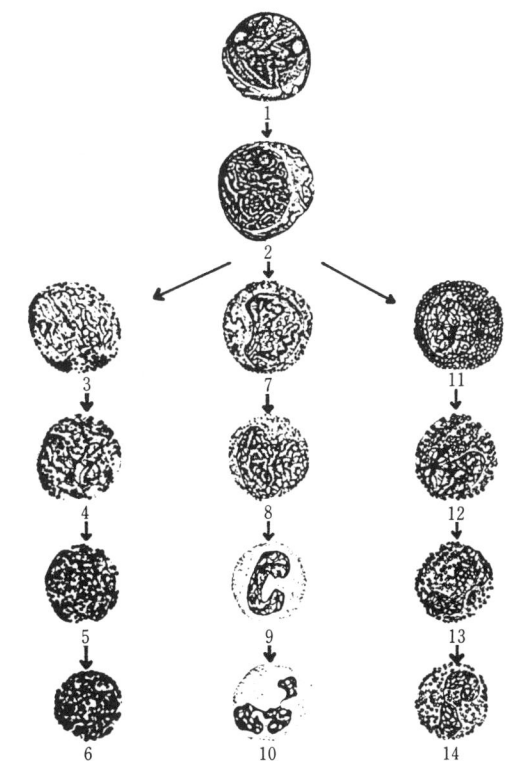

1. 骨髄芽球（myeloblast），2. 前骨髄球（promyelocyte），3. 好塩基骨髄球（basophilic myelocyte），4. 好塩基後骨髄球（basophilic metamyelocyte），5. 幼弱好塩基球（juvenile basophil），6. 成熟好塩基球（PM*basophil），7. 好中骨髄球（neutrophilic myelocyte），8. 好中後骨髄球（neutrophilic metamyelocyte），9. 幼弱好中球（juvenile neutrophil），10. 成熟好中球（PM neutrophil），11. 好酸骨髄球（eosinophilic myelocyte），12. 好酸後骨髄球（eosinophilic metamyelocyte），13. 幼弱好酸球（juvenile eosinophil），14. 成熟好酸球（PM eosinophil），（PM*: polymorphonuclear）
〔William R. Platt：Color Atlas and Textbook of Hematology, Plate 3, J.B. Lippincott Co., Philadelphia, Tronto（1969）〕

顆粒球形成

量の好中果粒で満たされた細胞質をもつようになる．杆状の核をもつ幼弱好中球になると，骨髄の洞様毛細血管より血中へ出て，5葉までの分葉を示す成熟好中球となる．好酸性骨髄球は好中性骨髄球より少ない．細胞質は好中性果粒より大きな好酸性果粒をもち，この時期の後期より好酸性果粒の結晶化がみられる．好酸性後骨髄球は深く陥凹した核をもつ．幼弱好酸球を経て成熟好酸球になるが，成熟好酸球は2分葉を示す．好塩基性骨髄球は数はかなり少ない．これは小型の細胞で，染色性に乏しい核と，大きさの異なる粗大な好塩基性果粒を有す細胞質をもつ．好塩基性後骨髄球(basophilic metamyelocytes)の核は深い陥入を示し，幼弱好塩球を経て，成熟好塩球になると核は3分葉のものまでみられる． （小川・瀬口）

果粒小胞 granular vesicles, Granulärvesikeln →神経細胞間シナプス

果粒層（小脳皮質の） Stratum granulosum, granule cell layer, Körnerschicht →小脳皮質

果粒層（表皮の） Stratum granulosum, granular layer, Stratum granulosum →表皮

果粒肺胞細胞 Cellula granularis
この細胞は，大肺胞細胞 (Cellula magna, great alveolar cells), 中隔細胞 (Septal cell), II型肺胞細胞 (pneumonocytes type II), B型肺胞細胞 (pneumonocytes type B) ともいう. (→肺胞) （和気）

果粒白血球形成 Granulocytopoesis, granulopoiesis, Granulopoese →果粒球形成

ガルトナー管 Ductus Gartneri, Gartner's duct, Gartnerscher Gang
女性では中腎管*はほとんど全域にわたり退化消失するが，中腎管の末梢部の一部が残存して，子宮*の外側壁に接して子宮広間膜内に，または膣壁内に見出されることがある．このような残存管をGartner管という． （沢野）

ガルトン三角 Galton's delta →三叉線

仮 肋 Costae spuriae, false ribs, falsche Rippen →肋骨

下肋骨窩 Fovea costalis inferior, inferior facet for head of rib, untere Gelenkgrube für die Kopfchen der Rippe →胸椎

肝胃間膜 Ligamentum hepatogastricum, hepatogastoric ligament →小網

肝円索 Ligamentum teres hepatis, teres hepatis ligament, Ligamentum teres hepatis →門脈

肝円索（肝の） Ligamentum teres hepatis, round ligament of liver →肝臓

肝円索切痕 Incisura ligamenti teretis →肝臓

肝円索裂 Fissura ligamenti teretis, fissure of the round ligament →肝臓

肝 窩 Deverticulum hepaticum, hepatic diverticulum, Leberbucht →肝臓および胆嚢の発生

眼 窩 Orbita, orbit, Augenhöhle
眼窩は不規則な四角錐体のくぼみで，最深部はその後内方にある．眼窩口はほぼ四辺形を呈し軽度外下方に傾いており，その上縁を眼窩上縁，下縁を眼窩下縁という．眼窩上縁は前頭鱗からなり，その内側半部に2個の切痕または孔があり，その内側のものを前頭切痕（まれに前頭孔），外側のものを眼窩上孔（まれに眼窩上切痕）という．眼窩下縁は上顎骨体および頬骨*からなり，その下方に眼窩下孔が開口している．

眼窩は上・下・内側・外側の4壁を有し，7種の骨による10部より形成されている．上壁は大部分が前頭骨眼窩面および蝶形骨小翼腹側面よりなり，外側には涙腺窩，小翼内には視神経管があり，ここに視神経および眼動脈を通す．下壁は大部分が上顎骨眼窩面によりなるが，外側の一部が頬骨眼窩面，後方の小部分が口蓋骨眼窩突起により形成されている．また後方から前方へ眼窩下溝とその延長部である眼窩下管が走り，これが既述の眼窩下孔に開口する．内側

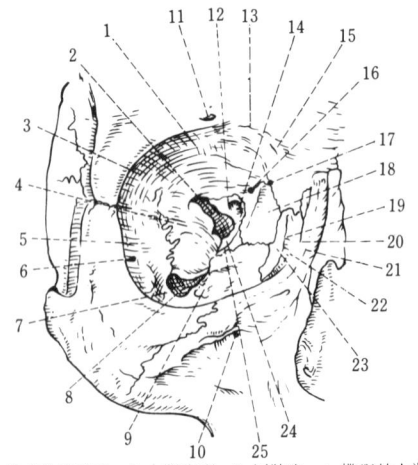

1. 前頭骨眼窩面, 2. 上眼窩裂, 3. 涙腺窩, 4. 蝶形骨大翼, 5. 頬骨眼窩面, 6. 頬骨眼窩孔, 7. 上顎骨眼窩面, 8. 下眼窩裂, 9. 眼窩下溝, 10. 眼窩下孔, 11. 眼窩上孔, 12. 蝶形骨小翼, 13. 前頭切痕, 14. 視神経管, 15. 滑車窩, 16. 後篩骨孔, 17. 前篩骨孔, 18. 篩骨眼窩板, 19. 後涙嚢稜, 20. 前涙嚢稜, 21. 上顎骨前頭突起, 22. 涙嚢窩, 23. 涙骨, 24. 蝶形骨体, 25. 口蓋骨眼窩突起

眼 窩

壁は大部分が篩骨眼窩板により形成され，残りの部分のうちの前部は上顎骨前頭突起および涙骨，後部は蝶形骨体側面最前部によって形成されている．なお篩骨眼窩板上縁と前頭骨眼窩部との間には，前篩骨孔および後篩骨孔があり，前者は鼻腔に行く前篩骨神経および前篩骨動脈を通し，後者は篩骨蜂巣に行く後篩骨神経および後篩骨動脈を通す．また内側壁の前部にある涙嚢窩は，上顎骨の前涙嚢稜と涙骨の後涙嚢稜との間にあり，両骨の涙嚢溝が合して形成されたものである．外側壁は前半部は頰骨眼窩面，後半部は蝶形骨大翼眼窩面から形成されており，前者には頰骨眼窩孔が認められる．外側壁後半部の蝶形骨大翼眼窩面と上壁の蝶形骨小翼との間には頭蓋腔に通ずる上眼窩裂があり，動眼神経，滑車神経，眼神経，外転神経，上眼静脈などを通す．また外側壁後半部の蝶形骨大翼眼窩面と下壁の上顎骨眼窩面との間には翼口蓋窩および側頭下窩に通ずる下眼窩裂があり，眼窩下神経，頰骨神経，下眼静脈などを通す．
(児玉)

眼窩回 Gyri orbitales, *orbital gyri*, Gyri orbitales →前頭葉

眼窩下縁 Margo infraorbitalis, *infra-orbital border margin* →眼窩，上顎骨

眼窩下管 Canalis infraorbitalis, *infraorbital canal* →上顎骨

眼窩下筋（上唇挙筋） Musculus levator labii superioris, *levator labii superioris* →表情筋

眼窩隔膜 Septum orbitale, *palpebral fascia*, *orbital septum*, Septum orbitale
顔面骨膜と眼窩骨膜から線維を受け，眼窩口をせばめるとともに眼窩縁と上・下瞼板を結合している弁状の線維組織．とくに内眼角と外眼角でこれが発達し，内側，外側眼瞼靱帯という．前者は涙嚢を固定している．眼窩を経て顔面や頭皮へ向かう脈管神経は眼窩隔膜を貫く．
(外崎)

眼窩下孔 Foramen infraorbitale, *infraorbital foramen* →上顎骨

眼窩下溝 Sulcus infraorbitalis, *infraorbital groove* →上顎骨

眼窩下神経 Nervus infraorbitalis, *infraorbital nerve*, Nervus infraorbitalis →上顎神経

眼窩下動脈 Arteria infraorbitalis, *infraorbital artery* →外頚動脈

眼窩下縫合 Sutura infraorbitalis →上顎骨

肝下陥凹 Recessus subhepatici, *subhepatic recess* →腹膜

眼窩筋 Musculus orbitalis, *orbital muscle*, Musculus orbitalis →眼筋

眼窩筋膜 Fasciae orbitales, *orbital fasciae*, Fasciae orbitales
上眼瞼挙筋腱膜の浅板（深板：上瞼板筋）．眼輪筋の眼瞼部（睫毛筋）の後面と上眼瞼皮下に終る．
(外崎)

眼角筋（上唇鼻翼挙筋） Musculus levator labii superioris alaeque nasi, *levator labii superioris alaeque nasi* →表情筋

眼角静脈 Vena angularis, *angular vein* →内頚静脈

感覚性言語中枢 *sensory center of speech (center of Wernicke)*, sensorisches Sprachzentrum (Wernicke'sche Zentrum) →〔皮質〕言語中枢

眼角動脈 Arteria angularis, *angular artery* →外頚動脈

眼窩口 Aditus orbitae, *orbital opening*, Orbitaleingang →眼窩

眼窩溝 Sulci orbitales, *orbital sulci*, Sulci orbitales →前頭葉

眼窩枝（前大脳動脈の） Rami orbitales, *orbital branch* →大脳動脈

眼窩枝（中大脳動脈の） Rami orbitales, *orbital branch* →大脳動脈

眼窩上縁 Margo supraorbitalis, *supra-orbital border margin* →眼窩，前頭骨

眼窩上孔 Foramen supraorbitalis, *supra-orbital foramen* →前頭骨

眼窩上静脈 Vena supraorbitalis, *supraorbital vein* →内頚静脈

眼窩上神経 Nervus supraorbitalis, *supraorbital nerve*, Nervus supraorbitalis →眼神経

眼窩上動脈 Arteria supraorbitalis, *supraorbital artery* →内頚動脈

眼窩切痕 Incisura supraorbitalis, *supra-orbital notch* →前頭骨

眼窩突起 Processus orbitalis, *orbital process* →口蓋骨

眼窩部（眼輪筋の） Pars orbitalis, *orbital part* →表情筋

眼窩部（前頭骨の） Pars orbitalis, *orbital part* →前頭骨

肝鎌状間膜 Ligamentum falciforme hepatis, *falciform ligament* →胃間膜

眼窩面 Facies orbitalis, *orbital surface*, orbitale Fläche →大翼

眼窩翼 Ala orbitalis, *orbitosphenoid*, Orbitosphenoid

頭蓋底の軟骨頭蓋*を形成するもののうちで正中板の左右両側に発生する．間葉細胞の集団より形成される軟骨の一種で，蝶形骨小翼の部分を形成する．（→軟骨頭蓋） （児玉）

肝管 Ductus hepaticus, *hepatic duct*

肝門から，右肝管と左肝管が出て，肝門の直下で合流して総肝管となる．総肝管は太さ約4mm，長さ3.5～5cmの管で，肝十二指腸間膜の中を右下方へ走り，胆嚢*からくる胆嚢管と鋭角に合流して総胆管*となる．

肝臓内の肝管の分枝は門脈の分枝に沿っている．右肝管は前枝と後枝を受け，右葉と一部の尾状葉の胆汁を導く．左肝管は外側枝と内側枝を受け，左葉，方形葉，一部の尾状葉の胆汁を導く．

肝管の内面は単層円柱上皮で覆われ，粘膜固有層に小さい粘液腺がある．周囲の平滑筋層の発達は弱い． （藤田恒）

眼陥凹（視窩） Foveolae opticae, Fovea optica, *optic pit*, Sehgrube

眼胞の初期の神経板前脳域内面の陥凹をいう．しかし視溝の方がより一般的である．水晶体窩のことではない． （森）

肝冠状間膜 Ligamentum coronarium hepatis, *coronary ligament of the liver* →胃間膜

喚起因子 Evocator, *evocator*, Evokator →喚起作用

含気骨 Os pneumaticum, *pneumatic bone*, lufthaltiger Knochen →骨

間期細胞 Cellula interphasica, *interphase cell*, ruhende Zelle

分裂組織における分裂と分裂の間期にある細胞をいう．分裂間期細胞ともよぶ．このような細胞の核（Nucleus interphasicus）は核膜に包まれ，核小体*をもつ，核内の染色糸はほどけて長くのびた状態になっており，物質代謝活動や次の分裂のための高分子の合成を行っている． （田中）

喚起作用 Evocatio, *evocation*, Evokation

形成体*の誘導作用のうちで，比較的単純な最初の段階の作用を指す．たとえば特殊性のない神経化または神経管形成といった形態形成作用を喚起作用という．

形成体に含まれていて，喚起作用を引きおこす物質を喚起因子という． （沢野）

眼球 Bulbus oculi, *eyeball*, Augapfel

前後径～24.2mm，横径～23.8mm，縦径～23.8mm，重さ～7.4gのほぼ球状の器官（越智による）で，視覚器*の主要部をなす．眼窩脂肪体，眼筋筋膜，眼球鞘などに包まれて眼窩*中にあり，前方からは眼瞼により保護されている．また眼筋のはたらきにより球関節に似た自由度の高い多軸性運動を行う．

眼球の内部には前方に眼房水*，後方に硝子体*が満ちて，12～22mmHgの内圧が保たれる．

眼球の形状を規定するため，前極，後極，赤道，経線，外眼球軸（前・後極を結ぶ），内眼球軸（前者のうち角膜後面から網膜前面まで），視軸などを用いる．眼球軸は角膜と水晶体前・後面の曲率中心を通る軸で，網膜面では中心窩と円板の中間を通る．したがって水晶体後面の曲率中心と中心窩を結ぶ視軸とは一致しない．

眼球壁は組織発生的に，(1)眼球線維膜（強膜，角膜），(2)眼球血管膜（脈絡膜，毛様体筋，虹彩支質，角膜内皮，胎生期の瞳孔膜），(3)眼球内膜（網膜視部，毛様体・虹彩色素上皮層）

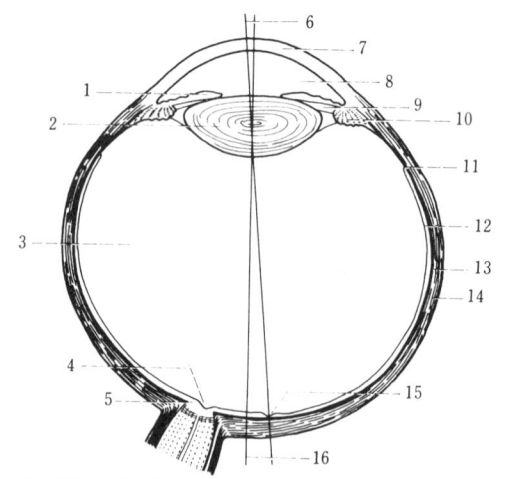

1.虹彩，2.水晶体，3.硝子体眼房，4.円板陥凹，5.視神経円板，6.視軸，7.角膜，8.前眼房，9.後眼房，10.毛様体，11.鋸状縁，12.網膜，13.脈絡膜，14.強膜，15.中心窩，16.眼球軸

眼球

〔眼球〕 眼球の形と大きさ（日本人）

	重さ	容積	赤道周径	前後径	横径
男	7.52 g	7.31 ccm	77.74 mm	24.37 mm	23.95 mm
女	7.17	7.05	76.91	23.83	23.42

（越智による）

の3層よりなる.(1)と(2)は中胚葉,(3)は神経外胚葉に由来する.内部の水晶体は体表外胚葉,硝子体は中胚葉由来であり,眼瞼・眼球結膜,角膜上皮は皮膚の表皮の続きである. (外崎)

眼球血管膜 Tunica vasculosa bulbi, *vascular coat (tunic) of the eye*, mittlere Augenhaut, Gefässhaut

脈絡膜*,毛様体*(網膜毛様体部を除く),虹彩内皮*および支質*,角膜内皮,小柱網*などの総称.眼球中膜.ブドウ膜*と同義にも用いる.(→眼球) (外崎)

眼球鞘 Vagina bulbi, Fascia bulbi, *fascial sheath of the eyeball*, Capsula bulbi

Tenon鞘ともよぶ.眼球*後面にある線維膜で後方部は視神経*外鞘の周囲をおおって視神経管に達し,前方は赤道を越えて各眼筋停止部から眼筋筋膜に移行する.眼球鞘と眼球との間には両者の間の強膜外隙(Tenon隙)を関節腔とする球状関節が形成され,滑らかな眼球運動を助けている.

眼筋筋膜のうち,上斜筋膜の延長部は上眼瞼挙筋に,下斜筋膜の延長部は下瞼板に付着する.内および外側直筋膜の延長部は,それぞれ涙骨と頬骨に付着し,内・外側抑制靱帯または内・外側支帯とよばれる.

眼球下面では,眼球鞘が肥厚し,とくに眼球懸架靱帯とよばれることがある. (外崎)

眼球上斜筋の滑液包 Vagina synovialis musculi obliqui superioris

上斜筋(→眼筋)が線維軟骨輪の滑車を通過して屈曲するところで,筋と滑車の間に介在する滑液包*である. (佐藤)

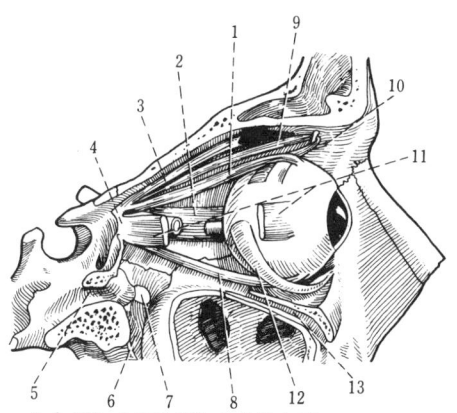

眼球線維膜 Tunica fibrosa bulbi, *fibrous coat (tunic) of the eye*, äussere Augenhaut, Faserhaut

角膜*と強膜*の総称.後方の視神経外鞘を経て脳硬膜につづく.眼球外膜ともいう.(→眼球) (外崎)

眼球内膜 Tunica interna bulbi, *neural coat (tunic) of the eye*, innere Augenhaut

網膜視部および盲部の総称.前脳胞の憩室として発生する眼杯(眼胞)に由来するので脳壁に相同である.(→眼球,網膜) (外崎)

眼球脈絡膜静脈 Venae chor[i]oideae oculi →上眼静脈

眼筋 Musculi oculi, [*extrinsic*] *eye muscles*, Augenmuskeln

眼筋には,上眼瞼挙筋,上直筋,下直筋,内側直筋,下斜筋(以上は動眼神経*支配),上斜

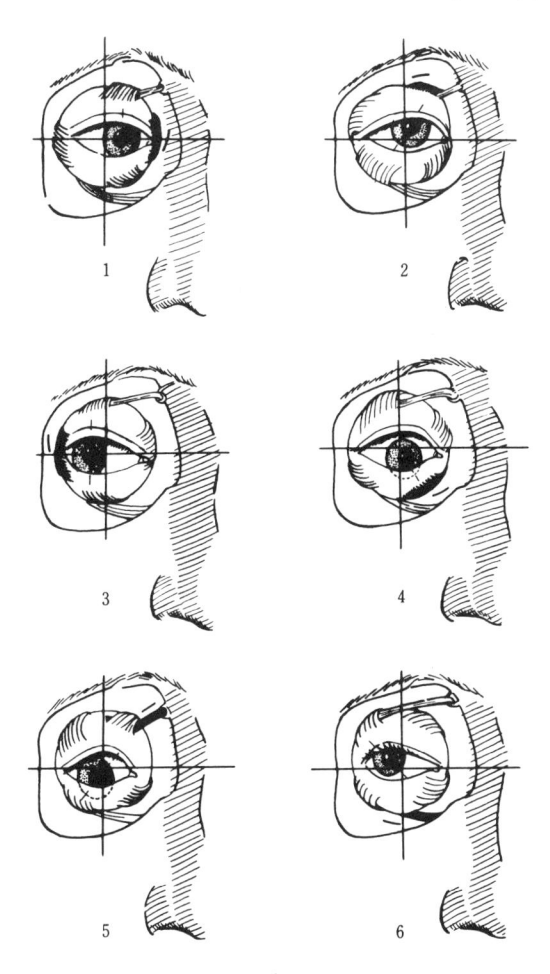

1. 上直筋, 2. 内側直筋, 3. 上眼瞼挙筋, 4. 総腱輪, 5. 翼突管, 6. 翼口蓋窩, 7. 翼口蓋窩, 8. 下直筋, 9. 上直筋, 10. 滑車, 11. 外側直筋, 12. 下斜筋, 13. 眼窩下管

眼筋の位置

1. 内側直筋, 2. 上直筋, 3. 外側直筋, 4. 下直筋, 5. 上斜筋, 6. 下斜筋

眼筋のはたらき

筋（滑車神経*支配），外側直筋（外転神経*支配）がある．この7筋をとくに外眼筋とよび，毛様体筋および虹彩筋（内眼筋，いずれも自律神経*支配）から区別することがある．他に眼窩筋（下眼窩裂にまたがる平滑筋）がある．

(1) 上眼瞼挙筋： 蝶形骨*小翼下面より細腱としておこり，扁平な筋腹をなし，広い上下2枚の腱膜としておわる．浅板は一部が眼窩中隔上部に，一部が上瞼板を越えて眼輪筋眼瞼部および皮下におわる（→眼窩筋膜）．上直筋鞘と結膜円蓋に達する第3板を区別することがある．

(2) 上，下，内側および外側直筋： 共同の起始腱，総腱輪よりおこる．これは視神経出口の上，下，内側縁を囲み，上眼窩裂にもまたがる環状の腱帯で，輪の中を視神経が通る．4筋はそれぞれ帯状の筋腹をなして赤道を越え，角膜縁から～6mmの強膜外面に停止する．

(3) 上斜筋： 上直筋起始の上内側よりおこり眼窩上内側壁に沿って筋腹をなし，丸い腱におわる．腱は前頭骨*滑車窩に付着する滑車をくぐり，約60°屈曲して後外方へ向きを変え，上直筋停止部におおわれつつ強膜上面中央部におわる．

(4) 下斜筋： 上顎骨*眼窩面の涙溝の外側よりおこり外側へ向かい，下直筋と眼窩底，さらに外側直筋と眼球の間を通り，眼球外側部の強膜面におわる．その位置は上斜筋停止のやや後外側にあたる．　　　　　　　　（外崎）

眼筋筋膜 Fasciae musculares oculi, *fascial coverings of the eye muscles*, Augenmuskelscheiden →眼球鞘

肝結腸間膜 Ligamentum hepatocolicum, *hepatocolic ligament* →小網

眼　瞼（まぶた） Palpebrae, *eyelids*, Angenlider

眼瞼（まぶた）は，上・下2枚よりなる眼の蓋で，眼球前面を外傷からまもる．上眼瞼が下眼瞼より大きく上眼瞼挙筋をもつので可動範囲が大きい．眼瞼が開いているとき，その空間を眼瞼裂といい，めじりとめがしらの上・下移行部を外・内側眼瞼交連という．外側眼瞼交連はより鋭角的で，眼球結膜面に密接している．内側眼瞼交連は鼻方へ数mm引き寄せられている．そのために生じる上・下眼瞼と眼球結膜との間の三角錐形の空間を皮膚の小島（涙丘*）が満たし，その周辺を涙湖という（→涙器）．前眼瞼縁に睫毛*がある．

(1) 眼瞼の構造： 眼瞼前面から後面へ向かい皮膚，皮下組織，眼輪筋，瞼板，瞼板腺，結膜などの構造があり，上眼瞼には，上眼瞼挙筋腱が加わる．皮膚は全身中ここが最も薄く，後眼瞼縁で眼瞼結膜に移行する．皮下組織は脂肪が少ない．上の前眼瞼縁に平行な上眼瞼溝の著しいものを二重まぶた，溝がないか，あっても上の皮膚におおいかくされているものを一重まぶたという．めがしらの上眼瞼の皮膚が内側交連を越えてつくるヒダを蒙古ヒダ（瞼鼻ヒダ）といい，日本人などモンゴロイド人種の特徴とされる．

(2) 瞼板： 楕円形の密線維結合組織板．上瞼板は，幅25mm，縦径10mm，下瞼板は幅25mm，縦径5mm．前縁は厚く直線的，後縁は薄く眼窩中隔を介して眼窩骨膜につづく．

(3) 瞼板筋： 上眼瞼挙筋腱から上瞼板筋（Müller筋）が分かれ，瞼板上縁に付着する．下結膜円蓋下結合組織または下直筋から弱い下瞼板筋が分かれ，ともに交感神経支配の平滑筋で眼瞼裂の開き具合に関係すると考えられる．

眼瞼を固く閉じるときには，眼輪筋の働きも重要である．（→表情筋）　　　　　　（外崎）

眼瞼筋 Musculus orbicularis (Riolan), Riolan's *muscle*, Riolan-Muskel

眼輪筋の一部が後眼瞼縁の瞼板腺分泌管の周

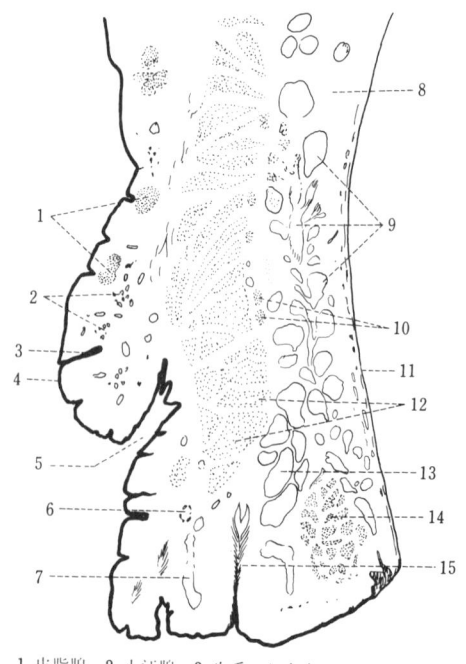

1. 皮脂腺，2. 小汗腺，3. 生毛，4. 表皮，5. 上眼瞼溝，6. 動脈，7. 静脈，8. 瞼板，9. 瞼板腺，10. 神経，11. 結膜上皮，12. 眼輪筋，13. 睫毛腺，14. 眼瞼筋，15. 睫毛

眼　瞼

りにつくる筋小束を眼瞼筋(睫毛筋, Riolan 筋)という. (→眼瞼) (外崎)

眼瞼溝 Sulci palpebrales, *palpebral groobes*, Augenlidfurche

(1) 前頭眼瞼溝:眉の皮膚と上眼瞼眼窩部を境する浅い上方弓状の溝.

(2) 上眼瞼溝:上眼瞼眼窩部と瞼板部を境する細い鋭い溝.

(3) 頬眼瞼溝:頬の皮膚と下眼瞼眼窩部を境する浅い下方弓状の溝.

(4) 下眼瞼溝:下眼瞼眼窩部と瞼板部を境する浅い溝. (外崎)

眼瞼静脈 Venae palpebrales, *palpebral veins* →上眼静脈

眼瞼部(眼輪筋の) Pars palpebralis, *palpebral part* →表情筋

還元分裂 Meiosis, *meiotic division*, Meiosis

減数分裂ともよぶ. 一般に有性生殖を行う生物が生活史の中で必ず行うべき分裂であって, 1回のDNA合成のあと相次いで2回行われる有糸分裂*である. その分裂の装置および様式は体細胞の有糸分裂とほぼ類似するが, 根本的に異なる点は, 2回の分裂の中で相同染色体の接合(対合), 交叉による遺伝子の組換え, 染色体数の半減がおこることである.

還元分裂の過程は次の通りである.

(1) 第1分裂

(i) 第1分裂前期 (Prophasis I): 体細胞分裂と同じように, 染色糸が短縮する時期であるが, さらにいくつかの期に細分される.

a) 細糸期:細胞核内に細い糸状の染色体が現れ, 漸次短縮, かつ肥厚する.

b) 接合糸期:相同染色体*(同一遺伝子が同じ順序で配列している2本の染色体で, それぞれ父親および母親の配偶子から由来したもの)が動原体部から接合(対合)をはじめ, synaptonemal complex を介して並列, 密接する. このようにしてできた染色体は二価染色体といわれる. なお同質四倍体では相同染色体が4本あるために四価染色体までつくり得る. なお, このときの異型染色体の態度は動物の種類により一定せず, 一般にX染色体1個のときは相手がないので接合もなく孤立している. またXおよびY染色体のような大小, 形状が著しく異なったものがある場合では両者は各相当する一部分のみが接する.

c) 厚糸期:接合した各染色体はさらに短縮するとともに太くなる. かつ, これと同時に各染色体が4本の染色分体からなっているのがみえるようになる. そのうちの2本(相同染色分体)の間に交叉がおこり, 結果としてキアズマ (Decussatio, chiasma) が形成される. つまり遺伝子の組換えが行われる.

d) 双糸期(複糸期):一度接合した相同染色体が, synaptonemal complex の分解に伴って次第に接合をしたとき, 部分的に分離して, キアズマの部位で接しているようになる. また短縮化がさらに進んでくる.

e) 分離期(移動期):双糸期のつづきで, 二価染色体は短縮, 肥厚する. また, この時期には染色体は核内一杯にひろがる. 染色体には必ず1個以上のキアズマがあり, ちょうど完成した紡錘の赤道面に配列する. ここで前期から中期に移行する.

(ii) 第1分裂中期 (Metaphasis I): 核小体*や核膜*が消失し, 紡錘体が形成され, その赤道面に, 各二価染色体が, その相同な動原体を極に向けて赤道板にならぶ.

(iii) 第1分裂後期 (Anaphasis I): 接合したいわゆる二価染色体は分離して両極に移動する. 後期が進むにつれてキアズマはなくなる.

(iv) 第1分裂終期 (Telophasis I): 染色体は極に集り, 半数の染色体からなる娘核がで

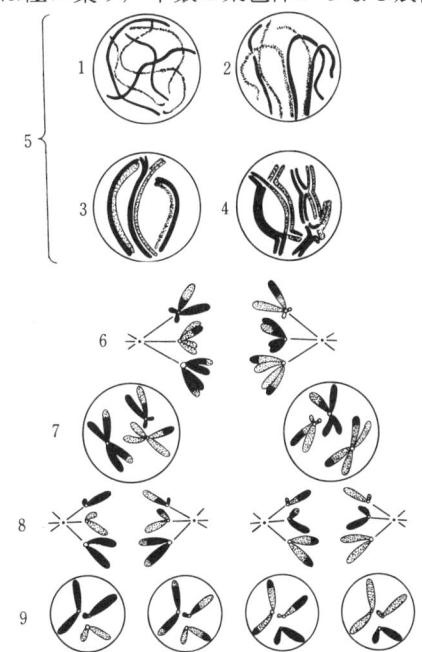

1. 細糸期, 2. 接合糸期, 3. 厚糸期, 4. 双糸期, 5. 前期, 6. 第1分裂後期, 7. 分裂間期, 8. 第2分裂後期, 9. 配偶子

還元分裂の模式図. 染色体の接合, 分離, 分配の様子を示す.

きる.

分裂間期 (Interkinesis): 第1分裂と第2分裂の間の時期で，時間は長短ある．中間期ともいう．二つの娘細胞はまったく分離する．

(2) 第2分裂

大多数の動物におけるように第1分裂が減数分裂であるときには，第2分裂は通常の体細胞核有糸分裂と同様な形式で行われる．

(i) 第2分裂前中期 (Prometaphasis II):
体細胞分裂前期と同じように，染色体が短縮する．分裂間期の省略されたものではこの時期はなく，すぐ中期となる．

(ii) 第2分裂中期 (Metaphasis II): 紡錘体が形成され，各染色体の動原体は赤道面に配列する．

(iii) 第2分裂後期 (Anaphasis II): 動原体は分離し，各染色体は両極に移動する．

(iv) 第2分裂終期 (Telophasis II): 移動した染色体は極で再び集り娘核をつくる．このようにして雄性では4個の生殖細胞が，また雌性では1個の卵と3個の極体が形成される．

還元分裂は受精の準備であるから，受精に先立って染色体数の半減が行われることにより，次代の生物個体は母体と同数の染色体数を保存することができる．　　　　　　　　　　(田中)

眼瞼縫合　Conjunctio epithelialis interpalpebralis, *interlid epithelial fusion*, Lidnaht

眼瞼*は胎生2カ月において眼杯の前面の上方と下方に生ずる皮膚のヒダとして発生する．上下の眼瞼ヒダ (Plica palpebralis) は角膜原基の前方をおおいながら速やかに発育して，胎生3カ月になるとその自由縁が相接するようになり，さらにその上皮は相癒着する．この癒着を眼瞼縫合という．胎生6カ月になると，マツ毛の発生に伴って眼瞼縫合はゆるみはじめ，7カ月において完全に開く．　　　　　　　(溝口)

寛　骨　Os coxae, *innominate (or hip) bone*, Hüftbein

ラテン語のCoxa (臀) に由来する．

骨盤の前および側壁をなす板状の骨で，中央部がくびれ，上方と下方に扇状に拡がった形を呈す．内面の後上方から前下方に走る隆起が腸骨の弓状線で，この弓状線を境にして寛骨の上半部の前方が外側へ開くようにねじれた形をしている．外側面中央部の半球状の深い陥凹が寛骨臼である．大腿骨頭を入れる関節窩で前下外側方へ向く．寛骨臼縁は1平面上にはなく，下方で欠如する部分が寛骨臼切痕である．寛骨臼底部の円形の粗面が寛骨臼窩で，寛骨臼窩の外

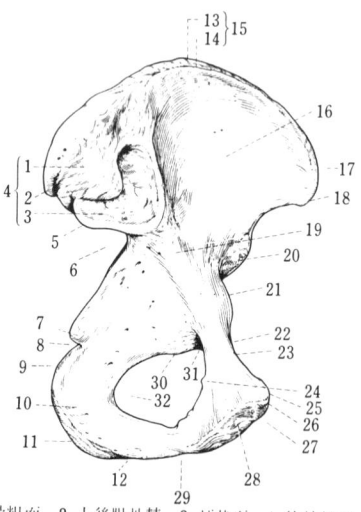

1. 腸骨粗面，2. 上後腸骨棘，3. 耳状面，4. 仙骨盤面，5. 下後腸骨棘，6. 大坐骨切痕，7. 坐骨棘，8. 小坐骨切痕，9. 坐骨体，10. 坐骨，11. 坐骨結節，12. 坐骨枝，13. 中間線，14. 内唇，15. 腸骨稜，16. 腸骨翼，17. 腸骨窩，18. 上前腸骨棘，19. 弓状線，20. 下前腸骨棘，21. 腸恥隆起，22. 恥骨上枝，23. 恥骨櫛，24. 前閉鎖結節，25. 恥骨結節，26. 恥骨稜，27. 恥骨体，28. 恥骨結合面，29. 恥骨下枝，30. 後閉鎖結節，31. 閉鎖溝，32. 閉鎖孔

寛　骨（左側，内側面）

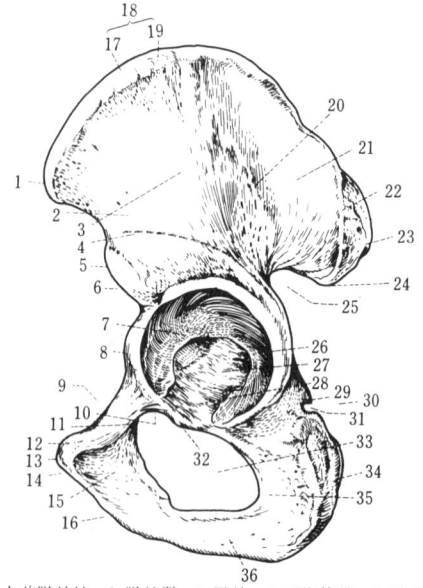

1. 上前腸骨棘，2. 腸骨翼，3. 腸骨，4. 下殿筋線，5. 下前腸骨棘，6. 腸骨体，7. 寛骨臼，8. 腸恥隆起，9. 恥骨上枝，10. 閉鎖溝，11. 閉鎖孔，12. 恥骨結節，13. 恥骨稜，14. 恥骨体，15. 恥骨，16. 恥骨下枝，17. 中間線，18. 腸骨稜，19. 外唇，20. 前殿筋線，21. 殿筋面，22. 後殿筋線，23. 上後腸骨棘，24. 下後腸骨棘，25. 大坐骨切痕，26. 月状面，27. 寛骨臼窩，28. 寛骨臼切痕，29. 坐骨棘，30. 坐骨体，31. 小坐骨切痕，32. 後閉鎖結節，33. 閉鎖孔，34. 坐骨結節，35. 坐骨，36. 坐骨枝

寛　骨（左側，外側面）

側の，上部が広い馬蹄形の平滑な関節面が月状面である．寛骨臼の前下方にある大きな卵形または三角形の空隙が閉鎖孔である．閉鎖孔の上縁を上方（内面）から下方（外面）へ走る溝が閉鎖溝である．恥骨の前閉鎖結節および坐骨の後閉鎖結節を結んだ線より下方の閉鎖孔は，生体では線維性の閉鎖膜によって閉鎖される．寛骨臼の上方で扇状に拡がった部分が腸骨翼で，腸骨翼の上縁が腸骨稜である．寛骨は腸骨*，坐骨*，恥骨*の三つの骨で構成される．若年者では軟骨結合により結合しているが，成人では骨結合により癒合している．寛骨臼の上部（2/5弱）および寛骨臼より上方の板状に拡がった部分が腸骨，寛骨臼の下部（2/5強）および寛骨臼より下方と後方部が坐骨，寛骨臼の前部（1/5）および寛骨臼より前下方部が恥骨である．
　　　　　　　　　　　　　　　　（吉岡）

寛骨臼 Acetabulum, *acetabulum*, Hüft(gelenk)pfanne

寛骨臼（Acetabulum）はラテン語の acetum（酢）＋ abrum（支持台・入れ物）の縮小形 abulum からきた acetabulum（酢を入れる小さなびん）に由来する．（→寛骨）

寛骨臼横靱帯 Ligamentum transversum acetabuli, *transverse acetabular ligament* →股関節

寛骨臼窩 Fossa acetabuli, *acetabular fossa* →寛骨

寛骨臼枝（大腿動脈の） Ramus acetabularis, *acetabular branch* →大腿動脈

寛骨臼枝（内腸骨動脈の） Ramus acetabularis, *acetabular branch* →内腸骨動脈

寛骨臼切痕 Incisura acetabuli, *acetabular notch* →寛骨

肝細胞 Hepatocytus, *hepatocytes*, *hepatic parenchymal cells*, Leberzellen

肝臓を構成する主たる細胞で肝実質細胞ともよばれる．肝細胞は胆汁（bile）を合成し腺腔（毛細胆管）へ分泌するとともに，血清蛋白を合成し類洞の血流中へ分泌するという意味において，外分泌細胞と内分泌細胞の二つの機能を兼ね備えた細胞といえる．肝細胞は直径20〜30μmの多面体で，Disse腔を隔てて毛細血管に対する面と，細胞が互いに接着する面とで囲まれる．前者は微絨毛*が突出しているのに対し，後者は毛細胆管や接合複合体，間隙結合が分化している．毛細胆管の内腔には短い微絨毛が突出している．細胞の中心に1個ないし2個の球形の核がある．細胞質は豊富でよく発達した粗面小胞体*が層板状に配列している．滑面小胞体*も発達していることも特徴的で解毒作用，リポ蛋白の合成，グリコゲン代謝に関与している．グリコゲン果粒は，食事後に著明に増す．Golgi 装置*もよく発達し，Golgi 空胞や分泌果粒*中に多数のVLDL果粒を含んでいる．水解小体*は毛細胆管周囲に集っているので，これをとくに胆管周囲小体とよぶ．水解小体の限界膜が毛細胆管の細胞膜に融合し内容が放出される．糸粒体*は球ないし楕円体のものが多い．このほかの細胞内果粒としてペルオキシゾームが粗面小胞体の近傍にみられる．肝臓の部分切除や実質細胞の障害に際して，肝細胞の有糸分裂像がみられる．
　　　　　　　　　　　　　　　　（和気）

間　質 Interstitium, *interstitium*, Interstitium →支質

間質核 Nucleus interstitialis (Cajal)

赤核*頭側部の高さで，内側縦束*と赤核の間にある神経核をいう．赤核の背内側にあるのを外側間質核，赤核の内側にあるのを内側間質核とよぶが，後者は前者よりも小さく，一般に間質核*といえば前者を意味する．遠心性連絡としては動眼神経核（両側），滑車神経核（両側），また同側の内側縦束を下行し前庭核（とくに内側核），オリーブ核腹外側突起部，大細胞性網様体内側部，脊髄前柱内側部に終止する．求心性連絡としては運動野（とくに前頭葉の8野），前庭核，小脳核などからの線維が終止する．
　　　　　　　　　　　　　　　　（金光）

間質核脊髄路 Tractus interstitiospinalis, *interstitiospinal tract*, Tractus interstitiospinalis →内側縦束

間質細胞（精巣） (*testicular*) *interstitial cell*, (Hoden) interstitielle Zelle od. Zwischenzelle

精細管と精細管の間，すなわち精巣間質にある細胞でとくにテストステロン合成，分泌を行っている内分泌細胞．Leydig 細胞ともいう．間葉性細胞が上皮様に配列した細胞で核は円形ないし楕円形で核小体は著明である．細胞質は好酸性に染色される．電顕ではステロイド合成細胞の特徴をそなえて滑面小胞体*が豊富であり，Golgi 装置*，管状のクリスタをもつ糸粒体*，脂肪滴，水解小体*をもつ．細胞表面はところどころ微絨毛があり，また細隙結合がある．

テストステロンは，この細胞から毛細血管とリンパ管に分泌される．精子発生過程の還元分裂*にテストステロンは必須であり，また精巣

上体，付属腺，外性器にもテストステロンが必要である．また遠くはなれた部分で2次性徴としてテストステロンが働く．

ヒトの間質細胞には Reinke 結晶とよばれる封入体がある．細糸の規則的配列がこの基本構造である．まれに同様のものが核内にもみられる．この機能は不明である．　　　　（永野）

肝十二指腸間膜　Ligamentum hepatoduodenale, *hepatoduodenal ligament*　→小網

管状筋細胞　Myotubus, *myotube*　→骨格筋組織発生

冠状溝　Sulcus coronarius, *coronary sulcus*, Kranzfurche　→心臓

管状骨（長骨）　*long bone*, Röhren Knochen　→骨

冠状静脈洞　Sinus coronarius, *coronary sinus*, Kononarsinus　→心臓の静脈

冠状静脈弁　Valvula sinus coronarii (Thebesii), *valve of coronary sinus*, Koronarsinus-Klappe　→静脈洞

環状膵　Pancreas annulare, *annular pancreas*, annuläres Pankreas　→輪状膵

杆状体視細胞　Cellula optica bacilliformis, *rod cell*, Stäbchenzelle　→光受容細胞，網膜

冠状動脈　Arteria coronaria, *coronary artery*, Koronaria, Koronararterie Herzkranzader, Herzkranzaterie　→大動脈

冠状縫合　Sutura coronalis, *coronal suture*, Kranznaht　→頭蓋の縫合

肝静脈　Venae hepaticae, *hepatic veins*, Lebervenen　→下大静脈

肝小葉　Lobuli hepatis, *hepatic lobule*, Leberläppchen　→肝臓

肝腎陥凹　Recessus hepatorenalis, *hepatorenal recess*　→腹膜

眼神経　Nervus ophthalmicus, *ophthalmic nerve*, Augenast des Trigeminus

三叉神経*の第1枝であり，眼窩*の内容・前頭部・鼻腔などの知覚をつかさどる．三叉神経節から前上方に走行して上眼窩裂から眼窩に入った眼神経は涙腺神経（涙腺・外眼角付近の皮膚と結膜に分布），前頭神経（さらに眼窩上神経，滑車上神経などの枝を出しながら前頭部の皮膚に分布），および鼻毛様体神経*の3者に枝分かれする．　　　　　　　　　（山内）

肝神経叢　Plexus hepaticus, *hepatic plexus*, Lebergeflecht　→自律神経叢

肝腎ヒダ　Ligamentum hepatorenale, *hepato-*

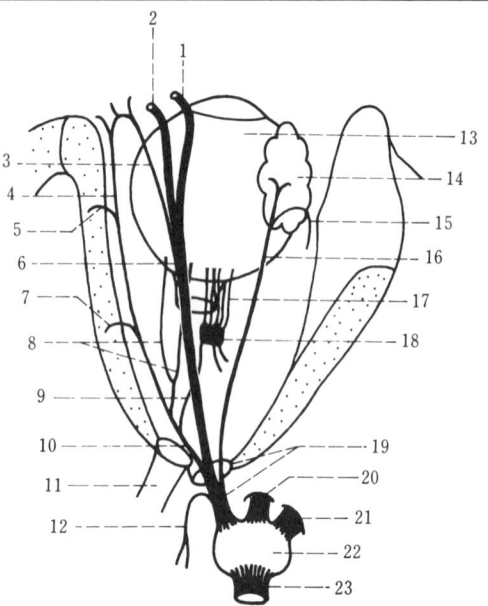

1. 眼窩上神経，2. 前頭神経，3. 滑車上神経，4. 滑車下神経，5. 前篩骨神経，6. 前頭神経，7. 後篩骨神経，8. 長毛様体神経，9. 毛様体神経節の長根，10. 鼻毛様体神経，11. 視神経管，12. テント枝，13. 眼球，14. 涙腺，15. 頬骨神経との吻合枝，16. 涙腺神経，17. 短毛様体神経，18. 毛様体神経節，19. 上眼窩裂・眼神経，20. 正円孔・上顎神経，21. 卵円孔・下顎神経，22. 三叉神経節，23. 三叉神経

眼神経の分布（右側の眼窩とその内容を上からみる）

renal ligament　→胃間膜

間　性　Intersexus, *intersex*, Intersexualität　→半陰陽

関　節　Articulatio (Articulus I.N.A.), *joint* (*articulation*), Gelenk

広義では骨の連結を総称する（→骨の連結）．狭義の関節は滑膜性の連結ともよばれ，連結する骨の間に少量の滑液をみたす関節腔を持ち，可動的に結合されている（可動結合*）．関節は構成する骨の数によって単関節（2骨）と複関節（3骨以上．肘関節*，膝関節*など）に分けられる．

(1) 関節の構造：　両骨の相対する面（関節面*）は硝子軟骨性（例外は顎関節*と胸鎖関節*で線維軟骨性）の関節軟骨*でおおわれる（成人では厚さ1〜2mm前後）．両面の一方が凸で他方が凹のとき，それぞれ関節頭，関節窩という．

関節包（関節嚢）は骨膜*のつづきで関節腔を完全に包む．外層の線維膜（線維層）と内層の滑膜（滑膜層）とからなり，滑膜の内面からぬるぬるした，糸を引くような滑液が分泌され，摩擦を軽減する．滑膜には多数の小さい滑

膜絨毛が突出したり，また脂肪組織塊を含む滑膜ヒダがあって関節内の死腔を埋めることがある（→滑膜層）．線維膜は部分的に厚くなって関節を補強するが，靱帯はこれがとくに発達したものまたはこれとは別に形成されたものである（→靱帯）．

関節窩を線維軟骨性の関節唇が縁どってこれを広くすることがある．また両関節面が適合しないとき線維軟骨板が介在して両面のくい違いを補うことがある．この軟骨板は周辺で関節包に着き，完全に関節腔を二分するときは関節円板（胸鎖関節など），中央部が欠けているときは関節半月（膝関節など）という．

関節は血管が豊富で，諸方からきた多くの動脈枝が吻合して関節包のまわりに動脈網をつくり，とくに滑膜を養う．神経は独立した関節枝のほか近くの筋枝の枝が関節包に分布し，痛覚と深部知覚に与かる．

(2) 関節の種類：主に関節面の形態によって分類されるが，いずれも幾何学的に厳密な面ではない．運動については関節運動*を参照．

球関節は凸と凹の関節面がほぼ球面の一部に当る（肩関節*など）．関節窩がとくに深く半球面以上で，運動範囲のそれだけ狭い球関節を臼（うす）状関節ということがある（股関節*）．楕円関節（顆状関節*を同義に使うことがある）は楕円面（ellipsoid）に似た面をもち（橈骨手根関節*），鞍関節では両関節面ともに一方向で凸，これに直交する方向で凹である（第1の手根中手関節など）．蝶番（ちょうばん）関節は関節面が骨の長軸に対して横の方向に軸をもつ回転面で，関節頭は中央部に溝があって滑車状を呈し関節窩には逆に稜があって横方向へのずれを防いでいることが多い（指節間関節*）．これに対して骨の長軸方向に軸のある回転面をもつものが車軸関節である．この両者を合わせて円柱関節ということがある．平面関節は関節面が平面状である（手根間関節*の一部など）．そのほかラセン（螺旋）関節（→関節運動），2個の関節頭をもつ2顆関節（膝関節）などを区別することがある．　　　　　　　　　　（大内）

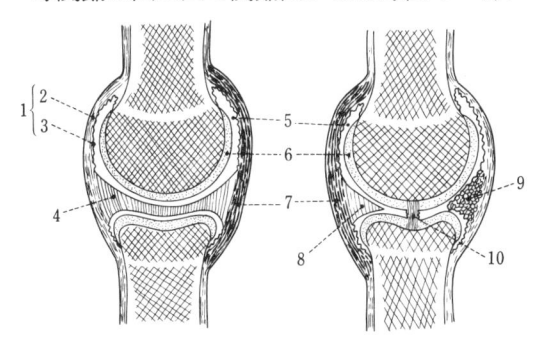

関節運動

関節運動の主体はある軸を中心とする回転であって，このさい両関節面は互いに滑り合う．関節面は一般に正しい回転面ではなく，この回転は軸のわずかの変動を伴いつつ行われるのがふつうである．また膝関節*のように滑り運動のほかに転がり運動の加わる場合もある．

平面関節では並進的な滑り運動と面に垂直な任意の軸を中心とする回転が考えられるが（したがって多軸），一般に運動は小さく，また実際にはほとんど滑り運動だけであるという．

一軸関節は特定の1軸を中心とする回転だけを行う．このうち車軸関節では骨の長軸を中心とする内旋・外旋（合わせて回旋という）が行われ，蝶番関節では横方向の軸を中心に屈曲・伸展が行われる．屈伸のさい骨が運動軸方向に

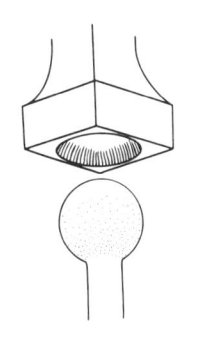

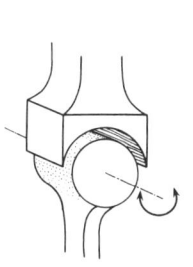

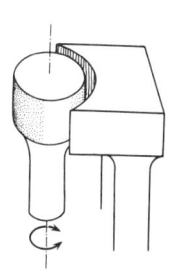

1.関節包，2.線維膜，3.滑膜，4.関節円板，5.関節腔（滑液），6.関節軟骨，7.関節包靱帯，8.関節半月，9.滑膜ヒダ，10.関節内靱帯

関節の構造（模型図）

a.球関節（多軸）　b.楕円関節（2軸）　c.鞍関節（2軸）　d.蝶番関節（1軸）　e.車軸関節（1軸）

関節の種類（鎖線は関節運動の軸）

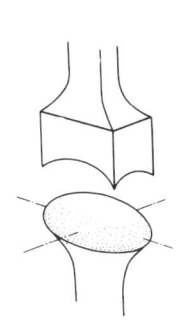

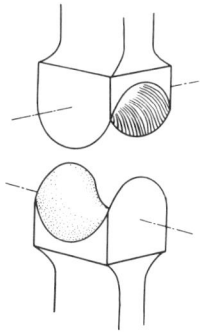

ずれる運動を伴う蝶番関節をラセン(螺旋)関節とよぶが，ヒトでその著しい関節はない．

　二軸関節は直交する2軸を中心に前後への屈曲・伸展と側方への内転・外転(それぞれ体軸や体肢の軸へ近づけまたは遠ざける運動)を行う．この2運動の合成によって骨をどの方向にも屈伸できるが，回旋はできない．楕円関節と鞍関節がこれに属する．

　多軸関節(球関節*)ではあらゆる方向への屈伸のほか，どの位置においても回旋ができる．すなわち無数の軸が想定される．しかし体肢などでは，前後への屈曲・伸展，側方への内転・外転，骨軸の回りの内旋・外旋，のように直交する3軸の回りの運動に分解して考えることが多い．

　そのほか，前腕や手の内旋・外旋はとくに回内・回外とよび，距骨下関節*と距踵舟関節*では，足の回外に内転を伴うような(足の内側縁が背方に上がる)内反と，回内に外転を伴うような(足の外側縁が背方に上がる)外反とが行われる(ドイツでは単に回外・回内とよぶことが多い)．また腕を振り回すような運動を循環運動(周回，分回し運動)といい，母指と小指が互いに近づくような第1・第5中手骨の運動を対立という．

　なお剛体運動としての力学的な自由度は，一軸(ラセン関節を含む)，二軸，多軸の関節で，それぞれ1，2，3である．(→関節)　(大内)

　関節円板　Discus articularis, *articular disc (disk)*, Zwischenscheibe (Discus articularis)　→関節

　関節下結節　Tuberculum infraglenoidale, *infraglenoid tubercle*, Tuberculum infraglenoidale　→肩甲骨

　関節環状面(尺骨の)　Circumferentia articularis, *facet for annular ligament*, Circumferentia articularis　→尺骨

　関節環状面(橈骨の)　Circumferentia articularis, *circular articular facet*, Circumferentia articularis　→橈骨

　関節筋　Musculus articularis, *articular muscle*, Kapselspanner (Gelenkmuskel)　→筋

　関節腔　Cavum articulare (Cavitas articularis), *joint cavity*, Gelenkhöhle　→関節

　関節結節　Tuberculum articulare, *articular tubercle*　→鱗部

　関節上結節　Tuberculum supraglenoidale, *supraglenoid tubercle*, Tuberculum supraglenoidale →肩甲骨

　関節上腕靱帯　Ligamenta glenohumeralia, *glenohumeral ligaments*　→肩関節

　関節唇(関節の)　Labrum (Labium) articulare (glenoidale), *articular (glenoidal) labrum*, Pfannenlippe　→関節

　関節神経　Nervus articularis　→神経

　関節唇(肩関節の)　Labrum glenoidale, *glenoid lip*, Gelenklippe　→肩関節

　関節唇(股関節の)　Labrum acetabulare, *acetabular lip*　→股関節

　関節突起　Processus condylaris, *condylar process*, Gelenkfortsatz　→下顎骨

　関節内胸肋靱帯　Ligamentum sternocostale intraarticulare, *intraarticular ligament*, Schaltscheiben　→胸肋関節

　関節内肋骨頭靱帯　Ligamentum capitis costae intraarticulare, *intraarticular ligament*　→肋骨頭関節

　関節軟骨　Cartilago articularis, *articular cartilage*, Gelenkknorpel

　骨の関節面をおおう硝子軟骨組織．軟骨膜をもたず，軟骨基質は関節腔に露出する．基質内の膠原線維*の走行と軟骨細胞の形状によって浅在帯(Zona superficialis)，中間帯(Zona intermedia)，深在帯(Zona profunda)の3層が区別される．深在帯は骨組織に接する部分で，軟骨細胞が分裂をくり返し(軟骨小腔は円形ないし楕円形で複数の軟骨細胞を含むことが多い)，関節運動に伴う関節面表面の磨耗による損失を補う．この部分から中間帯にかけては基質内の膠原線維は軟骨表面に向かって放射状に走り，浅在帯でアーチを画き軟骨表面では切線方向に走る．軟骨細胞は表面に近いものほど扁平である．軟骨は血管の分布を受けないため軟骨細胞は主として関節液を介して栄養を受ける．組織発生的に関節軟骨は，骨端部の軟骨が軟骨内骨化によって骨組織に置換される際，最後まで軟骨組織として保存されたものである．(市川)

　関節嚢(関節包)　Capsula articularis, *joint capsule*, Gelenkkapsel　→関節，滑膜層

　関節半月　Meniscus articularis, *articular meniscus (crescent)*, Zwischenscheibe (Meniscus articularis)　→関節

　間接分裂　Karyokinese, *indirect division*, indirekte Teilung　→有糸分裂

　関節包(関節嚢)　Capsula articularis, *joint capsule*, Gelenkkapsel　→関節，滑膜層

関節〔包〕外靱帯 Ligamentum extraarticulare (extracapsulare), *extra-articular (extracapsular) ligament*, extraartikuläres Band →靱帯

関節包靱帯 Ligamentum capsulare P.N.A. 1977, *capsular ligament*

関節包の線維膜から分化した靱帯（→靱帯）．なお，capsular ligament は関節包自身とくにその線維膜をさすことも多い． （大内）

関節〔包〕内靱帯 Ligamentum intraarticulare (intracapsulare), *intraarticular (intracapsular) ligament*, intraartikuläres Band →靱帯

関節面（喉頭軟骨の） Facies articularis, *articular facet (for the lamina of the cricoid)*, Gelenkfläche (unter dem Processus muscularis) →喉頭軟骨，披裂軟骨

関節面（骨の） Facies articularis, *articular surface (facet)*, Gelenkfläche →骨，関節

汗腺 Glandula sudorifera, *sweat gland*, Schweißdrüse

一般に汗腺は単管状腺で，その腺管は複雑に曲がりくねって，糸まり状をなすので，糸球状腺（Knäueldrüsen）ともよばれる．ヒトをはじめ多くの哺乳類は2種の汗腺を有する．その一つであるアポクリン汗腺は原則として毛包上部に開口し，腺体は大きく，時として導管が分枝することがある．ヒトでは特定の体部位すなわち腋窩，外耳道，鼻翼，乳輪，眼瞼，肛門周囲，外陰部にのみみられ，思春期になるとよく発達してくる．その分泌物はしばしば臭気を発し，体臭の原因となる．しかし動物ではほとんど全身に分布しており，とくに頭部や顔面に多い．アポクリン汗腺の分泌部は腺細胞と，その外方に存在する筋上皮細胞（myoepithelial cell）からなる．後者は平滑筋と同じ構造を有し，汗腺では非常に長い紡錘形をなし，その長軸を腺管の長軸に平行あるいはやや斜めに位置する．腺細胞は1種類で単層円柱または立方上皮をなす．腺腔が広いことも，一つの特徴である．しばしば腺細胞の遊離面から腺腔内に突起が出て，これが離断されていることがあり，分泌物の放出の1様式として離出分泌（apocrine secretion）とよばれる．この分泌様式をとることから，この腺がアポクリン汗腺とよばれるようになったのであるが，電顕で観察すると，この腺にはもう一つ別の分泌様式があり，小さい分泌果粒が開口分泌（exocytosis）によって放出さ

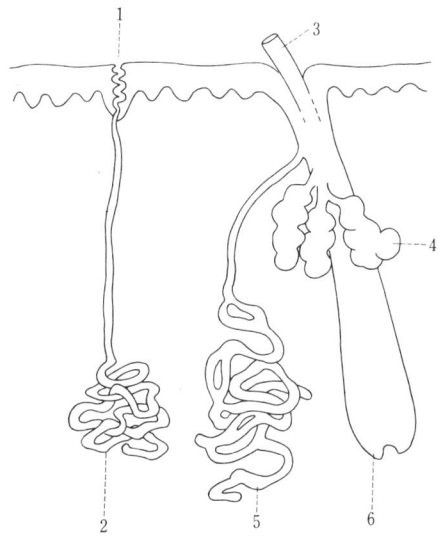

1. 汗孔，2. エックリン汗腺，3. 毛幹，4. 脂腺，5. アポクリン汗腺，6. 毛包．

汗腺

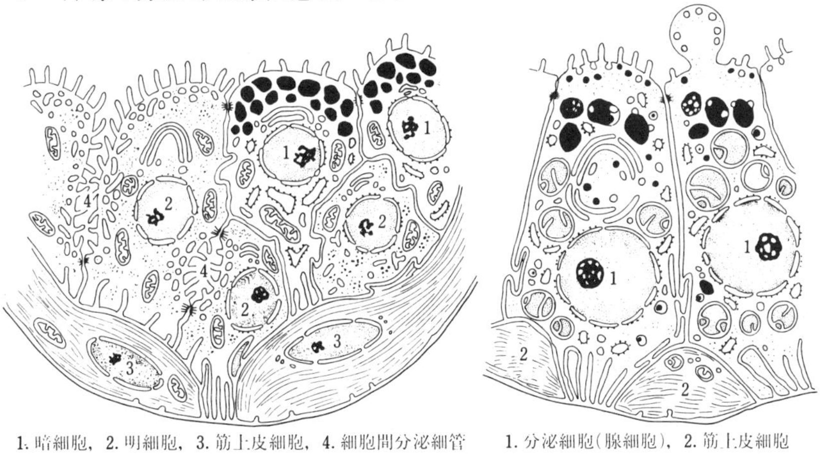

1. 暗細胞，2. 明細胞，3. 筋上皮細胞，4. 細胞間分泌細管
エックリン汗腺

1. 分泌細胞（腺細胞），2. 筋上皮細胞
アポクリン汗腺

汗腺―分泌部の超微細構造

れることがわかった．またもう一つの汗腺であるエックリン汗腺にも離出分泌がおこることがあるので,「アポクリン」,「エックリン」というのは汗腺の固有の名称として理解した方がよい．アポクリン汗腺の腺細胞には前述の小さい果粒（200 nm 前後）のほかに，巨大な暗調果粒が出現し，時として核よりも大きいことがある．この果粒は酸ホスファターゼ陽性であるので，水解小体*（ライソゾーム）の一種と考えられるが，このものが分泌されるかどうかわからない．

エックリン汗腺はヒトではほとんど全身に分布しており，温熱性発汗に関係する．しかし，哺乳類の動物ではその分布が限局されていて，足底部にみられるにすぎない．毛包に開くことはなく，表皮を貫いて皮膚の表面に開口する．したがってエックリン汗腺の導管は，真皮内導管と表皮内導管に分けられ，前者はほとんど垂直に，皮下組織内にある腺体から表皮直下までゆるくうねりながら上昇し，表皮内導管はコルク栓抜き様に巻いて，表皮を通過して，汗孔（Porus sudoriferus）となって開口する．腺体は深く皮下組織内にあって著明な糸球状をなす．その大部分は単管状の分泌部であるが，分泌部と導管との移行部と真皮内導管のはじめの部分がやはり強く迂曲して，ともに糸球の形成にあずかっている．

エックリン汗腺の分泌部も腺細胞と筋上皮細胞からなり，腺上皮の外方を筋上皮細胞が部分的におおうように配置されている．筋上皮細胞の発達はアポクリン汗腺の場合よりも弱く，隣りあう筋上皮細胞との間に間隙があって，その部分では腺細胞が基底膜に直接に接する．エックリン汗腺の特徴は腺細胞に 2 種類あることで，暗細胞（dark cell）と明細胞（clear cell）とよばれることが多い．ヒトではこの両細胞がなかば重なり合うように配置されて，偽重層上皮（多列上皮）の形をとる．通常，暗細胞は腺腔側に，明細胞は基底側に位置するので，これらの細胞の区分を発見した伊東俊夫教授は前者を表層細胞，後者を基底細胞とよんだ．明細胞は腺腔に面さないことが多いので，腺腔の延長というべき細胞間分泌細管（intercellular canaliculi）が明細胞の間に伸びている．その細管の表面には明細胞から多数の微絨毛*が突出しており，細管に近い明細胞の細胞質には滑面小胞体*が豊富に存在する．しかし明細胞には分泌果粒はみられない．明細胞の基底面は筋上皮細胞あるいはその間隙で基底膜に接するが，後者の部分に細胞膜のひだが発達している．また明細胞は多量のグリコゲン粒子をふくむことが特徴である．暗細胞（表層細胞）は腺腔面に近く，多数の分泌果粒をふくみ，これが PAS 陽性で，電顕的にも暗くみえるので，この名がある．これは粘液蛋白質を含むらしい．

汗腺の導管はアポクリン汗腺の場合もエックリン汗腺の場合も，2 層の上皮細胞からなり，管腔細胞（luminal cell）と外周細胞（peripheral cell）とよばれる．筋上皮細胞はない．エックリン汗管では外周細胞に多量の糸粒体を含み，管腔細胞の表面に飲作用を思わせる小胞を多数みとめる点が特徴的である．表皮内汗管の細胞は表面に近づくにつれて角化する．（→皮膚腺）

（黒住）

肝　臓　Hepar, *liver*, Leber

(1) 位置と形状：　肝臓は右上腹部にある巨大な消化腺で，重さは男で 1,400 g，女で 1,200 g ほどある．色は暗赤褐色で，これは充満する血液によるものである．肝臓の表面が平滑で光沢にとむのは 腹膜（の臓側葉）におおわれているからである．

肝臓の上面は横隔膜*の下面に接してまるくふくらみ，横隔面とよばれる．横隔膜上の心臓に対応して，浅い心圧痕をみる．からだの正中にほぼ相当して，横隔面を大きい右半と小さい左半に二分する肝鎌状間膜が走る．これは肝臓表面をおおう腹膜が左右から翻転しながら寄り合い，その間に線維性の結合組織をいれるもので，肝臓を横隔膜から吊り下げる役をしている．このようにして横隔膜と肝臓は平滑な腹膜で自由に滑り動くようになっているが，後部のせまい領域では，両者が線維性結合組織によって密着して滑動性に欠ける．肝臓表面のこの領域を無漿膜野（裸の領域 Area nuda ―― 腹膜に包まれていない ―― の意）という．無漿膜野は前方へ細く張り出して肝鎌状間膜につづき，左右へ細く伸びて左三角間膜と右三角間膜になる．左三角間膜の端は，肝臓の左上端を横隔膜につなぐ索をなして線維付属（Appendix fibrosa hepatis）とよばれる．

肝臓の上面と下面の境界は前方でうすく鋭い縁をなし，下縁（Margo inferior）（または前縁，Margo ventralis）とよばれる．上腹部を斜め右下方へ走る一線をなし，触診することができる．これと右肋骨弓の交点に胆嚢の底が腹壁直下に頭を出している．下縁の正中部には肝円索

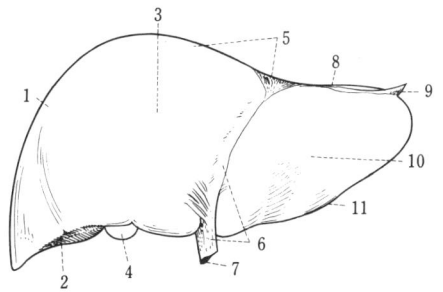

1. 横隔面の右側部, 2. 下縁, 3. 右葉(横隔面の前部), 4. 胆嚢底, 5. 横隔面の上部, 6. 肝鎌状間膜, 7. 肝円索, 8. 左三角間膜, 9. 線維付属, 10. 左葉(横隔面の前部), 11. 下縁

肝臓の上面(横隔面)

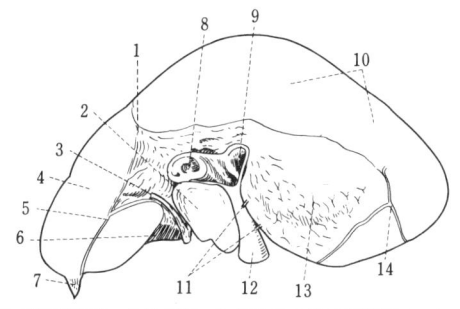

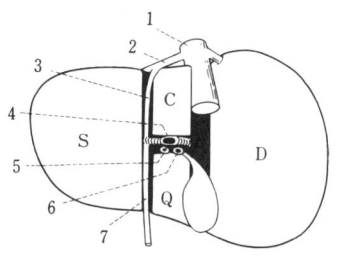

1. 下大静脈, 2. (左)肝静脈, 3. 静脈管索, 4. 門脈, 5. 固有肝動脈, 6. 総胆管, 7. 肝円索, S:左葉, D:(狭義の)右葉, C:尾状葉, Q:方形葉

肝臓の下面にあるH形の溝とそれを埋めるもの(後下方から見る)

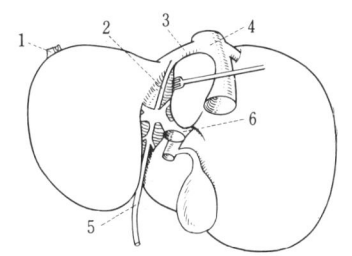

1. 肝鎌状間膜, 2. 尾状葉, 3. 肝動脈の枝で横隔膜にいたるもの, 4. 左葉, 5. 左三角間膜, 6. 食道圧痕, 7. 線維付属, 8. 左肝静脈, 9. 右肝静脈, 10. 右葉, 11. 肝臓の内部から出て下大静脈に入る細い静脈2本, 12. 下大静脈, 13. 無漿膜野, 14. 右三角間膜

肝臓の後面

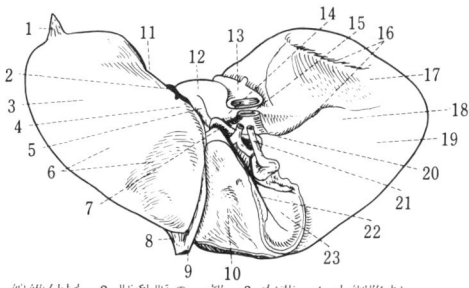

1. 線維付属, 2. 静脈管索, 3. (左)肝静脈, 4. 下大静脈, 5. 肝円索, 6. 門脈

成人の肝臓で肝円索と静脈管索を剖出したところ

1. 線維付属, 2. 肝動脈の一部, 3. 左葉, 4. 小網隆起, 5. 乳頭突起, 6. 胃圧痕, 7. 固有肝動脈の右枝, 8. 肝鎌状間膜, 9. 肝円索, 10. 方形葉, 11. 食道圧痕, 12. 尾状葉, 13. 下大静脈, 14. 尾状突起, 15. 門脈, 16. 異常の切痕, 17. 腎圧痕, 18. 右葉, 19. 結腸圧痕, 20. 肝管, 21. 胆嚢管, 22. 胆嚢動脈, 23. 胆嚢

肝臓の下面(臓側面)

切痕とよぶ切れこみがあって，肝鎌状間膜をはさんでいる．

　肝臓の下面は上腹部の内臓に面するので，臓側面とよばれる．ここには矢状方向に走る2条のくぼみと，それを横に結ぶくぼみがHの字をなしている．Hの左の縦線は前方の半分が肝円索（後述）をいれる肝円索裂，後方の半分が静脈管索（後述）をいれる静脈管索裂である．Hの右の縦線には前方に，胆嚢の上面をおさめる胆嚢窩があり，後方に大静脈をおさめる大静脈溝がある．H字の横線に当る溝は肝門で，門脈，固有肝動脈，肝管のほか多数のリンパ管と若干の神経が通っている．

　肝鎌状間膜，肝円索裂，静脈管索裂によって，肝臓は大きい右葉と小さい左葉に分けられる．肝臓の臓側面では，右葉（広義）が胆嚢窩，大静脈溝，肝門によって狭義の右葉，中央前方の方形葉，中央後方の尾状葉に分けられる．

　尾状葉は前下方へ乳頭突起を出し，前右方へ，肝門の後縁に沿って尾状突起を出す．乳頭突起に対峙して左葉から小網隆起が張り出し，両者の間に小網をはさむ．

　(2) 肝臓の構築：　肝臓の表面は大部分腹膜をかぶり，その下に線維性の結合組織がある．この結合組織は大血管とともに肝臓内に侵入し，血管周囲線維鞘をつくる．グリソン鞘（Glisson's sheath）ともよばれる．肝臓の実質は径1mm前後の短六（ないし五）角柱の肝小葉を構造単位として成り立っているが，肝門からはいる肝固有動脈と門脈の枝はグリソン鞘を伴って，この肝小葉の稜線（三つの肝小葉の合するところ）に沿って走る．この動静脈を小葉

間動・静脈とよぶ．

肝小葉の角柱の中心を貫いて中心静脈という太い毛細血管が走り，その周囲に肝細胞の板が放射状に配列する．肝細胞板 (hepatic cell plates) は分枝し，吻合し，あなをもち，すきまに洞様毛細血管 (sinusoidal capillaries) をいれている．小葉間動静脈の枝は小葉の洞様毛細血管に注ぎ，中心静脈から，小葉下静脈 (Vena sublobularis) とよばれる小静脈を経て下大静脈へと流れていく．

肝細胞板の中に，肝細胞のあいだを縫って走る細管系が毛細胆管 (bile capillary) であって，肝細胞の産生する胆汁を運ぶものである．毛細胆管は肝小葉のへりで小葉間胆管とよばれる小導管に注ぎ，グリソン鞘の中を合流しつつ肝門へ向かう（→胆管）．

(3) 肝臓と血管： 肝臓は門脈の番人というべき器官である．すなわち消化管から送られてくる血液中に余分の糖分があればグリコゲンとして貯え，有害物があれば分解，解毒する．脾臓から送られる破壊血液のヘモグロビンをビリルビンに変えて胆汁中に排泄する．門脈によって運ばれてくる膵臓のホルモンは，肝細胞でのグリコゲンの産生とブドウ糖への分解を調節する．

しかし門脈血は酸素に乏しい静脈血であるから，肝臓は動脈血を固有肝動脈にあおがねばならない．

胎生期においては，臍（へそ）から前腹壁を上行して肝臓の下面に達する臍静脈 (Vena umbilicalis) が，肝門で門脈と合して，そのまま肝臓の下面を後方へ走り，下大静脈に注ぐ．臍静脈と下大静脈のこの短絡路を静脈管またはアランチウス (Arantius) の管と称する．生後，胎生期の循環路は閉鎖し，結合組織索として残る．臍静脈の遺残が肝円索，静脈管のそれが静脈管索である． （藤田 恒）

肝臓および胆嚢の発生 Hepatogenesis et genesis vesica felleae, *development of liver and gall bladder*, Entwicklung von Leber und Gallenblase

発生第4週半ば（第11〜12段階）に前腸末端部腹壁に肝窩とよぶ憩室様の肝原基が生ずる．肝窩の頭方端の内胚葉上皮は増殖して，多数の上皮芽を生じ横中隔*の間葉内へ侵入し，複雑な細胞索を形成する．これを肝部といい，将来ここから肝実質と肝管系が発生する．一方，肝窩と前腸*との交通部は狭小となり，この部の腹壁から小上皮芽が生ずる．この部を胆嚢部といい，のちに胆嚢*と胆嚢管に分化する．

静脈洞に向かって進む卵黄嚢静脈と臍静脈は，横中隔内で発育中の胞細胞索域を通過する際，分断されて複雑な血管網，つまり肝ジヌソイドを形成する．

肝細胞索の旺盛な発育の結果，肝原基は横中隔の限界を超え，腹側胃間膜と腹側十二指腸間膜に包まれて腹腔内へ突出する．肝原基の前面正中部と前腹壁間の横中隔の間葉はひき伸ばされて肝鎌状間膜となる．これが左右両葉の境をなしているが，はじめ肝葉は左右同大である．やがて左葉の発育が徐々に減退し，右葉が大となる．右葉では発生3カ月に方形葉が，4カ月に尾状葉が生ずる．肝原基の下面正中部と胃および十二指腸間に張る間膜は小網となり，肝原基が横中隔下面に接していた部分が無漿膜野となり，その前縁および左右に肝冠状間膜と左右の三角間膜が形成される．

胆嚢原基は腹側十二指腸間膜内で，充実性上皮芽として発育し，肝原基下面に達する．内腔形成のはじまるのは発生2カ月，3カ月には肝表面から突出している．

肝原基内に侵入した間葉は肝実質内で血島を生じ造血をはじめる．造血機能は発生2〜7カ月にみられるが，その後は次第に減退する．

肝管系では肝窩の起始部が総胆管に，胆嚢との連結部が胆嚢管に，それより末梢肝実質に向かって進む部分が肝管に分化する．肝管は2本に分かれて左右両葉に入る．

なお，肝実質内に毛細胆管が生ずるのが発生2カ月，肝細胞内にグリコーゲンが証明されるのが発生3カ月，胆汁色素が生ずるのが発生4カ月である． （沢野）

環 椎 Atlas, *atlas*, Träger

頭上に天空を支えるギリシャの神 Atlas (Titan) にちなんで命名された．

環椎（第1頚椎）には椎体と棘突起は存在せず，短い前弓と長い後弓および外側塊の三つの部分が大きな椎孔を囲んでいる．前弓は椎体の前縁部に相当し，前面中央には前結節が，後面の中央には歯突起窩がある．後弓は椎弓 (arcus vertebrae) に相当する部分で，後面の中央には棘突起に相当する後結節がある．外側塊は前弓と後弓を結合する部分で著しく肥厚している．外側塊からは外側へ向かってかなり大きい横突起が出ており，横突起の基部には比較的内径の大きな横突孔 (Foramen transversarium)

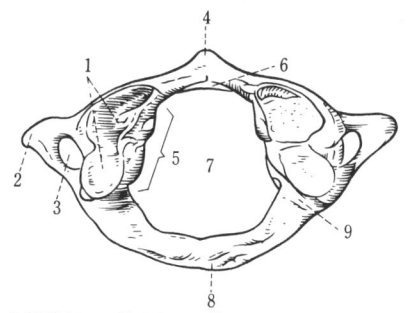

1. 上関節窩, 2. 横突起, 3. 横突孔, 4. 前結節, 5. 外側塊, 6. 歯突起窩, 7. 椎孔, 8. 後結節, 9. 椎骨動脈溝

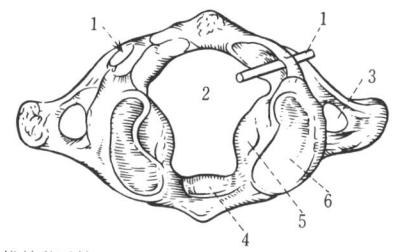

1. 椎骨動脈管, 2. 椎孔, 3. 横突孔, 4. 歯突起窩, 5. 外側塊, 6. 上関節窩

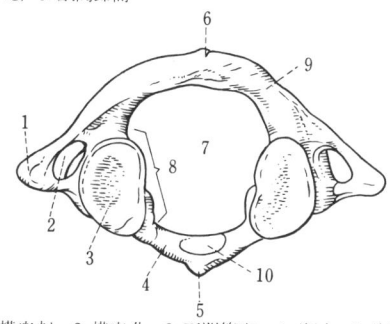

1. 横突起, 2. 横突孔, 3. 下関節窩, 4. 前弓, 5. 前結節, 6. 後結節, 7. 椎孔, 8. 外側塊, 9. 弓, 10. 歯突起窩

環　　椎（上・中・下：上面）

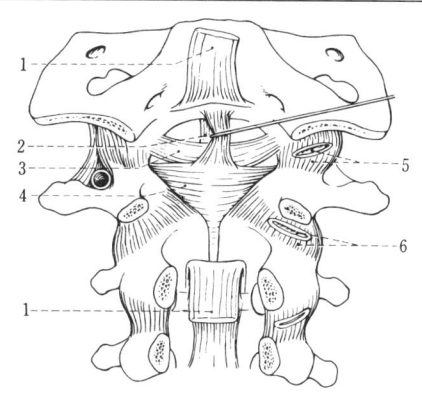

1. 蓋膜（切断して反転）, 2. 歯尖靱帯, 3. 翼状靱帯, 4. 環椎横靱帯, 5. 環椎後頭関節と関節包, 6. 外側環軸関節

環椎後頭関節と環軸関節（椎弓を切断して後方よりみる）

がある．外側塊の上面には長楕円形の上関節窩が，下面には平らな下関節窩があって，それぞれ後頭骨の後頭顆，軸椎*の上関節面と関節をつくる．後弓が外側塊に移行する部位の上面には外前方から内後方に向かう椎骨動脈溝がみられる．椎孔は左右の外側塊を結ぶ環椎横靱帯によって前後の二つの部分に分けられるが，前部は狭い四辺形で軸椎の歯突起がおさめられる．後半の部分は本来の椎孔に相当し，三角形状である．（→頚椎）　　　　　　　　　　（高橋）

環椎横靱帯　Ligamentum transversum atlantis, *transverse ligament of the atlas*, Atlasquerband　→正中環軸関節

環椎後頭関節　Articulatio atlantooccipitalis, *atlantooccipital joint*, oberes Kopfgelenk

環椎外側塊の上関節窩と後頭骨の後頭顆との間の関節で，前者が関節窩となり，後者が関節頭をなす．左右の関節面の長軸を延長すると前方で交わること，環椎上関節窩は外縁が高まり，窩の面は上後内方を向き，逆に後頭顆の面は下前外方を向くことなどを考えると，両側の関節面は楕円球面の一部に当たっているとみなされる．したがって全体として，両側の関節は1個の楕円関節として頭に対して2軸性に働き，矢状軸を中心とする側屈と横軸を中心とする後屈を行う．環椎と後頭骨の間には次の補強膜が張っている．

（1）前環椎後頭膜：　環椎前弓と大後頭孔前縁の間に張る．弾力線維を含む．

（2）後環椎後頭膜：　環椎後弓と大後頭孔後縁の間に張り，弾力線維に富む．外側端に椎骨動脈と第1頚神経を通す孔を残す．この膜は黄色靱帯*のつづきとみなされる．　　（佐藤）

環椎十字靱帯　Ligamentum cruciforme atlantis, *cruciform ligament of the atlas*, Kreutzband　→正中環軸関節

貫通管　Canalis perforans (Volkmann), *Volkmann's canal*, Volkmannsche Kanäle　→緻密骨

貫通枝（後脛骨動脈の）　Ramus perforans, *perforating branch*　→後脛骨動脈

貫通枝（鎖骨下動脈の）　Rami perforantes, *perforating branch*　→鎖骨下動脈

貫通枝（橈骨動脈の）　Rami perforantes, *perforating branches*　→橈骨動脈

貫通静脈　Venae perforantes, *perforating veins*　→外腸骨静脈

貫通動脈　Arteriae perforantes, *perforating arteries*　→大腿動脈

ガンツェルの筋 Gantzer's muscle →上肢の筋

眼動脈 Arteria ophthalmica, *ophthalmic artery*, Augenarterie →内頚動脈

陥　入 Invaginatio, *invagination*, Invagination, Einstülpung

形態形成運動*の一様式で，胚の細胞群または細胞層の一部が内方に向かって落ちこむことをいう．

たとえば中胚葉成形時における上胚膜の細胞の運動，脊索突起形成時の原始結節を通過する細胞群の動き，神経溝形成時の神経板正中域の形態形成運動，眼杯茎腹側にみられる形態形成運動などがこれにあたる．　　　　　　（沢野）

閂，カンヌキ Obex, *obex*, Riegel

菱形をなす第四脳室底の最尾側端はペン先の形をしており筆尖とよばれている．ここはまた脊髄中心管が第四脳室に開くところでもある．筆尖の背側には神経線維からなる薄い白質板あるいはヒダがあり，これが閂とよばれるものである．　　　　　　　　　　　　　　（松下）

間　脳 Diencephalon, *diencephalon*, Das Zwischenhirn

間脳は中脳*の前方で第三脳室*を取り囲んだ領域をいう．背側方は側脳室*におおわれ，背外側は分界条*によって尾状核*と境され，外側を内包*によって取り囲まれている．前方は室間孔まで伸び，後方は後交連と乳頭体*の後方を結ぶ線で中脳被蓋に移行する．間脳はさらに背側視床*，視床下部*，腹側視床*および視床上部*に分かれる．背側視床はこれらのうち最も大きな部位を占め左右を視床間橋（中間質）によって結ばれる．背側視床と視床上部とを視床脳とよぶことがある．　　　　　（川村祥）

間脳の発生　*development of the diencephalon*
間脳は間脳胞から発生する．

胎生第4週のおわりころにおける脳の原基は，前脳胞・中脳胞・菱脳胞の3脳胞が確立し，前脳胞ではその外側壁の前腹側端部から外方に向かって大きい眼胞が膨出している．第5週に入ると（第14段階），この眼胞の出発部の前背側にあたる部分の外側壁が前外方，ついで背外方に向かって膨出し，左右1対の半球胞を形成する．左右の半球胞を連ねる前脳胞の前背側端部を終脳正中部という．終脳正中部と半球胞とが終脳を形成し，これまでの前脳胞の大部分を占める領域は，これ以後，間脳胞とよばれる．

間脳胞ははじめ頭尾（前後）方向に長い管であり，その内腔は間脳室（後に第三脳室*）とよばれる．間脳胞においても，中脳以下の神経管の各部におけると同じく，実質的な神経細胞の形成は左右の外側壁においてのみおこり，背側壁（蓋板）と腹側壁（底板）においては著明な肥厚はみられない．蓋板は単層立方上皮となり，外側から間葉組織によって裏打ちされて，第三脳室脈絡組織となる．

肥厚・増大していく間脳の外側壁の内面には一過性に前後に走る3本の浅い溝（背側から腹側へ 1.間脳背側溝，2.間脳中間溝，3.間脳腹側溝）が認められ，これによって外側壁は 1.視床上部，2.背側視床，3.腹側視床，4.視床下部の4部に区画される．その後の発育において背側視床と腹側視床がとくに高度に発育し，両者が合一して強大な視床を形成する．胚芽層から生じた多数の神経〔芽〕胸胞は外套層および縁帯の各所に集合して前核・内側核・中心核・腹側核・外側核・視床枕核などの視床核を形成する．

視床上部*はヒトでははなはだ退化的で，これに属する構造物としては，間脳の後端部における松果体，手綱および手綱三角のみである．松果体は胎生第7週において間脳の蓋板の後端正中部から背後方に向かって生ずる1個の中空の膨出として発生する．

視床下部*は間脳の外側壁の腹側半と腹側壁の肥厚によって形成される．胚芽層から生じた神経〔芽〕胸胞は，外側壁および腹側壁を埋め，およそ8個に大別される神経核を形成する．

間脳胞の内腔である間脳室は，はじめは円形に近い横断面を示すが，外側壁の発育につれて上下方向に広く左右方向に狭い空間となり，ついには正中矢状面に一致した左右の幅の非常に狭い裂隙状の腔となる．この間脳室とその前端につづくごく狭い終脳正中部の内腔を合わせて第三脳室という．　　　　　　　　　　（溝口）

眼　杯 Cupula optica, *optic cup*, Augenbecher →眼の発生

眼杯裂 Fissura optica, *choroid fissure*, fetale Augenspalte, Augenbecherspalte →眼の発生

寛幅指数 Hüftbreiteindex →骨盤の計測

眼　胞 Vesicula optica, *optic vesicle*, Augenblase →眼の発生

眼　房 Camera bulbi, *chamber of eye*, Augenkammer →前眼房,後眼房

眼房水 Humor aquosus, *aqueous humor*, Kammerwasser

眼房水は単に房水ともいい,毛様体上皮より分泌される弱アルカリ性の漿液.小帯隙,後および前眼房*を潤したのち,虹彩角膜角隙(Fontana 腔)を経て強膜静脈洞(Schlemm 管)に流入する.主に前毛様体静脈に吸収されると推定される. (外崎)

間膜ヒモ Tenia mesocolica →結腸

顔面横静脈 Vena transversa faciei, *transverse facial vein* →内頚静脈

顔面横動脈 Arteria transversa faciei, *transverse facial artery* →外頚動脈

顔面筋 Musculi faciei, *facial muscles*, Gesichtsmuskeln

顔面の皮下に広く存在する筋群である.主に皮筋の形をとり,その作用によって表情を生じるので,表情筋ともいう.(→表情筋)(佐藤)

顔面骨 Ossa faciei, *bones of viscerocranium*, Knochen des Gesichtsschädels

顔面骨は頭蓋*を構成する15種23個の骨より10種16個の頭蓋骨を除いたものをいう.すなわち上顎骨*(1対2個),口蓋骨*(1対2個),頬骨*(1対2個),下顎骨*(1個)および舌骨*(1個)の5種8個である.

頭蓋を構成する骨の分類は諸学者による見解の相違があり,顔面骨は上記の5種8個のほかに,篩骨*(1個),下鼻甲介*(1対2個),涙骨*(1対2個),鼻骨*(1対2個)および鋤骨*(1個)の5種8個をも含めて10種16個の骨よりなるとする意見もある. (児玉)

顔面静脈 Vena facialis, *facial vein*, Gesichtsvene →内頚静脈

顔面神経 Nervus facialis, *facial nerve*, Gesichtsnerv

主として顔面筋*に分布してその運動をつかさどる脳神経*であり,第7脳神経の別称をもつ.しかしこの神経には他になおわずかながら副交感性の分泌神経線維と味覚に関与する神経線維が含まれていて,これらの線維ははじめのうちは筋運動性の線維束とは明瞭に区別される別の束,すなわち中間神経*をなしている.筋運動性の線維束と中間神経とは相ならんで内耳神経*とともに内耳道*に入り,その道底で内耳神経と分かれて顔面神経管に入るやすぐに膝神経節*をつくって直角に後方にまがり(顔面神経膝),翼口蓋神経節*に向かう大錐体神経を分岐せしめる.その後,鼓室*の後壁のなかを弓状に下方に走る顔面神経本幹からはアブミ骨筋を支配するアブミ骨筋神経,鼓室内を通過して舌神経に合流したのちに舌に達する鼓索神経が枝分かれする.顔面神経は茎乳突孔から頭蓋の外に出て後頭部の皮筋に分布する後耳介神経,顎二腹筋後腹および茎突舌骨筋への筋枝を出したあと,耳下腺の中で網状の神経叢(耳下腺神経叢)をつくり,これから顔面に多数の枝を放射状に派出せしめてすべての顔面筋に分布している. (山内)

顔面神経核 Nucleus nervi facialis, *nucleus of the facial nerve*, Facialiskern

第7脳神経,すなわち顔面〔中間〕神経*を形成する神経線維のうち,表情筋・広頚筋・アブミ骨筋・茎突舌骨筋などの横紋筋を支配する運動神経線維の起始核であり,橋の最尾側レベルにおいて橋被蓋の腹外側部に位置する.顔面神経核からおこる神経線維は核の背側から出て背内頭側に走り(顔面神経上行根),第四脳室底の直下で外転神経核*の内側部に達してはじめて密な神経束を形成する.ついで,この線維束は外転神経核の頭側レベルで核の背側を外側に向かい顔面神経膝を形成する.ついで,線維束は三叉神経脊髄路核の内側縁に沿うように腹外側に走り(顔面神経下行根),橋の尾側レベルで脳幹を出る.顔面神経の支配を受ける横紋筋のうち顎二腹筋後腹は副顔面神経核(Nucleus nervi facialis accessorius)に支配される.副顔面神経核の神経細胞は顔面神経核と三叉神経運動核を結ぶ線上に散在性に存在する.

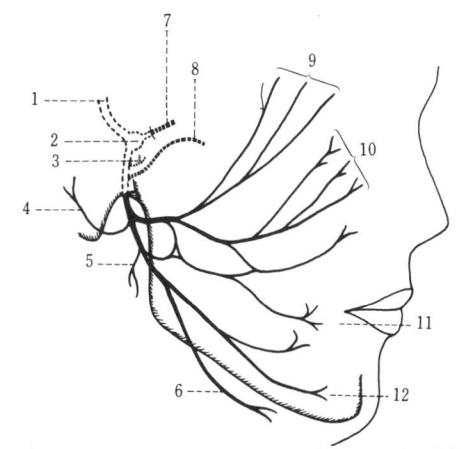

1.顔面神経,2.膝神経節,3.アブミ骨筋神経,4.後耳介神経,5.茎突舌骨筋枝,二腹筋枝,6.頚枝,7.大錐体神経,8.鼓索神経,9.側頭枝,10.頬骨枝,11.頬枝,12.下顎縁枝

顔面神経の分岐(模型図)

顔面神経に含まれる副交感性神経線維の起始核として，上唾液核（Nucleus salivatorius superior）が記載されている．この核の神経細胞は，橋被蓋網様体の尾側レベルでその背外側部において，三叉神経脊髄路核の内側縁付近に比較的散在性に存在するようである．（→顔面神経，中間神経）　　　　　　　　　　（水野）

顔面神経管 Canalis facialis, *facial nerve canal* →岩様部

顔面神経管膝 Geniculum canalis facialis, *geniculum of facial nerve canal* →岩様部

顔面神経管隆起 Prominentia canalis facialis, *prominence of the facial nerve canal*, Prominentia canalis facialis →中耳

顔面神経丘 Colliculus facialis, *facial colliculus*, Colliculus facialis →第四脳室

顔面神経膝 Geniculum nervi facialis, *external genu of the facial nerve*, Geniculum nervi facialis →顔面神経

顔面頭蓋 Splanchnocranium (Viscerocranium), *splanchnocranium (viscerocranium)*, Gesichtsschädel (Splanchnokranium, Viscerokranium) →内臓頭蓋

顔面動脈 Arteria facialis, *facial artery*, Gesichtsarterie →外頚動脈

顔面の形成 *development of face*, Entwicklung des Gesichtes

顔面の形成は，胚子*前端部の腹側への屈曲に伴い，前脳前端を含む前頭隆起*（前頭突起），下顎部をつくる顎骨弓*，両者の間に開く口窩*の形成にはじまる．第3週末から第4週初め（第9,10段階）の胚子では，後の菱脳*より前方の部の神経溝は開いたままであるが，胚子頭端の屈曲ははじまり，それと心膜腔を包む体表の隆起との間に口窩になる陥凹が生じている．第10段階（22～23日）において，心膜隆起の上に，上皮下の中胚葉の増殖による堤状の隆起が現れて顎骨弓（第1鰓弓）となり，これが口窩の下界をつくる．また，下顎隆起背側部上面から上顎隆起が口窩の側方に出現する．第11段階（24日）には，下顎弓，舌骨弓が明らかとなり，前神経孔も閉鎖した前脳を包む大きな前頭隆起が口窩を上方から境する．このようにして，後の顔面の領域が確立される．

第5週に入ると，前頭隆起の外側部に鼻板*が生じ，これが鼻窩*として陥凹するにつれて，その周囲は隆起して外側・内側鼻隆起（または突起）をつくる．上顎隆起は外側鼻隆起*の下を内方に伸長し，第5週末に内側鼻隆起*の下端部（この部はやや著しく膨隆するので球状突起 processus globularis ともよばれる）の側縁に癒合して上口唇の原基をつくる．左右の内側鼻隆起は上顎隆起により正中に向かって圧迫され，表層では上口唇の人中部をつくり，深層への突隆が一次口蓋*をつくるとされる．この第5週末の時点では，上顎隆起と外側・内側鼻隆起の癒合部は表面に溝をつくるが，第6週末（第17段階）では溝はなくなり，癒合部は平滑になる．このうち，外側鼻隆起と上顎隆起の間の溝の閉鎖は，鼻涙管を形成する．これらの隆起間の癒合の不全により，顔面裂*，唇裂*が生ずるとされる．しかし，一説には，両側の内側鼻隆起とそれらに狭まれる部（前頭鼻突起 fronto-nasal process ともよぶ）は深部に向かって前上顎（一次口蓋）になり，上顎隆起はその表層で対側のものが互いに癒合し，したがって上口唇の形成に内側鼻隆起はあずからないともいう．

外側鼻隆起は鼻翼の原基となる．前頭鼻突起と前脳胞を包む前頭隆起の移行部（三角野，Area triangularis）は後に次第に隆起して鼻稜（Crista nasalis）となり，後の外鼻の鼻尖の部にあたる．

視覚器で発生上体表と関係するものとしては第5週に顔の側面に水晶体板*が生ずる．眼瞼は第6週後期（第19段階）から体表のヒダとして現れはじめる．

耳介は第5週に第1鰓溝を囲む6個の耳介小丘*として出現し，これらは第8週までに外耳孔を囲む半月形のヒダをつくる．　　　（森）

顔〔面〕裂 Fissura facialis, *facial cleft*, Gesichtsspalte

正常では癒合して顔を形成する胎芽期の各突起間の癒合不全によって生じた顔面の裂隙の総称．その中で最も重要な唇裂*（内側鼻突起と上顎突起の癒合不全）と口蓋裂*（口蓋突起の癒合不全）はそれぞれの項を参照のこと．その他のものはまれである．正中上唇裂（median cleft of the upper lip, 内側鼻突起間の癒合不全，単前脳〔胞〕*の軽症例にみられることがある），斜顔面裂（oblique facial cleft, 外側鼻突起と上顎突起の癒合不全），横顔面裂（transverse facial cleft, 上顎突起と下顎突起の癒合不全，巨口（macrostomia）を呈す），正中下唇裂（median cleft of the lower lip, 下顎突起間の癒合不全）などがある．その他非定型的顔面裂とし

ては口角から下顎瞼に向かう裂（orotemperal cleft）があり，顔面の突起の発生抑止では説明されない．羊膜索によるとの説がある．（谷村）

肝　門　Porta hepatis, *hepatic portal*　→肝臓

肝門管　*portal canal*, Glisson's sheath, Periportales Feld

肝臓の実質のなかで動脈，門脈，リンパ管，胆管の枝を含んだ鞘状の結合組織*で，肝門へ連絡する．肝の組織切片では3個，ときに4個の肝小葉の縁が集った部位で小葉間の結合組織が豊富になり，そこに小葉間動静脈，小葉間胆管，リンパ管，神経線維束がみられる．この結合組織は疎性結合組織で線維芽細胞，小数のリンパ球などを含む．肝門管の縁部では，小葉内へ流入する動脈および門脈（小葉間静脈）が分枝し，毛細胆管が短い介在部，すなわちヘリング管（Herring's canal）を介して小葉間胆管へ集められる．　　　　　　　　（和気）

間　葉　Mesenchyma, *mesenchyme*, Mesenchym

間充織ともいう．外胚葉*，内胚葉*，中胚葉*と，それらから生ずる上皮性の諸構造の間を埋める疎な組織で，長い突起をもって相互につながる星型の間葉細胞と，それらの間を満たす細胞間質からなる．結合組織はこれから分化するもので，細網組織が形態上，間葉組織によく似る．そのほか疎性および密性結合組織，軟骨組織，骨組織，脈管系，造血組織と血球などが間葉に由来するとされる．

間葉の多くは中胚葉，とくに椎板*，皮板*の細胞が散乱しつつひろがるのに伴って一部は間葉細胞となり，胚葉間隙を満たしていく．側板からの分離もある．

頭部の間葉のかなりな部分は，主として神経堤*などの外胚葉性構造から分離してくるもので，外胚葉系間葉（Ectomesenchyma, ectomesenchyme, Ectomesenchym）という．脳脊髄膜，鰓弓*の間葉と軟骨などをつくるという．
　　　　　　　　　　　　　　（滝沢・森）

間葉細胞　*mesenchymal cell*, Mesenchymzelle　→中胚葉

岩様部　Pars petrosa, *petrous part*, Felsenteil

錐体乳突部ともよばれているが，錐体*はその項目で述べるので，ここでは乳突部および顔面神経管について述べることにする．

乳突部の外側面は筋の付着による粗面を有し，外耳孔の後方で下方へ延長した部分を乳様突起といい，胸鎖乳突筋の着くところである．乳様突起の後内側には乳突切痕があり，ここに顎二腹筋後腹がおこり，さらにその内側に後頭動脈溝が認められている．乳突部の内側面には深くて長い陥凹があり，ここにS状洞溝が走り，上方では後頭骨の横洞溝に，下方は頚静脈孔につづく．後縁にある乳突孔は乳突導出静脈を通し，S状洞溝に開く．乳突部の後部は後頭鱗と結合する部分で後頭縁という．

顔面神経管は顔面神経の通路で内耳道底の顔面神経野より骨内に入り，蝸牛の外側に沿って，ほとんど水平位で前外方へ進む．次いでほぼ直角をなして後外方へまがり，ここで顔面神経管膝を形成する．その後，鼓室壁の前庭窓の上部すなわち鼓室と骨半規管の間を走行し，外後方に進んだ後，弓状をなして下行し，茎乳突孔に開口する．鼓索神経小管は鼓索神経の通路で茎乳突孔の少し上方で顔面神経管から分かれて前上方へ延び，鼓室溝の後縁にきわめて近いところで鼓室に開口する．次いで鼓室の外側壁の粘膜におおわれながら，ツチ骨柄とキヌタ骨長脚との間を前進し，鼓室の前上部を貫通し，錐体鼓室裂を経て，頭蓋底外面に出る．（→錐体）　　　　　　　　　　　　　　（児玉）

岩様部枝　Ramus petrosus, *superficial petrosal branch*　→外頚動脈

眼輪筋　Musculus orbicularis oculi, *orbicularis oculi*, Augenringmuskel　→表情筋

肝リンパ節　Lymphonodi hepatici, *hepatic node*, Lendenknoten　→リンパ節

キ

疑核 Nucleus ambiguus, *nucleus ambiguus*, Nucleus ambiguus →迷走神経核, 舌咽神経核, 副神経核

器官 Organum (Organon), *organ*, Organ

体内の一定の位置にあって独立した一定の形態をそなえ, 一定の機能を営む多数の部分によって, 生物体は構成される. これを器官といい, 一つの骨*, 一つの神経*, 胃*, 心臓*などはすべて一つの器官である. 一般に一つの器官は1種以上の組織*によって組み立てられている.

構造と機能に共通性があり, 多くは形態的にも連関をもち, 協同して働く一連の器官からなる系を器官系という. 脊椎動物では, 骨格系*, 筋系, 消化呼吸器系（消化器*と呼吸器系*）, 泌尿生殖器系*（泌尿器系*または排泄器系と生殖器系*）, 感覚器系*, 神経系*, 内分泌（腺, 器）系*を区別することができる. 消化呼吸器系と泌尿生殖器系は系統・個体発生上の密接な関係からそれぞれ一系にまとめられるが, この2系と内分泌器系とをあわせて内臓系とよぶことがある. （→内臓） （大内）

気管 Trachea, *trachea* (*windpipe*), Luftröhre

喉頭*の下に連なる気道の管状部で, 第6頸椎の高さにはじまり, 食道の前を垂直に下り, 第4胸椎の前で左右の気管支*に分岐する. この分岐部を気管分岐部という. 気管支鏡で分岐部を上からみると, その正中部に左右の気管支を隔てる高まりがある. この高まりを気管竜骨という.

気管壁には, 硝子軟骨性の気管軟骨の輪が一定の間隔をおいて重なり, 軟骨間は輪状靱帯で結合する. 気管軟骨は幅3〜4mmで15〜20個を数える. 気管軟骨は完全な輪ではなく, 全周の4/5〜2/3を占める馬蹄状を呈する. 軟骨性の支柱を欠く部は正中部後壁をなし, 膜性壁とよばれる. 膜性壁には平滑筋（気管筋）を含む. 気管内面は多列繊毛円柱上皮で, 繊毛の運動の方向は上向きである. 粘膜固有層には弾性線維が多く, 粘膜下組織には胞状の混合腺（気管腺）を多数含む.

日本人の気管の長さは10cm前後である. （→喉頭） （吉村）

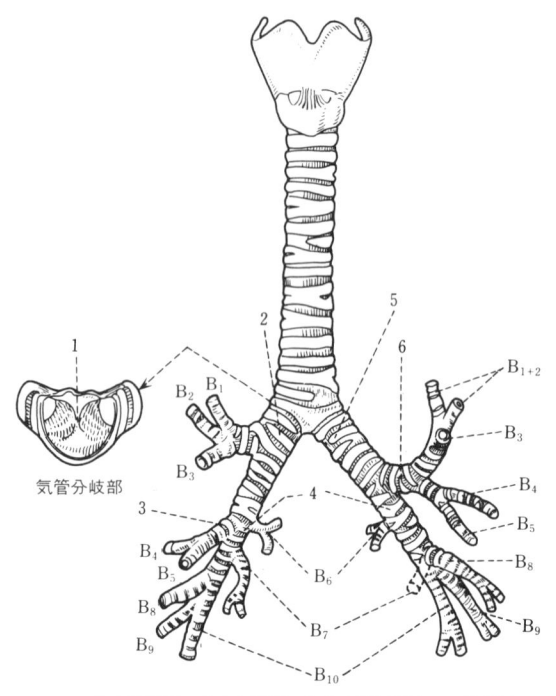

1. 気管竜骨, 2. 右気管支, 3. 右中葉気管支, 4. 下葉気管支, 5. 左気管支, 6. 左上葉気管支.
B_1〜B_{10}は各区域の気管支の番号を示す.
気管, 気管支, 葉気管支, 区気管支

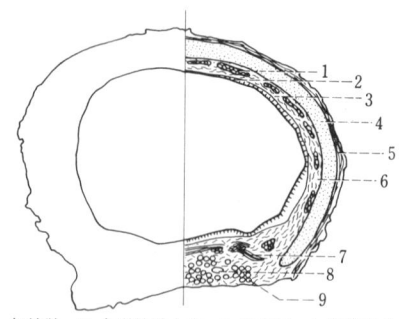

1. 気管腺, 2. 多列繊毛上皮, 3. 固有層, 4. 気管軟骨, 5. 弾性線維膜, 6. 粘膜下組織, 7. 気管平滑筋, 8. 血管, 9. 密集気管腺
気管の横断面

気管筋 Musculus trachealis, *tracheal muscle*, Trachealmuskeln →気管

器官系 *organ system*, Organsystem →器官

器官形成期 Periodus organogenesis, *period of organogenesis*, organogenetische Periode

胎芽*（胚子）の3胚葉が分化した後, これら胚葉から器官が形成される時期, すなわち主要な器官原基が相ついで出現する時期をいう.

狭義の胎芽期（胚子期），すなわちヒトでは第4週から第8週のあいだである．またこの時期に発生のひずみがおこると重大な形態の発生異常（先天奇形）が生じる（→先天奇形，臨界期）．また，器官形成期を，原始線条の形成から口蓋の癒合までやや広くとることがある．この場合，ヒトでは受精後第3週から第10週に及ぶ． (谷村)

気管支 Bronchus principalis, *main bronchus* (*principal bronchus*), Stammbronchus (Luftröhrenast)

第4胸椎の高さで気管分岐部よりおこり肺門にいたる部分で，主気管支とよばれる．左右のなす角度は平均70度で，右は鉛直線に対して20～40度，左は40～60度である．右は太くて短く（約3cm），左は右よりやや細く長い（5～6cm）．気管支軟骨の数は右6～8個，左9～12個である．粘膜下組織中には気管におけると同組成の気管支腺をみる．（→気管，葉気管支，肺） (吉村)

気管枝（鎖骨下動脈の） Rami tracheales, *tracheal branch* →鎖骨下動脈

気管支枝 Rami bronchiales, *bronchial branch* →鎖骨下動脈

気管支静脈 Venae bronchiales, *bronchial veins* →奇静脈，上大静脈

気管支食道筋 Musculus bronchoesophageus, *bronchoesophageal muscle*, Musculus bronchoesophageus →食道

気管支腺 Glandulae bronchiales, *glands of bronchi*, Bronchialdrüsen →気管

気管支動脈 Rami bronchiales, *bronchial arteries*, Bronchalschlagadern →胸大動脈

気管支肺芽 Gemmae bronchopulmonaria, *bronchopulmonary bud*, sekundäre Lungenknospen

肺の発生において，はじめ単一であった肺芽*はまもなくその遠位端が二つのふくらみに分かれて左右の肺を暗示する．このふくらみを気管支肺芽という．しかし広義にはこのふくらみも肺芽という．（→肺の発生） (溝口)

気管支肺リンパ節 Lymphonodi bronchopulmonales, *bronchopulmonary nodes*, Bronchialknoten →リンパ節

気管静脈 Venae tracheales, *tracheal veins* →上大静脈

気管食道瘻 Fistula tracheo-esophagealis, *tracheoesophageal fistula*, Tracheoösophagealfistel →食道閉鎖

気管腺 Glandulae tracheales, *tracheal glands*, Luftröhrendrüsen →気管

気管前隙 Spatium pretracheale →頚部の筋膜隙

気管前葉 Lamina pretrachealis, *pretracheal lamina of the cervical fascia*, mittlere Halsbinde →頚筋膜

気管軟骨 Cartilagines tracheales, *tracheal cartilage*, Knorpelringe (Knorpelspangen, Trachealknorpel) →気管

気管分岐部 Bifurcatio tracheae, *bifurcation of the trachea*, Luftröhrengabelung →気管

気管竜骨 Carina tracheae, *carina*, Carina tracheae (Luftröhrensporn) →気管

気管リンパ節 Lymphonodi tracheales, *tracheal nodes* (*paratracheal nodes*) →リンパ節

奇形腫 Teratoma, *teratoma*, Teratom

発生上それぞれ内・中・外の3胚葉に由来する組織が複雑に混合している混合腫瘍．とくに生殖腺（卵巣*・精巣*）・体極部（仙骨部・頭蓋*）・体腔（縦隔部・後腹膜部）に多く発生する．連結非対称二重体の一方がとくに発育がわるく，一方の個体中に封入されて一塊として存在するとの説と，原始生殖細胞の処女生殖により，増殖分化をして，誘導からはずれて自律的増殖をしたものという説とがある．腫瘍としての自律性の増殖能力があり，成熟型（皮様囊腫など）のほか未熟型で悪性化するものもある． (谷村)

起　始 Origo, *origin* (*proximal attachment*), Ursprung →筋

起始円錐 axon hillock, Axonhügel →神経細胞

奇静脈 Vena azygos, *azygos vein*, Längsadern des Brustkorbes

主として胸壁および後腹壁よりの静脈血を集めて脊柱の両側を上行する静脈で，第1または第2腰椎の高さで右側の上行腰静脈からつづいてはじまり，横隔膜の右脚を貫いて胸腔に入り，脊柱の右側に沿って上行したのち，第4胸椎の高さで右気管支の上をこえて前方にまがり，上大静脈にそそぐ．発生学的には胎生早期に体壁・下半身および中腎よりの血液を集めた後主静脈に由来する．のち中腎の退化，主上静脈*と主下静脈*の発達に伴って体幹の静脈系のパターンに変化を生じ，奇静脈は右の主上静脈と後主静脈の近位部から生ずる．

枝：

(1) 右上肋間静脈： 右第1，2，3肋間静脈は，下位の肋間と違って，3者が1本に合して奇静脈にそそぐ．しかし，ときにこの共同幹が最上肋間動脈と伴行して腕頭静脈にそそぐことがあり，これを最上肋間静脈という．左側では，これに相当する静脈は左腕頭静脈にそそぐ．

(2) 半奇静脈： 右側における奇静脈の遠位部に相当して左上行腰静脈にはじまり，横隔膜の左脚を貫いて胸腔に入り，脊柱の左側を上行し，第9胸椎の高さで右方に走行を変え，下行大動脈や食道，胸管の後方を通って脊柱の右側に出て，ここで奇静脈に合する．左側で第8(9)〜12肋間の静脈を運ぶ．発生学的には，左主上静脈の遠位部と左右の主上静脈間交通枝から由来する．

(3) 副半奇静脈： 左側で上位6ないし8肋間の静脈血を集めながら，脊柱の左側を下行し，第8胸椎の高さで脊柱の前面を横切って奇静脈にそそぐか，あるいはそのまま半奇静脈にそそぐ．発生学的には，左上肋間静脈とともに左後主静脈と主上静脈の上半部に由来する．

(4) 食道静脈： 奇静脈，半奇静脈，副半奇静脈にそそぐ数本の枝を指す．

(5) 気管支静脈： 同名動脈に比して細く，また必ずしも両者は伴行しない．肺門に比較的近い部分の肺内の大気管支および肺門の周囲組織より血液を集め，右側は奇静脈に，左側は副半奇静脈あるいは左上肋間静脈にそそぐ．気管支動脈を経由した血液のすべてがこの静脈によって運ばれるわけではなく，その大部分は吻合枝を介して肺循環系に流れ，ごく一部のみが気管支静脈を通る．

(6) 心膜静脈： 心膜後面の血液を集めて奇静脈へ．

(7) 縦隔静脈： 縦隔後部よりの血液を集めて奇静脈または半奇〜副半奇静脈へ．

(8) 上横隔静脈： 同名動脈に沿って横隔膜上面の後方部より出て奇静脈へ．

(9) 上行腰静脈： 腰椎の両側において，左右の腰静脈を縦に連結する静脈で，腰椎肋骨突起の前面を上行し，肋下静脈と結合して奇静脈または半奇静脈の起始をつくる．

(10) ［第1・第2］腰静脈： 各側4本ずつの腰静脈があり，腰部と側腹壁の皮膚，筋，さらに腰椎の椎骨静脈叢などから血液を集め，椎体の側面を腹側に走って下大静脈へ．上位の腰静脈は，腰椎肋骨突起の前面を上行する縦吻合（上行腰静脈）を介して奇静脈（右），または半奇静脈（左）へそそぐ．

(11) 肋下静脈： 肋間静脈に相当するもので，第12肋骨の下縁に沿って背側に走り，右は奇静脈へ，左は半奇静脈へそそぐ．

(12) ［第4〜第11］肋間静脈： 内胸静脈へそそぐ前肋間静脈（Venae intercostales anteriores）と区別するためラテン学名ではposterioresを付する．各肋間隙において肋骨の下縁に沿って同名動脈・神経とともに走るが，その際多くは上位から順に静脈・動脈・神経の順に並ぶ．各肋間静脈は，側胸壁と後胸壁から静脈血を集め，さらに椎骨と脊髄からの静脈血を集めて右側のそれは奇静脈へ，左側では半奇静脈または副半奇静脈へそそぐ．しかし，左側で中位肋間のものは脊柱の前面を横切って独立して奇静脈にそそぐことも少なくない．なお右第1〜第3肋間静脈は共同幹をつくって奇静脈へ（上肋間静脈として），または右腕頭静脈へ（最上肋間静脈として）そそぎ，左のそれは最上肋間静脈，および左上肋間静脈として左腕頭静脈へそそぐ．

(i) 背枝：胸神経の後枝および肋間動脈の背枝に伴行して，背部の筋および皮膚より血液を集める．

(ii) 椎間静脈：脊髄神経に伴行して椎間孔を通る．脊髄よりの静脈（R. spinalis）を集めて，椎骨静脈叢と肋間静脈へそそぐ．脊髄よりの静脈血の搬出路の一つと考えられる．

(iii) 脊髄枝：脊髄・脊髄神経根およびその被膜よりの血液を集めて椎間静脈へそそぐ．

(13) 椎骨静脈叢（Plexus venosi vertebrales, vertebral venous plexuses, Blutadergeflechte der Wirbelsäule）：

(i) ［前・後］外椎骨静脈叢：椎体の前面にあり，椎体よりの静脈を集める前外椎骨静脈叢と，椎骨の背面で椎弓の外表面にあり，主として脊柱管の内部よりの血液を集める後外椎骨静脈叢がある．これらの静脈叢は頸椎でよく発達し，椎骨の両側で互いに交通するほか，内椎骨静脈叢とも交通している．

(ii) ［前・後］内椎骨静脈叢：脊柱管の内部で，脊髄硬膜と骨との間にあり，主として縦走する前後各2条の静脈よりなる．前内椎骨静脈叢は，椎体および椎間円板の後面にあり，後縦靱帯の両側を縦走する．後内椎骨静

脈叢は，椎弓の前面で正中線の両側を縦走する．これらの静脈は脊柱管内で互いに交通し，脊髄硬膜の外面と骨との間にあって脊髄をとりかこむ血管輪をなす．一般に外椎骨静脈叢よりも密に発達している．頭蓋における脳硬膜静脈洞に相当する．

(iii) 椎体静脈：椎骨の椎体内にある静脈で，骨中で蛇行した血管は椎体後面の中央に向かって1本にまとまり，椎体後面の小孔を経て内椎骨静脈叢へ，ことに縦走する2条の前内椎骨静脈叢を横に結ぶ横枝にそそぐ．また一部は，椎体の前面や側面の小孔を通って外椎骨静脈叢へそそぐ．頭蓋骨における板間静脈*に相当する．

(iv) 脊髄静脈：原則として脊髄の動脈と同じ走行と分布を示すが，動脈と異なる点は，後脊髄静脈は1本となって後正中溝に沿って縦走する．そのほか前正中裂に沿って縦走する前脊髄静脈があり，また各神経根に伴行する根静脈もある．脊髄内部の静脈は上記いずれかの静脈にそそぎ，前および後脊髄静脈は上行して頭蓋底で椎骨静脈と交通し，また後下小脳静脈または下錐体静脈洞へそそぐ．また根静脈はそれぞれの高さで椎間静脈へそそぐ． (河西)

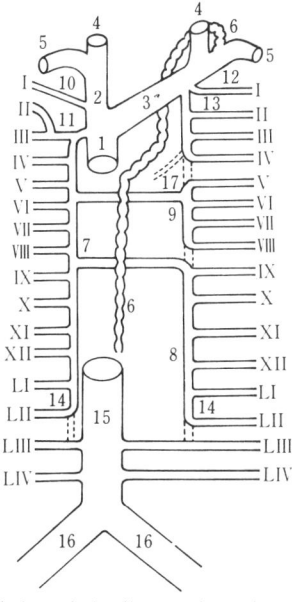

1. 上大静脈，2. 右腕頭静脈，3. 左腕頭静脈，4. 内頸静脈，5. 鎖骨下静脈，6. 胸管，7. 奇静脈，8. 半奇静脈，9. 副半奇静脈，10. 最上肋間静脈(右)，11. 右上肋間静脈，12. 最上肋間静脈(左)，13. 左上肋間静脈，14. 上行腰静脈，15. 下大静脈，16. 総腸骨静脈，17. 左心房斜静脈(左上大静脈遺残)，I～XII. 各肋間静脈と肋下静脈，LI～LIV. 各腰静脈

奇静脈，半奇静脈の形成模式図

キース-フラックの結節 Nodus sinuatrialis, *sinuatrial node* (*node of* Keith-Flack), Sinusknoten (Keith-Flack) →刺激伝導系

基節骨（足の指骨の） Phalanx proximalis, *proximal phalanx*, Grundphalange →指骨（足の）

基節骨（手の指骨の） Phalanx proximalis, *proximal phalanx*, Grundphalange →指骨（手の）

偽足 Pseudopodia, *pseudopodia*, Pseudopodien →細胞の突起

偽単極神経細胞 *pseudounipolar nerve cell, pseudounipolare*, Nervenzelle →神経細胞

偽中隔 Septum spurium
静脈洞の右心房への開口部（洞房口）をかこむ右・左洞房弁の上端は合同して鋭いヒダ（偽中隔）となり，右心房の内腔に張り出す．のちに左洞房弁は退縮して心房中隔にはりつき，偽中隔は右心耳の内側壁面にはりつく．右洞房弁とともに Chiari 氏網の形で残存することがある．(→静脈洞，心臓の発生) (浅見)

基底小体 Corpusculum basale, *basal body or corpuscle*, Basalkörperchen →線毛

基底層 Stratum basale, *basal layer*, Stratum basale →表皮

基底複合膜 Complexus basalis →脈絡膜

基底膜 Membrana basalis, *basement membrane*, Basalmembran
上皮細胞*や筋細胞，神経組織*の支持細胞などが結合組織*と接する部位に存在する膜状構造物で，過ヨウ素酸 Schiff 反応や渡銀法で染め出される．電顕的には細胞膜に接して30～40 nm の厚さの明るい層があり，その外側に50～80 nm の厚さのやや電子密度の高い膜状構造物が細胞膜に並行して存在する．これを基底板 (basement lamina or basal lamina) という．基底板は直径30～40Åの細糸*（フィラメント）が糖蛋白からなる無定形基質のなかで細かいフェルト構造をつくったもので，細糸の主成分はコラゲンである．基底板の外側には，糖蛋白性基質に埋め込まれた細網線維*が基底板に出入する．光顕的に基底膜が鍍銀法で染め出されるのは細網線維の存在によるものであり，過ヨウ素酸 Schiff 反応では基質の糖蛋白が陽性反応を示す．光顕的に，従来基底膜とよんでいたものは上記の明るい層と基底板および基底板に着く細網線維，基質などのすべてを含むが，このう

ち，基底板は上皮細胞基底面の細胞膜直下に恒常的に認められる構造なので，基底板と基底膜は同義語として用いられることが多い．
(市川)

気　道　respiratory tract, Luftwege
鼻孔から肺にいたる呼吸気の通路．鼻腔，咽頭（鼻部，口部），喉頭，気管，気管支を含む．臨床的に喉頭より上部を上気道，以下を下気道ということがある．
(養老)

亀頭冠　Corona glandis, *corona glandis*, Corona glandis　→陰茎

亀頭頚　Collum glandis, *neck of glans penis*, Collum glandis　→陰茎

亀頭中隔　Septum glandis, *septum of glans penis*, Septum glandis　→陰茎

亀頭板　Lamella glandularis, *glandular plate*, Glandarlamelle
陰茎亀頭表面の外胚葉が短い細胞索を形成して間葉内に侵入して，尿道溝（尿道原基）の先端に向かって内方に伸びる．この細胞索を亀頭板または腺板*という．亀頭板はのちに尿道舟状窩となり，尿道溝と連結して外尿道口を亀頭の先端に移動せしめる．（→外陰部の発生）
(沢野)

希突起膠細胞　oligodendrocytes, Oligodendrozyten　→神経膠，髄鞘

キヌタ骨　Incus, *anvil*, Amboß　→中耳，耳小骨

キヌタ骨窩　Fossa incudis, *incudal fossa*, Fossa incudis　→中耳

輝　板　Tapetum lucidum, *tapetum*, Tapetum
壁紙ともいう．線維性輝板（Tapetum fibrosum）と細胞性輝板（Tapetum cellulosum）があり，細胞はグアニンなどの類結晶構造を含む．（→脈絡膜）
(外崎)

基本粒子　Particula elementaria, *elementary particle*, Elementarpartikel　→糸粒体

脚間核　Nucleus interpeduncularis, *interpeduncular nucleus*, Nucleus interpeduncularis
左右の大脳脚*の間で，中脳被蓋の最腹側部に存在する正中不対の神経核である．中等大ないし小形の神経細胞の集合であり，これらの神経細胞は核内でいくつかの小細胞群を形成する．ヒトでは発育がわるい．脚間核への最も主な求心性神経線維は反屈束*の主として中心部を走る細い神経線維であり，一方，遠心性線維は主として背側および腹側被蓋核（Gudden）（中脳被蓋尾側レベルの背側部で正中線に近く中心灰白質の腹内方に存在する）におわる（→手綱）．
脚間核は中枢神経系*のなかで最もコリンアセチラーゼ（アセチルコリンの合成酵素）の活性が高い部位の一つであり，この酵素は主として反屈束線維の終末に含まれる．
(水野)

脚間線維　Fibrae intercrurales, *intercrural fiber*　→鼠径管

脚間槽　Cisterna interpeduncularis　→クモ膜，交叉槽，脳脊髄液

脚内核　Nucleus entopeduncularis
ネコの間脳*を前額断でみると，内包*の腹内側隅域に神経細胞の集団が認められ，この細胞集団が内包にくい込んで分布するところから脚内核の名がある．この細胞集団は，これより頭側で被殻の内側に現れる淡蒼球*（外節）と融合し，さらに神経細胞の形態的類似性から淡蒼球内節に相同の構造物と推測される．ヒト脳ではレンズ核ワナ領域に散在する神経神胞を脚内核あるいはレンズ核ワナ核（Nucleus ansae lenticularis）とよび，この細胞が淡蒼球の細胞に類似することが指摘されている．（→淡蒼球）
(金光)

逆分化　Dedifferentiatio, *dedifferentiation*, Entdifferenzierung
脱分化または退分化ともいう．すでに分化*した細胞や組織がその特性を失い，未分化の胎児期の状態に戻ることをいう．組織培養直後の細胞，傷口の肉芽細胞，癌化した細胞などにある程度の逆分化がみられる．
(沢野)

脚ワナ　Ansa peduncularis, *ansa peduncularis*, Hirnschlinge
大脳脚*（狭義）と内包*の移行部において，大脳脚をその下内方から上内方にかけてとりかこむように走る著明な神経線維群である．視床下部*・視索前野*・扁桃核*・側頭葉皮質などと視床とを相互に連絡する神経線維群が走るものと考えられ，いわゆる下視床脚の神経線維束も含まれる．
脚ワナはその尾側レベルにおいて，レンズ核*の腹側を横走するレンズ核ワナ*に移行するので，両者は一連の構造のようにもみえるが，神経線維連絡の関係からみて，脚ワナを形成する神経線維とレンズ核ワナの神経線維とは別種のものである．
(水野)
視神経交叉付近を通る大脳前額断面をみると，レンズ核*の腹側に接して髄鞘のよく染ま

るレンズ核ワナ*が走り，その腹側に無名域 (Area innominata) (無名質 Substantia innominata) がある．この無名域には髄鞘の染まりがやや淡く，レンズ核ワナと平行して走る多量の線維があり，これを下視床脚 (Pedunculus thalami inferior) とよぶ．下視床脚は視床背内側核 (Nucleus dorsomedialis) と側頭葉皮質，眼窩皮質，扁桃核，無名域とを連絡する．下視床脚のさらに腹側には視床下部と扁桃体とを連絡する線維が走る．脚ワナはレンズ核ワナ＋下視床脚を指す場合と，下視床脚＋扁桃体視床下部を指す場合とがある．(→扁桃体，レンズ核ワナ) (金光)

ギャップ結合 Nexus〔Macula communicans〕, gap junction, Nexus →細胞の連結

キャパシテイション capacitation

受精能獲得ともいう．精子*が卵子*の透明帯を貫通して受精*を完遂し得る能力を備えるためには，雌の生殖器内に数時間とどまる必要がある．すなわち，精子が卵管内を上昇していく間に，ある生物学的変化が精子におこって卵子に進入していく力を精子が獲得する現象である．これをキャパシテイションという．キャパシテイションに要する時間は動物によって異なる．受精前に精子のキャパシテイションが必要である動物は，ウサギ，ラット，マウス，ハムスター，ウシ，ブタおよびヒトを含めた霊長類などがあげられている． (大浦)

キュヴィエ管 Ductus Cuvieri, *Cuvierian duct*, duct of Cuvier, Cuvierischer Gang →総主静脈，主静脈

嗅 窩 *olfactory pit*, Riechgrube →鼻窩

球海綿体筋 Musculus bulbospongiosus, *bulbospongiosus* →会陰筋

弓下窩 Fossa subarcuata, *subarcuate fossa* →錐体

嗅覚路 *olfactory pathway*, Riechbahn

嗅球*の僧帽細胞の軸索突起が前嗅索核 (Nucleus olfactorius anterior)，前有孔質 (Substantia perforata rostralis)，梨状前皮質 (prepiriform cortex)，扁桃体の皮質核 (Nucleus corticalis) と内側核 (Nucleus medialis)，扁桃周囲皮質 (periamygdaloid cortex)，嗅内野 (Area entorhinalis) などに終止することはよく知られている．しかし体性感覚路と同じように，嗅覚路が最終的に新皮質*に到達するのか，そしてその際には視床*を経由するのかについては従来定説がなかった．近年，新皮質への次の2経路が明らかになった．(1) 嗅上皮→嗅球→梨状前皮質→視床背内側核→前頭葉眼窩皮質内側部．(2) 鋤鼻器管 (vomeronasal organ) →副嗅球→扁桃体皮質核・内側核→ (分界条) →視床下部，視索前域，中隔核→前頭葉眼窩皮質外側部．(2) の経路においては上位の神経核ほど多くのにおいに反応するニューロンが減少して単一のにおいに応答するニューロンが増加するといわれる．つまり (2) の経路はにおいの識別機能に関与すると解せられる．(1) の経路の機能については不明．(→扁桃核，嗅脳) (金光)

牛 眼 Buphthalmos, *buphthalmos*, Buphthalmus →先天性緑内障

球間区 Spatia interglobularia, *interglobular space*, Interglobulardentin →ゾウゲ質

球関節 Articulatio spheroidea (A. cotylica), *ball-and-socket joint* (*spheroidal j.*), Kugelgelenk

球関節およびこれに当る欧州語名には異名や異義が多い．

　Enarthrosis は独では Nußgelenk (本書の臼 (うす) 状関節で，以前は杵臼 (しょきゅう) 関節とよばれた．→関節) をさすが，英仏では古くから球関節そのものを意味していた．

　Articulatio cotylica は B. R. で ball-and-socket joint のラテン語形として採用されて以来，英では球関節をさす．ところが P. N. A. では始め A. spheroidea とは別義とされていたので，日本では「杵臼関節」を臼状関節と改めてこれに当てた (独でも Nußgelenk と同義に使うことがある)．その後 P. N. A. 1961 でこれを A. spheroidea の同義語に改めてから，日本解剖学用語は「球 (臼状) 関節」となった．しかしこれでは不都合なので，本書で臼状関節を元の意味に使っている．

　Arthrodia B. N. A. はよく動く関節のことで，運動のほとんどない Amphiarthrosis を除いたすべての関節をさしていたようであるが，独では実際には多軸関節 (ときに2軸関節*も含める) をよぶことが多かった．一方，仏の arthrodie は平面関節をよぶ最もふつうの名称であり，英ではあまり使われないが同じ意味である．(→関節，関節運動) (大内)

嗅 球 Bulbus olfactorius, *olfactory bulb*, Bulbus olfactorius (Riechkalben)

鼻腔*の嗅上皮細胞からおこる20数本の無髄線維の束が終止する部分をいう．嗅球はヒトにおいて退化の傾向を示す構造物であるが，基本

的には下等動物におけると同様の層構造を示す．すなわち，最表層は嗅神経*の嗅神経線維層で，嗅球に入った嗅神経*の軸索からなる．その深部には糸球層があり，ここで嗅神経の終末は僧帽細胞の樹状突起*と複雑にからみあってほぼ円形をなす嗅糸球を形成する．最深部にはほぼ1層にならぶ僧帽細胞の層がある．なお，嗅糸球の間には介在神経（糸球周囲細胞 periglomerular neurons）があり，ドパミンを含むといわれている． （川村 光）

球形嚢 Sacculus, *saccule*, Sacculus →膜迷路

球形嚢神経 Nervus saccularis, *saccular nerve*, Nervus saccularis →蝸牛神経

嗅溝（前頭葉の） Sulcus olfactorius, *olfactory sulcus*, Sulcus olfactorius →前頭葉

嗅溝（鼻腔の） Sulcus olfactorius, *olfactory sulcus*, Sulcus olfactorius →鼻腔

嗅細胞 *olfactory cell*, olfaktorische Zelle →鼻腔

嗅索 Tractus olfactorius, *olfactory bundle*, Olfactorisch bündel →嗅脳

臼歯腺 Glandulae molares, *molar glands*, Glandulae molares →口腔腺

弓状核 Nucleus arcuatus, *arcuate nucleus*, Nucleus arcuatus →漏斗核

弓状核 Nuclei arcuati, *arcuate nuclei*, Nuclei arcuati

延髄錐体の内側から腹側表面にかけて存在する細胞群で，橋核の下方のつづきを考えられている．その遠心性線維は前外弓状線維となり，一部は背側に向かい第四脳室髄条を形成して下小脳脚に入り小脳に投射する． （松下）

球状核 Nucleus globosus, *globose nucleus*, Kugelkern →小脳核

臼（きゅう）状関節 →臼（うす）状関節

弓状膝窩靱帯 Ligamentum popliteum arcuatum, *arcuate popliteal ligament* →膝関節

球状小体 *corpuscle of* Golgi-Mazzoni, Golgi-Mazzonisches Körperchen →終末神経小体

弓状静脈 Venae arcuatae, *arcuate veins*, Venae arcuatae →腎臓の血管

弓状線（腸骨の） Linea arcuata, *arcuate line* →腸骨

弓状線（腹直筋鞘の） Linea arcuata, *arcuate line* →腹直筋鞘

弓状動脈（腎臓の血管の） Arteriae arcuatae, *arcuate artery*, Arteriae arcuatae →腎臓の血管，足背動脈

弓状隆起 Eminentia arcuata, *arcuate eminence* →錐体

弓状稜 Crista arcuata, *crista arcuata*, Crista arcuata (eine aufwärts ziehende gebogene Leiste, bogenförmige Linie) →喉頭軟骨，披裂軟骨

嗅神経 Nervi olfactorii, *olfactory nerves*, Riechnerven

嗅覚をつかさどる脳神経*で，各側約20本の細い神経束から成り立っている．したがって嗅神経という語のかわりに嗅糸（Olfactory filaments）という語が用いられることもある．嗅神経は嗅球*の下面からおこり，篩骨*の篩板を貫いて鼻腔粘膜の嗅部に分布する． （山内）

嗅腺 Glandulae olfactoriae, *olfactory glands*, Bowmansche Drüsen →鼻腔

嗅脳 Rhinencephalon, *olfactory brain*, Riechhirn

終脳の一部で嗅覚に関係する部分をいう．残念ながら定まった意味でいつも使用されているとは限らない．しばしば，辺縁葉または辺縁系皮質に近い意味で広義に使用される．このように解釈されたときには，もはや嗅覚性の部分のみとはいえない．魚類や両生類などでは嗅覚性インプルスを受ける終脳域が主体であるが、ヒトでは古い皮質部分（古皮質*といわれる部分）に相当し，その領野は狭い．ヒトの嗅脳は，嗅葉および梁下野からなる．嗅葉は嗅上皮からの細い嗅神経線維束をうける嗅球*（篩骨篩板上）とこれから後方につづく嗅索（Tractus olfacotorius）とその後端が広がった部分，すなわち嗅三角（Trigonum olfactorium）に区別され大脳半球*の前頭葉下面にある．嗅索を形成する第1次嗅覚系線維の大部分は嗅三角で内側嗅条と外側嗅条とに分かれる（第2次嗅覚系線維束）．前者は梁下野に向かい，後方で前有孔質に接する．

一方，梁下野（嗅傍野，Area parolfactoria）は大脳半球の内側面で脳梁膝の下，終板傍回（海馬の最前部に相当すると考えられている）のすぐ前方にある小部分である．（→梨状葉）
 （川村 光）

嗅脳溝 Sulcus rhinalis, *rhinal fissure*, Sülcus rhinalis →側頭葉

嗅板 *olfactory plate*, Riechplatte →鼻板

旧皮質 Paleocortex, *paleocortex*, Paleocortex →古皮質

嗅　部（鼻腔の）　Regio olfactoria, *olfactory portion (olfactory region)*, Riechfeld　→鼻腔

嗅プラコード　Placoda olfactoria, *olfactory placode*, Riechplakode　→鼻板

嗅傍野　Area parolfactoria Brocae, *parolfactory area*　→嗅脳

嗅　葉　Lobus olfactorius, *olfactory lobe*, Lobus olfactorius　→嗅脳

橋（Varolio）　Pons, *pons*, Brücke

後脳の腹側部にあたる．すなわち，小脳*の腹側に位置しており，延髄*と中脳*の間に介在する．橋の腹側面は横走する幅広い神経線維束（横橋線維 Fibrae pontis transversae）によっておおわれる．この神経線維束はさらに橋の外側面において，橋と小脳を連結する中小脳脚を形成しており，左右の小脳半球の間にかかる"橋"のようにみえる．Ponsという名称は，このような外見に基づいて，イタリアの解剖学者であり外科医でもあったC. Varolio（1543－1573）が用いたものである．

橋は横断面では橋腹側部（Pars ventralis pontis）または橋底部（Pars basilaris pontis）と橋背部（Pars dorsalis pontis）または橋被蓋（Tegmentum pontis）とに区分される．両者の境界は橋被蓋の腹側部を上行する内側毛帯の腹側縁にあたる．橋底部の神経線維群には，上記の横橋線維のほかに，橋底部の中心部を縦走する橋縦束（Fasciculi longitudinales pontis）があり，神経細胞としては橋縦束をとりかこんで橋核（Nuclei pontis）が存在する．橋縦束の線維はその大部分が大脳新皮質からの下行神経線維であり，橋核に連絡する皮質橋〔核〕路を含む．橋核は大脳新皮質からおこる求心性神経線維のほかに，小脳核や上丘からおこる求心性神経線維を受けることが知られている．橋核からおこる遠心性神経線維は横橋線維，ついで中小脳脚を形成して，主として反対側の小脳半球の皮質に連絡する．また，その際，小脳核，とくに歯状核に側枝を送る可能性が大きい．このように，橋縦束・橋核・横橋線維は大脳新皮質や小脳半球など，系統発生的に新しい部位との関係が深く，哺乳動物ではじめて出現する構造であって，高等な哺乳類において良好な発育を示す．

一方，橋被蓋は系統発生的に古い構造であり，脳幹網様体の基本構造を示す部位が最も広い領域を占める．脳神経核としては，三叉神経核*（主感覚核・脊髄路核・中脳路核・運動核）・顔面神経核*・内耳神経核*（蝸牛神経核と前庭神経核）が存在する．また，橋被蓋の外側部を上行する外側毛帯*，および橋被蓋の腹側部を横走する台形体*の線維は聴覚路*を形成する神経線維群であり，聴覚神経路の中継核として，外側毛帯核および台形体核*が存在する．その他の線維群としては，第四脳室底の腹側において正中線背側部の両側を内側縦束*が縦走し，上小脳脚が第四脳室蓋の外側部を形成している．また，神経細胞群としては，橋被蓋の背外側部に青斑〔核〕が，上小脳脚の周辺部には結合腕傍核（一味覚路）が存在する．　（水野）

頬（ほほ）　Bucca, *cheek*, Wange　→口腔

頬咽頭筋膜　Fascia buccopharyngea, *buccopharyngeal fascia*　→頭部の筋膜

頬咽頭部　Pars buccopharyngea, *buccopharyngeal part*, Pars buccopharyngea　→咽頭筋層

頬咽頭膜　Membrana buccopharyngea, *buccopharyngeal membrane*　→口咽頭膜

胸横筋　Musculus transversus thoracis, *transversus thoracis*, querer Brustmuskel　→深胸筋

胸横突間筋　Musculi intertransversarii thoracis　→固有背筋

境界溝　Sulcus limitans, *limiting sulcus*, Sulcus limitans　→第四脳室

胸回旋筋　Musculi rotatores thoracis　→固有背筋

胸　郭　Thorax, *thorax (or chest)*, Brustkorb

ギリシャ語のthorax（胴，胸，胸甲）に由来する．

胸椎*，肋骨*，胸骨*が構成する骨格を胸郭という場合と，この骨格が構成する体幹の部分を胸郭という場合とがある．胸郭（骨格）の前壁は胸骨，肋軟骨，肋骨の前端部からなり，側壁は肋骨体，後壁は肋骨の後端部と胸椎からなる．これらで囲まれた内腔が胸腔である．胸郭は上方が狭く，前後に圧平された樽状を呈し，前後径より左右径が大きい．第7肋骨の胸骨への付着部と，第9または第10胸椎をまわる部分が最もふくらんでいる．ただし，新生児の胸郭は底面が広い円錐形である．脊柱*が後方より突出しているので，胸腔の横断面は腎臓形を呈している．脊柱の両側では肋骨が後方へ弯曲している．このためにできる縦方向の溝が肺溝で，肺の後端が入る．下位肋骨の肋骨角ほど外

方にあるため，肺溝は下方ほど幅が広い．胸郭の背面で，棘突起と横突起の間に深い縦溝，横突起と肋骨角の間に浅い縦溝がある．吸気時に肋骨は，肋骨頭と肋骨結節とを結ぶ線を軸に挙上するので，前後径，左右径とも大きくなる．下位肋骨は傾斜が強いため，胸骨下部が強く前方に押し出される．第1胸椎，第1肋骨，胸骨柄上縁で囲まれる部分が胸郭上口で，後縁より前縁が下方にあり，男性より女性で傾斜が強い．また，胸骨柄上縁は第2胸椎下縁に位置する．第12胸椎，第12肋骨，第11肋骨先端，肋骨弓，剣状突起の連なる部分が胸郭下口で，横隔膜によってふさがれている．第7・第8・第9・第10肋軟骨が連結し，胸骨体と剣状突起の境界部にいたる前下縁が肋骨弓で，左右の肋骨弓が剣状突起のところで合して，約70度の角度をなす部分が胸骨下角である．おのおの上下の肋骨間の隙間が肋間隙で，11個ある．最下の2個は前方に開いている．第7および第8肋間隙が最も長く広いが，上下に行くにしたがって短く狭くなる．1個の肋間隙では，後方より前方で広く，肋骨体と肋軟骨の境界部で最も広いが，前方に行くにしたがって再び狭くなる．(→胸椎，胸骨，肋骨，脊柱，胸郭および頭蓋の連結)　　　　　　　　　　　　　　(吉岡)

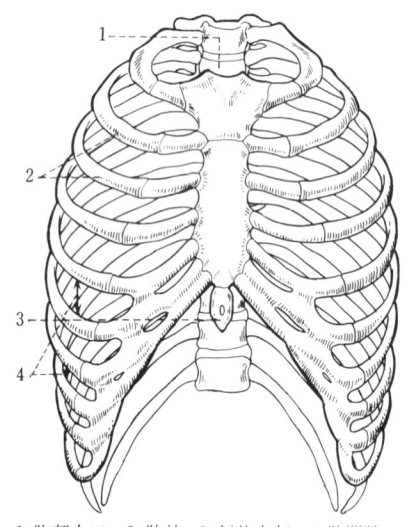

1.胸郭上口，2.肋骨，3.剣状突起，4.肋間隙
胸郭の前面

胸郭の連結　Juncturae thoracis, *joints of the thorax*　→脊柱・胸郭および頭蓋の連結

胸郭下口　Apertura thoracis inferior, *outlet of thorax (or inferior opening of thorax)*, untere Thoraxapertur　→胸郭

胸郭上口　Apertura thoracis superior, *inlet of thorax (or superior opening of thorax)*, obere Thoraxapertur　→胸郭

胸 管　Ductus thoracicus, *thoratic duct*, Ductus thoracicus, Milchbrustgang

右リンパ本幹（右胸管）とならんで，リンパ管系の最終的な静脈への流入部としての幹である．通常，胸管は下半身と左上半身，右リンパ本幹は右上半身のリンパを集める．

胸管は腸リンパ本幹（無対．肝の一部を除く腹腔内臓のリンパを集める）と左右の腰リンパ本幹（下肢，骨盤，骨盤内臓，腹膜後器官，腹壁のリンパを集める）とが，第2〜1腰椎の前で合してはじまり，この部は一般に膨大して乳び槽*をつくる．胸管はここから大動脈と奇静脈の間を上行し，第6〜3胸椎の前で食道と大動脈の後を斜に左側に移り，第7頚椎の高さで左の総頚動脈，迷走神経および内頚静脈を後から左にめぐった後，下内方に屈曲して左の内頚静脈と鎖骨下静脈の合流部（静脈角）にそそぐ．この最終部で左頚リンパ本幹（頭頚部左半のリンパを集める）と左鎖骨下リンパ本幹（左の上肢，胸壁，肩甲部のリンパを集める）が合流す．胸部内臓の左半部からのリンパ管は，単一のリンパ本幹に集ることなく，気管気管支リンパ節，前・後縦隔リンパ節などの輸出管は，各リンパ節群ごとに個別に胸管に開く．他方，右リンパ本幹（右胸管）は，右静脈角に近く，右の頚リンパ本幹と鎖骨下リンパ本幹が合流し，さらに下方から右気管支縦隔リンパ本幹が合流することによって形成されるものとされるが，右半部でも，胸部内臓からのリンパ管がそのような単一のリンパ本幹をつくるとは限らない．(→リンパ系，リンパ節の図)　　　(森)

胸棘間筋　Musculi interspinales thoracis　→固有背筋

胸棘筋　Musculus spinalis thoracis, *spinalis thoracis*　→固有背筋

頬 筋　Musculus buccinator, *buccinator*, Backen- oder Trompetermuskel　→表情筋

胸筋腋窩弓　*axillary arch of the pectoral muscles*, pektoraler Achselbogen　→腋窩弓

胸筋筋膜　Fascia pectoralis, *pectoral fascia*

大胸筋をおおう筋膜で，体壁筋の表面をおおう筋膜の一部分である．したがって，上方は鎖骨について頚筋膜浅葉に，内側は胸骨について対側の同名筋膜に，下方は浅腹筋膜に連続する．外側では，上方は三角筋膜に，下方は前鋸

筋をおおう筋膜に，中間では腋窩筋膜に連続する．なお，大胸筋の裏面では筋膜は発達が不良である． （佐藤）

胸筋枝（腋窩動脈の） Rami pectorales, *pectoral branches* →腋窩動脈

胸筋枝（鎖骨下静脈の） Venae pectorales, *pectoral branches* →鎖骨下静脈

胸筋リンパ節 Lymphonodi pectorales, *pectoral nodes*, Pectoralknoten →リンパ節

胸　腔 Cavum thoracis, *thoracic cavity*, Brustraum →胸郭，胸膜

胸肩峰静脈 Vena thoracoacromialis, *thoracoacromial vein* →鎖骨下静脈

胸肩峰動脈 Arteria thoracoacromialis, *thoracoacromial artery*, Brustschulterschlagader →腋窩動脈

夾　合 Schindylesis (Schindilesis), *schindylesis* (*schindilesis*, *wedge-and-groove suture* B. R.), Schindylese (Einfalzung) →骨の連結

胸　骨 Sternum, *sternum*, Brustbein

ギリシャ語のsternon（男性の胸）に由来する．

胸郭前壁正中部にある縦長の扁平骨で，胸骨柄，胸骨体，剣状突起からなる．胸骨柄は最も頭側にあり，不整六角形を呈す．上縁正中部の浅い陥凹部が頚切痕で，この外側下方で斜め上方に向かう浅い陥凹部が，鎖骨関節面に対する鎖骨切痕である．鎖骨切痕より下方では，左右の幅が尾側ほど狭くなり，下縁で胸骨体と軟骨結合によって連結している．胸骨体は縦長の長方形を呈し，下方でやや幅が広い．内面は比較的平滑であるが，外面は分節的に発生した名残りとして，横走する隆起線が肋骨切痕に対応して数本認められる．胸骨柄と胸骨体の外側縁の浅い陥凹部が，第1～第7肋軟骨に対する肋骨切痕である．第1肋骨切痕は鎖骨切痕の下方にあり，第2肋骨切痕は胸骨柄と胸骨体との連結部で両方にまたがっている．第3肋骨切痕以下は胸骨体にあるが，第5肋骨切痕以下では下方ほど間隔が狭くなる．第7肋骨切痕は剣状突起上端部に接している．剣状突起は胸骨体下縁に接する細長い小部で，一部が軟骨で，形は不定である．胸骨柄と胸骨体（胸骨柄結合）および胸骨体と剣状突起（胸骨剣結合）の軟骨結合部は，年齢とともに骨化する．胸骨柄結合部は前方にやや突出し，胸骨角をなす．頚切痕外側部で時にみられる小骨が胸上骨である．（→胸部）
 （吉岡）

頬　骨 Os zygomaticum, *zygomatic bone*, Joch-od. Wangenbein

頬骨は頬の突出した部分を形成するほぼ菱形の骨で，前頭骨*，上顎骨*，側頭骨*，蝶形骨*の4種の骨に囲まれている．体および2突起を有する．体は3面を有する．外側面は前方に軽度突出しており，ほぼ中央に頬骨顔面孔がある．この面より大・小頬骨筋がおこる．眼窩面は体の内側面にあり眼窩の前外側壁をなす軽度陥凹した面で頬骨眼窩孔がある．側頭面は体の表面にあり側頭窩の前壁をなす凹面で，頬骨側頭孔がある．既述の頬骨の3孔は，頬骨管を通じて互いに連絡されており，頬骨眼窩孔にはじまり，頬骨内で二分されて頬骨顔面孔と頬骨側頭孔にそれぞれひらく．ここには上顎神経の分枝である頬骨神経がとおる．前頭突起は体より上方に向かい前頭骨の頬骨突起および蝶形骨大翼前縁と結合する．側頭突起は体より後方に向かい，側頭骨の頬骨突起と結合して頬骨弓を形成する．前面からみると，頬骨の内側縁は眼窩外側縁および下縁を，外側縁および後下縁は遊離縁をなし，前下縁は上顎骨の頬骨突起と結合する．眼窩内における頬骨は蝶形骨大翼眼窩面および上顎骨眼窩面と結合し，後面では既述のように蝶形骨大翼前縁と結合する．前頭突起の後縁が前頭頬骨縫合のやや下方で小さい円型の突起を出すことがあるが，この突起を縁結節という． （児玉）

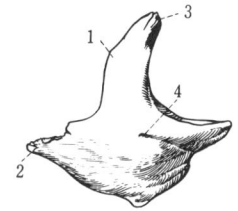

1. 縁結節, 2. 側頭突起, 3. 前頭突起, 4. 頬骨顔面孔
外側面

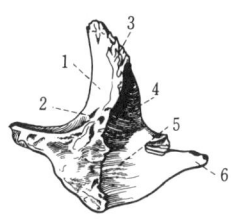

1. 眼窩面, 2. 頬骨眼窩孔, 3. 前頭突起, 4. 頬骨側頭孔, 5. 側頭面, 6. 前頭突起
内側面

頬　骨

頬骨縁 Margo zygomaticus, *zygomatic border* →大翼

胸骨下角 Angulus infrasternalis, *infrasternal angle* (*or subcostal angle*) →胸郭

胸骨角 Angulus sterni, *sternal angle* →胸骨

頬骨眼窩孔 Foramen zygomaticoorbitale, *zygomatico-orbital foramen* →頬骨

頬骨眼窩動脈 Arteria zygomaticoorbitalis,

zygomaticoorbital artery →外頚動脈

胸骨関節面 Facies articularis sternalis, *sternal articular facet*, Facies articularis sternalis →鎖骨

頬骨顔面孔 Foramen zygomaticofaciale, *zygomatico-facial foramen* →頬骨

頬骨弓 Arcus zygomaticus, *zygomatic arch*, Jochbogen

頬骨*の側頭突起が頬骨の後下部より後方に突出し, 側頭骨*の頬骨突起と連結して形成された骨弓をいい, ほぼ水平位にある. 既述の両突起間にある前方より後方へ斜走する縫合を側頭頬骨縫合という (→頭蓋の縫合). 頬骨弓からは咀嚼筋*の一つである咬筋がおこり下顎角の咬筋粗面につく. なお頬骨弓の外側方への最も突出した点を頬骨弓点 (jugale) といい, 両側のこの点の間の距離をもって頭蓋の顔面幅最大長としている. (児玉)

頬骨弓幅 *face breadth*, Jochbogenbreite →頭蓋の計測

胸骨筋 Musculus sternalis, *sternalis*

大胸筋の表面を胸骨に沿って走る破格筋であり, 日本人では7.8%に出現するという. この筋の起源については, 腹直筋と同系とする直筋説と, 大胸筋から分離したとする大胸筋説が歴史的に対立している. 支配神経は, 小胸筋を貫いて大胸筋胸肋部の下半に分布する枝であり, 大胸筋胸肋部の筋束が転移したものと考えるべきであろう. (佐藤)

胸骨結合 Synchondroses sternales, *sternal joints*, Knorpelhaften der Brustbeinstücke

胸骨を構成する3部分の間の二つの結合である.

(1) 胸骨柄結合: 胸骨の柄と体との間の結合. 線維軟骨による連結であるが, 加齢とともに, しばしば骨化する. 前面は線維組織で補強される.

(2) 胸骨剣結合: 胸骨体と剣状突起の間の線維軟骨性の結合である. 通常15歳で骨化する. (佐藤)

胸骨剣結合 Synchondrosis xiphosternalis, *xiphisternal joint*, untere Sternalverbindung →胸骨結合

胸骨甲状筋 Musculus sternothyroideus, *sternothyroid*, Brustbeinschildknorpelmuskel →舌骨下筋

胸骨枝 Rami sternales, *sternal branch* →鎖骨下動脈

頬骨上顎縫合 Sutura zygomaticomaxillaris, *zygomaticomaxillary suture* →頭蓋の縫合

胸骨上隙 Spatium suprasternale, *suprasternal space* →頚部の筋膜隙

頬骨神経 Nervus zygomaticus, *zygomatic nerve*, Nervus zygomaticus →上顎神経

胸骨心膜靱帯 Ligamenta sternopericardiaca, *superior & inferior sternopericardial ligaments* →心膜

胸骨舌骨筋 Musculus sternohyoideus, *sternohyoid*, Brustzungenbeinmuskel →舌骨下筋

頬骨側頭孔 Foramen zygomaticotemporale, *zygomatico-temporal foramen* →頬骨

胸骨体 Corpus sterni, *body of sternum (or mesosternum)*, Brustbeinkörper →胸骨

胸骨端 Extremitas sternalis, *sternal end*, Extremitas sternalis →鎖骨

頬骨突起 (上顎骨の) Processus zygomaticus, *zygomatic process*, Jochbeinfortsatz →上顎骨

頬骨突起 (前頭骨の) Processus zygomaticus, *zygomatic process* →前頭骨

頬骨突起 (鱗部の) Processus zygomaticus, *zygomatic process* →鱗部

胸骨部 Pars sternalis, *sternal part* →横隔膜

胸骨柄 Manubrium sterni, *manubrium*, Handgriff (des Brustbein) →胸骨

胸骨柄結合 Synchondrosis manubriosternalis, *manubriosternal joint*, obere Sternalverbindung →胸骨結合

胸骨傍リンパ節 Lymphonodi parasternales, *parasternal nodes* →リンパ節

胸骨膜 Membrana sterni, Brustbeinhaut →胸肋関節

胸最長筋 Musculus longissimus thoracis, *longissimus thoracis* →固有背筋

胸鎖関節 Articulatio sternoclavicularis, *sternoclavicular joint*, inneres Schlüsselbeingelenk

鎖骨*の内側端と胸骨の鎖骨切痕との間の関節で, 前者が大きいために, 関節面は第1肋軟骨の上面にまで及んでいる. 関節円板は, 下方は胸骨と第1肋軟骨につき, 上方では鎖骨に付着する. 関節円板を備えた状態では, 形態的に球関節に近いが, その運動は主としてこの関節を中心にして鎖骨の肩峰端が円をえがく運動で, そのとき鎖骨の外側端の動きは, 直径約10

cmの円をえがく．これによって上肢の運動範囲が拡大される．関節包は前面と後面で強くなって，それぞれ前胸鎖靱帯，後胸鎖靱帯という．関節包の下外方には強い肋鎖靱帯があって，第1肋軟骨の上面と鎖骨内側端の下面を結ぶ．胸骨の関節面より上方にとび出した左右の鎖骨内側端を結ぶ靱帯は，鎖骨間靱帯で，胸骨の頚切痕の上方を横走して左右の関節包を連結する．　　　　　　　　　　　　　　　（河西）

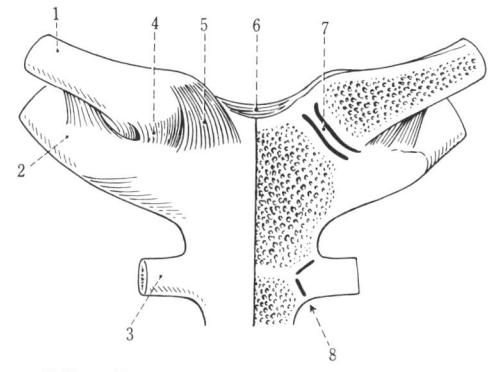

1. 鎖骨，2. 第1肋骨，3. 第2肋骨，4. 肋鎖靱帯，5. 前胸鎖靱帯，6. 鎖骨間靱帯，7. 関節円板，8. 胸肋関節
胸鎖関節

胸鎖乳突筋 Musculus sternocleidomastoideus, *sternocleidomastoideus*, Brustschlüsselbeinmuskel (Kopfwender)

外側浅頚部を斜めに縦走する大きな筋で，胸骨柄前面と鎖骨の胸骨端から2頭をもっておこり，両頭は合して強い筋腹をつくって後上方に走り，乳様突起および後頭骨の上項線につく．作用は複雑で，両側が同時に働くとオトガイを上げて後頭部を前下に引き，首をすくめる．片側が働けば頭を対側にまわすが，その際オトガイが対側に向かって上り，頭は逆に同側に傾く．支配神経は副神経外枝と頚神経叢筋枝（C2, C3）であり，したがって僧帽筋と同系の筋である．（→外側頚筋，浅背筋）　（佐藤）

胸鎖乳突筋枝 Ramus sternocleidomastoideus, *sternocleidomastoid branch* →外頚動脈

胸鎖乳突筋静脈 Vena sternocleidomastoidea →内頚静脈

橋　枝 Rami ad pontem, *pontine branches* →椎骨動脈

頬脂肪体 Corpus adiposum buccae →口腔

胸上骨 Ossa suprasternalia, *suprasternal ossicles* →胸骨

胸神経 Nervi thoracici, *thoracic nerves*, Brustnerven

胸髄より発する12対の脊髄神経*の総称である．胸神経の前枝を肋間神経という．上位7対の肋間神経は肋骨の下縁に沿って内・外肋間筋の間を胸骨に向かって前走するが，下位5対の肋間神経は肋弓を越えて斜めに前下方へ腹部の正中線に向かって走る．第12肋間神経は第12肋骨下縁に沿って走行するため肋下神経ともよばれる．主として腕神経叢の形成にあずかる第1胸神経の前枝を除き，胸神経前枝はこのようにして随所に小枝を出し，すべての固有胸筋，上および下後鋸筋，前腹および側腹筋を支配するほか，皮枝を胸腹部前面と側面の皮膚にあたえる．第2または第3肋間神経の皮枝は肋間部のみならず上腕の皮膚にも分布するため肋間上腕神経とよばれる．胸神経の後枝は胸部の固有背筋*に筋枝を出したのち，胸部背面の皮膚に分布する皮枝を出す．　　　　　（山内）

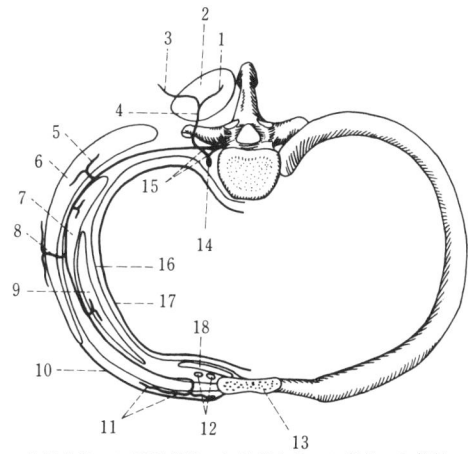

1. 内側皮枝，2. 深部背筋，3. 外側皮枝，4. 背枝，5. 筋枝，6. 外肋間筋，7. 内肋間筋，8. 外側皮枝，9. 最内肋間筋，10. 外肋間膜，11. 前皮枝，12. 内胸動脈および静脈，13. 胸骨，14.〔交感〕幹神経節，15. 交通枝，16. 胸内筋膜，17. 胸膜，18. 胸横筋
胸神経の構成要素模式図

頬神経 Nervus buccalis, *buccal nerve*, Nervus buccalis →下顎神経

胸神経節 Ganglia thoracica, *thoracic ganglia*, Brustganglien

胸部交感神経幹における幹神経節10〜20個の総称名である．すべての胸神経節は白交通枝と灰白交通枝とを有し，前者は胸髄からの交感神経節前線維を通過せしめて後者は各胸神経節からおこる節後線維を脊髄神経系に送り出す道をなす．灰白交通枝に入らない節後線維群は胸神経節から直接内臓に向かう神経束を形成する．このような神経束には心臓に向かう胸心臓神経

（第1〜4胸神経節より出る），腹部内臓に向かう大内臓神経（第5〜9胸神経節より出る）と小内臓神経（第10〜20胸神経節より出る）などが含まれる．大および小内臓神経内には交感神経節前線維もかなり含まれており，これらの線維は大内臓神経の内部に存在する小さな内臓神経神経節，またはより末梢側で腹部の動脈周囲神経節においてニューロンを交換して節後線維となる．胸神経節および白・灰白交通枝は内臓知覚（とくに痛覚）を脊髄に向かって伝える求心性神経線維の通路としても重要である．

(山内)

胸心臓神経 Nervi cardiaci thoracici, *thoracic cardiac nerves*, Nervi cardiaci thoracici →胸神経節

胸心膜孔 Hiatus pleuropericardialis, *pleuropericardial opening*

心腹膜管*（胸膜管）の中で肺が増大して胸膜管が拡大するにつれて，胸膜管の心膜腔への開口部は相対的に次第に狭小となる．この開口部を胸心膜孔という．（→胚内体腔，胸心膜ヒダ）

(溝口)

胸心膜ヒダ Plica pleuropericardialis, *pleuropericardial fold*

横中隔の背側端部を頭尾方向に貫いている胸心膜管の心膜腔への開口部においては，その腹側縁は横中隔の中を背外側から内腹方に走って静脈洞にそそぐ総主静脈（キュヴィエ管）によって限られている．発生が進んで頭頚部の急速な発育伸長によって心臓の相対的な下降がおこり，総主静脈が頭外側から尾内方に斜の走行をとり，心膜腔と胸膜腔が拡大してくると，総主静脈と，尾方部がこれと随伴する走行をとる横隔神経を含む体腔上皮におおわれた薄いヒダが次第に高度に体腔内に突出し，胸心膜管の心膜腔への開口部を外方および尾方から限界するようになる．これを胸心膜ヒダまたは胸心膜(pleuropericardial membrane)という．

心臓の下降が進み総主静脈が体の長軸とほぼ平行に頭側から尾方に走るようになると，胸心膜ヒダは上記の開口部を狭めながら内方に突出し，ついに体腔背側壁の正中部の高まり（食道を含む縦隔の原基）の腹外側面に達してこれと癒着し，胸膜腔と心膜腔を分離する．　(溝口)

胸髄核 Nucleus thoracicus, *Clarke's column*, Nucleus dorsalis

背側核ともよび，一般にClarke柱（Clarke's column）あるいはClarke背側核（dorsal nucleus of Clarke）ともよばれている．T_1からL_3の高さまで中間帯の背内側に存在する細胞群で大，中，小の細胞から構成されている．大ないし中等大細胞の軸索は同側の側索の背外側部を上行する後脊髄小脳路となる（→脊髄小脳路）．Clarke柱はその高さの後根線維を受けるが，胸髄上部の高さではC_5以下C_8の後根線維を，腰髄の高さではL_4以下の後根線維を受ける．その入力は主にIa群，II群線維に由来する．

(松下)

頬腺 Glandulae buccales, *buccal glands*, Glandulae buccales →口腔腺

胸腺 Thymus, *thymus*, Thymus

胸腺は縦隔上部の正中線上にある無対の臓器で，心膜の前面から頚の下部に達する．思春期までは増量して，30〜40gに達するが，その後は急速に退縮して，成人では脂肪組織で置き換えられる．かつては胸腺は内分泌器に入れられていたが，その組織構成と機能から，脾臓，リンパ節とともに造血器または免疫系に入れられるべきである．

発生学的には胸腺は左右両側の第3鰓嚢の内胚葉上皮に由来する．胸腺を構成する細胞はリンパ球*，細網細胞*および少数の大食細胞*であるが，この中で内胚葉上皮に由来する細胞は細網細胞だけである．リンパ球は胎生期には卵黄嚢に，生後は骨髄に由来する幹細胞が，胸腺原基にきて，そこで増殖分化してリンパ球になるのである．

組織学的には胸腺は結合組織性中隔によって分けられる，多数の小葉から構成され，各小葉は濃染する皮質（Cortex）と，淡染する髄質（Medulla）とからなる．髄質の中心部にはしばしば胸腺小体（Hassall小体）とよばれる角化した上皮の不規則形の塊が出現する．このように皮質，髄質に分けられるが，両者の区分は明瞭ではなく，細胞構成は両者の間にほとんど差がない．すなわち上皮由来の細網細胞のつくる細網の網眼に，多数のリンパ球がつまっている．間葉系の細網組織に比べると，細網線維がほとんどないこと，星状をなす細網細胞が互いにデスモゾームで結合されて細網（reticulum）をつくることから，細胞性細網ともよばれ，その細胞内には張細糸を有することや，角化あるいは石灰化してHassall小体をつくる細胞が重層扁平上皮の特徴を示すことから，その上皮由来は明らかである．

胸腺のリンパ球は形態的には他のリンパ組織

や血液，リンパ中のリンパ球と区別しがたい．しかし免疫学的には特有のTリンパ球である．(→胸腺リンパ球)　　　　　　　　　　（黒住）

胸腺の発生　Thymogenesis, *development of the thymus gland*, Entwicklung des Thymus

発生第5週に第3鰓嚢腹側の内胚葉上皮が増殖して1対の大胸腺芽を生じ，発生第6週には母層から離断される．同じころ第4鰓嚢腹側から小胸腺芽が出現するが，こちらは胸腺の構成に寄与せず早期に退化するか，または胸腺に吸収されるものと考えられている．

その後，胸腺原基は充実性上皮細胞塊として発育しつつ，胸骨と心膜との間を尾方に移動し，発生第8週末に左右両側の原基が接着合一して単一の原基となる．尾方部に伸長し菲薄となった部分は分裂して小片となり消失するが，ときには残存して甲状腺内に埋没したり，独立して胸腺巣となることがある．発生第9週ごろ，上皮細胞の配列が粗となり細網組織が形成され，まもなく小リンパ球（胸腺細胞）が出現する．これらのリンパ球は外来性であると信じられている．発生3カ月には皮質と髄質の組織分化が生じ，上皮細胞からHassall小体の原基が生ずる．　　　　　　　　　　　（沢野）

胸腺依存帯　*thymus dependent area*　→リンパ節，脾臓の構造

胸腺枝　Rami thymici, *thymic branch*　→鎖骨下動脈

胸腺小体　Corpusculum thymicum
Hassall小体と同じ．(→胸腺)　　　　（黒住）

胸腺静脈　Venae thymicae, *thymic veins*　→上大静脈

胸腺リンパ球（Tリンパ球）　Lymphocytus thymicus, *thymic lymphocyte (T-lymphocyte)*, T-Lymphocyten

リンパ球はTリンパ球とBリンパ球に分けられる．Tリンパ球は胸腺に依存して発生したリンパ球で，細胞性免疫に関与する．Bリンパ球はFabricius嚢依存性で，主として抗体産生に関与する．Bリンパ球の表面には多数の長い微絨毛*が発達しているが，Tリンパ球の表面にはきわめて少数の短い微絨毛があるほかは平滑である．　　　　　　　　　　　　　（黒住）

頬側咬頭　*buccal cusp*, Bukkaler Höcker　→歯

胸大動脈　Aorta thoracica, *thoracic aorta*, Brustaorta
　枝：

(1) 気管支動脈：　肺動脈が肺に対する機能血管といわれるのに対して，気管支動脈はその栄養血管と考えられているが，一般には肺内において呼吸細気管支までが気管支動脈の分布範囲であるといわれる．またこれと肺循環系との肺内における吻合については，いまだ十分に意見の一致をみない．気管支動脈の起始，走行には変異が多いが，原則として左右ともそれぞれ2本の気管支動脈がみられることが多い．これらの枝は，左右の気管支の後壁に沿って，その上縁と下縁付近を走る．

(2) 食道動脈：　胸大動脈から直接分岐する二，三の食道枝のほか，左右の気管支動脈から分岐する枝もある．これらの枝は食道の壁で互いに吻合するほか，上方では下甲状腺動脈よりの枝，また下方では左胃動脈や下横隔動脈よりの枝とも結合する．

(3) 心膜枝：　心膜の後面に分布する数本の細枝で，その起始や数は変化が多い．

(4) 縦隔枝：　数不定の細枝．後縦隔のリンパ節や周囲の組織へ分布．

(5) 上横隔動脈：　胸大動脈の下部で分岐する．横隔膜の上面背側部に分布し，筋横隔動脈や心膜横隔動脈と吻合する．

(6) 〔第3～第11〕肋間動脈Arteriae intercostales posteriores, 〔Ⅲ-Ⅺ〕, posterior intercostal arteries (aortic intercostals)：　現在の学名では，intercostalesのあとにposterioresを付して命名されているが，日本名ではたんに肋間動脈とよぶ．古い学名（INA, BNA）ではArteriae intercostalesであった．posterioresを付した理由は，内胸動脈より分岐する前肋間枝（Rami intercostales anteriores）と対比したものである．第1および第2肋間動脈は，左右とも鎖骨下動脈の枝としてその項に分類されており，また第12肋間動脈にあたるものは，肋下動脈（Arteria subcostalis）として区別されている．

したがって胸大動脈の枝としての肋間動脈は，第3～第11にいたる9対の肋間動脈を指す．左右とも胸大動脈の背外側面より分岐するが，大動脈が脊柱の左側にあるため，右肋間動脈は左よりも長く，また分岐後ただちに脊柱の前面を横切ることになる．左右とも交感神経幹の背側を通ってそれぞれの肋間腔に入ると，ただちに背枝を分岐し，本幹はそのまま側方へ走って，はじめ壁側胸膜下でこれと内肋間膜の間を走るが，肋骨の外側部のあたりでは，最内肋間筋と内肋間筋の間を走る．各肋間隙を通ると

きは，同じ番号の肋間の下縁（肋骨溝）に沿って肋間静脈と肋間神経にはさまれて走るが，このときは前者は動脈の頭側に，後者は尾側にあるのが原則である．肋骨の外1/3と前1/3の境界のあたりで，内胸動脈の枝である前肋間枝と吻合しておわるが，下位の肋間動脈の場合は，その末梢は腹壁に入り，腹横筋と内腹斜筋の間を前進して上腹壁動脈や肋下動脈と吻合する．

(i) 背枝：1分節下位の肋骨頚の上を通って背側へ向かい，次いで胸神経後枝とともに1分節下位の椎骨の横突起の上をこえて背部に出て，内側皮枝と外側皮枝に分かれて背部の皮膚に分布する．また途中，固有背筋に枝を与える．脊髄枝は，椎間孔のところで分岐して脊柱管に入り，脊髄とその被膜へ．

(ii) 側副枝：肋骨角のあたりで分岐して，斜めに下行して下位の肋骨の上縁付近に達し，これに沿って前進する．

(iii) 外側枝：胸神経の同名枝に伴行して，胸壁の外側部で肋間筋を貫いて皮下に出て分布する．このうち第3，4，5肋間動脈の外側枝は，女性ではよく発達して乳腺枝として乳腺へ分布する．

(7) 肋下動脈：　第12肋骨の下縁に沿って走る．第12肋間動脈とも称すべきものである．同名神経に伴行して腎臓の背側を通って腹壁に入り，腹横筋と内腹斜筋の間を進み，腹壁の筋に分布するほか，上・下腹壁動脈，深腸骨回旋動脈（上行枝）などに吻合する．途中，背枝，脊髄枝を分枝することは肋間動脈の場合と同じ．
(→下行大動脈)　　　　　　　　（河西）

胸大動脈神経叢　Plexus aorticus thoracicus, *thoracic aortic plexus*, Brustaortengeflecht　→自律神経叢

胸腸肋筋　Musculus iliocostalis thoracis, *iliocostalis thoracis*　→固有背筋

胸　椎　Vertebrae thoracicae, *thoracic vertebrae*, Brustwirbel

頚椎＊につづく12個の椎骨で，椎体は下位のものほど大きい．また，椎体の高さは頚椎より高く，腰椎より低い．椎体の外側面後部には肋骨頭に対する関節窩，すなわち，肋骨窩があり，第2～第9胸椎では椎体の上縁と下縁にそれぞれ半円形の上肋骨窩，下肋骨窩がある．第1～第9胸椎では互いに隣り合う胸椎の下および上肋骨窩が1個の関節窩を作り，1個の肋骨頭と関節する．第1胸椎には半円形の下肋骨窩があり，第10胸椎では上関節窩だけが存在する．また，第11胸椎では椎体の上縁に，第12胸椎では椎体のほぼ中央に1個の円形の肋骨窩がある．

胸椎の椎孔はほぼ円形をしており，頚椎の椎孔に比してかなり小さい．横突起は第8胸椎でもっとも大きく，これより上位または下位の胸椎では，第8肋骨から遠ざかるほど小さくなる．第1～第10胸椎では横突起の先端の前面に円形の関節面があり，横突肋骨窩という．第11および第12胸椎の横突起には横突肋骨窩はみられない．胸椎の棘突起は三角柱のような形をしていて，第1胸椎から第8胸椎までは下位にな

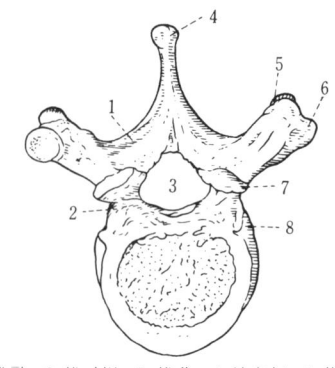

1. 椎弓，2. 椎弓根，3. 椎孔，4. 棘突起，5. 横突起，
6. 横突肋骨窩，7. 上関節突起，8. 上肋骨窩

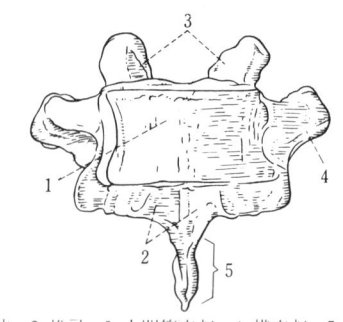

1. 椎体，2. 椎弓，3. 上関節突起，4. 横突起，5. 棘突起

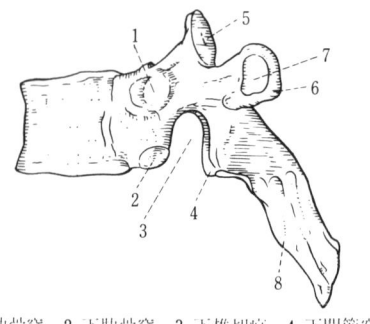

1. 上肋骨窩，2. 下肋骨窩，3. 下椎切痕，4. 下関節突起，
5. 上関節突起，6. 横突起，7. 横突肋骨窩，8. 棘突起

胸　椎（上：上面，中：後面，下：左側面）

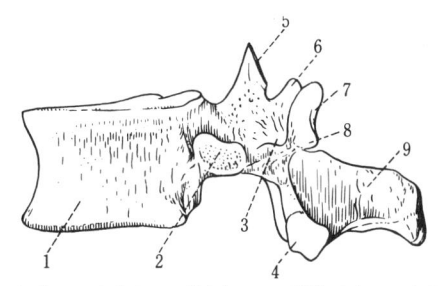

1. 椎体, 2. 肋骨窩, 3. 横突起, 4. 下関節突起, 5. 上関節突起, 6. 乳頭突起, 7. 椎弓, 8. 副突起, 9. 棘突起

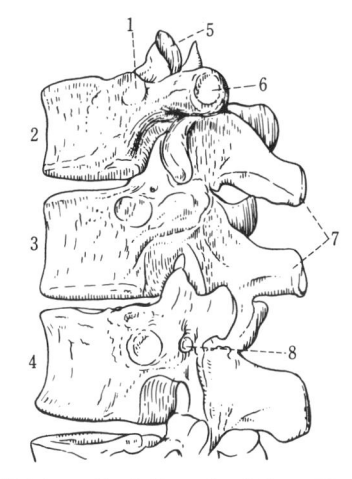

1. 上肋骨窩, 2. 第10胸椎, 3. 第11胸椎, 4. 第12胸椎, 5. 上関節突起, 6. 横突肋骨窩, 7. 棘突起, 8. 副突起
胸　椎（上・下：左側面）

るほど傾斜が強くなる．しかし，その後はしだいに傾斜が弱まり，第12胸椎ではほとんど水平である．（→脊柱，頸椎）　　　　　（高橋）

頰動脈　Arteria buccalis, *buccal artery*　→外頸動脈

胸内筋膜　Fascia endothoracica, *endothoracic fascia*, Fascia endothoracica

胸壁の内面，すなわち最内肋間筋，内肋間膜，肋下筋，胸横筋，横隔膜*などの内面をおおう発達の悪い筋膜である．この筋膜は胸壁と壁側胸膜・心膜の間に介在しており，腹部の横筋筋膜と対応する．（→胸膜）　　　（佐藤）

胸背神経　Nervus thoracodorsalis, *thoracodorsal nerve*, Nervus thoracodorsalis　→橈骨神経

胸背動脈　Arteria thoracodorsalis, *thoracodorsal artery*　→腋窩動脈

胸半棘筋　Musculus semispinalis thoracis, *semispinalis thoracis*　→固有背筋

胸　部（食道の）　Pars thoracica, *thoracic part*, Pars thoracica　→食道

胸部の筋　Musculi thoracis, Brustmuskeln

背筋をのぞき，胸郭をおおう筋群である．これを，胸郭に限局する深胸筋と上肢帯・上肢に停止する浅胸筋に分類する．（→浅胸筋，深胸筋，腹部の筋）　　　　　　　　（佐藤）

橋〔部〕屈曲　Flexura pontina, *pontine flexure*, Brückenbeuge　→頭頂屈曲

胸腹壁静脈　Venae thoracoepigastricae, *thoracoepigastric vein*　→腋窩静脈

胸腹膜孔　Hiatus pleuroperitonealis, *pleuroperitoneal opening*

心腹膜管*（胸膜管）の腹膜腔への開口部を胸腹膜孔という．肺の発育増大によって胸膜管が拡大するにつれて，胸腹膜孔は相対的に次第に狭小となる．（→胸腹膜ヒダ）　　　（溝口）

胸腹膜ヒダ　Plica pleuroperitonealis, *pleuroperitoneal fold*

肺の原基が胸膜管の内側壁の上皮を押し上げて胸膜管の中に突出し，ここで増大するにつれて，胸膜管は背側，外側および後には腹側に向かって拡大して胸膜腔となる．この際，胸膜管の腹膜腔への開口部（胸腹膜孔*）は拡大しないので，胸腹膜孔を背側および外側から囲んでいて，横中隔の尾側部の背内側部およびこれにつづく体腔背側壁の間葉組織は体腔上皮におおわれた薄い三日月形のヒダとなって突出し，胸膜腔と腹膜腔を境する．このヒダを胸腹膜ヒダまたは胸腹膜（pleuroperitoneal membrane）という．発生が進むと，肝臓の増大および胸腹膜ヒダへの筋線維の進入などによって，胸腹膜孔は次第に狭小となり，結局，胸腹膜ヒダの自由縁が食道の下端部を包む中胚葉組織と癒着することによって，胸腹膜孔は閉鎖される．胸腹膜ヒダは横隔膜の背側部の形成にあずかる．

（溝口）

胸　壁　chest wall, Brustwand　→胸部

胸　膜　Pleura, *pleura*, Pleura

胸腔は胸郭内の空間で，腹部の腹腔に対応する．心臓*を含む縦隔と肺*とが胸腔の大部分を占めるが，肺や縦隔と胸壁との間に残されるわずかの空間が胸膜腔である．胸膜腔は縦隔によって左右の二つに分かれる．胸膜腔には少量の漿液を含む．胸膜腔の存在により，肺の表面は胸壁と離れて自由に動く．胸膜腔に面する肺や縦隔の表面，胸壁内面をおおう漿膜が胸膜で，胸膜表面は1層の細胞からなる中皮*におおわれ，その下に結合組織層がある．これを胸内筋膜という．胸膜のうち，肺をおおう部分を肺胸

膜，胸壁内面をおおう部分と壁側胸膜，縦隔の胸膜腔面をおおう部分を縦隔胸膜，横隔膜上の部分を横隔胸膜といい，壁側胸膜のうち肋骨の胸膜腔面をおおう部分を肋骨胸膜という．胸膜腔の上端の円蓋状の部分，すなわち肺尖にあたる部位を胸膜頂といい，この部分の胸内筋膜はやや厚く，これを胸膜上膜という．また横隔胸膜部の胸内筋膜を横隔胸膜筋膜という．胸膜の折れかえりで生ずる狭い腔所を胸膜洞といい，横隔膜の外側下方で横隔胸膜が壁側胸膜へ折れかえって生ずる部分を肋骨横隔洞，前胸壁の壁側胸膜が縦隔胸膜へ折れてかえって生ずる部分を肋骨縦隔洞という．肺門部から下方で肺胸膜が縦隔胸膜へ移行する部分をとくに肺間膜という．(→胸部，漿膜，肺，縦隔)　　(養老)

強　膜　Sclera, *sclera*, Lederhaut

眼球*の形状を保つ強靱な膠原線維組織層．前方では角膜固有質に，後方では篩板から視神経外鞘を経て脳硬膜に，それぞれつづいている．強膜と角膜*を合せて眼球線維膜*という．強膜の厚さは眼球後極で〜1.0 mm，前部で〜0.6 mm，赤道で〜0.4 mmである．視神経線維束を通す篩板は後極の内側3.5 mm，視神経乳頭の直後方にあたる．視神経は〜数十本の小束としてこれを通る．渦静脈，長・短毛様体動脈および神経が強膜を貫く．

強膜は外から内へ，(1) 強膜上皮，(2) 強膜固有質，(3) 強膜褐色板の3層よりなる．虹彩角膜角に沿って強膜固有質が内方へ肥厚し(強膜距)毛様体筋腱により貫かれる．この部の直前に輪状に走る強膜静脈洞(Schlemm管)があり，眼房水は虹彩角膜間隙(Fontana腔)からこれを通って渦静脈へ排出される．角膜縁をとり巻く浅い強膜溝の深層にこれらの構造がある．眼球前部の強膜上板は毛細血管網に富み，その炎症性変化を臨床的に"毛様充血"という．

強膜前部は眼球結膜，後部は眼球鞘*(Tenon鞘)によりおおわれる．内面は脈絡外隙を間に脈絡外板に接する．(→眼球)　　(外崎)

強膜外隙　Spatium episclerale (circumbulbare), *epischeral space*, Spatium episclerale　→眼球鞘

強膜距　Calcar sclerae, *scleral spur*, Skleralwulst　→強膜，小柱網，前眼房

胸膜腔　Cavum pleurae, *pleural cavity*, Pleurahöhle　→胸膜

強膜上静脈　Venae episclerales　→上眼静脈

強膜上動脈　Arteriae episclerales　→内頚動脈

胸膜上膜　Membrana suprapleuralis, *suprapleural membrane*, Membrana suprapleuralis　→胸膜

胸膜食道筋　Musculus pleuroesophageus, *pleuroesophageal muscle*, Musculus pleuroesophageus　→食道

胸膜頂　Cupula pleurae, *cupula of the pleura*, Cupula pleurae　→胸膜

胸膜洞　Recessus pleuralis, *pleural recess*, Recessus pleuralis　→胸膜

胸腰筋膜　Fascia thoracolumbalis, *thoracolumbar fascia*

固有背筋*を包み，脊柱の棘突起，椎弓，横突起とともに固有背筋の鞘を形成する．内側は棘突起と棘上靱帯，外側は肋骨角と腰椎肋骨突起，下方は腸骨稜と仙骨後面につき，上方は項筋膜*につづく．部分的に肥厚して腱膜下する．とくに腰部では下後鋸筋，広背筋の腱膜と重なって癒着して著しく厚くなり，腰背腱膜という．腰背腱膜は，腰部の発達した固有背筋の前面にまわりこんで肋骨突起についている．この部分を腰腱膜という．腰腱膜は腰背腱膜に連なるだけでなく，外側にものびて内腹斜筋と腹横筋の起始腱膜となっている．　　(佐藤)

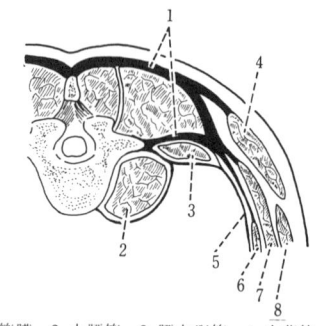

1.胸腰筋膜，2.大腰筋，3.腰方形筋，4.広背筋，5.横筋膜，6.腹横筋，7.内腹斜筋，8.外腹斜筋
胸腰筋膜(水平断)

頬リンパ節　Lymphonodi buccales, *buccal nodes*, Buccalknoten　→リンパ節

胸肋関節　Articulationes sternocostales, *sternocostal joint*, Rippenknorpel-Brustbeinverbindungen

上位7肋軟骨と胸骨の肋骨切痕の間の関節である．ただし，第1肋軟骨は胸骨に直接結合するので，胸肋軟骨結合という．関節腔は本来関節内胸肋靱骨によって二分されるが，この状態は第2肋軟骨の関節にのみ存続する．それより

下方の関節は，加齢に伴い関節腔が消失する傾向にある．補強靱帯として次のものがあげられる．

(1) 放線状胸肋靱帯： 前後両面で，肋軟骨の胸骨端からおこり，放射状にひろがって胸骨に着く線維束である．前面では，対側の線維とともに胸骨の骨膜と連なって膜状をなし，胸骨膜とよばれる．

(2) 肋剣靱帯： 第7肋軟骨と剣状突起を結ぶ扁平な小靱帯である． （佐藤）

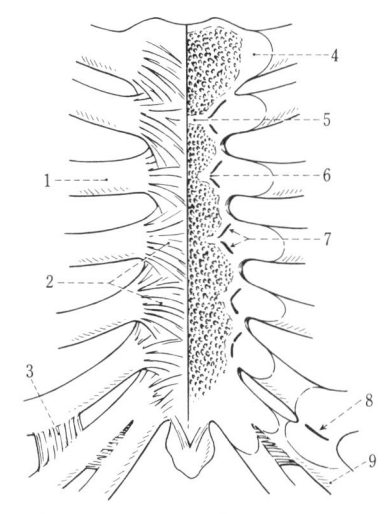

1. 肋軟骨, 2. 放線状胸肋靱帯, 3. 肋軟骨間靱帯,
4. 第1肋軟骨, 5. 胸骨柄結合, 6. 関節内胸肋靱帯,
7. 関節腔, 8. 肋軟骨間関節, 9. 第7軟骨
胸肋関節

胸肋三角 Trigonum sternocostale
横隔膜*の胸骨部と肋骨部の間の筋束を欠く部分であり，抵抗が弱く，横隔ヘルニア（胸骨傍ヘルニア）をおこすことがある．上腹壁動静脈が通過する． （佐藤）

胸肋部（大胸筋の） Pars sternocostalis →浅胸筋

巨核芽球 Megakaryoblastus, *megakaryoblasts*, Megakaryoblasten →巨核球形成

巨核球形成 Megakaryocytopoesis, *megakaryocytopoiesis*, Megakaryopoese
骨髄中の多能性造血幹細胞（pluripotential stem cell）より単能性の巨核球系幹細胞となった細胞は，巨核芽球，前巨核球（promegakaryocytes）を経て，巨核球（megakaryocytes）となる．巨核芽球は巨核球系中確認し得る最も幼弱な細胞で，直径は15～25μmで，2個の微細な散在性の染色質*を含む核と，塩基好性の無果粒の細胞質*をもつ．2個の核は融合し，一連の有糸分裂を行うが，細胞質分裂を伴わず，4倍性，8倍性の不規則な形となる．この時期の細胞を前巨核球といい，直径30～45μmで，塩基好性の細胞質は酸好性となる．さらに同様の核のみの有糸分裂と融合をくり返し，複雑な形の16倍性，32倍性の核をもつ．直径50～70μmの大きな巨核球となる．細胞質の体積は増加し，アズール果粒が細胞質全体に分散している． （小川・瀬口）

挙筋隆起 Torus levatorius, *torus levatorius*, Torus levatorius →咽頭，口蓋筋

棘下窩 Fossa infrasinata, *infraspinous fossa*, Fossa infrasinata →肩甲骨

棘下筋 Musculus infraspinatus, *infraspinatus*, Untergrätenmuskel →上肢の筋

棘間筋 Musculi interspinales, *interspinales*, Zwischendornmuskeln →固有背筋

棘間径 →骨盤の計測

棘間靱帯 Ligamentum interspinale, *interspinous ligament*, Zwischendornbänder
隣り合う棘突起を結ぶ薄い膜性の靱帯で，棘突起とともに左右の固有背筋を隔てる中隔を形成する．頚部で弱く，腰部で強い．線維は棘突起間に斜めに張り，脊柱の屈伸による棘突起間距離の変化に対応している．（→椎間円板）
（佐藤）

棘筋 Musculus spinalis, *spinalis*, Dornmuskel →固有背筋

棘孔 Foramen spinosum →大翼

極細胞 Polocytus, *polar body*, Polzelle →卵子の発生

棘上窩 Fossa supraspinata, *supraspinous fossa*, Fossa supraspinata →肩甲骨

棘上筋 Musculus supraspinatus, *supraspinatus*, obergrätenmuskel →上肢の筋

棘上靱帯 Ligamentum supraspinale, *supraspinous ligament*, Dornspitzenbänder
第7頚椎から仙骨までの棘突起先端間を結ぶ強い繊維索である．浅い線維は3～4椎をとびこえる．第7頚椎より上方では，項靱帯に連なる．（→椎間円板） （佐藤）

曲精細管 Tubuli seminiferi contorti, *convoluted seminiferous tubule*, Tubuli seminiferi contorti →精巣，精細管

棘突起 Processus spinosus, *spinous process*, Dornfortsatz →脊柱

曲尿細管 Tubuli renales contorti →ネフロン

曲　部（腎皮質の） Pars convoluta →腎臓

極放線 Radiatis palaris, *aster*, Polstrahlung →有糸分裂装置，有糸分裂

棘肋筋 Musculi spinocostales, spino-costale Muskeln

深背筋*の第1層で，浅背筋*と固有背筋*の間に位置し，肋骨角より外側の肋骨棘突起を結んでおり，呼吸の補助筋として働く．肋間神経の支配を受けているので，固有胸筋から分化した筋群であり，固有背筋とは厳密に区別すべきものである．次の2筋がある．

(1) 上後鋸筋：　第5頚椎～第1胸椎棘突起からおこり，下外側へ走り，第2～第5肋骨の肋骨角とその外側につく．第1～第4肋間神経（Th1～4）に支配され，上位肋骨を引き上げて吸息の補助筋として働く．

(2) 下後鋸筋：　第10胸椎～第2腰椎棘突起から腰背腱膜を介しておこり，上外側に走り，第9～第12肋骨の外側部下縁に着く．第9～第12肋間神経（Th9～12）に支配され，下位肋骨を下に引き呼息の補助筋として働く．（佐藤）

挙睾筋（精巣挙筋） Musculus cremaster, *cremaster*, Hodenmuskel →腹部の筋

挙睾筋動脈 Arteria cremasterica, *cremasteric artery* →外腸骨動脈

距　骨 Talus, *talus*, Sprungbein

ラテン語の Talus（踵の骨・くるぶし）に由来する．

脛側近位足根骨に属し足根骨*のうちで最も上位にある．下腿の骨と他の足根骨とを連結する．長軸は後外側上方から前内側下方へ向かう．遠位端の丸い頭と近位端の大きな立方形の体，中間の細く短い頚とに分ける．距骨体の上面は脛骨*下端に対する関節面をなし，前後に凸面，左右に軽い凹面をなす．内側縁は直線的で外側縁は後方で内側方へ向かうので，関節面は前方で広く後方ほど狭い．内側面前上方部にあり脛骨内果関節面に対する関節面が内果面である．広い前方部が前下方へ向かいコンマ状を呈する．内果面以外の部分は粗面をなし多数の

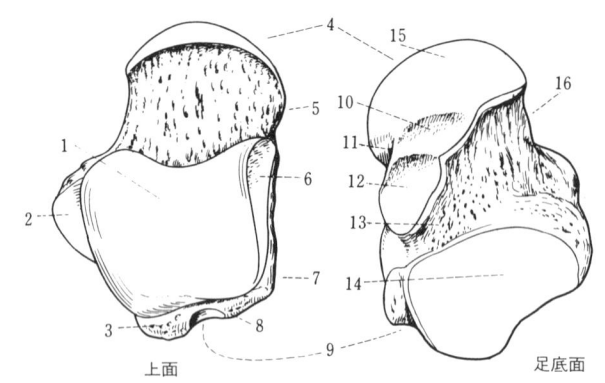

上面　　　　　　　　　　　足底面

1. 距骨滑車上面，2. 外果面，3. 外側結節，4. 距骨頭，5. 距骨頚，6. 内果面，7. 距骨体，8. 内側結節，9. 長母指屈筋腱溝，10. 前踵骨関節面，11.（踵舟靱帯関節面），12. 中踵骨関節面，13. 距骨溝，14. 後踵骨関節面，15. 舟状骨関節面，16. 距骨頚

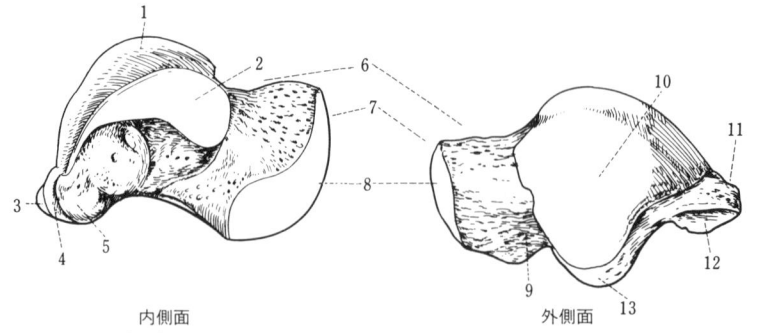

内側面　　　　　　　　　　外側面

1. 距骨滑車上面，2. 内果面，3. 外側結節，4. 長母指屈筋腱溝，5. 内側結節，6. 距骨頚，7. 距骨頭，8. 舟状骨関節面，9. 距骨溝，10. 外果面，11. 距骨後突起，12. 後踵骨関節面，13. 距骨外側突起

距　骨（左側）

血管孔がある．外側面にあり腓骨外果関節面に対する関節面が外果面である．外果面は逆三角形状で上下に凹面，前後に軽い凸面をなす．外側面の下方への尖端部分が距骨外側突起である．上面と内側面および外果面は互いに連絡し全体が隆起して，脛骨の下関節面と内果関節面および腓骨*の外果関節面に対する鞍状の関節頭をなす．この関節頭全体が距骨滑車である．後面は狭く，後方に向かう突起が距骨後突起である．距骨後突起は外上方から内下方へ走る長母趾屈筋腱溝により，外側部の大きな外側結節と内側部の小さく踵骨の載距突起の後方に位置する内側結節とに分けられる．外側結節が距骨体から独立し，または軟骨で距骨体と連絡していることがある．この独立した小骨が三角骨である．足底面の後方で踵骨*の後距骨関節面に対する長楕円形の凹面をなす関節面が後踵骨関節面である．長軸は後内方から前外方へ向かい，矢状面とは約45度をなす．距骨頭は楕円球状で後上外側から前下内側へ突出している．前方の凸面を呈する楕円球面が，舟状骨の後面に対する舟状骨関節面である．距骨頭の足底面には3個の関節面がある．舟状骨関節とは細い隆起線で境され，最後方にある最大の関節面が中踵骨関節面である．関節面は凹面の楕円形で載距突起と関節する．この前外側にあり舟状骨関節面に連絡する比較的平坦で小さな楕円形の関節面が踵骨の前内側上面に対する前踵骨関節面である．前2者の内側にあり舟状骨関節面に連絡する小さな凹面部が，踵舟靱帯に対する踵舟靱帯関節面（J.N.A.）である．距骨頚は頭と体の間の狭窄部で，上下に圧平された形をしている．外側上方から内側下方へ傾き粗面をなす．足底面で内側後方から外側前方へ走る深い溝が距骨溝で，踵骨の踵骨溝とともに足根洞を形成する．　　　　　　　　　　　　（吉岡）

距骨外側突起　Processus lateralis tali, *lateral process of talus*　→距骨

距骨下関節　Articulatio subtalaris, *subtalar joint*, hinteres Sprunggelenk

距骨*の下面にある後踵骨関節面と踵骨の後距骨関節面との間の関節で，関節面は長軸を後内方から前外方に向けた楕円形をしている．その運動は距踵舟関節*と連動して足の内反と外反を行う（→距踵舟関節）付属靱帯として次のものがある．

(1) 外側距踵靱帯：距骨の外側面より踵骨外側面へ．

(2) 内側距踵靱帯：距骨後突起の内側結節より出て，踵骨載距突起の後縁へ．　（河西）

距骨滑車　Trochlea tali, *trochlea of talus*, Talusrolle (od. Sprungbeinrolle)　→距骨

距骨頚　Collum tali, *neck of talus*, Talushals　→距骨

距骨溝　Sulcus tali, *groove of talus*　→距骨，踵骨

距骨後突起　Processus posterior tali, *posterior process of talus*　→距骨

距骨体　Corpus tali, *body of talus*, Taluskörper　→距骨

距骨頭　Caput tali, *head of talus*, Taluskopf　→距骨

距舟靱帯　Ligamentum talonaviculare, *dorsal talonavicular ligament*　→背側足根靱帯

鋸状縁　Ora serrata, *ora serrata*, Ora serrata

網膜視部と毛様体部との境界．（→網膜，毛様体）　　　　　　　　　　　　（外崎）

距踵舟関節　Articulatio talocalcaneonavicularis, *talocalcaneonavicular joint*, vorderes Sprunggelenk

舟状骨*の後関節面，踵骨*の前および中距骨関節面，さらに踵骨と舟状骨を結ぶ底側踵舟靱帯の上面がつくる深い関節窩に，距骨頭と距骨頚がはまりこんで生ずる複関節．距骨下関節*と連動して，足根部を前内方から後外方へ走る線を軸として，足の内反と外反を行う．内反 (Inversio) は足の内側縁が挙上して足底は内側に向き，手の回外にあたる．外反 (Eversio) は足の外側縁が挙上して足底は外側に向き，手の回内に相当する．これらの運動を距腿関節における足の屈伸とあわせて行うと，足は距骨を中心にして動き，そのとき爪先きは上下に長い卵円形をえがく．なおこの関節と踵立方関節*をあわせて横足根関節*，いわゆる Chopart 関節とよぶ．（→横足根関節）　　　　（河西）

鋸状縫合　Sutura serrata, *serrate suture*, Sägenaht (Zackennaht)　→骨の連結

距腿関節　Articulatio talocruralis, *talocrural joint* (*ankle joint*), oberes Sprunggelenk (Fußgelenk)

脛骨下端の下関節面と内果関節面，および腓骨の外果関節面とが関節窩となり，これに距骨滑車が関節頭として適合する．その運動は足の屈伸のみを行う蝶番関節と考えられるが，底屈の方が背屈よりも大きく，両者を合計した角度

は約90°である．関節頭も関節窩も前方が幅広く後方にせまい．底屈したときは多少の足の内旋外旋ができる．付属する靱帯に次のものがある．

(1) 内側(三角)靱帯： 強い三角形の靱帯で，この関節の内側における側副靱帯*として働く．内果の先端より出て次の各部に放散する．最前方の線維は舟状骨*へ（脛舟部 Pars tibionavicularis），中央のものはほぼ垂直に下行して踵骨*の載距突起へ（脛踵部 Pars tibiocalcanea），後方のものは距骨*の後面へ（後脛距部 Pars tibiotalaris posterior），以上の3部が浅層の靱帯で，このほか深層の靱帯は距骨頚の内側面へ（前脛距部，Pars tibiotalaris anterior）．

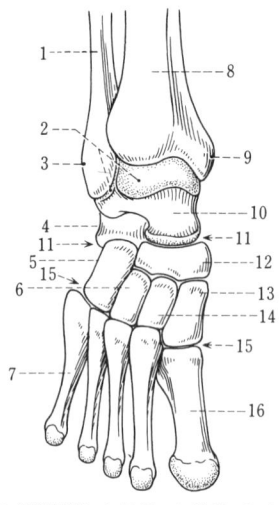

(2) 前距腓靱帯： 腓骨の外果前端より距骨へ．
(3) 後距腓靱帯： ほぼ水平に後走して距骨後面へ．
(4) 踵腓靱帯： 踵骨の外側面へ．

以上 (2), (3), (4) の靱帯があわせて距腿関節の外側面における側副靱帯として働く．（河西）

棘下筋の腱下包　Bursa subtendinea musculi infraspinati, *infraspinatus bursa* →滑液包

筋　Musculus, *muscle*, Muskel
生体の運動を営む器官で，能動的に収縮を行う筋細胞（筋線維）を主体とする組織からなる（→筋組織）．脊椎動物の筋には意識的な運動にあずかる随意筋と，自律神経系の支配を受け反射的・無意識的に働く不随意筋とがある．後者のうち平滑筋は内臓壁や血管壁などの構成要素となり，心筋は心臓壁の主部をつくって，それらの運動にあずかる（→平滑筋組織，心筋組織）．

随意筋は骨格筋（広義）または横紋筋（狭義）とよばれるもので，骨格筋組織*からなる．全身の骨格筋は筋系を構成する．多くは骨に着いて体や体部の運動に働くが（狭義の骨格筋），皮膚に着くもの（皮筋），関節包に着くもの（関節筋），内臓壁にあるもの（管を閉鎖するのに働く筋を括約筋*という）もある．骨格筋の付着のうち固定している方を起始，筋の収縮によって動く方を停止という．筋の起始と停止は腱*や腱膜を介することと筋束が骨膜に直接着くことがある．筋の起始部を筋頭，停止部を筋尾，中部を筋腹という（多くは細長い筋についていう）．2・3・4頭筋は筋頭を多くもつ筋であり，逆に停止が分かれている筋もある．また2個の筋腹が中間腱で連結している筋を2腹

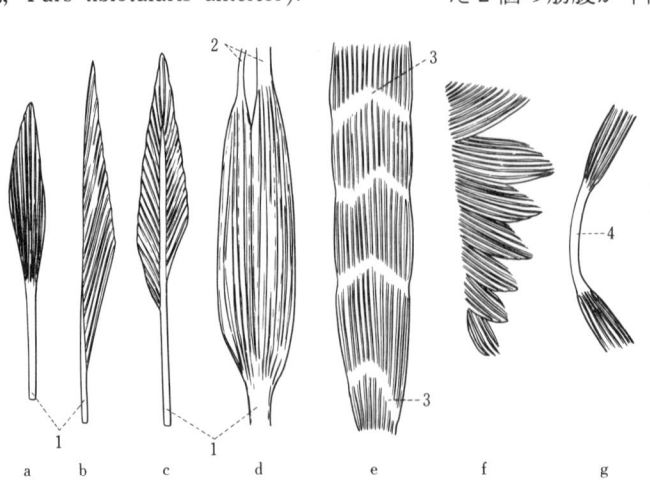

1. 腓骨, 2. 距腿関節, 3. 外果, 4. 踵骨, 5. 立方骨, 6. 外側楔状骨, 7. 第5中足骨, 8. 脛骨, 9. 内果, 10. 距骨, 11. Chopart 関節, 12. 舟状骨, 13. 内側楔状骨, 14. 中間楔状骨, 15. Lisfranc 関節, 16. 第1中足骨
距腿関節（右，前方より）

a. 紡錘状筋, b. 半羽状筋, c. 羽状筋, d. 二頭筋, e. 多腹筋, f. 鋸筋, g. 二腹筋. 1. 停止腱, 2. 起始腱, 3. 腱画, 4. 中間腱
筋と腱の模型図（筋）
〔森・大内原図〕

筋といい，腱画は短い中間腱が幅の広い筋腹を線状に横切るものである．

骨格筋の形は，紡錘形（紡錘状筋），三角形，矩形，リボン状，板状，膜状などさまざまであり，筋束が輪状に走る輪筋，付着部が鋸歯状をなす鋸筋もある．筋の中心に腱があって筋束がこれに羽状に集る羽状筋や片側に腱のある半羽状筋，また起始と停止の腱膜が筋の両面に広く発達している筋では，筋束が見かけの筋長より著しく短い．

(1) 筋の補助装置：　筋膜*，筋滑車（→腱），筋支帯（→腱），滑液包*，腱鞘（→腱），種子骨*などがある．

(2) 血管と神経：　血管はよく発達し，筋線維間に豊富な毛細管の網をつくる．筋神経は運動線維（一般の筋線維にいたる太いα運動線維と錘内筋線維を支配するγ運動線維），知覚線維（主に筋紡錘*と腱紡錘*へ）および自律線維（主に血管壁へ）を含む（→神経筋接合）．なお筋の支配神経は系統・個体発生を通じて変わることがなく，筋の比較同定の指標とされる（→筋系）．

(3) 骨格筋の機能：　能動的な収縮によって骨などを動かして体や体部の運動を営む（→関節運動）．書写，発声，発語，呼吸，嚥下などを含めて随意的な所作・行動はすべて骨格筋の働きである．なお，赤筋*は持続的な姿勢の保持に働き疲労しがたく，白筋*はふつうの速い運動にあずかる．　　　　　　　　　　（大内）

筋衛星細胞　Myosatellitocytus, *satellite cell*, Satellitenzell

骨格筋細胞*に密接して存在する単核の細胞．筋細胞とは基底板を介さず密着し，扁平化し，また筋細胞表面の浅い陥凹に入り込んだ形をとり，共通の基底板により結合組織*と境している．この細胞の存在は電顕によりはじめて明らかにされた．光顕でその核と筋細胞の核と区別することは困難である．この細胞は細胞質に乏しく，なんら形態分化を示さない．筋芽細胞で，筋再生時に活性化されると考えられている．　　　　　　　　　　　　　（石川）

筋横隔静脈　Venae musculophrenicae, *musculophrenic vein*　→上大静脈

筋横隔動脈　Arteria musculophrenica, *musculophrenic artery*　→鎖骨下動脈

筋下滑液包　Bursa synovialis submuscularis, *submuscular synovial bursa*, submuskulärer Schleimbeutel　→滑液包

筋芽細胞　Myoblastus, *myoblast*, Myoblast　→骨格筋組織発生

筋滑車　Trochlea muscularis, *muscle pulley*, Muskelrolle　→腱

筋　管　Myotubus, *myotube*　→骨格筋組織発生

筋間中隔　Septum intermusculare, *intermuscular septum*, Muskelscheidewand　→筋膜

筋　系　Systema musculorum, *muscular system*, Muskelsystem

全身の骨格筋からなる器官系をいう（→器官，筋）．4足動物の筋系は系統・個体発生と支配神経から以下の筋群に分けられる．

(1) 筋節*由来の体幹筋：　本来分節状の筋であるが（とくに各椎骨・肋骨の間），融合して多節性となったものが多い．脊髄神経支配で，その前枝と後枝をそれぞれ受ける体幹腹側筋と体幹背側筋（固有背筋*）とに分けられる．

(2) 眼筋*：　3個の原基から生じ，それぞれ動眼・滑車・外転神経の支配を受ける筋に分化する．この原基を頭部の筋節とし，眼筋を体幹筋の最頭側部と考える人が多い．また，舌筋*は脊髄神経の前枝に相当する舌下神経を受け，体幹腹側筋にあたる（背側筋にあたる部分は消失）．

(3) 体肢筋：　魚類の胸びれと腹びれの筋に相当する固有体肢筋と，魚類の体幹腹側筋が停止を体肢とくに体肢帯に移したものとがあり，前者ももともと体幹腹側筋から由来したと考えられるが，個体発生では体肢原基の間葉から生じ筋節材料の寄与は明らかではない．体肢原基の腹側と背側とに生ずる広義の屈筋群と伸筋群とはそれぞれ神経叢（上肢筋は頚・腕神経叢，下肢筋は腰・仙骨神経叢）の腹側層と背側層とから神経を受ける．

(4) 鰓弓筋*：　以上とはまったく異なって，鰓弓*の骨格を動かす筋ないし鰓裂*の括約筋から分化したもので，下顎・顔面・舌咽・迷走・副神経支配の諸筋である．　　　　　（大内）

筋形質　Sarcoplasma, *sarcoplasm*, Sarkoplasma　→骨格筋細胞

筋形質膜　Sarcolemma, *sarcolemma*, Sarkolemm　→骨格筋細胞

筋原線維　Myofibrilla, *myofibril*, Myofibrille　→骨格筋細胞

筋腱連結　Junctio myotendinea, *myotendinal junction*

骨格筋線維の末端が腱*と連絡する部分は平

面でなく，指状隆起（Prominentia digitiformis myofibrae）とよばれる多数の突起に分かれ，連結面を広くしている．超薄切片像の上では筋形質膜に基底膜を伴った深い陥凹が多数認められ，筋形質内の筋細糸（フィラメント）は末端にある筋節（サルコメア）のアクチンフィラメントが通常 Z 帯におわるのと同様，筋形質膜に付着する．この部の形質膜にはフィラメントが集中するため一見密度の高い物質が集積しているようにみえるが，明確な半接着斑構造は認め難い．この部分に対応する基底膜はよく発達し，これに腱を構成する膠原線維が付着するが，筋細糸と膠原線維を直接結びつける構造は認められない．それにもかかわらず，両者の連結はきわめて強固で，強い張力が働いた場合，腱が付着している骨に損傷がおこることはあっても，この部分の連絡が切れることはない．

(市川)

筋細糸 Myofilamentum, *myofilament*, Myofilament →骨格筋細胞

筋細線維 Myofibrilla, *myofibril*, Myofibrille →骨格筋細胞

筋細胞膜 Sarcolemma, *sarcolemma*, Sarkolemm →骨格筋細胞

筋　枝 Rami musculares (Ramus muscularis), *muscular branches*, Mukeläste →神経，橈骨神経

筋耳管管 Canalis musculotubarius, *musculo-tubal canal* →錐体

筋耳管管中隔 Septum canalis musculotubarii →錐体

筋支帯 Retinaculum musculorum, *retinaculum*, Halteband →腱

筋　質 Substantia muscularis, *muscular substance*, Substantia muscularis →前立腺

筋周膜 Perimysium, *perimysium*, Perimysium →骨格筋組織

筋上皮 Myoepithelium, *myoepithelium*, Myoepithel

汗腺*，大唾液腺，乳腺*，涙腺*などの腺体（一部導管系）をとり巻く上皮性（主として外胚葉由来）の筋細胞層．腺体を包む基底膜と腺細胞との間に介在する．個々の細胞（筋上皮細胞，Myoepitheliocytus, myoepithelial cell, Myoepitheliale Zelle)は平滑筋細胞に似て長い紡錘形を呈するか（紡錘状筋上皮細胞，Myoepitheliocytus fusiformis），多数の突起を出して星状を呈し（星状筋上皮細胞，Myoepitheliocytus stellatus），突起の先端で互いに連結して籠状に配列する（籠細胞 basket cell, Korbzelle の名がある）．筋上皮細胞と腺細胞はデスモゾームで連結している．細胞の微細構造は平滑筋細胞に酷似する．

(市川)

筋小胞体 Reticulum sarcoplasmaticum, *sarcoplasmic reticulum*, sarkoplasmatisches Retikulum →骨格筋細胞

筋上膜 Epimysium, *epimysium*, Epimysium →骨格筋組織

近心面 Facies mesialis, *mesial proximal surface*, Mediale Approximalfläche →歯

筋性腋窩弓 *muscular arch of the axilla*, muskulöser Achselbogen →腋窩弓

筋　節

(1) Sarcomerus, *sarcomere*, Sarkomer. 横紋筋*の隣合う Z 線から Z 線までを筋細胞の構造上の 1 単位とみなした名称．（→骨格筋細胞）

(2) Myotomi, *myotomes*, Myotome. （→筋板）

(3) Myomerus, *myomere*, Myomer. 体幹の筋が体節に応じて分節されているその各節．隣接する筋節は薄い結合組織性の筋中隔（myocommata）で隔てられる．魚類など下等脊椎動物の体幹にみられる．両生類以上では多くの筋は多数の筋節が融合した多分節筋（plurisegmental muscle）であるが，一部は単分節筋（monosegmental muscle）である．

(森)

筋　層 Tunica muscularis

中腔性臓器の壁の一部をなす筋層で，ふつうは平滑筋で構成されるが，咽頭や食道の一部，喉頭，生殖器などでは横紋筋であることがある．通常 2～3 層を区別し，消化管では内輪，外縦の走行をとり，層の間に筋層間神経叢を含む．

(養老)

筋層間神経叢 Plexus myentericus, *myenteric plexus*, Auerbachsches Geflecht

アウェルバッハ（Auerbach）神経叢ともいう．（→腸筋神経叢）

(山内)

筋組織 Textus muscularis, *muscle tissue*, Muskelgewebe

身体の移動や，身体内部の運動をになう組織．収縮能が高度に発達した筋細胞（muscle cell）を主な構成要素とし，これに線維性結合組織が加わっている．さらに，いろいろな量の血管や神経が分布する．筋組織には 3 型ある．骨格や眼球・舌のような器官を動かす骨格筋（skeletal muscle），消化管・子宮・膀胱などの内臓や血管の壁をなす平滑筋（smooth muscle)，および心臓の壁をなし，連続したリズミカルな収縮をおこす心筋（cardiac muscle）が区別できる．　　　　　　　　　　　　（石川）

緊張部（鼓膜の）　Pars tensa, *tense part of the tympanic membrane*, Pars tensa →鼓膜

筋　頭　Caput musculi, *muscle head*, Muskelkopf →筋

筋突起（下顎骨の）　Processus coronoideus, *coronoid process*, Muskelfortsatz →下顎骨

筋突起（披裂軟骨の）　Processus muscularis, *muscular process*, Muskelfortsatz →喉頭, 喉頭軟骨, 披裂軟骨

筋内膜　Endomysium, *endomysium*, Endomysium →骨格筋組織

筋　板　Myotomi, *myotomes*, Myotome

筋節ともいう．体節から椎板*が遊出したあとの皮筋板の内側部から生じ，筋芽細胞の集団として体表の外胚葉*の下に分節的にひろがって骨格筋の原基をつくる．水平筋中隔によって軸上部（epaxial division）と軸下部（hypaxial division）に分かれる．軸上部は脊髄神経背側枝を受ける固有背筋*，軸下部は腹側枝を受ける体幹および体肢の筋の形成に関与する．
　　　　　　　　　　　　　　　　（滝沢）

筋　尾　Cauda musculi, *muscle tail*, Muskelschwanz →筋

筋皮神経　Nervus musculocutaneus, *musculocutaneous nerve*, Nervus musculocutaneus →腕神経叢

筋　腹　Venter musculi, *muscle belly*, Muskelbauch →筋

筋紡錘　*muscle spindle*, Muskelspindel

骨格筋の伸展の程度を感受する特殊な装置である．高等脊椎動物において骨格筋の伸展の程度を感受する知覚神経は全部の筋線維に分布するのでなく，代表ともいうべき特殊な筋線維束のみにおわっている．このような筋線維束は結合組織性の被膜につつまれて，一般の骨格筋線維と隔離されており，筋紡錘とよばれている．ただしその両端には被膜がなく，一般の線維と共通の筋周膜につつまれる．被膜は膠原線維と線維細胞を成分とする外被膜と，細胞間物質に富むまばらな内被膜に分けられる．このような筋紡錘の数は骨格筋の種類によって異なるが，例をあげると骨格筋1gあたり広背筋で1.4個，僧帽筋で2.2個，方形回内筋で10個，母指外転筋で29個である．小さくて微妙な動きをする筋では頻度が高い．

筋紡錘を構成する特殊筋線維は紡錘内線維（intrafusal fibers）とよばれる骨格筋であるが，一般の筋線維（紡錘外線維とよぶ）に比べてずっと細く（6〜30μm），筋形質に富む．一つの筋紡錘の中の紡錘内線維の数は，数本ないし10本前後である．

紡錘内線維には2種類ある．一つは線維の中央部がふくらみ，核嚢とよばれる核の集合体を有するものであり，他の一つは線維の中央部に縦にくさり状に並ぶ核（核鎖）を有するものである．前者は筋紡錘の中軸部に，後者は周辺部に位置し，前者の方が長く太い．核嚢の部分には横紋がみられない．

筋紡錘におわる知覚神経終末には2種類がある．一つは核嚢のまわりをラセン輪状にとり巻く太い線維でラセン輪状神経終末とよばれ，他の一つは筋線維の核嚢以外の部分（収縮部）をとり巻く細い線維で房状神経終末とよばれる．

知覚神経のほかに筋紡錘にはγ-線維とよばれる運動性の終末がきている．これは知覚線維より細く，筋緊張を支配することにより筋紡錘の感受性を調節する．

骨格筋がひき伸ばされると紡錘内線維も伸展し，知覚線維によって伸展度が求心性に伝えられる．これに対応してγ-線維から適当な筋緊張の命令が発せられるという．　　　（藤田 尚）

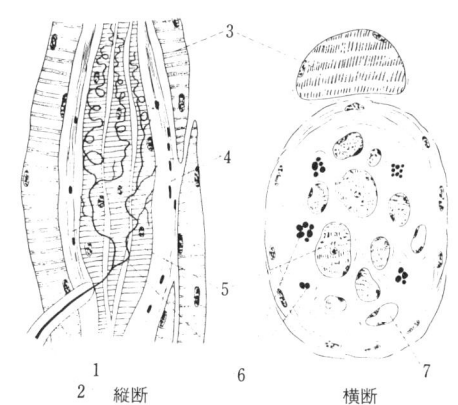

1. 軸索, 2. 髄鞘, 3. 骨格筋線維, 4. 被膜, 5. 紡錘内線維, 6. 分枝した神経線維, 7. 毛細血管

筋紡錘

筋　膜　Fascia, *fascia*, Faszie (Muskelbinde)

筋*や筋群，また内臓や腺を包みまたは境する結合組織性の膜で，多少の弾性線維を含み，表面に平行で交織する線維の層が重なっていることが多い．発達の程度はまちまちで，やや強い疎性結合組織の程度から腱膜状のものまである．筋上膜（外筋周膜）との間に疎性結合組織

があって筋膜の鞘の中を筋が移動できる場合と，両者が癒着している場合とがある．

筋膜は筋や内臓などをその位置に支持し，筋の過度の収縮を制限し，またしばしば筋束の起始・停止となる．炎症は筋膜に妨げられて，これに沿って広がることが多い．

最も表層の筋膜は，体の全周をおおう（浅筋膜*）．体肢では筋群間の筋膜が厚くなって筋間中隔となり浅筋膜と骨との間に張ることがある．　　　　　　　　　　　　　　　（大内）

筋膜下滑液包　Bursa synovialis subfascialis, *subfascial synovial bursa*, subfaszialer Schleimbeutel　→滑液包

筋膜性腋窩弓　Fascialer Achselbogen　→腋窩弓

筋裂孔　Lacuna musculorum

鼠径靱帯*と寛骨*との間に生じた半月形の間隙は，腸骨筋膜*の肥厚した腸恥筋膜弓*によって内側部と外側部に二分される．その外側部を筋裂孔*といい，ここを腸腰筋と大腿神経が通る．また内側部は血管裂孔*で，ここを大腿動静脈が走る．　　　　　　　　　　（河西）

ク

区〔域〕気管支 Bronchi segmentales, *segmental bronchi*, Segmentbronchien →気管, 肺

区域気管支枝 Rami bronchiales segmentorum, *branchial branchlets*, Äste der Segmentbronchien →気管, 肺

空回腸静脈 Venae jejunales et ilei, *jejunal and ileal vein*, Jejunal- und Ileumvene (-blutader) →門脈

空 腸 Jejunum, *jejunum*, Leerdarm

剖検に際してしばしば空虚であったため「空」という意味からnestisとよばれ，のちjejunumとなった．

腸間膜小腸の初めの2/5をいい，十二指腸空腸曲で十二指腸*と境される．一方，回腸*との境は明瞭ではない．直径約2.7 cm，赤みを帯び，可動性で幅広い腸間膜を介して後腹壁の腸間膜根に付着している．壁の厚さは回腸に比してやや厚い．腸絨毛は十二指腸と同様3600個/cm^2．空腸の吸収上皮の面積は37 m^2 に達する．粘膜固有層には孤立リンパ小節が発達する．腸腺の底部にはエオジンに好染する顆粒をもつパネート細胞がみられる．また腸腺の下半分には腸クロム親和細胞が多数分布し，セロトニンを分泌する．その他消化器ホルモンの分泌細胞を混ずる．(→小腸) (和気)

空腸動脈 Arteriae jejunales, *jejunal branches* →上腸間膜動脈

区間枝（後上葉静脈の） Pars intralobaris (intersegmentalis), *central division*, aus dem Dorsalsegment kommender Zweig →肺区域

区間枝（上下葉静脈の） Ramus infrasegmentalis(intersegmentalis), *intersegmental tributary*, lateral Ast zwischen Spitzensegment und vorderen Basalsegment, medial Ast zwischen Spitzensegment und hinteren Basalsegment →肺区域

区間枝（前上葉静脈の） Pars infrasegmentalis (intersegmentalis), *intersegmental tributary*, Zweig zwischen Vordersegment und oberen Lingularsegment →肺区域

区間枝（前肺静脈の） Ramus infrasegmentalis (intersegmentalis), *intersegmental tributary*, Zweig zwischen vorderen und seitlichen Basalsegment →肺区域

区間枝（前肺底静脈の） Ramus infrasegmentalis (intersegmentalis), *intersegmental tributary*, Zweig zwischen vorderem und seitlichem Basalsegment →肺区域

区間枝（肺尖後静脈の） Pars infrasegmentalis (intersegmentalis), *intersegmental tributary*, zwischen Segmentum apicoposterior und Segmentum anterior liegender Zweig →肺区域

区間枝（肺尖静脈の） Ramus intersegmentalis, *intersegmental branch*, zwischen Spitzensegment und Dorsalsegment gelegene Zweig →肺区域

屈 曲 Flexio, *flexion*, Beugung →関節運動

屈筋支帯 Retinaculum flexorum, *flexor retinaculum*

BNA, INAのLigamentum carpi transversum（横手根靱帯）に相当するが，BNAのLigamentum carpi volare（掌側腕靱帯）もこれに含まれる．現在慣用されている屈筋支帯は内容的には前者に近い．手根骨の内側の高まり（豆状骨と有鈎骨鈎）と外側の高まり（舟状骨結節と大菱形骨結節）との間を横走する強い靱帯で，これによって手根溝は手根管となり，これを指の屈筋の腱が腱鞘に包まれて正中神経とと

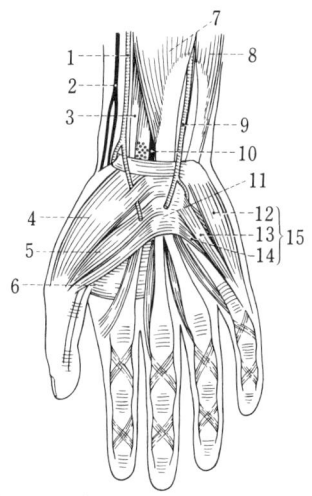

1. 橈骨動脈, 2. 橈骨神経浅枝, 3. 橈側手根屈筋, 4. 短母指外転筋, 5. 短母指屈筋（浅頭）, 6. 母指内転筋, 7. 浅指屈筋, 8. 尺側手根屈筋, 9. 尺骨動脈, 10. 正中神経, 11. 屈筋支帯, 12. 小指外転筋, 13. 短小指屈筋, 14. 小指対立筋, 15. 小指球筋

屈筋支帯（右手根部，掌側面）

もに通る．手掌腱膜*の一部はこれからおこる．なお，Ligamentum carpi volareとよばれたものは，上述の意味における屈筋支帯より近位で，さらにより表層にあり，前腕筋膜*の一部が手根の掌側部で肥厚したものと考えられる．しかし遠位では上述の屈筋支帯に移行して境界を定めがたいが，両者の間を尺骨動脈*と尺骨神経*が走る．(→手根管)　　　　　　　　　(河西)

屈筋支帯（足の） Retinaculum musculorum flexorum, *flexor retinaculum of the leg*

古くは破裂靱帯といった．内果から踵骨に向かって下方に放散する線維束で，上方には下腿筋膜*に移行し，足底に向かっては足底腱膜および母指外転筋の起始腱膜につづく．その深層からは中隔が出て，この下を通る腱などの通路を四つの管に分ける．そのうち最も上方にある管を後脛骨筋の腱，次の管を長指屈筋の腱，最も下方の管を後脛骨動脈と脛骨神経が走り，これらの深層にある管を長母指屈筋の腱が通る．これらの腱はそれぞれの腱鞘に包まれている．

　　　　　　　　　　　　　　　　(河西)

区内枝（上下葉静脈の） Ramus intrasegmentalis, *intrasegmental tributary*, venulae aus dem Spitzensegment des Unterlappens herauskommender Venenzweig →肺区域

区内枝（前上葉静脈の） Ramus intrasegmentalis, *intrasegmental tributary*, aus dem Vordersegment kommender Zweig →肺区域

区内枝（前肺静脈の） Ramus intrasegmentalis, *intrasegmental tributary*, aus dem vorderen Basalsegment kommender Zweig →肺区域

区内枝（肺尖後静脈の） Ramus intrasegmentalis, *intrasegmental tributary*, aus dem Spitzenund Hintersegment kommender Zwig →肺区域

区内枝（肺尖静脈の） Ramus intrasegmentalis, *intrasegmental branch*, aus dem Spitzsegment kommender Zweig →肺区域

区内枝（前肺底静脈の） Ramus intrasegmentalis, *intrasegmental tributary*, Aste aus dem vorderes Basalsegment →肺区域

グナチオン Gnathion →頭蓋の計測

クモ膜 Arachnoidea, *arachnoid*, Arachnoides

硬膜*の内側にあって脳脊髄を包む結合組織性の被膜をいう．硬膜とクモ膜*の間隙は狭くて硬膜下腔（Cavum subdurale）とよばれるのに対し，クモ膜と軟膜*との間隙はやや広くクモ膜下腔とよばれ，脳脊髄液*でみたされる．クモ膜と軟膜との間にはクモ膜下柱梁（Trabeculae subarachnoida- les）とよばれる柱状の結合組織がクモの巣状に張っている．クモ膜は脳表面の陥凹部をとび越えて張るためにクモ膜下腔のとくに広い場所が生じる．これをクモ膜下槽とよび，大脳外側窩槽*，小脳延髄槽*，脚間槽などがよく知られている．（→脳脊髄液，髄膜）　　　　　　　　　　　　　(金光)

クモ膜下腔 Cavum subarachnoideale, *subarachnoid space* →クモ膜，脳脊髄液

クモ膜下槽 Cisternae subarachnoideales, *subarachnoid cisterns* →クモ膜，脳脊髄液

クモ膜果粒 Granulationes arachnoideales, *Pacchinian bodies*, Pacchionische Granurationen

脳の静脈洞付近，ことに上矢状静脈洞付近のクモ膜*外面はさまざまの大きさの果粒状突起を出し，その先端を静脈洞に入れ，あるいは脳硬膜を圧して隆起して頭蓋骨内面にクモ膜果粒小窩（Foveolae granulares）を残す．この果粒状突起は記載者にちなんで Pacchioni 果粒ともよばれる．A. Pacchioni (1655—1726)はイタリアの解剖学者．脳脊髄液*を静脈洞に排出する機能をもつという解釈がある．顕微鏡的にクモ膜外面は一般に小突起をもつ．これをクモ膜絨毛（Villi arachnoideales）とよび，仙尾髄領域にとくに多い．（→髄膜）　　　　(金光)

クモ膜果粒小窩 Foveolae granulares, *granular foveolae*, Pacchionische Granulationen

頭蓋冠*の内面にある上矢状静脈洞溝の内および外に脳膜のクモ膜果粒の嵌入によって生じた直径1〜4mmの多数の小窩という．

　　　　　　　　　　　　　　　　(児玉)

クラインフェルター症候群 Syndroma Klinefelterii, Klinefelter *syndrome*, Klinefeltersche Syndrom

外見的に男性であるが，精巣機能不全（精巣萎縮，精細管の硝子様変性，不妊）を示し，女性様乳房肥大などの女性化傾向を示す症候群．Klinefelterら（1942）によってはじめて記載された．宦官症の一型である．基本型は染色体の構成が47，XXY で，性染色質陽性である．一部には，47，XXY よりさらに X 染色体を過剰にもつもの（たとえば48，XXXY）もある．身長が高く，肩幅が狭く，二次性徴の発育遅延がみられ，尿中ゴナドトロピン排泄値が高い．知能は正常のこともあるが，一部には軽度の知能低下を示すものがある．一般にX染色体の数

の増加とともに知能低下の度合も高くなる傾向を示す．頻度は新生男児600名について1程度とされている．47, XXY の成立機構としては，両親のどちらか一方の配偶子形成過程で，X染色体の不分離が生じたものと考えられる．母親側の方が多いとされている．また，正常な46, XY 染色体構成をもつ受精卵が，第1回の分割時にX染色体の不分離をおこし47, XXY と45Yの2細胞となり，45Y細胞が消滅してしまったことも考えられる． (谷村)

クラウジウス細胞 cells of Claudius, Claudius'sche Zellen →ラセン器

クラウゼ腺 Glandulae lacrimales accessoriae (Krause), Krause's glands, Krause-Drüsen

眼瞼結膜にみられる管状胞状型の副涙腺．(→結膜) (外崎)

グラベラ Glabella →頭蓋の計測

グリコゲン果粒 Granulum glycogeni, *glycogen granule*, Glykogengranula

細胞質*に蓄えられたグリコゲンは，電顕的には直径15～30 nm のやや角ばった形の果粒として観察される．これをベータ粒子 (beta particle) という．肝細胞*などでは，この粒子が集ってロゼット状の塊りをつくる．これがアルファ粒子 (alpha particle) である．グリコゲン果粒は通常滑面小胞体の網工の間の細胞質基質の中につくられるが，多量に蓄積するようになると，その領域から他の構造物がほとんど消失してしまう．病的な状態では，核*の中にグリコゲン果粒が現れることもある．グリコゲンは，光顕的には過ヨード酸 Schiff 反応陽性を呈し，唾液*による消化試験で陰性化する．
(山本)

クリスタ Crista mitochondrialis, *crista*, Crista mitochondrialis →糸粒体

グリソン鞘 Glisson's sheath, Glissonsche Scheide →肝門管

クロケー管 Canalis hyaloideus (Cloquet), Cloquet's *hyaloid canal*, Cloquet-Glaskörperkanal

胎生期の硝子体動脈の遺残．硝子体管．(→硝子体眼房) (外崎)

クロマチン *chromatin*, Chromatin →染色質

クロム親性細胞 Cellulae chromaffinae, *chromaffin cells*, chromaffine Zellen

光顕用の固定剤の中には，重クロム酸カリウムを含むもの，たとえば Zenker, Ciaccio などの固定液があり，これらによって固定された試料の中に，クロム塩によって黄褐色に着色する細胞があり，これをクロム親性細胞という．この反応は細胞内に含まれているカテコールアミンが染色されるので，副腎髄質，パラガングリオンのほかに，胃腸粘膜上皮の下層にある細胞もこの反応を呈する．胃腸壁に出現するクロム親性細胞を腸クロム親性細胞 (enterochromaffin cells) とよび，セロトニンを分泌すると考えられている．これらの反応を示す細胞は一般にアミンと蛋白質を分泌する，内分泌細胞であって，神経細胞としての特徴も備えている．その意味でクロム親性細胞は藤田恒夫教授の唱えるパラニューロンの一種であろう． (黒住)

くろめ iris (*and pupil*) of the eye, das Scwarze des Auges

角膜を通して見える虹彩と瞳孔．周囲のしろめ*と区別する．(→眼，瞳孔，虹彩，角膜)
(外崎)

グロメラ Glomera, *glomus*, Glomus →糸球小体

クロモソーム *chromosome*, Chromosom →染色体

ケ

毛 Pili, *hair*, Haare

毛は哺乳類を特徴づける皮膚*の角質付属器である．鳥類の羽毛，爬虫類の鱗などは相同の器官である．ヒトの毛は特定の部位だけがよく成長する．頭毛（カミノケ），眉毛（マユゲ），睫毛（マツゲ），髭（ヒゲ），耳毛（ミミゲ），鼻毛（ハナゲ），腋毛（ワキゲ），陰毛（カクシゲ）などがそれである．しかし他の体部においても，成人ではかなり太い毛が生えていて，胎児や新生児にみられる細い毛，すなわち生毛（ウブゲ）に対して，このような成人の毛を一括して期毛（terminal hair）とよぶ．毛の成長と性ホルモンは非常に関係が深く，長毛の発達は第2次性徴の一つに数えられる．毛の成長は常に同じ割合で行われているのではない．成長期（anagen）はヒトの頭毛で数年間つづくが，その後に休止期（catagen）になって2〜3カ月たつと，終末期（telogen）となって脱落する．その後に残った退縮した毛包から，新しい毛の母基が伸びて，新たな毛の成長期が再開する．

毛は体表面に対して斜めに生えている．そのため毛の方向には一種の流れが観察され，毛流とよばれるが，この流れがラセン状になると毛渦（つむじ）を形成するようになる．また毛流が交叉して毛十字を形成するところもある．

毛は体表面に露出している部分と，皮膚の内部に埋没している部分とがある．前者を毛幹といい，後者を毛根という．毛幹は完全に角化した上皮細胞が束になった，きわめて硬い構造で，細胞はすべて死滅している．しかし相互に強く結合されていて，容易に分離できない．角化した上皮細胞に種々の程度に含まれているメラニン果粒*の量によって，黒色毛，褐色毛，金色毛などの区別が生ずる．白毛はメラニン果粒の消失と，毛髄質に気胞をふくむことによって生ずる．毛幹は3層からなっていて，最外層は毛小皮という，鱗状あるいは屋根瓦状の薄い細胞によって形成されている．毛小皮の形態は動物の種類によって，かなり特徴的な形を呈するので，人毛と獣毛を区別するのに有用である．非常に細い毛では，毛小皮は1層の扁平な細胞層からなるが，太い毛では数層の重なった細胞層がみられる．しかし，その重なり方は斜めになっていて，表面からみれば，常に毛の先端の方向に細胞の遊離縁が向かっていて，タケノコの皮のようである．

毛の実質を占める部分は毛の横断面上かなり多くの部分を占めていて，毛皮質とよばれる．毛皮質の細胞は毛の大部分で長円柱状をなしており，変化したデスモゾームで互いに結合している．その細胞内を縦に走る細糸束があり，ケラチン細糸束（bundles of keratin filaments）とよばれる．有色毛では種々の程度にメラニン果粒を含んでいる．毛の中心部には毛髄質が存在するのが原則である．しかし生毛のような細い毛では髄質を欠如することがある．毛髄質にはしばしば大きな空胞が存在し，空気を入れている．

皮膚の内部に埋まっている毛の部分を毛根という．毛根もその構造は毛幹とほとんど同様であるが，深部では角化の程度が少ない．毛根の末端は球状にふくらんでいて，毛球という．成長期の毛球の内部は空洞状をなし，下方から疎線維性結合組織が進入している．この組織を毛乳頭という．休止期の毛では毛乳頭が失われ，棍状毛とよばれる．毛球の上半部の上皮細胞は毛母基（hair matrix）を形成し，さかんに分裂して毛根の細胞を形成する．毛根は上皮性毛包と結合組織性毛包（毛袋）によって包まれているが，毛母基は上皮性毛包の細胞をもつくる．毛乳頭の直上部の毛母基の中にメラニン細胞が多数存在して，毛の色素を産生している．（→毛包）

（黒住）

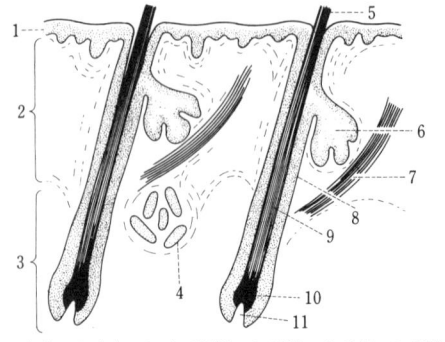

1. 表皮, 2. 真皮, 3. 皮下組織, 4. 汗腺, 5. 毛幹, 6. 脂腺, 7. 立毛筋, 8. 毛包, 9. 毛根, 10. 毛球, 11. 毛乳頭

毛

毛の発生（胎児の） *development of hair*
胎生3カ月のおわりになると最初の毛（生

毛）が眉毛部および前頭部の皮膚の表面に出現する．その後，生毛の形成は急速に拡がり，4カ月末になると全身に毛流をつくる．これらはすべて生毛（うぶげ）である．5カ月以降，生毛は次第に薄くなり，かわって太くて固い強毛（Terminalhaare）が7カ月ごろから眉毛部，睫毛部および頭部に出現する．　　　　　（溝口）

頚（胆嚢の）　Collum vesicae felleae, *neck of the gall bladder*, Gallenblasenhals　→胆嚢

頚横静脈　Venae transversae colli, *transverse cervical vein*　→外頚静脈

頚横神経　Nervus transversus colli, *transverse cutaneous nerve of the neck*, Nervus transversus colli　→頚神経叢

頚横動脈　Arteria transversa colli, *transverse cervical artery*, quere Halsarterie　→鎖骨下動脈

頚回旋筋　Musculi rotatores cervicis　→固有背筋

鶏　冠　Crista galli, Hahnenkamm　→篩骨

頚管腺　*cervical gland*, cervicale Drüse
子宮頚腺に同じ．（→子宮）

鶏冠翼　Ala cristae galli　→篩骨

頚胸神経節　Ganglion cervicothoracium, *cervicothoracic ganglion*, Ganglion cervicothoracicum
交感神経幹神経節は頚部においては上，中，下頚神経節からなるが，下頚神経節＊は多くの場合，第7頚椎の高さで第1胸神経節と合して一つの大きな頚胸神経節を形成している．頚胸神経節は鎖骨下動脈＊の後に位置するが，この神経節と中頚神経節＊とをつなぐ節間枝は鎖骨下動脈の前をループを描きながら走行するため，これを鎖骨下ワナという．頚胸神経節からおこる節後線維は，灰白交通枝を経て第7，8頚神経および第1胸神経内に進入するほか，下甲状腺，鎖骨下，内胸および椎骨動脈壁への直接枝となるか，あるいは下〔頚〕心臓神経となって心臓に分布する．椎骨動脈に向かう線維は比較的太いまとまりを示すため，椎骨動脈神経とよばれる．またこの神経節は星芒状を呈するのでしばしば星状神経節ともよばれる．（→星状神経節）　　　　　　　　　　　（山内）

頚棘間筋　Musculi interspinales cervicis　→固有背筋

頚棘筋　Musculus spinalis cervicis, *spinalis cervicis*　→固有背筋

頚筋膜　Fascia cervicalis, *cervical fascia*, Binden des Halses

頚部の筋膜の総称であり，一般に3葉の筋膜と1対の血管鞘が認められる．

(1) 浅葉：　広頚筋の下にあるうすい筋膜で胸鎖乳突筋をつつみ，後方では僧帽筋の筋膜につづき，左右をあわせて頚部に浅い筋膜輪を形成する．上は舌骨と下顎骨底に，下は鎖骨と胸骨につく．舌骨より上の部分は舌骨上筋をおおい，その外側部は顎下三角をおおう顎下腺をつつむ．

(2) 気管前葉：　中葉をなし，舌骨下筋をつつむ．上は舌骨，下は胸骨と鎖骨につき，後外側では浅葉に合する．

(3) 椎前葉：　深葉をなし，後頚筋をつつみ，後外側で固有背筋の筋膜（項筋膜）につづいて，頚部の深い筋膜輪を形成する．上では頭蓋底につき，下では胸内筋膜に連なる．また斜角筋を包む部分は腕神経叢と腋窩動脈をつつんで腋窩まで延び出している（axillary sheath）．

(4) 頚動脈鞘：　頚部内臓の両側を並列して縦走する総頚動脈，内頚静脈および迷走神経を共通につつむ筋膜鞘である．周囲の結合組織が凝縮して鞘状になったもので，頚筋膜の気管前葉，椎前葉と連絡したり癒合したりしている．

以上の筋膜輪の間にある筋膜隙は，炎症や膿瘍の広がる通路を理解する上で，臨床的にも重要である．（→頚部の筋膜隙）　　　　（佐藤）

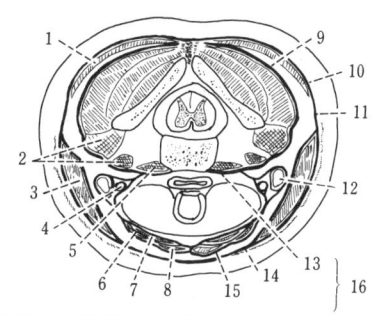

1. 僧帽筋，2. 斜角筋，3. 胸鎖乳突筋，4. 総頚動脈，5. 頭長筋と頚長筋，6. 肩甲舌骨筋，7. 胸骨甲状筋，8. 胸骨舌骨筋，9. 項筋膜（深葉），10. 項筋膜（浅葉），11. 頚筋膜（浅葉），12. 内頚静脈と頚動脈鞘，13. 椎前葉，14. 浅葉，15. 気管前葉，16. 頚筋膜

頚部の筋膜（水平断）

頚後横突間筋　Musculi intertransversarii posteriores cervicis, *intertransversarii posteriores cervicis*　→固有背筋

頚鼓小管　Canaliculi caroticotympanici, *caroticotympanic canaliculi*　→錐体

頚鼓神経　Nervi caroticotympanici, *caroticotympanic nerves*, Nervi caroticotympanici　→舌咽神経

脛　骨　Tibia, *tibia (or shin bone)*, Schienbein

ラテン語の Tibia（笛）に由来する．

骨のうちで2番目に長い，横断面が三角形をした長骨で，下腿の前内側部に位置する．近位部と遠位部は膨隆しているが，近位部の方が大きい．近位端・遠位端・骨体の3部に分けられる．近位端（上端）で後内側および後外側方へ膨隆した部分が，それぞれ内側顆と外側顆である．上面にある2個の平滑面が大腿骨と関節する上関節面である．内側の関節面は楕円形に陥凹しているが，外側の関節面は左右軸で凹面を，前後軸で凸面になっている．内側と外側の関節面の間の隆起部が顆間隆起で，特に後方寄りのところが顕著である．顆間隆起の内側および外側部の突出している部分が，それぞれ内側顆間結節・外側顆間結節である．顆間隆起の前後の陥凹した部分がそれぞれ前顆間区・後顆間区である．近位端の前面は三角形の粗な平面をなし，血管孔がある．粗面の下端は結節状の隆起に達している．この隆起が脛骨粗面で，上方の小さいやや平滑な面に膝蓋靱帯が付着する．近位端の周囲は全体が粗面状になっているが，外側顆の外側後下面に腓骨頭に対する小楕円形の平滑面・腓骨関節面がある．脛骨体は3縁と3面を区別する．前縁は3縁のうち最も明瞭で，近位2/3ではとくに鋭利である．脛骨粗面外側部から始まり内果前面に終る．全体に軽いS字状を呈するが，遠位端では鈍で平滑となる．内側縁は丸味をおびており，内側顆後部から始まり内果後縁に終る．外側縁は細い線状の隆起として認められ，腓骨関節面前方から始まり遠位端は腓骨切痕を挟むように二分して終る．骨間膜が付着する骨間縁である．内側面は広くやや丸味をおび比較的平滑である．外側面は内側面より狭く平滑であるが，近位1/3に前脛骨筋がおこる浅い溝がある．後面の近位1/3にある斜上外側（腓骨関節面内側下方）から斜下内側へ走る隆線がヒラメ筋線である．この筋線の下外側部に上方から入る栄養孔がある．中1/3に上下方向に走る低い隆線がある．隆線の広い内側部から長趾屈筋が，狭い外側部から後脛骨筋がおこる．他の部分は滑らかで筋におおわれる．遠位端（下端）は膨隆しているが近位端より小さい．遠位内側部で下方に突出した部分が内果で，内果の外側面は平滑で内果関節面をなし距骨に対する関節面の一部をなす．遠位端の下面は距骨に対する下関節面をなし，平滑

で前後に凹面左右に凸面を呈する．前後に走る低い隆起があり関節面を二分している．前面は平滑で丸味をおび，伸筋群の腱でおおわれる．前面遠位端には横走する浅い溝があり，足関節包が付着する．後面中央やや外側には長母趾屈筋腱が通る縦方向の浅い溝があり，内側には斜上外側から斜下内側へ走る長趾屈筋と後脛骨筋の腱が通る内果溝がある．外側面の三角形に陥凹した粗面が腓骨切痕である．内側面は内果として遠位方向に突出しており，丸味をおび皮下に触れることができる．

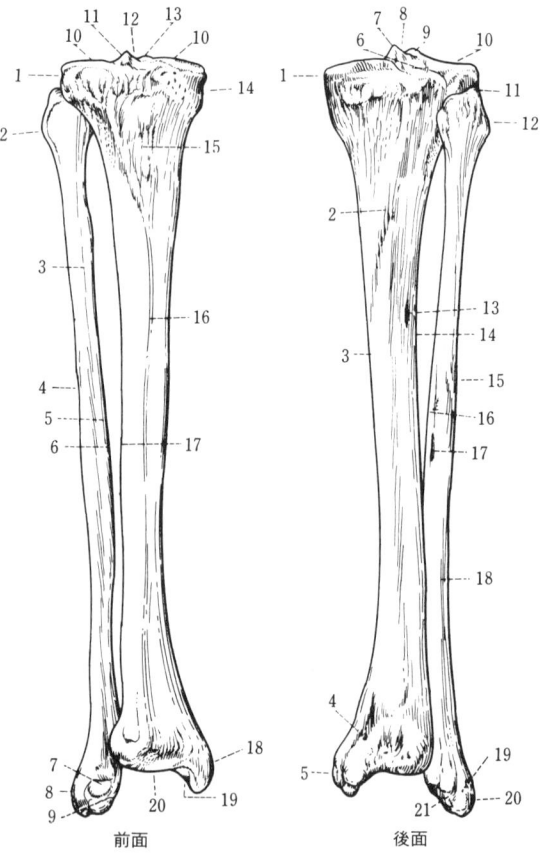

(吉岡)

前面　　　　　　後面

1. 外側顆, 2. 腓骨頭, 3. 前縁, 4. 腓骨体, 5. 骨間縁, 6. (内側稜), 7. 外果関節面, 8. 外果, 9. 外果窩, 10. 上関節面, 11. 外側顆間結節, 12. 顆間隆起, 13. 内側顆間結節, 14. 内側顆, 15. 脛骨粗面, 16. 前縁, 17. 骨縁, 18. 内果, 19. 内果関節面, 20. 下関節面

1. 内側顆, 2. ヒラメ筋線, 3. 内側縁, 4. 内果溝, 5. 内果, 6. 後顆間区, 7. 内側顆間結節, 8. 顆間隆起, 9. 外側顆間結節, 10. 外側顆, 11. 腓骨頭尖, 12. 腓骨頭, 13. 栄養孔, 14. 骨間縁, 15. 腓骨体, 16. (内側稜), 17. 栄養孔, 18. 後縁, 19. (腓骨果溝), 20. 外果, 21. 外果窩

脛骨と腓骨（右側）

脛骨神経　Nervus tibialis, *tibial nerve*, Nervus tibialis　→坐骨神経

脛骨粗面　Tuberositas tibiae, *tibial tubero-*

sity →脛骨

脛骨粗面皮下包 Bursa subcutanea tuberositatis tibiae →滑液包

脛骨体 Corpus tibiae, *shaft (or body) of tibia*, Tibiaschaft →脛骨

頚最長筋 Musculus longissimus cervicis, *longissimus cervicis* →固有背筋

形質細胞 Plasmocytus, *plasma cell*, Plasmazelle

結合組織細胞の一つ．西洋梨状の中形の細胞で狭くなった細胞端に偏位する円形核は中央に核小体*，核膜*に接してクロマチンの集団が間隔をおいて配列し，車軸核とよばれる状態を呈する．核に接してGolgi野があり，細胞質*の大半はよく発達した層板状の粗面小胞体*で占められる．このため細胞質は塩基性染料によく染まる．抗体産生細胞で，IgG，IgA，IgEなどの免疫グロブリンを合成放出する．ときにラッセル小体（Russel's body）とよばれる酸好性の球形の封入体が認められるが，粗面小胞体内に合成された免疫グロブリンが異常に貯留したものと考えられている．形質細胞は小リンパ球（B細胞）が変化したピロニン好性大リンパ球（免疫芽細胞，immunoblast）に由来すると信じられている． （市川）

形質細胞形成 Plasmocytopoesis, *plasmocytopoiesis*, Plasmocytopoese

形質細胞*は抗体，すなわち免疫グロブリンの産生細胞で，血中より結合組織*中へ遊走してきたリンパ球より分化する．Bリンパ球が抗原により刺激されると幼若化し，抗体分泌性リンパ芽球となる．この細胞より2種の細胞が由来する．一つは記憶細胞（memory cells）となり，小リンパ球の状態に帰る．他の一つは細胞質中にGolgi装置*，粗面小胞体*が発達し，移行型細胞より形質芽細胞（plasmoblasts）となる．これは大きな核小体*を含む明調な核をもつ細胞である．粗面小胞体の発達および核の染色質*の濃縮が進むにつれ，前形質細胞（proplasmocytes）とよばれる段階を経て，車軸状の異染色質を備えた偏心性の核を有し，塩基好性の細胞質をもつ，円形，楕円形の成熟形質細胞となる． （小川・瀬口）

形質性星状膠細胞 *protoplasmic astrocytes*, protoplasmatische Astrozyten →神経膠

茎状突起（尺骨の） Processus styloideus, *styloid process*, Processus styloideus →尺骨

茎状突起（錐体の） Processus styloideus, *styloid process*, Griffelfortsatz →錐体

茎状突起（橈骨の） Processus stylodeus, *styloid process*, Processus stylodeus →橈骨

茎状突起鞘 Vagina processus styloidei, *sheath of styloid process* →鼓室部

頚静脈窩 Fossa jugularis, *jugular fossa* →錐体

頚静脈下球 Bulbus venae jugularis inferior, *inferior bulb of the internal jugular vein* →内頚静脈

頚静脈弓 Arcus venosus juguli, *jugular arch* →外頚静脈

頚静脈結節 Tuberculum jugulare, *jugular tubercle* →後頭骨

頚静脈肩甲舌骨筋リンパ節 Lymphonodus juguloomohyoideus, *jugulo-omohyoid node* →リンパ節

頚静脈孔 Foramen jugulare, *jugular foramen* →錐体

〔頚静脈〕孔内突起 Processus intrajugularis, *intrajugular process* →後頭骨，錐体

頚静脈上球 Bulbus venae jugularis superior, *superior bulb of the internal jugular vein* →内頚静脈

頚静脈神経 Nervus jugularis, *jugular nerve*, Nervus jugularis →上頚神経節

頚静脈切痕 Incisura jugularis, *jugular notch* →後頭骨，錐体

頚静脈突起 Processus jugularis, *jugular process* →後頭骨

頚静脈二腹筋リンパ節 Lymphonodus jugulodigastricus, *jugulo-digastric node* →リンパ節

頚静脈壁 Paries jugularis, *jugular wall (floor of tympanum)*, Parics jugalaris →中耳

頚神経 Nervi cervicales, *cervical nerves*, Cervicalnerven (Halsnerven)

第1～8頚神経の総称である．各々の頚神経は前枝と後枝に分かれる．第1頚神経の後枝は深項部の筋の上部を支配する純粋の筋枝であって，後頭下神経という．また第2頚神経の後枝はとくに強大であって，大後頭神経と名づけられ，深項部の筋に筋枝をあたえたのち後頭部の皮膚に分布する．第3頚神経の後枝も比較的よく発達し，第3後頭神経とよばれる．第1～4頚神経の前枝は互いにワナをもって連絡して頚神経叢*をつくり，第5～8頚神経の前枝も同様にして腕神経叢*の主体をつくる． （山内）

頚神経叢 Plexus cervicalis, *cervical plexus*,

Halsgeflecht

第1〜4頸神経の前枝が互いにワナをつくる（吻合する）ことにより形成される神経の網目を頸神経叢という．頸神経叢からは頸神経ワナ，横隔神経＊などの筋枝と，小後頭神経，大耳介神経，頸横神経，鎖骨上神経などの皮枝が出てそれぞれ末梢側におもむく．すなわち頸神経ワナは第1〜2頸髄の前角に細胞体をもつ運動ニューロンの神経突起を含み，舌骨下筋群に分布する枝を有している．横隔神経は横隔膜＊に分布する．一方，皮枝の中に含まれるのは頸神経後根の脊髄神経節＊に細胞体を有する知覚ニューロンの末梢側突起，すなわち樹状突起にほかならず，これらは後頭部，頸部，および肩の部分の皮膚に分布してそこからの知覚を頸髄に伝える．鎖骨上神経は分布領域のちがいから内側〔前〕鎖骨上神経，中間鎖骨上神経，および外側〔後〕鎖骨上神経の三者に区別される．

(山内)

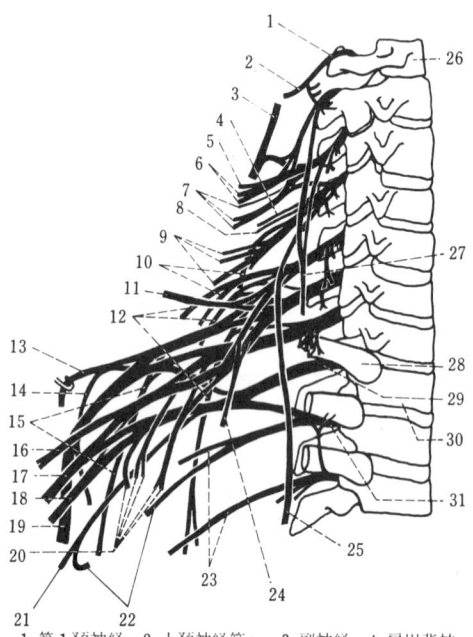

1. 第1頸神経，2. 上頸神経節へ，3. 副神経，4. 肩甲背神経(肩甲挙筋枝)，5. 小後頭神経，6. 大耳介神経，7. 頸皮神経，8. 僧帽筋枝，9. 鎖骨上神経，10. 肩甲背神経(菱形筋枝)，11. 肩甲上神経，12. 長胸神経，13. 腋窩神経，14. 肩甲下神経，15. 胸背神経，16. 筋皮神経，17. 正中神経，18. 尺骨神経，19. 橈骨神経，20. 前胸神経，21. 内側上腕皮神経，内側前腕皮神経，22. 肋間上腕神経，23. 肋間神経，24. 鎖骨下筋神経，25. 横隔神経，26. 環椎，27. 頸神経ワナ，28. 第1肋骨，29. 第8頸神経，30. 第1胸椎，31. 第1胸神経

頸神経叢と腕神経叢

頸神経ワナ Ansa cervicalis, *ansa cervicalis*, Ansa cervicalis →頸神経叢

形成体 Organisator, *organizer*, Organisator

H. Spemann により，両生類の原口背唇部に与えられた呼称で，これに接した未分化の外胚葉に神経化をおこさせ，それ自身は伸長，集中，陥入などの形態形成運動をなし，原腸形成の動的中心となる胚域である．ヒトではHensen 結節および原始線条前方域がこれに相当する．

形成体の誘導＊により形成された器官原基が，第2の形成体として作用し，これに接する胚域に第2の器官原基を誘導し，さらにこれが第3の形成体として第3の器官原基を誘導するという誘導の連鎖で正常発生は進行するが，この場合最初の形成体を一次形成体，以下順次，二次形成体，三次形成体とよぶ．

形成体に含まれる誘導物質は蛋白またはリボ核蛋白と結合した形で存在し，反応系への伝達は拡散によって行われると考えられる．

(沢野)

頸切痕 Incisura jugularis, *jugular (or suprasternal) notch* →胸骨

頸前横突間筋 Musculi intertransversarii anterior cervicis, *intertransversarii anteriores cervicis*, vordere Zwischenquerfortsatzmuskeln →椎前筋

形態形成運動 Motus morphogeneticus, *morphogenetic movement*, Gestaltungsbewegung

初期発生過程でみられる原腸形成，胚葉形成および器官原基の形成などのように，ある胚域の細胞が集団として行う運動をいう．この運動により，胚子は複雑な形態的変化を示すが，必ずしもその胚域の分化を伴うとは限らない．

形態形成運動を具体的に証明したのは W. Vogt で，かれは両生類の原腸胚期の胚表を生体染色法で染めて，胚表各域の予定運命を追求し，形態形成運動には陥入，伸長，集中および拡散などの種類があることを明らかにした．両生類における知見はその後，J. Pasteels により他の種類にも拡張された．

(沢野)

頸長筋 Musculus longus colli, *longus colli*, langer Halsmuskel →椎前筋

頸腸肋筋 Musculus iliocostalis cervicis, *iliocostalis cervicis* →固有背筋

頸 椎 Vertebrae cervicales, *cervical vertebrae*, Halswirbel

脊柱＊上部の7個の椎骨．ナマケモノ2種を除くすべての哺乳類の頸椎は7個で共通している．第1頸椎（環椎＊）と第2頸椎（軸椎＊）は

特異的な形をしているが，他の5個の頚椎は共通の特徴をもつ．第3～第7頚椎は下位のものほど大きいが，椎体は小さくて丈が低く，上・下面は前後に圧平された楕円形をしている．椎弓（arcus vertebrae）はやや横に張り出し，椎孔の形は三角形に近く，その内径も大きい．頚椎の横突起は他の椎骨に比して著しく幅が広く，かつ短い．その前半は肋骨*の遺残であり，後半は本来の横突起であって，上面では両者の間に脊髄神経溝がみられる．

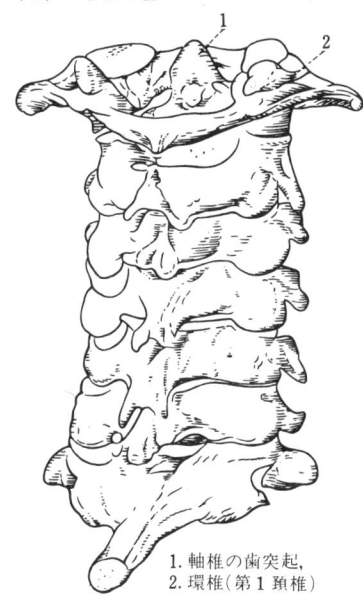

横突起の前後両部の間を，横突孔（Foramen transversarium）というかなり大きな孔が貫通しており，椎骨動脈が通っている．頚椎の棘突起は第7頚椎を除いて，一般に短小であり，ほぼ水平であるが，下位のものほど斜め後下方に傾斜する．棘突起の先端は，多くは二分しており，その間を項靱帯が上下に走る（第6頚椎では二分が不明瞭なことがあり，第7頚椎では二分していない）．

第7頚椎の棘突起は長大で，先端が結節状に肥厚しており，皮膚の上から容易に触知できるので隆椎とよばれる．頚椎の上および下関節突起は丈が低く，前者は後上方に，後者は前下方に向かっており，下位の頚椎ほど突起の傾斜が著しい．

第7頚椎では横突起の前半部が遊離していることがあり，頚肋という．（→脊椎，前結節，後結節）　　　　　　　　　　　　　（高橋）

頚　洞　Sinus cervicalis, *cervical sinus*, Halsbucht

硬骨魚類では舌骨弓*から鰓蓋*が後方に発達して鰓裂*をおおう．ヒトでも臓弓と臓裂ができるとまもなく（第6週），舌骨弓から尾方にのびる鰓蓋ヒダ（弁蓋ヒダ，弁蓋，鰓蓋ともいう）が第2～第4臓裂をおおって頚洞をつくる．このヒダは臓裂の尾方に癒着して頚洞は閉じた腔になるが，まもなく頚洞は完全に吸収される．ときに頚洞が消失しないで胸鎖乳突筋の前縁部（多くはその上部）に外側頚嚢胞として残り，外側頚瘻によって皮膚に開く．外側頚嚢胞はごくまれに咽頭に開く瘻管（内頚瘻）をもつが，そのうち内・外頚動脈の間を通り口蓋扁桃の直後に開く典型的なものは第2臓裂の開通して残ったものと考えられる．

頚動脈　Arteria carotis, *carotid artery*　→総頚動脈

頚動脈管　Canalis caroticus, *carotid canal*

背側大動脈*の第3・4鰓弓動脈が合流する中間の部分をいう．この部はのちに閉鎖し，第3・4鰓弓動脈がそれぞれ独立の血管に分化する．（→錐体）　　　　　　　　　　　（森）

頚動脈管静脈叢　Plexus venosus caroticus internus, *internal carotid venous plexus*　→導出静脈

頚動脈結節（第6頚椎の）　Tuberculum caroticum, *carotid tubercle*

第6頚の前結節を頚動脈結節という．この結

1. 軸椎の歯突起，
2. 環椎（第1頚椎）

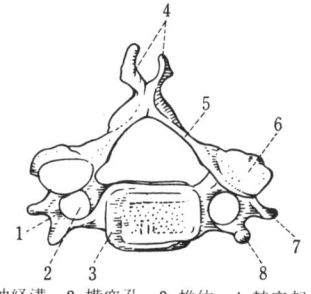

1. 脊髄神経溝, 2. 横突孔, 3. 椎体, 4. 棘突起, 5. 椎弓,
6. 上関節突起, 7. 後結節, 8. 前結節

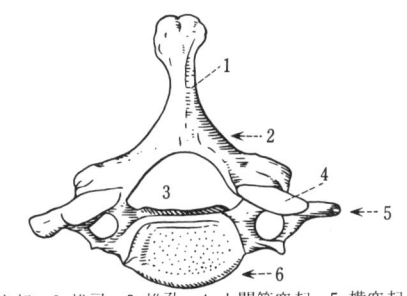

1. 棘突起, 2. 椎弓, 3. 椎孔, 4. 上関節突起, 5. 横突起,
6. 椎体

頚　椎（上：右後面，中・下：上面）

節の直前を総頸動脈*が走っており，皮膚の上からこの動脈に圧迫を加えるのに適しているからである．頸動脈や椎骨動脈の閉塞の診断には総頸動脈を頸動脈結節に向かって圧迫し，血流を遮断する方法，すなわち，頸動脈圧迫試験 (carotid compresion test (Matas' test)) が行われる．この場合には同側の浅側頭動脈の拍動を指標として総頸動脈の血流を完全に停止させる．(→頸椎)　　　　　　　　　　　　　　(高橋)

頸動脈溝　Sulcus caroticus, *carotid sulcus*　→体（蝶形骨の）

頸動脈鼓室枝　Rami caroticotympanici, *caroticotympanic branches*　→内頸動脈

頸動脈三角　Trigonum caroticum, *carotid triangle*, Karotisdreieck　→頸部の筋間隙

頸動脈糸球　Glomus caroticum, *corotid body*, Carotisknoten　→糸球小体

頸動脈鞘　Vagina carotica, *carotid sheath*　→頸筋膜

頸動脈小体　Glomus caroticum, *carotid body*, Carotisdrüse　→総頸動脈

頸動脈洞　Sinus caroticus, *carotid sinus*　→総頸動脈，内頸動脈

頸動脈壁　Paries caroticus, *carotid wall (anterior wall of tympanum)*, Paries caroticus　→中耳

茎突咽頭筋　Musculus stylopharyngeus, *stylopharyngeus muscle*, Musculus stylopharyngeus　→咽頭筋層

茎突下顎靱帯　Ligamentum stylomandibulare, *stylomandibular ligament*　→顎関節

茎突舌筋　Musculus styloglossus, *styloglossus muscle*, Griffelzungenmuskel　→舌筋

茎突舌骨筋　Musculus stylohyoideus, *stylohyoid*, Griffelzungenbeinmuskel　→舌骨上筋

茎突舌骨靱帯　Ligamentum stylohyoideum, *stylohyoid ligament*

側頭骨茎状突起と舌骨小角を結ぶ結合組織索で，舌骨弓軟骨の位置に生じたものである．しばしば部分的に骨化する．　　　　　(佐藤)

茎突隆起　Prominentia styloidea, *prominentia styloidea*, Prominentia styloidea　→中耳

茎乳突孔静脈　Vena stylomastoidea　→内頸静脈

茎乳突孔動脈　Arteria stylomastoidea, *stylomastoid artery*　→外頸動脈

頸嚢胞　Cystis cervicalis, *cervical cyst*, Halszyste

頸部に出現する先天性異常で，鰓性の外側頸嚢胞（→頸洞）のほか，まれに甲状舌管*が吸収されないで残った正中頸嚢胞が出現する．頸嚢胞が皮膚に開く瘻管をもつとき，これをそれぞれ外側，正中頸瘻という．　　(大内)

頸半棘筋　Musculus semispinalis cervicis, *semispinalis cervicis*　→固有背筋

頸板状筋　Musculus splenius cervicis, *splenius cervicis*　→固有背筋

脛腓関節　Articulatio tibiofibularis, *tibiofibular joint*, Wadenbeinköpfchengelenk

脛骨*の外側顆と腓骨頭との間の平面関節．関節面は小さい卵円形で，ほとんど動きはない．関節包の外面には次の靱帯がある．

(1) 前腓骨頭靱帯：腓骨頭より脛骨外側顆の前面へ．

(2) 後腓骨頭靱帯：腓骨頭より脛骨外側顆の後面へ．　　　　　　　　　　(河西)

脛腓靱帯結合（関節の）　Syndesmosis (Articulatio) tibiofibularis, *tibiofibular syndesmosis*, distale Schien-Wadenbein-verbindung

腓骨下端の内側面と，脛骨下端の外側面とは互いに粗な面で接し，骨間靱帯が両者を結合している．この部分には関節腔はないが，距腿関節*の関節腔が上方にのびてくることがある．

(1) 前脛腓靱帯，

(2) 後脛腓靱帯．

両者は，脛腓靱帯結合のそれぞれ前面と後面にある．　　　　　　　　　　(河西)

頸部（食道の）　Pars cervicalis, *cervical part*, Pars cervicalis　→食道

頸〔部〕屈曲　Flexura cervicalis, *cervical or neck flexure*, Nackenbeuge

胎芽*（胚子）の外形で，頭部と体幹部との間にみられる屈曲．脳と脊髄の移行部の屈曲による．ヒトでは，受精後第6週で90°，発生の進行とともに頭部が直立してこの屈曲の度合は弱まり，第12週になるとほとんどなくなる．(→頭頂屈曲)　　　　　　　　　(谷村)

頸部の筋　Musculi colli, *muscles of the neck*, Muskeln des Halses

次のように分類される．

浅頸筋*（広義）

　(1) 浅頸筋

　(2) 外側頸筋*

　(3) 前頸筋*

　　　舌骨上筋

　　　舌骨下筋

深頸筋（後頸筋*）
 (4) 椎前筋
 (5) 椎側筋　　　　　　　　　　　（佐藤）

頚部の筋間隙

頚部の筋は細長いものが多く，走行もさまざまなので，筋相互間に隙間を生ずることが少なくない．このような筋間隙においては，深在性の構造物を体表から触知できることがあり，臨床的にも重要となる．主な筋間隙としては次のようなものがある．

(1) 小鎖骨上窩：　胸鎖乳突筋の胸骨頭と鎖骨頭ならびに鎖骨でかこまれた小三角で，鎖骨下静脈が通る．

(2) 大鎖骨上窩：　胸鎖乳突筋後縁，肩甲舌骨筋下腹，鎖骨でかこまれた三角で，腕神経叢と鎖骨下動脈が通る．

(3) 頚動脈三角：　肩甲舌骨筋の上腹，胸鎖乳突筋の前縁，顎二腹筋の後縁でかこまれた三角で，総頚動脈がここで内・外頚動脈に2分岐し，したがって拍動をよく触れることができる．

(4) 顎下三角：　下顎骨と顎二腹筋の前後両腹でつくられる三角部で，顎下腺をいれている．

(5) 斜角筋隙：　前斜角筋，中斜角筋および第1肋骨上面でつくられる間隙で，腕神経叢と鎖骨下動脈が通る．

(6) 斜角筋椎骨隙：　前斜角筋と頚長筋下斜部の間にある，上方に尖端を向けた三角部で，椎骨動脈が上行し第6頚椎横突孔に入る手前の部である．　　　　　　　　　　（佐藤）

頚部の筋膜隙

頚部の3葉の筋膜，頚動脈鞘ならびに内臓との間にある縦に長い間隙で，炎症や膿瘍の広がる通路を理解するのに重要である．主な筋膜隙は次のようである．

(1) 胸骨上隙：　頚筋膜浅葉と気管前葉との間で胸骨の直上にある間隙で，ここで左右の前頚静脈下部が連絡して頚静脈弓をつくる．

(2) 気管前葉：　甲状腺，喉頭，気管を包む被膜と気管前葉の間の間隙で，下方は縦隔前部に至る．

(3) 咽頭傍隙：　頚部内臓の側方で，気管前葉，頚動脈鞘との間にある間隙が舌骨より上方で広くなったものである．後方は咽頭後隙に続く．

(4) 椎前隙：　頚部内臓と椎前葉の間の間隙で，上方は咽頭後隙となり頭蓋底に達し，下方は縦隔の後部に続く．　　　　　　　　　（佐藤）

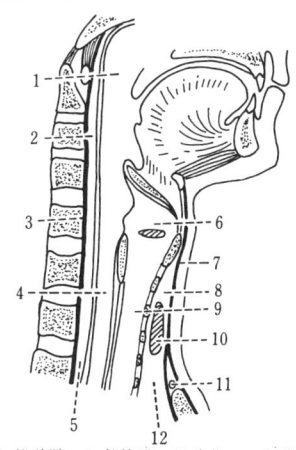

1.咽頭，2.椎前隙，3.頚筋膜の椎前葉，4.食道，5.椎前隙（→縦隔の後部へ），6.喉頭，7.頚筋膜の浅葉，8.気管前隙，9.気管，10.甲状腺，11.胸骨上隙，12.気管前隙（→縦隔の前部へ）

頚部の筋膜隙(正中断)

頚リンパ本幹　Truncus jugularis, *jugular trunk*, Truncus jugularis　→胸管

頚　瘻　Fistula colli (Fistula cervicalis), *cervical fistula*, Halsfistel

頚嚢胞*が皮膚に開く瘻管で，鰓性の外側頚瘻*(→頚洞)と甲状舌管*の遺残である正中頚嚢胞が皮膚に開く正中頚瘻とがある．　　（大内）

頚　肋　*cervical rib*, Halsrippe

第7頚椎（ときに第6頚椎）にみられる過剰

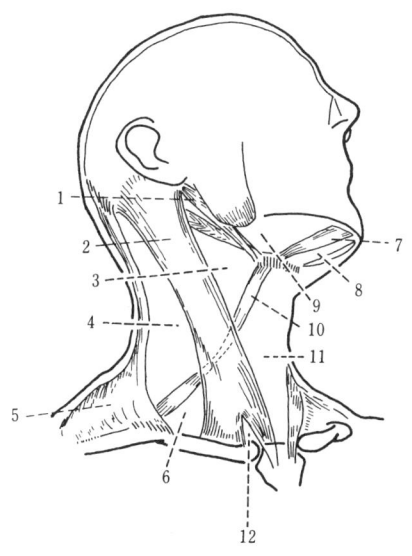

1.顎二腹筋(後腹)，2.胸鎖乳突筋，3.頚動脈三角，4.外側頚三角，5.僧帽筋，6.大鎖骨上窩，7.顎二腹筋(前腹)，8.オトガイ下三角，9.顎下三角，10.肩甲舌骨筋，11.筋三角，12.小鎖骨上窩

頚部の筋間隙

肋骨である．0.5〜0.7％に存在するといわれている．女性に多い（筋力が弱く肩がより下がるから発見されやすいといわれている）．末端は軟部組織中に自由端におわることもあり，第1肋骨や胸骨と連結することもある．長さはいろいろで，5〜6cmにもなり得る．左側が多いといわれているが，腕神経叢や鎖骨下動脈の圧迫症状を呈するのはよく使われる右側に多い．第7頸椎の肋骨突起は4〜10歳ごろ横突起と癒合するが，その癒合がみられず独立したものである． (谷村)

頸肋骨 cervical rib, Halsrippe
頸椎横突起前部（前結節）が肥大化または分離独立して肋骨状になったもの．通常第7頸椎から発生する場合が多く，第1肋骨・第1肋軟骨，時に胸骨と連結することがある．第6頸椎まれに第4頸椎からも発生する． (吉岡)

外科頸 Collum chirurgicum, surgical neck, Collum chirurgicum →上腕骨

ケースーベヒテレフ線条 stria of Kaes-Bechterew, Kaes-Bechterewsche Streifen →大脳皮質

血影 Umbra erythrocytica, blood shadows (ghosts), Blutschatten →赤血球

血液 Sanguis, blood, Blut
閉鎖管系をなす血管のなかを循環する赤色の液体である．その総量はヒトで約5l，体重の約7％（1/13）に相当する．血液は液性の媒体である淡黄色，透明な血漿*と，その中に浮遊している有形成分とからなる．有形成分は大部分血球で，赤血球*，白血球*，血小板などに大別され，白血球は数種に分類される．血液は胎生期の間葉（mesenchyme）に由来し，血漿を細胞間質*と考えると，液性の細胞間質をもつ特殊な結合組織*といえる．血液の赤い色は赤血球中の血色素（hemoglobin）によるもので，動脈血は血色素と結合する酸素に富み鮮紅色を呈し，静脈血は酸素に乏しく暗赤色を呈する．血液の比重は1.055〜1.066，pH7.2〜7.4で弱アルカリ性である．血液の作用として，(1)肺から各部体組織へ酸素を運搬し，体組織より肺へ炭酸ガスを運搬する，(2)消化管より吸収された栄養素を体組織へ運搬し，代謝産物を処理臓器へ運搬する，(3)各種内分泌腺より分泌されるホルモンを標的臓器へ運搬する，(4)血液凝固因子を含み，血小板とともに出血に際し，血栓を形成し止血する，(5)細菌，毒素その他の抗原に対する抗体を含み，抗原抗体反応の場となり生体を防御する，(6)体内の温度を一定に保つ，などがある．(→血球) (小川・瀬口)

血管間膜 Mesangium, mesangium, Mesangium →腎小体

血管周囲線維鞘 Capsula fibrosa perivascularis, Glisson's capsule, bindegewebige Glissonsche Kapsel →肝臓

血管周膠境界膜 Membrana limitans gliae perivascularis →神経膠

血管条 Stria vascularis, vascular stria, Gefässzone →蝸牛管

血管の構造 structure of blood vessel
血管（Vasa sanguinea, blood vessel, Blutgefäß）には動脈（artery），静脈（vein）および毛細血管*があり，その構造にはかなりの差異がある．共通の基本構成として，内膜（Tunica intima），中膜（Tunica media）および外膜（Tunica adventitia）を考えるが，毛細血管はほとんど内膜のみからなる．内膜は最内層の被覆で，内皮*とよばれる単層のきわめて扁平な内皮細胞と，これを支持する基底板および結合組織*からなる．内皮細胞の長軸は一般に血管の縦方向に一致している．中膜は中間の筋層で，主として輪状に配列する平滑筋細胞*からなる．筋層は変異が大きい．発達の程度が血管の種類により異なり，毛細血管では筋層を欠く．筋細胞の走向にも差がある．外膜は外層の結合組織である．大血管では壁が厚く，その栄養は内腔からの拡散のみでは十分でないので，脈管の脈管（Vasa vasorum）という小動脈が分布する．この小動脈は外膜内で毛細血管網を形成し，ときに中膜にまで侵入することもある．血管壁の構成は血管の大きさに一致して連続的に移行する．動脈系では弾性型，筋型（分配型）および細動脈（Arteriola）の順で移行する．動脈が小さくなるにつれ，弾性線維の量が減り，平滑筋要素がより顕著になる．弾性線維は弾性型動脈では中膜にきわめてよく発達し，多層の弾性有窓膜をなすが，筋型動脈では中膜の弾性要素は減少し，内膜と中膜，中膜と外膜の境界にそれぞれ内・外弾性膜（Membrana elastica interna et externa）をなす．細動脈では，径が小さくなるにつれ，まず外弾性膜が失われ，ついで内弾性膜が消失する．外膜も周囲結合組織と区別できなくなる．静脈系では動脈系に比して，弾性線維および筋要素の発達が悪い．静脈系には血液の逆流を防ぐため弁（Valvula）がある．弁は内膜の薄い半月板状の突出で，通常対をな

し，直径2mm以上の静脈のみに存在する．とくに四肢の静脈に発達している．　（石川）

血管裂孔　Lacuna vasorum

鼠径靱帯*と寛骨*との間の間隙のうち，腸恥筋膜弓*によって二分された内側部をいう．この部は，大腿動脈と大腿静脈（前者が外側を，後者が内側を走る）が通るほか，大腿静脈と裂孔靱帯との間のせまい間隙は，リンパ節，リンパ管および脂肪組織によってみたされ，この部をとくに大腿輪という．（→筋裂孔）　（河西）

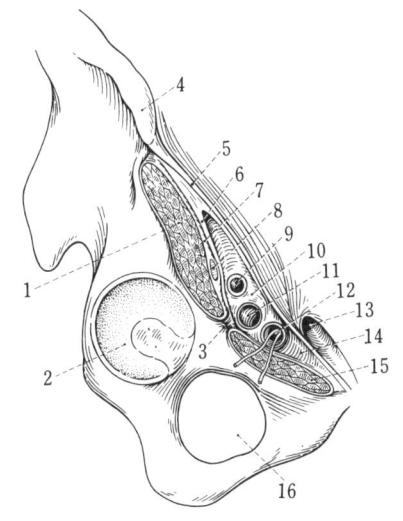

1. 腸腰筋，2. 寛骨臼，3. 腸恥隆起，4. 上前腸骨棘，5. 鼠径靱帯，6. 腸恥筋膜弓，7. 筋裂孔，8. 大腿神経，9. 大腿動脈，10. 血管裂孔，11. 大腿静脈，12. 大腿輪とリンパ節，リンパ管，13. 浅鼠径輪，14. 裂孔靱帯，15. 恥骨筋，16. 閉鎖孔

血管裂孔と筋裂孔（右，前方より）

血 球　H[a]emocyti, *blood corpuscles*, Blutkörperchen

血液中に浮遊している細胞性の有形成分をいう．赤血球*，白血球*，血小板（→栓球）に大別される．白血球は細胞質内果粒の有無により，果粒白血球（granulocytes）と無果粒白血球（agranulocytes）に分類される．果粒白血球は果粒の染色性により，さらに好中球*，好酸球*，好塩基球*に細かく分けられ，無果粒白血球はリンパ球*と単球*に分けられる．リンパ球は細胞の大きさ，細胞質の相対的な量により，大，中，小のリンパ球に分類される．量的関係を含め，血液の正常形態学（血液像）の知識は重要で，造血器系の疾患のみならず，種々の感染症，化学物質による中毒などの診断に用いられる．血球の検査には，スライドグラス上に血液を薄く引きのばし，速やかに乾燥後，メチルアルコールで固定し，Giemsa液，May-Grünwald液などの混合染色液で染色した塗抹標本（blood smear preparation）が広く用いられる．健康な成人では血球の数量，割合は一定に保たれ，赤血球数は男性で約500万個/mm^3，女性では約450万個/mm^{3}である．白血球数は5000〜9000個/mm^{3}で，そのうち好中球は約65〜70％，好酸球は約3％，好塩基球は約0.5％，リンパ球は約25％，単球は約5％の割合を占める．　　　　　　　　　　　　　（小川・瀬口）

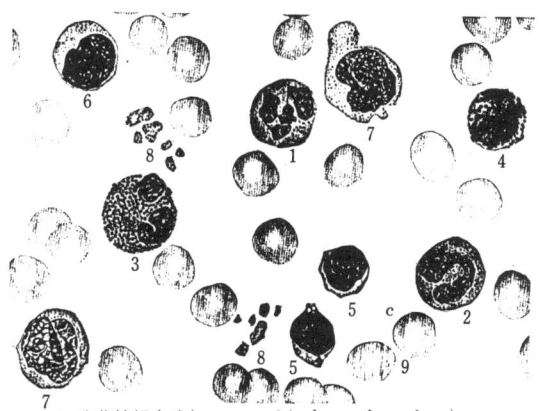

1. 分葉核好中球（segmented (polymorphonuclear) neutnophil），2. 棘状核好中球（band (stab) neutrophil），3. 分葉核好酸球（segmented eosinophil），4. 好塩基球（basophil），5. 小リンパ球（small lymphocyte），6. 大リンパ球（large lymphocyte），7. 単球（monocyte），8. 栓球（thrombocyte），9. 赤血球（erythrocyte）

〔R.Philip Custer：An Atlas of the Blood and Bone Marrow, Second Edition, p.28, Fig 3-1, W.B. Saunders Co., Philadelphia, London, Toronto (1974)〕

健常な成人の血液塗抹標本（血球（血液細胞））

結 合（線維軟骨結合）　Symphysis, *symphysis (fibrocartilaginous joint)*, Symphyse　→骨の連結

結合管　Ductus reuniens (Henseni), Hensen's *duct*　→膜迷路

結合腱　Tendo conjunctivus, *conjoint tendon* →鼠径管

結合組織　Textus connectivus, *connective tissue*, Bindegewebe

上皮組織*，筋組織*，神経組織*とともに生体を構成する4大基本組織の一つ．間葉系の細胞に由来する細胞成分（結合組織細胞, Cellulae textus connectivi）と，これらの細胞をとり巻く細胞間物質（Substantia intercellularis）からなる．細胞成分に比して細胞間物質が著しく多く，その組成と性状いかんによって種々分類される．細胞間物質は線維成分（結合組織線維，Fibrae textus connectivi）と無定形の基質（Substantia fundamentalis）からなり，線維成分には膠原線維*，弾性線維*，細網線維*の3種類がある．線維成分（主として膠原線維）がとくに多いものを線維〔性〕結合組織（狭義の結合組織）といい，線維配列の疎密によって疎結合組織（例：皮下組織，粘膜下組織，器官の間を埋める間質など）と密結合組織に区別され，後者はさらに線維配列の規則性により交織結合組織（例：真皮，器官の被膜など）と平行結合組織（例：腱，靱帯など）に分けられる．線維結合組織の基質は数種類のグリコサミノグリカンを主成分とした粘液状ないしゲル状で，これに血管外液としての組織液が加わる．細胞成分には恒常的に存在する固定細胞と，機能の推移に伴って増減する遊走細胞が区別されるが，前者には線維芽細胞*（この細胞が線維成分を産生する分化しきった細胞であると考える人は，このほかに未分化間葉細胞をあげる場合もある），脂肪細胞*，組織球*，周皮細胞*，ときに色素細胞*などが，後者にはリンパ球*，大食細胞*，形質細胞*，肥満細胞*，好酸球*などがある．線維成分が細網線維からなる場合は細網組織（その場合の線維産生細胞を細網細胞とよぶ），脂肪細胞に富むものを脂肪組織，弾性線維に富むものを弾性〔結合〕組織，線維成分が未発達で基質に富むものを膠様結合組織などとよぶ．骨組織*，軟骨組織*，血液*は特殊な分化をとげた広義の結合組織である． （市川）

結合組織性骨 *membrane bone*, Bindegewebsknochen →皮骨性頭蓋

結合組織性毛包 Bursa pili, *connective tissue follicle*, bindegewebige Wurzelscheide →毛包

欠 指 Oligodactylia, *oligodactyly*, Oligodaktylie

1本あるいはそれ以上の指が欠損するものをいう．ときに高度の合指*と鑑別困難な場合がある．新生児で手の欠指は出産10000当り1.9，足の欠指は0.2と報告されている．指の減形成は単発するのみならず，橈・尺骨のあるいは脛・腓骨の減形成に伴うことが多い．優性遺伝も劣性遺伝も知られている．また抗腫瘍剤メトレキサートによる症例も報告されている．指の減形成は第2・3指に最も生じやすく，以下第4指，第1指，第5指の順で生じがたくなるという． （谷村）

欠 失 Deletio, *deletion*, Deletion

染色体の一部が欠けて消失すること．切断とその再癒合の阻害が原因と考えられる．部位によって，末端欠失と腕内欠失に分けられる．介在欠失の場合には標準染色体のその部分だけは対合の相手がなく，はみ出してループをつくる．たとえば，染色体No.5の短腕端の部分欠失による cat cry 症候群（5p-症候群）では，乳児は仔ネコの低い泣き声のように泣き，小頭，円形の顔，両眼窩間距離離開，重度の精神発育遅滞と心奇形とをもっている．10000出生に1回位といわれ，女性に多い． （谷村）

楔舟関節 Articulatio cuneonavicularis, *cuneonavicular joint*, Schiffbeingelenk

舟状骨*の前面と，内側・中間・外側の各楔状骨*の後面との間の関節で，各関節は連続して一つの関節腔をつくる． （河西）

血 漿 Plasma sanguinis, *blood plasma*, Blutplasma

血液より赤血球*その他の有形成分を除いた液性の細胞外基質を血漿という．採血後ただちに血液凝固阻止剤を加えるか，低温に保ち血液凝固の進行を阻止し，放置または遠沈すれば，上清として淡黄色透明の血漿を得る．血漿は血液の約55％を占める．弱アルカリ性（pH 7.3）で，浸透圧は0.85～0.9％の食塩水に相当する．水が90％で，7％はアルブミン，グロブリン，フィブリノーゲンよりなる血漿蛋白質と各種の酵素，ホルモン，抗体などの蛋白質が占める．0.9％は無機塩で，他は蛋白質以外の有機成分である．これは尿素，クレアチニン，クレアチン，アミノ酸などの非蛋白性窒素化合物，D-グルコース，多糖類などの炭水化物，乳酸，ビルビン酸などの有機酸，中性脂肪，コレステロール，リン脂質，脂肪酸などの脂質，ビリルビンである．無機イオンとしては Na^+, K^+, Ca^{2+}, Mg^{2+}, Cl^-, HCO_3^-, SO_4^{2-}, I^- などを含んでいる．腸から吸収された脂肪は乳び粒*といわれ，血球の破壊産物などとともに血漿中に含まれ，血塵（hemoconia）とよばれる．血漿よりフィブリノーゲンをとり除いた透明な液体を血清という． （小川・瀬口）

楔状結節 Tuberculum cuneiforme, *cuneiform tubercle*, Tuberculum cuneiforme →喉頭

月状溝 Sulcus lunatus, *lunate sulcus*

猿溝（Affenspalte）ともよぶことがある．（→後頭葉） （川村 光）

楔状骨 Ossa cuneiformia, *cuneiform bones*, Keilbeine

ラテン語のCuneus（楔）＋Forma（形）に由来する．

遠位足根骨に属し，舟状骨*と中足骨*の間にある楔形をした3個の骨で，内側から順に内側楔状骨・中間楔状骨および外側楔状骨である．近位端は軽く凹面を呈し舟状骨と，遠位端は軽く凸面を呈しそれぞれ第1・第2および第3中足骨底と関節する．また相対する側面にそれぞれ関節面があるが，外側楔状骨の外側面には立方骨に対する関節面がある．内側楔状骨が最大で中間楔状骨が最小である．内側楔状骨は尖端を背側に向けた楔形，中間および外側楔状骨は尖端を足底面に向けた楔形であるため，立方骨*とともに全体の背側が左右方向に凸面を呈す．中間楔状骨の遠位部は他の2個の骨より短く，第2中足骨が内側楔状骨と外側楔状骨との間に入り込む． (吉岡)

月状骨 Os lunatum, *lunate bone*, Mondbein →手根骨

楔状束 Fasciculus cuneatus, *cuneate fasciculus*, Fasciculus cuneatas (Burdachscher Strang) →後索

楔状束核 Nucleus cuneatus, *cuneate nucleus*, Nucleus cuneatus (Burdachscher Kern) →後索核

楔状軟骨 Cartilago cuneiformis, *cuneiform cartilage* (*cartilage of* Wrisberg), Kejlförmige Knorpel (Wrisbergsche Knorpel) →喉頭

血小板 Thrombocytus, *blood platelets*, Blutplättchen →栓球

血小板形成 Thrombocytopoesis, *thrombocytopoiesis*, Thrombopoese

血小板*は巨核球（megakaryocytes）の細胞質*の分断により形成される．巨核球は直径50〜70μmの不規則な形の大きな核をもつ巨大な細胞である．細胞質は通常の塗抹標本では酸好性で，ほぼ均一であるが，適当な固定と特殊染色を行うと，同心円状の層が観察され，比較的狭い核周部，アズール果粒の散在する幅広の中間部，不規則な偽足様突起を示す明調な無果粒の細胞辺縁部に区別される．できたばかりの幼若な巨核球で，まだ血小板を産生していない予備巨核球では，アズール果粒は細胞質に均一に分散するが，血小板形成巨核球では，アズール果粒は小さい集合をつくり，その間の無果粒部に，細胞膜につづく小胞状の分離膜が形成される．この分離膜に沿って細胞質は分離され，血小板となって血中へ出る． (小川・瀬口)

月状面 Facies lunata, *lunate surface* →寛骨

結晶様封入体 Inclusio crystalloidea, *crystalline inclusion*, Krystalloideinschluß

細胞*の内部に，結晶様の構造をもった封入体が現れることがある．たとえば間質細胞*のReinkeの類結晶や，Sertoli細胞のCharcot-Böttcherの類結晶などは，光顕的に古くから知られた結晶様封入体である．これらは細胞質*基質の中にあって，限界膜をもたない．より小さな，電顕でのみ確認されるような結晶様封入体は，細胞質基質の中だけでなく，特定の細胞において，核*，糸粒体*，小胞体*，細胞果粒*などの中にも出現することが知られている．結晶様封入体の主成分は多くの場合，蛋白質である． (山本)

血清 Serum, *blood serum*, Blutserum →血漿

結節間滑液鞘 Vagina synovialis intertubercularis, *intertubercular synovial sheath* →上肢の筋

結節間溝 Sulcus intertubercularis, *intertubercular groove*, Sulcus intertubercularis →上腕骨

結節筋細胞 Myocytus nodalis, *nodal cell* (*fiber*) →伝導心筋細胞

楔前部（頭頂葉の） Precuneus, *precuneus*, Vorzwickel →頭頂葉

欠損 Coloboma, *coloboma*, Kolobom

眼球*の構成要素の一部分が欠損した状態をいう．受精後第7週に閉鎖すべき眼杯裂*の閉鎖不全によるものを定型的欠損（typical coloboma）とよび，眼杯裂の異常によらないものを非定型的欠損（atypical coloboma）とよぶ．前者が大部分である．欠損の部位は眼杯裂に関係するすべての組織，すなわち乳頭，網膜，脈絡膜，毛様体，虹彩などであるが，通常は虹彩*のみで，虹彩欠損（coloboma iridis）とよばれる．虹彩の下方が欠損し，瞳孔が鍵穴様にみえる．眼杯裂の閉鎖障害の発生過程としては，(1)眼杯の内葉の発育が外葉に比べて早いため，眼杯縁において内葉が外翻することによる，(2)眼杯裂を通じて進入する中胚葉組織が，眼杯裂に介在することにより，この閉鎖が妨げられる，(3)眼杯裂の特定の部位における血管の発達が不十分であるため，(4)水晶体が異常に大で機械的に眼杯裂の閉鎖を妨げるなどの説がある．定型的欠損は常染色体優性遺伝*が考えられるが，環境因子によるものもあるとされている． (谷村)

結　腸　Colon, *colon*, Grimmdarm
(1) 上行結腸：右腸骨窩において第5腰椎の高さで盲腸上端からおこり，上行して肝臓の右葉下面にある．右結腸曲までの 15〜20 cm の結腸．前面と側面は腹膜でおおわれて腸間膜はない．
(2) 横行結腸：右結腸曲から左方に走り，やや上行して脾臓の下端で左結腸曲に達するまでの約30〜50 cm の結腸．その外表面は腹膜によって完全におおわれ，長い横行結腸間膜によって後腹壁に付着している．前腹壁との間には大網がある．
(3) 下行結腸：左結腸曲から下行し，左腸骨窩においてS状結腸へ移行する．約25 cm．上行結腸と同様腸間膜を欠き後腹壁に固定されている．
(4) S状結腸：下行結腸下端からS字状に屈曲下降して内下方へ向かい，第3仙椎の前方で直腸へ移行する．45 cm．

結腸の縦走筋は縦走する3本の結腸ヒモにほぼまとめられている．1本は結腸の前面を走り，横行結腸ではそこに大網が付着しているので大網ヒモという．後壁中央を走行する結腸ヒモは腸間膜が付着するので間膜ヒモという．残りの1本のヒモは何もつかないので自由ヒモとよばれている．これら3本の結腸ヒモは結腸壁をたぐり寄せることになり，そのために半月状のヒダを内腔へ突出させることになる．これが結腸半月ヒダである．またこのヒダの間の壁は外表へ膨隆し，結腸膨起をなす．大網ヒモと自由ヒモに沿って脂肪組織が発達し黄色の突出物，腹膜垂がみられる．　　　　　　　　（和気）

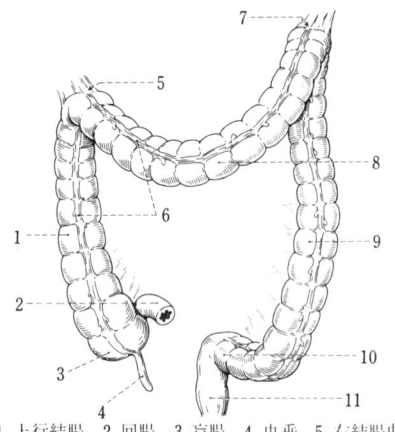

1. 上行結腸，2. 回腸，3. 盲腸，4. 虫垂，5. 右結腸曲，6. 結腸ヒモ，7. 左結腸曲，8. 横行結腸，9. 下行結腸，10. S状結腸，11. 直腸
結　腸

結腸圧痕　Impressio colica, *colic impression*　→肝臓
結腸間膜　Mesocolon, *mesocolon*, Dickdarmgekröse　→腸間膜
結腸半月ヒダ　Plicae semilunares coli, *plicae semilunares*　→結腸
結腸ヒモ　Teniae coli, *taenia of colon*　→結腸
結腸膨起　Haustra coli, *sacculations of colon*　→結腸
結腸傍溝　Sulci paracolici, *paracolic sulcus*　→腹膜
決　定　Determinatio, *determination*, Determination

発生の初期，とくに原腸胚以前の脊椎動物の胚子*では，胚の各部の発生運命は確定されておらず，かなりの調整ないし調節（regulation）能力を有している．発生の進行につれて，調整能は次第に減弱して，ついにはその部分が運命づけられている組織や器官以外には分化できないようになる．すなわち，胚のある部分の発生分化の方向が不可逆的な状態になることを決定というが，形態的変化に先立って化学的変化がおこっているわけであるから，決定とは胚のある部分の化学的分化が不可逆的状態になったことにほかならない．（→分化）　　（沢野）

血　島　Insulae sangineae, *blood islands*, Blutinseln

発生の初期に，最初に胚体外中胚葉内に出現する原始的な造血巣．血管芽細胞とよばれる細胞の孤立性の集団が生じ，その内部に原始赤芽球（primitive erythroblasts）を主とする原始血球が集塊をなし，周縁の血管芽細胞は血管内皮細胞へ分化・連結し原始血管網をつくる．血島性原始造血は血管内が主たることを特徴とする．

ヒトでは第2週末の体茎内の尿膜血管原基に血島性造血があり，これが最も早い．第3週には卵黄嚢*の中胚葉内で卵黄嚢上皮に接して出現し，第4週前半までに卵黄嚢循環の基礎となる血管網ができるとともに，ここでさかんな血島性造血がある．第4週以後は，胚子内の血管の一部にも弱い原始造血がある．しかし，第6週から胚子肝臓内での造血が開始されるのに伴って，血島造血は急速に消退する．　　（森）

楔　部（頭頂葉の）　Cuneus, *cuneus*, Zwickel　→頭頂葉
結　膜　Conjunctiva, *conjunctiva*, Bindehaut
上・下眼瞼の内面（眼瞼結膜）と眼球前面

(眼球結膜)をおおう粘膜である．眼球結膜は厚く不透明で血管に富み，表面に多数の乳頭をもつ．後眼瞼縁で結膜は瞼板腺分泌管の上皮に，めがしらの半月ヒダの結膜は涙湖の底をつくり，涙点，涙管を経て鼻涙管粘膜上皮につづく．上眼瞼外側角の円蓋には6～12本の涙腺管が開く．上・下の結膜円蓋を経て，眼瞼結膜が眼球結膜に移行する．眼球結膜はゆるやかに強膜表面をおおい，薄く透明で乳頭を欠き血管分布に乏しく結膜輪で角膜上皮に移行する．円蓋の結膜には小型の管状胞状腺（結膜腺，Krause腺）がある． (外崎)

結膜静脈 Venae conjunctivales →上眼静脈

結膜腺 Glandulae conjunctivales, *conjunctival glands*, Konjunktivaldrüsen

結膜円蓋にある副涙腺（Gll. lacrimales accessoriae (Krause))．Krause腺．（→結膜） (外崎)

結膜嚢 Saccus conjunctivae, *conjunctival sac*, Saccus conjunctivae

眼瞼結膜と眼球結膜の間の間隙．上・下方はそれぞれ結膜円蓋であり，涙の薄層により閉ざされている． (外崎)

結膜半月ヒダ Plica semilunaris conjunctivae, *conjunctival semilunar fold*, Plica semilunaris conjunctivae

めがしらの涙丘の外側にある淡紅乳白色のヒダ．（→結膜） (外崎)

ケラトヒアリン果粒 Granulum keratohyalini, *keratohyalin granule*, Keratohyalinkörnchen →表皮

腱 Tendo, *tendon*, Sehne

骨格筋が骨などにつく際，絹糸のような光沢のある強い結合組織索を介するとき，これを腱といい（→筋），膜状の腱を腱膜という．腱は束に分かれて筋内に分散し，腱膜は表面に広がって，これらに筋束がつく．起始腱膜と停止腱膜は筋の反対の面にある．腱には血管が少なく，神経は痛覚線維や腱紡錘*にいたる知覚線維が主である．

(1) 組織構造：腱は著しく太い膠原線維*（腱線維という）が平行して走る密結合組織である．腱の線維細胞（腱細胞という）は，腱線維の間に挟まれて縦につらなり，稜柱状であって横断面では星形である．そのため翼細胞とよばれる．腱は薄いやや疎な結合組織層に包まれ，そのつづきは腱内に入って腱線維束を分けている．これを腱周膜といい，内部の内腱周膜と外の外腱周膜に分けることがある．腱線維と骨との結合については→骨膜，筋線維との結合については→筋腱連結．

(2) 筋の付着部に骨から骨へアーチ状に腱が張って筋束が付着し，血管・神経・腱などがその下を通るものを腱弓という．また腱を支持してその走向を変える骨部（長・短腓骨筋に対する外果）や靱帯（眼球の上斜筋の滑車）を筋滑車といい，手足などの関節部で腱をおおう筋膜が厚くなって腱をその位置に保持し，また浮き上がるのを抑えるとき，これを筋支帯という．

(3) 腱鞘：体肢の長い腱が筋支帯の下や滑車部などで大きく移動する部分は腱鞘に包まれることが多い．腱鞘の内層すなわち腱の滑液鞘（滑膜層）は，もともと滑液包*が長く腱をとり巻いたもので，摩擦を軽減する．腱を直接におおう内葉（臓側部, Pars visceralis）と滑液腔を隔てて外から包む外葉（壁側部, Pars parietalis）との2葉の滑膜からなり，その間に滑液をいれる．両葉の移行する部分（腱間膜）から血管や神経が腱にいたる．腱間膜は一部を残して消失していることも多い．外層の腱の線維鞘（線維層）は腱を包む筋膜が滑液鞘をとり巻いたもので，筋支帯や手指・足指の線維鞘のように発達したとき，腱ととくに強く擦れ合う面はこれに対する腱の表層部とともに線維軟骨のようになり，ともに滑膜層を欠いている．なお腱鞘は滑液鞘または線維鞘の一方だけを指すことがある．（→筋） (大内)

腱の滑液鞘（腱鞘の滑膜層） Vagina synovialis tendinis (Stratum synoviale vaginae tendinis), *synovial tendon sheath*, Synovialscheide →腱

腱の線維鞘（腱鞘の線維層） Vagina fibrosa tendinis (Stratum fibrosum vaginae tendinis), *fibrous tendon sheath*, fibröse Sehnenscheide →腱

腱のヒモ Vincula tendinum, *vincula tendinum*

手指の腱鞘の内部で，浅指屈筋と深指屈筋の腱を指骨体の掌側面に結合している紐状の滑膜のヒダ．本質的には腱間膜に相当し，腱に達する血管や神経の通路となる．（→腱間膜）

(1) 長いヒモ (Vinculum longum, long vinculum)：細い独立したヒモで，屈筋腱の下面と基節骨を結ぶ．

(2) 短いヒモ (Vinculum breve, short vinculum)：屈筋腱の停止部にある三角形のヒモ．

(→足指の腱鞘)　　　　　　　　　　　（河西）

腱下滑液包　Bursa synovialis subtendinea, *subtendinous synovial bursa*, subtendinöser Schleimbeutel　→滑液包

腱画　Intersectio (Inscriptio) tendinea, *tendinous intersection (inscription)*, Inscriptio tendinea　→筋

原核細胞　Prokaryocytus, *prokaryocyte*, prokaryotische Zelle　→細胞

腱間結合　Connexus intertendineus, *intertendinous connexions*　→上肢の筋

肩関節　Articulatio humeri, *shoulder joint*, Schultergelenk

肩甲骨関節窩と上腕骨頭との間の典型的な球関節*．関節窩は小さく，関節頭としての上腕骨頭の関節面の約1/3の広さにすぎない．関節窩の周縁は，線維軟骨性の関節唇によって補われる．関節包の外側にはこれを補強するとくに強い靱帯がないから，両者の結合はゆるく，関節の自由な運動を可能にする．補強靱帯の代りをするのは，肩甲骨から起始して上腕骨近位部に停止する肩甲筋群である．関節包は，上方には関節窩の周縁につき，ここで関節唇の外面と癒着し，下方には上腕骨の解剖頸につく．また内側は関節の下方でゆるみがあるから，これが上肢の外転を可能にするが，同時に下方への脱臼をおこしやすい原因となる．関節腔内は上腕二頭筋長頭の腱によって貫かれる．この腱は下方から上腕骨の結節間溝を通って関節腔に入り，上腕骨頭の前面を通って肩甲骨の関節上結節につく．全身の関節のうち最も大きい運動範囲をもち，その運動は屈曲（前方挙上），伸展（後方挙上），内転，外転，描円および回旋に分析される．これらの運動は上肢帯の関節（胸鎖関節と肩鎖関節）との協同運動により範囲が増大される．肩甲骨関節窩は，前頭面（左右方向）に向いているのではなく，これより前外方に約30°の角をなす面にあるから（この面を肩甲骨面 Schulterblattebene という），肩関節の運動もこの面において最も運動範囲が広い．日常，物を書くときや，箸をとるときの上腕骨の位置もこの面にある．これに属する靱帯として次のものがある．関節上腕靱帯は，関節唇の上前縁よりおこり解剖頸へつく．烏口上腕靱帯は，烏口突起の外側面よりおこり，上腕骨結節間溝の近位端にのび，ここで上腕二頭筋長頭の腱をおおう．
　　　　　　　　　　　　　　　　　（河西）

腱間膜　Mesotendineum P.N.A. (Mesotenon), *mesotendon (mesotendineum)*, Mesotenon (Mesotendineum)　→腱

腱弓　Arcus tendineus, *tendinous arch*, Sehnenbogen　→腱

原形質　Protoplasma, *protoplasm*, Protoplasma

細胞を構成する基本的成分すなわち生活物質を総称して原形質という．真核細胞*では，原形質は細胞質*と核質*とに分かれている．原形質が細胞質と同意義として使われることがある．　　　　　　　　　　　　　　　（山田）

原形質膜　*protoplasmatic membrane*, Protoplasmatische Membran　→細胞膜

肩甲回旋動脈　Arteria circumflexa scapulae, *scapular circumflex artery*　→腋窩動脈

肩甲下窩　Fossa subscapularis, *subscapular fossa*, Fossa subscapularis　→肩甲骨

肩甲下筋　Musculus subscapularis, *subscapularis*, Unterschulter blattmuskel　→上肢の筋

肩甲下筋の腱下包　Bursa subtendinea musculi subscapularis, *subscapular bursa*　→滑液包

肩甲下枝　Rami subscapulares, *subscapular branches*　→腋窩動脈

肩甲下動脈　Arteria subscapularis, *subscapular artery*, Unterschulterblattschlagader　→腋窩動脈

肩甲下リンパ節　Lymphonodi subscapulares, *subscapular nodes*　→リンパ節

肩甲挙筋　Musculus levator scapulae, *levator scapulae muscle*, Schulterblattheber　→浅背筋

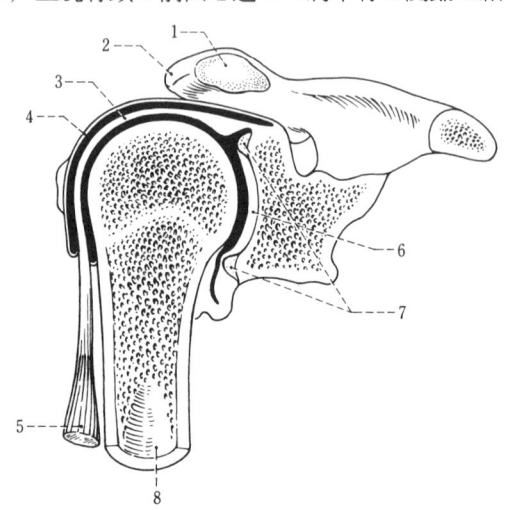

1. 肩峰関節面，2. 肩峰，3. 上腕二頭筋長頭の腱，
4. 肩関節包，5. 上腕二頭筋長頭，6. 肩甲骨関節窩，
7. 関節唇，8. 上腕骨

肩関節（右，前面）

肩甲棘 Spina scapulae, *spine of the scapula*, Schultergräte →肩甲骨

肩甲頚 Collum scapulae, *neck of scapula*, Collum scapulae →肩甲骨

肩甲骨 Scapula, *scapula*, Schulterblatt

語源はギリシャ語 Skaptein（掘る）に由来．この骨の形がシャベルに似ているからである．

胸郭背面上部（第2～第8肋骨の間）にある三角形の扁平骨．肋骨面（前面）と背面の2面，内側縁・外側縁・上縁の3縁，上角・下角・外側角の3角を区別する．外側角の部分は上縁と外側縁の合するところで肥厚しており，その外側端に楕円形の関節窩がある．関節窩の上・下には関節上結節および関節下結節があって，それぞれ上腕二頭筋長頭，上腕三頭筋長頭がおこる．また，関節窩の内方はやや細くなっており肩甲頚という．

肋骨面は全体に浅くへこんでおり肩甲下窩という．背面の上部には肩甲棘というほぼ水平に走る隆起があり，その先端は大きく扁平な突起となって関節窩の外方へ突き出していて肩峰とよばれる．肩峰の内側面には鎖骨＊との関節面である肩峰関節面がある．背側面は肩甲棘によって二分され，上方の比較的小さいくぼみを棘上窩，下方に広いくぼみを棘下窩という．

上縁は外側に向かってやや下方に傾いているが，その外側端には肩甲切痕という小さい切れ込みがある．また，肩甲切痕と関節窩の間から鈎状の烏口突起が前方に突き出している．
　　　　　　　　　　　　　　　　　（高橋）

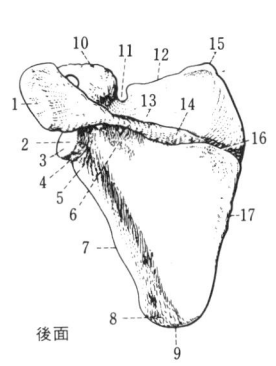

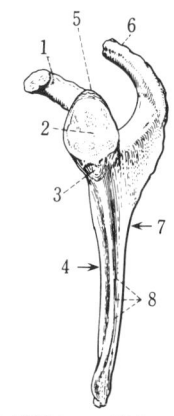

1. 烏口突起，2. 関節窩，3. 関節下結節，4. 肋骨面，5. 関節上結節，6. 肩峰，7. 背側面，8. 外側縁
肩甲骨（外側面）

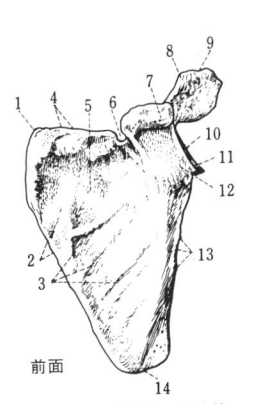

1. 上角，2. 内側縁，3. 肋骨面の筋線，4. 上縁，5. 肋骨切痕，6. 肩甲切痕，7. 烏口突起，8. 肩峰，9. 肩峰関節面，10. 外側角，11. 関節窩，12. 肩甲頚，13. 外側縁，14. 下角

1. 肩峰，2. 関節窩，3. 外側角，4. 関節下結節，5. 肩甲頚，6. 棘下窩，7. 外側縁，8. 筋粗面，9. 下角，10. 烏口突起，11. 肩甲切痕，12. 上縁，13. 棘上窩，14. 肩甲棘，15. 上縁，16. 肩甲棘，17. 内側縁

肩甲骨

腱交叉 Chiasma tendinum, *chiasma tendinum*

浅指屈筋の腱は，手指の基節骨の掌側において，指腱鞘の内部で深指屈筋の腱を通すための裂孔をつくる．このとき左右に2分した腱は，深指屈筋腱の深層で再び合しながら左右のものが互いに交叉したのち中節骨底につく．これを腱交叉という．このため，深指屈筋腱が通るための完全なトンネルができる．　　（河西）

肩甲上静脈 Vena suprascapularis, *suprascapular vein* →外頚静脈

肩甲上神経 Nervus suprascapularis, *suprascapular nerve*, Nervus suprascapularis →腕神経叢

肩甲上動脈 Arteria suprascapularis, *suprascapular artery*, obere Schulterblattarterie →鎖骨下動脈

肩甲舌骨筋 Musculus omohyoideus, *omohyoid*, Schulterzungenbeinmuskel →舌骨下筋

肩甲切痕 Incisura scapulae, [*supra*] *scapular notch*, Incisura scapulae →肩甲骨

肩甲背神経 Nervus dorsalis scapulae, *dorsal scapular nerve* (Bell), Nervus dorsalis scapulae →腕神経叢

腱細胞 Cellula tendinea, *tendon cell*, Sehnenzelle od. Flügelzelle →腱

肩鎖関節 Articulatio acromioclavicularis, *acromioclavicular joint*, Schultereckgelenk

肩甲骨＊の肩峰と鎖骨肩峰端との間の関節で，平面関節に属する．運動範囲は大きくないが，肩関節の運動に際して肩甲骨の向きをかえて上肢の運動範囲をひろげる．不完全ながら関節円板が存在することが多い．　　　　　（河西）

腱　索　Chordae tendineae, Sehnenfäden　→心臓

肩鎖靱帯　Ligamentum acromioclaviculare, *acromio clavicular ligament*

肩鎖関節包の上面が厚くなった部分を指す．
（河西）

犬　歯　Dentes canini, *canine*, Eckzahn　→歯

犬歯窩　Fossa canina, *canine fossa*　→上顎骨

原始窩　Fovea primitiva, *primitive pit*, Primitivgrube

原始結節*の中心部にある小窩で原始陥凹ともいう．のちにこの窩は脊索突起中軸に伸び出して脊索管となる．原始窩とそれにつづく原始溝は，脊索*と中胚葉*の材料が胚の表層から深層に陥入するところであるという点で，下等脊椎動物の原口に相当すると考えられる．
（沢野）

原始陥凹　Fovea primitiva, *primitive pit*, Primitivgrube　→原始窩

犬歯筋（口角挙筋）　Musculus levator anguli oris, *levator angulioris*, Eckzahnmuskel　→表情筋

原始結節　Nodus primitivus, *primitive knot*, Primitivknoten

胚盤葉上層（上胚膜）の肥大して球形になった細胞，つまり脊索形成の前駆細胞が，原始線条*の前端に集ってつくる結節状の高まりで，Hensen 結節ともいう．この結節の中心部は小窩をなし原始窩*とよばれる．原始窩を通して深部に陥入する脊索前駆細胞により脊索突起が形成される．（→胚葉，脊索）　（沢野）

原始溝　Sulcus primitivus, *primitive groove*, Primitivrinne

原始線条*の正中部は浅く凹んで原始溝となる．この部を通って深部に陥入する胚上膜（胚盤葉上層）由来の細胞から中胚葉*が形成される．
（沢野）

原始口腔　Cavum oris primum, *primary oral cavity (or primitive mouth)*, primäre (od. primitive) Mundhöhle　→口窩

原始後鼻孔　Choana primitiva, *primitive choana*, primitive od. primitivre Choane

鼻腔の発生*の初期において，鼻胞（後の一次鼻腔）の後端部と口窩とを隔てる口鼻膜*が破れると，鼻胞の後部は口窩の上部に開くことになる．この開口を原始後鼻孔または一次後鼻孔という．（→口鼻膜，鼻腔の発生，一次口蓋）
（溝口）

原始生殖細胞　Cellulae germinales primordiales, *primordial germ cell*, Urgeschlechtzelle

始原生殖細胞ともいう．生殖細胞の最初のもので，ヒトでは第3週の胎芽で，卵黄嚢の後部（尿膜分岐部）の上皮内ではじめて確認できる．この細胞は卵黄嚢上皮から離れ，アメーバ運動をして腹腔の生殖巣堤に移動する．ここで生殖巣堤をおおう中胚葉性上皮（胚芽上皮）の細胞とともに生殖腺原基をつくり，原始生殖細胞は精祖細胞または卵祖細胞になる．哺乳動物以外の動物でも生殖細胞は生殖腺原基に別の場所より移動してから生殖腺が形成される．この細胞は大型でほかの体細胞と区別できる．（永野）

原始声門　Glottis primitiva, *primitive glottis or primitive laryngeal aditus*, primitiver Kehlkopfeingang

原始喉頭口のことである．（→肺の発生，喉頭の発生）　（溝口）

原始線条　Linea primitiva, *primitive streak*, Primitivstreifen

発生15〜16日のころ（第6段階）に，胚盤尾方域の正中線上に，胚上膜（胚盤葉上層）に由来する細胞の増殖と集積により，線状の隆起が生ずる．これを原始線条という．この線条の出現により胚体の中軸が決定され，頭尾，背腹および左右の別が明らかとなる．原始線条は胚盤*のほぼ中央から尾端にかけて生じ，その頭方端に原始結節*が形成される．　（沢野）

原始皮質　Archicortex, *archicortex*, Archicortex　→原皮質

腱周膜　Peritendineum P.N.A. (Peritenonium), *peritendineum (peritenoneum)*, Peritenonium (Peritendineum)　→腱

腱　鞘　Vagina tendinis, *tendon sheath*, Sehnenscheide

体肢などの筋にみられる長い腱*が運動に伴って筋支帯の下を大きく移動するような部分に発達する結合組織性の鞘．内外2層からなり，内層は腱の滑液鞘とよばれる滑膜層*で，鞘の内壁を構成する壁側部と腱の表面をおおう臓側部が腱間膜で連絡する．外層は密結合組織からなる線維層で周囲組織，たとえば他の腱鞘，筋支帯，骨膜などと固く結合する．（→腱）
（市川）

剣状突起　Processus xiphoideus, *xiphoid process*, Schwertfortsatz　→胸骨

原　腎　Mesonephros, *mesonephros*, Urniere　→中腎

減数分裂　Meiosis, *meiotic division*, Meiosis　→還元分裂

腱性腋窩弓　*tendinous arch of the axilla*, sehniger Achselbogen　→腋窩弓

原　節　*primitive segments*, Ursegmente　→体節

腱線維　Fibra tendinea, *tendon fiber*, Sehnenfaser　→腱

腱中心　Centrum tendineum, *central tendon*　→横隔膜

原　腸（原始腸管）　*archenteron*, Archenteron　→内胚葉

原　椎　Urwirbel（独）

体節(somite)の別名．(→体節)　　（滝沢・森）

原胚子　Archicytos, *fertilized egg*, befruchtetes Ei　→受精卵

瞼板腺　Glandulae tarsales, *tarsal glands*, Augenliddrüse

上・下眼瞼の瞼板と結膜の間に，各30～40，20～30個の多房状腺があり，後眼瞼縁に導管口が開く．特殊化した皮脂腺で眼瞼縁を保護し，結膜面をうるおす涙の漏出を防ぐ．眼瞼を反転すると平行に並んだ真珠首飾状の腺体を結膜を透してみることができる．Meibom腺.（→眼瞼）　　　　　　　　　　　（外崎）

原皮質　Archicortex, *archicortex*, Archicortex

原始皮質または中古皮質ともよばれる．系統発生的に古い大脳皮質*の部分で，両生類以上の動物にみられる．これには海馬体*（海馬形成，hippocampal formation），小帯回および脳梁灰白層が含まれる．海馬体は海馬，歯状回および海馬台からなる．海馬は海馬傍回とつづいており，両者の間には移行部としての海馬台（海馬支脚）がある．海馬傍回の内側を境している海馬溝の内側には歯状回がみられる．これは元来海馬のつづきであったものが，発生の段階でその位置が変ったものである．歯状回は後方で小帯回につづく．さらに小帯回は上前方で脳梁灰白層に連続している．　　（川村 光）

瞼鼻ヒダ　Plica palpebronasalis, *palpebronasal fold*, Nasen-Lidfalte　→眼瞼

肩　峰　Acromion, *acromion*, Acromion　→肩甲骨

肩峰角　Angulus acrominalis, *acromial angule*, Angulus acrominalis　→肩甲骨

肩峰下包　Bursa subacromialis, *subacromial bursa*　→滑液包

肩峰関節面　Facies articularis acromii, *facet for clavicle*, Facies articularis acromii　→肩甲骨，鎖骨

肩峰枝　Ramus acromialis, *acromial branch*　→腋窩動脈，鎖骨下動脈

腱紡錘　*tendon spindle*, Sehnenspindel

腱*における知覚，とくに緊張度受容装置である．腱の中にあって数本の腱線維束と数本の神経の線維束が薄い結合組織性の被膜につつまれている．これを腱紡錘という．この中に入ると神経線維*は髄鞘を失い細かく分枝しておわる．腱の緊張度は腱線維の全部で感じるのでなく，このような神経線維の分布をうけた特殊な装置があって代表して感じるのである．

（藤田 尚）

肩峰端　Extremitas acromialis, *lateral extremity*, Extremitas acromialis　→鎖骨

肩峰皮下包　Bursa subcutanea acromialis, *subcutaneous acromial bursa*　→滑液包

腱　膜　Aponeurosis, *aponeurosis*, Aponeurose　→腱

コ

後陰唇交連 Commissura labiorum posterior, *posteior commissure of the labia*, Commissura labiorum posterior →外陰部（女の）

後陰唇枝 Rami labiales posteriores, *posterior labial branches* →内腸骨動脈

後陰唇静脈 Venae labiales posteriores, *posterior labial vein* →内腸骨静脈

後陰唇神経 Nervi labiales posteriores, *posterior labial branches*, Nervi labiales posteriores →陰部神経

口咽頭膜 Membrana stomatopharyngealis, *oropharyngeal membrane*, Rachenmembran

脊索突起の直前に位置する内胚葉*の肥厚した円形の脊索前板*と，それに接する外胚葉*の2層からなる部に由来する．頬咽頭膜ともいう．この部は第3週末胚盤では脊索突起と同一平面上にあるが，第4週はじめからの頭屈により前方にあった心臓原基が下後方へ移動するとともに約90°回転する．同時に，発達した前脳胞と第1鰓弓原基の膨隆によりできる外胚葉の陥凹部（口窩）の底に位置するようになる．また前腸*も形成されるので，前腸頭側端の内胚葉と口窩の底の外胚葉との2層からなる膜に相当し，口窩*と前腸との境をする．この内胚葉と外胚葉の2層からなる膜が口咽頭膜で，胎生第4週の中期に破れて口窩と前腸は連絡する．
（吉岡）

後陰嚢枝 Rami scrotales posteriores, *posterior scrotal branches* →内腸骨動脈

後陰嚢静脈 Venae scrotales posteriores, *posterior scrotal vein* →内腸骨静脈

後陰嚢神経 Nervi scrotales posteriores, *posterior scrotal branches*, Nervi scrotales posteriores →陰部神経

後腋窩ヒダ Plica axillaris posterior, *posterior axillary fold*, hintere Achsalfalte →腋窩

好塩基球 Granulocytus basophilicus, *basophil leucocytes*, basophile Leukozyten

好中球*よりやや小さく，塗抹標本で直径10μmである．核は比較的大きく，しばしばU字状かS字状に弯曲し，2～3個に分葉することが多い．染色質*は好中球ほど密でなく，核小体*は通常観察されない．細胞質中に大小不ぞろいの球形，楕円形の塩基性染料に染まる好塩基性果粒（basophil granules）をもつ．この果粒は水溶性で，普通の組織標本では溶出している．塗抹標本やアルコール固定の標本では，チオニンやトルイジン青によって異染性に染まる．果粒中にはヒスタミンとヘパリンを含み，結合組織の肥満細胞に類似している．好塩基球は全白血球数の0.5％を占めるにすぎず，ヒトの血液中でこれをみることはむずかしい．
（小川・瀬口）

好塩基赤芽球 Erythroblastus basophilicus, *basophil erythroblasts*, basophile Erythroblasten →赤血球形成

項横筋 Musculus transversus nuchae, *transversus nuchae* →表情筋

口 窩 Stomatodaeum, *stomatodeum (or stomodeum)*, Mundbucht (od. Stomodaeum)

ギリシャ語のstoma（口）＋hodaion（hodaios 途上の）に由来する．原始口腔ともいう．

胎生第3週ごろ頭側端に出現する外胚葉の陥凹部で，将来口腔となる．上方は前頭鼻隆起*で，左右は上顎隆起*（突起），下方は左右の下顎隆起（突起）*で囲まれる部分がある．はじめ口窩の底には口咽頭膜*があって，内胚葉性の前腸とは連絡していない．胎生第4週のはじめに口咽頭膜が破れて前腸と連絡し原始口腔となる．
（吉岡）

口 蓋 Palatum, *palate*, Gaumen

口蓋は固有口腔の天井をなし，また哺乳類やワニでは，鼻腔と口腔を完全に分離する．前方2/3は，上顎骨の口蓋突起と口蓋骨の水平板，およびそれをおおう骨膜，粘膜からなり，硬口蓋とよばれ，後方1/3は内部に骨を含まず，主として筋肉性で軟口蓋とよばれる．軟口蓋正中部は下方へ細長く伸び出し，口蓋垂をつくる．口蓋垂はヒトでよく発達する．軟口蓋は可動性で，嚥下，発語の際に後方部がとくによく動き，口蓋帆の別名がある．嚥下の際，口蓋帆は挙上して，鼻腔と口腔を遮断する．硬口蓋には横走する粘膜のヒダが数条あり，横口蓋ヒダとよばれ，さらに中央を縦走する隆線は口蓋縫線とよばれる．口蓋縫線は前方は切歯乳頭におわる．発生上，口蓋縫線は左右の口蓋突起の癒合線，切歯乳頭は一次口蓋の名残りとみなされる．（→口腔，口腔粘膜，口腔腺，口峡）
（養老）

口蓋の発生 development of palate, Entwicklung des Gaumens

胎生第5週ごろ，鼻窩*をとり囲む内側鼻隆起*と外側鼻隆起*は口腔上壁のところで上皮性に癒合し上皮壁（nasal fin, Epithelmauer）を形成する．顔面が前後に長くなるのにしたがい，鼻窩も後方へ伸び出して深くなり鼻胞（または鼻嚢*）になる．この間に上皮壁は鼻胞の底に位置するが，その前方部分には細胞死が起り内側および外側鼻隆起の中胚葉の侵入をうける．内側および外側鼻隆起の中胚葉が連続するとともに左右の内側鼻隆起は互いに近づき，また前方へ伸び出した上顎突起とも結合する．後方へ伸び出した鼻胞は，口腔上壁とは上皮壁由来の膜・口鼻膜で境されている．口鼻膜が胎生第6週ごろ破れ原始後鼻孔が出現すると，左右の原始後鼻孔より前方に位置する内側鼻隆起の部分が上顎の前方部すなわち顎間部（intermaxillary segment）となり，口腔上壁の部分は原始鼻腔と原始口腔とを境する一次口蓋または前上顎となる．胎生第7週ごろ，上顎突起の口腔側壁が隆起し舌の両側を下方へ伸び出す．伸び出した突起が口蓋突起または外側口蓋突起である．第8週ごろ，口蓋突起は前方の方から舌の背面へ位置するように水平位となる．水平位となった左右の口蓋突起は互いに接近し，第9週以後前方1/3位のところで左右が癒合する．癒合は前後に拡がり，同時に前頭鼻隆起が後方へ伸び出してできた鼻中隔の下端および一次口蓋の後縁とも癒合する．口蓋突起の癒合により後鼻孔は後方へ開口するようになり，口腔と鼻腔とを分ける二次口蓋が形成される．一次口蓋との間には鼻口蓋管が出現するが生後は切歯管として残っている．上顎骨と口蓋骨からおよび一次口蓋で膜性骨化がおこり硬口蓋が形成される．鼻中隔の後端より後方の二次口蓋には骨形成がなく軟口蓋という．硬口蓋を形成する癒合した口蓋突起の後方で中胚葉がもり上がることにより左右の口蓋突起の後方は連続して一つになり軟口蓋および口蓋垂が形成される．（→一次口蓋，二次口蓋，顎間部） （吉岡）

口蓋咽頭弓 Arcus palatopharyngeus, palatopharyngeal arch, Arcus palatopharyngeus →口峡，口蓋扁桃

口蓋咽頭筋 Musculus palatopharyngeus, palatopharyngeus muscle, Musculus palatopharyngeus →口蓋筋

口蓋棘 Spinae palatinae →上顎骨

口蓋筋 Musculi palati et faucium, palatine muscles, Gaumen-muskeln

軟口蓋に起始，停止を有する筋の総称で，嚥下，発語などの際に軟口蓋（口蓋帆）の動きに関与する．以下の五つの筋を含む．（→口蓋，咽頭） （養老）

〔口蓋筋〕

筋	起始	停止	支配神経
口蓋帆張筋	蝶形骨下面，耳管軟骨	口蓋腱膜をつくる．	三叉神経
口蓋帆挙筋	頚動脈管下口の付近	軟口蓋で左右の筋がループをつくる．	咽頭神経叢（舌咽・迷走神経由来）
口蓋垂筋	後鼻棘，口蓋腱膜	粘膜	（おそらく同上）
口蓋舌筋	横舌筋	口蓋腱膜	咽頭神経叢
口蓋咽頭筋	口蓋腱膜，硬口蓋後縁など	咽頭壁	同上

口蓋溝 Sulci palatini →上顎骨

口蓋骨 Os palatinum, palatine bone, Gaumenbein

上顎骨*と蝶形骨*の間にはさまれたL字形の骨で，水平板と垂直板に区別される．

水平板は上顎骨口蓋突起をうしろに延長して骨口蓋をつくる部分で，上面（鼻腔面）は滑らかで，他側のものと会する縁は上顎骨におけると同じく高まり（鼻稜），さらにうしろに向かって突出する（後鼻棘）．下面（口蓋面）は粗面で，へこみ，前縁にときに高まり（口蓋稜）がみられ，外側縁後方に大口蓋孔がある．

垂直板はうすく，前方は上顎骨体の内側に重なり，上顎洞の入口の一部を後下からおおう．うしろは蝶形骨翼状突起につくが，水平板に移行するところから後方に錐体突起が出て，翼状突起の外側板と内側板の間につくられるうしろに向かう凹み（翼突窩）の下縁にある翼突切痕に嵌入する．

垂直板の内側面は鼻腔外側壁の後部をつくり，前後に走る上下二つの稜があり，上のもの（篩骨稜）には中鼻甲介後端がつき，下のもの（鼻甲介稜）は発達よく，下鼻甲介をつける．垂直板の上縁は深く切れこむが（蝶口蓋切痕），上方に蝶形骨体があるので孔（翼口蓋孔）となり，鼻腔と翼口蓋窩を連絡する．

蝶口蓋切痕の前の突起（眼窩突起）はうしろの突起（蝶形骨突起）より大きく，上前方に向かって5面あり，内側の3面は他骨との接触面で，前は上顎骨，中のは篩骨*（この部分は篩

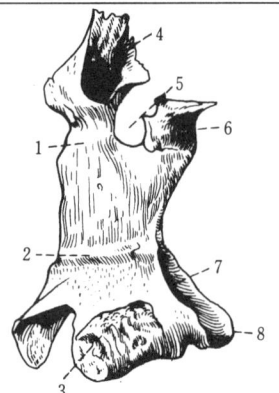

1. 篩骨稜，2. 鼻甲介稜，3. 水平板，4. 眼窩突起，5. 蝶口蓋切痕，6. 蝶形骨突起，7. 翼状突起に接する面，8. 錐体突起

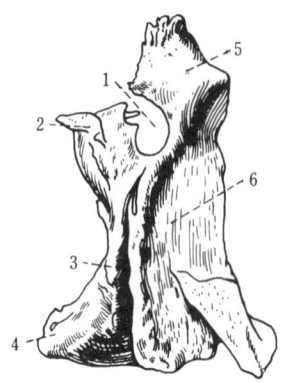

1. 蝶口蓋切痕，2. 蝶形骨突起，3. 大口蓋溝，4. 錐体突起，5. 眼窩突起，6. 上顎骨と接する面

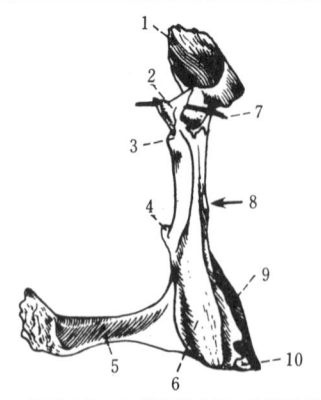

1. 眼窩突起，2. 蝶形骨突起，3. 篩骨稜，4. 鼻甲介稜，5. 水平板，6. 翼状突起に接する面，7. 蝶口蓋切痕（ゾンデ），8. 垂直板，9. 翼状突起外側板に接する面，10. 錐体突起

右口蓋骨（内側）　　　右口蓋骨（外面）　　　右口蓋骨（後面）

骨洞をおおうためへこむ），うしろのは蝶形骨体につく．外側面に2面あり，ともに自由面で，上の面は眼窩底の一番うしろをつくり，下の面は翼口蓋窩に面する．蝶形骨突起は上内方に向かい，下面は内面で鼻腔外側壁をつくり，上（外）面は翼状突起につき，内方にのびて鋤骨翼に達し，これと静脈のとおる管（咽頭管）をかこむ．

垂直板の外側面（上顎面）は上顎骨体内面をおおう部のうしろに，縦に前後の二つの粗面があり，前のは上顎骨内面に，うしろのは蝶形骨翼状突起につく．2面の間には蝶口蓋切痕から下る第3の面があって，上は翼口蓋窩の底をつくり，下方は垂直な溝（大口蓋溝）となり，上顎骨の同名溝と合して大口蓋管をつくり，大口蓋孔で口蓋にひらく．大口蓋神経，下行口蓋動脈がとおる．この管から通常2本の小管（小口蓋管）が分かれて，錐体突起の基部をつらぬき，その下面下，内側に小孔（小口蓋孔）でひらく． (大江)

口蓋骨鞘突管 Canalis palatovaginalis, *palatovaginal canal* →翼状突起

口蓋骨鞘突溝 Sulcus palatovaginalis, *palatovaginal sulcus* →翼状突起

口蓋篩骨縫合 Sutura palatoethmoidalis, *palatoethmoidal suture* →頭蓋の縫合

口蓋上顎縫合 Sutura palatomaxillaris, *palatomaxillary suture* →頭蓋の縫合

口蓋垂 Uvula, *uvula*, Zäpfchen →口蓋

口蓋垂筋 Musculus uvulae, *masculus uvulae*, Musculus uvulae →口蓋筋

口蓋舌弓 Arcus palatoglossus, *palatoglossal arch*, Arcus palatoglossus →口峡，口蓋扁桃

口蓋舌筋 Musculus palatoglossus, *palatoglossus muscle*, Musculus palatoglossus →口蓋筋

口蓋腺 Glandulae palatinae, *palatine glands*, Glandulae palatinae →口腔腺

後外側束 Fasciculus dorsolateralis, *dorsolateral fasciculus of* Lissauer, Lissauersches Bündel (Lissauersche Randzone)

終帯ともよぶ．側索*の後外側部と後索*の外側部との間にあって，後角の背側表面をおおう薄い線維層を指す．後根線維の外側群に相当する．後根神経節に由来する細い線維で，分岐した後，数mm上行あるいは下行し，その間の後角のⅠ層〜Ⅲ層におわる．痛覚および温覚を伝える． (松下)

後外椎骨静脈叢 Plexus venosi vertebrates externi posterior, *external vertebral venous plexuses posterior* →奇静脈

口蓋突起（上顎骨の） Processus palatinus, *palatine process*, Gaumenfortsatz →上顎骨

口蓋突起（胎児の） Processus palatinus lateralis, *lateral palatine process (or palatal shelf)*, Gaumenfortsatz →二次口蓋

口蓋帆 Velum palatinum, *velum palatinum*, Gaumensegel →口蓋，口峡

口蓋帆挙筋 Musculus levator veli palatini, *levator veli palatini muscle*, Musculus levator veli palatini →口蓋筋

口蓋帆張筋 Musculus tensor veli palatini, *tensor veli palatini muscle*, Musculus tensor veli palatini →口蓋筋

口蓋帆張筋の滑液包 Bursa musculi tensoris

veli palatini

口蓋帆張筋（→口蓋筋）が蝶形骨翼突鈎で屈曲する際に，両者の間に介在する小さな滑液包*である．　　　　　　　　　　　　　（佐藤）

口蓋帆張筋神経　Nervus tensoris veli palatini, *nerve of tensor veli palatini*, Nervus tensoris veli palatini　→下顎神経

後外腹側核　Nucleus ventralis posterolateralis (VPl), *posterolateral ventral nucleus*　→視床腹側核

口蓋扁桃　Tonsilla palatina, *palatine tonsil*, Gaumenmandel

口蓋扁桃は咽頭をかこんで輪状に位置するいくつかの扁桃——総称してWaldeyerの咽頭輪という——の一つである．口蓋舌弓と口蓋咽頭弓の間の陥凹，すなわち扁桃窩内に突出する．扁桃窩は発生上は第2鰓嚢のなごりとみなされる．扁桃窩の前方部には，三角ヒダが口蓋舌弓から張り出し，上方では口蓋舌弓と口蓋咽頭弓を半月ヒダが結ぶ．扁桃窩の上部に残された口蓋扁桃に占有されない扁桃窩の部分を扁桃上窩という．口蓋扁桃の表面に認められる小陥凹が扁桃小窩で，これは扁桃の上皮が陥入してつくる扁桃陰窩の上皮表面への開口部を示す．
　　　　　　　　　　　　　　　　（養老）

口蓋方形軟骨　Cartilago palatoquadrata, *palatoquadrate*, Paratoquadratum　→鰓弓骨格，上顎隆起

口蓋縫線　Raphe palati, *palatine raphe*, Raphe palati　→口蓋

口蓋面　Facies palatina　→口蓋骨

口蓋隆起　Torus palatinus, *palatine torus*

上顎骨*および口蓋骨*の下面すなわち口蓋面で正中口蓋縫合の両側の部分が隆起したものをいう．その発育度に個人・性・人種などによる差異はあるが，ほぼ恒常性のもので，とくに顕著な場合を除いては異常とみなしてはいない．エスキモー，ペルー人などに著明なものがしばしば認められる．　　　　　　　　（児玉）

口蓋稜　Crista palatina　→口蓋骨

口蓋裂　Palatoschisis siva, Palatum fissum, *cleft palate*, Gaumenspalte

両側口蓋突起の癒合不全による口蓋*の披裂をさす．切歯孔より後方の正中裂であり二次口蓋裂 (cleft secondary palate) ともいう．(1)軟口蓋裂 (cheft soft palate), (2)硬口蓋裂 (cleft hard plate), および，(3)軟および硬口蓋裂 (cleft soft and hard palate) の3型に分けられる．また口蓋垂のみの披裂を口蓋垂裂 (bifid uvula), 硬口蓋部で骨層が，軟口蓋部で筋層が披裂しているが，表層は薄い粘膜層で癒合しているものを粘膜下口蓋裂 (submucous cleft palate) という．

唇裂*を伴うものは，唇裂に含めて別の疾患単位に入るものとされている．単独の二次口蓋裂の頻度は出産10000当り5〜6程度とされ，一次口蓋裂に比し低い．女性に多い．発生過程としては，(1) 口蓋突起が垂直位から水平位置に上昇移動する力と舌などの抵抗性の不均衡により生じる．この際，口蓋突起の受動的役割と能動的役割については多くの異なった見解がある．(2) 頭部の横径が異常に大である場合には両側口蓋突起の接触が不十分となる．(3) 口蓋突起の幅が小なる場合に両側口蓋突起の接触が不十分となる，などの説がある．また，いったん癒合した口蓋の二次破裂説もある．成因は一般に多因子遺伝*によるとされるが，奇形症候群の一部分症状も多い．13トリソミーのような染色体異常*や，環境因子（風疹ウィルス，サリドマイド，アミノプリテンなど）があげられている．　　　　　　　　　　　　（谷村）

後顆間区　Area intercondylaris posterior, *posterior intercondylar area*　→脛骨

口　角　Angulus oris, *oral angle*, Angulus oris　→口腔

後　角　Cornu posterius, *dorsal horn*, Hinterhorn

後柱ともよぶ脊髄灰白質*の背側部のことで，後角尖 (Apex cornus posterioris), 後角頭, 後角頚, 後角底などが区別されている．後角尖は海綿帯と膠様質とからなる．脊髄灰白質は層構造をなし，I層からVI層までが後角に属する．細胞構築学的には背腹方向に次の細胞集団が区別される．(1) 海綿帯または縁帯（I層）(Substantia spongiosa(Zona marginalis)), (2) 膠様質（II層）(Substantia gelatinosa Rolandi), (3) 後角固有核（III層，IV層）(Nucleus proprius cornus posterioris), (4) 脊髄網様体核（V層外側部）(Nucleus reticularis spinalis). I層の細胞は後縁細胞 (Cellulae posteromarginales) とよばれる外側脊髄視床路の起始細胞で，IV層〜VI層の細胞は前脊髄視床路その他の上行路を出す．後角の求心線維としてはI層〜III層には主に後根がおわり，IV層〜VI層には後根線維および脊髄下行路が終止する．その他後角の細胞は細胞間で複雑な相互結合を行うと同時に後根を

含む他の経路と運動細胞間の介在細胞として役立っている．膠様質の細胞はC線維を受け，後縁細胞や他の後角の細胞と結合する．後縁細胞は温度受容器，機械的受容器からのC線維や，Aδ線維を受ける．なお頚髄の高さの後角基部の外側部（Ⅴ層，Ⅵ層外側部）は延髄網様体のつづきとみなされ〔脊髄〕網様体ともよばれる．

(松下)

岬　角（仙骨の） Promontorium, *promontory*, Promontorium　→仙骨，脊柱

岬　角（中耳の） Promontorium, *promontory*, Vorgebirge　→中耳

口角下制筋（三角筋） Musculus depressor anguli oris, *depressor anguli oris*, Dreieckmuskel des Mundes　→表情筋

口角挙筋（犬歯筋） Musculus levator anguli oris, *levator angulioris*, Eckzahnmuskel　→表情筋

岬角溝 Sulcus promontorii, *sulcus promontorii*, Sulcus promontorii　→中耳

岬角支脚 Subiculum promontorii, *support of the promontry (subiculum of promontory)*, Subiculum promontorii　→中耳

後下小脳動脈 Arteria cerebelli inferior posterior, hintere untere Kleinhirnarterie　→椎骨動脈

後下腿筋間中隔 Septum intermusculare posterius cruris, *posterior crural intermuscular septum*　→下腿筋膜

睾　丸　→精巣，精巣上体

後眼瞼縁 Limbi palpebrales posteriores, *posterior palpebral edges*, hintere Ränder der Augenlider　→眼瞼

交感神経 Pars sympathica, *sympathetic nervous system*, sympathisches Nervensystem

交感神経幹（脊柱の両側にあり交感神経系の本幹をなす），交通枝（脊髄神経系と交感神経系との間の連絡を可能にするもの），および末梢枝の三者からなる．交感神経幹は上は頭蓋底から下は尾骨にまで及んでおり，その中に20余個の〔交感神経〕幹神経節が含まれる．後者は互いに節間枝により結合されている．交通枝をさらに白交通枝（有髄神経を数多く含むもの）と灰白交通枝（無髄神経線維を主体とするもの）とに区別することがある．交感神経の節前ニューロンは第1胸髄から第3腰髄にいたる脊髄側柱の中間外側核に細胞体をもち，神経突起を脊髄前根および白交通枝経由で交感神経幹内に送りこむ．一方，節後ニューロンは細胞体を幹神経節，あるいは中間神経節（交通枝の中に時に存在する神経節をいう），あるいは椎前神経節（末梢枝の途中，ことに自律神経叢*内に存在する神経節．自律神経叢神経節*ともいう）の内部にもち，神経突起を灰白交通枝と脊髄神経とを利用する経路もしくは末梢枝を利用する経路により全身の終末器官に分布せしめている．

(山内)

交感神経幹 Truncus sympathicus, *sympathetic trunk*, Grenzstrang　→交感神経

〔交感神経〕幹神経節 Ganglia trunci sympathici, *sympathetic trunk ganglia*, Ganglia trunci sympathici　→交感神経

後関節面 Facies articularis posterior, *groove for transverse ligament of atlas*, Facies articularis posterior　→軸椎

後環椎後頭膜 Menbrana atlantooccipitalis posterior, *posterior atlantooccipital membrane*, obere hintere Verstopfungshaut　→環椎後頭関節

後眼房 Camera posterior bulbi, *posterior chamber*, hintere Augenkammer

前方は虹彩後面，後方は硝子体前面，外周は毛様体上皮面により境される水晶体を環状にとりまく腔．毛様体小帯*がこの腔を横切り，毛様体上皮から分泌される眼房水*がこの腔を満たす．

(外崎)

後　弓 Arcus posterior, *posterior arch*, Arcus posterior　→環椎

口　峡 Fauces, *fauces*, Fauces

口腔*から咽頭*への通路となる部分を口峡とよび，天井は軟口蓋（口蓋帆），底は舌根である．左右の側壁がヒダを作り，そのため口峡が最も狭くなる部分が口峡峡部で，前方口腔側のヒダを口蓋舌弓，後方咽頭側のヒダを口蓋咽頭弓とよぶ．それぞれの弓は，内部に同名の筋が走る．両弓の間の陥凹が扁桃窩で，口蓋扁桃がここに位置し，口蓋扁桃が腫張するときは，両弓よりも強く口峡内へ張り出す．

口蓋咽頭弓は軟口蓋後縁の延長とみなしてよく，ヒト以外の哺乳類ではふつう軟口蓋後縁とともに喉頭蓋をとりかこむ形となって，気道を確保するが，ヒトでは喉頭の位置が低いため，口蓋咽頭弓の意義がはっきりしなくなる．耳管隆起の前方部から軟口蓋の鼻腔面へのびるヒダがある場合，これを耳管口蓋ヒダとよぶ．

(養老)

口峡峡部 Isthmus faucium, *oropharyngeal isthmus*, Isthmus faucium →口峡

後胸鎖靱帯 Ligamentum sternoclaviculare posterius, *posterior sternoclavicular ligament* →胸鎖関節

後距骨関節面 Facies articularis talaris posterior →踵骨

後距腓靱帯 Ligamentum talofibulare posterius, *posterior talofibular ligament* →距腿関節

咬筋 Musculus masseter, *masseter*, Kaumuskel →咀嚼筋

咬筋筋膜 Fascia masseterica, *masseteric fascia* →頭部の筋膜

咬筋神経 Nervus massetericus, *masseteric nerve*, Nervus massetericus →下顎神経

咬筋粗面 Tuberositas masseterica →下顎骨

咬筋動脈 Arteria masseterica, *masseteric artery* →外頚動脈

項筋膜 Fascia nuchae, Nackenbinde

頚部の固有背筋＊をおおう比較的弱い筋膜で，前外側の頚筋膜椎前葉とともに，頚椎とその椎傍筋を包む筋膜輪を形成する．上方は後頭骨，内側は項靱帯，下方は胸腰筋膜＊につづく．

(佐藤)

口腔 Cavum oris (Cairtas oris), *oral cavity*, Mundhöhle

口腔は上唇と下唇とが，弁状に働いて閉じることのできる入口，すなわち口裂からはじまり，後方は口峡に至るまでの消化器系の起始部である．後方は咽頭につづく．口腔は咀嚼，発語などの機能に関係し，頬袋のある動物では食物を一時貯める．口腔内には歯，舌があり，大小の唾液腺が開く．

口腔を口腔前庭と，固有口腔とに分ける．口腔前庭は上下の歯列弓より外側の部分で，頬と唇とが外壁をつくる．頬と唇は哺乳類ではじめて形成され，口腔前庭が成立し，咀嚼，哺乳が可能となる．頬は内部に筋や頬脂肪体，頬腺などを含む．口唇はふつうにいう「クチビル」である赤くみえる部分（赤唇縁または唇紅という）だけではなく，解剖学的には，上唇は鼻唇溝よりも下方，下唇はオトガイ唇溝よりも上方を指す．上唇中央には人中という溝があり，その下端で赤唇縁がやや突出して上唇結節をなす．上下唇が左右の口角をかこみ，上下唇の移行部が唇交連である．唇は中に口輪筋のような筋，口唇腺などを含む．

固有口腔は前・側壁は歯列弓（歯槽突起），天井は口蓋，底は顎舌骨筋，オトガイ舌骨筋の上の粘膜となっており，舌を入れる．

口腔の壁をおおう粘膜は口腔粘膜で，腺は発生上粘膜上皮に由来する．口腔前庭には耳下腺，頬腺，臼歯腺，口唇腺が開き，固有口腔には顎下腺，舌下腺，口蓋腺，舌腺が開く．（→口腔粘膜，口蓋，口腔腺，歯，舌）

(養老)

口腔腺 Glandulae oris, *oral glands*, Glandulae oris

三大唾液腺以外の小唾液腺で，口腔＊に開くもの総称．発生上は口腔粘膜＊の上皮に由来する．上下唇にある口唇腺，頬にある頬腺，臼歯腺，口蓋全体にひろがる口蓋腺，舌表面に開く舌腺（混合性で類人猿とヒトに特異な前舌腺，漿液性のエブネル腺，粘液性の後舌腺を含む）がある．いずれも小さい腺の集合と考えてよい．(→腺)

(養老)

口腔前庭 Vestibulum oris →口腔

口腔粘膜 Tunica mucosa oris, *mucous membrane of oral cavity*, Tunica mucosa oris

口腔＊に面する壁面全体をおおう粘膜で，上皮は重層扁平上皮，粘膜固有層の下には粘膜筋板はない．多数の口腔腺，唾液腺が付属する．上唇，下唇の粘膜がそれぞれ歯槽突起をおおう部分の粘膜，すなわち歯肉に移行する正中部には，粘膜がヒダをつくり，上唇小帯，下唇小帯という．舌の底部では粘膜は薄く，やわらかく，舌下ヒダをつくり，その両側に舌下腺と顎下腺の導管の開口部があって，舌下小丘とよばれる．耳下腺の開口部は上顎第二大臼歯の対側にあり，耳下腺乳頭とよばれる．

後区動脈 Arteriae segmenti posterioris, *posterior segmental artery*, Arteriae segmenti posterioris →腎臓の血管，腎動脈，腹腔動脈

広頚筋 Platysma, Halshautmuskel

頚部皮下にある薄い四角形の筋板である．下顎骨縁からおこって下行し，鎖骨を越えて第2肋骨の高さ付近で皮膚につく．上後方の筋束は顔面下部の皮膚にもついている．顔面神経頚枝の支配を受けており，表情筋＊と同系の筋である．

(佐藤)

後頚筋 *posterior cervical muscles*

脊柱頚部に沿う縦走筋群のうち固有背筋をのぞいたものをいい，深頚筋とも称する．前結節より内側の椎前筋＊と，外側の椎側筋に区分する．

(佐藤)

後脛骨筋 Musculus tibialis posterior, *tibialis posterior*, hinterer Schienbeinmuskel →下肢の筋

後脛骨筋の腱鞘 Vagina synovialis tendinis musculi tibialis posterioris, *tendon sheath of the tibialis posterior* →屈筋支帯（足の）

後脛骨静脈 Venae tibiales posteriores, *posterior tibial veins* →外腸骨静脈

後脛骨動脈 Arteria tibialis posterior, *posterior tibial artery*, hintere Schienbeinschlagader
膝窩*の遠位部で膝窩動脈*からつづいてはじまり，ヒラメ筋腱弓の深層を通ってヒラメ筋と後脛骨筋の間を下行し，距腿関節*の後面を経て，屈筋支帯*におおわれて内果と踵骨隆起の間を通り，母指外転筋の深層で内側および外側足底動脈に分かれておわる．脛骨神経が伴行する．
枝：
(1) 腓骨回旋枝：多くは後脛骨動脈の起始の直下でおこるが，ときに膝窩動脈の下端または前脛骨動脈よりおこり，外下方に走って腓骨頭の下でその外面をまわって下腿の前面に出て，膝関節動脈網と周囲の筋へ．
(2) 内果枝：本幹の下端に近く，内果の後方でおこり，内果動脈網へ．
(3) 踵骨枝：屈筋支帯の深層で分岐する数本の枝で，踵骨隆起の後面の皮下へ．
(4) 腓骨動脈：個体発生的には下殿動脈（坐骨神経伴行動脈）からつづいた下肢の動脈の本幹で，前および後脛骨動脈はその分枝にすぎない(Senior, 1919)．したがって腓骨動脈の欠損例はない．膝窩筋の下縁の下方で後脛骨動脈より分岐して，腓骨の内側縁に沿って後脛骨筋と長母指屈筋の間，または長母指屈筋の筋中を下行，脛腓靱帯結合のうしろで踵骨枝を分岐しておわる．この動脈はしばしば強大化して，後脛骨動脈の欠損を代償したり（約5％），また貫通枝（後出）によって足背動脈の主流となったりする（約7％）．この枝に次のものがある．
　(i) 貫通枝：外果の上方約5cmの付近で分岐し，ただちに下腿骨間膜を貫いて下腿の前面に出て，前外果動脈と吻合する．
　(ii) 交通枝：前方より下方で分岐し，長母指屈筋の深層を通って後脛骨動脈に吻合する．
　(iii) 外果枝：二，三の小枝．外果動脈網へ．
　(iv) 踵骨枝：腓骨動脈の終末枝で，踵骨隆起の外側面へ．　　　　　　　　　（河西）

後脛骨反回動脈 Arteria recurrens tibialis posterior, *posterior tibial recurrent artery* →前脛骨動脈

後脛腓靱帯 Ligamentum tibiofibulare posterius, *posterior tibiofibular ligament* →脛腓靱帯結合

後結節（環椎の） Tuberculum posterius, *posterior tubercle*, Tuberculum posterius →環椎

後結節（頚椎の） Tuberculum posterius, *posterior tubercle*, Tuberculum posterius
頚椎*の幅広い横突起のうち，横突孔よりうしろにある部分は本来の横突起に相当するもので，その先端はやや肥厚しており，後結節という．頚椎の横突起は横突孔の前にある本来，肋骨に相当する部分が横突起に癒合して生じたものであり，肋横突起（processus costotransversarius）ともいう．（→前結節，環椎）（高橋）

後結膜動脈 Arteriae conjunctivales posteriores →内頚動脈

膠原線維 Fibra collagenosa, *collagenous fiber*, Kollagenfaser
結合組織*（線維性結合組織，軟骨組織，骨組織，造血組織など）の細胞間質*に広く分布する線維で，個々の線維は太さ1～10μm，長さは一定せず，分枝することはない．無染色標本では無色であるが，多数が集って束をつくると（たとえば腱や靱帯）白く光ってみえる．張力に対して強い抵抗を示し，腱では数百kg/cm²の張力に耐え得る．また伸長性に乏しく，数百kg加重時の伸長度はわずか数％にすぎない．生の線維を針先で引き裂いていくと，光顕下でかろうじて識別できる細い構成線維に分けられる．これを膠原細線維（膠原原線維）(Fibrilla (collagenosa))という．電顕的にこれらの細線維は直径20～100nmのさらに微細な〔膠原〕原始線維（Protofibrilla (collagenosa), collagenous filament）が平行に配列する束から成り立っているのがわかる（このため偏光顕微鏡的に複屈折性を示す）．また，全長にわたって規則正しい64nm周期の横縞を示す．これは長さ260nm，太さ1.5nmのトロポコラゲン（tropocollagen）とよばれる蛋白分子が縦に連なるとともに束を作る際，隣接する分子が1/4の長さだけずれるために生ずる．トロポコラゲンは線維芽細胞で合成され，細胞外（基質中）

に放出されてから重合し，原始線維を形成すると考えられている．コラゲン分子は，3種のポリペプチド鎖がラセン状に絡み合ったもので，グリシンに富み（アミノ酸残基の1/3），プロリン，ヒドロキシプロリンなどのアミノ酸を含む（それぞれアミノ酸残基の約1/4）．ヒドロキシプロリンはコラゲンに特異的に含まれるので，これの含量はその器官内の膠原線維の含量を示す指標となる．膠原線維は煮沸するとゼラチンを生じ，コラゲナーゼで消化される．原線維を互いに結合する物質はトリプシンで消化されるが線維そのものは消化されない．線維形成は張力と密接に関連し，張力が働く方向に線維芽細胞が平行に並ぶとともに，張力が強いほど太い線維が形成される．エオシン，アニリン青，酸性フクシンに染まる． （市川）

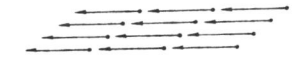

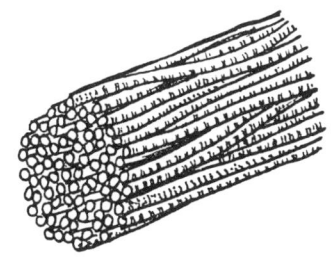

膠原線維

硬口蓋 Palatum durum, *hard palate*, der harte Gaumen →口蓋

後交通動脈 Arteria communicans posterior, *posterior communicating artery*, hintere Verbindungsarterie →大脳動脈，大脳動脈輪

後後頭内軟骨結合 Synchondrosis intraoccipitalis posterior, *posterior intraoccipital synchondrosis* →頭蓋の軟骨結合

後硬膜動脈 Arteria meningea posterior, *posterior meningeal artery*, hintere Arterie der harten Hirnhaut →外頚動脈

咬合面 Facies occulsalis, *occlusal or masticatory surface*, Okklusionsfläche →歯

後鼓室動脈 Arteria tympanica posterior, *posterior tympanic artery* →外頚動脈

後骨間動脈 Arteria interossea posterior, *posterior interosseous artery* →尺骨動脈

後骨髄球 Metamyelocytus, *metamyelocytes*, Metamyelozyten →果粒球形成

後鼓膜陥凹 Recesus membranae tympani posterior, *posterior recess of tympanic membrane*, hintere Trommelfelltasche →中耳

後　根 Radix dorsalis, *dorsal roots*, Hinterwurzeln →脊髄神経

交　叉 Decussatio, *crossing over* (*chiasma*), Faktorenaustausch →還元分裂

虹　彩 Iris, *iris*, Iris, Regenbogenhaut
虹彩は，瞳孔*をかたちづくるあたかもカメラの絞りのような器管で，虹彩内皮，虹彩支質，虹彩筋，虹彩色素上皮層より構成され，血管に富む．

(1) 虹彩内皮：虹彩前面をおおう漿膜*で，虹彩角膜角を経て前方の角膜内皮と後方の脈絡膜につづく．組織発生的には中皮に属する．

(2) 虹彩支質：内皮におおわれる疎線維性結合組織で，多数の突起をもつ支質細胞をもつ．褐色〜黒色の虹彩では，これらの細胞がメラニン顆粒をもち，碧眼では少ない．全身のメラニン形成がおかされる白色症では支質細胞のメラニンが顕在化しない．

(3) 虹彩筋：輪走する瞳孔括約筋と，放線状の瞳孔散大筋がある．括約筋は瞳孔に近い色素上皮層前面に束をつくるのみならず，一部は瞳孔縁から後面にまで及んでいる．散大筋は前面の周辺部から瞳孔中心の方向へ集束し括約筋の束に合する．虹彩筋はすべて色素上皮細胞より分化する神経外胚葉由来の筋上皮組織である．

(4) 虹彩色素上皮層：瞳孔縁で互いに移行する2層の色素上皮で，毛様体縁で毛様体色素上皮につづく．眼杯すなわち眼球内膜の周辺部に相当し，網膜虹彩部ともいう．

(5) 虹彩の脈管と神経：虹彩の動脈としては毛様体縁に沿う大虹彩動脈輪，瞳孔縁に沿う小虹彩動脈輪，両者を放射状につなぐ小動脈があり，長後毛様体動脈，前毛様体動脈，脈絡膜毛細血管叢より供給される．静脈血はこれらに伴う静脈のほか，渦静脈に流入する．

虹彩の支配神経として長毛様体神経（三叉神経*由来の体知覚性神経）と短毛様体神経（毛様体神経節*由来の自律神経）があり，後者には動眼神経副核由来の節前線維からの興奮を受けて伝達する節細胞の軸索すなわち副交感神経節後線維と，内頚動脈神経叢を経て毛様体神経節に達し，節内でそれに合流する胸部交感神経

核由来の交感神経節後線維が含まれる．瞳孔括約筋は副交感神経，散大筋は交感神経の支配を受ける．（→眼球） （外崎）

虹彩角膜角 Angulus iridocornealis, *iridocorneal angle*, Kammerwinkel

角膜縁の深部にあり，毛様体の前方延長部が小柱網強膜部とブドウ膜部に分かれ，それぞれ角膜内皮と虹彩支質および内皮につづく．両者の間に前眼房*がつくられる．多数の線維束（虹彩角膜角櫛状靱帯）の間の間隙（虹彩角膜角隙，Fontana腔）により強膜静脈洞（Schlemm管）に交通している．（→小柱網）
 （外崎）

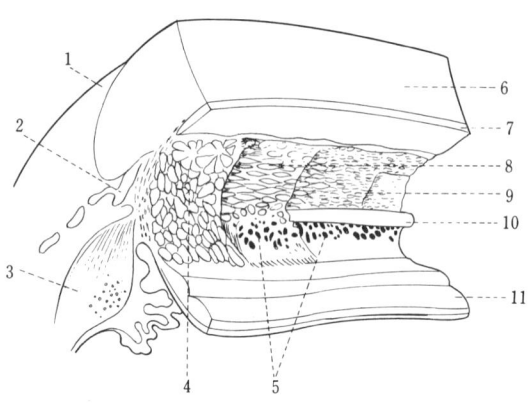

1. 強膜，2. 強膜静脈洞，3. 毛様体筋，4. 小柱網（櫛状靱帯），5. ブドウ膜部，6. 角膜，7. 角膜内皮，8. 強膜部，9. 強膜静脈洞内側壁，10. 強膜距，11. 虹彩内皮
虹彩角膜角

虹彩角膜角隙 Spatia anguli iridocornealis, *space of the iridocorneal angle*, Spalträume im Ligamentum pectinatum

虹彩角膜角櫛状靱帯の間の網目状の間隙．Fontana腔．（→小柱網，前眼房，眼房水）
 （外崎）

虹彩角膜角櫛状靱帯 Ligamentum pectinatum anguli iridocornealis, *pectinate ligaments*, Iristrabekel →虹彩角膜角，小柱網

虹彩欠損 Coloboma iridis, *coloboma iridis*, Iriskolobom →欠損

虹彩支質 Stroma iridis, *iridial stroma*, Irisstroma →虹彩

虹彩内皮 Endothelium camerae anterioris, *endothelium of the anterior chamber* (*border layer of the stroma*), Irisendothel

国際解剖学用語では，角膜内皮と共通に，"前眼房内皮"を意味する上記のラテン語があてられている．（→虹彩，前眼房） （外崎）

虹彩ヒダ Plicae iridis, *iridial folds*, Krypten der Iris

瞳孔を中心とする虹彩の放線状のヒダ．とくに縮瞳時の瞳孔縁に著しい．（→虹彩，瞳孔）
 （外崎）

後 索 Funiculus posterior, *dorsal cord*, Hinterstrang

脊髄*の後正中溝と後角との間にある白質*をいう．後索はさらに内側部の薄束と外側部の楔状束とに分けられる．いずれもその主体をなすのは後根神経節細胞の上行性軸索で薄束は下半身（T_6以下）に由来し，楔状束は上半身（T_5以上）に由来する．すなわち楔状束は胸髄上部より吻側に，胸髄下部以下では薄束のみが存在する．後索の線維の配列には身体部位局在があり，下位からのものは内側に，上位からのものは外側を上行する．これらの線維は内側毛帯を出す延髄の後索核*におわる．T_5以上では外楔状束核におわる線維が走る．その他，後索核に投射する脊髄後角の細胞の軸索も上行する．後索の線維は皮膚，関節，筋に由来し，識別性のある触圧覚，運動覚，振動覚，2点弁別を伝える． （松下）

後索核 *dorsal column nuclei*, Hinterstrangkerne

延髄外表面では後索*の吻側端である薄束結節（Tuberculum nuclei gracilis）と楔状束結節（Tuberculum nuclei cuneati）に相当し，後索線維の終止する核である．すなわち内側の薄束核と外側の楔状束核とがある．後索の線維はまた，ここでも身体部局在をもって終止し，内側から外側にかけて薄束核では仙髄，腰髄，T_6以下の胸髄からの線維が，楔状束核ではT_5以上の胸髄，頸髄からの線維が層状に配列されている．後索核からの遠心性線維は内側毛帯を形成して対側の視床の後外側腹側核（VPl）に投射し，また小脳の前葉にも投射する．後索核では，第2次ニューロンに対して後索線維による側抑制と体性感覚野（中心後回）からのシナプス前抑制がある．伝達される感覚は後索と同様で種類に特異性が高い．（→後索，内側毛帯）
 （松下）

交叉槽 Cisterna chiasmatis

視（神経）交叉を包むクモ膜下槽をいう．交叉槽*は漏斗を避けて左右に分かれて後方に伸び，再び合流して中脳脚間窩にある脚間槽に連なる．交叉槽と脚間槽とは大脳下面に位置するところから脳底クモ膜下槽（Cisterna basalis）

と総称されることがある．（→クモ膜，脳脊髄液） （金光）

好酸球 Granulocytus eosinophilicus (acidophilicus), *eosinophil leucocytes*, eosinophile Leukozyten

好中球*よりやや大きく，新鮮血中では直径 9μm，塗抹標本では10〜14μmである．細胞質中に比較的粗大なエオジンなどの赤い酸性染料に染まる好酸性果粒（eosinophil granules）をもつ．この果粒は電顕で観察すると，いずれの動物においても限界膜でとり囲まれ，比較的明調な無構造ないし微細果粒状の基質の中に結晶をもつ．好酸性果粒は加水分解酵素，ペルオキシダーゼを有し，一種のライソゾーム*であるが，この果粒の意義はよくわかっていない．核は染色質*に富み，通常細い狭部でつながった2個に分葉する．好酸球はアメーバ様運動を行うが，好中球のように活発ではない．通常細菌や異物を貪食することはないが，抗原と抗体が反応する場によく集り，抗原抗体複合体を貪食し，破壊するといわれる．好酸球は全白血球の1〜3％を占める．種々の型のアレルギーや過敏症に際し，流血中の好酸球は著しく増加する． （小川・瀬口）

好酸〔性〕細胞 acidophile cell, Azidophile Zelle →下垂体前葉ホルモン産生細胞

好酸赤芽球 Erythroblastus acidophilicus, *acidophilic erythroblasts*, acidophile Erythroblasten →赤血球形成

後　枝（外頸動脈の） Ramus posterior, *posterior branch* →外頸動脈

後　枝（腎動脈の） Ramus posterior, *posterior ramus*, Ramus posterior →腎臓の血管，腎動脈

後　枝（脊髄神経の） Ramus dorsalis, *dorsal ramus*, Ramus dorsalis →脊髄神経

後　枝（門脈の） Ramus posterior, *posterior ramus*, hinterer Ast →門脈

合　指 Syndactylia, *syndactyly*, Syndaktylie

5本の指への分化が障害され，隣接した指が癒合したもので，皮膚のみ癒合のものから骨性癒合まで種々の程度のものがある．人類遺伝学的見地より次の5型に分けられている．Ⅰ型（接合指 zygodactyly，最も普通にみられる型，手では第3・4指間，足では第2・3指間の癒合），Ⅱ型（合多指 synpolydactyly，手では第3・4指間に癒合があり，第3または4指の重複．足では第4・5指間に癒合があり，第5指の重複がある），Ⅲ型（ring and little finger syndactyly，第4・5指合指，手のみ），Ⅳ型（complete syndactyly of all the finger, Hass型，全癒合を示す），Ⅴ型（syndactyly associated with metacarpal and metatarsal synostosis, 中手・中足骨癒合を伴う癒合指，第3・4または第4・5中手（足）骨の癒合と手の第3・4指または足の第2・3指の皮膚性癒合を合併するもの）．合指は指の奇形としては多指についで高頻度にみられる奇形である．上肢の合指は出産10000当り2〜4，下肢は4〜7程度と報告されている．その発生過程は，皮膚性合指形成ではなんらかの原因によって指間陥凹の形成が抑制されたもので，骨性合指は指放線分離の一次的な障害によるというよりもいったん分離した指放線が指間陥凹形成不全に伴って二次的に癒合したものと思われる．常染色体優性遺伝*によるものが多い．抗腸瘍剤メトトレキサートによるとする症例もある．本症を部分症とする症候群としては尖頭合指症（acrocephalosyndactyly）や口顔面指症候群（oral-facial-digital syndrome），Poland 症候群（Poland syndrome, 大胸筋欠損を伴う一側性癒合指）がある．種々の染色体異常にも本症を伴うことがある．
 （谷村）

後耳介筋 Musculus auricularis posterior, *auricularis posterior*, hinterer Ohrmuskel →表情筋

後耳介静脈 Vena auricularis posterior, *posterior auricular vein* →外頸静脈

後耳介神経 Nervus auricularis posterior, *posterior auricular nerve*, Nervus auricularis posterior →顔面神経

後耳介動脈 Arteria auricularis posterior, *posterior auricular artery*, hintere Ohrarterie →外頸動脈

厚糸期 Pachynema, *pachytene stage*, Pachytänstadium →還元分裂

後篩骨孔 Foramen ethmoidale posterius, *posterior ethmoidal foramen* →眼窩

後篩骨神経 Nervus ethmoidalis posterior, *posterior ethmoidal nerve*, Nervus ethmoidalis posterior →鼻毛様体神経

後篩骨動脈 Arteria ethmoidalis posterior, *posterior ethmoidal artery*, hintere Siebbeinarterie →内頸動脈

後室間溝 Sulcus interventricularis (cordis) posterior, *posterior interventricular groove* →

心臓

後斜角筋 Musculus scalenus posterior, *scalenus posterior*, hinterer Rippenhalter →斜角筋

後縦隔リンパ節 Lymphonodi mediastinales posteriores, *posterior mediastinal nodes*, hitere Mediastinalknoten →リンパ節

後十字靱帯 Ligamentum cruciatum posterius, *posterior cruciate ligament*, hintere Kreuzband →膝関節

後縦靱帯 Ligamentum longitudinale posterius, *posterior longitudinal ligament*, dorsales Längsband

椎体と椎間円板*の後面に沿い脊柱管の前壁を縦走する靱帯である．後頭骨斜台下部からおこり，しだいに幅が狭くなりつつ仙骨管に達する．この靱帯の深層で環椎十字靱帯をおおう部分は蓋膜とよばれる．椎間円板および椎体上・下縁との結合は固く，椎体後面の中央部との結びつきはゆるく，椎体静脈の進入を許している．(→椎間円板)　　　　　　　　(佐藤)

後縦束 Fasciculus longitudinalis posterior, *posterior longitudinal fasciculus*, hinteres Längsbündel →内側縦束

後主静脈 Vena cardinalis posterior, Vena postcardinalis, *posterior cardinal vein*, hintere Kardinalvene →主静脈

光受容細胞 Photoreceptor, *photoreceptor*, Photorezeptor

視細胞ともいい，網膜を構成し，可視光刺激を神経細胞興奮に変換する作用をもつ．主として明所ではたらく錐状体視細胞と，暗所ではたらく杆状体視細胞とがある．(→網膜)　(外崎)

甲状咽頭部 Pars thyreopharyngea, *thyreopharyngeal part*, Pars thyreopharyngea →咽頭筋層

甲状関節面 Facies articularis thyroidea, *articular facet for the thyroid*, Gelenkfläche für den Schildknorpel →喉頭軟骨, 輪状軟骨

甲状頸動脈 Truncus thyr[e]ocervicalis, *thyreocervical trunk* →鎖骨下動脈

甲状孔 Foramen thyroideum, *occasional thyroid foramen*, gelegentliches Loch der Cartilago thyroidea →甲状軟骨

甲状喉頭蓋筋 Musculus thyroepiglotticus, *thyresepiglottic muscle*, Thyreoepiglotticusmuskel →喉頭筋

甲状喉頭蓋靱帯 Ligamentum thyroepiglotticum, *thyroepiglottic ligament*, Ligamentum thyroeplotticum (Band zwischen Stiel und Schildknorpelrückfläche) →喉頭蓋, 喉頭

後踵骨関節面 Facies articularis calcanea posterior →距骨

後上歯槽動脈 Arteria alveolaris superior posterior, *posterior superior alveolar artery*, hintere Oberkieferarterie →外頸動脈

甲状舌管 Ductus thyr[e]oglossus, *thyroglos-*

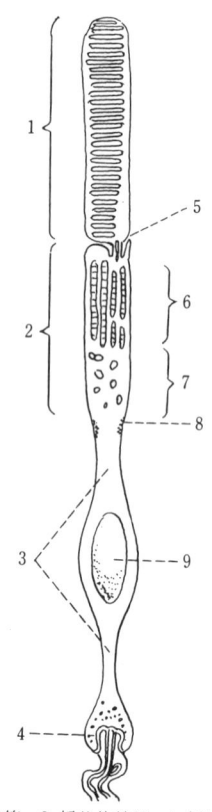

1. 外節, 2. 内節, 3. 杆状体線維, 4. 杆状体終末小球 (シナプス), 5. 結合繊毛, 6. エリプソイド, 7. ミオイド, 8. 外境界膜(閉鎖堤), 9. 核(杆状体細胞体)

杆状体視細胞

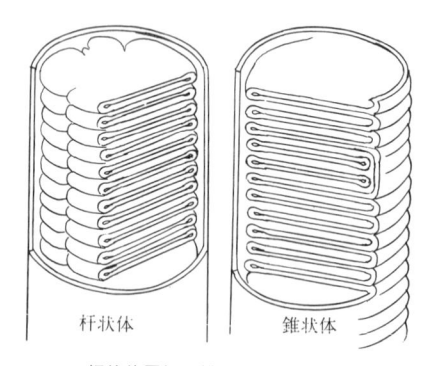

杆状体円板と錐状体円板の構造
光受容細胞

sal duct, Ductus thyr[e]oglossus (Zungen Schildkanal)

甲状腺原基となる甲状腺憩室は胎生第4週ごろ，無対舌結節の尾側で第1咽頭弓と第2咽頭弓の間の口腔底から陥入し，第2咽頭弓中胚葉の前面を下降する．その先端の甲状腺原基は胎生第7週ごろ喉頭原基の高さに位置し，細い上皮の管（甲状舌管）で最初の陥入部と連絡している．甲状腺原基が下降するにしたがい甲状舌管は長くなり，上皮索状となる．胎生第6週から第8週の間に甲状舌管は閉鎖して吸収され，口腔底との連絡が断たれる．甲状舌管は普通完全に吸収され消失するが，尾側端の部分が残存して甲状腺錐体葉を形成することもある．また最初の陥入部は舌盲孔として痕跡的に残存している．（→甲状腺窩，舌）　　　　　（吉岡）

甲状舌骨筋　Musculus thyrohyoideus, *thyrohyoid*, Schildzungenbeinmuskel　→舌骨下筋

甲状舌骨靱帯　Ligamentum thyrohyoideum, *lateral thyrohyoid ligament*, Ligamentum thyrohyoideum　→喉頭，喉頭軟骨

甲状舌骨膜　Membrana thyrohyoidea, *thyrohyoid membrane*, Membrana thyrohyoidea (Membran zwischen dem oberen Hinterrand des Zungenbeins und dem Schildknorpel)　→喉頭

甲状腺　Glandula thyroidea, *thyroid gland*, Schilddrüse

甲状腺は前頸部の喉頭前側にある内分泌腺*で，成人で25～40gである．甲状腺は2種類のまったく異なったホルモンを分泌する．主な甲状腺ホルモンはヨウ素を含むアミノ酸誘導体で全身の物質代謝を亢進させる．1分子に含まれるヨウ素原子の数によって，T_4（チロキシン）とT_3（3-ヨードチロニン）を区別する．もう一種の甲状腺ホルモンはポリペプチドでカルチトニン（またはチロカルチトニン）といい，血中カルシウムイオンの濃度を低下させるホルモンである．ヨウ素をふくむホルモンは甲状腺沪胞（follicle）を形成する沪胞細胞から分泌され，カルチトニンは沪胞の間あるいは沪胞の周辺に存在する沪胞傍細胞（parafollicular cells）から分泌される．

沪胞（follicle）は甲状腺の構造単位であって中空球状の細胞集団であるが，細胞はその周辺に1層に並んでいるだけで，内腔はコロイド（colloid）という濃厚な蛋白溶液で満たされている．この蛋白はチログロブリンとよばれ，ヨウ素を含む糖蛋白である．沪胞〔上皮〕細胞は機能状態によって形が異なり，単層立方または単層円柱上皮が普通であるが，コロイドが極端にたまっているときは，単層扁平上皮となる．この細胞はよく発達した粗面小胞体*とGolgi装置*をふくみ，糸粒体*も多い．分泌物はGolgi装置で径150～200 nmの小果粒あるいは小胞につめこまれて，沪胞内腔に近い細胞表面の近くに運ばれる．これは細胞先端部あるいはそのやや下方に集っていることが多いので，subapical granule（またはvesicle）とよばれる．この果粒は開口分泌（exocytosis）によって，その内容を沪胞腔に放出すると思われる．甲状腺が下垂体前葉ホルモンの一種であるTSH（甲状腺刺激ホルモン）によって刺激されると，細胞表面に偽足状の突起が現れて，コロイドを貪食する．そのようにして貪食されたコロイドをふくむ空胞を，コロイド滴（colloid droplet）という．これに水解小体*が融合して，加水分解酵素を得ると，コロイド滴内でチログロブリンが分解され，甲状腺ホルモンであるT_4およびT_3が生ずる．これらのホルモンは低分子であるから，細胞内を拡散して，基底側に運ばれ，沪胞に近接して分布している毛細血管に吸収されるのである．

沪胞傍細胞は動物によって発達が異なり，ヒトでは非常に少ない．細胞質が明るくみえるので，clear cellの略としてC-cellとよばれることがある．これは鰓後体*に由来する細胞で，血中カルシウムを低下させるホルモンを分泌する．沪胞細胞のやや外方に位置するが，共通の基底膜で包まれる．しかし，この細胞は沪胞腔に面することはない．径200 nm前後の小果粒を多数含んでおり，動物にカルシウムを注射するとこの果粒が著明に減少することから，カルチトニン産生細胞であることがわかった．この果粒は一般のペプチドホルモン産生細胞と同様に，Golgi装置で生産されて，細胞基底部（基底膜に面する表面）から，開口分泌の様式で放出される．　　　　　　　　　　　　（黒住）

甲状腺窩　Fossa thyr[e]oidea, Diverticulum thyroideum, *thyroid diverticulum*

胎生第4週ごろ，無対舌結節の尾側に接して第1咽頭弓と第2咽頭弓の間の口腔上皮が肥厚する．次いでこの肥厚した上皮は憩室状となり，口腔底の中胚葉内へ陥入する．陥入した小さな憩室は1個であるが，先端で左右に分かれ分葉状となっている．憩室は第2咽頭弓の中胚

葉の前面に位置し，大動脈嚢と接している．これが甲状腺窩である．甲状腺憩室ともいう．心臓の発生とともに憩室は甲状舌管をつくりながら下降し，その先端の上皮細胞が増殖して，甲状腺原基をつくる．また最初に陥入したところは，舌の分界溝のV字形の頂点にある舌盲孔に相当する．甲状腺はこのように正中線上で発達するが，第4鰓嚢由来の小部分もあるという考えもある．このとき，第4鰓嚢由来部を lateral thyroid, 甲状腺窩に由来する主部を median thyroid という．(→甲状舌管)　　　　　(吉岡)

甲状腺機能低下〔症〕　Hypothyroidismus, *hypothyroidism*, Hypothyreose

胎児の甲状腺ホルモン生成不全によって，甲状腺*の機能不全，成長遅滞，精神遅滞，性分化障害，骨格系異常，聴覚障害および神経障害などの特徴ある症状を呈するもの．クレチン症 (cretinism) ともいう．ヨード不足の地域にみられるほか，先天的な甲状腺形成不全，異所性甲状腺（胎生期甲状腺下降異常も含む）ないし甲状腺ホルモン生成酵素の欠損に基づくものがある．多くは結節性甲状腺腫を呈する．また，甲状腺機能亢進症の治療のため妊娠母体に与えたヨード化合物，放射性ヨードや thiouracil などによる胎児の甲状腺腫がみられることがあるが，その際甲状腺機能が低下する場合もある．
　　　　　　　　　　　　　　　　(谷村)

甲状腺挙筋　Musculus levator glandulae thyroideae, *levator of the thyroid gland*

舌骨体と甲状腺の峡部または錐体葉の被膜の間に張る細長い筋で，ときおり出現する．甲状舌骨筋の迷束であるらしい．　　　(佐藤)

甲状腺憩室　Diverticulum thyr[e]oideum, *thyroid diverticulum*　→甲状腺窩

鈎状束　Fasciculus uncinatus, *hook bundle* (Russel), *crossed fastigiovestibular or fastigiobulbar tract*, Hakenbündel (Russellsches)

室頂核からおこり，交叉して対側の上小脳脚の背側をまわり，さらに下小脳脚の内側部に入る経路で，同側の室頂核からおこる線維とともに前庭神経核*や橋延髄の網様体に投射する．外側前庭脊髄路や橋網様体脊髄路の起始細胞にも結合して脊髄に影響を及ぼす．一部の線維は頸髄上部に直接投射する．(→連合神経路〔線維〕)　　　　　　　　　　　(松下)

後床突起　Processus clinoideus posterior, *posterior clinoid process*　→体（蝶形骨の）

鈎状突起（篩骨の）　Processus uncinatus, *uncinate process*　→篩骨

鈎状突起（尺骨の）　Processus coronodeus, *coronoid process*, Processus coronodeus　→尺骨

鈎状突起（膵臓の）　Processus uncinatus, *uncinate process*　→膵臓

甲状軟骨　Cartilago thyroidea, *thyroid cartilage*, Schildknorpel

右板と左板は正中部でほぼ直角に合する．正中部には上・下甲状切痕がみられ，上甲状切痕の付近は前方へ突出し喉頭隆起をなす．板の後端から上角・下角が伸び，外側面には上・下甲状結節がみられ，両結節間を斜線が走る．上甲状結節の下には，ときに甲状孔がみられ，上甲状腺動静脈の枝が通る．(→喉頭，喉頭軟骨，喉頭筋)　　　　　　　　　　　(吉村)

甲状披裂筋　Musculus thyroarytenoideus, *thyroarytenoid muscle*, Musculus thyroarytenoideus　→喉頭筋

後上葉区 (S^2)　Segmentum posterius, *posterior segment*, Dorsalsegment　→肺区域

後上葉枝 (B^2)　Bronchus segmentalis posterior, *posterior segmental bronchus*, Bronchus für das Dorsalsegment　→気管

後上葉静脈 (V^2)　Ramus posterior, *posterior segmental vein*, vom Dorsalsegment kommender Ast　→肺区域

後〔上葉〕動脈 (A^2)　Ramus posterior, *posterior segmental artery*, Ast zum unteren Teil des Segmentum apicoposterius　→肺区域

後上腕回旋動脈　Arteria circumflexa humeri posterior, *posterior humeral circumflex artery*, dorsale Kranzschlagader des Armes　→腋窩動脈

後上腕皮神経　Nervus cutaneus brachii posterior, *posterior cutaneous nerve of the arm*, Nervus cutaneus brachii posterior　→橈骨神経

交織結合組織　Textus connectivus fibrosus compactus irregularis, *dense irregular connective tissue*, ungeformtes dichtes Bindegewebe　→結合組織

口唇　Labia oris, *lip*, Lippe

上唇と下唇とを総称して呼ぶ．(→口腔)
　　　　　　　　　　　　　　　　(養老)

後腎　Metanephros, *kidney*, Nachniere

後腎は尿管芽*と造後腎組織*とで形成される．尿管芽は発生第4週末に中腎管尾端近くの背内側壁から生じ，造後腎組織から出る物質の誘引により背頭方に伸び造後腎組織内に侵入

する．ここで尿管芽の盲端は拡張して腎盤の原基となるが，すぐ頭尾に二分して腎杯原基を生ずる．その後，腎杯原基は二分法で13回以上分岐をくり返し，造後腎組織内に放射状に伸びて乳頭管，さらには集合管を形成する．はじめ尿管芽の盲端を帽状におおっていた造後腎組織は，尿管芽盲端の分岐に対応して分断されるが，やがて集合管の誘導効果により，各集合管の両側に帽状の間葉に由来する後腎胞が出現する．後腎胞が発育してネフロンが形成される．すなわち，後腎胞は伸びて，一方の端で集合管盲端の膨大部と結合し，S字状に屈曲して他端で糸球体を受け入れ糸球体囊（Bowman 囊）となる．このS字状係蹄の集合管連結側から尿細管の介在部が，糸球体囊側から曲部が，両者の中間部からヘンレのワナ (loop of Henle) が生ずる．ヘンレのワナは次第に腎盤に向かって伸長し，将来，腎髄質を形成する．発生90日で，腎臓の皮質と髄質の別が生ずる．なお，尿管芽の中腎管に連なる部分は尿管に分化する．

以上のような経過で一つの集合管に所属する帽状の造後腎組織から，次々にネフロンが形成され，一つの小葉にまとめられる．さらに一つの腎杯にそそぐ小葉群で腎葉が構成されるが，腎葉間は間葉で境され，それを反映して胎生期腎の表面には溝がみられる．しかし次第に消失して幼時期にはみられなくなる．

発生第5週末から第8週にかけて発生中の後腎は骨盤位から腰椎位へと上昇する．これは尿管芽そのものの頭背方への伸長，腰仙骨部の著しい伸長と体弯曲度の減少などが関係しておこる．後腎は上昇中に，長軸のまわりに90°回転して，その内側縁を背側に，外側縁を腹側に向ける．

なお，尿の形成は発生3ヵ月中頃からはじまる． (沢野)

後腎憩室 Deverticulum metanephricum, *metanephric diverticulum* →尿管芽

後神経束 Faciculus posterior, *posterior cord*, Faciculus posterior →腕神経叢

口唇腺 Glandulae labiales, *labial glands*, Glandulae labiales →口腔腺

項靱帯 Ligamentum nuchae, *ligamentum nuchae*, Nackenband

後頭骨の外後頭隆起と外後頭稜から第7頸椎棘突起の間に張る線維性膜で，深部では頸椎の棘突起につく．左右の頸部固有背筋を隔てる中隔を形成する．第7頸椎以下の棘上靱帯に相当する．膠原線維のほか弾性線維を含むが，後者の含有はヒトでは少ない． (佐藤)

後腎胞 renal vesicle, *nephrogenic vesicle*, Nachnierenbläschen →造後腎組織，後腎

後膵動脈 Arteria pancreatica dorsalis, *dorsal pancreatic artery* →腹腔動脈

後皺柱 Columna rugarum posterior, *posterior vaginal columns*, Columna rugarum posterior →膣

後生〔説〕 Epigenesis, *epigenesis*, Epigenese

発生の過程は，親の形態が卵または精子の中にあらかじめ存在しているという前成説的なものではなく，未分化の単純な状態から出発して，より複雑な状態へと進む．すなわち，分化は漸進的で発生経過中に，次々に親の形態ができあがってくるという考え方．

17～18世紀には前成説が優勢であったが，18世紀の中頃に C. F. Wolff がニワトリの初期発生で，腸管など各種器官発生は後成的であるとの実証的根拠をあげた．また19世紀になって，von Baer らの比較発生学的研究，とくに胚葉の概念の確立により，古い形での前成説は一応否定された． (沢野)

後脊髄小脳路 Tractus spinocerebellaris posterior (Flechsig), *dorsal spinocerebellar tract*, Tractus spinocerebellaris posterior (Flechsig) →脊髄小脳路

後脊髄動脈 Arteria spinalis posterior, *posterior spinal artery*, hintere Rückenmarksarterie →椎骨動脈

硬節 Sclerotomus, *sclerotome*, Sklerotome →椎板

後尖（三尖弁の） Cuspis posterior, *posterior leaflet*, hinteres Segel →心臓

後仙骨孔 Foramina sacralia dorsalia, *dorsal sacral foramina*, Foramina sacralia dorsalia →仙骨

後仙腸靱帯 Ligamenta sacroiliaca dorsalia, *posterior sacroiliac ligaments* →仙腸関節

後仙尾筋 Musculus sacrococcygeus dorsalis, *dorsal sacrococcygeal*, dorsalek Kreuz-Steißbeinmuskel →尾骨の筋

後〔前腕〕骨間神経 Nervus interosseus [antebrachii] posterior, *posterior interosseous nerve*, Nervus interosseus [antebrachii] posterior →橈骨神経

後前腕皮神経 Nervus cutaneus antebrachii posterior, *posterior cutaneous nerve of the fore-*

arm, Nervus cutaneus antebrachii posterior →橈骨神経

後側頭泉門 Fonticulus mastoideus, *mastoid fontanelle*, hintere Seitenfontanelle →頭蓋泉門

後側頭板間静脈 Vena diploica temporalis posterior, *posterior temporal diploic vein* →板間静脈

酵素原果粒 zymogen granule, Zymogenkörnchen →分泌果粒

後大腿皮神経 Nervus cutaneus femoris posterior, *posterior femoral cutaneous nerve*, Nervus cutaneus femoris posterior →仙骨神経叢

後大脳動脈 Arteria cerebri posterior, *posterior cerebral artery* →椎骨動脈

後　柱 Columna posterior, *dorsal column*, Hintersäule →後角

好中球 Granulocytus neutrophilicus, *neutrophil leucocytes*, neutrophile Leukozyten

全白血球数の55～65％を占め，最も多い白血球*である．塗抹標本では直径10～12μmで，赤血球*より大きい．一般の血球染色で細胞質のほぼ全域に分布する微細な染料に染まりにくい特殊果粒(specific granules)が多数みられる．この果粒は好中果粒(neutrophil granules)といわれ，アルカリ性ホスファターゼと抗菌作用を有するファゴシチンとよばれる塩基性蛋白を含む．このほかに少数ではあるが，より大きなアズール色素に赤紫色に染まるアズール果粒がみられる．アズール果粒はミエロペルオキシダーゼ，酸性ホスファターゼ，β-グルクロニダーゼを含み，修飾された一次ライソゾームであると考えられている．核は染色質*に富み，不規則な形を示す．流血中に入ったばかりの好中球の核は杆状であるが，成熟するに伴い核は分葉し，それぞれの分葉核は細い染色質の糸で連絡されている．古い白血球では5分葉ないしそれ以上の分葉を示す．2分葉核以上7分葉核をもつ好中球を分葉核好中球(neutrophil leucocytes with segmented nuclei)という．女性の好中球の2～3％には，性染色質が滴状の小塊として，小さな分葉をなすことがあり，その形より太鼓ばち(drumstick)とよぶ．好中球は活発なアメーバ様運動を行い，死滅した組織に向かう走化性(chemotaxis)を有し，細菌や異物を細胞内にとり込む貪食性(phagocytosis)を有す．

(小川・瀬口)

後　腸 Metenteron, *hind-gut*, Enddarm
原始腸管の後腸門から排泄腔膜までの範囲で，将来ここから横行結腸の遠位1/3，下行結腸，S状結腸，直腸および肛門管の上部が発生する．この部は下腸間膜動で養われる．

後腸の末端部ははじめ拡大して排泄腔*を形成しているが，ここから尿膜が臍帯内に伸びている．尿膜と後腸のなす角から間葉性の横走隆起（尿直腸中隔）が生じ，次第に下降して発生第7週には排泄腔膜に到達し，排泄腔を前方の尿生殖洞と後方の肛門直腸管とに分ける．これにより排泄腔膜はそれぞれ尿生殖膜*と肛門膜*となる．

尿生殖洞の頭方部から膀胱，尾方部から尿道が分化し，肛門膜の部位は発生第8週に，外方から内方へ陥入して肛門窩を形成し，まもなく肛門膜が破れて，直腸と外界（羊膜腔）との交通が生ずる．肛門管の下1/3の粘膜上皮は外胚葉起源で内腸骨動脈の枝を受ける　　(沢野)

後腸骨棘間径 Distantia spinarum posterior, hintere obere Spinalbreite →骨盤の計測

交通枝（交感神経の） Rami communicantes, *communicating rami*, Rami communicantes →交感神経

交通枝（後脛骨動脈の） Ramus communicans, *communicating branch* →後脛骨動脈

交通枝（脊髄神経の） Rami communicantes, *communicating rami*, Rami communicantes →脊髄神経

後殿筋線 Linea glutea posterior, *posterior gluteal line* →腸骨

後　頭 Occiput, *occipital*, Hinterhaupt →頭蓋冠

喉　頭 Larynx, *larynx*, Kehlkopf
喉頭は気道の一部をなすと同時に発声器として重要な役目を有する．前頚部の正中部で，第4～6頚椎の高さにあり，前と外側は皮膚と舌骨下筋群におおわれ，後は咽頭の喉頭部に接する．上部は上後方に向かって咽頭腔に突出し，喉頭口をもって咽頭喉頭部につづく．

喉頭は軟骨性の支柱（喉頭軟骨*）を有し，各軟骨は靱帯および筋（喉頭筋）によって結合される．

喉頭軟骨を結合する靱帯には次のものがある．

(1) 甲状舌骨膜(Membrana thyrohyoidea)：甲状軟骨*上縁と舌骨下面の間の弾性線維に富む結合織膜．

(2) 正中甲状舌骨靱帯(Ligamentum thyrohyoideum medianum)：甲状舌骨膜のうち上甲状

切痕と舌骨との間の肥厚部.

(3) 甲状舌骨靱帯(Ligamentum thyrohyoideum): 同じく甲状軟骨上角と舌骨大角の末端との間の肥厚部で，その中に麦粒軟骨を含む.

(4) 甲状喉頭蓋靱帯(Ligamentum thyroepiglotticum): 喉頭蓋軟骨茎と甲状軟骨の上甲状切痕の下との間.

(5) 舌骨喉頭蓋靱帯(Ligamentum hyoidepiglotticum): 舌骨上縁と喉頭蓋軟骨舌骨面との間.

(6) 輪状咽頭靱帯(Ligamentum cricopharyngeum): 小角軟骨と輪状軟骨板上縁との間の輪状小角靱帯のY字型の3脚のうちの下脚で，上脚を小角咽頭靱帯という.

(7) 輪状甲状靱帯(Ligamentum cricothyroideum): 輪状軟骨弓と下甲状切痕の間.

(8) 喉頭弾性膜(Membrana elastica laryngea): 喉頭粘膜の下層が弾性線維を多量に含んで膜状に肥厚したもの. この膜は喉頭蓋外側縁から小気軟骨，披裂軟骨の内側面，輪状軟骨

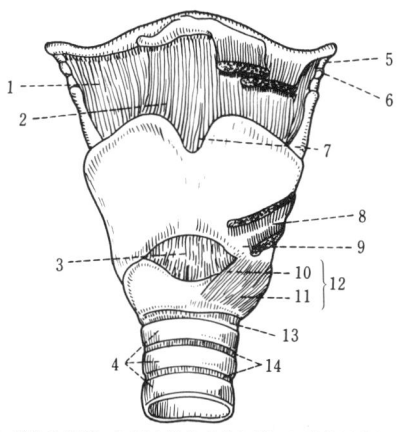

1. 甲状舌骨膜，2. 正中甲状舌骨靱帯，3. 輪状甲状靱帯，4. 気管軟骨，5. 甲状舌骨靱帯，6. 麦粒軟骨，7. 上甲状切痕，8. 斜線，9. 下甲状結節，10. 直部，11. 斜部，12. 輪状甲状筋，13. 輪状気管靱帯，14. 輪状靱帯

喉頭部前面-1

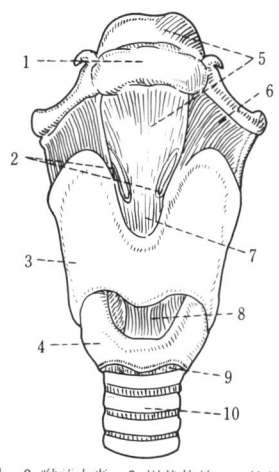

1. 舌骨，2. 喉頭小嚢，3. 甲状軟骨，4. 輪状軟骨，5. 喉頭蓋軟骨，6. 甲状舌骨膜，7. 甲状喉頭蓋靱帯，8. 輪状甲状靱帯，9. 輪状気管靱帯，10. 気管

喉頭部前面-2

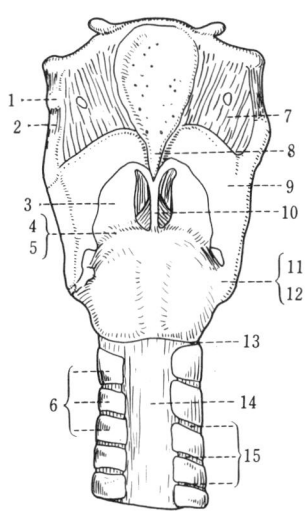

1. 麦粒軟骨，2. 甲状舌骨靱帯，3. 披裂軟骨，4. 輪状披裂関節，5. 輪状披裂関節包，6. 気管軟骨，7. 甲状舌骨膜，8. 甲状喉頭蓋靱帯，9. 甲状軟骨右板，10. 輪状咽頭靱帯，11. 輪状甲状関節，12. 輪状甲状関節包，13. 輪状気管靱帯，14. 膜性壁，15. 輪状靱帯

喉頭部後面-1

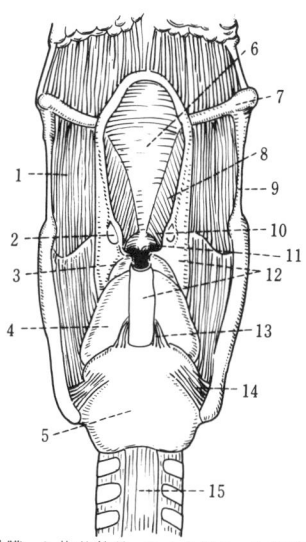

1. 甲状舌骨膜，2. 楔状軟骨，3. 小角軟骨，4. 披裂軟骨後面，5. 輪状軟骨板，6. 喉頭蓋，7. 舌骨，8. 披裂喉頭蓋ヒダ，9. 甲状舌骨靱帯，10. 前庭ヒダ，11. 披裂間切痕，12. 喉頭弾性膜，13. 後輪状披裂靱帯，14. 後輪状甲状靱帯，15. 気管膜性壁

喉頭部後面-2

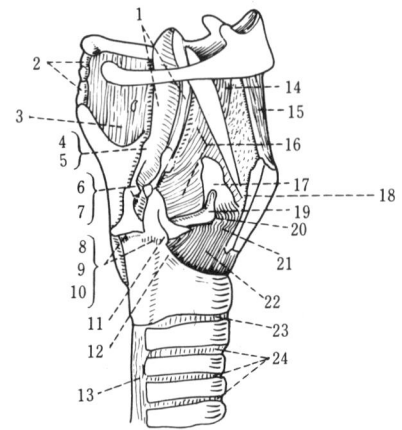

1. 披裂喉頭蓋ヒダ，2. 甲状舌骨靱帯，3. 甲状舌骨膜，4. 楔状結節，5. 楔状軟骨，6. 小角結節，7. 小角軟骨，8. 輪状披裂関節，9. 輪状披裂関節包，10. 後輪状披裂靱帯，11. 筋突起，12. 声帯突起，13. 膜性壁，14. 舌骨喉頭蓋靱帯，15. 正中甲状舌骨靱帯，16. 四角膜，17. 喉頭小嚢，18. 甲状喉頭蓋靱帯，19. 室靱帯，20. 喉頭室，21. 声帯靱帯，22. 弾性円錐，23. 輪状気管靱帯，24. 輪状靱帯

喉頭部の側面観(甲状軟骨の一部削除)

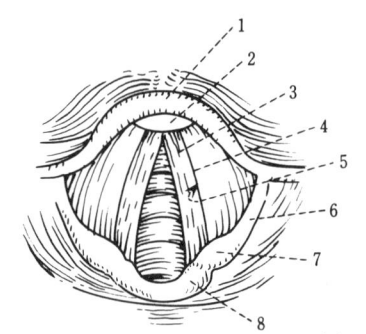

1. 喉頭蓋，2. 披裂喉頭蓋ヒダ，3. 楔状結節，4. 横披裂筋，5. 輪状軟骨板，6. 舌骨喉頭蓋靱帯，7. 正中甲状舌骨靱帯，8. 喉頭蓋，9. 喉頭前庭，10. 前庭腔，11. 喉頭小嚢，12. 前庭ヒダ，13. 喉頭室，14. 声帯ヒダ，15. 声門下腔，16. 輪状軟骨弓，17. 気管

喉頭の正中断面

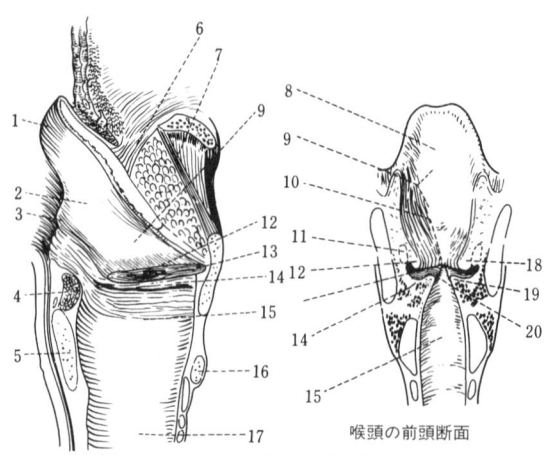

喉頭の前頭断面

1. 喉頭蓋，2. 喉頭蓋結節，3. 声帯ヒダ，4. 前庭ヒダ，5. 喉頭室，6. 披裂喉頭蓋ヒダ，7. 楔状結節，8. 小角結節

喉頭（声門）の上面観

上縁に及ぶ．

(9) 声帯靱帯(Ligamentum vocale)： とくに肥厚したもので，披裂軟骨声帯突起と甲状軟骨正中部後下面の間に張る．声帯靱帯には両端に種子軟骨をみることがある．喉頭弾性膜は声帯靱帯によって上方の四角膜(membrana quadranoularis)と下方の弾性円錐(conus elasticus)に分けられる．

(10) 室靱帯(Ligamentum ventriculare)： 四角膜の下端が肥厚したもので，甲状軟骨後面正中部と披裂軟骨小丘付近を結ぶ．

(11) 後輪状披裂靱帯(Ligamentum cricoarytaenoideum posterius)： 輪状軟骨と披裂軟骨との関節面を補強する．

(12) 輪状気管靱帯(Ligamentum cricotrachea-

le)： 輪状軟骨と第1気管軟骨との間を結ぶ．

喉頭腔の内面は粘膜におおわれ，下に存在する軟骨，靱帯，筋の形態や走向に従ってヒダや陥凹をつくる．喉頭腔の咽頭喉頭部への開口を喉頭口とよぶ．喉頭口の前部は喉頭蓋，後部は披裂喉頭蓋ヒダに囲まれて楕円形を呈する．喉頭口の後部の左右の披裂軟骨の間で粘膜は陥入して披裂間切痕をなす．喉頭口と前庭ヒダの間を喉頭前庭といい，前庭ヒダと声帯ヒダとの間を喉頭室という．喉頭室の盲端は甲状軟骨内面まで伸び，喉頭小嚢となる．サルではこれがよく発達し，響嚢となる．前庭ヒダの支柱は前述のとおり室靱帯で，左右の前庭ヒダとの間の裂隙を前庭裂という．声帯ヒダの下で弾性円錐および輪状軟骨に囲まれた部位を声門下腔という．

喉頭粘膜は鼻腔呼吸部と同じく杯細胞を混ずる多列繊毛円柱上皮におおわれるが，声帯ヒダ，喉頭口および喉頭蓋後面は重層扁平上皮におおわれる．粘膜固有層には喉頭腺（混合性分岐管状胞状腺）とともに喉頭リンパ小節がみられる．
　　　　　　　　　　　　　　　　　　（吉村）

喉頭の発生 *development of larynx*

胎生第5週において喉頭気管管*の入口，すなわち原始喉頭口（→肺の発生）の左右を囲む部分に，上皮下の間葉組織の増殖によって頭尾方向に走る高まりを生ずる．これを披裂隆起といい，後にこの内部に披裂軟骨が発生する．第

6週に入ると原始喉頭口の頭側に接する鰓下隆起（hypobranchial eminence）の尾側部から左右方向に走る隆起が生じ，喉頭蓋隆起とよばれ，後にその内部に喉頭蓋軟骨が発生する．披裂隆起と喉頭蓋隆起の発育により原始喉頭口はT字型となる．

胎生第7週ごろから喉頭口につづく喉頭気管管の頭側端部は，内胚葉上皮の増殖によって内腔が完全に閉塞される．第10週の中ごろからこの上皮の癒合はゆるみはじめ，3カ月のおわりには内腔が再び開いて喉頭腔が形成される．この際，まず将来の声門の位置に声帯ヒダの原基が形成され，ついでその頭側で左右両側壁が外方に凹んで喉頭室となり，その頭側縁が室ヒダとなる．喉頭を取り巻く，主として第4〜第6鰓弓に由来する間葉組織から，上記の軟骨の他，甲状軟骨および輪状軟骨と喉頭筋が発生する． (溝口)

後　洞（中耳の）　Sinus posterior, *posterior sinus*, Sinus posterior　→中耳

後頭縁（岩様部の）　Margo occipitalis, *occipital border*　→岩様部

後頭縁（頭頂骨の）　Margo occipitalis, *occipital border*　→頭頂骨

後頭顆　Condylus occipitalis, *occipital condyle*　→後頭骨

喉頭蓋　Epiglottis, *epiglottis*, Kehldeckel

喉頭口の前壁をなし，その概形は喉頭蓋軟骨によってつくられる．喉頭蓋の主な働きは嚥下を円滑に行うことである．

喉頭蓋軟骨は弾性軟骨で木の葉状を呈し，舌根の後方に斜上方に突出している．木の葉の基部（喉頭蓋茎）は甲状喉頭蓋靱帯によって係留されている．甲頭蓋茎の背面は小さくふくらみ，喉頭蓋結節をなす．前面には舌骨体との間に舌骨喉頭蓋靱帯が張り，喉頭口の側壁は披裂喉頭蓋ヒダで囲まれる．（→喉頭，喉頭軟骨，喉頭筋） (吉村)

後頭蓋窩　Fossa cranii posterior, *posterior cranial fossa*, hintere Schädelgrube　→内頭蓋底

喉頭蓋茎　Petiolus epiglottidis, *stalk (of epiglottis)*, Epiglottisstiel　→喉頭蓋

喉頭蓋結節　Tuberculum epiglotticum, *epiglottic tubercle (cushion)*, Tuberculum epiglotticum　→喉頭蓋

喉頭蓋谷　Vallecula epiglottica, *vallecula epiglottica*, Vallecula epiglottica　→咽頭

喉頭蓋軟骨　Cartilago epiglottica, *epiglottis (epiglottic cartilage)*, Kehldeckelknorpel　→喉頭蓋

後頭下筋　Musculi suboccipitales, *suboccipital*

固有背筋＊の最深層のうち，軸椎，環椎，後頭骨の3者を結ぶ四つの小筋群をさす．大後頭直筋，小後頭直筋，上頭斜筋，下頭斜筋がそれである．（→固有背筋） (佐藤)

後頭角　Angulus occipitalis, *occipital angle*　→頭頂骨

後頭下静脈叢　Plexus venosus suboccipitalis, *suboccipital venous plexus*　→上大静脈

後頭下神経　Nervus suboccipitalis, *suboccipital nerve*, Nervus suboccipitalis　→頚神経

喉頭気管管　Tubus laryngotrachealis, *laryngotracheal tube*

呼吸器の原基として前腸頭側部の腹側壁の正中線上に生じた喉頭気管溝＊は，やがてその尾側部が気管食道中隔（tracheo-esophageal septum）により前腸（食道）の壁から分離し，尾側端がややふくれて盲端におわる喉頭気管憩室となり，これがさらに尾方へ伸長して喉頭気管管となる．（→肺の発生） (溝口)

喉頭気管溝　*laryngotracheal or tracheobronchial groove*, Laryngotrachealrinne

胎生第4週の中ごろ，鰓腸＊の尾側につづく前腸＊の腹側壁の正中線上に生ずる1本の溝で，喉頭・気管・気管支および肺のすべてをつくる原基である．肺溝ともいう．（→肺の発生） (溝口)

喉頭筋　Musculi laryngis, *muscles of the larynx*, Kehlkopfmuskeln

喉頭筋はすべて横紋筋である．各筋の起始・停止および作用は次のとおりである．

(1) 披裂喉頭蓋筋：披裂軟骨尖→喉頭蓋軟骨側縁，披裂喉頭蓋ヒダの芯となり，喉頭蓋を引き下げる．(2) 輪状甲状筋：輪状軟骨前外側→甲状軟骨板の下縁，直部＝前部の比較的鉛直方向に走る部分：斜部＝後部の横走部，声帯を緊張させる．(3) 後輪状披裂筋：輪状軟骨板後面→披裂軟骨筋突起＝声門裂を開く．(4) 下角輪状筋（異常筋）：甲状軟骨下角→輪状軟骨下縁，(5) 外側輪状披裂筋：輪状軟骨外側上縁→披裂軟骨の筋突起．筋突起を復側へ引く．声門裂を狭める．(6) 声帯筋：甲状軟骨後面正中部→披裂軟骨の声帯突起と楕円窩；声帯をゆるめ声門をせまくする．(7) 甲状喉頭蓋筋：甲状軟骨正中部内面→喉頭蓋軟骨の外側縁喉頭口を開く．

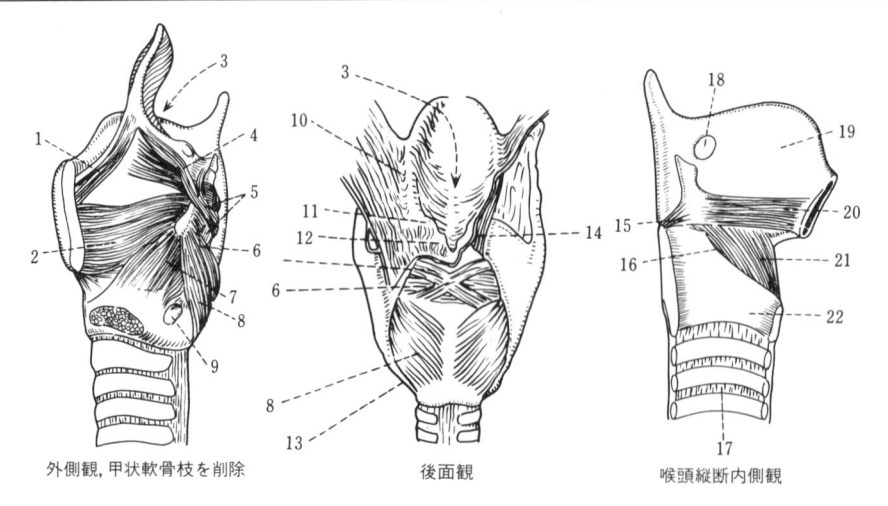

外側観,甲状軟骨枝を削除　　　後面観　　　喉頭縦断内側観

1. 甲状喉頭蓋筋, 2. 甲状披裂筋, 3. 喉頭口, 4. 披裂喉頭蓋筋, 5. 斜披裂筋, 6. 横披裂筋, 7. 外側輪状披裂筋,
8. 後輪状披裂筋, 9. 甲状関節面, 10. 披裂喉頭蓋ヒダ, 11. 楔状結節, 12. 小角結節(軟骨), 13. 下角輪状筋,
14. 披裂喉頭蓋筋, 15. 後輪状披裂靱帯, 16. 外側輪状披裂筋, 17. 気管, 18. 甲状孔, 19. 甲状軟骨, 20. 声帯筋,
21. 輪状甲状筋, 22. 輪状軟骨

喉 頭 筋

(8) **甲状披裂筋**：甲状軟骨下端内側面→披裂軟骨前外側面，筋突起，声帯を緊張させ，声門裂を狭くする．(9) **斜披裂筋**：筋突起と反対側の尖との間をX字状に結ぶ．喉頭口を狭くする．(10) **横披裂筋**：左右の披裂軟骨後面の間に張る．声門裂を閉じる．喉頭筋のうち輪状甲状筋は上喉頭神経外枝，その他の筋はすべて下喉頭神経の支配である．　　　　　　　　　（吉村）

後頭筋 Venter occipitalis, *occipital belly*, Hinterhauptsmuskel →表情筋

後頭筋板 Myotomi occipitales, *occipital myotomes*, Occipitalmyotome

4個の後頭体節に由来する筋板*．舌下神経*の支配を受ける舌筋*がこれから分化すると考えられている．最前の後頭体節は早期に消滅する．　　　　　　　　　　　　　　（森）

喉頭腔 Cavum laryngis, *cavity of larynx*, Kehlkopfhöle →喉頭

喉頭口 Aditus laryngis, *laryngeal aperture*, Kehlkopfeingang →喉頭

後頭骨 Os occipitale, *occipital bone*, Hinterhauptbein

後頭骨は頭蓋*の後下部を形成し，脊椎上端と連なっている．シャベル状を呈しており，前下方には大後頭孔という卵円形の頭蓋最大の孔があり，延髄下部，副神経脊髄根，椎骨動・静脈，脊髄動脈，静脈叢などがこの孔を通る．大後頭孔の前にある長方形の厚い骨部を底部といい蝶形骨体後部と蝶後頭軟骨結合などを行う．

底部の上面側縁に下錐体静脈洞をいれる下錐体洞溝がある．また底部下面中央に咽頭結節という小さな隆起がある．大後頭孔の両側部は外側部といい下面に後頭顆という関節面を有する高まりがあり，これは第1頸椎の上関節窩と関節する．後頭顆の後方に顆窩という'くぼみ'があり，ここには顆導出静脈を通す顆管が開口する．また後頭顆の上方には後内方から前外方に舌下神経の通路である舌下神経管が走る．この管を覆う内面の隆起を頚静脈結節という．外側部の前部に頚静脈切痕があり，側頭骨岩様部の同名の切痕と合して頚静脈孔をつくる．この孔は後頭骨および側頭骨から出る頚静脈孔内突起により前後の2部に分かれており，前部は小さく，ここを通るものは，舌咽神経，迷走神経，副神経，下錐体静脈洞で，後部は大きく内頚静脈が通る．また頚静脈切痕の後部から外側に頚静脈突起が出る．後頭鱗が側頭骨岩様部の後頭縁と接するところを乳突縁といい，また頭頂骨の後頭縁と接するところを人字縁（ラムダ状縁）という．また後頭鱗のうちの上半部は結合組織より発生し，頭頂間骨という．凸面をなす後頭鱗の外面のほぼ中央に外後頭隆起がある．この隆起から下方へ延びて大後頭孔までいたる隆起線を外後頭稜という．両側より内方へ向かい外後頭隆起のところで外後頭稜に達する線を最上項線という．この線の直下に上項線があり，これは外後頭隆起の直下で外後頭稜に達するが，この到達した点がイニオンである．また

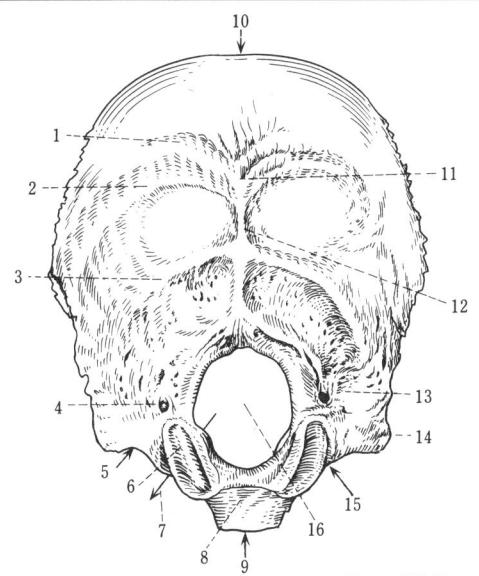

1. 最上項線, 2. 上項線, 3. 下項線, 4. 顆管, 5. 頚静脈切痕, 6. 後頭顆, 7. 舌下神経管, 8. 咽頭結節, 9. 底部, 10. 後頭鱗, 11. 外後頭隆起, 12. 外後頭稜, 13. 顆窩, 14. 頚静脈突起, 15. 外側部, 16. 大[後頭]孔,
後頭骨(後下面)

上項線よりかなり下方に下項線がある．後頭鱗内面は凹面をなし，そのほぼ中央部に十字形に交叉する高まりがあり，これを十字隆起という．十字隆起の上2個の区画は大脳後頭葉をいれ，下2個の区画には小脳半球，延髄，橋をいれる．十字隆起の交叉点を内後頭隆起という．この隆起より下方へ向かい大後頭孔まで達する稜を内後頭稜という．また内後頭隆起から上方へ上矢状洞溝，左右両側へ横洞溝が走るが，上矢状洞溝は右横洞溝につづくことが多い．横洞溝はさらにつづいて側頭骨乳突部内面のS状洞溝につづく．頚静脈突起の下面に外側頭直筋の停止による隆起が認められるが，これが著明に突出したものを乳突傍突起という．(→頭蓋骨)

(児玉)

後頭枝（外頚動脈の） Rami occipitales, *occipital branch* →外頚動脈

後頭枝（椎骨動脈の） Rami occipitales, *occipital branch* →椎骨動脈

喉頭室 Ventriculus laryngis, *laryngeal sinus (ventricle of laryngis, sinus of larynx)*, Ventriculus laryngis →喉頭

喉頭小嚢 Sacculus laryngis, *laryngeal sacculu(appendix of the laryngeal ventricle)*, Sacculus laryngis →喉頭

後頭静脈 Vena occipitalis, *occipital vein* →外頚静脈

後頭静脈洞 Sinus occipitalis, *occipital sinus*, Hinterhauptblutleiter →硬膜静脈洞

喉頭神経ヒダ Plica nervi laryngei →咽頭

喉頭腺 Glandulae laryngeae, *laryngeal glands (arytenoid glands)*, Glandula laryngeae (Drüsen der Kehlkopfschleimhaut) →喉頭

喉頭前庭 Vestibulum laryngis (Luschka), *vestibule (of larynx)*, Vorhof (obere Kehlkopfraum) →喉頭

喉頭前庭ヒダ Plica vestibularis, *vestibular plica*, Taschenfalte zwischen ventriculus laryngis u. vestibulum laryngis →喉頭

喉頭前庭裂 Rima vestibuli, *rima vestibuli*, Spalte zwischen den beiden Taschenfalten →喉頭

後頭前頭筋 Musculus occipitofrontalis, *occipitofrontalis* →表情筋

後頭前野 *preoccipital area* →後頭葉

後頭側頭溝 Sulcus parieto-occipitalis, *parietooccipital sulcus*, Sulcus parietooccipitalis →側頭葉

喉頭弾性膜 Membrana fibroelastica laryngis, *elastic membrane (fibroelastic membrane)*, Membrana fibroelastica laryngis →喉頭

後頭導出静脈 Vena emissaria occipitalis, *occipital emissary vein* →導出静脈

後頭動脈 Arteria occipitalis, *occipital artery* →外頚動脈

後頭動脈溝 Sulcus arteriae occipitalis, *occipital groove* →岩様部

喉頭軟骨 Cartilagines laryngis, *cartilages of the larynx*, Kehlkopfknorpel

甲状軟骨*（1個），輪状軟骨*（1個），披裂軟骨*（1対），喉頭蓋軟骨（1個），楔状軟骨（1対），小角軟骨（1対）の6種類の総称．このほか，これらを結合する靱帯の中に麦粒軟骨などの軟骨小片を含む．

甲状軟骨下角の内側面と輪状軟骨外側面の甲状関節面との間で輪状甲状関節をなし，骨における関節と同様に関節包（輪状甲状関節包）に包まれ，後輪状甲状靱帯などによって補強される．輪状軟骨板上縁の外側には披裂関節面があり，披裂軟骨底の関節面との間で輪状披裂関節をなす．この関節も骨における関節と同様の構造を示し，輪状披裂関節包に包まれ，後輪状披裂靱帯によって補強される．(→喉頭)

楔状軟骨は対をなす扁平な弾性軟骨小片であり，小角軟骨は披裂軟骨尖の上にのる角状の弾

性軟骨小片である．両者は披裂喉頭蓋ヒダの中にあってこの部分の粘膜にそれぞれ楔状結節，小角結節をつくる．　　　　　　　　　　（吉村）

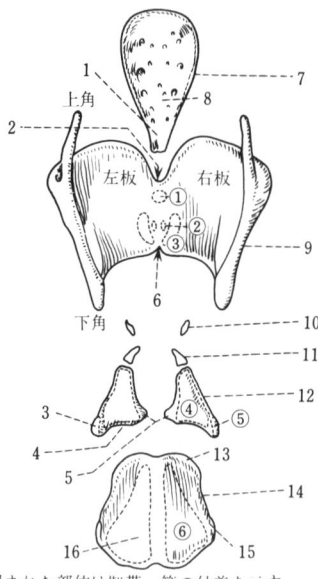

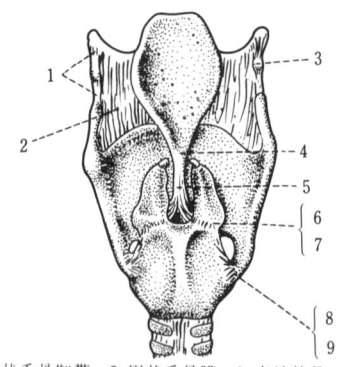

1. 甲状舌骨靱帯，2. 甲状舌骨膜，3. 麦粒軟骨，4. 喉頭蓋茎，5. 甲状喉頭蓋靱帯，6. 輪状披裂関節，7. 輪状披裂関節包，8. 輪状甲状関節，9. 輪状甲状関節包
喉頭部後面

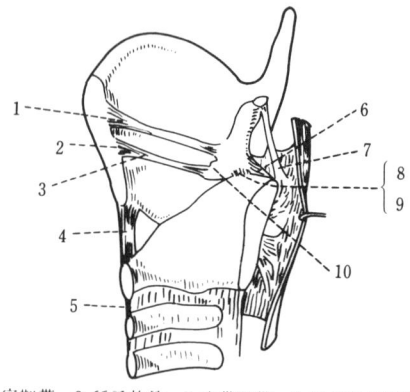

点線で囲まれた部位は靱帯・筋の付着を示す．
① 甲状喉頭蓋靱帯，② 声帯靱帯，③ 甲状披裂筋，
④ 横披裂筋，⑤ 後輪状披裂筋，外側輪状披裂筋，
⑥ 後輪状披裂筋．
1. 喉頭蓋茎，2. 上甲状切痕，3. 筋突起，4. 底，5. 声帯突起，6. 下甲状切痕，7. 喉頭蓋軟骨，8. 喉頭蓋隆起，9. 甲状軟骨，10. 楔状軟骨，11. 小角軟骨，12. 披裂軟骨，13. 披裂関節面，14. 輪状軟骨，15. 甲状関節面，16. 板
喉頭部の諸軟骨-1

1. 室靱帯，2. 種子軟骨，3. 声帯靱帯，4. 輪状甲状靱帯，5. 輪状気管靱帯，6. 後輪状披裂靱帯，7. 輪状咽頭靱帯，8. 輪状披裂関節，9. 輪状披裂関節包
喉頭部内面を中央部からみたもの
（甲状軟骨板などを削除）

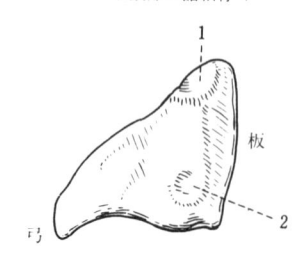

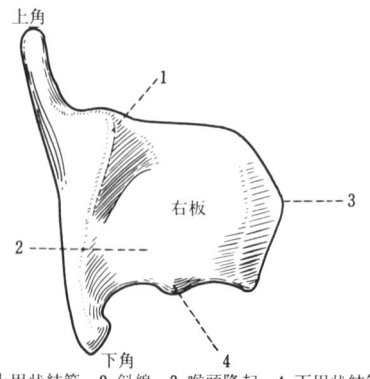

1. 披裂関節面，2. 甲状関節面
輪状軟骨左側面

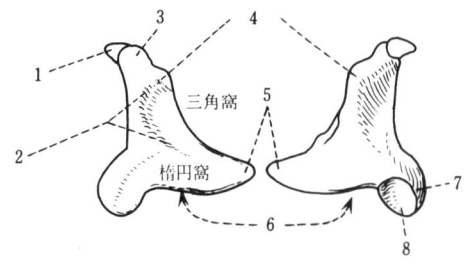

1. 上甲状結節，2. 斜線，3. 喉頭隆起，4. 下甲状結節
甲状軟骨右側面

1. 小角軟骨，2. 弓状稜，3. 尖，4. 小丘，5. 声帯突起，6. 底，7. 筋突起，8. 関節面
披裂軟骨

後頭乳突縫合　Sutura occipitomastoidea, *occipitomastoid suture*　→頭蓋の縫合

後頭板間静脈　Vena diploica occipitalis, *occipital diploic vein*　→板間静脈

喉頭部（咽頭の）　Pars laryngea, *laryngeal*

part, Pars laryngea →咽頭

後頭葉 Lobus occipitalis, *occipital lobe*, Hinterhauptlappen

頭頂葉*と側頭葉*の後方にある外套の部分である．外側面において，これらの葉との境界は不明瞭である．頭頂間溝の後端には，ほぼこれに直角に走る横後頭溝があるが，この溝は後頭葉*の前方部にある．なお不規則な形をした上および外側後頭溝と上および外側後頭回がある．外側後頭溝の一部はさらに弓状を呈することがあり，月状溝（猿裂）ともよばれる．後頭後葉の後端には内側面における鳥距溝のつづきがみられる．内側面には頭頂後頭溝の後方をほぼ水平に走る深く陥入した鳥距溝がある．この溝の周囲には視覚野があり，視放線（外矢状層）を通り外側膝状体からの線維が入る．それ以外の後頭の大部分は後頭連合野に属する．視放線の内側には内矢状層とよばれる髄質があり，さらにその内側で側脳室の上および外側壁を形成している壁板がある．これは脳梁膨大から放散する脳梁線維からなる． （川村　光）

喉頭隆起 Prominentia laryngea, *laryngeal prominence* (*Adams apple*), Prominentia laryngea (Adamsapfel)　→甲状軟骨

喉頭隆起皮下包 Bursa subcutanea prominentiae laryngeae

甲状軟骨*の喉頭隆起の直前にある小さな滑液包*である．　　　　　　　　　　（佐藤）

後頭鱗 Squama occipitalis, *squama occipitalis*, Hinterhauptschuppe　→後頭骨

喉頭リンパ小節 Folliculi lymphatici laryngei, *laryngic lymphatic follicle*, submuköse Lymphfollikel　→喉頭

後頭リンパ節 Lymphonodi occipitales, *occipital nodes*, occipitalknoten　→リンパ節

後頭連合野 *occipital association area*　→後頭葉

鈎突窩 Fossa coronoidea, *coronoid fossa*, Fossa coronoidea　→上腕骨

後突起 Processus posterior (sphenoidalis), *sphenoidal process* (*posterior process*), hinterer Fortsatz　→鼻腔

後内椎骨静脈叢 Plexus venosi vertebrales interni posterior, *internal vertebral venous plexuses posterior*　→奇静脈

後内腹側核 Nucleus ventralis posteromedialis (VPm), *posteromedial ventral nucleus*　→視床腹側核

後脳 Metencephalon, *hindbrain*, Hinterhirn

Metencephalon は小脳*と橋*を意味する．しかし，*hindbrain* は後脳*と延髄*，すなわち，菱脳の意味で用いられることが多い．また，Hinterhirn は橋と同義に用いられていることがある．（→中枢神経系）　　　　　　（水野）

後脳の発生 *development of the metencephalon*

菱脳*の頭側半をなす後脳においては，翼板の背側部を占める菱脳唇*から強大な小脳*が形成され，翼板の腹内側部と基板から橋*が成立する（→菱脳の発生，小脳の発生）．

橋のうち後脳固有の部分は橋背部または橋被蓋とよばれる部分であるが，これは後脳の翼板と基板から形成され，菱形窩の頭側半をなし，ここに三叉，外転，顔面および内耳神経の諸核が生ずる．しかしこれらの灰白質*は外套層*の一部を占めるにすぎず，外套層の残りの部分は上行および下行線維ならびに横走する線維によって満たされ，線維の間に散在する翼板および基板由来の神経細胞*とともに網様体*を形成する．また底板の縁帯は交叉線維によって埋められ，ここに正中縫線ができる（→菱脳の発生）．

橋背部の腹側にヒトでは，非常に強大な橋底部が存在するが，これは付加的構造物である．胎生3カ月の経過中に，髄脳の菱脳唇の頭側部から多数の神経細胞が遊出し，後脳（後に橋背部となる部分）の腹内側部の縁帯の中に集ってきて，ここに大きい灰白質をつくる．これを橋核という．胎生4カ月になると，ここに大脳皮質から下行する神経線維束が到着する．この線維束は橋核を頭尾方向に貫くので橋縦束とよばれる．この橋核と橋縦束とが橋底部を形成する．発生が進むにつれて橋核の神経細胞と橋縦束の線維が増え，橋底部は非常に大きくなる．

橋縦束は大脳皮質から出て橋および延髄の運動脳神経核ならびに脊髄前角細胞に至る錐体路線維と，大脳皮質から出て橋核におわる皮質橋路線維とからなる．後者に接続して橋核から出る神経線維は橋底部を横走して反対側の橋の外側縁部に集り，強大な中小脳脚となって小脳に入る．　　　　　　　　　　　　　　（溝口）

広背筋 Musculus latissimus dorsi, *latissimus dorsi*, breiter Rückenmuskel　→浅背筋

広背筋の腱下包 Bursa subtendinea musculi latissimi dorsi, *bursa of latissimus dorsi*　→滑液包

広背筋腋窩弓 axillary arch of the latissimus dorsi, Latissimus-Achselbogen →腋窩弓

後肺底区（S^{10}） Segmentum basale posterius, *posterior basal segment*, hinteres Basalsegment →肺区域

後肺底枝（B^{10}） Bronchus segmentalis basalis posterior, *posterior basal segmental bronchus*, Bronchus für das hinteres Basalsegment →気管

後肺底動脈（A^{10}） Ramus basalis posterior, *posterior basal artery*, Ast zum hinteren Basalsegment →肺区域

後半月大腿靱帯 Ligamentum meniscofemorale posterius, *posterior meniscofemoral ligament* →膝関節

後鼻棘 Spina nasalis posterior, *posterior nasal spine* →口蓋骨

後鼻孔 Choanae, *choanae*, Choanae →鼻腔, 骨鼻腔

後腓骨頭靱帯 Ligamentum capitis fibulae posterius, *posterior ligament of the tibiofibular joint* →脛腓関節

口鼻膜 Membrana bucconasalis, Membrana oronasalis, *bucconasal or oronasal membrane*, Membrana bucconasalis

鼻腔の発生*の初期に，鼻窩*が拡大した鼻胞の後方部の底が，口窩*の上壁に接着して両者の間にできる上皮性の膜．やがて破れて，鼻胞が口窩に交通する原始後鼻孔*となる．鼻窩の底は，内側鼻隆起*と外側鼻隆起*の下部が接着して形成されるが，ここに両隆起の上皮が合して上皮性の中隔ができる．これを Hochstetter は上皮壁（Epithelmauer），Streeter は nasal fin とよんだ．上皮壁の前方部は内・外側鼻隆起の間葉がこれを破って増殖し，鼻胞の前部を口窩上壁より引離すとともに，顎間部（→一次口蓋）をつくる．後方部は鼻胞の拡大によって引き伸ばされ，口窩上壁と接した部が残り口鼻膜の鼻腔側上皮となる．（→鼻腔の発生） （森・溝口）

口　部（咽頭の） Pars oralis, *oral part*, Pars oralis →咽頭

後　腹（顎二腹筋の） Venter posterior, *posterior belly*, Warzenbauch →舌骨上筋

後腹筋 Musculi abdominis posteriores, *posterior muscles of the abdomen*, dorsale Bauchmuskeln

腰椎の両側に沿う縦走筋で，腰方形筋と大腰筋がこれに属する．ただし大腰筋は下肢に停止するので下肢筋として扱うことが多い．腰方形筋は序列的に椎側筋（中・後斜角筋）と外肋間筋に相同である．（→側腹筋，前腹筋） （佐藤）

後閉鎖結節 Tuberculum obturatorium posterius, *posterior obturator tubercle* →坐骨, 恥骨

後膨大部神経 Nervus ampullaris posterior, *posterior ampullar nerve*, Nervus ampullaris posterior →前庭神経

硬　膜 Dura mater, *dura mater*, harte Hirnhaut

3層からなる髄膜*の最外側をいう．脳を包む脳硬膜（Dura mater encephali）と脊髄を包む脊髄硬膜（Dura mater spinalis）とを区別する．もともと硬膜は内外の2葉からなる．脊髄硬膜ではその外葉は脊柱管腔壁を裏打ちしているところから骨膜*とよばれ，その内葉のみが脊髄硬膜とよばれる．この2葉がつくる腔所が硬膜上腔（Cavum epidurale）で，静脈叢と脂肪組織によってみたされている．一方，脳硬膜ではほとんどの部分で内外の2葉は癒着する．ただし上矢状静脈洞，横静脈洞，S状静脈洞，後頭静脈洞などは内外2葉の脳硬膜によって構成される管状の腔所であり，下矢状静脈洞，直静脈洞は内葉のみで構成される．さらに，脳硬膜の内葉は大脳縦裂，大脳横裂，小脳谷に膜状に入り込んで大脳鎌，小脳テント*，小脳鎌をつくる．（→髄膜） （金光）

硬膜枝（外頸動脈の） Ramus meningeus, *meningeal branch* →外頸動脈

硬膜枝（脊髄神経の） Ramus meningeus, *meningeal branch* →脊髄神経

硬膜枝（椎骨動脈の） Ramus meningeus, *meningeal branch* →椎骨動脈

硬膜静脈 Venae meningeae, *meningeal veins* →内頸静脈

硬膜静脈洞 Sinus durae matris, *venous sinuses of the dura mater*, Blutleitern der harten Hirnhaut

頭蓋*内の静脈血を集める主要静脈系であり，脳硬膜の2葉間の間隙にある．内面は血管内皮によって内張りされており，弁をもたず，壁は筋組織を欠く．頚静脈孔を通じて内頸静脈*と，大後頭孔を通じて椎骨静脈叢と連絡するほか，導出静脈を介してならびに脳神経に随伴して頭蓋外の静脈と結合している．次の静脈洞のうち，(1)～(6)は背側群，(7)～(11)は腹側群である．

(1) 上矢状静脈洞：　大脳鎌の上縁にあり，

鶏冠の前方にはじまり頭蓋冠内面の上矢状洞溝に沿って後走し，内後頭隆起の近くで横洞溝に合する．この静脈洞の左右の硬膜中に数個の静脈裂孔（外側裂孔）があり，それらと通じている．

(2) 下矢状洞溝： 大脳鎌の後半に含まれて後走し，直静脈洞に連なる．

(3) 直静脈洞： 前者につづいて，大脳鎌と小脳テントの合一線を途中で大大脳静脈を受けながら後走し，横静脈洞に合する．

(4) 横静脈洞： 上記の三つの静脈洞が合流して静脈洞交会を形成する．ここから横静脈洞がはじまり，小脳テントの付着部に沿って横洞溝を外側に走りS状静脈洞につづく．

(5) S状静脈洞： 前者につづいて側頭骨乳突部内面を下内側に屈曲して走り，頚静脈孔で内頚静脈につづく．

(6) 後頭静脈洞： 小脳テントの内後頭稜への付着縁を走る小さい静脈洞である．静脈洞交会と大後頭孔周囲の辺縁静脈洞を連絡する．

(7) 海綿静脈洞： 蝶形骨体上面の両側にあり，多数の結合組織束が横切るため海綿状をなす．左右の洞はトルコ鞍の前後で交通し，海綿間静脈洞を形成する．前方では眼静脈と，後方では上・下錐体静脈洞に連なる．

(8) 蝶形〔骨〕頭頂静脈洞： 蝶形骨小翼後縁の下面を走り，海綿静脈洞に合する．

(9) 上錐体静脈洞： 小脳テントの付着部で側頭骨錐体上縁に沿って走り，海綿静脈洞と横静脈洞とを連絡する．

(10) 下錐体静脈洞： 錐体後縁に沿って走り，海綿静脈洞と内頚静脈を連絡する．途中で迷路静脈を受け入れる．

(11) 脳底静脈叢： 後頭骨底部にあり，下錐体静脈洞，内椎骨静脈叢と連絡している．（→上大静脈） (佐藤)

後脈絡叢枝 Ramus chor[i]oideus (Rami chor[i]oidei posteriores), *choroidal branches (posterior choroidal rami)* →椎骨動脈

後 面（虹彩の） Facies posterior (iridis), *(iridial) posterior surface*, die hintere Fläche (der Regenbogenhaut)

虹彩の後眼房面で網膜虹彩部によりおおわれる．（→虹彩） (外崎)

後 面（披裂軟骨の） Facies posterior, *posterior surface*, Rückfläche (hintere Fläche) →披裂軟骨

後盲腸枝 Arteria cecalis posterior, *posterior cecal branch* →上腸間膜動脈

肛 門 Anus, *anus*, Anus

肛門は消化管の末端が外部へ開く部分である．実質的な機能をもつ肛門は，むしろ肛門管＊と考えてよい． (養老)

肛門管 Canalis analis, *anal canal*, Canalis analis (Analkanal)

消化管＊の末端にあたる部分で，直腸＊が骨盤隔膜を貫く部分から肛門までをよぶ．「実質的な肛門」と考えてよい．肛門管壁では，下部で輪筋層が厚く，内肛門括約筋を形成し，さらに外側を縦筋層，肛門挙筋のまじった連合縦走筋，外肛門括約筋などがとりまき，管腔は通常閉鎖する．

肛門管の内腔では，内肛門括約筋による輪状の高まりの上方に，5～8本の肛門柱とよばれる縦の隆起がある．肛門柱間のくぼみを肛門洞，肛門柱の下部をつなぐヒダを肛門弁という．肛門柱を櫛の歯にみたてて，肛門柱のある部分を櫛部とよぶ．また内肛門括約筋の下縁にあたる位置を直腸肛門線といい，ここから外は皮膚の性質を有し，たとえば痛覚がある．（→肛門） (養老)

肛門管の発生 *development of the anal canal*

肛門域は浅く陥凹して外胚葉＊で被覆された肛門窩をつくる．その底に肛門膜＊があり，これが破れると内胚性上皮におおわれた後腸末端部と肛門窩がつながる．こうして形成された後腸末端部から肛門にかけての範囲を肛門管とい

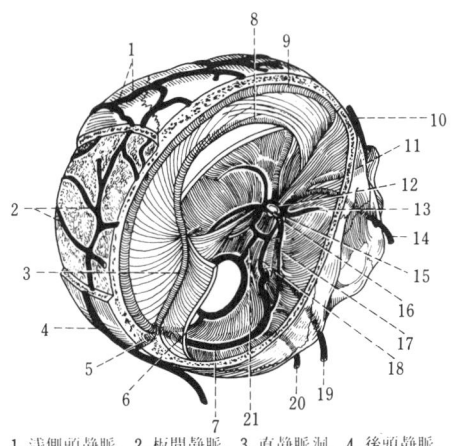

1. 浅側頭静脈，2. 板間静脈，3. 直静脈洞，4. 後頭静脈，5. 後頭導出静脈，6. 後頭静脈洞，7. 横静脈洞，8. 下矢状静脈洞，9. 上矢状静脈洞，10. 眼窩上静脈，11. 上眼静脈，12. 前海綿間静脈洞，13. 蝶形骨前側頭静脈洞，14. 下眼静脈，15. 海綿静脈洞，16. 後海綿間静脈洞，17. 上錐体静脈洞，18. 下矢状静脈洞，19. 内頚静脈，20. 乳突導出静脈，21. 脳底静脈叢

硬膜静脈洞

う．この部をとり囲む間葉から肛門括約筋が発生する．（→後腸） （沢野）

肛門挙筋 Musculus levator ani, *levator ani*, Afterheber →会陰筋

肛門挙筋腱弓 Arcus tendineus musculi levatoris ani, *tendinous arch of the levator ani* →会陰筋

肛門周囲腺 Glandulae circumanales →汗腺

肛門柱 Columnae anales, *anal columns*, Columnae anales →肛門管

肛門洞 Sinus anales, *anal sinuses*, Sinus anales →肛門管

肛〔門〕尾〔骨〕神経 Nervi anococcygei, *anococcygeal nerves*, Nervi anococcygei →尾骨神経

肛門尾骨靱帯 Ligamentum anococcygeum, *anococcygeal ligament* →会陰筋

肛門弁 Valvulae anales, *anal valves*, Valvulae anales →肛門管

肛門膜 Membrana analis, *anal membrane*, Aftermembran

発生第7週に尿直腸中隔が排泄腔膜に達し，これと癒合して原始会陰を形成する．排泄腔膜はこれにより前方の尿生殖膜*と後方の肛門膜に分けられる．肛門膜は発生第8週に破れる．（→後腸） （沢野）

絞扼輪症候群 constriction band syndrome
体の一部とくに四肢，指に輪状のくびれがみられ，それより遠位の発育が不良となったもの．その溝が深くなってついに絞扼部で切断がおこったものは特発性切断（spontaneous amputation）ともいわれる．その成立過程には局所壊死説（体の各種組織の生活力の差によるもので，絞扼部はこれがとくに低下しているため組織形成が不十分になるとする）と，羊膜索による機械的絞扼によるものとする説（妊娠の比較的初期に羊膜が破れると，絨毛膜の胎児面が露出するが，絨毛膜からは中胚葉組織の索状物が生ずることがあり，これが妊娠後期に胎児に付着して本症が成立するというもの）がある．羊膜索の胎児部分との癒合は頭部などでもみられ Simonart 靱帯（Simonart's band）ともよばれる．それによる奇形は羊膜索症候群（amniotic band syndrome）という． （谷村）

後有孔質 Substantia perforata posterior, *posterior perforated substance* →中脳

後葉（腹直筋鞘の） Lamina posterior, *posterior layer of rectus sheath*, dorsale Lamelle →腹直筋鞘

膠様骨髄 gelatinous pulp, Gallertpulpa →骨髄

膠様質 Substantia gelatinosa, *substantia gelatinosa*, Substatia gelatinosa →後角

絞輪間節 interanular (*internodal*) segment, interanuläres Segment →有髄神経線維

口輪筋 Musculus orbicularis oris, *orbicularis oris*, Mundringmuskel, Lippenmuskel →表情筋

後輪状披裂筋 Musculus cricoarytenoideus posterior, *posterior cricoarytenoid muscle*, Musculus cricoarytenoideus posterior →喉頭筋

後輪状披裂靱帯 Ligamentum cricoarytenoideum posterius, *crico-arytenoid ligament*, Ligamentum cricoarytenoideum posterius →喉頭

後涙囊稜 Crista lacrimalis posterior, *posterior lacrimal crest* →涙骨

口裂 Rima oris →口腔

交連神経路〔線維〕 Tractus nervosi commissurales, *commisural pathways*, Kommissurensysteme

左右の脳を結合する線維群で最大のものは脳梁*である．これは主として，大脳新皮質間の交連線維の集合したものである．前交連は主に古皮質*（嗅脳*）間，一部，新皮質*間を結合する線維からなり，脳弓交連は原皮質*（海馬体*）間を結合する線維からなる．このほか，手綱交連および後交連は，それぞれ視床上部の松果体の前後にあり，視交叉上交連は視交叉の後端部の背側にある．これら後三者の交連神経路は，大脳皮質*間の結合には関与していない．
（川村 光）

後弯 Kyphosis, *kyphosis*, Kyphose
成人の脊椎*を側方からみると，胸部と仙尾部では後方に凸に弯曲しており，後弯という．脊椎の後弯は一次弯曲であり，前弯との移行部は，腰部の前弯と仙尾部の後弯の境のところで強く屈曲しているだけで，他の部位では自然に移行している．（→前弯，岬角） （高橋）

股関節 Articulatio coxae, *hip joint*, Hüftgelenk

寛骨臼と大腿骨頭とによってつくられる球関節*で球体の約2/3に相当する広さをもつ大腿骨頭は，その半分以上が寛骨臼におおわれ，そのために運動は著しく制限されている．このような関節をとくに臼状関節とよんで，肩関節*のような球関節と区別する．寛骨臼の内面ではその周辺の月状面のみが関節軟骨でおおわれ，中

央の深い寛骨臼窩は滑膜でおおわれた脂肪組織 (Pulvinar acetabuli) でみたされている．また，寛骨臼の周縁は線維軟骨性の関節唇によって補強され，関節窩がさらに深められる．関節唇が寛骨臼切痕を橋渡ししてつづく部分を寛骨臼横靱帯といい，この深層で骨との間隙を血管が周りの脂肪組織を伴って関節腔内に進入する．関節包は強く，上方では関節唇の外面，あるいはこれをこえて寛骨臼の周縁につく．下方では大腿骨頸をほとんど包み，前面では転子間線に，後面では転子間稜のやや上方で大腿骨頸につき，また内側では小転子に接してつく．股関節の運動は，屈曲，伸展，内転，外転，描円および回旋に分析されるが，運動の範囲は膝関節*をまげた状態では，寛骨*からおこり，膝関節をこえて脛骨*や腓骨*につく大腿の筋や靱帯による運動制限が除かれるために拡大される．これに付属する靱帯に次のものがある．

(1) 大腿骨頭靱帯： 大腿骨頭からおこり，関節腔内で滑膜に包まれながら扇形にひろがり，寛骨臼切痕を挟む月面状の両端部と寛骨臼横靱帯へつく．その太さには個人差がある．関節の補強靱帯としての意義は少なく，むしろ成長期においては大腿骨頭への血管を誘導する装置と考えられ，閉鎖動脈の枝が寛骨臼切痕を通ってこの靱帯内へ進入する．

(2) 輪 帯： 関節包の内面にある輪走線維束が，大腿骨頸を輪状にとりまいたもので，骨との直接の結合はない．

(3) 腸骨大腿靱帯： Y字状靱帯ともいい，YまたはVを逆にした走行を示す．人体中で最も強い靱帯で，関節包の前面にあり，下前腸骨棘よりおこり，下方に向かって扇形に拡がり，内側部は転子間線の遠位部へ，また外側部は下外方に走って同線の近位部へつく．この両部の間に関節包の薄い部分がある．

(4) 坐骨大腿靱帯： 寛骨臼の後下部よりおこり，関節包の後面へ．

(5) 恥骨大腿靱帯： 寛骨臼の恥骨部，恥骨上枝よりおこり，腸骨大腿靱帯の縦走線維の深層で関節包へつく． (河西)

呼吸器系 Systema respiratorium, *respiratory system*, Atmungssystem

呼吸器からなる器官系をいう．(→器官，呼吸器) (大内)

呼吸細気管支 Bronchioli respiratorii, *respiratory bronchioles*, Letzten Bronchiolusabschnitt

細気管支*は肺細葉内でさらに分岐し，呼吸細気管支（径約 0.2～0.4 mm）となる．この部分は一部単層円柱（線毛）細胞でおおわれ，一部は少数の肺胞が直接開く．呼吸細気管支はさらに 2～9 条の肺胞管に分岐し，その終末は多数の肺胞に包まれた肺胞嚢となる．(→肺)
(吉村)

呼吸肺胞細胞 Cellula respiratoria〔squamosa〕

この細胞は肺上皮細胞 (pulmonary epithelial cells)，小肺胞細胞 (small alveolar cells)，Ⅰ型肺胞細胞 (pneumonocytes type Ⅰ)，A型肺胞細胞 (pneumonocytes type A) がある．(→肺胞) (和気)

呼吸部（鼻腔の） Regio respiratoria, *respiratory portion* (*respiratory region*), Regio respiatoria →鼻腔

黒 質 Substantia nigra〔Sömmerring〕, *substantia nigra*, Nucleus niger

中脳被蓋腹側部の核で大脳脚*の背側に接して存在する．ヒトの黒質の神経細胞は顆粒状のメラニン色素を豊富に含有するため，黒質は全体として肉眼的に黒くみえる．黒質には背側の緻密部 (Pars compacta) と腹側の網様部 (Pars reticulata) が区分される．緻密部が神経細胞に富むのに対し，網様部では神経細胞の密度は粗で，細い神経線維に富む．したがって，前者は黒色部 (Pars nigra, Die schwartze Zone)，後者は赤色部 (Pars rubra, Die rote Zone) とよばれることがある．

黒質からおこる遠心性神経線維としては，緻密部からおこり線条体*に分布する黒質線条体線維 (nigrostriatal fibers)，網様部からおこり

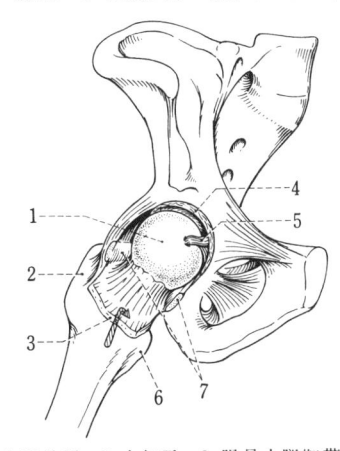

1. 大腿骨頭，2. 大転子，3. 腸骨大腿靱帯，4. 関節唇，5. 大腿骨頭靱帯，6. 小転子，7. 輪帯
股関節（右側，前方より）

視床のとくに内側腹側核（VM）に分布する黒質視床線維*，および，網様部からおこり上丘の中間灰白層に分布する黒質上丘線維（nigrotectal fibers）などが主なものである．また，黒質に分布する求心性神経線維の起始としては，線条体・淡蒼球*・視床下核*（Luys体）が主なものである．これらのほか，前頭葉皮質・背側縫線核・扁桃体中心核・外側手網核なども報告されているが不確実である．

黒質は中枢神経系のうちでドパミン（dopamine）とGABAの含有量が高い部位として知られる．ドパミンは線条体に神経線維を送る黒質緻密部の神経細胞に主として含まれ，またGABAは線条体よりおこり黒質網様部に至る神経線維の軸索終末に主として含まれる．
 (水野)

鼓索小管鼓室口 Apertura tympanica canaliculi chordae tympani, *tympanic aperture of canaliculus of chorda tympani*, Apertura tympanica canaliculi chordae tympani →中耳

鼓索神経 Chorda tympani, *chorda tympani nerve*, Paukensaile
顔面神経*の一分枝で，舌の前方約2/3の部分の粘膜に分布する味覚性の神経線維と顎下神経節*に入る副交感神経*節前性の神経線維を含む．（→顔面神経） (山内)

鼓索神経小管（岩様部の） Canaliculus chordae tympani, *canaliculus for chorda tympani* →岩様部

鼓索ヒダ Plica chordae tympani, *fold of the chorda tympani*, Plica chordae tympani →中耳

鼓 室 Cavum tympani, *tympanic cavity*, Paukenhöhle
側頭骨*の錐体*の中にあり，外耳道*とは鼓膜*によって境され，咽頭*腔と耳管*をもって交通する腔所である．鼓室の中には3個の耳小骨*とその付属器があり，これらは鼓膜の振動を内耳に伝える役割をはたす． (山内)

鼓室階 Scala tympani, *scala tympani*, Tympanale Treppe →蝸牛管

鼓室蓋 Tegmen tympani →錐体

鼓室小管 Canaliculus tympanicus, *canaliculus for tympanic nerve* →錐体

鼓室上陥凹 Recessus epitympanicus, *epitympanic recess*, Kuppelraum →中耳

鼓室静脈 Venae tympanicae →内頚静脈

鼓室神経 Nervus tympanicus, *tympanic nerve* (Jacobson), Paukenhöhlennerv →舌咽神経, 耳神経節

鼓室神経節 Intumescentia (ganglion) tympanica, *tympanic ganglion* (Valentin), Intumescentia (ganglion) tympanica →舌咽神経

鼓室神経叢 Plexus tympanicus, *tympanic plexus*, Plexus tympanicus →舌咽神経

鼓室洞 Sinus tympani, *tympanic sinus*, Sinus tympani →中耳

鼓室乳突裂 Fissula tympanomastoidea, *tympanomastoid fissure* →錐体

鼓室部 Pars tympanica, *tympanic part*, Paukenteil (Pars tympanica)
外耳道をかこむ部分であり，ほぼ垂直位をなす．胎生期のものは鼓室輪とよばれ環状をなし，ほぼ水平位をなす．外耳道の入口部を外耳孔という．外耳道の上壁に小突起が認められることがあり，これを道上棘という．外耳道と鼓室との境界部には鼓膜溝があり，ここに鼓膜の周縁が付着する．鼓膜溝の上部の一部は欠如しており，その前端は大鼓室棘，後端は小鼓室棘とよばれ，両棘間の切痕を鼓膜切痕という．錐体下面より突出する茎状突起の根部は鼓室部の一部である茎状突起鞘によっておおわれている．鼓室部と鱗部*との境界は鼓室鱗裂とよばれ，この裂は鼓室蓋稜という薄い骨片により前部の錐体鱗裂と後部の錐体鼓室裂に二分され，前者の前内側端には筋耳管管が開口し，後者からは鼓室神経が頭蓋外へ出る．また鼓室部と乳突部との境界は鼓室乳突裂とよばれ，ここに乳突小管が開口する．（→側頭骨） (児玉)

鼓室蜂巣 Cellulae tympanicae, *tympanic cells*, Cellulae tympanicae →中耳

鼓室輪 Anulus tympanicus, *tympanic ring* →鼓室部

鼓室鱗裂 Fissura tympanosquamosa, *tympanosquamosal fissure* →錐体，鼓室部

古小脳 *archicerebellum*, Archicerebellum
原始小脳と同じ．（→小脳）

五臓六腑
和漢医学の主要内臓．臓は実質性器官で，肝，心，脾，肺，腎の5臓，腑は管性器官で，胃，小腸，大腸，胆（嚢），膀胱，三焦の6器官である．このうち上・中・下の三焦は相当するものがなく，仮空の器官であろう．（大内）

孤 束 Tractus solitarius, *solitary tract*, Tractus solitarius →孤束核

孤束核 Nucleus tractus solitarii, *nucleus of*

the solitary tract, Nucleus tractus solitarii

数種の細胞群より構成されているが，一般には大きく内側核と外側核とに区別される．内側核は迷走神経背側核の外側核のことである．孤束核の外側核には三叉神経*，中間神経*，舌咽神経*がおわる．迷走神経はその中枢枝が孤束となって下行し，内側核に密におわる．遠心路は複雑かつ広汎で内側核は同側の視床下部*，扁桃核，結合腕傍核，疑核に投射し，外側核は同側の内側副オリーブ核，両側の脊髄灰白質に投射する．味覚，内臓感覚，心臓血管運動，呼吸運動などの機能に関係したものと考えられている．　　　　　　　　　　　　　　（松下）

骨　Os, *bone*, Knochen

たがいに連結して骨格*を構成する個々の要素をいう．多くの脊椎動物の骨は多量のカルシウム塩を含み堅固であるが（→骨組織），円口類や軟骨魚類などの骨格はすべて軟骨*である（→骨格，骨の連結）．

骨の種類：　骨はその形によって，長骨（管状骨），短骨，扁平骨，不規則骨などに分けられ，また気道に通ずる腔を内部にもつ骨を含気骨という．

骨の構造：　長骨は両端の通常太くなった骨端*と中央部の骨幹*に分けられる．成長中はこの両者の間に骨端軟骨の層があって骨の長さの成長にあずかるが（→軟骨性骨発生），成人ではこれも骨化して骨端線を残す．骨幹のうち骨端線に近接する通常太い部分を骨幹端とよぶことがある．骨幹部は管状で，厚い緻密骨*からなる緻密質（緻密骨と同義のことも多い）が広い髄腔を囲む．骨端と骨幹端は海綿骨*からなる海綿質（海綿骨と同義のことも多い）とこれを被う薄い緻密骨（皮質という）とからなる．短骨，扁平骨などは表面の皮質と内部の海綿質からなる．海綿質は縦横に走る骨小柱で構成され網状であるが，骨小柱の構築は荷重による力線の分布や走行とよく一致した力学的構造を示す．髄腔と海綿質の網目の小腔とは造血組織である骨髄*で満たされる．

骨が関節する部分には関節軟骨*で被われる．この部分の面を関節面という．関節面以外の骨の外面はすべて骨膜*に被われる．また骨髄と骨質との間の薄い結合組織層を骨内膜*という．

骨の血管と神経：　骨幹部には1～3の栄養動・静脈があり，栄養孔から緻密質を斜めに貫く栄養管を通って髄腔に出入し，骨髄を養うほか，緻密質を内面から養う．また Volkmann 管（一緻密骨）を通って骨膜の血管と Havers 管（一緻密骨）内の血管とを連絡する多くの微細血管があるが，これは主として静脈性であるともいわれる．骨幹端と骨端には別に多くの小血管が出入する小孔がある．神経としては血管とくに栄養動・静脈に伴う血管運動神経線維があるほか，骨膜には知覚線維が豊富で痛覚が発達している．　　　　　　　　　　　　　　（大内）

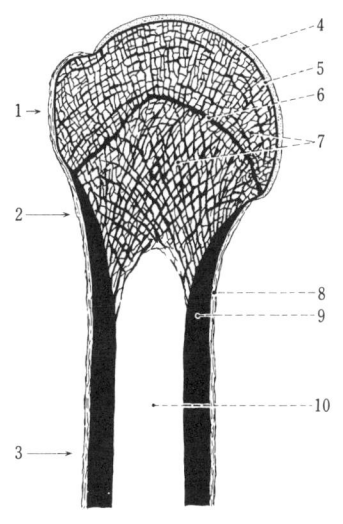

1. 骨端，2. 骨幹端，3. 骨幹，4. 関節軟骨，5. 皮質，6. 骨端線，7. 海綿質，8. 骨膜，9. 緻密質，10. 髄腔
骨の構造（長骨の縦断模型図）

骨の連結（広義の関節）　Juncturae ossium, *joints (articulations)*, Knochenverbindungen

個々の骨*の間の各種の連結を総称する．

(1) 線維性の連結：　結合組織で連結されるもので可動性は小さい．靱帯結合は相対する骨面が骨間靱帯で連結される（脛腓靱帯結合）．縫合は骨と骨との間のきわめて狭い間隙を骨から骨へ走る短い結合組織線維で結合するもので頭蓋骨によくみられ，可動性はほとんどない．縫合に，両骨縁が鋸歯状に組み合う鋸状縫合，両骨縁が直線状の直線縫合，両骨縁が薄くなって重なり合う鱗状結合などを区別する．夾合は骨板の鋭い縁が他の骨の裂け目にはまり込む連結で，釘植は歯根が顎骨の歯槽にはまり込む連結をいう（→歯）．

(2) 軟骨性の連結：　2種を区別する．軟骨結合は両骨間が硝子軟骨でみたされるもので，多くは発育中にみられ，成体に残るものもしだいに骨化する．〔線維軟骨〕結合は線維軟骨を主体とするが，骨面に近い層は硝子軟骨からなる．

(3) 骨結合：　骨性の連結で，分かれていた

骨の部分の間の軟骨結合または縫合が，骨化して一体となったものである．

(4) 滑膜性の連結*（狭義の関節）： 両骨間に滑液*をみたす関節腔のある連結で，一般に可動性が大きい（→関節）．

可動性の程度による分類：英仏では古くから不動結合，半関節，可動結合に分けていた．これらはそれぞれ線維性，軟骨性，滑膜性の連結にほぼあたるが，半関節は線維軟骨結合だけを含み軟骨結合は不動結合に含ませることが多い．一方，独では線維性と軟骨性の連結を合わせて不動結合とよび，これと可動関節の2種に分けることが現在でも多く，半関節は仙腸関節のように可動性のごく小さい関節をとくに区別するときに用いる． （大内）

骨　核　*ossification center*, Knochen Kern
骨化点のこと．

骨　格　Skeleton (Sceleton), *skeleton*, Skelett
動物体にある一連の堅固な構造物で，体を支持し，筋が付着して受動的な運動にあずかり，また軟部を囲んでこれを保護する．

無脊椎動物の骨格は脊椎動物とは構造や性質が全く異なる．これに体の内部にある内骨格と体表にある外骨格があって，後者がしばしば発達する．

現生の脊椎動物の主な骨格は体の内部にあるが，カメやアルマジロにみられる発達した角鱗（下記）とその下の骨板は外骨格といえる．原始的な化石魚類（カッチェウウオなど）では，歯の硬組織によく似た構造の皮甲が外骨格として発達していた．現生魚類各種の鱗はその遺残と考えられ（サメの楯鱗とその歯は基本構造が同じでエナメル質もあり，ふつうの魚類の鱗は真皮中の骨板を表皮が被うものである），爬虫類以上でも角鱗（角化した表皮）の下にしばしば骨板がある．これらの骨板はすべて真皮中に生じ，結合組織性に形成される膜性骨であって，皮骨とよばれる．これに対して脊椎動物でもともと体の内部にある骨格ははじめ軟骨として生じ，のちに骨化する軟骨性骨であるが，現生の円口類・軟骨魚類・一部の硬骨魚類では成体でも軟骨のままとどまる．この軟骨性骨を内骨格，皮骨を外骨格とよぶこともある．ヒトにもみられる頭蓋冠・顎骨・鎖骨などの膜性骨は皮骨が深部に入って内骨格に加わったものである．（→骨，骨組織発生） （大内）

骨格筋　Musculus skeleti, *skeletal muscle*, Skelettmuskel

広義では骨格筋組織からなる随意筋をさすが，狭義ではそのうち骨格に停止してこれを動かすものをいう．（→筋，骨格筋組織，骨格筋細胞） （大内）

骨格筋細胞　*skeletal muscle cell* (*fiber*), Skelettmuskelfaser

骨格筋組織*を構成する筋細胞．横紋構造を示す，きわめて伸長した円柱状の多核細胞である．大きさは，通常直径10〜100μmで，長さは1〜40mmであるが，数十cmに達するものもある．各細胞は筋細胞膜（sarcolemma，筋形質膜ともいう）により境され，さらに外側は基底板*でおおわれている．個々の細胞は完全に独立しており，細胞間特殊連結はない．核は数百から数千個あり，比較的規則的な間隔で，筋細胞膜直下に扁平な形をとり存在する．筋によっては，核が深部に位置するものもある．筋形質（sarcoplasma）とよばれる細胞質のほとんどは細胞長軸方向に走る多数の筋細線維（myofibril，筋原線維ともいう）で占められている．筋細線維は直径1〜2μmの円柱状で，規則的な横紋構造をもつ．筋細胞全体の横紋は平行に走る筋細線維相互が位相をそろえて配列するためである．横紋は主に明暗のくり返しとして観察され，偏光顕微鏡で複屈折性を示す節をA帯（A-band，異方性 anisotopic に由来），複屈折性をほとんど示さない節をI帯（I-band，等方性 isotropic に由来）という．通常の光顕や電顕ではA帯が暗調に，I帯が明調にみえる．I帯を2分する暗線がZ線（Z-line，Z-disc，Zwischenscheibe に由来）である．暗調のA帯の中央域に比較的明るい帯がみえ，H帯（H-zone，Hensensche Scheibe に由来）とよばれる．A帯の中点に1本の暗線がみえるときM線（M-line，Mittelscheibe に由来）という．Z線から次のZ線までを筋節（sarcomere）とよび，くり返しの単位と考える．電顕で微細構造をみると，筋細線維は，大・小2種の筋細糸が規則正しく配列してできていることがわかる．太い筋細糸（Myofilamentum crassum）は直径15 nm，長さ1.6μmの左右対称性の先細りの構造をとり，ミオシンからなる．細い筋細糸（Myofilamentum tenue）は直径7 nm，長さ約1μmの二重ラセンの分子構築を示し，アクチンを主成分とし，これにトロポミオシンやトロポニンが加わっている．A帯は平行配列する太い細糸の束に相当し，したがって，太い細糸の長さがA帯の長さになる．M線は太い細糸相互を横に結びつ

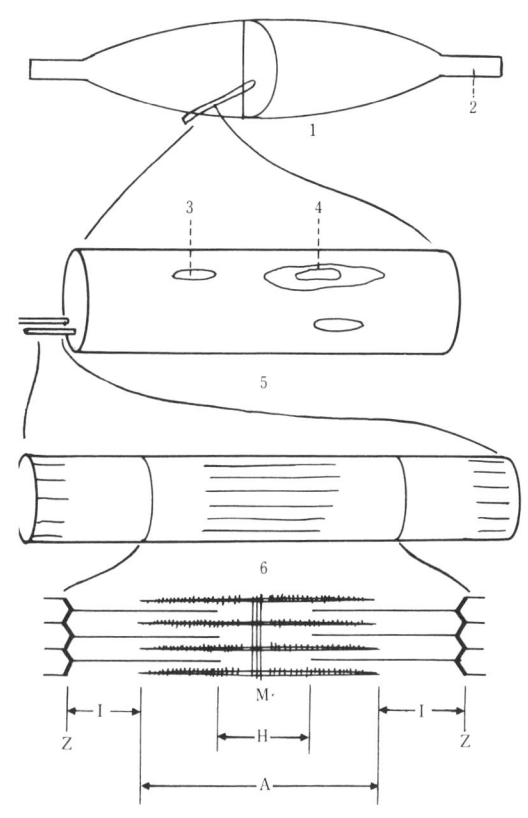

1. 筋，2. 腱，3. 核，4. 筋衛星細胞，5. 筋線維，6. 筋細線維，A. A帯，I. I帯，Z. Z線，H. H帯，M. M線
骨格筋，筋細胞および筋細線維の関係

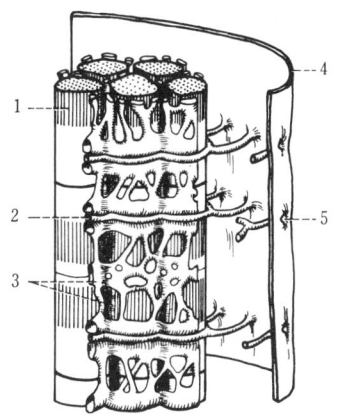

1. 筋細線維，2. 横細管，3. 筋小胞体，4. 筋細胞膜，5. 横細管開口
骨格筋細胞：筋細線維と筋小胞体および横細管の関係（ヒト筋）

けている構造である．Z線は円板状の構造で，両面に細い細糸が付く．I帯はZ線の両側の細い細糸のみからなる部分である．細い細糸はさらにA帯内に伸び出し，太い細糸と組み合わさっている．A帯で，細い細糸がとどいていない中央域は太い細糸のみからなり，やや明調のH帯をなす．A帯の長さは筋細胞の収縮・弛緩に関係なく，一定であるが，I帯とH帯は収縮の際に短くなる．しかし，太い細糸も，細い細糸も長さがかわらない．このことから，収縮・弛緩は2種の細糸の組み合わさりの程度がかわることで説明される．すなわち，収縮のメカニズムとして，細糸滑り説 (sliding filament theory) が提唱され，広く受け入れられている．

筋細胞内のすべての筋節が同時に収縮するために，2種の膜系が発達している．一つは筋細胞膜の管状弯入として，筋節の一定のレベルを横走し，網目をなす横細管である．他の一つは，滑面小胞体の形をとり，筋細線維をとり巻いて網目をなす筋小胞体である．両膜系は相互間で特殊な連結を形成する．筋小胞体は終末槽という膨大部をなし，横細管を両側から，サンドウィッチ様に挟む形をとる．この連結を三つ組という．筋細胞膜の電気的な興奮の波は横細管に沿って細胞深部まで達し，三つ組を通じて筋小胞体に刺激が伝達され，筋小胞体内に貯えられているカルシウムを放出させ，これが引き金となって筋細線維が収縮すると説明される（興奮収縮連関, excitation-contraction coupling）．筋細線維間の筋形質にはいろいろな量の糸粒体や，脂質滴が存在する． （石川）

骨格筋組織 Textus muscularis striatus (skeletalis), *skeletal muscle tissue*, Skelettmuskelgwebe

骨格筋細胞＊を主な構成要素とする筋組織．平行に並ぶ筋細胞はいろいろな数集合して筋束 (Fasciculus muscularis) をなす．筋束の大きさは筋の機能を反映し，精細な運動のコントロールを受ける筋ほど小さい．個々の筋細胞は筋内膜 (Endomysium) とよばれる繊細な線維性結合組織により包まれている．個々の筋束を束ねるように囲む粗な結合組織は筋周膜 (Perimysium) とよばれる．たいていの筋は多数の筋束からなり，筋全体は筋上膜（Epimysium）という密な結合組織で包まれる．骨格筋組織にはさらに，血管および神経が侵入する．血管系は筋内で分枝して筋細胞のまわりに豊富な毛細血管床を形成している．個々の筋細胞は筋の全長にわたっているとは限らず，一端ないし両端が遊離しておわる場合もある．筋は通常腱を介して骨格に収縮力を伝える． （石川）

骨格筋組織の発生 Striomyohistogenesis（横

紋筋組織発生), *histogenesis of skeletal muscle*

骨格筋は中胚葉起源であるが，部位により由来する原基は異なる．体節筋板（myotome）など筋原基のいわゆる筋発生細胞は細胞分裂をくり返し，増殖するが，ある時点で筋細胞としての特徴を示しはじめる．この分化を開始した単核の細胞を筋芽細胞（myoblast）とよぶ．筋芽細胞は紡錘形を示し，筋特異の筋細線維を形成しはじめるとともに，細胞相互に融合し，多核細胞になる（合胞体）．若い多核筋細胞は周辺部に筋細線維が縦配列し，中央を一列に並んだ核と多量のグリコゲンが占め，管状の様相を呈することから，管状筋細胞ないし筋管細胞（myotube）とよばれる．発達が進むにつれ，筋細胞は細胞融合による多核化が進行し，直径および長さを増し，筋細線維が細胞のほとんどを占めるに至り，核は辺縁部，とくに筋細胞膜直下に位置するようになり，筋線維の形態をとる．筋線維の数の増加は新しい管状筋細胞の形成によるもので，縦裂や出芽によるものではない．神経支配は筋細胞の形態分化がかなり進んでからなされるが，その後の筋発達・維持に不可欠である． (石川)

骨格系 Systema skeleti (sceleti, skeletale P. N.A.), *skeletal system*, Skelet (Skelett-, Knochen-) system

骨格からなる器官系*をいう．(→器官, 骨格) (大内)

骨格年齢 *skeletal age*

骨年齢．骨化中心の出現順序や骨化の進行状態は骨によってきまっているので，骨化の程度から生理的年齢を求めようとするもので，最も古くから行われ，しかも信頼度の高い方法である．普通は手のX線写真を撮影し，橈骨と尺骨の遠位端を含め計29個の骨の骨化の状態を基準表と比較し，年齢を決定する．骨年齢の判定基準としては T.W. Todd (1937), W.W. Greulich と S.I. Pyle (1950), J.M. Tanner (1961) のものがよく知られている． (高橋)

骨芽細胞 Osteoblastus, *osteoblast*, Osteoblast

骨基質の形成に関与する細胞で，基質に含まれる膠原線維*の前駆物質や有機成分を合成し放出する．骨の発生，成長，再生など骨組織の形成がさかんな部位では，立方状の細胞（最大径約20～30μm）が短い突起で互いに結合して上皮様配列を示す．核は円形ないし楕円形で大形の核小体*をもち，細胞質*は粗面小胞体*に富むため塩基好性である．その他 Golgi 装置*,

ミトコンドリアもよく発達する．細胞質は組織化学的に強いアルカリホスファターゼ活性を示し，その一部は発芽性に小胞となって基質内に遊離し（基質小胞, matrix vesicles），基質の石灰化をひきおこす引き金になると考えられている．骨芽細胞はやがて，みずからつくりあげた基質の中に埋没し，骨細胞になる． (市川)

骨化中心 Centrum ossificationis, *ossification center*, Ossifikationszentrum →膜性骨の発生

骨 幹 Diaphysis, *diaphysis*, Diaphyse (Knochenschaft) →骨

骨間縁（脛骨の） Margo interosseus, *interosseous border* (*or crest*), Margo interosseus →脛骨

骨間縁（橈骨の） Margo interosseus, *interosseous border*, Margo interosseus →橈骨

骨間距踵靱帯 Ligamentum talocalcaneum interosseum, *interosseous talocalcaneal ligament* →骨間足根靱帯

骨間楔間靱帯 Ligamenta intercuneiformia interossea, *interosseous intercuneiform ligaments* →骨間足根靱帯

骨間楔中足靱帯 Ligamenta cuneometatarsea interossea, *interosseous cuneometatarsal ligaments* →足根中足関節

骨間楔立方靱帯 Ligamentum cuneocuboideum interosseum, *interosseous cuneocuboid ligament* →骨間足根靱帯

骨間手根間靱帯 Ligamenta intercarpea interossea, *interosseous intercarpal ligaments* →手根靱帯

骨間仙腸靱帯 Ligamenta sacroiliaca interossea, *interosseous sacroiliac ligaments* →仙腸関節

骨間足根靱帯 Ligamenta tarsi interossea, *interosseous tarsal ligaments*

これには次の靱帯が含まれる．

(1) 骨間距踵靱帯：距骨溝と踵骨溝とが合してつくる足根洞の内部にあって，両骨を結ぶ．足根洞の内部には，この靱帯のほかには脂肪組織がある．

(2) 骨間楔立方靱帯：外側楔状骨と立方骨の間に張る横走線維．両骨の粗な面を結ぶ．

(3) 骨間楔間靱帯：内側・中間・外側の各楔状骨の間にある． (河西)

骨幹端 Metaphysis, *metaphysis*, Metaphyse →骨

骨間中手靱帯 Ligamenta metacarpea interossea, *interosseous metacarpal ligaments* →中手間関節

骨間中足靱帯 Ligamenta metatarsea interossea, *interosseous intermetatarsal ligaments* →中足間関節

骨間肘包 Bursa cubitalis interossea, *interosseous cubital bursa* →滑液包

骨基〔礎〕質 Substantia fundamentalis, *bone matrix*, Knochengrundsubstanz →骨組織

骨結合 Synostosis, *synostosis*, Synostose (Knochenhaft) →骨の連結

骨口蓋 Palatum osseum, *bony palate*, harter Gaumen

骨口蓋は左右の上顎骨の口蓋突起および左右の口蓋骨の水平板とによって形成されている．前者は骨口蓋の前方約2/3，後者はその後方約1/3を占めている．骨口蓋には矢状すなわち前後に走る正中口蓋縫合，横走する横口蓋縫合，および若年頭蓋に著明に認められる斜走する切歯縫合が認められるが，切歯縫合が正中口蓋縫合と接するところに切歯管の開口である切歯孔がある．骨口蓋の後部で上顎骨体の大口蓋溝と口蓋骨垂直板の大口蓋溝が合して大口蓋管を形成するが，これは下面すなわち口蓋面で大口蓋孔として開口する．大口蓋管を通るものは大口蓋神経および下行口蓋動・静脈である．

(児玉)

骨細管 Knochenkanälchen

骨小管のこと．(→骨組織)

骨細胞 Osteocytus, *osteocyte*, Osteozyt od. Knochenzelle →骨組織

骨小管 Canaliculus osseus, *bone canaliculus*, Knochenkanälchen →骨組織

骨小腔 Lacuna ossea, *bone lacuna or cavity*, Lakune od. Knochenhöhlchen →骨組織

骨髄 Medulla ossium, *bone marrow*, Knochenmark

長骨の髄腔と海綿質の骨小柱間の腔とをみたす柔軟な造血組織である．造血が盛んな骨髄は血管に富み，赤色骨髄とよばれるが，加齢とともに脂肪組織化して黄色骨髄となる．新生児の骨髄は赤色骨髄であるが，髄腔次いで長骨の海綿質の骨髄は黄色骨髄に変わり，成人では椎骨，胸骨などの扁平骨その他の海綿質に赤色骨髄を残すだけとなる．(→骨, 骨髄の組織)

(大内)

骨髄は骨髄腔および海綿質をみたす軟かい組織で血球をつくる大切な場所である．胎生期や乳児期にはほとんどすべてが赤〔色〕骨髄であるが，成長とともに黄〔色〕骨髄におきかわり，成人では半量に達する．赤骨髄は造血（血球新生）が行われる場所であるが，黄骨髄は赤骨髄が脂肪化して造血能力を失ったものである．さらに年をとると，黄色骨髄の脂肪細胞は変性，萎縮し，骨髄はゼラチン様になる．これを膠様骨髄という．また，結合組織線維におきかわったものを線維骨髄という．

骨の栄養孔から入った動脈は何回も枝分かれし赤骨髄のなかで洞様毛細血管 (sinusoid capillary, Sinusoidkapillare) となる．この血管は内腔が広いこと，内皮を血球が通りぬけること，内皮細胞に食作用の能力 (phagocytic activity) があることを特徴とする．洞様毛細血管の外は造血組織になっており，ここでつくられた血球のうち，完成した血球だけが内皮をくぐりぬけ血管内にでるが，そのメカニズムはよくわかっていない．洞様毛細血管は集って中心静脈となり栄養孔から外へ出る．

造血組織*は細網細胞と細網線維の網からなる細網組織であり，その網眼を数多くの種々の段階の造血細胞が満たしているのである．骨髄における各造血細胞の形態や比率をしらべることは血液疾患の診断に際してきわめて大切で，骨髄穿刺によって骨髄をとり出して観察することが行われている．胸骨穿刺が最もよく用いられる．(→造血，造血組織)

(藤田 尚)

骨髄の組織 Textus myeloideus, *myeloid tissue*, myeloisches Gewebe

骨の髄腔や海綿骨質の内腔をみたす軟らかい組織で，各種の血球とその前駆細胞および脂肪細胞*が海綿様構造の支質*の網目の間に存在している．支質は胎生期間葉細胞の多能性を一部もちつづける原始細網細胞 (primitive reticular cells) と細網線維 (reticular fibers)，内腔の広い洞様毛細血管 (sinusoidal capillaries) とからなっている．原始細網細胞は活発な貪食能はもたないが，固定大食細胞 (fixed macrophages) や遊走大食細胞 (free macrophages) へ分化し得る．洞様毛細血管は骨の栄養血管からおこり，複雑な系をなす．洞様毛細血管は内腔が血球形成過程にある各種の細胞で満たされたものと，内腔に血流がみられるものとがある．内腔の満たされたものは新しい血球が完成すると次々開き，血球は循環系へ押し流される．血流のあるものは新しく血球形成過程がみられるようになる．洞様毛細血管の内皮は自由に血管外

へ血球の通過を許す．骨髄組織では生涯造血作用が営まれるが，一部の骨髄では成長とともに造血細胞が脂肪細胞に置き換えられ，黄色を呈するようになり，黄色骨髄とよばれる．造血作用をもつ骨髄は赤色骨髄とよばれる．

(小川・瀬口)

骨髄芽球 Myeloblastus, *myeloblasts*, Myeloblasten →果粒球形成

骨髄球 Myelocytus, *myelocytes*, Myelozyten →果粒球形成

骨髄細胞 *bone marrow cell* →顆粒球形成

骨線維 Fibra ossis →骨組織

骨層板 Lamella ossea, *bone lamella*, Knochenlamelle →緻密骨

骨組織 Textus osseus, *bone tissue or osseous tissue*, Knochengewebe

特殊な分化をとげた結合組織*の一種．その特徴は豊富な細胞間質*(骨基〔礎〕質という)にカルシウム塩類を主とする無機塩類が沈着し，固有の硬さをもっていることである．基質成分の大部分は結晶性のハイドロキシアパタイトで，個々の結晶は厚さ1.5〜3 nm，長さ10 nmの板状ないし長杆状で，線維の長軸に沿って配列する．その他かなりの量のクエン酸イオン，炭酸イオンを含む．またカルシウムのほかにマグネシウム，ナトリウムも含まれる．基質に含まれる線維成分（骨線維）は膠原線維*で，直径約50〜70 nm，64〜68 nmの横縞をもち，骨組織に加わる張力や歪力に対抗しうる力学的合理性をもった配列を示す．細胞成分には骨細胞，骨芽細胞*，破骨細胞*の3種類がある．このうち骨基質の中に埋没し，骨基質の維持，血中カルシウム濃度と関連したカルシウム塩類の動員，沈着などの調節に関与する細胞を骨細胞という．骨細胞は扁平な楕円体で，表面に多数の細長い突起をもつ．その先端は隣接する細胞の突起の先端とネキサス*で連結する．骨細胞の細胞体をいれている基質内の小室を骨小腔，細胞質突起のための細管状通路を骨小管という．骨小管のあるものは基質内を貫通する血管路や骨組織内外側の血管周囲腔に向かって開放しているため，これらの小管は立体的に連続した網工系を構成し，骨細胞の栄養，代謝産物の通路として重要な役割を果たす．結合組織の基質にカルシウム塩類が沈着し，骨小腔や骨小管の有機的構築がみられない場合は単なる石灰化(calcification)であって骨化(ossification)とはいわない．

(市川)

骨組織の発生 Osteogenesis, *osteogenesis*, Osteogenese

骨*の発生はつねに既存の結合組織*が骨組織*に置換されることによって行われる．これに2種類の様式がある．一つは胎生期の原始結合組織中に直接骨組織ができてくるもので，膜性骨発生*(膜内骨化)といい，頭蓋冠を構成する扁平骨，下顎骨の一部，鎖骨などがこの様式をとる．このようにしてできる骨を膜性骨または付加骨という．他の一つは骨形成部位にはじめ軟骨*のモデルができ，これが骨組織に置き換えられていくもので，軟骨性骨発生*とよばれる．体幹，四肢，頭蓋底など，多くの骨はこの様式による．これらの骨は軟骨性骨または置換骨とよばれる．いずれの様式をとるにせよ，胎生期の原始結合組織のなかで骨組織への分化がおこるものを骨形成組織(Textus osteogenicus)という．また，骨形成中の骨芽細胞の周辺で膠原線維*と有機性基質のみからなり，石灰化していない薄層を骨様組織(Textus osteoideus)とよぶ．

(市川)

骨端 Epiphysis, *epiphysis*, Epiphyse

長骨の両端部をいい(→骨)，骨幹とは別に骨化中心を生じて形成される．成長中は骨幹との間に骨端軟骨*があって，骨の長さの成長にあずかる(→軟骨性骨発生)．両端部以外の突起や短骨・扁平骨などの突起，また扁平骨の辺縁部などにも，独立した骨化中心を生ずるものがあり，これらも広義の骨端である．(大内)

骨端線 Linea epiphysialis, *epiphysial (epiphyseal) line*, Epiphysenlinie →骨，軟骨性骨発生

骨端軟骨 Cartilago epiphysialis, *epiphysial (epiphyseal) cartilage*, Epiphysenknorpel →骨，軟骨性骨の発生

〔骨〕突起 Apophysis (P.N.A., B.N.A.), *apophysis*, Apophyse

英独ではあまり使われず，I.N.A.では削除され，B.R.にも採用されなかった．種々のやや異なった意味に用いられる．(1)最も広義には骨面からの突出・隆起をすべて総称し，線状隆起や関節頭までも含まれる．(2)きわだった骨の突出部でProcessusとほぼ同義(独立した骨化中心から生ずるときは癒合が完成したのちはじめてApophysisとよぶ定義もある)．(3)独立した骨化中心をもたず，骨の延長として生ずる突起．英独ではこの意味に使う方が多い．(4)逆に突起のうち独立の骨化中心から形成され

るものをいうこともある．

仏では(2)(ときに(1))の意味に広く用い，多くの突起が apophyse を冠する．P.N.A. の Apophysis がどの意味か明らかでない．（大内）

骨内膜 Endosteum, *endosteum*, Endosteum

骨髄*と骨質を境しまたは Harvers 管*の内面を被うごく薄い結合組織層をとくにこうよぶことがある．骨の成長中には骨芽細胞*または破骨細胞*があって骨質の新生と吸収による骨の再構築にあずかる． （大内）

骨年齢 *bone age*, Knochenalter →骨格年齢

骨　盤 Pelvis, *pelvis*, Becken

ラテン語の Pelvis（たらい）に由来する．

仙骨と尾骨および左右の寛骨*で形成される不正形輪状の骨格を骨盤という人と，この骨格を有する，胴と下肢との間の部分全体を骨盤という人とがある．本書では前者の定義を採用する．

仙骨の岬角から腸骨の弓状線・恥骨櫛・恥骨稜を経て恥骨結合上縁にいたる隆起線が分界線である．分界線より上部が大骨盤，下部が小骨盤である．大骨盤および分界線を含む面で囲まれる腔の外側壁は腸骨翼，後壁は仙骨外側部の上端および岬角であるが，骨盤全体が傾斜しているため前壁はない．この腔は腹腔下部をなす．小骨盤で囲まれる腔が骨盤腔で，前壁は恥骨，外側壁は腸骨体および坐骨，後壁は仙骨および尾骨からなる．骨盤腔は前壁より後壁が高く，長軸が前方に凹の短い管状を呈す．分界線で囲まれる面が骨盤上口で，前下方へ傾斜し，岬角のところで凹んだ円形または卵円形を呈す．前方恥骨結合下縁から外側下方恥骨下枝および坐骨枝の下縁，坐骨結節にいたる後下方に傾く面と，坐骨結節から後内側上方，仙結節靱帯の下縁に沿って尾骨尖端にいたる前下方に傾く面が骨盤下口で，菱形を呈す．骨盤下口の前〜側壁をなす恥骨下枝および坐骨枝の下縁で形成される弓状部が恥骨弓で，恥骨結合下縁で左右の恥骨弓が合する部または左右の恥骨弓がなす角が，恥骨下角である．骨盤下口周縁の後部で，仙骨との間にある深い陥凹部が仙坐切痕である．骨盤は前傾しているため，立位では上前腸骨棘と恥骨結合上前部はほぼ鉛直面に位置する．

骨盤は性差が最も強く出る骨格で，従来骨盤腔を区分して種々計測されている．（→骨盤の計測）

骨盤上口（または骨盤入口）における前後径が真結合線である．岬角中点と恥骨結合上縁中点を結ぶ径が解剖学的真結合線 (Conjugata anatomica)，岬角中点から恥骨結合後面を結ぶ最短距離が産科学的真結合線 (Conjugata obstetrica)，岬角中点と恥骨結合下縁中点を結ぶ径が対角結合線 (Conjugata diagonalis) である．ドイツ書では産科学的真結合線を真結合線 (Conjugata vera) とし，英米書では解剖学的真結合線を真結合線 (true conjugate)，対角結合線を偽結合線 (false conjugate) としている．立位で骨盤は前傾しており，解剖学的真結合線と水平線とがなす角が骨盤傾斜〔角〕で，通常約60度である．横径は分界線の左右対称点間の最大距離で，斜径は骨盤上口における一側の仙腸関節と他側の腸恥隆起部の分界線との間の距離である．右仙腸関節と左腸恥隆起部分界線間を第1（または右）斜径，左仙腸関節と右腸恥隆起部分界線間を第2（または左）斜径という．恥骨結合後面の中点，寛骨臼内面の中点，第2と第3仙椎の癒合部を通る面または部分が骨盤濶面または骨盤濶〔部〕(wide pelvic plane, Beckenweite) で，骨盤腔で最も広い部分と想定し最大骨盤面 (plane of the greatest pelvic dimensions) ともいわれる．前後径は恥骨結合後面中点と第2・第3仙椎前面の癒合部中点との距離，横径は左右の寛骨臼内面中央間の距離である．恥骨結合下縁・坐骨棘・仙骨先端を通る面または部分が骨盤峡面または骨盤峡〔部〕(narrow pelvic plane, midpelvic plane, Beckenenge) で，骨盤腔で最も狭い部分であり，最小骨盤面 (plane of the least pelvic dimensions) ともいわれる．前後径は恥骨結合下縁中点と仙骨前面下端中点との距離，横径は左右の坐骨棘間の距離である．骨盤下口（または骨盤出口）の前後径は，恥骨結合下縁中点と尾骨尖端との間の距離である．前後径と水平面は約15度の角をなしている．産科学では，このほかに恥骨結合下縁中点から坐骨結節間径中点までの前縦径と，坐骨結節間径の中点と仙骨下端との間の後縦径とに分けることがある．横径は左右の坐骨結節の間の最長距離である．なお大骨盤の横径は左右の上前腸骨棘が最も下方へ突出する部の間の距離（棘間径），左右の腸骨稜外縁の最高突出点間の距離（稜間径）を用いている．骨盤腔の各前後径の中点を結ぶ線が骨盤軸で，軸の弯曲は仙骨および尾骨前面の長軸の弯曲にほぼ一致する．骨盤上口の前後径の中点を通り，面に垂直な軸である骨盤上口軸 (axis of superior pelvic aperture）の延長線は臍および尾骨中央部を通る．骨盤下口の前後径の中点を通り，前後径を含む面に垂直な軸である骨盤下口軸 (axis of inferior pelvic aperture) の延長線は岬角を通る．

〔注〕　産科諸定義委員会が定義した骨盤腔の区分（日産婦会誌，**24**:171, 1972）．

(1) 入口部：　前方恥骨結合上縁，後方岬角を含む平面を上限とし，分界線の最下縁を通り上限と平行な面を下限とした腔間．

(2) 濶部：　入口部下限を上限とし，恥骨結合下縁から左右坐骨棘を通り，仙骨前面にいたる平面を下限とした腔間．恥骨結合後面の中点，第2・第3仙骨癒合部を含む平面を濶面とし，濶面により濶部を上腔と下腔に区分する．

(3) 峡部：　濶部下限を上限とし，恥骨結合下縁と仙骨尖端とを結ぶ平面を下限とした腔間．

(4) 出口部：　峡部下限を上限とし，前方は恥骨結合下縁から坐骨結節間径を結ぶ恥骨弓下の平面と，後方は坐骨結節間径と尾骨先端とを含む平面とを下限とした腔間．

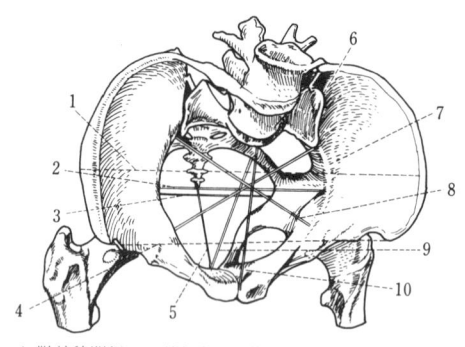

1. 腸骨稜間径，2. 骨盤上口の横径，3. 骨盤下口の横径，4. 〔上〕前腸棘間径，5. 骨盤下口の縦径，6. 仙腸関節，7. 分界線，8. 斜径，9. 対角結合線，10. 真結合線

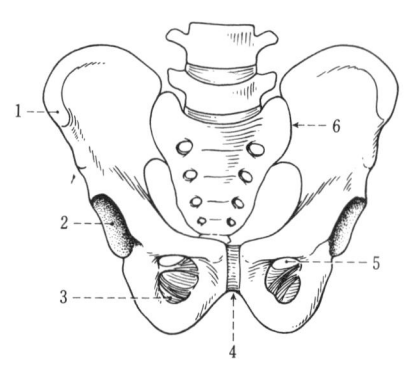

骨　盤

1. 上前腸骨棘，2. 寛骨臼，3. 閉鎖膜，4. 恥骨結合，5. 閉鎖管，6. 仙腸関節

骨盤の連結（前方より）

小骨盤の形について種々分類されている．W. Turner は，骨盤上口で（真結合線/横径）×100を骨盤上口指数 (pelvic brim index, Beckeneingangs index) として，骨盤上口の形態を横径より前後径が長い dolichopellic type（指数が95以上），前後径に比べて横径がそれほど長くない mesopellic (mesatipellic) type（指数90.0～94.9），前後径より横径が長い platypellic type（指数89.9以下）に分類している．H. Thoms は骨盤上口での前後径と横径の差より，横径より前後径が長い dolichopellic type, 横径が1cm以下だけ長い mesatipellic type, 横径が1～3cm未満だけ長い brachypellic type, 横径が3cm以上長い platypellic type に分けている．小児や男性では dolichopellic type が多いが，女性では mesati-, platy-pellic type が大部分である．W. E. Caldwell らは，骨盤上口面だけではなく，骨盤壁の傾斜や深さ，恥骨弓の形，大坐骨切痕の大きさや傾斜などを勘案して，骨盤を gynaecoid type（女性型），android type（男性型），anthropoid type（類人猿型），platypelloid type（扁平型）に分けている．　　　　　　　（吉岡）

骨盤の計測　*pelvimetry*, Beckenmessung

解剖学・人類学・産科学で骨盤＊に種々の計測点を設定し，径・角度を測定している．骨盤計測には生体の外部の諸点間を計測する骨盤外計測と，骨盤内腔の大きさを知るために，内診で女性骨盤を計測する骨盤内計測，X線撮影により計測するX線骨盤計測がある．骨盤計測の主なものを列挙する．

(1) 腸骨稜間径（稜間径）：　左右の腸骨稜で最も外側へ突出している点（腸骨稜点または腸稜点 iliocristale, ic）間の直線距離．骨盤幅ともいう．

(2) 〔上〕前腸棘間径（棘間径）：　左右の上前腸骨棘で最も前下方へ突出している点（前腸棘点または腸棘点 iliospinale anterius, is）間の直線距離．

(3) 大転子間径：　左右の大転子の最も外側へ突出している点間の直線距離．左右の大腿部の最も外側へ突出している点間の直線距離を最大寛幅（殿幅）ともいう．

(4) 外結合線：　第5腰椎棘突起尖端（腰椎点または腰点 lumbale, lu）と恥骨結合上縁の中点（恥骨結合点または恥骨点 symphysion, sy）間の直線距離．

(5) 外斜径：　一側の上後腸骨棘で最も後方へ突出している点（後腸棘点 iliospinale poste-

rius, isp）と他側の前腸棘点間の直線距離．右後腸棘点と左前腸棘点間を第1斜径，左後腸棘点と右前腸棘点間を第2斜径という．

(6) 側結合線： 同側の後腸棘点と前腸棘点間の直線距離．

(7) 後〔腸骨〕棘間径： 左右の後腸棘点間の直線距離．

(8) 骨盤囲： 腰椎点から腸骨稜に沿って上前腸骨棘にいたり，さらに前腹壁を水平に通る周囲．産科学では腰椎点から腸骨稜と大転子の間を経て恥骨結合上線を通る周囲としている．

(9) 骨盤上口（骨盤入口）の前後径：

解剖学的真結合線：岬角中点と恥骨結合上縁中点間の直線距離．

R. Martin がいう真結合線（Conjugata vera）：岬角中点と恥骨結合上縁の後面との境をなす稜の中点間の直線距離．

産科学的真結合線：岬角中点と恥骨結合後面との最短距離．

対角結合線：岬角中点と恥骨結合下縁中点間の直線距離．

(10) 骨盤上口（骨盤入口）の横径： 左右の分界線で，対称な点間の最長距離．

(11) 骨盤上口（骨盤入口）の斜径： 一側の仙腸関節と分界線との交点と他側の腸恥隆起部の分界線間の直線距離．右仙腸関節と左腸恥隆起部の場合を第1斜径，左仙腸関節と右腸恥隆起部の場合を第2斜径という．

(12) 骨盤濶〔部〕の前後径： 恥骨結合後面中点と第2仙椎と第3仙椎の癒合部前面の中点間の直線距離．

(13) 骨盤濶〔部〕の横径： 左右寛骨臼内面中点間の直線距離．

(14) 骨盤峡〔部〕の前後径： 恥骨結合下縁中点と仙骨尖前面中点間の直線距離．

(15) 骨盤峡〔部〕の横径（＝坐骨棘間径）： 左右の坐骨棘間の直線距離．

(16) 骨盤下口（骨盤出口）の前後径： 恥骨結合下縁中点と尾骨尖端との間の直線距離．

(17) 骨盤下口（骨盤出口）の横径（＝坐骨結節間径）： 左右の坐骨結節間の最長距離．

(18) 骨盤高： 一側の坐骨結節で最も下方へ突出している点と同側の前腸棘点間の直線距離．R. Martin と K. Saller は前腸棘点ではなく同側の腸骨稜の最も高位の点間の直線距離としている．

(19) 恥骨結合高： 恥骨結合面の上縁と下縁間の直線距離．産科学では恥骨結合の上縁と下縁間の距離とし，骨盤腔前面の高さとしている．R. Martin と K. Saller は小骨盤の前壁の高さ（vordere Höhe des kleinen Beckens）として坐骨結節の最下点から恥骨結合上縁までの距離をいっている．

(20) 骨盤腔側壁の高さ（深さ）： 坐骨結節最下点から分界線への垂直線の長さ．産科学では恥骨上枝上縁と坐骨結節間の距離を側壁の深さとし，また坐骨棘間径の中点から解剖学的真結合線への距離と坐骨結節間径への距離の和を骨盤腔中央の高さ（骨盤の深さ，pelvic depth）としている．

(21) 骨盤傾斜角： 解剖学的真結合線が水平面となす角度．すなわち腰椎点の高さと結合点の高さの差を一辺とし，外結合線を斜辺とする直角三角形を描いたとき，第三辺と斜辺がなす角度．

(22) 骨盤矢状傾斜： 同側の後腸棘点と前腸棘点を結ぶ直線が水平面となす角度．

(23) 恥骨下角： 左右の恥骨下枝がなす角度．

(24) 骨盤入口角： 第5腰椎前面と骨盤入口（上口）面とがなす角度（産科学）．

(25) 骨盤開角： 骨盤入口（上口）面と第1仙椎前面とがなす角度（産科学）．

(26) 骨盤腰仙角または骨盤岬角角： 第5腰椎前面と第1仙椎前面とがなす角度（産科学）．この他産科学では，仙骨の最も深い点から岬角までの線と仙骨尖端までの線とがなす角度を Dürr 角または仙弧角，第1仙椎の上縁と下縁とが仙骨尖との間になす角度を Dörr 角としている．

(27) 指数：

a．骨盤幅高指数：(骨盤高／腸骨稜間径)×100

b．骨盤上口（入口）指数：(骨盤上口前後径／骨盤上口横径)×100
R. Martin は骨盤上口前後径として産科学的真結合線を用いている．

c．骨盤峡指数：(骨盤峡前後径／坐骨棘間径)×100

d．骨盤下口（出口）指数：(骨盤下口前後径／骨盤下口横径)×100

e．骨盤幅指数：(前腸骨棘間径／腸骨稜間径)×100
R. Martin は前腸骨棘間径ではなく骨盤上口横径を用いている．

f．寛幅指数：(腸骨稜間径／大転子間径)×100

（吉岡）

骨盤囲　circumference of pelvis (or girth of hip), Beckenumfang　→骨盤の計測

骨盤開角　Beckenöffnungswinkel　→骨盤の計測

骨盤外計測　external pelvimetry, äußere Beckenmessung　→骨盤の計測

骨盤隔膜　Diaphragma pelvis, *pelvic diaphragm*

骨盤腔の大半をとざし骨盤内臓を支える板状の軟組織で，両側の肛門挙筋と尾骨筋ならびにそれらの上下をおおう筋膜（上・下骨盤隔膜筋膜）から構成され，直腸肛門管に貫かれる．（→会陰筋）　　　　　　　　　　（佐藤）

骨盤下口　Apertura pelvis inferior, *inferior pelvic aperture (or pelvic outlet)*, Beckenausgang　→骨盤

骨盤下口の横径　*transverse diameter of pelvic outlet*, Querdurchmesser des Beckenausgangs　→骨盤の計測，骨盤

骨盤下口の前後径　*antero-posterior diameter of pelvic outlet*, sagittaler Durchmesser des Beckenausgangs　→骨盤の計測，骨盤

骨盤下口指数　Beckenausgangsindex　→骨盤の計測

骨盤濶部の横径　*tranverse diameter of wide pelvic plane*, Querdurchmesser der Beckenweite　→骨盤の計測，骨盤

骨盤濶部の前後径　*antero-posterior diameter of wide pelvic plane*, sagittaler Durchmesser der Beckenweite　→骨盤の計測，骨盤

骨半規管　Canalis semicircularis, *semicircular canal*, Knöcherer Bogengang

骨半規管の形状は膜半規管と同様である．前，後および外側半規管がある．各半規管の一端は膜半規管の膨大部に相当して〔骨〕膨大部を形成する．他端は脚といい膨大していない．
　　　　　　　　　　　　　　　　（斉藤）

骨盤峡指数　Beckenengeindex　→骨盤の計測

骨盤峡部の横径　*transverse diameter of narrow pelvic plane*, Querdurchmesser der Beckenenge (od. Breite der Beckenenge)　→骨盤の計測，骨盤

骨盤峡部の前後径　*antero-posterior diameter of narrow pelvic plane*, sagittaler Durchmesser der Beckenenge　→骨盤の計測，骨盤

骨盤筋膜　Fascia pelvis, *pelvic fascia*, Beckenfaszie　→会陰

骨盤筋膜腱弓　Arcus tendineus fasciae pelvis, *tendinous arch of the pelvic fascia*, Sehnenbogen der Beckenfaszie　→会陰

骨盤腔側壁の高さ　seitliche Höhe des kleinen Beckens　→骨盤の計測

骨盤傾斜　Inclinatio pelvis, *pelvic inclination*, Beckenneigung　→骨盤

骨盤傾斜角　Inclinatio pelvis, *pelvic inclination*, Beckenneigungswinkel　→骨盤の計測，骨盤

骨盤高　Beckenhöhe　→骨盤の計測

骨盤岬角角　Promontriumwinkel　→骨盤の計測

骨盤軸　Axis pelvis, *pelvic axis*, Beckenachse　→骨盤

骨盤矢状傾斜　sagittal Beckenneigung　→骨盤の計測

骨盤上口　Apertura pelvis superior, *superior pelvic aperture (or pelvic inlet)*, Beckeneingang　→骨盤

骨盤上口の横径　Diameter transversa, *transverse diamater of pelvic inlet*, Querdurchmesser des Beckeneingangs　→骨盤の計測，骨盤

骨盤上口の斜径　Diameter obliqua, *oblique diameter of pelvic inlet*, schräger Durchmesser des Beckeneingangs　→骨盤の計測，骨盤

骨盤上口の前後径　*antero-posterior diameter of pelvic inlet*, sagittaler Durchmesser des Beckeneingangs　→骨盤の計測，骨盤

骨盤上口指数　*(pelvic) brim index*, Beckeneingangsindex　→骨盤の計測，骨盤

骨盤腎　Ren pelvicus, *pelvic kidney*, Beckenniere

腎臓*が骨盤部にあるもので位置異常腎（ectopic kidney）の一つである．後腎の上昇不全による．腎臓の回転も不十分である．男子により多く一側性の場合は左に多い．または腎臓の位置異常のうち，腎臓および尿管*が正中線をこえて反対側に変位しているものを交叉性位置異常腎（crossed ectopic kidney）といい，両腎が癒合していることが多い．尿管芽*が正常方向から逸脱して発生し正中線をこえて後腎を形成したもの，あるいは正常位置に形成された後腎の上昇時に正中線を越えたものと考えられる．　　　　　　　　　　　　　　（谷村）

骨盤神経節　Ganglia pelvina, *pelvic ganglia*, Ganglia pelvina　→下下腹神経叢

骨盤神経叢　Plexus pelvinus, *pelvic plexus*, Beckengeflechte　→下下腹神経叢

骨盤内計測 *internal pelvimetry*, innere Beckenmessung →骨盤の計測

骨盤内臓神経 Nervi splanchnici pelvini, *pelvic splanchnic nerves*, Nervi splanchnici pelvini

勃起神経ともよぶ．仙骨部副交感神経に属する神経である．これに含まれる神経線維は仙髄側角に細胞体をもつ副交感性節前ニューロンの神経突起にほかならない．骨盤内臓神経は骨盤の内臓に分布する前にまず下下腹神経叢*（骨盤神経叢）に入り，そこに散在する副交感性節後ニューロンに連なる．後者の神経突起が下行結腸，直腸，膀胱，生殖器などに分布するほか，外陰部などの血管に対して拡張神経としての支配を行い陰茎（または陰核）勃起をおこす． (山内)

骨盤入口角 Beckeneingangswinkel →骨盤の計測

骨盤部（尿管の） Pars pelvina, *pelvic part*, Pars pelvina →尿管

骨盤幅高指数 Breitenhöhenindex des Beckens →骨盤の計測

骨盤幅指数 Beckenbreiteindex →骨盤の計測

骨盤腰仙角 Angulus lumbosacralis, Promontriumwinkel →骨盤の計測

骨鼻腔 Cavum nasi, *nasal cavity*, Knöcherne Nasenhöhle

骨鼻腔は顔面頭蓋の中央に位置し，正中矢状面にある骨鼻中隔によって左右に分けられている．骨鼻腔には上・下・内側・外側の4壁と，前方・後方の2個の交通路がある．

上壁は大部分が篩骨篩板，一部分が鼻骨*前頭骨*，蝶形骨*よりなる．下壁は上顎骨口蓋突起と口蓋骨水平板よりなる．内側壁は鼻中隔で篩骨垂直板と鋤骨*よりなる．口側壁はその構造が複雑で上顎骨体，上顎骨前頭突起，口蓋骨垂直板，蝶形骨翼状突起内側板，下鼻甲介*，篩骨*，涙骨*よりなる．

前方の交通路は梨状口をもって顔面に開口する．後方の交通路は上鼻道，中鼻道，下鼻道の3個の鼻道が合して鼻咽道につづき後鼻孔をもって外頭蓋底に開口する．

骨鼻腔の後上部で蝶形骨体の直前で上鼻甲介と篩骨垂直板との間にある部分を蝶篩陥凹といい蝶形骨洞がここに開口する．下鼻道には鼻涙管が開口しているが，鼻液管は上顎骨の涙嚢溝を涙骨の涙骨鉤と下鼻甲介の涙骨突起が内側からおおって形成されている．また外側壁の後部は口蓋骨鉛直板よりなるが，その眼窩突起と蝶形骨突起との間の深い切れ込みを蝶口蓋切痕といい，これが蝶形骨体底部と合して蝶口蓋孔を形成し，この孔をもって骨鼻腔は翼口蓋窩*と交通している．（→鼻腔，上顎骨，口蓋骨）

(児玉)

鼻腔（鼻中隔除去・右側内側面）（骨鼻腔）

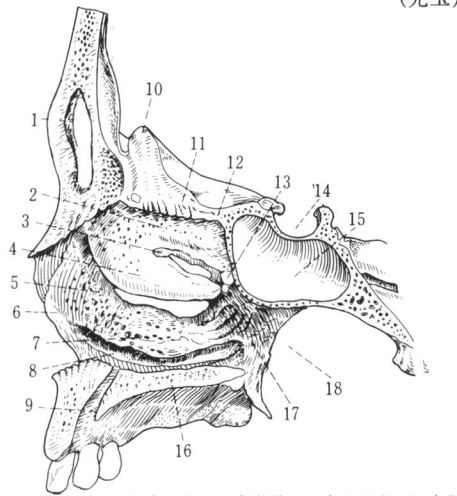

1. 前頭洞，2. 上鼻甲介，3. 上鼻道，4. 中鼻甲介，5. 中鼻道，6. 梨状口，7. 下鼻甲介，8. 下鼻道，9. 切歯管，10. 鶏冠，11. 篩板，12. 蝶篩陥凹，13. 蝶口蓋孔，14. トルコ鞍（下垂体窩），15. 蝶形骨洞，16. 骨口蓋，17. 鼻咽道，18. 後鼻孔

骨鼻中隔 Septum nasi osseum, *bony nasal septum*, knöcherne Nasenscheidewand →骨鼻腔

骨部（鼻腔の） Pars ossea, *bony septum*, knöcherner Teil (knöchernen Abschnitt) →鼻腔

骨膜 Periosteum, *periosteum*, Periost (Beinhaut)

骨*の表面を被う強靱な結合組織性の膜で，関節部では関節包に続く．Sharpey線維*で骨と結合する一方，骨に付着する腱や靱帯の線維は骨膜に放散して一部は骨質に侵入する．この付着部の骨膜はしばしば線維軟骨*化している．骨膜は骨の太さの成長にあずかり，成体でも骨の再生・修復の能力がある．その血管は緻密質内の血管と連絡し，また骨膜は知覚神経に富む（→骨）. (大内)

骨膜の組織

骨表面をおおう結合組織*で，外層は密結合組織からなる線維層 (Stratum fibrosum)，最内層は潜在的な骨形成能をもつ細胞を含むため骨形成層 (Stratum osteogenicum) とよぶ．後者は骨の再生，太さの成長に不可欠で，類似の構造は髄腔に面した骨の内面にも存在し，骨内膜*

とよばれる．前者は骨と周囲の組織を結びつけることに役立ち，線維の一部は骨基質内に侵入する．これをシャーピーの線維（Sharpey's fibers）とよぶ．骨膜は関節面や関節包におおわれた部位では欠ける． （市川）

骨迷路 Labyrinthus osseus, *bony labyrinth*, Knöchernes Labyrinth

骨迷路は膜迷路*を囲む骨質の緻密になっている部分で，形態は膜迷路にほぼ似ている．骨半規管*，前庭*，蝸牛*および内耳道*の4部分からできている． （斉藤）

骨迷路の発生 *development of bony labyrinth*

耳胞が膜迷路へと発育していくにつれて，これをとり巻いている間葉が胎生2カ月おわりに蝸牛部で，次いで前庭半規管部で徐々に濃縮していき，膜迷路がその形を完成する胎生3カ月のおわりごろになると，軟骨に変化して軟骨性耳殼（囊）（otic capsule, knorpelige Ohrkapsel）となる．この軟骨化は膜迷路に密着しておこらず，軟骨と膜迷路の間には，はなはだ疎な間葉組織で満たされた隙間が介在する．この間葉組織は，やがて一方では軟骨の内面に密着して軟骨膜の一部となり，他方では膜迷路の外面に密着して上皮性膜迷路を包む結合組織となる．このようにして膜迷路と軟骨性耳殼（囊）の間にできた腔は外リンパ隙とよばれ，外リンパとよばれる液体で満たされる．外リンパ隙は半規管の周囲では比較的狭く，膜半規管とほぼ同じ形に形成されるが，卵形囊と球形囊のまわりでは非常に広く，両者を共通に含む腔となり，前庭（外リンパ隙）とよばれる．

蝸牛管*の周囲では外リンパ隙が比較的広く，かつ蝸牛管を中にはさんでその上下に生ずる．上方のものは前庭階，下方のものは鼓室階であるが，鼓室階がまず生じ，前庭階はややおくれて生じ，両者は蝸牛管の遠位端のところで連続する．

軟骨性耳殼では5カ月から数個所の骨化点から軟骨内骨化が進行し，やがて側頭骨岩様部の海綿骨をつくる．骨迷路をつくる緻密質は，外リンパ隙の周囲で，海綿質の表面の軟骨膜の骨化により形成される． （溝口）

骨 梁 Knochenbalken

骨小柱のこと．（→骨）

ゴニオン Gonion →頭蓋の計測

古皮質 Paleocortex, *paleocortex*, Paleocortex

旧皮質ともよばれる．系統発生的に古い大脳皮質*部分で円口類以上の脊椎動物に存在する．これに嗅脳*および梨状葉*が含まれる．嗅脳はほぼ前頭葉下面に限局し，嗅葉（嗅球，嗅索，嗅三角）および梁下野に区別される．梨状葉は外側嗅条から海馬傍回前方部にわたる領域をいう．ここには嗅覚に関係する皮質（内嗅野）があるという． （川村 光）

小 人 Nanus, *dwarf*, Zwerg

身長の異常に低いものをいう．侏儒ともいわれる．標準値より標準偏差の2，2.58あるいは3倍以上へだたって低いものをさす，といろいろに定義されている．多くは子宮内発育遅滞（intrauterine growth retardation, 出生時体重が著しく低いもの）を伴うが，出生時身長，体重が正常であっても出生後の成長が阻害されることもある．染色体異常*（Down症候群*，Turner症候群*など），骨系統疾患によるもの（軟骨形成不全*など），栄養性代謝障害（低Ca血症，糖代謝異常に伴うものなど），循環呼吸障害，内分泌障害（甲状腺機能低下症，下垂体小人症，生殖腺異常に伴うものなど）などによるもののほか，原発性（この中には遺伝的なものや胎生期の環境因子による子宮内発育遅延が含まれる）のものがある． （谷村）

コプラ Copula, *connector*, *copula*, Copula

舌根の原基となる咽頭底正中に生ずる隆起．第2咽頭弓（鰓弓*）の底鰓部（basibranchial region）にあるので，底鰓節ということもある．また，コプラを意訳して，結合体ともいう．第3，4咽頭弓底鰓部に生ずる鰓下隆起*と合するが，コプラを鰓下隆起の一部と扱うこと，または，両者を明確に区別しないこともある．（→舌の発生） （森）

鼓 膜 Membrana tympani, *tympanic membrane*, Trommelfell

外耳道と鼓室*との境をなす薄い膜で，その形はほぼ卵円形，長径は前上より後下に向かい9.4 mmほどである．生体で外耳道から観察すると鼓膜はやや透明で，鼓膜内面に付着するツチ骨柄と外側突起の部分が鼓膜外面上でツチ骨隆起をなす有様が観察される．鼓膜に下方の大部分を占める緊張部と上方の小部分の弛緩部を区別する．緊張部ではその前上方より鼓膜中央まで内面にツチ骨柄が付着するために鼓膜自体が内方に向かって漏斗状に陥入し，鼓膜臍を形成する．

鼓膜は外側の皮膚面，固有層，内側の粘膜面の三者からなる．皮膚面は外耳道の皮膚のつづ

きで重層扁平上皮を有する．固有層は線維性結合組織からなり，その線維の走行により内外の2層を区別することができる．粘膜面は鼓室表面の粘膜のつづきであって，単層扁平上皮によりおおわれている．鼓膜の皮膚面には外耳道神経の枝が，また粘膜面には鼓室神経の枝が，それぞれ分布する． （山内）

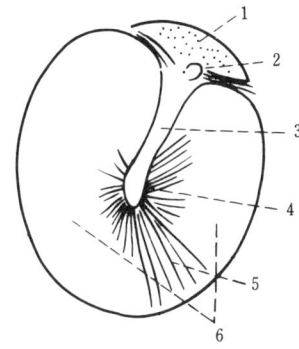

1. 弛緩部，2. ツチ骨隆起，3. ツチ骨条，4. 鼓膜臍，5. 光錐，6. 緊張部
生体の右の鼓膜の像(鼓膜)

鼓膜溝 Sulcus tympanicus, *tympanic sulcus* →鼓室部

鼓膜臍 Umbo membranae tympani, *navel of tympanic membrane*, Umbo membranae tympani →鼓膜

鼓膜切痕 Incisura tympanica, *tympanic notch or incisure*(Rivini), Incisura tympanica →外耳，鼓室部

鼓膜張筋 Musculus tensor tympani, *tensor muscle of the tympanic membrane*, Trommelfellspanner →耳小骨筋

鼓膜張筋神経 Nervus tensoris tympani, *nerve of tensor tympani*, Nervus tensoris tympani →下顎神経

鼓膜張筋半管 Semicanalis musculi tensoris tympani, *semicanal for tensor tympani* →錐体

鼓膜壁 Paries membranaceus, *membranous wall (lateral wall of tympanum)*, Paries membranaceus →中耳

〔固有〕胃腺 Glandulae gastricae〔propriae〕, *gastric glands*, Fundusdrüsen →胃

固有肝動脈 Arteria hepatica propria, *hepatic artery proper* →腹腔動脈

固有胸筋（深胸筋の） Musculi thoracis profundi, tiefe Brustmuskeln →深胸筋

固有口腔 Cavum oris proprium →口腔

固有掌側指神経 Nervi digitales palmares proprii, *proper palmar digital nerves*, Nervi digitales palmares proprii →尺骨神経，正中神経

固有掌側指動脈 Arteriae digitales palmares propriae, *proper palmar digital arteries* →尺骨動脈

固有底側指神経 Nervi digitales plantares proprii, *proper plantar digital nerves*, Nervi digitales plantares proprii →坐骨神経

固有底側指動脈 Arteriae digitales plantares propriae, *proper plantar digital arteries* →足底動脈弓

固有背筋 Musculi dorsi proprii, Autochtone Rückenmuskeln

背部最深層の筋群で，本来の背筋であり，脊髄神経の後枝を受ける点で他の背筋と明確に異なる．棘突起から椎弓，横突起を経て肋骨角に至る溝を埋め，上方は頚椎後面を埋めて後頭骨に達し，下方は腰椎後面で発達したのち仙骨後面，腸骨稜に達している．縦方向に複雑に分化しているが，脊髄神経後枝の外側枝を受ける外側系と同内側枝に支配される内側系に2大別される．外側系は主として横突起の外側に位置し，内側系はその内側に局限する．また外側系は下内側からやや上外側に走行するのに対し，内側系は下外側から上内側に向かって走る傾向がある．神経支配からして固有背筋は次のように分けられる．

(1) 体幹腹側筋と固有背筋の中間的筋： 頚後横突間筋，肋骨挙筋，腰外側横突間筋．

(2) 外側系： 上頭斜筋，板状筋，腸肋筋，最長筋．

(3) 外側系と内側系の中間的筋： 頭半棘筋，胸横突間筋，腰内側横突間筋．

(4) 内側系： 後頭下筋（上頭斜筋を除く），棘筋，頚・胸半棘筋，多裂筋，回旋筋，棘間筋．

構成筋の詳細は，外側系，内側系，横突間筋および後頭下筋に分けて，次頁の表のように表示する． （佐藤）

孤立リンパ小節 Folliculi lymphatici solitarii, *solitary lymphatic nodules*, Darmfollikel →小腸

ゴルジ装置 Complexus golgiensis (Apparatus reticulatus internus), Golgi *apparatus*, Golgi-Apparat

19世紀末にCamillo Golgiが発見した小器官．光顕では鍍銀法により網状の構造物として観察され，H-E染色でも色素に染まらぬ明るい領

〔固有背筋〕①

固有背筋外側系

筋名	起始	停止	神経支配	作用
板状筋 　頭板状筋 　頚板状筋	頚部の固有背筋の最表層． 項靱帯，第3頚椎〜第6胸椎の棘突起． 上外側へ走る．	頭板状筋：乳様突起と上項線外側部． 頚板状筋：第1〜第3頚椎横突起の後結節	C1〜C4	頭と頚を後に反らせる． 片側では頭と頚を同側に回転する．
腸肋筋 　腰腸肋筋 　胸腸肋筋 　頚腸肋筋	最外側の固有背筋． 腸骨稜と仙骨後面からおこり上方へ向かう． 第12〜第3肋骨角上縁からおこる筋束が加わる．	第1〜第12肋骨角および第7〜第4頚椎横突起の後結節 この筋は3部に分けがたい．	C8〜L1	脊髄神経後枝の外側枝	脊柱を反らせる．片側では体を同側に曲げる．
最長筋 　胸腸肋筋 　頚腸肋筋 　頭腸肋筋	胸最長筋：腸肋筋の深内側で腸骨稜，仙椎・腰椎の棘突起からおこり上行する． 頚頭最長筋：第6胸椎〜第5頚椎の横突起．	胸最長筋：2腱列に分かれる外側腱列は全腰椎の肋骨突起と第3〜第12肋骨．内側腱列は全腰椎の副突起，全胸椎の横突起． 頚最長筋：第2〜第6頚椎横突起の後結節 頭最長筋：乳様突起	C1〜L4		

固有背筋内側系

筋名	起始	停止	神経支配	作用
棘　筋 　胸棘筋	第2腰椎〜第12・11胸椎の棘突起	第8・9胸椎〜第1胸椎の棘突起	Th6〜Th8		脊柱を後に反らせる．片側では脊柱を同側にまげる．
棘　筋 　頚棘筋 　頭棘筋	頚棘筋：第2胸椎〜第6頚椎棘突起 頭棘筋：上位胸椎〜下位頚椎の棘突起	頚棘筋：第4〜第2頚椎棘突起．棘間筋の長いものに属する． 頭棘筋：頭半棘筋に合する．約⅓に出現．頭半棘筋の一部と考えられる．	頚神経	脊髄神経後枝の内側枝	
半棘筋 　胸半棘筋 　頚半棘筋	第11胸椎〜第1胸椎の横突起	5個以上の椎骨をとびこして第4〜第2頚椎の棘突起	Th4〜Th6 C3〜C6		
半棘筋 　頭半棘筋	板状筋の下層にある．第8胸椎〜第7頚椎の横突起．第6〜第3頚椎の横突起基部ないし関節突起	後頭骨の項平面（上項線と下項線の間）	脊髄神経後枝の内側枝と外側枝 C1〜C4 したがって固有背筋の内側系と外側系の両系にまたがる筋である．		頭を反らせる．片側では同側にまげる．
多裂筋	半棘筋の下層にある．仙骨後面，全腰椎の乳頭突起，全胸椎の横突起，第7〜第4頚椎の関節突起	2〜4個の椎骨をとびこす．第5腰椎〜軸椎の棘突起	C3〜L5		脊柱を後に反らせる．片側では脊柱を同側にまげる．

〔固有背筋〕②

回旋筋 　頚回旋筋 　胸回旋筋 　腰回旋筋	多裂筋の下層にある．全腰椎の乳頭突起，全胸椎の横突起基部，第3以下の頚椎関節突起	短回旋筋：直上の椎骨の椎弓（腰部にはない） 長回旋筋：1椎をとびこえて椎弓		脊髄神経後枝の内側枝	脊柱の回旋を補助する．
棘間筋 　頚棘間筋 　胸棘間筋 　腰棘間筋	棘突起上部	直上椎骨の棘突起下部 主として頚部と腰部にあり，胸部では上下端部にだけみられる．			脊柱を後に反らせる．

横突間筋

筋名	起始と停止	神経支配	帰属
腰外側横突間筋	腰椎肋骨突起の間に張る．（肋突間筋）	第12胸神経，腰神経の前枝と後枝の分岐叉から発する（中枝）	頚後横突間筋，肋骨挙筋と同系で，固有背筋と体幹腹側筋の中間の筋
腰内側横突間筋	腰椎の副突起，乳頭突起の間に張る．副突間筋，副乳突間筋，乳突間筋に分けられる．	第12胸神経，腰神経の後枝の外側枝と内側枝	固有背筋の外側系と内側系の中間的筋
胸横突間筋	胸椎の横突起間に張る．下部胸椎間にみられることがあるだけで，発達が悪い．	下部胸神経の外側枝と内側枝	
頚後横突間筋	頚椎の横突起後結節間に張る．	頚神経後枝の外側枝と前枝・後枝支配の部分を内側部，前枝支配の部分を外側部とよぶ．しかし外観上は2筋に分けることは不可能である．	肋骨挙筋，腰外側横突間筋と同系で，固有背筋と体幹腹側筋の中間的筋

後頭下筋*

筋名	起始	停止	神経支配	作用
大後頭直筋	軸椎（C2）の棘突起	後頭骨の下項線外側部	後頭下神経（C1後枝）の内側枝	主として頭を後に引いて直立位に保持する．一側が働けば同側にまげる．
小後頭直筋	環椎（C1）の後結節	後頭骨の下項線の内側部の下方		
上頭斜筋	環椎（C1）の横突起前部	後頭骨外側端の上下項線の間	後頭下神経の外側枝	
下頭斜筋	軸椎（C2）の棘突起	環椎（C1）の横突起の後部	C1，C2後枝の内側枝	

域として認められることがある．

　Golgi 装置の主要部は，扁平な円板状の小嚢（saccule）をなす膜が数層に重積した層板（lamella）からなる．層板は全体としてやや弯曲し，一面は凸，一面は凹になっていることが多い．凸面の小嚢と凹面の小嚢とは性質が異なり，たとえば Golgi 装置の標識酵素の一つ thyamine pyrophosphatase は凹面の1〜2層の小嚢のみが活性を示すし，OsO_4 処理では凸面の1〜2層の小嚢のみが黒化する．粗面小胞体*でつくられた小胞（vesicle）は凸面から小嚢に加わり，また小嚢は順次凹面側に移り，凹面の小嚢から空胞（vacuole）がつくり出される．このようにして Golgi 装置を経過する間に，粗面小胞体で新生された膜は厚さを増し，細胞膜*と同じ性状をもつようになる．酵素蛋白を分泌する腺細胞では，粗面小胞体で合成された蛋白質が小胞によって Golgi 装置に運ばれ，そこで糖質を加え，また空胞内では濃縮を受け，やがて分泌果粒*へと成熟する．こうして成熟した分泌果粒

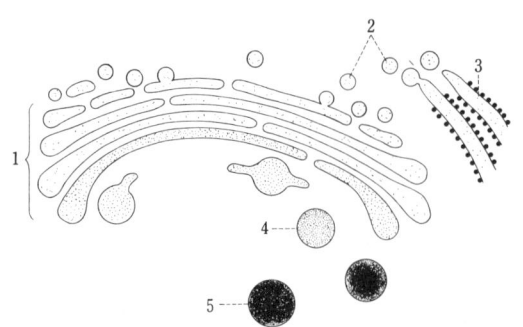

1. 層板，2. 小胞，3. 粗面小胞体，4. 空胞，5. 分泌果粒
Golgi装置の構造と働きを示す模型図

は細胞膜と同じ性状の限界膜に包まれることになる．細胞膜表面の糖質もおそらくGolgi装置で合成されるものと思われる．Golgi装置にはglucosyl transferase や galactosyl transferase などの活性も証明されている．(→水解小体)

(山本)

ゴルジーマッツォニ小体　*corpuscle of* Golgi–Mazzoni, Golgi–Mazzonisches Körperchen → 終末神経小体

コルチ器　Organum spirale (Cortii), *organ of* Corti, Corits'sches Organ　→ラセン器

根間中隔　Septa interradicularia　→下顎骨

根　糸　Fila radicularia, *nerve rootlets* (*root filaments of spinal nerves*), Wurzelfasen　→脊髄神経

棍状毛　Pilus clavifomis, *club hair*, Kolbenhaar　→毛

コンマ野　Fasciculus interfascicularis, *comma field* (*tract*) *of* Schultze, Schultzes Kommabündel　→半円束

サ

臍 Umbilicus, *umbilicus*, Nabel →羊膜, 巻頭の図

鰓蓋 Operculum, *operculum*, Operkulum (Kiemendeckel)

魚類のえらぶたであるが, 鰓蓋ヒダの意味にも用いる. (→頚洞, 舌骨弓) （大内）

鰓蓋ヒダ Plica opercularis, *opercular fold*, Opercularfortsatz →頚洞, 舌骨弓

最外包 Capsula extrema, *extreme capsule*, Capsula extrema →前障

鰓下筋 Musculi hypobranchiales, *hypobranchial muscles*, hypobranchiale Muskeln →分節制

最下内臓神経 Nervus splanchnicus imus, *lowest splanchnic nerve*, Nervus splanchnicus imus →内臓神経

最下腰動脈 Arteria lumbalis ima, *arteria lumbalis ima* →腹大動脈

鰓下隆起 Eminentia hypobranchialis, *hypobranchial eminence*

舌の発生において, 舌盲孔より後方の部分 (舌根) の発生は, 主として第2鰓弓の腹側端部が正中線上で癒合して生ずる高まり (コプラ) と, その後方につづく主として第3および第4鰓弓に由来する間葉組織の増殖によって生ずる正中線状の高まりによってはじまる. この高まりを鰓下隆起という. 鰓下隆起の尾側半はやがて左右に広がり, 原始喉頭の頭側を横走する喉頭蓋隆起となり, 結局, 喉頭蓋を形成する. コプラを鰓下隆起とは別個のものとして扱うことと, 鰓下隆起の一部として扱うこととがある. (→舌の発生, 喉頭の発生) （溝口）

鰓器官 branchial apparatus, Branchialorgan

鰓性器官ともいう. 鰓囊*由来の器官, 胸腺, 上皮小体などを指す. (→鰓弓) （養老）

細気管支 Bronchioli, *bronchioles*, Bronchiolen

区 (域) 気管支は各肺区域で区 (域) 気管支枝に分かれ, さらに細気管支に分かれて肺細葉内に入る. この部分では管径は 0.8～1 mm にすぎない. (→肺) （吉村）

催奇形因子 *teratogen*, Teratogen

胎芽* (胚子*) もしくは胎児*に作用して, 先天異常*ないし先天奇形*を誘発する環境要因をいう. 催奇形要因, 奇形原ともいう. 物理的要因 (放射線, 無酸素症, 高温, 羊膜破裂, 胎児異常体位などの機械的要因など), 化学的要因 (ヒトで確実なのはサリドマイド, アミノプテリン, 黄体ホルモン, 抗腫瘍薬, 抗てんかん薬, 抗血液凝固薬, アルコール, 水銀, PCB などであるが, 多数の医薬品や環境化学物質が疑われている. 動物実験では, 抗腫瘍薬, 化学療法薬, ホルモン (副腎皮質ホルモンなど), 抗てんかん薬, 解熱鎮痛薬, 向精神薬, 抗不安薬, 抗ヒスタミン薬, ビタミン (ことにビタミンA), 農薬, 重金属, 色素 (トリパンブルーなど), その他多数の化学物質の催奇形性*が証明されている), 生物学的要因 (風疹, 巨細胞封入体症, 単純ヘルペスⅡ型などのウイルス感染, トキソプラズマ症, 梅毒などの感染, また種痘, 風疹ワクチンなどの生きたウイルスによる予防接種), 母体の病的状態 (糖尿病, 甲状腺機能障害などの内分泌障害, 栄養障害, 免疫学的異常 (Rh抗体など), 代謝異常, 周産期障害, 手術など) があげられている. これらの因子が作用して奇形を成立させる時期を奇形発生の臨界期*という.

なお, 環境要因が受精前の生殖細胞に作用して先天異常をきたす場合もあるが, これは突然変異によるもの (これを突然変異原*という), また卵の細胞質に働くものなどいろいろな機序のものがあるが, 催奇形因子とは通常いわない. （谷村）

催奇形性 *teratogenicity*, Teratogenität

環境要因が先天異常*を惹起する能力 (広く出生前発生毒性とよばれる) のうち, 妊娠中に作用した場合で, 胎生期死亡や発育遅延を除いて, 形態的ないし機能的な発生障害をきたす能力をいう. またそのような環境要因を催奇形因子*という. 催奇形性を器官形成期*に作用した場合の先天奇形*を惹起する能力に限定するのは, 今日では狭すぎるものと考えられる.

催奇形性に関する一般法則として, (1)作因特異性があること (特定の因子のみが催奇形性をおこし, また特定の障害を誘発する), (2)時期特異性があること (ある特定の型の先天異常について臨界期*または感受期が定まっており, この時期に侵襲が及んだときのみ効果が発揮される), (3)作用の強さが関係する. 通常, ある

一定用量以下では催奇形効果は示されず（閾値の存在），用量を増すにつれて奇形の発現頻度は高まったり，臨界期が延長することが知られている．(4)母体の生理，病理状態により催奇形効果が異なる．(5)母児の遺伝子型により催奇形効果が異なる．種差や同一種内でも系統差が著しいこと，などがある．　　　　（谷村）

鰓　弓　Arcus branchiales, *branchial arches*, Kiemenbögen

各鰓裂*の間にあってこれを境する部分を広義の鰓弓（臓弓，内臓弓，咽頭弓）といい，第1鰓裂の前の第1鰓弓をとくに顎骨弓*（顎弓），その後の第2鰓弓を舌骨弓*とよぶ．水生脊椎動物では主に第3以下の鰓弓の，鰓裂に面した壁に鰓が発達する．狭義ではこの第3以下だけを鰓弓とよび，全体を指すには臓弓や咽頭弓を用いる．

鰓弓の内部の骨格・筋・血管をつくる中胚葉は側板のつづきであって，鰓裂ないし鰓溝*・鰓嚢*によって区切られたものであるが，胴部の側板と違って一般に内部に体腔を生じない．その材料は頭部の神経堤から由来した外胚葉性中胚葉*である．

鰓弓の骨格は元来軟骨性で，硬骨魚類以上では一般に大部分が骨化する（→鰓弓骨格）．この骨格自身を臓弓・咽頭弓・鰓弓ともいう．

鰓弓の筋は鰓弓骨格を動かしまた鰓裂を括約するなど，鰓裂の開閉にあずかる．骨格筋ではあるが，側板から由来する点では消化管の平滑筋と同じで，咽頭壁・食道壁の骨格筋とともに腑筋（臓筋）ともよばれる（→鰓弓筋）．

各鰓弓に分布する神経（鰓弓神経）はそれぞれ知覚神経節をもつ．脊髄神経の後根にあたると考える人が多い．背側枝（皮枝），咽頭枝（咽頭の背側壁へ），裂前枝（鰓嚢前壁などへ）を出したのち，主枝である裂後枝は鰓弓筋に枝を出しながら咽頭腹側壁にいたる．顎骨弓，舌骨弓，第3臓弓にはそれぞれ三叉，顔面，舌咽神経，第4以下の臓弓には迷走・副神経が分布する．

腹側大動脈から第1～第6臓弓に向かって各1本の鰓弓動脈*がおこり，細動脈に分かれて鰓に分布したのち，再び集って背側大動脈にそそぐ．鰓弓動脈は腹側と背側の大動脈をつなぐ単純な弓状の大動脈弓として生ずる．

陸生脊椎動物では初期胚に生じた鰓弓の諸構造は，あるいは退化しあるいはその類独自の発達をとげて，頭頸部の構成要素となる．とくに筋はその支配神経によってその由来を知ることができる．ヒトでは5対の臓弓（痕跡的な第5弓を区別するならば6対）が形成されるが（→鰓裂），それぞれの運命や分化については，顎骨弓，上顎隆起，下顎隆起，Meckel軟骨，方形軟骨，Reichrt軟骨，鰓弓骨格，内臓頭蓋，鰓弓筋，鰓弓動脈の各項目を参照されたい．

なお顎骨弓よりさらに前に退化的な顎前弓を認める人も多い．（→鰓分節制）　　（大内）

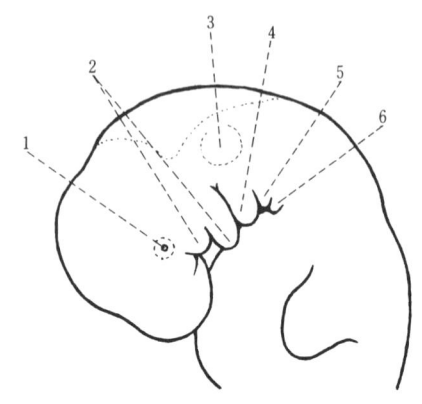

1. 眼胞, 2. 顎骨弓（上顎隆起と下顎隆起）, 3. 耳嚢, 4. 舌骨弓, 5. 第3鰓弓, 6. 第4鰓弓

鰓弓（第5週のヒト胎児）

鰓弓筋　*branchial muscles*, Kiemenbogenmuskeln

第1～6鰓弓内に形成される筋．すべて横紋筋*で，完成したものは一部骨格筋，一部内臓筋に分類されている．鰓裂*で分断された側板*から生ずるもので，本来，鰓弓骨格*および鰓裂を動かすことに働くと考えられ，それぞれの鰓弓神経*に支配される．体節から派生する筋板*には由来しない．

(1) 第1鰓弓下顎突起（顎骨弓）筋：三叉神経第3枝（下顎神経）に支配される咀嚼筋，顎二腹筋前腹，顎舌骨筋，鼓膜張筋，口蓋帆張筋．

(2) 第2鰓弓（舌骨弓）筋：顔面神経*に支配される頭蓋表筋および顔面の表情筋，広頸筋，顎二腹筋後腹，アブミ骨筋，茎突舌骨筋．

(3) 第3鰓弓筋：舌咽神経*に支配される茎突咽頭筋．

(4) 第4・6鰓弓筋：迷走神経*に支配される咽頭収縮筋などの咽頭筋，喉頭筋．喉頭筋のうち，輪状甲状筋は上喉頭神経の支配を受け，第4鰓弓起源と考えられ，その他の喉頭筋は反回神経の支配を受け，第6鰓弓起源と考えられる．　　　　　　　　　　（滝沢・森）

鰓弓骨格 Skeleton branchiale, *branchial (visceral) skeleton*, Kiemenbogenskelett

鰓弓*（臓弓）の中に軟骨性に生ずる骨格で，骨格自身を鰓弓とよぶこともある．下等脊椎動物では成体でも軟骨のままであるが（鰓弓軟骨），硬骨魚類以上では大部分が骨化する．板鰓類の鰓弓軟骨は，背方から咽頭節（pharyngobranchial），上節（epibranchial），角節（ceratobranchial），下節（hypobranchial）の4節に分かれ，左右の下節を結合する底節（basibranchial）は腹側正中線で縦に連なっている．このうち上節と角節が大きく鰓弓骨格の主部であって，とくに顎骨弓*では上節に相当する口蓋方形〔軟〕骨（palatoquadrate）と角節に相当する下顎〔軟〕骨（mandibular）が発達して上・下顎をつくり，舌骨弓*では上節，角節，底節にあたる舌顎〔軟〕骨（hyomandibular），角舌〔軟〕骨（ceratohyal），底舌〔軟〕骨（basihyal）のほかはほとんど消失する．硬骨魚類以上では，鰓弓軟骨のある部は骨化し，ある部は軟骨のまま残り，ある部は退化し，またこれに皮骨（→骨格）が加わって頭頸部の骨格をつくる．

ヒトでは顎骨弓に方形軟骨*とMeckel軟骨*，舌骨弓にReichrt軟骨*ができる．第3号以下では退化的で腹側部だけに軟骨を生ずる．第3鰓弓軟骨は舌骨の大角と体の下半とをつくり，第4号以下から喉頭軟骨ができる．ただし第4号以下では弓ごとに独立した鰓弓軟骨をつくらず，その間葉を材料として個々の喉頭軟骨が分化するので，甲状軟骨は主として第4号

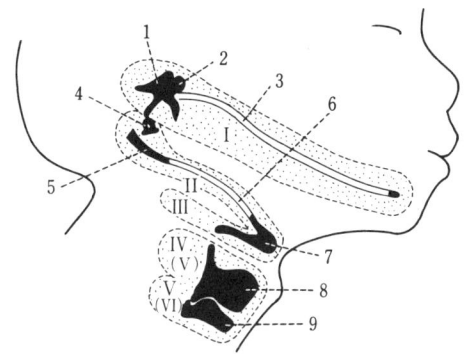

I. 顎骨弓（1. キヌタ骨，2. ツチ骨，3. メッケル軟骨），II. 舌骨弓とIII. 第3鰓弓（4. アブミ骨，5. 茎状突起，6. ライヘルト軟骨，7. 舌骨），IV〜V（VI）. 第4〜5（6）鰓弓（8. 甲状軟骨，9. 輪状軟骨）
ヒトの鰓弓軟骨の分化（模型図）（鰓弓骨格）

（あるいは痕跡的な第5号を加える），輪状・披裂軟骨は主として第5号（痕跡的な第5号を区別するならば第6号にあたる（→鰓裂））から由来するという一般の考えは確実ではなく，またそれ以下の弓に相当する材料が加わるかどうかも明らかではない．　　　　　　　　　（大内）

鰓弓神経 Nervi branchiales, *branchial nerves*, Kiemenbogennerven

三叉神経*，顔面神経*，舌咽神経*，迷走神経*および副神経*の総称名である．これらの脳神経*はいずれも，発生学的に魚類の鰓に相当する部分に分布しており，鰓に通常みられる7〜9対の鰓弓のうちのどれかに所属する神経であることから鰓弓神経の名がある．ヒトの胎生

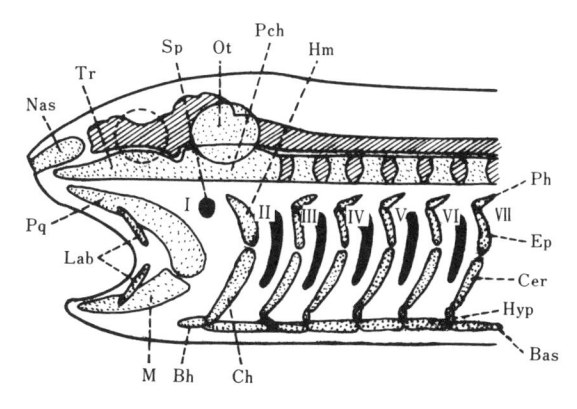

I. 顎骨弓（Pq 口蓋方形軟骨，M 下顎軟骨）と Sp 噴水孔，II. 舌骨弓（Hm 舌顎軟骨，Ch 角舌軟骨，Bh 底舌骨節）と第2鰓裂，III〜VII. 第3〜7鰓弓（Ph 咽頭節，Ep 上節，Cer 角節，Hyp 下節，Bas 底節）と第3〜6鰓裂，Nas: 鼻嚢，Tr: 梁柱軟骨，Pch: 傍索軟骨，Ot: 耳嚢，Lab: 唇軟骨（顎前弓の遺残ともいうが疑わしい）
板鰓類の鰓弓軟骨（鰓弓骨格）（西原図）

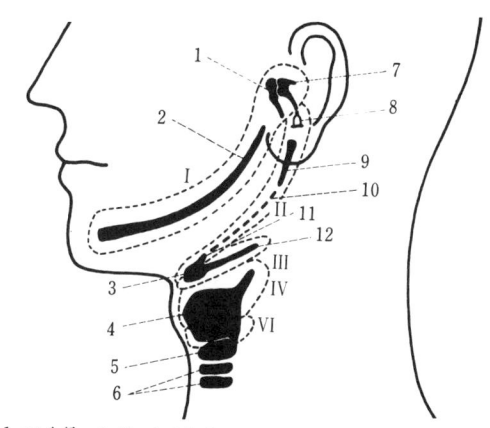

1. ツチ骨，2. Meckel軟骨，3. 舌骨体，4. 甲状軟骨，5. 輪状軟骨，6. 気管軟骨，7. キヌタ骨，8. アブミ骨，9. 茎状突起，10. 茎突舌骨靱帯，11. 舌骨小角，12. 舌骨大角，I〜VI. 第1〜6鰓弓の骨格を示す．
各鰓弓の軟骨要素により形成される終局的器官を示す模式図

初期にも一時的に6対の鰓弓*がみられるが，これが次第に変化して第1鰓弓（所属神経：三叉神経）からは上顎骨*，下顎骨*，ツチ骨，キヌタ骨が，第2鰓弓（所属神経：顔面神経）からはアブミ骨，側頭骨*の茎状突起，舌骨小角が，第3鰓弓（所属神経：舌咽神経）からは舌骨体と舌骨大角が，第4以下の鰓弓（所属神経：迷走神経と副神経）からは喉頭の軟骨が，それぞれ骨格として形成され，鰓弓神経はこれらの骨格を動かす筋や骨格をおおう粘膜と皮膚に分布することとなる．（→鰓弓）　　（山内）

鰓弓動脈 branchial or pharyngeal arch arteries, Kiemenbogenarterien

大動脈弓，大動脈弓動脈（aortic arch arteries）ともいう．総心室から頭方に出た動脈幹*の先端から左右に分かれ，各鰓弓内を背側に走って背側大動脈に合流する動脈．第1，2，3，4，6鰓弓動脈が発生する．ただし，第1，2は小部分を残して消滅する．

背側大動脈の第3，4鰓弓動脈を受ける部の間の部分（頚動脈管*）はやがて消失するので，第3鰓弓動脈と，それが合流してから頭方につづく背側大動脈は一つづきの動脈となり，後の内頚動脈*となる．他方，動脈幹から第3鰓弓動脈を分けるところまでは総頚動脈*，それより頭側の第2，第1鰓弓動脈を分枝していた位置，およびそれよりさらに頭方への延長部は外頚動脈*となる．

第1鰓弓動脈の一部は顎動脈になるという．第2鰓弓動脈の一部は舌骨動脈およびアブミ骨動脈*になるという．ヒトではアブミ骨動脈も最終的には消失する．

第4鰓弓動脈は末梢側で鎖骨下動脈*を分ける．左ではそれまでの部と以下の左背側大動脈とで恒久的な大動脈弓（Arcus aortae）をつくるが，右は鎖骨下動脈につながる部以下が消滅する．

第6鰓弓動脈からは肺に入る動脈が分かれ，それより末梢は左では大動脈弓につながり（動脈管*），右ではそれにあたる右背側大動脈が消失するので，この末梢部も形成されない．動脈幹はやがてラセン状の大動脈肺動脈中隔*により，上行大動脈と肺動脈幹に分かれるが，第6鰓弓動脈から派生する左右肺動脈は肺動脈幹につづく形となる．　　（森）

鰓弓軟骨 Cartilagines branchiales, *branchial catilages*, Kiemenbogenknorpel　→鰓弓骨格

載距突起 Sustentaculum tali　→踵骨

臍係蹄 Ansa umbilicalis intestini, *umbilical loop*, Nabelschleife　→一次腸係蹄，中腸

細隙結合 Nexus (Macula communicans), *gap junction*, Nexus　→細胞の連結

臍血管 *umbilical vessels*, Nabelgefäße　→臍帯

鰓溝 Sulci branchiales, *branchial grooves (furrows)*, Kiemenfurchen

鰓弓*と鰓弓との間に体表から入りこむ溝で，咽頭溝・臓溝（または内臓溝）ともいい，水生動物や両生類の幼生では鰓嚢*と開通して鰓裂*をつくる．ヒトでは第1～第4の4対の鰓溝が形成され，鰓溝底の外胚葉と鰓嚢の内胚葉は一時ほとんど接して膜状になるが，開通することはない．

第1鰓溝はその後完全に消失することなく，その背側部は外耳道の原基となり，それを囲む顎骨弓と舌骨弓との一部から耳介ができる（→耳介小丘）．第2以下の鰓溝は舌骨弓からのびた鰓蓋ヒダにおおわれて，一時，頚洞*の底となるが，その後まったく吸収されて成体には残らない．　　（大内）

鰓後体 Corpus ultimobranchiale, *ultimobranchial body*, Ultimobranchialer Körper

鰓後体原基は発生第5週に，第5鰓嚢腹側部の上皮芽として出現，はじめは咽頭腔と連絡する壁の厚い嚢を形成するが，発生第7週ごろ，母層から離れ発生第8週には甲状腺と合体する．ヒトでは発生第9週ごろ，甲状腺の発育に影響されて鰓後体原基は退縮しはじめ，一部が傍沪胞細胞（またはC細胞）として残り，カルシトニンを分泌するものと考えられている．しかし，傍沪胞細胞はPearseのいうAPUD系に属するものであり，したがって発生起源が鰓後体とは異なるという説もある．

後に甲状腺と合体して左右にあることから，ときにlateral thyroidと表現され，これに対して咽頭底から下る正中位の真の甲状腺原基をmedian thyroidとよぶことがある．　　（沢野）

細糸（フィラメント） Filamentum, *filament*, Flament

細胞質*に含まれる細糸としては，太さ10～15 nmのミオシン細糸（myosin filament），太さ5～7 nmのアクチン細糸（actin filament），太さ約10 nmの張細糸などをあげることができる．骨格筋細胞*や心筋細胞*では，長さ約1.5 μmのミオシン細糸と約1 μmのアクチン細糸が整然と並び，規則正しい横紋をつくってい

る．両細糸の間で滑りがおこり，細糸のかみ合わせが深くなることによって筋の収縮が行われる．平滑筋細胞*にもこの2種の細糸が多量に含まれるが，横紋筋細胞におけるような整然たる配列は示さない．ミオシン細糸は筋細胞以外の細胞にはほとんど認められていない．アクチン細糸は種々の細胞において，とくに外形質*内や細胞膜*下に多く含まれ，細胞質の収縮運動にあずかっている．heavy meromyosin で処理すると特徴あるやじり (arrow-head) 像を呈するので，電顕的にも他の細糸と区別することが可能である．

張細糸は細胞の骨格として働くもので，長さは不定．多くの細胞に常在し，特に表皮細胞には多量に含まれていて，光顕的に張原線維*として認められる束をなしている．デスモゾームをつくる細胞では，そこに向かって集中する張細糸が認められる．

神経細胞*には神経細糸とよばれる太さ約10 nm の管状の細糸が存在する．筋細胞にはミオシン細糸，アクチン細糸のほかに，太さ約10 nm の中間径細糸*の存在が知られている．また，星状膠細胞*は膠細糸 (gliofilament) をもっている． (山本)

細糸期 Leptnema, *leptotene stage*, Leptotänstadium →還元分裂

最上胸動脈 Arteria thoracica suprema, *highest thoracic artery*, oberste Brustschlagader →腋窩動脈

鰓上筋 Musculi epibranchiales, *epibranchial muscles*, epibranchiale Muskeln →分節制

最上項線 Linea nuchae suprema, *highest nuchal line* →後頭骨

最上視交叉上交連 Commissura supraoptica suprema, *anterior hypothalamic commissure*, Gansersche Kommissur

Decussatio subthalamica anterior とよばれることもある．(→視交叉上交連) (水野)

最小斜角筋 Musculus scalenus minimus, *scalenus minimus* →斜角筋

細小静脈孔 Foramina venarum minimarum, Foramina Thebesii →心臓の静脈

細小心臓静脈 Venae cordis minimae (Thebesii) →心臓の静脈

最上鼻甲介 Concha nasalis suprema, *supreme nasal concha*, oberste Muschel →篩骨, 鼻腔

采状ヒダ Plica fimbriata, *fimbriated fold*, Tubenflansen →舌

臍静脈 Vena umbilicalis, *umbilical vein*, Vena umbilicalis (Nabelvene)

尿膜血管として体茎内で発生し，臍静脈となって胎盤*から胎児への還流路となる．臍帯*では1本に合しているが，臍輪で胎児に入ると左右の臍静脈となり，体表近くから肝臓原基の背側を通って，横中隔内で心臓の静脈洞*に入る．しかし，右臍静脈はやがて退縮し，左臍静脈は肝類洞ともつながるとともに，近位部は消失し，下大静脈*に結合する静脈管*をつくる．出生後，胎盤循環がなくなるとともに退縮し，臍静脈索および静脈管索として残る．(→門脈)
(森)

臍静脈溝 Sulcus venae umbilicalis →肝臓

最上肋間静脈 Vena intercostalis suprema, *supreme intercostal vein* →上大静脈

最上肋間動脈 Arteria intercostalis suprema, *highest intercostal artery*, oberste Rippenarterie →鎖骨下動脈

鰓性軟骨 →鰓弓骨格

臍帯 Funiculus umbilicalis, *umbilical cord*, Nabelstrang, Nabelschnur

胎児の臍と胎盤*を結ぶ索状物．出産時で長さ50〜60 cm，径約1 cm．表面は羊膜*で被われ，内部は胚[体]外中胚葉に由来する膠様組織である Wharton 軟肉で埋められ，そのなかに1対の臍動脈と1本の臍静脈（はじめは1対であるが，胎盤に近い部を除き，1本になる）がある．初期には尿膜管，および卵黄動・静脈を伴う卵黄管がみられるが，これらは退縮し，消滅する．

臍帯は体茎と卵黄茎の合体により形成される．体茎には排泄腔から尿膜が伸長し，それに沿って尿膜血管がつくられ，これは尿膜管の退縮後も残って臍動・静脈になる．卵黄柄は腸管と卵黄嚢をつなぐ卵黄管と，それを包む胚[体]外臓側中胚葉からなり，後者は卵黄動・静脈を含む．胚子の腹方への屈曲につれて（第4週），体茎は胚子の腹側中央に移動し（腹茎），拡大する羊膜が体茎と卵黄柄を共通に鞘状に包んで，臍帯をつくる（第5週）．この時点では，体茎と卵黄柄の間には胚体内・外の体腔をつなぐ臍帯体腔 (Coeloma umbilicale, intraumbilical coelom, Nabelstrangcölom) があって，第6週ではこの腔に腸の一部が侵入する．これを生理的臍ヘルニア (physiological umbilical hernia, physiologischer Nabelbruch) とよぶが，3カ月

末までに，腸は腹腔におさまる．卵黄柄と体茎の中胚葉組織も，胚子期の間に融合し，卵黄管も退縮するが，臍帯体腔は臍帯の胎児への付着部にしばらく残る． (森)

最大寛幅（殿幅） größte Hüftbreite →骨盤の計測

臍帯ヘルニア Omphalocelia, *omphalocele or exomphalos*, Omphalozele

腹腔内の器官が異常に大きな臍輪あるいはその周囲の腹膜欠損部を通って脱出している状態をいう．臍輪の限度をはるかに越える大きな腹壁欠損があって，腸係蹄のみならず，しばしば肝臓やその他の器官の脱出をおこしている．なお，腹壁披裂＊は別の範ちゅうのものとされている．また，臍帯脱落後の臍輪の瘢痕化の遅れにより，乳児に5～10％にもみられる臍ヘルニア（umbilical hernia）とも厳密に区別すべきである．しかし，これらの用語はしばしば混乱して用いられている．出産10000につき2～3くらいとされている．遺伝要因はよくわかっていない．本症の発生過程については，受精後第10週ごろにおこるべき生理的臍帯脱腸の腹腔内への還納の不全によるとする説が一般的である．ヘルニア嚢は皮膚でおおわれず，腹膜と羊膜とは癒着し1枚の透明な膜としてみえる．腸の回転異常および腸間膜の付着異常がとくに高率に認められている． (谷村)

鰓腸 Pharynx primitiva, *branchial intestine*, Kiemendarm

鰓弓＊域にある前腸＊の部分で広く拡張し，その内胚葉壁が膨出して鰓嚢＊を生ずる．将来，咽頭に分化し，鰓嚢から耳管鼓室陥凹＊，口蓋扁桃＊，鰓性器官などが生ずる．（→鰓嚢）
(沢野)

臍腸管 Ductus omphalomesentericus, *omphalomesentric duct* →臍帯

最長筋 Musculus longissimus, *longissimus*, längster Rückenmuskel →固有背筋

細動静脈吻合 Anastomosis arteriolovenularis, *arteriovenular anastomosis* →動静脈吻合

臍動脈 Arteria umbilicalis, *umbilical artery*, Arteria umbilicalis (Nabelschlagader) →胎盤循環，内腸骨動脈

臍動脈索 Ligamentum umbilicale mediale, *lateral vesico-umbilical ligament*, *medial umbilical ligament* →内腸骨動脈

最内肋間筋 Musculi intercostales intimi, *intercostales intimi*, innere Zwischenrippenmuskeln →深胸筋

鰓嚢 Saccus branchialis, *branchial pouch*, *gill pouch*, Kiementasche

発生第4～5週に，原始咽頭側壁の内胚葉上皮が膨出して5対の鰓嚢（咽頭嚢）を形成する．ただし，第5鰓嚢は第4鰓嚢の尾方部の陥凹としてみられる．第1～4鰓嚢に対応して体表の外胚葉＊が内方に陥没して4対の鰓溝＊（咽頭溝）を生ずる．鰓溝と鰓嚢は接着して内・外両胚葉よりなる鰓膜を形成するが，ヒトでは鰓膜が破れて鰓裂をつくることはない．なお，相隣る鰓溝間の部分は，ここにおし出された間葉により内側および外側に膨隆して4対の鰓弓（内臓弓，咽頭弓）を形成する．第5，6鰓弓は痕跡的で，体表に膨隆を示さない．

なお，鰓嚢と咽頭嚢は，ヒトの発生では同義に扱われ，頭側より第1～4鰓嚢または第1～4咽頭嚢とよぶことが多い．しかし，本来は魚類などで真の鰓性構造にかかわる鰓裂の一部としての咽頭の膨出のみを狭義の鰓嚢という．したがって，その原則に従えば，下顎弓（第1内臓弓）と舌骨弓（第2内臓弓）の間にあるものは第1咽頭嚢，舌骨弓と第3内臓弓の間にあるものは第2咽頭嚢，第3・4内臓弓の間にあるものは第1鰓嚢，第4・5内臓弓の間にあるものは第2鰓嚢となる．体表の陥凹である鰓溝についても，比較解剖学的な狭義では，上位の二つが咽頭溝，第3以下のみを鰓溝とよぶ．鰓弓についても，下顎弓は第1内臓弓または咽頭弓，舌骨弓は第2内臓弓または咽頭弓，第3以下を狭義の鰓弓とよぶ．

各鰓嚢から次の諸器官が形成される．

第1鰓嚢背側部から耳管鼓室陥凹＊が生じ，その遠位端は拡張して鼓室に，近位端は細管のままとどまり耳管となる．なお，第1鰓溝背側部は外耳道に，第1鰓膜は鼓膜となる．

第2鰓嚢は次第に閉塞されて浅くなるが，背側の一部が扁桃上窩として残り，この部から生じた上皮芽が周囲の間葉内で増殖して，ここに二次的リンパ組織が浸潤して，口蓋扁桃＊が形成される．

第3鰓嚢の背側部から発生第5週に下上皮小体芽が発生し，腹側部から大胸腺芽が出現する．発生第6～7週になると，大胸腺芽と下上皮小体芽の発育により，この鰓嚢は閉塞され両原基は鰓嚢との連絡を失う．発生経過中に大胸腺芽は急速に尾方に移動し胸腺の最終位置に定位し，左右両側の原基はその対応部で癒合す

る．この際，下上皮小体芽も胸腺原基にひきつけられて尾方に移動し，最終的には甲状腺の下端近くの背表に定位する．

第4鰓嚢の背側部から発生第5週に上上皮小体芽が，腹側部からは小胸腺芽が出現するが，小胸腺芽は早期に消失し，胸腺の構成に参与しないものと考えられている．上上皮小体芽も下上皮小体芽と同様，第4鰓嚢の閉塞により鰓嚢壁から分離され，発生経過中に尾方に移動し，最終的には甲状腺の背表に定位する．またこの嚢の上皮が甲状腺の構成に寄与し，いわゆる外側甲状腺 (lateral thyroid) を形成するというがヒトでは確証がない．

第5鰓嚢の発育は悪く，第4鰓嚢の一部とも考えられているが，この鰓嚢から鰓後体*が生じ，のちに甲状腺と合体する．　　　（沢野）

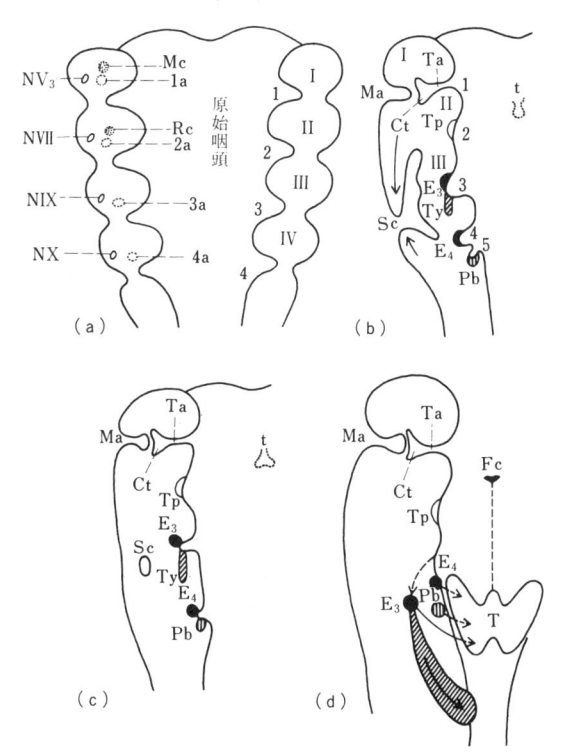

a：発生5週初め，b：発生5週末，c：発生6週，d：発生7週，I～IV：第1～4鰓弓，1～4：第1～4鰓嚢，Ct：鼓室，E₃：上上皮小体，E₄：下上皮小体，Fc：舌盲孔，Ma：外耳道，Mc：メッケル軟骨，NV₃：下顎神経，NVII：顔面神経，NIX：舌咽神経，NX：迷走神経，Pb：鰓後体，Sc：頸洞，t：甲状腺原基，T：甲状腺，Ta：耳管，Tp：口蓋扁桃，Ty：胸腺，1a～4a：第1～4鰓弓動脈

鰓　嚢

臍　部　Pars umbilicalis, *umbilical part*, ars umbilicalis →門脈

鰓分節制　*branchiomerism* (*branchiomery*), Branchiomerie

水生脊椎動物の鰓部では鰓裂と鰓弓（臓弓），が交互に並んでいる（→鰓裂）．鰓を支持するのは主として第3弓以下であるけれども，鰓をもたない第1の顎骨弓*と鰓がときにみられる第2の舌骨弓*でも，内部の骨格，筋，神経，血管の構成は他の鰓弓と基本的に同じである（→鰓弓）．また陸生脊椎動物でも個体発生中にこれらと基本的に同じ構造の段階を経過する．鰓部にみられるこの分節制*を鰓分節制，個々の分節を鰓分節 (branchiomere, Branchiomer) という．円口類には顎骨弓よりさらに前にもう一つ臓弓にあたる構造があると考える人が多い（顎前弓．番号をつけない）．この弓には筋がなく，魚類以上に相当するものを求めるのは難しいが，眼神経の深眼神経 (Nervus ophthalmicus profundus)（哺乳類の鼻毛様体神経）がこの弓の神経であるという．

鰓分節制と体節に由来する背側部の分節制とは対応すると考えることが多い．すなわち，第1～第3体節にそれぞれ顎前弓，顎骨弓，舌骨弓，第4体節以下に第3臓弓以下が対応する（ただし高等動物では退化的な後頭体節の数が不確実で，そのため対応させ方にずれがある）．この考えでは，一つの臓弓の鰓弓骨格，鰓弓筋，鰓弓動脈，鰓弓神経（脊髄神経の後根にあたる）と，これに対応する体節由来の筋（外眼筋，鰓上・鰓下筋）やその神経（前根にあたる）とが頭部の各分節を構成することになる．（→分節制）　　　（大内）

細　胞　Cellula, Cytus, *cell*, Zelle

「生きているもの」の最小単位で，「小さな部屋」の意味．R. Hooke の命名．生物が1個ないし多数の細胞から構成されるかどうかによって単細胞生物と多細胞生物に分ける．細胞はその表面を細胞膜によって限界され，遺伝物質であるDNAが核膜*で包まれた核という形で存在するものを真核細胞といい，そうでない細菌細胞やラン藻細胞のような原核細胞と区別する．細胞の大きさは直径1μm程度の小さなものから直径数cm，長さ1m以上に達するものまであり，形は球形，卵形，立方形，樹枝状，紡錘状，星状などいろいろである．細胞が生物体を構成する最小の単位であるという考え方が「細胞説」で，19世紀の前半に Th. Schwann と M. J. Schleiden によって提唱されたものである．　　　（山田）

細胞の陥入　Invaginatio cellularis, *invagina-*

tion, Einsenkung

細胞表面から細胞内部へ向かっての細胞膜の落ち込み．浅いものはくぼみ，小窩*，凹窩などという．深いものは細管状陥入や扁平囊状の陥入などがある (infolding)．細胞表面積を増加する役割りのものと，細胞の物質摂取活動に関係したものとがある． (山田)

細胞の突起 Processus cellularis, *cell process*, zytoplasmatischer Fortsatz

細胞*の表面から派生している突出で，一時的なものと固定したものとがある．一時的なものには，アメーバや白血球*など遊離細胞が移動するときに，その方向に向かって突出する偽足（仮足）や，細胞が食作用ないし飲作用の際に出すヒダ状の突起がある．固定した突起には，刷子縁*や線条縁の構成要素がある微絨毛*や，内耳の有毛感覚細胞の不動毛*，および線毛*，鞭毛*などがある．細胞の突起は，その形状によって，指状突起 (Processus digitiformis)（多くの微絨毛），糸状突起 (Processus filiformis)（培養神経細胞の突起先端部にみられる糸足，Filopodia），層板状突起 (Processus lamellosus)（網膜色素上皮細胞にみられるもの），ポリープ様突起 (Processus polypoideus)（脈絡叢上皮細胞にみられるもの）などを区別する． (山田)

細胞の連結 Junctiones cellulares, *cell junctions*, Zellverbindungen

隣接する細胞間をつなぐ連結装置は上皮*によく発達しているが，上皮以外の組織*にもこれをみることがある．一般に，細胞同士が特殊な連結をつくることなく密接する場合，向かい合った細胞膜*の間には10～15 nm の細胞間腔 (Spatium intercellulare, intercellular space) があって，そこは細胞間質*で満たされている．このような細胞の隣接を単純連結 (Junctio cellularum simplex, simple apposition) と称する．単純連結をなす細胞の隣接面が平坦でなく，互いに指状の細胞質*突起をかみ合わせたように凹凸するところは指状細胞間連結 (Junctio (intercellularis) digitiformis, interdigitation) とよばれる．これは電解質の能動輸送の活発な上皮などでよく発達しており，上皮細胞側面の細胞膜面を増加させる構造と考えられる．

細胞間特殊連結としては，まず細胞間の機械的な結び付きを強める装置として接着斑すなわちデスモゾームがある．これは直径数百 nm の斑状を呈し，ここでは，細胞膜は約20 nm の間隙を隔ててほぼ平行に向かい合い，その数 nm 内方に接着板 (Lamina desmosomatica, attachment plaque) という厚さ10～20 nm のフェルト状の電子密な板状構造がつくられ，張細糸は接着斑に向かい集中したのち，接着板の近くで再び翻転する走向を示す．細胞間腔の中央には，しばしば電子密な薄層が出現する．接着斑は上皮，特に重層扁平上皮によく発達するが，心筋などにもみられる．Ca^{2+} を含まぬ液に入れるか，またはトリプシンで処理すると，接着斑での連結は解離する．上皮基底面のように，細胞と結合組織が相接するところには，ちょうど接着斑の半側だけの構造をもつ半接着斑がつくられることがある．

単層上皮において，上皮細胞側面の最上端部では，隣接する細胞膜が外葉同士を密着させ，その結果細胞間腔が消失している．このような結合を密着帯（閉鎖帯）という．密着帯は各細胞の最上部の全周をとり巻いて帯状に形成される．フリーズフラクチャー法でこの部をみると，P面には網工をなす線状隆起が，E面にはそれと相補的な溝が観察される．この隆起と溝がかみ合ったところで細胞膜が密着するのであり，網工の目の中では，わずかに細胞間腔が存在している．密着帯は細胞間の機械的結合を強めるとともに，細胞間腔と器官腔との交通を遮断する拡散関門として働く．網工の発達良好な密着帯ほど関門としての働きがすぐれている．

単層上皮においては，密着帯のすぐ下方に接し接着帯とよばれる特殊連結が帯状に形成される．ここでは，細胞膜は約20 nm の間隙を隔ててほぼ平行に並び，細胞膜下には細糸*状物質が蓄積している．なお，典型的な接着斑とは異なり，構造上はむしろ接着帯に似た斑状の特殊連結も，種々の上皮やその他の組織にみられる．

単層上皮において，細胞の側面最上端に密着帯，その下方につづいて接着帯，そしてやや離れて小型の接着斑と並ぶ一連の特殊連結を総称して連結複合体とよぶ．

隣接する細胞の細胞膜が約20 Å の狭い間隙をはさむまでに近接することがある．このようなところを密着域（閉鎖域）またはネキサス（ギャップ結合）（細隙結合）などとよぶ．フリーズフラクチャー法で観察すると，この部のP面には膜内粒子の密集が，E面にはそれと相補的な小窩の密集がみられる．密着域は，細胞間の機械的な結び付きを強めるばかりでなく，イオ

ンや小分子の物質が一側の細胞から細胞膜を貫いて他側の細胞へと移動できる透過性を備えており，低電気抵抗結合をなしている．種々の上皮や，心筋，平滑筋などに形成される．筋細胞間や神経細胞間にこの結合がつくられると，電気緊張性の興奮伝達が可能となる．　（山本）

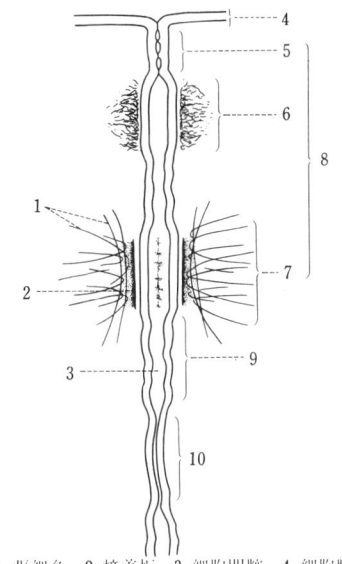

1. 張細糸，2. 接着板，3. 細胞間腔，4. 細胞膜，
5. 密着帯，6. 接着帯，7. 接着斑，8. 連結複合体，
9. 単純連結，10. ギャップ結合

連結複合体とギャップ結合（細胞の連結）

細胞果粒 Granula cellularia, *cell granule*, Zellgranula

果粒状をなす細胞質封入体*をいう．分泌果粒*，グリコゲン果粒*，色素果粒*などがこれに属する．　（山本）

細胞間質 Substantia intercellularis, *intercellular substance*, Interzellularsubstanz

種々の組織において，細胞間を満たしている物質をいう．上皮や神経組織は細胞間質に乏しく，支持組織は一般に豊富な細胞間質をもつ．

上皮細胞が単純連結をなすところの細胞間質は，通常の透過電顕像では明るくみえ，光顕的に過ヨード酸 Schiff 反応陽性で，おそらく向かい合った細胞膜*の表面をおおう多糖体を含む物質層からなるものと思われる．かつては，ここは細胞同士を結び付ける細胞間結合物質(intercellular cement)からなるとされたが，今日ではそのような考え方はとられていない．細胞間質には，物質の拡散を妨げるような働きはほとんどみられない．（→細胞の連結，組織）
　　　　　　　　　　　　　　　　（山本）

細胞間特殊連結 Junctio intercellularis specialis, *special cell junction*, spezielle Zellvenbindung　→細胞の連結

細胞間分泌細管 Canaliculus secretorius intercellularis, *intercellular secretory canaliculus*, interzelluläre Sekretkapillare　→腺

細胞質 Cytoplasma, *cytoplasm*, Zytoplasma

細胞形質ともいう．細胞体を構成する基本物質を総称する．生活中の細胞質は光顕では均一無構造にみえることが多いので，硝子形質ともよばれる．また，細胞によっては細胞辺縁部の細胞膜に沿った部位は，とくに均一無構造にみえ，内部の微細果粒状を呈する部位と区別されることがあり，それぞれ外形質と内形質と名づけられる．電顕的には細胞質には各種の細胞小器官や封入体など多くの有形成分が含まれるが，これらの間隙を埋める物質が元来の細胞質とも考えられ，基質ないし基礎形質という．比較的多量の水分を含む蛋白質，脂質，炭水化物からなるが，その分子構築については不明な点が多い．　（山田）

細胞質封入体 Inclusiones cytoplasmicae, *cytoplasmic inclusions*, Zytoplasmatisch Einschlüße

細胞質*内に蓄積された代謝産物や分泌物などをいう．脂質滴*，グリコゲン果粒*，結晶様封入体*，分泌果粒*，色素果粒*などがある．細胞質の有形成分を細胞小器官*と封入体に分ければ，小器官は細胞*の生命活動の中で一定の機能をになう活性のある構造物であり，封入体は活動の結果生じた生命のない物質塊であるといえる．しかし，小器官と封入体の厳密な区別はむずかしく，同じ構造物がときには小器官として，またときには封入体として扱われることも多い．　（山本）

細胞質分裂 Cytokinesis, *cytokinesis*, Zytokinese　→有糸分裂

細胞質膜 *cytoplasmic membrane*　→細胞膜

細胞周期 Cyclus cellularis, *cell cycle*, Zellenzyklus

分裂周期ともよぶ．周期的に分裂をくり返している細胞の生活環は二つの時期に分けられる．すなわち，有糸分裂期(Periodus mitotica)と分裂の間期である．この間期はDNA合成期を基準としてさらに三つの期に分けられている．それは第1間期(Periodus intervalli primi, G_1-phase)，合成期(Periodus synthesis, S-phase)，そして第2間期(Periodus intervalli secundi, G_2-phase)である．第1間期は分裂直後の時期

でRNAと蛋白質の合成のさかんな時期である．合成期はDNAの合成が行われる時期であり，第2間期はDNAの合成はないが，細胞分裂のための準備を行う時期である．この第2間期はとくに分裂準備期といわれ，分裂装置に必要な蛋白質をつくる時期であるといわれる．

（田中）

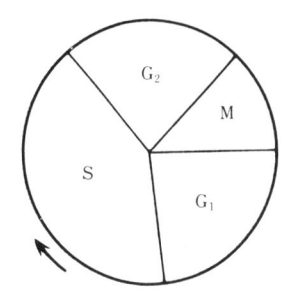

M：有糸分裂期，G_1：第1間期，S：合成期，G_2：第2間期
細胞周期

細胞小器官 Organellae cytoplasmicae, *cytoplasmic organelles*, Zellorganellen

細胞質*の有形成分のうちで，多くの細胞に共通して存在し，特定の生物学的機能をになうものをいう．細胞*の生物としての活動はこれら小器官の分業により営まれている．小器官の概念は細胞学の歴史とともに変遷している．古くは糸粒体*，Golgi装置*，中心子*などごく一部の構造物のみを小器官としたが，今日では，細胞膜*をも含めて，電顕で認められる多くの有形成分が小器官として扱われている．（→細胞質封入体）
（山本）

臍傍静脈 Venae paraumbilicales, *paraumbilical vein*, Par〔a〕umbilikalvene　→門脈

細胞体分裂 Cytokinesis, *cytokinesis*, Zytokinese　→有糸分裂

細胞内分泌細管 Canaliculus secretorius intracellularis, *intracellular secretory canaliculus*, intrazelluläre Sekretkapillare　→腺

細胞分裂 Cytokinesis, *cell division*, Zellteilung

多細胞生物が，生長，増殖するときには，ほとんどの場合，細胞の数の増加を伴う．また高等生物の特殊に分化した細胞ではその寿命は限られているので，常に更新されることになる．この生長・増殖と，組織細胞の更新のために細胞は細胞分裂を行っている．

細胞分裂には核分裂*と細胞質分裂の二つの段階があり，ふつうこれらは引きつづいて行われる．

細胞分裂と次の細胞分裂の間の時期にある細胞を間期細胞*といい，この時期は次の分裂にはいる準備，すなわち核酸，蛋白合成を行っている時期である．この間期にある細胞の核を間期核，休止期核，静止期核（Nucleus interphasicus）という．
（田中）

細胞分裂装置 Apparatus mitoticus, *mitotic apparatus*, mitotischer Apparat　→有糸分裂装置

細胞膜 Cytalemma (Plasmalemma), *cell membrane* (*plasma membrane*), Zellmembran

形質膜，原形質膜ともいう．生体膜*のうち，細胞の表面を限界する膜であり，細胞はこれによって周囲の媒質に接する．厚さは約100Åで，断面を電子顕微鏡で観察すると，低電子密度の層をはさむ内・外の高電子密度の層からなり，これらを細胞膜の外葉（Lamina externa outer leaflet），中間葉（Lamina intermedia, intermediate layer），および内葉（Lamina interna, inner leaflet）とよび，この性質を細胞膜の3層構造（trilaminar structure）という．分子構造的には，疎水基を中央に向けて相対して平面的に配列する脂質分子の2分子層と，この脂質層内にいろいろの深さで埋もれている球状蛋白質分子とが主成分であり，生体の温度ではこの脂質は液相にあるから，蛋白質分子は脂質分子層に浮遊しており，容易に膜面に沿って移動しうるものと考えられる（細胞膜の液相モザイク説，fluid mosaic theory）．細胞膜はしなやかで，正常では常に連続しており，断端を示すことはな

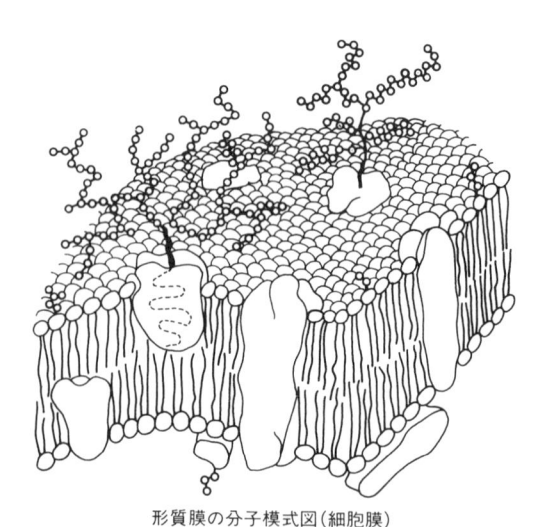

形質膜の分子模式図（細胞膜）
外表面に樹枝状に伸びている糖鎖がいわゆる糖衣をつくる．

い．全体の厚さ，および3層構造のそれぞれの厚さは，細胞の種類や，1個の細胞でもその部位によって，変異を示す．外葉の表面は種々の厚さの糖蛋白質の被覆をもつことが多く，糖衣とよばれる．これは細胞膜の一部と考えられることもある．細菌細胞や植物細胞にある細胞壁（cell wall）は，糖衣の特殊分化形態とみられる．細胞膜はまた細胞質内の諸構造ともいろいろの連絡をもっている．このように細胞膜は構造上，内・外面で非対称で異方性を示し，機能的な方向性に相応した構造であると考えられる．細胞膜は細胞の選択的物質の吸収や分泌，細胞の相互認識，細胞相互の情報の交換，連結など，細胞の生命活動に本質的に重要な多くの機能に関連した構造である．　　　　　（山田）

細胞領域基質　Matrix territorialis cellularum, *territorial matrix*, Knorpelkapsel　→軟骨組織

細網線維　Fibra reticularis, *reticular fiber*, Retikulumfaser

結合組織線維成分の一つ．膠原線維*に比べて細く，分岐吻合して網状ないし格子状を呈すること（格子線維 lattice fibers, Gitterfasen ともよばれる），銀好性が強いことなどから，独立した線維型と考えられていたが，電顕的には膠原線維と同じく 64 nm の横縞をもつ原始線維からなり，本態的には同一の線維である．線維配列や染色性が膠原線維と異なるのは原始線維と束ねている基質（主としてヒアルロン酸，コンドロイチン硫酸などの酸性ムコ多糖）と原始線維との間の物理化学的性状の差による．細網線維がとくに発達した組織を細網組織*とよび，造血器官，リンパ組織，各種粘膜固有層などにみられる．また線維結合組織は発生初期の段階で細網組織の形態をとり，発生が進むとともに細網線維は膠原線維へと変化する．成体では上記組織のほかに，脂肪細胞*，筋細胞，毛細血管内皮細胞などの周囲，その他の基底膜の周辺に発達している．　　　　　（市川）

細網組織　Textus connectivus reticularis, *reticular tissue*, retikuläres Bindegewebe　→細網線維

細網内皮系　Systema reticuloendotheliale, *reticuloendothelial system*, retikuloendotheliales System

略して網内系（RES）ともいう．生体内に侵入した異物や細菌を旺盛な食作用により捕捉し，消化して生体の防御機構に関与する一群の細胞（大食細胞*）が一つの系として存在するとの立場から Metchnikoff（1892）はこれを大食細胞系（macrophage system）とよんだが，L. Aschoff（1924）はこのほかに肝臓や，脾臓，骨髄などの類洞壁の内皮細胞にも類似の食作用がみられることから，これらをまとめて細網内皮系と命名した．かれの分類に含まれるものとしては，脾髄を構成する脾洞の内皮と脾索の細網組織，リンパ節のリンパ洞と髄索，骨髄の毛細血管内皮と細網組織，肝小葉内の類洞壁，副腎皮質，下垂体前葉など内分泌器官の毛細血管壁，組織球*，単球*などがある．この概念は動物にトリパン青のような生体染色染料を注射し，染料をとり込む細胞を分析した結果に裏づけされたものだが，各種の細胞が染料をとり込む度合は投与する染料の濃度によって異なることと，細胞学的に大食細胞とその他の細胞型（内皮細胞や細網細胞）とは明らかに異なる形態，微細構造を示すこと，組織抗原標識などにより両者は明らかに異なる細胞系であることなどが明らかになり，網内系に期待された食作用による生体防御機構は生体内の各所に分散する大食細胞からなる食細胞系に帰せられるとする考え方が有力になりつつある．　　　　　（市川）

臍輪　Anulus umbilicalis, Nabelring　→白線

鰓裂　Fissurae branchiales, *branchial clefts*（*branchial slits*, *gill slits*），Kiemenspalten

水生脊椎動物では咽頭にあたる部分に体表に通ずる一連の鰓裂（臓裂（内臓裂ともいう），咽頭裂）があり，これらを境する弓状の部分（第1鰓裂の前と各鰓裂の後）を鰓弓*（広義）（臓弓，咽頭弓）という．鰓裂に面した，主に第3以下の鰓弓の前・後壁に多くの粘膜ヒダが発達し，鰓弓動脈*から豊富な血管分布を受けて鰓（内鰓）となっている．

鰓裂は魚類では一般に6対であるが（鰓弓は7対），円口類には鰓裂の著しく多い種類がある．このうち第1鰓裂（舌顎裂, hyomandibular cleft）は発達が悪く，板鰓類などで呼吸孔（噴水孔ともよぶ）（Spiraculum）として残るほかは成体にはみられない．なお硬骨魚類では第2鰓弓（舌骨弓）が尾方に延びて鰓蓋*をつくり，鰓裂をおおう．

鰓裂は胎生初期に体表から溝状にくぼんだ鰓溝*（咽頭溝）と鰓腸からこれに向かうふくらみ，すなわち鰓嚢*（咽頭嚢）が生じ，両者が開通して形成される．

陸生脊椎動物では，鰓裂は胎生時だけに（両生類では変態前まで）みられるか，または開通しない．しかし鰓嚢や鰓溝，または鰓弓内の骨格・筋・血管・神経は一部は退化し一部は発達して頭頚部の諸構造を構成する（→鰓嚢，鰓溝，鰓弓，鰓弓筋，鰓分節，鰓弓動脈）．ただし高等脊椎動物では後方の鰓溝・鰓嚢・鰓弓は退化的で，一部はまったく形成されない．

ヒトの胎児では第4週始め（第10段階）から第5週にかけて，口窩の直後で心臓隆起との間に，尾方に凸の弓状隆起として4対の鰓弓，その尾方に4対の鰓溝が頭方から順に形成される．第4鰓溝の尾方が第5鰓弓にあたる．一方，鰓腸腔では4対の鰓嚢，さらに痕跡的な第5鰓嚢が第4鰓嚢の尾側壁の小さいくぼみとして生ずる．この内面の形状から，第4・5鰓嚢間にあたる外面の痕跡的な隆起（まもなく消失）を第5鰓弓，その尾方を第6鰓弓として区別することがある．しかし外面では第5鰓嚢に対応する鰓溝はなく，第5以下に相当する鰓弓内部の中胚葉の分節も明らかではない．

(大内)

杯細胞 Cellula caliciformis, *goblet cell*, Becherzelle

消化器系，呼吸器系粘膜をはじめとする各種粘膜で，粘膜上皮中に散在する粘液分泌細胞．上半部は多数の粘液原果粒をいれて楕円形にふくらみ，その下端に圧迫され変形した核がある．下半部は細く杯の柄のような形で，粗面小胞体*，糸球体*などの小器官が存在する．核上部には粘液原果粒全体を受けいれるような形でGolgi装置*がよく発達する．上半部で分泌果粒*によって満たされカップ状に拡がる薄い細胞質の部分を殻皮（theca）という．分泌果粒は放出される前に相互に融合する傾向がみられるが，放出は広義の開口分泌による．(市川)

左 脚（腰椎部内側脚の） Crus sinistrum, *left crus* →横隔膜

鎖 肛 Atresia ani, *anal atresia or imperforate anus*, Atresia ani

肛門*の先天性閉鎖をいうが，肛門および直腸の先天性閉鎖ないし狭窄を，肛門直腸奇形(anorectal malformations)として一括して取り扱われることが多い．I型（肛門および直腸は開存しているが，肛門あるいは直腸下部に狭窄がある，anal stenosis），II型（肛門の膜様閉鎖 membranous anal atresia），III型（肛門は閉鎖しており，さらに直腸が種々の高さで盲端におわっている肛門直腸閉鎖 anorectal atresia），IV型（肛門は一見正常であるが，直腸が盲端におわっている直腸閉鎖）の4型に分けられる．直腸の閉鎖がある場合は，直腸盲端が肛門挙筋により上にあるか下にあるかによって，さらに高位(supralevator)，中間位(intermediate)，低位異常(translevator deformity)とに分類される．III型が全体の85%以上を占めている．男性にやや多く認められている．II型すなわち肛門の膜様閉鎖は肛門膜が受精後第8週に発生を停止し，破裂せずに存続したものと推定されている．III型の肛門直腸閉鎖では，尾腸の過剰消失と考えられている．また，過半のもので直腸と尿生殖洞の分離不全によって直腸瘻が形成される．男では直腸膀胱瘻，直腸尿道瘻が多く，女では直腸膣瘻が多いが，男女とも直腸会陰瘻も認められる．他の先天異常の合併が高率に認められ，心奇形，食道の閉鎖および狭窄，水腎および二分脊椎を含む脊椎異常などがとくに多い．

(谷村)

鎖 骨 Clavicula, *clavicle*, Schlüsselbein

語源はClavis（鍵，カンヌキ）の縮小形で小さな鍵という意味．

胸部上縁のところにある棒状の骨．イタリックの活字∫のようにゆるやかに弯曲しており，旧式の鍵を連想させる．

鎖骨の内側端を胸骨端といい，その内側面には四角形の胸骨関節面があって，胸骨*の鎖骨切痕と連結する．また，外側端を肩峰端といい，その外側面には楕円形の肩峰関節面があって肩甲骨*と連結する．鎖骨下面の胸骨端の近くには胸鎖靱帯圧痕，肩峰端のすぐ近くには円錐靱帯結節という粗面があり，それぞれ同名の靱帯が付着する．鎖骨は結合組織性骨であり，全身の骨の中では最も早く骨化がはじまる（胎

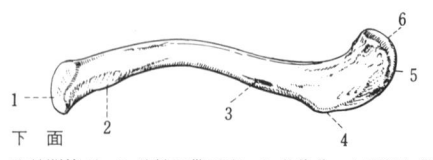

下 面

1. 胸骨関節面, 2. 肋鎖靱帯圧痕, 3. 栄養孔, 4. 円錐靱帯結節, 5. 菱形靱帯線, 6. 肩峰関節面

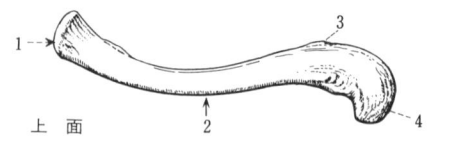

上 面

1. 胸骨端, 2. 鎖骨, 3. 円錐靱帯結節, 4. 肩峰端

鎖 骨

生第5週）が，骨化の完了する時期は25歳以後で長骨の中では最も遅い．鎖骨は一般の長骨と異なり髄腔がなく，内部は海綿質でみたされている．哺乳類のうち上肢を歩行以外にも使用する（たとえば，物をつかんだり，からだの前で上肢を交差させる動作など）動物では鎖骨が発達しているが，上肢を前後方向に動かして歩行だけに使用する動物では鎖骨はないか，あっても痕跡的である．したがって霊長目や齧歯目では鎖骨が発達し，食肉目や有蹄目には鎖骨がない． (高橋)

坐　骨 Os ischii, *ischium*, Sitzbein
ギリシャ語の Ischion（股関節）に由来し，殿部全体や坐るときにあたる骨を意味していた．寛骨*の後下方部にあり，閉鎖孔の後方と下方部を囲む．寛骨臼の後下部とこの下方の肥厚した三角柱状部が坐骨体で，坐骨体から前内側上方へ伸びる細い扁平柱状部が坐骨枝である．坐骨体の前縁は稜線状で，閉鎖孔の上縁後半部および後縁を形成する．寛骨臼切痕の下方，恥骨*との癒合部の近くの前縁でしばしばみられる棘状の突起が後閉鎖結節である．後面は後上方やや背側に面し，上方で広く，腸骨殿筋面の下部につらなる．腸骨*との癒合部は寛骨臼の後部にあたり，やや隆起している．後面下部から坐骨体下端にある隆起した比較的大きな粗面部分が坐骨結節である．坐骨結節は上方で幅が広く下方で狭い．後上方から前下方へ比較的水平に走る隆線により，上下の2部分に分けられる．円形の上部は後上方から前下方へ走る斜線で上前方部と後下方部に分けられる．三角形の下部は中央を縦に走る稜線で内外の2部に分けられる．坐位のとき身体を支持するのは坐骨結節下部の内側部である．寛骨臼後部と坐骨結節の間に，後上内側から前下外側へ走る浅い溝がある．後面の内側縁が後縁へつづき，後縁の上部は腸骨の後縁とともに大坐骨切痕を形成する．大坐骨切痕の下方で，内後方へ突出する扁平三角錐部が坐骨棘であり，坐骨棘と坐骨結節の間にある丸味をおびた浅い陥凹部が小坐骨切痕である．坐骨結節の外側縁と坐骨体前縁との間にある大腿面（femoral surface）および坐骨体前縁と坐骨体後縁の間にある骨盤面（pelvic surface）は平滑である．坐骨枝は前内側上方へ伸び恥骨下枝と癒合する．癒合部はやや隆起し粗面を呈していることが多い．前面はやや粗で後面は平滑である．上縁は鋭利縁をなし閉鎖孔の下縁を形成する．下縁は粗で恥骨下枝内縁とともに恥骨弓・恥骨下角の形成に関与する．（→寛骨） (吉岡)

坐骨海綿体筋 Musculus ischiocavernosus, *ischiocavernosus* →会陰筋

鎖骨下窩 Fossa infraclavicularis, *infraclavicular fossa*
大胸筋鎖骨部と三角筋の間の溝，すなわち三角筋胸筋溝*が上端でやや広まり，鎖骨下縁を底辺として下に光を向けた小さな三角形の窩をなしたものをいう． (佐藤)

鎖骨下筋 Musculus subclavius, *subclavius*, Unterschüsselbeinmuskel →浅胸筋

鎖骨下筋神経 Nervus subclavius, *subclavian nerve*, Nervus subclavius →腕神経叢

鎖骨下静脈 Vena subclavia, *subclavian vein*, Schlüsselbeinblutader
腋窩静脈*よりつづいて第1肋骨の外側縁の高さではじまり，鎖骨の内側端で内頚静脈と合して腕頭静脈を形成するまでの部分を指す．前方は鎖骨と鎖骨下筋に，後方は前斜角筋を隔てて鎖骨下動脈に接し，下方は第1肋骨上面の鎖骨下静脈溝に接する．まれに動脈と伴行して前斜角筋の後方を通ることがある．
枝：
(1) 胸筋枝：　前胸壁および胸筋よりの枝．
(2) 背側肩甲静脈：　頚横動脈と肩甲上動脈の分布域に相当する範囲よりの静脈．この領域の静脈の多くは外頚静脈へ入る．
(3) 胸肩峰静脈：　同名動脈に伴行する静脈．腋窩静脈または橈側皮静脈にそそぐ． (河西)

鎖骨下静脈溝 Sulcus venae subclaviae →肋骨

鎖骨下動脈 Arteria subclavia, *subclavian artery*, Schlüsselbeinarterie
上肢の主幹動脈の根部をなし，右側は腕頭動脈から，左側は大動脈弓からそれぞれ分かれてはじまり，前斜角筋の後方を通って第1肋骨外側縁で腋窩動脈*につづく．胸・頚・上肢移行部の動脈として，多彩な分枝と変異に富むことを特徴とする．分枝は次のとおりである．
(1) 椎骨動脈：（→椎骨動脈）
(2) 内胸動脈：胸骨縁に沿い前胸壁内面を下行し，横隔膜前端を貫いて上腹壁動脈に移行し，腹直筋内で下腹壁動脈と吻合して，前正中線に沿う縦走動脈路を形成する．以上の経過からして縦隔と前胸壁に分布するのに適している．縦隔への枝としては，縦隔枝，胸腺枝，気管支枝さらに横隔神経に伴走する心膜横隔動脈

がある.前胸壁への枝としては,胸骨枝,肋間隙を外側に走り肋間動脈と吻合する前肋間枝,肋間隙を貫き乳腺枝を分岐しうる貫通枝,ならびに横隔膜と胸壁下部に分布する筋横隔動脈などがある.なお側胸壁内面を下行する外側肋骨枝がまれに内胸動脈初部からおこることがある.

(3) 甲状頚動脈: 前斜角筋内側縁で起発し,次の諸枝に分かれる.(a)下甲状腺動脈:総頚動脈の後方を内側へ走り,甲状腺下部にいたる.甲状腺に分布する腺枝のほかに,周囲器官への分枝として下喉頭動脈,咽頭枝,食道枝,気管枝を分岐する.(b)上行頚動脈:頚椎横突起の前を上行して筋に分布するほかに,椎間孔を通じて脊髄枝を与える.(c)頚横動脈:後方へ頚部を横断して肩甲骨上角に達し,肩甲挙筋の外側と内側を通る2枝に分かれる.前者は僧帽筋に達し,浅枝(または浅頚動脈)とよばれ,後者は肩甲背神経に沿って菱形筋内面を下行し,深枝(または下行肩甲動脈)と称される.深枝が甲状頚動脈からではなく独立して鎖骨下動脈から起発する際には,〔背側〕下行肩甲動脈とよぶことがある.(d)肩甲上動脈:肩甲切痕の上方を越えて棘上・棘下筋に分布するほかに肩峰枝を分岐する.なお,頚横動脈や肩甲上動脈は,甲状頚動脈からおこる際には腕神経叢を乗り越え,遠位で独立して起始する場合には腕神経叢を貫通または下方をくぐり抜ける.

(4) 肋頚動脈: 鎖骨下動脈の後側でおこり,まもなく2枝に分かれる.(a)深頚動脈:第7頚椎横突起と第1肋骨の間を後走して固有背筋に進入し,頭半棘筋と頚半棘筋の間を上行する.(b)最上肋間動脈:肋骨頚の前を下行し,第1および第2肋間動脈となる.他の肋間動脈と同様に,背枝と脊髄枝を分枝する.(→大動脈)

(佐藤)

鎖骨下動脈溝 Sulcus arteriae subclaviae →肋骨

鎖骨下動脈神経叢 Plexus subclavius, *subclavian plexus*, Plexus subclavius →自律神経叢

鎖骨下リンパ本幹 Truncus subclavius, *subclavian trunk*, Truncus subclavius →胸管

鎖骨下ワナ Ansa subclavia, *annulus of Vieussens* (*subclavian loop*), Ansa subclavia →頚胸神経節

鎖骨間靱帯 Ligamentum interclaviculare, *interclavicular ligament* →胸鎖関節

鎖骨胸筋筋膜 Fascia clavipectoralis, *clavipectoral fascia*

浅胸筋*第2層の筋膜で,4部に分けられる.第1部は鎖骨下筋を包み,上方は鎖骨につく.第3部は小胸筋の前後を包む.第2部は鎖骨下筋と小胸筋の間隙に張り,狭義の鎖骨胸筋筋膜であり,胸肩峰動静脈胸筋枝,外側胸筋神経に貫かれる部分は卵形の篩状筋膜の形をとるので,鎖骨下卵円窩という.第4部は小胸筋と腋窩筋膜を接続し,烏口腋窩筋膜という.この筋膜は,腋窩筋膜を上内方につり上げて,腋窩のくぼみの形成に関与しているとの見方があり,この観点から腋窩提靱帯ともよばれる.

(佐藤)

坐骨棘 Spina ischiadica, *ischial spine*, Sitzbeinstachel →坐骨

坐骨棘間径 Distantia ischiospinarum, *bispinous diameter* →骨盤の計測

坐骨結節 Tuber ischiadicum, *ischial tuberosity*, Sitz(bein)höcker →坐骨

坐骨結節間径 Distantia tuberorum ossis

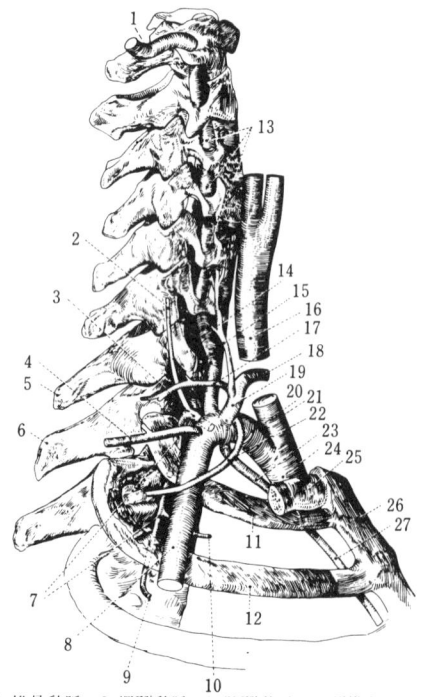

1. 椎骨動脈, 2. 深頚動脈, 3. 肋頚動脈, 4. 頚横動脈(下行肩甲動脈), 5. 第7頚椎, 6. 第1胸椎, 7. 最上肋間動脈, 8. 腋窩動脈, 9. 第2肋間動脈, 10. 第1肋間動脈, 11. 第1肋骨, 12. 第2肋骨, 13. 椎骨動脈, 14. 椎骨動脈, 15. 上行頚動脈, 16. 総頚動脈, 17. 頚横動脈(浅頚動脈), 18. 下甲状腺動脈, 19. 甲状頚動脈, 20. 鎖骨下動脈, 21. 総頚動脈, 22. 肩甲上動脈, 23. 内胸動脈, 24. 腕頭動脈, 25. 鎖骨, 26. 胸骨柄, 27. 内胸動脈

鎖骨下動脈の枝

ischii, *bituberal (or biischial) diameter* →骨盤の計測

鎖骨枝 Ramus clavicularis, *clavicular branch* →腋窩動脈

坐骨枝 Ramus ossis ischii, *ramus of ischium*, Sitzbeinast →坐骨

鎖骨上神経 Nervi supraclaviculares, *supraclavicular nerves*, Nervi supraclaviculares →頚神経叢

坐骨神経 Nervus ischiadicus, *sciatic nerve*, Nervus ischiadicus

人体中最大の神経であり, 仙骨神経叢*をつくる神経線維の大部分がこれの構成にあずかる. 梨状筋の下で大坐骨孔*を出てから大腿の後側を通り, 筋枝をすべての大腿屈筋群にあたえたのち, 膝窩*のやや上方で総腓骨神経と脛骨神経とに分かれる. 総腓骨神経は大腿二頭筋長頭の内側縁に沿って下り, 腓骨上端の外側で次の終枝に分かれる：(1)外側腓腹皮神経（下腿外側面の皮膚に分布), (2)深腓骨神経（下腿の伸筋群と足背の諸筋, および足背の皮膚に分布), (3)浅腓骨神経（長腓骨筋, 短腓骨筋への筋枝を出したあと内側足背皮神経, 中間足背皮神経, 足背指神経となって足背の皮膚に分布). 脛骨神経は下腿の屈筋群, 足底の諸筋, 下腿の後面と足底の皮膚に分布するが, 次の神経はいずれも脛骨神経の末梢枝である. (1)下腿骨間神経（下腿骨間膜の後縁に沿って走り, 足関節のあたりに達する), (2)内側腓腹皮神経, 腓腹神経, 外側足背神経（ひとつづきのもので下腿後面から足背外側部の皮膚に分布), (3)内側足底神経と外側足底神経（ともに足底の諸筋に分布する枝を出したあと, 足指の足底面や足底の皮膚に分布するため, 総底側指神経に枝分かれし, 固有底側指神経となっておわる).
(山内)

坐骨神経伴行動脈 Arteria comitans nervi ischiadici →内腸骨動脈

鎖骨切痕 Incisura clavicularis, *clavicular notch* →胸骨

坐骨体 Corpus ossis ischii, *body of ischium*, Sitzbeinkörper →坐骨

坐骨大腿靱帯 Ligamentum ischiofemorale, *ischiofemoral ligament* →股関節

坐骨直腸窩 Fossa ischiorectalis, *ishiorectal fossa* →会陰

坐骨直腸窩脂肪体 Corpus adiposum fossae ischiorectalis →会陰

鎖骨部（大胸筋の） Pars clavicularis →浅胸筋

サジ状突起 Processus cochleariformis, *cochleariform process*, Processus cochleariformis →中耳

左 枝（門脈の） Ramus sinister, *left ramus*, linker Ast →門脈

左心室 Ventriculus sinister, *left ventricle*, linke Herzkammer →心臓

左心室後静脈 Vena posterior ventriculi sinistri, *posterior vein of the left ventricle* →心臓の静脈

左心房 Atrium sinistrum, *left atrium*, der linke Vorhof →心臓

左心房斜静脈 Vena obliqua atrii sinistri, *oblique vein of the left atrium*, Marshall's vein (マーシャルの静脈) →心臓の静脈

刷子縁 Limbus striatus, *brush border*, Bürstensaum

光顕的に円柱上皮, とくに吸収上皮細胞の自由表面に光を強く屈折する薄層が認められることがあり, 層の厚味が薄ければ薄皮状にみえ（小皮縁(cuticular border)とよぶ), 厚ければ層を構成する小突起が刷子状または筆の穂先のようにみえる（筆毛縁(Limbus penicillatus)とよぶ). これらはいずれも直径80〜90 nm, 長さ0.5〜1.0〜2.5 μm の微絨毛*が密集したもので, 表面細胞膜の面積を増大させ, 吸収効率を高めることに役立っている. 突起の中心には10〜20数本のアクチン細糸の束が走り, 突起の運動に関与すると考えられている. (市川)

刷子縁膜 →刷子縁

莢動脈 *sheathed artery*, Hülsenarterie →脾臓の構造

左 葉（肝の） Lobus hepatis sinister, *left lobe of the liver* →肝臓

左 葉（前立腺の） Lobus sinister, *left lobe*, Lobus sinster →前立腺

三角窩 Fovea triangularis, *triangular fovea*, Fovea triangularis →喉頭軟骨, 披裂軟骨

三角筋 Musculus deltoideus, *deltoid muscle*, Deltamuskel →上肢の筋

三角筋（口角下制筋） Musculus depressor anguli oris, *depressor anguli oris*, Dreieckmuskel des Mundes →表情筋

三角筋下包 Bursa subdeltoidea, *subdeltoid bursa* →滑液包

三角筋胸筋溝 Sulcus deltoideopectoralis

大胸筋鎖骨部と三角筋の間の溝で，橈側皮静脈と胸肩峰動脈の三角筋枝が通る．　(佐藤)

三角筋枝　Ramus deltoideus, *deltoid branch*　→腋窩動脈，上腕動脈

三角筋粗面　Tuberositas deltoidea, *deltoid tuberosity*, Tuberositas deltoidea　→上腕骨

三角骨(距骨の)　Os trigonum　→距骨

三角骨(手根骨の)　Os triquetrum, *triquetral bone*, Dreiecksbein　→手根骨

三角靱帯　Ligamentum deltoideum, *deltoid ligament*　→距腿関節

三角束(ヘルヴェークの)　Fasciculus triangularis, *triangular fasciculus*, Helwegsche Dreikantenbahn

ヒトの主として頚髄，とくにその上位レベルにおいて，脊髄*の前索*と側索*の移行部付近の表層に，髄鞘染色標本で周囲に比べて淡染する領域が観察される．脊髄の横断面で三角状にみえるこの領域内を上行または下行する細い神経線維群，すなわち，Helwegの三角束は，通常，脊髄とオリーブ核*の連絡にあずかるとされるが，実証されていない．この領域内にはしばしば皮質脊髄路線維の一部(Barnesの腹外側錐体路)が迷走することが知られている．
　　　　　　　　　　　　　　　　(水野)

三角ヒダ　Plica triangularis, *triangular fold*, Plica triangularis　→口蓋扁桃

三角稜　Crista triangularis, *triangular ridge*, Dreieckigeleiste　→歯

三叉神経　Nervus trigeminus, *trigeminal nerve*, dreigeteilter Nerv

脳神経*のうちで最も強大なもので，第5脳神経と別称されることもある．顔面の皮膚，鼻腔および口腔の粘膜，歯髄の知覚をつかさどる神経線維(細胞体を三叉神経節内にもつニューロンの神経突起および樹状突起)，咀嚼筋*の運動をつかさどる神経線維(細胞体を三叉神経運動核にもつニューロンの神経突起)，ならびに咀嚼筋の筋知覚をつかさどる神経線維(細胞体を三叉神経中脳路核にもつニューロンの樹状突起)を含む．これらの線維のうちで皮膚と粘膜の知覚をつかさどるものは三叉神経節より末梢側で眼神経*，上顎神経*，下顎神経*の3枝のいずれかに入り，歯髄の知覚をつかさどるものは上顎神経または下顎神経の内部を，咀嚼筋に関係したものは下顎神経の内部をそれぞれ走行する．なお三叉神経は迷走神経*とともに脳の硬膜*へも知覚枝を送っており，頭痛は多くの場合にこれらの硬膜枝が刺激されるためにおこる現象であるといわれる．　(山内)

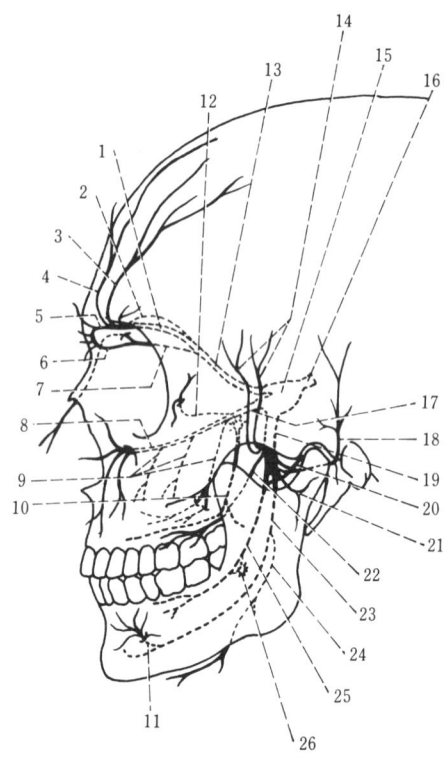

1. 前頭神経，2. 涙腺神経，3. 眼窩上神経，4. 前頭神経，5. 滑車上神経，6. 滑車下神経，7. 鼻毛様体神経，8. 眼窩下神経，9. 上歯槽神経，10. 口蓋神経，11. オトガイ神経，12. 頬骨神経，13. 眼神経，14. 深側頭神経，15. 三叉神経節，16. 三叉神経，17. 上顎神経，18. 耳介側頭神経，19. 下顎神経，20. 鼓索神経，21. 咬筋神経，22. 頬神経，23. 下歯槽神経，24. 顎舌骨筋神経，25. 舌神経，26. 顎下神経節

三叉神経の分布

三叉神経圧痕　Impressio trigemini, *trigeminal impression*　→錐体

三叉神経運動核　Nucleus motorius nervi trigemini, *motor nucleus of the trigeminal nerve*　→三叉神経核

三叉神経核　Nuclei nervi trigemini, *trigeminal nuclei*, Trigeminuskern

三叉神経核は咀嚼筋*を支配している運動核と主にその固有感覚に関与する中脳路核，および顔面，口腔内領域と脳膜の一部の一般体性感覚に関与する感覚核群からなる．感覚核群はさらに主感覚核および脊髄路核からなる．運動核は橋中央の高さの被蓋背外側部に存在する大細胞からなる核で，その神経根(運動根)は橋*の腹外側から脳幹を出て感覚根の内側部に沿って走り，三叉神経節の下部を通って咀嚼筋にい

たる．感覚核群のうち主感覚核は橋の高さで運動核の背外側方に位置して存在する．主感覚核より下方につづいて脊髄路核が存在するが，これは延髄*の全長にわたり背外側に位置し，下方に頸髄第2節の高さにまで伸び，次第に頸髄後角に移行する．この核は細胞構築的に上方より上位核，中位核および下核に細分される．感覚核群は主感覚核および脊髄路核ともに三叉神経節（半月神経節）の中枢枝の線維を受ける．脊髄路核にいたるこれらの線維は，核の外側方をおおって三叉神経脊髄路を形成している．三叉神経脊髄路内では末梢の三枝からの局在が明確で，腹側より眼枝，上顎枝および下顎枝からの線維がその順に背側方に向けて並ぶ．さらに脊髄路の背内側端には舌咽および迷走神経の中枢枝が加わる．感覚核群からは第2次経路としてそれぞれの高さから視床に向かう線維が出る．主感覚核の背側部から出た線維は中心被蓋路に沿って上行し同側の視床後内腹側核におわる．主感覚核の腹側部および脊髄路核から視床へ向かう線維はそれぞれの高さで交叉し，対側の内側毛帯と併走して三叉神経毛帯をなして対側の視床後内腹側核にいたる．上記の視床にいたる線維のほかに，感覚核群からは両側の網様体*，対側の上丘および小脳に線維を送る．機能的には主感覚核は主に触圧覚に関与し，脊髄路核ことに下核は温痛覚に関与するといわれる． (川村祥)

三叉神経腔 Cavum trigeminale (Meckel), Meckel's *space*

蜥形類では三叉神経節は頭蓋の外にあるが哺乳類では蝶形骨大翼が発達してこの神経節を2次的に頭蓋腔にとりいれたと説明される．脳硬膜は側頭骨*の錐体上角で三叉神経根を一端扼して反転し，三叉神経節までを袋状に包んでいる．三叉神経根と三叉神経節とをいれるこの脳硬膜の腔所を三叉神経腔または記載者にちなんで Meckel 腔とよぶ．J. F. Meckel (1781-1833)はドイツの比較解剖学者．脳硬膜は本来の頭蓋腔を示すといわれ，脳硬膜が三叉神経根を扼す部分を脳神経の1次出口とよび，Meckel 腔はもともと頭蓋腔の外であるところから，三叉神経節とこれを包む脳硬膜のある空間を比較解剖では翼上腔 (Cavum epitericum) とよぶことがある．(→硬膜) (金光)

三叉神経主感覚核 Nucleus sensorius principalis nervi trigemini, *principal (main) sensory nucleus of the trigeminal nerve* →三叉神経核

三叉神経上知覚核 Nucleus sensorius superior nervi trigemini →三叉神経核

三叉神経脊髄路核 Nucleus tractus spinalis nervi trigemini, *nucleus of the spinal tract of the trigeminal nerve* →三叉神経核

三叉神経節 Ganglion trigeminale, *trigeminal ganglion*, Ganglion trigeminale →三叉神経

三叉神経中脳路核 Nucleus tractus mesencephalici nervi trigemini, *mesencephalic nucleus of the trigeminal nerve* →三叉神経，中脳

三叉神経毛帯 Lemniscus trigeminalis, *trigeminal lemniscus*

解剖学用語としては，三叉神経脊髄路核，三叉神経主知覚核におこり視床*におわる伝導路をいうが，三叉神経主知覚核の腹側2/3におこり交叉して視床に上行する線維束のみを指す場合がある．(→脊髄毛帯) (金光)

三叉線 Triradius, Galton's *delta*, Leistendreiecke

3本の皮膚の小稜（隆線と同義．→皮膚理紋）が1個所に合流する部分を指す語である．Galton 三角という語も同義語として用いられる． (山内)

酸性好性白血球 Granulocytus eosinophilicus (acidophilicus), *eosinophil leucocytes*, eosinophile Leukozyten →好酸球

三尖弁（右房室弁） Valva atrioventricularis dextra (Valva tricuspidalis), *tricuspidal valve*, Tricuspidal-Klappe →心臓

サントリニ切痕 Incisurae cartilaginis meatus acustici externi (Santorini), Santorini's *incisure*, Incisurae cartilaginis meatus acustici externi (Santorini)

外耳道軟骨切痕（→外耳）の別称である．
 (山内)

三倍性X染色体症候群 *triple-X syndrome*, Triple-X-Syndrom

染色体構成47, XXXをもつ女性．XXX症候群ともいう．1959年 Jacobs らにより超女性 super-female として報告された．大部分の症例には身体的には先天異常*が認められない．無月経のものもある．一部には知能障害がみられる．多くは社交性に欠け自閉症などの性格異常をもつ．両親のどちらか一方側の配偶子形成過程（多くはおそらく卵子形成過程）におけるX染色体の不分離*による．性染色質*の出現個数は最大2個である．受胎能力を有しており，その子供はこれまでのところすべて正常染色体構

成をもっていたことが知られている．その他，染色体構成48，XXXXをもつ女性も知られている．この場合も，特記すべき身体的異常は認められていないが，知能障害が強い．　　（谷村）

三微細管　Triplomicrotubulus, *triplet*, Triplomikrotubulus　→中心子

シ

指圧痕 Impressiones digitatae →内頭蓋底
J.N.A. →解剖学用語
ジェルディ線 Gerdy's *line*
前鋸筋下部の起始と外腹斜筋起始とが嚙み合って作る鋸状線. 筋を緊張させると体表から観察できる. 肋間神経外側皮枝の胸壁貫通位置にほぼ一致する. （佐藤）

シェントン線 Shenton's *line*, Shentonsche Linie
股関節*が正常な場合, 閉鎖孔上縁をなす曲線と大腿骨頸内側縁をなす曲線の延長は, 正面X線像で連続した曲線をなす. この曲線がシェントン線である.

腸骨外側縁をなす曲線と大腿骨頸外側縁をなす曲線の延長は, 正常では連続した曲線（カルヴェ線, Calvé line, Calvésche Linie）をなす. （吉岡）

ジェンナリー線条 *stria of* Gennari (*or* Vicq d'Azyr), Gennarische Streifen →〔皮質〕感覚中枢〔野〕

耳窩 Fovea otica, *auditory or otic pit*, Labyrinthgrube, Ohrgrube →膜迷路の発生

耳介 Auricula, *auricle*, Ohrmuschel →外耳

耳介横筋 Musculus transversus auriculae, *transverse muscle of auricle*, Musculus transversus auriculae →外耳

耳介奇形 *malformations of the auricle*, Missbildungen der Ohrmuschel
耳介は第1および第2鰓弓の6個の小丘の癒合により生じるが, その癒合の過程は複雑であり, 個体差も大である. 耳介の奇形も多く, さらに, 耳介の小奇形が多くの先天異常症候群に伴うので, 臨床診断上に重要である. 耳介付属器奇形として, 副耳（auricular appendage, accessory ear）, 耳前瘻孔（preauricular fistula）, 耳介瘻孔（auricular fistula）がある. 耳介そのものの奇形として, 過剰発育には大耳（macrotia）, 大耳垂（macrolobule）, 発育障害として, 無耳（anotia）, 小耳（microtia）, 耳垂裂（cleft lobule）, 耳垂欠損（absence of lobule）, 埋没耳（cryptotia）, 立ち耳（protruding ear）, 折れ耳（folded ear）, カップ状耳（cup ear）, 貝がら耳（shell ear）, スタール耳（Stahl ear）, ビルダームート耳（Wildermuth ear）などがある. また, 耳介低位（low set ear）は, 耳介の位置が正常より低位にあるもので, 種々の染色体異常を含む先天異常症候群によくみられる. （谷村）

耳介筋 Musculi auriculares, *auricular*, Ohrmuskeln →表情筋

耳介結節
(1) Tuberculum auriculare. 耳介の耳輪後上部にときにみられる小突起. ダーウィン結節（Darwin's point）ともいう.（→外耳）
(2) Tubercula auricularia. 耳介小丘*の別名として用いられることがある. （森）

耳介後リンパ節 Lymphonodi retroauriculares, *retro-auricular nodes*, hintere Ohrknoten →リンパ節

耳介枝 Ramus auricularis, *auricular branch* →外頸動脈

耳介斜筋 Musculus obliquus auriculae, *oblique muscle of auricle*, Musculus obliquus auriculae →外耳

耳介小丘 Colliculi auriculares, *auricular hillocks*, Ohr- od. Auricularhöcker
第1鰓溝は次第に深くなって外耳道原基となるが, 胎生第6週になると第1鰓溝の入口の頭側縁と尾側縁に各3個の小さな高まりが生ずる. これを耳介小丘という. これらは上皮下の間葉の増殖によるもので, 発生の進行とともに大きくなり, 互いに癒着して, 第1鰓溝の入口の頭側, 背側および尾側を囲むひとつづきの高まりとなり, 結局, 耳介を形成する. このとき, 第1鰓溝頭側で最も腹方の小丘から耳珠が, 同じく尾側で最も腹方の小丘から対珠が生ずる. また, 頭側縁で背方の小丘からは耳輪の一部を含む耳介の前上方部が, 尾側縁で背方の小丘からは対輪と対輪脚を含む耳介の大部分が生ずると思われる. 胎生第8週のおわりには耳介はほぼ成体の形に近づくが, 小丘の発達と相互の癒着などはかなり複雑である. （溝口）

耳介錐体筋 Musculus pyramidalis auriculae, Jung's muscle (*pyramidal muscle of auricle*), Musculus pyramidalis auriculae →外耳

視蓋脊髄路（背前束） Tractus tectospinalis, *tectospinal tract*, Tractus tectospinalis
背前束ともよぶ. この経路は上丘の深灰白層

の大形細胞に起始し，軸索は出るとすぐ交叉する（背側被蓋交叉 Decussatio tegmenti dorsalis Meynerti）．橋延髄では内側縦束の腹側を通り，脊髄に入ると前正中裂に接して前皮質脊髄路の外側を下行する．線維は主に頚髄上部（C_1－C_4）の高さのⅥ層からⅦ層にかけてⅧ層におわる．この経路は視覚および強い聴覚刺激に対する眼球や頭部の急速な反射運動をつかさどる．
　　　　　　　　　　　　　　　　（松下）

視蓋前域　Pretectum, *pretectum (pretectal area)*

　後交連の高さの中脳*と間脳*の移行部に存在する細胞群を総称して視蓋前域という．前方は手綱交連の高さから後方は上丘の前方部に及び，腹側は明確な境界をもたず中脳被蓋に移行する．視蓋前域の一部には視索の線維がおわり，この部分から両側の動眼神経副核に線維を送る．対側への線維は後交連および中脳水道の腹側で交叉して動眼神経副核にいたる．これらは対光反射に関与する．　　　　（川村 祥）

耳介側頭神経　Nervus auriculotemporalis, *auriculotemporal nerve*, Nervus auriculotemporalis　→下顎神経

耳殻　Capsula otica, *optic capsule or periotic capsule*, Ohrkapsel

　(1) 頭蓋底において脊索*をとり囲んで生ずる傍索軟骨の側方に生じ，やがてこれと合して軟骨頭蓋の一部をつくる．内耳膜迷路の原基となる耳胞の周囲に現れる軟骨で，側頭骨の岩様部（錐体および乳突部）を形成する．（→軟骨頭蓋，骨迷路の発生）

　(2) 耳介の旧名．（→外耳）　　　（児玉）

視覚器　Organum visus, *visual organ*, Sehorgan (Gesichtsorgan)

　可視光（波長380～800 nm）による外界情報を受ける感覚器官．眼球*，視神経*，副眼器*（眼瞼，涙腺・涙器，眼筋）よりなる．視覚は，関与する構造ごとに，(1) 光学的過程（角膜，前眼房，水晶体，硝子体，網膜），(2) 光生理学的過程（杆状体・錐状体外節，色素上皮），(3) 神経生理学的過程（杆状体・錐状体細胞，双極細胞，水平細胞，無軸索細胞，神経節細胞，視神経）の3過程に分けられる．視神経の線維は視交叉・視索を経て，外側膝状体*皮質の細胞にシナプスをなしておわる．解剖学では視神経管を境として末梢側を視覚器，中枢側を脳の一部として扱うが，便宜的にすぎない．発生学的には，網膜*と視神経*は前脳胞の憩室たる眼杯に由来し，網膜は大脳皮質と，視神経は他の白質神経路とそれぞれ相同である．　（外崎）

視覚性言語中枢　optic center of speech, optische Sprachzentrum　→〔皮質〕言語中枢

四角膜　Membrana quadrangularis, *quadrangular membrane*, Membrana quadrangularis　→喉頭

視覚路　*visual pathways*, Sehleitung

　光刺激は光受容細胞の杆状体および錐状体視細胞で受け，網膜内の水平細胞，双極細胞，および無軸索細胞で処理された後，視神経節細胞に受け継ぐ．視神経節細胞の軸索は網膜の内壁を通って乳頭に集り視神経となって眼球を出て視神経管を通って頭蓋腔に入り半交叉（視交叉）し，これより視索となって大部分は視床の外側膝状体におわるが，一部は上丘腕を介して中脳の視蓋前域*および上丘*におわる．外側膝状体は細胞構築的に6層を形成しているが，対側網膜鼻側半からの線維は1，4および6層に，同側網膜耳側半からのものは2，3および5層におわる．外側膝状体から出た線維は内包レンズ後部を通って視放線となり，後頭葉皮質の鳥距溝の上唇および下唇の視覚領皮質にいたる．上唇におわるものは，網膜の上半からの線維を受けている外側膝状体の内側半からおこるが，下唇におわるものは外側膝状体の外側半から出て側頭葉をまわって（Archambaut-Meyer's loop）この部に達する．　　（川村 祥）

〔歯牙〕**咬頭**　→歯

自家食胞　Vacuola autophagica, *autophagic vacuole or cytolysosome*, autophagische Vakuole　→食小体

耳下腺　Glandula parotis, *parotid gland*, Ohrspeicheldrüse

　外耳道の前下方にあって逆三角錐状を呈し，下端は下顎角に，後端は胸鎖乳突筋前縁と茎乳突起から出る諸筋，前上縁は咬筋をおおって頬骨弓に達し，内方は下顎後窩を埋めて顎関節に達する．前後径3～3.5 cm，上下径4～5 cm，厚さ2～2.5 cm，成人平均重量（一側）15～25 g．複合管状胞状腺で，腺房細胞は漿液細胞のみからなる純漿液腺．大導管を耳下腺管（Ductus parotideus）（発見者の名を冠して，ステノン管 Stensen's duct とよぶことがある）といい，上顎第2大臼歯に対向する頬粘膜の耳下腺乳頭に開口する．この部分は胎生期の口窩に相当し，したがって耳下腺は外胚葉由来である．漿液性の腺房細胞は中心よりやや基底側に球状核をも

ち，基底部から核周囲部にかけてエルガストプラズマ（粗面小胞体*）が発達し，核上部によく発達したGolgi装置*，先端部に多数の分泌果粒*をいれている．霊長目では分泌果粒がムコ糖成分からなる明るい基質の中にアミラーゼを含む密度の高い芯をもつ二相性を示し，化学組成の上からは漿粘液性である．導管系はよく発達し，長い介在導管（峡部）と線条導管をもつ．これらの導管の上皮細胞では管腔側細胞質中にしばしば分泌果粒様構造が認められ，腺房細胞以外の部位での分泌機能の存在が示唆されるが本態は不明である．かつて緒方により，カルシウム代謝に関与するホルモン，パロチンがこの腺から分泌されるといわれたが，これを裏付ける形態学的知見は乏しい．腺房と導管系の起始部には筋上皮細胞の発達が著しく，間質には多数の脂肪細胞をいれる．血管は主として浅側頭動脈の枝の耳下腺枝を受け，神経は舌咽神経の枝の鼓室神経の線維が鼓室神経叢を経て小錐体神経に合し，耳神経節に入り，さらに耳介側頭神経を経て腺に達する副交感性線維と上頸神経節から血管とともにやってくる交感性線維を受ける． (市川)

耳下腺筋膜 Fascia parotidea →頭部の筋膜

耳下腺枝 Rami parotidei, *parotid branches* →外頸動脈，内頸静脈

耳下腺静脈 Venae parotideae →内頸静脈

四価染色体 Chromosoma quadrivalens, *tetravalent chromosomes*, tetravalente Chromosomen →還元分裂

耳下腺神経叢 Plexus parotideus, *parotid plexus*, Plexus parotideus →顔面神経

耳下腺乳頭 Papilla parotidea, *parotid papilla*, Papilla parotidea →口腔粘膜，耳下腺

歯冠 Corona dentis, *crown of the teeth*, Zahnkrone →歯

耳管 Tuba auditiva, *auditory tube*, Ohrtrompete

耳のラッパ管または欧氏（Eustachio）管ともいう．鼓室*と咽頭腔とを結ぶ長さ約33 mmの管であって，前者へは耳管鼓室口をもって，後者へは耳管咽頭口をもって，それぞれ開く．耳管の内腔は平時は閉じているが，食物をのみ込むときには口蓋帆張筋などの働きにより開くようになっている．食物に限らず唾液のみをごくりと飲み込む際にも同じことがおこる．

耳管の粘膜は咽頭鼻部の粘膜のつづきとなっており，線毛上皮を有する．粘膜固有層内には耳管線（粘液を分泌する）の腺体やリンパ小節*が含まれている．耳管粘膜に接する耳管壁部分は咽頭に近い部分では耳管軟骨により保護されている（耳管軟骨部）が，鼓室に近い部分（骨部）では骨膜となっている． (山内)

耳管咽頭筋 Musculus salpingopharyngeus, *salpingopharyngeus muscle*, Musculus saplingopharyngeus →咽頭筋層

耳管咽頭口 Ostium pharyngeum tubae auditivae, *pharyngeal opening of the auditory tube*, Ostium pharyngeum tubae auditivae →咽頭，耳管

耳管咽頭ヒダ Plica salpingopharyngea, *salpingopharyngeal fold*, Plica salpingopharyngea →咽頭

歯冠腔 Cavum coronale, *pulpa chamber*, Pulpakammer →歯

歯冠結節，咬頭 Tuberculum〔coronae〕dentis, *tubercles or cusps*, Höcker →歯

耳管溝 Sulcus tubae auditivae, *sulcus tubae* →大翼

耳管口蓋ヒダ Plica salpingopalatina, *salpingopharyngeal fold*, Plica salpingoaplatina →口峡

耳管鼓室陥凹 Recessus tubotympanicus, *tubotympanic recess*, Recessus tubotympanicus

発生第4週ごろ，第1鰓嚢は第1鰓溝に向かって発育し，その背側部から耳管鼓室陥凹が生じ，遠位部は拡張して原始鼓室となり，近位部は細管のままとどまり耳管として鼓室と咽頭を結ぶ．鰓嚢の咽頭への開口部が耳管咽頭口となる． (沢野)

歯冠髄 Pulpa coronale, *coronal pulp*, Kronenpulpa →歯

耳管腺 Glandulae tubariae, *glands of the eustachian tube*, Glandulae tubariae →耳管

歯冠尖頭 Cuspis (coronae) dentis, *cusp of the crown*, Kronenspitze →歯

耳管半管 Semicanalis tubae auditivae, *semicanal for auditory tube* →錐体

弛緩部（鼓膜の） Pars flaccida, *flaccid part of the tympanic membrane*, Pars flaccida →鼓膜

耳管扁桃 Tonsilla tubaria, *tubal tonsil*, Tonsilla tubaria →咽頭

耳管隆起 Torus tubarius, *tubal elevation*, Torus tubarius →咽頭，耳管

色素果粒 Granulum pigmenti, *pigment gra-*

nule, Pigmentgranula

細胞*内に出現する色素果粒としては，メラニン果粒*のほか，ヘモグロビン由来の色素果粒やリポクロム果粒，リポフスチン果粒などがある．

老廃した赤血球*が大食細胞*にとり込まれ処理を受けると，ヘモグロビンはヘモジデリン(hemosiderin)という物質に変る．これは，光顕的には，黄褐色のヘモジデリン果粒（Granulum hemosiderini, hemosiderin granule）として認められ，3価の鉄反応陽性である．ヘモグロビンが代謝分解されると，鉄はフェリチン(ferritin)という鉄蛋白質の形で体内に貯蔵され，のち再びヘモグロビンの合成に用いられる．フェリチンは鉄の含量17～23%に及び，電顕的には，約90Åの粒子の中に4個の電子密な小粒子が四角く並んだ構造を示す．ヘモジデリンの鉄は，もっぱらフェリチンの形で存在するのである．老廃赤血球の処理を行っている大食細胞では，他家食胞の中にも，細胞質*基質の中にも，多量のフェリチン果粒（Granulum ferritini）が認められる．鉄を失ったヘム色素から，ヘマトイジン果粒（Granulum hematoidini）という黄褐色ないし赤黄色の色素果粒を生じることがある．これはビリルビンと近縁の物質で，大食細胞による赤血球処理の結果生じ，数日をへた出血巣などにおいて細胞外に多くみられ，しばしば結晶状を呈する．

リポクロム果粒（Granulum lipochromi, lipochrome granule）は，脂質の性質を帯びた黄色色素果粒の総称である．副腎皮質細胞，間質細胞*，精囊の上皮細胞など，さまざまな細胞に出現する．

リポフスチン果粒(Granulum lipofuscini, lipofuscin granule)とよばれる黄褐色の色素果粒は，水解小体*の終末段階を示すもので，神経細胞*，心筋細胞*，その他多くの細胞にみられ，細胞の老化とともにその数が増える．(→水解小体，遺残小体)　　　　　　（山本）

色素細胞　Cellula pigmentosa, *pigment cell*, Pigmentzelle

細胞質*内で特定の色素果粒*を産生し，これを保有する細胞の総称．色素保有細胞（Chromatophorus）ともいう．色素果粒にはメラニン果粒*，リポフスチン果粒（lipofuscin or lipochrome pigment），ヘモジデリン果粒（hemosiderin pigment）などがあり，それぞれメラニン保有細胞（Melanophorus），リポクロム保有細胞（Lipochromophorus），ヘモジデリン細胞（Hemosiderophorus）とよぶ．メラニン保有細胞が最も広く分布し，真皮*や皮下組織に散在するものは短い突起をもった細長い楕円形，表皮深層（胚芽層）にあるものは長い樹枝状突起をもった立方状を呈する．そのほか網膜色素上皮，虹彩*，脳幹*（黒質*）などにもみられ，色素果粒の密度によって黄色，黄褐色，黒色と種々の色調を呈する．いずれも外胚葉性．リポフスチン果粒は多くの体細胞にみられるが，とくに肝細胞*，副腎皮質（網状層），心筋細胞*などに著明．淡褐色ないし黄褐色で，水解小体*による最終産物と考えられ，高齢者に多くみられるので消耗性色素ともよばれる．ヘモジデリンは，ヘモグロビンの分解によって生じた鉄を含む黄褐色の色素で，脾臓，肝臓，骨髄の大食細胞*にみられる．　　　　　　　　　（市川）

色素上皮層　pigmented layer, Pigmentschicht
→網膜

子　宮　Uterus, *uterus*, Gebärmutter

卵管から送られてきた受精卵が着床し，発育して胎児となり，分娩にいたるまでの間，必要な血液を供給し，発育の環境を与える器官である．子宮は妊娠していないときは非常に小さい（約2×4×6cm）が，妊娠とともに巨大になる．これは主として子宮筋層の平滑筋細胞の肥大と増殖，結合組織の増量による．

子宮は西洋梨形の嚢状器官で，上縁（子宮底）の外側端に左右の卵管が開く．ほぼ球状の子宮体は下方に伸びて円筒形の子宮頸となり，膣に向かって突出する子宮膣部（Portio vaginalis）を形成し，子宮頸を縦に貫く頸管（Canalis cervicis）は，上方は子宮腔に開き，下方は外子宮口（Ostium uteri）によって膣の内腔に開く．

子宮の外面は子宮外膜（Perimetrium）であるが，その一部（子宮底と子宮体後面）のみを腹膜がおおって，子宮漿膜（Tunica serosa）をなし，他は疎線維性結合組織からなる外膜（Tunica adventitia）である．子宮壁の大部分を占める子宮筋層（Myometrium）は非常に厚く，次の4層に分けられる（内方から外方の順）．

(1) 粘膜下層（Stratum submucosum）：　大部分縦走筋，一部は斜走または輪走筋．

(2) 血管層（Stratum vasculosum）：　多くの血管をふくみ海綿状をなす．輪状ないし斜走筋．

(3) 血管上層（Stratum supravasculosum）：輪状ないし縦走筋.

(4) 漿膜下層（Stratum subserosum）：薄い縦走筋層.

子宮壁の内面をおおう粘膜を子宮内膜*（Endometrium）という．子宮体の内面をおおう子宮内膜は月径周期とともに形態変化をなし，妊娠によって脱落膜（Decidua）に変わる．しかし頚管内面の子宮内膜は周期的変化を示さない（→子宮内膜）．

子宮内膜の表面上皮は単層円柱上皮で，線毛細胞と分泌細胞が混ざっている．内膜の厚さは月経周期の時期によって異なるが，厚い粘膜固有層（子宮内膜支質, Stroma endometrialis）の中を，表面から垂直に管状の子宮腺（Glandula uterina）が伸びている．子宮腺の中にも少数の線毛細胞がある．

頚管粘膜は丈の高い円柱上皮でおおわれており，その上皮細胞は粘液によって満たされている．子宮頚腺（Glandula cervicalis uteri）は複雑に分枝する大きな腺で，腺細胞は丈が高い円柱状細胞で粘液を分泌する．この腺の導管が濃い粘液のために閉塞し，腺体が極端に貯留した粘液のために拡大して肉眼で小胞状にみえることがあり，古くからナボットの卵（囊胞）（Ovula Nabothi, Nabothian cyst）とよばれてきた．

子宮腟部の外表面は平滑で，腟と同様に重層扁平上皮でおおわれている．頚管の円柱上皮から重層扁平上皮への移行は外子宮口のすぐ内側で急激に変わる．頚管内の円柱上皮が斑点状に子宮腟部の重層扁平上皮の部分にまぎれこんだものを頚部ビランという．これは炎症をおこしやすい．また子宮頚癌の原因になる．（黒住）

子宮と腟の奇形 *malformations of uterus and vagina*, Missbildungen des Uterus und der Vargina

種々の型の子宮と腟の奇形（主として重複と閉鎖）が，Müller管の癒合不全やそれにつづく洞腟球の発生不全により生じる．

(1) 完全重複子宮（uterus didelphys）：両側に分離した子宮角が並列した状態のものをいい，多くは腟重複（vagina duplex）を有している．Müller管癒合不全による．13トリソミーの染色体異常例に伴うことがある．優性遺伝を示すこともある．

(2) 双角子宮（uterus bicornis）：子宮体部の上部は重複独立している．子宮頚は双頚のものと単頚のものとがある．

(3) 中隔子宮（uterus septus）：子宮頚部から底まで子宮腔が完全に縦に分離しているもの．

(4) 弓形子宮（uterus arcuatus）：より軽微なもので子宮底の中央にわずかの歯状の刻み目がみられる．

(5) 単角子宮（uterus unicornis）：一側の子宮のみが発育し，他側が痕跡状となって小付属物として認められる．Müller管が一側において形成されなかったか，あるいは連絡すべき尿生殖洞*に達し得なかったことによるとされる．一側の子宮欠損は同側の腎欠如をしばしば伴う．

(6) 腟欠如（absence of the vagina）：尿生殖洞の洞腟球が発生せず腟板が発生しないもの．通常子宮もよく欠如している．

(7) 腟閉鎖（atresia of the vagina）：腟板の管状化がおこらなかったもの．処女膜非穿孔や腟水症を発生する． （谷村）

子宮円索動脈 Arteria ligamenti teretis uteri, *artery of the round ligament* →外腸骨動脈

子宮間膜 Mesometrium

尿生殖堤の外側面の上皮の陥入によって発生した中腎傍管（Müller管）は，中腎の退化に伴って尿生殖堤の腹側端に位置するようになり，尿生殖堤そのものはMüller管の間膜となる．Müller管は尿生殖堤の尾側端を越えて尾方に伸長し，左右のものが相近づき，正中線上で合一し，子宮腟管となって尿生殖洞の背側壁に達する．左右のMüller管が相近づくにつれ，はじめ矢状面にあったその間膜は次第に内方に傾いて前頭面に近づき，子宮腟管の部分では，骨盤腔の背外側壁と子宮腟管を連ねる前頭位の間膜となる．これを子宮間膜（後の子宮広間膜）という．子宮腟管より頭側の左右に別れているMüller管の間膜は卵管間膜となる．（→腹膜）

（溝口）

子宮広間膜 Ligamentum latum uteri, *broad ligament of the uterus* →腹膜

糸球小体 Glomera, *glomus*, Glomus

糸球小体（単に糸球ともいう）は動静脈吻合*が糸球状に発達した構造である．血流調節のみに働く血管糸球は爪床，指や足指，耳などに存在する．輸入細動脈は血管糸球の結合組織性被膜を貫通すると，内弾性板を失う．糸球内で吻合は枝分かれし，迂曲する．吻合部の管壁の平滑筋層は3～5層の上皮様細胞からなり，管腔は狭くなる．糸球内には豊富な神経支配がある．吻合部からは管腔の広い静脈にそそぎ，つ

いで糸球周静脈に入る．血管糸球は血流の調節を行い，体温調節や熱の発散防止に関与している．動静脈吻合が主要構成でありながら，化学受容器として働いている特殊型糸球に，頚動脈糸球*（頚動脈〔小〕体ともいう）や大動脈糸球がある．頚動脈糸球は動脈血の酸素や炭酸ガスの分圧，pHの低下に感受性があり，呼吸運動反射に関与すると信じられている．求心性および遠心性神経の支配を豊富に受け，実質細胞である上皮様細胞の一部（主細胞）は分泌果粒を有するので，非クロム親和性パラガングリオンに含められることもある．尾骨小体も動静脈吻合の特殊構造であるが，内分泌機能は示されていない．（→動静脈吻合）　　　　（石川）

子宮静脈　Venae uterinae, *uterine veins*　→内腸骨静脈

子宮静脈叢　Plexus venosus uterinus, *uterine venous plexus*　→内腸骨静脈

糸球体　Glomerulus, *glomerulus*, Glomerulus →ネフロン，腎小体

糸球体包　Capsula glomeruli, *glomerular capsule*, glomerulärer Kapsel →腎小体，ネフロン

糸球体傍複合体　Complexus juxaglomerularis, *juxtaglomerular complex*, juxtaglomerulär komplex

糸球体の血管極付近にある特殊な構造で尿形成の調節装置と考えられる．三つの部分が区別され，総括して糸球体傍複合体という．(1)輸入細動脈の平滑筋細胞に特殊な果粒をもつ細胞がありこれを糸球体傍細胞という．(2)遠位曲尿細管が血管極と接する部分の上皮細胞は丈が高く，密集している．この部分を緻密斑*という．(3)緻密斑に接する尿細管外側には間葉性細胞の集団がありこれを Goormaghtigh 細胞，または血管間膜細胞の一部とみなして糸球体外血管間膜細胞ないし血管傍島細胞という．(1)の果粒にはレニンを含有すると報告されている．（→ネフロン，腎小体，尿細管）　　（永野）

子宮膣管　Canalis uterovaginalis, *utero-vaginal canal*, Uterovaginalkanal

左右の中腎傍管*の尾方部が正中線で癒合し，中隔を失って単一の管となったものを子宮膣管という．

子宮と膣の起源に関し，従来は子宮膣管から子宮と膣の全部が形成されるとしたが，その後，膣の上4/5は子宮膣管起源，下1/5は尿生殖洞起源という説が出され，最近では子宮のみが子宮膣管起源で，膣はまったく尿生殖洞起源であるという．（→中腎傍管）　　　　（沢野）

子宮膣神経叢　Plexus uterovaginalis, *uterovaginal plexus*, Plexus uterovaginalis →自律神経叢

子宮動脈　Arteria uterina, *uterine artery*, Gebärmutter-schlagader →内腸骨動脈

子宮内膜　Endometrium, *endometrium*, Endometrium

子宮内膜は厚さ約1～7mm（月経周期によって異なる），表面は線毛細胞と無線毛（分泌）細胞からなる表面上皮でおおわれ，これと同種の細胞からなる管状腺である子宮腺（Glandula uterina）がほぼ垂直に，粘膜固有層である内膜支質（Stroma endometrialis）の中に伸びている．

子宮内膜は大きく2層に分けられ，表面に近い層を機能層（Stratum functionale）といい，月経時には剥脱する．深部の筋層に近い方を基底層（Stratum basale）といい，月経時にも残って，次の時期（増殖相）には，この部分の腺上皮と結合組織がさかんに増殖して，機能層を完全に再生してしまう．子宮腺は機能層と基底層のすべてを貫いて，子宮内膜の底部に達している．

子宮内膜には血管が豊富に分布しており，子宮筋層の血管層を走る弓状動脈から垂直に上行する枝は筋層を貫いて内膜に入り，基底層に枝を与えた後，粘膜表面近くまで，コイル状にうねって上行する．この血管をラセン動脈（Arteria spiralis）という．

子宮内膜の形態は月経周期に伴って，次の3時期を経過して，変化する．

(1) 増殖相（proliferative phase）または卵胞相（follicular phase）：前回の月経が終わった直後から排卵の翌日，典型的な28日周期では14日目まで．卵巣では卵胞が成長してエストロゲンが分泌されている．子宮内膜は1～5mmの厚さ，機能層は薄く，子宮腺は細く直線状，上皮の丈は高く空胞をもつものがある．ラセン動脈は表層1/3（機能層）にはみられない．

(2) 分泌相（secretory phase）または黄体相（luteal phase）：排卵から月経開始までの時期で，卵巣では黄体が形成されはじめ，プロゲステロンが分泌されている．子宮内膜は厚くなって3～6mmの厚さを示し，とくに機能層がよく発達して，この時期にはさらに次の2層に分けることができる．すなわち表層のせまい緻

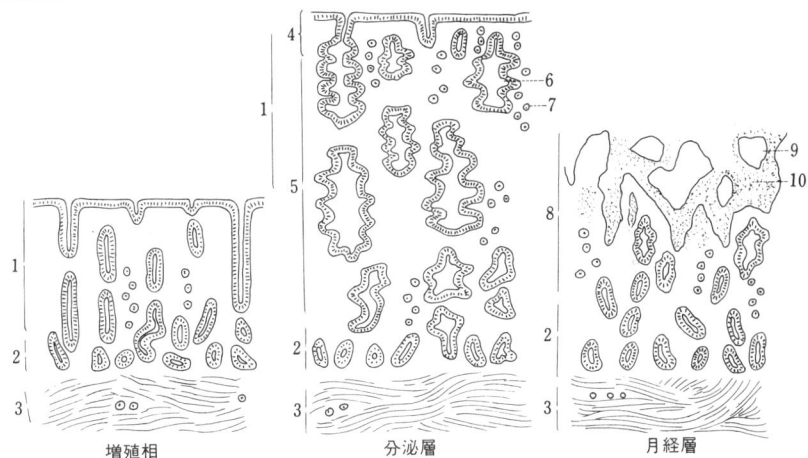

増殖相　　　　　　分泌層　　　　　　月経層
1. 機能層, 2. 基底層, 3. 筋層, 4. 緻密層, 5. 海綿層, 6. 子宮腺,
7. ラセン動脈, 8. 崩壊した機能層, 9. 崩壊した粘膜片, 10. 凝血
子宮内膜

密層 (Stratum compactum) と, 深部の広い海綿層 (Stratum spongiosum) である. 腺は内腔が広くなり, 波状をなしまたは囊胞状となる. 支質は浮腫状態となり, ラセン動脈は表層近くまで認められる.

(3) 月経相 (menstrual phase)： 卵巣のホルモンが急速に減少した結果生ずる. 月経相のはじめは 3～4 mm の厚さ, 内膜の表層が脱落すると 0.5～3 mm になる. 表面上皮は剝脱してなくなり, 出血がおこって腺腔内には血球がつまっており, 支質に白血球の浸潤がみられる. しかし基底層には形態的変化がみられない. (→子宮)　　　　　　　　　　(黒住)

子宮部　Pars uterina, *uterine part*, Pars uterina　→卵管

軸〔細〕糸　Filamentum axiale, *axial filament*, *axoneme*, Axenfaden　→線毛

軸索　*axon*, Achsenzylinder

神経突起 (neurite) のことである. 神経突起とは, 興奮を神経細胞*から遠心性に伝える線維である. 軸索とは元来髄鞘につつまれた軸という意からおこった言葉であるが, 無髄線維にも用いられる. 神経突起は必ず 1 本であり, 樹状突起*に比べて長く, 枝分かれの少ない場合が多いが, 短く枝分かれの多いこともあり, 形態だけから樹状突起と区別するのは難しい場合がある.

神経細胞体から神経突起がはじまる部位は, 軸索小丘または起始円錐, 軸索起始節などとよばれ, Nissl 小体を欠如する. 活動電位のおこる場所である. 神経突起 (軸索) は樹状突起よりも細いのが普通で, その表面は, 細胞膜 (軸索膜) につつまれ, その内部は細胞体につづく細胞質からなり, 軸索形質 (axoplasm) ともよばれる. 軸索形質の中は糸粒体*のほか神経細管や神経細糸が走っているが, Nissl 小体を欠く. 軸索は走行中に側副枝を出す場合があり, また終末分枝をつくることが多い. (→樹状突起, 神経細胞)　　　　　　(藤田尚)

軸索間膜　*mesaxon*, Mesaxon　→有髄神経線維

軸索起始節　*axon hillock*, Axonhügel　→神経細胞

軸索細胞体間シナプス　*axo-somatic synapse*　→神経細胞間シナプス

軸索軸索間シナプス　*axo-axonic synapse*　→神経細胞間シナプス

軸索樹状突起間シナプス　*axo-dendritic synapse*　→神経細胞間シナプス

軸索小丘　*axon hillock*, Axonhügel　→神経細胞

軸索側枝　*axon collateral*
軸索の側副板. (→軸索)

軸索突起　*axis cylinder process*, Achsenzylinderfortsatz　→軸索

軸椎　Axis, Axis (Epistropheus), *axis*

軸椎 (第 2 頸椎) 上半部は特異的な形をしており, 犬歯によく似た歯突起が上方に突出している. これは本来環椎*の椎体であり, 発生の途中, 椎体の周辺部から分離し, 軸椎体と結合したものである. 歯突起の前後面にはそれぞれ前関節面, 後関節面があり, 前者は環椎の歯突起窩に, 後者は環椎横靱帯と対向する. 頭蓋の回旋運動は歯突起を軸とする環椎の回旋運動に

よって行われる．椎体上面の上関節面は対向する環椎の下関節面の形によく似て円形平担である．また，椎弓は強大であり，下椎切痕も著明であるが，上椎切痕は明らかでない．横突起はやや小さく，先端では後結節だけが認められる．（→頸椎） （髙橋）

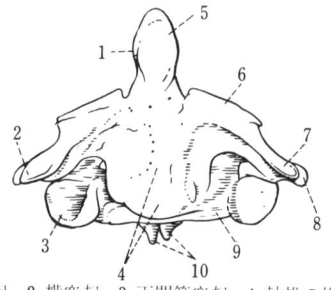

1. 歯突起, 2. 横突起, 3. 下関節突起, 4. 軸椎の椎体, 5. 歯突起の前関節面, 6. 上関節面, 7. 前結節, 8. 後結節, 9. 軸椎の椎弓, 10. 棘突起

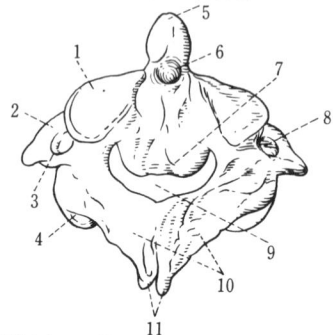

1. 上関節突起, 2. 横突起, 3. 横突孔, 4. 下関節突起, 5. 歯突起, 6. 後関節面, 7. 椎体, 8. 横突孔, 9. 椎孔, 10. 椎弓, 11. 棘突起

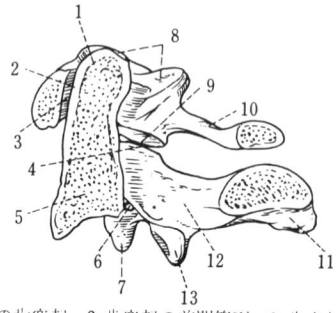

1. 軸椎の歯突起, 2. 歯突起の前関節面, 3. 歯突起窩, 4. 軸椎の上関節突起と上関節面, 5. 軸椎体, 6. 横突孔, 7. 横突起, 8. 環椎の上関節窩, 9. 環椎の下関節窩, 10. 環椎の後弓, 11. 軸椎の棘突起, 12. 軸椎の椎弓, 13. 下関節突起

軸　椎（上：前面，中：後上面，下：環椎と軸椎の正中断）

指屈筋の総腱鞘　Vagina synovialis communis musculorum flexorum, *common tendon sheath of the flexor digitorum*

浅指屈筋および深指屈筋の腱を共同に包む腱鞘で，屈筋支帯*の深層にある．腱鞘は前腕遠位部（屈筋支帯の約2～3cm近位）より始まり，手根管を通って手掌に出て，ここで第2～4指にいたる腱の腱鞘は，各中手骨体のほぼ中央の高さで盲端に終って指の腱鞘とは連絡しない．小指に対するものは，腱鞘が中断することなく，そのまま小指の末節骨までのびる．

（河西）

歯　頸　Collun (cervix) dentis, *dental cervix or tooth neck*, Zahnhals　→歯

刺激伝導系　Systema conducens cardiacum, *conduction system*, Reizleitungssystem

心臓を構成する心筋細胞*には，自発的に興奮と収縮を一定の周期をもってくり返す能力をもつ心筋細胞（特殊心筋細胞）と実際上これをもたないといえるもの（一般心筋細胞）が含まれており，特殊心筋細胞の全集団を刺激伝導系と称する．刺激伝導系のなかに通常四つの部分，すなわちKeith-Flackの結節，田原の結節，His束（房室束），Purkinje線維，を区別する．これらのうち後3者は順につながった状態で心臓内に存在する．

Keith-Flackの結節は，上大静脈*が右心房にそそぐ開口部付近に存在する特殊心筋細胞の集団である．ここの特殊心筋細胞が示す自発的興奮・収縮の周期は他のいずれの刺激伝導系部分をなす特殊心筋細胞のそれよりも短く（つまり最も頻繁に興奮・収縮をくり返す），心臓全体の拍動リズムを決定するペースメーカーとしての役割をKeith-Flackの結節が担うこととなる．この結節を洞房結節あるいは単に洞結節とよぶことがあるが，これは胎生期に存在していて，次第に右心房の壁の中にとり込まれてしまった静脈洞部分と右心房固有部分との境界にこの結節ができてくることによる．

田原の結節は右心房と右心室との境界に存在するため，房室結節と称されることもある．この結節をつくる特殊心筋細胞のリズムはKeith-Flackの結節をつくる特殊心筋細胞のそれの約半分の速さであるが，残りの刺激伝導系部分のリズムよりは速いので，Keith-Flackの結節が機能不全に陥った際には田原の結節が二次的ペースメーカーとなり，心臓全体の拍動リズムを支配するようになる．His束（別名：房室束）は田原の結節からはじまり心室中隔の頂部にまでいたる部分であり，心室中隔の右側表面と左側表面に沿ってそれぞれ下降する右脚と左脚とに分かれる．心臓全体における興奮・収縮の伝わる道すじを以下に示す．

Keith–Flackの結節→右心房の一般心筋─
　├→左心房の一般心筋
　└→田原の結節→His束─
　　　├→左脚をなすPurkinje線維→左心室の一般心筋
　　　└→右脚をなすPurkinje線維→右心室の一般心筋

（山内）

心臓の調和のとれた収縮機能は特殊心筋細胞（伝導心筋細胞*）からなる刺激伝導系によって仲介される．この系は心臓の拍動のための刺激をひきおこし，心筋層のいろいろな部位に刺激を伝え，適切な順序で心房と心室を収縮させる．各収縮周期で，興奮波は右心房と上大静脈の境界に位置する洞房結節（Keith–Flack結節）で発生し，心臓全体の拍動を決めている．したがって，洞房結節のことを歩調取り（pacemaker）ともよぶ．興奮波は心房筋層内を伝わり，これを収縮させ，血液を心室へ送り込む．この筋性に伝えられた興奮は心房中隔下部に位置する房室結節（田原結節）に達し，ここから房室束を通って心室筋に伝えられる．房室束は幹（Truncus，ヒス(His)束）を経て，左右の脚（Crus）に分かれ，心室中隔の両側を下り，分枝し，最終的に心室心筋層内に入る．刺激伝導系は心室内で終末分枝になるまでの全走行が結合組織内に閉じ込められている．結節内には自律神経系*が豊富に分布しており，拍動率をコントロールする．
（石川）

始原生殖細胞 Cellullae germinales primordiales, *primordial germ cell*, Urgeschlechtszelle →原始生殖細胞

視　溝 Sulcus opticus, *optic sulcus or optic groove*, Sulcus opticus →眼の発生

耳　垢 Cerumen, *earwax*, Ohrenschmalz →耳道腺

視交叉上核 Nucleus suprachiasmaticus, *suprachiasmatic nucleus*, Suprachiasmatischer Kern

視交叉の背側で，第三脳室底直下にある一対の小形神経細胞の小集団で，視床下部脳室周囲層*の神経核である．ヒトでは痕跡的で核としてはみとめがたい．両側の視神経*（ただし，反対側優勢）のほか，外側膝状体腹側核からの神経線維が分布するという報告がある．この核からおこる遠心性神経線維は視床下部にひろく分布するらしい．この核を破壊すると生体機能の日周リズム（circadian rhythm）が乱される

ことが知られている．
（水野）

視交叉上交連（交叉） Commissurae (Decussationes) supraopticae, *supraoptic commissures (decussations)*, Supraoptische Kommissuren (Kreuzungen)

視交叉の尾側レベルでその背側部に交連を形成する3種の神経線維束．すなわち，① 視交叉および視索に直接接して存在する腹側視交叉上交連（Gudden），② その背側の背側視交叉上交連（Meynert），および，③ 最も吻背側部にある最上視交叉上交連*（Ganser）である．このうちMeynert交連が最も発達しており，一方，Gudden交連はヒトでは痕跡的である．Gudden交連は両側の内側膝状体を結ぶ神経線維により形成されており，Meynert交連は視床下核からおこり反対側の淡蒼球へ向かう神経線維が通り，Ganser交連は橋網様体からの神経線維が反対側の淡蒼球へ向かう際に通るとされることが多いが，いずれも不確実であり，異論が多い．
（水野）

耳垢腺 Glandulae ceruminosae, *ceruminous gllands*, Ohrschmalzdrüsen

耳道腺*の別称．
（山内）

篩　骨 Os ethmoidale, *ethmoid bone*, Siebbein

前頭骨*の篩骨切痕にはまり込んでいる立方体様の骨で，鼻腔，眼窩壁，前頭蓋窩の形成に関与する．水平位の篩板，垂直位の垂直板，および迷路の3部からなる．篩板は水平位をなす薄い小骨片で前頭骨眼窩部の篩骨切痕にはまり込み，後縁は蝶形骨隆起の中央部に接する．篩板の正中矢状面から鶏冠が上方に突出し，ここに大脳鎌が付着する．鶏冠の下端は左右に拡がって鶏冠翼を形成し，前頭骨の前頭稜下部とともに盲孔を形成する．篩板には多数の小孔があり，嗅神経，前篩骨動脈，および前篩骨神経が通る．垂直板は篩板の下面より下方に突出する不正四角形の骨板で，鋤骨とともに骨鼻中隔を形成する．垂直板に4縁を分ける．前上縁は前頭骨と鼻骨と，前下縁は鼻中隔軟骨と，下縁は鋤骨と，後縁は蝶形骨稜とそれぞれ接する．また両側面上部には嗅神経の通る細い溝が多数認められる．篩骨迷路は篩板の下部に接し，垂直板の両側部にある部分で多数の小洞からなり，これを篩骨蜂巣といい，部位により前・中・後の3部に分けるが，それらの間に境界はない．篩骨迷路の外側板は眼窩板といい，頭蓋外側面で最も薄い骨片である．眼窩の内側壁をなし，

前縁は涙骨と，下縁は上顎骨眼窩面および口蓋骨眼窩突起と接している．眼窩板の上縁の切痕と前頭骨眼窩部の切痕と合して，前・後篩骨孔を形成する．篩骨迷路の内側面は鼻腔の形成に関与する．内側面には細溝および細管があり，上方では篩板に接している．上部の後半には溝があり，この溝は上鼻道とよばれるが，この溝の直上にある骨片を上鼻甲介といい，この後部が上下に二分する場合には，その上部のものを最上鼻甲介という．篩骨迷路の内側壁でこの溝の下で上鼻甲介とほぼ平行に走る骨片を中鼻甲介といい，この直下に前後に走る幅の比較的広い中鼻道がある．篩骨迷路には多数の不規則形の含気腔があり，これらを総称して篩骨蜂巣といい，その位置により前部・中部・後部の3部に分けられるが，3者間に明瞭な境界はない．前部および中部の篩骨蜂巣は中鼻道に開口し，後部の篩骨蜂巣は上鼻道に開口する．なお前部の篩骨蜂巣の前下部が鼻腔に向かって膨隆したものを篩骨胞という．また篩骨胞の内側で前部の篩骨蜂巣から後下方へ延びた細長い骨片を鉤状突起といい，その下端部は下鼻甲介*の篩骨突起と相接する．篩骨胞と鉤状突起との間の狭い管状の通路を篩骨漏斗といい，前上方にある前頭洞につづく．鉤状突起の外側で篩骨漏斗が鼻腔すなわち中鼻道へ開口する裂隙状の空間を半月裂孔という．また上顎洞は上顎洞裂孔および半月裂孔を経て，その内側にある中鼻道に開く．

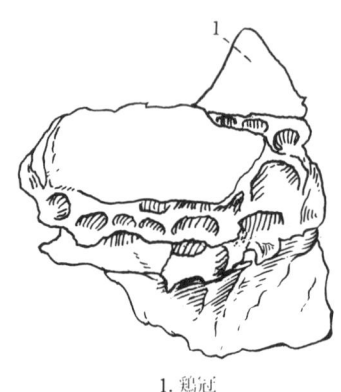

（児玉）

1. 鶏冠

篩骨（右側面）

指　骨（足の） Ossa digitorum pedis, *phalanges of the foot*, Zehenknochen (od. Phalangen)

中足骨*の遠位にある骨で，数・配列・形は手の指骨*と同様であるが，手に比較して非常に短い．第1指骨は最も太く，第2指骨がふつう最も長い．指骨は，近位側から基節骨・中節骨・末節骨の順で存在するが，第1指骨には中節骨がない．また第2〜第5指骨でも中節骨の発達が悪い．基節骨・中節骨・末節骨のおのおので近位端の底，中央部の体，遠位端の頭を区別する．基節骨底の近位端は中足骨頭に対する凹面の関節面をなす．基節骨と中節骨の頭は滑車状の凸面の関節面をなし，それぞれ中節骨底および末節骨底（第1基節骨頭は直接末節骨底）の凹面の関節面と連結する．また底および頭の足底面の内側および外側には小隆起がある．体は左右に圧平された形をし，長軸方向で背側に凸弯している．末節骨の先端足底面にある粗面が末節骨粗面である．

（吉岡）

指　骨（手の） Ossa digitorum manus, *phalanges digitorum manus*, Fingerknochen

5本の指を支える14個の小管状骨．母指（digitus primus〔pollex〕）では2個，他の指では3個ずつあり，近位のものから順に基節骨，中節骨，末節骨という．母指の場合は2個の骨を基節骨，末節骨とよぶ．どの指の骨も底・体・頭の3部を区別する．

基節骨は指骨の中で最も長く，底には中手骨頭に対応するややへこんだ関節面がある．また，頭には滑車状の関節面がある．

中節骨は基節骨より小さいが，基本的にはよく似た形をしている．中節骨底の関節面は浅いくぼみになっているが，その中央に高まりがみられる．

末節骨は中節骨よりさらに小さく，底には中節骨頭に対する関節面がある．また，遠位端はややふくれたのち急に細くなって終る．遠位端の掌側面には深指屈筋のつく末節骨粗面がある．

（高橋）

趾　骨 Ossa digitorum pedis, *phalanx*, Zehen Knochen

足の指骨と同じ．（→指骨（足の））

指骨間関節（IP関節） Articulationes interphalangeae, *interphalangeal joint*, Interphalangeal Gelenk　→足根骨，距骨

篩骨溝 Sulcus ethmoidalis, *groove for anterior ethmoidal nerve*　→鼻骨

篩骨上顎縫合 Sutura ethmoideomaxillaris, *ethmomaxillary suture*　→頭蓋の縫合

篩骨静脈 Venae ethmoidales　→上眼静脈

篩骨切痕 Incisura ethmoidalis, *ethmoidal notch*　→前頭骨

篩骨洞 Sinus ethmoidalis, *ethmoidal sinus*,

Siebbeinzellen →副鼻腔

篩骨突起 Processus ethmoidalis, *ethmoidal process* →下鼻甲介

篩骨胞（篩骨の） Bulla ethmoidalis, *ethmoidal bulla* →篩骨

篩骨胞（鼻腔の） Bulla ethmoidolis, *bulla of the ethmoid (ethmoidal bulla)*, rudimentärer Nasenmuschel →鼻腔

篩骨蜂巣 Sinus ethmoidales, *ethmoidal sinus*, Siebbeinhöhle →篩骨

篩骨迷路 Labyrinthus ethmoidalis, *ethmoidal labyrinths* →篩骨

篩骨稜（口蓋骨の） Crista ethmoidalis →口蓋骨

篩骨稜（上顎骨の） Crista ethmoidalis →上顎骨

篩骨漏斗（篩骨の） Infundibulum ethmoidale, *ethmoidal infundibulum* →篩骨

篩骨漏斗（鼻腔の） Infundibulum ethmoidale, *ethmoidal infundibulum*, Ethmoidalinfundibulum →鼻腔

歯根 Radix dentis, *root of the teeth*, Zahnwurzel →歯

歯根管 Canalis radicis dentis, *root canal*, Wurzelkanal →歯

歯根上皮鞘 Vagina radicalis epithelialis →歯の発生

歯根髄 Pulpa radicularis, *radicular pulpa*, Zahnwurzelpulpa →歯

歯根尖 Apex radicis dentis, *apical foramen*, Wurzelspitze →歯

歯根尖孔 Foramen radicis dentis, *apical foramen*, Wurzelloch →歯

歯根膜 Periodontium, *periodontal membrane*, Wurzelhaut →歯, 歯周組織

視細胞 Cellua optica, *visual cell*, Sehzelle →光受容細胞

視索 Tractus opticus, *optic tract*, Tractus opticus →視神経

視索上核 Nucleus supraopticus, *supraoptic nucleus*, Nucleus supraopticus

視交叉*の吻側レベルの背外側からはじまり，視索*の腹内側に沿って分布する中等大または大形の神経細胞の集団で，視床下部内側野*の神経核である．室傍核*とともに代表的な神経分泌核であり，視索上核下垂体路*の起始核である．（→視床下部下垂体路，視床下部内側野）
(水野)

視索上核下垂体路 Tractus supraopticohypophysialis, *supraopticohypophyseal tract*, Tractus supraopticohypophysialis →視床下部下垂体路

視索前野（域） Regio (area) preoptica, *preoptic region (area)*, Area preoptica

視床下部*の吻側延長部にあたり，視交叉のレベルの吻側から終板*および前交連にいたる部位．終脳に属する部位ではあるが，位置的・構造的・機能的に視床下部と密接な関係がある．（→視床下部） (水野)

歯枝 Rami dentales, *dental branches* →外頚動脈

視軸 Axis opticus, *visual (optic) axis*, Sehachse →眼球

四肢欠損 *limb deficiencies*

四肢の形成不全の総称名である．四肢減形成〔奇形〕(limb reduction deformities) ともいわれる．上下肢でも出産10000当り1程度とされている．四肢欠損については，多くの成因的,発生的および形態学的分類があるが完全なものはない．1973年 Dundee における四肢欠損に関する分類の国際会議の報告が最も合理的であろう．それは四肢欠損を対象として Frantz–O'Rahilly の分類を修正したものであり，amelia や phocomelia のように定着した慣用語は残したが, peromelia のように意味が曖昧で，外国語に翻訳できないような語は削除し，intercalary（中間型）を削除して縦線型に編入し，四肢欠損は大別して，横断型 (transverse) と縦線型 (longitudinal) に分け，横断型は欠損部位で示し，縦線型は欠損している骨または放線の名称を中枢から末梢へ順に書くこととし，欠損を記号標示し得るようにした．したがって，きわめて長い標示となるが，コンピュータに導入し得る利点がある．

無肢 (amelia) とは肢の全体の欠損をいい，アザラシ肢 (phocomelia) とは，手足部は比較的発育がよいが，上・前腕または大・下腿の形成不全のために軀幹に直接手足がついたようにみえるものをいう．その発生過程は，四肢原基の無発生，発育抑制，血管の閉鎖，羊膜索などによる絞扼などが考えられる．優性遺伝を示すものもあり，また，種々の環境要因によって生じる．サリドマイドによるアザラシ肢，外耳奇形，母指三指節，心奇形，腸閉鎖，胆嚢欠除，血管腫などを示すサリドマイド症候群 (thalidomide syndrome) は有名である． (谷村)

四肢減形成〔奇形〕 *limb reduction defor-*

mities →四肢欠損

示指伸筋 Musculus extensor indicis, *extensor indicis*, Zeigefingerstrecker →上肢の筋

支持組織 *supportive tissue*, Stützgewebe

結合組織*の別名．線維結合組織は器官において機能細胞が秩序ある配列を保つための枠組みを提供し，また器官相互間の有機的な位置関係の保持に役立つ．また特殊な分化をとげた結合組織*である骨組織*や軟骨組織*は身体の支柱として働いており，これらの機能を表現する意味から支持組織の名がある．　　　（市川）

支　質 Stroma

実質性臓器の，各臓器に固有の細胞群を要素とする実質に対し，実質間に入り込む結合織要素を支質という．支質中には血管，神経，膠原線維，線維芽細胞など，各臓器に共通の要素が含まれているわけである．間質と呼ぶこともある．（→実質）　　　　　　　　　（養老）

脂質滴 Gutta lipidis, *lipid droplet*, Lipidtröpfchen

脂質は球形もしくは不正形の脂質滴として細胞質*内に蓄積される．多くみられるのは中性脂肪で，これは肝細胞*や，とくに脂肪細胞*に多量に出現する．細胞質内に貯蔵される脂肪は，脂肪の形でとり込まれたものではなく，その細胞により合成されたものである．脂質滴は限界膜をもたない．また，しばしば滴の表面に，接線方向に走る細糸*状の構造をみることがある．光顕的には，凍結切片法など有機溶媒を用いぬ方法で切片をつくり，ズダン黒などの脂溶性染料により染め出すことができる．電顕では，四酸化オスミウム固定を行えば，比較的よく脂質が保存される．（→細胞質封入体）
　　　　　　　　　　　　　　　　　（山本）

示指橈側動脈 Arteria radialis indicis, *radialis indicis artery* →橈骨動脈

耳　珠 Tragus, *tragus*, Ecke →外耳

歯周組織 Periodontium, *periodontal tissue*, Paradentium

歯*を顎骨に支持する組織で，セメント質*，歯根膜，歯槽骨，歯肉を総括して歯周組織という．

歯根が顎骨に挿入されている穴を歯槽といい，顎骨の中で歯槽の壁をなす骨質をとくに歯槽骨という．歯槽骨とセメント質との間には歯根膜とよばれる強靱な密線維性結合組織が存在し，歯根膜を構成するSharpyの線維が，一方では歯槽骨に埋入され，他方ではセメント質に埋入されることによって歯が固定されている．

歯槽縁付近をおおう口腔粘膜をとくに歯肉といい，歯肉の上皮中歯肉の自由面をおおう部分を外縁上皮，歯頚部エナメル質の表面をおおう部分を内縁上皮という．歯肉は粘膜下組織をかき，粘膜固有層が直接顎骨と結合するほか，固有層の線維の一部は歯頚部のセメント質に付着し，その下方では歯槽縁で歯根膜に移行している．　　　　　　　　　　　　　　　　（一條）

耳珠筋 Musculus tragicus, *muscle of the tragus*, Musculus tragicus →外耳

耳珠板 Lamina tragi, *lamina of tragus*, Tragusplatte →外耳

矢状縁 Margo sagittalis, *sagittal border* →頭頂骨

歯状回 Gyrus dentatus, *dentate gyrus*, Gyrus dentatus →原皮質

視床外側核（狭義） Nucleus lateralis thalami, *thalamic lateral nucleus*

視床核*の外側核群のうち背側部に存在する背外側核と後外側核を狭義には外側核という場合がある．これらは視床連合核に属し，他の視床核や上丘*，視蓋前域*などから線維を受け皮質後頭・頭頂葉の連合野の広い領域に投射する．（→視床核）　　　　　　　（川村 祥）

視床下核 Nucleus subthalamicus, *subthalamic nucleus*, Nucleus subthalamicus

Luys体ともよぶ．内包*が間脳の外側から脳底に達して大脳脚*を形成しはじめるところで，その背内側縁に接して存在する核である．背側の不確帯*とはレンズ核束*（H_2）によりへだてられている．核の境界は明瞭で，前頭断面では両凸レンズ形を呈し，矢状断面ではほぼ円形を呈する．核の尾側端のレベルでは，核の内側部が黒質*の最吻側端の背縁に接している．主な求心出神経線維を淡蒼球*や脚橋被蓋核より受け，また，遠心性神経線維を主として淡蒼球内節に送る．大脳皮質とくに前頭葉からの求心性線維や，黒質や淡蒼球への遠心性線維の存在が報告されているが，その他の線維連絡関係については不確実な点が多い．ヒトでこの核が損傷されると，反対側の半身に激しい不随意運動，すなわちヘミバリスム（hemiballism）がおこる．　　　　　　　　　　　　　　　　（水野）

視床核 Nuclei thalami, *thalamic nuclei*, Thalamuskerne

視床核は間脳*の背側視床*内に存在する灰白質*の集団で，これはいくつかの核に分類され

ている．厳密な核の分類・命名は細胞構築的に境界が不明確な場所が多く，異なった観点，たとえば系統発生学的観点，皮質および下位脳との結合関係，あるいは機能的観点などにより必ずしも一致していない．ここでは多数の研究者によって一致をみている点に重点を置いて記載する．まず視床を肉眼的にみるといくつかの隆起が認められる．後方の著明な突出部を視床枕という．これはその腹側の二つの小隆起をつくっている外側膝状体と内側膝状体，さらにそれらの背内側部にある膝状体上核と一緒に後核群に分類される．視床最前部の背側にも著明な隆起があり，これを前結節といい，この中に前核群である背側，腹側および内側前核が存在する．次いで視床を横断するとその中央部に線維板からなる内側髄板がみられる．この内側髄板より内側方が内側核群で背側内側核が大部分を占める．内側髄板より外側方は外側核群である．外側核群は視床核群のうち最も大きく，背側部と腹側部に分かれそれぞれ背側核，腹側核といわれる．背側核はさらに前方の背外側核と後方の後外側核に分けられる．一方，腹側核は大きく前方より三つの部位に分かれ，それぞれ前腹側核，外側腹側核および後腹側核に分かれる．さらに後腹側核は後内腹側核と後外腹側核に分けられる．髄板内にもいくつかの細胞集団があり，これらを髄板内核群とよぶ．また視床の最も内側で左右の視床をつなぐ視床間橋内や第三脳室*の周辺を取り囲む核を正中核群という．以上を表と図に表すと次のようになる．

また視床核は皮質との結合の様態によっても分類され，(1) 特定の皮質と相互に結合する特殊核群，(2) 広く皮質全体に広がる投射をする非特殊核群，および(3) 連合領皮質と結合する連合核に大別することもできる．これらを位置関係による視床核の分類と合わせると次のようになる．

(1) 特殊核
 視　　　索→外側膝状体→視覚領皮質
 下　丘　腕→内側膝状体→聴覚領皮質
 内側毛帯→後内および
      後外腹側核→体性感覚領皮質
 上小脳脚→外側腹側核→運動領皮質
 視　床　束→前腹側核→運動前野
 乳頭視床束→前　核　群→帯状回皮質
 下視床脚→背内側核→前頭葉眼窩面皮質

(2) 非特殊核
 髄板内核群，正中核群

(3) 連合核
 枕核，背外側核，後外側核→頭頂，後頭，側頭連合野皮質

図は右の背側視床を後外側方から，枕核の前方で横断し内部をみた視床核の位置を示した模写図．Int. および Ext. はそれぞれ内髄板および外髄板．F：Forel野，Zi：不確帯，R：視床網様核，これらは背側視床でなくすべて腹側視床に属す．その他の略号は表を参照のこと．

(川村 祥)

A. 前核群
 1. 背側前核(AD)
 2. 内側前核(AM)
 3. 腹側前核(AV)
B. 内側核群
 1. 背内側核(MD)
C. 正中核群
 1. 結合核(RE)
 2. 室傍核(Pv)
 3. 紐傍核(Pt)
D. 髄板内核群
 1. 外側中心核(CL)
 2. 中心傍核(Pc)
 3. 内側中心核(CM)
 4. 正中中心核(CeM)
 5. 束傍核(Pf)
E. 外側核群
 1. 背側部
  i) 背外側核(LD)
  ii) 後外側核(LP)
 2. 腹側部
  i) 前腹側核(VA)
  ii) 外側腹側核(VL)
  iii) 後腹側核(VP)
   a. 後外腹側核(VPl)
   b. 後内腹側核(VPm)
F. 後核群
 1. 枕核(Pul)
 2. 膝状体上核(Sg)
 3. 外側膝状体(LG)｜視床後部
 4. 内側膝状体(MG)｜

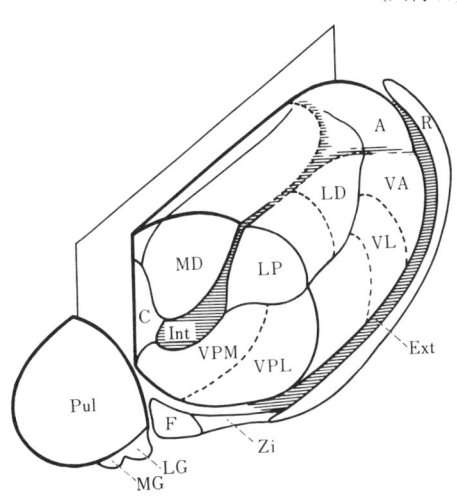

歯状核 Nucleus dentatus, *dentate nucleus*, Kleinhirnolive →小脳核

歯状核口 Hilus nuclei dentati, *hilum of the dentate nucleus*, Hilus nuclei dentati →小脳核

視床下溝 Sulcus hypothalamicus, *hypothalamic sulcus*, Sulcus hypothalamicus →第三脳室

視床下部 Hypothalamus, *hypothalamus*, Hypothalamus

第三脳室の側壁の下部および底にあたる．脳底面からみると，吻側から数えて，視交叉，漏斗*，灰白隆起，乳頭体*とつづき，漏斗の先端は下垂体*に連なる．背側は視床下溝により視床と境されており，吻側は終脳の視索前野*に，尾側は中脳被蓋と中脳中心灰白質に，尾外側は視床腹側部*に移行する．通常，矢状面に平行な三つの帯状領域，すなわち，視床下部脳室周囲層*，視床下部内側野*，視床下部外側野*に区分される．これらの領域には数多くの核が区分され，それらの間を多数の細い神経線維が主として吻尾方向に走っている（→乳頭体，視床下部脳室周囲層，視床下部内側野，視床下部外側野，視床下部下垂体路） （水野）

〔視床下部〕外側核 Nucleus lateralis hypothalami →〔視床下部〕外側核群

〔視床下部〕外側核群 Nuclei laterales hypothalami, *lateral hypothalamic area*

脳弓柱を通る矢状面で視床下部*は内側域と外側域とに区分される．この外側域は頭側には視索前域（Area preoptica）の外側核につづき，尾側には中脳被蓋の腹側部に移行し，内側前脳束の通路となっている．外側域は頭側部と尾側部で狭く，隆起部（tuberal region）で広い．神経核としては，隆起部の腹外側縁に2〜3個の球状の細胞集団を形成する隆起核，隆起核の周辺にみられるやや大型細胞からなる（視床下部）外側核，乳頭体*の外側に分布する隆起乳頭核がある．外側核群は扁桃体，梨状野，中隔核，海馬，中脳被蓋と線維結合をもつ． （金光）

視床下部外側野 Area hypothalamica lateralis, *lateral hypothalamic field (area)*, Laterales hypothalamisches Feld

視床下部*の最外側の帯状域で，脳弓*を通り第三脳室*の側壁に平行な平面によって視床下部内側野*と境される．視床下部領域のうちでは最も大形の神経細胞を含む．ヒトや類人猿の灰白隆起の外側部には小形神経細胞よりなる数個の細胞集団があり，脳底面に軽度に隆起して隆起核とよばれる．また，視床下部外側野には内側前脳束が吻尾方向に走り，嗅脳・中隔部・外側視索前野・視床下部外側野・中脳被蓋の諸部を両方向性に連絡している．視床下部外側野は視床下部外側核，または，とくにヒトでは乳頭漏斗核とよばれることがある．（→視床下部）
（水野）

視床下部下垂体路 Tractus hypothalamo-hypophyseales, *hypothalamohypophyseal tracts*, Hypothalamisch–hypophysäre Bahnen

視床下部*から下垂体*にいたる無髄神経線維束である．視索上核*や室傍核*の神経分泌細胞*はその細胞体において下垂体後葉ホルモン（バゾプレッシン vasopressin やオキシトシン oxytocin）を産生する．これらのホルモンは軸索中を輸送されて下垂体後葉に達し，神経終末から分泌されて血中に入る．この神経路の神経線維の大部分は下垂体漏斗の中心部を走る．視索上核下垂体路と室傍核下垂体路を視床下部神経分泌系（hypothalamic neurosecretory system, hypothalamisches neurosekretorisches System）という．

さらに，視床下部灰白隆起の内側部の神経細胞，とくに漏斗核（弓状核）*などは，下垂体前葉ホルモンに対する種々の放出因子ないしホルモン（releasing factor or hormone）を産生する．これらは隆起核下垂体路を構成する神経細胞の軸索によって，下垂体門脈系の第1次毛細血管中に放出され，下垂体前葉の腺細胞に働いて前葉ホルモンの分泌を促進する．（→下垂体）
（水野）

下垂体後葉ホルモン（バゾプレッシンとオキシトシン）は，下垂体でつくられるのではなく，視床下部の神経細胞で産生され，その突起（神経繊維）の中を流れて，下垂体後葉にまで運ばれて，ここで血中に放出されるのである．この現象を神経分泌（neurosecretion）とよび，神経分泌物を下垂体後葉に運ぶ経路を視床下部下垂体路とよぶ．

爬虫類以上の動物とヒトの神経分泌細胞は，視索上核*と室傍核*に存在する．バゾプレッシンとオキシトシンは別々の細胞で産生されるが，上記両核のいずれもバゾプレッシン細胞とオキシトシン細胞の両方を含む．分泌物は約200 nmの果粒となり，神経分泌細胞の突起の中を流れ下る．その途中にじゅず状の肥大部が多数あって，分泌果粒がたまっている．これをヘリング小体（Herring body）とよぶ． （黒住）

視床下部内側野 Area hypothalamica medialis, *medial hypothalamic field (area)*, Mediales hypothalamisches Feld

視床下部*の脳室周囲層と外側視床下野*との

中間に介在する帯状の領域で，脳弓*を通り第三脳室の側壁に平行な平面によって外側視床下野と境される．前核（Nucleus anterior），腹内側核（Nucleus ventromedialis），背内側核（Nucleus dorsomedialis），後核（Nucleus posterior）のほか，視床下部下垂体路*の起始核である室傍核*と視索上核*を含む．また，腹内側核はこれを両側性に破壊すると肥満（hypothalamic obesity）を生じるところから，満腹中枢（satiety center）として知られている．（→視床下部，視床下部下垂体路） （水野）

〔視床下部〕脳室周囲層　Stratum periventriculare〔hypothalami〕, *periventricular region〔of the hypothalamus〕*, Griseum periventriculare〔hypothalami〕

視床下部のうち，第三脳室の上衣細胞層に接する狭い帯状の部位で，主として小形の神経細胞よりなる．この部を構成する紡錘形の神経細胞の樹状突起には，脳室壁に平行に背腹方向に走る傾向が目立つ．この領域の最吻側部には視交叉上核*が，腹側部には漏斗核（弓状核）*が存在する．（→視床下部，視床下部下垂体路，視交叉上核） （水野）

視床脚　Pedunculus thalami, *thalamic peduncle*, Thalamussfiel

視床核*は大脳皮質*との間に相互の結合が存在するが，これらの結合をしている線維を総称して視床放射という．視床放射はさらに結合部位および位置関係により四つの視床脚に分かれる．(1)前視床脚：視床内側および前核群と前頭葉皮質を結ぶ．(2)上視床脚：視床腹側核群と中心溝の周辺の前頭葉および頭頂葉皮質を結ぶ．(3)後視床脚：視床後核群と後頭葉*および頭頂葉後部の皮質を結ぶ．これには外側膝状体と鳥距溝周辺皮質を結ぶ視放線が含まれる．(4)下視床脚：側頭葉および島皮質と視床を結ぶ．これに内側膝状体と聴覚領皮質を結ぶ聴放線が含まれる．なお視床（背側）と視床下部*を結ぶ線維をこれに含むことがある．（→皮質） （川村 祥）

篩状筋膜　Fascia cribrosa, *cribriform fascia* →伏在裂孔

〔視床〕後外側核　Nucleus lateralis posterior, *posterior lateral nucleus（lateral posterior nucleus）* →視床核

視床後核　Nuclei posteriores thalami, *thalamic posterior nuclei* →視床核

視床後部　Metathalamus, *metathalamus*

視床*の後端には表面から数個の突出がみられるが，これらは背側から視床枕，外側および内側膝状体である．これらのうち外側膝状体と内側膝状体を合わせて，時に視床後部という．これらはそれぞれ視床における視覚路*および聴覚路*の中継核である． （川村 祥）

耳小骨　Ossicula auditus, *auditory ossicles*, Gehörknöchelchen

鼓室内に突出する三つの小骨すなわちツチ骨，キヌタ骨，およびアブミ骨の総称である．これらの小骨は相連結して鼓膜*の振動を内耳*に伝える役割をはたす．すなわちツチ骨は3小骨のうちの最外側にあって鼓膜の内側面に付着しアブミ骨は最内側にあってその底によって前庭窓を塞いでいる．またツチ骨とキヌタ骨，キヌタ骨とアブミ骨との間には関節が形成されており，3小骨はいわば一体となったテコのように作用して効率のよい音の伝導を行う．ツチ骨とキヌタ骨は本来第1鰓弓の骨格であったものであって，この二者のあいだの関節は魚類の顎関節に相当する．ツチ骨に付着する鼓膜張筋が三叉神経*（第1鰓弓に所属する鰓弓神経*）の支配をうける理由も上のことから説明される．一方，アブミ骨は第2鰓弓の骨格由来のものであり，これに付着するアブミ骨筋は該弓所属の顔面神経により支配される．（→中耳，鰓弓神経） （山内）

耳小骨筋　Musculi ossiculorum auditus, *muscles of auditory ossicles*, Musculi ossiculorum auditus

耳小骨*に付着してこれを動かす筋をいい，鼓膜張筋とアブミ骨筋が含まれる．鼓膜張筋は側頭骨*の鼓膜張筋半管の壁からおこり，鼓室*内に出てツチ骨に付着する筋で，ツチ骨柄を内に引き鼓膜*を緊張せしめる．アブミ骨筋は鼓室の錐体隆起からおこりアブミ骨頭に付着する筋で，アブミ骨を外方に引き，強すぎる振動が内耳に伝わるのを制限する作用を示す． （山内）

視床上部　Epithalamus, *epithalamus*

間脳*の後背部で，後交連の一部，松果体*および手綱*とそれに関連した構造物，すなわち手綱交連，視床髄条を総称して視床上部という．手綱核*は主な求心線維を視床髄条を介して中隔核および視床前核から受け，手綱脚間路（反回束）を介して中脳脚間核へ線維を送る． （川村 祥）

歯状靱帯　Ligamentum denticulatum, *denticu-*

late ligament

脊髄外側面の軟膜*からは縦走するシート状の結合組織性の膜が側方に伸び，脊髄根の間を先が細くなりながら通過して，先端を脊髄クモ膜に付着せしめる．脊髄*を背面からみると脊髄の外側に頭尾方向に三角形を並べたようになるところから歯状靱帯の名があり，胸髄に著明にみられる． (金光)

視床髄条 Stria medullaris thalami, *stria medullaris of thalams* →視床上部，間脳

〔視床〕正中核 midline nuclei →視床核

視床前核 Nuclei anteriores thalami, *thalamic anterior nuclei* →視床核

〔視床〕前結節 Tuberculum anterius thalami →視床核

視床線条体静脈 Vena thalamostriata, *thalamostriate vein* →大脳静脈

〔視床〕前腹側核 Nucleus ventralis anterior, *anterior ventral nucleus* →視床核

視床束（H_1） Fasciculus thalamicus, *thalamic fasciculus*, Dorsale Lamella H_1 des Forelschen Haubenfeldes →淡蒼球

視床枕 Pulvinar (thalami), *pulvinar* →視床核

視床内側核 Nuclei mediales thalami, *thalamic medial nuclei* →視床核

〔視床〕内側前核 Nucleus anterior medialis, *medial anterior nucleus* →視床核

糸状乳頭 Papillae filiformes, *filiform papillae*, fadenformigen Pappillen →舌

視床脳 Thalamencephalon →間脳，視床核

歯小囊 Sacculus dentalis, Saccus dentis, *dental sac*, Zahnsäckchen →歯の発生

〔視床〕背側前核 Nucleus anterior dorsalis, *dorsal anterior nucleus* →視床核

〔視床〕背内側核 Nucleus medialis dorsalis, *dorsal medial nucleus* →視床核

歯小皮 Cuticula dentis, *dental cuticle(enamel cuticle)*, Zahnoberhäutchen (Schmelzoberhäutchen) →歯，ナスミス小皮，エナメル質

視床皮質路(系) Tractus thalamocorticales (Fasciculus cortico-corticales), *thalamocortical fascicle*

視床核*と大脳皮質*は視床放射もしくは視床脚*を介して相互に強く結合している．このうち視床から大脳皮質に向かう線維を視床皮質路もしくは視床皮質系という．視床から皮質に向かう線維にはそれぞれ位置の関係もしくは機能的関係によって結合部位および結合様式が異なっている．これを大別すると，(1)特殊視床皮質系と(2)非特殊視床皮質系もしくは汎性視床皮質系に分かれる．前者はさらに下位脳との結合関係により第1次(主)中継核を介するものと第2次中継核(連合核)を介するものに分類される．これらから出る線維は第1次中継核からのものは体性感覚領皮質の，また第2次中継核からのものは連合領皮質のそれぞれ主に第IV層におわる．一方，汎性視床皮質系は視床の髄板内核群や正中核群より出て大脳基底核および大脳皮質の広い領域にわたって投射し，皮質ではより表層におわる． (川村 祥)

視床腹側核 Nuclei ventrales thalami, *thalamic ventral nuclei*

視床腹側核は広義の外側核群の腹側部を占める視床核中で最も大きい核である．これは前方より後方に前腹側核(VA)，外側腹側核(VL)，後外腹側核(VPl)およびその内側の後内腹側核(VPm)に分けられる．これらの核は全体として一般体性感覚の視床における中継核であり，前腹側核は淡蒼球*や一部対側小脳核からの線維のほかは髄板内核群からの線維を受けて主に運動前野の皮質へ投射する．外側腹側核は対側小脳核からの線維を受け中心前回の運動領皮質へ投射する．後内および後外腹側核はそれぞれ三叉神経系および脊髄系（後索核）からの投射を明確な体部位局在性を保って受け，中心後回の体性感覚領へ投射する．研究者によっては後腹側核の前方に中間腹側核を区別し，この部では毛帯外路系*の線維は受けず，もっぱらに内側毛帯の線維を受け対側四肢の関節の受動的動きのみに応ずる場所があるとしているが明確でない．(→視床核) (川村 祥)

視床腹側基底核 *ventrobasal complex*

視床腹側核*群の内で後腹側に存在する後外腹側核(VPl)と後内腹側核のうち後内腹側核(VPm)の内側部を除いた部分，すなわち後外腹側核と後内腹側核の外側部を総称して腹側基底核とよぶ(MountcastleとHanneman)．この部は三叉神経核*および後索核*からの内側毛帯系*の線維が終止し，体性感覚の視床における中継核で，この部から大脳皮質*の感覚領に投射する． (川村 祥)

視床腹〔側〕部 Subthalamus, *subthalamus*, Subthalamus

中脳被蓋の間脳*への延長部分をいう．間脳は，発生学的に背側より腹側にかけて，視床上

部*・背側視床*（一般に視床とよばれる部分）・腹側視床*・視床下部*に区分される．このうちで，腹側視床は視床腹〔側〕部ともよばれ，尾側では中脳被蓋につづく．間脳の前額断面では背側を視床*，内側を視床下部*，腹外側を内包に囲まれた横に長い三角形の区域を指し，具体的には，Forel の被蓋野（H 野），Luys 体，不確帯，視床束（H₁），レンズ核束（H₂）などの構造物の総称名．不確帯*は背外側方に伸びて視床網様体核につづくという．（→レンズ核ワナ）　　　　　　　　　　　　　　（金光）

耳小胞
耳胞と同じ．（→膜迷路の発生）

矢状縫合　Sutura sagittalis, *sagital suture*, Pfeilnaht　→頭蓋の縫合

耳状面（仙骨の）　Facies auricularis, *auricular surface*　→仙骨

耳状面（腸骨の）　Facies auricularis, *auricular surface*　→腸骨

〔視床〕網様〔体〕核　Nucleus reticularis thalami, *thalamic reticular nucleus*　→視床，視床腹〔側〕部，腹側視床

篩状野　Area cribrosa, *area cribrosa*, Area cribrosa　→腎臓

指伸筋　Musculus extensor digitorum, *extensor digitorum*, Fingerstrecker　→上肢の筋

視神経　Nervus opticus, *optic nerve*, Sehnerv
視覚を伝える脳神経*であり，脳底の視交叉から眼球*までの間をいう．視神経をなす神経線維はすべて眼球網膜の神経節細胞層にある多極神経細胞から出る神経突起にほかならない．これらの神経突起は視交叉および視索を単に通過し，間脳*の外側膝状体および中脳*の上丘*などの第1次視覚中枢部位に達してからはじめて，その部位のニューロンに対してシナプスを形成して終末する．　　　　　　（山内）

眼球後極の鼻側～3.5 mm から視交叉*に達する神経線維束（直径 3～5 mm, 長さ～55 mm）．80～100万本の神経線維を含み，その大部分が網膜神経節細胞の軸索*（有髄の上行性線維）で視交叉，視索を経て外側膝状体に達する．少数の無髄線維が含まれ，自律神経性の下行性線維とされるが，詳細は未知である．神経節細胞の軸索は，網膜*の最内層（硝子体に最も近い）に神経線維層を形成し，円板*（視神経乳頭）に達したのち，強膜篩板の数十個の小孔を貫く．ヒトではこの篩板を通ったのちに線維が有髄化する．

眼球の後方 5～15 mm の地点で，網膜中心動静脈が視神経に加わり，下行して円板を経て網膜硝子体面（眼底）に分布する（→眼底）．

視神経の内鞘は，眼球の脈絡膜と脳軟膜に，外鞘は強膜と脳硬膜に，それぞれつづいている．内・外鞘の間に鞘間隙*があり，クモ膜下腔*に相当する．外鞘の最表層部は眼球鞘*につづく．（→眼球，網膜）　　　　　　（外崎）

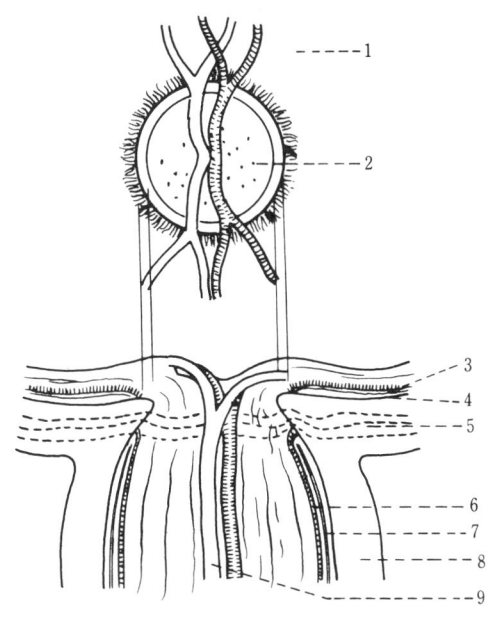

1. 網膜，2. 篩板，3. 網膜，4. 脈絡膜，5. 強膜，6. 内鞘，7. 鞘間隙，8. 外鞘，9. 網膜動静脈
視神経円板（上：眼底から，下：断面）

視神経は網膜の神経細胞層の神経細胞の軸索の集合である．脳底面において，視床下部*の最吻側レベルで視交叉を形成するが，その際，網膜の鼻側半からおこる神経線維だけが交叉し，網膜の側頭側半からくる神経線維は交叉しない．したがって，視交叉よりも中枢側において形成される視神経の神経線維束，すなわち，視索は同側網膜の側頭側半からの線維と，反対側網膜の鼻側半からくる線維により形成される．視索はやがて外側根（radix lateralis）と，これよりも比較的小さい内側根（radix medialis）とに分かれ，前者の大部分は外側膝状体に入り，後者は上丘腕を通って上丘*および視蓋前域*に入る．　　　　　　　　　（水野）

視神経円板　Discus nervi optici, *optic nerve head*, Discus nervi optici
視神経乳頭ともよぶ．眼球後極の内側～3 mm にある．直径～1.5 mm の白い円板部で網

膜構造を欠き，視野の欠損（Mariott の暗点，平常は自覚されない）をつくる．視神経細胞の軸索がここに収束して強膜*（篩板）を貫き，視神経を形成する．網膜中心動静脈は，ここから眼底網膜面に分布する．正常な乳頭は中心に円板陥凹をもつ． (外崎)

視神経管 Canalis opticus, *optic canal* →小翼

視〔神経〕交叉 Chiasma opticum, *optic chiasm*, Sehnervenkreuzung →視神経

〔視神経〕交叉溝 Sulcus chiasmatis →体（蝶形骨の）

耳神経節 Ganglion oticum, *otic ganglion* (Arnold), Ohrknoten

自律神経節*の一つで卵円孔の直下において下顎神経*の内側に付着している．小錐体神経および耳介側頭神経と連絡を有するが，前者には延髄*の下唾液核に細胞体を有し舌咽神経*，鼓室神経*および小錐体神経内を順次経過する神経突起（副交感性節前線維）が含まれ，後者には耳神経節*からおこり耳介側頭神経，耳下腺枝を経て耳下腺*に分布する副交感性節後線維が含まれる． (山内)

視神経乳頭 Papilla nervi optici, *optic papilla*, Papilla nervi optici →視神経円板

歯髄 Pulpa dentis, *dental pulp*, Zahnpulpa →歯

耳垂 Lobulus auriculae, *auricular lobule*, Ohrläppchen →外耳

歯髄腔 Cavum dentis, *pulpa cavity*, Pulpahöle →歯

雌性前核 *female pronucleus* →女性前核

指節間関節（手・足の） Articulationes interphalangeae manus (pedis), *interphalangeal joints*, Fingergelenk

手・足とも排列や機能は同じ．母指の基節骨と末節骨，第2～第5指の基節骨と中節骨および中節骨と末節骨の間の片側で計9個の関節がある．各指において近位の指骨の頭と遠位の指骨の底が向かい合ってつくる．最も典型的な蝶番関節で，指の屈伸を行う．関節包の両側に側副靱帯があり，掌側面（手の場合）または足底面（足の場合）にそれぞれ掌側靱帯，底側靱帯があり，その排列は，中手指節関節または中足指節関節の場合と同じ．（→中手指節関節，中足指節関節，側副靱帯） (河西)

耳石器 *otolithic apparatus*, Otolithen Apparat →平衡斑

指節骨（趾節骨） Phalanx, *finger bone*, Finger Knochen

足の指骨のこと．（→指骨（足の））

脂腺 Glandula sebacea, *sabaceous gland*, Talgdrüse

脂腺は手掌，足底および足外側縁の無毛部を除いて，ほとんど全身に分布している．その大部分は毛包*に所属しているので，毛脂腺あるいは毛包腺（Haarbalgdrüsen）とよばれる．脂腺は囊状をなして真皮内にあり，毛包と立毛筋の間にはさまれて存在し，その導管は毛包の頸部（あるいは峡部）に開口する．脂腺の導管はきわめて短く，外根鞘および表皮胚芽層に連続する重層扁平上皮で形成される．

毛包と関係なく分布する脂腺を独立脂腺という．口唇，陰茎亀頭，包皮内面，小陰唇，乳頭などに小さな独立脂腺がある．最も大きい独立脂腺は，眼瞼の瞼板内にある瞼板腺*(Meibom 腺*)である．

脂腺の分泌部は球状の囊で，基底膜によって包まれている．その外方は薄い結合組織層が包んでいるが，内方には筋上皮細胞はない．

脂腺の場合には立毛筋*が筋上皮細胞の代りの機能をはたすのであろう．腺細胞は重層上皮の形態をなし，周辺の細胞は小さく，内方の細胞は多量の脂質をふくむので大きい．脂腺の分泌様式は全分泌（holocrine secretion）とよばれ，腺細胞が死滅して，細胞全体が分泌物にかわるのであるから，新しい細胞が補充されなければ，その腺は消滅してしまうことになる．事実腺房（脂腺囊）の最外方（基底側）を占める細胞はやや扁平な細胞で，脂質滴をもっていない．さかんに分裂して脂腺細胞を補充する．内方に向かって細胞が移動すると同時に細胞内に脂質がたまって多数の脂質滴が現れる．脂質は滑面小胞体*によって合成されると考えられる．ついに細胞は脂質滴によって充満され，核は圧縮されて濃縮し，最後には消失する．細胞小器官もほんどなくなり，細胞全体が脂質の塊りになって，細胞膜が破れて流れ出すものと思われる．（→皮膚腺，毛） (黒住)

耳前筋板 Myotomi pre-otici, *preotic myotomes*

眼筋*も脊索*のある領域における筋板*と同様に，体節由来の筋板から分化するという考えがあり，眼筋の原基となる眼杯内方の細胞集塊が筋板由来と考えたときのもの．眼筋が動眼，滑車，外転の3神経に支配されるので，筋板も

3個あると思われる．(一分節制)　　　　(森)

歯尖靱帯　Ligamentum apicis dentis, *apical ligament of the dense*, Spitzenband　→正中環軸関節

歯　槽　Alveoli dentales, *tooth socket*, Zahnfach　→下顎骨

歯槽管　Canales alveolares　→上顎骨

歯槽弓　Arcus alveolaris, *alveolar arch*　→下顎骨

歯槽孔　Foramina alveolaria　→上顎骨

歯槽堤　*alveolar ridge*, Alveolarleiste　→歯堤

歯槽突起　Processus alveolaris, *alveolar process*, Alveolarfortsatz　→上顎骨

歯槽部　Pars alveolaris　→下顎骨

歯槽隆起　Juga alveolaria　→上顎骨

舌　Lingua, *tongue*, Zunge

舌は筋がよく発達した器官で，舌の前方の大部分は舌体，舌の前端部を舌尖，舌の後部を舌根という．また舌の上面を舌背といい，その正中線に舌正中溝があり，舌体と舌根との境界にはV字形の分界溝がある．分界溝の中央には舌背孔とよばれる陥凹があり，これは胎生期に，ここから甲状腺の原基が陥入したため，甲状腺と連なっていた甲状舌管のなごりである．

舌の外側縁を舌縁といい，舌の下面正中線には口腔粘膜との間に舌小帯とよばれる粘膜ヒダがあり，舌の下面で，舌根両側から舌尖に向かう軟かい鋸状の采状ヒダとよばれる粘膜ヒダがある．

舌の表面は舌粘膜でおおわれ，その深層にある舌筋と固く結合している．舌体の粘膜は舌乳頭とよばれる乳頭が非常に発達しており，舌乳頭は糸状乳頭，円錐乳頭，茸状乳頭，葉状乳頭，有郭乳頭に区別されている．

舌根には舌乳頭がなく，多数の舌小胞とよばれる小丘状の高まりがみられる．舌小胞はリンパ小節の集団によって構成されており，これらの舌小胞を総称して舌扁桃とよばれている．

舌体では舌粘膜が強靱な舌腱膜とよばれる密な結合組織で粘膜下の筋と固く結合しており，舌の正中面では舌腱膜に連続して密な結合組織が中隔をなしており，これを舌中隔とよんでいる．　　　　　　　　　　　　　　　(一條)

舌の下面　Facies inferior linguae, *inferior surface of the tongue*, Untere Fläche der Zunge　→舌

舌の発生　*development of tongue*, Entwicklung der Zunge

胎生第4週から第5週ごろ，第2咽頭弓との境界部で第1咽頭弓の口腔側正中部に一過性の小さな隆起すなわち無対舌結節が最初に出現する．次いで無対舌結節の前外側部に2個の楕円形の隆起すなわち外側舌隆起が出現する．外側舌隆起は大きくなり左右が正中で接し，また無対舌結節とも接し，これを埋め込むほどになる．無対舌結節の尾側で第2咽頭弓の正中部の隆起すなわちコプラと第3および第4咽頭弓にかけて正中部にひろがる隆起すなわち鰓下隆起が出現する．鰓下隆起は大きくなりコプラと結合する．左右の外側舌隆起と無対舌結節は，舌の前方2/3すなわち舌尖と舌体を形成し，コプラ（鰓下隆起）は舌の後方1/3すなわち舌根部を形成する．前方部と後方部との境はおよそ分界溝の位置に相当する．V字状の分界溝の頂点にある舌盲孔は，甲状腺原基の口腔上皮が陥入した場所であり，舌の前方部と後方部とが接したころ無対舌結節の尾側端に接し，第1咽頭弓と第2咽頭弓との境に出現する．前方部は大部分外側舌隆起から形成され，無対舌結節は分界溝前方正中部のわずかな領域を形成するにすぎ

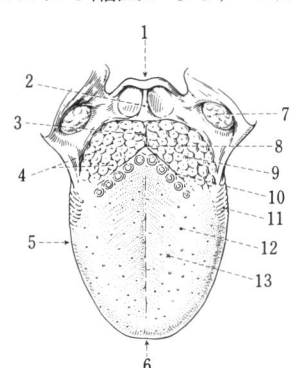

1. 喉頭蓋，2. 正中舌喉頭蓋ヒダ，3. 舌根，4. 舌小胞，5. 舌縁，6. 舌尖，7. 口蓋扁桃，8. 舌盲孔，9. 舌扁桃，10. 分界溝，11. 葉状乳頭，12. 茸状乳頭，13. 舌体

舌

1. 舌尖，2. 舌小帯，3. 采状ヒダ，4. 舌下ヒダ，5. 舌下小丘

舌

ない．第3咽頭弓の中胚葉は強く前方へ伸び出して，第2咽頭弓の中胚葉を排除し，第1咽頭弓の中胚葉と直接接するようになる．前方部は第1咽頭弓の神経である三叉神経の下顎神経*（第1鰓弓の裂後枝に相当）と第2咽頭弓の神経・顔面神経の鼓索神経*（第2鰓弓の裂前枝に相当か）に支配される．後方部は第3咽頭弓の神経である舌咽神経*に，また最後方部分は第4咽頭弓の神経である迷走神経*の上喉頭神経に支配される．第3咽頭弓の中胚葉が前方へ伸び出すため，舌咽神経は分界溝の前にある舌乳頭（味蕾）をも支配している．舌の筋は in situ にも発生するが，大部分は3～4個の後頭筋節から移動した細胞から発生し，それゆえ舌下神経に支配されるものと考えられている．舌の上皮ははじめ単層立方上皮であるが，ついで2～3層となり，胎生第7週から8週ごろ，舌乳頭が出現する．有郭乳頭と葉状乳頭の発生が早く，ついで茸状乳頭が発生する．これらの発生は支配神経の発生と密接な関係がある．味蕾は引きつづいて出現する．糸状乳頭の発生は最も遅い． （吉岡）

歯　帯（＝帯）Cingulum, *cingulum or dental lamina*, Zahnleiste →歯

膝横靱帯　Ligamentum transversum genus, *transverse ligament* →膝関節

膝　窩（ひかがみ）Fossa poplitea, *popliteal fossa*, Kniekehle

膝関節*の後面にある皮膚の陥凹をいう．膝関節を軽くまげた時点では，ほぼ菱形の陥凹として認められ，その上外側縁は大腿二頭筋，上内側縁は半腱様筋と半膜様筋，下外側縁と下内側縁はそれぞれ腓腹筋の外側頭と内側頭によってつくられる．膝窩の血管と坐骨神経は，ここでは厚い脂肪組織によっておおわれるだけである．この部の皮下をおおう膝窩筋膜 Fascia poplitea は大腿筋膜のつづきで，小伏在静脈がこれを貫いて膝窩静脈へそそぐ． （河西）

膝蓋下滑膜ヒダ　Plica synovialis infrapatellaris, *patellar fold* →膝関節

膝蓋下脂肪体　Corpus adiposum infrapatellare, *infrapatellar pad* →膝関節

膝蓋下皮下包　Bursa subcutanea infrapatellaris →滑液包

膝蓋腱　Tendo patellaris, *patellar tendon*, Kniesehne

膝蓋靱帯と同義語．本体は大腿四頭筋の停止腱であるから，膝蓋腱という方が理論的には正しいが，膝蓋骨と脛骨粗面とを結び，また膝関節包を補強する意味から膝蓋靱帯という名が慣用されている．膝蓋腱という語は，正式解剖学名にはない．（→大腿四頭筋，膝関節）（河西）

膝蓋骨　Patella, *knee-cap (or knee-pan)*, Kniescheibe

ラテン語の Patera（皿・円板状のもの）の縮小形．

膝関節の前面にあり，尖端を下方に向けた扁平な栗の実状を呈す．幅広い上端部が膝蓋骨底で，尖った下端部が膝蓋骨尖である．大腿四頭筋腱中に発生した種子骨とみなされ，上縁には大腿直筋と中間広筋の，内側縁には内側広筋の，外側縁には外側広筋のそれぞれの腱が付着する．前面は凸面状で，大腿四頭筋腱による縦に走る小隆起を伴う粗面をなし，小血管孔がある．後面には，上方の広い卵形の平滑な面と，下方の小さい逆三角形の粗な面がある．平滑な面は大腿骨の膝蓋面に対する関節面をなし，中央部にある縦方向の隆起によって小さい内側部と大きい外側部に分けられる．下方の粗面の下端には膝蓋靱帯が付着するが，粗面の上方部には脂肪組織が入り，脛骨と膝蓋骨とを隔てる．
（吉岡）

膝蓋骨尖　Apex patellae, *apex of patella* →膝蓋骨

膝蓋骨底　Basis patellae, *base of patella* →膝蓋骨

膝蓋上包　Bursa suprapatellaris, *suprapatellar bursa* →滑液包

膝蓋靱帯　Ligamentum patellae, *patellar ligament* →膝蓋腱，膝関節

膝蓋前筋膜下包　Bursa subfascialis prepatellaris →滑液包

膝蓋前腱下包　Bursa subtendinea prepatellaris →滑液包

膝蓋前皮下包　Bursa subcutanea prepatellaris, *prepatellar bursa* →滑液包

膝蓋動脈網　Rete patellae, *patellar network*

膝蓋骨*のまわりの皮下組織にある動脈網で，膝関節動脈網の表層の一部とみなされる．膝蓋骨の上縁に沿って横走し，大腿四頭筋の表層にある動脈弓と，その下縁に沿って横走し，膝蓋靱帯の後面の脂肪組織のなかにある動脈弓とが区別される． （河西）

室蓋壁　Paries tegmentalis, *tegmental wall (roof of tympanum)*, Paries tegmentalis →中耳

膝蓋面 Facies patellaris, *patellar surface* →大腿骨

膝窩筋 Musculus popliteus, *popliteus*, Kniekehlmuskel →下肢の筋

膝窩筋下陥凹 Recessus subpopliteus →滑液包

膝窩静脈 Vena poplitea, *popliteal vein* →外腸骨静脈

膝窩動脈 Arteria poplitea, *popliteal artery*, Kniekehlenschlagader

内転筋管裂孔で大腿動脈＊よりつづいておこり，膝窩のほぼ中央の深層を下行して，膝窩筋の下縁付近で前および後脛骨動脈に分岐しておわる．

枝：

(1) 外側上膝動脈： 腓腹筋外側頭の上縁を通り，外側広筋に分枝したのち，膝関節動脈網へ．

(2) 内側上膝動脈： 腓腹筋内側頭の上縁を通って前方へ向かい，大内転筋の腱の深層に出て膝関節動脈網へ．一部は下行膝動脈と吻合し，また筋枝を内側広筋に与える．しばしば弱小となり，このときは下行膝動脈関節枝によって代償される．

(3) 中膝動脈： 細い．膝関節後面のほぼ中央で分岐し，斜膝窩靱帯および関節包を貫いて膝関節の内部へ入り，交叉靱帯と滑膜へ．しばしば外側上膝動脈より分岐する．

(4) 腓腹動脈： 内外二つの太い枝よりなり，腓腹筋，ヒラメ筋，足底筋へ．一部の枝は，腓腹筋両頭の間を下行して下腿後面の皮膚へ．

(5) 外側下膝動脈： 腓腹筋外側頭および膝関節の外側側副靱帯の深層を通って膝関節の前面に出て，膝関節動脈網へ．

(6) 内側下膝動脈： はじめ腓腹筋内側頭の深層を膝窩筋の上縁に沿って下内方へ走り，次いで脛骨内側顆の下方で内側側副靱帯の深層を通って前方にまわり，膝関節動脈網へ．

(河西)

膝窩面 Facies poplitea, *popliteal surface* →大腿骨

膝窩リンパ節 Lymphonodus poplitei, *popliteal node*, Kniekehlknoten →リンパ節

室間孔（心臓の） Foramen interventriculare (I et II)

心室中隔が成立する以前の段階で左右心室の間を交通させている腔所をいう．その枠組みが変更するので，一次・二次室間孔とよび分けることがある．一次室間孔は固有室中隔の自由縁と房室管の前・後心内膜床（クッション）下面との間の流通路であり，これは閉じることがなく，左室より大動脈への流出部を形づくっていく．狭義（通常）の室間孔（二次）は，心室中隔が成立する直前の段階で（15～20 mm 胚）最後にまだ残された左右室間の交通をいう．この孔をとりかこむのは次の3要素である．(1)固有室中隔の自由縁，(2)房室管中隔（前・後クッション）の右端，(3)球中隔の近位端．(1)を介して(2)，(3)の組織が連合を強めることにより，この孔は縮小して閉じる．その場合，局部的な組織の連合だけでなく，背後で左室より大動脈への流出部が拡充，大動脈口の左方移動がおこっている．室中隔膜性部は室間孔が閉じた痕にほぼ相当する．

(浅見)

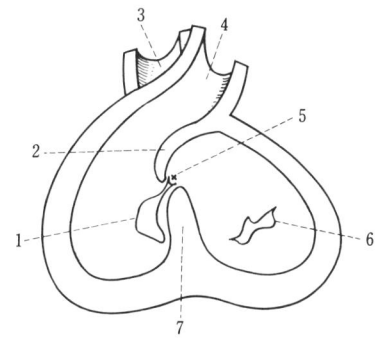

1. 右房室口, 2. 球中隔, 3. 大動脈口, 4. 肺動脈口, 5. 室間孔, 6. 左房室口, 7. 固有室中隔
室間孔が閉じるまぎわの状況(模式図)(室間孔)

室間孔（第三脳室の）（Monro） Foramen interventriculare (Monro), *interventricular foramen of* Monro →第三脳室

膝関節 Articulatio genus, *knee joint*, Kniegelenk

大腿骨下端の内側顆および外側顆と，脛骨上面の同名部分との間の関節で，これに関節包の前壁にある膝蓋骨＊が構成に加わる．腓骨＊は関与しない．脛骨上面の関節面には，内側顆と外側顆の表面に線維軟骨の関節円板があって，大腿骨下端の関節面に対する．関節円板は周辺が厚く，中心部は薄いから，断面ではクサビ形を呈している．内側半月は半円形であるが，外側半月はほぼ完全な円形で内側半月に比べて小さい．膝関節は屈伸運動のみを行う蝶番関節とみなされるが，膝をまげた状態では下腿の内旋(10°)，外旋(40°)が可能である．また膝を十分に伸ばすとき，その最終段階では下腿のわず

かな外旋（5°）がみられ（これを終末回旋 Schlußrotationという），この状態から再び膝をまげるときには，その最初の段階として下腿の内旋が行われる．この意味で純粋な蝶番関節ではない．直立位（膝を伸ばした状態）では，大腿骨の内側顆と外側顆は，それぞれ下面の比較的平面的な部分で広く脛骨に接するが，膝をまげたときには，大腿骨の内側顆，外側顆の後面にある弯曲の強い曲面によって脛骨に接する．膝蓋骨の関節面は，この屈伸に際して大腿骨下端の前面にある膝蓋面を上下に移動する．関節内には，膝蓋骨の下端から大腿骨の顆間窩に向かって滑膜のヒダが前後に走り，これを膝蓋下滑膜ヒダという．このヒダから内外両側に向かって内部に脂肪組織（膝蓋下脂肪体という）を含んだ滑膜のヒダがのびて関節腔のすきまをみたしている．これを翼状ヒダという．関節の付属靱帯として次のものがある．

(1) 膝十字靱帯：関節腔内のほぼ中央でX字状に交差する二つの強力な靱帯で，脛骨に対する付着部の位置的関係によってそれぞれ前十字靱帯，後十字靱帯という．前者は脛骨上面からおこって後外上方に走り，後者は前者の後方で脛骨上面よりおこって前上内方へ向かう．

(2) 前半月大腿靱帯・後半月大腿靱帯：外側半月の脛骨上面における後端部から出て上外方に走り，後十字靱帯のすぐ後方で大腿骨内側顆の外面につく強い線維束が後半月大腿靱帯で，一名 Wrisberg の靱帯という．一方，同じく外側半月の後端部から出て前方に走り，前十字靱帯の外側部につく弱い線維束を前半月大腿靱帯という．これは欠如することがしばしばある．

(3) 膝横靱帯：強さに個体差が大きい．両関節半月の前面を結んで脛骨上面の前端部を横走する．

(4) 斜膝窩靱帯：半膜様筋の停止腱からつづいて関節包の後面を上外方へ走り，大腿骨外側顆の後面の付近へ放散する．

(5) 弓状膝窩靱帯：腓骨頭よりおこり，関節包の後面を上内方へ向かって膝窩筋の起始部の表層をおおう．明瞭でないこともある．

(6) 外側側副靱帯：強い棒状の線維束で，大腿骨の外側顆よりおこり，関節包の外側を下方に走って腓骨頭へつく．この靱帯と関節包との間にはせまい間隙があって，ここを外側下膝動脈が通る．

(7) 内側側副靱帯：内側半月の表層に接して関節包を補強する幅の広い薄い靱帯で，大腿骨

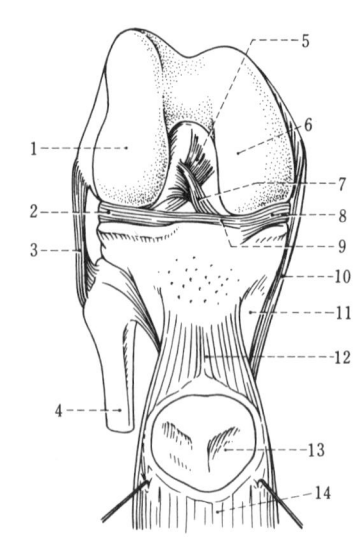

1. 大腿骨外側顆，2. 外側半月，3. 外側側副靱帯，4. 腓骨，5. 後十字靱帯，6. 大腿骨内側顆，7. 前十字靱帯，8. 内側半月，9. 膝横靱帯，10. 内側側副靱帯，11. 脛骨，12. 膝蓋靱帯，13. 膝蓋骨（関節面），14. 大腿四頭筋（膝蓋靱帯とともに下方に反転）

膝関節（右，前面）

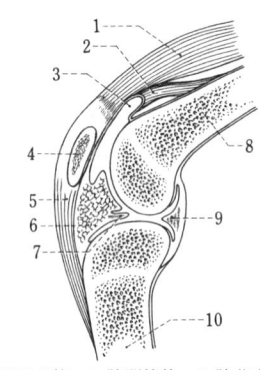

1. 大腿四頭筋，2. 膝関節筋，3. 膝蓋上包，4. 膝蓋骨，5. 膝蓋靱帯，6. 膝蓋下滑膜ヒダ，7. 関節半月，8. 大腿骨，9. 関節半月，10. 脛骨

膝関節の縦断図

内側顆と脛骨の内側顆を結ぶ．外側側副靱帯とともに蝶番関節に特徴的な縦走靱帯であるが，膝を伸ばした状態では緊張して関節の固定に役立ち，膝をまげた状態では弛緩して，下腿の回旋を可能にする．

(8) 膝蓋靱帯：本体は大腿四頭筋の停止腱ともみなすべきもので，膝蓋骨の下端から脛骨粗面にのびる．強い扁平な靱帯で長さ約8cm，幅は膝蓋骨下端の起始部で約3cmで，膝関節包の前面下部を補強する．表層の線維は膝蓋骨の前面をこえて大腿四頭筋の腱からつづく．

(9) 内側膝蓋支帯・外側膝蓋支帯：大腿四頭筋の停止腱のうち，膝蓋骨を介して膝蓋靱帯と

なる中央の部分を除いてその両側の部分をいう．これは膝蓋骨の両側を通って下方にのび，脛骨粗面の両側で脛骨上端部につく．内外両側から膝蓋骨を支えて，屈伸運動にあたって膝蓋骨の左右への動揺を防ぐ． （河西）

膝関節筋 Musculus articularis genus, *articularis genus* →下肢の筋

膝関節動脈網 Rete articulare genus, *arterial network of knee*

膝関節*の前面で，関節包の表層にある密な動脈網．これからたくさんの枝を関節の内部へ送る．この動脈網に加わる枝は，下行膝動脈，内および外上膝動脈，内および外下膝動脈，前および後脛骨反回動脈． （河西）

実　質 Parenchyma, *parenchyme*, Parenchym

内臓は大きく実質性臓器と中腔性臓器とに分けられるが，実質性臓器の主要な機能・構造の要素をなしているのが実質である．実質はその臓器に固有の細胞群からなる，と考えてよい．実質性臓器の例は肝，腎，膵，唾液腺，精巣，卵巣，内分泌器官などである．実質に対応し，実質間に入り込む結合織要素を支質という．（→支質） （養老）

膝十字靱帯 Ligamenta cruciata genus, *cruciate ligaments*, Kreuzbänder →膝関節

櫛状筋 Musculi pectinati →心臓

膝静脈 Venae genus, *genicular veins* →外腸骨静脈

室上稜 Crista supraventricularis →心臓

膝神経節 Ganglion geniculi, *genicular ganglion*, Ganglion geniculi

側頭骨錐体内部の顔面神経膝の部分に含まれる神経細胞体の集団をいう．これらの神経細胞体の多くは味覚をつかさどる知覚性ニューロンに属するものとされ，その神経突起を中間神経*経由にて延髄孤束核に送り，また長い線維状の樹状突起を鼓索神経*経由にて舌の前方約2/3の部分の粘膜に送る．（→顔面神経） （山内）

室靱帯 Ligamentum vestiburale, *vestibular ligament*, Taschenband →喉頭

室頂核 Nucleus fastigii, *fastigial nucleus*, Dachkern →小脳核

櫛　部（肛門管の） Pecten, *pecten*, Pecten →肛門管

室傍核 Nucleus paraventricularis, *paraventricular nucleus*, Nucleus paraventricularis

内側視床下野*の吻側レベルでその背側部にある．視索上核*とともに代表的な神経分泌核であり，室傍核下垂体路*の起始核である．（→視床下部下垂体路） （水野）

室傍核下垂体路 Tractus paraventriculohypophysialis, *paraventriculohypophyseal tract*, Tractus paraventriculohypophysialis →視床下部下垂体路

歯　堤 Lamina dentis, dentalis, *dental lamina*, Zahnleiste

歯の発生に関連して生ずる歯槽堤内の上皮帯．（→歯の発生） （大江）

耳道腺 Glandulae ceruminosae, *ceruminous glands*, Ohrschmalzdrüsen

外耳道（→外耳）の粘膜下に腺体が存在し，導管をもって粘膜表面に脂肪性の分泌物を出す腺であり，一種のアポクリン汗腺の変形したものとみなすことができる．この腺の分泌物と外耳道粘膜の上皮（重層扁平上皮）から剥げ落ちた上皮細胞とが合して耳垢をつくる．そのためにこの腺は耳垢腺とよばれることもある．（→汗腺） （山内）

歯突起 Dens, *dens*, Dens →軸椎

歯突起窩 Fovea dentis, *facet for dens*, Fovea dentis →環椎

シナプス（対合） Synapsis, *synapsis (pairing)*, Synapsis →還元分裂

シナプス間隙 *synaptic cleft*, Synapsenspalt →神経細胞間シナプス

シナプス小胞 *synaptic vesicles*, synaptische Bläschen

シナプスをつくる神経終末には，シナプス小胞とよばれる多数の小型（400～650Å）の小胞が存在する．この小胞の由来については，軸索*の中にある小胞体の細管の端がちぎれて生ずるとの説がある．中に伝達物質（neurotransmitter）を含む小胞はシナプス前膜と接し，開口放出によって伝達物質を出す．電顕で観察した場合に中空性のもの（明小胞，clear vesicles），芯（core）のあるもの（有芯小胞または果粒小胞）がある．前者には，丸いS小胞と平たくつぶれた形のF小胞がある．S型小胞にはアセチルコリンが，有芯小胞にはノルアドレナリンが含まれているという．F型小胞はアルデヒド固定をした場合にみられ，これを含むシナプスは抑制的に働くものと考えられている（内薗）．

神経伝達物質としてこれらのほかにγ-アミノ酪酸（GABA），ドーパミン，セロトニンなどがあげられるが，どのようなシナプス小胞に含

まれるかよくわかっていない．(→神経細胞間シナプス)　　　　　　　　　　　　(藤田 尚)

歯 肉 Gingiva, *gingiva*, Gingiva　→口腔粘膜，歯

歯乳頭 Papilla dentis, *dental papilla*, Zahnpapille　→歯，歯の発生

歯 胚 Germen dentis, *tooth germ*, Zahnkeim

歯の原基．歯芽ともいう．上皮組織*と中胚葉*(歯乳頭)よりなる．(→歯の発生)
　　　　　　　　　　　　　　　　　(大江)

指背腱膜 Aponeurosis dorsalis, *tendinous expansion of the extensor digitorum covering the dorsal aspect of the finger* (extensor aponeurosis)

総指伸筋の腱が各指の背側面でつくる停止腱で，母指の場合は長母指伸筋の腱がつくる．基節骨の位置で，虫様筋と掌側および背側骨間筋の停止腱がその両側からこれに加わるほか，第2指では示指伸筋，第5指では小指伸筋の腱が手背からその構成に参加する．これらの合した共同腱は指背でうすく膜状にひろがり，近位指節間関節のあたりで三分して，中央の線維束はそのまま中節骨底へつき，両側のものはさらに前進して中節骨体の表層で再び合したのち，末節骨底へつく．指背腱膜が中手指節関節，近位および遠位指節間関節の背側を通るときは，これら関節包に癒着している．(→上伸筋支帯，下伸筋支帯)　　　　　　　　　　　(河西)

歯 板(歯堤) *dental lamina*, Zahnleiste　→歯堤，歯の発生

篩 板 Lamina cribrosa, *cribriform plate*, Siebplatte　→篩骨

耳 板 *otic or auditory plate*, Labyrinthplatte, Ohrplatte　→膜迷路の発生

耳プラコード Placoda otica, *otic or auditory placode*, Labyrinthplacode, Ohrplacode　→膜迷路の発生，プラコード

耳 胞 Vesicula otica, *auditory or otic vesicle*, *otocyst*, Labyrinthbläschen, Ohrbläschen　→膜迷路の発生

脂肪細胞 Lipocytus, *adipose cell or fat cell*, Fettzelle

疎結合組織*の固定細胞成分の一つ．時に直径100μmを越える大形球状の細胞で，細胞質*の大部分は中性脂肪滴で占められ，核*とその周囲の一般細胞質は細胞体の辺縁で三日月状を呈する．未分化間葉細胞から直接発生するもので，線維芽細胞*，組織球*，その他の細胞型から派生するものではない．発生初期の原基細胞は細長い紡錘形を呈し，細胞質内に大小様々の脂肪滴が出現しはじめる．発育とともにこれらの脂肪滴は互いに融合し，大形球形の単一脂肪滴となる(単房性，unilocular)．通常組織標本では脱水の際，脂肪が溶出し，細胞体の大部分は空胞状にみえるが，膜片伸展標本や凍結切片をSudan IIIで染めると脂肪滴は朱色を呈し，またOsO$_4$で固定すると黒染する．脂肪細胞が集塊をつくる組織を脂肪組織(adipose tissue, Fettgewebe)といい，細胞周囲をとり巻く線維が細網線維*であるため，脂肪組織は細網組織の一種であるとする考え方が有力である．肉眼的に白色を呈するため白色脂肪組織(white adipose tissue)とよばれ，摂取した余分の養分を貯蔵し，必要に応じて脂肪酸を遊離し，安定したエネルギーの供給源となる．これに対し，哺乳動物の頚部，肩甲間部などにみられる褐色の脂肪体は褐色脂肪組織(brown adipose tissue)とよばれ，脂肪細胞は多角形で中央に球状核をもち，細胞質には大小さまざまな多数の脂肪滴とクリスタの発達した大形の糸球体をいれる．細胞間には毛細血管の発達が著しい．冬眠する動物によく発達しているため冬眠腺とよばれることもあり，体温調節に関係する産熱器官と考えられている．褐色脂肪細胞は多胞性脂肪細胞ともいう．　　　　　　　　　　　　(市川)

視放線 Radiatio optica, *optic radiation*, Sehstrahlungen (Gratiolet)　→後頭葉，〔皮質〕感覚中枢〔野〕

脂肪被膜 Capsula adiposa, *perirenal fat*, Fettkapsel　→腎臓

指 紋 Figura tactilis, *finger print*, Fingerabdruck (Papillarlinienmuster)

皮膚理紋*のうちで指にみられるものをいう．(→皮膚)　　　　　　　　　　　　　(山内)

斜角筋 Musculi scaleni, *scalenus muscles*

頚椎横突起におこり上位肋骨につく筋群である．肺尖と胸膜頂を側方から保護し，肋骨を引き上げて胸郭をひろげ，吸息筋として働く．頚椎を動かす作用は弱い．次頁の表のような4筋がある．(→椎側筋)　　　　　　　　(佐藤)

斜角筋隙 Skalenuslücke　→頚部の筋間隙

斜角筋椎骨三角 Trigonum scalenovertebrale　→頚部の筋間隙

尺 骨 Ulna, *ulna*, Elle

語源はギリシャ語のOlein(ヒジ)に由来す

〔斜角筋〕

筋名	起始	停止	神経支配	作用
前斜角筋	第3～第6頸椎の前結節	第1肋骨の前斜角筋結節	頸神経前枝 C5～C7	肋骨を引き上げて胸郭をひろげ，主として吸息筋として働く．
中斜角筋	第2～第7頸椎の後結節	第1肋骨の鎖骨下動脈の後の粗面	頸神経前枝 C2～C8	
後斜角筋	第5～第7頸椎の後結節	第2肋骨の外側面	頸神経前枝 C7，C8	
最小斜角筋	第7頸椎の前結節	第1肋骨ないし胸膜頂	頸神経前枝 C8	

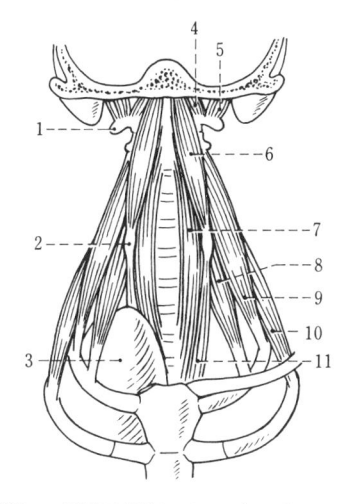

1. 環椎，2. 頸動脈結節(C6)，3. 右胸膜頂，4. 前頭直筋，5. 外側頭直筋，6. 頭長筋，7. 頸長筋，8. 前斜角筋，9. 中斜角筋，10. 後斜角筋，11. 頸長筋

斜角筋

る．また，Olecranon（肘頭）は Olein の cranon（頭）という意味である．

　橈骨*と並んで前腕内側（小指側）にある長管状骨で，上下の両端と体が区分される．この骨は橈骨とは逆に上端部が大きく下端部が細い．上端には前上方から深くきれ込んだ滑車切痕があって上腕骨滑車と関節する．滑車切痕の中央には上腕骨*の滑車のくぼみに対応する弱い高まりが縦に走っている．滑車切痕の下端は前方に突き出して鈎状突起となり，切痕の後面は著しく肥厚して肘頭を形づくっている．また，滑車切痕の下外側には橈骨切痕があり，橈骨の関節環状面に接する．

　橈骨体は橈骨の骨幹部でゆるくS状に弯曲しており，前面には，滑車切痕のすぐ下に尺骨粗面がある．橈骨切痕の下縁から下方に向かう高まりは回外筋の起始するところである（回外筋稜，Crista musculi supinalorius）．橈骨体には前後および外側の3縁と前後内側の3面が区別で

きるが，外側縁は鋭く外側へ張り出し，骨幹縁とよばれる．尺骨の下端は小さな鈍円状のふくらみになっていて尺骨頭の外周には橈骨の尺骨粗面と関節をつくる関節環状面がある．また，尺骨下端の内側面には茎状突起という細くて小さな突起がみられる．　　　　　　（高橋）

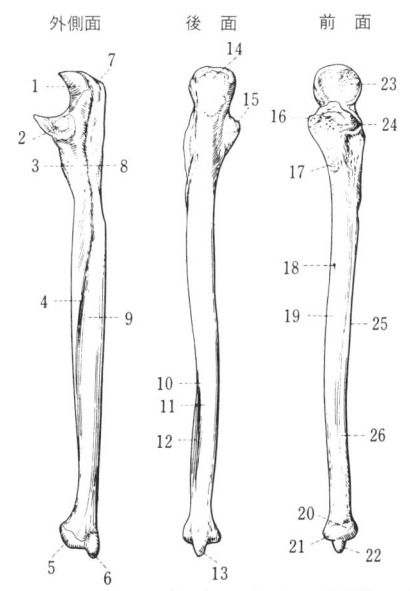

1. 滑車切痕，2. 橈骨切痕，3. 尺骨粗面，4. 骨間縁，5. 尺骨頭，6. 茎状突起，7. 肘頭，8. 回外筋稜，9. 後面，10. 後縁，11. 内側面，12. 前面，13. 茎状突起，14. 肘頭，15. 鈎状突起，16. 橈骨切痕，17. 尺骨粗面，18. 栄養孔，19. 前面，20. 尺骨頭，21. 関節環状面，22. 茎状突起，23. 滑車切痕，24. 橈骨切痕，25. 骨間縁，26. 後面

尺骨

尺骨静脈 Venae ulnares, *ulnar veins* →上腕静脈

尺骨神経 Nervus ulnaris, *ulnar nerve*, Ellennerv

　腕神経叢*の枝であり，上腕の内側後部を下り肘頭の内（尺）側に達してから前面に近づき，尺側手根屈筋と深指屈筋（尺骨半）への筋枝を出したのち前腕を下りながら途中で手背尺

側半の皮膚に分布する背側指神経および手掌尺側半の皮膚に分布する一つの皮枝を出す．手掌部に達した尺骨神経の本幹は短掌筋，小指外転筋，短小指屈筋，小指対立筋，尺側の虫様筋，短母指屈筋の深頭，母指内転筋，および骨間筋への筋枝を出すほか，総掌側指神経とその末梢側のつづきである固有掌側指神経になり小指および薬指の表面をおおう皮膚に分布する．

(山内)

尺骨神経溝 Sulcus nervi ulnaris, *groove for ulnar nerve*, Sulcus nervi ulnaris →上腕骨

尺骨切痕 Incisura ulnaris, *ulnar notch*, Incisura ulnaris →橈骨

尺骨粗面 Tuberositas ulnae, *tuberosity of ulna*, Tuberositas ulnae →尺骨

尺骨体 Corpus ulnae, *body or schaft of ulna*, Corpus ulnae →尺骨

尺骨頭 Caput ulnae, *head of ulna*, Caput ulnae →尺骨

尺骨動脈 Arteria ulnaris, *ulnar artery*, Ellenschlagader

上腕動脈*の2終枝の一つ．肘関節の少し遠位で分岐し，このあたりでは橈骨動脈より太い．前腕の近位1/2における走行は深在性で，円回内筋・橈側手根屈筋・長掌筋・浅指屈筋の深層を斜め尺側に向かって下行し，前腕のほぼ中央でその尺側縁の浅層に出る．これからあと，尺骨神経と尺骨静脈（2条）に伴行して深指屈筋の表層で，これと尺側手根屈筋および浅指屈筋との間を手根にむけて下行する．次いで豆状骨の橈側を通って手掌に入り，屈筋支帯の表層で浅掌動脈弓をつくっておわる．

枝：

(1) 尺側反回動脈： 肘関節のすぐ遠位で本幹より分岐し，直ちに前枝・後枝に二分するが，これらの枝は別々に本幹より分岐することも多い．

(i) 前枝：上腕筋と円回内筋の間を上行して，上腕骨内側上顆の前面に出て，上および下尺側側副動脈と吻合する．

(ii) 後枝：浅指屈筋と深指屈筋の間を上内方へ進み，上腕骨内側上顆のうしろを通り，尺側手根屈筋の2頭の間を経て，肘関節に分布するほか，上および下尺側側副動脈，反回骨間動脈と吻合する．内側上顆の後面を通る付近では，尺骨神経と伴行する．

(iii) 肘関節動脈網：肘関節包の前面・後面に分布する枝によってつくられる動脈網で，ことに関節後面でよく発達している．これに関与する動脈は，主として上腕骨の内側および外側上顆の前面と後面を経て分布するが，これに次のものがある．

上腕動脈の枝――上および下尺側側副動脈，中側副動脈，橈側側副動脈．

尺骨動脈の枝――尺側反回動脈の前枝および後枝，反回骨間動脈．

橈骨動脈の枝――橈側反回動脈．

(2) 総骨間動脈： 尺骨動脈の起始に近く，橈骨結節の遠位で本幹より分岐し，背側に向かい約1cm走ったのち，前腕骨間膜の付近で2枝に分かれる．

(i) 後骨間動脈：前腕骨間膜と斜索の間，次いで回外筋と長母指外転筋の間を通って前腕の背面に出て，ここから伸筋群の間を下行して，前腕の遠位部で前骨間動脈と吻合して背側手根動脈網をつくる．

(ii) 反回骨間動脈：後骨間動脈の起始の近くで分岐し，肘筋と回外筋の間を上行して，上腕骨外側上顆と肘頭の間を通り，肘関節動脈網へ．

(iii) 前骨間動脈：前腕骨間膜の前面に沿って下行し，同名神経を伴行する．周囲の筋に枝を与えたのち，方形回内筋の近位で骨間膜を貫いてその背面に出て，ここで後骨間動脈と吻合したのち，背側手根動脈網へ．

(iv) 正中動脈：前骨間動脈の起始近くで分岐する枝で細いが，発生学的には前骨間動脈からつづく前腕の動脈の本幹であるという．比較解剖学的には食肉類や有蹄類では，正中動脈が前腕の動脈の主体をなし，尺骨動脈と橈骨動脈はたんなる側枝にすぎないが，霊長類ではじめて尺骨動脈と橈骨動脈が主幹となる．正中神経に伴行して浅指屈筋と深指屈筋の間を下行し，この神経と周囲の筋へ分岐して前腕の領域でおわるが，ときに強大化して手掌の浅掌動脈弓の形成に加わることがある（約8％）．

(3) 掌側手根枝： 手根の掌側で深指屈筋の深層を横切り，橈骨動脈の同名枝とともに掌側手根動脈網へ．

(4) 背側手根枝： 豆状骨の近位で尺骨動脈より分かれ，尺側手根屈筋の下を通って手根の背側に出て，伸筋腱の深層を手根骨に沿って進み，背側手根動脈網へ．起始近くでおこる細枝は，第5中手骨の尺側縁を前進して小指尺側縁への背側指動脈となる．

(5) 深掌枝: 豆状骨の橈側で起始し，ただちに短小指屈筋と小指外転筋の間，次いで小指対立筋を貫いて手掌の深層に入り，深掌動脈弓の形成にあずかる．

(6) 浅掌動脈弓: 尺骨動脈の本幹のつづきとみなされ，これに橈側から橈骨動脈の浅掌枝が加わる．ときに正中動脈がこれに加わることがある．手掌腱膜の直下で屈筋支帯や浅指屈筋の表層にあり，指に向かって凸の動脈弓で，次の枝を出す．

(i) 総掌側指動脈：通常3本で，浅掌動脈弓より出て浅指屈筋と虫様筋の表層を前進し，それぞれ相当する掌側中手動脈を合したのち，指の基部で二分して第2～5指の対向縁に分布する固有掌側指動脈となる．

(ii) 固有掌側指動脈：同名神経に沿って各指の掌側の側面を前進する．母指の両側と第2指の橈側縁に対するものは，母指主動脈から分岐し，第2指から第5指の対向縁にいたるものは浅掌動脈弓より総掌側指動脈を経て分布し，第5指の尺側縁に対するものは，浅掌動脈弓より直接分岐する．各指動脈とも指尖で互いに吻合するほか，指背にも分枝して背側指動脈と吻合する．(→腋窩動脈)

(河西)

尺側手根屈筋 Musculus flexor carpi ulnaris, *flexor carpi ulnaris*, ulnarer Handbeugemuskel →上肢の筋

尺側手根伸筋 Musculus extensor carpi ulnaris, *extensor carpi ulnaris*, ulnarer Handstrecker →上肢の筋

尺側手根伸筋の腱鞘 Vagina tendinis musculi extensoris carpi ulnaris, *tendon sheath of the extensor carpi ulnaris* →伸筋支帯（手の）

尺側正中皮静脈 Vena mediana basilica, *median basilic vein* →尺側皮静脈

尺側反回動脈 Arteria recurrens ulnaris, *ulnar recurrent artery* →尺骨動脈

尺側皮静脈 Vena basilica, *basilic vein*

上肢の皮静脈の主流で，発生学的に上肢の尺側縁における辺縁静脈に由来する．手背静脈網の尺側部に発し，前腕後面の尺側縁を上行，次に前腕前面に出て，肘窩の尺側を経て，上腕二頭筋の内側に沿って内側二頭筋溝を通り，上腕のほぼ中央の高さで上腕筋膜を貫いて，深部に入り上腕静脈に合する．肘窩の付近では，内側前腕皮神経と伴行する．

枝：

(1) 肘正中皮静脈: 肘窩の前面を斜めに尺側に向かって上行する皮静脈で，橈側皮静脈*よりおこり，尺側皮静脈にそそぐ．前腕の深在性の静脈と交通を有する．この交通枝をVena mediana profundaということがある．

(2) 前腕正中皮静脈: 前腕遠位部掌側の静脈網より発し，前腕前面で橈側皮静脈と尺側皮静脈の間を上行して，二分してそれぞれ尺側正中皮静脈と橈側正中皮静脈となり，それぞれ尺側皮静脈と橈側皮静脈にそそぐ．または，前腕正中皮静脈が二分しないでそのまま肘正中皮静脈へそそぐこともある．これら前腕前面の皮静脈には変異が多く，前腕正中皮静脈がY字形に分かれて，それぞれ橈側皮静脈と尺側皮静脈にそそぐのは約10％にすぎない．また前腕正中皮静脈がそのまま肘正中皮静脈にそそぐのは約30％，尺側皮静脈にそそぐのは約30％，橈側皮静脈にそそぐのは約15％にみられるという．

これらの肘窩の付近における皮静脈は，臨床では静脈注射の部位として使われるが，その際には皮神経の幹が伴行しない肘正中皮静脈や橈側および尺側正中皮静脈が利用される．またこれら皮静脈にみられる深在性の静脈との結合は，静脈注射の際に静脈をその位置に固定するのに役立つ．

(河西)

斜 径 Diameter obliqua, *oblique diameter*, schräger Beckendurchmesser (Schrägerdurchmesser) →骨盤，骨盤の計測

斜 頚 Torticollis, *wryneck or torticollis*, Schiefhals

頚部が側屈した状態をいう．先天性のものでは，筋性斜頚 (muscular torticollis) のものが多く，出生時胸鎖乳突筋の中央部に塊を触れ，漸時頚部が患側に傾く．分娩中の胎児への圧迫による胸鎖乳突筋への虚血による瘢痕形成といわれているが，近年胎生期の不自然な位置が関与するとされている．ついで多くみられるのは骨性斜頚 (osseous torticollis) である．最も多いのは頚椎下部あるいは上部胸椎の楔状椎によるもので，そのほか環椎後頭骨癒合，頚椎癒合，頚肋などにより生じる．

(谷村)

斜 索 Chorda obliqua, *oblique cord* →前腕骨間膜

車軸関節 Articulatio trochoidea, *pivot joint (trochoidal j.)*, Radgelenk →関節，関節運動

斜膝窩靱帯 Ligamentum popliteum obliquum, *oblique popliteal ligament* →膝関節

射精管 Ductus ejaculatorius, *ejaculatory*

duct, Spritzkanal →精管

斜　線　Linea obliqua, *oblique line*, schräge Leiste　→甲状軟骨，喉頭，喉頭軟骨，下顎骨

斜線維　Fibrae obliquae, *oblique fibers*, Gavard Muskel　→胃

斜　台　Clivus, *clivus*, Clivus　→内頭蓋底

シャーピー線維　Fibrae perforantes (N.H.), Sharpey's *fibers* (*perforating fibers*), Sharpeysche Fasern (durchbohrende Fasern)

骨膜*の線維の一部が骨基質に進入して結合するもので，貫通線維ともいう．縫合*や歯根膜*とセメント質との結合も Sharpey 線維による．(→歯周組織) 　　　　　　　　(大内)

斜披裂筋　Musculus arytenoideus obliquus, *oblique arytenoid muscle*, Musculus arytenoideus obliquus　→喉頭筋

斜部（喉頭筋の）　Pars obliqua, *pars obliqua*, Pars obliqua　→喉頭筋

斜裂（肺の）　Fissura obliqua, *oblique fissue*, Fissura obliqua (schräge Spalte)　→肺

周　回　→循環運動

縦　隔　Mediastinum, *mediastinum*, Mediastinum

肺*と胸膜腔を左右に分け，心臓*・大血管・気管・食道*などをいれる胸腔の中央の部分を縦隔という．縦隔を心膜を基準に上部・前部・中部・後部の四つに分ける．上部は心膜より上の部分全体で，心膜腔の上端を通る面は骨を基準にすれば，胸骨角と第4胸椎下縁を含む面と考えてよい．この面より下の縦隔を前・中・後部に分ける．前部は前胸壁内面から心臓まで，中部は心膜と心臓を含む部分，後部は心膜より後の部分である． 　　　　　　　　(養老)

縦隔胸膜　Pleura mediastinalis, *mediastinal pleura*, Pleura mediastinalis　→胸膜

縦隔枝　Rami mediastinales, *mediastinal branches*, Mittelfellschlagadern　→胸大動脈，鎖骨下動脈

縦隔静脈　Venae mediastinales, *mediastinal veins*　→奇静脈，上大静脈

縦隔部　Pars mediastinalis, *mediastinal portion* (*mediastinal part*), Mediastinalfläche　→肺

自由下肢骨　Skeleton membri inferioris liberi, *bones of the lower limb*, Knochen der freien unteren Gliedmaße (od. Extremität)

下肢帯に連結する骨で，大腿，下腿，足の3部の骨がある．大腿の骨は大腿骨*1本であるが，この下端前方で膝関節の構成に関与する一種の種子骨である膝蓋骨*を含める．下腿の骨には，内側の脛骨*と外側の腓骨*がある．足の骨には，7個の足根骨*，5個の中足骨*，14個の指骨*がある．　　　　　　　　(吉岡)

上－下葉枝（B^6）　Bronchus segmentalis apicalis(superior), *superior segmental bronchus*, Bronchus für das Spitzensegment　→気管

集合管　Tubulus renalis colligens, *collecting tubule*, Sammelröhrchen　→尿細管

集合胆管　Ductulus biliferus, *biliferous ductule*　→胆管

集合リンパ小節　Folliculi lymphatici aggregati, *aggregated lymphatic nodules* (Peyer's *patches*), Peyer Plaques, Peyer Haufen　→小腸

13トリソミー症候群　Trisomia 13, *13 trisomy syndrome*, Trisomie 13

Patau 症候群ともよばれる．最初はD_1トリソミー症候群とよばれていたが，1964年にオートラジオグラフィーにより，13番のトリソミーであることが明らかにされた．常染色体異常症候群のうちで最も高度かつ奇異な異常を呈する．高度の精神遅滞，聾，無呼吸または痙攣発作，単前脳胞*，無または小眼球，耳介奇形，唇裂，口蓋裂，先天性皮膚欠損，心奇形，生殖器異常，多指など四肢の異常，皮膚紋理異常（軸三叉高位，猿線，足底母指球部での loop tibial あるいは arch fibular など）などである．ヘモグロビン(Hb) Gower 2 など胎生の初期のみに出現するはずの Hb がみられたり，Hb F の上昇など Hb 合成調節機構の成熟の著しい遅れを示す所見がみられる．好中球に，小突起がきわめて高頻度 (60〜80%) に出現する．5000ないし6000回の出産に対して1回とされている． 　　　　　　　　(谷村)

十字部　Pars cruciformis vaginae fibrosae, *cruciform part of the fibrous sheaths*　→足指の腱鞘

舟状窩　Fossa scaphoidea, *scaphoid fossa*　→翼状突起

舟状窩弁　Valvula fossae navicularis　→尿道

舟状骨（足の）　Os naviculare, *navicular bone*, Kahnbein

ラテン語の Navis の縮小形 Navicula（小舟）に由来する．

中心足根骨に属し，足根の内側で距骨*と楔状骨*の間にある．前後に扁平な骨で，背側で凸面，足底側で凹面となっている．前面に3個

の凸面の関節面があり，それぞれ内側楔状骨・中間楔状骨・外側楔状骨と関節する．後方は距骨頭に対する関節窩をなす．内側面は粗面状で下方に突出し舟状骨粗面をなす．皮下で触知できる．外側面で立方骨と関節することも多い．足底面で舟状骨粗面に近い部に後脛骨筋腱の深層のものが通る浅い斜めの溝がある．　（吉岡）

舟状骨（手の）　Os scaphoideum, *scaphoid bone*, Kahnbein　→手根骨

舟状骨関節面　Facies articularis navicularis　→距骨

舟状骨結節　Tuberculum ossis scaphoidei, *tubercle of scaphoid*, Tuberculum ossis scaphoidei　→手根骨

舟状骨粗面　Tuberositas ossis navicularis, *tuberosity of navicular bone*　→舟状骨

自由上肢骨　Skeleton membri superioris loberi, *bones of the free upper limb*, Oberen Extremität

自由上肢骨は上腕の骨 Os brachii（上腕骨*），前腕の骨 Ossa antebrachii（橈骨*と尺骨*）および手の骨 Ossa manus（手根骨*，中手骨*，指骨*）から成り立っている．　（高橋）

十字隆起　Eminentia cruciformis　→後頭骨

終神経　Nervi terminales, *terminal nerves*, Nervi terminales

大脳*の嗅三角，前有孔質付近よりおこり，直回の表面を数本に分散して走行し，篩板付近に散在する終神経節でニューロンを交換する自律神経線維群をいう．ヒトではきわめて退化的であり，一側または両側欠如のみられることがまれでない．終神経節からおこる節後ニューロンの神経突起は鼻中隔の両側面に存在する鋤鼻器（Jacobson器官）付近の粘膜に分布するものと解されている．　（山内）

終神経節　Ganglion terminale, *terminal ganglion*, Ganglion terminale　→終神経

縦束　Fasciculi longitudinales, *longitudinal band of cruciform ligament*　→正中環軸関節

終帯　Zona terminalis, Lissauer's *tract*, Zona terminalis　→後外側束

集中　Convergentia, *convergence*, Konvergenz

発生過程における形態形成運動*の一様式で，胚の特定の部位に細胞が求心的に集る状態をいう．

たとえば脊索突起形成にさきだって，原始結節*に向かって周辺から細胞が集ってくるのが集中の例である．　（沢野）

十二指腸　Duodenum, *duodenum*, Zwölfingerdarm

胃*の幽門から十二指腸空腸曲まで約25cmの腸管．第1腰椎の椎体右縁の前方ではじまり，C字状に屈曲して膵臓*の頭をとり囲む．腸間膜を欠き，後腹膜臓器の一つであり，胆管*，膵管*が開口するなど他の小腸と異なる．十二指腸には4部が区別される．上部は幽門につづく5cmの長さの部で，上背外側へ走る．最初の2.5cmは可動性．上縁には小網が付着する．上十二指腸曲において，ほぼ下方へ屈曲し，下降部（約8cm）へ移行する．その半ばで後内側壁に一条の十二指腸縦ヒダがあり，その下端に大十二指腸乳頭が隆起し，ここに総胆管と膵管が共通に開口する．その上方2～3cmの部に小十二指腸乳頭があることが多く，副膵管の開口をみる．下降部は下十二指腸曲で左方へ屈曲し，水平部（下部，約8cm）へ移行し，第3腰椎体左縁に達し，左上方へ屈曲し，上行部へつづく．この部は約5cm走行したのち，第2腰椎の左方で急に前方に曲がり空腸へ移行する．この部を十二指腸空腸曲という．この曲がりは，横隔膜直下の後大動脈壁から下降する十二指腸提筋で固定されている．

十二指腸の前半，ほぼ大小十二指腸乳頭までには，よく発達した十二指腸腺がある．複合管状胞状腺で，分泌物は粘液性でアルカリ性を示すことから胃酸から粘膜を保護するのではないかといわれる．　（和気）

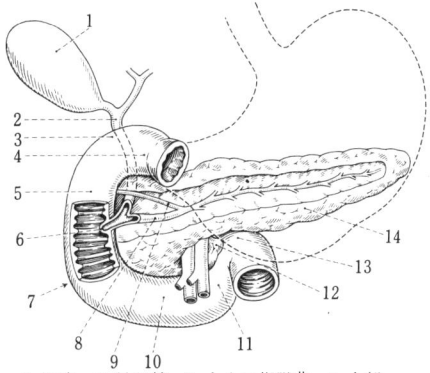

1.胆嚢，2.総胆管，3.上十二指腸曲，4.上部，5.下行部，6.大十二指腸乳頭，7.下十二指腸曲，8.膵管，9.副膵管，10.水平部，11.上行部，12.膵臓鈎状突起，13.十二指腸空腸曲，14.膵臓

十二指腸

十二指腸の下行部　Pars descendens (Duodenum), *descending part (second part) of duodenum*　→十二指腸

十二指腸の上行部 Pars ascendens (Duodenum), *ascending part (fourth part) of duodenum* →十二指腸

十二指腸の上部 Pars superior (Duodenum), *superior part (first part) of the duodenum* →十二指腸

十二指腸の水平〔下〕部 Pars horizontalis (inferior) (Duodenum), *transverse part (third part) of duodenum* →十二指腸

十二指腸圧痕 Impressio duodenalis, *duodenal impression* →肝臓

十二指腸空腸曲 Flexura duodenojunalis, *duodenojejunal flexure* →十二指腸

十二指腸空腸ヒダ Plica duodenojejunalis, *duodenojejunal fold* →腹膜

十二指腸結腸間膜ヒダ Plica duodenomesocolica, *duodenomesocolic fold* →腹膜

十二指腸後陥凹 Recessus retroduodenalis, *retroduodenal recess* →腹膜

十二指腸後動脈 Arteriae retroduodenales, *retroduodenal arteries* →腹腔動脈

十二指腸枝 Rami duodenales, *duodenal branches* →腹腔動脈

十二指腸縦ヒダ Plica longitudinalis duodeni, *longitudinal fold of the duodenum* →十二指腸

十二指腸腺 Glandulae duodenales, *duodenal glands*, Brunner Drüsen →十二指腸

十二指腸提筋 Musculus suspensorius duodeni, *suspensory muscle of the duodenum (ligament of Treitz)*, Aufhängemuskel des Zwölffingerdorms →十二指腸

十二指腸傍陥凹 Recessus paraduodenalis, *paraduodenal recess* →腹膜

十二指腸傍ヒダ Plica paraduodenalis, *paraduodenal fold* →腹膜

終　脳 Telencephalon, *telencephalon*, Endhirn →中枢, 前脳, 大脳, 大脳半球

終脳の発生 *development of the telencephalon*

終脳は前脳胞の前端部の背外側壁が外方, ついで背外方にふくろ状に膨出することによって発生をはじめる. この左右1対のふくろを半球胞といい, 両者を連ねる前脳胞の前端部を終脳正中部という（→間脳の発生）. 半球胞の内腔である側脳室と終脳正中部の内腔である終脳室無対部を連ねる孔が室間孔である.

胎生2カ月の中ごろから半球胞の腹側壁においてさかんな細胞増殖がおこり, この部分は側脳室に向かって丘状に隆起する. これを大脳核丘（広義の線条体）という. 大脳核丘はその後急速に大きくなり, 半球胞の腹側ないし腹外側壁のほぼ全体を形成し, 室間孔の前方から半球胞の後端付近にまで達する著明な高まりとなる. 大脳核丘以外の部分では半球胞の壁は比較的薄い状態を保ち, 外套とよばれる.

半球胞は発生の進行につれて急速に増大していくが, この際, 外套および側脳室の拡大が大脳核丘の増大よりもずっと速いので, やがて外套および側脳室が, 大脳核丘を前・上・後および後下方から包むようになる. これは半球胞の前・上・後および後下方への増大に対応するものであり, その結果, 前頭葉・頭頂葉・後頭葉および側頭葉が形成される.

外套は外方に向かっても増大するが, 大脳核丘の外方への発育がこれに及ばないので, 大脳核丘の存在する半球胞の基底部が次第に陥没する. このようにして大脳半球*外側面の腹側中央部に生ずる凹みを大脳外側窩といい, その底をなす部分を島という. 発生が進み外套の発育が高度になるにつれて, 島はいよいよ深く大脳半球の表面から陥没し, 大脳外側窩は前下方から後上方に走る大脳外側溝となる.

胎生5カ月のおわりごろから外套の発育に部位的不平等が生じ, 発育の緩やかな部分は速やかに発育する部分からとり残されて次第に深く陥没して溝となる. 最も早期に出現するのは島距溝・頭頂後頭溝・帯状溝などであり, 中心溝がこれにつづく. 胎生7カ月に入ると半球の増大につれてこれらの溝は深くなり, さらに中心前溝・中心後溝などの多くの溝が出現し, 溝と溝の間の部分は隆起して大脳回となる. 胎生7カ月のおわりになると大脳半球外表面の基本形がほぼ完成する. このようにして非常に広い面積を獲得した外套の表層部には胚芽層から遊走してきた神経芽細胞によって大脳皮質とよばれる特別の灰白質*が形成される. 大脳皮質に出入する神経線維は, 皮質と胚芽層の間を埋め, ここに広大な白質*を形成する.

総数140億に達するといわれる神経細胞からなる広大な大脳皮質が形成されるにつれて, 大脳皮質から出て視床およびそれ以下の脳脊髄の各部へいく下行線維が著しく増加する. これらの線維は外套と大脳核丘の移行部から大脳核丘に進入し, これを斜め腹内方に向かって貫通して, 室間孔の後縁のところで間脳の前端部に進入する. 視床経由で大脳皮質に達する大量の上行線維も, この道を逆行する. この大脳丘核を

貫通する強大な線維群を内包といい，大脳核丘はこれによって側脳室に隆起している背内側部と，島の内側にあたる腹外側部に分割される．前者を尾状核*，後者をレンズ核の被殻*という．

大脳皮質の発育について左右の大脳半球を連ねる交連線維が生ずる．これらは左右の大脳半球が実質的につづいている唯一の場所である終脳室無対部の前壁に集中してくる．したがってこの部分は肥厚して交連板とよばれる．最初に出現する交連線維は左右の嗅脳を連ねるもので，交連板の腹側端を通り，前交連*を形成する．前頭葉・頭頂葉・後頭葉および側頭葉が形成されるにつれて，これらの部分からの交連線維は交連板の背側部を埋め，交連板を背方，ついで後方に向かって著しく増大する．このようにして脳梁*が成立する．

終脳室無対部の上壁は，間脳の蓋板の前方につづき，第三脳室脈絡組織の前端部をなすが，この蓋板は半球胞の膨出につれて左右に伸び，半球胞の内側壁の腹側部で内側壁が大脳核丘に移行する部分を占め，この位置を後方，ついで後下方に伸びて，側頭葉の前下端部にまで達し，大脳核丘の上・後・下を輪状にとり巻く帯状の領域を形成する．これを脈絡野という．脈絡野は間葉組織に裏打ちされた単層立方上皮よりなり，やがてヒダ状に側脳室の中に陥入して側脳室脈絡叢をつくる．　　　　　（溝口）

18トリソミー症候群　Trisomia 18, 18 *trisomy syndrome*, Trisomie 18

Edwards症候群ともいう．初期の報告では，E，E₁，16-18トリソミー症候群などの名称が使われていたが，オートラジオグラフィーにより18番の異常であることが明らかにされた．低体重で，臍帯の異常，羊水過多なども多い．外表，骨格，内臓の奇形は多彩である．頭部では，後頭部の突出，耳介の下方付着と変形，小顎，前額の毳毛が密などの異常がみられる．四肢の異常としては，第3・4指がつよく屈曲，合指，足の母指の短小と背屈，踵部の突出，内反足などもかなりにみられる．心奇形（心室中隔欠損，動脈管開存が多い）はほぼ全例にみられる．消化管奇形では，腸回転異常，Meckel憩室*などが記載されている．泌尿生殖器系の奇形としては癒合腎，重複尿管，嚢胞腎，重複腎，卵巣形成不全などが多い．中枢神経系では，13トリソミー*に比較すると大きな奇形は少ないが，重度の精神遅滞がみられる．皮膚紋理では弓状紋の頻度が高く，第1指の橈側蹄状紋，第5指単一屈曲線，猿線，軸三叉高位(t″)がよくみられる．頻度は3500出生に1回とされている．　　　　　（谷村）

終　板　Lamina terminalis, *lamina terminalis*, Lamina terminalis (Schlußplatte)

神経管*の頭端壁，つまり前脳胞の頭端正中部はもともと神経管の頭端であるところから終板の名称をもつ．前脳胞から左右一対の終脳胞が突出して，成体の脳では嗅球*あるいは新皮質前頭極が中枢神経系*のみかけ上の頭端となる．終板はニューロンをあまり生産しないところから，蓋板と底板が頭端で移行する部位ともみなされる．蓋板や底板が交連線維の通路として利用されるように，終板の背側半は脳梁と前交連の通路となり，腹側半のみが終生終板として残る．（→神経管，分界溝，第三脳室）

（金光）

終板傍回　Gyrus paraterminalis, *paraterminal gyrus*, Gyrus paraterminalis　→嗅脳，透明中隔

周　皮　Periderma, *periderm*, Periderm, Epitrichium

胎児*の全表面は，はじめは外胚葉細胞である単層の立方上皮でおおわれている．胎生2カ月の中ごろからこの立方上皮の表面にはなはだ扁平な細胞が1層認められるようになり，周皮とよばれる．周皮は継続的に角化して脱落し，基底層（立方上皮層）から生ずる細胞によって置きかえられる．胎生2カ月のおわりごろから，立方細胞の分裂によって生じた細胞が，周皮と立方細胞の間に中間層を形成する．中間層は立方細胞層から送り出される細胞の参加によって次第に厚くなるとともに，細胞に分化がおこり，上皮層は全体として成体におりる外皮と同様の層構造を示すようになる．　　　（溝口）

周皮細胞　Pericytus, *pericyte*, Perizyt

毛細血管*の内皮細胞と基底膜*を介してその外側に密着して存在する星形の細胞で，外膜細胞，Rouget細胞とよばれることもある．カエルの実験で電気刺激により収縮するので，毛細血管の収縮機構に関与するものと考えられていたが，細胞質*内に収縮タンパク線維の発達はみられず，飲作用*を示唆する小胞やライソゾームが発達しているところから固定大食細胞の一種であるとの考え方が有力．一部に未分化間葉細胞であると考える人もいる．（→毛細血管）

（市川・石川）

自由ヒモ Tenia libera →結腸

重複大動脈弓 double aortic arch, doppelter Aortenbogen

両側の大動脈弓が遺残して，血管輪（vascular ring）を形成し，気管と食道をとり巻くもの．通常，動脈管は左側である．気管，食道を圧迫し呼吸障害，嚥下障害をきたすことがある． (谷村)

重複胎盤 Placenta multiplex

胎盤*が2またはそれ以上の分離した分葉に分かれる． (森)

柔 膜 Leptomeninges, *leptomeninges*, weiche Hirnhaut

クモ膜*と軟膜*との総称名．この対語として硬膜*を pachymeninx（ギ pachys＝thick, fat, stout）とよぶことがある．（→髄膜） (金光)

終末神経小体 Corpuscula nervosa terminalia

知覚神経の終末は樹状突起*の末端であり，機能的には知覚のはじまるところである．特別の装置なく神経線維*がおわるものを自由終末（free ending, freie Endigung）とよぶのに対し，特殊な小体を形成してその中におわるものを終末神経小体とよぶ．これにはいろいろな種類がある．

Merkel 小体（Merkel 円板，触覚円板，Merkel 細胞，触覚細胞などとよばれる）は最も簡単な終末小体で，口腔粘膜，舌縁，表皮，毛根のさやなど，重層扁平上皮の深層にみられる．触覚に関与する．上皮細胞*の中に存するやや大型のレンズ型の細胞でその下面に知覚神経終末が扁平なふくらみをつくって接触している．Merkel 小体は被包につつまれていないため無被包触覚小体である．これに対して以下にのべる複雑な小体はすべて被包神経小体である．

Meissner 触覚小体（単に Meissner 小体，触覚小体ともよぶ）は皮膚の真皮乳頭にみられる．手掌，指腹，外陰部，口唇などに多い．直径30〜100μm の楕円体ないし円柱で結合組織性の被膜につつまれ，その中に Schwann 細胞由来とされる多数の薄板細胞が重積している．神経線維はこの装置に入るところで髄鞘を失い薄板細胞の間を枝を出しつつ不規則に走る．

Vater-Pacini 層板小体（単に Vater-Pacini 小体，層板小体ともよぶ）は手の指腹，手掌，足底，陰茎，乳輪などの皮下結合組織，靱帯，関節，乳腺などの結合組織内に存在する．大きい（径0.5〜3.0 mm）小体である．外を外球（outer bulb, Aussen Kolben）とよばれる層板構造（同心円状にとりまく薄い薄板細胞と結合組織線維よりなる）につつまれ，その中に内球（inner bulb, Innen Kolben）とよばれる最も密な層板構造（タマネギの皮のように重なった薄板細胞よりなる）がある．内球の中央部に軸索が存在する．神経線維は内球に入るとき髄鞘を失い，その中を突起を出しつつ走り，内球の端に達しておわる．圧力を感受する装置といわれる．

Krause 終棍（terminal bulb of Krause, Krausesche Endkolben）は舌粘膜，結腸，直腸，外陰部の結合組織にあり Meissner 小体よりもやや大きくまるい．薄い結合組織につつまれ，その中に糸球状にからむ知覚神経終末が薄板細胞とともに存する．

Golgi-Mazzoni 小体（球状小体ともよぶ）は真皮，皮下組織，爪床，結膜，陰部にみられる．Vater-Pacini を簡単にしたような構造で外球にわずかな層板構造がみられる．神経線維は内球内で不規則に分枝しおわる．温覚受容装置といわれている．

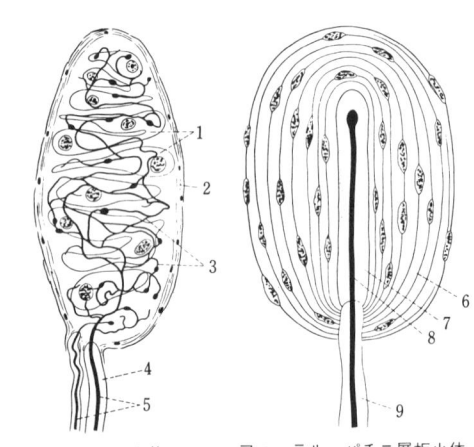

マイスネル小体　　ファーテル・パチニ層板小体

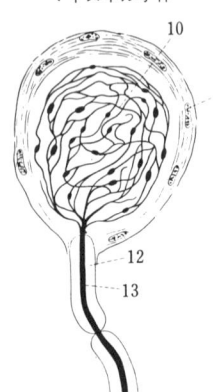

1. 触覚細胞，2. 被膜，3. 分枝した神経線維，4. 髄鞘，5. 神経線維，6. 外棍，7. 内棍，8. 神経線維，9. 髄鞘，10. 分枝した神経線維，11. 被膜，12. 髄鞘，13. 神経線維

終末神経小体

クラウゼ終棍

Ruffni小体は皮膚の深部，とくに足底部の皮下組織に存在する．神経線維が網を作り多量の結合組織につつまれるものである．皮下組織における牽引や変形を感受する装置である．

(藤田 尚)

終末槽 Cisterna terminalis, *terminal cistern*, terminale Zisternen →骨格筋細胞

終末部（外分泌腺の） Pars terminalis, *terminal portion*, Drüsenendstück →外分泌腺

絨　毛（胎盤の） Villi, *villi*, Zotten

胎盤*の絨毛膜板*より絨毛間腔内に突出し，多数の分枝をもつ樹状である．絨毛膜絨毛 (Villi choriales, chorionic villi, Chorionzotten) ともいう．絨毛は着床初期の栄養膜合胞体層内に生ずる栄養膜腔隙（後に絨毛間腔になる）間の栄養膜小柱に由来するから，絨毛幹の先端は脱落膜板と結合している（付着絨毛，anchoring villi, Haftzotten）．この部では絨毛幹先端部の内部を満たす栄養膜細胞柱につづく栄養膜細胞層が基底脱落膜の表層にひろがる（栄養膜〔細胞層〕殼）．多数の分枝の先端は絨毛間腔に遊離に終る（自由絨毛，free villi, freie Zotten）．絨毛の表面は一層の栄養膜細胞層（Langhans細胞層），さらにその表面は栄養膜合胞体層におおわれる．4カ月から栄養膜細胞層の細胞はところどころで欠け始め，ついにはほとんど消失し，絨毛内毛細血管は栄養膜合胞体層の基底面に直接するようになる．(→胎盤)　(森)

絨毛間腔 Spatium intervillosum, *intervillous space*, intervillöser Blutraum →胎盤

絨毛叢 Cotyledo, *cotyledon*, Cotyledon

(1) fetal cotyledon. 胎盤絨毛膜から出る個々の幹絨毛と，それから分岐する絨毛枝の全体を，胎盤胎児部の構成単位とみるときのよび方．ドイツ語のZottenbüschelはこれに当る．

(2) maternal cotyledon. 胎盤子宮部が胎盤中隔によって区分されて生ずる胎盤葉 (Lobi placentae, placental lobes) もしばしばcotyledonとよばれ，これに絨毛叢の訳名をあてることもある．後産として娩出された胎盤子宮面の15〜30の区画も同じように胎葉葉とも絨毛叢ともよばれる．　(森)

絨毛膜 Chorion, *chorion*, Zottenhaut

胎膜*の最も外側にあるもので，有羊膜類では一般に羊膜*のつづきとして形成される．哺乳類では子宮粘膜と接着し，その部に絨毛とよばれる突起をつくるため，絨毛膜という．絨毛膜は外側の栄養膜（絨毛上皮 chorionic epithelium, Chorionepithel）と内側の胚〔体〕外壁側中胚葉からなる．絨毛膜と胎児を包む羊膜の間には胚〔体〕外体腔（絨毛膜腔 Cavum chorionicum, chorionic cavity, Chorionhöhle）があり，絨毛膜は全体として，絨毛膜腔を囲む絨毛膜囊 (Saccus chorionicus, chorionic sac, Chorionsack) をつくるが，絨毛膜の内面には3カ月末頃，拡大してきた羊膜が癒着し，絨毛膜腔は消滅する．

着床*時，絨毛膜囊はその全体が子宮内膜内に埋没し，その全周に絨毛が形成される．着床した絨毛膜囊は拡大し，子宮壁の深部に向く胚子側以外は，絨毛膜囊を被う表層の内膜，すなわち被包脱落膜を薄く伸展しながら，子宮腔に膨隆する．これに伴い，第8週以後，被包脱落膜に接する絨毛膜は絨毛が退化して，絨毛膜無毛部 (Chorion laeve s. avillosum) となる．他方，絨毛膜囊の胚子側は，基底脱落膜との間に広い絨毛間腔を生じ，ここに絨毛がいちじるしく発達して，絨毛膜有毛部 (Chorion frondosum s. villosum) となり，その胎児側の面に羊膜が着いて胎盤胎児部の主要な構造となると，絨毛膜板 (lamina chorionica, chorionic plate, Chorionplatte) という．　(森)

絨毛膜上皮 *epithelium of chorionic villi*, Chorionepithel →胎盤

絨毛膜板 Lamina chorionii, *chorionic plate*, Chorionplatte

胎盤の絨毛間腔の胎児側の壁をつくり，ここから絨毛間腔に向かって絨毛が出る．絨毛間腔に面して栄養膜（合胞体層と細胞層），次いで絨毛膜に属する胚〔体〕外壁側中胚葉 (chorionic mesoderm, marginal mesoderm) があり，ここに臍動・静脈の枝を含む．3カ月末以降に中胚葉の胎児側面に羊膜が癒着する．　(森)

絨毛様ヒダ Plicae villosae →胃

主下静脈 Vena subcardinalis, *subcardinal vein*, Subkardinalvene

後主静脈より内方で，中腎*と性腺を含んで後腹壁から隆起する尿生殖堤*の内側を縦走し，中腎と性腺の血液の還流路をつくる．形成の初期には，頭側端，尾側端は後主静脈に合流する．

左右の主下静脈は腹大動脈*の腹側を横断する主下静脈間吻合で結合する．右主下静脈はこの吻合の頭方で下大静脈肝部に合流して，下大静脈*の腎前部と腎部になり，尾側部は右主上静脈に合流する吻合静脈をつくる．主下静脈間

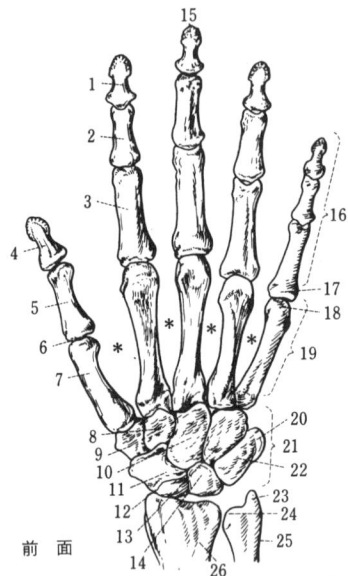

シユカジヨ

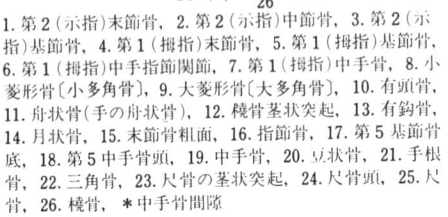

1. 第2(示指)末節骨，2. 第2(示指)中節骨，3. 第2(示指)基節骨，4. 第1(拇指)末節骨，5. 第1(拇指)中手指節関節，7. 第1(拇指)中手骨，8. 小菱形骨〔小多角骨〕，9. 大菱形骨〔大多角骨〕，10. 有頭骨，11. 舟状骨〔手の舟状骨〕，12. 橈骨茎状突起，13. 有鈎骨，14. 月状骨，15. 末節骨粗面，16. 指節骨，17. 第5基節骨底，18. 第5中手骨頭，19. 中手骨，20. 豆状骨，21. 手根骨，22. 三角骨，23. 尺骨の茎状突起，24. 尺骨頭，25. 尺骨，26. 橈骨，＊中手骨間隙

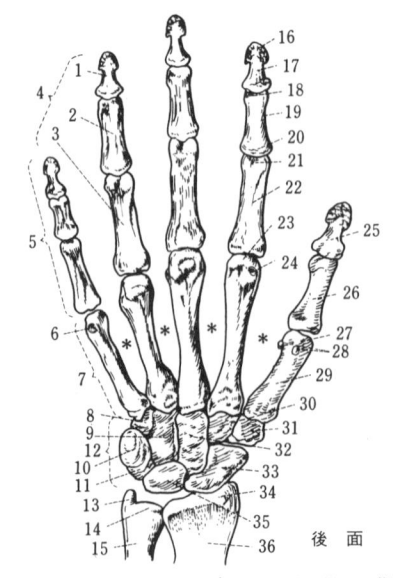

1. 末節骨，2. 中節骨，3. 基節骨，4. 第4指，5. 指節骨，6. 種子骨，7. 中手骨，8. 有鈎骨鈎，9. 有鈎骨，10. 豆状骨，11. 三角骨，12. 手根骨，13. 尺骨茎状突起，14. 尺骨頭，15. 尺骨，16. 末節骨粗面，17. 第2(示指)末節骨，18. 中節骨頭，19. 中節骨体，20. 中節骨底，21. 基節骨頭，22. 基節骨体，23. 第2中手骨頭，25. 第1(拇指)末節骨，26. 第1(拇指)基節骨，27. 第1(拇指)中手骨頭，28. 種子骨，29. 第1(拇指)中手骨，30. 小菱形骨〔小多角骨〕，31. 大菱形骨〔大多角骨〕，32. 有頭骨，33. 舟状骨〔手の舟状骨〕，34. 橈骨茎状突起，35. 月状骨，36. 札骨　＊中手

手の骨

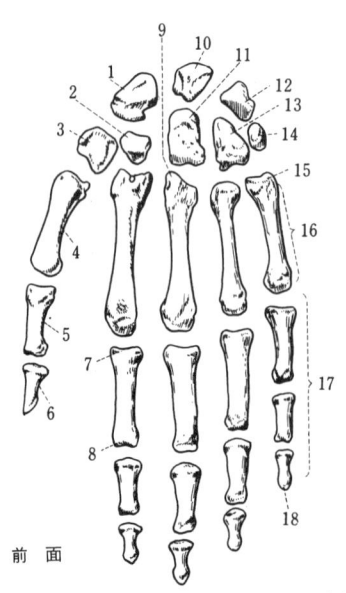

1. 舟状骨，2. 小菱形骨(小多角骨)，3. 大菱形骨(大多角骨)，4. 第1中手骨，5. 第1〔拇指の〕基節骨，6. 第1〔拇指の〕末節骨，7. 〔指節骨の〕底，8. 〔指節骨の〕頭，9. 第3中手骨の茎状突起，10. 月状骨，11. 有頭骨(頭)，12. 三角骨，13. 有鈎骨，14. 豆状骨，15. 第5中手骨底，16. 中手骨，17. 指節骨，18. 末節骨粗面

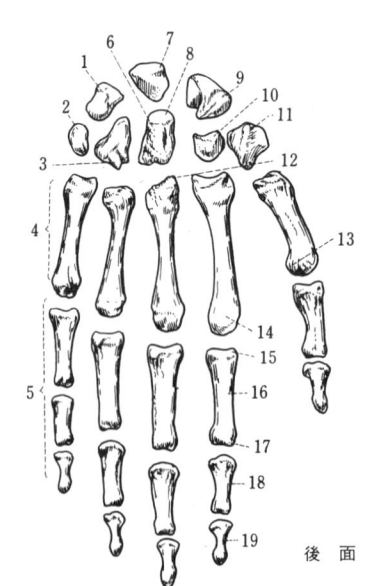

1. 三角骨，2. 豆状骨，3. 有鈎骨鈎，4. 中手骨，5. 指節骨，6. 有頭骨，7. 月状骨，8. 有頭骨頭，9. 舟状骨，10. 小菱形骨(大多角骨)，11. 大菱形骨(大多角骨)，12. 第3中手骨の茎状突起，13. 第1中手骨頭，14. 第2中手骨頭，15. 〔基節骨の〕底，16. 〔基節骨の〕体，17. 〔基節骨の〕頭，18. 中節骨，19. 末節骨

手の骨

吻合は後の左腎静脈となり，これに左主下静脈に由来する腎上体静脈，精巣（卵巣）静脈が開いている．（→下大静脈の発生，主静脈）（森）

手関節 Articulationes manus →手の関節

手根 Carpus, *wrist or carpus*, Carpus (Handurzel)

手の一部．2列8個の短骨（手根骨*）で成り立っている部分．中手*と合わせてその前面を手掌，後面を手背という． （高橋）

手根管 Canalis carpi, *carpal canal*

手根骨の掌側面における深い溝（手根溝 Sulcus carpi）が，橈側手根隆起と尺側手根隆起の間に張る屈筋支帯との間につくる管で，この管の中を正中神経のほか，前腕から指にのびる浅および深指屈筋，および長母指屈筋の腱が腱鞘に包まれて通過する．

手根間関節 Articulationes intercarpeae, *intercarpal joint*

すべての手根骨*の相互間の関節を総称していう．したがって，このなかに豆状骨関節，手根中央関節*，および個々の手根骨間の関節が含まれる．また手根中央関節と同義語に用いられることもある．（→手根中央関節）（河西）

手根関節面 Facies articularis carpea, *lower articular surface*, Facies articularis carpea →橈骨

手根溝 Sulcus carpi, *carpal groove*, Sulcus carpi →手根骨

手根骨 Ossa carpi, *skeleton of carpus or wrist*, Handwurzelknochen

手根*をつくる手根骨には8個の短骨があり，4個の近位列と4個の遠位列に分けられる．近位列の手根骨は舟状骨，月状骨，三角骨，豆状骨であり，遠位列の手根骨は大菱形骨，小菱形骨，有頭骨，有鈎骨であって，それぞれこの順に外側（拇指側）から内側（小指側）へ並んでいる．舟状骨は舟のような形をした楕円形の骨で四つの関節面がみられる．遠位端の掌側面に舟状骨結節がある．月状骨は半月状をした骨で，近位骨端は凸面，遠位骨端は凹面である．四つの関節面がある．三角骨は三角錐状の骨で掌側に豆状骨をのせている．豆状骨は本来，尺側手根屈筋の腱に由来する種子骨で，卵円形の骨の背側面に三角骨と接する関節面がある．大菱形は不等辺六面体状をしていて掌側面外側に大菱形骨結節がある．小菱形骨は大菱形骨によく似た形をしているが，大菱形骨より小さい．有頭骨は手根の中でもっとも大きく，半球状の頭を舟状骨と月状骨の間へ突き出している．有鈎骨は掌側面に有鈎骨鈎とよばれる突起をもっており，突起の先端はやや外側にまがっている．

手根骨は互いに連結して手根をつくるが，手根は手背側に凸に弯曲し，手掌側はへこんでいる．手掌側のへこみの両側には舟状骨結節と大菱形骨結節でつくられた外側の手根隆起と豆状骨と有鈎骨鈎によってつくられた内側の手根隆起があり，手掌面のへこみを強調している．

舟状骨，小菱形骨および有頭骨の間に独立した小骨が存在することがあり，これを中心骨という．（図参照） （高橋）

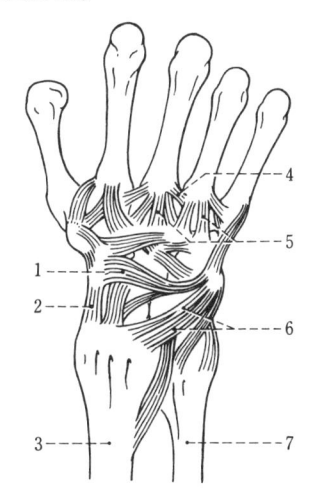

1. 背側手根間靱帯, 2. 外側手根側副靱帯, 3. 橈骨,
4. 背側中手靱帯, 5. 背側手根中手靱帯, 6. 背側橈骨手根靱帯, 7. 尺骨

手根の靱帯（背側，右）

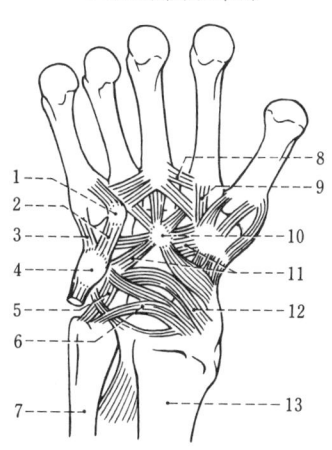

1. 有鈎骨鈎, 2. 豆鈎靱帯, 3. 豆中手靱帯, 4. 豆状骨,
5. 内側手根側副靱帯, 6. 掌側尺骨手根靱帯, 7. 尺骨,
8. 掌側中手靱帯, 9. 掌側手根中手靱帯, 10. 有頭骨,
11. 放射状手根靱帯, 12. 掌側橈骨手根靱帯, 13. 橈骨

手根の靱帯（掌側，右）

手根靱帯　Ligamenta carpea, *carpal ligaments*

橈骨手根関節*，手根間関節*を補強する靱帯で次のものがある．背側の靱帯が掌側よりも強く，また橈骨の下端から手根骨にのびる靱帯が，尺骨からのびるものよりも強力である．

(1) 背側橈骨手根靱帯
(2) 掌側橈骨手根靱帯
(3) 掌側尺骨手根靱帯
　　　（→橈骨手根関節）
(4) 放射状手根靱帯：　手掌面で，有頭骨頭からおこって周囲の手根骨に放散する．
(5) 内側手根側副靱帯
(6) 外側手根側副靱帯
　　　（→橈骨手根関節）
(7) 背側手根間靱帯：　手根骨の背面を横走する線維よりなり，大菱形骨から小菱形骨へ，小菱形骨から有頭骨へ，有頭骨から有鉤骨へつく3束を区別できる．
(8) 掌側手根間靱帯：　手根骨の掌側面で前者とほぼ同様の排列を示す．
(9) 骨間手根間靱帯：　近位列の手根骨間および遠位列の手根骨間を結ぶ関節腔内の小靱帯で，前者は月状骨と舟状骨，月状骨と三角骨を結び，橈骨手根関節の関節腔に面している．後者は前者よりも強く，有頭骨と有鉤骨，有頭骨と小菱形骨，および大小の菱形骨の間を連結する．　　　　　　　　　　　　（河西）

手根中央関節　Articulatio mediocarpea, *midcarpal joint*, distales Handgelenk

橈骨手根関節の proximales Handgelenk に対して，distales Handgelenk ともいう（→手の関節）．豆状骨を除く近位列の手根骨，すなわち三角骨，月状骨，舟状骨と，遠位列の手根骨，すなわち有鉤骨，有頭骨，小菱形骨，大菱形骨との間にみられる複関節で，全体としてS字状に横にうねった関節腔を示す．有頭骨と有鉤骨が大きく近位に向けて突出した関節頭をつくり，これに対する三角骨，月状骨，舟状骨が凹んだ関節窩をつくる．関節腔は手根中手関節の関節腔と交通している．橈骨手根関節と協同して，手の屈伸と側屈を行う楕円関節．　（河西）

手根中手関節　Articulationes carpometacarpeae, *carpometacarpal joints*, Handwurzel–Mittelhandgelenk

遠位列の手根骨と第2，3，4，5の各中手骨底との間の複関節で，関節面の形は平面関節に近い．関節腔は多くは互いに連絡するほか，中手間関節*のそれとも交通する．小指の関節に多少の可動性がみられるほかは，ほとんど可動性はない．第2中手骨底は大小菱形骨および有頭骨と，第3中手骨底は有頭骨と，第4中手骨底は有頭骨および有鉤骨と，第5中手骨底は有鉤骨と関節する．関節包は次の靱帯によって補強されるが，これらの靱帯は，手根の背側面と掌側面において遠位手根骨と中手骨底を結ぶ．

(1) 背側手根中手靱帯
(2) 掌側手根中手靱帯
（→母指の手根中手関節）　　　　（河西）

種子骨　Ossa sesamoidea, *sesamoid bones*, Sesambein

腱の停止に近いところでは腱に小骨が含まれていることがあり，種子骨という．手，足の腱に多くみられるが，膝蓋骨*は人体中最大の種子骨である．一般に腱が骨の突起などの直上を通り，しかも頻繁に移動する部位に生じ，摩擦を防ぐ働きがある．　　　　　　（高橋）

関節部などで，骨に接して通過する腱*の中に生じた骨片で，その骨と関節して摩擦に抵抗する．化骨の程度はまちまちで大部分が線維軟骨*性のこともある．関節面は関節軟骨*におおわれる．母指の中手指節関節部など手・足に多くみられ，豆状骨，膝蓋骨も種子骨である．
　　　　　　　　　　　　　　　（大内）

種子軟骨　Cartilago sesamoidea, *sesamoid cartilage*, Sesam knorpel　→喉頭

手指の滑液鞘　Vaginae synoviales digitorum manus, *synovial sheaths of the flexor digital tendons*

線維鞘*とともに腱鞘*を構成して，各指骨の掌側面における屈筋腱の通路となる．線維鞘の内面に密着するほか，指骨の掌側面では腱間膜をつくって反転して，腱の表層を直接におおう．そのために腱を2重に包むことになり，その状態はあたかも壁側腹膜と臓側腹膜の関係に似ている．母指と小指以外では，滑液鞘の広がりは近位では中手骨頭のあたりまでで，手根部にまでは達しない．また遠位には各指とも末節骨までのび，完全に閉鎖された管をつくる．
　　　　　　　　　　　　　　　（河西）

手指の腱鞘　Vaginae synoviales tendinum digitorum manus, *digital tendon sheath*

手指の屈筋の腱を包む腱鞘で，外層の線維鞘(outer fibrous layer)と内層の滑液鞘(inner synovial layer)よりなる．前者は指骨の両側縁につくアーチ状で，指の屈曲に際して腱を固定す

るのに役立つ．後者は両端の閉鎖された完全な管状で，母指と小指の場合は手根管内の滑液鞘より連続してのびるが，第2，3，4指では，手根管内のそれとは連続せず，およそ中手骨頭の位置から始まって末節骨までのびる．(→手指の線維鞘，手指の滑液鞘，腱のヒモ，腱交叉)
(河西)

手指の線維鞘 Vaginae fibrosae digitorum manus, *fibrous sheaths of the flexor digital tendons*

各指にいたる屈筋の腱が，指骨の掌側を通るときに包まれる線維性の被膜をいい，腱をその場に固定する役割がある．内面は滑液鞘*におおわれて腱鞘を構成する．線維鞘は，各指ごとに独立して，その指にいたる腱を包んだのち，指骨の両側縁につく．基節骨体と中節骨体の部分では，線維鞘を構成する線維は横走する線維よりなり，輪状部 (Pars anularis vaginae fibrosae) という．また指節間関節部では線維鞘は薄く，その線維は交叉するような走行を示し，十字部 (Pars cruciformis vaginae fibrosae) という．
(河西)

手掌腱膜 Aponeurosis palmaris, *palmar aponeurosis*

手掌の皮下にあって第2〜5指の基部に向かって扇形に放散する線維束をいう．浅深2層の線維束よりなり，浅層は長掌筋の腱より直接つづいた縦走線維で上述のように各指に放散し，深層は屈筋支帯*のつづきで横走する線維よりなる．長掌筋の欠如例では，浅層の線維も屈筋支帯よりおこる．各指に放散する浅層の線維束の間を結ぶ横走線維を横束とよび，これは浅横中手靱帯*よりも近位にある．
(河西)

樹状細胞 Dendrocytus, *dendritic cell*, dendritische Zelle →表皮

主上静脈 Vena supracardinalis, *supracardinal vein*, Suprakardinalvene

後主静脈の背内側を縦走し，頭側端，尾側端で後主静脈に合流する．これは体壁内の叢状の静脈の縦吻合により生ずる．

右主上静脈の尾側部は右主下静脈の主下静脈間吻合より少し尾側の部と吻合し，左右の総腸骨静脈の吻合により両下肢からの血液の還流路として太く発達し，下大静脈*の尾側部となる．

主上静脈の頭側部は，右はほぼそのまま，左は右へ合流する形で残り，前者は奇静脈*，後者は半奇静脈になるという．しかし，奇静脈，半奇静脈は主上静脈および交感神経幹より内方に生ずる別の静脈 (奇静脈列静脈, azygos line vein) から形成されるという説もある．(→主静脈)
(森)

樹状突起 *dendrite*, Dendrit

興奮を神経細胞体へ求心性に伝える線維で，神経細胞*にはこれを有しないものから，数本以上を有するものまである．

神経突起と樹状突起*を見分けることは難しいが，一般に樹状突起の起始部は神経突起の起始部に比べて太く，なかに Nissl 小体がみられ，また突起は短く，分枝がさかんなのが普通である．樹状突起の中を神経細管 (neurotubules)，神経細糸が走っている．

樹状突起は他のニューロンの軸索終末とシナプスをつくり，インパルスをうける．これによって電気的活動が促進または抑制される．そのために，樹状突起にはシナプス結合の場に，数多くの小さな樹状突起棘 (dendrite spines) または，樹状突起小芽 (dendrite gemmules) とよばれるとげがある．また，樹状突起間にもシナプスが存在し，互いに影響を与えあっている．(→軸索)
(藤田 尚)

主静脈 Venae cardinales, *cardinal veins*, Kardinalvene

初期の胚子*で胚体内の血液の心臓への還流路となるもので，左右対称性にあらわれ，後の恒久的な静脈幹*の形成にもあずかる．これらは前主静脈，後主静脈，および総主静脈*からなる．頭部より尾方に向かう前主静脈と，体幹尾側部より頭方に向かう後主静脈は合流して，腎系の背側を縦走する一つづきの静脈をつくり，腎系の排出静脈のほか，体壁と神経管の分節静脈，体肢からの静脈を受ける．総主静脈は，前主静脈と後主静脈の合流部よりおこり，内方に走り，心臓の静脈洞に開く．この三者による主静脈は第4週後期〜末までに形成されるが，ややおくれてその腹内側に主下静脈*，背内側に主上静脈*が出現して副行路となると，後主静脈は消失する (→総主静脈，主下静脈，主上静脈)．

前主静脈は，脳胞の側面で，三叉神経節の内側，耳胞および第9，10脳神経根部の外側にある第1次頭静脈 (primary head vein) に始まる．それにつづく部は内頚静脈*となる．ヒトでは前腎*は形成されないから，その排出血管の意味はない．第7週末に左右の前主静脈を結ぶ左腕頭静脈ができ，右前主静脈下部は上大静脈*に，左前主静脈下部は退縮して最上肋間静

脈になる（→上大静脈の発生）.

後主静脈は中腎*からの血管を受けてその背側を縦走するが，腹内側に生ずる主下静脈も中腎からの血管を受けるので，両者で中腎をはさむ腎門脈系をつくる．しかし，後主静脈は退縮し，腎静脈は主下静脈の根となる．後主静脈の尾側端では下肢の静脈を受けるが，その左右のものが吻合して左総腸静脈をつくる．ただし，この部は仙主静脈と呼ぶべき別の血管から派生するという説もある．（→下大静脈の発生）
（森）

受精 Fecundatio, Fertilizatio, *fertilization*, Befruchtung

受精とは卵子*（雌性配偶子）と精子*（雄性配偶子）が完全に合して，分裂可能な新細胞，すなわち受精卵（原胚子*，接合子）を形成する現象をいう．しかし，狭義の意味ではまず精子が卵子にはいることで，これを精子進入（Impraegnatio, impregnation, Imprägnation）という．広義の意味では男性前核が女性前核と合一すること（核癒合 Copulatio, karyogamy, Kopulation）までが受精である．すなわち男女両前核の核癒合によって新たにできた核を原胚子核（Archikaryon, zygote nucleus, Furchungskern）（これは分裂の中期を示す）と名づけ，受精現象の最終像とするものである．
（大浦）

受精能獲得 *capacitation* →キャパシテイション

受精卵 Archicytos, Zygota, *fertilized egg*, befruchtetes Ei

卵子形質内に精子*が進入し，分裂可能な新細胞を受精卵という．受精卵から胚子（胎児）および胚膜（胎膜）を構成する細胞のすべてが生ずるので，原胚子ということもある．また，それぞれ半数体である雄性配偶子（精子）と雌性配偶子（卵子）が合体したものであるので，接合子ともいう．（→生殖子）
（大浦）

受胎産物 Conceptus, *conceptus*, Conceptus

受精卵*から発生するすべてのもの，すなわち胎芽*（胚子）あるいは胎児*と胚膜*（胎膜）を総括している．
（谷村）

出芽 Gemmatio, *budding*, Knospung

形態形成の過程で，上皮から新構造の出発を意味する芽状の突出が生ずることをいう．その形状が植物の出芽に類似するので，このよび名がある．

具体例な例としては，中腎管から生ずる尿管芽*，膵臓の形成における腹側膵芽および背側膵芽，肺の原基としての肺芽*があり肝臓の原基および胆嚢の原基，精嚢の原基などいずれも出芽により形成される．血管の分岐も出芽による．
（沢野）

主乳頭束 Fasciculus mamillaris princeps, *principal mammillary fasciculus*, Fasciculus mamillaris princeps

乳頭体*の背側よりでる神経線維束で，視床前核*に向かう乳頭視床束*と，中脳被蓋*に向かう乳頭被蓋束*に二分する．なお Vicq d'Azyr 束*は一般に乳頭視床束と同義とされているが，主乳頭束をもって Vicq d'Azyr 束とすることもある．（→乳頭体，乳頭視床束，乳頭被蓋束）
（水野）

手背筋膜 Fascia dorsalis manus, *deep fascia of the dorsum of the hand*

手背における指の伸筋群の腱の表層をおおう薄い筋膜．上方は伸筋支帯*につづき，側方は第2および第5中手骨体につく．遠位では各指の指背腱膜につづく．手背筋膜に浅深2層を区別することがあり，上述の意味における手背筋膜はその浅層を指す．深層の筋膜はさらに2層に分けられ，伸筋腱の下を直接おおうものと，さらに深層で背側骨間筋の表層をおおうものとがある．
（河西）

手背静脈網 Rete venosum dorsale manus, *dorsal digital venous network*

手背にある静脈網で，第2〜5指の対向縁よりの3本の背側中手静脈がそそぐ．この橈側部にはさらに母指と第2指の橈側縁よりの背側指静脈がそそぎ，これから前腕に向かって橈側皮静脈を出す．手背静脈網の尺側部には，小指の尺側縁よりの背側指静脈も加わり，これから尺側皮静脈が出る．

枝：

(1) 背側中手静脈：手背筋膜の表層にあり，第2〜5指の対向縁の背側指静脈の合流によって生ずる3本の静脈で，手背静脈網へそそぐ．そのほか，中手骨頭間静脈を介して手掌よりの静脈を入れる．

(2) 中手骨頭間静脈：各指の基部で中手骨頭の間を通り，掌側の静脈網よりの血液を手背静脈網へ運ぶ．
（河西）

主肺動脈 *main pulmonary artery* →肺区域

シュミットーランターマン切痕 *insure of Schmidt-Lanterman*, Schmidt-Lantermansche Einkerburg →有髄神経線維

シュラップネル膜 Shrapnell's *membrane*

鼓膜弛緩部（→鼓膜）の別称.　　　（山内）
シュレム管　Sinus venosus sclerae (Schlemm), Schlemm's *canal*, Schlemm-Kanal
　強膜静脈洞.（→強膜，前眼房，眼房水）
　　　　　　　　　　　　　　　　（外崎）
シュワン細胞　Schwann's *cells*, Schwannsche Zellen　→髄鞘，有髄神経線維，無髄神経線維，神経膠
循環運動（周回，分回し運動）　Circumductio, *circumduction*, Zirkumduktion　→関節運動
瞬膜　Membrana nictitans, *nictate membrane*, Nickhaut
　結膜半月ヒダがトリなどで発達し，眼瞼*のように眼球*を保護するはたらきをもつ構造.第三眼瞼ともいう.　　　　　（外崎）
上衣　Ependyma, *ependyma*, Ependym
　脳室系*（脳室と中心管）の腔壁は1層の上衣細胞によって裏打ちされ，この細胞層を上衣とよぶ.（→上衣層，神経膠）　（金光）
上衣細胞　*ependymal cells*, Epedymzellen　→神経膠
上衣層　Stratum ependymale, *ependymal layer*, innere Schicht
　形成されたばかりの神経管*は柱状細胞から構成され，この細胞の内方突起は神経腔壁に，その外方突起は神経管外側壁に達する．したがって細胞核だけでみると神経管は数層の細胞層からなるようにみえるが，細胞の突起まで含めると神経管は単層の細胞層から形成されている．細胞核は神経管壁内の外側半でDNA合成を行ったのち神経腔の方に移動し，腔壁において分裂して再び外側壁の方に移動する．このような細胞核の運動を to-and-fro nuclear migration (Sidman, 1959), elevator movement (Fujita,1963)とよぶ．神経管の外側壁に接するごく狭い帯状の領域はこの細胞の外側突起のみからなり，細胞核がみられない．この部分を辺縁層（縁帯）とよび，これより腔壁までの内側の帯状の領域を上衣層あるいは胚芽層とよぶ．分裂をくり返すうちにニューロンに分化した娘細胞は上衣層と辺縁層の間に位置し，その神経突起は辺縁層の中で生長する．分化したニューロンが増えるとニューロンよりなる外套層*が上衣層と辺縁層の間に形成されて神経管壁は構成要素を異にする3層に区分される．つまり，上衣層はニューロンとグリアの生産母体であり，外套層はニューロンの細胞移動の場であり，辺縁層は神経突起の生長の場である．上衣層はニューロンとグリアを生産しおえると単層の上衣*となり，外套層は灰白質*に，辺縁層は白質*となる．以上は脊髄管における組織分化であるが，脳管においても基本的にかわりはない．（→外套層）　　　　　　　　　（金光）
小陰唇　Labium minus pudendi, *labium minus pudendi*, Labium minus pudendi　→外陰部（女の）
上咽頭収縮筋　Musculus constrictor pharyngis superior, *superior pharyngeal constrictor*, Musculus constrictor pharyngis superior　→咽頭筋層
上〔腋窩〕リンパ節　Lymphonodi apicales, *apical nodes*　→リンパ節
漿液性半月　Semiluna serosa, *serous demilune*, seröser Halbmond
　唾液腺*終末部が粘液細胞と漿液細胞から成り立っている場合（混合腺），漿液細胞は必ず粘液細胞より遠位端に位置するが，漿液細胞の数が少ない場合半月状に配列する．これを漿液性半月という．　　　　　　　（市川）
漿液腺　Glandula serosa, *serous gland*, seröse Drüse　→腺
小円筋　Musculus teres minor, *teresminor*, kleiner Rundmuskel　→上肢の筋
上横隔静脈　Venae phrenicae superiores　→奇静脈
上横隔動脈　Arteriae phrenicae superiores, *superior phrenic arteries*, Brust-Zwerchfellschlagadern　→胸大動脈
小窩　Caveola, *caveola*, Caveola
　細胞表面の小さな壺状陥凹をいう．したがってその限界膜は細胞膜のつづきである．小窩の一部は，細胞の微飲作用（micropinocytosis）による物質の取込み（endocytosis）か放出（exocytosis）を現す形態と考えられ，飲小胞（pinocytic vesicle）と同意義に使われるが，平滑筋細胞にある多数の小窩のように，その機能的意義は不明のものも多い．　　　　　（山田）
上外側上腕皮神経　Nervus cutaneus brachii lateralis superior, *superior lateral cutaneous nerve of arm*, Nervus cutaneus branchii lateralis superior　→橈骨神経
上回盲陥凹　Recessus ileocecalis superior, *superior ileocecal recess*　→腹膜
消化管　Canalis alimentarius, *alimentary canal*, Nahrungsrohr
　消化管は消化器系のうち，食道から肛門まで

の部分を指す．ただし広い意味では，口腔から直腸までの，消化器系全体を指して用いられることもある．消化管の管壁は全体に共通の構造を示す．　　　　　　　　　　　　　（養老）

〔構造〕消化管は中腔臓器であり，消化管腔をとりまく壁は基本的に以下の4層からなる．
(1) 粘膜
　　上皮
　　粘膜固有層
　　粘膜筋板
(2) 粘膜下組織
(3) 筋層
　　内輪筋
　　外縦筋
(4) 漿膜（外膜）

上皮はところどころでおち込んで腺を形成している．粘膜固有層は疎性結合組織の層で血管，リンパ管，平滑筋細胞，リンパ性組織を含む．粘膜下組織との境界には薄い平滑筋の層，粘膜筋板が存在する．粘膜下組織は疎性結合組織で血管，リンパ管，Meissner の粘膜下神経叢が分布する．筋層は，2層の平滑筋層よりなるが，ところによっては横紋筋のことがある．一般に内層は輪走筋で外層は縦走筋である．両筋層の間には，Auerbach の筋間神経叢が分布する．漿膜は筋層の外側で結合組織と中皮からなる．この層は消化管が体壁のなかに埋められており，中皮でおおわれていない場合は外膜とよぶ．　　　　　　　　　　　　　　　（和気）

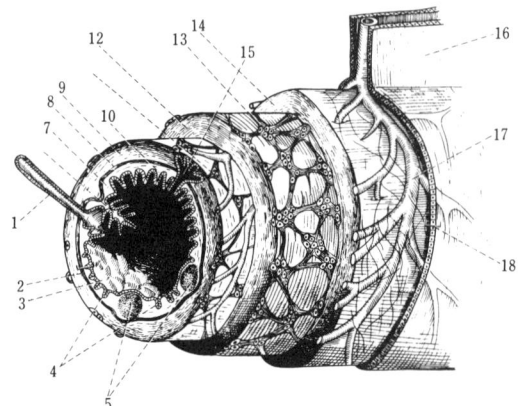

1. 消化管の外にある大きな腺の導管，2. 粘膜，3. 粘膜上皮，4. 粘膜腺（腸陰窩），5. リンパ小節，6. 輪状ヒダ，7. 粘膜固有層，8. 粘膜筋板，9. 粘膜下組織，10. 腸絨毛，11. 粘膜下神経叢（Meissner），12. 筋層（輪筋層），13. 筋間神経叢（Auerbach），14. 筋層（縦筋層），15. 粘膜下の腺，16. 腸間膜，17. 血管，18. 漿膜

消化管の構造

消化器系　Systema digestorium, *digestive (alimentary) system*, Verdauungssystem
消化器からなる器官系をいう．(→器官, 消化器)　　　　　　　　　　　　　（大内）

小　角　Cornu minus, *lesser cornu*, kleines Horn　→舌骨

上　角（肩甲骨の）　Angulus superior, *superior angle*, Angulus superior　→肩甲骨

上　角（甲状軟骨の）　Cornu superius, *upper horn (superior cornu)*, obere Fortsatz (obere Horn)　→甲状軟骨，喉頭軟骨

上　角（伏在裂孔の）　Cornu superius, *superior cornu*　→伏在裂孔

娘　核　*daughter nucleus*
細胞分裂の結果生じた二つの核のそれぞれ．
　　　　　　　　　　　　　　　　（養老）

上　顎　*upper jaw*, Oberkiefer　→上顎骨

小角咽頭部　Pars chondropharyngea, *chondropharyngeal part*, Pars chondropharyngea　→咽頭筋層

上顎間縫合　Sutura intermaxillaris, *intermaxillary suture*　→頭蓋の縫合

小角結節　Tuberculum corniculatum, *corniculate tubercle (conical nodule)*, Tuberculum corniculatum　→喉頭

上顎結節　Tuber maxillae, *maxillary tuberosity*　→上顎骨

上顎犬歯　*upper cuspid*, Oberer Eckzahw　→歯

上顎骨　Maxilla, *maxilla*, Oberkiefer
顔面の中央部にあり，上顎の歯をつけるほぼ四角形の有対骨で，内に空洞（上顎洞）のある中央部（上顎体）と四つの突起に区別される．四つの突起とは上方にのびて鼻根の外側部をつくり前頭骨に接する前頭突起，外方にのびて頬骨*につづく頬骨突起，水平に内方にのび，他側のそれと合して硬口蓋の大部分をつくる口蓋突起と，そこから提防状に下方に高まり，歯をつける歯槽突起である．

上顎骨の前面をみると，体の上縁は眼窩下縁で，その下0.5～1.0cmに大きい孔（眼窩下孔）がある．眼窩下神経，血管がとおり，三叉神経第2枝の圧痛点である．ときに眼窩下縁から眼窩下孔まで縫合がみられる（眼窩下縫合）．眼窩下孔の下方の浅いへこみ（犬歯窩）は口角挙筋の起始部である．体の内側縁はするどい稜で，弓状に切れこみ（鼻切痕），対側のものとで骨性鼻腔の前口（梨状口）をかこむ．

上顎骨外面をみると眼窩下縁の延長が前頭突起にするどい稜（前涙嚢稜）をつくる．犬歯窩のうしろで大きい頬骨突起が外方に出て，この突起の上面（眼窩面）が眼窩底をつくる．そこには前後に走る溝（眼窩下溝）があり，前にいくにつれ骨の下に入る（眼窩下管）．眼窩面の後縁は大翼とともに下眼窩裂を境する．頬骨突起よりうしろの面は側頭下面で，後縁は口蓋骨垂直板と結合する．上顎洞後壁のうしろへの膨隆を上顎結節といい，ここにある二，三の孔（歯槽孔）が歯槽管につづき，そこから歯槽に開口する管が出る．後上歯槽神経がとおる．

　内側面では上2/3と下1/3の境から口蓋突起が水平に突出し，それより上の部は鼻腔面である．前頭突起の基底部に上下2条の稜があり，上のもの（篩骨稜）は中鼻甲介につき，下のもの（鼻甲介稜）は下鼻甲介上縁前端がつく．前頭突起の後上縁は半月状に切れこみ（涙嚢切痕），そこから後下方に深い溝（涙嚢溝）があり，涙骨の下の部分とともに鼻涙管をつくる．前頭突起には涙骨につづく縁（涙骨稜）がある．体の内側面，涙嚢溝のうしろに指をとおす大きさの上顎洞の入口（上顎洞裂孔）がある．内側面後縁上半分は滑らかで翼口蓋窩の前壁をつくり，下半分は口蓋骨につき，粗面で，大口蓋溝があり，口蓋骨の同名溝と合して垂直な管（大口蓋管）をつくる．

　口蓋突起の上面は滑らかで，鼻腔の床に当り，内縁は高まって他側のものと合して鋤骨＊をつける鼻稜をつくり，前方では梨状口下縁で棘状に高まる（前鼻棘）．その少しうしろに開口があり，下方は正中面で溝となり，他側のものと合して1本の管（切歯管）として，口蓋面前方正中部の切歯窩に切歯孔としてひらく．下面は粗で口腔の天井をつくり，大口蓋孔から出て前方に向かう神経血管のために生じた前後に走る口蓋溝，それと平行な稜（口蓋稜）がみられる．歯槽突起については下顎骨＊をみよ．歯槽突起外面にある歯槽に起因する膨隆群を歯槽隆起という．　　　　　　　　　　（大江）

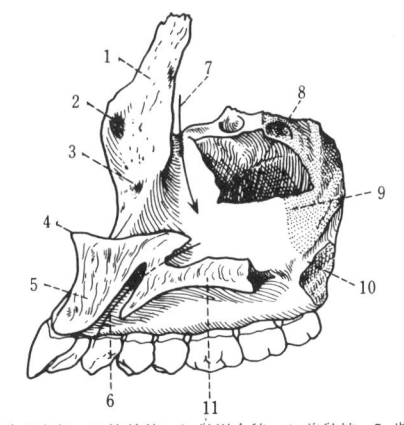

1. 前頭突起，2. 篩骨稜，3. 鼻甲介稜，4. 前鼻棘，5. 歯槽突起，6. 切歯管，7. 涙嚢溝，8. 上顎洞，9. 体，10. 大口蓋溝，11. 口蓋突起．点をつけた区域は口蓋骨に接する領域．

上顎骨（右側）の内側面

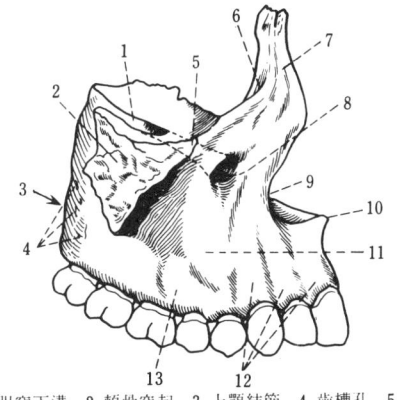

1. 眼窩下溝，2. 頬骨突起，3. 上顎結節，4. 歯槽孔，5. 眼窩下管，6. 前涙嚢稜，7. 前頭突起，8. 眼窩下孔，9. 鼻切痕，10. 前鼻棘，11. 犬歯窩，12. 歯槽突起，13. 歯槽隆起

上顎骨（右側）の前外側面

上顎歯　*maxillary tooth*, Oberkieferzahn　→歯，上顎骨

上顎神経　Nervus maxillaris, *maxillary nerve*, Oberkieferast des Trigeminus

　三叉神経＊の第2枝であり，上顔部の皮膚，口蓋および上顎部の粘膜（および歯髄）の知覚をつかさどる．三叉神経節から前方に進み，蝶形骨大翼の正円孔を貫いて翼口蓋窩＊に入り，そこで口蓋に分布する翼口蓋神経，側頭部と頬骨部の皮膚に分布する頬骨神経，上顔部の皮膚と粘膜に分布する眼窩下神経，上顎の歯槽管の中を走り上歯神経叢をつくったのち，上顎の歯に分布する上歯槽神経に分かれる．　（山内）

小角舌筋　Musculus chondroglossus, *chondroglossus*, Chondrozungenmuskel　→舌筋

上顎体　Corpus maxillae, *body of maxilla*, Körper　→上顎骨

上顎大臼歯　*upper molar*, oberer Molar　→歯

上顎洞　Sinus maxillaris, *maxillary sinus*, Oberkieferhöhle (Kieferhöhle)　→副鼻腔

上顎洞裂孔　Hiatus maxillaris　→上顎骨

上顎突起　Processus maxillaris, *maxillary process*, Oberkieferfortsatz　→上顎隆起，下鼻

甲介

小角軟骨 Cartilago corniculata, *corniculate cartilage (cartilage of* Santorini), Kegelknorpel (kegelförmige Knorpel, Santorinische Knorpel, Hörnchenknorpel) →喉頭

上顎面 Facies maxillaris, *maxillary surface*, maxillare Fläche →大翼

上顎隆起 Prominentia maxillaris, *maxillary swelling*, Oberkieferwulst

上顎突起ともいう．顎骨弓*の一部で，下顎隆起*の頭方に平行して弓状に隆起する．その腹側端ははじめ口窩*を両側から囲む．

下等脊椎動物ではこれに属する鰓弓骨格*は口蓋方形軟骨であるが，哺乳類の方形軟骨*（キヌタ骨をつくる）はその背側端部だけが残ったものと考えられる．成体の上顎部の骨格は，上顎隆起のほか下記の内側・外側鼻隆起も加わって，それらの間葉からすべて膜性に生ずる．浅層では上顎骨，頰骨，側頭骨鱗，深部では口蓋骨，鋤骨，蝶形骨の一部がそれである．(→顔面の形成) （大内）

松果体 Corpus pineale (Epiphysis cerebri), *pineal body or pineal gland*, Zirbeldrüse

ヒトの松果体はやや扁平な円錐形でマツの実形をしているので，この名がある．第三脳室*の後端で間脳*の視床上部に属する内分泌（神経分泌）器官である．主なホルモンはメラトニンといい，性腺の発育を抑制する．下等動物ではメラトニンは下垂体中間部ホルモンであるMSHと拮抗的に働いて，体色を明るくする．

松果体の実質細胞は松果体細胞 (pinealocyte) とよばれる．これはヘマトキシリン・エオジン染色では明るい上皮様の細胞であるが，鍍銀染色でみると多数の突起を出し，それは実質を小葉に分けている結合組織性中隔にある血管に向かって伸びているので，神経細胞の変化したものであることがわかる．感覚細胞と同じか，あるいはそれに由来する神経分泌細胞という考えが強い．この細胞の細胞体に，あるいは突起の先端に生体アミンを入れている有芯小胞状の果粒をふくむ．この細胞は明るい大きな核を有するが，その輪郭は凹凸が多く不規則形である．

このほか間質細胞* (interstitial cell) があり，血管周囲や松果体細胞の間にあり，比較的小さく濃染する核を有する．この細胞はおそらくグリア細胞に由来するものであろう．

ヒトの松果体には，しばしば脳砂とよばれる結石がふくまれている．同心円状の構造をもち，表面は金米糖状となる．主としてリン酸カルシウムと炭酸カルシウムからなり，年齢とともに増加するので，一種の老化現象と思われるが，脳の他の部分たとえば脈絡叢などにも出現することがあり，その意味はよくわからない．
（黒住）

上下腹神経叢 Plexus hypogastricus superior, *superior hypogastric plexus*, Plexus hypogastricus superior

骨盤内の自律神経叢*の一つであり，左右の腸骨動脈に沿う動脈周囲神経叢*すなわち腸骨動脈神経叢から多数の内側に向かう枝が仙骨前面に集ることにより形成される．しばしば仙骨前神経とよばれるが，けして単一な神経ではなく網状をなすものである． （山内）

上-下葉区 (S^6) Segmentum apicale (superius), *superior segment*, Spitzensegment →肺区域

上下葉静脈 (V^6) Ramus apicalis (superior), *superior segmental vein*, Ast vom Spitzensegment des Unterlappens →肺区域

上陷凹 Recessus superior omentalis, *superior recess of the omental bursa* →網嚢

上眼窩裂 Fissura orbitalis superior, *superior orbital fissure* →眼窩，小翼

小眼球〔症〕 Microphthalmia, *microphthalmia*, Mikrophthalmie

眼球*の大きさが正常より小さい場合をいう．眼胞の形成後に発生が障害されたものである．(1) 単純性小眼球 (pure microphtalmia)：眼球は全体として一様に小さく，その各部分に奇形の示されない場合をいう．まれである．優性または劣性遺伝をなすものが認められる．(2) 複雑性小眼球 (complicated microphthalmia)：眼球の各部分に種々の合併奇形を有するものである．眼球の大きさははなはだ小で臨床的無眼球とよばれることがある．優性または劣性遺伝をなすものと認められている．伴性遺伝も認められている．またサイトメガロウイルスあるいはトキソプラズマ原虫によりおこることもある．(3) 欠損性小眼球 (colobomatous microphthalmia)：胎生期の眼杯裂の閉鎖不全があり，その結果虹彩*または脈絡膜*の欠損，瞳孔異常などを合併する．多くの場合，優性遺伝をなすとみられている，に分類されるが，その他先天異常症候群の部分症状として小眼球がしばしば合併する．無眼球と小眼球とを合わせて出産10000

当り2程度との報告がある．(→無眼球〔症〕)
(谷村)

鞘間隙 Spatium intervaginale, *intervaginal space*, Spatium intervaginale

視神経内鞘と同外鞘の間の間隙．脳硬膜とクモ膜の間に相当する．眼球鞘*と強膜*の間にある強膜外隙（Tenon隙）と混同されることがある．(→視神経) (外崎)

上眼瞼挙筋 Musculus levator palpebrae, *levator muscle of the palpebra*, Musculus levator palpebrae →眼筋

上眼瞼静脈 Venae palpebrales superiores, *superior palpebral vein* →内頚静脈

上眼瞼動脈弓 Arcus palpebralis superior, *superior palpebral artery* →内頚動脈

小鉗子 Forceps minor, *forceps minor* →脳梁

上眼静脈 Vena ophthalmica superior, *superior ophthalmic vein*

眼窩*内の血液を集める静脈で，眼角静脈と交通して内眼角にはじまり，眼動脈主幹に伴行して後走し，上眼窩裂を通って海綿静脈洞につづく．経過中，鼻前頭静脈，篩骨静脈，涙腺静脈，渦静脈（眼球脈絡膜静脈），毛様体静脈，網膜中心静脈，強膜上静脈，眼瞼静脈および結膜静脈を受け入れる．

下眼静脈は眼窩底前方の静脈叢にはじまり，下直筋の上を後走して上眼静脈にそそぐ．しかし，ときおり海綿静脈洞に開口することがあり，また下眼窩裂を通じて翼突筋静脈叢と連絡している．(→大脳の静脈，内頚静脈) (佐藤)

上関節窩 Fovea articularis superior, *superior articular facet*, Fovea articularis superior →環椎

上関節突起 Processus articularis (zygapophysis) superior, *superior articular process*, oberer Gelenkfortsatz →脊柱，仙骨

上関節面 Facies articularis superior, *superior articular surface* →脛骨

上気管気管支リンパ節 Lymphonodi tracheobronchiales superiores, *superior tracheobronchial nodes*, Bronkialknoten →リンパ節

上気道 upper respiratory tract, Oberer Atemweg →気道

小丘 Colliculus, *Colliculus*, Collickulus (Hügel, Kleiner Vorsprung, Höcker) →喉頭軟骨，披裂軟骨

上丘 Colliculus superior, *superior colliculus*, vordere Vierhügel

中脳蓋に存在する二対の隆起のうち上方の一対をいう．横断面では層構造をなし，背面より線維層，細胞層の順に7層をなす．それらは背面より(1)帯層，(2)浅灰白層，(3)視神経層，(4)中間灰白層，(5)中間白質層(毛帯層)，(6)深灰白層，(7)深白層と名づけられている．上丘は網膜*，大脳皮質*，下丘*，黒質*および脊髄*から線維を受けるが，それぞれの層で異なった部位からの線維を受ける．背側から1～3層は網膜および視覚領皮質から上丘腕を介して線維を受け，4層は主に下丘および聴覚領皮質から，また5～6層は脊髄（三叉神経系を含む）および体性感覚領皮質からの線維をそれぞれ受ける．上丘から出る線維は主に下位脳に投射するが，一部は上行性の投射も存在し，これらは主に表層の三層から視床後部の核，とくに枕核にいたる．下行性の線維は深部の層から出てそれぞれ視蓋網様体路，視蓋橋路および視蓋脊髄路を形成する．このうち視蓋橋路は同側性に投射し，視蓋脊髄路は背側被蓋交叉で交叉し，対側に背前束を形成して下行し頚髄にいたる．

(川村 祥)

小臼歯 Dentes premolares, *premolar*, Prämolar →歯

上丘腕 Brachium colliculi superioris, *brachium of the superior colliculus* →上丘，中脳，視覚路

小胸筋 Musculus pectoralis minor, *pectoralis minor*, Kleiner Brustmuskel →浅胸筋

小頬骨筋 Musculus zygomaticus minor, *zygomaticus minor*, kleiner Jochbeinmuskel →表情筋

笑筋 Musculus risorius, *risorius*, Lachmuskel →表情筋

上区動脈 Arteria segmenti superioris, *superior segmental artery* →腎臓の血管，腎動脈

小グリア細胞（小〔神経〕膠細胞） *microglia*, Mikrogliazelle →神経膠

上頚神経節 Ganglion cervicale superius, *superior cervical ganglion*, oberes Halsganglion

交感神経幹*の上方端，第3～4頚椎の高さに存在する神経節であり，きわめて大きく（長さ約2cm，幅6～8mm），紡錘形を呈する．その内部に含まれる神経細胞はすべてが交感神経系の節後ニューロンの細胞体である．この神経節に下方節間枝を通って進入する節前線維は胸髄側柱に細胞体を有しており，胸髄前根と交

通枝を経て胸部交感神経幹に入ってしかる後に交感神経幹内を上行してきたものである．上頚神経節よりおこる交感神経系節後線維は頚静脈神経（内頚静脈に沿って上行し舌咽神経*および迷走神経*の下神経節と連絡する），内頚動脈神経（内頚動脈に沿って上行し頭蓋内および眼球内に分布する），外頚動脈神経（外頚動脈に沿って顔面の臓器に分布する），上〔頚〕心臓神経（心臓に分布する），舌下神経や第1〜4頚神経との交通枝，咽頭・喉頭への直接枝のいずれかとなる． (山内)

上〔頚〕心臓神経 Nervus cardiacus cervicalis superior, *superior cervical cardiac nerve*, Nervus cardiacus cervicalis superior →上頚神経節

小結節 Tuberculum minus, *lesser tubercle*, Tuberculum minus →上腕骨

小結節稜 Crista tuberculi minoris, *crest of lesser tubercle*, Crista tuberculi minoris →上腕骨

上肩甲横靱帯 Ligamentum transversum scapulae superius, *superior transverse scapular ligament* (*suprascapular ligament*)

略して肩甲横靱帯ともいう．肩甲骨*の肩甲切痕を橋渡しして横走する強い靱帯で，これによって肩甲切痕は孔にかわり，肩甲上神経がこの孔を通って腹側から背側に向かう．またこの靱帯の上を肩甲上動静脈が走る．靱帯は部分的に骨化することがある． (河西)

上瞼板 Tarsus superior, *superior tarsal plate*, Tarsus des oberen Lides →眼瞼

上瞼板筋 Musculus tarsalis superior, *superior tarsal muscle*, der obere Tarsalmuskel →眼瞼

上行咽頭動脈 Arteria pharyngea ascendens, *ascending pharyngeal artery*, aufsteigende Schlundarterie →外頚動脈

小口蓋管 Canales palatini minores →口蓋骨

小口蓋孔 Foramina palatina minora, *lessor palatine foramina* →口蓋骨

小口蓋動脈 Arteriae palatinae minores, *lesser palatine artery* →外頚動脈

上後鋸筋 Musculus serratus posterior superior, *serratus posterior superior*, kranialer dorsaler Sägenmuskel →棘肋筋

上行頚動脈 Arteria cervicalis ascendens, *ascending cervical artery*, aufsteigende Halsarterie →鎖骨下動脈

上行結腸 Colon ascendens, *ascending colon* →結腸

上行結腸間膜 Mesocolon ascendens, *ascending mesocolon* →腸間膜

上行口蓋動脈 Arteria palatina ascendens, *ascending palatine artery* →外頚動脈

上行後〔上葉〕動脈（A^2） Ramus posterior ascendens, *ascending branch of posterior segmental artery from interlobar trunk*, Ast zum oberen Teil des Dorsalsegment →肺区域

小虹彩動脈輪 Circulus arteriosus iridis minor, *lesser arterial circle of the iris*, Circulus arteriosus iridis minor →虹彩

小膠細胞 microglia, Mikroglia →神経膠

小虹彩輪 Anulus iridis minor, *iridial minor ring*, Anulus iridis minor (Zona pupillaris iridis)

虹彩の瞳孔縁に近い部分．虹彩支質が密で下層の瞳孔括約筋のためにやや肥厚してみえる．（→虹彩） (外崎)

上行枝（回結腸動脈の） Arteria ascendens, *ascending branch* →上腸間膜動脈

上甲状結節 Tuberculum thyroideum superius, *superior tubercle*, Tuberculum thyroideum superius (kleine Höcker am oberen Ende der Linea obliqua) →甲状軟骨，喉頭軟骨

上甲状切痕 Incisura thyroidea superior, *superior thyroid notch*, Incisura thyroidea superior (medianer Einschnitt oben zwischen rechten und linken Schildknorpelplatte) →甲状軟骨，喉頭，喉頭軟骨

上甲状腺静脈 Vena thyr[e]oidea superior, *superior thyroid vein* →内頚静脈

上甲状腺動脈 Arteria thyr[e]oidea superior, *superior thyroid artery*, kraniale Schilddrüsenarterie →外頚動脈

上項線 Linea nuchae superior, *superior nuchal line* →後頭骨

上行前〔上葉〕動脈（A^3） Ramus anterior ascendens, *ascending branch of anterior segmental artery*, Ast zum oberen Teil des Vordersegment →肺区域

上行大動脈 Aorta ascendens, *ascending aorta*, aufsteigende Aorta →大動脈

上後腸骨棘 Spina iliaca posterior superior, *posteiror superior iliac spine*, oberer hinterer Darmbeinstachel →腸骨

上後頭回 Gyrus occipitalis superior, *superior occipital gyrus*, Gyrus occipitalis superior (obere Hinterhauptwindung) →後頭葉

上後頭溝 Sulcus occipitalis superior, *superior occipital sulcus*, Sulcus occipitalis superior →後頭葉

上喉頭静脈 Vena laryngea superior, *superior laryngeal vein* →内頚静脈

小後頭神経 Nervus occipitalis minor, *lesser occipital nerve*, Nervus occipitalis minor →頚神経叢

上喉頭神経 Nervus laryngeus superior, *superior laryngeal nerve*, Nervus laryngeus superior →迷走神経

小後頭直筋 Musculus rectus capitis posterior minor, *rectus capitis posterior minor*, kleiner dorsaler gerader Kopfmuskel →後頭下筋,固有背筋

上喉頭動脈 Arteria laryngea superior, *superior laryngeal artery* →外頚動脈

上行腰静脈 Vena lumbalis ascendens, *ascending lumbar vein* →奇静脈

小鼓室棘 Spina tympanica minor →鼓室部

上鼓室動脈 Arteria tympanica superior, *superior tympanic artery* →外頚動脈

踵　骨 Calcaneus (Os calcis), *calcaneum (or heal bone)*, Fersenbein

ラテン語のCalx (calcis)（石灰・踵）に由来する.

腓側近位足根骨に属し足根骨*のうち最大の骨で，距骨*の下に位置する．形は不正四角柱で，長軸は上前方やや外側方へ向いている．後方部は下腿骨の後縁を越えて後方へ突出している．大きく膨隆した後方部が踵骨隆起で，四角

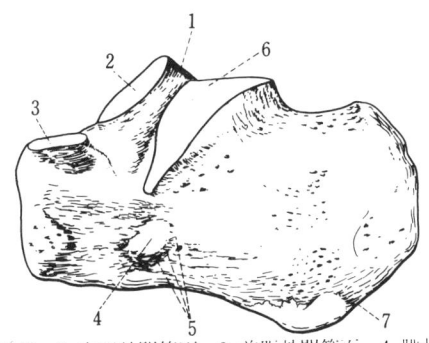

1. 踵骨溝，2. 中距骨関節面，3. 前距骨関節面，4. 腓骨筋滑車，5. 長腓骨筋腱溝，6. 後距骨関節面，7. 踵骨隆起
外側面

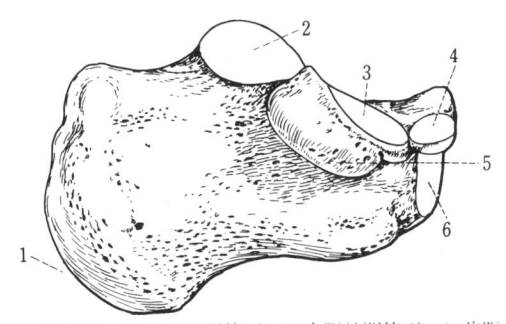

1. 踵骨隆起，2. 後距骨関節面，3. 中距骨関節面，4. 前距骨関節面，5. 載距突起，6. 立方骨関節面
内側面

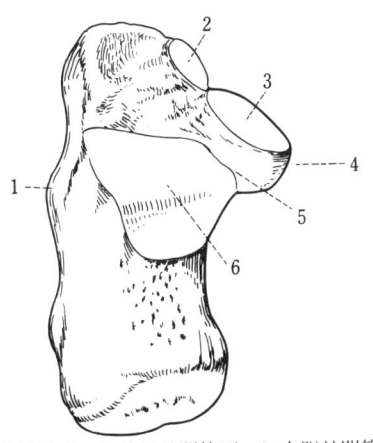

1. 腓骨筋滑車，2. 前距骨関節面，3. 中距骨関節面，4. 載距突起，5. 踵骨溝，6. 後距骨関節面
上　面

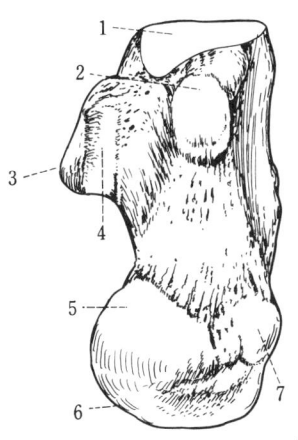

1. 立方骨関節面，2.（前結節），3. 載距突起，4. 長母指屈筋腱溝，5. 踵骨隆起内側突起，6. 踵骨隆起，7. 踵骨隆起外側突起
足底面

踵　骨（左側）

柱の前方1/3と中央1/3の境界部で前内側方へ突出した部分が載距突起である．上面の後方1/3は前後に凹，内外に凸の粗面をなす．中央1/3で前上方に向かう前後に凸面の楕円形の関節面が距骨の後踵骨関節面に対する後距骨関節面である．前方1/3は後方2/3より約1/2低位で粗面をなし，前方ほど幅が狭くなる．前方の上内側の小さな関節面が前踵骨関節面に対する前距骨関節面である．前面は6面のうち最小で，上下に凹左右に凸の関節面をなし，立方骨*と関節する立方骨関節面である．後面は卵円形を呈し，長軸は外上方から内下方へ向かい下方ほど幅が広い．上方1/4は平滑であるが中央2/4は膨隆し粗面をなす．下方1/4は前下方へ傾斜し，下端は膨隆している．下面最後方の大きな隆起が踵骨隆起である．浅い陥凹部により内側の幅が広く短い踵骨隆起内側突起と，外側の幅が狭く前方へ長い踵骨隆起外側突起とに分けられる．下面前方には前後に走る小結節（anterior tubercle）がある．外側面で前方1/3と中央1/3の境界部で前下方へ斜めに走る小隆起が腓骨筋滑車である．腓骨筋滑車の後下面に沿い後上方から前下方へ走る斜溝が，長腓骨筋腱が通る長腓骨筋腱溝であり，滑車の前上面に沿う浅い溝を短腓骨筋腱が通る．内側面は上下に凹の平滑面であるが，前方1/3と中央1/3の境界部に前上方から後下方方向に斜めに圧平された形の載距突起がある．載距突起基部の前面で内側後上方から外側前下方へ走る溝が踵骨溝である．距骨の距骨溝とともに足根洞を形成する．足根洞は前外側方が広い漏斗状を呈する．載距突起の上面は上下に長い楕円形の関節面となす．距骨の中踵骨関節面に対する中距骨関節面である．載距突起の後面で後上方から前下方へ走る浅い溝が長母趾屈筋腱溝で，距骨の同名溝のつづきをなす． (吉岡)

踵骨腱　Tendo calcaneus, *tendo calcaneus* →下肢の筋，アキレス腱

踵骨腱（アキレス腱）の滑液包　Bursa tendinis calcanei (Achillis) →滑液包

踵骨溝　Sulcus calcanei →踵骨

踵骨枝　Rami calcanei, *lateral calcaneal branches* →後脛骨動脈

踵骨動脈網　Rete calcaneum, *arterial network of heel*

踵骨隆起の後面とその内外両側面にある皮下組織のなかにつくられる動脈網で，後脛骨動脈*からの内側踵骨枝と，腓骨動脈の外側踵骨枝によってつくられそのほか外果動脈網と内果動脈網よりも枝をうける．(→後脛骨動脈) (河西)

小骨盤　Pelvis minor, *lesser pelvis (or true pelvis)*, kleines Becken →骨盤

上骨盤隔膜筋膜　Fascia diaphragmatis pelvis superior, *superior fascia of the pelvic diaphragm* →骨盤隔膜

踵骨皮下包　Bursa subcutanea calcanea →滑液包

踵骨隆起　Tuber calcanei, *calcanean tuberosity*, Fersenhöcker →踵骨

踵骨隆起外側突起　Processus lateralis tuberis calcanei →踵骨

踵骨隆起内側突起　Processus medialis tuberis calcanei →踵骨

上鼓膜陥凹　Recessus membranae tympani superior, *superior recess of tympanic membrane* (Prussak's pouch), obere Trommelfelltasche →中耳

上根　Radix superior, *superior root*, Radix superior →内耳神経

娘細胞　*daughter cell*

細胞分裂で生じた二つの細胞のそれぞれ． (養老)

小坐骨孔　Foramen ischiadicum minus, *lesser sciatic foramen*

小坐骨切痕と仙結節靱帯*，仙棘靱帯*とによってつくられる小孔で，内閉鎖筋の腱が通るほか，梨状筋下孔から会陰に達する内陰部動静脈と陰部神経の通路となる． (河西)

小鎖骨上窩　Fossa supraclavicularis minor →頸部の筋間隙

小坐骨切痕　Incisura ischiadica minor, *lesser sciatic notch* →坐骨

上耳介筋　Musculus auricularis superior, *auricularis superior*, oberer Ohrmuskel →表情筋

小指外転筋　Musculus abductor digiti minimi, *abductor digiti minimi*, Kleinfingerabzieher →上肢の筋，下肢の筋

上枝下－下葉区（S*）　Segmentum subapicale (subsuperius), Segment unter dem Spitzensegment →肺区域

上枝下－下葉枝（B*）　Bronchus segmentalis subapicalis(subsuperior), *subsuperior segmental bronchus*, Bronchus für ein gelegentlicher zusätzlicher Segment

ときにみられる気管支． (→気管) (吉村)

上枝下動脈（A*）　Ramus subapicapis (subsuperior), *subapical superior artery*, Ast zum gelegentlichen Segmentum subapicale (subsuperius) →肺区域

小指球 Hypothenar, Kleinfingerballen →巻頭の図参照

硝子形質 Hyaloplasma, *hyaloplasm*, Hyaloplasma →細胞質

上肢骨 Ossa membri superioris, *bones of the upper limb*, Knochen der oberen Extremität

体幹の骨に連結する上肢帯*と上肢帯につづく自由上肢骨*とから成り立っている．上肢骨は下肢骨に比して小さくきゃしゃであり，その連結はゆるやかで可動性が大きい．また，手根骨*が小さく指の骨が比較的長い．（→下肢骨）

（高橋）

上矢状静脈洞 Sinus sagittalis superior, *superior sagittal sinus*, oberer Längsblutleiter →硬膜静脈洞

上矢状洞溝 Sulcus sinus sagittalis superioris, *sulcus for superior sagittal sinus* →後頭骨，前頭骨，頭頂骨

小指伸筋 Musculus extensor digiti minimi, *extensor digiti minimi*, Kleinfingerstrecker →上肢の筋

小指伸筋の腱鞘 Vagina tendinis musculi extensoris digiti minimi, *tendon sheath of the extensor digiti minimi* →伸筋支帯（手の）

上歯神経叢 Plexus dentalis superior, *superior dental plexus*, Plexus dentalis superior →上顎神経

上歯槽神経 Nervi alveolares superiores, *superior alveolar nerves*, Nervi alveolares superiores →上顎神経

上肢帯 Cingulum membri superioris, *bones of shoulder*, Schultergürtel

自由上肢骨*を体幹の骨に連結する骨で鎖骨*と肩甲骨*とから成り立っている．左右の鎖骨と肩甲骨は不完全ではあるが体幹をとりまく帯のような位置にあるので，このようによばれる．ヒトの上肢帯は体壁から外側に張り出していて自由上肢骨の可動範囲を広くしている．

（高橋）

硝子体 Corpus vitreum, *viterous body*, Glaskörper →硝子体眼房

硝子体窩 Fossa hyaloidea, *hyaloid fossa*, Glaskörpersgrube

水晶体後面の凸面に対応する硝子体前面の浅い陥凹．

（外崎）

硝子体管 Canalis hyaloideus, *hyaloid canal*, Glaskörperkanal

眼杯内板と水晶体胞*で囲まれた硝子体腔は発生が進むにつれて拡大し，眼杯内板（網膜*）から分泌されると考えられている無色透明のゼリー様の物質（硝子体）で満たされる．この際，硝子体腔の中軸部を貫いている硝子体動脈のまわりに狭い空間を残す．この空間を硝子体管という．硝子体動脈が退化・消失した後も，この管はある期間存続する．

（溝口）

硝子体眼房 Camera vitrea bulbi, *vitreous cavity*, Glaskörpersraum

英独書では，単に硝子体とするものが多い．前方は水晶体*後面および後眼房*，後外方は網膜視部により境され，硝子体により占められる腔．硝子体は薄い硝子体被膜に包まれた透明，無構造の硝子体液と，直径～150Åの細線維を含む硝子体支質に分けられる．液は水，グルコース，ヒアルロン酸，アスコルビン酸, Na, Pなどを含み，細線維は特殊な膠原線維（ビトレイン）である．屈折率は1.334．

硝子体は眼胞から眼杯が形成されて生じる硝子体眼房にとりこまれた間葉組織が，水晶体と虹彩*・毛様体*により封じ込められたものである．本来虹彩支質を経て脈絡膜につづき，眼球血管膜の一環をなしていた．胎生期には網膜中心動脈の終末枝（硝子体動脈）が視神経乳頭から硝子体眼房の中心を貫いて水晶体被膜に達しその発生をになうが，妊娠末期に閉鎖吸収される．（→クロケー管）

（外崎）

硝子体動脈 Arteria hyaroidea, *hyaroid artery*, Arteria hyaroidea

眼動脈の枝で，眼杯茎裂および硝子体腔の中軸部を貫いて水晶体胞*の後面に達する動脈を硝子体動脈という（→眼の発生）．この動脈は本来水晶体胞を養うもので，その末端は水晶体動脈となって分岐して，水晶体胞後面で水晶体血管膜（Tunica vasculosa lentis）の毛細血管網につながっている．やがてこの動脈が硝子体腔に進入する部位から眼杯内板を養う枝が出る．胎生後期になると硝子体腔の中軸部を貫いていた本来の硝子体動脈は退化・消失し，眼杯内板（網膜）に分布する枝のみが残って網膜中心動脈とよばれるようになる．

（溝口）

小指対立筋 Musculus opponens digiti minimi, *opponens digiti minimi*, Kleinfinger gegensteller →上肢の筋，下肢の筋

硝子軟骨 Cartilago hyalina, *hyaline carti-*

lage, Hyalinknorpel
最も典型的な軟骨組織*で，肋軟骨，気管軟骨，大部分の喉頭軟骨，関節軟骨など広く全身に分布する． (市川)

上肢の筋 Musculi membri superioris, *muscles of the upper limb*, Muskeln der oberen Extremität →図・表を参照． (河西)

上斜筋 Musculus obliquus superior, *superior oblique muscle*, Musculus obliquus superior →眼筋

上尺側側副動脈 Arterial collateralis ulnaris superior, *superior ulnar collateral artery*, proximale ulnare Nebenschlagader →上腕動脈

踵舟靱帯 Ligamentum calcaneonaviculare, *calcaneonavicular ligament* →背側足根靱帯

上縦舌筋 Musculus longitudinalis superior, *superior longitudinal muscle*, oberflächlich Langmuskel der Zunge →舌筋

上縦束 Fasciculus longitudinalis superior, *superior longitudinal fasciculus*, oberes Längsbündel →連合神経路〔線維〕

上十二指腸陥凹 Recessus duodenalis superior, *superior duodenal recess* →腹膜

上十二指腸曲 Flexura duodeni superior, *superior flexure of duodenum* →十二指腸

小十二指腸乳頭 Papilla duodeni minor, *duodenal papilla* →十二指腸

上十二指腸ヒダ Plica duodenalis superior, *superior duodenal fold* →腹膜

鞘状突起 Processus vaginalis, *vaginal pro-*

1. 僧帽筋, 2. 三角筋, 3. 烏口腕筋, 4. 短頭, 5. 長頭, 6. 上腕二頭筋, 7. 上腕筋, 8. 腕橈骨筋, 9. 長橈側手根伸筋, 10. 屈筋支帯(BNA の Lig. carpi volare に相当する部分，文中参照のこと), 11. 短母指外転筋, 12. 短母指屈筋, 13. 手掌腱膜, 14. 大胸筋, 15. 長頭, 16. 内側頭, 17. 上腕三頭筋, 18. 内側上腕筋間中隔, 19. 円回内筋, 20. 上腕二頭筋腱膜, 21. 橈側手根屈筋, 22. 長掌筋, 23. 尺側手根屈筋, 24. 浅指屈筋, 25. 小指外転筋, 26. 短小指屈筋, 27. 小指対立筋, 28. 横束
上肢の筋(右前面，浅層)

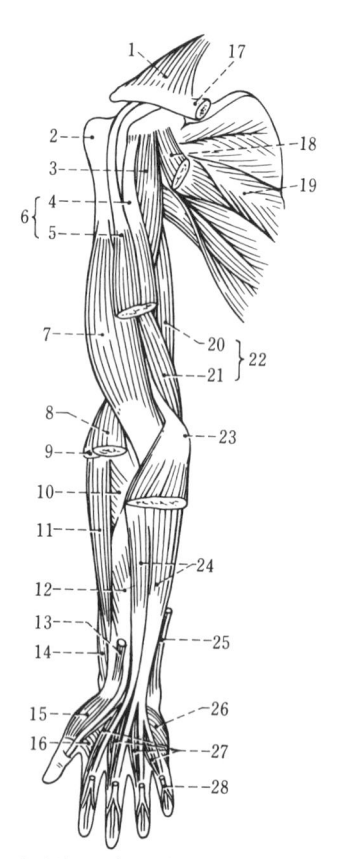

1. 僧帽筋, 2. 上腕骨, 3. 烏口腕筋, 4. 短頭, 5. 長頭, 6. 上腕二頭筋, 7. 上腕筋, 8. 腕橈骨筋, 9. 長橈側手根伸筋, 10. 回外筋, 11. 短橈側手根伸筋, 12. 長母指屈筋, 13. 橈側手根屈筋, 14. 長母指外転筋, 15. 母指対立筋, 16. 母指内転筋, 17. 鎖骨, 18. 小胸筋, 19. 肩甲下筋, 20. 長頭, 21. 内側頭, 22. 上腕三頭筋, 23. 内側上顆, 24. 深指屈筋, 25. 尺側手根屈筋, 26. 小指対立筋, 27. 虫様筋, 28. 浅指屈筋腱
上肢の筋(右前面，深層)

cess →翼状突起

鞘状突起痕跡 Vestigium processus vaginalis, *the obliterated part of the processus vaginalis*, Vestigium processus vaginalis →精巣鞘膜

鞘状突起嚢 Recessus vaginalis peritonei
精巣*は，はじめは腹腔内にあり，精巣間膜*によって腹腔後壁に結びつけられているが，胎生3カ月以降，精巣導帯によって，次第に尾方に引き降ろされ，結局，9カ月中に陰嚢の中におさまる．この際，精巣を包んでいる腹腔の一部が，腹膜をふくろ状に膨出させ，精巣とともに鼠径管を通って陰嚢の中に進出してくる．この腹膜のふくろ状の突出部を鞘状突起嚢という．このうち鼠径管を通っている部分は，やがて狭窄されて細くなり，閉鎖され，ついには消失する．このようにして腹腔との連絡の絶えた陰嚢内の鞘状突起嚢は精巣鞘膜*となる．

(溝口)

茸状乳頭 Papillae fungiformes, *fungiform papillae*, pilzförmigen Pappillen →舌

上小脳脚 Pedunculus cerebellaris superior, *superior cerebellar peduncle*, oberer Kleinhirnstiel →小脳脚

上小脳静脈 Venae cerebelli superiores, *superior cerebellar veins* →大脳静脈

上小脳動脈 Arteria cerebelli superior, *superior cerebellar artery* →椎骨動脈

小耳輪筋 Musculus helicis minor, *small muscle of the helix (musculus helicis minor)*, Musculus helicis minor →外耳

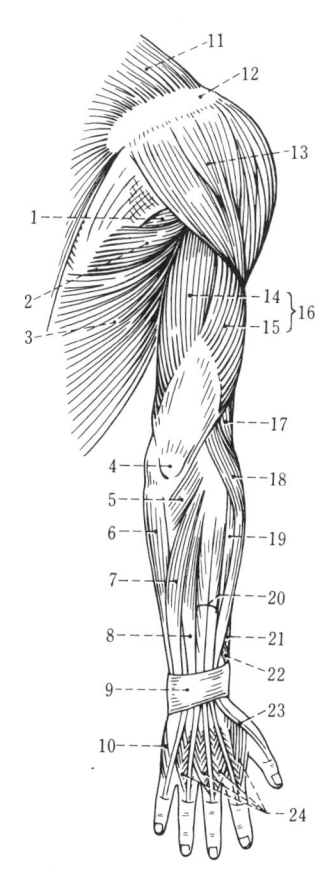

1. 小円筋，2. 大円筋，3. 広背筋，4. 肘頭，5. 肘筋，6. 尺側手根屈筋，7. 尺側手根伸筋，8. 小指伸筋，9. 伸筋支帯，10. 小指外転筋，11. 僧帽筋，12. 肩峰，13. 三角筋，14. 長頭，15. 外側頭，16. 上腕三頭筋，17. 腕橈骨筋，18. 長橈側手根伸筋，19. 短橈側手根伸筋，20. 指伸筋，21. 長母指外転筋，22. 短母指伸筋，23. 長母指伸筋，24. 背側骨間筋

上肢の筋(右後面，浅層)

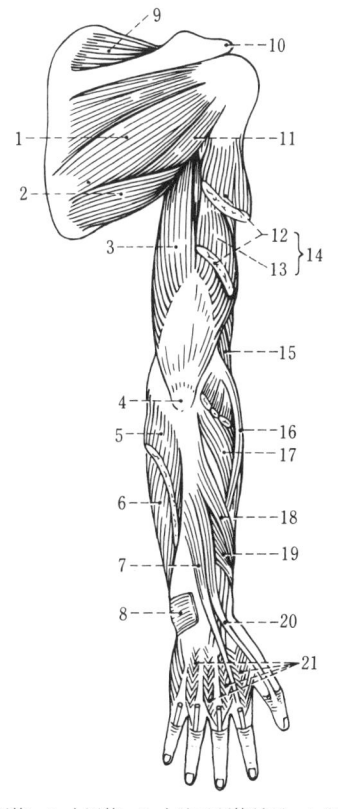

1. 棘下筋，2. 大円筋，3. 上腕三頭筋長頭，4. 肘頭，5. 尺側手根屈筋，6. 深指屈筋，7. 示指伸筋，8. 伸筋支帯，9. 棘上筋，10. 肩峰，11. 小円筋，12. 外側頭，13. 内側頭，14. 上腕三頭筋，15. 長橈側手根伸筋，16. 短橈側手根伸筋，17. 回外筋，18. 長母指外転筋，19. 短母指伸筋，20. 長母指伸筋，21. 背側骨間筋

上肢の筋(右後面，深層)

〔上肢の筋〕①
1. 上肢帯の筋（肩甲筋）

筋名	起始	停止	神経支配	作用その他
三角筋 M. deltoideus deltoid muscle	鎖骨の外側部⅓, 肩峰, 肩甲棘	上腕骨三角筋粗面	腋窩神経	上肢の側方挙上（外転），前方および後方挙上
棘上筋 M. supraspinatus	棘上窩	上腕骨大結節	肩甲上神経	上肢の側方挙上（外転）
棘下筋 M. infraspinatus	棘下窩	上腕骨大結節	肩甲上神経	上肢の外旋，その腱は肩関節包の後面に接する．
小円筋 M. teres minor	肩甲骨外側縁	上腕骨大結節	腋窩神経	上肢の外旋と内転
大円筋 M. teres major	肩甲骨下角	上腕骨の内側からその前面に出て小結節稜へ	肩甲下神経	上肢の内旋，内転．広背筋の停止腱と合する．
肩甲下筋 M. subscapularis	肩甲骨肋骨面（肩甲下窩）	上腕骨の前面で小結節へ	肩甲下神経	上肢の内旋と内転

2. 上腕の筋

上腕前面の筋（屈筋）

筋名	起始	停止	神経支配	作用その他
上腕二頭筋 M. biceps brachii			筋皮神経	肘関節に作用して前腕をまげる．上腕前面に力こぶを作る．筋腹の内外両側の溝をそれぞれ内側二頭筋溝 (Sulcus bicipitalis medialis) および外側二頭筋溝 (Sulcus bicipitalis lateralis) という．前者を尺側皮静脈，後者を橈側皮静脈が走る．長頭の腱は滑膜に包まれながら肩関節腔を貫く．また上腕骨の結節間溝を通るところでは，結節間滑液鞘 (Vagina synovialis intertubercularis) に包まれる．
長頭 Caput longum	肩甲骨関節上結節	両頭は合して紡錘形の筋腹を作り，停止腱は橈骨粗面へ．一部は腱膜になって前腕筋膜の上内側部へ放散する．これを上腕二頭筋腱膜 (Aponeurosis musculi bicipitis brachii) という．		
短頭 Caput breve	肩甲骨烏口突起			
烏口腕筋 M. coracobrachialis	肩甲骨烏口突起	上腕骨体	筋皮神経	上肢の前方挙上と内転，筋腹を筋皮神経が貫く．
上腕筋 M. brachialis	上腕骨体前面の下半より	尺骨粗面	筋皮神経	前腕をまげる．

〔上肢の筋〕②

上腕後面の筋(伸筋)

筋名	起始	停止	神経支配	作用その他
上腕三頭筋 M. triceps brachii				肘関節に作用して肘を伸ばす.
長頭 Caput longum	肩甲骨関節下結節	三頭は癒合して, 停止腱は肘頭へ	橈骨神経	内側頭は外側頭と長頭の深層にあり, その間を橈骨神経が通る.
外側頭 Caput laterale	上腕骨体外側面			
内側頭 Caput mediale	上腕骨体後面			

3. 前腕の筋

前腕前面の筋(屈筋)

筋名	起始	停止	神経支配	作用その他
円回内筋 M. pronator teres				前腕を尺側(内側)へまわす(回内 Pronation).
上腕頭 Caput humerale	上腕骨内側上顆	橈骨体	正中神経	尺骨頭は発達が弱い, 両頭の間を正中神経が通る.
尺骨頭 Caput ulnare	尺骨鉤状突起			
橈側手根屈筋 M. flexor carpi radialis	上腕骨内側上顆	手根管を通って手掌に出て, 第2中手骨へ	正中神経	手掌をまげ, また橈側(外側)へ屈す. 前腕前面の下半部ではこの筋の外側を橈骨動脈が通る.
長掌筋 M. palmaris longus	上腕骨内側上顆	細い腱となって, 前腕前面の中央を下り, 手掌に出て, 扇形に拡がって手掌腱膜となる.	正中神経	手掌をまげる.
尺側手根屈筋 M. flexor carpi ulnaris		前腕前面の最も尺側を下行して豆状骨へ	尺骨神経	手掌をまげ, また尺側(内側)へ屈す.
上腕頭 Caput humerale	上腕骨内側上顆			
尺骨頭 Caput ulnare	尺骨上半部の後縁			
浅指屈筋 M. flexor digitorum superficialis		4腱に分かれて手根管を通り, 各腱はⅡ～Ⅴ指の中節骨底へ	正中神経	Ⅱ～Ⅴ指の中節をまげる.
上腕尺骨頭 Caput humeroulnare	上腕骨内側上顆と尺骨粗面			
橈骨頭 Caput radiale	橈骨前面の上半部			

〔上肢の筋〕③

筋名	起始	停止	神経支配	作用その他
深指屈筋 M. flexor digitorum profundus	尺骨体の前面と前腕骨間膜	4腱に分かれて手根管を通り，指の領域に達すると浅指屈筋の腱を貫いてII～V指の末節骨底へ	橈側半は正中神経，尺側半は尺骨神経	II～V指の末節をまげる．
長母指屈筋 M. flexor pollicis longus	橈骨体前面と前腕骨間膜	手根管を通り母指の末節骨底へ	正中神経	母指の末節をまげる．起始の一部はしばしば上腕骨内側上顆よりおこる．この筋束をガンツェル(Gantzer)の筋という．60%に出現する．
方形回内筋 M. pronator quadratus	尺骨下部前面	横走して橈骨の下部前面へ	正中神経	前腕の回内（手掌を内側へまわす）

前腕橈側の筋

筋名	起始	停止	神経支配	作用その他
腕橈骨筋 M. brachioradialis	上腕骨外側縁の下半部	橈骨の下端部とその茎状突起	橈骨神経	手掌を内側に向けた位置（回内位）で前腕をまげる．
長橈側手根伸筋 M. extensor carpi radialis longus	上腕骨外側縁の下端，外側上顆	伸筋支帯の下を通るときに，長母指伸筋の腱と交叉．第2中手骨底へ	橈骨神経	手根をのばし，また橈側へまげる．
短橈側手根伸筋 M. extensor carpi radialis brevis	上腕骨外側上顆	長橈側手根伸筋とともに伸筋支帯の下を通り，第3中手骨底へ	橈骨神経	手根をのばし，また橈側へまげる．

前腕後面の筋（伸筋）

筋名	起始	停止	神経支配	作用その他
〔総〕指伸筋 M. extensor digitorum	上腕骨外側上顆	伸筋支帯の下を通って手背に出て，4腱に分かれてII～V指の指背腱膜に移行	橈骨神経	II～V指を伸ばす．手背では，各指にいたる腱の間に腱間結合(Connexus intertendineus)を作る．
小指伸筋 M. extensor digiti minimi	上腕骨外側上顆	第V指の指背腱膜	橈骨神経	第V指を伸ばす．
尺側手根伸筋 M. extensor carpi ulnaris	上腕骨外側上顆	第5中手骨底	橈骨神経	手根を伸ばし，また尺側へまげる．
肘筋 M. anconeus	上腕骨外側上顆	扇形に拡がって尺骨後面の上部へ	橈骨神経	上腕三頭筋内側頭の一部とみなされる．前腕の伸展を助ける．
回外筋 M. supinator	上腕骨外側上顆，尺骨の回外筋稜，肘関節包，橈骨輪状靱帯	橈骨頭の背面からその外側をまわって橈骨上部の外側面へ	橈骨神経	前腕の回外（手掌を前に向ける），筋腹を橈骨神経の深枝が貫く．

〔上肢の筋〕④

筋名	起始	停止	神経支配	作用その他
長母指外転筋 M. abductor pollicis longus	橈骨および尺骨体の背面と前腕骨間膜	母指の第Ⅰ中手骨底	橈骨神経	母指を外転する．
〔手の〕短母指伸筋 M. extensor pollicis brevis	橈骨体の後面と前腕骨間膜	前者とともに伸筋支帯の下を通り，母指の基節骨底へ	橈骨神経	母指の基節を伸ばす．
〔手の〕長母指伸筋 M. extensor pollicis longus	尺骨体の後面と前腕骨間膜	母指の末節骨底	橈骨神経	母指の末節を伸ばす．
示指伸筋 M. extensor indicis	尺骨下部の後面	伸筋支帯の下を通り，手背に出て，第Ⅱ指の指背腱膜へ	橈骨神経	示指（第Ⅱ指）を伸ばす．

4. 手の筋

母指球の筋 (Mm. thenares)

筋名	起始	停止	神経支配	作用その他
短母指外転筋 M. abductor pollicis brevis	屈筋支帯	母指の基節骨底の橈側部	正中神経	母指の外転
〔手の〕短母指屈筋 M. flexor pollicis brevis				母指の基節をまげる．両頭の間を長母指屈筋の腱が通る．
浅頭 Caput superficiale	屈筋支帯	2頭は合して母指の基節骨底の橈側部へ	正中神経	
短頭 Caput breve	大菱形骨，小菱形骨，有頭骨		尺骨神経	
母指対立筋 M. opponens pollicis	屈筋支帯	第Ⅰ中手骨体の橈側縁	正中神経	母指の対立運動．対立(oppositio)とは母指が他の4指と向かい合う運動で，サル以上の高等動物にみられ，物をしっかり握るのに役立つ．
〔手の〕母指内転筋 M. adductor pollicis				
横頭 Caput transversum	第Ⅲ中手骨の手掌面	両頭は合して母指の基節骨底の尺側部へ	尺骨神経	母指の内転
斜頭 Caput obliquum	有頭骨			

[上肢の筋]⑤

小指球の筋（Mm. hypothenares）

筋名	起始	停止	神経支配	作用その他
短掌筋 M. palmaris brevis	手掌腱膜の尺側縁	小指球の皮膚	尺骨神経	小指球の皮膚に高まりを作って，物を握るのに役立つ．上肢筋のうち，唯一の皮筋であるが，ヒトで欠損例はない．
小指外転筋 M. abductor digiti minimi	屈筋支帯	小指の基節骨底の尺側部	尺骨神経	小指の外転
短小指屈筋 M. flexor digiti minimi brevis	屈筋支帯	小指の基節骨底の尺側部	尺骨神経	小指の基節をまげる．
小指対立筋 M. opponens digiti minimi	屈筋支帯	第Ⅴ中手骨体の尺側縁	尺骨神経	第Ⅴ中手骨をまげて，小指と母指を向かい合わせる．

中手筋

筋名	起始	停止	神経支配	作用その他
虫様筋 Mm. lumbricales	四つの筋束よりなり，それぞれ独立して深指屈筋のⅡ～Ⅴ指への腱の橈側，またはとなり合う腱の対向面よりおこる．	Ⅱ～Ⅴ指の基節骨底の橈側を通って指背に出て指背腱膜へ	Ⅱ, Ⅲ指につく筋束は正中神経，Ⅳ指への筋束は正中，尺骨両神経，Ⅴ指への筋束は尺骨神経	Ⅱ～Ⅴ指の基節をまげ，中節と末節をのばす．
掌側骨間筋 Mm. interossei palmares	三つの筋束よりなる． 1) 第2中手骨体の尺側縁 2) 第4中手骨体の橈側縁 3) 第5中手骨体の橈側縁	それぞれの筋束は， 1) Ⅱ指の基節骨底の尺側部と指背腱膜 2) Ⅳ指の基節骨底の橈側部と指背腱膜 3) Ⅴ指の基節骨底の橈側部と指背腱膜	尺骨神経	第Ⅲ指を中心にしてⅡ, Ⅳ, Ⅴ指をこれに近づける（内転）． Ⅱ～Ⅴ指の基節をまげ，中節と末節をのばす．
背側骨間筋 Mm. interossei dorsales	四つの筋束よりなる．すべて2頭をもって，Ⅰ～Ⅴ中手骨体の対向面よりおこる．	それぞれの筋束は， 1) Ⅱ指の基節骨底の橈側部と指背腱膜 2) Ⅲ指の基節骨底の橈側部と指背腱膜 3) Ⅲ指の基節骨底の尺側部と指背腱膜 4) Ⅳ指の基節骨底の尺側部と指背腱膜	尺骨神経	第Ⅲ指を中心にして，Ⅱ, Ⅳ指をこれから遠ざける（外転）．またⅢ指を左右へ倒す（外転）． 掌側骨間筋をも含めて七つの骨間筋のうち，同じ指につくものは，共同してその基節をまげ中節と末節をのばす．

上歯列弓 Arcus dentalis superior, *upper dental arch*, oberer Zanbogen →歯

上唇 Labium superius, *upper lip*, die obere Lippe →口腔, 口腔粘膜, 口腔腺

上唇挙筋（眼窩下筋） Musculus levator labii superioris, *levator labii superioris* →表情筋

上伸筋支帯（足の） Retinaculum musculorum extensorum superius, *superior extensor retinaculum of the leg*

下腿前面の下部で，内果と外果の上方にあり，下腿筋膜の一部が横走線維を補足して肥厚したもので，脛骨と腓骨の下端に付着する．この深層をそれぞれ独自の腱鞘に包まれた前脛骨筋，長母指伸筋，長指伸筋（第3腓骨筋を含めて）が通る． (河西)

上神経幹 Truncus superior, *upper trunk*, Truncus superior →腕神経叢

上神経節 Ganglion superius, *superior ganglion*, Ganglion superius →迷走神経

上唇結節 Tuberculum →口腔

上唇静脈 Vena labialis superior, *superior labial vein* →内頚静脈

小心〔臓〕静脈 Vena cordis parva, *small cardiac vein* →心臓の静脈

上唇動脈 Arteria labialis superior, *superior labial artery* →外頚動脈

小腎杯 Calices renales minores, *minor renal calices*, Calices renales minores →腎臓

上唇鼻翼挙筋（眼角筋） Musculus levator labii superioris alaeque nasi, *levator labii superioris alaeque nasi* →表情筋

上膵十二指腸動脈 Arteriae pancreaticoduodenales superiores, *superior pancreaticoduodenal artery* →腹腔動脈

上錐体静脈洞 Sinus petrosus superior, *superior petrosal sinus*, oberer Felsenblutleiter →硬膜静脈洞

小錐体神経 Nervus petrosus minor, *lesser petrosal nerve*, Nervus petrosus minor →舌咽神経，耳神経節

小錐体神経管裂孔 Hiatus canalis nervi petrosi minoris, *hiatus for lesser petrosal nerve* →錐体

小錐体神経溝 Sulcus nervi petrosi minoris, *sulcus for lesser petrosal nerve* →錐体

上錐体洞溝 Sulcus sinus petrosi superioris, *sulcus for superior petrosal sinus* →錐体

上髄帆 Velum medullare superius, *superior medullary velum*, oberes Marksegel →第四脳室

娘 星 Aster filialis, *daughter-star*, Tochtersterne →有糸分裂

上精巣上体間膜 Ligamentum epididymidis superius →精巣鞘膜

小 舌（左肺の） Lingula pulmonis sinistri, *lingula*, Lingula →肺

上舌区（S⁴） Segmentum lingulare superius, *superior segment*, oberes Lingularsegment →肺区域

小赤血球 Microcytus, *microcytes*, Mikrozyten →赤血球

上舌枝（A⁴） Ramus lingularis superior, *superior lingular artery*, Ast zum oberes Lingularsegment →肺区域

上舌枝（B⁴） Bronchus lingularis superior, *superior lingular segmental bronchus*, Bronchus für das oberes Lingularsegment →気管

上舌枝（V⁴） Pars superior, *superior lingular vein*, Zweig vom oberen Lingularsegment →肺区域

上前区動脈 Arteriae segmenti anterioris superioris, *anterior superior segmental artery*, Arteriae segmenti anterioris superioris →腎臓の血管

常染色体 Autosoma, *autosome*, Autosom

性染色体*と区別して用いられる名称．一般のメンデル遺伝子群をになった染色体の総称．人間の染色体の場合は常染色体は22対あり，デンヴア規約にしたがって，大きさの順に1から22まで番号が各対に対してつけられている．したがって常染色体は番号をもってよばれる．(→染色体) (田中)

常染色体異常 Karyotypus modificantus, *autosomal chromosomal anomalies*, autosomale Chromosom aberrationon

常染色体の数的異常あるいは構造異常による疾患をいう．多くの重要な先天異常*があり，大なり小なり精神遅滞を伴う．A群とF群染色体異常はあまりよく知られていない．21, 18, 13染色体のトリソミー*が有名である．分染法の進歩とともに多くの異常が相ついで新たに同定されている．自然流産胎芽ではほとんどの染色体のトリソミーがみられているが，新生児にみられるその他のトリソミーとしては8トリソミー症候群（手掌・足底の厚い硬い皮膚と深いしわが特徴），22トリソミー症候群（虹彩欠損，鎖肛などを示す cat eye 症候群などの症状を呈す）などが知られている．さらに，部分トリソミー症候群（4p, 4q, 5p, 7q 9p, 10p, 10q, 11q, 14q, 15q など），欠失症候群（4p−, 5p−, 9p−, 13q−, 18p−, 18q−, 21q− など），11q モノソミー症候群などが報告されている． (谷村)

常染色体優性遺伝 *autosomal dominant inheritance*, autosomale domimante Vererbung

常染色体*上にある1対の対立遺伝子のうち

1個が変異遺伝子であるとき，すなわちヘテロ接合体であっても異常が認められるもの．したがって直系の累代出現が認められる．軟骨形成不全*など多くの先天性骨系統疾患や指の奇形など骨格系の異常が多い．原則として両親のいずれか一方にも同じ異常が存在し，もし両親がともに正常であれば，(1)両親のいずれかの配偶子形成過程における突然変異*，(2)異常遺伝子の浸透度*の不完全が考えられる．異常を有するものが正常者と結婚して同じ異常が出現する確率は50％である．優性遺伝子のホモ接合体はヘテロ接合体よりも一般に重篤で胎生期もしくは生後早期に死亡することが多いので，まれにしかみられない． (谷村)

常染色体劣性遺伝 *autosomal recessive inheritance*, autosomale rezessive Vererbung

ホモ接合体でのみその特徴が表現されるもので，両親は通常ヘテロの保因者であり，外見上は正常者と変わらない．ただし，最近ヘテロ接合体が生化学的などの方法で鑑別し得るものが多くみられるようになった．特定の酵素の欠損による先天性代謝異常などがあり，優性遺伝性疾患に比べて概して重い疾患が多い．小頭などの先天奇形*も知られている．正常な対立遺伝子の産生する特定酵素の完全欠失によるものである．両親の血族結婚の頻度が一般集団より高い．とくにまれな劣性形質であるほど，患者の中で血族結婚の両親から生まれる割合が高い．子供のうち患者は25％の割合で出現し，50％は外見上正常な保因者で25％が正常である．患者の性比は平均してほぼ1である．優性遺伝では，異常の家系で親から子と縦の関係で伝えられていくが，劣性遺伝では横（同胞，いとこなど）に並ぶ傾向が強い．それぞれの疾患の頻度$10^{-3} \sim 10^{-6}$と低いが，ヒトは1個体あたり平均8個程度の劣性遺伝の遺伝子を保有している．
(谷村)

上前腸骨棘 Spina iliaca anterior superior, *anterior superior iliac spine*, oberer vorderer Darmbeinstachel →腸骨

〔上〕前腸骨棘間径（棘間径） Distantia spinarum, *bispinal (or interspinous) diameter*, vordere obere Spinabreite des Beckens (od. Spinalabstand) →骨盤の計測

小前庭腺 Gll. vestibulares minores, *gll. vestibulares minores*, Gll. vestibulares minores →外陰部（女の）

小泉門 Fonticulus posterior, *posterior fontanelle*, kleine Fontanelle →頭蓋泉門

上双子筋 Musculus gemellus superior, *gemellus superior*, oberer Zwillingsmuskel →下肢の筋

掌側骨間筋 Musculi interossei palmares, *palmar interossei*, volarer Zwischenknochenmuskel →上肢の筋

掌側指静脈 Venae digitales palmares, *palmar digital veins* →浅掌静脈弓

掌側尺骨手根靱帯 Ligamentum ulnocarpeum palmare, *palmar ulnocarpal ligament* →橈骨手根関節，手根靱帯

掌側手根間靱帯 Ligamenta intercarpea palmaria, *palmar intercarpal ligaments* →手根靱帯

掌側手根枝 Ramus carpeus palmaris, *palmar carpal branch* →尺骨動脈，橈骨動脈

掌側手根中手靱帯 Ligamenta carpometacarpea palmaria, *palmar carpometacarpal ligaments* →手根中手関節

掌側靱帯 Ligamenta palmaria, *palmar ligaments* →中手指節関節，指節間関節

掌側中手静脈 Venae metacarpeae palmares, *palmar metacarpal veins* →深掌静脈弓

掌側中手靱帯 Ligamenta metacarpea palmaria, *palmar metacarpal ligaments* →中手間関節

掌側中手動脈 Arteriae metacarpeae palmares, *palmar metacarpal arteries* →橈骨動脈

上側頭回 Gyrus temporalis superior, *superior temporal gyrus*, Gyrus temporalis superior (obere Schläfenwindung) →側頭葉

上側頭溝 Sulcus temporalis superior, *superior tempopal sulcus*, Sulcus temporalis superior →側頭葉

掌側橈骨手根靱帯 Ligamentum radiocarpeum palmare, *palmar radio-carpal ligament* →橈骨手根関節

上側頭線 Linea temporalis superior, *superior temporal line* →頭頂骨

小帯回 Gyrus fasciolaris, *fasciolar gyrus* →原皮質

上大静脈 Vena cava superior, *superior vena cava*, craniale Hohlvene

上半身の血液を集める静脈で，左右の腕頭静脈が合してはじまり，途中で奇静脈*を受け入れながら上行大動脈の右側を下行して右心房にそそぐ．

腕頭静脈は両側ともに内頸静脈*と鎖骨下静脈*が合して形成される．右腕頭静脈は垂直に下行するので短く，左腕頭静脈は大動脈弓の前方を右下方へ斜走するため長い．腕頭静脈の経過中にそそぐ根として，次の諸静脈があげられる．

(1) 下甲状腺静脈：　甲状腺下縁の不対甲状腺静脈叢から出る．同名の下甲状腺動脈には伴行しない．

(2) 下頸部，縦隔の小静脈：　下喉頭静脈，胸腺静脈，心膜横隔静脈，縦隔静脈，気管支静脈，気管静脈，食道静脈．

(3) 椎骨静脈：　後頭三角の後頭下静脈叢にはじまり，同名動脈周囲に叢をつくって横突孔を下行し，第6頸椎で孔を出て腕頭静脈にそそぐ．ただし，静脈の一部は第7頸椎横突孔も通過しており，副椎骨静脈とよばれる．椎骨静脈終末部には，上行頸静脈に沿って下行する前椎骨静脈と同名動脈に沿って固有背筋内を下行する深頸静脈が開口している．

(4) 内胸静脈：　同名動脈にほぼ対応する静脈であり，腹部皮下の静脈網である腹皮下静脈にはじまり，上腹壁静脈となって横隔膜前端を貫き筋横隔静脈と合して内胸静脈として上行し，経過中に前肋間静脈を受け入れる．

(5) 左上肋間静脈：　左第2・第3肋間静脈を受け入れて，左腕頭静脈にそそぐ．

(6) 最上肋間静脈：　第1肋間静脈のことであり，通常同側の腕頭静脈にそそぐ．（佐藤）

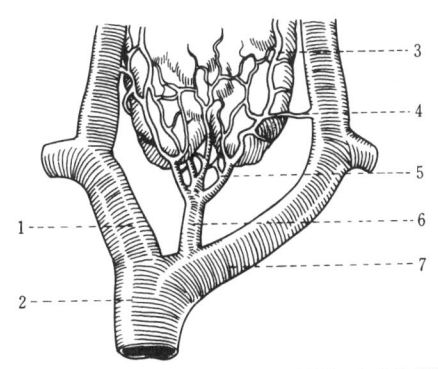

1. 右腕頭静脈，2. 上大静脈，3. 下喉頭静脈，4. 中甲状腺静脈，5. 不対甲状腺静脈叢，6. 下甲状腺静脈，7. 左腕頭静脈

上大静脈

上大静脈の発生 *development of superior vena cava*

上大静脈は右前主静脈と総主静脈*から形成される．総主静脈は左右からほぼ水平に静脈洞に入るが，心臓の下降に伴い，前主静脈が下方に伸びるとともに，総主静脈も縦に近い走向をとり，前主静脈の下方への延長部のような形になる．後主静脈に流入していた鎖骨下静脈*は前主静脈に入る．第7週末～8週初めのころ，左前主静脈から右前主静脈の下部に向かう吻合静脈が生じ，左前主静脈の下部は次第に退縮する．こうして頭頸部，上肢からの血流はすべて右前主静脈下部と，それにつづく右総主静脈に流入し，静脈洞*をとり込んで拡大する右心房に上方から開く上大静脈となる．

右前主静脈上部は右腕頭静脈，左前主静脈より右前主静脈に入る吻合静脈は左腕頭静脈になる．（森）

上大静脈口　Ostium venae cavae superiores, *orifice of superior vena cava*　→心臓

上大脳静脈　Venae cerebri superiores, *superior cerebral veins*　→大脳静脈

上恥骨靱帯　Ligamentum pubicum superius, *superior pubic ligament*　→恥骨結合

娘中心子　Centriolum filiale, *daughter centriole*, Tochter zentriol　→有糸分裂装置

小柱網　Reticulum trabeculare, *trabecular meshwork*, trabekuläres Gerüstwerk

虹彩角膜角櫛状靱帯と虹彩角膜角隙をより適確に表すために"小柱網"が用いられる．虹彩支質に移行する後方部をブドウ膜部，強膜距の内側から角膜内皮に移行する前方部を強膜部という．（外崎）

小　腸　Intestinum tenue, *small intestine*, Dünndarm

消化管*のうち，幽門から盲腸*に入るまでの細長い管．その長さは日本人で平均♂673 cm♀626 cm．食物の消化吸収の主な場所であり，その属腺として肝臓*と膵臓*がある．小腸は腸間膜を欠く十二指腸*と腸間膜小腸が区別され，後者は空腸*（はじめの2/5）と回腸*（あとの3/5）に分けられる．吸収上皮は内腔へ大小の突起を突出させ，表面積は約20 m^{2}にも達する．最大の突起は粘膜下組織までを含む輪走する輪状ヒダで，十二指腸で最も発達している．これより一段小さい突起は高さ約1 mmの腸絨毛で上皮と粘膜固有層とからなり小腸内面をおおう．十二指腸では葉状を呈し，空腸，回腸では円柱状である．絨毛の粘膜固有層へは1～2本の動脈が侵入し，先端部で上皮直下の密な毛細血管網に移行したのち1本の小静脈へ注ぐ．絨毛の中軸には太いリンパ管があり脂質の吸収に

あずかる．粘膜固有層にはリンパ球，形質細胞，大食細胞などが多数みられる．ことにリンパ球は集族増殖して孤立リンパ小節やそれらが集合して集合リンパ小節をつくる．後者は回腸に多い．発達したリンパ小節は粘膜筋板をおおって粘膜下組織へも侵入する．　　（和気）

上腸間膜静脈　Vena mesenterica superior, *superior mesenteric vein*, obere Gekröseblutader (-vene)　→門脈

上腸間膜動脈　Arteria mesenterica superior, *superior mesenteric artery*, kraniale Gekrösearterie

十二指腸遠位半から横行結腸右2/3までの腸管に血液を供給する動脈で，腹腔動脈*のやや下方で腹大動脈*前面からおこり，膵切痕において膵臓*と十二指腸*水平部の間を通過し，腸間膜の2葉間を右腸骨窩に向かって走る．左側に向かっては小腸*の動脈を，右側に向かっては大腸*の動脈を分岐するが，前者は口側に分布するものほど近位で起発することが特徴である．上腸間膜動脈の枝はつぎの通り．

(1) 下膵十二指腸動脈：　第1枝として起発し，前後2枝に分かれて膵頭に分布し，上膵十二指腸動脈とともに膵十二指腸動脈弓を形成する．

(2) 空腸動脈と回腸動脈：　合計15〜20本あって，分岐をくりかえして腸管付近に動脈弓を形成して，そこから腸管に多数の直動脈を与える．

(3) 回結腸動脈：　最も遠位で分岐して回盲部にいたり，盲腸の前後両面に前盲腸枝と後盲腸枝を，上行結腸初部に上行枝を，虫垂に虫垂動脈をそれぞれ与える．

(4) 右結腸動脈：　前者と中結腸動脈の間で起発し，上行結腸に分布する．上行枝は中結腸動脈と，下行枝は回結腸動脈上行枝と吻合する．結腸動脈の中で最も不安定で変異に富む．

(5) 中結腸動脈：　結腸動脈の中で最も近位でおこり，右外方へ走って右結腸曲にいたり，右枝と左枝に分かれる．右枝は右結腸曲と上行結腸に，左枝は横行結腸に分布する．左方では下腸間膜動脈の左結腸動脈と吻合し，いわゆるRiolanの動脈弓を形成する．しばしば，より近位で起発し直接横行結腸中央部に向かって走行する副中結腸動脈が存在する．　　（佐藤）

上腸間膜動脈神経節　Ganglion mesentericum superius, *superior mesenteric ganglion*, Ganglion mesentericum superius

腹部内臓に分布する動脈の壁にみられる自律神経叢*（すなわち動脈周囲神経叢*）には神経細胞体の集団が混在することが多い．上腸間膜動脈神経叢の中に混在する神経細胞体の集団，すなわち神経節を上腸間膜動脈神経節という．同様にして腹腔動脈*周囲の腹腔神経叢*内には腹腔神経節*が，腎動脈*の周囲の腎神経叢内には腎神経節が，下腸間膜動脈*の周囲の下腸間膜動脈神経叢内には下腸間膜動脈神経節*が，それぞれ混在する．上記のすべての神経節をなす神経細胞体は交感神経*の節後性のものであることが多い．　　（山内）

上腸間膜動脈神経叢　Plexus mesentericus superior, *superior mesenteric plexus*, Plexus mesentericus superior　→自律神経叢

上腸間膜リンパ節　Lymphonodi mesenterici superiores, *superior mesenteric nodes*, Gekrösknoten　→リンパ節

上直筋　Musculus rectus superior, *superior rectus muscle*, Musculus rectus superior　→眼筋

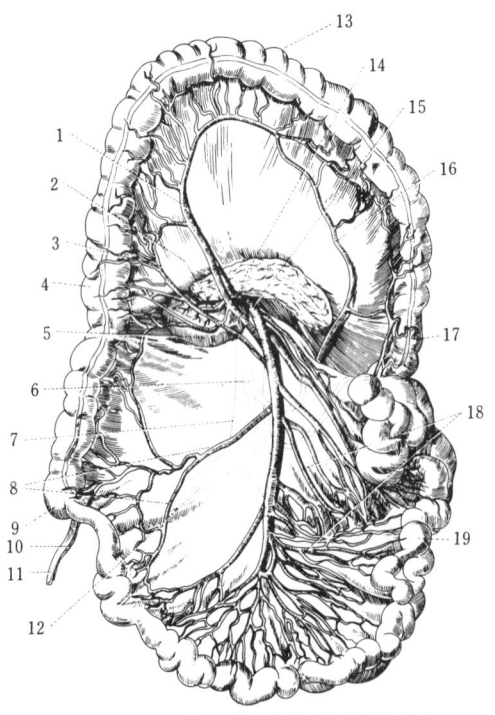

1. 中結腸動脈，2. 下膵十二指腸動脈，3. 右結腸動脈，4. 上行結腸，5. 十二指腸水平部，6. 下腸間膜動脈，7. 腹大動脈，8. 回結腸動脈，9. 盲腸，10. 虫垂動脈，11. 虫垂，12. 総腸骨動脈，13. 横行結腸，14. 膵臓，15. 上腸間膜動脈，16. 左結腸動脈，17. 下行結腸，18. 空腸動脈と回腸動脈，19. 小腸

上腸間膜動脈

上直腸静脈 Vena rectalis superior, *superior rectal vein*, obere Rektalvene (-blutader) →門脈

上直腸動脈 Arteria rectalis superior, *superior rectal artery*, obere Mastdarmarterie →下腸間膜動脈

上直腸動脈神経叢 Plexus rectalis superior, *superior rectal plexus*, Plexus rectalis superior →自律神経叢

上椎切痕 Incisura vertebralis superior, *superior vertebral notch* →脊柱

小殿筋 Musculus gluteus minimus, *gluteus minimus*, kleiner Gesäßmuskel →下肢の筋

小殿筋の転子包 Bursa trochanterica musculi glutei minimi →滑液包

小転子 Trochanter minor, *lesser trochanter*, kleiner Rollhügel →大腿骨

上殿静脈 Venae gluteae superiores, *superior gluteal veins* →内腸骨静脈

上殿神経 Nervus gluteus superior, *superior gluteal nerve*, Nervus gluteus superior →仙骨神経叢

上殿動脈 Arteria glutea superior, *superior gluteal artery*, kraniale Gesäßschlagader →内腸骨動脈

上殿皮神経 Nervi clunium superiores, *superior cluneal nerves*, Nervi clunium superiores →腰・仙骨・尾骨神経, 殿皮神経

小 頭 Microcephalia, *microcephaly*, Mikrozephalie

頭囲が小さく, 平均値から標準偏差の3倍以上小さいものをいう. 小脳髄 (microencephaly)というのがよりふさわしいと考えられる. 一般に精神遅滞を伴う. 常染色体劣性遺伝*によるものがかなりみられ, また染色体異常*によるものもある. 一方, 胎生期の環境要因によるものもあり, 遺伝性のものよりはるかにその頻度が高い. 遺伝性のものと異なり前額部の傾斜, および低い頭高が示されず, むしろ丸い, 小さな頭をもつのが特色である. 放射線, 風疹, トキソプラズマ感染, サイトメガロウイルス感染, 糖尿病などが原因となる. その他周産期に原因するもの (低酸素症, 核黄疸, 分娩時脳外傷など) もある. (谷村)

上頭斜筋 Musculus obliquus capitis superior, *obliquus capitis superior*, schräger Kopfmuskel →後頭下筋, 固有背筋

上橈尺関節 Articulatio radioulnaris proximalis, *proximal radio-ulnar joint*

下橈尺関節*とともに前腕の回内と回外を行う1軸性の車軸関節. 関節頭は橈骨頭の側面にある関節環状面で, 関節窩は尺骨*の橈骨切痕と橈骨輪状靭帯である. 下橈尺関節における関節頭は尺骨頭の関節環状面で, 関節窩は橈骨*の尺骨切痕である. したがって両関節における橈骨と尺骨の関係は, 上下で反対の立場にある. 前腕の回旋運動の運動軸は, 上橈尺関節における橈骨頭と, 下橈尺関節における尺骨頭を結ぶ線で, 回外位(手掌が前面に向く)から回内位(手掌は後方に向く)に動くときは, この運動軸を軸として橈骨の下端が尺骨頭の前面を通って, その内側へ動く. この運動に際して尺骨の位置と, 橈骨上端部の位置はほとんど変化しない. (→肘関節) (河西)

上頭頂小葉 Lobulus parietalis superior, *superior parietal lobule*, oberes Scheitelläppchen →頭頂葉

小内臓神経 Nervus splanchnicus minor, *lesser splanchnic nerve*, kleiner Eingeweidenerv →胸神経節, 内臓神経

小内転筋 Musculus adductor minimus (B.N.A.), *adductor minimus*, kleiner Oberschenkelanzieher

大内転筋の最上部の筋束をいう. (→大内転筋) (河西)

上尿生殖隔膜筋膜 Fascia diaphragmatis urogenitalis superior, *superior fascia of the urogenital diaphragm*, obere Faszie des Diaphragma urogenitale →尿生殖隔膜

小 脳 Cerebellum, *cerebellum*, Kleinhirn

小脳は筋, 関節などの深部組織, 前庭, 視覚, 聴覚系などからの入力を直接あるいは間接的に受け, 眼球運動を含む身体の運動調節をつかさどる. 小脳は正中部の虫部 (Vermis, vermis) と外側部の小脳半球 (Hemispherium cerebelli, cerebellar hemisphere) とに分けられる. いずれも多数の小脳溝 (Fissura cerebelli) により小脳回(Folia cerebelli)に細分される. この中, 特定の小脳溝は深く, これにより小脳回の集合ができる. これを小脳小葉 (Lobuli cerebelli) とよぶ. ヒトでは小脳は深い水平裂 (Fissura horizontalis) により上面と下面とに分けられ, 虫部とそれに対応する半球に九つの小葉が区別される. 系統発生的には小脳は前葉 (Lobus anterior), 後葉(Lobus posterior), 片葉小節葉(Lobus flocculonodularis)の3部分に分け

られる．前葉は系統発生的に古く古小脳（Paleocerebellum）ともよばれ，脊髄小脳路，副楔状束核小脳路，オリーブ小脳路の一部，網様体小脳路などを受ける．後葉は系統発生的に新しく，新小脳（Neocerebellum）とよばれる．とくに半球部は虫部より新しく，橋核，主オリーブ核などを介して大脳皮質*と結合している．前葉と後葉とは第1裂（Fissura prima）により境される．片葉小節葉は原小脳（Archicerrebellum）とよばれ最も古く前庭系との結合が著明である．後葉とは後外側裂（Fissura posterolateralis）で境される．後葉には虫部垂体と虫部垂との間に第2裂がある．ヒトの小脳小葉の形は他の動物のものと大きく異なり，比較解剖学的にはだいたい表のように対応する．

小脳全体は灰白質と白質*とからなる．灰白質には小脳皮質*と小脳核*とがある．小脳皮質は小脳小葉の表層をなし遠心性軸索を出すPurkinje細胞と皮質内での結合を行う細胞とからなる．小脳核は深部にあり，室頂核，球状核，栓状核，歯状核の4核からなる．小脳皮質にはその結合から三つの縦帯が認められる．すなわち，正中部の虫部皮質，外側部の半球皮質および両者の境界部の虫部傍皮質である．虫部皮質のPurkinje細胞は室頂核に，虫部傍皮質は球状核と栓状核に，半球皮質は歯状核に投射する．小脳の中心部の白質塊は髄体（Corpus medullare）とよばれ，遠心性および求心性線維からできている．ここからは白質が分枝して（白質板Laminae albae），小葉に分かれる．全体として樹の枝のようにみえるので，小脳活樹（Arbor vitae cerebelli）と名づけられている．小脳は三つの小脳脚*により，延髄，橋，中脳と結合している．これは小脳の遠心路および求心路の通路となっている．　　　　　　　　　　（松下）

小脳の発生　development of the cerebellum

小脳は後脳*の菱脳唇*から発生する．後脳の菱脳唇は翼板の背外側につづく背内方に突出する高まりで，胎生2カ月の後半において急速に増大し，小脳板とよばれるようになる．左右の小脳板の間には菱脳蓋の頭側半部が介在するので，頭側部では左右の小脳板は相接しているが，尾側部では広く離れている．菱脳の中央部を頂点とする橋弯曲が高度になると，この部の菱脳蓋の左右方向の拡大によって，左右の小脳板の尾側部はいよいよ高度に引き離され，左右の小脳板は菱脳の長軸に直角に一直線をなすようになる．これと同時に左右の小脳板の頭側部（今では内側部）が合一するので，結局，正中部が小さくて左右両部が大きい単一の小脳原基が成立する．正中部からは小脳虫部が，左右両部からは小脳半球が形成される．

増大していく小脳原基の背側面には，やがて虫部から半球に向かって走る溝が次々に出現して小脳を区画する．胎生5カ月のおわりには小脳虫部における10個の主な区分（小脳葉）がほぼ完成する．これらの小脳葉はそれぞれ固有の発育を行うが，その間に第2次，第3次の溝が生じて，各小脳葉を多数の小脳回に分ける．このような形態発生の結果広大な表面積を獲得した小脳の表面には小脳皮質*とよばれる特別な灰白質*が形成され，これに出入する神経線維はその深部に集って小脳白質を形成する．

小脳原基においても菱脳室に接する内側から表面に向かって胚芽層・外套層・縁帯の3層が分化する．胚芽層は神経芽細胞をつくり出すが，胚芽層から発生するのは小脳核の神経細胞と小脳皮質のPurkinje細胞およびGolgi細胞である．小脳原基が3層に分化するとまもなく，外套層の表層部にやや大型の神経芽細胞が出現し，小脳板の背側面（表面）に平行に1列にならぶ．これがPurkinje細胞の幼若型である．ついで小脳板の尾側端部の胚芽層でさかんな細胞分裂がおこり，ここで生じた未分化細胞は縁帯の表層部を頭方に遊走して，小脳原基の全表面をおおう未分化細胞層を形成する．これを胎生果粒層という．

胎生果粒層の細胞は胚芽層における細胞分裂がおわるころから活発な分裂を開始し，神経細胞をつくり出す．この神経細胞は縁帯およびPurkinje細胞の層を貫いて，Purkinje細胞の層の下に達し，ここに新しい細胞層（内果粒層）をつくる．胎生果粒層からは，このほかに縁帯

〔小脳〕

		古典的分類		比較解剖学的分類		
		半球	虫部	虫部	半球	
前　葉		小脳小舌紐	小舌紐	I 小葉	小舌紐	
		中心小葉翼	中心小葉	II, III 小葉	中心小葉	
		四角小葉	山頂	IV, V 小葉	四角小葉	
						第一裂
後　葉 水平裂		単小葉	山腹	VI 小葉	単小葉	
		上半月小葉	虫部葉	VII 小葉 第一脚および第二脚	係蹄小葉	
		下半月小葉	虫部隆起			
		二腹小葉	虫部錐体	VIII 小葉	正中傍小葉	
						第二裂
		小脳扁桃	虫部垂	IX 小葉	傍片葉	
						後外側裂
片葉 小節葉		片葉	（虫部）小節	X 小葉	片葉	

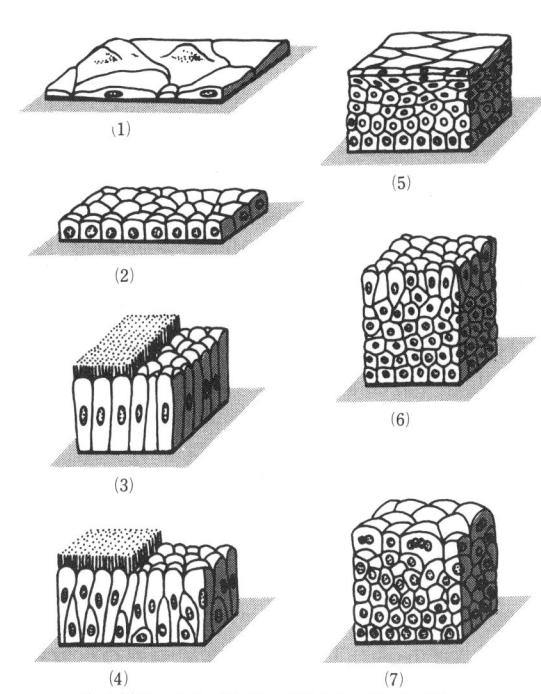

(1) 単層扁平上皮，(2) 単層立方上皮，(3) 単層(線毛)円柱上皮，(4) 偽重層(線毛)上皮，(5) 重層扁平上皮，(6) 重層円柱上皮，(7) 移行上皮
　　　　　　　　上　皮

護上皮（被蓋上皮），吸収上皮，分泌上皮（腺上皮），感覚上皮などに分類される．上皮は外・内・中いずれの胚葉からも発生する．表皮，角膜上皮，口腔や鼻腔の粘膜上皮（一部），水晶体上皮，平衡聴覚器の上皮などは外胚葉由来であり，消化器系と呼吸器系の粘膜上皮（大部分）は内胚葉，泌尿器系と生殖器系の上皮（一部），腹膜，胸膜，心膜の漿膜，脈管系器官の内壁などは中胚葉に由来する．　　（市川）

上皮遺残 Relictum epitheliale, *epithelial rest or remnant*, Epithelrest →歯の発生

小皮縁 *cuticular border*, Kutikularsaum →刷子縁

上鼻甲介 Concha nasalis superior, *superior nasal concha*, oberer Nasemuschel →篩骨，鼻腔

上腓骨筋支帯 Retinaculum musculorum peroneum (fibularium) superius, *superior peroneal retinaculum*

かかとの外側面で，外果と踵骨外側面を結ぶ線維束で，下腿筋膜*の下端部が肥厚したものと考えられる．これにおおわれて長腓骨筋と短腓骨筋の腱が共同の腱鞘に包まれて通る．（一下腓骨筋支帯）　　（河西）

上皮細胞 Cellulae epitheliales, *epithelial cells*, Epithelzellen

上皮組織*を構成する細胞．その形態によって，扁平上皮細胞 (Epitheliocytus squamosus (planus)), 立方上皮細胞 (Epitheliocytus cuboideus), 円柱上皮細胞 (Epitheliocytus columnaris) などに区別され，自由表面に線毛*や，刷子縁*のようなよく発達した微絨毛*をもっている場合はそれぞれ線毛上皮細胞 (Epitheliocytus ciliatus), 有縁上皮細胞 (Epitheliocytus limbatus) などとよぶ．また，細胞の機能の上から，分泌上皮細胞 (Epitheliocytus secretorius), 神経感覚上皮細胞 (Epitheliocytus neurosensorius), 吸収上皮細胞 (absorptive epithelial cell), 保護上皮細胞 (protective epithelial cell) などの名称があり，メラニン果粒*のような色素果粒*を含むものを色素上皮細胞 (Epitheliocytus pigmentosus) とよぶ．上皮細胞は互いに密接して膜状または集塊状に配列するため，隣接面に，細胞間の連結*のための装置が発達している．また，上皮細胞が接する空間と内部組織の間で交換される物質は多くの場合，上皮細胞を通過する．したがって，上皮細胞は構造的にも機能的にも極性をもっていることが多く，表面細胞膜の特殊化や細胞小器官の配列が細胞軸に沿って差が認められるなどの特徴があり，また，細胞が一定の形態を保つために種々の細糸からなる骨格構造をもつ．　　（市川）

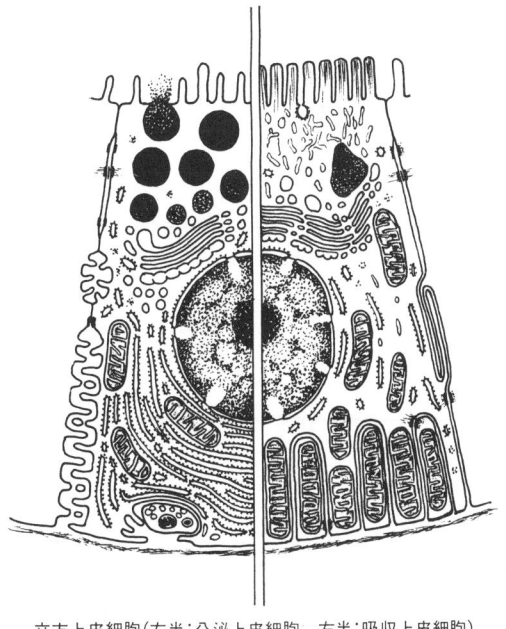

立方上皮細胞（左半：分泌上皮細胞，右半：吸収上皮細胞）

上皮小体 Glandulae parathyroideae, *parathyroid glands*, Epithelkörperchen

この腺は甲状腺*に接して存在するので，英語またはラテン語の直訳である「副甲状腺」という言葉が用いられることがある．しかし甲状腺組織が他に出現するものにつけられるGlandulae thyroideae accessoriaeという名称と混同しやすいので，ドイツ語の直訳である「上皮小体」を用いる方がよい．そうでなければparathyroidを直訳すれば「傍甲状腺」という方がよいのであるが，これはあまり用いられていない．

上皮小体はヒトでは通常4個，2〜5 mmくらいの小さい卵円形の物体で，甲状腺の後面に付着している．パラトルモンというポリペプチドホルモンを分泌することが知られ，これは血中のカルシウム濃度を上昇させる．この意味で甲状腺濾胞傍細胞から分泌されるカルチトニンと拮抗的な作用を有する．

主細胞（principal cell）と酸好性細胞（oxyphilic cell）の2種類の細胞からなる．前者は明主細胞と暗主細胞に区別されているが，グリコゲンの含量の差によって，細胞質の明るさが異なるのであろう．分泌果粒はきわめて少数しかみられない．時として主細胞は濾胞をとり囲むことがある．酸好性細胞はきわめて特徴的な多数の糸粒体*を含んでいる．その間の細胞質は明るいが，その中にグリコゲン粒子を含んでいる．この細胞の機能はよくわかっていない．ヒトとサル類にしか存在しないといわれている．　　　　　　　　　　　　　　（黒住）

上皮小体の発生 Genesis parathyroidea, *development of the parathyroid gland*, Entwicklung des Epithelkörperchens

上皮小体*の原基には第3鰓嚢背側部から生ずる1対の下上皮小体芽と第4鰓嚢背側部から生ずる1対の上上皮小体芽とがあり，ともに発生第5週ごろ認められる．前者ははじめ胸腺*に付着した状態で胸腺とともに下降するが，発生第8週になると胸腺から分離独立して，甲状腺の下端近くでその背表に定位する．後者は前者ほど著しい移動を行わず，わずかに下降して甲状腺上端近くの背表に定位する．

上皮小体原基は鰓嚢内胚葉上皮の出芽により形成されるが，母層の細胞と明確に区別できる大型の明調な細胞で構成されている．この上皮芽に血管に富んだ間葉が侵入して，早期に機能的構造が生ずるので，胎生期のカルシウム代謝への関与が示唆される．また原基が母層から分離する際，しばしば分裂するのでこれが副上皮小体出現の原因となる．　　　　（沢野）

踵腓靱帯 Ligamentum calcaneofibulare, *calcaneofibular ligament* →距腿関節

上皮性歯器 Organum dentis epitheliale, *epithelial dental organ* →歯の発生

上皮組織 Textus epithelialis, *epithelial tissue*, Epithelgewebe

体表や体腔，器官の内腔の表面など，生体の内外のすべての遊離面をおおう組織と，これから派生した分泌細胞集団（腺*組織）の総称．上皮組織は互いに大きな隣接面をもった細胞が密に集合して，層状あるいは塊状に配列し，細胞間質*に乏しい．基底膜*を介して結合組織*に隣接する．原則として，上皮組織のなかには血管は存在しない（蝸牛*の血管条や胎盤*の脱落膜上皮などは例外）．上皮組織を構成する細胞を上皮細胞*といい，その形態，配列，機能などの違いによって上皮組織をいろいろに分類する．（→上皮細胞）　　　　　　　　（市川）

上鼻道 Meatus nasi superior, *superior meatus of nose*, oberer Nasengang →骨鼻腔, 鼻腔

小鼻翼軟骨 Cartilagines alares minores, *lesser alar cartilage*, kleine Flügelknorpel →鼻軟骨

上 腹（肩甲舌骨筋の） Venter superior, *superior belly*, kranialer Bauch →舌骨下筋

小伏在静脈 Vena saphena parva, *small saphenous vein*, kleine Rosenader →外腸骨静脈

上副腎（腎上体）動脈 Arteriae suprarenales superiores, *superior suprarenal arteries* →腹大動脈

上腹壁静脈 Venae epigastricae superiores, *superior epigastric vein* →上大静脈

上吻合静脈 Vena anastmotica superior, *superior anastomotic vein* →大脳静脈

上分節 Epimerus, *epimere* →沿軸中胚葉

上膀胱動脈 Arteriae vesicales superiores, *superior vesical artery*, kraniale Harnblasenschlagader →内腸骨動脈

小胞体 Reticulum endoplasmicum, *endoplasmic reticulum*, endoplasmatisches Retikulum

まだ超薄切片法が開発されていなかったころ，培養細胞の伸展標本を電顕で観察し，内形質の，光顕的には無構造とされていたところに，レース状に広がる構造物をみて，K. P. Porterらが命名した．その後の研究により，成

熟赤血球などを除くほとんどすべての細胞に存在する膜性小器官であり，その分布は必ずしも内形質に限られていないことが明らかとなった．

膜は，厚さ5nm程度で細胞膜*より薄く，液状の内腔を囲み，部位により細管(tubule)，小胞(vesicle)，槽(cistern)などの形態をとる．槽は扁平な袋をいい，しばしば重積して層板(lamella)を形成する．ときには内腔が拡大した囊(sac)をつくることもある．また三次元的にみると，分岐・吻合を行って網工をなしていることが多い．膜の外表面にリボゾーム*を付着させた粗面小胞体と，リボゾームをもたぬ滑面小胞体とがある．小胞体はミクロゾーム分画の主要な成分であり，さまざまな酵素活性を有する．(→滑面小胞体，粗面小胞体)　　(山本)

漿膜　Tunica serosa

臓器の表面が胸膜腔または腹膜腔に対する面をもつ場合，その面をおおう膜を漿膜という．漿膜の表面は中皮*とよばれる一層の細胞層におおわれ，中皮の下に漿膜下組織とよばれる疎性結合組織層がある．漿膜の表面は少量のさらさらした液(漿液)におおわれ，光沢をもつ．漿膜は結局胸膜または腹膜の一部で，同じ性状をもつわけである．(→中皮)　　(養老)

漿膜の発生　development of serosa (chorion)

有羊膜類の胚子被膜(胎膜*)の一つで，最も外側にある．羊膜*につづき，反転してその外側をゆるく包む膜として形成され，後に羊膜と分離する．単孔類，有袋類以外の哺乳動物では絨毛膜*となる．　　(森)

漿膜下神経叢　Plexus subserosus, subserous plexus, Plexus subserosus　→腸筋神経叢

漿膜下組織　Tela subserosa　→漿膜

漿膜腔　Cavum chorionicum, chorionic cavity, Chorionböhle

有羊膜類の胚膜のうち，最も外側にある漿膜*(絨毛膜*)と胚子，ないしその他の胚膜*(羊膜*，卵黄囊*)の間の腔．胚[体]外体腔と同じ．漿羊膜腔(sero-amniotic cavity)ともいう．妊娠の進行に伴い，拡大した羊膜が絨毛膜内面に接着することにより，閉鎖される．(→胚[体]外体腔)　　(森)

漿膜性心膜　Pericardium serosum, serous pericardium, die Serosa des Herzbeutels　→心膜

静脈角　Angulus venosus, venous angle, Venenwinkel　→胸管

静脈管　Ductus venosus, ductus venosus, Ductus venosus

胎生期に胎盤*から臍静脈によって胎児*に送られる動脈血は，肝門において門脈と合するが，その大部分は肝臓*にはいることなく，肝臓下面を後方へ走って肝静脈に連結し，下大静脈に注ぐ．この短絡路が静脈管である．またアラントイス(アランティウス)管(Ductus arantii, Arantius' duct, Arantius'scher Gang)ともいう．

出生とともに静脈管は閉鎖し，全体が結合組織のひもになり，静脈管索となる．(→門脈)

(藤田 恒)

静脈管の発生　development of ductus venosus

アランチウス静脈管(Ductus venosus arantii, venous duct of Arantius)ともいう．左右の臍静脈は肝のジヌソイドと連結しながら肝の背側を上行し，心臓の静脈洞*に開くが，第5週後期から右臍静脈は退化し，左臍静脈は拡張し，ジヌソイドを経ずに下大静脈に入る短絡路をつくる．これが静脈管である．出生後に退化し，静脈管索を残す．(→臍静脈)　　(森)

静脈管窩　Fossa ductus venosi　→肝臓

静脈管索　Ligamentum venosum, venous ligament　→肝臓，静脈管，門脈

静脈管索裂　Fissura ligamenti venosi　→肝臓

静脈灌流異常　anomalous venous drainage (connection), Fehlrainage oder Fehleinmundung der Venen

(1) 左上大静脈遺残(persistent left superior vena cava)：左前主静脈が残存するもので，左腕頭静脈が形成されず，重複上大静脈(double superior venae cavae)となり，左は冠状静脈洞に入るものが多い．右前主静脈が閉塞し，左上大静脈(left (side) superior vena cava)のみが形成されることもある．一般には0.5%，先天性心疾患患者3〜4%にみられるという．

(2) 重複下大静脈(double inferior vanae cavae)：腎静脈より下で重複しているもの．比較的多くみられる．左の主下静脈の遺残したもの．

(3) 下大静脈欠如(absence of the (hepatic segmemt of the) inferior vena cava)：右主下静脈が肝臓との連結を欠き右主上静脈へ連がるもの．

(4) 肺静脈灌流異常(anomalous pulmonary

venous drainage)： 肺静脈系と体静脈系循環に回路があり一部または全部の肺静脈が，左心房にそそがないもの． (谷村)

静脈間隆起 Tuberculum intervenosum (Loweri) →心臓

静脈溝 Sulci venosi, *venous grooves*, Venenfurchen →内頭蓋底

静脈洞（心臓の） Sinus venosus, *sinus venosus*, Sinus venosus

心臓*の原始区域の一つであり，右角および左角と左角の横走部からなり馬蹄形をなす．右角には右の主静脈*（上大静脈）がそそぐほかに，臍静脈・卵黄静脈および下半身の血液を集めた下大静脈が開口する．左角は早期に退縮（左大静脈ヒダおよび左心房斜静脈として痕跡をとどめる），左角横走部は冠状洞を形成する．静脈洞が右心房にそそぐ開口部（洞房口）は，右・左の洞房弁がこれをかこむ．両弁の上端は合して偽中隔*を形づくる．やがて洞房口は開け放しとなり，右角は右心房に合同，上・下大静脈および冠状洞が右房腔へじかに開くようになる．左洞房弁は退縮して心房中隔にはりつく．右洞房弁は，上半部が退縮，下半部は下大静脈弁および冠状洞弁を形成する．成体の右心房における分界稜および分界溝は，もと右洞房弁つけねの位置に相当し，静脈洞に由来する区域（大静脈洞）と心耳との境界をなす．
(浅見)

静脈洞交会 Confluens sinuum, *confluence of sinuses* →硬膜静脈洞

上迷管 Ductulus aberrans superior, *rostral aberrant ductule*, Ductulus aberrans superior →精巣

小 網 Omentum minus, *lesser omentum*, kleine Netz

肝門と胃小弯および十二指腸上部の間に張る前後2葉からなる腹膜*で，発生的に前胃間膜の一部である．右側端は肝十二指腸間膜といい，小網の自由縁ならびに網嚢孔の前縁を形成し，ここを胆路，門脈，固有肝動脈が通る．左側の広い部分は胃小弯とつらなり，肝胃間膜といい，網嚢*の前壁を形成する．なお小網の右側端はしばしば，十二指腸の前面を越えてヒダとして下行して右結腸曲に達することがある．これを肝結腸間膜という．（→大網，胃間膜）
(佐藤)

睫 毛（まつげ） Ciliae, *eyelashes*, Wimpern

上・下の前眼瞼縁に2〜3列に並んで生える太く，弯曲した毛．上の睫毛は上方へ，下の睫毛は下方へ弯曲するので，眼を閉じたときたがいに交錯することがない．根の近くに睫毛汗腺(Moll腺)が開口する．これはアポクリン汗腺の一種である．睫毛根に開口する皮脂腺をとくにZeis腺という．（→眼瞼） (外崎)

睫毛筋 Pars palpebralis (Musculus orbicularis oculi), *ciliary muscle*, Musculus ciliaris →眼瞼筋，眼瞼

睫毛腺 Glandulae ciliares, *ciliary glands*, Wimperndrüsen →睫毛

小網隆起（肝の） Tuber omentale, *omental tuber of liver* →肝臓

小網隆起（膵の） Tuber omentale, *omental tuber of pancreas* →膵臓

掌 紋 *palm print*, Handabdrücke

皮膚理紋*のうちで手掌にあるものをいう．
(山内)

上 葉（左肺の） Pulmo sinister, Lobus superior, *left superior lobe*, linker Oberlappen →肺，肺区域

上 葉（肺の） Lobus superior pulmonis, *superior lobe*, Oberlappen (obere Lappen) →肺，肺区域

小葉間静脈（肝の） Venae interlobulares, *interlobular veins of the liver* →肝臓

小葉間静脈（腎の） Venae interlobulares, *interlobular veins*, Venae interlobulares →腎臓の血管，肝臓

小葉間胆管 Ductus biliferus interlobularis, *interlobular bile duct*, interlobulärer Gallengang →胆管

小葉間動脈（肝の） Arteriae interlobulares, *interlobular arteries of the liver* →肝臓

小葉間動脈（腎の） Arteriae interlobulares, *interlobular artery*, Arteriae interlobulares →腎臓の血管

小腰筋 Musculus psoas minor, *psoas minor*, kleiner Lendenmuskel →下肢の筋

小 翼 Ala minor, *lesser wing*, kleiner Keilbeinflügel

蝶形骨*体前部の両側から左右に向かって翼状に延びるほぼ三角形の部分で，前根と後根の2根を有し，この両根の間に視神経管がある．前縁は鋸歯状をなすことが多く，前頭骨の眼窩部と結合する．後縁は遊離縁をなし，その内側端に視神経管の後外側から後内側に向かう前床

突起がある．上面は平坦で頭蓋底のうちで指圧痕，脳隆起などのきわめて少ない部分である．また前頭蓋窩の後部を形成し，内側では蝶形骨隆起に移行する．下面は大翼眼窩面との間に上眼窩裂を形成している．　　　　　（児玉）

踵立方関節　Articulatio calcaneocuboidea, *calcaneocuboid joint*, Fersen-Würfelbeingelenk

踵骨前端部にある立方骨関節面と立方骨の後面との間の関節．距踵舟関節*とともに横足根関節*，いわゆる Chopart 関節をつくる．

（河西）

踵立方靱帯　Ligamentum calcaneocuboideum, *calcaneocuboid ligament*　→背側足根靱帯

小菱形筋　Musculus rhomboideus minor, *rhomboideus minor*, kleiner Rautenmuskel　→浅背筋

小菱形骨　Os trapezoideum, *trapezoid bone*, Kleines Vielecksbein　→手根骨

上肋横突靱帯　Ligamentum costotransversarium superius, *superior costotransverse ligament*　→肋横突関節

上肋骨窩　Fovea costalis superior, *superior facet for head of rib*, obere Gelenkgrube für die Köpfchen der Rippe　→胸椎

小弯　Curvatura ventriculi minor, *lesser curvature of stomach*, kleine (Magen-) Kurvatur　→胃

上腕筋　Musculus brachialis, *brachialis*, Innerer Armbeuger　→上肢の筋

上腕筋間中隔　Septum intermusculare brachii, *intermuscular septum of the arm*　→上腕筋膜

上腕筋膜　Fascia brachii, *brachial fascia*

上腕の屈筋群および伸筋群を共通に包む筋膜で，上方は三角筋の筋膜，腋窩筋膜*，胸筋膜につづき，下方は前腕筋膜*につづく．上腕下半部では，内外両側で屈筋群と伸筋群の間を境する筋間中隔を深部に送る．

(1) 内側上腕筋間中隔：　上腕筋膜が上腕の内側部で上腕骨の内側縁に向かって出す筋間中隔で，上方は烏口腕筋の停止部から，下方は内側上顆にのびる．上腕筋と上腕三頭筋内側頭の境界をつくり，これらの筋の一部はこの中隔より起始する．内側上顆に近く，尺骨神経と上尺側側副動脈によって貫かれる．一般に外側上腕筋間中隔よりも強い．

(2) 外側上腕筋間中隔：　前者と同じく上腕筋膜のつづきで上腕骨の外側縁につき，上方は三角筋の停止部から，下方は上腕骨外側上顆へのびる．後面からは上腕三頭筋外側頭の一部が起始し，前面は上腕筋，腕橈骨筋，長橈側手根伸筋の起始となる．ほぼ中央部を橈骨神経の本幹，後前腕皮神経，下外側上腕皮神経，橈側側副動脈が貫く．

（河西）

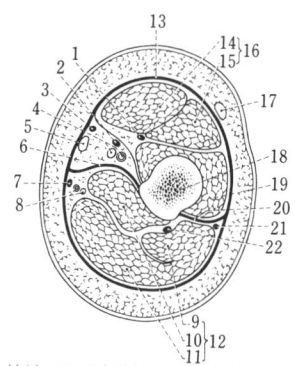

1. 筋皮神経，2. 正中神経，3. 内側前腕皮神経，4. 上腕動・静脈，5. 尺側皮静脈，6. 内側上腕筋間中隔，7. 尺骨神経，8. 上尺側側副動・静脈，9. 外側頭，10. 内側頭，11. 長頭，12. 上腕三頭筋，13. 上腕筋膜，14. 短頭，15. 長頭，16. 上腕二頭筋，17. 橈側皮静脈，18. 上腕骨，19. 上腕筋，20. 外側上腕筋間中隔，21. 橈側側副動脈，22. 橈骨神経

右上腕の横断図（上腕筋膜）〔Woodburne 改変〕
上腕のほぼ中央の高さ，すなわち三角筋の停止より少し遠位で横断した．

上腕骨　Humerus, *humerus*, Oberarmknochen

典型的な長管状骨であるが，上端は半球状にふくらんで上内側を向き，下端は前後に扁平である．上端の半球状の部分は大きな関節面で上腕骨頭といい，その基部の周囲にある浅いくびれを解剖頸という．上腕骨頭の前外側には2個の隆起があり，後外側のものを大結節，前内側のものを小結節という．両結節の下部はともに下方へ細長く延び出して，それぞれ大結節稜および小結節稜をつくっている．大小の結節および結節稜の間には上下に走る溝があり，結節間溝という．大小両結節のすぐ下で，上腕骨体に移行する部位は骨折をおこしやすく外科頸とよばれる．上腕骨体は上腕骨の大部分を占める骨幹の部分で，上半は円柱状，下半は三角柱状であり，下端部は前後に扁平である．上腕骨体の外側面には，大結節稜のすぐ下からはじまり，上腕骨体の中央に達する三角筋粗面がある．この粗面の後下方には橈骨神経溝という浅い溝があり，上腕骨体の後面を上内側から下外側に向かってラセン状に走っている．

上腕骨の下端部は著しく扁平に広がり，内側

方に内側上顆，外側方に外側上顆が突き出しており，内側上顆の後面には尺骨神経溝がある．この二つの上顆の間には前腕の骨と連結する上腕骨顆があり，内側の上腕骨滑車と外側の上腕骨小頭に区別される．前者は中央が浅くくぼんだ円柱状で尺骨の滑車切痕と関節をつくり，後者は小半球状で橈骨頭窩に面している．上腕骨下端部前面には二つのくぼみがあり，滑車の上方にあるものを鈎突窩，小頭の上方にあるものを橈骨窩という．これは肘を強くまげたときに尺骨*の鈎状突起および橈骨頭がはまりこむところである．また，後面には滑車のすぐ上方に楕円形の深いくぼみがあり肘頭窩という．これは肘をまっすぐに伸ばしたときに尺骨の肘頭がはまりこむ場所である．

鈎突窩と肘頭窩はうすい骨質をはさんで前後面から互いに相接しているが，このうすい骨質に孔があいていることがあり，これを滑車上孔 (Foramen supratrochleare) という．

内側上顆の上方にはまれに小さい突起がみられることがあり，これを顆上突起という．顆上突起と内側上顆の間には靱帯が張り，その間を正中神経が通過する．また，この靱帯からは円回内筋の一部がおこる． (高橋)

上腕骨栄養動脈 Arteriae nutricicae humeri, *nutrient artery of the humerus* →上腕動脈

上腕骨顆 Condylus humeri, *condyle of humerus*, Condylus humeri →上腕骨

上腕骨滑車 Trochlea humeri, *trochlea of humerus*, Trochlea humeri →上腕骨

上腕骨小頭 Capitulum humeri, *capitulum of humerus*, Capitulum humeri →上腕骨

上腕骨体 Corpus humeri, *body of humerus*, Corpus humeri →上腕骨

上腕骨頭 Caput humeri, *head of humerus*, Caput humeri →上腕骨

上腕三頭筋 Musculus triceps brachii, *triceps*, dreiköpfiger Armstrecker →上肢の筋

上腕三頭筋の腱下包 Bursa subtendinea musculi tricipitis brachii →滑液包

上腕静脈 Venae brachiales, *brachial veins*

肘窩において橈骨静脈と尺骨静脈の合流によってつくられる．2条あり，同名動脈に伴行してその両側を上行し，また互いに横枝によって結合する．

上肢の静脈には，以下述べるように，深部を走る動脈伴行性の深静脈 (deep veins, tiefe Venen) と，上肢の皮下を走り，動脈に伴行しない皮静脈 (superficial veins, Hautvenen) とを区別できる．

枝：
(1) 尺骨静脈
(2) 橈骨静脈

この二つの静脈は，いずれも同名動脈に伴うもので，それぞれ2条あって，動脈の両側に並列して走り，また横吻合によって互いに結合するため，動脈を囲んで網状に走る．分布は動脈の場合と同じ． (河西)

上腕深動脈 Arteria profunda brachii, *deep brachial artery*, tiefe Armschlagader →上腕動脈

上腕動脈 Arteria brachialis, *brachial artery*, Armschlagader

大円筋の停止腱の下縁の高さで腋窩動脈*よりつづいてはじまり，上腕前面の内側部で上腕二頭筋の内側（内側二頭筋溝）に沿って，正中神経*および上腕静脈とともに下行し，肘関節*の前面のやや遠位で橈骨動脈*と尺骨動脈*に分

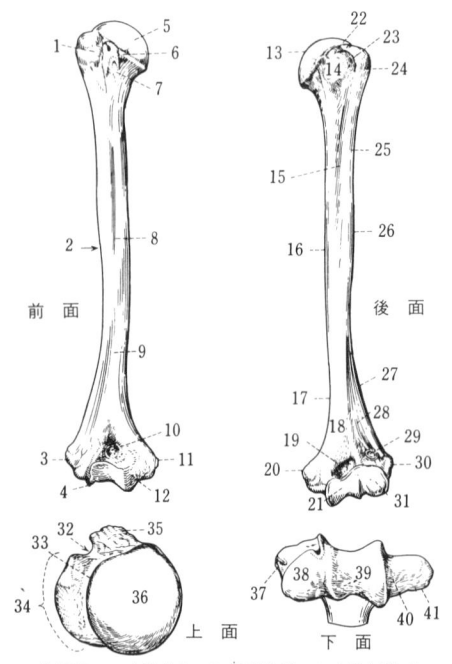

1. 大結節，2. 上腕骨体，3. 外側上顆，4. 上腕骨滑車，5. 上腕骨頭，6. 解剖頚，7. 外科頚，8. 橈骨神経溝，9. 後面，10. 肘頭窩，11. 内側上顆，12. 尺骨神経溝，13. 上腕骨頭，14. 小結節，15. 小結節稜，16. 栄養孔，17. 内側縁，18. 内側前面，19. 鈎突窩，20. 内側上顆，21. 上腕骨滑車，22. 解剖頚，23. 結節間溝，24. 大結節，25. 大結節稜，26. 三角筋粗面，27. 外側縁，28. 外側前面，29. 橈骨窩，30. 外側上顆，31. 上腕骨小頭，32. 結節間溝，33. 解剖頚，34. 大結節，35. 小結節，36. 上腕骨頭，37. 外側上顆，38. 上腕骨小頭，39. 上腕骨滑車，40. 尺骨神経溝，41. 内側上顆

上腕骨

かれる．

枝：

(1) 上腕深動脈： 最大の枝で，大円筋停止腱のやや遠位で本幹の後面よりおこり，上腕背面に向かって上腕三頭筋長頭と内側頭の間に入り，橈骨神経*に伴行して上腕骨の後面から外側に向かって進み，次いで上腕三頭筋の外側頭と内側頭の間を経て，橈側側副動脈と中側副動脈に分かれる．途中で次の枝を出す．

 (i) 上腕骨栄養動脈：上腕骨体の後面で分岐して，三角筋停止部の付近の上腕骨栄養孔に入る．

 (ii) 三角筋枝：上腕骨の後面で分岐して，同筋の下半部へ分布する．多くの場合，後上腕回旋動脈の枝と吻合を有し，この吻合枝が強大になると，上腕深動脈と後上腕回旋動脈との間に代償関係が成立する．

 (iii) 中側副動脈：上腕骨の背面で分岐して，上腕三頭筋の外側頭と内側頭の間を下行して途中筋枝を与えながら，肘関節動脈網へ．

 (iv) 橈側側副動脈：上腕深動脈の終末と考えられる．橈骨神経とともに外側上腕筋間中隔を貫いて上腕筋と腕橈骨筋の間の溝に出て，ここをしばらく下行して上腕骨外側上顆の前面にいたり，橈側反回動脈と吻合しておわる．

(2) 上尺側側副動脈： 上腕のほぼ中央の高さで本幹より分岐する．尺骨神経に伴行して，内側上腕筋間中隔の後面に沿って，上腕三頭筋内側頭の表層を下行する細く長い動脈で，上腕骨内側上顆と肘頭の間に達し，ここから肘関節動脈網へ入る．

(3) 下尺側側副動脈： 肘関節の少し上方で本幹より分岐し，上腕筋の表層を内側を走り，一部の枝は上腕骨内側上顆の前面で尺側反回動脈の前枝と吻合し，他は内側上腕筋間中隔を貫いて内側上顆の後面に出て肘関節動脈網へ．(→腋窩動脈) （河西）

上腕二頭筋 Musculus biceps brachii, *biceps brachii*, zweiköpfiger Armmuskel →上肢の筋

上腕二頭筋腱膜 Aponeurosis musculi bicipitis brachii, *bicipital aponeurosis* →上肢の筋

杵臼関節（臼状関節） →球関節

触覚円板 Merkel's *tactile corpuscle*, Merkelsches Tastkörperchen →終末神経小体

触覚細胞 〔Merkel's〕 *tactile cells*, 〔Merkelsche〕 Tastzellen →終末神経小体

触覚小体 Meissner's *tactile corpuscle*, Meissnersches Tastkörperchen →終末神経小体

食細胞系 Systema macrophagorum, *mononuclear phagocyte system*, retikulohistiozytäres System →細網内皮系

食小体 Phagosoma, *phagosome*, Phagosom

細胞*が仮足を伸ばしたり細胞膜*を陥入させたりして，外部の有形のものを細胞質*内にとり込む働きを食作用(phagocytosis)という．食作用の結果，細胞膜由来の限界膜で包まれ，中にとり込んだものを入れた食小体を生じる．食小体ができると，水解小体*がこれと合体して食水解小体となり，その酵素作用によって食小体の内容物を消化しようとする．ときには，複数の水解小体が次々に食水解小体に加わっていく．食小体と水解小体の合体は，両者の限界膜が破綻することなく行われ，酵素による消化作用がまわりの細胞質に及ぶことはない．

糸粒体*，小胞体*など細胞自身の成分が老化すると，これを水解小体の中にとり込んで消化分解する．細胞固有の成分を処理しつつある二次水解小体を自家食胞，細胞外からとり込んだものを処理しつつある二次水解小体を他家食胞という．低分子にまで分解されず，水解小体の中に残存するようになった有形成分は，遺残小体*とよばれる．（→水解小体） （山本）

食水解小体 Phagolysosoma, *phagolysosome*, Phagolysosom →食小体

食　道 Esophagus, *esophagus*, Speiseröhre

食道は咽頭につづき，下方は胃に流入する細長い管で，狭義の消化管*の最初の部分である．輪状軟骨下縁にはじまり，脊柱の前を下って胃の噴門部に接合するまで，全長23～26 cm．内腔は適宜拡がり，義歯をのみ込んだ例もある．内腔の狭い部分は上端，大動脈弓・気管支と交叉する部分，下端の3個所で，上下端では内腔が普通は閉じ，括約筋の存在が想定されている．

食道を上から頸部・胸部・腹部に分ける．頸部は頸椎の前にある部分，胸部は以下横隔膜まで，腹部は横隔膜の食道裂孔を抜けて腹腔内に入り，噴門部に流入する短い部分である．

食道の壁の粘膜は重層扁平上皮におおわれ，粘膜筋板を有し，食道腺が散在する．上部または下端に食道噴門腺をみる．筋層は上部で横紋筋，下部で平滑筋で，平滑筋束の一部は気管支食道筋，胸膜食道筋として，周囲の器官に連続する．筋層の外側は疎性結合組織性の外膜にお

おわれる． (養老)

食道圧痕 Impressio esophagea, *esophageal impression* →肝臓

食道枝（鎖骨下動脈の） Rami esophagei, *esophageal branch* →鎖骨下動脈

食道枝（左胃動脈の） Rami esophagei, *esophageal branch* →腹腔動脈

食道静脈 Venae esophageae, *esophageal veins* →奇静脈，上大静脈

食道腺 Glandulae esophageae, *esophageal glands*, Glandulae esophageae →食道

食道動脈 Rami esophagei, *esophageal arteries*, Speiseröhrenschlagadern →胸大動脈

食道閉鎖 Atresia esophagealis, *esophageal atresia*, Oesophagusatresie

食道が先天性に閉鎖したものをいう．これに気管との間に気管食道瘻を伴うものと伴わないものとがある．食道閉鎖を伴わない気管食道瘻は全気管食道瘻例のうち1～3％にすぎない．食道閉鎖の中で最も多い型は，食道の近位部が盲端におわり，遠位部は気管分岐部の近くで気管と連絡しているものである．気管食道瘻を伴うものは食道気管中隔が後方に偏位して食道と気管との分離が均等に行われなかったことによる．食道閉鎖単独のものは上皮の増殖による閉鎖の再開通が障害されたことによるとされる．出産10000当り，新生児期に見出されるのは1.3程度である．母体の羊水過多が認められる．心血管系，消化器系，泌尿器系などの奇形をしばしば合併する． (谷村)

食道裂孔 Hiatus esophageus, *esophageal hiatus* →横隔膜

鋤骨 Vomer, *vomer*, Pflugscharbein

骨鼻中隔の下部を形成する四辺形の鋤の形をした骨である．上縁の後部の大部分は篩骨垂直板の下縁に接し，前部の小部分は鼻中隔軟骨に接する．後上縁は左右2枚に分かれて鋤骨翼となり蝶形骨体底の蝶形骨吻をはさみ，また蝶形骨翼状突起の鞘状突起とともに口蓋骨鞘突管を

形成する．下縁は上顎骨および口蓋骨の鼻稜に接している．後下縁は遊離縁をなし，後鼻孔の開口部を左右に分けている． (児玉)

鋤骨鞘突管 Canalis vomerovaginalis, *vomerovaginal canal* →翼状突起

鋤骨鞘突溝 Sulcus vomerovaginalis, *vomerovaginal sulcus* →翼状突起

鋤骨翼 Ala vomeris, *ala of vomer* →鋤骨

処女膜 Hymen, *hymen*, Hymen →膣

処女膜痕 Carunculae hymenales, *carunculae hymenales*, Carunculae hymenales →膣

女性前核 Pronucleus femininus, *female pronucleus*, weiblicher Vorkern

第1極細胞（または極体ともいう）を有する卵母細胞は，第2次成熟分裂の中期で排卵される．これに精子が進入すると，それが刺激となって成熟分裂は進行し，第2極細胞を放出して成熟卵子となる．成熟分裂を完了した卵子の核（半数体の核）を女性前核といい（雌性前核ともいう），男性前核*と同様に卵子の周辺部から移動し中心に位置する．(→受精) (大浦)

所属リンパ節 regional lymph node, regionäre Lymphknoten →リンパ節

ショパール関節 Chopart's joint, Chopart'sches Gelenk

距踵舟関節と踵立方関節とをあわせて横足根関節，またはショパール関節という．Francois Chopart (1743—1795) はフランスの外科医．この部における足の切断を記載し，1792年以来その名を冠してよばれている．(→横足根関節) (河西)

鋤鼻器 Organum vomeronasale, *vomeronasal organ*, Jacobsonsches Organ

Jacobson器ともよぶ．鼻中隔の外側面の下部の粘膜内を前後方向に走る細い管状の憩室で，ヒトでは第6週（18段階）の胎芽*において一次鼻中隔の表面を前後に走る1本の溝として出現する．この溝は深くなるとともに後方に向かって閉じていき，結局，後端は盲端におわり，前端が切歯管のすぐ後上部に開く管状の憩室となる．この管の上皮からおこる神経線維は嗅神経に合する．第12週ごろに最も明瞭であり，6カ月ごろから退化するが，ときにその残遺物が成人においてもみられることがある．(→鼻腔) (溝口)

鋤鼻軟骨 Cartilago vomeronasalis, *vomeronasal cartilage*, Jacobsonscher Knorpel →鼻軟骨

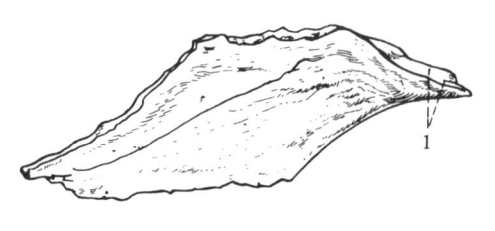

1. 鋤骨翼

鋤骨（右側）

耳ラッパ管　Tuba auditiva, *auditory tube*, Ohrtrompete

耳管の別称.（→耳管）　　　　　（山内）

自律神経系　Systema nervosum autonomicum, *autonomic nervous system*, autonomes Nervensystem

おもに平滑筋, 心筋, 腺に分布してその運動ないし分泌をつかさどる神経であり, 脈管・内臓*・汗腺*・脂腺*・立毛筋*・内眼筋などへの広範な分布を示す（別称：植物性神経系）. 自律神経系はさらに交感神経*系と副交感神経*系とに分けられるが, この両系は同一終末器官に相並んで分布し, しかもその作用が正反対のことが多い. また一般に二つの遠心性（節前性と節後性）ニューロンで構成されており, 自律神経節*はその二つのニューロンの接合（シナプス）の存在する場所である.　　（山内）

自律神経節　*autonomic nerve ganglia*, vegetative Ganglien

自律神経系*の節後ニューロン（→自律神経系）の細胞体が互いに相集って大小の集団をなしている場合に, その集団を自律神経節という. 次の4群に大別される. (1) 交感神経幹（→交感神経）を形成するもの, すなわち幹神経節群. これらは椎傍神経節（paravertebral ganglia）とも呼ばれる. (2) 動脈周囲の自律神経叢神経節*あるいは椎前神経節（prevertebral ganglia）ともよばれるもの. (3) 壁内神経節（intramural ganglia）あるいは終末神経節（terminal ganglia）とよばれるもので, 各種臓器の中（中空器官ではその壁内）に散在する自律神経節. (4) 頭部の脳神経領域に存在する毛様体神経節*, 翼口神経節*, 耳神経節*, および顎下神経節*. 自律神経線維は終末点（平滑筋, 心筋および腺細胞）に達する前に, 一度はこれらのいずれかの神経節でニューロンを交換するが, 一般に(1)と(2)は交感神経性で, (3)と(4)は副交感性であるとされている.　　（山内）

自律神経節の組織

自律神経〔神経〕節は末梢にあって, 交感神経*または副交感神経*の細胞体が集ってできたものである. 交感神経幹を形成する幹神経節, 内臓の壁や内部にみられる壁内神経節, 一部の脳神経に属する副交感神経節がそれである. 一般に神経細胞体は知覚神経節の細胞体に比べて小さく多極性である. 細胞体は外套細胞につつ

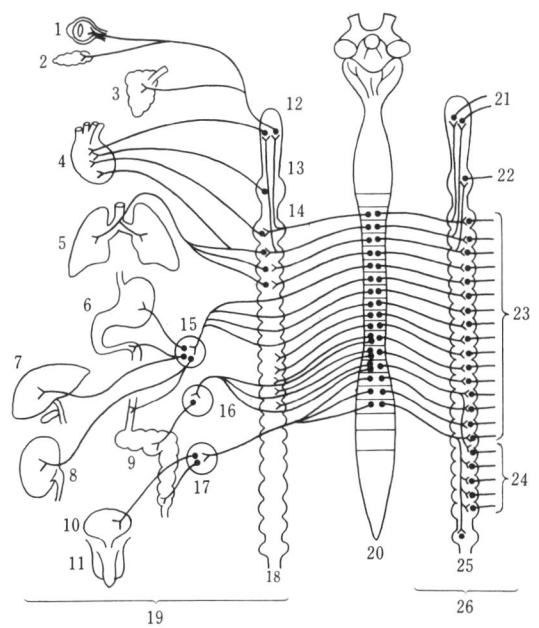

1. 眼球, 2. 涙腺, 3. 耳下腺, 4. 心臓, 5. 肺, 6. 胃, 7. 肝臓, 8. 腎臓, 9. 大腸, 10. 膀胱, 11. 生殖器, 12. 上頚神経節, 13. 中頚神経節, 14. 下頚神経節, 15. 腹腔神経節, 16. 上腸間膜神経節, 17. 下腸間膜神経節, 18. 交感神経幹, 19. 内臓諸器官への分布, 20. 脊髄, 21. 頭部・頚部へ, 22. 上肢へ, 23. 胴へ, 24. 身体下部と下肢へ, 25. 交感神経幹, 26. 身体末梢部への分布

交感神経系の神経線維の経路模式図（自律神経系）

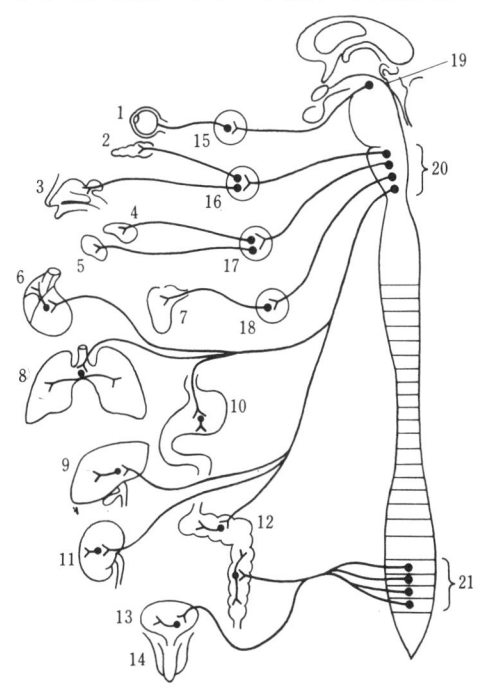

1. 眼球, 2. 涙腺, 3. 鼻粘膜, 4. 顎下腺, 5. 舌下腺, 6. 心臓, 7. 耳下腺, 8. 肺, 9. 肝臓, 10. 胃, 11. 腎臓, 12. 大腸, 13. 膀胱, 14. 生殖器, 15. 毛様体神経節, 16. 翼口蓋神経節, 17. 顎下神経節, 18. 耳神経節, 19. 中脳, 20. 延髄, 21. 仙髄

副交感神経の内臓諸器官への分布

まれる．ここから出た神経突起を節後線維という．その大部分は有鞘無髄である．上からきた節前線維の神経突起とこの部の神経細胞の樹状突起*との間にシナプスが存在する．樹状突起は短いが，からみ合っており，樹状突起糸球とよばれる． （藤田 尚）

自律神経叢 Plexus autonomici, *autonomic plexuses*, Plexus autonomici

自律神経*の末梢部分では神経の枝分かれがきわめて著しく，多数の神経枝が相錯綜して網状または叢状を呈する場合が多い．このような構造を一般に自律神経叢と称する．自律神経叢内には神経細胞体も多かれ少なかれ存在するが，それらはほとんど例外なく節後ニューロンの細胞体である．また一般に自律神経叢内では交感神経線維と副交感神経線維の両者が錯綜して存在する．主要な内臓の表面または壁内における肝神経叢，脾神経叢，胃神経叢，膵神経叢，副腎神経叢，腎神経叢，尿管神経叢，膀胱神経叢，前立腺神経叢，精管神経叢，子宮膣神経叢，心臓神経叢，肺神経叢，腸筋神経叢，ならびに主要な動脈の壁上における動脈周囲神経叢*すなわち内頸動脈神経叢，外頸動脈神経叢，総頸動脈神経叢，鎖骨下動脈神経叢，椎骨動脈神経叢，胸大動脈神経叢，腹大動脈神経叢，腹腔神経叢，上腸間膜動脈神経叢，精巣動脈神経叢，卵巣動脈神経叢，下腸間膜動脈神経叢，上直腸動脈神経叢，中直腸動脈神経叢，下直腸動脈神経叢，腸骨動脈神経叢，大腿動脈神経叢などはいずれも自律神経叢である． （山内）

自律神経叢神経節 Ganglia plexuum autonomicorum, *ganglia plxuum autonomicorum*, Ganglia plexuum autonomicorum

自律神経系*に属する神経節（神経細胞体の集団が脳と脊髄内以外の部位に存在するときこれを一般に神経節という）の一つであり，腹大動脈*とその太い枝をとりまく自律神経叢*内にみられることが多い．腎動脈*をとりまく腎神経叢内の腎神経節，腹腔動脈*をとりまく腹腔神経叢*内の腹腔神経節などがその例である．しかし椎骨動脈神経節のように頸部の動脈壁の自律神経叢内にみられる場合もある．自律神経叢神経節は椎前神経節（prevertebral ganglia）とよばれることもあり，そこに含まれる神経細胞体はほとんどすべてが交感神経系の節後ニューロンの細胞体である． （山内）

糸粒体 Mitochondrion (Mitochondrium), *mitochondrion* (*mitochondria*), Mitochondrien mítos（糸）+chóndros（果粒），複数形は mitochondria.

光顕では，微細な粒状ないし糸状の小体としてみえ，細胞質*内に分散して，または特定部位に集って存在する．生きた細胞では細胞質内を移動することができる．大きさは，太さ0.2〜0.5μm，長さ1〜数μm程度．形や数は細胞により，また同じ細胞でも状態によりさまざまである．一般に，幼若な細胞では小さく粒状であることが多い．ヤーヌス緑による超生体染色陽性．切片では酸性フクシンなどで染め出され，H-E染色でも集合部はエオジンに染まり果粒状を呈する．

電顕的には，表面を外膜（membrana mitochondrialis externa, outer membrane）で包まれ，その内方に10 nmほどの膜間隙（Spatium intermembranosum, membrane space）を隔てて内膜（Membrana mitochondrialis interna, inner membrane），さらに糸粒体の内部には内板（クリスタ）とよぶ膜構造がある．内板は内膜に連続していて，中に膜間隙につづく間隙を入れている．内板の数や配列はさまざまであるが，ほぼ糸粒体を横切る面上に広がる板状をなすことが多い．しかし，肝細胞*ではほぼ放線状の配列をとるし，ステロイドホルモン産生細胞の中には管状の内板（糸粒体細管，Tubulus mitochondrialis）をもつものもある．外膜，内膜，および内板の膜を糸粒体膜と総称する．糸粒体膜は厚さ5〜6 nmで，細胞膜*より薄い．内膜で囲まれ，内板の間を埋める部分は基質（Matrix mitochondrialis）である．外膜は高い物質透過性を有する．内膜および内板からは基本粒子とよばれる粒子が分離される．これは太さ30〜40Å，長さ50Åの頸と，直径90〜100Åの球状の頭からなり，頭を基質に向けて突出させながら膜面に1層に並んでいる．基本粒子にはさらに高さ40〜45Å，直径約110Åの底板があり，これが膜自体の構成成分であるともいわれている．膜内には電子伝達系の酵素が存在し，基本粒子の頸および頭はそれぞれ酸化的リン酸化反応の酵素とATPaseとでできている．基質にはクエン酸回路の諸酵素が含まれる．すなわち，糸粒体は養素の酸化的代謝反応により生じたエネルギーを使ってATPを合成供給する働きをもち，細胞の移動性エネルギー供給装置とみることができる．基質内に30〜50 nmの果粒が少数存在する．これはCa^{2+}，Mg^{2+}など2価陽イオンを含み，基質のイオン組成調節を行うも

のと考えられる.

糸粒体の新生は既存糸粒体の分裂により行われる. 新生に要する糸粒体構成成分は, 一部は核内DNAおよび細胞質内リボゾーム*を用いてつくられるが, 糸粒体基質の中にも長さ約6 μmの環状のDNAと, 直径約120 Åのリボゾーム様果粒があって, 一部はこれら糸粒体自身の合成装置によりつくられる. DNAは切片では細糸として認められる. この糸粒体自身の装置による自己成分の合成機序は, 原核細胞における合成機序とよく似ているので, 糸粒体は太古の昔, 真核細胞*にとり込まれて共生関係に入った原核細胞が小器官として定着したもの, とも考えられる.

まれに, 基質内に結晶様, または均質な小球状などの封入体をみることがある. （山本）

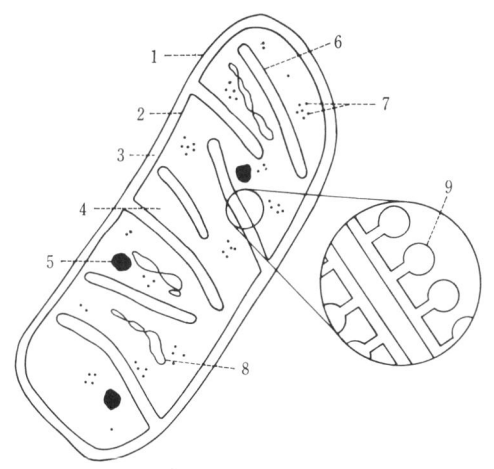

1. 外膜, 2. 内膜, 3. 膜間隙, 4. 基質, 5. 果粒, 6. 内板, 7. リボゾーム, 8. DNA, 9. 基本粒子
糸粒体の構造を示す模型図

糸粒体膜 Membrana mitochondrialis, *mitochondrial membrane*, Mitochondrienmembran →糸粒体

糸粒体稜 Cristae mitochondriae, *mitochondrial crista* →糸粒体, クリスタ

耳　輪 Helix, *helix*, Ohrleiste →外耳

耳輪切痕筋 Musculus incisurae helicis, Santorini's *muscle* (*musculus incisurae helicis* (Santorini)), Musculus incisurac helicis →外耳

しろめ *the white of the eye*, das Weisse des Auges

眼のくろめ*の周囲の白い部分. 眼球結膜を通して強膜の線維構造がみえるのであるが, よくみると結膜下の細い血管や, やや黄色い脂肪組織などが観察される. （→眼, 結膜, 強膜）

（外崎）

塵埃細胞 Phagocytus alveolaris, *dust cells*, Staubzellen →肺胞

心圧痕（肝の） Impressio cardiaca, *cardiac impression*, Herzeinduük →肝臓

心圧痕（肺の） Impressio cardiaca, *cardiac impression*, Herzeindrük →肺

腎圧痕 Impressio renalis, *renal impression* →肝臓

深陰核背静脈 Vena dorsalis clitoridis profunda, *deep dorsal vein of the clitoris* →内腸骨静脈

深陰茎筋膜 Fascia penis profunda, *deep fascia*, Fascia penis profunda →陰茎

深陰茎背静脈 Vena dorsalis penis profunda, *deep dorsal vein of the penis* →内腸骨静脈

腎　盂（腎盤） Pelvis renalis, *renal pelvis*, Nierenbecken →腎臓

深会陰横筋 Musculus transversus perinei profundus, *transversus perinei profundus* →会陰筋

深会陰隙 Spatium perinei profundum, *deep perineal space* →尿生殖隔膜

深横中手靱帯 Ligamentum metacarpeum transversum profundum, *transverse metacarpal ligament* →中手指節関節

深横中足靱帯 Ligamentum metatarseum transversum profundum, *deep transverse metatarsal ligaments* →中足指節関節

心　渦 Vortex cordis
心尖部における心筋線維の渦巻状配列. 左室および右室の双方にあらわれる. （→心臓）

（浅見）

心外膜 Epicardium, *epicardium*, Epikard →心膜

真核細胞 Eukaryocytus, *eukaryocyte*, eukaryotishe Zelle →細胞

心下嚢 Bursa infracardiaca, *infracardiac bursa*, Bursa infracardiaca
胎生第4週の終りごろ, 成立してまもない厚い背側胃間膜の左右両側面の上皮下に各1個の小さな腔が生ずる. これを肺腸陥凹という. 左肺腸陥凹はまもなく消失するが, 右肺腸陥凹は腹腔に開くとともに背側胃間膜の中を胃の後面に沿って左方へ拡大していき, 網嚢形成の端緒を開く. またその頭側部は食道の右側を頭方に伸長して, 食道と右の肺芽の間に達する盲管を形成する. この盲管は, その後胸膜孔の閉鎖に

よって横隔膜が完成すると，腹膜腔（網嚢）との連絡を絶たれ，閉鎖性の小嚢として横隔膜の上に残存する．この小嚢を心下嚢という．
(溝口)

心間膜 Mesocardium(dorsale), *dorsal mesocardium*, dorsales Herzgekröse

心筒*は原始心膜腔の背側壁とはじめ間膜によりつながっている（背側心間膜）．この間膜は10体節期（受精後22日）に破れ16体節胚（受精後約24日）ではほとんど消失，あとに心膜横洞を生じる．哺乳類で腹側心間膜が出現することはない． (浅見)

深顔面静脈 Vena faciei profunda, *deep facial vein* →内頚静脈

心 球 Bulbus cordis, *bulbus cordis*, Bulbus cordis

心臓円錐，動脈円錐ともいう．胚子期に現れる心臓原始区域の一つ，原始右室の次につづき動脈幹へと移行するまでの送出管部をいう．内部には心内膜肥厚による隆起が発達し，心室動脈端の中隔形成に重きをなすが，独立の区域としては解消していく．名称にかなり混乱があるので注意を要する．すなわち Bulbus と Conus を同義に用いうることもあるが，また Bulbus cordis は発生初期にのみ用い，中隔形成期については心球近位部を conus とよび，同遠位部は truncus に含める学派もある（主として米国系）．（→心球堤） (浅見)

〔心球〕

	ドイツ系	米国系
Truncus arteriosus		(aortic sec)
Bulbus cordis	distaler Teil	truncus
	proximaler Teil	conus

心球堤 Crista bulbaris, *bulbar (or conotruncal) ridge*, Bulbusleiste

心球隆起，円錐動脈幹隆起ともいう．心球*の内部には心内膜肥厚によるドテが2本ラセンをえがいて走る：中隔側（左）および壁側（右）のドテ (the septal & parietal ridges, Bulbusleiste A-1 u. B-3)．両者はラセン状の捻れをほどきつつ相接合して球中隔（Septum bulbi）または動脈円錐中隔（conus septum）を形成し，また動脈口半月弁の原基ともなる．ラセン状のドテはもと心球の近位・遠位両部に生じた隆起群 (the proximal & distal bulbus swellings or cushions, proximale u. distale Bulbuswülste, ドイツ系文献でA, Bおよび1〜4と記号を付ける）が連合することによって成立したもの．このうち近位心球隆起を円錐隆起（conus swellings)，そして遠位球隆起（1〜4）のうち大型の1・3を動脈幹隆起（truncus swellings）また小型の2・4を介在隆起（intercalated swellings）とよぶ学派（主として米国系）があり，混乱を招いている．（→心球） (浅見)

〔心球堤〕

ドイツ系 PERNKOPF-WIRTINGER(1933)	米国系 VAN MIEROP (1963)
proximale Bulbuswülste:	=conus swellings:
A	sinistro-ventral
B	dextro-dorsal
distale Bulbuswülste:	truncus swellings:
1	sinistro-inferior
3	dextro-superior
	intercalated swellings:
4	aortic
2	pulmonary
Bulbusleisten:	=conotruncal ridges: (=bulbar ridges)
A-1	septal (left)
B-3	parietal (right)

心球隆起 *bulbar ridge*, Bulbus leiste →心球堤

深胸筋 Musculi thoracis profundi, Muskeln der Brustwand

胸郭のすきまである肋間隙を閉ざす筋群で，上肢・上肢帯と無関係で，肋間神経の支配を受ける点で浅胸筋*と異なる．固有胸筋ともよぶ．"内肋間筋"という名称の用法には2通りがある．第1は，外肋間筋よりも深い肋間筋をさす場合である．第2は，第1の意味の内肋間筋のうち肋間神経の走路よりも浅い部分だけを内肋間筋とし，深い部分は最内肋間筋として区別するのである．第2の用法の方が望ましい．

肋骨挙筋*は肋間神経と脊髄神経後枝から二重支配を受ける．また下方の肋骨挙筋の支配神経は前枝と後枝の分岐角から発する（中枝）．したがって，厳密にいうと肋骨挙筋は深胸筋と固有背筋*の境界に介在する縦筋群であり，深胸筋から独立させるのが望ましい． (佐藤)

心 筋 Musculus cardiacus, *cardiac muscle*, Herzmuskel →筋，心筋細胞，心筋組織

心筋外膜 Primordium epimyocardiale, *myoepicardial mantle*, Myoepikardmantel

心内膜筒*をおおう臓側中胚葉はきわだって肥厚し心臓腔内に隆まる．左右の隆まりは，前腸*が形成されるにつれて，その腹側正中域で

〔深胸筋〕

筋名	起始	停止	神経支配	作用
肋骨挙筋	第7頸椎～第11胸椎の横突起 斜め下外側に向かい扇状にひろがる.	一つ下の肋骨（短肋骨挙筋） 二つ下の肋骨につく筋もある（長肋骨挙筋）.	脊髄神経後枝の外側枝と肋間神経（C8～Th11）	肋骨を引き上げる（吸息）.
外肋間筋	各肋間隙をみたす最表層筋. 後端は肋骨結節付近で肋骨挙筋に接し，前端は肋軟骨の近くに達し，それより前方は腱膜様となり外肋間膜という. 筋束は上椎骨側から下胸骨側へと斜走する. 筋は椎骨側で厚い.		肋間神経 Th1～Th11	外肋間筋と肋軟骨間筋は肋骨を引き上げて胸郭を拡げ吸息を行う. 他は肋骨を引き下げて胸郭を狭めて呼息筋として働く.
内肋間筋	肋間隙の中層筋. 前端は胸骨縁で後端は肋骨結節よりも少し手前で終り，それより椎骨側は内肋間膜をなす. 筋束の方向は外肋間筋と逆である. 胸骨側で肋軟骨の間にある部分は肋軟骨間筋という.			
最内肋間筋	肋間隙の最深層筋. 内肋間筋の内面にかさなり，これと全く同じ走向の筋束からなるので，内肋間筋の一部と考えるむきもある. しかし両者の間を肋間神経・動脈・静脈が走っているので区別して扱われる. 前端は肋骨肋軟骨結合の付近まで，後端は肋骨付近まで達していて，内肋間筋の所在範囲よりやや後方にずれている.			
肋下筋	最内肋間筋の椎骨端（後端）で筋束が肋骨内面をまたぎ，2肋間にまたがる筋である. 主として下位2～4肋間にみられる.			
胸横筋	前胸壁後面にあり，胸骨体下部，剣状突起からおこり，上外側に放散する.	第3～第6の肋軟骨肋骨移行部	肋間神経 Th3～Th6	

合同し無対の心臓管（その外層）を形づくる．心筋外膜とは，心筋および心外膜の双方に分化するとの考えにもとづく名称であったが，この層はもっぱら心筋の原基であり心外膜は別の由来をもつことが近年主張されている．（浅見）

心筋細胞 Myocytus cardiacus, *cardiac muscle cell* (*fiber*), Herzmuskelfaser (zell)

心臓の壁を構成し，律動的収縮を行う横紋筋細胞．平均直径10～20 μm，長さ100～150 μm の円柱状の細胞で，規則的な横紋を有するが，いくつかの点で骨格筋細胞*と異なる．心筋細胞は単純な円柱状単位ではなく，二叉をなし，その細胞端は隣接細胞と特殊な端端結合をし，複雑な三次元の網目を形成している．核は通常細胞内部に深く位置している．各細胞は筋細胞膜で包まれ，さらに，外側の基底板を介して結合組織*と境している．隣接する心筋細胞の端端結合は介在板（intercalated disk，横線，光輝線）とよばれる連結構造による．介在板は常に筋細線維のZ線のレベルに位置し，全体として階段状を呈し，筋細胞膜が精巧に嚙み合った形をとる．3型の連結様式が存在する．主要な連結型は接着域（Fascia adherens）で，接着帯に類似する．ここに両側から筋細線維がつき，収縮力を細胞から細胞へ伝える．接着斑（デスモゾーム）も存在し，付加的な細胞間接着をなす．介在板，とくにその縦走部にはネキサスが形成されており，電気的抵抗の低い結合をなす．この結合を通じて，心筋内での収縮興奮の波が細胞から細胞へ伝播する．これらの連結により，心筋は機能的合胞体として活動できる．筋細線維は骨格筋のそれと同じ横紋様式を示すが，骨格筋のように個々の独立した柱の形をとらず，連続した不規則な柱をなす．筋細線維の間の筋形質は比較的多量で，ここに豊富な糸粒体*が縦列をなして分布する．これは心筋の連続した収縮活動を支える代謝要求を反映している．筋細線維をとり巻いて，横細管と筋小胞体

の2種の膜系が発達している．横細管は骨格筋同様，筋細胞膜の管状の弯入であるが，骨格筋のそれより径が大きく，Z線のレベルを横走し，基底膜を伴う．筋小胞体は滑面小胞体*の形をとるが，骨格筋におけるより発達が悪い．横細管と筋小胞体は特殊な相互連結をつくる．骨格筋で三つ組をつくるのに対し，心筋では筋小胞体が膨大した終末槽をなさず，連結様式が二つ組(diad)となる．筋形質には，グリコゲン果粒や脂質滴が豊富に存在する．さらに，年齢とともに，黄褐色のリポフスチン果粒が増加する．心房筋細胞は心室筋細胞と形態的にいくぶん異なる．心房筋には特殊果粒が存在するため，心室筋と容易に区別できる． (石川)

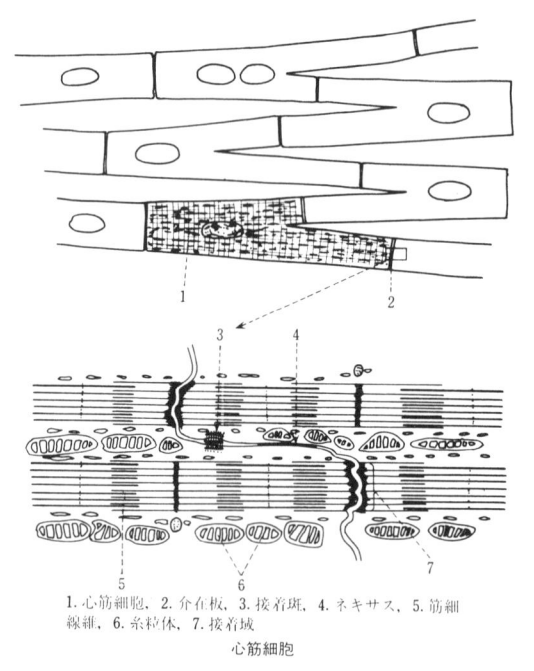

1. 心筋細胞, 2. 介在板, 3. 接着斑, 4. ネキサス, 5. 筋細線維, 6. 糸粒体, 7. 接着域
心筋細胞

伸筋支帯（手の） Retinaculum extensorum, *extensor retinaculum*

BNA, INA の Ligamentum carpi dorsale (背側手根靱帯) に相当する．手根部の背側を横走する強い線維束で，近位には前腕背面の筋膜に，遠位では手背筋膜*につづく．前腕筋膜*がこの部で肥厚したものと考えられるが，そのほかに付加された固有の線維がある．橈骨下端の外側縁よりおこり，内側，そしてやや遠位に向けて斜めの走行をとり，尺骨の茎状突起，三角骨，豆状骨につく．この下を伸筋の腱が腱鞘に包まれて通るが，このとき伸筋支帯の下面からは橈骨下端の背面にある高まりに向かって仕切りが出て，六つの管に分ける．これを橈側から順にあげると次の通り．

(1) 長母指外転筋と短母指伸筋の管，(2) 長橈側手根伸筋と短橈側手根伸筋の管，(3) 長母指伸筋の管，(4) 指伸筋と示指伸筋の管，(5) 小指伸筋の管，(6) 尺側手根伸筋の管． (河西)

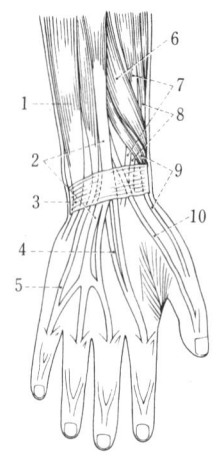

1. 尺側手根伸筋, 2. [総]指伸筋, 3. 伸筋支帯, 4. 示指伸筋, 5. 小指伸筋, 6. 長母指外転筋, 7. 短橈側手根伸筋, 8. 長橈側手根伸筋, 9. 短母指伸筋, 10. 長母指伸筋
手根部の伸筋群と伸筋支帯(右, 背側面)(伸筋支帯)

心筋組織 Textus muscularis striatus cardiacus, *cardiac muscle tissue*, Herzmuskelgewebe

心臓の壁の心筋層(myocardium)を構成する筋組織で，心筋細胞*と少量の結合組織*からなる．心筋細胞は横紋を有するが，骨格筋細胞*とはいくつかの点で異なっている．構造上および機能上の特性からみて，骨格筋と平滑筋の中間に位置する．連続的な律動的な収縮性を示し，不随意筋である．分岐する心筋細胞は相互に端端結合をし，全体的として三次元の網目をなし，機能的な合胞体をなす．細胞間には線維性結合組織が存在し，豊富な毛細血管網が形成され，また自律神経系*が分布する．心筋細胞は心臓の部位により形態に差があり，心室壁を構成する心室筋細胞〔線維〕，心房壁の心房細胞〔線維〕，刺激伝導系*をなす伝導心筋細胞〔線維〕が区別される． (石川)

腎区域 Segmenta renalia, *renal segments*, Segmenta renalia →腎臓の血管

神 経 Nervus (ギ neuron=sinew, cord), *nerve*, Nerv

末梢神経と同様．末梢神経系*では任意の体部位を支配する運動性（遠心性）ならびに感覚性（求心性）の神経線維は束を形成する．この体部位的に等質で，機能的に異質の末梢神経線

維の束を神経とよぶ．任意の神経から筋に入る枝を筋枝，皮膚にいく枝を皮枝とよぶ．また，皮膚のみを支配する神経線維が束をなす場合はこれを皮神経とよぶ．同様に任意の神経から関節包に入る枝を関節神経，脈管に入る枝を脈管神経とよぶ． （金光）

神経核 Nucleus, *nucleus*, Kern →神経節，灰白質

神経冠 Crista neuralis, *neural crest*, Ganglienleiste →神経堤

神経幹 Trunci plexus, *trunks of the plexus*, Stämme des Plexus

腕神経叢*の形成にあずかる3本の太い幹状の神経束（上・中・下神経幹）および仙骨神経叢*の形成にあずかる1本の同様な神経束（腰仙骨神経幹）の総称名である． （山内）

神経管 Tubus neuralis, *neural tube*, Nerven-, Neural-, Medullarrohr

神経板*の左右外側縁が癒着し，管状の神経管となって外胚葉*から分離する現象を神経管形成（neurulation）といい，ヒトでは第4週はじめ（第10段階）におこる．神経板が神経管へ閉じはじめるのは上部頸髄からで，これより頭側ならびに尾側へと神経管形成がすすむ．神経管のうち将来，脳になる頭側部を脳管，脊髄になる尾側部を脊髄管とよぶことがある．脊索*は，脊髄管全長と脳管の尾側半にわたって神経管の腹側に位置する．脊索のない脳管の頭側半を原脳（Archencephalon）とよび，これより終脳と間脳が分化し，脊索のある尾側半を続脳（Deuterencephalon）とよんで，これより中脳と菱脳とが分化する．神経管のごく初期（第4週，第11段階）に原脳から左右一対の眼胞が突出して網膜が分化すると，脳管は頭尾方向に配列する三つのふくらみをもつ．頭側から前脳胞，中脳胞，菱脳胞とよび，前脳胞は原脳に，あとの2脳胞は続脳にあたる（3脳胞期）．つづいて前脳胞の頭端部の左右から終脳胞が突部すると残りの前脳胞は間脳胞とよばれ，菱脳胞の背側頭端部から小脳が分化すると，この小脳と将来橋になる部分を後脳胞，この尾方につづいて将来延髄になる部分を髄脳胞とよぶ（5脳胞期）．神経管は中空器官であって，その内腔を神経腔（neurocoel）とよび，5脳胞期のそれぞれの内腔を終脳腔（telocoel），間脳腔（diocoel），中脳腔（mesocoel），後脳腔（metacoel），髄脳腔（myelocoel）とよぶことがある．髄脳腔の尾側は脊髄の中心管へと連続して，これら全体として脳室系を構成する．ちなみにCanalis neuralisは古くから脊柱管と同義に用いられることもあるのでまぎらわしい．（→上衣層，外套層，分界溝） （金光）

神経管奇形 *neural tube defects*, Neuralrohrdefekt

無脳*と二分脊椎*は中枢神経系奇形の中で最も重要なものである．両奇形の臨床的な意義はまったく異なっているが（無脳は生存不可能で，二分脊椎は程度により治療上の困難性がある），両奇形はその成因，発生機序と発現過程の類似性（前者は前神経孔の閉鎖不全，後者は後神経孔の閉鎖不全）から神経管奇形として一括して論ぜられる場合が多い． （谷村）

深頸筋 →後頸筋

神経筋接合 *neuromuscular junction*, motorische Endplatte

運動神経線維が骨格筋におわるところにみられる特殊な装置で，運動終板ともいう．神経線維は，筋線維に達するとともに髄鞘を失い，筋線維の表層部に進入して指をひろげたように枝分かれしておわる．この部では筋形質がややもりあがっており，それぞれ分かれた終末と特別のシナプスをつくる．すなわち神経終末と筋の細胞膜の間には約500〜700Åの隙間があり，基底膜が介在する．しかも筋細胞膜は多くのヒダ状の陥入をつくって筋形質内に入りこんでいる．これをシナプス後ヒダ（subsynaptic folds）とよぶ．神経終末にはシナプス小胞と糸粒体*が集り，シナプス小胞からアセチルコリンが興奮に応じて放出され筋細胞に作用し，脱分極をおこさせる．神経と筋の間隙にはコリンエステ

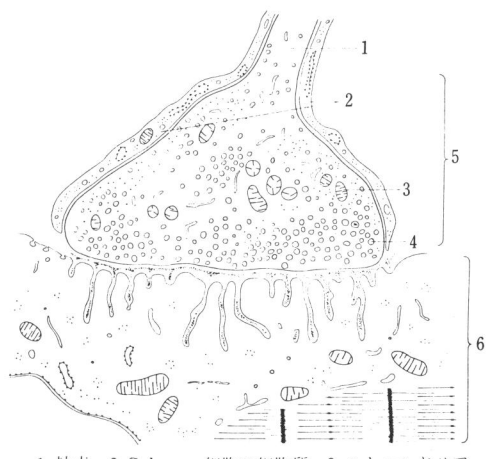

1. 軸索，2. Schwann細胞の細胞質，3. ミトコンドリア，4. シナプス小胞，5. 神経終末，6. 骨格筋細胞

神経筋接合

ラーゼが存在し,アセチルコリンを不活性化させる. （藤田 尚）

神経系 Systema nervorum, *nervous system*, Nervensystem

神経系は受容器と効果器との間に介在する器官で,形態的には頭蓋腔と脊柱管とにある中枢神経系*と,受容器・効果器と中枢神経系とを連絡する末梢神経系*とに区別される.一方,末梢と中枢とを通じて神経系は機能的に外部環境に適応するための体性神経系 (somatic nervous system) と,内部環境を恒常的に維持するための臓性神経系 (visceral nervous system) とに2大別される.受容器により環境から情報を得たのち効果器でもって環境に対応するのが通則であるから,これら2大神経系はさらに感覚系と運動系とに亜区分され,神経系は機能的に体性感覚系,体性運動系,臓性感覚系,臓性運動系の4系統に区分される.Langley (1905) 以来臓性運動系は自律神経系*とよばれてきたが,昨今では自律神経系は臓性神経系と等価に使用される場合がある. （金光）

神経孔 Neuroporus, *neuropore*, Neuroporus

ヒトでは上部頚髄の部分で神経管*が閉じはじめ,神経管形成はここより頭側ならびに尾側にすすむ.したがって神経管の頭端と尾端では,完全に閉じる直前に神経管壁が外胚葉に反転して胚の外と神経腔とは通じている.この孔をそれぞれ前神経孔 (Neuroporus rostralis s. anterior),後神経孔 (Neuroporus caudalis s. posterior) とよぶ.前神経孔が閉じると (25日ごろ,第11段階),神経管の頭端は盲管となるが,後神経孔が閉じても (27日ごろ,第12段階),しばらくの間は神経管尾部は神経腸管*によって原腸に通じている.(→神経腸管)
 （金光）

神経溝 Sulcus neuralis, *neural groove*, Nerven-, Neural-, Medullarrinne

神経板*の正中,つまり体軸方向に生ずる溝をいう.神経溝の腹側には脊索*があるが,将来,終脳と間脳を形成する神経板の部分では脊索を欠く.(→神経板) （金光）

神経膠 *neuroglia*, Neuroglia

神経組織*を構成する要素はニューロンと神経膠である.神経膠は神経膠細胞 (neuroglia cell) である.

神経膠細胞には中枢膠細胞と末梢神経膠細胞があるが,神経膠細胞といえば前者のみをさすのが一般である.神経膠は神経組織の保護,支持,代謝,栄養などに関与する.中枢膠細胞には上衣細胞,星状膠細胞,希突起膠細胞,小膠細胞があり,末梢神経膠細胞には Schwann 細胞,外套細胞(神経節膠細胞)がある.

上衣細胞は,脳室や脊髄の中心管に面して並ぶ単層円柱上皮で,腔に面して微絨毛*をもち,場所によっては,線毛*が認められる.場所によっては,基底側が細長く伸び,有尾上衣細胞 (tanycyte) ともよばれる.

星状膠細胞は星のような形をした膠細胞の意である.比較的細胞質に富み,太い突起を有する形質性星状膠細胞と,比較的細胞質が少なく,細く長い突起を有する線維性星状膠細胞に分けられる.いずれも,毛細血管壁や神経細胞体に突起を伸ばしており,両者の代謝や栄養のなかだちをすると考えられている.毛細血管では内皮のまわりに基底膜をへだてて,星状膠細胞の足がぎっしり埋まっている.これを血管周境界膜という.両細胞とも細胞質中に多くの神経膠細糸 (gliofilaments) を有するのが特色である.

希突起膠細胞は,細胞が小さく突起が少なく,分枝しない.神経細胞体のまわりや,神経線維の間に列をつくって存在することが多く,中枢神経において髄鞘をつくる細胞である.

小膠細胞は Hortega 細胞ともよばれる.核が小さく,不正形で濃く染まる.細胞質も少なく,突起にとげがあるのが特徴である.神経膠のうちでこの細胞だけは間葉由来で必要に応じて食作用を営むという.大食細胞系に属させる人もある.しかし,小膠細胞は大食細胞*とは別で,やはり外胚葉由来であり,中枢に損傷があるときに食作用を発揮するのはこれとは別で単球がそのさいに入りこんだものであるとする

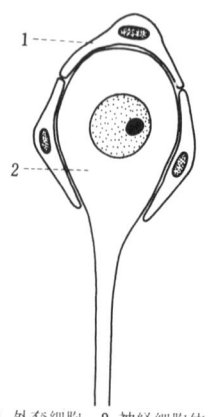

1. 外套細胞, 2. 神経細胞体
神経膠

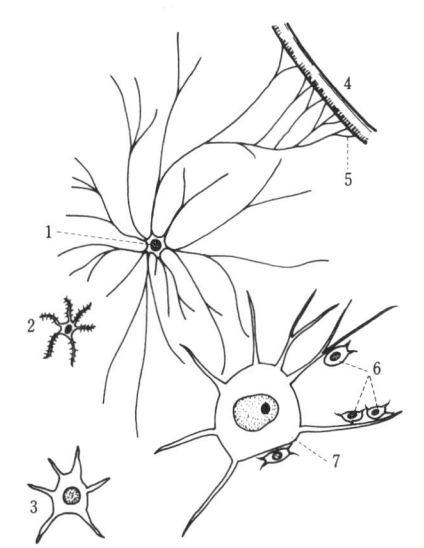

1. 線維性星状膠細胞, 2. 小膠細胞, 3. 形質性星状膠細胞,
4. 毛細血管, 5. 星状膠細胞の終足, 6. 希突起膠細胞,
7. 神経細胞体

神経膠

説もある.

外套細胞（神経節膠細胞）(satellite cell) は末梢の神経節すなわち知覚神経節，自律神経節に存在し，神経細胞のまわりをとり囲み衛星細胞ともいわれる．神経節細胞の代謝，支持に関与する.

Schwann 細胞は鞘細胞ともよばれ，末梢の神経線維をとり囲み，Schwann 鞘（Schwann's sheath）を形成し，その代謝や支持に関与する．髄鞘はこの細胞の細胞膜が軸索を幾重にもとり巻いたものである．外胚葉由来であり，切断された神経線維が伸びるときには，さきに増殖して先導の役目をする．　　　　　（藤田 尚）

神経膠性表層限界膜 Membrana limitans gliae superficialis, *membrane limitans gliae superficialis*, Membrane limitans gliae superficialis →髄膜

神経根 Radix, *nerve root*, Nervenwurzel →脊髄神経

神経細管 *neurotubles*, Neurotubuli →神経細胞，軸索

神経細糸（神経フィラメント） *neurofilaments*, Neurofilamente →神経細胞，軸索

神経細胞（ニューロン） Nerevenzellen, *nerve cell (neuron)*, Nervenzellen (Neuron)

神経細胞は核周部ともよばれる神経細胞体と，その突起からなる．細胞体の大きさ，形，突起の長さは多種多様で，その全形を把握するには鍍銀法が適している．細胞体には一般の細胞と同じように小器官が存するが，その他特徴のあるものとして，Nissl 小体, 神経原線維 (neurofibrils, Neurofibrillen), 色素果粒*がみられる．Nissl 小体はチオニン，トルイジン青などの塩基性染料に染まり，細胞体の中で虎斑状にまだらに染め出されるために虎斑物質 (tigroid substance, Tigroidschollen) ともよばれる．電顕で観察すると粗面小胞体*の魂である．神経原線維は神経細管と神経細糸が集り，銀に染まったものである．色素果粒はリポフスチンを含み，リポフスチン果粒，リポクロームなどとよばれる．水解小体*の一種で年齢とともに増す傾向にある．また青斑や黒質の神経細胞体にはメラニンを含む.

突起には，神経突起 (neurite) と樹状突起* (dendrite) がある．前者は興奮を細胞体から遠心性に伝えるもので必ず1本，後者は興奮を突起から細胞体へ求心性に伝えるもので，神経細胞の種類によって，これを有しないものから，多数を有するものまでみられる．神経突起のことを軸索*ともよぶ．突起の数によって神経細胞は，単極神経細胞 (unipolar nerve cell)（突起が1本のもの），双極神経細胞 (bipolar nerve cell)（突起が2本のもの），偽単極神経細胞 (pseudounipolar nerve cell)（突起は2本であ

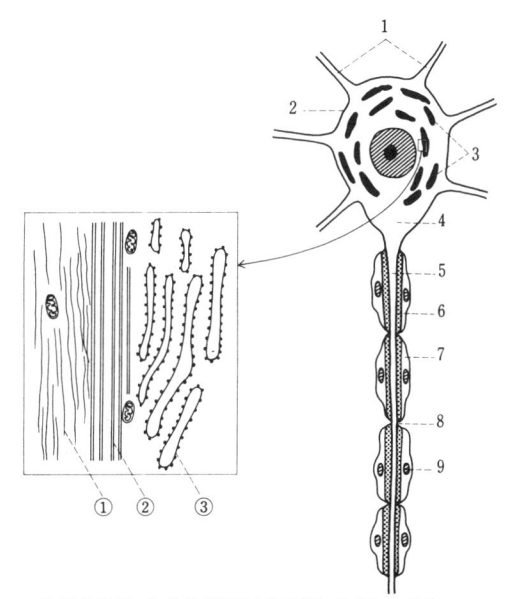

1. 樹状突起, 2. 神経細胞体(核周部), 3. Nissl 小体,
4. 軸索小丘, 5. 軸索(神経突起), 6. 髄鞘, 7. Schwann 細胞, 8. Ranvier 絞輪, 9. Schwann 細胞の核, ① 神経細糸, ② 神経細管, ③ 粗面小胞体(Nissl 小体)

神経細胞

るが，細胞体から出るところで合して1本になっているもの），多極神経細胞（multipolar nerve cell）（3本以上の突起をもつもの）に分けられる．突起のない神経細胞は完成した神経組織には存在しない．これらの突起の中にももちろん神経細管や神経細糸が走っているが，Nissl小体は樹状突起の一部に認められるだけである．また，神経突起の起始部は小円錐状を呈し，軸索小丘（起始円錐ともよぶ）とよばれ，Nissl物質を欠く．神経細胞体から出るこれらの突起のことを神経線維ともよぶ．（→軸索，樹状突起） （藤田 尚）

神経細胞間シナプス synapse, Synapse

一つのニューロンから次のニューロンに興奮を伝えるのはシナプスによる．シナプスには軸索樹状突起間シナプス（axodendritic synapse），軸索細胞体間シナプス（axosomatic synapse），軸索軸索間シナプス（axoaxonic synapse）などが多いが，まれに樹状突起間シナプス（dendro-dendritic synapse），細胞体樹状突起間シナプス（somatodendritic synapse），細胞体間シナプス（somatosomatic synapse）もある．

一つのニューロンにおわるシナプスの数は，ニューロンの種類によって大きい差があり，多いものでは運動性ニューロンのように2000個近いシナプスを受けている．小脳のPurkinje細胞の樹状突起には数十万個のシナプスがあるという．

神経終末は終末小足（endfeet）とよばれ，ボタン状のふくらみをつくっていることが多く，これを終末球（終末ボタン，boutons terminaux）と，また杯状にひろがったものを終末杯（endcalyx）という．終末は分枝し，樹状突起や神経細胞体に花束状あるいはかご状をなして接着することもある．

シナプスを形づくる神経終末にはミトコンドリアが集り，数多くのシナプス小胞（synaptic vesicles）を含む．シナプス小胞は直径約400〜650Åの小胞で種々の形があり，中に伝達物質（transmitter substance）を含む（→シナプス小胞）．

興奮を伝える側（シナプス前部）の神経終末の形質膜をシナプス前膜（presynaptic membrane）とよび，両者が約200Åのシナプス間隙とよばれる間隙をへだてて対峙している．この部の形質膜に沿ってそれぞれの細胞質の電子密度が高くなり，シナプス膜が対峙しているかのようにみえる．これはシナプスの部位で両者がデスモゾーム様に接着させるためのものと思われる．

下等動物の神経細胞たとえばザリガニの巨大神経，ミミズの巨大神経，ヒルの神経節などには，相対するニューロン間の間隙がきわめて狭く（約20Å），ネキサス（細隙結合）を形成している．電気的シナプスまたは無小胞シナプスとよばれ，シナプス小胞はなく，伝達物質もなく，興奮は電流によって連続的に伝達されていく．両方向性伝達を行うものと一方性伝達を行うものとがある．

それぞれのニューロンは独立した一つの細胞でシナプスによって連絡しているというのはニューロン説（neuronal theory）とよばれ，スペインのCajalによって提唱された．一方，神経細胞は合胞体であり，突起はそのまま連続したものであるというのが，網状説（reticular theory）で，イタリアのGolgiによって提唱された．結局ニューロン説が正しかったのである．（→シナプス小胞） （藤田 尚）

神経細胞質 cytoplasm of nerve cells, Zytoplasma der Nervenzellen →神経細胞

神経細胞体 perikaryon, Perikaryon →神経細胞

神経絨（ニューロピル） neuropil, Neuropil

中枢神経*において，樹状突起*，軸索*，神経膠細胞の突起が複雑にからみあった網をいう．いわば神経細胞体，神経膠細胞体がなく突起ばかりの場合である．どのような染色を行っても光顕下でそれぞれの突起についてニューロンか神経膠要素かを断定することは難しい．また電顕下でも突起の断面をみていずれかに属するものかを断定することは困難なことが多い．（→神経膠） （藤田 尚）

神経周膜 perineurium, Perineurium →末梢神経

神経終末 nerve terminal, Nervendigung

神経線維*の終末には樹状突起*の末端と，軸索*（神経突起）の末端とがある．前者は刺激を受容する場で，ここに特別の装置のあるものとないものとがある．特別の装置を受容器（receptor）という．いずれにしても，機能的にははじまりと考えるべきもので，求心性終末である．

後者は興奮を効果器（effector）に伝える遠心性終末であり，効果器との間にシナプスをつくる．効果器には，骨格筋，平滑筋，腺などがあり，終末の形態もそれぞれ異なっている．

（→終末神経小体） 　　　　　（藤田 尚）
神経上膜 *epineurium*, Epineurium　→末梢神経

深頸静脈　Vena cervicalis profunda, *deep cervical vein*　→上大静脈

神経節　Ganglion, *ganglion*, Ganglion
神経系*ではある一つの機能にかかわる神経細胞の細胞体は集団を形成する傾向があり，この集団は末梢神経系*では神経節*，中枢神経系*では神経核とよばれる．神経節には自律神経系（臓性運動系）の神経細胞体の集合である自律神経節と，感覚神経系の神経細胞体の集合である感覚神経節が区別される．さらに，自律神経節には交感神経節（上頸神経節や腹腔神経節など）と副交感神経節（毛様体神経節や耳神経節など）が区別され，三叉神経節や脊髄神経節は感覚神経節の代表である．（→神経堤）
　　　　　　　　　　　　　　　（金光）

神経節膠細胞　→神経膠，知覚神経節，自律神経節

神経節後線維 *postganglionic fiber*, postganglionäre Faser　→自律神経系，自律神経節

神経節前線維 *preganglionic fiber*, präganglionare Faser　→自律神経系，自律神経節，迷走神経，交感神経

神経線維 *nerve fiber*, Nervenfaser
神経突起，樹状突起*を問わず，神経細胞体から出る長い突起を神経線維とよぶ．神経突起には長いものが多く神経線維とよばれるが，末梢の知覚神経の樹状突起も長く，神経線維である．神経線維はSchwann鞘の有無，髄鞘（ミエリン鞘）の有無によって，有鞘有髄，有鞘無髄，無鞘有髄，無鞘無髄の4種類に分けられる．これらのさやにつつまれた突起を軸索*とよぶ．一般に軸索とは神経突起と同意語に用いられるが，樹状突起にも上述のさやをかぶるものがある．（→軸索，髄鞘）　　　（藤田 尚）

神経組織 *nervous tissue*, Nervengewebe
受容器すなわち感覚器が受け入れたものを興奮として伝え，伝導された興奮を結合し，すでに貯えられている興奮と伝導されてきた興奮を組み合せて新しい興奮を創造し，必要に応じて興奮を効果器に伝えて反応をおこさしめる役割をするものが神経系*である．神経系を構成する要素は神経細胞*，神経膠*（細胞）およびそれらの突起，血管，およびそれに伴う結合組織*などである．

神経細胞は興奮を伝達する，いわば主役であり，神経膠はその支持，代謝，栄養にたずさわる脇役である．（→神経細胞，神経膠）
　　　　　　　　　　　　　　　（藤田 尚）

神経腸管　Canalis neurentericus, *neurenteric canal*, Neurointestinalkanal
脊索突起（→頭突起）の下面が内胚葉*と癒着し，その部の細胞が崩壊すると，卵黄囊*と羊膜腔が一過性に原始窩*を介して交通するが，この交通路を神経腸管という．脊索*が形成されると消失する．（→脊索）　　　（沢野）

神経堤　Crista neuralis, *neural crest*, Nerven-, Neural-, Ganglienleiste
神経板*周囲に接する外胚葉*の部分は活発に細胞分裂を行い，増殖した細胞は神経管*と筋節の間に細胞移動し，神経管の両側に大きな細胞塊を形成する．この細胞塊を神経堤とよび，ここよりさらに腹方に細胞移動した細胞は自律神経節細胞，副腎髄質細胞，クロム親和性細胞，Schwann細胞に分化し，神経管の両側にとどまった細胞は脊髄神経節細胞および第5，7，9，10脳神経に所属する脳神経節細胞に分化する．（→神経ヒダ，神経板）　　　（金光）

深頸動脈　Arteria cervicalis profunda, *deep cervical artery*, tiefe Nackenarterie　→鎖骨下動脈

神経内膜 *endoneurium*, Endoneurium　→末梢神経

神経板　Lamina neuralis, *neural plate*, Nerven-, Neural-, Medullarplatte
脊椎動物の発生初期において原腸が形成されると，その背側の外胚葉*には頭方に広く尾方に狭いシャモジ形の肥厚領域が生じる．この領域を神経板または髄板とよび，これより中枢神経系*と網膜*とが形成される．発生初期の外胚葉は1層の立方状細胞からなっているが，神経板ではこの細胞が柱状になるために肥厚と表現される　　　　　　　　　　　　　　（金光）

神経ヒダ　Plica neuralis, *neural fold*, Neural-, Medullarfalte
神経板*周辺に接する外胚葉*の隆起をいう．この部分の外胚葉は細胞増殖が活発で，神経溝が深くなって神経板の左右縁が合して神経管が形成されると，増殖した神経ヒダの細胞は神経管*の外側の胚腔に拡がって神経堤を形成する．（→神経堤）　　　　　　　　（金光）

神経プラコード　Placodae neurales　→プラコード

神経分泌細胞 *neurosecretory cells*, neurosekretorische Zellen

神経細胞*が分泌現象を営むものを神経分泌という．最もよく知られるものは，視床下部*の室傍核*と視索上核*の神経分泌細胞で，後葉ホルモンを生産して，軸索*の中を後葉へ導く．このほかに，視床下部には releasing hormones (RH), inhibitory hormones (IH) などを分泌する多種類の神経分泌細胞がみつかっている．分泌物のほとんどはペプチドホルモンであり，粗面小胞体*で合成され，Golgi 装置*で濃縮され，果粒状を呈し，この形で輸送されたのち開口分泌によって放出される． （藤田 尚）

深頚リンパ節 Lymphonodi cervicales profunde, *deep cervical nodes*, tiefe Halsknoten →リンパ節

真結合線 Conjugata, *antero-posterior (or conjugate) diameter* →骨盤，骨盤の計測

腎 口 Nephrostoma, *nephrostome*, Nephrostom

脊椎動物の前腎*や中腎*の前腎細管または中腎細管の近位端が漏斗状に拡大して胚内体腔に開くところを腎口という．ヒトでは胸部，腰部および仙骨部では中間中胚葉は体腔との連絡を失うので，外糸球体は退化し腎口も生じない．(→前腎) （沢野）

深後仙尾靱帯 Ligamentum sacrococcygeum dorsale profundum, *deep dorsal sacrococcygeal ligament*, tiefes hinteres Kreuz-Steißbeinband →仙尾連結

唇交連 Commissura labiorum, *labial commissure*, Commissura labiorum →口腔

心 耳 Auricula cordis, *auricle*, Herzohr →心臓

深 枝（鎖骨下動脈の） Ramus profundus, *deep branch* →鎖骨下動脈

人字縁 Margo lambdoideus, *lambdoid border* →後頭骨

深耳介動脈 Arteria auricularis profunda, *deep auricular artery* →外頚動脈

腎糸球体 Mesangium, *mesangium*, Mesangium →腎小体

深指屈筋 Musculus flexor digitorum profundus, *flexor digitorum profundus*, tiefer Fingerbeuger →上肢の筋

心 室 Ventriculus cordis, *heart ventricle*, Herzkammer →心臓

深膝蓋下包 Bursa infrapatellaris profunda →滑液包

心室筋細胞〔線維〕 Cellula ventricularis, *ventricular cardiac muscle cell (fiber)* →心筋組織

心室中隔 Septum interventriculare, *ventricular septum*, Kammerscheidewand →心臓，心室中隔の形成

心室中隔の形成 Septum interventriculare, *formation of the ventricular septum*, Entwicklung des Kammerseptums

左右の原始室腔が拡がるにつれて中間部には Septen とよぶ肉柱ヒダが集合して矢状位の隆まりを形成する（固有室中隔，Septum interventriculare proprium）．その自由縁は後方が房室管の後心内膜床（クッション）右端の下面に連結，前方は心球隆起*（中隔側および壁側のドテとよぶ1対のうち前者）の近位端に連なる．房室管の前・後クッションが合して房室管中隔となり，また心球域のドテが融合して球中隔を形づくるにつれて，筋性の固有室中隔はこの両者との連合をつよめる．室中隔の上縁をこえて左右室腔を交通させている隙間を室間孔*とよぶが，室中隔の上縁を橋伝いにクッションとドテの組織が合同することによりこの孔を閉じる（室間孔の閉鎖）．これに先だち右房室口がしきりに後方へ拡充，右心室流入部の室中隔壁も後方へと拡がる．左室側では房室クッションの下面が凹弯，また球室稜（bulboventricular flange あるいは Bulboaurikular-Sporn 球耳棘）の突出がひっこむので，左室より大動脈への流出部が拡充する（大動脈円錐，Conus aorticus）．(→心臓の発生) （浅見）

心室中隔欠損 *ventricular septal defect*, Ventrikelseptumdefect

心室中隔に欠損のあるものである．VSDと略称される．心奇形のうち最も頻度の高いもので，その50%程度を占めるとされる．生産児中では0.2%であるとされる．多因子遺伝*によるとされるが，優性遺伝病や常染色体性染色体異常（とくにトリソミー*）に伴った例も多い．母の高齢や風疹の感染に由来すると認められる例もある．室上稜の上にある漏斗部心室中隔欠損 (infundibular VSD) はまれである．室上稜の後下部に存するものが最も多い．すなわち，膜様部心室中隔欠損 (membranous VSD 心室中隔欠損の約80%) で，心内膜床からの組織が，左右動脈幹円錐隆起や筋性中隔と癒合しないために生じる．筋性部心室中隔欠損 (muscular

VSD)はまれで，おそらく中隔の筋性部形成中に心筋組織が過剰に吸収されたためとされている．約半数は他の心臓奇形を合併する．Fallot四徴*，肺動脈狭窄，動脈管開存*，房室管〔口〕遺残，大血管転換*などが最もよく合併する．なお，心室中隔欠損の極端なものとして，単心室（common ventricle）がある． （谷村）

唇歯肉溝 Sulcus labiogingivalis, *labiogingival sulcus (or groove) or lip sulcus*, Lippenfurche

　胎生第6週まで，顎は充実した組織塊をなし，口腔前庭はなく，口唇・頬と歯肉との区別はない．第6週以後，前歯部では歯胚原基をなす上皮の肥厚部に接して，その前方部の口腔上皮が，臼歯部では歯胚原基と離れた側方部の口腔上皮が増殖し，顎の輪郭に一致した馬蹄形の上皮堤として中胚葉内へ侵入し前庭堤（または唇溝堤）(labiogingival lamina, lip-furrow band, vestibular band, Vestibularleiste, Vorhofleiste)を形成する．前庭堤の浅層の上皮は徐々に退行し，上皮の溝が形成され口唇および頬と歯肉との境界が明瞭となる．この上皮の溝が唇歯肉溝である．前方正中部で退行せずに残る小部分が，口唇と歯肉との間にある上および下唇小帯となる．また耳下腺原基は上顎の唇歯肉溝の外側壁から胎生第7週ごろ上皮索として伸び出す． （吉岡）

深掌枝 Ramus palmaris profundus, *deep palmar branch* →尺骨動脈

深掌静脈弓 Arcus venosus palmaris profundus, *deep palmar venous arch*

　指屈筋腱の深層で，同名動脈弓に伴行した2条の静脈よりなる．掌側中手静脈がこれにそそぐ．

　枝：

⑴　掌側中手静脈：同名動脈に伴行して深掌静脈弓にそそぐ． （河西）

腎小体 Corpusculum renalium, *renal corpuscle*, Nierenkörperchen

　腎の皮質にある0.2 mmほどの球状体で血流より原尿を沪過する装置である（→ネフロン）．腎小体は糸球体とBowman嚢（糸球体包）に大別される．糸球体は輸入細動脈より数本に分かれた毛細血管で再び合して輸出細動脈となる．糸球体毛細血管の内皮細胞は有窓型である．この小孔は細胞質の薄い部分にみられ，その直径は500〜1000Åである．小孔の隔膜の有無は動物種によるらしい．基底膜は厚く200〜

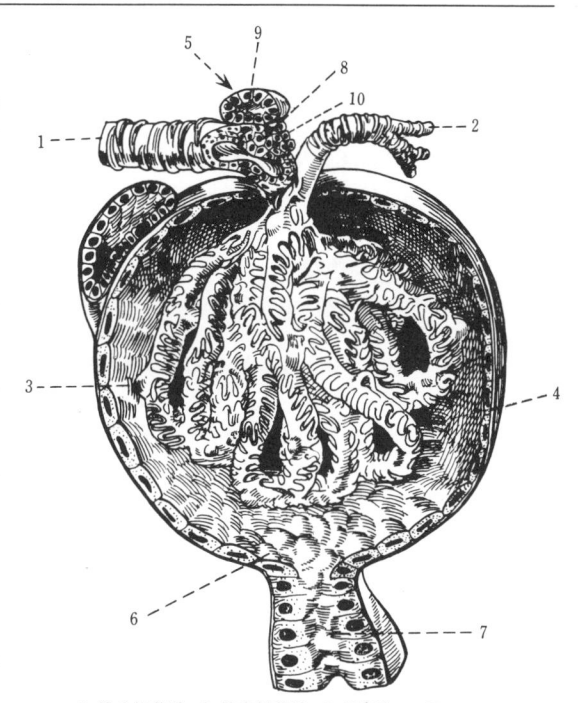

1. 輸入細動脈, 2. 輸出細動脈, 3. 足細胞, 4. Bowman嚢壁側上皮, 5. 血管極, 6. 尿極, 7. 近位尿細管, 8. 糸球体傍細胞, 9. 緻密斑, 10. 血管傍島細胞

400 mmであり，中央部は濃く，内皮細胞，上皮細胞に接する部分は疎である．上皮細胞はBowman嚢の臓側上皮であり，小さい突起をもった細胞で足細胞ともよばれる．小孔をもった内皮細胞に対して基底膜を介してこの小さい突起が並んでいる．この突起は小足（pedicle）とよばれ，隣接する異なる足細胞の小足が交互に並んでいる．突起の間隙（slit）には隔膜がみられる．原尿は内皮の小孔，基底膜，小足の間隙を通過してBowman嚢に出る．腎小体のもう一つの細胞は血管間膜細胞（mesangium）で内皮細胞と上皮細胞の間にみられ，とくに血管極付近に多い．

　輸入細動脈壁の細胞は特殊な分泌顆粒*（レニンを含む）をもつ糸球体傍細胞がある．これと糸球体外の血管間膜細胞と遠位尿細管の緻密斑との三つを糸球体傍複合体*とよび，腎機能調節装置と考えられる．（→ネフロン）

（永野）

深掌動脈弓 Arcus palmaris profundus, *deep palmar arch*, tiefe Hohlhandbogen →橈骨動脈

腎静脈 Venae renales, *renal veins*, Nierenvenen →下大静脈

侵蝕窩 Lacuna erosionis, *absorption lacuna* →破骨細胞

腎神経節 Ganglia renalia, *renal ganglis*, Ganglia renalia →自律神経叢神経節

腎神経叢 Plexus renalis, *renal plexus*, Nierengeflecht →自律神経叢

腎錐体 Pyramides renales, *renal pyramids*, Pyramides renales →腎臓

真正染色質 Euchromatinum, *euchromatin*, Euchromatin →染色質

腎 節 Nephrotomi, *nephrotomes*, Nephrotome

腎板ともいい，中間中胚葉が腎系の母基であることから，その別名として用いられる．また，中間中胚葉*が分断して前腎，上位中腎の小胞状構造をつくるものを nephrotomes とよぶこともある．(→中間中胚葉) (森)

心切痕(左肺の) Incisura cardiaca pulmonis sinistri, *cardiac notch*, Bucht am Margo anterior →肺

心 尖 Apex cordis, *cardiac apex*, Herzspitze →心臓

心尖切痕 Incisura apicis cordis, *apical incisure*

前・後の両室間溝をつらねる．(→心臓)
(浅見)

心 臓 Cor (cardia, ギリシャ語), *heart*, Herz

血液循環の原動力となる器官．その壁は主として心筋組織でできている．心臓は心膜*に包まれて，縦隔の前下部で左右の肺の間に置かれ横隔膜の上面にのる．全形を円錐にみたてると，その軸は後上右方(心底：大血管が出入りする領域)より前下左方(心尖)へ向かう．心臓の約2/3が正中線の左方，1/3が右方にある．心尖(左心室の尖端)の拍動は第5肋間隙で左乳頭線のやや内側に触れる．心臓の内部は4部屋に分かれ(右と左の心房・心室)，心房中隔および心室中隔が左右を隔てる．各側の心房と心室は房室口を介して連なる．外面では，冠状溝が心房と心室の境をかこみ，前・後の室間溝は両心室の境をあらわす．これらの溝を冠状血管の主枝が走る．左右の心耳は各心房の一部が前方に突出したもので，動脈幹のねもとを両側から抱く形である．心耳の壁はうすく内面に櫛状筋が発達している．左心耳は右心耳に比べて格段に小さい．右心房には上大静脈・下大静脈そして冠状静脈洞が開く．前二者が開口する部

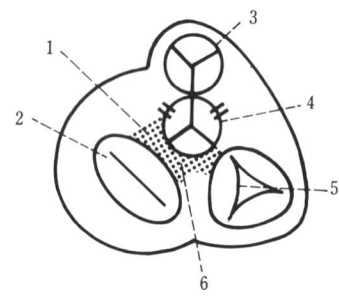

1.(左線維三角)，2.左房室口：僧帽弁(前尖，後尖)，3.肺動脈口：半月弁(前・右・左)，4.大動脈口：半月弁(右・左・後)(および右・左冠状動脈口)，5.右房室口：三尖弁(中隔尖，前尖，後尖)，6.(右線維三角)

心室基底面における弁の配置〔原図〕
点で示した部分は右・左線維三角

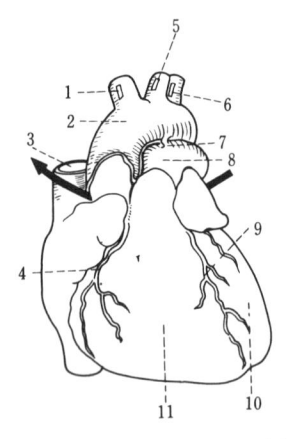

1.腕頭動脈，2.大動脈弓，3.上大静脈，4.右冠状動脈，5.左総頸動脈，6.左鎖骨下動脈，7.動脈管索，8.肺動脈，9.左心冠状動脈の枝，10.左心室，11.右心室

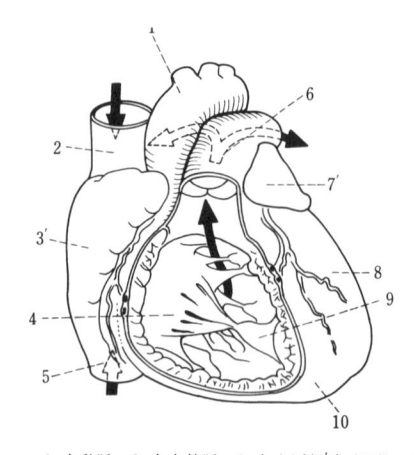

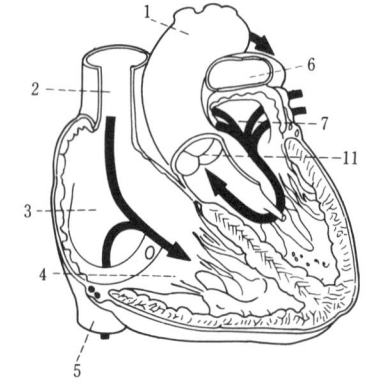

心臓外形

1.大動脈，2.上大静脈，3.右心房(3'右心耳)，4.前尖，5.下大静脈，6.肺動脈，7.左心房(7'左心耳)，8.左心室，9.右心室，10.前乳頭筋，11.半月弁

心臓の内部構造

域はもと静脈洞の右角に由来し内面が平滑である（大静脈洞）．この部域と右心耳との境い目に分界稜が隆まる．これに対応して外面には分界溝があらわれる．心房中隔の右側面には卵円窩がきわだち卵円孔の閉じた跡を示す．左側面では前方寄りに中隔鎌とよぶヒダ（卵円孔弁のなごり）がみえる．左心房は心臓の最背側に位置を占め，左右から各2本の肺静脈がここに注ぐ．

〔心臓の弁〕 左・右心室の出入口はそれぞれ弁装置をそなえ，そのしくみにより血液が逆流するのをふせいでいる（弁の配置と名称は図参照）．右房室口には3枚の帆状弁があり三尖弁（右房室弁），左房室口には2枚あり僧帽弁（左房室弁）とよぶ．そして各心室の内面に乳頭筋という指状の高まり（右室では3群，左室では2群）があって，それが弁膜の縁と複数の腱索で結ばれている．心室が収縮するとき帆状弁は翻転することなく互いに接しあい房室口を閉じるしくみである．心室の出口側は，肺動脈口（右心室より肺循環へ）および大動脈口（左心室より体循環へ）にそれぞれ3個のポケット形の半月弁がある．各弁膜の自由縁は中央が肥厚し（半月弁結節），この両脇が薄くできている（半月）．3個のポケットが接し合うことによって動脈口は閉じる．このしくみは乳頭筋とは関係がない．

心室中隔は大部分が筋性であるが，ただ一部（大動脈口の直下）に筋質を欠き薄くできた場所がある（膜性部）．これにつづき左心室と右心房とを隔てる膜性の構造があり，それを房室中隔とよぶ．左心室はビヤ樽形でその壁の厚さは右心室の側壁の約3倍．心室中隔は右室腔に向かってまるく凸面をなす．右心室の内腔はV字形であり，流入部と流出部とに分かれ，筋質の室上稜が両者を境する．右心室の流出部を動脈円錐ともよぶ．（→心膜，心臓の発生）

（浅見）

心臓の静脈 Venae cordis, *cardiac veins*, Kranzvenen

心臓の壁を養って還る静脈はその大部分が冠状静脈洞＊に集り右心房にそそぐのである．大心〔臓〕静脈は心尖にはじまり前室間溝を上りつめ冠状溝の左半を廻って冠状静脈洞に移行する．移行部には通常弁がある．左心室後静脈は左室後面を上って冠状静脈洞の始部に開く．左心房斜静脈は左心耳と左肺静脈との間を斜に走る細い静脈で，その延長上，左肺動脈基部の直

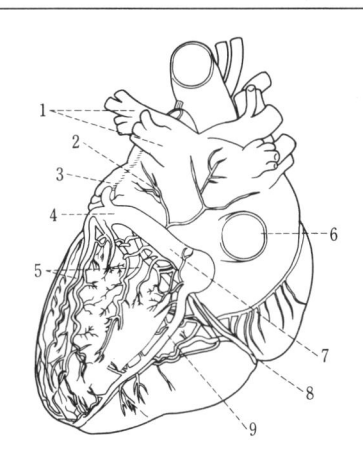

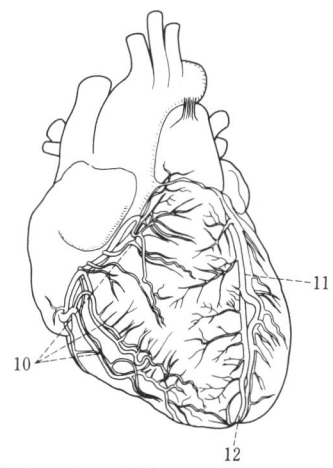

1. 左肺静脈，2. 左心房斜静脈，3. 左心耳，4. 大心臓静脈，5. 左心室後静脈，6. 下大静脈，7. 冠状静脈洞，8. 小心臓静脈，9. 中心臓静脈，10. 前心臓静脈，11. 大心臓静脈，12. 心尖切痕

心臓の静脈（心臓）

下に鋭く張り出す心膜のヒダ（左大静脈ヒダ）とともに左上大静脈ないし静脈洞左角の痕跡をしめす．中心〔臓〕静脈は後室間溝を上りつめ，また小心〔臓〕静脈は右室後面を上り冠状溝を横走して，冠状静脈洞または直接に右心房にそそぐ．前心〔臓〕静脈は右室前壁を上り冠状溝をこえて右心房前縁にそそぐ．ほかにも冠状静脈洞を介さず右左の心房また心室に直接開く細小心臓静脈口が存在する．（→心臓） （浅見）

心臓の発生 Cardiogenesis, *early development of the heart*, Entwicklung des Herzens

体節がはじめて現れるころ（第3週末）の胚盤＊の前縁をかこむ中胚葉肥厚域（→造心中胚葉）に隙間が拡がり後（尾）方に開いたU字形の原始心膜腔をつくる．その臓側中胚葉からは血管芽細胞が遊離し内胚葉に接近して索状に群

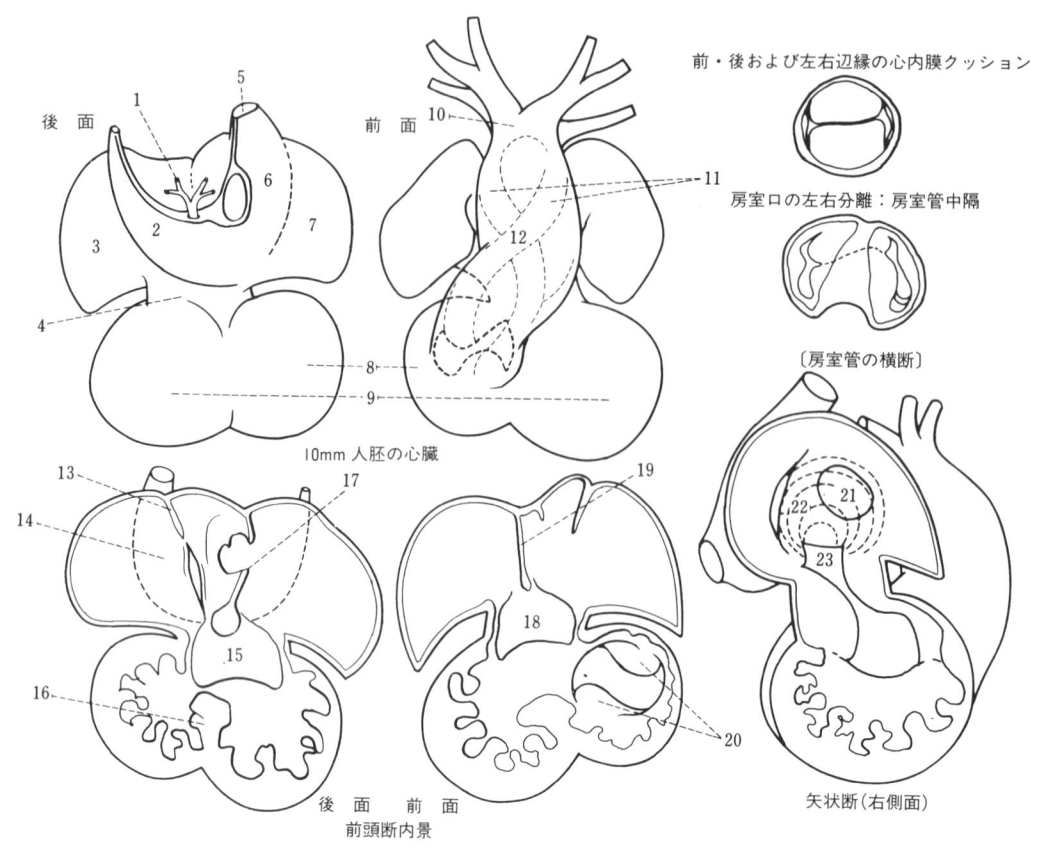

1. 肺静脈, 2. 左角とその横走部, 3. 左心耳, 4. 房室管, 5. 上大静脈, 6. 静脈洞右角, 7. 右心耳, 8. 原始右室, 9. 原始左室, 10. 大動脈肺動脈中隔, 11. 遠位心球隆起, 12. 心球堤, 13. 偽中隔, 14. 洞房口と左右洞房弁, 15. 後心内膜クッション, 16. 固有室中隔, 17. 一次中隔とその肥厚下縁二次孔, 18. 前心内膜クッション, 19. 一次中隔, 20. 近位心球隆起, 21. 二次孔, 22. 一次中隔, 23. 一次孔

心臓の発生(中隔形成初期)

がり，のち管腔を生じて内皮管となる．内皮管をおおう臓側中胚葉は肥厚して隆まり造心板(心筋原基)となる．前腸門の両側に位置を占める左右の心臓原基は，前腸形成がはじまるにつれてその床下正中部で融合し，無対の心臓管(heart tube)(心筒ともいう)を形づくる．これは心内膜*および心筋外膜*よりなる二重管の構造であり，両層の中間をゼリー状の間質(心軟肉*)が占める．背側心間膜は消失するので，心臓管は両端でのみ心膜腔の壁につながる形となる．ところで心臓管はしきりに伸長する．そして屈曲と捻転また膨らみと縊れの個所を生じ，やがて心臓の原始区分(すなわち静脈洞*・総心房・房室管*・左右原始心室・心球*・動脈幹)を現すにいたる．静脈洞には，はじめ左右有対の卵黄静脈・臍静脈・総主静脈*がそそぐ．動脈管は短くてすぐに有対の鰓弓動脈*(大動脈弓)に分かれる．心室域の壁は海綿状の肉柱にとむ構造である．これに対し房室管および心球域では，肉柱をつくらず心内膜が肥厚して隆まり内腔を狭めている．胎生1カ月末には各区域の特色がめだち区分もきわだつ．そして左右分割のきざしが随所に現れてくる(以上は心臓の初期発生)．各区域その後の発展とくに中隔形成については該当項目をみよ(→静脈洞，心房中隔の形成，心室中隔の形成，心球堤，大動脈肺動脈中隔)　　　　　　　(浅見)

腎臓 Ren, *kidney*, Niere

腎臓は尿を産生し，泌尿器の主要部である．重量約100g，脊柱の両側で，後腹膜に位置する．腎門の高さはほぼ第2腰椎，右腎は左腎より半〜1椎体低く，さらに腎の位置は呼吸にともない，1椎体ほど移動しうる．腎の上端は副腎に接し，右腎は肝*，十二指腸*，結腸*，左腎は胃*，膵*，脾*，結腸などに前面で接する．

腎は前後に扁平，上下に長く，前面・後面・

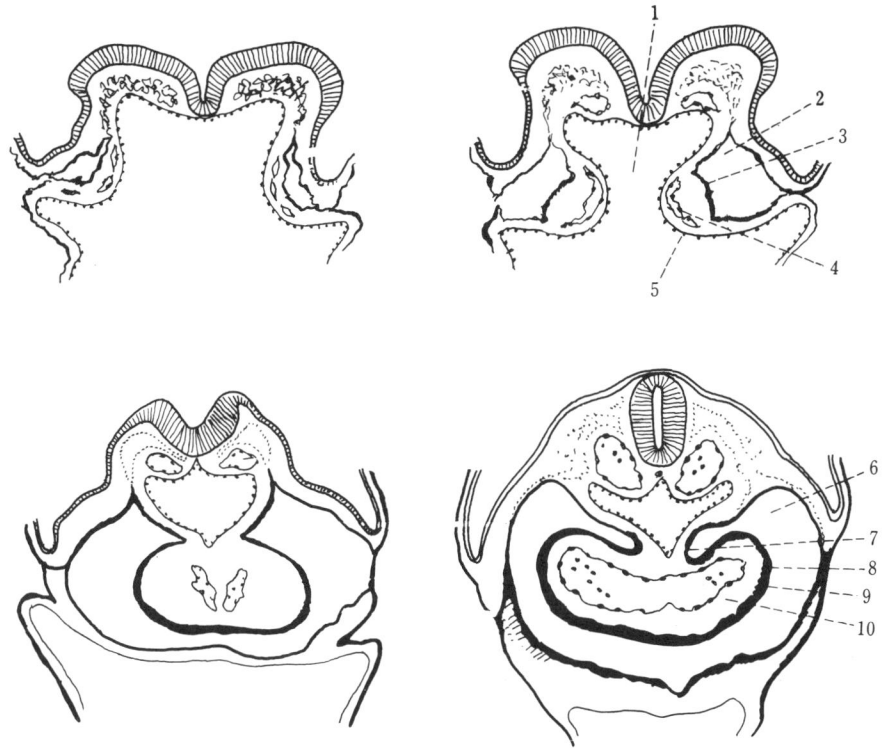

1. 前腸, 2. 原始心膜腔, 3. 造心板, 4. 内皮管, 5. 卵黄嚢の内胚葉,
6. 心膜腔, 7. 心間膜, 8. 心筋外膜, 9. 心内膜管, 10. 心ゼリー
心臓管の初期発生（心臓の発生）

上端・下端を区別する．外側縁は鈍で凸弧を描き，内側縁はくぼみ，その中央が腎門で，血管，神経，尿管などが出入りする．腎門を入ると，腎実質にかこまれてくぼみがあり，これを腎洞という．腎洞には腎動静脈，腎杯をいれるほか，残りの隙間には脂肪が詰まる．腎の周囲を直接にかこむ脂肪層を脂肪被膜とよび，腎の表面に付着して腎をおおう線維に富んだ膜を線維被膜とよぶ．

　腎実質を皮質と髄質とに分ける．皮質は断面で顆粒状を示し，通常髄質より暗色，ときに淡色で，腎小体の存在で特徴づけられる．髄質は10個前後のピラミッド状の腎錐体からなり，錐体底は皮質側に向き，錐体の頂は腎乳頭として，小腎杯の中へ突き出る．髄質の断面は集合管の走向のために生ずる線条構造を示す．錐体と錐体の間にのび出して，各錐体を分離している皮質の部分を腎柱という．腎乳頭の表面に篩状野があり，ここには集合管が合流して形成された乳頭管が開口する．個々の乳頭管の開口部を乳頭孔という．小児では腎表面に腎葉を分ける溝が認められる．このような腎を葉状腎といい，通常一つの錐体とそれをかこむ皮質とから，一つの腎葉が形成される．小哺乳類では腎が1個の腎葉で構成される（単葉腎）．

　腎杯は尿路のはじまりの部分で，内腔と腎乳頭から分泌された尿が流れる．2〜3個の腎乳頭が一つの小腎杯に開き，2〜4個の小腎杯が一つの大腎杯に開く．大腎杯が集って腎盤（腎盂）となり，腎盤は尿管につづく．

　腎皮質を曲部と放線部とに分ける．曲部は曲尿細管と腎小体を主とし，放線部は直尿細管，集合管，直細動静脈を主とする部分である．個々の放線を髄放線とよび，髄質から皮質表層へ向かって放線状に走る．腎皮質の構成単位を皮質小葉といい，小葉は一つの髄放線に所属するネフロン全体で構成される．または，小葉を一つの小葉間動脈に属する領域のネフロン全体とみなす場合もある．いずれにしても各小葉間には結合組織性の境はない．すなわち皮質小葉はむしろ概念的な構造である．（→腎臓の血管，ネフロン，腎小体）　　　　　　（養老）

腎臓の血管　Arteriae renis et venae renis, *renal arteries and veins*, Nierenarterien uud

−venen

腎臓*には腹大動脈の枝である腎動脈が分布する．腎動脈は下副腎動脈，尿管枝を派出した後，典型的には腎門で二分して前枝と後枝に分かれ，前枝は上区・上前区・下前区・下区動脈の4枝に分岐し，後枝はそのまま後区動脈となる．腎動脈は機能的な終動脈であるとされ，その1次または2次分岐の支配下の領域を腎区域とよぶ．腎区域には上区・上前区・下前区・下区・後区を分ける．

各動脈の支枝は腎乳頭間を入って皮質へ向かい，これを葉間動脈という．皮質と髄質の間を弓状に走るものを弓状動脈という．葉間動脈からは小葉間動脈が派出され，髄放線の間を通って表面へ向かう．被膜へぬけるものを被膜枝という．小葉間動脈からの枝が輸入管で，腎小体で分枝して糸球体をつくる．つづいて再び1本となり，輸出管として腎小体を出，尿細管壁をとりまく毛細管網をつくる．つづいて小葉間静脈，弓状静脈，葉間静脈を経て，腎静脈へ入る．弓状動静脈から直接派出，または輸出管や尿細管壁の毛細管網に由来し，髄質へ走るものを直細動静脈という．被膜や皮質表層の血液を集め，小葉間静脈へ流入するものを星状細静脈という．腎静脈は左のものが長く，途中左副腎静脈，精巣（卵巣）静脈などをあわせ，大動脈前面を横切って下大静脈に流入する．(→腎臓，腎小体)　　　　　　　　　　　　　（養老）

心臓逸所〔症〕 Ectopia cordis, *ectopia cordis*, Ektokardia oder, Ectopia cordis

先天的に心臓の全体またはその一部分が，正常の位置以外の部位に逸脱した状態の総称である．頚部，胸部あるいは胸腹部にみられる．胸部心臓逸所は受精後第4週に側屈が胸郭で癒合しなかった胸骨裂によるが，羊膜索癒着，臍帯や横隔膜の異常などによって二次的におこるとみなされるものもある．　　　　　　　　（谷村）

心臓円錐 Conus cordis, *conus cordis* →心球

心臓管 Cor tuburale simplex, *heart tube*, Herzschlauch →心臓の発生

心臓神経節 Ganglia cardiaca, *cardiac ganglia*, Herzganglien

心臓壁内に分布する神経細胞体の集落を総称する名である．それらの神経細胞体のほとんど大部分は副交感神経*系の節後ニューロンの細胞体であり，迷走神経*の線維終末とシナプスを形成する．心臓神経節は心房壁内にきわめて数多くみられるが，心室壁にはほとんど存在しない．　　　　　　　　　　　　　　　　（山内）

心臓神経叢 Plexus cardiacus, *cardiac plexus*, Herzgeflecht →自律神経叢

心臓弁 *heart valve*, Herzklappe →心臓

深足底枝 Ramus plantaris profundus, *deep plantar artery* →足背動脈

深側頭静脈 Venae temporales profundae, *deep temporal vein* →内頚静脈

深側頭神経 Nervi temporales profundi, *deep temporal nerves*, Nervi temporales profundi →下顎神経

深側頭動脈 Arteriae temporales profundae, *deep temporal arteries* →外頚動脈

深鼠径輪 Anulus inguinalis profundus, *deep inguinal ring*, innerer Leistenring →鼠径管

深鼠径リンパ節 Lymphonodi inguinales profundi, *deep inguinal node*, tiefe Leistenknoten →リンパ節

靱　帯 Ligamentum, *ligament*, Band

骨を互いに結んでその連結を補強するもので，帯状ないし膜状の強靱結合組織からなる．大部分は関節に付属し，その過度の運動を防ぎ，運動の支えとなり，そのほか運動を規制する．関節包の線維膜（→関節）が部分的に厚くなったものも多いが（関節包靱帯*），関節包から区別できるかまたはこれと離れている場合もある（accessory ligament ということがある）．後者は多くは関節外にあるが（関節〔包〕外靱帯），ときには関節内にみられる（関節〔包〕内靱帯）．関節内靱帯には，完全に滑膜に包まれて関節腔内にあるもの（大腿骨頭靱帯），関節内に突出する滑膜のヒダに包まれているもの（膝十字靱帯），関節腔を二分するもの（関節内肋骨頭靱帯）がある．　　　　　　　　（大内）

靱帯結合 Syndesmosis, *syndesmosis*, Syndesmose (Bandhaft) →骨の連結

腎　柱 Columnae renales, *renal column*, Columnae renales →腎臓

深中大脳静脈 Vena cerebri media profunda, *deep middle cerebral vein* →大脳静脈

深腸骨回旋静脈 Vena circumflexa ilium profunda, *deep iliac circumflex vein* →外腸骨静脈

深腸骨回旋動脈 Arteria circumflexa ilium profunda, *deep iliac circumflex artery* →外腸骨動脈

心　底 Basis cordis, *the base of the heart*,

Herzbasis　→心臓

伸展　Extensio, *extension*, Streckung　→関節運動

心筒　Cor tuburale simplex, *heart tube*, Herzschlauch

心臓管あるいは原始心臓管ともいう．（→心内膜筒，心筋外膜，心臓の発生）　　（浅見）

腎洞　Sinus renalis, *renal sinus*, Sinus renalis　→腎臓

深頭筋　Musculi capitis profundi

頭部の筋の深層部で，頭蓋*と下顎骨*を結び，主として下顎骨の挙上を行うので咀嚼筋ともいう．（→咀嚼筋）　　（佐藤）

浸透度　*penetrance*, Penetranz

ある遺伝子によって支配される形質が表現型に現れる度合（浸透，penetrance）を百分率で表した値．その形質をつねに表現する優性遺伝子*およびホモになったときつねにその効果を表す劣性遺伝子*は，完全浸透度をもつという．これに対し，時によりその効果を表現できないヘテロの優性遺伝子およびホモの劣性遺伝子は，不完全透度をもつという．変異遺伝子や環境条件によって影響され，年齢や性のちがいによって変わることがある．　　（谷村）

腎動脈　Arteria renalis, *renal artery*, Nierenarterie

上腸間膜動脈*起始部のやや下方，すなわち第2腰椎の高さで腹大動脈*の両側からおこり，腎静脈の後方を水平に走って腎門に達する．右腎動脈は下大静脈の後方を通る．腎門では数本の腎枝に分岐する．まず前枝と後枝に分かれ，ついで前枝は上区動脈，上前区動脈，下前区動脈および下区動脈に分岐し，後枝はそのまま後区動脈につづく．腎動脈の側枝として，下副腎動脈と尿管枝が分岐する．（→腎臓の血管）
　　（佐藤）

心内膜　Endocardium, *endocardium*, Endokard

心臓*の内面をすべての凹凸にいたるまでまなくおおう平滑な膜．血管の内膜に移行する．単層扁平上皮および若干の疎性結合織よりなる．場所によって50～500μm厚，心房*では比較的厚く，また弾性線維成分にとむ．弁は心内膜のヒダとみなされる．（→心膜）　（浅見）

心内膜クッション　*endocardial cushion*　→心内膜床

心内膜床　Tuber endocardiale, *endocardial cushions*, Endokardkissen (od. –polster)

心内膜クッション，心内膜枕ともいう．房室管の内部には心内膜の肥厚による複数の隆まりが存在し，内腔を狭くしている．大型の前・後クッション（the anterior & posterior (or superior & inferior) cushions）および小型の左・右辺縁クッション（the left & right marginal cushions）がある．前後のクッションが融合することにより房室管中隔を形成し，房室口は左右に分かれる．この組織は造型性にとみ，室間孔閉鎖（膜性中隔形成）にあずかるほか，房室口帆状弁それぞれの第一次原基を形づくる．僧帽弁の前尖は前後クッションの左半，後尖は左辺縁クッションが原基となる．三尖弁の中隔尖は後クッションの右端部，前尖は右辺縁クッションおよび球隆起の右近位部が関与．後尖は右房室口の二次的拡充によって形成され該当するクッションが存在しない模様である．ほかに球隆起のことを球クッション（bulbar cushions）とよぶことがある．（→心臓の発生）　（浅見）

心内膜床欠損　*endocardial cushion defect*, Endokardkissendefekt

前および後心内膜床の癒合が完全に行われないため，房室管の不完全分離，心房・心室中隔欠損が生じ，心臓内腔が完全に4室に分割されない奇形の総称．最もよくみられるのは房室管〔口〕遺残（persistent atrioventricular canal），あるいは共通房室弁口（common atriorentricul orifice）で，普通これと同義に使われているのが，広義の心内膜欠損には一次口欠損（ostium primum defect）（→心房中隔欠損）で僧帽弁，三尖弁の裂のあるものや，単心房（common or single arrium）（→心房中隔欠損），二腔心（cor biloculare）を含む．房室管〔口〕遺残は僧帽弁前尖および三尖弁中隔尖に裂け目が生じ，単一の房室間口が形成され，同時にこれと連なる心房中隔および心室中隔の欠損が生じているものである．全心臓および大血管奇形例のうち5％程度であるとされる．心内膜床の癒合が完了しなかった場合にあたり，心房の第一次口の閉鎖ならびに心室中隔膜性部の形成が行われない．本症はDown症候群*によく見出され，また無脾がよく合併する．　　（谷村）

心内膜枕　*endocardial cushion*　→心内膜床

心内膜筒　Primordium endocardiale, *endocardial tube*, Endokardschlauch

二重の筒構造である心臓管の内筒を構成する（外筒は心筋外膜*）．原始心膜腔の臓側中胚葉から遊離した血管芽細胞の群が，内胚葉との層

間で索状にならび，やがて管腔を生じる．はじめ原腸の両脇に接し左右に分かれて存在するが，前腸*形成に伴い，その腹側正中域でまず将来の心球，心室にあたる部から合一しつつ，X形の心内膜筒を形づくる．頭側は有対の大動脈弓に，尾側は卵黄静脈に連なる．(→心臓の発生) (浅見)

心軟肉 Cardioglia, *cardiac jelly*, Herzgallerte

心内膜ゼリーともいう．心臓管を構成する心筋外膜*と心内膜*との中間を満たすゼリー状の組織．はじめは細胞成分に乏しく間質性，のちに間葉細胞が侵入．やがて房室管および心球域の心内膜肥厚を形づくることになるが，それ以前の状況をいう． (浅見)

腎乳頭 Papillae renales, *renal papillae*, Papillae renales →腎臓

腎杯 Calices renales, *renal calices*, Calices renales →腎臓

深背筋 Musculi dorsi profundi, *deep muscles of the back*, tiefe Rückenmuskeln

背筋の深層で，上肢とはまったく関係をもたず，体幹後部に限局する．これを第1層の棘肋筋と第2層の固有背筋に分ける．(→背部の筋，棘肋筋，固有背筋) (佐藤)

腎盤（腎盂） Pelvis renalis, *renal pelvis* →腎臓

真皮 Dermis, Corium, *dermis*, Lederhaut

真皮は表皮*のすぐ下にあって表皮を深部組織と結合している線維性結合組織（→結合組織）である．表皮と真皮の境界は平坦ではない．多くの部位では，真皮が指状の突起となって表皮内に突入している．この構造を真皮乳頭（dermal papilla）という．真皮を2層に分けて，乳頭のある部分を乳頭層（papillary layer）といい，その下方にある真皮固有の層を網状層（reticular layer）という．乳頭層は疎線維性結合組織からなり，その中に血管のループ，あるいは神経線維を入れている．神経線維の終末は乳頭内で，層板細胞（lamellar cell）とよばれる，Schwann細胞の変化したものによってとり囲まれ，楕円形の小体をつくるものがある．これはMeissner小体あるいは触覚小体とよばれる．一部の神経線維は，表皮と真皮の境界部にある基底膜を貫いて，表皮内に進入し，表皮基底層にある触覚細胞（tactile cell）あるいはMerkel細胞に基部を包むように広がっておわる．自由神経終末もあるといわれるが成体ではまれである．

真皮の網状層は密線維性結合組織であって，かなり太い膠原線維が平面的な網をつくっている．この網は皮膚の表面に平行に位置するが，その平面内で線維束は縦横に走ってフエルトをなす．しかし線維の走向は縦横に同等ではなくて，体部位の運動に伴って，一定の力学的配置がつくられる．体表面から太い針を刺すと，線維の走向に従って裂目ができるので，主な線維の方向を知ることができる．（→結合組織）
(黒住)

新皮質 Neocortex, *neocortex*, Neocortex

系統発生的に新しい皮質で爬虫類以上にみられる．とくに動物が高等になるほどよく発達してくる．神経細胞と神経線維が主要な構成成分であり，神経細胞には錐体細胞と非錐体細胞（星状細胞あるいは顆粒細胞ともいう）がある．錐体細胞は脳の表面に向かう1本の尖端樹状突起とほぼ水平に走る数本の基底樹状突起を有する．また錐体細胞の軸索からは多くの反回側枝が出る．これら神経細胞の構造から新皮質は一

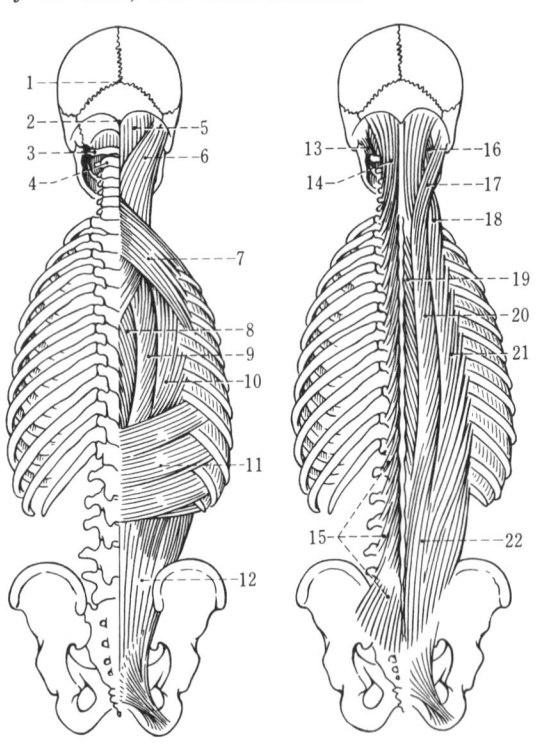

1. ラムダ，2. イニオン，3. 環椎，4. 軸椎，5. 頭半棘筋，6. 板状筋，7. 上後鋸筋，8. 棘筋，9. 最長筋，10. 腸肋筋，11. 下後鋸筋，12. 仙棘筋，13. 外側頭直筋，14. 半棘筋，15. 多裂筋，16. 上頭斜筋，17. 頭最長筋，18. 頚腸肋筋，19. 棘筋，20. 最長筋，21. 腸肋筋，22. 仙棘筋

深背筋

般に6層に区別される（脳表から深部に向かって，第Ⅰ～第Ⅵ層）．第Ⅰ層は神経細胞の少ない層であり，第Ⅱおよび第Ⅳ層は非錐体細胞の多い層で，それぞれ外および内顆粒層といわれる．第Ⅲおよび第Ⅴ層は錐体細胞の多い層で，最も深部にある第Ⅵ層には大小さまざまの多形細胞が存在する．さらに大脳皮質*には，横走する線維のほか垂直方向に走る線維（髄放線）がみられる．多くの横走線維の集ったものにBaillarger 線維および Kaes-Bechterew 線維とよばれるものがある． （川村 光）

真皮乳頭 *dermal papilla*

皮膚において真皮が表皮側に向かって突出するもの． （養老）

深 部（会陰筋の） Pars profunda, *deep part* →会陰筋

深 部（咬筋の） Pars profunda, *deep portion*, tiefe Portion →咀嚼筋

唇 部（口輪筋の） Pars labialis, *labial part* →表情筋

心腹膜管 Canalis pericardioperitonealis, *pericardioperitoneal canal*

胎生第4週の胎児において心膜腔と腹膜腔を連ねる左右1対の管状の体腔．心腹膜管は食道原基の左右で横中隔の背側部を頭尾方向に貫いており，後にこの腔は肺を収容して胸膜腔となるので，胸膜管ともよばれる．（→胚内体腔） （溝口）

心 房 Atrium（複数は Atria），*atrium（pl. atria）*, Vorhof(Vorkammer ともいう) →心臓

心房筋細胞〔線維〕 Cellula atrialis, *atrial cardiac muscle cell（fiber）* →心筋組織

心房中隔 Septum interatriale, *atrial septum*, Vorhofscheidewand →心臓，心房中隔の形成

心房中隔の形成 *septum formation in the atrium*, Entwicklung des Vorhofseptums

原始心房の正中部はくびれ，その上面を心球・動脈幹がのりこえている．両側の心耳がふくれるにつれて内部では正中矢状位のヒダが張り出し（一次中隔），その裾はやがて房室管の前・後心内膜クッションに連なる．一次中隔の下縁には心内膜性の肥厚が現れる．その下の左右交通路を一次孔（Ostium primum）とよぶ．一次孔が閉じるに先だち一次中隔の上部に孔があく（二次孔，Ostium secundum）．この孔はすぐに大きくなる一方，一次中隔の肥厚縁および前後心内膜クッションの融合によって一次孔は閉じ，左と右の房室口が分離する．肺静脈（そのころ単一）の開口部は一次中隔つけねの左側に接して存在する．一次中隔の右側で左洞房弁との間（Spatium interseptovalvulare）に現れる鎌状のヒダを二次中隔*とよぶ．その裾はやがて旧一次中隔肥厚縁また左洞房弁等と連合して卵円孔の枠組みを構成する．二次孔を生じたあとの一次中隔は卵円孔の左手に弁膜状の構造として残存する形となる（卵円孔弁）．胎生期を通じて下大静脈よりそそぐ血流の大部分は卵円孔を介して左心房に向かう．出生して臍静脈からの還流がやむのに対し，肺静脈のそれは増加するので，左右心房の内圧に逆転が生じ，卵円孔弁は卵円孔縁に圧しつけられ，やがて器質的に貼りつく．中隔鎌はその痕跡である．（→心臓の発生） （浅見）

心房中隔欠損 *atrial septal defect*, Vorhofseptumdefekt

心房中隔を形成する部位の癒合不全により，中隔が完全に閉鎖していないものをいう．ASDと略称される．

(1) 二次口欠損（ostium secundum defect, 開存卵円孔 patent foramen ovale）： 二次口が直径2～3 mm 以上の大きさで開存したままの状態であり，心奇形児の総数中7％を占める．心房中隔欠損のうちでは比較的多い．女性では男性の約2倍多くみられる．二次口の形成が過大となり，出生直後に卵円孔の弁がこれを完全におおい得なかった場合，あるいはこの弁に多くの穿孔がおこった場合，または二次中隔の形成が不全であった場合に成立すると考えられる．心房壁は厚くなり右心室は肥大してくる．一般に多因子遺伝とされるが，常染色体性トリソミーでも比較的よくみられる．

(2) 静脈洞欠損（sinus venosus defect, 上位欠損 superior canal defect ともいう）： 卵円窩の周辺で心房中隔の高い位置におこる．静脈洞の右心房への吸収が不完全であるか，あるいは二次中隔の未発生あるいは異常発生によっておこるとされている．肺静脈の部分的異常結合を伴うのが常である．まれである．

(3) 一次口欠損（ostium primum defect）：一次口の閉鎖不全にかかわる欠損である．比較的まれである．一次中隔の下方への発育が抑止された場合で，欠損部は中隔の低位にあり，僧帽弁の前尖弁もしくは三尖弁の中隔尖弁の亀裂がある．なお，心内膜床の形成不全による心房中隔の最下端における欠損は，房室管〔口〕遺残に伴う．

(4) **単心房** (common or single atrium)： 心房中隔は完全に欠如する．一次および二次中隔原基の欠如または発育の停止による．

なお，正常人でも約25％に卵円窩床部の上方部で探針が通るほどの開存がみられる．これは，解剖的〔小〕卵円孔開存 (anatomical or probe patent foramen ovale) という．一次中隔と二次中隔の不完全癒合による．臨床症状を呈しない． （谷村）

心　膜 Pericardium, *pericardium*, (das) Perikard

心臓*は心膜（または心囊 pericardial sac, Herzbeutel 臨床医学ではこの語を多く用いる）とよぶ丈夫な囊に包まれて存在する．そこには心膜腔があり少量の漿液をいれ，心臓の動きを滑らかにしている．心膜腔の内面は漿膜性心膜（胸膜および腹膜と同質，組織学的には単層扁平上皮＋固有層）によりおおわれている．その臓側板すなわち心外膜は心臓の外表をおおい，そのつづきが心臓に出入りする大血管の根幹部をも被覆し，そこで翻転して心囊の内面を内張りする（壁側板）．囊の外層をなし，これを補強する線維結合織の丈夫な膜を線維性心膜と称する．その前方は前胸壁に接し（胸骨心膜靱帯により結合），下面は横隔膜の腱中心と，また両側面は胸膜の縦隔部と接着する．心膜腔の一部に，上行大動脈・肺動脈幹と上大静脈ならびに，心房前壁との間で左右を交通する狭い腔所があり，これを心膜横洞とよぶ．また左右肺静脈・下大静脈の根部および左心房後壁に囲まれて上向きにのびる盲陥凹を心膜斜洞とよぶ．その後方を食道が通る．（→心臓） （浅見）

心膜横隔静脈 Venae pericardiacophrenicae, *pericardiacophrenic vein* →上大静脈

心膜横隔動脈 Arteria pericardiacophrenica, *pericardiophrenic artery* →鎖骨下動脈

心膜横洞 Sinus transversus pericadii, *transverse pericardial sinus* →心膜

心膜腔 Cavum pericardii, *pericardial cavity*, Perikardhöhle →心膜

心膜枝 Rami pericardici, *pericardial branches*, Herzbeutelgefäße →胸大動脈

心膜斜洞 Sinus obliquus pericardii, *obbique pericardial sinus* →心膜

心膜静脈 Venae pericardiacae, *pericardial veins* →奇静脈，上大静脈

腎無形成 Agenesis renalis, *renal agenesis*, Nierenagenese

腎臓*の形成が欠如しているもの．両側性と一側性のものとが存在する．両側性腎無形成 (bilateral renal agenesis) は3000～4000出生に1回ともいわれ，一側性に比しまれであり，男性に多い．しばしば，肺形成不全，鎖肛，二分脊椎，合足や心臓などの多様な異常を合併する．低い鼻や低位耳を特徴とする Potter 症候群を呈することがある．母体の羊水過少がみられる．一側性腎無形成 (unilateral renal agenesis, 先天性単腎 congenitary solitary kidney) は左側によりしばしばみられる．男性に多い．残存側の腎臓は代償性肥大を呈している．腎無発生の成立は，(1)中腎管が欠損する，(2)尿管芽自体が形成されないか，早期に退化した，(3)尿管芽*が上昇せず造腎組織が到達しなかった，あるいは(4)造後腎間葉組織自体が欠如したかなどによると考えられる．遺伝要因ははっきりしない．制癌剤クロランブチルによるとする報告例がある． （谷村）

腎　門 Hilus renalis, *renal hilus*, Hilus renalis →腎臓

腎門脈 *renal portal vein*, Renaler Pfortader
鳥類以下にみられ，哺乳類では欠ける．
 （養老）

深　葉（側頭筋膜の） Lamina profunda →頭部の筋膜

腎　葉 Lobi renales, *renal lobe*, Nierenlappen →腎臓

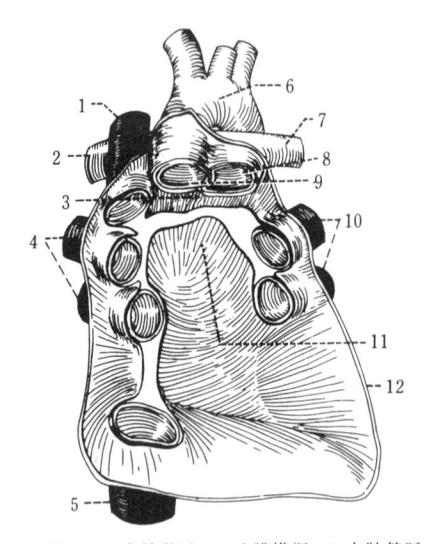

1. 上大静脈，2. 右肺動脈，3. 心膜横洞，4. 右肺静脈，5. 下大静脈，6. 大動脈弓，7. 左肺動脈，8. 肺動脈幹，9. 上行大動脈，10. 左肺静脈，11. 心膜斜洞，12. 心膜の断端

心　膜

腎蕾 Gemma ureteralis, *ureteric bud*, Nierenknospe →尿管芽

深リンパ管 Vasa lymphatica profunda, *deep lymphatic vessel*, tiefe Lymphgefäße

深部にあり，たとえば筋膜，骨膜，関節など，実質性臓器の被膜，梁柱，小葉間結合組織など，中空性臓器の粘膜，粘膜下組織，漿膜などからおこるリンパ管を合わせ，深部の血管に伴行する．（→リンパ管） （森）

唇裂 Cheiloschisis sivaschistocheilia, *cleft lip*, Lippenspalte

口唇*の披裂をさすが，ふつう上口唇の傍正中の披裂をいう．兎唇 (hare lip) という用語が慣用されていたが，ウサギに正常にみられるのは上口唇正中部の披裂であるので，この語は使用しない方がよい．ヒトの上唇の正中裂 (median cleft lip) は単前脳胞*の一型で別の範ちゅうのものとされている．切歯孔より前方の披裂として，一次口蓋裂 (cleft of prepalate) ともよばれている．(1) 唇裂 (cleft lip), (2) 歯槽裂 (cleft alveolar process), および (3) 唇および歯槽裂 (cleft lip and alveolar process) の3型に分けられる．上顎は側切歯と犬歯の間で披裂する．唇裂の頻度は日本人ではとくに高く，出産10000当り16〜21に及ぶ．わが国を除いては，一般に男性に多く，両側性一次口蓋裂や一次口蓋裂＋二次口蓋裂においてこの傾向が強い．しかしわが国では単独の一次口蓋裂は女性にやや多い．片側性のものが多く，うち約60%が左側性である．唇裂（口蓋裂を合併するものを含む）と口蓋裂*（単独）とはヒトでは異なった疾患単位であるとされている．内側鼻突起と上顎突起の発達不全のため，受精後第7週における接触不十分のための癒合不全によると考えられていた．一方，間葉の侵入によって陥凹部が充実されないために両突起間の溝は薄い上皮のまま残り，亀裂が生じて裂になるともいわれている．胎生初期の唇裂胎芽の研究では，古典的な「癒合説」とより新しい「間葉侵入説」とはどちらも部分的には正しいと思われる所見が得られている．一方，いったん形成された口唇の二次的破裂も一部にはあると主張されている．

成因は一般に多因子遺伝*とされており，13トリソミーのような染色体異常*にみられることもあるが，一方，風疹やサリドマイドなど環境因子によると思われるものもある．各種の成因による奇形症候群の部分症状のこともある．合併奇形としては中枢神経系の奇形が最も多く，ついで四肢や心臓の奇形が多い．（谷村）

真 肋 Costae verae, *true ribs*, wahre Rippen →肋骨

ず，代謝異常症がおこる．（→食小体）

(山本)

ス

随意筋 *voluntary muscle*, willkürlicher Muskel →筋

錘外筋線維 *extra fusal muscle fibre*, Extraktionfusale Muskelfaser →筋紡錘

水解小体 Lysosoma, *lysosome*, Lysosom

水解小体（ライソゾーム）は，かつて糸粒体*分画から生化学的に分離された細胞小器官*で，acid phosphatase その他酸性領域で働くさまざまな水解酵素を含有し，まわりを1層の限界膜で包まれている．水解酵素は不用物質の消化分解に用いられ，限界膜はそのような酵素作用が細胞自体に及ばぬよう小体を包んでいる．授乳を終えたのちの乳腺の腺細胞などごく特殊な細胞では，自己の水解小体の酵素による細胞自体の消化が行われるという．

酵素蛋白を含む分泌果粒*と同様の過程で粗面小胞体*および Golgi 装置*によりつくられるが，もっぱら水解小体の産生にあずかる特定の粗面小胞体槽と Golgi 槽があって，その Golgi 槽は Golgi 装置の最凹側に位置しているとする主張もある．

Golgi 装置でつくられたままの状態で，まだ酵素作用を発揮していない水解小体を一次水解小体(primary lysosome)，食小体*などと合体して酵素が働きだしたものを二次水解小体(secondary lysosome)という．一次水解小体は，直径 0.3〜0.5 μm の球形の小体で，内部は中等度の電子密度を示し，ほぼ均質である．二次水解小体は大きさや形がさまざまであり，内部も均質ではなく，消化されつつある内容物や，リン脂質からなるとされる髄鞘*様の層板構造などがみられる．

水解小体は，成熟赤血球を除くほとんどすべての細胞に常在する．大食細胞*には特によく発達している．また，好中球*のアズール果粒も水解小体である．好中球がこわれると多量の水解小体が放出され，細胞外において消化作用が発揮される．

先天的に，水解小体に含まれるべき酵素の一部が欠如することがある．そのような個体では，水解小体による消化処理が正常に進行せ

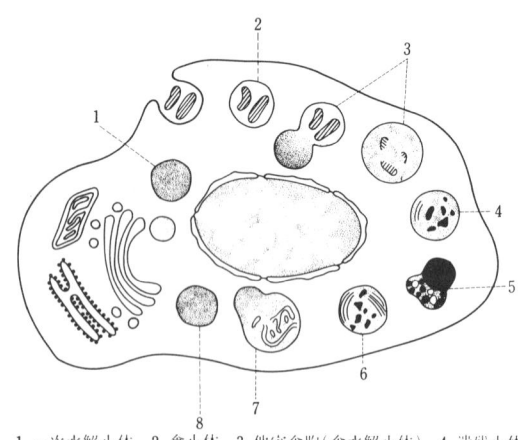

1. 一次水解小体，2. 食小体，3. 他家食胞（食水解小体），4. 遺残小体，5. リポフスチン果粒，6. 遺残小体，7. 自家食胞，8. 一次水解小体
水解小体の諸相を示す模型図

髄核 Nucleus pulposus, *nucleus pulposus*, *pulpy nucleus*, Gallerkern →椎間円板

膵管 Ductus pancreaticus, *pancreatic duct*, Pakreasgang →膵臓

水眼 Hydrophthalmia, *hydrophthalmia*, Hydrophthalmie →失天性緑内障

髄腔 Cavum medullare (Cavitas medullaris), *medullary cavity*, Markhöhle →骨

膵枝（上膵十二指腸動脈の） Rami pancreatici, *pancreatic branches* →腹腔動脈

膵枝（脾動脈の） Rami pancreatici, *pancreatic branches* →腹腔動脈

髄質（腎の） Medulla renis, *renal medulla*, Nierenmark →腎臓

髄質索 Chordae medullares, *medullary cords*, Markstränge →生殖巣索，卵巣の発生

膵十二指腸静脈 Venae pancreaticoduodenales, *pancreaticoduodenal veins*, Pankreatikoduodenalvenen →門脈

髄鞘 *myelin sheath*, Markscheide

ミエリン鞘ともいう．有髄神経線維のさやである．中枢では希突起膠細胞，末鞘では Schwann 細胞の細胞膜が軸索間膜となっていく重にも軸索をとり巻いた結果できたものである．いわば重積した形質膜である．厚さは神経線維によって異なり，複屈折性を示す．リン脂質（レシチン，セファリン，コレステロール，スフィンゴミエリン）と蛋白を主成分とする．偏光顕微鏡やX線回折法を用いると脂質の層と蛋白の層が交代し，年輪状を呈していることがわ

かる．一般のヘマトキシリン・エオジン染色標本では脂質が有機溶媒にとけるため蛋白性の網状支質すなわち神経角質材だけが残るが，髄鞘染色（Weigert）では黒褐色に染まる．

電顕でみると明暗交互に重なり合った薄膜の層板構造であることがわかる．それぞれの暗層と暗層の間隔（周期）は1809Åであるが，明層の中にさらにもう1本細い暗層がみえる．（→有髄神経線維）

(藤田 尚)

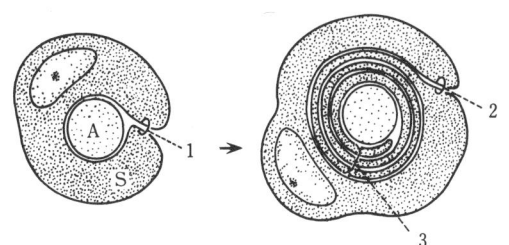

1. 軸索間膜，2. 軸索間膜，3. 形成中の髄鞘
髄 鞘

髄鞘切痕 insure of Schmidt-Lanterman, Schmidt-Lantermansche Einkerburg →有髄神経線維

水晶体 Lens, *lens*, Linse

水晶体は虹彩*の後方，硝子体の前方に位置し，双凸面レンズ構造をもつ．赤道直径〜9mm，水晶体軸（前，後極を結ぶ直線）3.7〜4.4 mm，前面弯曲度〜8mm，後面弯曲度〜6mm，屈折率1.36（中央部）〜1.42（辺縁部）．

水晶体は無色透明な水晶体包（lens capsule）（前面で厚く，後面で薄い粘液多糖体層で，水晶体上皮の基底膜が発達したもの）におおわれる水晶体質よりなる．水晶体質はより軟かい上皮と硬い核に分かれやすく，胎児ではメスで水晶体包に切目をいれるとはじけるように裂ける．成体では前，後極から発する数本の水晶体放線がわずかに認められ，胎児では前後両面に，たがいに120°に交わる3本の放線（前面逆Y字，後面正Y字形）を示す．

水晶体の構成要素は水晶体線維（lens fiber）で，発生初期の単層の水晶体胞の後壁の細胞のみが著しく長大化したものである．前面に沿う単層の水晶体上皮（lens epithelium）は水晶体胞前壁の原型を保つ．赤道より後面にいくにしたがい細長い六角柱形の水晶体線維の束へと移行する．胎児期の放線は水晶体線維束の付着点をなす中隔に一致し，前極からおこる線維は後面の赤道近くの最寄りの放線に，前面赤道近くの中隔よりおこる線維は後極へ向かう．水晶体線維は緊密かつ整然と配列するが，微絨毛*を出して細い細胞間腔を確保し，水および代謝物質の移送路を形成する．

成体の水晶体には血管や神経の分布が認められない．胎児の水晶体胞は硝子体動脈により養われるが，妊娠末期に同動脈が閉鎖する．老年者では前後面の弯曲度が減って扁平となり，黄白色を帯びる傾向にある．この変化が進行したものを白内障（cataract）という．

全体の25％を占める水晶体蛋白は *α*-および*β*-クリスタリンと不溶性アルブモイドよりなり，そのほかにグルタチン，ビタミンCなどが含まれる．

(外崎)

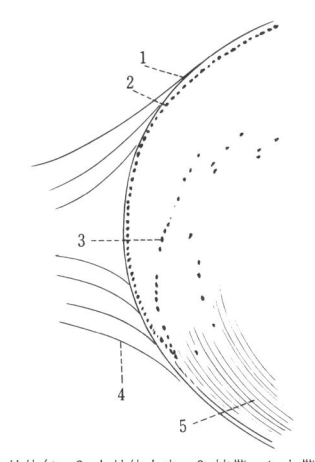

1. 水晶体包，2. 水晶体上皮，3. 核帯，4. 小帯線維，5. 水晶体線維
水晶体

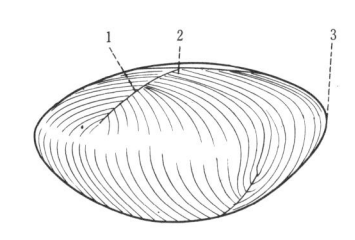

1. 水晶体放線，2. 前極，3. 水晶体赤道
水晶体線維の走行と水晶体放線

水晶体窩 Fovea lentis, *lens pit*, Linsengrube →眼の発生，水晶体板

錐状体視細胞 Cellula optica coniformis, *cone cell*, Zapfenzelle →光受容細胞，網膜

水晶体動脈 Arteria lentis, Arteria lentis →硝子体動脈

水晶体板 *lens plate*, Linsenplatte

胎生第4週の中ごろ，前脳*の外側壁から眼胞が膨出すると，眼胞の遠位端部に接する体表

の外胚葉が増殖・肥厚して，周囲の外胚葉から区別される円形の領域を形成する．これを水晶体板という．水晶体板はまもなくその中心部が陥没して水晶体窩となり，さらに発生が進むと水晶体窩の入口は次第に狭小となり，水晶体板そのものは球形のふくろとなり，ついに体表の外胚葉から離断して水晶体胞*となる．（溝口）

水晶体プラコード Placoda lentis, *lens placode*, Linsenplacode →水晶体板，眼の発生

水晶体胞 Vesicula lentis, *lens vesicle*, Linsenbläschen

眼杯の形成に際して，体表の外胚葉が肥厚し（水晶体板*），ついで体表から陥没し（水晶体窩），ついに球状のふくろとなって体表の外胚葉から離断する（→眼の発生）．このふくろを水晶体胞といい，単層立方上皮で縁取られている．水晶体胞の前面の上皮は終生単層立方上皮（水晶体上皮）であるが，後面の上皮は次第に前後方向に長い六角柱状の細胞（水晶体線維）となり，水晶体胞の内腔を狭めつつ，水晶体の実質を形成する． （溝口）

膵静脈 Venae pancreaticae, *pancreatic veins*, Pankreasvenen (-blutader) →門脈

膵神経叢 Plexus pancreaticus, *pancreatic plexus*, Pankreasgeflecht →自律神経叢

膵切痕 Incisura pancreatis, *pancreatic notch*

→膵臓

膵臓 Pancreas, *pancreas*, Pankreas, Bauchspeicheldrüse

pan は全，creas は肉を意味するギリシャ語．全体が肉様である意．この臓器は漢方医学で知られていなかったので，蘭学導入後，肉を萃（あつ）めるの意から膵の字が創られた．宇田川玄真が医範提綱（1805）ではじめてこの国字を公表．

(1) 膵臓の位置と形態：　第1と第2腰椎の前に，左右に細長く（長さ14〜17cm）横たわる，後腹膜性の大きな消化腺で，膵頭とよばれる右端のやや肥厚した部分，膵体とよばれる中央の帯状の部分，膵尾とよばれる細くなった左端部に分けられる．膵頭は十二指腸*のＣの字の中にはまりこんだ位置にあり，膵頭を貫いて総胆管*と膵管が走るので，臨床医学的に重要である．膵頭から十二指腸に沿って下行する小さい突起は鉤状突起とよばれる．そのかぎ状にまがる内がわを膵切痕といい，ここを上腸間膜動静脈が通る．膵体は脾動静脈の下に沿って伸び，膵尾となって脾門の近くで終わる．膵体の中央部が上前方へ突出する部分を小網隆起という．膵頭の上または下に副膵をみることがある．

(2) 外分泌腺としての膵臓：　膵臓が分泌す

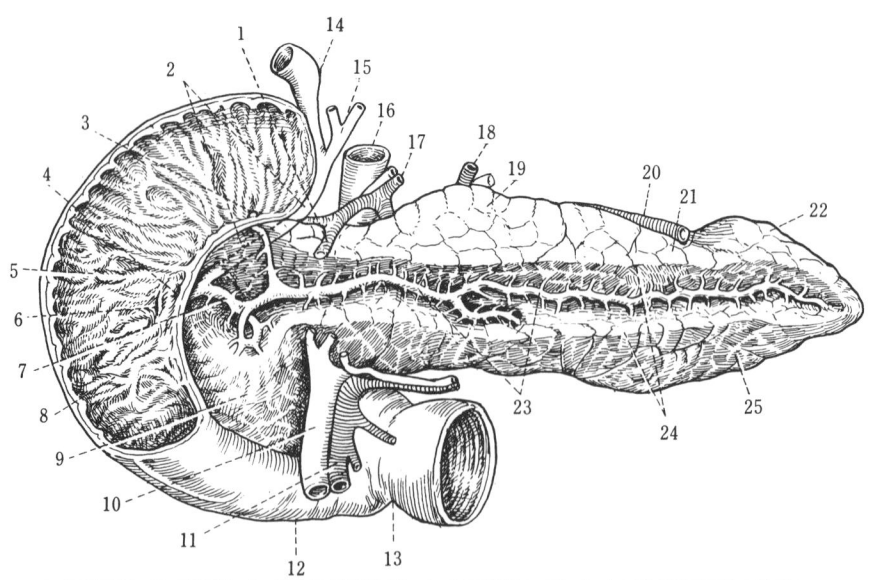

1. 右胃動脈，2. 総胆管，3. 小十二指腸乳頭，4. 十二指腸ヒダ，5. 十二指腸下行部の輪状ヒダ，6. 大十二指腸乳頭，7. 膵管，8. 副膵管，9. 膵頭，10. 上腸間膜静脈，11. 上腸間膜動脈，12. 十二指腸下部，13. 十二指腸空腸曲，14. 胆嚢管，15. 総肝管，16. 門脈，17. 左胃動脈，18. 下横隔動脈，19. 膵体，20. 脾動脈，21. 脾静脈，22. 膵尾，23. 膵管，24. 膵臓の前面を切り割いた縁，25. 膵臓の前縁

膵臓と十二指腸（前面，その一部を開いて十二指腸の内面および膵管を示す）

る消化液は膵液とよばれ，トリプシノゲン，キモトリプシノゲン，リパーゼ，アミラーゼなど多くの消化酵素を含み，また重炭酸塩を含有して十二指腸内をアルカリ性に保つ働きをしている．膵臓の外分泌部は，腺房（acinus）とよばれる終末部（酵素原果粒 zymogen granules をもつ）と，これにつづく導管系からなる．導管は集合して（主）膵管と副膵管になる．前者は膵尾から膵体，膵頭を縦貫し，大十二指腸乳頭（Papilla duodeni major）（ファーテル乳頭，Papilla Vateri）をつくって十二指腸に開く．後者は膵頭部においてしばしば主膵管と吻合をもちながらおこり，小十二指腸乳頭をつくって開口する．

(3) 内分泌腺としての膵臓：膵臓には径100～300μmの内分泌部が散在し，膵島またはランゲルハンス島とよばれる．膵島はA，B，D細胞よりなり，それぞれグルカゴン，インスリン，ソマトスタチンを分泌する．そのうち最も重要なインスリンは，B細胞から分泌される血糖低下ホルモンで，その欠乏や異常は糖尿病の原因となる． （藤田 恒）

膵臓の発生 Pancreatogenesis, *development of the pancreas*, Entwickung des Pankreas

膵臓*の原基は背側膵芽と腹側膵芽よりなる．前者は発生第4週半ば（第12段階）に肝窩形成域のわずか頭方の前腸尾方部背壁から生じ，背側十二指腸間膜内で発育し，将来膵頭の後方部と体および尾に分化する．後者は前者より小で，第5週末ごろ（第15段階），肝窩の基部から右方に突出，右芽と左芽に分かれ腹側十二指腸間膜内で発育し，将来膵頭の一部と鉤状突起に分化する．

発生経過中に腹側膵芽は総胆管と密接な関係を保って移動する．すなわち，十二指腸係蹄が右に回転し，後腹壁に癒着すると，総胆管は十二指腸の背壁に開口するようになり，腹側膵芽も十二指腸の背側をまわって左方に移動し，背側膵芽の尾方に接して位置する．発生第6週末（第17段階）に背・腹両膵芽が癒合する．

発生が進むと原始導管系の背側膵管と腹側膵管が癒合する．背側膵管の遠位部と腹側膵管の全部とで主膵管が形成されるが，背側膵管の近位部は閉塞する．もしこれが残在すれば副膵管として小十二指腸乳頭に開く．

膵島は発生第10～12週の間に実質性膵組織から発生，腺全域に点在する．インスリンの分泌は発生5カ月にはじまる． （沢野）

膵 体 Corpus pancreatis, *body of the pancreas*, Pankreaskörper →膵臓

錐 体（側頭骨の） Pyramis, *pyramis*, Pyramide

蝶形骨*と後頭骨*との間で後外側から前内側に向かい斜位に介在する四角錐体形の骨で，最も堅い骨として知られている．前，後，下の3面および上，前，後の3縁に大別される．尖端部を錐体尖といい，蝶形骨体，大翼，および後頭骨底部との間に破裂孔を形成する．破裂孔は骨化せず頭底線維軟骨で満たされており，ここを大・深錐体神経が貫通する．錐体尖に頚動脈管の内口が開口する．錐体の下面に同管の外口が開口し，外口の後上壁から2本の頚鼓小管が入り鼓室に開く．錐体の前縁は蝶形骨大翼との間に蝶錐体裂をなす．前面は大脳面ともよばれ，外側後半には内耳の前半規管によって生じた弓状隆起があり，また弓状隆起と錐体鱗裂との間には鼓室の上壁をなす鼓室蓋がある．錐体尖近くには三叉神経圧痕という小さな窩がある．その後外方に錐体の長軸とほぼ平行に走る2本の溝があり，内側の溝を大錐体神経溝といい，その後端は大錐体神経管裂孔より骨内に入り顔面神経管につづく．また外側の溝は小錐体神経溝といい，その後端は小錐体神経管裂孔より骨内に入り，鼓室を経由して鼓室小管につづく．上縁は前面と後面との境界をなし，境界部の稜に上錐体洞溝がある．後面は小脳面ともよばれ，この面のほぼ中央に内耳孔があり，これは内耳道につづき，さらにつづいて内耳道底となる．内耳孔の上外後方に浅い弓下窩があり，これは胎児で著明である．弓下窩の下外後方に前庭水管の開口である前庭水管外口がある．後縁の前内側部は後頭骨底部に接し，錐体後頭裂をなし，ここに下錐体洞溝がある．その後内側部に頚静脈切痕があり，後頭骨外側部の同名溝と合して頚静脈孔をつくる．この切痕内に出る頚静脈孔内突起は，後頭骨の同名突起と相対して頚静脈孔を小さい前部と大きい後部とに分ける．下面の前縁で鱗部に接するところ，すなわち錐体鱗裂の前内側端に筋耳管管の開口があり，この管は筋耳管管中隔により上部の鼓膜張筋半管と下部の耳管半管に二分されている．また下面の後外側部には大きい球状の頚静脈窩があり，その直前にある頚動脈管外口との間にはきわめて小さい錐体小窩があり，その底に鼓室小管が開口する．またこの窩の後内方に蝸牛小管の外口が認められる．頚静脈窩の外壁には乳

突小管があり，これは骨内で顔面神経管の下端部と交叉し，鼓室乳突裂に開く．頚静脈窩の外側で下面の後外側端より細長い茎状突起が出るが，この突起の基部直前に顔面神経管の開口である茎乳突孔がある．この孔の少し上方で鼓索神経小管が顔面神経管から分かれて鼓室の後壁より鼓室に入るが，この小管を通る鼓索神経は鼓室の前上隅を貫いて錐体鼓室裂より外頭蓋底に出る．なお錐体鼓室裂と既述の錐体鱗裂とを合わせて鼓室鱗裂という．（一側頭骨）（児玉）

錐体筋 Musculus pyramidalis, *pyramidalis*, Pyramidenmuskel →腹部の筋

錐体交叉 Decussatio pyramidum, *pyramidal decussation*, Pyramidenkreuzung →延髄，錐体路

錐体後頭軟骨結合 Synchondrosis petrooccipitalis, *petrooccipital synchondrosis* →頭蓋の軟骨結合

錐体後頭裂 Fissura petrooccipitalis, *petrooccipital fissure* →錐体

錐体鼓室裂 Fissura petrotympanica, *petrotympanic fissure* →錐体

錐体細胞 *pyramidal cell*, Pyramiden zellen →大脳皮質

錐体小窩 Fossula petrosa →錐体

錐体前索路（前皮質脊髄路） Tractus pyramidalis (corticospinalis) anterior, *ventral pyramidal tract*, Pyramidenvorderstrangbahn →錐体路

錐体側索路（外側皮質脊髄路） Tractus pyramidalis (corticospinalis) lateralis, *lateral pyramidal tract*, Pyramidenseitenstrangbahn →錐体路

錐体底 Basis pyramidis, *base of the pyramid*, Basis pyramidis →腎臓

錐体突起 Processus pyramidalis, *pyramidal process* →口蓋骨

錐体隆起 Eminentia pyramidalis, *pyramidal eminence*, Eminentia pyramidalis →中耳

錐体鱗裂 Fissura petrosquamosa, *petrosquamosal fissure* →錐体

錐体路 Tractus pyramidalis, *pyramidal tract*, Pyramidenbahn

錐体路本来の定義に従えば，起始領域，終止部位に関係なく延髄*の錐体（pyramis）を通るすべての神経線維群をいう．鳥類以下にはみられず，哺乳類とくにヒトでよく発達しており意識的運動をつかさどる．これらの大部分の線維は大脳皮質*からおこり脊髄*におわる皮質脊髄線維（または路）からなるが，若干の線維は錐体の経過中またはそれよりも前方のレベルでこの神経経路から離れて脳幹にある反対側の運動性の脳神経核および付近の網様体*（皮質網様体線維）におわる．これらの皮質核線維とよばれるものは厳密には錐体路に含まれないが，しばしば両者（皮質脊髄線維と皮質核線維）を一緒にして錐体路とよばれる．両者が独立したニューロン群か否かの問題は未解決のままである．

錐体路の起始細胞は，昔からの考えによれば起始細胞は，運動領皮質（4野）の第5層の巨大錐体細胞（Betz）で，その経路は，終脳の内包，中脳の大脳脚，橋の橋縦束，さらに延髄の錐体を下行し，脊髄前角にいたる有髄線維の集りの長下行路である．その経過中，橋核，脳幹の網様体や運動核，またおそらく大脳基底核などに一部側枝を与え，延髄下端で大部分（91～97％）の線維が交叉し（これを錐体交叉という）これらは対側の脊髄側索（錐体側索路，外側皮質脊髄路）を下がるが，小部分はそのまま同側の前索（錐体前索路，前皮質脊髄路）を下行する．

しかし，この確立された錐体路というロマンチックな概念もいまや崩れつつある．すなわちその大脳皮質の起始領野をみれば，運動領（4野）のみでなく知覚領や連合領を含む他の領野まで包括される．起始ニューロンもBetzの巨大細胞のみならず，第5層にみられる中型・小型の錐体細胞の存在も証明されている．さらに脊髄の終止部位についても前角の運動ニューロンに直接おわるものは動物による実験的研究で判明した限りではむしろ少なく，大部分は中間帯や後角基部におわり，介在ニューロンを介して運動ニューロンに影響を与えると思われる（間接皮質運動細胞路）．錐体路の起始・終止の問題だけでなく，錐体を構成する軸索には，古典的な錐体路以外の錐体外路系の線維も少量ながら含まれており，単純な概念として錐体路を理解することはむずかしくなった．結論として，延髄の錐体を通る線維群（錐体路）とそれ以外の運動系（錐体外路）とに分けることは，形態的にも機能的にも無理があるので錐体路，錐体外路という術語は便宜的使用以外には今後用いられなくなる傾向にあるのではあるまいか．
（川村 光）

垂直舌筋 Musculus verticalis linguae, *lin-*

gual vertical muscle, senkrechter Zungenmuskel →舌筋

水頭 Hydrocephalia, *hydrocephaly*, Hydrozephalie

水頭とは脳脊髄液循環路通過障害をおこし，あるいは髄液が過剰に産出され，また吸収が障害され，結果として髄液の産生と吸収の平衡が破れて，髄液が貯留し脳室拡大や脳圧亢進をきたす症候群である．その成因は複雑であり，また後天性にも炎症などで生じ得るものがある．13トリソミー，18トリソミーなどの染色体異常*などや遺伝性症候群の一症状のもののほかは，その成因はほとんどわかっていない．環境因子としては，先天梅毒，トキソプラズマ感染，巨細胞封入体症，肝炎，出血，腫瘍などが関与している．

その発生過程は(1)髄液の過剰産生，(2)髄液の吸収機転の障害もあるが，(3)髄液の流通経路の通過障害が主であるとされる．水頭はヒトの周生期死亡では神経管奇形についで重要な死因となっている．出産10000当り2～5との報告があるが，生後症状が発現するものも多い．

髄液の貯留個所により，内水頭 (internal hydrocephaly, 髄液が脳室系に貯留する) と外水頭症 (external hydrocephaly, 髄液が主としてクモ膜下腔に貯留する) に，また脳室系とクモ膜下腔の間の通過障害の有無により，交通性水頭症 (communicating hydrocephaly, 両髄液腔間に通過障害のないもの) と非交通性水頭症 (non-communicating hydrocephaly, 両髄液腔間に通過障害のあるもので，つねに内水頭) とに分けられる．Monro 孔，中脳水道，Luschka 孔と Magendie 孔などが通過障害の拠点となり得る．また頭蓋底の骨奇形で障害されることもあるとされている．二分脊椎*や Arnold-Chiari 奇形に水頭がしばしば合併する．しかし，胎芽期にみられる脊髄裂には水頭を合併するものはまだ認められていないので，水頭の成立は胎児期になると考えられる． （谷村）

膵島 Insulae pancreaticae, *pancreatic islets*, pankreatische Inseln

発見者 Paul Langerhans の名をとって，ランゲルハンス島 (islets of Langerhans) またはラ氏島とよばれてきた．膵臓の実質内に点在する内分泌細胞群で，成人で20万ないし180万個あるという．魚類では外分泌部からはなれて，胆管の近くに肉眼的な大きさの小体をなし，ブロックマン小体とよばれる．

膵島は2, 3種のホルモンを分泌する3, 4型の腺細胞の集団である．ヘマトキシリン・エオジン染色では，分泌果粒が染まらないので明るくみえ，濃染する外分泌部の中に島のように点在してみえる．アザン染色，Gomori の CHP (クロム明礬ヘマトキシリン・フロキシン) 染色によると分泌果粒を染め分けることができるので，3～4種の細胞を区別することができる．アザン染色で赤く染まる細胞をA細胞 (α細胞)，オレンジ色に染まる細胞をB細胞 (β細胞)，青く染まる細胞をD細胞 (δ細胞) という．イヌではこれらの細胞の出現率は，20, 75, 5％である．モルモットの膵島には果粒をもたないC細胞がある．

電顕でみると，A細胞の果粒は非常に電子密度の高い球形果粒で，しばしば限界膜との間に明るい間隙がある．B細胞の果粒はヒトをふくむ多くの動物 (イヌが著明) で結晶状である．すなわち球形の小胞内に板状，サイコロ状，菱形などの結晶が入っていて，結晶と限界膜の間の空間は非常に明るい．しかし齧歯類の動物ではB細胞果粒も球形である．D細胞の果粒は一般に電子密度が低く，種々の濃度の果粒が混在している．この果粒の膜は弱く，標本作成過程で破れやすい．

A細胞の分泌するホルモンはグルカゴンとよばれ，血糖を上げる作用を有するが，B細胞の分泌するインスリンは血糖を下げる有名なホルモンである．B細胞の数が圧倒的に多いので，膵島のホルモンはインスリンと簡単にいわれる．D細胞はソマトスタチンを分泌する．

（黒住）

膵頭 Caput pancreatis, *head of the pancreas*, Pankreaskopf →膵臓

錘内筋線維 *intrafusal (muscle) fiber*, Intrafusale muskelfaser (intrafusale Faserm) →筋紡錘

髄脳 Myelencephalon, *myelencephalon*, Myelencephalon →延髄

髄板内核 Nuclei intralaminares thalmi, *intralaminar thalamic nuclei* →視床核

膵尾 Cauda pancreatis, *tail of the pancreas*, Pankreasschwanz →膵臓

膵尾動脈 Arteria caudae pancreatis, *arteria caudae pancreatis* →腹腔動脈

膵脾リンパ節 Lymphonodi pancreaticolienales, *suprapancreatic nodes and splenic nodes* →リンパ節

水平細胞 Neurocytus horizontalis, *horizontal cell*, Horizontalzelle →網膜

水平板（口蓋骨の） Lamina horizontalis, *horizontal part* →口蓋骨

水平裂（右肺の） Fissura horizontalis (pulmonis dextri), *horizontal fissure*, Fissura horizontalis →肺

髄放線 Radii (medullares), *medullary radiation*, Markstrahlen →大脳髄質，新皮質

髄膜 Meninges, *meninges*, Meningen, Gehirn-, Rückenmarkshäute

脳と脊髄とを包む結合組織性被膜をさし，脳脊髄の表面に密着した軟膜＊，その外側を包むクモ膜＊，最外側を包む硬膜＊とを区別する．軟膜とクモ膜とを柔膜＊と総称することがある．

（金光）

髄膜の組織

脳と脊髄は3枚の結合組織性の膜におおわれている．外から順に硬膜＊，クモ膜＊，軟膜＊である．

硬膜は厚くて丈夫な緻密結合組織に属する線維性の膜で，中に血管や神経を含んでいる．下面には扁平な細胞が内皮様に並ぶ．

クモ膜は疎性結合組織に属する．薄い膜で，下方へ向かってクモの巣状に突起を出し軟膜とつながっている．この膜には血管がない．クモ膜の上面も下面も単層の扁平な内皮様の細胞におおわれる．ところどころで硬膜の方へ向かって桑の実状に膨隆し，クモ膜果粒（Pacchioni果粒ともよぶ）を形成している．これは脳脊髄液を硬膜静脈洞に排出する装置といわれている．

軟膜は脳や脊髄の表面を直接おおう疎性結合組織に属する膜で血管もかなり豊富である．この結合組織成分は血管とともに脳や脊髄の中に入りこむ．軟膜の上面も内皮様の細胞におおわれる．軟膜の下には基底膜を隔て脳や脊髄の実質が存在する．表面には星状膠細胞の突起の終末がきて外膠境界膜（神経膠性表層限界膜ともよぶ）を形成している．

クモ膜と軟膜の間をクモ膜下腔とよび中に脳脊髄液をいれている．

脳の実質壁がきわめて薄く上衣細胞の一層だけでできている個所がところどころにある．これを脈絡上皮層または上皮板（lamina epithelialis）とよぶ．このような場所ではその上衣細胞の上を軟膜がおおっており，この両者を合せたものが脈絡組織である． （藤田 尚）

髄膜瘤 Meningocelia, *menigocele*, Meningozele →二分脊椎

皺柱 Columnae rugarum, *columns*, Columnae rugarum →膣

皺眉筋 Musculus corrugator supercilii, *corrugator supercilii* →表情筋

ズガイ →トウガイ

ズガイコツ →トウガイコツ

スカルパ筋膜 Scarpa's *fascia*

腹部皮下組織の最深部が膜性板をなしたものである．内側では白線に着き，上方と外側では膜性性質を失って特別な層としての区別がつかなくなる．下方では鼠径靱帯＊を越えて，そのやや下で大腿筋膜＊に着く． （佐藤）

スカルパの三角 Scarpa's *triangle*, Scarpa'sches Dreieck

大腿三角のことをいう．Antonio Scarpa (1747—1832)はイタリアの解剖学者．Pavia大学の解剖学教授で，そのほかScarpa's fascia（前腹壁における皮下組織），Scarpa's ganglion（前庭神経筋）など．（→大腿三角） （河西）

ストリーター発生段階 Streeter's *developmental horizon*, Streeterscher (Entwicklungs) horizon

ヒトの胎芽期の発生段階分類の中で最も基本的なもの．胎芽＊（胚子）の蒐集で世界的に有名なアメリカCarnegie研究所のStreeter所長が1942年に提唱したもので，ヒトの受精卵＊から胎芽期のおわりまでの胎芽を種々の外形および内部の形態学的特徴に基づき23の発生段階に分け，これに地質学でいう地層という術語を採用した．これは，つねに分化と成長を行って変化していく胎芽を一定期間ごとに区別するという意味であった．この発生段階の特徴は，発生段階8以後は，外形観察のみでほぼ発生の進行を診断しうることである．後継者のO'Rahillyは，Streeter段階を若干改変するとともに，やや難解なhorizonという術語のかわりに一般的な用語のstageを用い，今後はCarnegie発生段階＊とよぶべきだと提唱した． （谷村）

セ

正円孔 Foramen rotundum →大翼

正円窓 Fenestra rotunda, *round window*, runde Fenster (Rundlichfenster)

蝸牛窓*と同じものを指す旧解剖学用語である．(→蝸牛) (山内)

精　管 Ductus deferens, *deferent duct*, Samenleiter

精巣上体尾につづく精子を送る通路．精索*中にある．全長約30 cm（延ばせばその2倍），膀胱底で紡錘状に膨れ，精管膨大部といい，内部に膨大部憩室を含む．膨大部の下端で，精嚢が精嚢排出管を経て合流し，これより遠位では精管は射精管と呼ばれ，尿道前立腺部後壁にある精丘の上で，尿道に開く． (養老)

精管神経叢 Plexus deferentialis, *deferential plexus*, Plexus deferentialis →自律神経叢

精管動脈 Arteria ductus deferentis, Samenleiterschlagader →内腸骨動脈

精管膨大部 Ampulla ductus deferentis, *ampulla of deferent duct*, Ampulla ductus deferentis →精管

性器結節 *genital tubercle*, Genitalhöcker →生殖結節

精細管の構造 Tubuli seminiferi, *seminiferous tubule*, Samenkanälchen

精子*を形成する精上皮の管を精細管という．哺乳動物では精巣の小葉内にあり，ほとんどが枝分かれすることなく，管の両端は精巣網に連絡して，うねったループを形成している．

精細管壁は基底膜（板）と少量の結合組織線維（おもに膠原線維*）と網状の平滑筋様細胞（myoid cell）で包まれる．さらに外側には線維芽細胞，血管のある間質組織につながっている．齧歯類では精細管壁の最外側は一部リンパ管の内皮細胞でおおわれている部分もある．

精細管基底膜にのって精上皮があり，ここには2系統の細胞がある．一つは細胞数の増減がほとんどない固定した単層上皮で Sertoli 細胞（支持細胞）であり，分裂も増殖もしない中胚葉性の細胞である．もう一つは内胚葉起源の造精細胞（spermatogenic cell, Samenbildende Zelle）(→精子の発生）で，ほとんど一生の間分裂増殖を行っている．

Sertoli 細胞は精細管の基底部から内腔面まで達している巨大な細胞であるが細かい突起が多数あり，その間に造精細胞が介入しているので全体の形は複雑である．細胞質には通常の細胞小器官と細糸がある．Sertoli 細胞相互の連結複合装置（junctional complex）はほかの上皮と異なり，その基底部近くにある．これが血液・精巣関門の場所である．Sertoli 細胞は放射線，栄養条件などに強い抵抗性を示し，造精細胞とは異なる．

精子発生と Sertoli 細胞の変化は精上皮のある領域で同時的に一定の経過でおこる．ヒトを除いた多くの哺乳類では精細管の一定の長さは皆同一な分化の経過を示し，そしてその分節は全体として同じ細胞配列をしている．この配列は動物種により異なるが十数段階が区別できる．したがって各分節ごとに位相を異にした精子形成波として考えることができる．ヒトの場合は細胞配列の様式は精細管全周にわたって同一でなく，モザイク的になっている．したがってその横断面では種々の配列が混在してみえる．

以上のような構造は曲精細管の上皮にみられるが，精巣網に近い直精細管では精子発生はみられず Sertoli 細胞だけが上皮としてみられる．(→精子発生) (永野)

星細胞（研究史と名称） Sterenzellen

Kupffer(1876)が肝臓の外側に塩化金を還元する星状の細胞を発見し，これを星細胞と命名した．この細胞は Rothe(1882)により確認され詳細に記載された．1898 年にいたって，Kupffer はこの細胞を墨を貪食する細胞と混同したため，それ以来類洞内の貪食性細胞が星細胞とよばれるようになった．その結果今世紀に入ってからの肝臓学は混乱し，ビタミンAの貯蔵や「脂肪化」(Verfettung, 健康人においても貪食性細胞が脂質滴をもつといわれた）など，本来の星細胞が貪食性細胞の性質として記載されてきた．この誤りは是正され類洞周囲脂質細胞とよばれる細胞（→類洞周囲細胞）は本来の星細胞にほかならないことが明らかとなった（和気，1971）．この項では貪食性細胞（Reticuloendotheliocytus stellatus, Kupffer cells, Kupffersche Zellen）について解説する．

大食細胞*の一種で，肝臓の類洞内に位置し血中の異物や老化赤血球を哺捉貪食する．細胞

の形態はさまざまで，球状，西洋梨状，紡錘状，星状で，しばしば細胞体で類洞壁の大きな孔をふさぐように位置し，多数の糸状突起を出し類洞壁に付着している．細胞内には通常1個の核を有し，内因性ペルオキシダーゼ反応陽性の核膜槽と粗面小胞体槽をもつ．Golgi 装置*はよく発達し，多数の大型の水解小体*，食水解小体，食胞がみられ，酸ホスファターゼ活性が陽性である．このほか中心体*，微細管*，細糸がみられる．細胞膜の外側に基底膜があり，その一部が細胞膜にとり囲まれて細胞内におち込んだといわれる虫様構造がときにみられる．従来，この細胞の起源を類洞内皮細胞に求めたが今日では否定された．再生肝で実質細胞と同様，この細胞にも有糸分裂像がみられる．

(和気)

性 索 Chordae gonadales, *sex cords*, Keimstränge →生殖巣索

精 索 Funiculus spermaticus, *spermatic cord*, funiculus spermaticus

精管*が血管，神経とともに被膜に包まれ，精巣上体*から深鼠径輪に達するまでの約11.5 cm 長の紐状の構造．蔓状静脈叢，精巣動脈，脂肪，平滑筋などを含む． (養老)

精 子 Spermium, *spermatozoon*, Spermatozoon

精上皮を離れた受精可能な生殖細胞を精子という．還元分裂*をおわった精子細胞は鞭毛と尖(先)体をもつが，動物種によりその各々が欠けているものもみられる．精子の形は動物種により異なる．

精子の多くは鞭毛をもちその長さも動物種により異なる．核の部分は通常頭部とよばれて体細胞より小型である．核質は著しく濃縮されており染色性が強い．結晶様構造や複屈折性を示すものもある．DNA 分解酵素やそのほかの蛋白分解酵素で処理しても簡単に染色性などは変化をうけない．しかし卵細胞に入って雄核となるときには脱濃染がおこって再び通常の細胞の核質に近い状態となる．核膜孔は精子形成経過中になくなる．これは精子核後所の中心子と接する付近に核膜孔が集合し，ここで孔をもった核膜は分離して細胞質に出ると推測される．

尖体は，酵素分泌細胞の分泌果粒のように，Golgi 装置*で形成され，いくつかが融合して1個の Golgi 膜でつつまれた果粒となる．この膜は尖体膜で核膜の外側を帽子状におおう．この時期の果粒は前尖体果粒で，さらに核前半部をつつむ．尖体は，この膜と果粒由来の物質とよりなる．尖体と核膜との間にも尖体下腔があり，ここにも果粒状物質がある．尖体は PAS 染色陽性で特殊な蛋白分解酸素をもつ．雌性生殖管内で尖体は1種の開口分泌 (exocytosis) により，放出される．このことは卵細胞膜との接近に特別な関係がある (尖体反応，capacitation)．ウニでは尖体下腔にGアクチンがあり，尖体反応に際してFアクチンとなりのびることが知られている．哺乳動物で卵細胞と接触し融合するはじめの場所は後尖体部である．

尾部は，結合部，中間部，主部，終末部に分けられる．結合部は鞭毛構造と頭部(核質)との結合しているところで鞭毛形成経過中には2個の中心子*があるが，成熟精子には中心子は消失している．中間部は9+2軸糸と9個の断面が花弁状の緻密線維があり，その外側を糸粒体*がラセン状に巻いている．主部は糸粒体のかわりに線維鞘とよばれる構造と，背側と腹側に2本の柱がある．緻密線維は7本となり，さらに末梢にいくにつれてその数を規則的に減ず．終末部は線毛と同様の9+2の構造を示す．以上の構造はヒトを含む哺乳類のものであり，広く動物界の精子の場合は多様な変異を示す．とくに精子の多種性 (polymorphism) や尖体のないもの，鞭毛のないもの，鞭毛構造の幅広い変異がみられる． (永野)

精子発生 Spermatogenesis, *spermatogenesis*, Spermatogenese

雄性生殖細胞の全形成過程を精子発生と称する．還元分裂*をおわった精子細胞が精子(→精子)となる過程を精子形成 (spermiogenesis) と称するが，両者が同義語的に用いられることもある．この全形成過程は3相に分けることが可能であり，第1は spermatocytogenesis といわれ2価の染色体をもった精祖細胞 (spermatogonium) の分裂増殖の過程であり，幹細胞 (stem cell) と将来精子となるべく運命づけられた細胞とに理論上区別される．最後の精祖細胞の分裂によって生じた細胞はB型精祖細胞であり，これは一次精母細胞 (primary spermatocyte) となる．第2は還元分裂*で2回の分裂により単相の精子細胞 (spermatid) となる．第3はこの細胞が変形して精子*となる．

これらの一連の過程は，ヒトを含んだ実験動物では成熟期よりその寿命まで継続することが卵子発生とは大いに異なるところである．季節により生殖を行う動物では精子発生は中断し，

生殖時期に再び活動する.
　運命づけられた精祖細胞は5回分裂してB型精祖細胞となり,それから還元分裂に入る.そして変型して精子となって精上皮から離れる.この時間的関係がアイソトープによる実験から研究されラットでは48日,ほかの哺乳動物は50〜60日内外である.そのうち約1/4は精祖細胞の分裂増殖に,1/4は還元分裂に,残りの1/2は精子細胞の変型に要する時間である.精祖細胞から精子となって精上皮から離れるまで各時期の細胞はその細胞質橋（cytoplasmic bridge）によって互いに連絡しており,細胞質は分離しないことも,ほかの組織と異なる特徴的なことである.
　精子発生の調節機構は下垂体*からの性腺刺激ホルモンであるFSHとLH(ICSH)と間質細胞からのテストステロンが関係し,また副腎*よりの性腺刺激ホルモンも関係する.FSHはSertoli細胞に作用して,精祖細胞の増殖と精子細胞の分化に作用し,ICSHはLeydig細胞に作用し,そのテストステロンは還元分裂に関係する.遺伝的にテストステロン受容器が欠損した女性化精巣の精細管は,還元分裂前の細胞とSertoli細胞のみを含んでいる.
　胎生時に原始生殖細胞は内胚葉上皮よりアメーバ状に移動して腹膜下に到達する.（→原始生殖細胞,精細胞の構造）　　　（永野）
　星状筋上皮細胞　Myoepitheliocytus stellatus, *myoepithelial cell*, Myoepithelzellen　→筋上皮
　星状膠細胞　*astrocytes*, Astrozyten　→神経膠
　星状細静脈　Venulae stellatae, *stellate veins*, Venulae stellatae　→腎臓の血管
　星状神経節　Ganglion stellatum, *stellate ganglion*, Ganglion stellatum
　交感神経幹における下頚神経節*は第1胸神経節とまったく,あるいは部分的に隔合していることがしばしばで,このような場合にこれを頚胸神経節*または星状神経節と名づける.しかし,時には星状神経節の名が第1胸神経節または下頚神経節の別名として用いられることもある.　　　　　　　　　　　　　　（山内）
　精上皮　*seminiferous epithelium*, Samenepithel　→精細管の構造
　性殖器　Genitalia, *genitals*, Genitalien　→外生殖器（男の,女の）
　生殖茎　Phallus primitivus, *phallus*, Phallus
原始生殖茎またはファルスという.生殖結節*が伸長して円柱状を呈するが,まだ中性的発生段階にあるものをさす.のちに男性では陰茎体,陰茎亀頭および陰茎海綿体が,女性では陰核体,陰核亀頭および陰核海綿体が分化する.
　　　　　　　　　　　　　　　　　（沢野）
　生殖結節　Tuberculum genitale, *genital tubercle*, Genitalhöcher
　発生第3週に原始線条*から遊走した間葉細胞が排泄腔膜*をとり囲んで,その両側にかすかな隆起を生ずる.これを尿生殖ヒダとよぶが,発生第4週のはじめに両側のヒダが,排泄腔膜のすぐ頭方正中線で癒合して,小さな高まりである生殖結節をつくる.まもなく生殖結節は伸長して生殖茎となるが,発生第9週末ごろまでは性差のない状態で経過する.
　その後,男性では生殖茎は急速に発育して陰茎の原基に,女性では緩慢に発育して陰核の原基となる.　　　　　　　　　　　　（沢野）
　生殖細胞　*germ cell*, gamete, gonocyte, Keimzelle
　卵細胞ないし精子,それらを形成する細胞の総称.　　　　　　　　　　　　　　（養老）
　生殖索　Chordae gonadales, *sexual cords, sex cords*, Keimstränge　→生殖巣索
　生殖子　Gametus, *gamete*, Gamete
　雄性,雌性の生殖細胞の総称.両生殖細胞が合体して生じた受精卵*から新個体が形成されることから配偶子ともいう.生殖子の形成には染色体が半減することが必須である（→還元分裂）.雄性生殖子は精子*とよばれ,鞭毛運動を行うための装置と細胞の小型化がみられる.また,その先端には先体とよばれる一種の分泌果粒*をもつ.雌性生殖子は卵子*とよばれ,大型で運動性はなく,細胞質に卵黄果粒をもつ.最終的には還元分裂によって卵子と極体（極細胞）が形成され,極体はのちに消失する.（→精子発生,精子,卵子の発生,受精）　（永野）
　生殖上皮　*germinal epithelium*, Keimepithel
　卵巣の表面上皮.（→卵巣）　　　（養老）
　生殖上部（中腎の）　Pars epigenitalis (mesonephros), *epigenital portion (mesonephros)*, Epigenitalis (Mesonphros)
　中腎*は発生経過中に頭方から順次尾方へ退化し,尾方1/6のみが残存する.この部は生殖巣形成域（腰部）にあり,ここに存在する中腎細管*のうち,上位の5〜12対を生殖上部という.
　男女両性とも生殖上部の頭方部の中腎細管か

ら上迷管を生ずる．これより下位のものは男性では精巣網と結合して精巣輸出管となるが，女性では痕跡的な卵巣上体の横小管となる．
(沢野)

生殖腺 Golandula genitalis, *gonad, sexual gland, reproductive gland*, Keimdrüse →生殖巣

生殖巣 Gonada, *gonad*, Gonad, Keimdrüse

生殖巣は精巣*および卵巣*の総称で，生殖腺または性腺ともいう．発生第4週に背側腸間膜起始部の両側で，尿生殖隆起(または堤)の内側をおおう第6胸体節から第2仙体節までの体腔上皮が肥厚して胚上皮*となり，生殖巣の発生がはじまるが，発生第6週までは生殖巣に原始生殖細胞は出現しない．

原始生殖細胞が尿膜起始部近くの卵黄囊背壁から遊走して生殖巣に到達すると，胚上皮はさかんに増殖し下層の間葉内に侵入して，不規則な細胞索，すなわち生殖巣索*(性索)を形成する．下層の間葉も同時に増殖するので，生殖巣域は腹腔内に膨隆するが，この際，生殖巣を中腎から分離する深い溝が生じて，生殖巣は尿生殖隆起の内側面で，これとは別の生殖隆起(または生殖巣堤*)を形成する．

この時期の生殖巣は未分化の発生段階にあり，男・女両性とも，生殖巣索は表層の胚上皮と連続したままの状態にとどまる．

その後の発生はホルモンの影響下で進行し，染色体的に男性に決定されている胚子では，アンドロゲンの支配下で精巣への分化をたどり，女性として決定されている胚子ではエストロゲンの影響を受けて卵巣へと分化する．一般に，生殖巣の組織発生は男性の方が女性よりも先行する．
(沢野)

生殖巣索 Chordae gonadales, *sex cords*, Keimstränge

原始生殖細胞*の誘導により，生殖巣*の表面の胚上皮*は増殖して下層の間葉内に多数の細胞索を突出する．これらの上皮索を生殖巣索または生殖索または性索という．

はじめ生殖巣索は性別に関係なく，胚上皮と連なっているが，染色体的に男性に決定されている胚子では，発生第7～8週中に生殖巣索はさらに深部に達し，また，上皮下に線維性結合組織の厚い白膜が生じて，表面上皮との連絡が絶たれる．精巣*の生殖巣索は精巣索(testicular or testis cord, Hodenstränge)ともよばれ，深部の精巣間膜に近いところでは互いに結合して精巣網をつくる．一方，女に決定されている胚子では，生殖巣索は増殖する間葉により寸断されて不規則な細胞塊となり，髄質中に伸びたもの(髄質索)は血管に富んだ間葉により置換される．表面上皮は男性の場合と異なり，いつまでも厚くかつ増殖をつづけ，発生第9週には二次索として，表面近くに皮質索を形成する．皮質索は後に卵祖細胞を囲む卵胞細胞になる．発達した白膜と髄質における上皮細胞索(精巣索)は男性生殖巣の，皮質索の出現は女性生殖巣のそれぞれ初期の形態学上の特徴である．(→精巣の発生，卵巣の発生)
(沢野)

生殖巣堤 Crista gonadalis, *genital or gonadal ridge*, Genitalleiste, Genitalfalte, Geschlechtsfalte, Keimdrüsenfalte

生殖巣*ははじめ尿生殖堤(または隆起)の内側面に形成されるが，発生が進むと尿生殖堤の内側面と外側面を分ける深い溝が現れ，退化中の中腎*から生殖巣を分離して，尿生殖堤の内側に別の隆起を形成する．これを生殖巣堤(または隆起)とよぶ．中腎領域とを分ける溝が深くなると，その部はやがて生殖巣間膜(gonadal mesentery, Mesogenitale)になる．これは，後の精巣間膜*または卵巣間膜*である．生殖巣堤の生殖巣より尾側の部の間葉組織からは，精巣*または卵巣導帯が形成される．
(沢野)

生殖傍部(中腎の) Pars paragenitalis (mesonephros), *paragenital portion* (*mesonephros*), Paragenitalis (Mesonephyos)

残存中腎細管のうち生殖巣形成域の尾方および側方にあるものを生殖傍部という．男性では生殖傍部の中腎細管*から下迷管および精巣*の下端に付着する精巣傍体を生ずるが，精巣網とは連結せず，中腎管*との結合も失い退化的である．

女性ではこの域の中腎細管はほとんど全域で退化するが，わずかに下迷管と痕跡的な卵巣傍体として名残りをとどめる．
(沢野)

生殖隆起 *genital swelling*, Geschlechtswulst →陰唇陰囊隆起

正赤芽球 Normoblastus, *normoblasts*, Normoblasten →赤血球形成

正赤血球 Normocytus, *normocytes*, Normozyten →赤血球

性 腺 Gonada, *gonad, sexual gland*, Geschlechtsdrüse →生殖巣

正染色質 Euchromatinum, *euchromatin*, Euchromatin →染色質

性染質 Corpusculum chromatini sexnalis, *sex chromatin*, Geschlectschromatinkörper

女性の体細胞核内にみられる塩基性色素に濃染する小体．核膜に接して存在し，楕円形，約 0.8×1.1μm．1949 年に M. L. Barr と E. G. Bertram により雌ネコの神経細胞核にはじめて発見され，バー小体 (Barr body) とよばれた．ヒトでは口腔粘膜上皮細胞が用いられ，性別や性染色体異常の判定に利用される．その本体は分裂間期の体細胞核において遺伝的不活性化したX染色体が異常凝縮したものである．異常凝縮の原因は，Lyon (1961) によるライオンの仮説で説明されている．すなわち，(1) 女性の体細胞では，1 本のX染色体のみが活性を有し，もう 1 本のX染色体は濃縮し不活性化しており，これが休止核で性染色質として認められる．(2) 不活性化は胎生の初期におこる．(3) 細胞ごとにどちらのX染色体（父または母由来）が不活性になるかは任意であるが，いったん不活性化が決まればそれ由来の細胞はすべて同じX染色体が不活性であるというものである．性染色質は最大体細胞核にふくまれるX染色体の総数から 1 を引いた数だけ出現する．したがって，正常女性（XX）では一つ，X染色体を 3 個もつ個体では二つ観察される．正常男性（XY）やX染色体を 1 個しかもたない Turner 症候群＊（XO）の患者には認められない．正常女性では25％以上，正常男子では認められない．つまり25％以上認められたとき染色質陽性 (positive)，5％以下を陰性 (negative) という．これに関連したものに，女性の多核白血球の核に細い糸状のもので結ばれている約1.5μm の円状突起である太鼓のばちのような小体 (drumstick) がある（女性に約2.5％みられる）．以上のことから性染色質のみで性の確定の判定はできないことは明らかである．性の判定はY染色体の存在を検索しなければならない．そのY染色体は近年，螢光染色法でY染色体の長腕の末端寄りの部分が強く光るので，分裂間期の細胞で簡単に識別することができるようになった．これをY染色質 (Y-chromatin) という．これはY染色体の数に一致するので XYY では 2 個みられる．したがって，従来の性染色質は正しくはX染色質 (X-chromatin) というべきであろう．　　　　　　　　（谷村）

性染色質小体〔性染色質〕 Corpusculum chromatini sexualis, *sex chromatin*, Geschlechts-

chromatin →染色質

性染色体 Gonosoma, *sex chromosome*, Geschlechtschromosom

高等動物（哺乳類，昆虫類）において雌雄の性を決定する染色体，常染色体＊と比較すると，その形態や行動が異なることが多く，その場合には異形または異質染色体ともいわれる．

哺乳動物の性染色体の基本型はX染色体 (X-chromosoma) であるが，これに対してY染色体 (Y-chromosoma) が存在する．

ある生物ではY染色体はX染色体と相同な染色体部分も有するが，一方特別に分化した遺伝子部分や，不活性の部分，または一部欠除した部分が存在する．

雄ヘテロ型の場合は通常 XX が雌性，XY が雄性となるが，Y染色体を完全に欠く場合は XO が雄性となる．またXとYとがまったく非相同染色体である場合もある．人間の男性の性染色体は XO 説と XY 説とで長い間論争がつづけられたが，J. H. Tjio and A. Levan (1956) の研究その他によって XY であることが確定された．雌ヘテロ型の場合，X染色体に相応する染色体をZ染色体，Yのそれをwといい，雄は ZZ，雌は ZW または ZO となる．　　（田中）

性染色体異常 *sex chromosomal anomalies*, geschlechts chromosomen Aberrationen

性染色体＊の数的ないし構造異常による疾患をいう．性の決定はY染色体の有無によるが，性染色体異常では多くの性分化の異常を伴う．また，精神発達も常染色体異常＊に比べると軽いものが多いが遅滞していることが多い．Turner 症候群＊（XO）や Klinefelter 症候群＊（XXY）が有名である．その他 XXX，XXXX 女性や XYY 男性（知能障害をもち，身長が高く犯罪者集団に頻度が高い）も知られている．性染色体異常検索にはまず性染色質＊の検査をすることが有用である．また多くのモザイクが知られている．　　　　　　　　　（谷村）

精　巣 Testis, *testis*, Hoden

精巣は睾丸ともいい，精巣上体＊とともに陰嚢＊中にある．重量約8.4 g．上端，下端，外側面，内側面，前縁，後縁を区別する．表面は結合組織性の白膜＊におおわれ，白膜は実質内にやや膨隆して精巣縦隔をつくり，そこからさらに精巣中隔が延びだして，精巣実質を約300の精巣小葉に分ける．小葉は迂曲する精細管＊（曲精細管）で占められる．精細管は精子＊を形成する部分で，精巣縦隔に近い部分では直精細

管となり，これは縦隔内の網状の精巣網に合流，精巣網はさらに10～20本の精巣輸出管につながる．

精巣付近には発生時の構造の遺残がいくつかみられる．精巣垂はMüller管，精巣上体垂はWolff管，迷管および精巣傍体は中腎細管の遺残とみなされている． （養老）

精巣と精索の被膜 Tunicae funiculi spermatici et testis

内精筋膜，外精筋膜，精巣挙筋*，精巣挙筋膜で構成される．内精筋膜は腹横筋，外精筋膜は外腹斜筋の腱膜の移行とみなされる．この二つの筋膜の間にはさまれるのが，精巣挙筋を含む精巣挙筋膜という結合組織層である．
 （養老）

精巣の発生 Testogenesis, *development of the testis*, Entwicklung des Hodens

男性に決定されている胚子*では，発生第7～8週中に生殖巣索は増殖して深部に達し，表面に直角の放線状配列をとり，精巣索とよばれるようになる．一方，表面上皮下の間葉には発生第9週に線維性結合組織層が発育して白膜を形成する．白膜の形成によって表面上皮と連続していた生殖巣は切り離される．生殖巣索を分離したあとの表面上皮細胞は扁平化し，単層の中皮として精巣原基の表面をおおい，以後再び生殖巣索を生ずることはない．なお，白膜の下層にはこれに接して，精巣血管による発育の弱い血管層が形成される．

精巣索の末端から繊細な上皮索が精巣間膜*に向かって集中し，互いに結んで複雑な上皮索をつくり，精巣網の原基となる．この部は発生第9週に中腎細管由来の精巣輸出管原基と結合する．精巣索は原始生殖細胞由来の精祖細胞を索内にとりこみ，支持細胞と精祖細胞から構成される充実性上皮索として伸長をつづけ，発生4カ月にはU字形の係蹄を形成する．

この間，発生3カ月末には未分化間葉細胞由来の細胞質に富んだ大型多角形細胞が間葉内に出現，間質腺細胞（Leydig細胞）となる．この細胞は発生4～6カ月に最も多くみられ，アンドロゲンを産生する．

白膜から放射状に突出する結合組織索により精巣索が分けられて精巣小葉が明らかになるのは発生6カ月である．精巣間葉の原基は生殖巣から中腎にわたる腹膜臓側葉の二重膜のヒダとして発生第7週に認められ，その中皮下の疎性結合組織内を精巣血管が走る．

精巣索に管腔が生じて精細管となるのは生後で，思春期ごろとされるが，一説には生後3～4歳で管腔の形成がはじまるという． （沢野）

精巣下降 Desensus testis, *testicular descent, desent of testis*, Hodenabsteig

精巣の下端は発生3カ月には原位置から約10体節下方の腹腔と骨盤の境界位に，発生6カ月末には将来の深鼠径輪の高さに移動する．鼠径管開通後，発生8カ月には浅鼠径輪に達し，発生9カ月のはじめまたは少なくとも出生の直前には陰嚢内に入る．

精巣は中腎*の退縮に伴う精巣間膜の短縮により発生3カ月までに腹膜後位となり，下端は鼠径部を経て陰唇陰嚢隆起に達する間葉索，つまり精巣導帯に連なっている．また発生4カ月には腹膜の嚢状の突起である鞘状突起がこの間葉索に沿って，陰嚢域へ突出する．精巣はその前面を鞘状突起におおわれ，その後面を体壁に接して下降することになる．

精巣下降の要因として，胚子胴部の急速な成長に精巣導帯の発育が追いつかないための相対的下降，下降を助長する腹腔内圧の上昇，精巣導帯の短縮による下方索引というよりはその軟化に基づく精巣下降路の提供などがあげられる．このほかアンドロゲンやゴナドトロピンのホルモン作用も影響するという． （沢野）

精巣間膜 Mesorchium, *mesorchium*, Mesorchium

尿生殖堤*の内側部において発育する精巣原基は次第に高度に腹腔に突隆し，その尿生殖堤外側部（中腎ヒダ）への付着部は，次第に狭い間膜となる．これを精巣間膜という．男では精巣*の輸出管として利用されるようになった一部の中腎細管と中腎管を除いて，中腎のすべてと中腎傍管（Müller管）が退化消失する．こうなると精巣間膜はほとんど直接腹腔後壁に付着するようになる．（→腹膜） （溝口）

精巣挙筋（挙筋） Musculus cremaster, *cremaster*, Hodenmuskel →腹部の筋

精巣挙筋動脈 Arteria cremasterica, *cremasteric artery* →外腸骨動脈

精巣挙筋膜（挙睾筋膜） Fascia cremasterica, *cremasteric fascia*, Fascia cremasterica →精巣と精索の被膜

精巣実質 Parenchyma testis, *testicular parenchyme*, Parenchym des Hodens →精巣

精巣縦隔 Mediastinum testis, *mediastinum testis*, Mediastinum testis →精巣

精巣上体 Epydidymis, *epydidymis*, Nebenhoden

精巣上体は副睾丸ともいい，精子*を精巣*から精管*へ送る通路である．精巣の上端から後縁にかけてこれに接し，共通の被膜に包まれる．重量的2g．精巣上端に近い方から，精巣上体頭，体，尾の3部を分け，精巣上体尾は精管に移行する．頭は迂曲する精巣輸出管を含み，各輸出管は結合組織で仕切られて，精巣上体小葉をつくる．最上位の精巣輸出管に他の管が合流し，1本になったものが精巣上体管で，これが頭からはじまってきわめて迂曲し，体，尾を構成する．これがそのまま精管に移行する． (養老)

精巣上体管 Ductus epididymidis, *duct of epididymis*, Nebenhodengang →精巣上体

精巣上体小葉〔円錐〕 Lobuli epididymidis (Coni epididymidis), *lobule of epididymis* →精巣上体

精巣上体垂 Appendix epididymidis, *appendix of the epididymis*, Appendix epididymidis →精巣

精巣上体体 Corpus epididymidis, *body of epididymis*, Nebenhodenkörper →精巣上体

精巣上体頭 Caput epididymidis, *head of epididymis*, Nebenhodenkopf →精巣上体

精巣上体洞 Sinus epididymidis, *sinus of epididymis*, Sinus epididymidis →精巣鞘膜

精巣上体尾 Cauda epididymidis, *tail of epididymis*, Nebenhodenschanz →精巣上体

精巣鞘膜 Tunica vaginalis testis, *tunica vaginalis of the testis*, Tunica vaginalis testis

精巣鞘膜は，精巣*と精巣上体*を共通に包み，発生時に精巣下降*にともない，腹膜の一部が鞘状突起として伸びだしたものに由来する（鞘状突起が部分的に閉鎖残存するものを，鞘状突起痕跡という）．元来腹膜なので，壁側板と臓側板を分ける．また，精巣上体頭上部でつくる折り返しのヒダを上精巣上体間膜，尾の下方でつくるヒダを下精巣上体間膜，その間にある間隙を精巣上体洞という． (養老)

精巣小葉 Lobuli testis, *testicular lobule*, Hodenläppchen →精巣

精巣女性化症候群 *testicular feminization syndrome*, testikulärer Feminismus

性染色体*がXYで，腹腔内または鼠径部に精巣*を有する男性であるが，外陰部をはじめ外見上はまったく女性と変わりなく，思春期になれば女性二次性徴を発現する家族性男性仮性半陰陽．50000人の女性に1人くらいの割合でおこる．下記の特徴を示す．(1)性染色体はXYで，性染色質は陰性である．(2)生殖腺は精巣で，腹腔内，鼠径部または陰唇部に停留する．鼠径ヘルニアの頻度が高い．(3)膣は浅く盲端におわり，子宮，卵管も存在しない．無月経，不妊である．(4)精巣はほぼ正常のテストステロンとエストロゲンを産生する．(5)生下時よりまったくの女性型の外陰部で，患者も家族も女性と信じている．(6)思春期になると体型，皮下脂肪と乳腺は女性的に発達する．(7)陰毛，腋毛はまったく存在しないか，あってもわずかである．(8)家族性に発生することがしばしばある．遺伝形式は伴性劣性遺伝と考えられる．テストステロンは分泌されるが，中腎管の男性ホルモンレセプター欠損のために精巣上体*，精管と精囊は発育せず，外生殖器原基も胎生期に男性ホルモンの作用を受けないため女性型となる．胎児精巣からMüller管抑制ホルモンは分泌されるので中腎傍管の退縮がおこり，子宮および卵管は発育しない．エストロゲンに対するレセプターは正常にあるため，精巣から出る少量のエストロゲンによって，思春期は身体は女性型に発達するのである． (谷村)

精巣垂 Appendix testis, *appendix of the testis*, Appendix testis →精巣，中腎傍管

精巣中隔 Septula testis, *septula testis*, Septula testis →精巣

精巣導帯 Gubernaculum testis, *gubernaculum of testis*, Leistenband des Hodens, Gubernaculum testis

Hunter導帯ともいう．生殖腺原基は，はじめは中腎ヒダのほぼ全長にわたって形成されるが，やがて頭側の大部分と尾側の小部分は退化し，中腎の尾側部に接する比較的狭い範囲のみが発育して，精巣*または卵巣*を形成する．生殖腺原基の退化した部分では，尿生殖堤の間葉組織は結合組織索となる．そのうち精巣または卵巣の尾側に付着するものは腹膜後壁に沿って尾方に伸び，その末端は鼠径部を経て陰嚢（男）または大陰唇（女）の原基である生殖隆起の皮下に達している．これを精巣または卵巣導帯という．この導帯はその後の発生の経過中ほとんどまったく伸長しないので，腹腔尾側部および骨盤腔が拡大するにつれて，精巣または卵巣は次第に尾方へ引き降ろされることになる．ただし，女性では卵巣導帯は卵管と子宮の

接合部に癒着するので，卵巣の下降は骨盤上口の付近でとどまる．(→精巣下降, 卵巣下降)
(溝口)

精巣動脈 Arteria testicularis, *testicular artery*, Samenarterie

腎動脈*のやや下方で腹大動脈*の前面から対性に分岐し，尿管の前方を交叉して下外方に走ったのち，精索中に含まれて鼠径管*を通り精巣*に達する．途中で尿管と交叉する際に，尿管枝を分岐する．精巣がこのように高いところから血管を受けることは，精巣が胎生時に高位にあったことを物語る． (佐藤)

精巣動脈神経叢 Plexus testicularis, *testicular plexus*, Plexus testicularis →自律神経叢

精巣傍体 Paradidymis, *paradidymis*, Paradidymis →精巣

精巣網 Rete testis, *rete testis*, Hodennetz →精巣

精巣輸出管 Ductuli efferentis testis, *efferent ductules*, abführenden Kanälchen →精巣上体

声帯筋 Musculus vocalis, *vocal muscle*, Musculus vocalis →喉頭筋

声帯靱帯 Ligamentum vocale, *vocal ligament*, Stimmband →喉頭

声帯突起 Processus vocalis, *vocal process*, Stimmfortsatz →喉頭, 喉頭軟骨, 披裂軟骨

声帯ヒダ Plica vocalis, *vocal fold (inferior vocal cord, true vocal cord)*, Stimmlippe (Stimmfalte) →喉頭, 声門

生体膜 Membrana biologica, *biological membrane*, biologische Membran

細胞*にある膜を総称していう．細胞の表面を被覆する細胞膜*と，細胞内の小器官を限界する細胞内の膜とがある．後者には，糸粒体*，小胞体*，Golgi装置*，水解小体*，種々の小胞などをつくる膜が含まれる．これらはすべて形態学的に共通の性質を示すので，単位膜 (unit membrane) とよばれる．すなわち3層構造を示し，連続して閉鎖腔をつくり，異方性を呈する．(→細胞膜) (山田)

正中核（動眼神経の） Nucleus caudalis centralis →ペルリア核

正中環軸関節 Articulatio atlantoaxialis mediana, *medial atlantoaxial joint*, unteres Kopfgelenk

外側環軸関節*と共同して，頭蓋を載せた環椎を回旋させる．そのため他の関節にみられない特殊な構造をしている．環椎前弓の後面と環椎横靱帯でつくられた輪の中に，軸椎歯突起が車軸のように入りこみ，歯突起を軸にして環椎が回旋する．関節腔は二つあり，前方の腔は軸椎歯突起の前関節面と環椎歯突起窩の間にあり，後方の腔は歯突起の後関節面と環椎横靱帯の関節面（線維軟骨を帯びる）の間にある．この車軸関節を制御する靱帯として，次の諸靱帯がある．

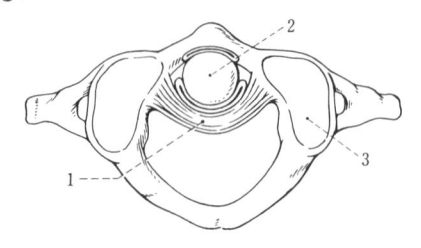

1. 環椎横靱帯, 2. 軸椎の歯突起, 3. 上関節窩
正中環軸関節

(1) **環椎十字靱帯**： 歯突起を後面からおおう十字形靱帯で2部からなる．(a) 環椎横靱帯：関節面であると同時に歯突起の後方逸脱を防ぐ．環椎の左右外側塊の間に張る．同一骨に張る靱帯として特殊な靱帯である．(b) 縦束：環椎横靱帯の中部から上下に延び，大後頭孔前縁と軸椎体後面に着く．(→環椎後頭関節)

(2) **翼状靱帯**： 歯突起上部の両側面からおこり，上外側に走り後頭窩の内面に着く．環椎には付着面をもたない．強力な厚い短い靱帯で，頭の過度の回旋を制限する．

(3) **歯尖靱帯**： 歯突起の尖端と大後頭孔前縁を結ぶ細い靱帯である．制御靱帯としての意義はほとんどないに等しいが，脊索の存在した位置を示す構造物として重要である．

(4) **蓋 膜**： 環椎十字靱帯を後方から幅広くおおう膜で，斜台に達して脳硬膜に混ずる．後縦靱帯のつづきと考えられる． (佐藤)

正中弓状靱帯 Ligamentum arcuatum medianum, *median arcuate ligament* →横隔膜

正中頸嚢胞 Cystis cervicalis mediana (Cystis cervicalis thyreoglossalis), *median cervical cyst*, mediane Halszyste →頸嚢胞

正中頸瘻 Fistula colli mediana, *median cervical fistula (thyroglossal fistula)*, mediane Halsfistel →頸瘻, 頸嚢胞

正中口蓋縫合 Sutura palatina mediana, *interpalatine suture* →頭蓋の縫合

正中甲状舌骨靱帯 Ligamentum thyrohyoideum medianum, *middle thyrohyoid ligament*, Ligamentum thyrohyoideum medianum (mediane Verstärkung der Membrana thyrohyoidea) →喉頭

正中臍索 Ligamentum umbilicale medianum, *median umbilical ligament*, Ligamentum umbilicale medianum →膀胱

正中臍ヒダ Plica umbilicalis mediana, *median umbilical fold* →腹膜

正中神経 Nervus medianus, *median nerve*, Mittelarmnerv

上腕動脈*に伴行して肘窩に達し，そのあと前腕屈側の筋群（ただし尺側手根屈筋と深指屈筋の尺側半をのぞく）に多数の筋枝を出しながら前腕を下行して手掌に入り，総掌側指神経および固有掌側指神経となって橈側の手筋群に筋枝を，また手掌の橈側半部分の皮膚に皮枝を分布せしめておわる腕神経叢*の1枝である．正中神経が前腕部を経過する際に分枝する神経の一つとして前〔腕〕骨間神経があるが，これは前腕骨間膜*の掌側を通りながら橈骨*と尺骨*の骨膜および骨間膜に細枝をあたえるほか，長母指屈筋，深指屈筋の橈側頭，方形回内筋に筋枝を出す． （山内）

正中舌喉頭蓋ヒダ Plica glossoepiglottica mediana, *median glossoepiglottic fold*, Plica glossoepiglottica mediana →咽頭

正中仙骨静脈 Vena sacralis mediana, *middle sacral vein* →総腸骨静脈

正中仙骨動脈 Arteria sacralis mediana, *middle sacral artery*, mittlere Kreutzbeinarterie →腹大動脈

正中仙骨稜 Crista sacralis mediana, *median crest*, Crista sacralis mediana →仙骨

正中動脈 Arteria mediana, *median artery* →尺骨動脈

成　長 Incrementum, *growth*, Wachstum

成長は発生過程にみられる特性の一つで，生体系の容積ならびに重量の増加を指す．これらの増加は細胞数の増加，個々の細胞が大となることおよび細胞間質の増加の結果として現れる．ただし，細胞分裂を伴わず個々の細胞が肥大する例としては，卵母細胞や高等動物の神経細胞などがあり細胞数は増加するが，胚全体としての大きさが増さない例としては，受精卵*から桑実胚*になる過程があげられる．この過程で過大となった受精卵は，分割（卵割*）により正常の大きさの細胞に戻るのであるが，胚全体としての有意的成長はおこらない．しかし，この場合でも胚全体としてのDNA量は増加している．

一般に胎生期の成長率は発生初期に大であり，発生の進展につれて逓減する．胎児*が成長し得る大きさは，構成細胞の成長率，細胞の成長可能な期間，利用し得る栄養物質の量などに関連するが，最終的には遺伝的因子により調整されている．すなわち，個体を構成する各部にはそれぞれ定まった成長のパターンがあり，それらが全体として調整されて個体の成長として具現される．

なお，組織や器官の成長は胎生期でほとんどおわるものから生後もつづくものまで種々であるが，いずれにせよ成長には一定の限界があり，正常の場合これを超えることはない．もし，これを超えて成長がおこれば異常となる．

（沢野）

精　嚢 Vesicula seminalis, *seminal vesicle*, Samenbläschen →精管

青　斑 Locus ceruleus, *locus ceruleus*, Locus ceruleus

橋上部から中脳下端の高さにかけて存在する細胞群で，三叉神経中脳路核の腹内側に位置する．肉眼的には第四脳室底において，上小脳脚の内側に吻尾側方向に延びた青黒色の帯状のものとして認められる．これは細胞体に含まれるメラニン色素によるもので，そのため青斑には鉄色質の別名がある．青斑の細胞群は青斑核(Nucleus loci cerulei)とよばれる．ノルアドレナリンを含む大形細胞の集団である．青斑核の腹側には同じような細胞が散在しており，青斑下核とよばれる．青斑核細胞の遠心性ノルアドレナリン線維は三群を形成する．(1) 上行線維群：内側前脳束に入り外側視床下野に投射するもの，分界条に入り扁桃核にいたるもの，帯状回線維となって帯状回，海馬台にいたるもの，その他梨状葉皮質，前頭葉新皮質に分布する線維からなる．(2) 外側線維群：上小脳脚を通り小脳前葉の皮質の分子層，Purkinje細胞同区に分布する線維である．(3) 下行線維群：これは広く脳幹に分布した後，脊髄前索，前側索を下行し，脊髄全長にわたって後角基部から前角にかけて分布する．求心性線維は次の領域からくる．視床下部*（視束前野，後側，背側，外側視床下野），中脳の中心灰白質*，黒質*，背側被蓋核，橋縫線核，その他脳幹に分布するカテコールアミンニューロンからの線維を受ける．機能は十分解明されていないが，REM睡眠と深い関係にある． （松下）

星　芒　Radiatis palaris, *aster*, Polstrahlung　→有糸分裂装置，有糸分裂

声　門　Glottis, *glottis*, Stimmapparat

声帯ヒダと声門裂を合せて声門という．声帯ヒダは声帯靱帯と声帯筋が喉頭粘膜におおわれたもので，甲状軟骨と披裂軟骨声帯突起の間を膜間部，両声帯突起間を軟骨間部という．左右の声帯ヒダの間を声門裂という．（→喉頭，喉頭軟骨，喉頭筋）　　　　　　　　　（吉村）

声門下腔　Cavum infraglotticum, *infraglottic larynx*, unterer Kehlkopfraum　→喉頭

声門裂　Rima glottidis, *rima glottidis*, Stimmritze　→喉頭，声門

生理的臍ヘルニア　*physiological umbilical hernia*[*tion*], physiologiscscher Nabelbruch

原始腸管，とくに一次腸係蹄頭方脚の著しい伸長に，腹腔の拡大が追いつかず，臍帯内の胚外体腔の中へ一次腸係蹄＊が一過性に脱出する現象をいう．脱出は発生第6週中におこるが，発生第10週ごろから再び腹腔内に戻りはじめる．このことは肝臓の発育の相対的減退，中腎の退縮および腹腔の積極的拡張などに起因するものと考えられる．　　　　　　　　　（沢野）

赤芽球　Erythroblastus, *erythroblasts*, Erythroblasten　→赤血球形成

赤　核　Nucleus ruber, *red nucleus*, roter Kern

赤核は上丘＊の高さで中脳被蓋の内側半を占める楕円形の神経核で，その頭側端は間脳＊の視床腹部にくい込む．中脳＊の断面でこの部位が赤味を帯びるところからこの名がある．哺乳類の赤核は頭側の小細胞部と尾側の大細胞部から構成され，動物が高等になるほど小細胞部が発達し，ヒトの赤核はほとんどが小細胞部で，尾側端に大細胞部が痕跡的に認められるにすぎない．遠心路として小細胞部は中心被蓋束＊，大細胞部は赤核脊髄路＊を送り，求心路として小細胞部は小脳歯状核より，大細胞部は小脳中位核，大脳皮質運動野からの線維を受ける．大細胞部には体部位局在があり，背側半は上肢域，腹側半は下肢域とされる．（→中心被蓋束，赤核脊髄路，小脳）　　　　　　　（金光）

赤核脊髄路　Tractus rubrospinalis, *rubrospinal tract*, Monakowsche Bahn

大細胞性赤核におこり，ただちに腹側被蓋交叉によって対側にわたり脊髄尾端まで下降する線維束をいう．記載者にちなんでMonakow束ともよばれる．対側にわたって被蓋腹側縁を外方にすべりながら下行し，三叉神経主知覚核の腹内側方に位置すると，このあとほぼ直線的に下行し，三叉神経脊髄路核，脊髄後柱頭部の腹方に位置する．下行しながら三叉神経主知覚核から尾方の小細胞性網様体，脊髄後柱基部・頚部に終止する．大細胞赤核には背側から，顔面域，上肢域，下肢域の体部位局在が明らかにされており，全身を支配する体性運動性伝導路と解されている．なお，Monakow束のうちで橋および延髄に終止する要素をとくに赤核網様体路とよぶことがある．大細胞性赤核と小細胞性赤核に比べて系統発生的に古い部分であるとされ，大細胞性赤核よりおこる赤核脊髄路は，ヒトでは発達がわるい．　　　　　　　　（金光）

赤核前野　Area prerubralis　→視床腹[側]部

赤核網様体路　Tractus rubroreticularis, *rubroreticular tract*　→中心被蓋路，赤核脊髄路

赤　筋　*red muscle*, roter Muskel

外観上，赤色を呈する筋．これは構成する筋細胞のすべて，または大部分が赤色線維（赤色筋線維ともいう）であるためである．赤色線維は通常小径で，糸球体に富み，ミオグロビン含有が高い．酸化型の代謝様式を示し，疲れにくい．　　　　　　　　　　　　　　（石川）

脊　索　Chorda dorsalis, Notochorda, *notochord*, Chorda

発生第3週（第8段階）に原始結節＊から深部に陥入し，胚盤＊の下面正中線を外胚葉＊と内胚葉＊の間を分けて頭方に伸び，脊索前板に達する棒状の細胞索が形成される．これを脊索突起（頭突起＊）という．

はじめ脊索突起は充実性の細胞索であるが，やがて原始窩＊から細胞索の中軸に細管が伸び出して，脊索突起は管状となる．発生18日ころになると，脊索突起の腹壁が内胚葉に癒着し，この部の細胞が崩壊して脊索突起固有の内腔は失われ，卵黄嚢＊と羊膜腔が一過性に原始窩を介して交通する．この交通管を神経腸管＊という．脊索突起の残余の部分は内胚葉層内に介在し，脊方に凸な細胞板，すなわち脊索板を形成する．その後，脊索板の細胞は増殖しつつ内胚葉層からくびれ，充実性の細胞索，つまり脊索＊となる．脊索の内胚葉層からの分離は頭方からの尾方に向かって進行し，卵黄嚢天井の欠落部分は増殖する内胚葉細胞で修復され，再びひとつづきの細胞層となる．

なお，脊索はその背面の外胚葉層に作用して

神経板を，側方の沿軸中胚葉に対しては，体節を形成せしめる誘導能を有する．　　　（沢野）

脊索前板　Lamina prochordalis, *prechordal plate*, *prochordal plate*, Praechordaplatte

受精後2週半頃（第7～8段階）の胚盤頭側端部で，内胚葉上皮が円柱状に変化した細胞からなる肥厚域をつくり，これが胚盤上層（外胚葉）底面と接着している．この内胚葉肥厚域を脊索前板という．後方から伸長してきた脊索突起の前端は，ここに到達すると，脊索前板の部では内胚葉*と外胚葉*の間に侵入しない．また，中胚葉*もここでは内・外胚葉の間に入ってこない．第3週末（第9段階）からの胚盤*の折りたたみの結果，胚の腹側に転じて，口咽頭膜になる．（→口咽頭膜，口窩）　　（森）

脊索突起　Processus chordalis, *notochordal process*, *head process*, Kopffortsatz　→脊索，頭突起

脊索板　Lamina notochordalis, *notochordal plate*, Chordaplatte　→脊索

赤色筋線維　Myofibra rubra, *red fiber*, rote Muskelfaser　→赤筋

赤色骨髄　Medulla ossium rubra, *red bone marrow*, rotes Knochenmark，→骨髄

赤色線維　Myofibra rubra, *red fiber*, rote Muskelfaser　→赤筋

赤[色]脾髄　*red pulp*, rote Pulpa　→脾臓の構造

脊　髄　Medulla spinalis, *spinal cord*, Rückenmark

脊髄は頚部（頚髄），胸部（胸髄），腰部（腰髄），仙骨部または脊髄円錐（仙髄と尾髄）とからなり，それぞれ髄節に分かれ，それに対応して31対の脊髄神経が出る．頚髄では8対の頚神経，胸髄では12対の胸神経，腰仙髄では各々5対の腰神経と仙骨神経とが出る．尾髄からは通常1対の尾骨神経が出る．上肢および下肢支配の神経の出る頚髄下部と腰髄下部は発達が著しく，太くなっており，それぞれ頚膨大（Intumescentia cervicalis, cervical enlargement），腰膨大（Intumescentia lumbalis, lumbar enlargement）とよばれる．脊髄下端は細くなり脊髄円錐（Conus medullaris）となっておわる．その高さは成人では第1ないし第2腰椎の高さに相当する．新生児，幼児では低く第3腰椎の高さでおわっている．脊髄円錐の先はさらに細く糸状の終糸（Filum terminale）となって尾骨の背面に付着している．終糸に沿って走る脊髄神経の束はその形状から馬尾（Cauda eguina）とよばれている．脊髄外側面でその腹側と背側の正中には（前）正中裂および（後）正中溝（Fissura mediana(anterior), Sulcus medianus(posterior)）とよばれる溝があり，脊髄を左右の半分に分けている．前者は後者より深く，そこには前脊髄動脈が走っている．左右の脊髄半の外側面には腹側の前外側溝（Sulcus lateralis anterior）と背側の後外側溝（Sulcus lateralis posterior）の二つの溝がある．頚髄の高さの背側面には後中間溝（Sulcus intermedius posterior）が後外側溝と後正中溝の間にある．脊髄の横断面は中心部の灰白質*とその周辺の白質とからなる．灰白質はそれぞれ前角（柱）*，中間質（帯）*，後角（柱）*とに分けられる．胸髄と腰髄上部には側角（柱）*がある．灰白質の中央を貫いて中心管が通る．上方は第四脳室に開き，下方は脊髄円錐の所では拡大して終室（Ventriculus terminalis）となる．白質は前外側溝と後外側溝とにより腹側の前索*と外側の側索*および背側の後索*の3部分に分けられる．頚髄の高さでは後索は後中間溝により内・外の薄束と楔状束とに分けられる．　　（松下）

脊髄の発生　*development of the spinal cord*

脊髄の発生は大綱において神経管の発生そのものである．神経管の左右の壁は活発な細胞分裂によって肥厚し，内側から外側に向かって同心円状に胚芽層（→上衣層），外套層*，縁帯の3層に分化する（→神経管）．

左右の壁のうち腹側半（基板）は背側半（翼板）よりも早期に発育し，その外套層は神経細胞*の集積によって腹外方に拡大し，全体として脊髄前角（前柱）を形成する．背側半はやや遅れて発育し，その外套層は背外方に拡大して脊髄後角（後柱）となる．基板の最背側部から生じた神経細胞は，脊髄前角の背外側部に集って脊髄側角（側柱）を形成する．

後角の神経細胞は，脊髄神経節から入ってくる後根線維に接続して，これによってもたらされる求心性刺激を，神経突起（神経線維）によって脊髄および脳の各部に伝達する．これらの神経線維は長短さまざまで，短いものは同じ分節内で同側および反対側の前角の細胞に接続し，やや長いものは同側および反対側の異なる分節の前角細胞に接続する．発生が進むにつれて次第に長いもの，および脳に達するものが増える．これらの神経線維は，最も短いもの以外はすべて縁帯に入り，ここを上下に走るので，

縁帯は神経線維で満たされて厚くなり，全体として脊髄白質となる．脳から脊髄に下行する線維もまた縁帯を通るので，縁帯の肥厚は下行線維の急増する胎生の後期においてとくに著明となる．

後根線維のうちで高等な触覚を伝える長後根線維は，脊髄に入ると，ここでおわることなく，翼板の縁帯の中を上行して延髄にいたる．この長後根線維ははじめ翼板の背外側部の縁帯を埋め，全体として卵円形の横断面を示し，卵円束（His）とよばれるが，後角の背外方への増大と長後根線維の増加につれて次第に後角の背内側に位置するようになり，最終的には後角と正中線の間を埋める脊髄後索となる．

神経管の背側壁（蓋板）と腹側壁（底板）はあまり増大せず，この部分では外套層は形成されず，胚芽層と縁帯のみが分化する．この縁帯は左右両側壁に生じた神経細胞の神経突起が反対側へ達する際の通路となる．底板ではこれによって著明な白前交連が形成される（→白交連）．蓋板と底板は，活発に発育・増大していく左右の翼板と基板の間にとり残された形となり，次第に深くなっていく後正中溝および前正中裂の底に位置するようになる．

神経管の内腔は，左右の壁の発育によって背腹方向に長い裂隙状の腔となるが，やがてその背側半は左右の翼板の癒着によって消失し，結局，脊髄のほぼ中心部を貫く中心管となる．

胚芽層の細胞は神経芽細胞および神経膠芽細胞を外套層に送り出した後，中心管を縁取る単層円柱上皮様の上衣細胞となる．

脊髄は，はじめは全長にわたってほぼ一様の太さを示す．上肢および下肢が形成されると，これに多くの神経線維を送り，またこれから多くの神経線維を受け入れるために，脊髄の当該部位は，神経細胞および神経線維の増加で肥大し，頸膨大および腰膨大が成立する．　（溝口）

脊髄灰白質　Substantia grisea, *gray matter*, graue Substanz

脊髄*において神経細胞*が集団をなして存在する部分で，その横断面の形は高さによって異なるがH字形をなしている．灰白質は頭尾方向に柱をなし，さらに背側部の後柱（角）と腹側部の前柱（角）とに分けられる．胸髄と腰髄上では外側部に側柱（角）が認められる．前角と後角の間の部分は中間質（帯）とよばれている．灰白質にある神経細胞の集団は細胞構築学的に核またはⅠ層からⅨ層までの層構造に区分されている．　（松下）

脊髄灰白柱　Columnae griseae, *gray column*, graue Säule　→脊髄灰白質

〔脊髄〕後柱　Columna posterior, *dorsal column*, Hintersäule　→後角

脊髄硬膜糸　Filum durae matris spinalis

脊髄硬膜の内葉は，脊髄尾側では脊髄*とともに馬尾をも包んだのち円錐状に閉じて終糸のみを包むヒモとなって脊柱管を尾端まで走って尾骨に付着する．このヒモ状の脊髄硬膜をいう．（→硬膜）

脊髄固有束　Fasciculi proprii, *propriospinal tract*, Fasciculi proprii

広く前索*，側索*，後索*のすべてに存在する．頸髄から腰仙髄，あるいは腰仙髄から頸髄に投射する下行性あるいは上行性長固有束と，脊髄の上下数節間にわたって上行性および下行性に結合する短固有束とに大別される．その結合は同側のみならず交叉性にも行われる．長固有束は上肢下肢間の協同運動に関与する一方，下行性長固有束は頸髄上部で脊髄下行路，たとえば錐体路*や外側前庭脊髄路と結合して下肢筋の運動細胞に接続する介在経路として役立っている．短固有束の起始細胞は後根線維や種々の下行路と神経細胞間，あるいは神経細胞同士を結合する介在細胞（interneuron）である．
　　　　　　　　　　　　　　　　　（松下）

脊髄枝（奇静脈の）　Ramus spinalis, *spinal branch*　→奇静脈

脊髄枝（胸大動脈の）　Ramus spinalis, *spinal branch*　→胸大動脈

脊髄枝（鎖骨下動脈の）　Rami spinales, *spinal branches*　→鎖骨下動脈

脊髄枝（椎骨動脈の）　Rami spinales, *spinal branches*　→椎骨動脈

脊髄枝（内腸骨動脈の）　Ramus spinalis, *spinal branch*　→内腸骨動脈

脊髄枝（腹大動脈の）　Ramus spinalis, *spinal branch*　→腹大動脈

脊髄視蓋路　Tractus spino-tectalis, *spino-tectal tract*

主に頸髄の高さの脊髄後角より出て前白交連で交叉し対側の側索を上行し，ほぼ脊髄視床路*と同様の経過をとって視蓋にいたる体性感覚を中脳*に伝える経路．　（川村 祥）

脊髄視床路　Tractus spinothalamicus, *spinothalamic tract*, Tractus spinothalamicus

脊髄から視床に投射する表在感覚の経路で前

脊髄視床路と外側脊髄視床路の二つがある．前脊髄視床路は後角基部（主にIV層とV層）の細胞からおこり，前交連で交叉した後，対側の側索の腹側部を上行する．脳幹では網様体中を走り視床の後外腹側核（VPl）に終止する．視床からは同側性に中心後回の第1次体性感覚野に投射する．この経路は系統発生的にやや新しく，末梢のAδ，一部Aα線維からの粗大触圧覚（protopathic touch and pressure sense）を伝える．

外側脊髄視床路は後角の後縁細胞（I層）からおこり，前交連で交叉した後，対側の側索腹側部を上行する．延髄の高さではオリーブ核*の背側に位置し，橋，中脳の高さでは内側毛帯の背外側部を上行し，視床の後外腹側核，髄板内核（主に外側中心核）におわる．ここからは中心後回の第1次および2次体性感覚野に投射する．系統発生的には前者よりやや古く，末梢のAδおよびC線維に由来する温覚と痛覚を伝える．　　　　　　　　　　　　　　（松下）

脊髄小脳路　Tractus spinocerebellares, *spinocerebellar tracts*, Tractus spinocerebellares

筋，腱，関節その他皮膚からの入力を小脳に伝える経路で次のものが知られている．(1) 前脊髄小脳路：腰髄にある辺縁細胞（spinal border cells of Cooper-Sherrington）やその他，腰仙髄以下の前角および中間帯にある細胞からおこる．軸索は交叉して，対側の前側索を上行して，上髄帆に入り，主に対側の小脳前葉と錐体におわる．下肢筋のIb，Ia線維群などを介して下肢全体の位置，運動の状態を伝える．(2) 後脊髄小脳路：Clarke柱の細胞からおこり，同側の側索を上行し，下小脳脚を通って同側の小脳前葉と錐体に投射する．下肢筋からのIa，Ib，II群からの入力を受け，個々の筋あるいは筋群の活動を伝える（→胸髄核）．(3) 吻側脊髄小脳路：頚膨大の高さからおこり，同側の側索，上および下小脳脚を上行して同側の小脳前葉に投射する．上肢領域のIb群からの入力を伝え，下肢領域の前脊髄小脳路に対応する上肢領域の経路とみなされている（→副楔状束核）．なお，脊髄小脳路には，このほか頚髄上部にある中心頚核，腰仙髄の高さでVII層内側の細胞群からおこる交叉性の経路や頚膨大の高さでVII層中央の細胞群からおこる同側性の経路などがある．　　　　　　　　　　　　　　（松下）

脊髄静脈　Venae spinales, Rückenmarkblutadern　→奇静脈

脊髄神経　Nervi spinales, *spinal nerves*, Spinal-, Rückenmarksnerven

脊髄*から発する末梢神経*で，8対の頚神経*，12対の胸神経*，5対の腰神経，5対の仙骨神経および1対の尾骨神経*よりなる．各脊髄神経は多くの根糸をもって脊髄を出るが，前外側溝から出る根糸は前根を，後外側溝から出る根糸は後根をつくる．後根は膨大して脊髄神経節*をつくったのち前根と合して脊髄神経の幹となる．各脊髄神経の幹は脊柱の椎間孔を出てまもなく2本の主枝，すなわち後枝と前枝，2本の副枝，すなわち交通枝と硬膜枝に分かれる．後枝は一般に前枝より細く，頚部および体幹の背面に分布する．前枝は頚部および体幹の腹側と外側部，さらに四肢に分布する．隣接する前枝同士，あるいは後枝同士はしばしば弓状のワナをつくり互いに連絡する．なお腰，仙骨，尾骨神経の前根と後根は脊柱管の中をほとんどまっすぐに下方に走行したのちに相当する椎間孔を出るので，そのような脊髄神経の多数の下行根が馬の尾に似た外観を呈する．これを馬尾という．　　　　　　　　　　　　　　（山内）

脊髄神経溝　Sulcus nervi spinalis　→脊柱

脊髄神経節　Ganglion spinale, *spinal ganglion*, Spinalganglion

脊髄神経*の後根内に存在する神経細胞体の集団を脊髄神経節（時に後根神経節と別称）という．これらの神経細胞体は知覚性ニューロンのものであり，その樹状突起は線維状を呈して長く，皮膚・筋・腱・関節包・内臓などに分布する．また細胞体から中枢側に向かう神経突起は後根内を走り脊髄に入る．　　　　　（山内）

〔脊髄〕前柱　Columna anterior, *ventral column*, Vordersäule　→前角，脊髄灰白質

〔脊髄〕側柱　Columna lateralis, *lateral column*, Seitensäule　→側角

脊髄毛帯　Lemniscus spinalis, *spinal lemniscus*

後索核*におこり視床*におわる線維束を内側毛帯（狭義）とよぶが，橋頭側半のレベルから先は，この内側毛帯に脊髄視床路*と三叉神経視床路とが合流して上行する．この複合体をも内側毛帯（広義）とよぶところから，脊髄視床路を脊髄毛帯，三叉神経視床路を三叉神経毛帯*とよぶことがある．（→脊髄視床路，内側毛帯系，三叉神経毛帯）　　　　　　　　（金光）

脊　柱　Columna vertebralis, *vertebral column (backbone)*, Wirbelsäule

体幹背部正中線上にある,上下に重なる32～34個の椎骨(vertebrae)によってつくられる骨の柱.椎骨は上から頸椎*(7個),胸椎*(12個),腰椎*(5個),仙椎*(5個),尾椎*(3～5個)に分けられ形態が多少異なる.しかし基本型として椎骨は短い円柱形の椎体と背側の弓状の椎弓(arcus vertebrae)とからなり,その間に椎孔を囲んでいる.生体では各椎体は椎間円板によって結合し,椎孔は上下に連なって脊柱管となり脊髄*をいれ,上方は大後頭孔によって頭蓋腔につづく.椎弓からは4種7個の突起が出ている.すなわち後面正中線上を後方に棘突起,外側へ1対の横突起,上下左右1対ずつの上関節突起と下関節突起である.また本来,すべての椎骨に対応して肋骨があったが,哺乳類では胸部のほかすべて退化し,頸椎では横突起前結節,腰椎では肋骨突起,仙骨ではその外側部をつくり椎骨の一部となっている.椎弓が椎体とつながる部分を椎弓根といい,その上縁と下縁は切れ込んでいて上椎切痕,下椎切痕といわれ,椎骨が重なるとこれら切痕は椎間孔をつくり,脊柱管の側方への出口となり,脊髄神経*が通る.

脊柱の存在は脊椎動物の特性である.初期の魚類では脊索が体の支持器官であったが,その周囲の軟骨が骨化し,一つの体節ごとに脊髄を囲む椎弓,脊索を囲み肋骨をうける環状骨(間椎体,intercentrum)と,その間にある小骨(側椎体,pleurocentrum)が生ずる.陸上生活が始まると重力に抗するため脊柱が強化され,爬虫類・哺乳類では側椎体が大きくなり,椎体をつくり肋骨をうけ,間椎体は消え,脊索は切れて椎間円板の内に残るのみとなる.直立二足歩行をす

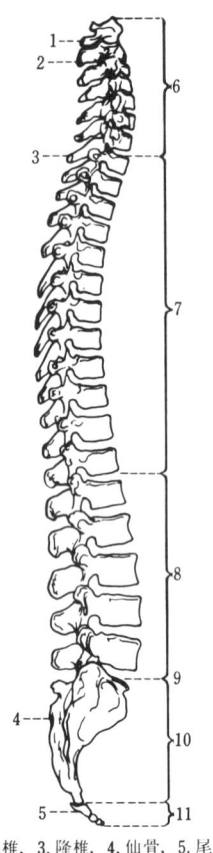

1.環椎,2.軸椎,3.隆椎,4.仙骨,5.尾骨,6.頸椎,7.胸椎,8.腰椎,9.岬角,10.仙椎,11.尾椎
脊柱(右側面)

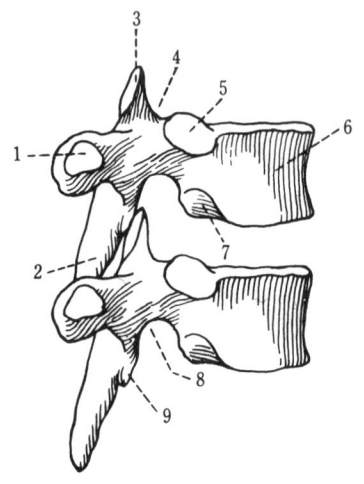

1.横突起,2.棘突起,3.上関節突起,4.上椎切痕,5.上肋骨窩,6.椎体,7.下肋骨窩,8.下椎切痕,9.下関節突起
第6および第7胸椎の右側面(右)

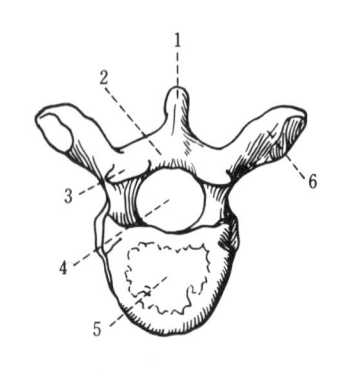

1.棘突起,2.椎弓,3.上関節突起,4.椎孔,5.椎体,6.横突起
第6胸椎の上面

るヒトでは下位の椎骨ほど大きな力が加わるので大きく，仙骨の下半で急に細くなって終る．また直立位の荷重のため脊柱を側方からみると，頚部と腰部で前方に凸（前弯*），胸部と仙尾部では後方に凸弯（後弯*）している．第5腰椎と仙骨の移行部は鋭く曲がり（120〜164度），岬角という．

脊柱の長さは日本人で身長の47.4%（男），47.3%（女），欧州人では45%である．脊柱は前後，左右への屈曲と脊柱の長軸のまわりの回旋運動を行うことができるが，これらの運動はすべて各椎骨間の運動の総和である．各椎骨間での可動性は少ないが，頚椎で最も大きく，腰椎で最も小さい．（→脊索） （大江）

脊柱の発生 development of vertebral column

脊柱*は脊索*を中心として，左右の体節から分離した椎板*の細胞が集ってくることで形成される．椎板は各体節の高さで脊索をとり囲む細胞塊をつくるが，その頭側部は疎に，尾側部は密になる．密な尾側半はやや頭方に移動して，これが体節の残部の筋板の高さに位置するようになる．この部は後にあまり細くならない脊索を囲んで椎間円板*を形成する．中心の脊索組織から，髄核が生じる．移動する尾側部の残りは，次位の椎板の頭側部と一緒に椎骨原基と肋骨原基をつくる．このとき，細胞群は椎体をつくるものは中心に，椎弓をつくるものは背方に，肋骨をつくるものは外方に動いていく．第4週から以上のようにしてできた間葉性細胞塊に，第6週に軟骨形成が椎体，椎弓，棘突起，横突起に現れる．

このようにして形成された椎骨は，最初の椎板細胞塊の二分と，その頭方への移動により，はじめに体節から移動してきた位置とは約半分節ずれている．したがって，体節由来の各筋板に入る脊髄神経は椎間に位置し，各分節間にあった背側分節間動脈は椎体の高さに位置することになる．椎体の形成の間に，その部に封入された脊索は退化し，消滅する． （森）

脊柱の連結 Juncturae columnae vertebralis, *joints of the vertebral column*, Gelenk und Bänder der Wirbelsäule →脊柱・胸郭および頭蓋の連結

脊柱管 Canalis vertebralis, *vertebral canal*, Wirbelkanal →脊柱

脊柱・胸郭および頭蓋の連結 Juncturae columnae vertebralis, thoracis et cranii, *joints of the vertebral column, thorax and cranium*

体幹の骨格連結の総称であり，次の三つに分けられる．

(1) 脊柱*の連結： 第1仙椎以下は骨性に癒合している．それより上方の隣り合う椎骨は，椎体間では椎間円板を中心とする線維性連結を営み，椎弓間では，前方は上・下関節突起間の椎間関節によって接触し，後方は黄色靱帯，棘間靱帯などによって線維性に連結する．

(2) 胸部*の連結： 胸椎*，肋骨*，肋軟骨および胸骨の間の連結であり，肋椎関節*，胸肋関節*，胸骨結合*，肋軟骨間関節および肋骨肋軟骨結合*などの連結がある．

(3) 頭蓋*の連結： 頭蓋，環椎*，軸椎*の間の連結で，椎間円板*を含まない点に特徴がある．関与する関節は，左右の環椎後頭関節*，中央の正中環軸関節*（前後2部に分かれる）と左右の外側環軸関節*の合計6個である．

（佐藤）

脊柱起立筋 Musculus erector spinae, *erector spinae*

腸肋筋，最長筋および棘筋の総称である．これらの筋は共同して脊柱を反らせ，直立に貢献するので，この名がある．しかしこの名称は機能的観点からの名称にすぎない．形態学的には腸肋筋と最長筋は外側系であるのに対し，棘筋は内側系で別系に属する．（→固有背筋）

（佐藤）

脊椎披裂 Rachischisis, *rachischisis*, Rachischisis →二分脊椎

赤道板 Lamina equatorialis, *equatorial plate*, Aequatorialplatte →有糸分裂

舌咽神経 Nervus glossopharyngeus, *glossopharyngeal nerve*, Zungenschlundkopfnerv

第9番目の脳神経*で(1)咽頭筋層*に分布する運動神経線維，(2)舌の後1/3の味覚および咽頭粘膜に分布する知覚線維，(3)耳神経節*におもむく副交感神経節前線維，などを含む．(1)は延髄疑核に細胞体をもつニューロンの神経突起であり，(2)は舌咽神経の上または下神経節内に細胞体をもつ知覚性ニューロンの末梢側（樹状）突起あるいは中枢側（神経）突起である．(3)は延髄迷走神経背側核に細胞体をもつニューロンの神経突起であって，鼓室神経という小枝をつくって舌咽神経本幹から別れ，交感神経系の頚鼓神経とともに鼓室内で鼓室神経叢をいったん形成したのちに側頭骨の錐体前上面に沿って走る小錐体神経の中に入り耳神経節に達す

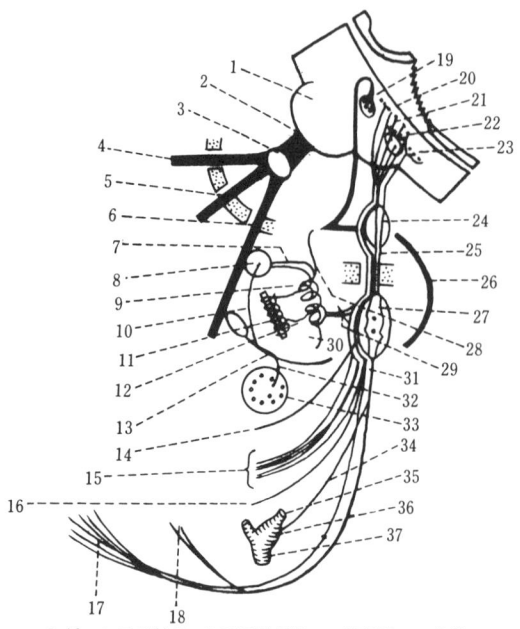

1. 橋, 2. 三叉神経, 3. 三叉神経節, 4. 眼神経, 5. 上顎神経, 6. 下顎神経, 7. 小錐体神経, 8. 耳神経節, 9. 鼓室神経叢, 10. 耳介側頭神経との交通枝, 11. 内頚動脈神経叢, 12. 頚鼓神経, 13. 耳介側頭神経, 14. 迷走神経耳介枝との交通枝, 15. 咽頭枝, 16. 茎突咽頭筋枝, 17. 舌枝, 18. 扁桃枝, 19. 顔面神経, 20. 迷走神経背側核, 21. 下唾液核, 22. 疑核, 23. 孤束核, 24. 上神経節(舌咽神経), 25. 頚静脈孔, 26. 顔面神経, 27. 下神経節(舌咽神経), 28. 鼓室神経叢との交通枝, 29. 鼓室神経, 30. 耳管枝, 31. 舌咽神経, 32. 耳下腺枝, 33. 耳下腺, 34. 頚動脈洞枝, 35. 内頚動脈, 36. 頚動脈洞, 37. 総頚動脈

舌咽神経の模式図

る。　　　　　　　　　　　　　　　　(山内)

舌咽神経核 Nucleus nervi glossopharyngei, *nucleus of the glossopharyngeal nerve*, Nucleus nervi glossopharyngei

遠心性線維の起始核と求心性線維の終止核とからなる. (1) 舌咽神経背側核：迷走神経背側核の内側の吻側部に相当し，耳下腺分泌の副交感性遠心性線維を出す下唾液核とみなされているが，下唾液核は別個に独立した細胞群として存在する(→唾液核). 背側核の外側核(あるいは孤束核の内側核)には耳管，咽頭，舌の後1/3の領域などからの一般内臓求心性線維がおわる. (2) 孤束核：舌の後1/3の領域からの特殊内臓求心性線維(味覚線維)がおわる (→孤束核). (3) 疑核：疑核の吻側部から茎突咽頭筋を支配する特殊内臓遠心性線維が出る.　　　(松下)

舌咽神経背側核 Nucleus dorsalis nervi glossopharyngei, *dorsal nucleus of the glossopharyngeal nerve*, Nucleus dorsalis nervi glossopharyngei　→舌咽神経核，迷走神経核，唾液核

舌咽頭部 Pars glossopharyngea, *glossopharyngeal part*, Pars glossopharyngea　→咽頭筋層

切　縁 Margo incisalis, *incisal or cutting edge*, Schneidekante　→歯

舌　縁 Margo linguae, *lingual edge*, Zungenrand　→舌

舌下小丘 Caruncula sublingualis　→口腔粘膜，舌下腺，顎下腺

舌下静脈 Vena sublingualis, *sublingual vein*　→内頚静脈

舌下神経 Nervus hypoglossus, *hypoglossal nerve*, Zungenfleischnerv

舌筋*に分布する神経線維(延髄の舌下神経核に細胞体をもつ運動ニューロンの神経突起)からなる第12番目の脳神経*である. この神経はしかし本来最上位の頚髄から出ていた脊髄神経*の前根であったものが，最上位頚椎が頭蓋に取り込まれてしまったため脳神経となったものであると考えられている.　　　(山内)

舌下神経核 Nucleus nervi hypoglossi, *nucleus of the hypoglossal nerve*, Hypoglossuskern

第12脳神経, すなわち舌下神経*の起始核である. 脊髄前角の運動神経細胞群の頭側延長部として，延髄において第四脳室*底の直下で正中線背側部の両側に存在し，オリーブ核*下端部より聴神経核のレベルにわたる細胞柱(約2 cm)を形成する. (→舌下神経)　　(水野)

舌下神経管 Canalis hypoglossi, *hypoglossal canal*　→後頭骨

舌下神経管静脈叢 Plexus venosus canalis hypoglossi, *venous plexus of the hypoglossal canal*　→導出静脈

舌下神経三角 Trigonum nervi hypoglossi, *hypoglossal trigone*, Trigonum nervi hypoglossi　→第四脳室

舌下神経伴行静脈 Vena comitans nervi hypoglossi, *vena comitans of the hypoglossal nerve*　→内頚静脈

舌下腺 Glandula sublingualis, *sublingual gland*, Unterzungendrüse

口腔底粘膜下で，下顎骨体の内側，顎舌骨筋の上にある長さ3〜4 cm, 幅および厚さ約1 cm, 成人平均重量(一側) 2.0〜3.5 g. 複合管状胞状腺で，腺房は粘液細胞がはるかに多い混合性である. したがって漿液性半月*が著明. 導管系では介在導管，線条導管の発達が悪い. 主たる大導管は大舌下腺管 (Ductus sublingualis major)(Bartholin's duct ともよばれる）といい，顎下腺管とともに舌下小丘に開く．また舌下ヒダに沿って粘膜直下に散在する小舌下線（Glandulae sublinguales minores）は直上の粘膜に開口する（Ductus sublinguales minores）．半月を構成する漿液細胞の分泌果粒は霊長目でも耳下腺*の場合と異なり内容は均質無構造であるが，化学組成の上からは漿粘液性である．顎下腺*とともに，これら口腔底に開口する腺の由来については外胚葉性とする説と内胚葉性とする説があるが，後者の説が有力である．血管は舌動脈の枝の舌下動脈と顔面動脈の枝のオトガイ下動脈，神経は舌神経と鼓索神経から線維が顎下神経節を経て，また交感神経線維が上頚神経節から血管とともに腺に達する．（市川）

舌下腺窩 Fovea sublingualis, *sublingual fovea* →下顎骨

舌下動脈 Arteria sublingualis, *sublingual artery* →外頚動脈

舌下ヒダ Plica sublingualis, *sublingual fold*, Plica sublingualis →口腔粘膜

舌下部神経 Nervus sublingualis, *sublingual nerve*, Nervus sublingualis →下顎神経

節間枝 Rami interganglionares, *interganglionic branches*, Zwischenstränge →交感神経

節間動脈 Arteriae intersegmentales, *intersegmental arteries*, Intersegmentalarterien →分節動脈

舌顔面動脈 Truncus linguofacialis →外頚動脈

舌 筋 Musculi linguae, *tongue muscles*, Zungenmuskeln

舌*の筋はすべて横紋筋であり，舌筋とよばれている．舌筋には舌以外の部分からおこり，舌内部におわる外舌筋と，舌の内部に存在する内舌筋に分けられており，外舌筋にはオトガイ舌筋，小角舌筋，舌骨舌筋，茎突舌筋があり，内舌筋には上下の縦舌筋，横舌筋，垂直舌筋がある． （一條）

赤血球 Erythrocytus, *erythrocytes* (*red blood cells*), Erythrozyten (rote Blutkörperchen)

血液を赤く色づけている細胞で，肺から各種体組織へ酸素を輸送し，体組織から肺へ二酸化炭素を返送するのを主な機能とする．赤血球は哺乳類では骨髄において真の細胞として発育するが，本来の機能を獲得すると，核を細胞外へ放出し，糸粒体*その他の細胞内小器官も失う．鳥類以下では中央に核をもつ．哺乳類の赤血球は両凹の円盤状のきわめて特徴的な形をしており，自動運動はしないが，弾力性があって，細い毛細血管を通り抜けるときは細長く変形しうる．ヒトの赤血球は直径 $7.5\mu m$，辺縁の厚さ $1.9\mu m$，表面積は $140\mu m^2$ である．赤血球数すなわち血中赤血球濃度は，$1 mm^3$ につき男子でほぼ500万個，女子でほぼ450万個である．赤血球数が正常値より増加するのを多血症（polycythemia）といい，減少するのを貧血症（anemia）という．赤血球の直径を測り，縦軸に百分率，横軸に直径をとって度数分布曲線を描いたものをPrice-Jones曲線という．正常な大きさの赤血球を正赤血球といい，病的に大きいものを大赤血球，病的に小さいものを小赤血球という．大赤血球性貧血（macrocytic anemia）ではPrice-Jones曲線が右方へ移動し，最大の山が $9\mu m$ を越え，小赤血球性貧血（microcytic anemia）では，左方へ移動し，$6\mu m$ 以下になる．赤血球の大きさの不ぞろいな場合を大小不同症（anisocytosis）といい，赤血球の形態が，病的に歪められて不規則な場合を多形赤血球症（poikilocytosis）という．赤血球の内容物を支質*というが，その大部分は血色素（hemoglobin, Hb）で占められる．赤血球の特徴的な形態を支持し，骨格として働く非呼吸性の蛋白質性の支質が予測され，ストロマチン（stromatin）といわれるが，形態的にみつけられていない．血色素は淡黄色ないし淡褐色を帯びているが，大量では赤色を呈する．赤血球の酸素運搬能はこの血色素による．血色素は分子量約65000の複合蛋白で，ヒトでは $\alpha, \beta, \gamma, \delta$ の4個のポリペプチド鎖からなり，各鎖は鉄を含む1個のヘムと結合している．正常な成人では96％が1対の α 鎖と1対の β 鎖よりなるヘモグロビンA（HbA）で，2％が1対の α 鎖と δ 鎖よりなるHbA₂で，残り2％が1対の α 鎖と1対の γ 鎖

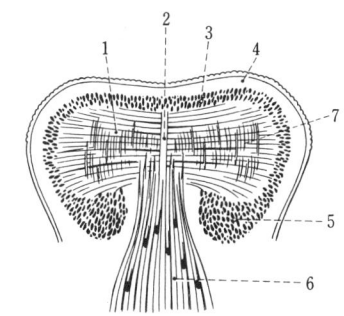

1. 横舌筋，2. 舌中隔，3. 上縦舌筋，4. 舌粘膜，5. 下縦舌筋，6. オトガイ舌筋，7. 垂直舌筋

舌前頭断面における舌筋膜型図（舌筋）

よりなる胎児ヘモグロビン (HbF) である. 胎児期では大部分 HbF であって，生後減少する. 骨髄より流血中に入ったばかりの幼若な赤血球はリボゾームや核の遺残物（染色質遺残）が残存し，塗抹標本をブリリアントクレシル青で染色すると塩基好性の網状構造がみられる. これを多染赤血球または網状赤血球という. 網状赤血球は正常人でも約0.8%みられる. 赤血球の形態は浸透圧に影響される. 低張液中では赤血球は膨化して球状になる. ある限度を越えると赤血球膜は破れて赤血球の内容物が遊出し，赤血球影または血影とよばれる赤血球膜だけが残る. この現象を溶血 (hemolysis) という. 高張液中では赤血球は収縮し金米糖状を呈する. 2人のヒトの血液を混合すると急に赤血球の凝集をきたすことがある. 血漿中には凝集素が含まれ，それぞれが赤血球中の凝集原と反応するためである. (→血球) 　　　　　（小川・瀬口）

赤血球影 Umbra erythrocytica, *blood shadows (ghosts)*, Blutschatten →赤血球

赤血球形成 Erythrocytopoesis, *erythropoiesis*, Erythropoese

赤血球*は多能性幹細胞 (pluripotential stem cells) の自己複製ではじまり，生じた細胞のあるものは赤血球産生能のみをもつ単能性幹細胞 (unipotential stem cells) の集団をつくる. さらに分化し，骨髄塗抹標本で前赤芽球*と認められる細胞になる. これはさらに，好塩基赤芽球*，多染赤芽球*，正赤芽球*の順に分化する一連の赤芽球 (erythroblasts) を経て，赤血球になる. 前赤芽球は直径14～19μm の球形細胞で，塩基好性の細胞質をもち，大きな，ほぼ均等に分散した染色質*をもつ核を有する. 好塩基赤芽球は前赤芽球よりもやや小さく，細胞質は遊離リボゾームに富み，強く塩基好性を示す. ヘモグロビン合成はすでに開始されているが，細胞質が濃青色に染まるため，隠蔽されている. 核はより粗大な染色質を含む. 多染赤芽球は直径8～10μm とかなり小さくなる. 核も一層小さくなり，より濃縮した染色質で満たされる. 細胞質は核小体*の消失とともにリボゾーム*の新生が止まり，リボゾームの密度が減少し，塩基好性が減弱する. 一方，リボゾームで合成されたヘモグロビン量は増加していくため，酸好性が増強する. 多染赤芽球の染色性の変動はリボゾームとヘモグロビンの量的変化の比率による. 正赤芽球は正染性赤芽球 (orthochromatic erythroblasts), または好酸性赤芽球 (acidophilic erythroblasts) ともよばれ，完成した赤血球とほぼ同じ大きさを示す. 細胞質はごく少量のリボゾームが散在性に存在するのみで，ほぼヘモグロビンで満たされ好酸性となる. 核は萎縮濃染し，偏在する. 正赤芽球より核が放出されると，無核の部分は網状赤血球となって，流血中へ出される. 放出された核は骨髄中の貪食細胞によって消化破壊される. 網状赤血球は成熟して赤血球となる. 幹細胞より流血中の赤血球になるまでの時間は約1週間である. 流血中の赤血球数は一定に維持されているが，低酸素状態で酸素の輸送が強く要請され，

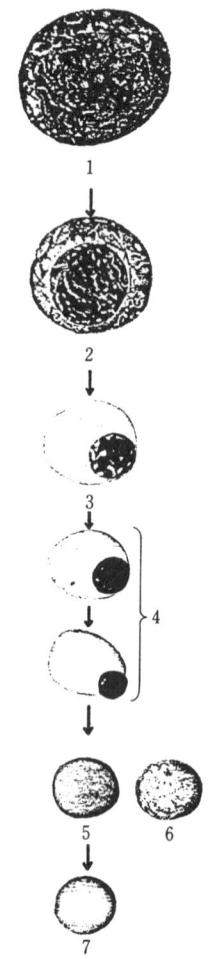

1. 前赤芽球 (proerythroblast), 2. 好塩基赤芽球 (basophilic erythroblast), 3. 多染赤芽球 (polychromatophilic erythroblast), 4. 正赤芽球 (normoblast), 5. 多染赤血球 (polychromatophilic erythrocyte, Wright 染色), 6. 網状赤血球 (reticulum染色, reticulocyte), 7. 赤血球 (erythrocyte)
〔William R. Platt：Color Atlas and Textbook of Hematology, Plate 2, J. B. Lippincott Co., Philadelphia, Toronto (1969)〕

赤血球形成

赤血球形成が増強される場合，体液中の赤血球形成促進因子（erythropoiesis stimulating factor），またはエリトロポイエチン（erythropoietin）を介してなされる．これは分子量約60000の糖蛋白で，単能性幹細胞に働き，前赤芽球への分化を促進させる．このように赤血球数は(1)エリトロポイエチンによる骨髄の刺激,(2)骨髄の応答能，(3)骨髄中でのヘモグロビン合成の需要に足る鉄の供給により，一定に維持されている．
(小川・瀬口)

舌腱膜 Aponeurosis linguae, *lingual aponeurosis*, Zungenaponeurose →舌

接合 Conjugatio, *pairing*, Konjugation →還元分裂

接合子 Zygota, *zygote*, Zygote →受精，受精卵

接合糸期 Zygonema, *zygotene stage*, Zygotänstadium →還元分裂

舌骨 Os hyoideum, *hyoid bone*, Zungenbein

下顎骨*と喉頭*との間で舌根部にある独立したU字形の小骨である．体，大角，小角を有する．体は舟の形を呈し，膨隆部が前方を，陥凹部が後方を向いている．前面には十字形の隆線があり，これにより4区画に分けられている．上区には外側に舌骨舌筋，内側にオトガイ舌筋がつき，下区には外側に肩甲舌骨筋，内側に胸骨舌骨筋がつく．大角は体の外側端から後上方に延びる骨片で，その先端は肥厚する．小角は体と大角の結合部から円錐形を呈して後上方に突き出し，その先端は茎突舌骨靱帯によって側頭骨茎状突起と連結する．この靱帯はまれに骨化することがある．
(児玉)

舌骨下筋 Musculi infrahyoidei, *infrahyoid muscles*, untere Zungenbeinmuskeln, infrahyale Muskeln

舌骨の下方で，前頚部正中線に沿う細長い縦走筋群であり，腹直筋と同系の直筋系に属する．浅深2層からなり，浅層は内側の胸骨舌骨筋と外側の肩甲舌骨筋に分けられ，深層は甲状軟骨の介在によって，下方の胸骨舌骨筋と上方の甲状舌骨筋とに分けられる．頚神経ワナ（C1～C4）の支配を受け，全体として舌骨を下方へ引く．4筋の詳細は下表のようである．（→舌骨上筋）
(佐藤)

舌骨下枝 Ramus infrahyoideus, *infrahyoid branch* →外頚動脈

舌骨下包 Bursa infrahyoidea

甲状舌骨筋と甲状舌骨膜の間に介在する滑液包*である．
(佐藤)

舌骨弓 Arcus hyoideus (Arcus branchialis secundus N.E.), *hyoid arch*, Hyoidbogen (Zungenbeinbogen)

第2の臓弓で，顎骨弓*の下顎隆起*の尾側に平行する隆起として生ずる（→鰓弓，鰓裂）．舌骨弓に生ずる鰓弓骨格*はReichrt軟骨*（アブミ骨，茎状突起，舌骨の頭側部などをつくる）で，この弓には膜性骨は生じない．筋は顔面神経の支配する筋（表情筋，耳介筋，アブミ骨筋，茎状舌骨筋，顎二腹筋後膜）である．こ

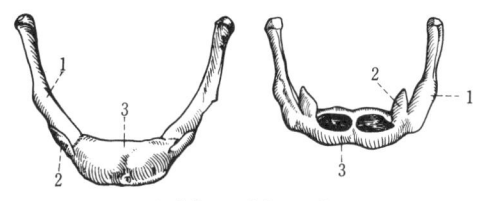

1. 大角，2. 小角，3. 体
舌 骨

〔舌骨下筋〕

筋名	起始	停止	神経支配	作用
胸骨舌骨筋	胸骨柄，鎖骨内側端の後面	舌骨体	頚神経ワナ（C1～C4）	舌骨を引き下げる．
肩甲舌骨筋	二腹筋である．下腹は上肩甲横靱帯とその内側で肩甲骨上縁からおこり上内側に斜走して中間腱に移行し，ついで上腹に移行して舌骨体につく．			舌骨を下後方に引く．
胸骨甲状筋	胸骨柄の後面	甲状骨の斜線		甲状軟骨を引き下げる．
甲状舌骨筋	甲状軟骨の斜線	舌骨体と大角	舌下神経の甲状舌骨筋枝（線維は頚神経ワナ上根C1,C2からくる）	舌骨を下げる．

の弓に属する第2鰓弓動脈*はアブミ骨の原基を貫くが，これは早期にまったく消失する（→アブミ骨動脈）．内面は口腔底とくに舌根の形成に加わる．（→舌の発生）

硬骨魚類ではこの弓から鰓蓋が発達する．ヒトでも鰓弓と鰓裂ができるとまもなく（第6週），舌弓から尾方にのびる鰓蓋ヒダ（弁蓋ヒダ，弁蓋，鰓蓋ともいう）が第3・第4臓弓をおおって一時，頚洞*をつくる．（大内）

舌骨喉頭蓋靱帯 Ligamentum hyoepiglotticum, *hyoepiglottic ligament*, Ligamentum hyoepiglotticum (Band zwischen Zungenbei und Kehldeckel) →喉頭

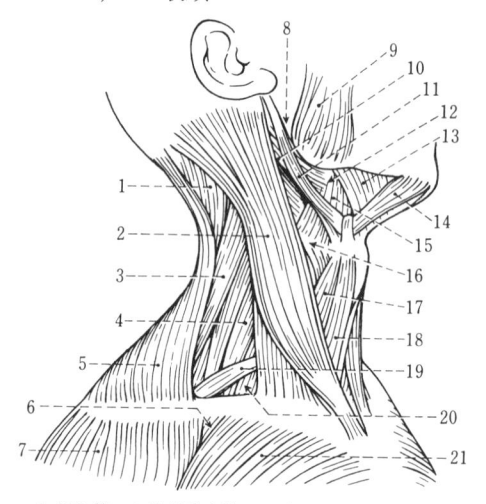

1. 板状筋，2. 胸鎖乳突筋，3. 肩甲挙筋，4. 斜角筋，5. 僧帽筋，6. 三角筋胸筋溝（鎖骨下窩），7. 三角筋，8. 下顎後窩，9. 咬筋，10. 茎突舌骨筋，11. 顎二腹筋の後腹，12. 顎下三角（窩），13. 顎舌骨筋，14. 顎二腹筋の前腹，15. 舌骨舌筋，16. 頚動脈三角，17. 肩甲舌骨筋の上腹，18. 胸骨舌骨筋，19. 肩甲舌骨筋の下腹，20.（大）鎖骨上窩，21. 大胸筋

舌骨上筋と舌骨下筋

舌骨後包 Bursa retrohyoidea

胸骨舌骨筋の停止部と甲状舌骨膜の間に介在する滑液包*で，しばしば対側のそれと交通している．（佐藤）

舌骨上筋 Musculi suprahyoidei, *suprahyoid muscles*, kraniale Zungenbeinmuskeln

舌骨と頭蓋底，下顎骨の間に張る筋群で，口腔底を形成する．主として舌骨を引き上げて嚥下作用に関与し，また舌骨を固定するときは下顎骨を引き下げて，咀嚼筋*の開口作用を援助する．所属筋は下表のようであるが，神経支配が著しく異なっており，起源的に同一系の筋群ではない．鰓弓筋と体節筋の接点に位置する筋群である．（佐藤）

舌骨上枝 Ramus suprahyoideus, *suprahyoid branch* →外頚動脈

舌骨舌筋 Musculus hyoglossus, *hyoglossal muscle*, Zungenbeinzungenmuskel →舌筋

舌根 Radix linguae, *lingual root*, Zungenwurzel →舌

切歯 Dentes incisivi, *incisor*, Schneidezahn →歯

切歯窩 Fossa incisiva, *incisive fossa* →上顎骨

切歯管（上顎骨の） Canalis incisivus, *incisive canal* →上顎骨

切歯管（鼻腔の） Ductus incisivus, *incisive canal*, Stenoscher Gang →鼻腔

切歯孔 Foramina incisiva, *incisive foramina* →上顎骨

切歯骨 Os incisivum, *incisive bone*

上顎の切歯をいれる骨で，多くの動物では上顎骨*の前に独立した骨として存在する．前上顎骨 (premaxilla, Praemaxillare)，間顎骨 (Zwis-

〔舌骨上筋〕

筋名	起始	停止	神経支配	作用
顎二腹筋	前後2腹からなり，その間を結ぶ中間腱は線維性滑車によって舌骨体に支持される．後腹は乳突切痕からおこり前下行して中間腱に至る．前腹は中間腱から発して前内方に向かい，下顎骨傍正中部後面の二腹筋窩につく．		前腹は三叉神経（下顎神経の顎舌骨筋神経）後腹は顔面神経	舌骨を引き上げる．舌骨を固定するときは下顎骨を引き下げる．
茎突舌骨筋	茎状突起	舌骨大角	顔面神経	舌骨を後上方に引く．
顎舌骨筋	下顎骨体内面の顎舌骨筋線	舌骨体と正中の縫線	三叉神経（下顎神経の顎舌骨筋神経）	舌骨を引き上げる．
オトガイ舌骨筋	下顎骨正中部後面のオトガイ棘	舌骨体	舌下神経（頚神経ワナを経由して，C1，C2の線維がくる）	舌骨を引き上げる．

chenkiefer, Intermaxilla) ともいう．ヒトには独立した切歯骨がないことが特徴であるが，胎生期には切歯孔から犬歯と側切歯の間に向かう切歯縫合がみられることがある．　　（大江）

舌歯肉溝　Sulcus linguogingivalis, *linguogingival sulcus (or groove)*

胎生第6週以後，下顎の歯胚原基と舌原基との間にある口腔上皮が間葉内へ増殖肥厚し，上皮堤をなす．この上皮堤が表層から退行し舌と歯肉とを分離する深い溝（舌歯肉溝）となる．舌歯肉溝の底から胎生第6週末ごろ，顎下腺原基が上皮堤ついで上皮索として，第7週末ごろ，底の外側壁から舌下腺原基が多数の上皮肥厚として出現する．　　　　　　　（吉岡）

切歯乳頭　Papilla incisiva(Papilla palatina), *incisive papilla*, Pipalla incisiva (Papilla palatina) →口蓋

切歯縫合　Sutura incisiva　→切歯骨

舌状回　Gyrus lingualis, *lingual gyrus*, Zungenwindung　→側頭葉

舌小帯　Frenulum linguae, *lingual frenulum*, Zungenbändchen　→舌

舌小胞　Folliculi linguales, *lingual follicles*, Zungenbälge　→舌

舌静脈　Vena lingualis, *lingual vein*, Zungenvene　→内頚静脈

接触面　Facies contactus, *proximate or contact surface*, Kontaktfläche　→歯

舌神経　Nervus lingualis, *lingual nerve*, Nervus lingualis　→下顎神経

舌深静脈　Vena profunda linguae, *deep lingual vein*　→内頚静脈

舌深動脈　Arteria profunda linguae, *deep lingual artery*　→外頚動脈

舌正中溝　Sulcus medianus linguae, *median lingual sulcus*, mediane Furche　→舌

舌尖　Apex linguae, *lingual apex*, Zungenspitze　→舌

舌腺　Glandulae linguales, *lingual glands*, Glandulae linguales　→口腔腺

舌前　Facies lingualis, *lingual surface*, Lingualfläche　→歯

舌体　Corpus linguae, *body of the tongue*, Zungenkörper　→舌

接着帯　Zonula adherens, *intermediate junction*, Zonula abherens　→細胞の連結

接着斑　Macula adherens (Desmosoma), *desmosome*, Desmosom　→細胞の連結

舌中隔　Septum linguae, *lingual septum*, Zungenseptum　→舌

舌動脈　Arteria lingualis, *lingual artery*, Zungenarterie　→外頚動脈

舌乳頭　Papillae linguales, *lingual papillae*, Zungenpapillen　→舌

舌粘膜　Tunica mucosa linguae, *mucous membrane of the tongue*, Schleimhaut der Zunge　→舌

舌背　Dorsum linguae, *dorsum of the tongue*, Zungenrücken　→舌

舌背枝　Rami dorsales linguae, *dorsal lingual branch*　→外頚動脈

舌背静脈　Venae dorsales linguae, *dorsal lingual vein*　→内頚静脈

舌扁桃　Tonsilla lingualis, *lingual tonsils*, Zungentonsillen　→舌

舌盲孔　Foramen cecum linguae, *blind foramen of tongue*, blinde Lock　→舌

舌リンパ節　Lymphonodi linguales, *lingual nodes*　→リンパ節

セメント細胞　Cementocytus, *cementocyte*, Zementzelle　→セメント質

セメント質　Cementum, *cementum or cement*, Zement

歯根のゾウゲ質*表面をおおう組織で，歯根膜のSharpyの線維によってつらぬかれ，歯*を顎骨に固定する役割をもっている．セメント質は構造上原生セメント質と第2セメント質に分けられている．原生セメント質は歯根のゾウゲ質表面を直接おおう部分で，歯根ゾウゲ質の形成に伴い最初に形成され，歯頚部付近では主として原生セメント質だけでおおわれている場合が多い．

原生セメント質の部分にはセメント細胞が埋入されてないために，無細胞セメント質ともよばれている．第2セメント質は一般に原生セメント質の表面に二次的に形成されるもので，主として歯根の根尖側半および臼歯などの根分岐部の底面に形成される場合が多い．また第2セメント質の厚さは歯によってかなりの差がみられる．第2セメント質はセメント細胞を含む有細胞セメント質で，セメント質表面に平行方向に配列するセメント層板がみられ，これらは骨層板に相当するものである．

セメント質はセメント芽細胞によって形成され，セメント細胞は骨細胞に相当するもので，セメント芽細胞がセメント質形成中に基質に埋

入されたものであり、セメント小腔内に位置している（セメント小体）。セメント小腔からはセメント細管が多数でており、これらは骨小体における骨細管に相当する。セメント細管は一般にセメント質表面に向かって配列している。
（一歯）　　　　　　　　　　　　　　（一條）

セメント質貫通線維　Fibra perforans cementalis　→セメント質

セルトリ細胞　Sertoli cell, Sertolische zelle　→精細管の構造，精子発生

腺　Glandula, gland, Drüse

分泌機能を営む上皮性細胞（腺細胞 glandular cell という）によって構成される機能的単位。腺細胞が上皮細胞層のなかに孤立性に散在する場合（単細胞腺 Glandula unicellularis という。例：杯細胞*）もあるが、多くのものは腺細胞が多数集って有機的構造を形づくる（多細胞腺, Glandula multicellularis）。多細胞腺では上皮細胞層が隣接する結合組織*のなかに管状または索状に増殖し、その先端が腺細胞に分化する。この先端部分を腺体(Corpus glandulae)という。上皮と腺体を結びつけている細胞層は、外分泌腺では導管となり、内分泌腺*では消失する。上皮細胞層の管状増殖のしかたによって、単なる1本の管状を呈し、盲端におわるもの（単管状腺 Glandula tubulosa simplex という。例：汗腺)、腺体が枝分かれするもの（分枝管状腺 Glandula tubulosa ramosa という、例：胃腺，子宮腺）、導管が何度も枝分かれして、その先端に腺体をつけているもの（複合腺, Glandula complex), 導管が太く、腺体が球形ないし楕円形の囊状を呈するもの（腺体のふくらみの程度によって胞状腺 Glandula alveolaris, 房状腺 Glandula acinosa, 囊状腺 Glandula saccularis などとよばれる。例：皮膚の脂腺，瞼板腺）、太い導管が枝分かれして細くなり、その先端に腺体のふくらみがみられるもの（複合管状胞状腺 Glandula tubuloalveolaris complex, 例：大多数の大型腺）、腺体がもとの上皮細胞層内に止まるもの（上皮内腺, *intraepithelial gland*）、腺体が上皮下の結合組織中にあって、ある器官に付属するもの（例：皮膚腺，種々の粘膜の付属腺）、発生母地から離れた場所に独立した器官を形成するもの（例：肝，膵，大唾液腺など）などがある。ムコ糖を主成分とする分泌物を産生放出する細胞を粘液細胞(Mucocytus, mucous cell, muköse Drüsenzelle)、腺体がこれらの細胞のみでできている腺を粘液腺という。消化酵素のような蛋白を含み水分に富んだ分泌物を出す腺細胞を漿液細胞(Serocytus, serous cell, seröse Drüsenzelle)、腺体が漿液細胞のみで構成されている腺を漿液腺といい（蛋白腺 albuminous gland ともいう）、腺体にこれら2種類の腺細胞を含むものを混合腺(Glandula mixta)とよぶ。粘液細胞は分泌果粒*の貯蔵期に核が圧迫されて不正形ないし扁平化するが、漿液細胞の核は常に球形を保つ。漿液細胞の隣接面には細胞間分泌細管（隣接面細胞膜がつくる溝が合わさってできる細管状構造で、腺腔につながる）が存在するが粘液細胞にはない。胃腺傍細胞では腺腔面細胞膜が細胞質内に細管状に陥凹した細胞内分泌細管が発達する。これらの細管はいずれも微絨毛*がよく発達している。腺細胞が分泌物を放出する際の様式によって全分泌腺（ホロクリン腺）、離出分泌腺（アポクリン腺）、部分分泌腺（メロクリン腺）などに分類する。全分泌腺は脂腺にみられるように、腺細胞全体が分泌物と化し、死滅剥脱していくもの、離出分泌腺とは乳腺などにみられるように、分泌物が腺腔側に集って突出し（アポクリン突起, apocrine process)、根元がくびれて離断し放出されるもの、部分分泌腺とは分泌物を包む限界膜が腺腔側細胞膜と融合し、その部分が開口して分泌物の内容だけが放出される（開口分泌 exocytosis という）もの（例：大多数の蛋白腺）をいう。従来、エックリン腺とよばれていたものはおおむね部分分泌腺に属する。
　　　　　　　　　　　　　　　　　　（市川）

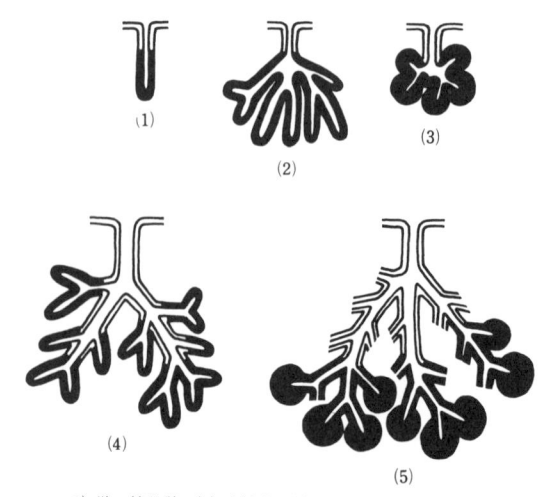

(1) 単一管状腺, (2) 分枝単一管状腺, (3) 分枝単一胞状腺, (4) 複合管状腺, (5) 複合管状胞状腺（黒：終末部, 白：導管系）

腺

線維芽細胞 Fibroblastus, *fibroblast*, Fibroblast

結合組織*の主たる細胞成分の一つで，膠原線維*，弾性線維*（主として胎生期と成長初期），基質成分などの形成に関与し，結合組織としての形態と機能の維持調整に主たる役割を演ずる．分化しきった細胞で他の細胞に変化することはないと考える立場と，環境の変化に伴って他の間葉系細胞（たとえば脂肪細胞*や骨細胞*など）に変化し得る未分化な細胞であると考える立場とがある．後者の場合，分化した細胞を線維細胞（Fibrocytus），未分化細胞を線維芽細胞と区別する場合があり，前者の場合，未分化な細胞は未分化間葉細胞とよばれる．こうした名称の混乱は，これらの細胞を形態学的に区別することが困難なためである．通常細長い紡錘形ないし扁平な楕円形を呈するが，環境変化に伴って星形を呈することもある．核は卵円形で，細胞体の中央に位置し，染色質は細かく，1〜2個の核小体をもつ．細胞質には糸粒体*，粗面小胞体*が散在し，核*に接してGolgi野が存在する．これら細胞小器官の発達は細胞の機能状態いかんによって大いに異なる． (市川)

線維結合組織 Textus connectivus fibrosus, *fibrous connective tissue*, fibröses od. faseriges Bindegewebe →結合組織

線維骨髄 *fibrous pulp*, Faserpulpa →骨髄

線維三角 Trigonum fibrosum

右線維三角を central fibrous body ともよぶ．大動脈口と右・左房室口との間にある硬い線維結合織性の三角形部位．His 束は右線維三角をつらぬく．（→心臓） (浅見)

線維鞘（腱の） Vagina fibrosa tendinis, *fibrous sheath* →腱

線維鞘（手指の） Vagina fibrosae digitorum manus, *fibrous sheaths* →手指の線維鞘

線維鞘（足指の） Vaginae fibrosae digitorum pedis, *fibrous sheaths of the flexor tendons of the toes* →足指の腱鞘

線維性心膜 Pericardium fibrosum, *fibrous pericardium*, die Fibrosa des Herzbeutels →心膜

線維性星状膠細胞 *fibrous astrocytes*, faserige Astrozyten →神経膠

線維性の連結 Junctura (Articulatio) fibrosa, *fibrous joint*, Bandhaftung →骨の連結

線維層（線維膜） Membrana fibrosa (Stratum fibrosum), *fibrous capsule* (*layer*), fibröse Gelenkkapsel →関節，滑膜層

線維軟骨 Cartilago fibrosa, *fibrocartilage*, Faserknorpel

最も分化の程度が低い軟骨組織*で，線維成分（膠原線維*）に富み，軟骨基質の発達が悪く，密結合組織の特定部位に限局して存在する．椎間円板，恥骨間円板，大腿骨頭靱帯，ある種の関節軟骨や腱の一部にみられる．
(市川)

線維軟骨結合 Symphysis, *symphysis* (*fibrocartilaginous joint*), Symphyse →骨の連結

線維被膜 Capsula fibrosa, *fibrous capsule*, Capsula fibrosa →腎臓

線維膜（内臓の） Tunica fibrosa

内臓（実質性臓器）の表面をおおう線維に富んだ膜を総称していう．被膜ともよぶ．実質間には，線維膜のつづきである総合組織性線維束が入り込んでいくことが多い．腎の線維被膜，心膜の線維性心膜とよばれる部分，さらに白膜などが線維膜の例である．（→白膜） (養老)

線維膜（線維層） Membrana fibrosa (Stratum fibrosum), *fibrous capsule* (*layer*), fibröse Gelenkkapsel →関節，滑膜層

線維輪 Anuli fibrosi, *atrioventricular fibrous rings*

右・左房室弁のつけねに相当し，心房と心室の筋層を遮断する結合織の輪状構造がある．（→心臓） (浅見)

線維輪（椎間円板の） Anulus fibrosus, *anulus fibrosus*, *fibrous ring*, Faserring →椎間円板

浅陰核背静脈 Vena dorsales clitoridis superficiales, *superficial dorsal vein of the clitoris* →外腸骨静脈

浅陰茎筋膜 Fascia penis superficialis, *superficial fascia*, Fascia penis superficialis →陰茎

浅陰茎背静脈 Venae dorsales penis superficiales, *superficial dorsal vein of the penis* →外腸骨静脈

前陰唇交連 Commissura labiorum anterior, *anterior commissure of the labia*, Commissura labiorum anterior →外陰部（女の）

前陰唇枝 Rami labiales anteriores, *anterior labial branch* →大腿動脈

前陰唇静脈 Venae labiales anteriores, *anterior labial vein* →外腸骨静脈

前陰唇神経 Nervi labiales anteriores, *ante-*

rior labial nerves, Nervi labiales anteriores →腰神経叢

前陰嚢枝 Rami scrotales anteriores, *anterior scrotal branch* →大腿動脈

前陰嚢静脈 Venae scrotales anteriores, *anterior scrotal veins* →外腸骨静脈

前陰嚢神経 Nervi scrotales anteriores, *anterior scrotal nerves*, Nervi scrotales anteriores →腰神経叢

浅会陰横筋 Musculus transversus perinei superficialis, *transversus perinei superficialis* →会陰筋

浅会陰筋膜 Fascia perinei superficialis, *external perineal fascia* →尿生殖隔膜

浅会陰隙 Spatium perinei superficiale, *superficial perineal space (pouch)* →尿生殖隔膜

前腋窩ヒダ Plica axillaris anterior, *anterior axillary fold*, vordere Achselfalte →腋窩

浅横中手靱帯 Ligamentum metacarpeum transversum superficiale, *superficial transverse metacarpal ligament*

手の第2〜5指の基部の手掌面で，各指に向かって放散する手掌腱膜*を横に結ぶ線維束．各指に分布する掌側指神経，掌側指動脈および虫様筋はこの靱帯の下を通って各指に達する．（→手掌腱膜） (河西)

浅横中足靱帯 Ligamentum metatarseum transversum superficiale, *superficial transverse metatarsal ligament*

足の各指に放散した足底腱膜*の各束を結ぶ横走線維．各指の基部で，指と足底との境界部の凹みの部分の皮下にある．したがって足底腱膜の横束よりも遠位にある．このすぐ深層を足底の指動静脈と神経が通る． (河西)

前外果動脈 Arteria malleolaris anterior lateralis, *anterior lateral malleolar artery* →前脛骨動脈

前外側腹側核 Nucleus ventralis anterolateralis →視床腹側核

前外側面（披裂軟骨の） Facies anterolateralis, *anterolateral surface (ventrolateral)*, Seitenfläche (vordere oder laterale Fläche, nach vorn seitlich weisende Fläche) →喉頭軟骨，披裂軟骨

前外椎骨静脈叢 Plexus venosi vertebrales externi anterior, *external vertebral venous plexuses anterior* →奇静脈

前顆間区 Area intercondylaris anterior, *anterior intercondylar area* →脛骨

前　角 Cornu anterius, *ventral horn*, vorderhorn

前柱ともよぶ．脊髄灰白質*の腹側の部分で，RexedのIX層，VIII層およびVII層の腹側部がこれに属する．IX層は運動細胞群でα運動細胞とγ運動細胞とが存在する．α運動細胞の軸索からの反回性側枝はVII層腹側部およびVIII層にある抑制性のRenshaw細胞やIX層のα運動細胞と結合する．前角には脊髄下行路や一次求心性線維（後根線維）がおわり，運動細胞と直接あるいはそこに存在する固有束細胞（介在細胞）と結合する．その他，脊髄視床路*，脊髄小脳路*，脊髄網様体路などの上行路の起始細胞の一部も前角に分布している． (松下)

前下小脳動脈 Arteria cerebelli inferior anterior, *anterior inferior cerebellar artery*, vordere untere Kleinhirnarterie →椎骨動脈

前下腿筋間中隔 Septum intermusculare anterius cruris, *anterior crural intermuscular septum* →下腿筋膜

前眼瞼縁 Limbi palpebrales anteriores, *anterior palpebral edges*, vordere Ränder der Augenlider →眼瞼

前関節面 Facies articularis anterior, *facet for anterior arch of atlas*, Facies articularis anterior →軸椎

前環椎後頭膜 Membrana atlantooccipitalis anterior, *anterior atlantooccipital membrane*, obere vordere Verstopfungshaut →環椎後頭関節

前眼房 Camera anterior bulbi, *anterior chamber*, vordere Augenkammer

前方の角膜内皮と後方の虹彩内皮および水晶体前面瞳孔部との間の凸―凹レンズ形の間隙．周縁は虹彩角膜角（小柱網），中央部は瞳孔縁を経て後眼房に交通し，150〜190 mm³の眼房水に満たされ，一定の眼圧（12〜22 mmHg）が保たれている．組織発生的には脈絡膜の組織間隙がとくに発達したものである（→眼房水）．

病理学的原因により眼圧が異常に亢進する症状を緑内障（glaucoma）という． (外崎)

栓　球 Thrombocytus, *thrombocytes*, Thrombozyten

骨髄に存在する巨核球（megakaryocytes）の細胞質がちぎれて流血中に入ったもので，微細な無色，無核の小体である．すべての哺乳類にみられ，血小板ともいう．鳥類，爬虫類，両生

類および下等な脊椎動物では血栓細胞とよばれる有核細胞が存在し，機能的に相同のものと考えられる．栓球は円形ないし卵円形の両凸の円盤状を呈し，側方からみると紡錘形を呈する．直径は $2～3\,\mu m$ で，血液 $1\,mm^3$ 中に25万〜30万個含まれる．機械的化学的刺激を受けると，突起をだして不規則な形をとり，塗抹標本では星形ないし多角形をなし，数個が集って血球の間にみられる．個々の栓球の中央部は塩基好性の果粒状を呈し，果粒質（granulomere），または染色粒質（chromomere）とよばれ，辺縁部は均質な淡青色を帯び，透明質（hyalomere）とよばれる．電顕でみると，果粒質には糸粒体*，リボゾーム*，グリコゲン粒子，小胞，小管，ジデロゾーム，時に Golgi 装置*のほかに，特殊果粒（α果粒）と有芯果粒が認められるが，核はない．特殊果粒には酸性ホスファターゼ，血小板第3因子，カルシウムなどを含み，ライソゾーム性と考えられており，有芯果粒にはセロトニン，ヒスタミン，アドレナリン，ノルアドレナリン，ADP などが含まれている．透明質には微細線維（トロンボステニン）および微細管が果粒質をとり巻いて走行している．栓球は血液凝固を促進し，出血を止めることを基本的な機能とする． （小川・瀬口）

前　弓 Arcus anterius, *anterior arch*, Arcus anterius →環椎

浅胸筋 Musculi thoracis superficiales, oberflächliche Brustmuskeln

胸壁および固有胸筋（深胸筋*）をおおって上肢帯または上肢につく筋群であり，胸部の上肢筋ともいうべきものである．深胸筋が肋間神経の枝を受けるのに対し，浅胸筋群は腕神経叢から支配枝を受けており，したがって頚部の筋*または腋窩の筋に属する． （佐藤）

前胸鎖靱帯 Ligamentum sternoclaviculare anterius, *anterior sternoclavicular ligament* →胸鎖関節

前鋸筋 Musculus serratus anterior, *serratus anterior*, vorderer sägeformiger Muskel →浅胸筋

前鋸筋粗面 Tuberositas musculi serrati anterioris, *tubercle for serratus anterior* →肋骨

仙棘靱帯 Ligamentum sacrospinale, *sacrospinous ligament*

三角形の靱帯で，その底は仙骨と尾骨の外側縁よりおこり，尖端は坐骨棘へつく．前面は尾骨筋に密着し，後面では，その表層に重なる仙結節靱帯*との間を陰部神経と内陰部動静脈が通る．靱帯の走行は，仙結節靱帯と互いに交差するように走る．（→仙結節靱帯） （河西）

前距骨関節面 Facies articularis talaris anterior →踵骨

前距腓靱帯 Ligamentum talofibulare anterius, *anterior talofibular ligament* →距腿関節

浅筋膜 Fascia superficialis, oberflächliche Faszie

体の最も表層の筋膜*で体の全周をおおう（→筋膜）．英米の superfial fascia はこれと違って皮下組織とくに皮下脂肪層をいい，deep fascia が筋膜にあたる． （大内）

前区動脈 Arteria segmenti anterioris, *anterior segmental artery* →腹腔動脈

浅頚筋 Musculi colli superficiales

〔浅胸筋〕

筋名	起始	停止	神経支配	作用
大胸筋	3部からなる． 鎖骨部：鎖骨内側1/2〜2/3 胸肋部：胸骨前面と上位5〜7肋軟骨 腹部：腹直筋鞘前葉	上腕骨の大結節稜	外側および内側胸筋神経 C5〜Th1	上腕骨を内転し，内旋する．
小胸筋	第2〜第5肋骨の前端	肩甲骨烏口突起	外側胸筋神経 C7, C8	肩甲骨を前下に引く．
鎖骨下筋	第1肋骨上面胸骨端	鎖骨下面	鎖骨を下方へ引く	鎖骨を下方に引く．
前鋸筋	上位8〜10肋骨側面から8〜10個の鋸歯状筋尖をもっておこり，胸郭側面をおおって後方へ走る．	肩甲骨内側縁，上角と下角の肋骨面	長胸神経 C5〜C7	肩甲骨を前方に引く．下2/3の筋束は下角を前に引いて肩甲骨を回す．

狭義には広頚筋*のことをさし，広義には広頚筋，胸鎖乳突筋*と前頚筋*のことをいう．
（佐藤）

前頚筋 anterior cervical muscles
前頚部で口腔下面，咽頭，喉頭など頚部内蔵の前にある筋群であり，すべて舌骨と関係をもつので，舌骨筋ともいう．舌骨*より上方の舌骨上筋と下方の舌骨下筋に区分される．（→舌骨上筋，舌骨下筋） （佐藤）

前脛骨筋 Musculus tibialis anterior, *tibialis anterior*, vorderer Schienbeinmuskel →下肢の筋

前脛骨筋の腱下包 Bursa subtendinea musculi tibialis anterioris →滑液包

前脛骨筋の腱鞘 Vagina tendinis musculi tibialis anterioris, *tendon sheath of the tibialis anterior* →上伸筋支帯（足の），下伸筋支帯（足の）

前脛骨静脈 Venae tibiales anteriores, *anterior tibial veins* →外腸骨静脈

前脛骨動脈 Arteria tibialis anterior, *anterior tibial artery*, vordere Schienbeinschlagader
膝窩*の遠位部，すなわち膝窩筋の下縁の高さで，膝窩動脈*が二分して生ずる枝の一つ．分岐後，ただちに下腿骨間膜を貫いて下腿前面に出る．のち深腓骨神経とともに下腿骨間膜の前面で前脛骨筋の外側を下行し，距腿関節の前面で足背動脈に移行する．
枝：
(1) 後脛骨反回動脈：不定枝．本幹が下腿骨間膜を貫いて下腿の前面に出る直前で分岐する．膝窩筋の前面を上行して膝窩動脈の枝の内側下膝動脈と吻合して膝関節動脈網へ．
(2) 前脛骨反回動脈：本幹が下腿骨間膜を貫いてその前面に出た直後に分岐する．上行して膝関節動脈網と膝蓋動脈網へ．
(3) 前外果動脈：距腿関節の少し上方で本幹より分かれ，長指伸筋の下を外方へ走り，外果動脈網へ．途中，腓骨動脈の貫通枝と腓骨下端部の前面で吻合する．この吻合枝はきわめて細いが，ときに発達して前脛骨動脈の弱小を補い，腓骨動脈から足背動脈へと接続することがある（約7％）．（→後脛骨動脈）
(4) 前内果動脈：前者とほぼ同じ高さで分岐し，長母指伸筋と前脛骨筋の腱の下を内方へ走り，内果動脈網へ．
(5) 内果動脈網：内果の表層の皮下にある動脈網で，前内果動脈（前述），内側足根動脈（→足背動脈），内果枝と踵骨枝（→後脛骨動脈）によってつくられる．
(6) 外果動脈網：外果の表層の皮下にある動脈網で，前外果動脈（前述），外側足根動脈（→足背動脈），腓骨動脈の貫通枝，外果枝，踵骨枝によりつくられる． （河西）

前脛骨反回動脈 Arteria recurrens tibialis anterior, *anterior tibial recurrent artery* →前脛骨動脈

前脛骨リンパ節 Lymphonodus tibialis anterior, *anterior tibial node* →リンパ節

前頚静脈 Vena jugularis anterior, *anterior jugular vein* →外頚静脈

浅頚動脈 Arteria cervicalis superficialis, *superficial cervical artery*, oberflächliche Halsarterie →鎖骨下動脈

前脛腓靱帯 Ligamentum tibiofibulare anterius, *anterior tibiofibular ligament* →脛腓靱帯結合

浅頚リンパ節 Lymphonodi cervicales superficiales, *superficial cervical nodes*, oberflächliche Halsknoten →リンパ節

前結節 Tuberculum anterius, *anterior tubercle*, Tuberculum anterius
頚椎*の横突起は他の椎骨（vertebrae）に比して著しく幅が広い．そのうち，横突孔より前の部分はもともと肋骨*に相当するもので，その外側端はやや肥厚しており，前結節という．（→後結節，環椎） （高橋）

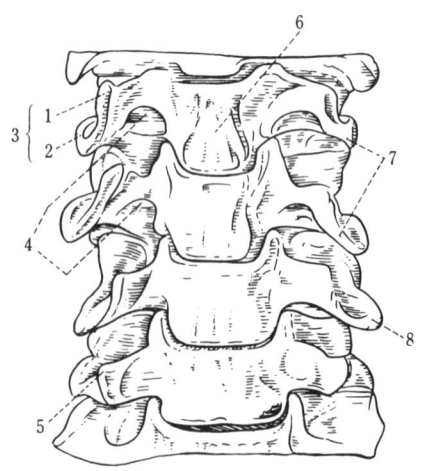

1. 前結節，2. 後結節，3. 横突起，4. 横突孔，5. 横突起，6. 椎体，7. 前結節（頚椎），8. 脊髄神経溝
頚椎前結節（前面）

仙結節靱帯 Ligamentum sacrotuberale, *sacrotuberous ligament*

三角形をした強大な靱帯で，坐骨結節よりおこり，内上方に扇形に放散して，下後腸骨棘，仙骨下半部の外側縁，尾骨につく．仙棘靱帯*とともに，大坐骨切痕および小坐骨切痕をそれぞれ大坐骨孔，小坐骨孔にかえる．また後面は大殿筋の起始となる．しばしば下殿皮神経の枝によって貫かれる．この靱帯の深層で，これと仙棘靱帯との間を，陰部神経，内陰部動静脈が走る．（→鎌状突起） （河西）

前結膜動脈 Arteriae conjunctivales anteriores →内頚動脈

浅後仙尾靱帯 Ligamentum sacrococcygeum dorsale superficiale, *superficial dorsal sacrococcygeal ligament*, oberflächliches hinteres Kreuz-Steißbeinband →仙尾連結

前交通動脈 Arteria communicans anterior, *anterior communicating artery*, vordere Verbindungsarterie →大脳動脈，大脳動脈輪

前後頭内軟骨結合 Synchondrosis intraoccipitalis anterior, *anterior intraoccipital synchondrosis* →頭蓋の軟骨結合

前硬膜動脈 Arteria meningea anterior, *anterior meningeal branch* →内頚動脈

前交連 Commissura anterior, *anterior commissure*

終板を通り左右の嗅球*ならびに側頭葉皮質を連結する交連線維束をいう．髄鞘染色でよく染まる前部（Pars anterior）と，やや淡く染まる後部（Pars posterior）とに区分する．前者は前嗅索核（Nucleus olfactorius anterior）におこり対側の同名核と嗅球顆粒細胞に終止し，後者は前者から分かれたのちそのまま外方に進んでレンズ核*ならびに前障*の前腹側端を通過して側頭葉にいたり，おもに左右の中側頭回を連結

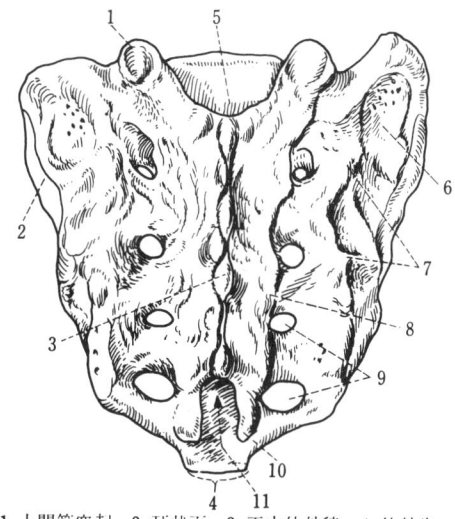

1. 上関節突起，2. 耳状面，3. 正中仙骨稜，4. 仙骨尖，5. 仙骨管，6. 仙骨粗面，7. 外側仙骨稜，8. 中間仙骨稜，9. 後仙骨孔，10. 仙骨角，11. 仙骨裂孔

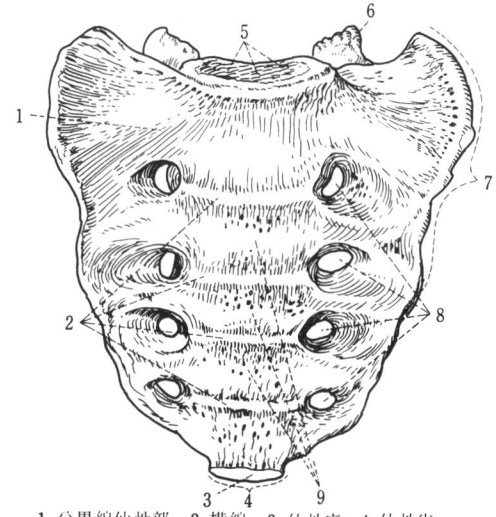

1. 分界線仙骨部，2. 横線，3. 仙骨底，4. 仙骨尖，5.（上端面），6. 上関節突起，7. 外側部，8. 前仙骨孔，9. 前面

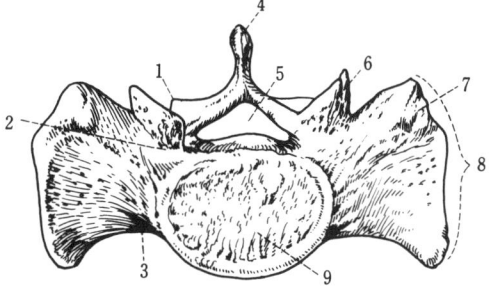

1. 中間仙骨稜，2. 上椎切痕，3. 分界線仙骨部，4. 正中仙骨稜，5. 仙骨管，6. 上関節突起，7. 第1仙椎横突起，8. 外側部，9. 仙骨底

仙 骨（右上：後面，左上：前面，下：上面）

するという．ヒトでは嗅球が退行的で新皮質の発達が著しいから前交連前部は小さく後部が大きい． (金光)

前鼓室動脈 Arteria tympanica anterior, *anterior tympanic artery* →外頚動脈

仙 骨 Os sacrum, *sacrum*, Kreuzbein
Sacer (神聖) に由来する．

骨盤の後壁をつくる三角状の骨で脊柱のうちで最も大きい．青年期まで軟骨結合をいとなむ5個の仙椎と肋骨片とが癒合したもので，後方に向かって軽く凸弯している．骨盤腔に面する前面は平滑であるが後面は凹凸に富み3種5条の縦の隆起がある．このうち，正中仙骨稜は棘突起が，中間仙骨稜は関節突起が，外側仙骨稜は横突起がそれぞれを結ぶ靱帯の骨化とともに癒合したものである．中間仙骨稜は下方に延びて仙骨角を形成し，仙骨管の下口である仙骨裂孔を左右から囲んでいる．椎孔が上下に連らなってできた仙骨管はそれぞれ4対の前仙骨孔と後仙骨孔によって仙骨の前・後面に通じており，前者を仙骨神経前枝，後者を仙骨神経後枝が通る．また，左右の前仙骨孔の間にある4本の横線は5個の仙椎椎体の癒合した痕である．仙骨底中央の第1仙椎椎体上面のうち，最も前方に突出している点，すなわち岬角は骨盤の計測点として用いられる．仙骨の上関節突起および前・後仙骨孔より外側の部分は仙椎の横突起と肋骨片が癒合したもので外側部という．外側部の上半には耳状面とよばれる広い関節面があって寛骨＊と連結する．また，耳状面の後方の仙骨粗面は凹凸に富み，靱帯＊が付着する．

仙骨の形や大きさは男女によって異なり，女性の仙骨は男性の仙骨より幅が広くて上下に短く，弯曲度が小さい．しかし，日本人の場合には白人ほど顕著ではない．

仙骨には第1仙椎の腰椎化 (lumbalisatio, 完全分離の頻度6～7％)，第5腰椎の仙骨化 (sacralisatio, 完全癒合の頻度5％) がみられ

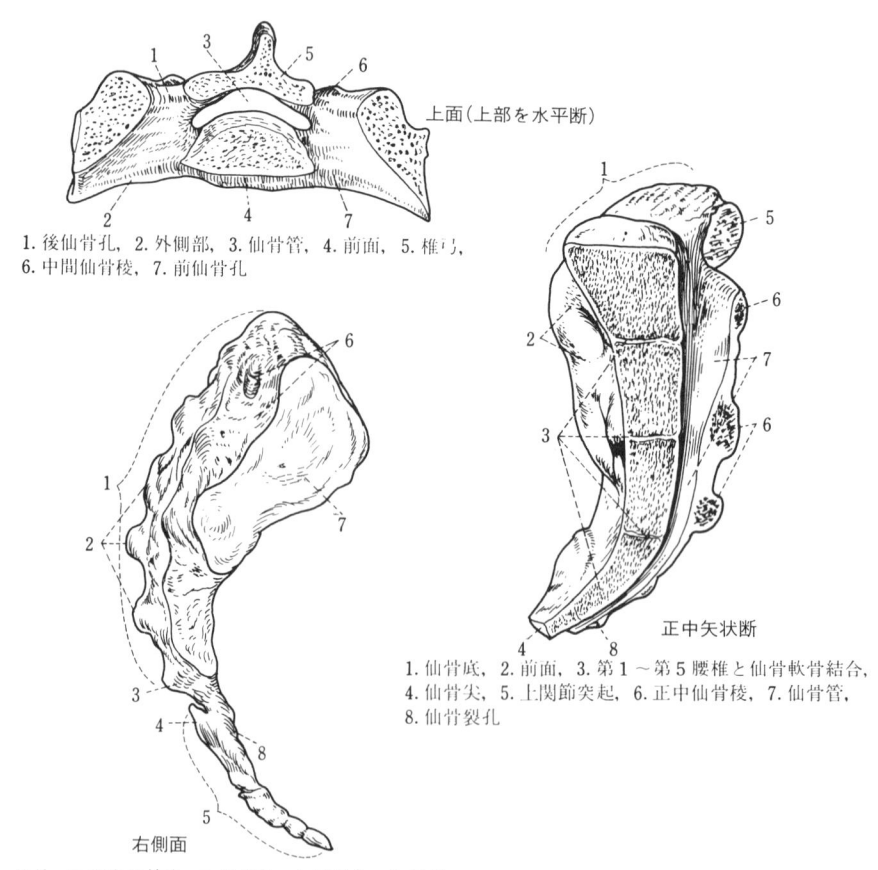

上面(上部を水平断)
1. 後仙骨孔, 2. 外側部, 3. 仙骨管, 4. 前面, 5. 椎孔,
6. 中間仙骨稜, 7. 前仙骨孔

正中矢状断
1. 仙骨底, 2. 前面, 3. 第1～第5腰椎と仙骨軟骨結合,
4. 仙骨尖, 5. 上関節突起, 6. 正中仙骨稜, 7. 仙骨管,
8. 仙骨裂孔

右側面
1. 仙骨, 2. 正中仙骨稜, 3. 仙骨角, 4. 尾骨角, 5. 尾骨,
6. 仙骨粗面, 7. 仙骨耳状面, 8. 第1尾椎

仙 骨

るが，第1尾椎が仙骨と癒合することもある．
(→頚椎) (高橋)

仙骨角 Cornu sacrale, *sacral cornu*, Cornu sacrale →仙骨

仙骨管 Canalis sacralis, *sacral canal*, Canalis sacralis →仙骨

前骨間動脈 Arteria interossea anterior, *palmar interosseous artery* →尺骨動脈

仙骨曲（直腸の） Flexura sacralis, *sacral flexure*, Flexura sacralis →直腸

仙骨静脈叢 Plexus venosus sacralis, *sacral venous plexus* →内腸骨静脈

仙骨神経節 Ganglia sacralia, *sacral ganglia*, Ganglia sacralia

交感神経幹における幹神経節のうちで仙骨*の高さに存在するものをいう．この神経節は脊髄神経*と連絡を有して交感神経節後線維を送るほか，骨盤内臓に向かう仙骨内臓神経をも出す． (山内)

仙骨神経叢 Plexus sacralis, *sacral plexus*, Kreuzbeingeflecht

第4腰神経前枝の下半，第5腰神経，第1および第2仙骨神経前枝の全部，第3仙骨神経前枝の一部からなる脊髄神経神経叢であり，腰仙骨神経幹で腰神経叢*と，第3仙骨神経前枝の下半で陰部神経叢*と結合し，また交通枝で交感神経*と連絡するほか次の枝を出す．(1)梨状筋，内閉鎖筋，双子筋，大腿方形筋への筋枝，(2)中殿筋，小殿筋，大腿筋膜張筋に分布する上殿神経，(3)大殿筋に分布する下殿神経，(4)下殿部，会陰部，および大腿後面の皮膚に分布する後大腿皮神経，(5)坐骨神経*． (山内)

前骨髄球 Promyelocytus, *promyelocytes*, Promyelozyten →果粒球形成

仙骨尖 Apex ossis sacri, *lower end or apex of sacrum*, Apex ossis sacri →仙骨

仙骨前神経 Nervus presacralis, *presacral nerve*, Nervus presacralis →上下腹神経叢

仙骨粗面 Tuberositas sacralis, *sacral tuberosity* →仙骨

仙骨底 Basis ossis sacri, *base of sacrum*, Basis ossis sacri →仙骨

仙骨内臓神経 Nervi splanchnici sacrales, *sacral splanchnic nerves*, Nervi splanchnici sacrales →仙骨神経節

仙骨盤面 Facies sacropelvina, *sacropelvic surface* →腸骨

仙骨・尾骨神経 Nervi sacrales et nervus coccygeus, *sacral and coccygeal nerves*, Kreuz- und Caudalnerven →腰・仙骨・尾骨神経

仙骨リンパ節 Lymphonodi sacrales, *sacral nodes*, Kreuzbeinknoten →リンパ節

仙骨裂孔 Hiatus sacralis, *sacral hiatus*, Hiatus sacralis →仙骨

前鼓膜陥凹 Recessus membranae tympani anterior, *anterior recess of tympanic membrane*, vordere Trommelfelltasche →中耳

前根 Radix ventralis, *ventral roots*, Vorderwurzeln →脊髄神経

潜在精巣 Cryptorchismus, *cryptorchism*, Kryptorchismus

精巣*が陰囊内まで下降せず，その下降経路のある部位に留まった状態をいう．精巣下降不全(undescended testis)または停留精巣(retentio testis)ともいう．生下時に両精巣が下降していない例の頻度は，満期出生児において3％以上，未熟男児では30％とされている．一側性のほうがより多いが，一側性の場合，右側におこる方がやや多い．男性ホルモンの分泌障害などの内分泌異常によるとの説があるが，最近は精巣の先天性欠陥が原発で，ホルモンに反応しないものとする説が有力である．精巣導帯の短縮，精巣挙筋の弱体化，精索動脈の発生不全，鼠径管の異常，精索の短縮，鼠径管内の炎症による癒着などの機械的原因説はもはや信じられていない．遺伝例もあり、染色体異常*（XXX-XY，13トリソミー，21トリソミー）や，環境因子（サリドマイドなど）による例も知られている．停留の部位により腹腔精巣(intraabdominal testis)と鼠径精巣(intracanalicular testis)に分けられる．不妊症（精子形成不全，間質細胞は出現し男性ホルモンは産生する），鼠径ヘルニアを合併し，また時に精巣の悪性腫瘍が発生する． (谷村)

前索 Funiculus anterior, *ventral cord*, Vorderstrang

脊髄*の白質で前外側溝から前正中裂までの部分をいう．脊髄下行路（錐体前索路，内側縦束，内側前庭脊髄路，橋網様体脊髄路，視蓋脊髄路），上行路（前脊髄視床路）および固有束が通る．下行路の錐体前索路（前皮質脊髄路）は前正中裂に接して最内側部を通る．その外側には橋網様体脊髄路，内側前庭脊髄路，間質核脊髄路を含む内側縦束が位置し，さらにその外側を視蓋脊髄路が下行する．上行路の前脊髄視床路は前索の外側部を通る．その他，上行性あ

るいは下行性固有束が前索を通る． （松下）

浅　枝（鎖骨下動脈の）　Ramus superficialis, *superficial branch* →鎖骨下動脈

腺　枝（外頚動脈の）　Rami glandulares, *glandular branches* →外頚動脈

腺　枝（鎖骨下動脈の）　Rami glandulares, *glandular branch* →鎖骨下動脈

前　枝（外頚動脈の）　Ramus anterior, *anterior ramus* →外頚動脈

前　枝（腎動脈の）　Ramus anterior, *anterior ramus*, Ramus anterior →腎臓の血管，腎動脈

前　枝（脊髄神経の）　Ramus ventralis, *ventral ramus*, Ramus ventralis →脊髄神経

前　枝（門脈の）　Ramus anterior, *anterior ramus*, vorderer Ast →門脈

前耳介筋　Musculus auricularis anterior, *auricularis anterior*, vorder Ohrmuskel →表情筋

前耳介枝　Rami auriculares anteriores, *anterior auricular branches* →外頚動脈

前耳介静脈　Venae auriculares anteriores, *anterior auricular vein* →内頚静脈

前耳介神経　Nervi auriculares anteriores, *anterior auricular branches*, Nervi auriculares anteriores →下顎神経

浅指屈筋　Musculus flexor digitorum superficialis, *flexor digitorum superficialis*, oberflächlicher Fingerbeuger →上肢の筋

前篩骨孔　Foramen ethmoidale anterius, *anterior ethmoidal foramen* →眼窩

前篩骨神経　Nervus ethmoidalis anterior, *anterior ethmoidal nerve*, Nervus ethmoidalis anterior →鼻毛様体神経

前篩骨動脈　Arteria ethmoidalis anterior, *anterior ethmoidal artery*, vordere Siebbeinarterie →内頚動脈

腺　質（前立腺の）　Substantia glandularis, *glandular substance*, Substantia glandularis →前立腺

前室間溝　Sulcus interventricularis (cordis) anterior, *anterior interventricular groove* →心臓

前斜角筋　Musculus scalenus anterior, *scalenus anterior*, vorderer Rippenhalter →斜角筋

前斜角筋結節　Tuberculum musculi scaleni anterioris, *scalene tubercle (or tubercle for scalenus anterior)* →肋骨

前縦隔リンパ節　Lymphonodi mediastinales anteriores, *anterior mediastinal nodes (innominate nodes)*, vordere Mediastinalknoten →リンパ節

前十字靱帯　Ligamentum cruciatum anterius, *anterior cruciate ligament*, vordere Kreuzband →膝関節

前縦靱帯　Ligamentum longitudinale anterius, *anterior longitudinal ligament*, ventrales Längsband

脊柱前面を上下に縦走する帯状の靱帯で，後頭骨底部から索状におこり，環椎前結節を通り，しだいに幅を広げて下行し，仙骨前面に至る．椎間円板*ならびに椎体上・下縁との結合は強く，椎体中央部との結びつきは弱い．（→椎間円板） （佐藤）

前主静脈　Vena cardinalis anterior, Vena precardinalis, *anterior cardinal vein*, vordere Kardinalvene →主静脈

前　障　Claustrum, *claustrum*, Vormauer

被殻*と島皮質との間にある板状の灰白質．厚さ1～2mm．島皮質とは最外包により，また，被殻とは外包によりへだてられている．前障の内側面は平坦であるのに対し，その外側面は島皮質の輪郭に相当する凹凸を示す．また，前障の背側部はその境界が比較的明瞭であるのに対し，腹側部の境界は不明確で，散在性の神経細胞が下方にのびて，扁桃体*の背側部に達している．この部を Claustrum diffusum または Claustrum parvum とよぶことがある．

前障は大脳皮質の広い領域にわたって遠心性神経線維を送るようであるが，その神経線維連絡関係には不明な点が多い．（→大脳核）

（水野・川村 光）

栓状核　Nucleus emboliformis, *emboliform nucleus*, Pfropfkern →小脳核

前上顎　Premaxilla, *premaxilla*, Zwischenkiefer, Prämaxilla →一次口蓋

前踵骨関節面　Facies articularis calcanea anterior →距骨

浅掌枝　Ramus palmaris superficialis, *superficial palmar branch* →橈骨動脈

前上歯槽動脈　Arteriae alveolares superiores anteriores, *anterior superior alveolar branches* →外頚動脈

浅掌静脈弓　Arcus venosus palmaris superficialis, *superficial palmar venous arch*

手掌で同名動脈弓に伴行している．手掌腱膜の深層にあり，掌側指静脈がこれにそそぐ．母

指側と小指側でやや強く発達している．
枝：
(1) 掌側指静脈： 各指の掌側面を走って浅掌静脈弓へそそぐ． （河西）

線条体 Corpus striatum, *striate body*, Streifenkörper

尾状核＊とレンズ核＊を意味する．レンズ核はさらに被殻＊と淡蒼球＊に区分される．このうち尾状核と被殻は終脳胞の腹外側に出現する神経節丘より同一の細胞群として発生し，その後，のちに発達してくる内包＊によって二つの部分にへだてられたものである．尾状核と被殻とは内包を横切って走る線状の灰白質によって互いに連なり，とくに前下方では両者は全く一つになっている．両者は構造的にも同じ細胞構築をもっている．

線条体という名称は内包を横切って尾状核と被殻を結んでいる灰白質によってできる縞目と，さらに，尾状核や被殻のなかを走る有髄線維の小束によってできる縞目とに基づくものである．したがって，尾状核と被殻とをまとめてStriatum（線条体）とよび，淡蒼球をPallidumとよんで対比することが多い．解剖学用語では，慣用されてきたStriatumという語とは異なる意味内容をもつ語として，Corpus striatumが採用されているのであるが，日本名ではどちらも「線条体」である点は注意を要する．

$$\text{Corpus striatum} \begin{cases} \text{尾状核} \\ \text{レンズ核} \begin{cases} \text{被殻} \\ \text{淡蒼球} \end{cases} \end{cases} \text{Striatum}$$

一方，淡蒼球の発生や細胞構築はStriatumとは異なる．淡蒼球は有髄神経線維に富むため黄灰白色を呈し，赤味を帯びた暗灰色のStriatumとは肉眼的にも明らかに識別できる．

系統発生的視点に立って，尾状核と被殻を新線条体（Neostriatum），淡蒼球を古線条体（Paleostriatum），扁桃体＊を原線条体（Archistriatum）とよぶことがある．（→大脳核，尾状核，レンズ核，被殻，淡蒼球，扁桃体） （水野）

線条体枝（中大脳動脈の） Rami striati, *striate arteries* →大脳動脈

線条体静脈 Vena striata, *striate veins* →大脳静脈

線条導管 Ductus striatus, *striated duct*, Streifenstück →唾液腺

浅掌動脈弓 Arcus palmaris superficialis, *superficial palmar arch*, oberflächlicher Hohlhandbogen →尺骨動脈

前床突起 Processus clinoideus anterior, *anterior clinoid process* →小翼

腺上皮 Epithelium glandulare, *glandular epithelium*, Drüsenepithel

分泌細胞からなる上皮＊．腸粘膜その他の上皮にみられる杯細胞＊のように，分泌細胞が上皮細胞層の中に散在するものを単細胞腺とよぶ．分泌細胞は通常集団をつくって存在することが多く（多細胞腺），その集団が上皮細胞層の中に限局しているものを上皮内腺（intraepithelial gland）とよぶ（例：鼻腔や喉頭蓋粘膜，尿道粘膜などにしばしば観察される粘液細胞集団，腸粘膜その他の杯細胞）．多細胞腺の多くのものは発生母地である上皮細胞層からこれをとり巻く結合組織の中に向かって管状または嚢状に突出する上皮外腺（extraepithelial gland）である．（→腺） （市川）

腺小葉 Lobulus, *lobule*, Läppchen →外分泌腺

前上葉区（S^3） Segmentum anterius, *anterior segment*, Vordersegment →肺区域

前上葉枝（B^3） Bronchus segmentalis anterior, *anterior segmental bronchus*, Bronchus für das Vordersegment →気管

前上葉静脈（V^3） Ramus anterior, *anterior segmental vein*, vom Vordersegment kommender Ast →肺区域

前上腕回旋動脈 Arteria circumflexa humeri anterior, *anterior humeral circumflex artery*, volare Kranzschlagader des Armes →腋窩動脈

浅上腕動脈 Arteria brachialis superficialis, *superficial brachial artery*

約25％の頻度で出現する破格動脈．この動脈の定義は，正中神経＊との位置関係によって理解される．すなわち，正常の腋窩動脈＊ないし上腕動脈＊の場合は，その走行はつねに正中神経の深層を走り，肘関節＊の付近ではその外側に位置するようになる．もし上腕動脈の本幹またはその枝が，走行の途中で正中神経の表層をこれと交叉して下行し，前腕に達することがあれば，これを浅上腕動脈という．浅上腕動脈は発生学的には，胎生2カ月ごろまでは上肢の動脈の本幹であったといわれ，のち正中神経の深層を通る本来の上腕動脈＊がこれに代わったという．したがって浅上腕動脈と本来の上腕動脈の間には，種々の段階の併存例がみられる．最も極端な場合には，上腕動脈は前腕まで達しな

いでその枝を分枝して途中でおわり，代わって浅上腕動脈が前腕までのびて橈骨動脈と尺骨動脈を分枝する．前腕の領域でも，一部の枝がその表層，ことに円回内筋の表層を通るときは，これを浅前腕動脈とよぶ．（→腋窩動脈）

（河西）

染色糸 Chromonema, *chromatin fiber*, Chromatinfaden →染色質

染色質 Chromatinum, *chromatin*, Chromatin

塩基性染料で染色される核内物質の総称で，W. Flemming が中間期核の観察にもとづいて名づけたもの，今日では真核生物の染色体物質，DNA核蛋白質と同じ意味で用いられることが多いが，単なる化学的物質としてよりは生物学的活性を保持した複合構造としての意味が重要である．電顕的には，染色質は直径10〜50 nm の長いラセン状または複雑によじれ合った基本繊維からなっていることが明らかにされており，この繊維はいろいろな名称でよばれている．すなわち，chromofibrill, elementary chromosome fibril, chromosome fiber, chromosome microfibril, nuclear fibril, chromatin fiber などである．

最近，この基本繊維が，直径約10 nm の球状粒子（nucleosome）と，これをとりまき，かつ連結する細い短いDNA繊維（幅約2 nm，長さ5〜15 nm）からなり，数珠玉構造を呈することが明らかにされている．

間期核*ではこの基本繊維がほどけているか，または凝縮しているかによって，〔真〕正染色質と異〔質〕染色質とに分けられる．前者は基本線維がほどけやすく，分散していて，S期にDNAの複製を行い，正常なコイル化によって分裂期に一般の染色体を形成する染色質である．一方，後者すなわち異染色質は基本繊維が異常凝縮した部位であり，性染色質小体（性染色質*）もこれに属する．

性染色質小体は通常，遺伝的に不活性化された1個のX染色体が中間期に凝集した形として現れたもので，一般に核膜*に接して存在する．この小体は雄ヘテロ型の哺乳類では雌の細胞核（XX）の20〜96％に見出され，逆に正常雄（XY）の細胞核には存在しない．また，これと同じものに，ヒトの白血球の太鼓ばち小体（drum stick）がある．これらはともに性の判別や，性染色体異常の判定に重要な根拠を与える．

間期核染色質の異常凝縮は生理的なもののほか，放射線や，種々の薬剤で誘発され，また老化細胞や病変細胞でもみられる．このような状態の核を濃縮核（Nucleus pykonoticus）という．

そのほか核質内に遊離して存在する染色質に接して，明るい量に囲まれた直径30〜50 nm の果粒があり，染色質周囲果粒とよばれる．これはRNAとDNAとからなっている．また正染色質部に約20 nm 大の粒子が線維で珠数状につながれて網状構造をなしている．これを染色質間果粒という．

（田中）

染色質遺残 →赤血球

染色質果粒 Granulum chromatini, *chromatin granule*, Chromatin körnchen →染色質

染色体 Chromosoma, *chromosome*, Chromosom

19世紀のなかば，光学顕微鏡による観察で，分裂中の細胞核に糸状体が発見され，この糸状体の形，数が，生物の種類に固有であることが，C.Nägeli (1842), Strassburger (1875), W. Flemming によって明らかにされた．そしてこの糸状体は塩基性染料によってよく染まるところから W. Waldeyer (1888) によって染色体（chromosome, chroma＝色，Soma＝体，ギリシャ語）と名づけられた．

光顕で観察すると染色体は塩基性染料によく染まる紐状の形態をしており，その中には時に濃く染まってビーズ状にならぶ染色小粒（Chromomerus）や，また外周部には薄く染まった染色体基質（Matrix chromosomatis）をみる．染色体は動原体（第1次くびれに一致する）の部位によって若干の形に分けられる．すなわち，動原体が染色体の中央にあるものを中央部着糸染色体（Chromosoma metacentricum），中央より片方へ少しずれて着糸するものを亜中央着糸染色体（Chromosoma submetacentricum），動原体が端に著しく寄ったものを末端着糸染色体（Chromosoma acrocentricum），動原体が染色体の片方の端にあるものを終着糸染色体（Chromosoma telocentricum）という．

一方，1個の染色体が1個の動原体をもつもの，すなわち，正常な染色体を単着糸染色体（Chromosoma monocentricum）といい，放射線処理された核などに見られるところの中央着糸，または亜中央着糸染色体の2個が融合してできた染色体，すなわち1個の染色体で二つの動原体をもつものを双着糸染色体（Chromosoma dicentricum）という．

なお，染色体は動原体を境として，二つの部分に分かれるが，その各々を脚（腕）(Crus chromosomatis) といい，長いものを長腕，短いものを短腕，両者の比を腕比という．

その他，染色体の形態に特徴を与えるものとして，第2次くびれとサテライト（付随体）(Satellus chromosomalis) があり，サテライトをもつ染色体を有衛星染色体（サテライト染色体）(Chromosoma satellitiferum) という．このサテライトは小さな球状のクロマチン物質で染色体の末端についており，それをつなぐ糸状部（第2次くびれ）は核小体の形成に密接な関係をもつといわれる．

一方，染色体を電顕で観察すると，超薄切片法では，単に微細な暗調果粒の集積としてみえるにすぎないが，全載電顕法（染色体を水面に浮べて展開し試料をつくる法）では，染色体が20～25 nm の微細な染色糸からできていることがわかる．このような染色体がどのようにして染色体を形成するかはまだはっきりしないが，E. J. DuPraw (1963, 1966) は折りたたみ構造を提唱しており，また H. Maquardt (1957) などは DNA 二重ラセンを第1次ラセンとした多重ラセン構造を主張している．

染色体の数は各動物種によって異なることはよく知られており，ヒトの染色体は46本で22対の常染色体*と性染色体*（男性は XY，女性は XX）からなっている．これらの染色体は1960年のデンヴア会議によって細かく分類されており，全体を7グループ（A-G）に分け，さらに常染色体対は大きさに従って1から22まで番号をつけている．性染色体のうち，X は C 群に，Y は G 群に含まれる．

なお，最近はヒトの染色体を種々の方法で分染することにより，染色体の長軸に沿って一定性をもつしま模様が織別されており，各染色体の同定に用いられている．キナクリンで処理した細胞を螢光顕微鏡で観察してみられるものを Q バンド，Giemsa 染色でみられるものを G バンド，分染されるしま模様が G バンドに対して逆転しているものを R バンドなどとよんでいる．
(田中)

染色体の数の異常 Aberratio numrii, *numerical chromosomal aberrations*, numerische chromosom abenationen

(1) 異数性（heteroploidy または aneuploidy）：
ある染色体組の中で個々の染色体の数が増減するものをいう．主として不分離 (nondisjunction) により生じる．すなわち第1成熟分裂における相同染色体，あるいは第2成熟分裂における染色分体が，それぞれの娘細胞に分かれて入らずに，そのままどちらかの娘細胞に入ってしまう．その結果，一方は2本の相同染色体をもち，他方はその染色体をもたないことになる．相同染色体を2本もった配偶子と正常の染色体構成をもつ（1本の相同染色体をもつ）配偶子が受精すると相同染色体を3本もった個体（トリソミー*）を生じる．その相同染色体をもたない配偶子が正常の配偶子と受精すると1本しかもたない個体（モノソミー*）になる．モノソミーはほとんど常に胎内で死亡してしまう．トリソミーも多くは胎内で死亡するが，小型の染色体のトリソミーはそれほどまれでなく，Down 症候群など重要な疾患がある．不分離現象が受精卵の分割期におこると，染色体構成の異なる2種以上の細胞が混在する．これをモザイク (mosaic) という．

(2) 倍数性（polyploidy）：正常の個体の染色体数は配偶子のもっている基本数 N の2倍

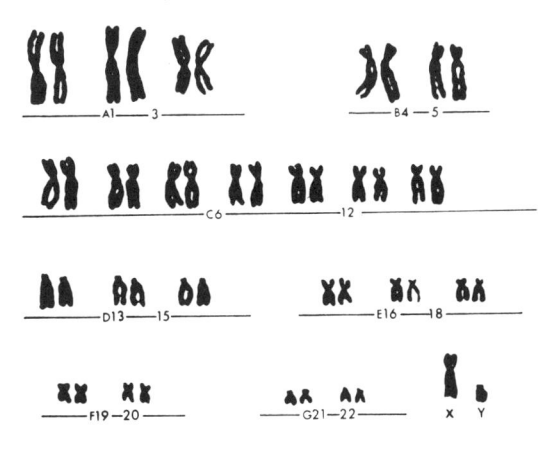

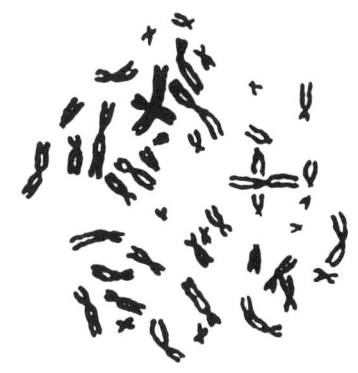

ヒト男性染色体（22対＋XY）（飯野晃啓教授提供）

(2倍体，diploid)であるが，この基本数の正数倍加をいう．それを示す個体を倍数体(polyploid)とよび，3倍体(triploid)や4倍体(tetraploid)などがある．主として流産胎芽にみられる．倍数性細胞は，染色体の複製が細胞分裂を介することなく，つづけておこったり，細胞核の分裂がおこっても，細胞質が二分しなかった場合に生じる．また，ウイルスの感染による細胞同士の癒合で倍数性が生じる可能性もある．
(谷村)

染色体の構造異常 Aberratio morphologica, *structural chromosomal aberrations*, struktuelle chromosom aberrationen

染色体異常*の一種で，染色体の数の異常*と対立する．一般に染色体型(choromosome-type)の異常と染色分体型(chromatid-type)の異常に分けられる．前者は染色体の複製がはじまる前(G_1期)，DNA主鎖に切断(break)が生じたときに形成され，後者はDNA複製を終了した染色体部位(S期あるいはG_2期)に生じた切断により形成される．X線やガンマ線のような電離放射線は染色体型，染色分体型いずれの異常も誘発するが，紫外線，化学物質あるいはウイルスなどで誘発される染色体異常は，たとえ細胞がG_1期に処理を受けても染色分体型の異常である．染色体あるいは染色分体におこった切断(breakage)の結果，(1)欠失*(染色体の一部を失うこと)，(2)転座*(相同でない染色体間で2部分が交換する相互転座など)，(3)逆位(inversion，同時に2個所で切断され，その間の部分の染色体が180°回転して再結合したもの)，(4)重複(duplication，染色体の一部が2重になった場合で，交叉が不均等におこったり，切断により他の染色体に付着しておこる)，(5)イソ染色体(isochromosome，両腕の長さが等しいもの，動原体の部位で切断が生じたもの，X染色体に多い)，(6)環状染色体(ring chromosome，染色体の両端が切断欠損しその切断端が癒合して輪状になったもの)，(7)挿入(insertion，ある染色体の一部が他の染色体に組み込まれる)などが生じる．ヒトの先天異常では，No.5短腕欠失症候群であるネコなき病(cat cry syndrome, 5p-syndrome)が有名である．近年分染法の発達とともに多くの欠失症候群が見出されてきた．その他染色体の細粉化(pulverization，極度の切断による)や未成熟濃縮(premature condensation)，動原体細長化(centromere attenuation)などがある．後者の2種は，いずれも染色糸の折りたたみ様式に異常をきたし，正常の染色体形態を示さなくなったものである．また，Fanconi貧血やBloom症候群などは常染色体劣性遺伝であるが，高頻度に染色体切断が生じるので，染色体切断症候群(chromosome breakage syndrome)とよばれているが，染色体切断現象はDNA複製，修復などの欠陥の結果であると考えられている．
(谷村)

染色体異常 *chromosomal aberration*, chromosomale Aberration

染色体に生じた数の異常と構造異常の総称．遺伝子の構成のバランスがくずれるので，多くの先天異常*の成因となる．一般に全身性の多発奇形と組織障害を伴う例が多く，また皮膚紋理(dermatoglyphics)の異常を伴うことが多い．染色体異常の成因としては，化学物質，放射線，紫外線，ウイルス感染などでおこされる．とくにDown症候群*などでは母の高齢との相関が認められているが，それ以外のトリソミー*でも若干母の高齢が示唆されている．さらに甲状腺疾患で自己免疫抗体の量と染色体異常の間に相関があるという報告がある．遅延排卵(卵の沪胞内過熟)や遅延受精(卵の卵管内過熟)が関与しているともいわれている．このことは排卵日を離れた受精は好ましくないことを示唆する．自然流産児のうち半数以上に染色体異常が見出されているが(モノソミーや倍数体など新生児でみられないものもある)，生産児では0.5〜0.6％程度である．なお，染色体異常の表記法としてはまず最初に染色体数を書き，次に性染色体の構成を記す．その次に異常の状態を示すのである．符号としては，／(モザイクを示す)，＋，－(染色体あるいはその一部が過剰にある場合は(＋)，失われている場合は(−))，p(染色体の短腕)，q(染色体の長腕)，t(転座)などが用いられる．たとえば47, XX, ＋21はDown症候群の女性，45, XX, t(Dq21q)は女性のDown症候群の転座型保因者を示す．
(谷村)

染色体糸 Microtubulus chromosomaticus, *chromosomal fiber*, Zugfaser →有糸分裂装置

染色体微細管 Microtubulus chromosomaticus, *chromosomal fiber*, Zugfaser →有糸分裂装置

前腎 Pronephros, *pronephros*, Vorniere, Pronephros

ヒトでは前腎は発生第3〜第4週にかけて出

現する一過性の器官であり，機能しない．中間中胚葉に由来する腎節（nephrotome）が頭頸部の第7～14体節にかけて分節的に配列するが，早く出現したものから順次退化し，発生第4週末には前腎系の組織はほとんどすべて消失する．

比較解剖学的には，前腎領域の各腎節は腔を生じて前腎胞（pronephric vesicule）となり，この腔は背方と外側に突出し，さらにほぼ直角に尾方に曲がる盲管を出して前腎細管となる．これらの前腎細管は次々に下位の前腎細管屈曲部と結合して，縦走する前腎管を形成する．

退化中の前腎の尾方に，これに接して中腎が出現すると，前腎管は後続の中腎管と結合し，中腎管に転用される．

一方，背側大動脈の小枝が前腎細管の壁に陥入して糸球体*をつくる．この糸球体は下記の体腔壁に形成されるものに対して，内糸球体（internal glomerulus）とよぶ．内糸球体を包む嚢からはじまる前腎細管は前腎管に至る間で腎口*をもって体腔に開口する．また背側大動脈の別の小枝は体腔壁に陥入して，そこにも糸球体を形成し，これを外糸球体とよぶ．ここで体腔内に沪過された尿は，腎口から前腎細管に吸収され，前腎管に入る．すなわち，前腎は体腔系と直接交通しているのが特色である．

しかし，ヒトを含む真獣類の胚子では，いくつかの前腎胞が一過性にみられるのみで，内・外糸球体の形成はない．　　　　（沢野・森）

前神経束　Fasciculus cerebrospinalis anterior, *anterior fasciculus*

前索のこと．（→前索，脊髄）

前腎細管　Tubulus pronephricus, *pronephric tubule*, Vornierenkanälchen　→前腎

浅・深耳下腺リンパ節　Lymphonodi parotidei superficiales et profundi, *superficial and deep parotid nodes*　→リンパ節

前心〔臓〕静脈　Venae cordis anteriores, *anterior cardiac veins*　→心臓の静脈

前皺柱　Columna rugarum anterior, *anterior vaginal columns*, Columna rugarum anterior →膣

前成〔説〕　Preformatio, *preformation theory*, Präformationstheorie

発生のはじめから将来形成されるべき形態や構造が，卵または精子にそなわっており，それが個体発生の過程で，発育成長して具視されるという考えで，その源が卵にあるか，精子にあるかで争われ，卵子論者と精子論者に分かれた．

卵子論者は卵の中にすでに完成した微小体があり，精子はその個体の成長を開始させるための刺激として必要であるといい，精子論者は精子そのものに微小体が存在し，精子が卵黄に富んだ卵に進入することにより発生が開始されると考えた．

なお，個体の遺伝的構成は受精のさい決定されており，個体発生の過程で遺伝子中に貯えられた情報が展開されるのであるから，現今でも遺伝学的立場からすれば，発生は本質的には前成的であるが，形態学的立場からすれば発生の過程は後生説の法則に従うということができる．　　　　　　　　　　　　　　　（沢野）

前赤芽球　Proerythroblastus, *proerythroblasts*, Proerythroblasten　→赤血球形成

前脊髄視床路　Tractus spinothalamicus anterior, *ventral spinothalamic tract*, Tractus spinothalamicus anterior　→脊髄視床路

前脊髄小脳路　Tractus spinocerebellaris anterior (Gowers), *ventral spinocerebellar tract*, Tractus spinocerebellaris anterior (Gowers)　→脊髄小脳路

前脊髄動脈　Arteria spinalis anterior, *anterior spinal artery*, vordere Rückenmarksarterie　→椎骨動脈

前舌腺　Glandulae lingualis anterior, *anterior lingual glands*, Glandulae lingualis anterior　→口腔腺

前　尖（三尖弁の）　Cuspis anterior, *anterior leaflet*, vorderes Segel, vorderer Zipfel　→心臓

前仙骨孔　Foramina sacralia pelvina, *pelvic sacral foramina*, Foramina sacralia pelvina　→仙骨

前仙腸靱帯　Ligamenta sacroiliaca ventralia, *anterior sacroiliac ligaments*　→仙腸関節

全前脳胞　Holoprosencephalia, *holoprosencephaly*, Holoprosenzephalie　→単前脳〔胞〕

前仙尾筋　Musculus sacrococcygeus ventralis, *ventral sacrococcygeal*, ventraler Kreuz–Steißbeinmuskel　→尾骨の筋

前仙尾靱帯　Ligamentum sacrococcygeum ventrale, *ventral sacrococcygeal ligament*, vordere Kreuz–Steißbeinbänder　→仙尾連結

前〔前腕〕骨間神経　Nervus interosseus [antebrachii] anterior, *anterior interosseous*

nerve, Nervus interosseus [antebrachii] anterior →正中神経

浅側頭静脈 Venae temporales superficiales, *superficial temporal vein* →内頚静脈

前側頭泉門 Fonticulus sphenoidalis, *sphenoidal fontanelle*, vordere Seitenfontanelle →頭蓋泉門

浅側頭動脈 Arteria temporalis superficialis, *superficial temporal artery*, oberflächliche Schläfenarterie →外頚動脈

前側頭板間静脈 Vena diploica temporalis anterior, *anterior temporal diploic vein* →板間静脈

全側面角 *angle of profile*, Ganz Profilwinkel →頭蓋の計測

浅鼠径輪 Anulus inguinalis superficialis, *superficial inguinal ring*, äußerer Leistenring →鼠径管

浅鼠径リンパ節 Lymphonodi inguinales superficiales, *superficial inguinal node*, oberflächliche Leistenknoten →リンパ節

尖(先)体 *acrosone*, Akrosom →精子, 精子発生

前大脳静脈 Vena cerebri anterior, *anterior cerebral vein* →大脳静脈

前大脳動脈 Arteria cerebri anterior, *anterior cerebral artery*, vordere Großhirnarterie →大脳動脈, 大脳動脈輪

先体反応 *acrosome reaction*, Acrosomreaktion

受精*に際し, 精子頭部の先端にある先体からその内容物が放出される現象をいう. その結果, 先体の大部分は除去される. キャパシテイション*をおこした精子*が卵胞上皮細胞群の間を通りぬけ卵子*に接近するために先体が膨化し, 先体外膜と先体表面を包む精子頭部の形質膜とがところどころで融合して小胞をつくり断裂する. これに伴って, ヒアルロニダーゼと蛋白質分解酵素を含む先体内容物が放出され, 卵胞上皮細胞間のゼリー様物質を溶解して卵胞上皮細胞を遊離させ, 精子が卵子に接近することを助ける. このような現象を一般に先体反応という. (→キャパシテイション)　　(大浦)

浅中大脳静脈 Vena cerebri media superficialis, *superficial middle cerebral vein* →大脳静脈

前腸 Proenteron, *fore-gut*, Vorderdarm

原始腸管における肝窩*より前方の部分を前腸といい, 将来この部分から口腔, 咽頭, 食道, 胃および十二指腸起始部が発生する. 前腸の前端近くの鰓弓*域では, 内腔が拡張して鰓腸*とよばれ, のちに咽頭に分化するので原始咽頭または咽頭腸*ともいう. 以上のうち, 鰓腸を除き将来の食道から十二指腸上部までを狭義の前腸という. 一方, 鰓腸(咽頭)と口腔を合せて頭腸*ということがある.

前腸の最前端は顔面の陥凹である口窩*の底にあたり, 口咽頭膜*で閉ざされているが, 発生第3週末に破れて口窩と前腸の前端部が合一して原始口腔が形成される. すなわち, 口腔の後方部が内胚葉性の前腸に由来する部分である. それより前方は体表外胚葉につづく部分で, その領域から下垂体前葉の原基の下垂体囊が発生し, 体表の陥凹としての鼻窩*が拡大した原始鼻腔が原始後鼻孔をもってその天井に開き, また, 外胚葉性上皮の増殖による歯堤*から歯*の原基が形成される.

咽頭底では発生第3週に甲状腺原基が舌盲孔の位置に生じ, 発生第4週に出現する3個の隆起により舌が形成されるが, 第1鰓弓に由来する部分で舌尖と舌体が, 第2, 3鰓弓と第4鰓弓の一部から由来する部分で舌根部が形成されるので, 舌粘膜における外胚葉*と内胚葉*の境界線はほぼ舌分界溝に一致する. 発生第6～7週に唾液腺の形成がはじまるが, 耳下腺は外胚葉上皮域より, 顎下腺と舌下腺は内胚葉上皮域より生ずる.

鰓腸域では5対の鰓囊*から耳管鼓室陥凹*, 口蓋扁桃*, 胸腺*, 上皮小体*および鰓後体*が分化する. 発生4週の中ごろ, 原始咽頭尾方部の腹壁が膨出して肺原基を形成, 喉頭の入口を除いて前腸壁から分離され, 喉頭, 気管, 肺に分化する. (→肺の発生, 喉頭の発生)

肺原基から胃原基に至るまでの前腸域は急に細まり食道となる. はじめ食道は短いが, 心臓と肺の尾方移動に伴って急速に伸長する. 胃は前腸尾方部の紡錘状拡張部として, 発生第5週ごろ出現し, その縦軸のまわりに時計の針の方向に90°回転し, 噴門部は左方でやや下方, 幽門部は右方でやや上方に転位する. この回転と転位により胃の最初の左側は前面に, 右側は後面となり, 背側胃間膜は左側へおしやられ網囊原基の形成を助ける. 肝窩出現域より頭方の前腸末端部から十二指腸起始部が形成, 肝窩は発生第3週中に前腸最末端から生じ, 肝部と胆囊部に分かれて発生が進展し, 肝実質と肝臓の導

仙腸関節 Articulatio sacroiliaca, *sacroiliac joint*, Kreuzdarmbeingelenk

仙骨*の耳状面と腸骨*の耳状面によってつくられる関節で，両関節面は軟骨をかぶり，両者の間に滑液を含んだせまい関節腔が存在する．関節面には凸凹があり，また関節包は強い靱帯によって包まれるから可動性はほとんどない．付属する靱帯に次のものがある．

(1) 前仙腸靱帯：　関節包の前面にあって仙骨外側部の前面と腸骨の耳状面の辺縁につく．

(2) 骨間仙腸靱帯：　関節包の後方で，腸骨の腸骨粗面と仙骨の仙骨粗面とを結ぶはなはだ強い短い靱帯で，仙骨と腸骨の間隙を埋めている．

(3) 後仙腸靱帯：　前者の表層にあって腸骨と仙骨の後面を結ぶ．上部の線維束は，ほぼ水平に横走して仙骨粗面と外側仙骨稜から腸骨粗面へ走り，下部の線維は斜め上外方へ走って，外側仙骨稜と上後腸骨棘へ達する．　　　（河西）

浅腸骨回旋静脈 Vena circumflexa ilium superficialis, *superficial iliac circumflex vein* →外腸骨静脈

浅腸骨回旋動脈 Arteria circumflexa ilium superficialis, *superficial iliac circumflex artery* →大腿動脈

前腸骨棘間径 Distantia spinarum; *bispinal (or interspinous) diameter*, vordere obere Spinabreite des Beckens (od. Spinalabstand) →骨盤の計測

仙椎 Vertebrae sacrales, *sacral vertebrae*, Kreuzwirbel →仙骨

仙椎化 *sacralization*, Sakralisation

最後の腰椎が第1仙椎の形態をとることで，完全に仙骨の一部となる場合と，仙椎化が不完全で移行型を示す場合とがある．（→腰仙移行椎）　　　（大内）

前椎骨静脈 Vena vertebralis anterior, *anterior vertebral vein* →上大静脈

前庭 Vestibulum, *vestibule*, Vorhof

前庭は不正卵形で，前方は狭くなって蝸牛*に，後方は拡張して三半規管に連なる．中に卵形嚢と球形嚢とをいれている．内側は内耳道庭に，外側は鼓室の内壁に接する．外壁には卵円形の孔がある．この孔を前庭窓または卵円窓という．前庭窓にはアブミ骨底がはまる．前庭の後壁には5個の孔があいている．いずれも半規管の開口部である．　　　（斉藤）

前庭階 Scala vestibuli, *scala vestibuli*, Vorhof Treppe →蝸牛管

前庭球 Bulbus vestibuli, *bulbus vestibuli*, Bulbus vestibuli →外陰部（女の）

前庭球静脈 Vena bulbi vestibuli, *vein of bulb of vestibule* →内腸骨静脈

前庭根 Radix vestibularis, *vestibalar root*, Radix vestibularis →内耳神経

前庭神経 Pars vestibularis, *vestibular nerve*, Pars vestibularis

内耳神経*の一部をなす神経で，内耳道*を通過するあいだに神経細胞体の集団，すなわち前庭神経節を含むようになる．そのような部位からは前庭神経の末梢枝である卵形嚢膨大部神経（これはさらに卵形嚢に分布する卵形嚢神経，三半規管の前膨大部と外側膨大部にそれぞれ分布する前膨大部神経と外側膨大部神経に分枝する）や三半規管後膨大部に向かう後膨大部神経が出る．上記の神経細胞体から出る長い線維状の樹状突起はこれらの末梢枝の中を走行し，一方，神経突起は内耳神経の中を走行し中枢の前庭神経核*に達する．すなわち前庭神経は体の平衡感覚を伝える神経であるということができる．（→内耳神経）　　　（山内）

前庭神経核 Nuclei vestibulares, *vestibular nuclei*, Nuclei vestibulares

通常，外側核 (Deiters)，内側核 (Schwalbe)，上核 (Bechterew)，下核 (Roller) の4核をさすが，さらに，x, y, z, f 群などの細胞群を含め前庭神経核群と総称する．これらは第四脳室底の前庭神経野で，舌下神経核吻側端の高さから外転神経核の高さにわたって存在している．生理学的には上核と内側核に抑制ニューロンが見い出されている．求心性線維 (1) 第1次前庭線維：最も重要なもので，内耳の半規管，球形嚢，および卵形嚢からの平衡の入力を伝える．第1次前庭線維はすべての前庭神経核におわるが，外側核ではその腹側部のみにおわる．その終止には局在性があり，半規管膨大部稜からの入力は上核，内側核吻側部と外側核腹側部に，卵形嚢斑からの入力は下核背内側部と内側核尾部に，球形嚢斑からのものは下核背外側部と外側核腹側部におわる．(2) 小脳皮質前庭線維：小脳の前葉，虫部垂，虫部小節，片葉からの投射を受ける．前葉は外側核と下核に，他はすべての核に投射する．これらは小脳皮質の Purkinje 細胞の軸索による投射で前庭神経核の細胞に対して抑制的に働く．(3) 交叉性

および非交叉性室頂核前庭路：小脳室頂核からの線維で四つの前庭神経核におわる．(4) 脊髄前庭路：脊髄からおこる x 群，z 群，外側核，内側核，下核におわる経路で脊髄－前庭－脊髄反射の経路の一部を形成する．なお，x 群，z 群の細胞の一部は下肢筋の I 群線維からの入力を受け，x 群は小脳に，z 群は内側毛帯を介して視床の後外側腹側核と外側腹側核に投射する．

前庭神経核群からの遠心路として次のものがある．(1) 第二次前庭小脳路：下核，内側核，x 群，f 群からおこり前庭小脳の皮質（片葉，虫部垂，虫部小節）や前葉と後葉の一部に投射する．(2) 前庭脊髄路：外側核と内側核からおこる外側および内側前庭脊髄路とがある（→前庭脊髄路）．その他下核，f 群からも両側性に下行する経路が出る．(3) 内側縦束：四つの前庭神経核からおこり外眼筋運動核，Darkschewitsch 核，Cajal 間質核に投射する線維で内側縦束を両側性に上行する（→内側縦束）．y 群から線維は上小脳脚を通り同じような投射をする．この経路は前庭動眼反射に関与する．前庭神経は，このように体幹，頭頸部の運動とその反射，眼球運動の調節と視覚性の姿勢制御に関する重要な中継核となっている．　　　（松下）

前庭神経節　Ganglion vestibulare, *vestibular ganglion*, Ganglion vestibulare　→前庭神経

前庭神経野　Area vestibularis, *vestibular area*, Area vestibularis　→第四脳室

前庭水管　Aqueductus vestibuli, *aqueduct of vestibule*　→錐体

前庭水管外口　Apertura externa aqueductus vestibuli, *aperture of aqueduct of vestibule*　→錐体

前庭脊髄路　Tractus vestibulo-spinalis, *vestibulo-spinal tract*

前庭神経核群から出て脊髄*に向かう線維の経路を前庭脊髄路と総称する．このうち外側前庭神経核 (Deiters) から出て延髄腹外側部を下行し，脊髄の前索外側部を経て同側脊髄前角の内側部におわる系路を狭義の前庭脊髄路または外側前庭脊髄路という．この経路には体局在性が存在し，外側前庭神経核のなかでその上腹側部から出たものは頸髄へ，下背側部から出たものは腰仙髄へ，これらの中間からは胸髄へいたる．いま一つの前庭脊髄路は前庭神経核群のうち内側前庭神経核 (Schwalbe) から出るもので，これは両側性に内側縦束*を通って下行し，脊髄前索の背側部を経て大部分は頸髄および胸髄上部の前角内側部におわる．これは先の外側前庭脊髄路に対して内側前庭脊髄路という．

　　　　　　　　　　　　　（川村 祥）

前庭窓（骨迷路の）　Fenestra vestibuli, *vestibular window*, Vorhofsfenster　→骨迷路

前庭窓（中耳の）　Fenestra vestibuli, *vestibular window (oval window)*, Fenesta vestibuli　→中耳

前庭窓小窩　Fossula fenestrae vestibuli, *little fossa of the vestibular window (fossula of oval window)*, Fossula fenestrae vestibuli　→中耳

前庭膜　Membrana vestibularis, *vestibular membrane of* Reissner, Vorhof Wand　→蝸牛管

前庭面　Facies vestibularis (facialis), *vestibular surface*, Vestibularfläche　→歯

先天異常　Defectio congenitalis, *congenital anomalies or birth defects*, angeborene Anomalien

形態的，機能的または生化学的発生異常であり，「正常範囲の変異を越えた発生のひずみで，出生前にその出現が方向づけられているもの」と定義し得る．より具体的には，胎生期の死亡，発育遅滞，先天奇形*，機能・知能の障害，不妊などの生殖障害，免疫低下などによる罹病性，腫瘍発生，短命など，受精以後その個体の死に至るまでの全過程中に示される不可逆的ないし継続的な発生障害を広くさす．

先天性ということは，元来出生とともにあるという現象論的立場からみたものであるが，機能の異常は生後の発生とともに現れてくるものが多いので，その成因が出生前であるという成因論的立場に立つようになっている．

先天異常の成因は大別して次の三つが考えられる．

(1) 遺伝が決定的な役割を演じる場合（遺伝子異常*，染色体異常*によるもの．主として受精時に決定される）．

(2) 環境が決定的な役割を演じる場合（感染，放射線，化学物質，母体の病理的状態などによるもの，主として受精後胎生期に作用する）（→催奇形因子）．

(3) 遺伝と環境の複雑な絡み合いによる場合（多因子遺伝*）．

先天異常のうち，(1) の場合が約25％，(2) の場合が約10％，残くの大部分は (3) に属するも

のとされており，とくにありふれた奇形の大部分は(3)の範ちゅうに入るものとされている．
(谷村)

先天奇形 Malformatio congenitalis, *congenital malformations*, angeborenen Mißbildungen

通常出生時に存在する（認められたかまたは潜在する）肉眼形態的発生異常をさし，広く先天異常*といわれているもののうちで最も重要視されているものである．その大部分は，胎生の初期すなわち器官形成期*に成立するものと考えられているが，胎児期に成立するものもある．奇形の頻度は，調査法により異なるが，新生児期で1.5%程度とされる．胎芽期（胚子期）における頻度は，新生児期に比べ数倍～十数倍高く，このことは，大部分の奇形が胎生期中に失われることを意味する．また奇形はある部位に単独でみられるより，奇形症候群として複合することが多いことが近年注目されている．さらに，異常の程度から重度奇形または大奇形 (major malformations) と小奇形 (minor anomalies) とに分ける．後者は，変質徴候といわれ，耳介の小異常など大きな機能障害を有しないもので，大奇形より頻度は高い．正常範囲の変異の区別は明らかではないが，数%以下の頻度のものをさす．しかし，小奇形が多く複合することは，内臓の重度奇形や精神遅滞を合併し，それらの発見への検索に有用とされる．すなわち奇形症候群においては，これら小奇形の検索はきわめて重要である．

先天奇形の発生過程としては，組織レベルにおいては，発生の欠如 (agenesis)，発生の抑止 (developmental arrest すなわち，形成不全 hypoplasia, 癒合不全 non-fusion, 分岐不全 non-division, 移動不全 suppressed migration, 退行不全 suppression of involution など)，原基の癒合 (adhesion of the adjacent primordia), 過剰発生 (excessive development)（重複 duplication, 過大成長 overgrowth），発生中の病変 (pathological changes)（炎症 inflammation など），細胞の異形分化 (atypical differentiation) などがあげられている．
(谷村)

前殿筋線 Linea glutea anterior, *anterior gluteal line* →腸骨

先天性股関節脱臼 Luxatio coxae congenita, *congenital dislocation of the hip*, angeborene Hüftverrenkung

生下時に大腿骨頭が寛骨臼内の正常位置より変位して臼外へでているものをいう．本症の頻度は民族によっておおいに異なる．日本人は比較的多く，1～2%といわれている．女性に多い．一側性の方が多く，また左側に多い．本症の発生機構としては，(1) 股関節の発生異常（一次的臼蓋形成不全），(2) 子宮内の異常肢位（膝を伸展した骨盤位など），(3) 全身性関節弛緩説などがある．最近では男女の内分泌の性差によるものとの解釈が有力である．子宮内の胎児はエストロゲンおよびプロゲステロンを経胎盤的にうけ，また胎児の副腎ではプロゲステロンが，女児の卵巣ではエストロンが産生される．これらのホルモンは女児の場合には子宮を刺激し，靱帯弛緩作用の強いレラキシンを産生せしめるとされている．本症は第1子に多いが，初妊婦の子宮は緊張度が高いことによる機械的な影響も加わっているのかもしれない．また季節差が著明で，冬期の本症の発現が多い．一般に，本症は多因子遺伝*によるとされているが，寛骨臼の深さに影響する因子は多遺伝子的であり，靱帯の弛緩を生ぜしめる因子は一つの優性遺伝子*により支配されているという考えもある．また，これらの先天素因に加えて出生直後からの不良環境（下肢の人為的な伸展強制）が発症に大きく作用していると考えられ，おむつの改良などにより乳児の股関節脱臼の成立の減少が認められている．
(谷村)

先天性水腎 Hydronephrosis congenitalis, *congenital hydronephrosis*, angeborene Hydronephrose

先天性の腎杯および腎盂の拡張のために，腎臓全体が肥大している状態をいう．男性のほうが約2倍多い．左腎がより多くおかされる．尿管腎盂接合部（この方が多い）や尿管膀胱接合部における尿管の狭窄が原因とされているが，腎血管の走行異常や神経因性機能不全によるものもあるとされている．家族集積性がみられ，また Turner 症候群やサリドマイド症候群にも認められる．腎実質の破壊，腎盂の拡張および尿管の拡張を示す．約40%は泌尿生殖器系あるいはほかの器官の奇形を有している．
(谷村)

先天性側弯 Scoliosis congenitalis, *congenital scoliosis*, angeborene Skoliose

先天性に脊柱が前頭面において永続的に側方に弯曲したものをいう．(1) 椎骨および肋骨の異常を伴わないものと，(2) 椎骨または肋骨の先天性の数あるいは形態の異常を伴うものとに大別されるが，後者が大部分である．女性により多くみられる．脊柱の側弯をおこさせる骨の

形態異常としては，椎体の完全または片側癒合，椎弓の癒合，肋骨の癒合，椎体片側の完全，または部分的形成障害および椎体の分離（椎体裂）などがある．側弯は胸椎に最も多くみられる．頸胸椎の先天性側弯では，心奇形，Sprengel奇形や上肢の奇形をよく合併する．なお，側弯症全体としては生後に発生する特発性側弯（idiopathic scoliosis）の方が先天性のものよりより多い． (谷村)

先天性鼠経ヘルニア Hernia inguinalis congenitalis, *congenital inguinal hernia*, angeborener Leistenbruch

腹膜鞘状突起が開存していて，そのなかへ腹腔内臓器が脱出したものをいう．すなわち，外鼠径ヘルニアに属する．出生時には80%開存している腹膜鞘状突起はそ後自然に閉鎖すると考えられており，開存そのものがつねにヘルニアを伴うものとは限らない．男性に多い．また，右側に好発する．ヘルニア門は深鼠径輪で，男ではヘルニア囊である腹膜鞘状突起は鼠径管を通って陰嚢にはいり精巣*に達しているか（先天性鞘状突起ヘルニア，congenital vaginal hernia），またはその途中で閉鎖しておわっている（先天性精索ヘルニア congenital funicular hernia）．腹膜鞘状突起はつねに精索（女では子宮円索）の前内側に位置している．ヘルニア内容は小児では通常小腸である．精巣水瘤，精索水瘤および潜在精巣*の合併が多い．臍帯ヘルニア*の合併もしばしば認められている． (谷村)

先天性胆道閉鎖 *congenital biliary atresia*, kongenitole Gallengangsatresie

胆道が先天的に閉塞しているか，または欠損している状態をいう．肝外胆道閉鎖（atresia of the extrahepatic bile ducts）と肝内胆道閉鎖（atresia of the intrahepatic bile ducts）とに大別される．大部分は肝外胆道閉鎖である．肝外胆道閉鎖はⅠ型（総胆管閉塞），Ⅱ型（肝管閉塞・上部胆管拡張），Ⅲ型（肝管閉塞・上部胆管発育不全）およびⅣ型（肝門部肝管閉塞）の4型に分けられている．20000～30000例の出産児中に1例くらいにみられる．一時閉塞した胆管管腔の再形成過程の障害によるとの説，また胆管の伸展で中腔の連絡がとだえたとする説があり，一方，胎生のより後期の肝内胆管および肝細胞の病変（炎症）が本症の原因であり，肝外胆道の変化はこれに付随しておこったものであるという説もある． (谷村)

先天性白内障 Cataracta congenitalis, *congenital cataract*, angeborene Katarakt

先天性に水晶体*に混濁の存在する状態で，種々の視力障害を伴う．全白内障（total cataract, 水晶体の全部または大部分がおかされたもの），嚢白内障（capsular catarcat, 嚢上皮に混濁斑が存在し，通常水晶体血管の遺残を伴う．発生初期の血管の遺残，子宮内炎症などが考えられている），極白内障（polar cataract, 前極または後極にあるもの），中心白内障（central cataract, 水晶体核が混濁が存在するもの．常染色体性優性遺伝*によるとされるものや，風疹感染によるものなどがある），層間白内障（lamellar or zonular cataract, 水晶体核の周囲にある円盤状の混濁）．先天性白内障のうち最も頻度が高く，その約40%を占める．男性に多い．常染色体性優性遺伝形式を示すことが多い．散発性に生ずる場合には，Ca代謝の異常，ビタミンDの不足が関与することが多いといわれる），縫合白内障（sutural cataract, Y字形の水晶体線維縫合部にあるもの），前軸胎芽性白内障（anterior axial embryonic cataract, Y字縫合部の近辺に白色点状の混濁が存在するものである．頻度は高く，両側性のものが多い．停止性で視力をおかすことはない）などの名称がある．眼球*の他の奇形，すなわち単眼，小眼球，無虹彩などの重度の奇形は，大部分本症を合併する．一方，先天性白内障の40～50%は，眼球のほかの部になんらかの奇形を有するといわれている．また本症はしばしば先天異常症候群の一部分症状としてみられる． (谷村)

先天性無神経節性巨大結腸 *congenital aganglionic megacolon or* Hirschsprung *disease*, Hirschpsungesche Krankheit

筋層間神経叢*の神経節細胞無形成のために結腸の一部が拡大したもの．ヒルシュスプルング病（Hirschsprung disease）ともいう．無神経節部は大部分（約90%）の症例において，直腸とS状結腸の範囲内に限られている．無神経節部の上部にある腸管（多くの場合S状結腸上部および下行結腸）は著しく拡張し，壁の筋層が肥厚して巨大結腸となる．したがって巨大結腸そのものは無神経節部の機能的腸閉塞によって二次的に発生したものであり，拡大した結腸は正常の神経節細胞をもち，これより遠位の一見正常大の結腸の壁に神経節が欠除している．男性に圧倒的に多い．また家族内発生がよくみられる．ときに泌尿器に同様の異常（巨大膀胱な

ど）がみられる．神経堤細胞の移動の障害のためと考えられる．　　　　　　　　　　（谷村）

先天性緑内障　Glaucoma congenitalis, *congenital glaucoma*, angeborenes Glaukom

先天性の眼房水*流出障害のため，眼内圧の上昇をきたしたもので，眼球*は非常に大きくなり，牛眼（buphthalmos）または水眼（hydrophthalmia）ともいわれる．(1) 単純性牛眼（simple buphthalmos）：前房隅角の一次的な形成不全に由来する眼房水の流出障害によるもの，(2) 他の奇形の合併症としての牛眼（associated buphthalmos）：眼球の前房以外の奇形により，眼房水の流出障害をきたしたもので，全身性症候群の一症状として発現することもある．(3) 続発性緑内障（secondary glaucoma）：胎生期の種々の疾患，たとえば梅毒などによるブドウ膜炎，角膜炎，先天性腫瘍，神経膠芽腫などに続発して生ずる，などがある．

緑内障の大部分は両側性である．単純性牛眼における眼房水の流出障害の発生過程としては，強膜静脈洞（Schlemm管）の欠損，隅角部における中胚葉性の遺残膜，毛様体縦走筋の異常前方付着などが考えられている．単純性牛眼は常染色体性劣性遺伝*によるものが多いが，妊娠初期の母体の風疹感染によっても発生する．　　　　　　　　　　　　　　　（谷村）

先天性聾　*congenital deafness*, angeborene Taubheit

聴覚障害は，中耳の音伝導器官の奇形または内耳の神経知覚器官の発生異常により生じるが，先天性聾の多くは知覚性（感音性）のものである．遺伝性聾は先天性聾の相当部分を占める．常染色体劣性遺伝*形式をとるとされている．3000出生に1回位みられ，男性に多い．その他聴力障害を伴う遺伝性の症候群も多い．一方，環境因子による先天性聾も多く知られている．サリドマイド症候群でもかなり認められる．ストレプトマイシンなどのアミノ配糖体抗生物質では聴力と平衡機能の障害をおこす．風疹による聴力の障害の頻度は羅患が初期であるほど高いことが認められているが，かなり妊娠時期が進行してからの感染でも認められる．内耳の病理所見としては，中央階，前庭階，鼓室階の破壊，出血および浮腫，Corti器官の変性，血管の異常などが報告されている．そのほか梅毒，トキソプラズマでも聴力障害をきたす．さらに周産期の異常として未熟児に，また出生時の外傷，仮死（酸素不足），核黄疸（蝸牛神経核をおかす），Rh不適合，ABO不適合などの場合に種々の内耳の変化が認められた例が報告されている．　　　　　　　　　　（谷村）

前頭　Sinciput, *frontal*, Stirn　→頭蓋冠

前頭縁（大翼の）　Margo frontalis, *frontal border*　→大翼

前頭縁（頭頂骨の）　Margo frontalis, *frontal border*　→頭頂骨

前頭蓋窩　Fossa cranii anterior, *anterior cranial fossa*, vordere Schädelgrube　→内頭蓋底

前頭角　Angulus frontalis, *frontal angle*　→頭頂骨

前頭頬骨縫合　Sutura frontozygomatica, *frontozygomatic suture*　→頭蓋の縫合

浅頭筋　Musculi capitis superficiales

頭部表層の筋群で，主として顔面の皮下に存在するため顔面筋*ともいい，また皮筋であり表情を生ずるので表情筋*とも称する．（→表情筋）　　　　　　　　　　　　　　　　（佐藤）

前頭筋　Venter frontalis, *frontal belly*, Stirnmuskel　→表情筋

前頭結節　Tuber frontale, *frontal tuber*, Stirnhöcker　→前頭骨

前頭孔　Foramen frontale, *frontal foramen*　→前頭骨

全頭高　*total head height*, Ganz Shädelhöhe　→頭蓋の計測

前頭骨　Os frontale, *frontal bone*, Stirnbein

前頭骨は頭蓋冠*の前部を形成する単一の骨であるが，これは左右両半部からの1対2個の骨が正中線上での融合により1個になったものである．ほぼ垂直位をなす前頭鱗と水平位をなす眼窩部と両側眼窩部間にある鼻部とによりなる．前頭鱗には内面，外面，側頭面の3面がある．外面は前頭面ともよばれ前方に向かって膨隆し，最も突出した部分を前頭結節という．その下方にある弓状の隆起を眉弓といい，これは男性頭蓋で著明である．左右の眉弓の間には平担な部分があり，ここが眼窩部との境界である．眼窩上縁の内側半部には2個の切痕または孔があるが，内側のものを前頭切痕（まれに前頭孔），外側のものを眼窩上孔（まれに眼窩上切痕）という．眼窩上縁は外下方に突出して頬骨突起となり，頬骨の前頭突起と結合する．また頬骨突起の上縁から側頭線が後上方へ走る．側頭線の後下方の面を側頭面という．内面は大脳面ともよばれ凹面をなし，指圧痕，脳隆起，

動脈溝などがある．上部中央には上矢状洞溝があるが，これは頭頂骨の同名溝の延長部である．この溝は前下方にいくにしたがい先細りとなり，下方では前頭稜という隆起に移行する．その最下端部は篩骨の鶏冠との間に盲孔を形成する．盲孔の底は閉塞されている場合が多いが，開口されている場合は鼻腔に通じる導出静脈が通る．前頭鱗の眉間ないしは眉弓の内部にある空洞を前頭洞といい，前頭洞中隔により左右両部に分けられている．前頭洞の開口部を前頭洞口といい，ここから篩骨漏斗を経て鼻腔の中鼻道に通じている．鱗部*の後上部の大部分は頭頂骨に接し，これを頭頂縁という．眼窩部は眼窩上壁をなす部分で，ほぼ三角形であり，両側眼窩部の間には前後に細長い篩骨切痕がある．上面は大脳面で軽い凸面をなし，指圧痕，脳隆起がとくに著明である．下面は眼窩面で凹面をなし，その外側に涙腺窩があり，涙腺を容する．また前内側部には小さな陥凹があり，これを滑車窩といい，ここに滑車棘という小突起をみることがある．前縁は既述の眼窩上縁であり，後縁は蝶形骨縁で鋸歯状をなし，蝶形骨の大翼および小翼と接する．内側縁は篩骨切痕を囲み，篩骨蜂巣に対応する大小の窩を有する．鼻部は眉間の下部にある狭い部分である．前縁を鼻骨縁といい，鋸歯状をなし鼻骨および上顎骨の前頭突起に接する．鼻骨縁の中央部から下方に突出する小突起を鼻棘という．左右の前頭骨が融合しないで正中線上に縫合が残存しているものがあり，これを前頭縫合残存という．

(児玉)

前頭枝（浅側頭動脈の） Ramus frontalis, *frontal branch* →外頸動脈

前頭枝（前大脳動脈の） Rami frontales, *frontal branch* →大脳動脈

前頭枝（中大脳動脈の） Rami frontales, *frontal branch* →大脳動脈

前頭篩骨縫合 Sutura frontoethmoidalis, *frontoethmoidal suture* →頭蓋の縫合

前頭上顎縫合 Sutura frontomaxillaris, *frontomaxillary suture* →頭蓋の縫合

前頭神経 Nervus frontalis, *frontal nerve*, Stirnnerv →眼神経

前頭切痕 Incisura frontalis, *frontal notch* →前頭骨

尖頭尖 Apex cuspidis, *tip of the cuspid*, Spitze →歯

前頭直筋 Musculus rectus capitis anterior, *rectus capitis anterior*, vorderer gerader Kopfmuskel →椎前筋

前頭洞（前頭骨の） Sinus frontalis, *frontal sinus*, Stirnhöhle →前頭骨

前頭洞（副鼻腔の） Sinus frontalis, *frontal sinus*, Stirnbeinhöhle →副鼻腔

前頭洞口 Apertura sinus frontalis, *opening of frontal sinus* →前頭骨

前頭洞中隔 Septum sinuum frontalium, *septum sinuum frontalium* →前頭骨

前頭頭頂弁蓋 Operculum frontoparietale, *frontoparietal operculum*, Operculum frontoparietale →島

前頭突起（頬骨の） Processus frontalis, *frontal process* →頬骨

前頭突起（上顎骨の） Processus frontalis, *frontal process*, Stirnfortsatz →上顎骨

前頭板間静脈 Vena diploica frontalis, *frontal diploic vein* →板間静脈

前頭鼻骨縫合 Sutura frontonasalis, *frontonasal suture* →頭蓋の縫合

前頭鼻突起 Processus frontonasalis, *frontonasal process*, Stirnfortsatz →前頭鼻隆起

前頭鼻隆起 Prominentia frontonasalis, *frontonasal proeminence*, Stirnwulst

胎生第4週の前半において，前頭突起のうち口蓋*の上方を限る部分を前頭鼻隆起，または前頭鼻突起という．この前頭鼻隆起の左右両側部において外胚葉上皮の肥厚によって鼻板*が

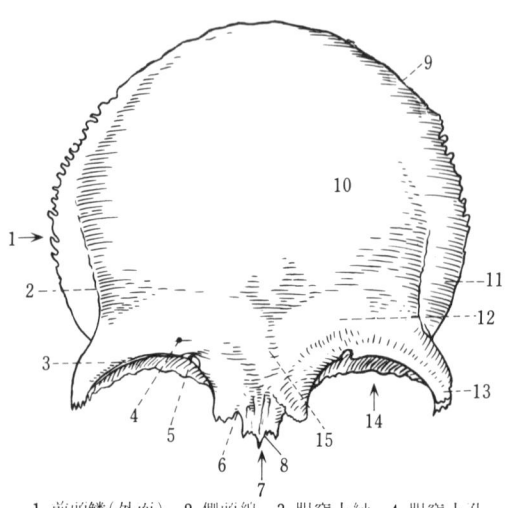

1. 前頭鱗（外面），2. 側頭線，3. 眼窩上縁，4. 眼窩上孔，5. 前頭切痕，6. 鼻縁，7. 鼻部，8. 鼻棘，9. 頭頂縁（冠状縫合），10. 前頭結節，11. 側頭面，12. 眉弓，13. 頬骨突起，14. 眼窩部，15. 眉間

前頭骨（前面）

形成され，さらにこれが陥没して鼻窩*となると，鼻窩の入口を囲んで間葉組織の増殖がおこり，鼻窩を上方から囲む馬蹄鉄型の高まりが生ずる．これを内側鼻隆起*および外側鼻隆起*という．前頭鼻隆起のうちで左右の内側鼻隆起の間の部分は鼻下部（Area infranasalis）となるが，これは内側鼻隆起に圧迫されて次第に幅が狭くなり，上唇の人中部をつくる．すなわち，左右の内側鼻隆起と鼻下部で上唇正中部をつくり，この深部の間葉の後方への増殖が口蓋前端正中部分，すなわち一次口蓋をつくる．（一次口蓋，二次口蓋，顎間部，鼻腔の発生）

(溝口)

前頭弁蓋 Operculum frontale, *frontal operculum*, Operculum frontale →島

前頭縫合 Sutura frontalis(Sutura metopica), *frontal suture*, Frontalnaht →前頭骨，頭蓋の縫合

前頭葉 Lobus frontalis, *frontal lobe*, Stirnlappen

中心溝の前方に位置する．上外側面において，中心溝の前方にはこれと平行して走る中心前回がある．これは運動野（皮質運動中枢）のあるところである．これより前方には運動野のつづきとしての運動前野，さらに前方には前頭連合野がある．運動前野の下部（下前頭回の後部）には運動性言語中枢（Broca）がある．運動野および運動前野は無顆粒皮質（→大脳皮質）とよばれ，体性感覚野，視覚野，聴覚野にみられる顆粒皮質（→大脳皮質）とは形態的にも区別される．下面において，内側部に前後に走る嗅溝があり，それより内側にある部分を直回とよぶ．嗅溝の外側にある溝（眼窩溝）および回（眼窩回）は不規則な形を示す．内側面には上前頭回（→大脳回）の内側延長部の内側前頭回があり，その後方には中心溝の上端をとりかこむようにして中心傍小葉（前部）がある．

(川村 光)

前頭稜 Crista frontalis, *frontal crest* →前頭骨

前頭鱗（前頭骨の） Squama frontalis →前頭骨

前頭涙骨縫合 Sutura frontolacrimalis, *frontolacrimal suture* →頭蓋の縫合

前頭連合野 *frontal association area (prefrontal area)*, prefrontales Feld →前頭葉

前内果動脈 Arteria malleolaris anterior medialis, *anterior medial malleolar artery* →前

脛骨動脈

前内椎骨静脈叢 Plexus venosi vertebrales interni anterior, *internal vertebral venous plexuses anterior* →奇静脈

前脳 Procencephalon, *forebrain*, Vorderhirn

終脳と間脳*である．（→中枢神経系）

(水野)

浅背筋 Musculi dorsi superficiales, *superficial muscles of the back*, oberflächliche Rückenmuskeln

背筋の浅層で，脊柱，胸郭後部からおこって，上肢帯，上肢につく．したがって背の上肢筋ともよばれ，上肢の運動に関与する．神経支配は主として頚神経叢と腕神経叢の枝である．層によって2群に分類する．

第1層：　僧帽筋，広背筋
第2層：　肩甲挙筋，菱形筋　　　(佐藤)

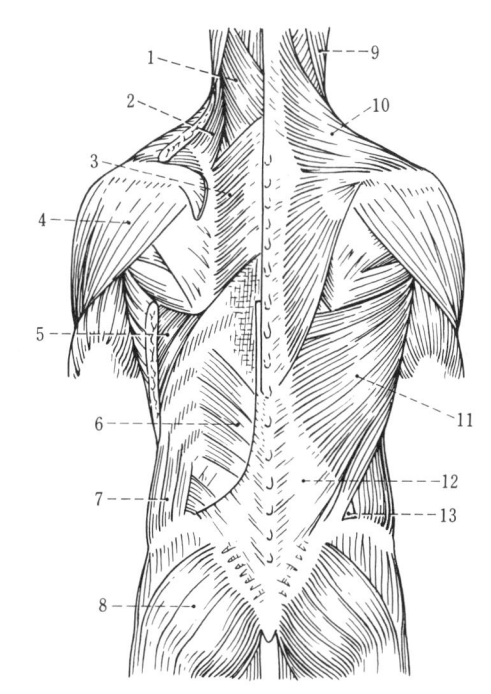

1. 板状筋, 2. 肩甲挙筋, 3. 菱形筋, 4. 三角筋, 5. 前鋸筋, 6. 下後鋸筋, 7. 外腹斜筋, 8. 大殿筋, 9. 胸鎖乳突筋, 10. 僧帽筋, 11. 広背筋, 12. 腰背腱膜, 13. 腰三角

浅背筋

浅背筋膜 Fascia dorsi superficialis, *superficial fascia of the back*

浅背筋*の表層，すなわち僧帽筋と広背筋をおおう筋膜である．上方は後頭骨の上項線に，下端は腸骨稜と仙骨後面に，内側は棘突起と棘

〔浅背筋〕

筋名	起始	停止	神経支配	作用
僧帽筋	後頭骨上項線，外後頭隆起，第7頸椎以下全胸椎の棘突起と棘上靱帯．上部の筋束は外下方へ（下行部），中央部は水平に（横部），下部は外上方へ（上行部）走る．	肩甲骨の肩甲棘と肩峰の上縁，鎖骨外側½	副神経の外枝と頸神経叢の筋枝（したがって胸鎖乳突筋と姉妹筋）	肩甲骨と鎖骨の外側端を内後方に引き，肩甲骨下角を外側にまわす．
広背筋	第6〜8胸椎以下の棘突起，腰背腱膜，腸骨稜，下位4肋骨，肩甲下角	上腕骨の小結節稜	胸背神経	上腕を内転して後内方へ引く．
肩甲挙筋	第1〜第4頸椎の横突起後結節	肩甲骨上角と内側縁上部	頸神経叢の筋枝と肩甲背神経C3〜C5	肩甲骨を上内方へ引く．
小菱形筋	第7頸椎，第1胸椎の棘突起と棘上靱帯	肩甲棘の高さの肩甲骨内側縁	肩甲背神経C4〜C6	肩甲骨を上内方へ引く．
大菱形筋	第2〜第5胸椎の棘突起と棘上靱帯	肩甲棘より下の肩甲骨内側縁		

上靱帯につき，外側は浅胸筋膜*，浅腹筋膜*につづく．項部では厚く，腰背腱膜をおおう部分は薄い． （佐藤）

前肺静脈（V^8） Ramus basalis anterior, *anterior basal vein*, vom vorderen Basalsegment kommender Ast →肺区域

前肺底区（S^8） Segmentum basale anterius, *anterior basal segment*, vorderes Basalsegment →肺区域

前肺底枝（B^8） Bronchus segmentalis basalis anterior, *anterior basal segmental bronchus*, Bronchus für das vorderes Basalsegment →気管

前肺底静脈（V^8） Ramus basalis anterior, *anterior basal vein* (*superior basal vein*), Ast vom seitlichen Basalsegment →肺区域

前肺底動脈（A^8） Ramus basalis anterior, *anterior basal artery*, Ast zum vorderen Basalsegment →肺区域

腺　板 Lamella glandularis, *glandular plate*, Glandarlamelle

亀頭板のことであるが，旧く「腺板」と訳され，いまもそれが定着している．しかしこのglandulaはglans（カシの実）の縮小形であって，「腺」の意味はない．（→亀頭板，外陰部の発生） （森）

前半月大腿靱帯 Ligamentum meniscofemorale anterius, *anterior meniscofemoral ligament* →膝関節

前鼻棘 Spina nasalis anterior, *anterior nasal spine* →上顎骨

浅腓骨神経 Nervus peroneus (fibularis) superficialis, *superficial peroneal (musculocutaneous) nerve*, Nervus peroneus (fibularis) superficialis →坐骨神経

前腓骨頭靱帯 Ligamentum capitis fibulae anterius, *anterior ligament of the tibiofibular joint* →脛腓関節

仙尾連結 Junctura sacrococcygea, *sacrococcygeal joint*, Kreuz-Steißbeinverbindungen

仙骨尖と尾骨底との間のわずかに可動性をもつ連結である．椎間連結に相当するが，しばしば骨化して骨結合（仙尾移行椎）となる．次のような補強靱帯がある．

(1) 前仙尾靱帯：　仙骨尖前面から尾骨尖前面に下行する線維群で，前縦靱帯に相当する．

(2) 深後仙尾靱帯：　仙骨尖後面，すなわち仙骨管の前壁と尾骨後面を結ぶ帯状膜であり，後縦靱帯につづく．

(3) 浅後仙尾靱帯：　仙骨裂孔側縁と尾骨後面外側部を結ぶ靱帯で，仙骨管下口を側方からかこむ．

(4) 外側仙尾靱帯：　仙骨外側部下端と第1尾椎横突起を結ぶ靱帯である． （佐藤）

浅　部（会陰筋の） Pars superficialis, *superficial part* →会陰筋

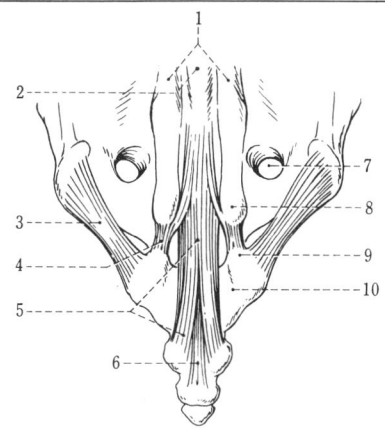

1. 中間仙骨稜，2. 正中仙骨稜，3. 外側仙尾靱帯，4. 浅後仙尾靱帯（関節突起部），5. 浅後仙尾靱帯，6. 深後仙尾靱帯，7. 後仙骨孔，8. 仙骨角，9. 尾骨角，10. 第1尾椎

仙尾連結（後面）

浅　部（咬筋の） Pars superficialis, *superficial portion*, oberflächliche Portion　→咀嚼筋

前　腹（顎二腹筋の） Venter anterior, *anterior belly*, Unterkieferbauch　→舌骨上筋

前腹筋 Musculi abdominis anteriores, *anterior muscles of the abdomen*, ventrale Bauchmuskeln

前腹壁の正中線の両側を縦走する細長い筋群であり，腹直筋と錐体筋がこれに属する．頚部の舌骨下筋群とともに直筋系に所属する．（→側腹筋，後腹筋）　　　　　　　　　（佐藤）

浅腹筋膜 Fascia abdominalis superficialis, *superficial fascia of the abdominal wall*

外腹斜筋と腹直筋鞘*の前面をおおう薄い筋膜である．体壁筋の表面をおおう筋膜の一部であるから，上方では浅胸筋膜に，後方は浅背筋膜*に，内側では対側の同名筋膜につづく．下端ではやや線維性となり鼠径靱帯*につく．
　　　　　　　　　　　　　（佐藤）

前腹側核 Nucleus ventralis anterior (VA), *anterior ventral nucleus*　→視床腹側核

浅腹壁静脈 Vena epigastrica superficialis, *superficial epigastric veins*　→外腸骨静脈

浅腹壁動脈 Arteria epigastrica superficialis, *superficial epigastric artery*　→大腿動脈

全分泌腺 Glandula holocrina, *holocrine gland*, holokrine Drüse　→腺

前閉鎖結節 Tuberculum obturatorium anterius, *anterior obturator tubercle*　→恥骨

前　房 *anterior chamber*　→前眼房

前膨大部神経 Nervus ampullaris anterior, *anterior ampullar nerve*, Nervus ampullaris anterior　→前庭神経

前脈絡叢動脈 Arteria chor[i]oidea anterior, *anterior choroidal artery*, vordere Gefäßhautarterie　→大脳動脈

前　面（虹彩の） Facies anterior (iridis), *(iridial) anterior surface*, die vordere Fläche (der Regenbogenhaut)

虹彩の前眼房面で虹彩内皮によりおおわれる．（→虹彩）　　　　　　　　（外崎）

線　毛（繊毛） Cilium, -a pl., *cilium*, Zilien, Flimmerhaare

細胞の突起*のうちで，毛状で，その内部に微細管*からなる一定の構造をもち，活発な運動機能をもつものをいう．一般に1個の細胞に多数存在する．数本ないし1本のみある場合は鞭毛*とよばれることがある．遊離細胞にある場合は，その細胞の移動に役立ち（線毛虫，精子など），固着細胞にあるものは，細胞表面に液体の流れをつくるのに関与する（卵管上皮細胞，気管上皮細胞など）．線毛内部にある微細管は一括して軸（細）糸とよばれる．まず中心部に2本の微細管が縦走し（中心微細管, Microtubulus centralis），この2本がつくる面に垂直方向が線毛の運動方向となる．辺縁部にある18本の微細管は2本ずつが癒合して対となり（A細管とB細管），このうちA細管はやや中心部に近く位置するから対の微細管がつくる面は線毛表面の接線面に対して5〜10°傾斜している（辺縁双微細管, Diplomicrotubulus periphericus）．A細管から隣接群のB細管に向かって2本の短い突起（腕, arm）がでていて，これがダイニン（dynein）とよばれる線毛のATPaseの分子である．したがって線毛を基部から先端に向かって眺めると，辺縁双微細管の配列には時計針の動く方向に一致した方向性がある．中心微細管を結ぶ面の中央垂直線上にある双微細管を"1"とし，時計針方向に"9"まで順次番号をつけてよぶ．中心微細管の群から辺縁双微細管に向かって放射状の輻（spoke）がでてこの両者を結んでいるが，これは長軸方向には86Å間隔で並んでいる．中心微細管は線毛が細胞表面に移行する近くで消失するが，9群の辺縁双微細管はそのまま伸びて細胞体内に入り基底小体をつくっておわる．ここでは，各微細管群の外側に新しくC細管が加わり，かつA, B, Cからなる三微細管の配列面は基底小体の接線面に対して約40°傾斜するように変化する．この構造は中心子*に一致する．基底小体の側壁から

錐体状の基底足（Pes basalis）や，下方へ筆毛状に伸びる基底根（Radix basalis）などをもつものもある．線毛先端では各微細管はそれぞれ別個に異なった高さでおわっている．線毛基部の細胞膜を凍結割断レプリカ法でみると，膜内粒子が首飾り状に数条とり囲んでいて，"線毛の首飾り"（ciliary necklace）とよばれる．異型線毛としては，中心微細管を欠くもの（9＋0），1本の中心微細管のもの（9＋1）などのほか，辺縁双微細管にいろいろの付属物をもつものがある．これらはその線毛の動き方に関連した構造である．線毛は中心子を原基として発生し，その動きの機構は，"微細管のすべり"であるとされている． (山田)

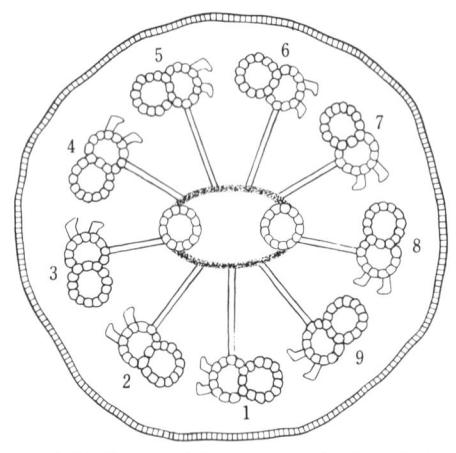

線毛を基部から先端方向にみた断面模式団(線毛)

前盲腸枝 Arteria cecalis anterior, *anterior cecal branch* →上腸間膜動脈

前毛様体動脈 Arteriae ciliares anteriores, *anterior ciliary arteries* →内頚動脈

前有孔質 Substantia perforata anterior, *anterior perforated substance*, Substantia parforata anterior →嗅脳

浅葉（頚筋膜の） Lamina superficialis, *superficial cervical fascia*, oberflächliche Halsbinde →頚筋膜

浅葉（側頭筋膜の） Lamina superficialis →頭部の筋膜

腺葉（外分泌腺の） Lobus, *lobe*, Lappen →外分泌腺

前葉（腹直筋鞘の） Lamina anterior, *anterior layer of rectus sheath*, ventrale Lamelle →腹直筋鞘

前立腺 Prostata, *prostate*, Vorsteherdrüse

前立腺は膀胱*の下端に密着し，倒立した栗の実型，尿道*が腺の中央を前下方へ貫通する．20個以上の小腺の集合体で，各腺の導管は前立腺管とよばれ，精丘の両側で尿道へ開く．前立腺の分泌物は精液臭を有し，精子に活動性を与える．

前立腺は横径4cm，上下径3cm，前後径2cm．膀胱と密着する上面を底という．尖は前下方を向き，尿道がここを出る．恥骨結合に面する前面，直腸に面する後面，および下外側面を分ける．また右葉，左葉を区別し，両者を峡部がつなぐ．尿道は峡部を通る．尿道と射精管の間にある後上方部を中葉とよび，この部の突出は排尿を阻害することがありうる．結合組織中には平滑筋を多く含み，これを前立腺の筋質という．これに対して，腺のある部を腺質という．前立腺と恥骨の間にある恥骨前立腺靱帯の中の平滑筋を恥骨前立腺筋という． (養老)

前立腺管 Ductuli prostatici, *prostatic duct*, Ductuli prostatici →前立腺

前立腺峡部 Isthmus prostatae, *isthmus*, Isthmus prostatae →前立腺

前立腺挙筋 Musculus levator prostatae, *levator prostatae* →会陰筋

前立腺筋膜 Fascia prostatae, *prostatic fascia (or sheath)* →会陰

前立腺静脈叢 Plexus venosus prostaticus, *prostatic venous plexus* →内腸骨静脈

前立腺神経叢 Plexus prostaticus, *prostatic plexus*, Plexus prostaticus →自律神経叢

前立腺尖 Apex prostatae, *apex*, Apex prostatae →前立腺

前立腺底 Basis prostatae, *base*, Basis prostatae →前立腺

前立腺部（尿道の） Pars prostatica, *prostatic part*, Pars prostatica →尿道

浅リンパ管 Vasa lymphatica superficialia, *superficial lymphatic vessel*, oberflächliche Lymphgefäße

真皮にある毛細リンパ管網にはじまり，皮下で浅筋膜の表層を走り，やがて深リンパ管に合流する．血管に伴行はしないが，リンパを集める流域は，皮下静脈の流域とほぼ一致する．(→リンパ管) (森)

前涙嚢稜 Crista lacrimalis anterior →上顎骨

前肋間枝 Rami intercostales anteriores, *anterior intercostal branch* →鎖骨下動脈

前肋間静脈　Venae intercostales anteriores
→上大静脈

前　弯　Lordosis, *lordosis*, Lordosis

成人の脊椎*を側方からみると，頚部と腰部では前方に凸に弯曲しており，前弯という．胎児および新生児期の脊柱は弓状で後方に凸であるが，首のすわる生後3ヵ月頃になると頚部の前弯が，歩き始める生後1年頃には腰部の前弯があらわれる．脊柱の前弯は二次弯曲（または代償弯曲）で，人類の直立二足歩行への形態的適応である．（→後弯）　　　　　　（高橋）

前腕筋膜　Fascia antebrachii, *antebrachial fascia*

前腕の屈筋群と伸筋群を共通に包む筋膜で，上方は上腕筋膜*に，下方には手の筋膜につづく．前面で上腕骨内側上顆に近い部分と，後面で上腕骨外側上顆に近い部分とは肥厚して，それぞれ前腕の屈筋群と伸筋群の起始となる．前面で肘関節に近い部分には，上腕二頭筋の停止腱の一部が前腕筋膜の内側部に向かって扇形に放散する（上腕二頭筋腱膜）．　　（河西）

前腕骨間膜　Membrana interossea antebrachii, *interosseous membrane of the forearm*

橈骨*と尺骨*の間で両骨の骨間縁を結ぶ線維性のうすい膜．線維の走向は，橈骨より下内方に走って尺骨につくが，近位端の線維は，尺骨粗面よりおこり下外方へ走って橈骨粗面へ達する．この部を斜索という．骨間膜と斜索との間隙を尺骨動脈の枝が通って前腕後面に向かう．
　　　　　　　　　　　　　　　　（河西）

前腕正中皮静脈　Vena mediana antebrachii, *median antebrachial vein*　→尺側皮静脈

ソ

双角子宮 Uterus bicornis, *uterus bicornis*, Uterus bicornis →子宮と膣の奇形

総肝管 Ductus hepaticus communis, *common hepatic duct* →肝管

槽間中隔 Septa interalveolaria, *alveolar septum* →下顎骨

総肝動脈 Arteria hepatica communis, *common hepatic artery*, gemeinsame Leberarterie →腹腔動脈

臓弓 Arcus viscerales, *visceral arches*, Visceralbögen →鰓弓

双極細胞 Neurocytus bipolaris, *bipolar cell*, bipolare Körnerzelle →網膜

総頸動脈 Arteria carotis communis, *common carotid artery*, gemeinschaftliche Kopfarterie

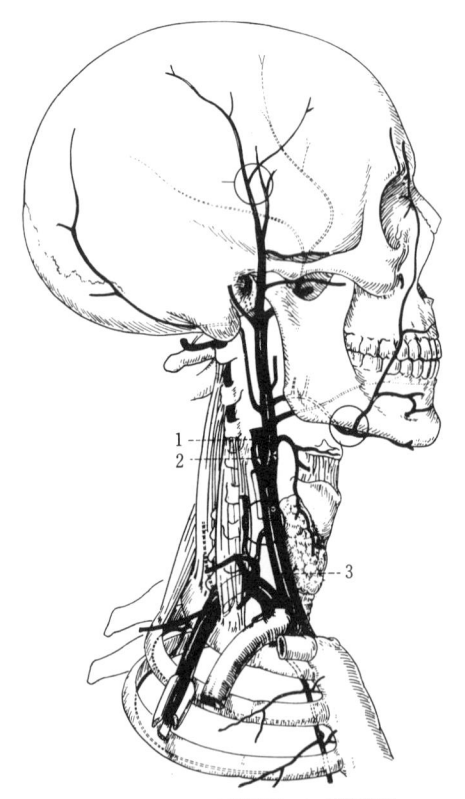

1. 外頸動脈, 2. 内頸動脈, 3. 総頸動脈
総頸動脈

頭部に血液を送る血管の主幹. 右は腕頭動脈の枝, 左は大動脈弓の頂上部より出る. そのため左総頸動脈は右のものよりも 4〜5 cm 長い. 総頸動脈は枝を出さず, 気管・喉頭の両側を上行し, 甲状軟骨上縁の高さで音叉のような形をなし内・外頸動脈*に分かれる. 分岐部の後側には頸動脈小体が存在する. また分岐部ないし内頸動脈始部の壁はやや薄く膨隆しており (頸動脈洞), 舌咽神経の枝を介し血圧を感受するという. (→大動脈, 鰓弓動脈)　　　（浅見）

総頸動脈神経叢 Plexus caroticus communis, *common carotid plexus*, Plexus caroticus communis →自律神経叢

ゾウゲ芽細胞 Odontoblastus, *odontoblasts*, Odontoblasten →ゾウゲ質

ゾウゲ芽細胞突起 Processus odontoblasti dentinalis, *odontoblastic process*, Odontoblastenfortsätze →ゾウゲ質

ゾウゲ（象牙）細管 Tubulus dentales, *dentinal tubule*, Dentinkanälchen →ゾウゲ質

ゾウゲ（象牙）質 Dentinum, *dentin*, Dentin od. Zahnbein

歯*の構成要素の主体をなす組織で, 歯胚*の歯乳頭辺縁に位置する象牙芽細胞によって形成される中胚葉由来の組織である. 根ヒトの歯では, 歯冠がエナメル質, 歯根はセメント質におおわれている.

ゾウゲ質が形成されたあと歯乳頭は歯髄となり, ゾウゲ質の中に存在する歯髄腔をみたしている.

ゾウゲ質にはゾウゲ細管とよばれるごく細い細管が密に存在し, それらは歯髄腔を中心にほぼ放射状に配列しており, 歯冠頂では垂直に配列し, 歯頸部に向かうにしたがって斜めの配列となるとともにS状に弯曲し, 歯根ではほぼ水平方向となっている. またゾウゲ細管はその経過中に側枝を出し, ゾウゲ質表層では数本の終枝に分かれている. ゾウゲ細管の側枝は, ゾウゲ質外層では発達しているが, 深層に向かうにしたがって数が減少しており, 歯冠では, 表層 1/3〜1/2 の領域で消失している. しかし歯根では細管のほぼ全長にわたって側枝が存在している. ゾウゲ細管の太さは歯髄に近い部分が最も太く, 直径 3〜4 μm であるが, 表層に向かうにしたがって順次細くなり, 末梢部では直径が 1 μm 前後となっている.

ゾウゲ質は形成時, まずゾウゲ芽細胞によって密な膠原線維*が形成される. このような未

灰化の密な膠原線維よりなる部分はゾウゲ前質とよばれている．

ゾウゲ芽細胞はゾウゲ前質を形成し，その細胞突起を伸長し，ゾウゲ細管の中に残しつつ後退する．一方ゾウゲ前質の形成にややおくれて，ゾウゲ前質の形成をおおうようにしてそれらの膠原線維にアパタイトの結晶が順次沈着し，ゾウゲ質が形成される．したがって完成した象牙質ではゾウゲ細管の間を埋める基質すなわち管間ゾウゲ質は，骨組織と同様，密な膠原線維が下地となり，基質線維を構成し，それらにハイドロオキシアパタイトの薄い板状の結晶が密に沈着した状態となっている．またゾウゲ質の完成後も，ゾウゲ質の歯髄面にゾウゲ芽細胞が配列しており，ゾウゲ細管の中にゾウゲ芽細胞の突起が存在している．これらのゾウゲ芽細胞の突起は Tomes の線維（Tomes の突起）ともよばれている．

通常では，完成した歯でも，ゾウゲ質の歯髄に面するわずかの部分では結晶が沈着しないままゾウゲ前質が残存しているのが普通である．

膠原線維よりなる基質に石灰化が生じる際，象牙質表層などでは球状に石灰化が進行し，ゾウゲ小球（石灰化球）を形成し，それらが隣接のものと融合するために，それらの部分では石灰化球相互間に未石灰の部分が残る場合がみられ，これらの部分は球間区（球間象牙質）とよばれている．（一歯）　　　　　　　（一條）

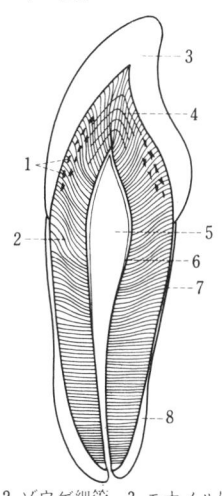

1. 球間区，2. ゾウゲ細管，3. エナメル質，4. ゾウゲ質の成長線，5. 歯髄，6. ゾウゲ前質，7. 原生セメント質，8. 第2セメント質
ゾウゲ質構造膜型図

ゾウゲ（象牙）質成長線 Linea incrementalis dentini, *incremental line of dentin*, Wachstumslinien des Dentins →ゾウゲ質

ゾウゲ（象牙）小球 Globulus dentinalis, *globular dentin*, Globuli →ゾウゲ質

ゾウゲ（象牙）前質 Predentinum, *predentin*, Prädentin →ゾウゲ質

造血 Haemocytopoesis (Haematocytopoesis), *hemopoiesis* (*hematopoiesis*), Hämatopoese

血球の形成過程を造血という．造血の行われる部位を造血組織*といい，成熟した哺乳類の主たる造血組織は骨髄*である．血球は赤血球*，白血球*，血小板（一栓球）に大別されるが，リンパ球*以外の血球は一度成熟すると増殖能を失い，一定の期間後死滅してしまう．これを補うため，造血組織で未分化の細胞が分化増殖をくり返し補給している．従来血球は1種類の未分化な細胞より分化するという一元説と，各種の血球の原基はそれぞれ別であるという多元説があった．最近，骨髄移植法を主とする種々の実験的根拠より，血球は1種類の未分化な多能性を有する細胞より分化すると考えられるようになった．このような細胞を多能性造血幹細胞（pluripotential stem cells）という．

（小川・瀬口）

造血組織 Textus hemopoeticus (haemopoeticus), *hemopoietic tissue*, haematopoetisches Gewebe

血球の形成が行われる部位を造血組織または造血器官（hemopoietic organ）という．成熟した哺乳類では骨髄*がこれにあたる．胎生期では初期に造血は卵黄囊を包む中胚葉の内部に，間葉細胞が集った血島*で開始される（中胚葉期造血，mesoblastic phase of hemopoiesis）．漸次，球形の塩基好性細胞が肝臓，脾臓へ集り，造血の場は肝臓*，脾臓*となる（肝臓期造血，hepatic phase of hemopoiesis）．胎生4カ月ないし5カ月において，骨の形成とともに骨髄が完成し，骨髄が主要な造血組織となる（骨髄期造血，myeloid phase of hemopoiesis）．肝臓，脾臓での造血は消失するが，病的な場合には再び出現することがある．　　　　（小川・瀬口）

臓溝 Sulci viscerales, *visceral grooves* (*furrows*), Visceralfurchen →鰓溝

造後腎組織 Blastema metanephrogenicum, *metanephric blastema*, *metanephrogenic tissue*, metanephrogenes Blastem

造後腎組織は発生第5～8週に，中腎*の尾方第2～5仙骨体節にかけて，非分節性の中間中胚葉塊として出現する．

はじめ造後腎組織の方が尿管芽*に働きかけて，尿管芽盲端部の膨大と分岐を招来するというが，尿管芽が造後腎組織に侵入して集合管が形成されると，今度は集合管の誘導能により，造後腎組織内に後腎胞が生じ，ネフロンの発生が開始される．すなわち，後腎胞はS字状の係蹄をつくり，その一端で集合管膨大部と結合，他端で糸球体を受け入れて糸球体囊となり，その中間部は尿細管に分化してネフロンが形成される．一つの集合管に所属するネフロンは集合管の末端に集って，腎髄質索を形成，小葉となる．この小葉は生涯失われることはない．

生後糸球体への血液供給を調整するという傍糸球体装置 (juxtaglomerular apparatus) は後腎胞出現時に形成されるという．エリトロポエチン (erythropoietin) の産生に関係するという傍糸球体細胞はまだ明瞭に同定されていない．
（沢野）

総骨間動脈 Arteria interossea communis, *common interosseous artery*, gemeinsame Zwischenknochen–Schlagader →尺骨動脈

双糸期 Diplonema, *diplotene stage*, Diplotänstadium →還元分裂

総指伸筋 Musculus extensor digitorum, *extensor digitorum*, Fingerstrecker →上肢の筋

総指伸筋および示指伸筋の腱鞘 Vagina tendinum musculorum extensoris digitorum et extensoris indicis, *tendon sheath of the extensor digitorum communis and the extensor indicis* →伸筋支帯（手の）

桑実胚（ヒトの） Morula, *morula*, Morula
受精卵*（原胚子）が分裂を重ねて桑の実に似た外観を呈する発生段階に達したもの．この時期の分割球はいずれもよく似た形状を示すが，中心部に位置する細胞群（内細胞塊，将来胚体を形成する）と周囲をとり巻く細胞群（外細胞塊，将来の栄養膜）とに区別できる．試験管内実験によればヒトでは，受精後約60時間で12〜16細胞からなる桑実胚となる．また，受精後3日と考えられる12細胞胚が子宮腔内から得られた記録がある．（沢野）

総主静脈 Vena cardinalis communis, *common cardinal vein*, Vena cardinalis communis
前主静脈と後主静脈の合流に始まり，心臓原基の静脈洞*に外側から入る．右総主静脈は右前主静脈とともに上大静脈*をつくり，左総主静脈は右前主静脈とは分離し，退縮して左心房斜静脈となる．（→上大静脈の発生）（森）

総掌側指神経 Nervi digitales palmares communes, *common palmar digital nerves*, Nervi digitales palmares communes →尺骨神経，正中神経

総掌側指動脈 Arteriae digitales palmares communes, *common palmar digital arteries* →尺骨動脈

増殖 Proliferatio, *proliferation*, Vermehrung, Wucherung
細胞の分裂による増数のことをいう．組織または器官が大となる原因の一つとなる．

細胞増殖の特性としてDNAの倍加がある．すなわち，有糸分裂*に先立って，その細胞のDNA量が倍加し，分裂によって生ずる各娘細胞は，2倍となったすべての染色体物質のそれぞれ半分を受け継ぐので，母細胞とまったく同じ染色体を保つことになる．

細胞増殖の型は組織または器官で異なり，同じ器官でも細胞集団間で異なる．たとえば，神経細胞*では出生のころ，またはそれ以前にすでに成熟し，分裂能を失っているが，〔神経〕膠細胞は生後も分裂能を有する．

成熟動物の組織および器官の維持に重要な役割を演ずる型の細胞増殖としては，補充細胞がある．血球や表皮や腸管上皮の損耗が幹細胞の分裂により補充されるのがこの例である．
（沢野）

双心子 Diplosoma, *diplosome*, Diplosom →中心子

造心中胚葉 Mesoderma cardiogenicum, *cardiogenic mesoderm*, Kordiogenes Mesoderm
心臓*および原始心膜腔（その中皮）の原基．脊索前板よりも前方で胚盤頭側部を半月形にかこむ中胚葉の肥厚域をいう．人胚では原条期にこれを識別．壁側・臓側の中胚葉に分離してのちは後者を造心板 (cardiogenic plate, Kardiogene Platte) とよぶ．（→心臓の発生）（浅見）

双星 Diaster, *diaster*, Diaster →有糸分裂

臓側骨盤筋膜 Fascia pelvis visceralis, *visceral pelvic fascia* →会陰

臓側中胚葉 Mesoderma splanchnicum s. viscerale, *splanchnic or visceral mesoderm*, viscerales Mesoderm →中胚葉，側板

臓側板（心膜の） Lamina visceralis (pericardii), *visceral layer*, das viscerale Blatt (des Herzbeutels) →心膜

臓側板（精巣鞘膜の） Lamina visceralis,

visceral layer, Epiorchium →精巣鞘膜

臓側板（中胚葉の） Splanchnopleura, *splachnopleura*, Visceralblatt →中胚葉，側板

臓側腹膜 Peritoneum viscerale, *visceral peritoneum* →腹膜

臓側面（肝の） Facies visceralis, *viseral surface of the liver* →肝臓

総胆管 Ductus choledochus, *common bile duct*

総胆管は肝管*と胆嚢管*の合流点から十二指腸*下行部の内側面に下行する6〜8cmの管で，肝十二指腸間膜の中を，肝固有動脈，門脈と伴行する．十二指腸に終わる手前で膵頭を貫き，膵管*と合流する．膵頭癌に際して総胆管が圧迫されて黄疸をおこすことは，この局所解剖学的関係による．総胆管は膵管と合流するところ，あるいはその直後に胆膵管膨大部をつくったのち，大十二指腸乳頭において十二指腸に開口する．

総胆管の内面は単層円柱上皮で覆われ，固有層には小さい胆管粘液腺がある．筋層はおよそ内輪外斜の走行を示すが，とくに総胆管の下部では輪走筋が発達して，総胆管括約筋とよばれる．また胆膵管膨大部には（胆膵管）膨大部括約筋が発達している．オッディーの括約筋(Oddi's sphincter) の名で親しまれるこの筋は，消化管ホルモンや神経の作用を受けながら，胆汁と膵液の放出の関門をなしている．（藤田恒）

総胆管括約筋 Musculus sphincter ductus choledochi, *sphincter of the common bile duct* →総胆管

総腸骨静脈 Vena iliaca communis, *common iliac veins*, gemeinschaftliche Hüftblutader

左右とも仙腸関節*の前面で内および外腸骨静脈*の合流によって生じ，第5腰椎体の前面を大動脈の右側に向かって上行し，ここで左右が合して下大静脈*となる．右総腸骨静脈は同名動脈の後外側をほぼ垂直に上行するが，左総腸骨静脈は長さが長く，また走行も斜めで，はじめ同名動脈の内側にあり，次いで右総腸骨動脈の背側を通って右側と合する．

枝：

(1) 正中仙骨静脈： 同名動脈に伴行する．仙骨前面のほぼ中央を上行し，やがて単一の静脈となって左総腸骨静脈へそそぐ．

(2) 腸腰静脈： 同名動脈に伴行して，腸骨窩，後腹壁よりの血液を集めて大腰筋の深層を通り，総腸骨静脈または外腸骨静脈へそそぐ．

第5腰椎の椎間孔を経て脊柱管内との交通もある． （河西）

総腸骨動脈 Arteria iliaca communis, *common iliac artery*, gemeinsame Hüftschlagader

第4腰椎体の前面で腹大動脈*から分岐し，左右に分かれてそれぞれ斜め下外方に走り，仙腸関節の前面で内腸骨動脈*と外腸骨動脈*に分岐するまでをいう．通常右側が左側よりもやや長く，また右総腸骨動脈は，左総腸骨静脈の腹側にあり，前者の背側で左右の総腸骨静脈が合して下大静脈が始まる．（→内腸骨動脈，外腸骨動脈） （河西）

総腸骨リンパ節 Lymphonodi iliaci communes, *common iliac nodes* →リンパ節

総底側指神経 Nervi digitales plantares communes, *common plantar digital nerve*, Nervi digitales plantares communes →坐骨神経

総底側指動脈 Arteriae digitales plantares communes, *common plantar digital arteries* →足底動脈弓

相同染色体 Chromosoma homologum, *homologous chromosomes*, homologe Chromosomen →還元分裂

臓　嚢 Sacci viscerales, *visceral pouches (sacs)*, Visceraltaschen →鰓嚢

総排泄腔 Cloaca, *cloaca*, Kloake →排泄腔

総背側腸間膜 Mesenterium dorsale commune, *dorsal mesentery* →腸間膜

総肺底静脈 Vena basalis communis, *common basal vein*, gemeinsamer Stamm der Venae basale (superior und inferior) →肺区域

層板小体 Vater-Pacinian *lamellated corpuscle*, Vater Pacinisches Lamellen Körperchen →終末神経小体

総腓骨神経 Nervus peroneus (fibularis) communis, *common peroneal nerve*, Nervus peroneus (fibularis) communis →坐骨神経

僧帽筋 Musculus trapezius, *trapezius*, Kappenmuskel →浅背筋

僧帽筋の腱下包 Bursa subtendinea musculi trapezii, *bursa of trapezius* →滑液包

僧帽弁 Valva mitralis, *mitral valve*, Mitralklappe →心臓

臓　裂 Fiscurae viscerales, *visceral clefts (slits)*, Visceralspalten →鰓裂

側　角 Cornu laterale, *lateral horn*, Seitenhorn

側柱ともよぶ．T_1からL_2の高さで脊髄灰白

質*の中間質が外側へ突出した部分をいう．ここに存在する神経細胞の集団は中間外側核とよばれる．S₂—S₄の高さで，これに対応する部分にある細胞集団は，とくに仙髄中間外側核 (Nucleus intermediolateralis sacralis, sacral intermediolateral nucleus) とよばれている．胸腰髄のものは交感神経節前細胞の集団で，その軸索は前根となって脊髄を出る．交感神経節前細胞はさらに内側方で中間質の背内側部に散在する．交感神経節前細胞には視床下部からの下行線維が直接結合するが，後根線維は直接結合しない．仙髄中間外側核は副交感節前細胞で，その軸索は前根を通り，骨盤内臓神経となる．この核もまた後根線維とは主として間接的に結合する．その他の求心性入力については十分研究されていない． （松下）

側結合線 Conjugata lateralis, *lateral conjugate*, Darmbeinbreite →骨盤の計測

足 根 Tarsus, *tarsus*, Fußwurzel

ギリシャ語の tarsos（細い枝で編んだかご）に由来する．

下腿と関節し足底面が平滑な足の後方約1/2の部分で，7個の足根骨*が骨格となっている． （吉岡）

足根間関節 Articulationes intertarseae, *intertarsal joints*

足根骨*の相互の骨によってつくられる四つの関節（距骨下関節*，距踵舟関節*，踵立方関節*，楔舟関節*）を総称していう． （河西）

足根骨 Ossa tarsi, *tarsal bones*, Fußwurzelknochen

足の後半部，足根*の骨格で7個ある．手の手根骨*と相同である．基本型は近位列の骨3個，遠位列の骨5個，中心骨1個であるが，体重を支える必要上，配列・数に変化をきたしている．足根骨の近位列は2個で，距骨と踵骨がある．距骨*は脛側近位足根骨に，踵骨*は腓側近位足根骨に属すが，横に配置せず距骨が上，踵骨が下で上下に配置する．また距骨は脛側にある2個の近位足根骨が癒合したものと考えら

1. 立方骨，2. 外側楔状骨，3. 中間楔状骨，4. 第5中足骨，5. 基節骨，6. 中節骨，7. 末節骨，8. 踵骨（踵骨隆起），9. 距骨（距骨滑車），10. 舟状骨，11. 内側楔状骨，12. 底，13. 体，14. 頭，15. 第1中足骨，16. 底，17. 体，18. 頭，19. 基節骨，20. 末節骨

足の骨（右側，足背面）

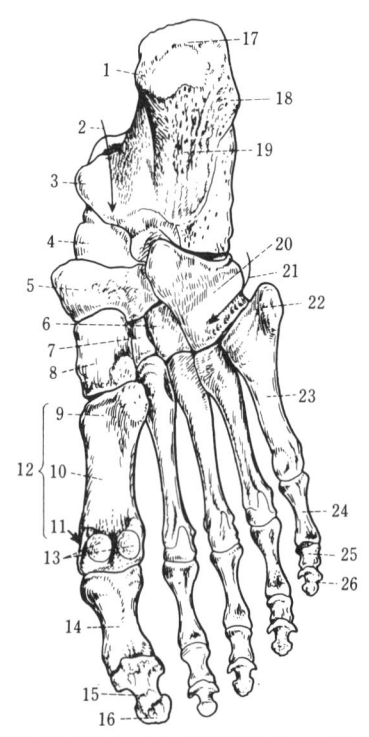

1. 踵骨隆起内側突起，2. 長母指屈筋腱溝，3. 載距突起，4. 距骨（距骨頭），5. 舟状骨，6. 外側楔状骨，7. 中間楔状骨，8. 内側楔状骨，9. 底，10. 体，11. 頭，12. 第1中足骨，13. 種子骨，14. 基節骨，15. 末節骨，16. 末節骨滑面，17. 踵骨隆起，18. 踵骨隆起外側突起，19. 踵骨，20. 立方骨（立方骨粗面），21. 長腓骨筋腱溝，22. 第5中足骨粗面，23. 第5中足骨，24. 基節骨，25. 中節骨，26. 末節骨

足の骨（右側，足底面）

内側面

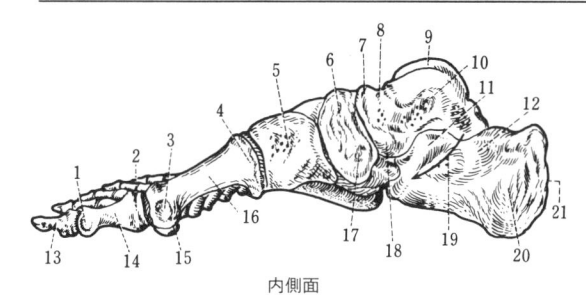

1.(基節骨の)頭, 2.(基節骨の)底, 3.(中足骨)頭, 4.(中足骨)底, 5.内側楔状骨, 6.舟状骨, 7.距骨頭, 8.距骨頸, 9.距骨滑車, 10.距骨, 11.載距突起, 12.踵骨体, 13.末節骨, 14.基節骨, 15.種子骨, 16.第1中足骨, 17.舟状骨粗面, 18.距舟靱帯関節面, 19.長母指屈筋腱溝, 20.踵骨隆起, 21.踵骨

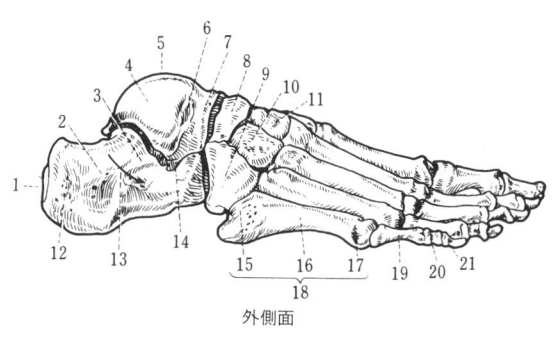

外側面

1.踵骨, 2.踵骨体, 3.腓骨筋滑車, 4.距骨体, 5.距骨, 6.距骨頸, 7.距骨頭, 8.舟状骨, 9.立方骨, 10.外側楔状骨, 11.中間楔状骨, 12.踵骨隆起, 13.長腓骨筋腱溝, 14.足根洞, 15.底, 16.体, 17.頭, 18.第5中足骨, 19.基節骨, 20.中節骨, 21.末節骨

足の骨(右側)

れている．舟状骨*は中心骨に属し，内側にあって距骨と3個の楔状骨*の間にある．遠位列の骨は4個で，内側から内側楔状骨・中間楔状骨・外側楔状骨・立方骨の順に横に配置している．立方骨*は遠位列の腓側の2個の骨が癒合したものとみなされ，踵骨に接している．遠位列の骨は背側へ凸弯し，中足骨の後部とともに横足弓を形成する．また足根骨は中足骨とともに，内および外側に縦の隆起・縦足弓を形成する．踵・距骨・舟状骨・楔状骨・第1～第3中足骨を結ぶ内側弓と，踵骨・立方骨・第4～第5中足骨を結ぶ外側弓がある．内側弓より外側弓が低い．普通，足底は第1～第5中足骨頭，第5中足骨底および踵骨隆起で地面に触れている． (吉岡)

足根中足関節 Articulationes tarsometatarseae, *tarsometatarsal joints*, Fußwurzel-Mittelfußgelenk

内側・中間・外側の各楔状骨*および立方骨*の前面と各中足骨底との間の関節で，全体として平面関節と考えられ，可動性は小さい．通常三つの関節腔が区別され，第1中足骨は内側楔状骨と関節して独立した関節腔をつくり，第2中足骨は中間楔状骨と，また第3中足骨は外側楔状骨と関節して両者共通の関節腔を有し，第4・第5中足骨は立方骨と関節して一つの関節をつくるが，後2者はときに共通の関節をつくる．中間楔状骨の長さは，その両側にある楔状骨より短いので，これと第2中足骨の関節は，他よりも近位に向かって凹んだ位置にあり，そのために足根中足関節全体としてみると，関節腔は横に凹凸の曲線をえがく．足根中足関節は外科学的に Lisfranc 関節ともいい，Chopart 関節とともに足の手術時における切断面として使われる．これに付属する靱帯として次のものがある．

(1) 背側足根中足靱帯
(2) 底側足根中足靱帯
(3) 骨間楔中足靱帯：二つあって，一つは内側楔状骨の前外側面よりおこって第2中足骨底の対向面へ向かう強力な靱帯で，他は外側楔状骨の前外側面よりおこり，第3および第4中足骨底の対向面へ．後者によって，二つある足根中足関節の外側二つの関節腔が仕切られる．

(河西)

足根洞 Sinus tarsi →踵骨

足細胞 *podocyte*, Podozyt →腎小体，ネフロン

側　索 Funiculus lateralis, *lateral cord*, Seitenstrang

脊髄白質で前外側溝と後外側溝にはさまれた部分をいう．おおよそ歯状靱帯付着部と後根侵入部との間の部分に相当する．側索と前索*の移行部は前側索 (anterolateral cord) と称される．側索には脊髄下行路（錐体側索路，赤核脊髄路，網様体脊髄路），脊髄上行路（脊髄小脳路，脊髄視蓋路，脊髄視床路）および固有束が通る．下行路は灰白質近くの内側部を，上行路は外側表層近くを通る傾向にある．下行路のうち錐体側索路（外側皮質脊髄路）が最も背側を通り，その腹側を赤核脊髄路が下行する．さらに腹側でIX層の背外側近くを延髄網様体脊髄路が下行する．上行路では後脊髄小脳路が最も背外側の部分を通り，その腹側を前および吻側脊髄小脳路が上行する．脊髄網様体路，脊髄視蓋路を含む外側脊髄視床路は最も腹側の前側索を通る．これら以外に，多数の上行性および下行性固有束の線維が混在している．また後角の

後外側表層には後外側束がある. （松下）

側索核 Nucleus lateralis, *lateral reticular nucleus*, Nucleus reticularis lateralis (Seitenstrangkern)

外側網様体核, 外側核ともよぶ. 延髄網様体に属する核である. 延髄下部の腹外側部で三叉神経脊髄路核の腹側に位置している. その主要な求心性線維は脊髄から両側性にくる両側性腹側屈筋反射路 (Bilateral ventral flexor reflex tract) である. その他, 大脳皮質運動野, 赤核などからも線維を受ける. この核からの線維は同側の下小脳脚をとおり小脳前葉, 半球内側部および小脳核に投射する. （松下）

足指の腱鞘 Vaginae tendinum digitorum pedis, *digital tendon sheaths of the toes*

母指では長母指屈筋の腱, 他の4指では長指屈筋と短指屈筋の腱を包む. 構造は手指の場合と同じ. ただし手の場合と違って, 腱鞘は足指に限局していて, 足根部の腱鞘と交通することはない. 腱鞘は, 外面の線維鞘と内面の滑液鞘よりなり, 手の場合と同じく, 前者には輪状部と十字部を区別し, また後者には腱のヒモがある. この場合, 長指屈筋に対しては, 短いヒモが遠位指節間関節の位置に, また短指屈筋に対する短いヒモは近位指節間関節の部にある. 長いヒモの存在は不定. （→手指の腱鞘）（河西）

側　柱 Columna lateralis, *lateral column*, Seitensäule →側角

足底弓 Arcus pedis, *arch of the foot*, Fußgewölbe

足底にみられる上方に凸のアーチを指す. これに前後方向のアーチ (縦足弓, Arcus pedis longitudinalis, longitudinal arch) と横方向のアーチ (横足弓, Arcus pedis transversalis, transverse arch) を区別し, 前者はさらに足の内側縁にみられる内側部 Pars medialis と, 外側縁にみられる外側部 Pars lateralis に分けられる. このうち, 内側部の縦足弓が高く著明である. 足底弓は, 足の骨, ことに足根骨*と中足骨*の排列と構造, およびこれらを結ぶ靱帯によって保たれると考えられるが, 下腿から足に達する筋の作用も無視できない. （河西）

足底筋 Musculus plantaris, *plantaris*, Sohlenspanner →下肢の筋

足底腱膜 Aponeurosis plantaris, *plantar aponeurosis*

足底の皮下にあって, 踵骨から足指に向かって扇形にひろがる強い腱膜で, 主として縦走線維よりなるが, 一部には表層の皮膚に向かって垂直方向に走る短くて強い線維がある. 踵骨に近い部分では厚いが, 次第に薄くなってほぼ中足骨底の位置で5束に分かれて各指に放散する. 5束に分かれた各線維束は, 中足指節関節のあたりで浅層と深層に分かれ, 前者はそのまま前進して各指の皮膚へつき, 後者はさらに二分して, その間に指屈筋の腱を挟んでその腱鞘へ付着する. 各指に放散した各束の間からは, 指神経・指動脈および虫様筋が表層にあらわれる. また足底腱膜が5束に分岐する地点では, 横走する線維が発達して, 各指に放散する各束を互いに結合している. これを横束 (Fasciculi transversi, transverse fasciculi) という. また足底腱膜の両側縁よりは, 足底の深部に向かって内側および外側の筋間中隔を送り, これらは近位で著明で, 母指球筋 (母指内転筋を除く), 小指球筋を中足筋群より隔てている.

なお足底腱膜の定義をより広く解釈して, 上述の最もよく発達した部分をその中央部とみなし, これにさらに母指球筋と小指球筋をおおう部分をそれぞれ足底腱膜の内側部, 外側部とよんで区別することがある. このとき, その内側部の腱膜は母指外転筋をおおい, 屈筋支帯*からつづく. また外側部の腱膜は, 小指外転筋を包んで, ことに踵骨隆起と第5中足骨底との間で強く発達している. （河西）

足底静脈弓 Arcus venosus plantaris, *plantar venous arch* →外腸骨静脈

足底静脈網 Rete venosus plantaris, *plantar venous plexus* →外腸骨静脈

足底動脈弓 Arcus plantaris, *plantar arch*

外側足底動脈*の末梢が足底において, 足背動脈*の2終枝の一つである深足底枝と吻合してつくる. この動脈弓は, 母指内転筋の深層で, これと骨間筋との間にあり, 前方に凸のゆるい弯曲を示す. その前面より4本の底側中足動脈が分岐する. 手掌の場合と同じように, 足底においても指屈筋群の浅層と深層に二つの動脈弓が区別される. 直立歩行をするヒトでは, 浅足底動脈弓はきわめて退化的で, 実際上は無視できる. しかし, Adachi (1928) によると, 浅足底動脈弓は28％に認められる. 最近のMurakami (1971) の調査では, きわめて細いものまで含めると, ヒトでも浅足底動脈弓は必ず存在し, これから4本の総底側指動脈が分岐するという. 通常, 足底動脈弓といえば, 深足底動脈弓を指す.

(1) 底側中足動脈：　4本あって，足底動脈弓より出て各中間隙で骨間筋の表層を前進し，それぞれ指の基部で2分して固有底側指動脈となり，隣接する指の対向縁に分布する．第1底側中足動脈からは，1枝が母指の内側縁に達してその部の固有底側指動脈となる．また小指の外側縁に対する固有底側指動脈は，第5中足骨底の付近で外側足底動脈より直接分岐する．

(2) 貫通枝：　各中足骨間隙において，近位と遠位の2本の貫通枝がある．第1・第2中足骨間の近位の貫通枝は足背動脈の深足底枝にほかならない．近位の貫通枝は3本で，外側三つの中足骨間隙で足底動脈弓より出て背側骨間筋の2頭の間を通って背側中足動脈に合する．遠位の4本の貫通枝は，底側中足動脈の遠位端より出て，骨間筋の間を経て，背側中足動脈へ合する．

(3) 固有底側指動脈：　各底側中足動脈が二分して，それぞれ隣接する指の対向縁を前進する．なおPNAでは，総底側指動脈という名称が固有底側指動脈の一部として記載されているが，この名称は，手掌の場合と比較しても明らかなように，浅足底動脈弓が存在するときに，これから分岐する指動脈を指すのが正しい．（→外側足底動脈）　　　　　　　　（河西）

足底方形筋　Musculus quadratus plantae (Musculus flexor accessorius), *flexor digitorum accessorius*, Sohlenviereckmuskel　→下肢の筋

足底紋　*sole print*, Fußabdrücke
皮膚理紋*の一種で，足底にみられるものをいう．　　　　　　　　　　　　　　（山内）

側　頭　Tempora, *temporal*, Schläfen　→頭蓋冠

側頭面　Facies temporalis, *temporal surface*　→前頭骨

側頭窩　Fossa temporalis, *temporal fossa*, Schläfengrube
側頭窩は上方と後方は側頭線により，前方は前頭骨側頭面と頬骨側頭面により，外側壁は頬骨弓*の内面により，下方は側頭下稜によりそれぞれ境されている．窩の内側壁は側頭平面とよばれ，側頭鱗，頭頂骨*，前頭骨側頭面，蝶形骨大翼側頭面により形成されている．窩の前壁には頬骨管の開口である頬骨側頭孔がある．（→前頭骨，頬骨）　　　　　　　　（児玉）

側頭下窩　Fossa infratemporalis, *infratemporal fossa*, Unterschläfengrube
側頭下窩は側頭窩*の内下方につづく部分である．前壁は上顎骨側頭下面，内側壁は蝶形骨翼状突起外側板，上壁は蝶形骨大翼*側頭下面および側頭骨鱗部*の一部である．この窩をみたしているものは，下顎骨筋突起，側頭筋下部，内側・外側翼突筋，下顎神経，下顎動脈およびそれらの分枝，翼突筋静脈叢などである．側頭下窩は前方は下眼窩裂により眼窩と，内方は翼上顎裂により翼口蓋窩と，上方は卵円孔および棘孔により内頭蓋底の蝶形骨大翼大脳面に通じている．（→上顎骨，蝶形骨）　　（児玉）

側頭下面　Facies infratemporalis　→上顎骨

側頭下稜　Crista infratemporalis, *infratemporal crest*　→大翼

側頭頬骨縫合　Sutura temporozygomatica, *temporozygomatic suture*　→頭蓋の縫合

側頭筋　Musclus temporalis, *temporalis*, Schläfenmuskel　→咀嚼筋

側頭筋膜　Fascia temporalis, *temporal fascia*, Schläfenfascie　→頭部の筋膜

側頭骨　Os temporale, *temporal bone*, Schläfenbein
頭蓋側壁と頭蓋底の一部を形成する骨で，後頭骨，蝶形骨，頭頂骨の間に介在する．平衡聴覚器をいれている．岩様部*，錐体*，鼓室部*および鱗部*の4部よりなる．　　　　　（児玉）

側頭枝（中大脳動脈の）　Rami temporales, *temporal branch*　→大脳動脈

側頭枝（椎骨動脈の）　Rami temporales, *temporal branch*　→椎骨動脈

側頭線　Linea temporalis, *temporal line*　→前頭骨

側頭頭頂筋　Musculus temporoparietalis, *temporoparietal*, Schläfenscheitelmuskel　→表情筋

側頭突起　Processus temporalis, *temporal process*　→頬骨

側頭弁蓋　Operculum temporale, *temporal operculum*, Operculum temporale　→島

側頭面　Facies temporalis, *temporal surface*, temporale Fläche　→大翼

側頭葉　Lobus temporalis, *temporal lobe*, Schläfenlappen
外側溝の後下方に位置する．前端部は側頭極とよばれ，後方では後頭葉*および頭頂葉*に移行するがその境界は不明瞭である．外側面には上および下側頭溝があり，これらによって上・中および下側頭回が区別される．上側頭回の背側面で外側溝にかくれた部分には3本の横側頭

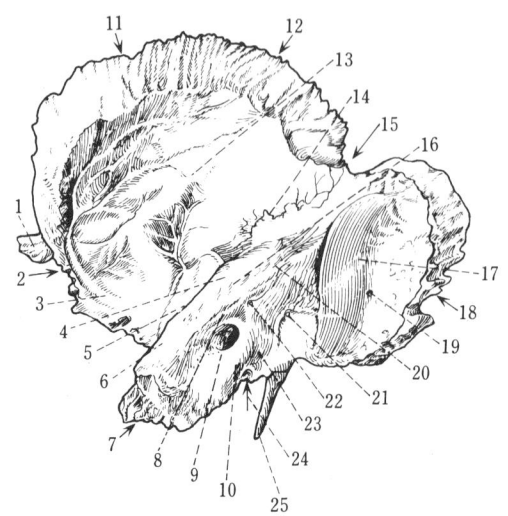

1. 頬骨突起，2. 蝶形骨縁，3. 動脈溝，4. 鼓室蓋，5. 錐体前面，6. 三叉神経圧痕，7. 錐体尖，8. 錐体上縁，9. 内耳孔，10. 錐体後面，11. 頭頂縁，12. 鱗部，13. 大脳面，14. 錐体鱗裂，15. 頭頂切痕，16. 弓状隆起，17. S状洞溝，18. 後頭縁，19. 乳突孔，20. 上錐体洞溝，21. 前庭水管外口，22. 弓下窩，23. 錐体，24. 蝸牛小管外口，25. 茎状突起

側頭骨（右側，内側面）

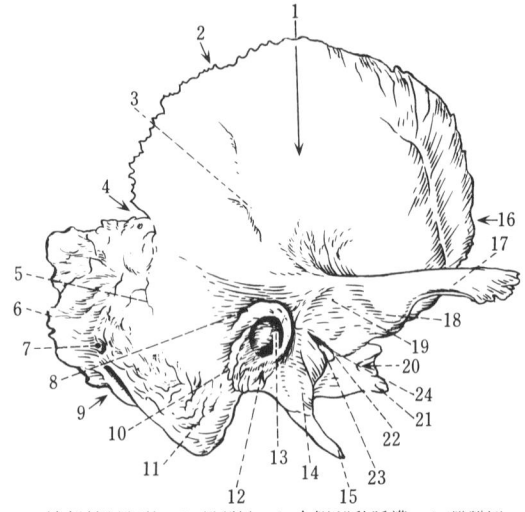

1. 鱗部（側頭面），2. 頭頂縁，3. 中側頭動脈溝，4. 頭頂切痕，5. 鱗乳突縫合，6. 後頭縁，7. 乳突孔，8. 道上棘，9. 乳突部，10. 鼓室乳突裂，11. 乳様突起，12. 鼓室部，13. 外耳孔，外耳道，14. 茎状突起鞘，15. 茎状突起，16. 蝶形骨縁，17. 頬骨突起，18. 関節結節，19. 下顎窩（関節面），20. 頚動脈管（内口），21. ［錐体］尖，22. 錐体鱗裂，23. 錐体鼓室裂，24. 鼓室鱗裂

側頭骨（右側，外側面）

溝があり，これらにより区別される二つの横側頭回（Heschl）がある．ここに聴覚野がある．上側頭回の後部から縁上回にかけて聴覚性言語中枢があるという．上・中および下側頭回の大部分は側頭連合野とされている．下面には後頭側頭溝および側副溝がある．側副溝の前方部は嗅脳溝につづく．これは海馬傍回と側頭葉を境する溝である．下面における他の回は外側後頭側頭回（紡錘状回）および内側後頭側頭回（舌状回）があり，後頭葉に移行している．

(川村 光)

側頭翼 Ala temporalis, *alisphenoid*, Alisphenoid

頭蓋底の軟骨頭蓋*を形成するもののうちで正中板の左右両側に発生する．間葉細胞の集団より形成される軟骨の一種で，蝶形骨大翼の大部分を形成する．（→軟骨頭蓋） (児玉)

側頭連合野 temporal association area →側頭葉

側脳室 Ventriculus lateralis, *lateral ventricle*, Seitenventrikel

左右の大脳半球*の内部にある一対の脳室で，前角，中心部，下角および後角からなる．前角は室間孔（Monro）の前方に位置し（前頭葉内），中心部は頭頂葉内にみられる中央部の広い部分である．中心部において，側脳室の内面

をおおっている上衣層の一部は視床の背側面と癒着している（付着板）．下角は側頭葉内にある前方に突出した部分で，下壁には側副溝による側副隆起があり，この隆起の後方は側副三角とよばれ後角まで延びる．後角は後頭葉内に突出した部分で，内側壁には大鉗子によってつくられる後角球と鳥距溝のため生じた鳥距とよばれる隆起がある．

(川村 光)

足背筋膜 Fascia dorsalis pedis, *fascia on the dorsum of the foot*

足背の筋の表層をおおう薄い筋膜で，上方は下伸筋支帯につづき，内外縁は足底腱膜*に，また遠位には指背腱膜へつづく．このほか指伸筋群の深層で，背側骨間筋をおおう深層の筋膜を区別することがある． (河西)

足背指神経 Nervi digitales dorsales pedis, *dorsal digital nerves of foot*, Nervi digitales dorsales pedis →坐骨神経

足背静脈弓 Arcus venosus dorsalis pedis, *dorsal venous arch of the foot* →外腸骨静脈

足背静脈網 Rete venosum dorsale pedis, *dorsal venous plexus of the foot* →外腸骨静脈

足背動脈 Arteria dorsalis pedis, *dorsalis pedis artery*

前脛骨動脈*よりつづいて，距腿関節*の前面

からおこり，足背の内側縁を下行して，母指と第2指の間にある第1中足骨間隙の近位部で，第1背側中足動脈と深足底枝に分かれておわる．前脛骨動脈が弱小化して，代償的に発達した腓骨動脈の貫通枝が，前外果動脈を経て足背動脈に接続することが約7％に出現する．

(1) 外側足根動脈：　舟状骨上面の付近で分岐し，短指伸筋におおわれて足根骨の上を外方へ走り，付近の骨，関節，筋へ．

(2) 内側足根動脈：　足の内側縁で分岐する二，三の小枝．足の内側縁と内果動脈網へ．

(3) 弓状動脈：　外側足根動脈よりも少しく遠位で分岐し，短指伸筋におおわれて，中足骨底の表層を外方へ走り，足の外側縁で外側足根動脈と吻合する．途中，これからは前方に向かって順次に第2，第3，第4背側中足動脈を分岐する．しかし弓状動脈が十分に発達して上記すべての背側中足動脈を分岐する例は13％（Adachi, 1928）に過ぎず，多くの例では弓状動脈は弱小化，または欠如して，背側中足動脈は足底の動脈から供給される．

　(i) 背側中足動脈：第1背側中足動脈は足背動脈の2終枝の一つとして分岐し，第2，第3，第4背側中足動脈は弓状動脈または足底の動脈より分岐する．それぞれの中手骨間隙で背側骨間筋の表層を前進し，各指の基部で2本の背側指動脈に分かれる．各動脈は中足骨間隙において足底の動脈から貫通枝をうける．

　(ii) 背側指動脈：背側中足動脈が指の基部で分岐した2本の背側指動脈は，隣接指の対向縁を前進して指先に達する．計10本の背側指動脈のうち，母指の内側縁に分布する枝は第1背側中足動脈から，小指の外側縁に達するものは，第4背側中足動脈または外側足根動脈より分岐する．しかし実際には背側指動脈は貫通枝を介して底側中足動脈より血液をうけることが多い．

(4) 深足底枝：　足背動脈の2終枝の一つ．第1中足骨間隙で，第1背側骨間筋の両頭の間を通って足底に出て，足底動脈弓の内側端に接続する．　　　　　　　　　　　（河西）

側　板　lateral plate, Seitenplatte

3分割された中胚葉*の最も外側の側板中胚葉（Mesoderma laminae lateralis, lateral plate mesoderm）（外側中胚葉 Mesoderma lateralis, lateral mesoderm ともいう．また，下分節 hypomere ともいう）は分節しない細胞塊，側板として胚盤外側部にひろがり，前方では後の頚頭域の外側部，さらに，胚の前端の脊索前板*の前で左右のものが連続する．側板内に第3週より生ずる小さな体腔胞（coelomic vesicles）は拡大し，融合して体腔（Coeloma, coelom, Kölom）をつくり，側板は外胚葉*に面する壁側中胚葉（壁側板）と内胚葉*に面する臓側中胚葉（臓側板）に分かれる．この体腔（胚内体腔*）は胚盤側縁の一部で胚外体腔*に開くので，そこでは胚内および胚外中胚葉の壁側板同士，臓側板同士が接続する．側板の胚内体腔に面する部は，漿膜組織をつくる．すなわち，壁側板は漿膜性心膜の壁側板，壁側胸膜，壁側腹膜となり，臓側板は心外膜，肺胸膜，縦隔胸膜，臓側腹膜，腸間膜となるほか，気道*，消化管壁の筋を分化する．
　　　　　　　　　　　　　　（滝沢・森）

側腹筋　Musculi abdominis laterales, *lateral muscles of the abdomen*, schräge Bauchmuskeln

側腹壁を構成し，3層の広い板状の筋からなる．外腹斜筋，内腹斜筋および腹横筋がこれに属する．筋束は斜走あるいは横走し，腹圧を加えるのに適している．前腹筋*とは腱膜すなわち腹直筋鞘*をもって，後腹筋*と固有背筋*とは胸腰筋膜*の腱性部をもって連結している．
　　　　　　　　　　　　　　　　（佐藤）

側副溝　Sulcus collateralis, *collateral sulcus (fissure)*, Sulcus collateralis　→側頭葉

側副三角　Trigonum collaterale, *collateral trigone*, Trigonum collaterale　→側脳室

側副枝　Ramus collateralis, *collateral branch*　→胸大動脈

側副靱帯　Ligamentum collaterale (pl. Ligamenta collateralia), *collateral ligament*

蝶番関節に特徴的な靱帯*．関節包の外面に接して，その左右両側を骨の長軸に沿って平行に走る．内側側副靱帯（Ligamentum collaterale mediale, medial collateral ligament）と外側側副靱帯（Ligamentum collaterale laterale, lateral collateral ligament）とを区別する．屈伸運動のみを行う関節において，関節の両側における運動軸の支点となり，またその運動にあたって，動骨が左右にずれるのを防ぐ．肘関節*，膝関節*，指節間関節*などにある．
　　　　　　　　　　　　　　　　（河西）

側副隆起　Eminentia collateralis, *collateral eminence*, Eminentia collateralis　→側脳室

側　弯　Scoliosis, *scoliosis*, Scoliosis

脊柱を前または後方からみると，ごくわずかではあるが左右に弯曲していてゆるいS字状を

呈する．これを側弯という．脊柱が異常に側方に弯曲し，永続的であるものを側弯症 Scoliosis という．　　　　　　　　　　　　　　　（高橋）

鼠径鎌　Falx inguinalis, *falx inguinalis* →鼠径管

鼠径管　Canalis inguinalis, *inguinal canal*, Leistenkanal

鼠径靱帯*内側半の直上で，腹壁筋を後上外側から前下内側に向かって貫く間隙を鼠径管という．腹腔と外陰部の連絡路であり，胎生期の精巣下降(卵巣下降)の結果として，精索*(子宮円索)が通過している．管の外口を浅鼠径輪(外または皮下鼠径輪)，内口を深鼠径輪(内または腹膜下鼠径輪)という．

鼠径管の構成は通常上下前後4壁に分けて記述される．(1) 前壁：外腹斜筋腱膜である．腱膜は浅鼠径輪の近くで内側脚と外側脚に分離して，それぞれ輪の上内側縁と下外側縁をつくる．浅鼠径輪の上外側付近は，上内側に走る脚間線維で補強されている．(2) 下壁：鼠径靱帯と裂孔靱帯である．(3) 上壁：内腹斜筋と腹横筋の下縁である．両筋の下縁と鼠径靱帯内側半の間には間隙があり，それが鼠径管の主部を構成している．なお両筋の下端は精索に対して，その表面をおおう精巣挙筋(挙睾筋)を送っている．(4) 後壁：後壁全体に関与する要素は横筋筋膜*である．外側部つまり深鼠径輪の内側縁では横筋筋膜は肥厚して窩間靱帯を形成する．またその後面を下腹壁動静脈が上内側に斜行する．内側部すなわち浅鼠径輪付近では，後壁は3層の膜状物で補強される．第1は反転靱帯である．第2は内腹斜筋と腹横筋の下縁内側が腱膜化し，合して恥骨櫛についたもので結合腱という．第3は腹直筋下端外側縁が三角形状に腱膜化したもので鼠径鎌という．通常，統合腱と鼠径鎌とは同じものとされているが，別の構造物であり，後者は前者の後方に位置する．以上述べたように，鼠径管の後壁は内側と外側で強く，中間で弱い．ここを内側鼠径窩といい，またやはり抵抗の弱い深鼠径輪を外側鼠径窩と称する．二つの鼠径窩は抵抗が弱いために鼠径ヘルニアの好発部位である．（佐藤）

鼠径三角　Trigonum inguinale　→腹膜

鼠径枝　Rami inguinales, *inguinal branch* →大腿動脈

鼠径靱帯　Ligamentum inguinale, *inguinal ligament*, Leistenband

上前腸骨棘と恥骨結節との間に張る靱帯で，前面における体幹と下肢の境界である．外腹斜筋の停止腱膜のつくる腱弓の発達したものである．恥骨櫛は恥骨結節のやや後部から後外側にのびているので，鼠径靱帯は恥骨櫛よりもやや前方にある．鼠径靱帯の内側端の一部は分かれて後走し，恥骨櫛内側部に達する．これを裂孔靱帯といい，鼠径管下壁の形成に関与する．裂孔靱帯の外側縁が恥骨櫛に沿ってのびているものを恥骨櫛靱帯という．また，浅鼠径輪の外側脚を作る外腹斜筋腱膜線維が鼠径靱帯内側端に到達したのち，上内側に方向をかえて反転し，腹直筋鞘前葉をつくる内腹斜筋の前面に向かって線維を送る．これを反転靱帯といい，鼠径管内側端で，その後壁の形成に参与する．(→鼠径管)　　　　　　　　　　　　　　（佐藤）

疎結合組織　Textus connectivus fibrosus laxus, *loose connective tissue*, lockeres Bindegewebe　→結合組織

組織　Textus sive tela, *tissue*, Gewebe

生体が営む多様な生活現象のなかで，一定の役割を果すために同じような分化をとげた細胞の集団と，その間を満たす細胞間質*を合わせて組織という．生体を形づくるすべての構造は，上皮組織*，結合組織*，筋組織*，神経組

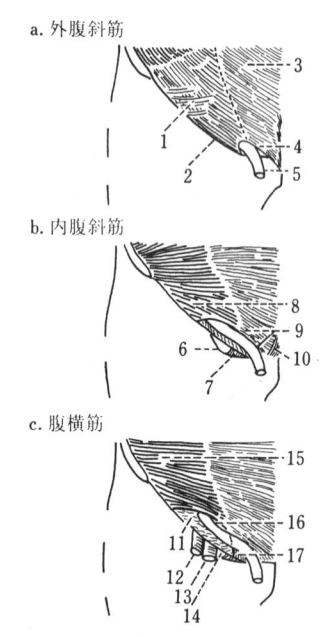

a. 外腹斜筋
b. 内腹斜筋
c. 腹横筋

1. 脚間線維，2. 鼠径靱帯，3. 外腹斜筋腱膜，4. 浅鼠径輪，5. 精索，6. 腸恥筋膜弓，7. 裂孔靱帯，8. 内腹斜筋，9. 結合腱，10. 反転靱帯，11. 横筋筋膜，12. 大腿動脈，13. 大腿静脈，14. 大腿輪，15. 腹横筋，16. 深鼠径輪，17. 結合腱

側腹筋3層を剝離して鼠径管の壁構成を示す(鼠径管)

織*の4種類の基本的な組織から成り立っており，種々の組織が組み合わさって，特定の機能を営む構造単位としての器官を構成する．細胞間質は直接または間接に，その組織に属する細胞がつくり出したものが多い． （市川）

組織学用語 Nomina histologica (N.H.), →解剖学用語

組織球 Histiocytus, *histiocyte*, Histiozyt

結合組織*内に定着している大食細胞*. fixed macrophage, ruhende Wanderzelle などともよばれる．通常，線維芽細胞などとの識別が光顕レベルでは困難だが，トリパン青，リチウムカルミンなどで生体染色すると，さかんにこれらの染料をとり込み，容易に識別される．（市川）

組織好塩基球 Basophilus textus, *mast cell or labrocyte*, Mastzelle od. Gewebsmastzelle

結合組織*中に広く分布し，とくに小血管周囲に多い．形や大きさは動物差が著しいが，おおむね卵円形ないし球形で，細胞質*には粗大な塩基好性果粒が充満し，トルイジン青やチオニンなどの塩基性アニリン染料で染めると異調染色を呈する．果粒にはヘパリン，ヒスタミン，ある種のプロテアーゼ，エステラーゼ，ときにセロトニンなどが含まれる．これらの果粒の放出は組織に即時型アレルギー反応をもたらす．肥満細胞，マスト細胞などともいう．白血球*の一種である好塩基球と性状が似るが，両者は別個のもので，互いに移行するものではないと考える人が多い． （市川）

咀嚼筋 Musculi masticatorii, *masticatory muscles*, Kaumuskeln

表情筋*よりも深い位置にあるので深頭筋と

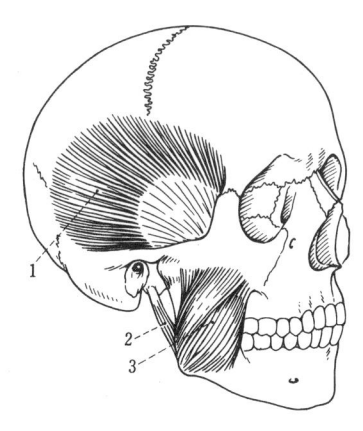

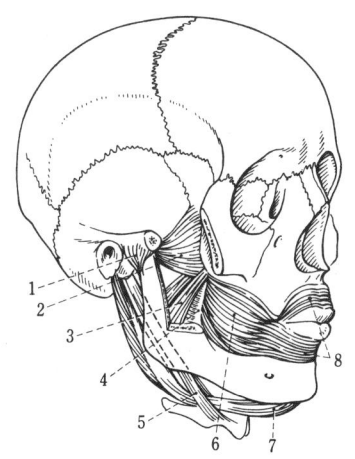

1. 側頭筋, 2. 茎突下顎靱帯, 3. 咬筋

側頭筋(a)

1. 外側靱帯, 2. 外側翼突筋, 3. 内側翼突筋,
4. 翼突下顎縫線, 5. 茎突舌骨筋, 6. 頰筋,
7. 顎二腹筋前腹, 8. 口輪筋

咀嚼筋(b)

〔咀嚼筋〕

筋名	起始	停止	神経支配		作用
咬筋	浅深2部からなる． 浅部：頰骨弓前2/3の下縁 深部：頰骨弓の後2/3の下縁	下顎角外面の咬筋粗面	咬筋神経	三叉神経の下顎神経	下顎骨を上げる．
側頭筋	側頭窩をみたし，下側頭線より下方の側頭鱗と側頭筋膜	下顎骨筋突起	深側頭神経		下顎骨を上げる．後部は下顎骨を後へ引く．
外側翼突筋	側頭下窩にあり上下2部からなる． 上部：側頭下稜 下部：翼状突起外側板	下顎頸の翼突筋窩，関節円板	外側翼突筋神経		下顎骨を前に引く．片側が働けば下顎骨前部は対側に動く．
内側翼突筋	翼状突起後面の翼突窩と隣接する上顎骨体	下顎角内面の翼突筋粗面	内側翼突筋神経		下顎骨を上げる．

もいう．この筋はすべて頭蓋*からおこって下顎骨*に停止し，主として下顎骨の挙上を行い，その結果閉口筋として働くので咀嚼筋という名称で総称される．三叉神経第3枝(V_3)である下顎神経の支配を受ける．このことから明らかなように，咀嚼筋は鰓弓筋であり，顎骨弓筋に由来する．表のような筋がある．（佐藤）

粗　線 Linea aspera　→大腿骨

粗面小胞体　Reticulum endoplasmicum granulosum, *granular endoplasmic reticulum*, granuläres endoplasmatisches Retikulum

rough (or rough-surfaced) endoplasmic reticulum ともよばれ，膜の細胞質基質に向かう面に多数のリボゾーム*を付着させた小胞体*である．この小胞体は槽をなすことが多く，しばしば槽が重なって層板をつくる．重なり合う槽は細管により互いに連なり，立体的な網工を形成する．粗面小胞体の集合部は，リボゾームの存在により光顕的に塩基好性を示す．

粗面小胞体のリボゾームにより合成された蛋白質のあるものは，小胞体の膜に組み込まれて膜の新生に用いられ，またあるものは小胞体の内腔に蓄えられる．内腔に蓄えられる蛋白質の合成が活発化すると，内腔は拡大する．ある種の細胞では，合成された蛋白質によって槽内果粒（intracisternal granule）が形成されることもある．

粗面小胞体からは，Golgi装置*に向かう小胞がつくり出される．これは，リボゾームをもたぬ膜で包まれ，中に合成された蛋白質を入れた直径数十nmの球状の袋で，蛋白質性の分泌物はこれら小胞によってGolgi装置に運ばれ，そこで分泌果粒*につくり上げられる．消化酵素を分泌する膵臓*の外分泌細胞や，抗体を産生する形質細胞*では，粗面小胞体の発達が特に著しい．さかんに細胞分裂*を行っている細胞では，一般に粗面小胞体はあまり発達していない．（→ゴルジ装置，小胞体）　　　　　（山本）

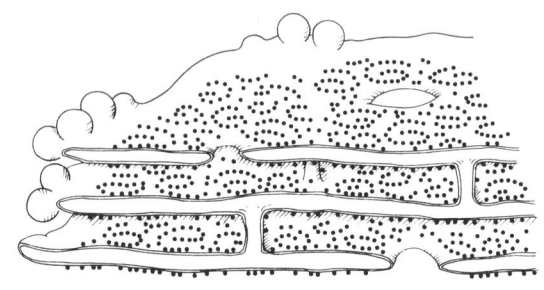

層板をなす粗面小胞体（辺縁部から小胞がつくられている）

タ

体（舌骨の） Corpus, *body*, Körper →舌骨

体（胆嚢の） Corpus vesicae felleae, *body of the gall bladder*, Gallenblasenkörper →胆嚢

体（中手骨の） Corpus, *body or shaft*, Corpus →中手骨

体（蝶形骨の） Corpus, *body*, Körper
蝶形骨*の中央部にあり立方体をなしている．体の上面中央部には鞍状を呈したトルコ鞍があり，その中央に横位楕円形の下垂体窩がある．トルコ鞍の後方には鞍背という上方に突出した骨板があり，その両側外側端の突起を後床突起という．鞍背の後部は台形をなして後頭骨の底部とともに斜台を形成する．下垂体窩の前には体の前部との境界線である鞍結節とよばれる横走する稜があり，その両側端にある中床突起は発育が弱く明瞭なものは少ない．鞍結節の前には細い横走する〔視神経〕交叉溝があり，その両外側は視神経管につづく．交叉溝の前部は蝶形骨隆起とよばれているが，これは隆起ではなく滑らかな平面である．体の前部は小翼と後部は大翼と結合している．下垂体窩の外側と大翼の根部との間には，内側に頚動脈溝という前後に走る溝があり，外側に蝶形骨小舌という突起状の骨板がある．体の下面は鼻腔，咽頭腔の上壁をなし，中央に蝶形骨吻が前下方に突出し鋤骨翼にはさまれる．体の前面中央部には蝶形骨稜という上下に走る稜線があり，篩骨の垂直板と相接する．蝶形骨稜の両側で外方に蝶形骨甲介が認められる．これはベルタン小骨ともよばれ，発生学的には篩骨の一部であったものが8〜12歳に蝶形骨体と癒合したものでとくに若年頭蓋で著明である．体の内面は空洞状をなし蝶形骨洞とよばれ，その正中部には蝶形骨洞中隔があり，洞を左右に分けている．その前面には蝶形骨洞口という開口部が両側にあり蝶篩陥凹に通じている．（→蝶形骨） （児玉）

帯（＝歯帯） Cingulum, *cingulum or dental lamina*, Zahnleiste →歯

胎位 Situs, *presentation*, Lage des Fötus
子宮腔内における胎児の長軸と母体すなわち子宮の縦軸との関係をいい，縦位（longitudinal presentation）と横位（transverse presentation）とに大別する．
(1) 縦位： 両軸の一致する場合（約99.5%）．a. 頭位（cephalic presentation）：児頭が子宮口に向かう場合で，そのうち児頭が前屈して後頭骨が先進している場合が正常で後頭位（vertex presentation, 約95%）という．b. 骨盤位（breech or pelvic presentation）：下向部が骨盤端の場合（約4%）．
(2) 横位： 両軸が直角かそれ以下の角度で交叉する場合で，後者をとくに斜位ということもあるが，実地上は両者を総称して横位という（約0.5%）． （谷村）

第一鰓弓症候群 *first branchial arch syndrome*
胎生期における第一鰓弓の発生障害により顔面，口唇，口蓋，耳などのうちのいくつかに先天奇形を生ずる症候群である．(1) Treacher-Collins症候群（Treacher-Collins syndrome），下顎顔面異骨症（mandibulofacial dysostosis）：両側下眼瞼の切れ込み，眼裂斜位，頬骨と下顎骨形成不全，下眼瞼，外耳，内耳などの奇形など，常染色体優性遺伝*による．(2) Pierre-Robin症候群（Pierre-Robin malformation complex）：下顎形成不全，口蓋裂，舌下垂，眼異常など．遺伝的には異質性である．これらは受精後第5週から第8週に第一鰓弓から顔面の骨形成がなされるとき，その骨形成が抑制されるため生ずるといわれている．第一鰓弓域の神経堤細胞の不十分な遊走によると考えられているが，第一鰓弓の血管形成の過誤，とくに鐙骨動脈の早期衰退に基づくという説もある． （谷村）

第一中足骨粗面 Tuberositas ossis metatarsalis I, *tuberosity of the first metatarsal bone* →中足骨

大陰唇 Labium majus pudendi, *labium majus pudendi*, Labium majus pudendi →外陰部（女の）

大円筋 Musculus teres major, *teres major*, großer Rundmuskel →上肢の筋

大円筋の腱下包 Bursa subtendinea musculi teretis majoris, *bursa of teres major* →滑液包

退化 Degeneratio, *degeneration*, Degeneration
発生の進行中にみられる細胞，組織および器

官などの老化消失，形態の単純化，活動力の減退などの変化を退化という．

個体発生過程でみられる例としては，前腎系における大部分の構成要素の消失，中腎系における一部構成要素の消失，生殖管の性による構成の差，すなわち，男性における Müller 管の消失，女性における中腎管の消失などがある．また，系統発生的にみて，ヒトの虫垂など痕跡的な器官は退化の例である．　　　（沢野）

胎　芽　Embryo, *embryo*, Embryo

胚子*とほぼ同義．胎生動物でよく用いられる．ヒトでは通常器官形成が開始される受精後第4週より主要な器官形成が終了する第8週までのものをいう．この期間を胎芽期または胚子期（embryonic period）という．最も広くには，受精時より諸器官形成終了時までをさすこともあり，またそれよりやや狭く着床後（ヒトでは第2週以後）のものをさすこともある．また受精後第1〜3週を胎芽前期，その中で第1週を受精卵期ということがある．つまり，第1週から第3週までは，卵*，桑実胚*，胚盤胞*のように発生にしたがって使い分けられたり，また胎芽（胚子）と一括してよばれたり，いろいろである．

ヒトでの狭義の胎芽期では，3胚葉のおのおのから多くの器官原基が相ついで形成され，第8週のおわりには主要な器官の原基はおおよそ完成され，頭殿長約30 mm，ヒト固有の外形を示すに至り，それ以後は胎児*とよばれる．

胎芽の発生の基準は Streeter 発生段階*，Carnegie 発生段階*を参照のこと．（→胎盤）
　　　　　　　　　　　　　　　　　（谷村）

大　角　Cornu majus, *greater cornu*, großes Horn　→舌骨

大角咽頭部　Pars ceratopharyngea, *ceratopharyngeal part*, Pars ceratopharyngea　→咽頭筋層

対角回　Gyrus diagonalis, *diagonal gyrus*, Gyrus diagonalis　→嗅脳

対角結合線　Conjugata diagonalis, *diagonal conjugate*　→骨盤の計測

大鉗子　Forceps major, *forceps major*　→脳梁

大臼歯　Dentes molares, *molar*, Malzahn　→歯

大胸筋　Musculus pectoralis major, *pectoralis major*, großer Brustmuskel　→浅胸筋

大頬骨筋　Musculus zygomaticus major, *zygomaticus major*, großer Jochbeinmuskel　→表情筋

体腔糸球体　Glomerulus coelomicus, *coelomic glomerulus*, Glomerulus coelomicus

前腎において，胚内体腔壁に形成される糸球体*で，外糸球体ともいう．（→前腎）（沢野）

大グリア細胞（大膠細胞）　*astroglia*

星状膠細胞．（→神経膠）

台形体　Corpus trapezoides(-deum), *trapezoid body*, Trapez Körper

橋*下位の高さで蝸牛神経腹側核および一部台形体背側核（上オリーブ核）から出て橋被蓋の腹側部を横走し対側に向かう線維の総称（もしくはこれらの線維で構成された部位）．これらの線維は交叉の後，前背側方に進み，外側毛帯*に加わる．（→蝸牛神経核）　　（川村 祥）

台形体核　Nuclei corporis trapezoidei, *nuclei of the trapezoid body*

顔面神経核から三叉神経運動核の存在する脳幹の高さの被蓋腹側部に存在する聴覚中枢の一つ．これは台形体腹側核と台形体背側核（上オリーブ核）に分かれる．腹側核は背側核の腹内側で台形体*内に散在する細胞の集合をいう．背側核はさらに外側の主核と内側の副核に分かれる．単に台形体核という場合は台形体腹側核を指す場合が多い．これらの核は蝸牛神経核*，とくに蝸牛神経腹側核から線維を受け，同側および対側の外側毛帯*を介して外側毛帯核および下丘*に線維を送る．　　（川村 祥）

台形体背側核　Nucleus dorsalis corporis trapezoidei, *dorsal nucleus of the trapezoid body*　→台形体核

台形体腹側核　Nucleus ventralis corporis trapezoidei, *ventral nucleus of the trapezoid body*　→台形体核

大血管転換　*transposition of the great arteries*, Transposition der Aorta

大動脈が形態学的右室から，肺動脈が形態学的左室から出ている異常である．TGAと略称する．心臓奇形例中6%程度であり，男性に多い．中隔が発生する際，動脈幹円錐が鏡像的に前後（あるいは左右）の倒錯したものとする説が有力である．常染色体の染色体異常*が認められるものがある．生存するためには，肺循環がまざりあうことが必要で，心室中隔欠損*，動脈管開存*，または卵円孔開存などを合併している．肺動脈狭窄をしばしば伴う．また，修正大血管転位（corrected transposition of the g-

reat vessels）といわれるものは，右房が左室と，左房が右室と連絡し，肺動脈と大動脈がそれぞれ形態的左，右室から出ているもので，右心室が後方に，左心室が前方に位置することが多い．右側の房室弁は僧帽弁と同様な二尖を有する形態をし，左側の房室弁は三尖弁の鏡像を呈する．かなりしばしば心室中隔欠損を伴う．
　　　　　　　　　　　　　　　（谷村）

大結節 Tuberculum majus, *greater tubercle*, Tuberculum majus →上腕骨

大結節稜 Crista tuberculi majoris, *crest of greater tubercle*, Crista tuberculi majoris →上腕骨

対　合 Conjugatio, *pairing*, Konjugation →還元分裂

大口蓋管 Canalis palatinus major, *greater palatine canal* →翼口蓋窩

大口蓋溝 Sulcus palatinus major →上顎骨，口蓋骨

大口蓋動脈 Arteria palatina major, *greater palatine artery* →外頚動脈

大虹彩動脈輪 Circulus arteriosus iridis major, *greater arterial circle of the iris*, Circulus arteriosus iridis major →虹彩

大虹彩輪 Anulus iridis major, *iridial major ring*, Anulus iridis major (Zona ciliaris itidis)
　虹彩の毛様体縁に近い部分．虹彩支質が疎大で，瞳孔縁に近い小虹彩輪から区別される．（→虹彩）　　　　　　　　　　　（外崎）

大後頭孔 Foramen magnum, *foramen magnum*, Hinterhauptloch →後頭骨

大後頭神経 Nervus occipitalis major, *greater occipital nerve*, Nervus occipitalis major →頚神経

大後頭直筋 Musculus rectus capitis posterior major, *rectus capitis posterior major*, großer dorsaler gerader Kopfmuskel →後頭下筋，固有背筋

大鼓室棘 Spina tympanica major →鼓室部

第五中足骨粗面 Tuberositas ossis metatarsalis V, *tuberosity of the fifth metatarsal bone* →中足骨

大骨盤 Pelvis major, *greater pelvis (or false pelvis)*, großes Becken →骨盤

大坐骨孔 Foramen ischiadicum majus, *greater sciatic foramen*
　寛骨*の大坐骨切痕は，仙結節靱帯*と仙棘靱帯*によって下方を閉ざされて大坐骨孔になる．この孔は梨状筋が通ることによって，さらに梨状筋上孔と梨状筋下孔とに分かれ，前者を上殿動静脈・神経が通り，後者を坐骨神経のほか下殿動静脈・神経，内陰部動静脈，陰部神経，後大腿皮神経が通る．　　　　　　（河西）

大鎖骨上窩 Fossa supraclavicularis major, *supraclavicular triangle (omoclavicular triangle)* →頚部の筋間隙

大坐骨切痕 Incisura ischiadica major, *greater sciatic notch* →坐骨

第三眼瞼 Palpebra tertia, *third eyelid*, drittes Augenlid →瞬膜

第三後頭神経 Nervus occipitalis tertius, *third occipital nerve*, Nervus occipitalis tertius →頚神経

第三中手骨 Os metacarpale tertium, *third metacarpal bone*, dritte Mittelhandknochen →中手骨

第三転子 Trochanter tertius, *third trochanter* →大腿骨

第三脳室 Ventriculus tertius, *third ventricle*, III. Ventrikel
　左右の間脳*の間にある背腹方向にスリット状を示す腔である．前壁は終板と前交連によってつくられる．前上部には室間孔 (Monro) が開口し，左右の側脳室*と交通し，後方は中脳水道と連絡する．後壁は松果体*に入り込む松果体陥凹がみられ，下壁は視床下部によってつくられ，視交叉陥凹，漏斗陥凹がみられる．外側壁を形成している視床と視床下部の境には視床下溝が走る．なお，脳室の前上方部に第三脳室終脳部とよばれる部分がある．　　（川村 光）

第三腓骨筋 Musculus peroneus (fibularis) tertius, *peroneus tertius* →下肢の筋

胎　脂 Vernix caseosa, *vernix caseosa*, Vernix caseosa
　胎生6カ月においてうぶげが生えてくると，うぶげは周皮*を押し上げて周皮とその下の外皮との結合をゆるめ，ついで各所でこの結合を破る．剝離した周皮および角質化した外皮の表層の細胞は，皮脂腺の分泌物とまざって糊状の物質となり，胎児*の全表面をおおう．この糊状物を胎脂という．胎脂には抜け落ちたうぶげも含まれている．　　　　　　　　（溝口）

胎　児 Fetus, *fetus*, Fötus
　広義では，胚子*と同義的に，胎生動物で出生前，すなわち受精卵*から発生した幼個体が母体から出てくるまでのものをさすが，通常は

主要な器官形成が終了した後のもの，すなわち胎芽*期（胚子期）を越えたものをさす．ヒトでは，ほぼ受精後第9週から出生（平均第38週末）までのものをいう．この期間を胎児期(fetal period) という．

胎児期については，外形的に著しい形態的変化を認めることが少なく，大きさの増加が著明で，各器官の成長と構成細胞の成熟が行われる．胎芽期におけるCarnegie発生段階*のようなよい発生段階表が確立していないので，現在のところは，やはり頭殿長や胎児体重*がより実用的な発生の指標とされている．

ヒト以外の哺乳動物の場合は，胎仔という表現も用いられる．　　　　　　　（谷村）

大耳介神経 Nervus auricularis magnus, *great auricular nerve*, Nervus auricularis magnus →頚神経叢

胎児期 Periodus fetalis, *fetal period*, Fetalperiod →胎児

胎児計測 *measurement of fetus*, Messung des Fötus

胎芽*（胚子）・胎児*の体重，体長その他の成長の指標の計測をいう．ここでは主として体長（body length）について解説する（→胎児体重）．体長については胎芽や若い胎児は，子宮内で強い屈曲位をとること，下肢の発達が遅れていることなどから，成人のように測定した頭踵長（胎児身長ともいう）は，事実上無意味である．頭頂部と殿部との距離である頭殿長（坐高に当る）がより適切であるとされている．しかし，これも胎芽期の前半では適切でなく，通常は最大長（greatest length）が測定される．頭殿長は，頭を眼耳水平線においた正中面での頭の最高点（頭頂, vertex）から坐骨結節上の殿部の最尾方点までを体軸に平行に測定する．この際，眼耳水平線と大腿は体軸に垂直位とする．その他の各部位の計測はSchultz (*Contr. Embryol.*, 20: 213, 1929) を参照のこと．近年超音波診断により子宮内における胎芽・胎児の計測が実用化された．

胎芽・胎児の発生と体長の基準については胎齢の項に表示してある．（→胎齢）　（谷村）

胎児身長 *fetal height*, Höhe des Fötus →胎児計測

胎児体重 *fetal body weight*, Gewicht des Fötus

胎児期の発生の重要な指標である．ヒトでの標準値は胎齢*の項に記した．この際，人工・自然流産児，死産児を対象とした調査と，生産児を対象にした周生期の調査では，胎生期後半のデータが異なることに注目すべきである．胎児の体重に影響を及ぼす要因としては，遺伝と環境の両要因が複雑に組み合わさっているが，父母の身長・体重，母の経産回数，多胎，母の栄養状態，居住地（高所，気候など），社会階層，糖尿病などの代謝異常，心臓病などの母体の疾患，妊娠中毒症，性器出血などの妊娠合併症，胎盤の異常，ホルモンおよび免疫状態，妊娠中の感染，酸素欠乏，化学物質の摂取，放射線被曝，母体の喫煙，児の遺伝性疾患その他の先天異常などがあげられている．なお，2500g未満で出生したものを低出生体重児(low birth weight infant) という．　　　　　　（谷村）

胎児被膜 Membranae fetales, *embryonic (fetal) membranes*, Embryonal (Fötal-, Frucht-) hüllen →胎膜

胎児付属物 Adnexa fetalis, *fetal adjuncts or appendages*, embryonale Anhänge

原胚子（受精卵）から生ずる胚子以外の部分をいい，広義の胎膜に当る．（→胎膜）　（森）

対珠 Antitragus, *antitragus*, Gegenecke →外耳

大十二指腸乳頭 Papilla duodeni major, *duodenal papilla* →十二指腸

対珠筋 Musculus antitragicus, *muscle of antitragus*, Musculus antitragicus →外耳

帯状束 Cingulum, *cingulum*, Zwinge →連合神経路〔線維〕

大静脈孔 Foramen venae cavae, *vena caval foramen* →横隔膜

大静脈溝 Sulcus venae cavae →肝臓

大静脈洞 Sinus venarum cavarum →心臓

大食細胞 Macrophagocytus, *macrophage*, Macrophagen

毛細血管*周囲などの疎結合組織*中に多く存在し，活発な食作用を営む一群の細胞をいう．静止期には線維芽細胞*に似るが，基質内に異物や細菌，壊死細胞などが出現するとアメーバ様運動によってこれらに近づき，偽足状ないし波状の突起を出して異物をとり囲み，空胞の形で細胞質内にとり込む（食胞*）．トリパン青やリチウムカルミンなどで生体染色される．捕食された異物は，細胞質中に多数存在する水解小体*によって消化分解される．食作用による局所的防御作用のほかに，捕食した異物の抗原性を抗体産生細胞に伝えることにより免疫学的生

体防御機構の中で重要な役割を演じていると考えられている．組織球*，肝臓の星細胞*，中枢神経系の小膠細胞，〔血管〕外膜細胞，細網組織中に存在するものなど一定部位に定着しているもの（固定大食細胞）と，血液中の単球*，肺胞壁や腹膜腔内に存在するものなど遊走性のもの（自由大食細胞）を区別することがある．細網内皮系に加え，全身に広く散在する大食細胞全体が一つの生体防御機構を構成しているとの考えから食細胞系の名がある． （市川）

大耳輪筋 Musculus helicis major, *large muscle of the helix* (*musculus heliois major*), Musculus helicis major →外耳

胎児齢 Etas fetalis, *fetal age*, fötales Alter →胎齢

大心〔臓〕静脈 Vena cordis magna, *great cardiac vein* →心臓の静脈

大腎杯 Calices renales majores, *major renal calices*, Calices renales majores →腎臓

大錐体神経 Nervus petrosus major, *greater petrosal nerve*, Nervus petrosus major →翼口蓋神経節，顔面神経

大錐体神経管裂孔 Hiatus canalis nervi petrosi majoris, *hiatus for greater petrosal nerve* →錐体

大錐体神経溝 Sulcus nervi petrosi majoris, *sulcus for greater petrosal nerve* →錐体

大膵動脈 Arteria pancreatica magna, *arteria pancreatica magna* →腹腔動脈

体性感覚野 somatic sensory area, Körperhühlsphäre →頭頂葉

体性感覚路 somatic sensory system

情報を中枢方向に送る神経を一般的に求心線維とよぶが，受容器の存在する部位の違いによって求心線維を体性と内蔵に分類する．体性に属するものは体表，骨格筋，関節さらに網膜およびラセン器からのものである．このうち特定の部位に発達した受容器をつくっている視覚および聴覚に関するものを特殊体性といい，体表，骨格筋，関節からのものを一般体性という．これらの中枢内での経路を総称して体性感覚路とよぶ．狭義の体性感覚路は一般体性感覚路を指し，これに内側毛帯路系と毛帯外路系*がある． （川村祥）

体 節 Somiti, *somites*, Somite, Ursegmente

原節ともいわれた．中間中胚葉*から分離した沿軸中胚葉*が頭側より分節することで生ずる立方状の細胞塊．形成される数は後頭部4，頚部8，胸部12，腰部5，仙部5，尾部8〜10，総計42〜44である．形成期は第3週末より第5週初めごろにおよぶ．

体節は内部に体節腔（mycoel, Ursegmenthöhle）を含むが，その腹内側壁の部が増殖しながら遊離して内方に遊走して椎板*をつくるとき消滅する．椎板分離後の体節腔背外側壁にあたる部は皮板*，その背側縁から内側につづく体節細胞が増殖して皮板の内側面に接してつくる細胞塊が筋板*となる．椎板は椎体，椎弓，肋骨の前段階の軟骨をつくる．皮板は体長外胚葉下に真皮をつくる．筋板は筋芽細胞を生じ，体幹骨格筋をつくる． （滝沢・森）

大赤血球 Macrocytus (Megalocytus), *macrocytes* (*megalocytes*), Megalozyten →赤血球

体節制 metamerism, Metamerie →分節制

大前庭腺 Gl. vestibularis major, *the greater vestibular gland*, Gl. vestibularis major →外陰部（女の）

大泉門 Fonticulus anterior, *anterior fontanelle*, grosse Fontanelle →頭蓋泉門

大腿管 Canalis femoralis, *femoral canal*, Schenkelkanal

鼠径靱帯*の直下で，大腿静脈の内側にあたる狭い間隙をいう．少量の脂肪組織に埋もれて，リンパ節（Rosenmüller's node）やリンパ管を含む．長さ約1cmの腹腔側にのびる管で，その上端は大腿輪*で，この部で上方から腹膜と横筋筋膜（大腿輪中隔）によって閉鎖される．大腿ヘルニアの通路となり，このときヘルニア内容は伏在裂孔*を経て皮下に達する．
 （河西）

大腿筋膜 Fascia lata, *deep fascia of the thigh*

大腿の前面と後面の筋群，および殿筋群を共通に包む筋膜で，上方は鼠径靱帯*，腸骨稜，仙骨についたのち浅腹筋膜および胸腰筋膜に移行し，外陰部へは坐骨結節を介して浅会陰筋膜へつづき，また下方へは下腿筋膜につづく．部分的に肥厚して厚さは一様でなく，ことに大腿外側部では，上前腸骨棘と脛骨の外側顆との間に腸脛靱帯*を作り，また一部は外側広筋と大腿二頭筋短頭との間に深く入って，大腿骨の粗線につく外側大腿筋間中隔をつくる．一方，内側広筋と内転筋群の間にある内側大腿筋間中隔は弱い．大腿前面で鼠径靱帯の直下では，内側に向いたC字形の裂孔をつくる．これは大伏在静脈の通路にあたり，伏在裂孔*という．そのほ

か，大腿筋膜張筋および縫工筋を包む部分では，それぞれの筋の深層にも入りこんで，これらの筋を鞘状に包んでいる．なお殿筋群の表面をおおう筋膜は，とくに殿筋膜とよぶことがある．　　　　　　　　　　　　　　　（河西）

大腿筋膜張筋　Musculus tensor fasciae latae, *tensor fasciae latae*, Spanner der Oberschenkelbinde　→下肢の筋

大腿骨　Femur, *femur (or thigh bone)*, Oberschenkelbein (od. Schenkelbein)

ラテン語のFemur（大腿）に由来する．

大腿骨は最長の管状骨で約40cmあり，前方に軽く凸弯している．起立時遠位端は水平面上にあるが，大腿骨は垂直位をなさず，近位部が骨盤の幅だけ外方へずれる．また大腿骨頚の長軸と大腿骨遠位端の横軸とは同一平面上にはなく，大腿骨は長軸のまわりに骨頭が前方へ向く方向に約15度ねじれている．近位端（上端）で上内側やや前方へ突出する球状部が大腿骨頭であり，大腿骨頭の中心のやや後下方にある卵円形の粗面状小陥凹部分が大腿骨頭窩である．大腿骨頭と円柱状の大腿骨体を連結する細い部分が大腿骨頚で，大腿骨頚の中央部は細いが内および外側端で，とくに外側端で幅が広く前後にやや扁平となる．上縁は水平に，下縁は外下後方へ斜に走っている．大腿骨頚と大腿骨体は，約125度の傾斜度で連結している．角度は生下時に大きく成熟するにしたがい小さくなる．男性より女性の方が角度が小さい．大腿骨頚と大腿骨体との結合部の上外側にある大きな隆起が大転子で，結合部の後下部から内後方へ突出する部分が小転子である．大転子の後上部は上内側へ突出しやや深い陥凹部をつくる．この陥凹部が転子窩である．大転子の前面上内側部から大腿骨頚の前面を下内方に走り頚の下縁で小転子の前面にいたる粗な隆線が転子間線で，大腿骨頚と大腿骨体との結合部に相当する．転子間線は内下方へ伸びて渦状線（spiral line）へつづき，また下端近くで結節状に隆起して2次結節（second tubercle）となることがある．大転子の後上角部から後面を下内方へ走り小転子にいたる比較的縁が丸い隆起が転子間稜で，頚と体との結合部に相当する．転子間稜の中央やや上外側部にある低い膨隆部分が方形筋結節（quadrate tubercle）である．円柱状の大腿骨体は中央部で細いが上部で太く，下部では左右に幅が広くなる．大腿骨の長軸は立位で約10度脛骨の垂直線に対して外側へ傾いている．大腿骨体の

中央1/3では3縁・3面がある．内側縁と外側縁は丸味をおびている．各3面とも平滑で，前面は内側縁と外側縁との間にあって前方へ凸面をなす．外側面は外側縁と後縁との間にあり，外側よりむしろ後方に面している．内側面は内側縁と後縁との間にあり内方やや後方に向いている．後縁の粗で幅広い線状隆起が粗線である．粗線の内および外側で稜状に隆起した部分がそれぞれ内側唇と外側唇で，栄養孔がこの両者の間で認められる．大腿骨体の上1/3では粗線が3本の線状隆起として拡散し，逆三角形の粗面である後面を形成する．下方で内側唇に，上方で転子間線の下端につづく内側の細い線状

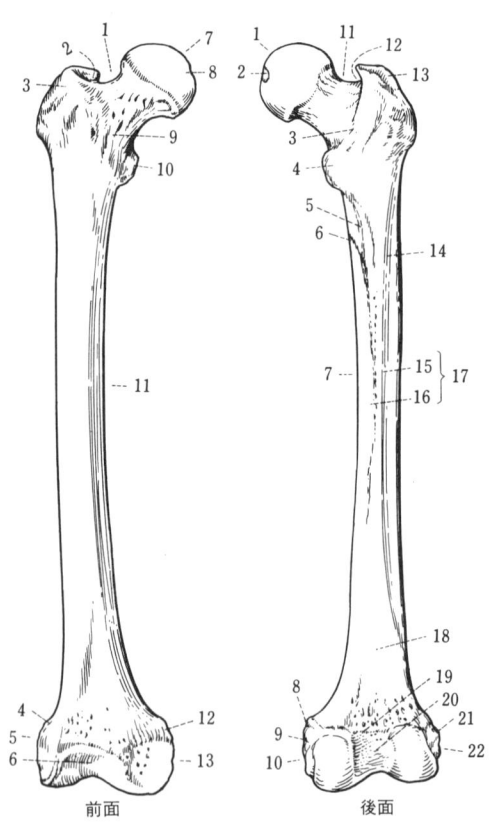

前面　　　　　後面

1. 大腿骨頚，2. 転子窩，
3. 大転子，4. 外側上顆，
5. 外側顆，6. 膝蓋面，
7. 大腿骨頭，8. 大腿骨頭窩，9. 転子間線，
10. 小転子，11. 大腿骨体，12. 内側上顆，
13. 内側顆

1. 大腿骨頭，2. 大腿骨頭窩，3. 転子間稜，
4. 小転子，5. 恥骨筋線，
6. 渦状線，7. 大腿骨体，
8. 内転筋結節，9. 内側上顆，10. 内側顆，
11. 大腿骨頚，12. 転子窩，13. 大転子，14. 殿筋粗面，15. 外側唇，
16. 内側唇，17. 粗線，
18. 膝窩面，19. 顆間窩，
20. 顆間窩，21. 外側上顆，22. 外側顆

大腿骨（右側）

隆起が渦状線である．内側唇から小転子の基部へいたる中間位の線状隆起が恥骨筋線で，外側唇から上外方大転子の基部へ走る幅がある粗な線状隆起が殿筋粗面である．殿筋粗面は近位部で隆起し第三転子をつくることがある．大腿骨体の下1/3では内側部が前後に扁平化し，下端が広い三角柱状を呈する．内側唇は内下方の内側顆の後上方に，外側唇は外下方外側顆の後上方にいたる．前者が内側上顆線 (medial supracondylar line)，後者が外側上顆線 (lateral supracondylar line) である．これらに境され浅く陥凹した三角形の平滑な面が膝窩面である．内側上顆線の上方は大腿動脈が斜走するため不明瞭となっている．大腿骨の遠位端（下端）は大きく膨隆している．内側の隆起が内側顆，外側の隆起が外側顆である．内側顆は内下方および後方へ，外側顆は下方・後方および前上方に突出している．内側顆の内側面後上方部で内側へ突出する部分が内側上顆で，内側上顆上方の小さな突起が内転筋結節である．外側顆は内側顆より外側への膨隆度が小さく，大腿骨体の外側面からほとんど出ていない．外側面後上方で外側へ突出する部分が外側上顆である．内側顆と外側顆は大腿骨の前面で互いに連絡するが，後面では深い間隙で隔てられている．この間隙が顆間窩である．内側顆と外側顆の後縁を結ぶ稜状隆起が顆間線で，顆間窩の上縁をなし膝窩面との境をなす．前下方は膝蓋面の下縁で境される．内側顆と外側顆の下面および後面の凸面をなす帯状の関節面が脛骨上端と関節する脛骨面である．脛骨面は内側顆にあり前外方へ弯曲する内側部と，外側顆にあり幅広く前後に直線的に走る外側部とに分けられる．内外の両側部が両顆の前方で互いに癒合し，膝蓋骨後面に接する関節面が膝蓋面である．膝蓋面は中央の縦溝で内外に二分されるが，外側部が大きい． (吉岡)

大腿骨頚 Collum femoris, *neck of femur*, Femurhals (od. Oberschenkelhals) →大腿骨

大腿骨体 Corpus femoris, *shaft (or body) of femur*, Femurschaft (od. Oberschenkelschaft) →大腿骨

大腿骨頭 Caput femoris, *head of femur*, Femurkopf (od. Oberschenkelkopf) →大腿骨

大腿骨頭窩 Fovea capitis femoris →大腿骨

大腿骨頭靱帯 Ligamentum capitis femoris, *ligament of the head of the femur* →股関節

大腿三角 Trigonum femorale, *femoral triangle*

Scarpa's triangle ともいう．大腿前面の上部で鼠径靱帯*の下方にあたり，生体でも浅い陥凹としてその位置を確認することができる．先端を下方にむけた三角形の部分で，上方は鼠径靱帯，外側は縫工筋，内側は長内転筋によってつくられ，下方へは縫工筋の深層を通って内転筋管につづく．大腿三角の床は腸腰筋と恥骨筋によってつくられ，この表層を三角形の底のほぼ中央から先端に向けて大腿動脈と大腿静脈がほぼ並列して走る．このとき静脈の方が内側にある．なお大腿筋膜はこの部で大伏在静脈のための伏在裂孔をつくる． (河西)

大腿四頭筋 Musculus quadriceps femoris, *quadriceps femoris*, Schenkelstrecker →下肢の筋

大腿静脈 Vena femoralis, *femoral vein* →外腸骨静脈

大腿神経 Nervus femoralis, *femoral nerve*, Nervus femoralis →腰神経叢

大腿深静脈 Vena profunda femoris, *deep femoral vein* →外腸骨静脈

大腿深動脈 Arteria profunda femoris, *profunda femoris artery* →大腿動脈

大腿直筋 Musculus rectus femoris, *rectus femoris*, gerader Schenkelmuskel →下肢の筋

大腿動脈 Arteria femoralis, *femoral artery*, Oberschenkel schlagader

外腸骨動脈*よりつづいて鼠径靱帯*の直下にはじまり下行して大腿内側部の中1/3と下1/3の境界あたりで，内転筋管裂孔を貫いて膝窩に出て膝窩動脈となる．大腿の上1/3のあたりでは大腿静脈と並んで大腿三角*を通り（静脈が内側），中1/3では縫工筋におおわれて内転筋管を通る．

枝：

(1) 浅腹壁動脈： 鼠径靱帯のすぐ下方で本幹より分かれ，鼠径靱帯の表層をこえ，腹壁の皮下を上行して臍の付近まで達する．

(2) 浅腸骨回旋動脈： 前者とほぼ同じところで分岐し，鼠径靱帯に沿って皮下を上外方へ走り，上前腸骨棘の付近に達する．

(3) 外陰部動脈： 鼠径靱帯の直下で大腿動脈の内側面より分岐する．これに浅深の2枝を区別するが，これらはそれぞれ大伏在静脈の浅層と深層を通る．外陰部に向け内側に走って，腹壁下部（鼡径枝），陰茎と陰嚢（前陰嚢枝），

または大陰唇（前陰唇枝）に分布する．

(4) 大腿深動脈：　鼠径靱帯の少し下方で大腿動脈より分かれ，その後方をほぼ平行に下行する．両者の間に長内転筋が介在する．大腿の下1/3の付近で大内転筋の停止腱を貫いて大腿後面に出て，屈筋群に枝を与えておわる．この終枝は最下位の貫通動脈に相当する．

枝：

(i) 内側大腿回旋動脈：　多くの場合，大腿深動脈より出るが，大腿動脈より直接分岐する場合も少なくない．この動脈の枝について，現在の学名には定義の混乱がある．

① 浅枝 (Ramus superficialis, superficial branch)：この名称は現在の学名にはないが，本幹が恥骨と腸腰筋の間に入る前に，内下方に向けて分岐する枝で，長内転筋と短内転筋の間からこれらに分布する．

② 深枝 (Ramus profundus, deep branch)：内側大腿回旋動脈の本幹のつづきで，前者を分岐したあと，恥骨と腸腰筋の間から深部に入り，短内転筋と外閉鎖筋の間を通り，大腿方形筋の前面で上行枝と横枝の2終枝に分かれる．上行枝(Ramus ascendens, ascending branch) は大腿方形筋の前面からその上縁に出て転子窩へ．横枝(Ramus transversus, transverse branch) は大腿方形筋と大内転筋の間から大腿後面に出て，ここで下殿動脈，外側大腿回旋動脈（横枝），第1貫通動脈と吻合して，いわゆる cruciate anastomosis をつくるといわれている．しかし典型的な cruciate anastomosis の形成は，きわめてまれである．その他,不定の枝として寛骨臼枝 (Ramus acetabularis, acetabular branch) があり，これは深枝が2終枝に分かれる前に分岐し，外閉鎖筋の前面を上行して寛骨臼および大腿骨頭靱帯に分布する．しかし寛骨臼に分布する枝としては，閉鎖動脈が主力である．

(ii) 外側大腿回旋動脈：　内側大腿回旋動脈とほぼ同じ部位で大腿深動脈より分岐し，大腿神経の枝の間を通り，大腿直筋の下を外側に向かって横走，3枝に分かれる．

① 上行枝 (Ramus ascendens, ascending branch)：大腿筋膜張筋の下を上外方へ走り，中殿筋の下で上殿動脈と吻合．

② 下行枝(Ramus descendens, descending branch)：大腿直筋の下，外側広筋の表層を下外方へ走り，大腿四頭筋へ．

③ 横枝 (Ramus transversus, transverse branch)：3枝のうちでは最も細い．中間広筋の表層を外側へ向かい，外側広筋を貫いて大腿後面に出て，大転子の付近に分布する．（→内側大腿回旋動脈）

(iii) 貫通動脈：　通常3本あって，これらを上方から順に第1，第2，第3貫通動脈とよび，後者は大腿深動脈の終枝にあたる．いずれも大腿骨体の内側に接して大内転筋の停止腱を貫き，大腿後面に出て，この間に大腿内転筋群と屈筋群に枝を与える．第1貫通動脈(Arteria perforans prima, the first perforating artery) は最も太く，短内転筋を貫き，次いで大内転筋（狭義）と小内転筋（→小内転筋）の間を経て大腿後面に出て，cruciate anastomosis をつくる．また大腿骨に対する栄養動脈を分岐する．第2貫通動脈は短内転筋の遠位で大内転筋を貫き，第3貫通動脈は長内転筋の遠位で大内転筋を貫く．ときに第1貫通動脈が2枝に分かれて分岐することがあり，このときは貫通動脈が4本あることになる．

(5) 下行膝動脈：　大腿動脈が内転筋管裂孔を通る直前に分岐し，ただちに2枝に分かれる．

(i) 伏在枝：伏在神経と伴行して，内転筋管の前壁をつくる腱膜を貫いてその前面に出て，膝関節の内側で縫工筋と大腿薄筋の間を下行して，下腿の上内側部の皮膚へ．

(ii) 関節枝：内側広筋の筋中を下行し，膝関節の内側で内側上膝動脈と吻合したのち，膝関節動脈網へ．　　　　　　（河西）

大腿動脈神経叢　Plexus femoralis, *femeral plexus*, Plexus femoralis　→自律神経叢

大腿二頭筋　Musculus biceps femoris, *biceps femoris*, zweiköpfiger Schenkelmuskels　→下肢の筋

大腿二頭筋の下腱下包　Bursa subtendinea musculi bicipitis, *femoris inferior*　→滑液包

大腿二頭筋の上滑液包　Bursa musculi bicipitis femoris superior　→滑液包

大大脳静脈　Vena cerebri magna, *great cerebral vein*　→大脳静脈

大腿方形筋　Musculus quadratus femoris, *quadratus femoris*, vierseitiger Schenkelmuskel　→下肢の筋

大腿輪　Anulus femoralis, *femoral ring*, Schenkelpforte

血管裂孔＊の最も内側の部分で，大腿静脈の

内側にあるせまい間隙をいう．ここは大腿管の上端部にあたり，径約1cmの楕円形をなす．前壁は鼠径靱帯，後壁は恥骨筋膜，内側は裂孔靱帯，外側は大腿静脈によってつくられ，リンパ管，リンパ節，および少量の脂肪組織によってみたされる．大腿輪の腹腔側は，横筋筋膜と壁側腹膜におおわれるだけで，この部を大腿輪中隔といい，腹壁の抵抗の弱い部分にあたる．鼠径部から外腸骨リンパ節に通じる多数のリンパ管によって貫かれる． (河西)

大腿輪中隔 Septum femorale, *femoral septum* →大腿輪

大　腸 Intestinum crassum, *large intestine*, Dickdarm

回腸*につづき，右腸骨窩から上行し，逆U字状に走る腸管．その長さは，日本人では平均♂161cm，♀158cmである．大腸は盲腸*，結腸*(上行結腸，横行結腸*，下行結腸，S状結腸)，直腸*からなる．小腸と大腸(結腸)と比較してみると，(1)小腸は十二指腸以外は可動性であるが大腸は横行結腸のみが可動性である．(2)大腸は小腸に比して太い．(3)小腸の縦走筋は腸管の全周に一様に走行しているが，大腸では虫垂以外で3本の結腸ヒモの部分に集まり，他の部分では縦走筋の発達は悪い．(4)大腸には結腸隆起がある．(5)腹膜垂がある．(6)結腸には輪状ヒダや絨毛がない． (和気)

ダイテルス細胞 *cells of* Deiters, Deiters'sche Zellen →ラセン器

大殿筋 Musculus gluteus maximus, *gluteus maximus*, großer Gesäßmuskel →下肢の筋

大殿筋の坐骨包 Bursa ischiadica musculi glutei maximi, *ischial bursa* →滑液包

大殿筋の転子包 Bursa trochanterica musculi gultei maximi, *trochanteric bursa* →滑液包

大転子 Trochanter major, *greater trochanter*, größer Rollhügel →大腿骨

大転子間径 Distantia trochanterica, *bitrochanteric (or intertrochanteric) diameter*, Trochanterbreite (od. Hüftbreite) →骨盤の計測

大動脈 Aorta, *aorta*, Aorta

体循環系の本幹をなす単一の太い動脈．上行大動脈・大動脈弓・胸大動脈および腹大動脈*に区分される．後2者を総称して下行大動脈ともよぶ．上行大動脈は左心室の大動脈口よりはじまり心膜腔を出るまで約5～6cmの範囲をいう．肺動脈幹とともに心膜に包まれている．上行大動脈の起始部は3個の大動脈洞によるふく

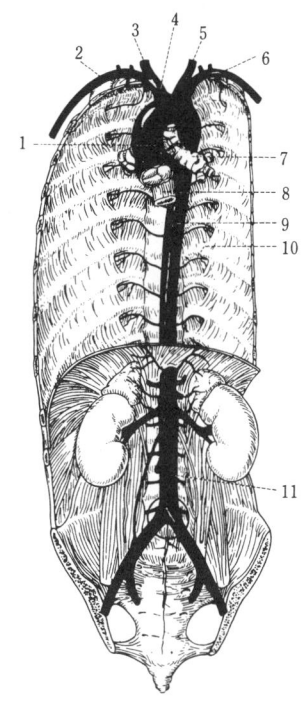

1. 上行大動脈，2. 右鎖骨下動脈，3. 右総頚動脈，4. 腕頭動脈，5. 左総頚動脈，6. 左鎖骨下動脈，7. 左気管支，8. 食道(断端)，9. 胸大動脈，10. 肋間動脈，11. 腹大動脈
大動脈

らみを呈し大動脈球とよばれ，左・右冠状動脈がここから出る．大動脈弓は上行大動脈につづく弯曲部であり(約5～6cm長)，肺動脈分岐部および左気管支をこえて左後方にまわり，第4胸椎体の左側で胸大動脈に移行する．大動脈弓の重要な枝として腕頭動脈・左総頚動脈・左鎖骨下動脈が出る．大動脈弓の凹弯する下面と肺動脈分岐部との間を動脈管索が結ぶ．胸大動脈は食道の左側にそって下行し，やがてその背後にまわり，第12胸椎の直前で横隔膜の大動脈裂孔を通過し腹大動脈となる．その間，胸大動脈の壁側枝として肋間動脈10対，また臓側枝として気管支動脈・食道動脈などを出す．腹大動脈は第12胸椎より第4腰椎までの前を下行したのち左右総腸骨動脈を出し，本幹のつづきは細い正中仙骨動脈となって尾骨先端に達している．壁側枝には各有対の下横隔動脈・腰動脈・総腸骨動脈があり，臓側枝には無対性の腹腔動脈・上腸間膜動脈・下腸間膜動脈また有対の副腎動脈・腎動脈・精巣(ないし卵巣)動脈がある．(→総頚動脈，外頚動脈) (浅見)

大動脈弓

(1) Arcus aortae, *arch of the aorta*, Aorten-

bogen →大動脈

(2) Arcus aorticus, *aortic arch*, Artenènbogen →鰓弓動脈

大動脈球 Bulbus aortae, *bulb of the aorta*, Aortenzwiebel →大動脈

大動脈峡部 Isthmus aortae, *aortic isthmus*, Verengerung der Aorta

胎生期の大動脈弓は，左鎖骨下動脈起始の遠位で動脈管合流の近位にあたる部分が若干くびれている．(→大動脈) (浅見)

大動脈口 Ostium aortae, *aortic orifice*, Aortenmündung →心臓

大動脈糸球 Glomus aorticum, *aortic body* →糸球小体

大動脈縮窄 Coarctatio aortae, *coarctation of aorta*, Isthmusstenose

大動脈弓部に絞扼状の縮窄を生じているものである．心奇形例中4～10%を占めるとされている．Turner 症候群*や常染色体のトリソミー*に伴う場合がある．男性に多い．縮窄の位置により幼児型（infantile type）と成人型（adult type）に分けられた．また解剖学的には，縮窄部位が動脈管の前後であるかにより，管前型（preductal type）と管後型（postductal type）に分けられる．幼児型はほとんど管前型で，動脈管開口部より近位で鎖骨下動脈より遠位に存し，縮窄部は長い．幼児期に死亡する．成人型では，管の対側にある型も管後型もあるが，一般に成人となるまで生存するものである．縮窄部は短く，普通動脈管開口部より遠位に存し，ここにしばしば隔膜があり，その中心より外れた部に開口がある．その発生過程としては，大動脈中膜の異常にひきつづく内膜の増殖に基づくもので，(1) 動脈管の筋組織が大動脈壁の一部となり，動脈管が出生時に収縮すると，大動脈中の動脈管に由来する筋組織もまた収縮して縮窄をおこす．(2) 左側背側大動脈の小部分が異常退縮する，(3) 動脈管の正常な閉鎖につづいて，胎児期にみられる狭部とよばれるこの部分が狭いままでとどまるなどの説がある．
(谷村)

大動脈腎動脈神経節 Ganglion aorticorenale, *aorticorenal ganglion*, Aorticorenalganglien

左右の腎動脈*およびそれらの起始部付近の大動脈の壁に付着する自律神経叢*の中に見出される神経細胞体の集団をいう．後者は主として交感神経系の節後ニューロンの細胞体からなる．この神経節へ節前線維を送るのは主として小内臓神経と最下内臓神経である． (山内)

大動脈洞 Sinus aortae, Sinus valsalvae, *aortic sinuses* →大動脈

大動脈囊 Saccus aorticus, *aortic sac*

動脈幹*の頭側端のやや膨大した部．咽頭上部の腹方に位置し，ここから第1～6鰓弓動脈が分かれる． (森)

大動脈肺動脈中隔 Septum aorticopulmonale (trunci), *aorticopulmonary septum*, Septum aorticopulmonale (trunci)

動脈幹中隔ともいう．はじめ総動脈幹（Truncus arteriosus）は短くて，すぐに有対の鰓弓動脈*（第3，4，6対が残存）に分かれる．第4，第6号間の間充織が増殖して前頭位の隆起を生じ，その両裾は心球堤*の遠位端につながる．この連合が強化し遠位球隆起とも融合することにより動脈幹の内腔は，第3，第4号（将来の体循環）および第6号（肺動脈弓）へと通ずる2区域に分かれる．動脈幹中隔がひとまず成立するとき両動脈口は右と左に配置され動脈幹中隔は約90°の捩れをしめす訳であるが，ひきつづき球遠位部の回転が進む（心球堤の捩れがほどける）のにつれて，動脈幹域はその中隔ぐるみ捩れを加え，かつ伸長する．上行大動脈と肺動脈とがからみ合う模様はこのようにして現れる． (浅見)

大動脈弁 Valva aortae, *aortic valve*, Aortenklappe →心臓

大動脈傍体 Corpora paraaortica, Paraganglion aorticum, *paraaortic bodies*, Zuckerkandlsches Organ

大動脈の周辺に散在するクロム親和性細胞の集塊．乳幼児期に著明な存在．(→大動脈)
(浅見)

大動脈裂孔 Hiatus aorticus, *aortic hiatus* →横隔膜

大内臓神経 Nervus splanchnicus major, *greater splanchnic nerve*, großer Eingeweidenerv →胸神経節，内臓神経

大内転筋 Musculus adductor magnus, *adductor longus*, langer Oberschenkelanzieher →下肢の筋

第二鼓膜 Membrana tympani secundaria, *secondary tympanic membrane* (Scarpa), Membrana tympani secundaria →中耳

大 脳 Cerebrum, *cerebrum*, Großhirn

前脳*および中脳*である．前脳はさらに終脳と間脳*に区分され，終脳は左右の大脳半球*と

終脳の不対部からなる．（→中枢神経系）

(水野)

大脳の静脈 veins of the brain, Venen des Großhirns

脳の静脈の多くは動脈と関係なしに走行する．表面と内部にあるものの2種に分けられ，表在性の静脈は硬膜静脈洞*にそそぎ，深在性の静脈は大大脳静脈に集ったのち直静脈洞に開口する．

(1) 表在性の静脈： 大脳のそれは上方と下方に流れる．上大脳静脈は大脳縦裂に集り上矢状静脈洞に入る．下大脳静脈洞は脳底の静脈洞にそそぐ．浅中大脳静脈は大脳外側溝に沿って流れ，海綿静脈洞に入り，上吻合静脈と下吻合静脈をもって付近の静脈洞と連絡する．小脳表面の静脈は上小脳静脈と下小脳静脈に集り，後方の静脈洞に流れる．

(2) 深在性の静脈： すべて1本の大大脳静脈に集って直静脈洞にそそぐ．大大脳静脈は第三脳室脈絡組織内部を平行して走る左右の内大脳静脈が松果体近くで合して形成される．内大脳静脈は，分界条内を前走する視床線条体静脈が前端で透明中隔静脈を受けて後方に屈曲してはじまり，側脳室脈絡叢から脈絡叢静脈を受けて後走し，最後部で脳底静脈を収容する．脳底静脈は，大脳半球前方由来の前大脳静脈，外側裂に沿う深中大脳静脈，前有孔質付近より出る線条体静脈が合して形成され，脚間窩から出て大脳脚に沿って走り，中大脳静脈後端にそそぐ．（→大脳，上眼静脈）

(佐藤)

大脳横裂 Fissura transversa cerebri, *transverse fissure* →大脳半球

大脳外側窩 Fossa cerebri lateralis, *lateral cerebral fossa* →大脳半球 →島

大脳外側窩槽 Cisterna fossae lateralis cerebri

大脳*の外側溝（Sylvius溝）の部位のクモ膜下槽をいう．（→クモ膜，脳脊髄液）　(金光)

大脳核 Nuclei cerebri, *cerebral nuclei*, basal ganglia, Basalganglien

大脳半球の髄質中にある灰白質で，終脳核 (telencephalic nuclei) ともよばれる．大脳核には通常，尾状核*・レンズ核*（被殻*と淡蒼球*）・前障*・扁桃体*が数えられるが，これらにさらに Meynert の基底核*を加えることがある．大脳核の意味で，（大脳）基底神経核（節）(Basalganglien)，脳幹核 (Stammganglien)，中心核 (zentrale Ganglien) などという語が用いられることがある．（→線条体，レンズ核，被殻，淡蒼球，前障，扁桃体，マイネルトの基底核）

(水野)

大脳鎌 Falx cerebri, *falx cerebri*, Großhirnsichel →硬膜

〔**大脳**〕**基底神経核**〔**節**〕 Nuclei cerebri, *basal ganglia*, Basalganglien →大脳核

大脳脚 Crus cerebri, *cerebral peduncle*, Hirnschenkelfuß

広義の大脳脚 (Pedunculus cerebri) は中脳*の腹側部で，背側の中脳蓋（四丘体）および中心灰白質*背側部を除いた中脳水道水平中央断面より腹側の部分を総称する．さらにこれは背側の中脳被蓋と狭義の大脳脚に分かれる．中脳被蓋には著明な構造物として，動眼神経核群，中脳網様体，赤核*，黒質*，内側毛帯などが存在する．狭義の大脳脚 (Crus cerebri) は大脳皮質*の第V層の細胞から出て内包*を経て橋以下の部位へ投射する下行線維によって構成されている．これらは大脳脚の外側方より側頭橋

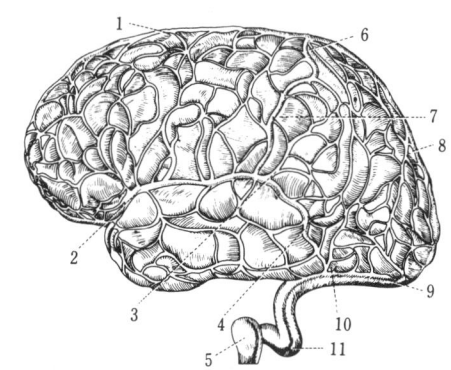

1. 上矢状静脈洞，2. 浅中大脳静脈，3. 上吻合静脈，4. 下吻合静脈，5. 頚静脈上球，6. 上吻合静脈，7. (中心溝)，8. (頭頂後頭溝)，9. 横静脈洞，10. (後頭前切痕)，11. S状静脈洞

大脳半球上外側面の静脈および静脈洞

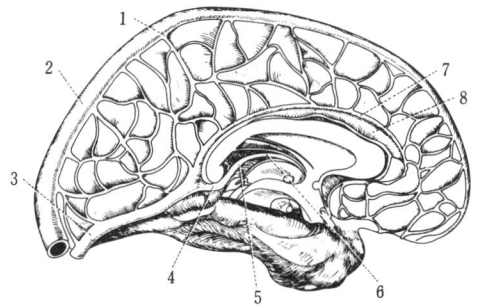

1. 大裂孔，2. 上矢状静脈洞，3. 直静脈洞，4. 大大脳静脈，5. 右内大脳静脈の開口，6. 左内大脳静脈，7. 下矢状静脈洞，8. 前大脳静脈

大脳半球内側面の静脈および静脈洞

大脳の静脈

路，頭頂延髄路，頭頂脊髄路，中心前回脊髄路，中心前回延髄路，中心前回被蓋路，中心前回橋路および前頭橋路と並ぶ．運動領皮質の中心前回から出たものは中央約2/5の位置を占め，その部の外側方から内側方に順に脊髄の下部から上部さらに脳幹脳神経核へ投射する線維が局在的に並ぶ． (川村 祥)

〔大脳〕弓状線維　Fibrae arcuatae cerebri, *arcuate fibers of cerebrum*, Arnoldsche Bogenfasern　→連合神経路〔線維〕

大脳溝　Sulci cerebri, *cerebral sulci*, Furchen des Großhirns　→大脳回

大脳溝と大脳回　Sulci et gyri cerebri, *cerebral sulci and gyri*, Großhirn-furchen and -windungen

大脳皮質*の表面はヒトやサルなど高度な動物では多数の裂（Fissurae）や溝（Sulci）によって脳回（Gyri）に分かれているが（Gyrencephalon），溝のない脳（Lissencephalon）もある．ヒトでは，胎生の初期では大脳半球に溝はなくその表面は滑らかである．発生が進むにつれて，溝が形成されてくるが，その深さと恒常性により，第1次，第2次，第3次と細分化され，その位置，形および大きさに個体差や左右差が存在する．出生時にはすべて第1次と第2次の溝がみられるが，大人の脳と同じ外見となるのは7歳頃といわれている．

胎生4カ月で脳の外表面下部に最初の溝が陥凹（大脳外側窩）として現れ，これが将来の外側溝（Sylvius）で前頭葉，側頭葉，頭頂葉の境をなす．次に6カ月頃に前頭葉と頭頂葉を境する中心溝（Rolando）という深い溝が現れ，この溝の前下方は胎生8カ月で外側溝近くにまで

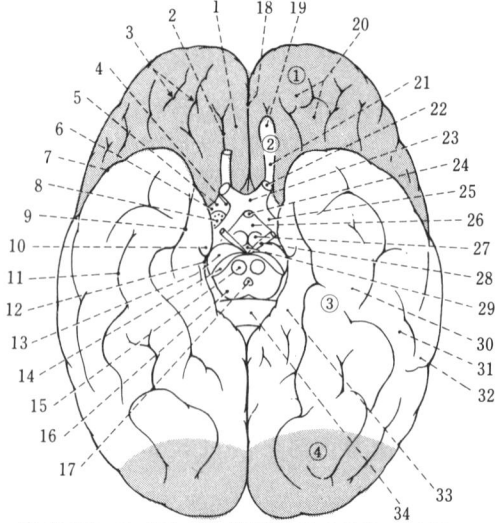

①前頭葉，②嗅脳，③側頭葉，④後頭葉，1.直回，2.嗅溝，3.眼窩溝，4.内側嗅条，5.嗅三角，6.外側嗅条，7.外側溝，8.前有孔質，9.側副溝，10.鈎，11.後頭側頭溝，12.海馬溝，13.大脳脚，14.黒質，15.赤核，16.中脳蓋，17.中脳水道，18.大脳縦裂，19.嗅球，20.眼窩回，21.嗅索，22.視神経，23.視〔神経〕交叉，24.漏斗，25.視索，26.灰白隆起，27.乳頭体，28.動眼神経，29.脚間窩，30.内側後頭側頭回，31.外側後頭側頭回，32.下側頭回，33.海馬傍回，34.脳梁膨大

大脳の底面

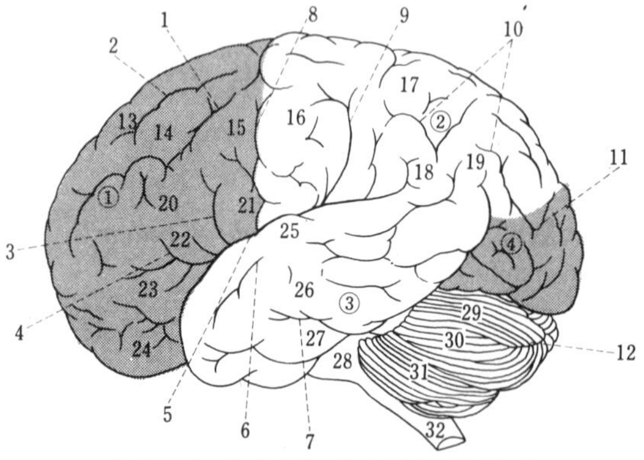

①前頭葉，②頭頂葉，③側頭葉，④後頭葉．
1.下前頭溝，2.上前頭溝，3.外側溝上行枝，4.外側溝前枝，5.外側溝後枝，6.上側頭溝，7.下側頭溝，8.中心溝，9.中心後溝，10.頭頂間溝，11.横後頭溝，12.小脳水平裂，13.上前頭回，14.中前頭回，15.中心前回，16.中心後回，17.上頭頂小葉，18.縁上回，19.角回，20.下前頭回，21.弁蓋部，22.三角部，23.眼窩部，24.眼窩回，25.上側頭回，26.中側頭回，27.下側頭回，28.橋，29.上半月小葉，30.下半月小葉，31.二腹小葉，32.延髄

大脳半球外側面（大脳回）

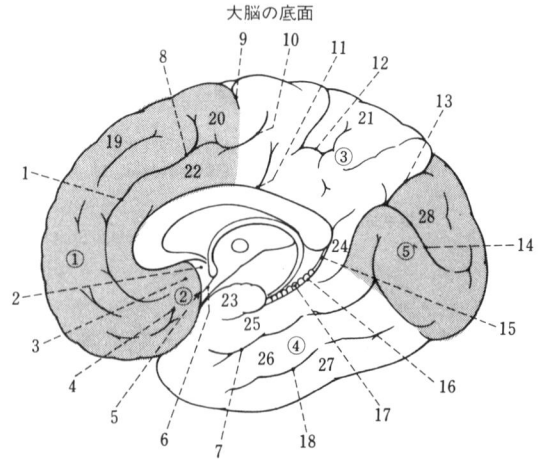

①前頭葉，②嗅脳，③頭頂葉，④側頭葉，⑤後頭葉．
1.帯状溝（前頭下部），2.終板傍回，3.梁下野，4.前梁下溝，5.後梁下溝，6.終板，7.側副溝，8.帯状回，9.中心溝，10.帯状溝（縁部），11.脳梁溝，12.頭頂下溝，13.頭頂後頭溝，14.鳥距溝，15.小帯回，16.海馬溝，17.歯状回，18.後頭側頭溝，19.上前頭回，20.中心傍小葉，21.楔前部，22.帯状回，23.鈎，24.帯状回峡，25.海馬傍回，26.内側後頭側頭回，27.外側後頭側頭回，28.楔部

大脳半球内側面（大脳回）

サルの脳

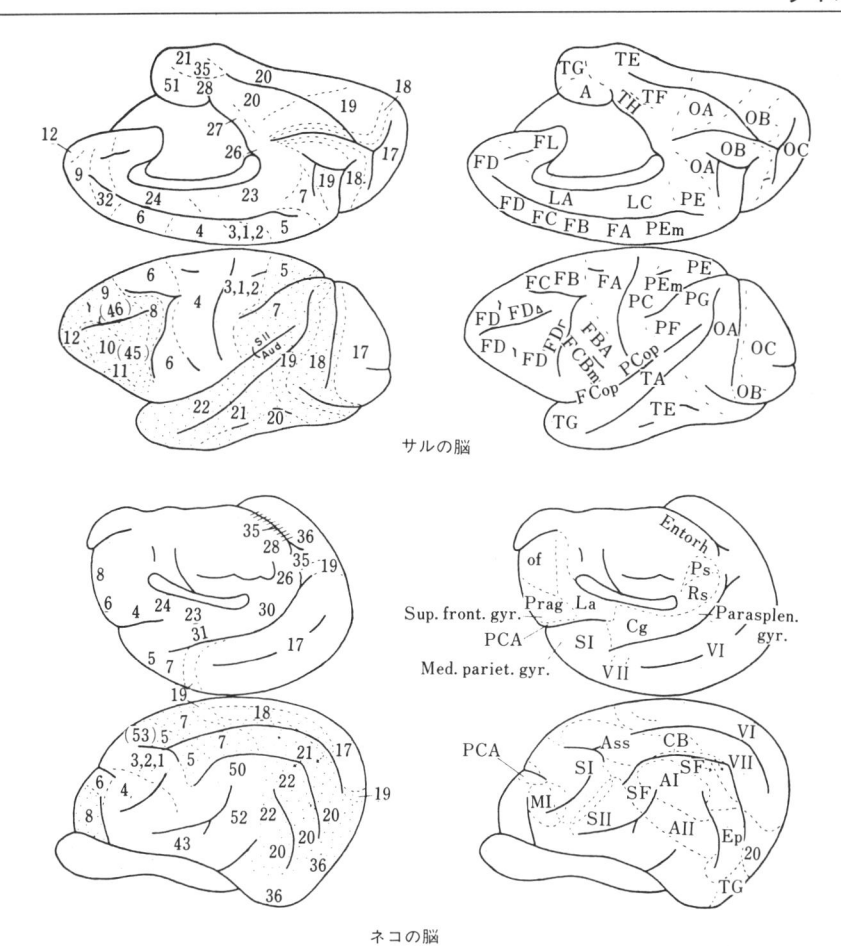

ネコの脳

〔Brodmann, Bonin, Bailey らの研究をもとに作図（川村, 1977）〕

達する．以後，各脳葉は第2次溝によって脳回に分けられる．すなわち，(1) 前頭葉では，中心前回，上・中・下の前頭回，下面にみられる眼窩回，直回が区別され，(2) 側頭葉では上・中・下の側頭回のほかに内側下面に，(海馬)鉤，海馬傍回，歯状回，内側・外側後頭側頭回がみられる，(3) 頭頂葉では，外側面で中心後回，上頭頂小葉，下頭頂小葉（縁上回，角回）に分けられ，(4) 後頭葉では上後頭回，外側後頭回，後頭極とよばれる部分が区別されるが，これらの境は明瞭ではない．さらに大脳半球の内側面に，帯状回，終板傍回，中心傍小葉，楔前部，楔部などがある．全体として，大脳溝，大脳回の形成には変異が多く，不連続の溝や境界の不明瞭な脳回や小葉の部分が多いので，それらの名称と範囲の決定にかなり任意な点がある． （川村 光）

大脳縦裂 Fissura longitudinalis cerebri, *longitudinal fissure* →大脳半球

大脳髄質 Substantia medullaris cerebri, *medullary substance (cerebrum)*, waiße Substanz (Grabhirn)

大脳半球*の内部を占める主として有髄線維の集団（白質*）で，その内に大脳核*を含む．これらの神経線維は，(1) 左右の大脳半球の皮質部を結合する交連線維（脳梁*，脳弓交連，前交連があり，発生学的には交連板に由来する），(2) 同側の半球皮質諸部を連絡する連合線維（これには長，短あり，前者は上縦束，下縦束，鉤状束，帯状束が肉眼的に区別され，離れた皮質部を結び，後者は弓状線維とよばれ隣接脳回の皮質部を結ぶ），および (3) 大脳皮質と大脳核，間脳，脳幹，脊髄などを結ぶ投射線維（上行性と下行性とがある）からなる．投射線維群のうち，系統発生学的に新しいものの大部分は，レンズ核*と尾状核*・視床核との間にある内包を通り，ついで半卵円中心に入ったのち放射冠となって新皮質*に向かって放散する．

系統発生学的に古いものは通常内包を経由せず，これらのうちには主として海馬体*と乳頭体*を結ぶ脳弓*とよばれるものがある．ほかに脳弓系の線維は視床核，乳頭体以外の視床下部，中脳の中心灰白質*や被蓋*にもおわるという．

なお，大脳髄質を肉眼的に脳梁幹の背側面直上における水平断面で観察すると，明瞭な半卵円形を呈するので，半卵円中心という．

(川村 光)

大脳動脈 Arteriae cerebri, Großhirnarterien
主として大脳に分布する動脈で，内頸動脈*が眼動脈を出したのち上内後方に曲がってはじまり，外側溝で中大脳動脈となる．分枝は次のとおりである．

(1) 後交通動脈： トルコ鞍側方を後走し，脳底動脈の終枝の後大脳動脈と交通する（→大脳動脈輪）．

(2) 前脈絡叢動脈： 視索に沿い後走する小枝で，側脳室下角に入って側脳室脈絡叢に分布する．

(3) 前大脳動脈： 大脳縦裂に入り，脳梁に沿って大脳半球内側面を走るので，主として内側面から前頭葉，頭頂葉に皮質枝を分枝する．眼窩枝，前頭枝および頭頂枝がそれである．左右の前大脳動脈は視神経交叉の前で，横走する前交通動脈により連絡する．初部から脳底に向かって中心枝が分岐し，視床下部に分布する．

(4) 中大脳動脈： 大脳外側溝を後外側に走り，大脳半球外側面の大部分に，眼窩枝，前頭枝，頭頂枝および側頭枝などの皮質枝を与える．その他に脳底で多数の中心枝を分枝し，そのうち線条体にいたるものを線条体枝という．（→大脳動脈輪）

(佐藤)

大脳動脈輪 Circulus arteriosus cerebri, *arterial circle of* Willis, Willissche Arterienkranz
脳の底部において，内頸動脈*と椎骨動脈*の枝が連絡して形成された輪状ないし六角形の動脈吻合である．構成にあずかる動脈は，内頸動脈側では前大脳動脈，左右の前大脳動脈を連絡する前交通動脈，中大脳動脈，椎骨動脈側では後大脳動脈，そして中大脳動脈と後大脳動脈を連絡する後交通動脈であり，それらが視神経交叉，下垂体漏斗部，乳頭体，後有孔質などを取り囲む動脈輪を形成する．大脳の動脈はすべてこの動脈輪を介して出るということができる．動脈輪の各部の発達には個人差が著しく，完全な輪が形成されないことがある．（→大脳動脈）

(佐藤)

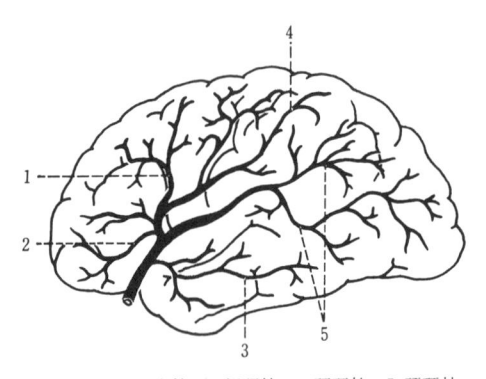

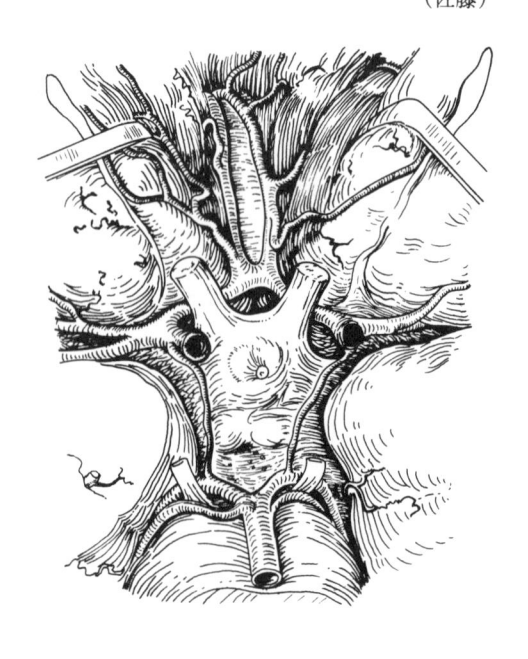

1. 前頭枝，2. 眼窩枝，3. 側頭枝，4. 頭頂枝，5. 頭頂枝
外側面

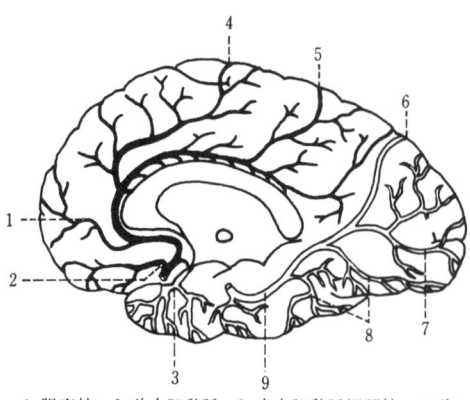

1. 眼窩枝，2. 前大脳動脈，3. 中大脳動脈側頭枝，4. 前頭枝，5. 頭頂枝，6. 頭頂後頭枝，7. 後頭枝，8. 側頭枝，9. 後大脳動脈
内側面
大脳動脈

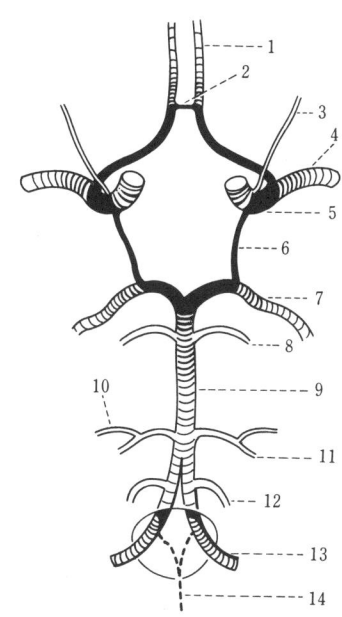

1. 前大脳動脈，2. 前交通動脈，3. 眼動脈，4. 中大脳動脈，5. 内頚動脈，6. 後交通動脈，7. 後大脳動脈，8. 上小脳動脈，9. 脳底動脈，10. 迷路動脈，11. 前下小脳動脈，12. 後下小脳動脈，13. 椎骨動脈，14. 前脊髄動脈

大脳動脈輪

大脳半球 Hemispherium cerebri, *cerebral hemispheres*, Großhimhemisphären

大脳半球は表層の外套と深部の大脳核*からなる．外套は表面の灰白質*である大脳皮質*と，より深部の白質*である大脳髄質*からなる．左右の大脳半球は大脳縦裂により分けられているが，その大部分は脳梁*により結合されている．さらに大脳半球は大脳横裂により小脳*と分けられている．外套の表面には多数の溝と，溝の間の隆起がみられ，それぞれを大脳溝および大脳回とよぶ．大脳溝のうち，外側溝，中心溝および頭頂後頭溝は葉間溝とよばれ，四つの大脳葉（前頭葉*，頭頂葉*，側頭葉*，後頭葉*）を区分するうえで重要な溝である．外側溝の深部には島*とよばれる外套の一部がある．前頭葉の下面には嗅脳*がある．大脳皮質は部位により構造上の差異があり，系統発生学的に古い古皮質*および原皮質*と新しい新皮質*に大別される．新皮質は発生の途上で少なくとも一度は原則として6層形成を示すのに対して，古皮質および原皮質は発生のいかなる時期にも6層形成を示さず，嗅脳*，海馬*および歯状回などに限局してみられる． （川村 光）

大脳皮質 Cortex cerebri, *cerebral cortex*, Großhirnrinde

大脳皮質は終脳から発達し前脳*の前方部を形づくる．大脳半球*の表面をおおう灰白質*で部位的に構造上，機能上の差異があり，一つの単位としての構造物とは考えられない．これらの差異に注目して，細胞構築学的，髄鞘構築学的（その他）に皮質分野*に区分されるが，基本的には，主成分である神経細胞の分布の種類により，層構造を示す．

大脳皮質は系統発生的に"古い"古皮質*と原皮質*とあり，両生類ではこれらの皮質部分のみが存在し，嗅覚系の機能に関連している．爬虫類になりはじめて新皮質*が現れてくるが，哺乳類でとくに発達している．

新皮質は系統発生的に新しい部分でしばしば等（同種）皮質（isocortex）ともよばれるが，個体発生の過程で少なくとも一度6層形成を示すことが特色である．高等哺乳類とくにヒトの大脳皮質の大部分は等皮質（新皮質）からなるが，そのうち，皮質の6層構造がそのまま完成した形として残る部分（同形皮質，homotypic cortex）と，錐体細胞層あるいは顆粒細胞層の二次的発達の程度により6層構造が不明瞭に形成される部分（異形皮質，heterotypic cortex）とに名称上区別される．これに対して，原始皮質および旧皮質は不等皮質（allocortex）とよばれ，個体発生のいかなる時期にも6層形成を示さない．これらの皮質の第2～4層に相当する部分の発達はきわめて悪く，ほとんど未形成である．なお，中間皮質（mesocortex）といわれる部分は，古皮質と新皮質との中間的・移行的構造を示す．

以上述べたように，大脳皮質の基本構造は6層構造にあるが，約100年前に，Mynertが，神経細胞間にみられる構造上の相違を基礎にして，分子層，外顆粒層，錐体層，内顆粒層および紡錘状細胞層の5層に区別し，その後，第5層が二分（Luys）または三分（Vogt）されたが，現在では1～6に皮質層を分け，それぞれ第1層（表在層，または分子層），第2層（外顆粒層），第3層（外錐体層または錐体細胞層），第4層（内顆粒層），第5層（内錐体層または神経細胞層）および第6層（多形細胞層）の名称を与えている．

一方，ヒトの大脳皮質の髄鞘染色標本で白質*から上昇して皮質表面に放射状にすすむ髄放線が通常第3～5層までみられる．これに対して表層に平行に走る線維束もみられる．これらには，第1層内の切線線維層，第2層と第3層

間の Kaes-Bechterew 線条，さらにそれより深部に，第4層，第5層内に，それぞれ外および内 Baillarger 線がみられる．一般に内外 Baillarger 線は髄放線と交わり，放線間交織 (interradial feltwork) とよばれ，これに対し Kaes-Bechterew 線などは髄放線より表層（外方）に存在し，放線上交織 (supraradial feltwork) と称される．
　　　　　　　　　　　　　　　（川村　光）

大脳辺縁系 limbic system, grand lobe limbique (Broca, 1878)

側脳室*と第三脳室*の前方部の周辺をとりかこむような関係で発達した脳部で，おおよそ広義の嗅脳*に相当する．しかし，領域的にはいわゆる嗅脳以外の広い部分も含まれ，狭義の嗅脳が高等な動物で退化の傾向を示すのに対し，辺縁系はよく発達している．機能的には嗅覚や味覚に関連する部分のほかに，情動（恐れ，怒り，不安，抑うつ，温和化，行動活発化）や本能（摂食反応や性的行動など），さらには記憶の座として考えられており，自律系，内分泌系の統御機能にも関係している．

形態的には，狭義の嗅脳（古皮質*）のほかに，海馬の原基となる部分（原皮質*）から発生する海馬，海馬台，中隔部，脳弓，歯状回，小帯回，脳梁灰白質などいわゆる広義の嗅脳も"固有"大脳辺縁系として包括する．さらに，辺縁系を広く考えると，傍辺縁系領域（前頭葉眼窩面後部，側頭葉前部，視床前核，側坐核，脚間核，手綱核，視床下部，さらに中脳辺縁系，以上小池上，1972より）をも含めうる．
　　　　　　　　　　　　　　　（川村　光）

大脳面 Facies cerebralis, *cerebral surface*, cerebrale Fläche →大翼，鱗部

胎　盤 Placenta, *placenta*, Mutterkuchen

(1) 動物間の比較：　胚子器官と胚膜の最外側の絨毛膜*が子宮と結合してつくる，胎児と母体間の物質交換を営む複合構造である．絨毛膜*と子宮粘膜の結合状態により，上皮絨毛膜型 (epitheliochorial type；子宮内膜上皮に絨毛膜が接着．ブタ)，結合組織絨毛膜型 (syndesmochorial type；絨毛膜が内膜結合組織と接着．反芻類)，内皮絨毛膜型 (endotheliochorial type；絨毛膜が子宮血管内皮に接着．食肉類)，血絨毛膜型 (haemochorial type；絨毛膜が母体血液と直接．霊長類) に分けられる．絨毛膜に分布する胎児血管は，卵黄血管に由来するもの（漿卵黄嚢型）と，尿膜血管に由来するもの（漿尿膜型）とある．ヒトを含む大部分の哺乳動物は後者に属するが，有袋類と，胎盤形成初期には食肉類，食虫類にも，前者がみられる．羊膜は血管を欠くから，絨毛膜血管の形成にあずかることはない．

(2) 胎盤の形成：　ヒトでは絨毛膜嚢の全体が子宮内膜上皮下に埋没し，その全周でひろがる栄養膜合胞体層のなかに栄養膜腔隙が生じ，これが拡大しつつ融合して，この腔のなかを放線状に栄養膜合胞体からなる梁柱が貫く形になる（第2週末）．第3週に梁柱内に栄養膜細胞層が増殖しつつ侵入して一次絨毛 (Villus primarius, *primary villi*, primäre Zotten) をつくり，さらに栄養膜細胞層のつくる中心の細胞柱のなかに，絨毛膜の壁側中胚葉が入ってきて結合組織性の芯をつくって，二次絨毛 (Villus secondarius, secondary villi, sekundäre Zotten) となる．第3週末には血管が入り三次絨毛 (Villus tertiarius, tertiary villi, tertiäre Zotten) となる．この時点でも，絨毛の先端に近い部は中胚葉が侵入せず，細胞柱が中心を占め，それは絨毛の先端を貫いて，基底脱落膜と，絨毛間腔の内面をつくる栄養膜合胞体層の間に平面状に拡がり，栄養膜〔細胞層〕殻 (Cortex trophoblasticus, cytotrophoblastic shell, Zytotrophoblastschale) をつくる．他方，栄養膜の拡大に伴い，栄養膜腔隙に侵食された子宮内膜のラセン動脈の末端と静脈の末端が開放するため，腔隙内を母体の血液が流れるようになり，栄養膜腔隙は絨毛間腔となる．

このように第4週末までに基礎構造ができ，絨毛の形成は絨毛膜嚢の全周に及んでいる．しかし，臍帯が付着する部は，栄養膜の脱落膜への侵食が高度で，絨毛間腔は広く厚く，それに向かって絨毛がよく発達する．この部を絨毛膜有毛部 (Chorion frondosum s. villosum) といい，胎盤胎児部をつくる．他方，被包脱落膜とそれに接する絨毛膜嚢の部（植物極）は第8週以後，絨毛膜嚢の拡大と共に伸展され，薄くなるにつれて血行が乏しくなり，絨毛は被包脱落膜に圧迫されて退縮して，絨毛膜無毛部 (Chorion laeve s. avillosum) となる．絨毛膜有毛部が限定され，絨毛とそれをいれる絨毛間腔がその部で発育することで，胎盤の位置と範囲が設定される．一方，無毛部は絨毛膜嚢の拡大に従って，被包脱落膜に包まれて子宮腔内に突出し，3カ月末頃に対側の子宮壁の壁側脱落膜と接着し，癒合する．(→着床，絨毛膜)

(3) 完成胎盤の構造：　出産時の胎盤は径15

～20 cm，厚さ2～3 cmの円盤状で，500～600 gである．

胎盤は胎児部と子宮部からなる．

胎児部は絨毛膜板と，それから絨毛間腔に派出される絨毛膜絨毛（Villi chorii, chorionic villi, Chorionzotten）からなる．絨毛膜板の胎児側面は羊膜に被われ，絨毛間腔面は絨毛表面と共に栄養膜細胞層，その表層は栄養膜合胞体層に被われる．絨毛の表面では，細胞層（Langhans細胞）は4カ月から欠け始め，妊娠後期にはほとんどなくなり，薄い合胞体層の下面に絨毛毛細血管の内皮が密着する．

子宮部は絨毛間腔の底をつくる脱落膜板と，そこから絨毛間腔に突出する胎盤中隔（Septum placentae, placental septum）からなる．絨毛間腔の底面は栄養膜合胞体層に被われ，それと脱落膜板の間に栄養膜細胞層殻が介在する．胎盤中隔は脱落膜と栄養膜の両者から形成され，絨毛間腔を絨毛叢ないし胎盤葉に分けるが，絨毛膜板に達することのない，不完全な中隔である．脱落膜板では子宮内膜のラセン動脈と子宮静脈の末端が絨毛間腔に開く．

臍帯は通常胎盤のほぼ中心に着く．胎盤の辺縁に着くとへら状（フライパン状）胎盤（Placenta sartiginiformis, buttledore placente）となる．胎盤から離れた絨毛膜無毛部に着く（卵膜付着）と卵膜胎盤（Placenta velamentosa, velamentous placenta）となる．（→絨毛膜板，絨毛叢，胎盤循環，胎盤関門） （森）

胎盤関門 Limes placentae, *placental or fetomaternal barrier*, Placentarbarriere

胎盤膜（placental or fetomaternal membrane），母児血液境界膜（Membrana interhaemalis）ともいう．絨毛膜絨毛の毛細血管内の胎児血液と絨毛間腔内の母体血液をへだてる絨毛表面の構造．その構成は表層から順に栄養膜合胞体層，同細胞層（Langhans細胞），絨毛支質（胚〔体〕外中胚葉由来の疎性結合組織），絨毛毛細血管内皮である．しかし4カ月からLanghans細胞は欠け始め，絨毛支質は薄くなるので，妊娠後半では，毛細血管内皮は薄い基底膜を隔てて，栄養膜合胞体層の下面に直接する．栄養膜合胞体層も初期に20～50 μmもあったものが，後期には薄くなり，とくに小さい絨毛枝では2 μm程度にもなる．合胞体層の表面は，多数の微絨毛を備え，小窩や細管が開き，細胞質には飲小胞を含む．しかし，妊娠末期には，表面にフィブリン様物質が蓄積され，物質の透過度は低下すると考えられる．

胎盤膜を通して，胎児血液中の炭酸ガス，尿素などの代謝老廃物が母体血液へ，母体血液中の酸素，糖質，脂質，ポリペプチド，アミノ酸などの栄養物，ビタミン，ホルモン，IgGなどの抗体が胎児血液に透過する．多くの薬物，ウイルス，ある種の原虫なども胎盤膜を通過する．しかし，IgM，ヘパリン，コレステロール，リン脂質，蛋白性ホルモンなどは通過しない．すなわち，胎盤膜における母児間の物質透過は，単なる半透膜ではなく，関門と呼ばれるような一定の選択性がある． （森）

胎盤循環 *placental circulation*, Placentakreislauf

胎盤*では，胎児の血液と母体の血液が互いに分離した循環系をつくっていて，両者の間に介在する絨毛膜絨毛の表層部（胎盤膜）が物質交換の関門として機能する．

(1) 胎児側循環（fetal circulation）：臍帯*から胎盤に入った臍動脈は，絨毛膜板の胎児側面をおおう羊膜下で放射状に分枝し，絨毛膜絨毛に入り，絨毛幹の中軸を走り，末端は絨毛表面の栄養膜の直下の毛細血管網に入る．静脈は絨毛の深部を動脈に沿って走り，臍帯付着部で臍静脈*に流入する．

(2) 母体側循環（maternal circulation）：子宮筋層内を走る子宮動脈の枝から分かれて子宮内膜に垂直に入っていくラセン動脈は，基底脱落膜と栄養膜とがつくる脱落膜板を貫いて，絨毛間腔の底に開く（第8週以後）．その開口部は狭く，ここから噴出した血液は，胎盤中隔*で仕切られた胎盤葉のなかで絨毛膜板下の血液洞に向かい，次いで絨毛の表面を洗いながら基底部に至り，底面に開く子宮静脈に還流する．血液の一部は胎盤中隔の遊離縁を越えて，隣接の胎盤葉に入る．しかし，胎盤周縁の絨毛間腔，いわゆる辺縁洞（marginal sinus or lake, Randsinus）からの静脈への還流は，胎盤循環路の主要なものではない．成熟胎盤で，絨毛膜板と脱落膜板の間の総容積は約500 cc，そのうち絨毛などを除いた血液腔は約150 cc，そのなかでの血液流量は500～600 ml／分である．（→胎盤） （森）

胎盤中隔 Septum placentae, *placental septa*, Plazentasepten, Deciduasepten

胎盤*の基底脱落膜（脱落膜板）から起こり，絨毛間腔を15～30ほどの胎盤葉（maternal cotyledon）に分ける．娩出された胎盤の子宮側面

では，中隔の底にあたるところが不規則な網状の胎盤溝としてみられる．中隔の先端は絨毛膜板には達せず，絨毛間腔のなかで遊離して終るため，胎盤葉の区画は完全ではない．形成初期の中隔は主として脱落膜組織で構成されるが，しだいに栄養膜の占める部分が多くなるとされる．（→胎盤，脱落膜） （森）

大鼻翼軟骨 Cartilago alaris major, *greater alar cartilage*, großen Flügelknorpel →鼻軟骨

大伏在静脈 Vena saphena magna, *great saphenous vein*, große Rosenader →外腸骨静脈

胎 膜 Membranae fetales, *embryonic (fetal) membranes*, Embryonal (Fötal-, Frucht-) hüllen

胎児被膜，胚膜，胚子被膜ともいう．

広義には原胚子（受精卵）から発生する胚体部以外の構造の総称．羊膜*，尿膜*，絨毛膜*（漿膜），卵黄嚢*，付着茎（臍帯*）を含み，胚子を保護し，胚体内外の物質交換（呼吸，栄養，排泄など）にあずかる．狭義には胎児を包む膜としての羊膜と絨毛膜（漿膜）をさし，尿膜，卵黄嚢，臍帯は胎児（胚子）器官とよぶこともある．ただし，胎児器官を広義の胎膜と同じもの，あるいは，それに胎盤を加えたものの総称とすることもある． （森）

大 網 Omentum majus, *greater omentum*, große Netz

後胃間膜の右側部分で，横行結腸と小腸係蹄の前方にエプロン状に垂れ下がっており，膜中の結合組織を走る血管の周囲に脂肪組織，リンパ球，形質細胞などが集って黄褐色となり，全体として網状にみえる．前後2葉（各2枚，計4枚）からなり，前葉は胃の前後両壁をおおう腹膜が大弯で合わさってはじまり，後葉は下端で前葉が折れかえってはじまり，横行結腸間膜根の直上において，膵をつつむ腹膜ならびに後腹壁の腹膜に移行する．大網後葉と横行結腸間膜は癒着して網嚢*の底を形成し，また横行結腸より下方では前後両葉は癒着している．大網前葉の胃と横行結腸の間の部分を胃結腸間膜という．（→小網，胃間膜） （佐藤）

大網枝（左胃大網動脈の） Rami epiploici, *epiploic branches* →腹腔動脈

大網枝（右胃大網動脈の） Rami epiploici, *epiploic branches* →腹腔動脈

大網ヒモ Tenia omentalis →結腸

大腰筋 Musculus psoas major, *psoas major*, großer Lendenmuskel →下肢の筋

大 翼 Ala major, *greater wing*, grosser Keilbeinflügel

蝶形骨*体後部の外側から前外側方へ翼状にひろがる部分である．3面および3縁を有する．上面は大脳面といわれ，凹面をなして中頭蓋窩の一部をなし，指圧痕，脳隆起，動脈溝，静脈溝が認められる．この面で大翼と体の結合部近くに前内側から後外側に向かって三つの孔，すなわち正円孔，卵円孔，棘孔が並ぶ．正円孔は上顎神経，卵円孔は下顎神経，棘孔は中硬膜動脈および下顎神経硬膜枝の通路である．外側面は上・下の2部からなる．上部は側頭面といわれ大きく側頭窩の底をなすが，側頭下稜より下内方部は側頭下面といわれ小さく側頭下窩の上壁の大部分をなす．内側面の大部分は眼窩面といわれ，ほぼ菱形をなし眼窩外側壁の形成にあずかる．その下方には上顎面があり，翼状突起の前面とともに翼口蓋窩に面し，ここに正円孔が開口する．なお眼窩面と上顎面の境は下眼窩裂の後縁をなす．上縁は前方で前頭骨と結合する短い前頭縁と，後方で頭頂骨と結合する頭頂縁の2部に分けられる．前縁はその上部が頬骨と結合し頬骨縁といわれ，また下部は遊離縁で下眼窩裂の上縁の一部をなしている．後縁の外側部は側頭骨鱗部と結合し鱗縁といわれ，その内側部は側頭骨錐体との間に蝶錐体裂をつくる．この裂の外側部に斜走する耳管溝がある．後縁の最後端は角をなし，そこから蝶形骨棘という小突起を出す．なお後縁と側頭骨岩様部との間に蝶錐体裂があるが，その外側部に斜走する耳管溝があり，ここに耳管軟骨をいれている．耳管溝は翼状突起根部の舟状窩につづいている． （児玉）

第四脳室 Ventriculus quartus, *fourth ventricle*, vierter Ventrikel od. vierte Hirnkammer

菱脳の中にできる脳室で，頭方は中脳水道に，尾方は中心管につづく．第四脳室はその上壁をなす第四脳室蓋と底部の菱形窩により囲まれる．第四脳室蓋の前方は左右の上小脳脚とその間にある薄い白質板の上髄帆とからなる．上髄帆は吻側に延びて上髄帆小帯となる．第四脳室蓋の後方は下髄帆と第四脳室脈絡組織とからなる．前者は虫部小節と片葉との間にある薄い白質板で，その下面をおおう上衣細胞の尾方延長部は軟膜によっておおわれる．この軟膜が第四脳室脈絡組織（上衣細胞層と軟膜とを脈絡組織とよぶ場合もある）で，そこに出入る血管とともに脈絡叢をつくる．第四脳室脈絡組織の延

髄への付着部が第四脳室ヒモである．第四脳室は左右の第四脳室陥凹（Recessus lateralis ventriculi quarti）に開く第四脳室外側口（Apertura lateralis ventriculi quarti）と尾方の第四脳室正中口とによりクモ膜下腔と交通する．

菱形窩は菱形をなし，正中溝（Sulcus medianus）により左右に分けられ，さらにその外側の境界溝（Sulcus limitans）により内外の領野に分けられる．正中溝からは外側に向かって第四脳室髄条が走り，これによって菱形窩はさらに上下の2部に分けられる．上部では境界溝の内外に，内側隆起と前庭神経野がある．前者の中央には顔面神経丘とよぶ隆まりがあり，そこには顔神経膝とその腹側にある外転神経核とが存在する．後者は前庭神経核の場所に相当する．前庭神経野の外側にある凹みが上窩（Fovea superior）で，これより吻側に青斑*が帯状をなして延びている．その内部に青斑核がある．菱形窩の下部の内側は舌下神経三角で舌下神経核がある．その外側には迷走神経背側核のある迷走神経三角（灰白翼）（Trigonum nervi vagi (Ala cinerea)）がある．その吻側端の凹みは下窩（Fovea inferior）とよばれる．　　（松下）

第四脳室蓋 Tegmen ventriculi quarti, *roof of the fourth ventricle*, Dach des vierten Ventrikels →第四脳室

第四脳室外側陥凹 Recessus lateralis ventriculi quarti, *lateral recess of the fourth ventricle*, Recessus lateralis ventriculi quarti →第四脳室

第四脳室外側口 Apertura lateralis ventriculi quarti, *foramen of* Luschka, Apertura lateralis ventriculi quarti →第四脳室

第四脳室髄条 Striae medullares ventriculi quarti (Picolomini), *striae medullares of the fourth ventricle*, Striae medullares ventriculi quarti →第四脳室

第四脳室正中口 Apertura mediana ventriculi quarti, *foramen of* Magendie, Apertura mediana ventriculi quarti →第四脳室

第四脳室ヒモ Tenia ventriculi quarti, *tenia of the fourth ventricle*, Tenia ventriculi quarti →第四脳室

第四脳室脈絡組織 Tela chor[i]oidea ventriculi quarti, *tela choroidea of the fourth ventricle*, Tela choroidea ventriculi quarti →第四脳室

対　立 Oppositio, *opposition*, Opposition → 関節運動

大菱形筋 Musculus rhomboideus major, *rhomboideus major*, großer Rautenmuskel → 浅背筋

大菱形骨 Os trapezium, *trapezium bone*, Grosses Vielecksbein →手根骨

大菱形骨結節 Tuberculum ossis trapezii, *tubercle of trapezium*, Tuberculum ossis trapezii →手根骨

対　輪 Anthelix, *antihelix*, Gegenleiste → 外耳

胎　齢 Etas fetalis, *embryonic or fetal age*, embryonishes oder fötales Alter

胎芽*（胚子）ないし胎児*の子宮内発生の期間．

ヒトの発生は受精*にはじまるわけであるから，その子宮内発生の時間的記載，すなわち胎齢も受精齢（fertilization age）でなされるのが理論的であるが，実際には不可能である．やや実際的な方法に排卵齢（ovulation age）や交接あるいは性交齢（coital age）がある．とくに前者は荻野の説をよりどころとして月経歴から計算して推定することができる．そのほかにも排卵を推定する方法が近年多く研究されてきている．しかし臨床的には，最終月経の第1日を妊娠のはじまりとする月経齢（menstrual age）が慣用され，真の胎齢（受精齢）とのあいだに月経周期が28日型の場合，2週間の差が期待される．したがって週齢で記載されている場合には，胎児のほうからみた胎生第何週か，また母体のほうからみた妊娠何週かとの，表記法の違いに注意すべきである．胎齢は28日＝4週＝1カ月と日，週，月を単位にかぞえられる．また胎齢を序数でよぶべきか，基数でよぶべきかも問題であり，とくに週の場合，発生学では通常胎生あるいは受精（後）第何週と序数で表しているが，WHOの新国際疾病分類では，妊娠週齢（gestational age）は，最終月経の初日から計算した満週数（complete week）および満日数で表現することとなり，わが国でも1979年1月1日に施行された．

胎齢の推定は，体長，体重，種々の器官の成長と分化などから総合的になされるが，近年子宮内の胎児でも超音波や羊水情報などから胎児の発育の度合がよく推定し得るようになった．

胎芽・胎児の発生と胎齢についての基準値を表に示し，また胎芽の外形発生と胎齢との関係を写真で示した．　　（谷村）

〔胎齢〕 付表1 ヒトの初期発生基準

発生段階	体長 (mm)*	排卵後日齢**	特		
			鰓弓	耳	鼻
1	0.13	1	○1細胞期○卵管内		
2	0.13	2～3	○分割卵～桑実卵（2～16細胞）○卵管～子宮内		
3	0.13	4	○未着床胚盤胞		
4	0.14	5～6	○着床初期胚盤胞		
5a	0.08	7～8	○子宮内膜中の栄養膜細胞層肥厚○胚盤胞腔縮小○羊膜腔出現○胚盤に内外両胚葉○胚		
5b	0.08	9	○栄養膜細胞は合胞体層と細胞層とに分化○栄養膜裂孔○Heuser膜出現		
5c	0.15	11～12	○一次卵黄嚢拡大，その内面を胚外中胚葉がおおう○栄養膜裂孔と母体側類洞と交通		
6a	0.21	13	○一次絨毛出現○二次卵黄嚢出現		
6b	0.21		○原始線条○原始結節○原始溝出現○排泄腔膜○卵黄嚢，羊膜は2層となる○絨毛分枝		
7	0.36	16〔15～17〕	○尿膜出現○脊索突起		
8	1.0	18〔17～19〕	○原始窩○脊索管○神経腸管○神経溝		
9	1.5	20〔19～23〕	○体節初発（数1～3）○神経溝著明○甲状腺，心臓，臍血管原基出現○前腸形成		
10	1.8	22〔22～23〕	顎骨弓（第1号），舌骨弓（第2号）出現開始		
11	2.5～3.0	24〔23～26〕	顎骨弓，舌骨弓 計2個	耳胞陥凹（浅く広く開口）	
12	3.5(4)	26(30)〔26～30〕	顎骨弓，舌骨弓，第3（喉頭）弓計3個，末期には4個	耳胞閉鎖（ただし末期でも少なくとも一側に小穴あり）	
13	4～5(5)	28(32)〔28～32〕	4個（第4＝舌咽弓）第3尾側に頸窩，その底がみえる	耳胞閉鎖，分離	
14	5.5～7.0(6)	32(34)〔31～35〕	舌骨弓→背腹に分節，第3弓以下頸窩に圧されて見がたい		鼻板（表皮の集積）初発
15	6.5～8.5(8)	33(36)〔35～38〕	舌骨弓に3個の分節，この最腹側のものは耳介の対珠となる		前半期：上部，外側部肥厚 後半期：舌状
16	8～11(10)	37(38)〔37～42〕	各弓の腹側半→前寄り 舌骨弓＞顎骨弓にみえる 第3弓みえなくなる	舌骨弓の背側に耳介原基発現	前半期：鼻窩側方向き 後半期：鼻窩前向き，外側からは鼻翼をみるのみ
17	10～14.5(12)	41(40)〔42～44〕	第1弓→1,2,3（第2弓はすでに3分）各3分節		鼻孔正中に寄る
18	14～17(14)	44(42)〔44～48〕		耳介各原基癒合開始	鼻尖，前頭鼻角，鼻中隔，鼻翼形成
19	17～20(16)	48(44)〔48～51〕	すべてほぼ完全に癒合	耳介隆起不鮮明（癒合のため）	
20	21～23(19)	51(46)〔51～53〕			
21	22～24(21)	52(48)〔53～54〕			
22	25～27(23)	54(50)〔54～56〕		耳介の耳珠，対珠著明	
23	28～30(28)	57(52)〔56～60〕			

* 発生段階1～4では卵の，あるいは栄養膜をも含めた胎芽の最大長，発生段階5～6では胚盤の最大径，発生段階7～23では胎芽の頭殿長 crown-rump length. 主としてO'Rahilly (1973) による．（ ）内はNishimuraら (1968, 1974) にもとづく日本人の基準値．

眼	上肢	下肢	その他
外中胚葉			
			○4～12体節期○神経管形成開始○頭方彎曲+○背方彎曲+または−○絨毛膜直径8～15mm○心拍動開始
			○13～20体節期○前神経孔形成→閉鎖○絨毛膜直径15～18mm
	前期(−), 後期:肢芽(第8～10体節の高さ)		○21～29体節期○後神経孔形成, この期の末に閉鎖○絨毛膜直径20～25mm
水晶体板	肢堤形成	肢芽	○心臓, 肝膨大著明, 頭部と同大○卵黄嚢と腸管の交通狭小化, 両者の境界鮮明○羊膜膨大, 臍帯確立
水晶体胞陥入 (後半)	肢堤前方に伸長, 手板形成(−)末期には先端に辺縁血管(+)	ひれ状	○頚部彎曲出現(第5～6体節)以後体長30mmまで存在○中腎, 尾側主静脈透見可能
水晶体胞閉鎖(表皮と交通する小穴はしだいに消失)	手板形成腕, 肩の分別がつく	先端部と根部分別	○体幅(とくに後頭部, 側頭部)増大○体節(+神経節)隆起全身にわたり外から著明○絨毛膜直径30～40mm
色素上皮発現	手板に指部, 掌部分別腕, 肩の別著明	大腿, 下腿, 足分別	○中悩, 間悩の膨隆著明(終脳は次期に比し小)○体節隆起, 前半期:全部透視しうる. 後半期:上肢の前方は間葉組織におおわれる
	前半期:指放線発現後半期:指先間陥凹形成	足板形成股関節組織(+)	○終脳膨大良好○頭部(鰓弓まで含む)は胸以下全部と同大○腰部彎曲出現○体節隆起, 前半は胸中部以下, 後半は腰仙部のみ
眼瞼初発色素上皮増加, 強膜上部外側部に著明	指先間陥凹著明後半期には肘形成	指放線(+)指先間陥凹は不明	○体幅は全体的に増大○乳首初発(肘の高さ)○体節隆起:腰仙部にわずかに認めるのみ
	体軸に直交	指放線著明指先間陥凹いまだ不明	○体幹伸長, かつ直線化○頭部と体幹は鈍角をなす(従前は直角)
	肘でやや屈曲指先は鼻方へ向く	指先間陥凹著明	○scalp plexus(頭部の静脈叢)は耳, 眼を結ぶ線と頭頂の中間に○間葉組織増殖のため内部透視不能(前期まで小脳など可視)
	指は長くなり分離, 末節膨隆, 手根屈曲し手は心臓をおおう	左右の指先近づき, 接するものもある	○scalp plexus 頭頂にやや近づく
眼瞼肥厚, 眼球の過半をおおう	指先左右接するかまたは交差している	指の分離ほぼ完成	○scalp plexus 耳, 眼を結ぶ線と頭頂の間で, 頭頂より1/4
	先端は肩の高さ, またはさらに頭方に達する	伸長著明	○scalp plexus 頭頂にほぼ達する○頭部球形化, かつ直立位をとる

**主としてO'Rahilly (1973)による. ( )内はNishimuraら(1968)にもとづく日本人の基準値, 記憶の便のため多少改変してある. 〔 〕内はJirásck (1971)による.

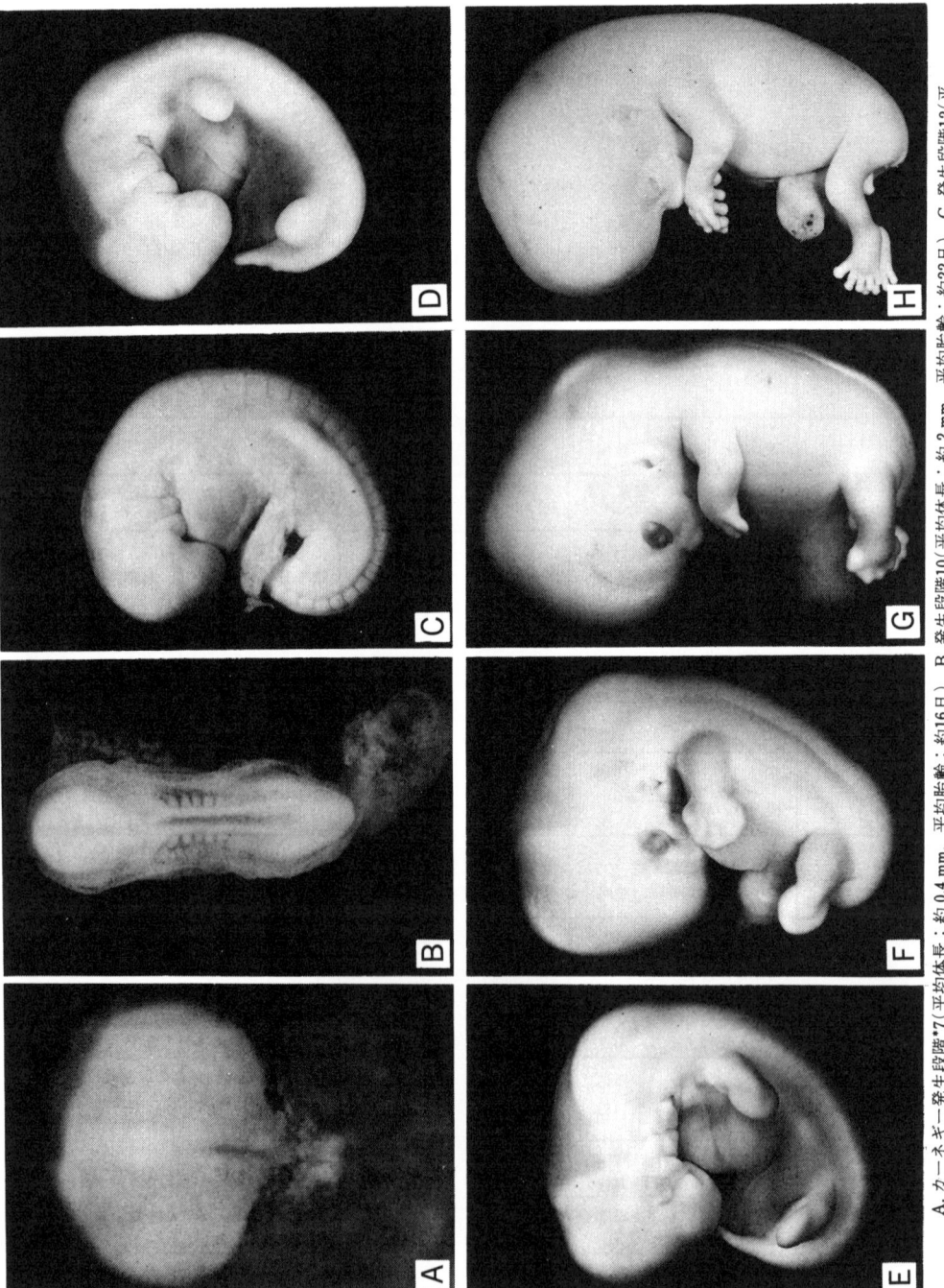

A. カーネギー発生段階*7(平均体長：約0.4 mm, 平均胎齢：約16日), B. 発生段階10(平均体長：約2 mm, 平均胎齢：約22日), C. 発生段階12(平均体長：約4 mm, 平均胎齢：約26日), D. 発生段階14(平均体長：約6 mm, 平均胎齢：約32日), E. 発生段階16(平均体長：約10 mm, 平均胎齢：約37日), F. 発生段階18(平均体長：約14 mm, 平均胎齢：約44日), G. 発生段階20(平均体長：約19 mm, 平均胎齢：約51日), H. 発生段階23(平均体長：約28 mm, 平均胎齢：約57日)

ヒト胎芽の外形（AとBは背面，C～Hは側面）

〔胎齢〕 付表2 日本人胎児の体長と体重

妊娠月数	妊娠*週数	胎生**週数	京都大学(未発表)[1]		嶋村 (1957)[2]		船川と高野 (1976)[3]			
							男		女	
			頭殿長(mm)	体重(g)	頭殿長(mm)	体重(g)	身長(mm)	体重(g)	身長(mm)	体重(g)
III	11	10	49	16	60	10				
IV	13	12	71	40	82	34				
	15	14	101	90	104	74				
V	17	16	124	165	128	135				
	19	18	152	298	150	274				
VI	21	20			174	398				
	23	22			192	583	332	741	337	757
VII	25	24			211	716	368	1069	377	942
	27	26			231	976	399	1383	409	1210
VIII	29	28			249	1280	422	1687	431	1611
	31	30			268	1572	444	1931	448	1827
IX	33	32			284	1905	460	2171	461	2156
	35	34			300	2207	478	2531	480	2436
X	37	36			314	2594	496	2982	493	2890
	39	38			332	3224	504	3251	505	3169

* 従来は第1週と序数で表していたが，1979年より国際疾病分類の改正により満週数で表すこととなった．最終月経の開始日より数える．
** 第1週と序数で表現している．受精日（排卵日）より数える．
1) 自然および人工流産児，ホルマリン固定，2) 流死産児，未固定，3) 新生児〔船川(1964)を1970～1971年値として補正したもの〕

大　弯 Curvatura ventriculi major, *greater curvature of stomach*, große (Magen-) Kurvatur →胃

多因子遺伝 *multifactorial inheritance*, multifaktorielle Vererbung

多くの対立遺伝子と多数の環境要因とがその形質の成立に関与するもので，身長のように，小さいものから大きなものまで連続的に変わる量的変異を示すのが普通である．先天奇形*の場合は，奇形にかかりやすさの程度（易罹病性，liability）は多因子による連続変異であるが，一定の値（しきい，閾値，threshold）を越えたものだけが奇形となると考える．すなわち，奇形という事象は有無という不連続な質的形質であるが，その背後にあるものは連続的な量的形質である．したがって準連続形質（quasicontinuous character）とよばれる．これはたとえてみると，全体として遺伝という地盤に硬軟があり，また全体として環境という風力に強弱があり，そこに立っている木が倒れるか倒れないか（奇形になるかならないか）は，この地盤と風との総合した関係で決定されるということである．無脳と二分脊椎，先天性股関節脱臼，内反足，心奇形，唇・口蓋裂など比較的ありふれた奇形は多因子遺伝によるとされるが，遺伝と環境のかかわりあいの機序については何も知られてはいない．

多因子遺伝の特徴として，次のようなものがある．(1) 比較的ありふれた疾患である．(2) 一般人口頻度をPとすると，一度近親の再現率は$\sqrt{P}$に近い．(3) 双生児における先天異常の一致率は一卵性の場合必ずしもすべては一致しないが，二卵性の一致率よりも有意に高い．(4) 性により発生頻度に差がある場合がある．(5) 頻度の少ない方の性で血族における再現率が高くなる．(6) 一度近親に同じ奇形をもつものの数が増せば増すほど，うなぎ昇りにそれ以後の同胞の再現率が上昇する．(7) 発端者の奇形が重いほどそれ以後の同胞の再現率が増加する．(8) 一人同胞に患者がある場合，劣性遺伝では

血族結婚の有無にかかわらずそれ以後の同胞の再現率は25％であるが，多因子性遺伝では血族結婚のある群により多く再発する．(9) 近縁の度が小さくなるほど急激に再現率が低下する．

これら遺伝と環境要因のうち，遺伝子型の寄与する割合（遺伝率，heritability）は，一般集団における発生率と血族における再現危険率から計算されるが，二分脊椎で約60％など，これらの奇形の成立に遺伝要因がより大きな役割を占めていることがわかる． （谷村）

ダーウィン結節 Tuberculum auriculae Darwini, *auricular tubercle* of Darwin, Darwinsche Ohrspitze →耳介結節

ダウン症候群 Syndroma Downii, Down *syndrome*, Down Syndrom

21トリソミー症候群である．1866年に英国の医師 J. Langdon Down は白痴の人種的分類を試み，一群の精神薄弱を蒙古人型白痴（mongolian type of idiocy）とよんだもの．その後蒙古症（mongolism）と広くよばれていたが，現在では原著にちなんだ Down 症候群で統一されている．精神遅滞，小人症，特有な顔貌，四肢および骨格・内臓の奇形などがみられる．外表異常としては，眼症状（外上がりの眼裂，内眼角贅皮，斜視，眼振，眼瞼炎），耳介の変形（耳輪の巻込み），鼻稜扁平，口部の異常（口唇の皸裂，舌挺出，陰嚢様の舌皺，歯変形），太く短い頚，臍ヘルニア，腹直筋離開，手指の異常（猿線，第5指単一屈曲線，太く短い手指，第5指内彎，皮膚紋理異常として尺側蹄状紋の頻度が高いこと，第4および第5指の橈側蹄状紋，第3指間蹄状紋，軸三叉高位（atd 角の増大），足底母指球部の脛側弓状紋），生殖器異常，全身の筋緊張低下，皮膚の大理石様斑紋，足指の異常（短い指，扇形の足底，Ⅰ－Ⅱ指間開大，足底の皺壁）などが認められる．また，患者の40～60％に先天性心疾患を認める．また十二指腸閉鎖や輪状膵による狭窄など消化管奇形の頻度が高い．Down 症候群に白血病が多発することは古くから知られている．呼吸器感染症にかかりやすいことはしばしば経験され，免疫異常として IgG，IgA の増加と IgM の低下が認められる．出生頻度は600～700に1回とされてきたが，母親の年齢の増加とくに35歳以上の場合，急激に増加する．染色体の不分離*がおもに母親側で生じていることを示唆している．染色体所見には標準型トリソミー（47，XX or XY，+21）90～95％，転座型3～5％，正常細胞とのモザイクなど2％以下である．転座は t(Dq21q) または t(21q/Gq) の centric fusion 型がほとんどである．転座例では母親の年齢との相関は認められていない．転座型の場合は，次子も患児になる危険率が高い． （谷村）

唾液核 Nucleus salivatorius, *salivatory nucleus*, Nucleus salivatorius

上唾液核（Nucleus salivatorius superior, superior salivatory nucleus）と下唾液核（Nucleus salivatorius inferior, inferior salivatory nucleus）とに区別される．上唾液核は，舌下腺*，顎下腺*，口蓋腺などの唾液腺*や涙腺の分泌を行う中間神経副交感性線維の起始核である．起始細胞は，延髄上部の網様体外側部で背内側から腹外側方向に配列されている．尾側端は顔面神経核*の高さで孤束の腹内側に位置し，吻側端は上オリーブ核の高さで前庭神経核*の腹側から三叉神経脊髄路核の内側に位置している．下唾液核は耳下腺分泌の舌咽神経副交感性線維の起始核である．起始細胞は延髄網様体の背外側部に分布している．核の尾側端は迷走神経背側核の吻側の高さで孤束の腹内側に位置し，吻側端は顔面神経核の高さで三叉神経脊髄路核の内側に位置している． （松下）

唾液腺 Glandula salivaria, *salivary gland*, Speicheldrüse

口腔粘膜*に付属する腺の総称．腺体が発生部位から遠隔の場所に発達し，独立した器官を構成するもの（大唾液腺：耳下腺*，顎下腺*，〔大〕舌下腺．哺乳類に限られる）と，所属する粘膜の固有層ないし粘膜下組織内に限局するもの（小唾液腺：口唇腺，舌腺，頬腺，口蓋腺など）がある．いずれも分枝複合管状胞状腺．腺房細胞を漿液細胞と粘液細胞に分けるが，前者の分泌物中にムコ糖を含むことがあり，こうした場合，漿粘液性細胞（seromucous cell）とよぶことがある（ヒトの唾液腺漿液細胞はすべて漿粘液性）．大唾液腺とくに耳下腺と顎下腺には特有の線条導管が発達する．この導管の上皮細胞基底部には基底腺条（長杆状の糸粒体*が基底膜に対して直角に配列したもの）と隣接細胞との間の指状嵌合（超薄切片上では基底細胞膜の陥入として観察される）がみられ，水分塩類代謝のさかんな部位であることを示唆している．唾液には少量のアミラーゼ，粘液，免疫グロブリン，種々の電解質などが含まれるが，最近になって，その他生物学的作用をもつ種々の特異蛋白（例：神経成長因子，上皮成長因

子, レニン, カリクレインなど) の存在が明らかとなり, 唾液腺がたんに咀嚼を助ける口腔付属の腺であるというだけでなく, ホルモン様物質の分泌機能をもつということが注目されている.　　　　　　　　　　　　　　　(市川)

楕円窩　Fovea oblonga, *oblong fovea*, Fovea oblonga　→喉頭軟骨, 披裂軟骨

楕円関節　Articulatio ellipsoidea, *ellipsoid (ellipsoidal) joint*, Ellipsoidgelenk (Eigelenk) →関節, 関節運動

他家食胞　Vacuola heterophagica, *heterophagic vacuole*, heterophagische Vakuole　→食小体

多極神経細胞　*multiplar nerve cell*, multiplare Nervenzelle　→神経細胞

多　指　Polydactylia, *polydactyly*, Polydaktylie

指の全体あるいは一部が過剰に存することをいう. 過剰指の大多数は母指側または小指側にみられ, それぞれ軸前性多指 (preaxial polydactyly) または軸後性多指 (postaxial polydactyly) とよばれる. 前者はさらに母指多指 (thumb polydactyly), 3指節母指多指 (polydactyly of a triphalangeal thumb), 示指多指 (polydactyly of an index finger), 多合指 (polysyndactyly) などに分類され, 後者はA型 (a fully developed extra digits, 過剰指が十分に発育したもの) とB型 (rudimentary extra digits, 痕跡的多指, 有茎小指後指 pedunculated postminimus) に分類される. そのほか, 手または足より近位の四肢骨の部分重複を伴う高度の多指 (たとえば, 橈骨欠損, 尺骨重複, 母指欠損, 第3〜5指重複よりなる鏡像手) が報告されている. 上肢の多指は出産10000当り6〜9, 下肢は4〜5程度と報告されている. 日本人では母指多指が最も多いが, 黒人では軸後性多指B型の頻度が高い. 母指多指では片側性のものが両側性のものより多く, 右側の頻度は左側のそれに比べて2〜3倍に達する. 母指多指では, 指間陥凹の形成が間葉組織の濃縮に先行すること, また指分化に重要な役割を果たす頂部外胚葉堤 (apical ectodermal ridge, AER) が過剰指の指先では異常に肥厚し, その消失が遅延している. このことは, 手板の外胚葉と中胚葉の相互作用の異常が, 母指側多指の発生機序に関与していることを示唆するものである. 小指側多指ではAERの異常肥厚, 消退遅延は認められていない. 母指多指は一般に多因子遺伝によると考えられるが, 奇形症候群 (尖頭多合指症 acrocephalopolysyndactyly すなわちCarpenter症候群など) の一部分症状のことも多い. 軸後性多指は常染色体優性遺伝*によると考えられる. また13トリソミー*の部分症状であることもある. 重複母指3指節, 示指多指や多合指は比較的浸透度の高い常染色体優性遺伝によると考えられる. また, 多指と欠指は正反対の終末表現型であるが, 実験的には同一の催奇形因子*の量の多少によって成立し, 多指を好発する条件で投与量を増すと, 欠指が増加することが認められており, またマウスの遺伝性多指 luxate (lx), luxoid (lu) においても, ヘテロ接合体では多指のみが成立し, ホモ接合では欠指となることなどが知られている. このように両者に共通の発生過程があり正常発生の制限因子の微細な均衡のずれで相反する奇形がおこり得ることは興味深い.　　　　　　　　　　　(谷村)

多軸関節　*multi-axial joint*, mehrachsiges Gelenk　→関節運動

多　精　Polyspermia, *polyspermy*, Polypermie

正常の受精現象は, 1個の卵子細胞質内へ1個の精子*の進入によって成立する. このとき, 余剰の精子の進入することがあれば多精という. しかし, 通常は1個の精子が入れば, 余剰精子の進入は拒否される. これには, 透明帯の貫通拒否 (透明帯反応*) と卵子形質膜との融合拒否 (卵子形質膜反応) がある. 前者に属する動物にハムスター, イヌ, ヒツジなどがあり, 透明帯を通過できない. また後者にはマウス, ラット, ウサギなどがあり, 精子は透明帯を通過するが, 卵子の形質膜の表面の性質が変化してしまうので精子の表面膜との膜融合ができない. (→受精, 透明帯反応)　　　(大浦)

多染赤芽球　Erythroblastus polychromatophilicus, *polychromatophilic erytroblasts*, polychromatophile Erythroblasten　→赤血球形成

多染赤血球　Erythrocytus polychromatophilicus, *polychromatophilic erythrocytes*, polychromatische Erythrozyten　→赤血球

手　綱　Habenula, *habenula*, Habenulae, Zügel

第三脳室後壁の背側面において, 松果体*の吻側を横走する索状の白質を手綱*とよぶ (松果体の「手綱」という意味). 手綱の神経線維は正中部で交叉して手綱交連を形成する. 手綱の外側端は三角状に拡がっており手綱三角とよばれ, その吻側より視床髄条が入る. 手綱三角

の深部には手綱核*が存在する．手綱核には，小形神経細胞の密集する内側手綱核と，比較的大きい神経細胞が比較的疎に集っている外側手綱核が区別される．手綱核からは反屈束がおこり腹側の脚間核*に向かう．反屈束を構成する神経線維のうち，中心部を走る細い線維は主として内側手綱核からおこり脚間核に終止する（手綱脚間線維）．一方，反屈束の周辺部を構成する比較的太い神経線維は主として外側手綱核からおこり，脚間核の背外側部を通過して，中脳の背側被蓋核（Gudden）と腹側被蓋核（Gudden）に終止する．また，反屈束には以上のような神経線維のほか，前有孔質や視床下部*などの前脳*の底部領域よりおこり，視床髄条を通って手綱核にいたり，さらに手綱核を通過して反屈束に加わる線維や，反屈束を上行する線維なども含まれている．（→脚間核）　　（水野）

手綱核　Nucleus habenulae, *habenular nucleus*, Nucleus habenulae

手綱三角*の深部に存在する神経核で，内側手綱核（Nucleus habenulae medialis）と外側手綱核（Nucleus habenulae lateralis）が区分される．吻側からは視床髄条が入り，腹側からは反屈束がでていく．また，左右の核は手綱交連により結ばれる．（→手綱，脚間核）　　（水野）

手綱脚間路　Tractus habenulointerpeduncularis, *habenulointerpeduncular tract*, Tractus habenulointerpeduncularis

手綱核*，とくに内側手綱核よりおこり，脚間核*に終止する神経線維群で，反屈束の形成に参加する．しばしば反屈束と同義に用いられるが，反屈束には手綱脚間路以外の神経線維が多数含まれている．（→手綱，脚間核）（水野）

手綱交連　Commissura habenularum, *habenular commissure*, Commissura habenularum →手綱

手綱三角　Trigonum habenulae, *habenular trigone*, Trigonum habenulae →手綱

脱落膜　Decidua, *decidua*, Decidua

dēcídre（dēcídō 落下する，…から離れる）からきた形容詞に由来する．

胞胚初期に達した胚子*が子宮腔に到着し，子宮粘膜に接触すると，分泌期の子宮粘膜は刺激されて脱落膜反応（decidual reaction）をおこす．すなわち，子宮粘膜緻密層の線維細胞はグリコゲンとリポイドに富んだ大型の多角形の脱落膜細胞（dicidual cells）となる．海綿層では子宮腺がいちじるしく発育，分泌能を増し，腺腔は粘液とグリコゲンで充満し，海綿層および緻密層を養う血管はラセン状に迂曲し，上皮直下に密な毛細血管網を形成する．粘膜の細胞間隙は溢血で満たされ，浮腫状となる．このような変化は初めは着床部位の周囲のみに局限されているが，まもなく子宮粘膜全域に及ぶ．このような変化をおこした子宮粘膜の機能層（緻密層と海綿層）を脱落膜とよぶ．分娩時に胎盤はこの層で，子宮壁から剝離される．脱落膜の形成が順調に進まないと着床は成立しない．

脱落膜細胞の作用は十分明らかにされていないが，胚子の栄養，栄養膜による子宮粘膜の侵食の予防に関与するともいい，また免疫学的に特殊な性格を有するともいわれている．

脱落膜は胚子との位置的関係により，次の3部に区分される．(1)胚子と子宮筋層*との間の部位で，胎盤の子宮部を形成する部分（基底脱落膜，decidua basalis），(2)胚子の子宮腔内に膨隆した表面を被う部分（被包脱落膜，Decidua capsularis），(3)前2者を除くすべての子宮粘膜の部分（壁側脱落膜，Decidua parietalis）．

被包脱落膜は胎児の発育につれ伸展され，退化しはじめ，やがて壁側脱落膜と癒合して消失する．したがって，子宮腔閉鎖後は絨毛膜無毛部と壁側脱落膜が直接するようになる．基底脱落膜は，絨毛膜有毛部とかたく結合し，脱落膜細胞と栄養膜の要素といりまじった脱落膜板（decidual plate）を形成する．胎盤中隔（placental septa）は基底脱落膜から絨毛間腔に向けて突出している板状の中隔で，胎生4～5カ月中に形成される．　　　　　　　（沢野）

ターナー症候群　Syndroma Turnerii, Turner *syndrome*, Turner Syndrom

外見は女性で，卵巣発育不全（生殖腺形成不全，gonadal dysgenesis），原発生無月経，低身長，聾啞，翼状頚，四肢のリンパ水腫，骨格奇形（外反肘，楯状胸）などをきたす症候群．Turner（1938）が最初に記載した．基本型の染色体構成は45，Xで性染色質は陰性である．基本型のほか，X染色体の一方の短腕の欠失しているもの（46，X，Xp−），X染色体の長腕の同腕染色体をもつもの（46，X，i(Xq)）など多くの型がある．頻度は，新生児女児2500人に1位とされている．生殖腺は欠如するか，あっても卵巣間質に似た線維組織のみからなり，原始生殖細胞や卵胞はみられない．尿中ゴナドトロピンの排泄は高値．知能は一般に正常である

が一部に軽度の障害がみられる．45，X型の成立機構は両親のどちらか一方の配偶子形成過程における性染色体*の不分離*によるものと考えられるが，父親側に原因があることが多いとされている．自然流産胎児には項部浮腫を示すものが報告されている． （谷村）

多乳頭 Polythelia, *polythelia or accessory nipples*, Polythelie

過剰な乳頭で，通常胎生期の乳腺堤に沿ってみられる．副乳ともいわれる．乳房状を呈するときは多乳房（polymastia）という．成人では両性とも数%にも認められるが，妊婦では見出される率が高くなる．褥婦では乳汁分泌が認められることもある．小児では70～80%に認められるとの報告もある．受精後第7週で上肢の基部から下肢域にまで乳腺堤が生じるが，胸部の主乳部を除いて通常は退化する．しかし胎芽期のおわりには主乳のミニアチュアのような組織構造が乳腺に沿って一側10個程度認められており，これが完全に退化しないで残存するものと考えられる． （谷村）

多嚢胞腎 Ren polycysticus, *polycystic kidney*, kongenitale Polyzystenniere

腎実質内全体にわたって，種々の程度の大小無数の嚢胞が先天的に発生しているものをいう．小児剖検例では約0.4%，成人の剖検例では約0.2%にみられる．女性に多い．ほとんどの例で両側性に発生する．尿管芽から生ずる集合管と造後腎組織の排出細管との結合の失敗とする従来の非結合説や，退化消失すべき原始尿細管が残存して拡張するために嚢胞を形成するとの説は信じられなくなった．現在ではその発生過程は集合管系の種々の異常発生にあるとされており，その壁の過形成とか，本来退化消失すべき一定部の管系の残存の結果によるとか，尿管芽の分化異常のために尿細管が拡張され，または圧迫されることによるなどである．遺伝的関係が濃厚であり，優性遺伝が推定されることが多いが，劣性遺伝とされる例もある．幼児型（infantile type）は粗大な種々の大きさの尿細管由来嚢胞を有する型が多い．成人型（adult type）では種々の型を示し，40歳台より発症することが多い．他の器管（肝，膵，肺，脾など）にも嚢胞がしばしば認められることが多い．また，脳・腎あるいは脾動脈の動脈瘤を伴うこともある． （谷村）

多倍性〔体〕細胞 Cellula polyploidea, *polyploid cell*, polyploide Zelle

倍数性細胞ともよぶ．一般に正常染色体数を二倍数といい，その半分を半数（haploid）という．この半数の整数倍の染色体をもつ細胞を，多倍性細胞といい，これには三倍性細胞（triploid），四倍性細胞（tetraploid cell）などがある．
 （田中）

タバチエール Tabatiere, *anatomical snuff-box*

手の母指の背面基部で，橈骨*下端部に相当して生ずる三角形の皮膚陥凹．母指を伸展したときに著明になる．先端を指先に向けた三角形で，その橈側縁は短母指伸筋と長母指外転筋によって，尺側縁は長母指伸筋によって作られ，また三角形の底は橈骨下端による．かぎタバコをのせる所という．この部はまた橈骨動脈が前腕から手背に向かう通路ともなる． （河西）

多 脾 Polysplenia, *polysplenia*, Polysplenie →無脾

多胞小体 Corpus multivesiculare, *multivesicular body*, multivesikulärer Körper

1層の膜で包まれたほぼ球形の小体で，中に多数の小胞を入れている．大きさはさまざまで，小さいものは直径0.5μm以下，大きなものは数μmに達する．Golgi装置*の近くに認められることが多い．おそらく水解小体*の一種で，細胞膜*または細胞質*内の膜の処理に関係する構造物と考えられる． （山本）

多裂筋 Musculi multifidi, *multifidus*, vielgespaltener Rückenmuskel →固有背筋

多列上皮 Epithelium pseudostratificatum, *pseudostratified epithelium*, mehrreihiges Epithel

偽重層上皮ともいう．（→上皮） （市川）

田原の結節 Nodus atrioventricularis, *atrioventricular node (node of* Tawara*)*, Tawara'scher Knoten (Aschoff-Tawarascher Knoten) →刺激伝導系

短胃静脈 Venae gastricae breves, *short gastric veins*, kurze Magenblutader (Magenvenen) →門脈

単一臍動脈 *single umbilical artery*

臍帯中に臍動脈が1本しか認められないものをいう．新生児での頻度は0.2～1.1%である．染色体異常*によるものや，サリドマイドなど環境因子によるものも知られている．発生過程としては，一側の臍動脈の無形成，二次的萎縮あるいは両側臍動脈の二次的癒合などが考えられている．胎芽期での検索では，一側の臍動脈の二次的萎縮に基づくことが示唆されている．

単一臍動脈そのものは症状を呈しないが（げっ歯類では臍動脈が1本なのが正常），本異常を有するものは10～80％に他の部位の奇形を合併していると報告されている．とくに内部奇形すなわち心臓血管系，消化器系，骨格系および泌尿生殖器系の奇形が多いので，本異常を認めたら内部異常の有無を綿密に検索すべきである．
（谷村）

短胃動脈 Arteriae gastricae breves, *short gastric arteries* →腹腔動脈

胆 管 *bile (biliary) duct*, Gallengang

胆管という名称は何を指すかが不明瞭である．ここでは肝管*より上流の胆路を指すことにするが，一般には総胆管*に至るまでの胆路を胆管と称することが多いであろう．なお胆路（bile passage, Gallenweg）という名称が胆汁を導く管系全体を指すのに用いられるが，これは胆嚢*をも含むことが普通である．

胆管のはじまりの部分は毛細胆管（bile capillaries, Gallenkapillaren）である．通常2個の隣接する肝細胞のあいだに，太さ0.5～1μmほどの小管をなし，肝細胞の微絨毛が内腔に向かって密生している．毛細胆管は肝小葉をつくる肝細胞葉（立体的には肝細胞板）の中を，ジグザグ走行と合流をくり返しつつ，小葉外縁に達し，ここで突然，立方上皮性の細管に移行する．これが介在部（intercalated portion, Schaltstück）またはヘリング管（Hering duct）とよばれるものである．胆汁の重炭酸塩と水の分泌は介在部で行われ，この分泌は消化管ホルモン，セクレチンの作用で促進されると考えられている．介在部は数本が集まって小葉間胆管となる．単層円柱上皮からなるこの小管は，小葉間結合組織の中を，次第に合流して太さを増しながら肝門へ向かう．かなりの太さに達したものは，集合胆管とよばれることがあり，肝管に移行する．
（藤田恒）

単 眼 Cyclopia, *cyclopia*, Zyklopie →単前脳胞

単関節 Articulatio simplex, *simple joint*, einfaches Gelenk →関節

胆管粘液腺 Glandulae mucosae biliosae →総胆管

単 球 Monocytus, *monocytes*, Monozyten

白血球*のうち最も大きい細胞で，流血中では直径9～12μmであるが，塗抹標本では著しく扁平化し，直径は17μmにも達する．単球*は白血球の3～8％を占める．核は偏在していることが多く，形は不規則で一側に陥凹のある腎臓形，馬蹄形，ハート形をなす．染色質*は微細果粒状で核内に均等に分散しているので，リンパ球の場合ほど濃くは染まらない．核小体*は1個ないし複数存在するが，塗抹標本ではほとんど観察されない．細胞質は豊富で，リンパ球に比べ遊離リボゾームに乏しく淡い空色を呈する．細胞質に小型のアズール果粒が散在している．これには酸性ホスファターゼ，アリルスルファターゼ，ペルオキシダーゼの活性が認められ，一次ライソゾームと考えられている（→水解小体）．中性赤やヤーヌス緑で生体染色を施すと，核の陥凹部に中心体と密接に関連した一群の空胞が花冠状にみられる．糸粒体*はこの周辺部に集合している．単球は骨髄中の前単球（promonocyte）に由来し，流血中に入るが，血液中には1日半ほど滞在するにすぎず，組織内へ入り，組織大食細胞（macrophages）へ分化する．
（小川・瀬口）

単球形成 Monocytopoesis, *monopoiesis*, Monozytenbildung

単球*は骨髄*において2～3日の発生期間をもって形成され，1～2日間流血中にとどまった後，結合組織*中や体腔中に移動し大食細胞*となる．この細胞系列で，骨髄中に形態学的に確認できる最も初期の細胞は前単球（promonocytes）とよばれ，2～5個の核小体*をもつ大きな円形ないし卵円形の核と，多数のアズール果粒をもつ塩基好性の広い細胞質を有する細胞である．成熟の単球に近づくと，細胞はやや小さくなり，アズール果粒の数は増加する．前単球を供給するもっと幼若な前駆細胞が存在するとされているが，その形態はいまだに不明である．単球は果粒球と共通の幹細胞より由来するという説もある．
（小川・瀬口）

短後毛様体動脈 Arteriae ciliares posteriores breves, *short posterior ciliary arteries* →内頸動脈

短 骨 Os breve, *short bone*, kurzer Knochen →骨

単細胞腺 Glandula unicellularis, *unicellular gland*, Einzellige Drüse →腺

短 指 Brachydactylia, *brachydactly*, Brachydaktylie

指節骨あるいはときに中手（足）骨の短縮によって指が短くみえるものをいう．日本人では足の第4指の短縮（第4中足骨短縮に指骨の短縮を伴う）が多く，出産10000当り4といわれる．

第5指中節骨短縮も多い．多くは対称的に現れ女性に多い．その発生過程は，骨端における軟骨内骨化の抑制，骨端線の早期閉鎖によって長さの成長が正常に進行しないためであるとされている．また，癒合短指では胎生初期の指間陥凹の形成抑制が加わっている．A型（brachymesophalangy, 中節骨の短縮のみ），B型（apical dystrophy, 第2～5末節骨の短縮または欠損），C型（brachydactyly and hyperphalangy, 第2，3，5指の中節骨短縮と第2，3指の過剰指節），D型（brachymegalodactyly, 手と足の母指の末節骨の幅が広く短縮）とE型（brachymetacarpy, 中手骨の短縮）に分けられる．短指の多くは従性傾向を示す常染色体優性遺伝*によるものである． (谷村)

短指屈筋 Musculus flexor digitorum brevis, *flexor digitorum brevis*, kurzer Zehenbeuger →下肢の筋

短指伸筋 Musculus extensor digitorum brevis, *extensor digitorum brevis*, kurzer Zehenstrecker →下肢の筋

短掌筋 Musculus palmaris brevis, *palmaris brevis*, kurzer Hohlhandmuskel →上肢の筋

短小指屈筋 Musculus flexor digiti minimi brevis, *flexor digiti minimi brevis*, kurzer Kleinfingerbeuger →上肢の筋，下肢の筋

胆膵管膨大部 Ampulla hepatopancreatica →総胆管

胆膵管膨大部括約筋 Musculus sphincter ampullae (hepatopancreaticae) →総胆管

弾性円錐 Conus elasticus, *elastic cone (conus elasticus)*, Conus elasticus →喉頭

弾性結合組織 *elastic tissue*, Elastisches Bindegewebe

弾性線維の多い給合組織． (養老)

弾性線維 Fibra elastica, *elastic fiber*, elastische Faser

結合組織線維成分の一つ．薄膜状の疎結合組織*では太さ0.2～1.0μmの細線維が分岐吻合して網工をつくり，光を強く屈折し，光ってみえる．通常の染色法で染まらず，レゾルシンフクシンやオルセイン，アルデヒドフクシンに好染する．弾性に富み，もとの長さの1.5倍程度まで伸展し，張力がなくなれば復元する．個々の線維は黄色味を帯びるため，多量の線維を含む組織は黄色を呈する（黄色靱帯*）．径数μmの線維が交織して薄板状を呈したり（弾性板，Lamina elastica），膜状を呈することもある（弾性膜，Memebrana elastica）．電顕的には中心の均質無構造な明るい部分（均一部, Pars amorpha）とこれをとり巻き，線維の長軸方向に平行に走る径約10 nmの細線維の網工（細糸部, Pars filamentosa）からなる．前者はエラスチンとよばれる蛋白質で，ゴムに似た分子構造をもつ．特異的なアミノ酸としてデスモシン（黄色螢光物質）を含む．エラスターゼで消化される．細糸部の線維はシスチンに富み，トリプシンで消化される．弾性線維の主たる産生細胞は線維芽細胞*で（一部平滑筋細胞），分泌される前駆体をトロポエラスチンといい，細胞外で重合する．弾性線維の形成は胎生期後半にはじまり，出生前後に最も旺盛で，小児期以後はほとんど新生されない．20歳台後半から徐々に加齢変化（アミノ酸組成の変化，Ca含量の増加）がおこる． (市川)

男性前核 Pronucleus masculinus, *male pronucleus*, männlicher Vorkern

受精*に際して卵子形質内に進入した精子頭部に由来する半数体の核を男性前核という（雄性前核ともいう）．男性前核の形成には進入精子頭部の核膜の消失，次いでおこる精子核質の融解（膨潤化）そしてクロマチンの再構成と核膜の形成過程が含まれる．（→受精） (大浦)

弾性軟骨 Cartilago elastica, *elastic cartilage*, elastischer Knorpel

基本構造は硝子軟骨*に似るが，基質中に多量の弾性線維*を含むため，硝子軟骨に比べ黄色味を帯び，透明度，柔軟性，弾性にすぐれている．耳介軟骨，外耳道軟骨，耳管軟骨，喉頭蓋軟骨，小角軟骨と楔状軟骨の一部がこれに相当する．（→軟骨組織） (市川)

単前脳〔胞〕 Holoprosencephalia, *holoprosencephaly*, Holoprosenzephalie

全前脳胞ともいう．3脳胞期に，前脳胞が左右の半球に分化せず，脳室が単一であるものの総称である．顔面その他に一群の奇形を併発する．最も高度の単眼から，軽度の正中唇裂にいたる種々の状態が存在する．終脳は小で，単一の脳室腔をもつ脳胞にとどまり，半球は形成されず，また，嗅球の発達は不良で痕跡的である．小頭を呈し，種々の顔面奇形が認められる．つぎの主要な4型に分けられる．(1) 単眼 (cyclopia)：単一眼窩内に両側の眼球が癒合している（むしろ分離していない）状態をいい，ほぼ単一眼球のものから，水晶体が2個認められるものまで種々の程度のものがある．象鼻

(proboscis)が眼の上で突出していることが多い．(2)篩頭（ethmocephaly）：2眼球であるが眼窩間距離が極端に短縮して象鼻が認められる．(3)猿頭（cebocephaly）：眼窩間距離の短縮，正常位の扁平不完全な鼻をみる．(4)正中に唇裂を有する無嗅脳（arrhinencephaly with median cleft lip）：眼窩間距離の短縮，扁平鼻，正中唇裂をみる．以上は大脳半球*が無分葉（alobar）のものであるが，さらに，より軽症で不完全な半球形成のみられる半分葉（semilobar）あるいは分葉（lobar）のものもある．

これらの単前脳胞には13トリソミーその他の染色体異常*がみられることがある．前頭突起の中胚葉成分の発生を規定する脊索前中胚葉（prechordal mesoderm）の誘導の異常により，前脳の分割と形成の不全をきたし，また顔面中央の発生が障害されて生じるものと考えられている．胎芽期には0.7%にも認められるが，新生時期では0.01%以下で，大部分は自然流産で消滅する． （谷村）

淡蒼球 Globus pallidus, *globus pallidus*, Pallidum

レンズ核*の内側部を占め，垂直に走る板状の有髄神経線維（外側髄板）によって外側部の被殻*とへだてられており，また，内側髄板によって内節と外節に分かれる．発生に関しては，「間脳」性とするもののほか，その一部を「終脳」由来とするものがある．鉄反応が強陽性にでることが知られている．淡蒼球の神経細胞は大きさの点からみて，やや大形の1種類の細胞からなる．淡蒼球への求心性神経線維の最も主な起始は尾状核*と被殻*である．また，視床下核*や黒質*からの神経線維が内包を横切って主として内節に入る．淡蒼球が大脳皮質からの求心線維を受けるかどうかについては不確かである．視床からの求心線維については否定的見解が多い．

淡蒼球からおこる遠心性神経線維の主なものは視床と視床下核におわる．これらのうち，内節の腹側からでる神経線維は淡蒼球の腹側表面に集合してレンズ核ワナ*を形成し，内包後脚の腹内側部を背方にまわり，背尾側方へ走ってフォレル野*に達する．一方，内節の背側からでる神経線維は淡蒼球の背内側部からおこる．これらは多数の小線維束として内包の腹側部を横切り，不確帯*の腹側部に集合してレンズ核束(H_2)*を形成する．ついで，レンズ核束はフォレル野に入り，ここでレンズ核ワナの神経線維と一つになり，不確帯の内側端をとりかこむように腹側から背側にまわり，視床束(H_1)*を形成する．視床束は不確帯の背側を吻外方へ走り，視床に入って主として前腹側核（VA），外側腹側核（VL），正中中心核（CM）などに分布する．なお，視床束には小脳視床線維も含まれている．

淡蒼球から視床下核にいたる神経線維は主として外節からおこり，内包*の尾側レベルにおいてその腹内側部を横切って視床下核に達する．淡蒼球からおこり中脳被蓋（脚橋被蓋核）や黒質へ向かう遠心性神経線維もある．（→大脳核，線条体） （水野）

短　頭 Brachykran, *brachycephalic*, Brachycephal →頭長幅示数

短橈側手根伸筋 Musculus extensor carpi radialis brevis, *extensor carpi radialis brevis*, kurzer radialer Handstrecker →上肢の筋

短橈側手根伸筋〔の滑液〕包 Bursa musculi extensoris carpi radialis brevis →滑液包

短内転筋 Musculus adductor brevis, *adductor brevis*, kurzer Oberschenkelanzieher →下肢の筋

胆　囊 Vesica fellea, *gall bladder*, Gallenblase

ナスビの形のふくろ（長さ約9cm，太さ約4cm）で，胆汁を貯える．肝臓*の下面にあって，胆嚢窩に浅くはまりこんでいるので，肝臓下面の被膜と共通の結合組織でおおわれ，下面と底は腹膜におおわれる．

胆嚢の底はふくろの底の部分，体はふくらみの部分，頸は細くなった部分である．底が前方に向き，肝臓の下縁から少し前に突出している．頸がうしろを向き，胆嚢管につながる．

胆嚢の内面には網状のひだが突出し，丈の高い単層円柱上皮でおおわれる．上皮細胞は粘液分泌を行う．よく発達した筋層がある．

胆嚢管は長さ約3cmのやや迂曲する管で，内腔にらせん状に突出するひだがあり，らせんひだとよばれる．肝管と合流して総胆管*となる．肝管*を流れてくる胆汁は，通常，胆嚢管にはいって胆嚢に貯えられ，必要に応じて胆嚢管から総胆管を経て十二指腸*に放出される．とくに食餌が十二指腸に達すると，十二指腸壁から血中にコレシストキニンが放出され，このホルモンの作用で胆嚢が収縮し，胆汁が排出される． （藤田 恒）

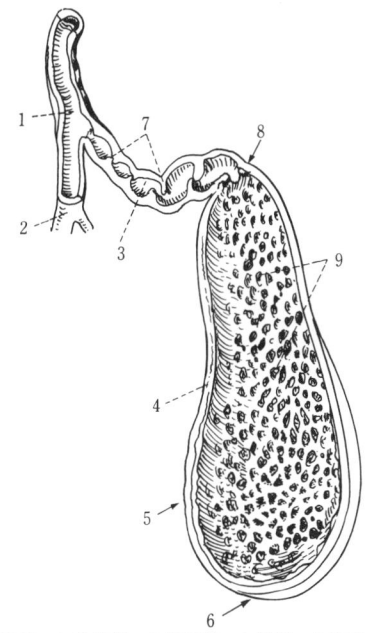

1. 総胆管, 2. 総肝管, 3. 胆嚢管, 4. 筋層, 5. 胆嚢体, 6. 胆嚢底, 7. ラセンヒダ, 8. 胆嚢頚, 9. 胆嚢の内面の粘膜（網状のひだ）

胆嚢，胆嚢管，肝管および総胆管（縦断）

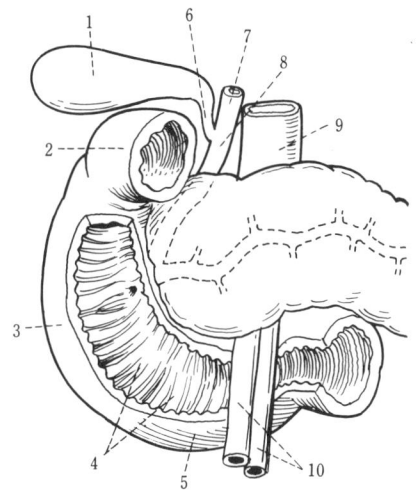

1. 胆嚢, 2. 十二指腸上部, 3. 十二指腸下行部, 4. 輪状ヒダ, 5. 十二指腸下部, 6. 胆嚢管, 7. 肝管, 8. 総胆管, 9. 下大静脈, 10. 上腸間膜動静脈

十二指腸と膵臓（十二指腸の前壁の一部は切除してある）

胆嚢の発生 Genesis vesica felleae →肝臓および胆嚢の発生

胆嚢窩 Fossa vesicae felleae →肝臓

胆嚢管 Ductus cysticus, *cystic dust*, Gallenblasengang →胆嚢

胆嚢静脈 Vena cystica, *cystic vein*, Gallenblasenvene →門脈

胆嚢動脈 Arteria cystica, *cystic artery*, Galenblasenarterie →腹腔動脈

短腓骨筋 Musculus peroneus (fibularis) brevis, *peroneus brevis*, kurzer Wadenbeinmuskel →下肢の筋

短母指外転筋 Musculus abductor pollicis brevis, *abductor pollicis brevis*, kurzer Daumenabzieker →上肢の筋

短母指屈筋（足の） Musculus flexor hallucis brevis, *flexor hallucis brevis*, kurzer Großzehenbeuger →下肢の筋

短母指屈筋（手の） Musculus flexor pollicis brevis, *flexor pollicis brevis*, kurzer Daumenbeuger →上肢の筋

短母指伸筋（足の） Musculus extensor hallucis brevis, *extensor hallucis brevis*, kurzer Großzehenstrecker →下肢の筋

短母指伸筋（手の） Musculus extensor pollicis brevis, *extensor pollicis brevis*, kurzer Daumenstrecker →上肢の筋

淡明層 Stratum lucidum, *lucid layer*, Stratum lucidum →表皮

短毛様体神経 Nervi ciliares breves, *short ciliary nerves*, Nervi ciliares breves →毛様体神経節

短肋骨挙筋 Musculi levatores costarum breves, *levatores costarum breves* →深胸筋

チ

知覚神経 sensory nerves, sensibele Nerven →知覚神経節

知覚神経節 sensory ganglia, sensible Ganglien

末梢にあり,知覚神経の細胞体が集ってつくった神経節*である.脊髄*の後根にある脊髄神経節,一部の脳神経*の途中にある三叉神経節,上・下神経節,膝神経節,ラセン神経節,前庭神経節がこれに属する.神経細胞は双極性または偽単極性でこの細胞よりも末梢側が樹状突起*,中枢側が神経突起である.

神経細胞体は中ないし大型で,そのまわりを外套細胞 (satellite cells, Mantelzellen) がとり囲む.外套細胞のことを神経節膠細胞とよぶこともある.　　　　　　　　　　　　（藤田 尚）

置換骨 cartilage bone, Ersatzknochen →骨組織の発生

チギオン Zygion →頭蓋の計測

恥丘 Mons pubis, *mons pubis*, Mons pubis →外陰部(女の)

恥骨 Os pubis, *pubis*, Schambein

ラテン語の Pubes (陰部) に由来する.

寛骨臼の前方約1/5と寛骨*の前下方部を形成し,対側の恥骨と恥骨結合面で軟骨(線維軟骨)結合をする.

長楕円形の恥骨結合面を含む前上部が恥骨体である.丸味をおびた恥骨体上縁の外側端にある隆起が恥骨結節で,恥骨結節から恥骨結合面へ向かう,恥骨体前面との移行部の粗な隆線が恥骨稜である.

恥骨体の上外側から後上外側へ伸び,寛骨臼に達する三角柱状の部分が恥骨上枝である.恥骨上枝上面(櫛状面)は三角形を呈す.恥骨結節から寛骨臼部へいたる,上面外側前方の丸味をおびた隆線が閉鎖稜であり,恥骨結節から後上外側の腸骨との癒合部を示す粗な隆起へいたる,上面内側後方の稜線が恥骨櫛である.腸骨との境界部は肥厚しているが,寛骨臼前下縁にいたる,とくに肥厚した部分が腸恥隆起である.恥骨櫛・恥骨稜は分界線の恥骨部をなす.内側面(骨盤面)は恥骨櫛と,鋭利縁をなす下縁との間の平滑な面で,外側部で幅が狭くなる.下面(閉鎖面)には内側面下後方から下面前下方へ向かう閉鎖溝がある.閉鎖溝は前方が閉鎖稜で,後方は下縁で境される.下縁中央部で,やや後方へ突出した小隆起が前閉鎖結節である.生体では前閉鎖結節と後閉鎖結節との間に,閉鎖膜の上縁をなす線維束が張って閉鎖溝の底となり閉鎖管を形成する.

恥骨体の下外側から後下外側方へ伸びる扁平な部分が恥骨下枝で,坐骨枝と癒合し閉鎖孔の下縁をなす.癒合部は粗な隆起部として残ることがある.恥骨下枝の上縁は鋭いが,下縁は肥厚し粗面をなす.下縁の内側部が粗に隆起して陰茎稜 (Crista phallica, J.N.A.) を示すことがある.(→寛骨)　　　　　　　　　（吉岡）

恥骨下角 Angulus subpubicus, *subpubic angle*, unterer Schambeinwinkel →骨盤の計測,骨盤

恥骨下枝 Ramus inferior ossis pubis, *inferior ramus*, unterer Schambeinast →恥骨

恥骨間円板 Discus interpubicus, *interpubic disk* →恥骨結合

恥骨弓 Arcus pubis, *pubic arch*, Schambogen →骨盤

恥骨弓靱帯 Ligamentum arcuatum pubis, *inferior subpubic ligament* →恥骨結合

恥骨筋 Musculus pectineus, *pectineus*, Kammuskel →下肢の筋

恥骨筋線 Linea pectinea, *pectineal line* →大腿骨

恥骨結合 Symphysis pubica, *pubic symphysis*, Schamfuge

左右の恥骨の恥骨結合面が,骨盤前面の正中線においてつくる結合で,両骨の間には線維軟骨性の恥骨間円板が介在するから,一種の線維軟骨結合とみなされるが,内部にはしばしば関節腔を認める.この関節腔は滑膜をかぶるときとかぶらないときがある.恥骨間円板と骨との間には,硝子軟骨の薄い層が存在する.女性では妊娠時にこの結合は弱められ,またこのことは分娩時における児頭の産道通過を助ける.モルモットなどでは,女性ホルモンの投与によって,実験的にこの結合を弱めることができる.付属する靱帯に次のものがある.

(1) 上恥骨靱帯: 恥骨結合の上縁で左右の恥骨を結ぶ.

(2) 恥骨弓靱帯: 恥骨結合の下縁で,左右の恥骨下枝を結び,恥骨弓をつくる.下面で尿

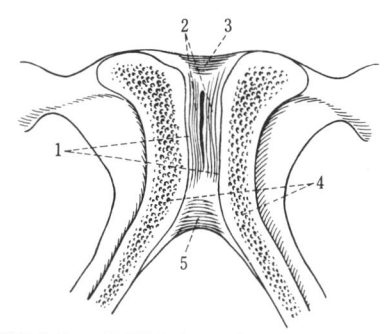

1. 硝子軟骨，2. 恥骨間円板，3. 上恥骨靱帯，4. 恥骨
5. 恥骨弓靱帯

恥骨結合（前面）

生殖隔膜との間隙を陰茎静脈が通る．（河西）

恥骨結合高 Symphysenhöhe →骨盤の計測

恥骨結合面 Facies symphysialis, *symphysial surface*, Symphysenfläche →恥骨

恥骨結節 Tuberculum pubicum, *pubic tubercle*, Schambeinhöcker →恥骨

恥骨後隙 Spatium retropubicum, *retropubic space* (Retzius) →会陰

恥骨枝（外腸骨動脈の） Ramus pubicus, *pubic branch* →外腸骨動脈

恥骨枝（内腸骨動脈の） Ramus pubicus, *pubic branch* →内腸骨動脈

恥骨櫛 Pecten ossis pubis, *pecten pubis* (or *pectineal line*), Schambeinkamm →恥骨

恥骨櫛靱帯 Ligamentum pectineale, *pectineal ligament* →鼠径靱帯

恥骨上枝 Ramus superior ossis pubis, *superior ramus*, oberer Schambeinast →恥骨

恥骨前立腺筋 Musculus puboprostaticus, *puboprostatic muscle*, Musculus puboprostaticus →前立腺

恥骨前立腺靱帯 Ligamentum puboprostaticum, *puboprostatic ligament* →会陰

恥骨体 Corpus ossis pubis, *body of pubis*, Schambeinkörper →恥骨

恥骨大腿靱帯 Ligamentum pubofemorale, *pubofemoral ligament* →股関節

恥骨膣筋 Musculus pubovaginalis, *pubovaginalis* →会陰筋

恥骨直腸筋 Musculus puborectalis, *puborectalis* →会陰筋

恥骨尾骨筋 Musculus pubococcygeus, *pubococcygeus* →会陰筋

恥骨膀胱筋 Musculus pubovesicalis, *pubovesical muscle*, Musculus pubovesicalis →膀胱

恥骨膀胱靱帯 Ligamentum pubovesicale, *pubovesical ligament* →会陰

恥骨稜 Crista pubica, *pubic crest* →恥骨

智歯 Dens serotinus, *wisdom tooth*, Weisheitszahn →歯

膣 Vagina, *vagina*, Sheide

膣は女性の交接器であり，産道の下部をなし，月経による産物を排出する経路となる．上方は子宮口を通じて子宮腔に，下方は腔口を通じて膣前庭で外界に開く．膣口を不完全に閉じる粘膜のヒダが処女膜で，その遺物が残るものを処女膜痕という．子宮*の膣部が膣後壁の方を向くため，後壁は長く（7cm以上），前壁はやや短い（6cm）．子宮膣部と膣壁の間で，膣部を輪状に取りまく陥凹を膣円蓋という．膣壁には横皺が多く，膣粘膜皺といい，前・後壁には縦の隆起があって，前皺柱，後皺柱という．前皺柱の下部は尿道により生ずる膣の尿道隆起に連続する．粘膜上皮は重層扁平上皮，筋層は平滑筋からなる．
(養老)

膣の尿道隆起 Carina urethralis vaginae, *carina urethralis vaginae*, Carina urethralis vaginae →膣

膣円蓋 Fornix vaginae, *fornix*, Fornix vaginae →膣

膣奇形 Malformatio vaginae, *malformations of vagina*, Missbildung der Vagina →子宮と膣の奇形

膣口 Ostium vaginae, *ostium vaginae*, Ostium vaginae →膣，外陰部（女の）

膣静脈叢 Plexus venosus vaginalis, *vaginal venous plexus* →内腸骨静脈

膣神経 Nervi vaginales, *vaginal nerves*, Nervi vaginales

下下腹神経叢*（骨盤神経叢）からの枝で膣壁におもむく細い神経群をいう．交感神経*系および副交感神経*系の神経線維がともに含まれている． (山内)

膣前庭 Vestibulum vaginae, *vestibulum vaginae*, Vestibulum vaginae →外陰部（女の），膣

膣前庭窩 Fossa vastibuli vaginae, *fossa vastibuli vaginae*, Fossa vastibuli vaginae →外陰部（女の）

膣前庭球動脈 Arteria bulbi vestibuli (vaginae), *artery of bulb of vestibule* →内腸骨動脈

膣動脈 Arteria vaginalis, *vaginal artery*,

Scheidenschlagader →内腸骨動脈

膣粘膜皺 Rugae vaginalis, *rugae*, Rugae vaginalis →膣

膣板 Lamina vaginalis, *vaginal plate*, Vaginalplatte

洞膣球*が伸長して形成する充実性細胞索を膣板という場合と，子宮膣管の尾端部の細胞が増殖して充実性の膣索（vaginal cord）を形成し，これと洞膣球が癒合して膣板が形成されるという説とがある．両説により，膣上皮のうち尿生殖*洞由来の内胚葉上皮があずかる範囲が，膣口に近い一部か，膣の全体に及ぶかの意見が分かれる．

いずれにせよ，発生第11週ごろから，膣板に内腔が生じはじめ，発生5カ月までに全域におよび膣腔が形成される．膣板の尾方端と尿生殖洞の間は処女膜で境される． （沢野）

緻密骨 Os compactum, *compact bone*, Lamellenknochen od. Compacta

骨*の表層を構成する厚く密につまった骨組織*．緻密質ともいう．大腿骨*のような管状骨の骨幹は厚い緻密骨の壁をもった中空の円筒で，その横断研磨標本を顕微鏡で観察すると無数の骨小腔が，これから放射状に出る多数の骨小管で互いに連絡しながら規則正しく配列し，骨基質が厚さ3〜7 μmの層板状構造（これを骨層板という）を呈していることがわかる．骨層板は次の3種類に区別される．(1) 骨の長軸に沿ってほぼ縦に走る直径20〜110 μmの多数の血管路（中心管またはHavers管とよばれる）の周囲に同心円状に配列する4〜20の層板．これをオステオン層板またはHavers層板とよび，1本の中心管とこれをとり巻くオステオン層板からなる円筒状の構造単位をオステオン（骨単位）またはHavers系という．(2) 骨の内外表面に沿って，ほぼこれと平行に配列する数層の骨層板は内または外環状層板（基礎層板の名もある）とよばれる．(3) 前二者の間，またはオステオン同士の間を埋める不規則な角ばった輪郭の区域内に中心管をもたず，オステオン層板より大きな曲率半径をもった同心円の一部からなる層板があり，これを介在層板という．これら3種類の層板系が互いに接する境界部位の基質は線維成分を欠き，光を強く屈折する．これを接合線（Linea cementalis）とよぶ．中心管は骨小腔内の骨細胞に対し，骨小管を介して酸素や栄養分を補給し，代謝産物を運び去るための細動静脈ないし毛細血管をいれているが，これに類似しながら，これを同心円状にとり巻く固有の層板をもたないものを貫通管またはVolkmann管とよび，中心管同士の横の連絡，骨の内外表面に近い中心管に骨内膜または骨膜を通して血管を導入することに役立っている．骨外側と髄腔とを結ぶ太い動静脈の通路は栄養管とよばれる．各骨層板の基質に埋め込まれている膠原線維は個々の層板内では互いに平行で，オステオン層板では中心管の軸に対し，内外環状層板では骨の長軸に対してそれぞれ斜めに配列し，隣接する層板間では線維は互いに立体的に交叉するように異なる方向に傾くため，ベニヤ合板に似て，力学的に十分な強度をもつ構造をつくり出している．偏光顕微鏡で観察時に認められる明暗二つの層のくり返しはこのような線維配列に起因する．オステオンは平行に配列した単純な円筒ではなく，多少のねじれをもち，分岐吻合して複雑な三次元構造を示す．

（市川）

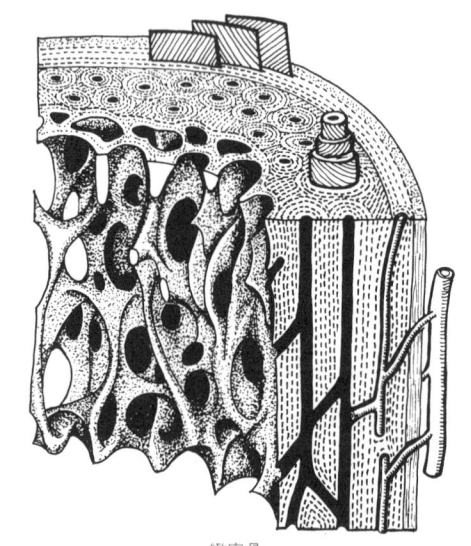

緻密骨

緻密質 Substantia compacta, *substantia compacta* (*compact substance*), Substantia compacta →骨，緻密骨

緻密斑 Macula densa, *macula densa*, Macula densa

遠位尿細管はその所属する糸球体の血管極に近づくとその上皮細胞は濃染し密集している．この部分を緻密斑という．この部分は他の遠位尿細管上皮と微細構造の点でも異なっていて，糸球体傍細胞や糸球体外血管間膜細胞とともに糸球体傍複合体*を形成している．緻密斑は遠位尿細管内の成分を感知してフィードバックを

行う場所であろうと推測されている．(→糸球体傍複合体，ネフロン，尿細管)　　　(永野)

着　床　Implantatio (Nidatio), *implantation*, Einbettung (Einnistung)

ヒトを含む霊長類における着床は，栄養膜*で包まれた胚盤胞が子宮内面に正しい方向で定着し，子宮内膜組織内に埋没する現象で，胎盤形成 (placentation) 過程の第1歩である．着床は受精後第1週の後期から第2週末にかけておこり，次の一連の過程を含む．(1) 透明帯 (卵膜) の消失 (4〜5日)．(2) 胚盤胞胚子極側の栄養膜の子宮内膜上皮への接着 (6日)．(3) 栄養膜合胞体層の形成と，その子宮内膜への侵食 (7日)．(4) 胚盤胞全体の内膜上皮下への沈下，内膜上皮欠損部のフィブリン栓による閉鎖，および栄養膜合胞体層内の腔隙の出現 (9〜10日)．(5) 栄養膜腔隙の拡大，融合，および栄養膜を囲む内膜組織の初期の脱落膜反応 (11〜12日)．(6) 内膜上皮欠損部の修復 (13日)．ここで着床は完了するが，この時点で，脱落膜反応は着床部位では著明であり，基底-, 包被-, 壁側脱落膜の区分も可能である．栄養膜腔隙は拡大し，そのなかでの母体血液の循環が始まり，腔隙を貫く栄養膜梁柱には絨毛膜中胚葉の進入もあり (二次絨毛幹の形成)，そのなかには血管芽細胞集団も出現し始める．

着床部位：多くの場合，子宮体の上方部で，後壁の正中線付近に着床する．ときに前壁への着床，まれに底部への着床もある．子宮体への着床部位の異常としては，子宮狭部，いわゆる内子宮口の近く，あるいは卵管子宮口の近く，いわゆる子宮角部の着床があり，狭部の着床は前置胎盤 (Placenta plaevia) の原因となる．子宮体以外への着床は子宮外妊娠 (Pregnantia extrauterina s. ectopica, ectopic pregnancy, ektopische Schwangerschaft) で，これには卵管，卵管子宮部 (間質部妊娠 Pregnantia interstitialisをおこす)，卵巣，子宮頚管などがあり，いずれも脱落膜*の形成はない．　(森)

中咽頭収縮筋　Musculus constrictor pharyngis medius, *medial pharyngeal constrictor*, Musculus constrictor pharyngis medius →咽頭筋層

中隔縁束　Fasciculus septomarginalis, *septomarginal fasciculus*, Fasciculus septomarginalis

卵円野ともよぶ．これは胸髄下部から腰髄の高さで，後索に入った後根線維内側群の下行枝が薄束の内側部，すなわち後正中中隔に接して集ってできた線維束である．　　　　(松下)

中隔核　Nuclei septi, *septal nuclei* →透明中隔

中隔可動部　Pars mobilis septi nasi, *movable part of the septum*, Beweglicher Teil des Nasenseptums →鼻軟骨

中隔鎌　Falx septi　→心臓

中隔孔　Porus septi, *alveolar pore* →肺胞

中隔後鼻枝　Arteriae nasales posteriores septi, *posterior septal branches* →外頚動脈

中隔尖 (三尖弁の)　Cuspis septalis, *septal leaflet*, septales Segel, Scheidewandsegel →心臓

中隔部　*septal area* →透明中隔

中間外側核 (側柱核)　Nucleus intermediolateralis, *intermediolateral nucleus*, Nucleus intermediolateralis →側角

中間径細糸　*intermediate(-sized) filament*

電顕でみえる細胞質細糸のうち，直径9〜11 nm の細糸の総称．はじめ，筋細胞内で，大・小2種の筋細糸のほかに存在する中間大の細糸に対して名づけられた．この大きさの細糸は広くいろいろな細胞に分布している．100Å (10 nm) 細糸ともよぶ．この中には上皮細胞の張細糸や神経細胞の神経細糸も含められる．中間径細糸は細胞型によりその構成蛋白質を異にする．　　　　(石川)

中間頚部中隔　Septum cervicale intermedium

頚髄*の後中間溝 (Sulcus intermedius posterior) からは脊髄軟膜が脊髄実質に隔壁状に入り込んで頚髄後索を薄束と楔束とに分ける．この結合組織性の隔壁をいう．　　(金光)

中間楔状骨　Os cuneiforme intermedium, *intermediate cuneiform bone*, mitteres Keilbein →楔状骨

中間腱　*intermediate tendon*, Zwischensehne →筋

中間広筋　Musculus vastus intermedius, *vastus intermedius*, mittlerer Schenkelmuskel →下肢の筋

中間鎖骨上神経　Nervi supraclaviculares intermedii, *intermediate supraclavicular nerves*, Nervi supraclaviculares intermedii →頚神経叢

中間質　Substantia intermedia, *intermediate zone*, Substantia intermedia

脊髄灰白質*の前角と後角の間の部分でRexedのⅦ層に相当する．脊髄全長にわたって中間内側核が，また高さによっては中心頚核 (C_1

$-C_4$),中間外側核(T_1-L_2, S_2-S_4),胸髄核(T_1-L_3)などの核が比較的明瞭な細胞群として認められる.なお中間質は中間質中心部と中間質外側部とに分けられる.前者は中心管周辺の灰白質*(中心灰白質,RexedのX野)の領域で,後者はそれにつづく外側の広い部分を指す.T_1-L_2の高さで外側部から外側方に突出する灰白質の部分が側角*である. (松下)

中間質外側部 Substantia intermedia lateralis, *lateral intermediate zone*, Substentia intermedia lateralis →中間質

中間質中心部 Substantia intermedia centralis, *central intermediale zone*, Substantia intermedia →中間質

中肝静脈 Venae hepaticae mediae, *middle hepatic vein* →下大静脈

中間神経 Nervus intermedius, *intermediary nerve*, Nervus intermedius

延髄背側部の網様体中に存在する上唾液核ニューロンの神経突起(末梢の翼口蓋神経節*または顎下神経節*に向かう)と顔面神経膝神経節に細胞体を有する知覚ニューロンの神経突起(中枢の孤束核*に向かう)を含む神経である.後者の知覚ニューロンの樹状突起はきわめて長い線維状であって,鼓索神経*内を通過し主に舌の前方約2/3の部分の粘膜に分布する.(→顔面神経) (山内)

中間神経節 Ganglia intermedia, *intermediate (accessory) ganglia*, Ganglia intermedia →交感神経

肘関節 Articulatio cubiti, *cubital joint*, Ellenbogengelenk

上腕骨*と橈骨*,尺骨*の3骨の間に生じた複関節で,肘の屈伸を行う.したがって分類上は1軸性の蝶番関節とみなすことができる.上腕骨滑車と尺骨の滑車切痕との間の腕尺関節,上腕骨小頭と橈骨頭との間の腕橈関節,および橈骨の関節環状面と尺骨の橈骨切痕との間の上橈尺関節が共通の関節包におおわれる.しかし後者は機能的には下橈尺関節とともに前腕の回旋に関係するので,前2者とは別に記載するのが通例である.上腕骨の内側および外側上顆は関節包におおわれない.関節包の内側と外側はそれぞれ内側側副靱帯(Ligamentum collaterale ulnare, ulnar (medial) collateral ligament)および外側側副靱帯(Ligamentum collaterale radiale, radial (lateral) collateral ligament)によって補強される.橈骨輪状靱帯は,関節包の内面が肥厚した幅約1cmの靱帯で,尺骨の橈骨切痕の前縁からおこり,橈骨の関節環状面を輪状にとりまいたのち,再び尺骨の橈骨切痕の後縁につく.この靱帯の関節腔に面した部分は軟骨性となり,尺骨の橈骨切痕とともに上橈尺関節における関節窩を形成する.肘関節における屈伸運動の主役を演ずるのは腕尺関節である.しかし上腕骨滑車の内側部の直径が外側部のそれよりやや大きいため,肘を伸ばすと,そのときの尺骨の長軸は,上腕骨の長軸よりも外方へ約10〜20°の傾きを示す.この角をcarrying angleという.しかし肘を曲げたときは,両骨の長軸は重なり合う. (河西)

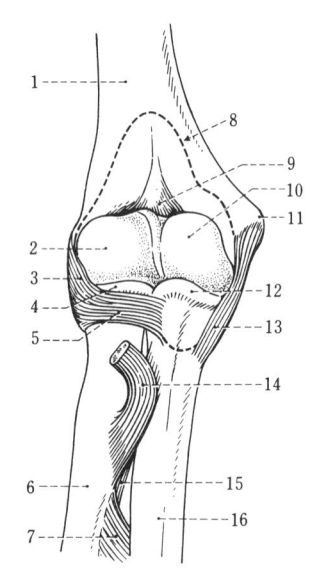

1. 上腕骨,2. 上腕骨小頭,3. 外側側副靱帯,4. 橈骨頭,5. 橈骨輪状靱帯,6. 橈骨,7. 前腕骨間膜,8. 関節包の付着部位,9. 鈎突窩,10. 上腕骨滑車,11. 内側上顆,12. 尺骨鈎状突起,13. 内側側副靱帯,14. 上腕二頭筋の停止腱,15. 斜索,16. 尺骨

肘関節前面(右)

肘関節筋 Musculus articularis cubiti, *articularis cubiti*

上腕三頭筋の最深部の筋束が肘関節包に停止するものをいう.しかしこの筋束は存在は不定である.これよりも著明なのは,肘関節の前面で,上腕筋の橈側部の筋束がしばしば肘関節包に停止している.なお,次の論文をみよ.(西成甫:解剖誌,**41**, 1966) (河西)

肘関節動脈網 Rete articulare cubiti, *articular network of elbow*, Ellenbogengelenknetz →尺骨動脈

中間線 Linea intermedia, *intermediate line*, Mittelstreif →腸骨

中間仙骨稜 Crista sacralis intermedia, *intermediate crest*, Crista sacralis intermedia →仙骨

中間足背皮神経 Nervus cutaneus dorsalis intermedius, *intermediate dorsal cutaneous nerve of foot*, Nervus cutaneus dorsalis intermedius →坐骨神経

中間体 Corpusculum intermedium, *midbody*, Zwischenkörper →有糸分裂

中間帯 Zona intermedia, *intermediate zone*, Zona intermedia →中間質

中間中胚葉 Mesoderma intermedium, *intermediate mosoderm or cell mass*, Mittelplatte, intermediäre Zellmasse

中胚葉*のうち，沿軸中胚葉*と側板中胚葉の間に介在する小部分．したがって，中分節ともいう．また，沿軸中胚葉が分断されて生ずる体節（Ursegmente）と側板*をつなぐ位置にあるから，体節茎（Ursegmentstiel）ともよばれた．中間中胚葉は第3週末ごろからまず沿軸中胚葉と，次いで側枝からも頭側より次第に分離し，縦走する小細索索となる．これより腎系とその排出管としての中腎管が分化するので，腎板（nephrotome or nephrotomic plate）ともよぶ．頚体節から胸体節の上端付近までは，各体節位にほぼ応じた小胞状の前腎原基を生じ，胸体節から上位腰体節にかけては多数（80以上）の中腎原基を生じ，それより下位は一塊の造後腎組織*をつくる．したがって，ごく一部（頚部）のみが体節と対応する分節を示し，下部は非分節性である． （森）

中間内側核 Nucleus intermediomedialis, *intermediomedial nucleus*, Nucleus intermediomedialis

脊髄灰白質*の中間帯（Ⅶ層）内側部に存在する中等大の細胞からなる核である．脊髄全長にわたって存在し後根線維を受けるが遠心路は十分明らかにされていない．これとしばしば混同されるものに中間質核（intermediate nucleus of Cajal）がある．これは後角基部（Ⅴ層）からⅦ層背側部にかけて散在する境界不明瞭な，種々の大きさの細胞の一群を指す．後根線維と前角運動ニューロンとの間に介在する介在ニューロンの集団である． （松下）

中間腹側核 Nucleus ventralis intermedius →視床腹側核

中距骨関節面 Facies articularis talaris media →踵骨

肘筋 Musculus anconeus, *anconeus* →上肢の筋

肘筋関節筋 Musculus articularis cubiti →上肢の筋

中頚神経節 Ganglion cervicale medium, *middle cervical ganglion*, mittleres Halsganglion

頚部交感神経幹には通常大きな幹神経節が3個みられるが，これはそのうちの一つで上および下頚神経節の中間の位置（ほぼ第6頚椎の高さ）に存在するものである．この神経節に進入する節前線維の走行については上頚神経節*の項をみよ．この神経節からおこる交感神経節後線維は灰白交通枝を経て第5～6頚神経の中へと進むか，椎骨動脈壁・総頚動脈壁・下甲状腺動脈壁などに分布するか，あるいは中〔頚〕心臓神経となって心臓内に分布する．なお中頚神経節の一部とみなしてさしつかえないものが椎骨動脈壁にまでひろがることがあり，これを椎骨動脈神経節とよぶ． （山内）

中〔頚〕心臓神経 Nervus cardiacus cervicalis medius, *middle cervical cardiac nerve*, Nervus cardiacus cervicalis medius →中頚神経節

中結腸静脈 Vena colica media, *middle colic vein*, Vena colica media →門脈

中結腸動脈 Arteria colica media, *middle colic artery* →上腸間膜動脈

中結腸リンパ節 Lymphonodi colici medii →リンパ節

中甲状腺静脈 Venae thyr[e]oideae mediae, *middle thyroid vein* →内頚静脈

中硬膜静脈 Venae meningeae mediae, *middle meningeal vein* →内頚静脈

中硬膜動脈 Arteria meningea media, *middle meningeal artery* →外頚動脈

中古皮質 Mesocortex, *mesocortex*, Mesocortex →原皮質

中耳 Auris media, *middle ear*, Mittelohr

外耳*と内耳*との中に位置し，鼓室*と耳管*よりなる．鼓室の形ははなはだ複雑であるが，その外側壁（鼓膜壁）には鼓膜*があって外耳との境をなし，前壁の上部では耳管が耳管鼓室口をもって開口している．鼓室内側壁（迷路壁ともいう）は内耳との隔壁であり，アブミ骨底をいれる前庭窓と第二鼓膜により塞がれる蝸牛窓という2個の，内耳の外リンパ腔に通じる孔が窓状にあいている．また鼓室内側壁は内耳の骨迷路*の外壁にも相当する関係上，そこには蝸牛*の基底回転の初部に一致する円形の隆起

（岬角）や外側半規管の外側縁に一致する弓状の隆起（外側半規管隆起）がみられる．岬角の表面には鼓室神経の通路をなす浅い溝（岬角溝）が上下の方向に走り，また岬角の後方には深い鼓室洞，後上方には前庭窓小窩（その底部に前庭窓がある），後下方には蝸牛窓小窩（その底部に蝸牛窓がある）をそれぞれみる．前庭窓の前には筋耳管中隔の外側端が突出し，これをサジ状突起といい鼓膜張筋の腱がこの上を外方に曲がる．また前庭窓の後上には顔面神経管の外側壁に一致して顔面神経管隆起が弓状に突出する．岬角を後方より支える脚のように走る骨性の稜を岬角支脚といい，同様な骨性の稜のうちで蝸牛窓の後縁部にみられるものを蝸牛窓稜という．鼓室の上壁（室蓋壁）は側頭骨の錐体*の鼓室蓋の直下にあたり，骨板が薄い．鼓室上陥凹の上部をとくに頂部と称する．鼓室の下壁（頸静脈壁）は側頭骨*の錐体の下面の頸静脈窩に接近し，ここも骨板が薄い．鼓室下壁の一部には蜂巣状のくぼみがみられ，これを鼓室蜂巣という．この部分の後部には側頭骨茎状突起によりつくられる隆起，すなわち茎状隆起がみられる．鼓室の後壁を乳突壁という．これは側頭骨の乳様突起からなり，上端部に近く乳突洞があってその先が後下方に向かって乳突蜂巣につづく．乳突洞の入口（乳突洞口）の下方には錐体突起が突出しており，その先端からアブミ骨筋の腱が起る．錐体突起の後方には後洞，キヌタ骨窩などの小さな陥凹部がみられる．鼓室の前壁を頸動脈壁と称する．その下部が頸動脈管に接する位置にあり骨板が薄く，またその上部には筋耳管が開く．

鼓室腔内では3個の耳小骨*，すなわちツチ骨，キヌタ骨，アブミ骨が互いに関節をもって連結し，かつ靱帯によって鼓室の壁と結合した状態で存在している．また鼓膜後縁付近の鼓索小管鼓室口を通って鼓室内に入った鼓索神経*は鼓室壁の粘膜のひだ（鼓索ヒダ）におおわれながら鼓室腔内を通過する．耳小骨も鼓室粘膜でおおわれているために粘膜のひだ形成が所々でみられる（前および後ツチ骨ヒダ，キヌタ骨ヒダ，アブミ骨ヒダなど）．前ツチ骨ヒダと鼓膜との間にできる陥凹を前鼓膜陥凹，後ツチ骨ヒダと鼓膜との間の陥凹を後鼓膜陥凹，鼓膜弛緩部とツチ骨・キヌタ骨とによって境される陥凹を上鼓膜陥凹と称する．鼓室粘膜の上皮は一般に単層扁平上皮であるが，鼓室底から耳管開口部にかけての鼓室粘膜には線毛上皮がみられ，その固有層内にも鼓室腺がみられる．耳管粘膜も線毛上皮および固有層内の腺（耳管腺）を有する．　　　　　　　　　　　（山内）

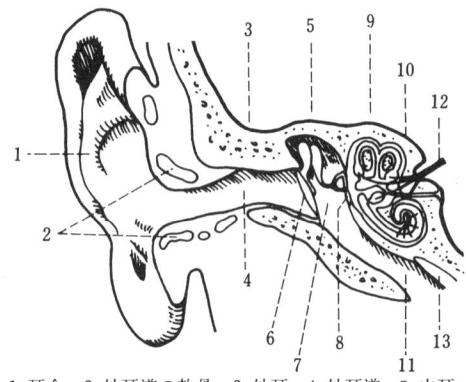

1. 耳介，2. 外耳道の軟骨，3. 外耳，4. 外耳道，5. 中耳，6. 鼓膜，7. 鼓室，8. 第2鼓膜，9. 内耳，10. 硬膜，11. 耳管，12. 内耳神経，13. 耳管軟骨

平衡聴覚器の全景（模型図）（右側の平衡聴覚器をほぼ前頭断し，これを前からみたところ）

中耳の発生 *development of the middle ear*
胎生第4週において，第1鰓嚢，とくにその背側部は外方へ突出し，それを縁取る内胚葉は第1鰓溝の底の外胚葉と接するようになり，ここに鼓膜の原基が成立する．このようになった第1鰓嚢を耳管鼓室陥凹といい，その遠位端部はやがて拡大して鼓室となり，近位部は相対的に狭くなって耳管*となる．

発生が進むと上記の鼓膜原基の内胚葉と外胚葉の間に間葉が進入して，鼓膜の結合組織成分となる．また鼓室原基の背側において間葉細胞の濃縮がおこり，やがてその中に耳小骨の原基が出現する．すなわち，第1鰓弓軟骨の背側端からまずキヌタ骨，ついでツチ骨の原基が分離し，これとほぼ同時に第2鰓弓軟骨の背側端からアブミ骨の原基が分離する．これらはそれぞれ軟骨を経て骨化し，その周囲の疎な間葉組織が吸収されるので，鼓室は背方に拡大し，耳小骨はその表面を内胚葉上皮で包まれるようになる．　　　　　　　　　　　（溝口）

中膝動脈 Arteria genus media, *middle genicular artery* →膝窩動脈

中斜角筋 Musculus scalenus medius, *scalenus medius*, mittlerer Rippenhalter →斜角筋

中　手 Metacarpus, *metacarpus*, Metacarpus (Mittelhand)
手の一部．手根*の遠位にあり，5個の小管状骨（中手骨*）で成り立っている部分．（→手根）　　　　　　　　　　　　　　　　（高橋）

中手間関節 Articulationes intermetacarpeae, *intermetacarpal joints*, Zwischen-Mittelhandgelenk

第2，3，4，5中手骨底の向かい合った隣接面の間の平面関節で，関節腔はせまく，また手根中手関節*と交通する．可動性はない．次の靱帯が付随している．

(1) 背側中手靱帯
(2) 掌側中手靱帯

両者はそれぞれ背側と掌側にあって中手骨底の間を横走して連結する．

(3) 骨間中手靱帯は，中手間関節*の関節腔の遠位端において各中手骨底を結ぶ．　　(河西)

中手骨 Ossa metacarpalia, *metacarpal bones*, Mittelhandknochen

手根骨*の遠位にある5本の細長い管状骨．第1中手骨が最も短いが，最も太い．最も長いのは第2中手骨で，ついで第3，第4，第5中手骨の順に短い．

中手骨には頭・底・体の3部が区別できるが，底は中手骨の近位端で太く，手根骨との関節面をもっている．関節面の形は中手骨によって異なり，第1中手骨は鞍状に凸，第2中手骨では中央にくぼみがみられ，第3，第4中手骨では平である．第5中手骨では不完全な鞍状を呈する．体は後面に向かってゆるく弯曲していて底および頭より細いので，隣合う中手骨間に中手骨間隙ができる．

頭はまるく大きく，基節骨底に接する関節面がある．

第3中手骨底の背面外側には小さな突起がみられ，第3中手骨の茎状突起(Proccessus styloideus ossis metacorpi tertii) という．(高橋)

中手骨間隙 Spatia interossea metacarpi, *intermetacarpal spaces*, Zwischenknochenräume

隣接する中手骨体の間の間隙で，背側および掌側骨間筋によってみたされる．　　(河西)

中手骨頭間静脈 Venae intercapitales, *intercapitular veins* →手背静脈網

中手指節関節 Articulationes metacarpophalangeae, *metacarpo-phalangeal joints*, Grundgelenk der Finger

中手骨頭と基節骨底との間の関節で，関節腔は各指で独立している．中手骨頭が球面状をなすから関節面の形態からは球関節に似るが，側副靱帯*などによる運動制限をうけて，機能的には2軸性の顆状関節に属し，指の屈曲，伸展，内転，外転および描円を行う．関節包の表面には次の補強靱帯がある．

(1) 側副靱帯：　関節包の内外両側面にあって，やや掌側に傾いた走行をとる．

(2) 掌側靱帯：　関節包の掌側面で，二つの側副靱帯の間にある．その表面は指にいたる屈筋腱のための溝をつくり，またその線維鞘と溝の両側で癒合している．

(3) 深横中手靱帯：　第2指から第5指にいたる各中手骨頭の掌側面を互いに結合する横走線維束で，掌側靱帯と癒合する．またこの靱帯の表層を虫様筋が，その背側を掌側および背側骨間筋が通る．　　(河西)

中踵骨関節面 Facies articularis calcanea media →距骨

中床突起 Processus clinoideus medius, *middle clinoid process* →体(蝶形骨の)

中小脳脚 Pedunculus cerebellaris medius, *middle cerebellar peduncle*, mittlerer Kleinhirnstiel →小脳脚

中　腎 Mesonephros, *mesonephros*, Mesonephros, Urniere

かつては原腎とよばれた．中腎は発生2～3カ月の短期間存在する腎系で，ヒトでは退化中の前腎*の後方，第6頸体節から第3腰体節の高さに両側性に出現し，最上位の腎節は分節的であるが，下位のものは非分節的な造中腎組織として，体節および側板から切り離されている．

造中腎組織の細胞塊から中腎胞(mesonephric vesicle)が生ずると，胞壁が背外方と下内方に膨出してS字状の中腎細管*となる．中腎細管の外側脚は前腎の場合と同様，屈曲してさらに尾方に伸び，順次下位のものと結合して縦走管を形成するが，頭方では前腎管に連結し全体として中腎管*を形成，その末端は排泄腔に開口する．中腎管は原腎管またはWolff管ともよばれる(→中腎管)．

中腎管の内側脚の近位端は拡大し，ここへ進出する背側大動脈の小枝よりなる血管糸球体の圧迫を受けて，陥凹して二重壁の嚢をつくる．これを糸球体嚢またはBowman嚢という．糸球体とこれを受け入れている糸球体嚢を一緒にしてWolff体または中腎小体とよぶ．なお，中腎には外糸球体は生じない．

以上の発生経過で中腎は全体として縦長の卵円形の高まり(中腎隆起)となって，体の正中線の両側で後腹壁から体腔内に突出する．中腎管は中腎隆起の外縁を縦走する．発生2カ月末

までに，中腎の頭方5/6が退化し，尾方1/6のみが残る．残存域の中腎細管から男性では精巣輸出管が生ずるが，女性ではほとんど退化し卵巣上体の横小管に名残りをとどめる．中腎管は男性では精巣上体管と精管になり，女性ではその大半が消失し，一部が卵巣上体縦管やGartner管*となる．

中腎の機能についてはネコ，ウサギ，ブタなどでは機能的能力があるとされているが，ヒトでは機能的であるか否か明確ではない．

(沢野)

中心〔腋窩〕リンパ節 Lymphonodi centrales, *central nodes* →リンパ節

中心窩 Fovea centralis, *central fovea*, Fovea centralis →黄斑

中心回 Gyrus centralis, *central convolution*, *central gyrus* →大脳溝と大脳回

中心灰白質 Substantia grisea centralis, *central gray matter*, zentrales Höhlengrau

一般に中心管を取り囲む灰白質*をいうが，最も著明なものとしては中脳の中脳水道を取り囲む灰白質で背側は視蓋の腹側端で境され，外側は三叉神経中脳路および核で囲まれ，腹側には動眼神経核群，背側被蓋核，縫線背側核が存在する．前方に第三脳室周囲灰白質に，後方には橋*の高さ以下の第四脳室周囲灰白質につづく．(→中脳)

(川村祥)

中心管 Canalis centralis, *central canal*

脊髄*の横断面では正中部の交連灰白質に位置し，延髄*の第四脳室*にはじまり，脊髄全長を貫いて，脊髄円錐の尾端で終室 (Ventriculus terminalis) となっておわる，きわめて細長い管腔をいう．腔壁は上衣*によって裏打ちされ，腔所は脳脊髄液*でみたされる．成人脊髄では中心管は所々でつぶれていることが多い．

(金光)

中腎管 Ductus mesonephricus, *mesonephric duct*, Urnierengang

原腎管またはWolff管ともいう．発生初期には男・女両性ともに存在する．退化中の前腎から前腎管を受け入れて形成される (→中腎)．中腎の退化に伴って，中腎管の頭方域は消失するが，尾方域は成長して発生第4週には排泄腔の背壁に達し，そこに開口する．しかし，中腎管の下端近くから尿管が分かれると，これが排泄腔頭部由来の膀胱に開き，原腎管はそれより尾方で尿生殖洞後壁に開くようになる．残存域のその後の運命は性により異なる．

男性では，胎生期アンドロゲンの影響下で，痕跡的器官である精巣上体垂を除き，生殖管として分化して精巣上体管，精管*，精嚢および射精管などを生ずる．女性では中腎管の大半が失われ，ただ痕跡的器官として胞状垂，卵巣上体縦管およびGartner管が生ずる．なお，男・女両性とも，膀胱三角の粘膜上皮は中腎管末端部と尿管 (排泄腔壁に貫入した部分) 由来の中胚葉上皮が拡大する膀胱原基にとり込まれたものであるが，後に内胚葉上皮で置きかえられるともいわれる．

(沢野)

中神経幹 Truncus medius, *middle trunk*, Truncus medius →腕神経叢

中心後回 Gyrus postcentralis, *postcentral gyrus*, hintere Zentralwindung →頭頂葉

中心後溝 Sulcus postcentralis, *postcentral sulcus*, Sulcus postcentralis →頭頂葉

中心骨 Os centrale, *central bone*, central Bein →手根骨

中腎細管 Tubulus mesonephricus, *mesonephric tubule*, Urnierenknälchen

中腎胞からS字状の中腎細管が発生する (→中腎)．中腎細管は発生第7～10週中に，中腎の退化に伴いその頭方部を失い，腰体節域だけが残存する．残存域の中腎細管から，男性では上迷管 (Ductuli aberrantes superiores)，精巣輸出管 (Ductuli efferentes testis)，下迷管 (Ductus aberrans inferior) および精巣傍体が生じ，女性では上迷管，卵巣傍体，下迷管が生ずる．以上は精巣輸出管を除き，いずれも痕跡的遺残器官である．

(沢野)

中心子 Centriolum, *centriole*, Zentriol

太さ約150 nm，長さ300～500 nmの円筒状の細胞小器官*．円筒の壁内に，長軸方向に伸びる9組の微細管*を入れている．その各組は，a，b，c 3本の微細管 (subfiber) からなる三微細管である．a，b，cを含む面は円筒の接面と約30°の角をなす．円筒の内部は明るい．

通常2個の中心子が長軸を互いに直交させて並んでいる．これを双心子とよぶ．双心子とそのまわりの光顕的に明るくみえる細胞質*を中心体と称する．これは，この部が細胞分裂*時に中心的役割を果たすとする考えによる．中心体は核*の一側に接して位置し，通常まわりをGolgi装置*がとり囲む．核分裂*時には，各中心子はそれぞれ新しい中心子を生じて双心子となり，互いに分かれて細胞の両極に移動する．この双心子を両極として有糸分裂紡錘が形成さ

れるのである．新しい中心子は，既存の中心子に接して電子密な物質の集積が現れ，それが円筒状に発達，その中に微細管を生じて形成される．中心子は，線毛*の基底小体*にもなる．

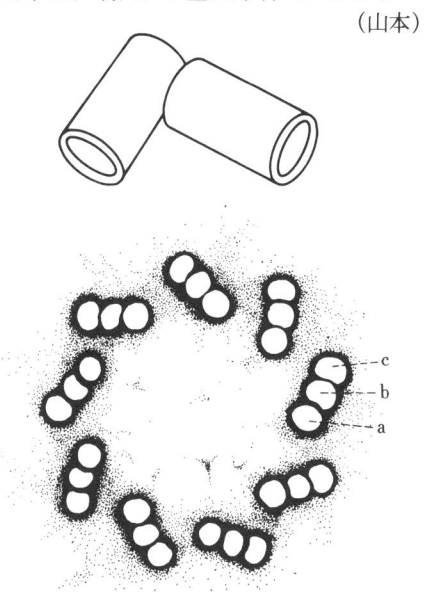

(山本)

中心子（上図は双心子における2個の中心子の配列を，下図は中心子の横断像を示す）

中心枝（前大脳動脈の） Rami centrales, *central branch* →大脳動脈

中心枝（中大脳動脈の） Rami centrales, *central branch* →大脳動脈

中心枝（椎骨動脈の） Rami centrales, *central branch* →椎骨動脈

中腎小体 Corpusculum mesonephricum, *mesonephric corpuscle*, Urnierenkörperchen

Wolff体ともいう．中腎における糸球体と糸球体嚢を一緒にして中腎小体とよぶ．(→中腎)

(沢野)

中心静脈 Venae centrales, *central veins of the liver*, Zertralvenen →肝臓

中心前回 Gyrus precentralis, *precentral gyrus*, vordere Zentralwindung →前頭葉

中心〔臓〕静脈 Vena cordis media, *middle cardiac vein* →心臓の静脈

中心体 Cytocentrum, *centrosome*, Zytozentrum →中心子

中心動脈 *central artery*, Zentralarterie →脾臓の構造

中心被蓋路 Tractus tegmentalis centralis, *central tegmental fasciculus*, zentrale Haubenbahn

赤核*尾端からオリーブ核*頭端にかけて網様体*のほぼ中央部を縦走する線維束である．大部分の線維は小細胞性赤核におこり，同側の主オリーブ核におわる，とされている．線維束をその形状や位置で命名する場合には一般にfasciculusを用い，起始と終止で命名する場合にはtractusを用いることが多い．Tractus rubroolivaris は Fasciculus tegmentalis centralis の主要な構成要素であるが，おそらく上行性の線維も含まれていると考えられる．小細胞性赤核を破壊してナウタ法でみると，大細胞性網様体にも終止性変性線維が認められる．これを赤核網様体路とよぶことがある．

(金光)

中腎傍管 Ductus paramesonephricus, *paramesonephric duct*, *Müllerian duct*, Geschlechtsgang, Müllerscher Gang

中腎傍管は Müller 管ともよばれ，女性では主生殖管として発育する．発生第6～7週に中腎管*の外側にこれと平行する体腔上皮の陥入がおこり，ついで陥入縁が互いに癒着して体腔上皮から分離して尿生殖堤の外側部に中腎傍管が形成される．中腎*の尾端の高さで，中腎傍管は中腎管の腹方でこれと交叉し，中腎管の内方をさらに尾方に走り，尿生殖隔内で反対側の中腎傍管と正中線で互いに癒着する．この癒着部には一過性に隔壁がみられるが，やがて消失して子宮膣管となり，尿生殖洞の背壁に達して Müller 結節という小隆起をつくり，尿生殖洞内に突出する．このように中腎傍管は頭方の縦走部，中間の横走部および尾方の縦走部の3部に区別される，初めの2部から卵管が，尾方部から子宮膣管が形成される．

男性では発生3カ月までに中腎傍管の大半が消失するが，頭方端は精巣垂に，尾方端は精丘の中央において前立腺小室になる．

なお，中腎管頭方端外側の体腔上皮が陥入して，その底から生ずる充実性上皮索が中腎管の外側をこれと平行して尾方に伸びることにより，中腎傍管が形成されるという説もある．

(沢野)

中腎傍溝 Sulcus paramesonephricus, *paramesonephric groove*, *Müllerian groove*

中腎傍管*の形成は中腎管*の外側をこれと平行して縦走する体腔上皮の陥入としてはじまる．すなわち，一過性に認められるこの溝を中腎傍溝という．のちに陥入縁が互いに癒着して上皮から分離され中腎傍管となる．

(沢野)

中心傍小葉 Lubulus paracentralis, *paracent-*

ral lobule →前頭葉

中心紡錘 Fuss centralis, *interzonar spindle*, Zentralspindel →有糸分裂

虫 垂 Appendix vermiformis, *vermiform appendix*, Wurmfortsatz

虫垂は盲腸*の下左方から突出する小突起で，通常その長さは6.5〜7.5 cm，直径は6〜8 mmである．その起始部を体表へ投射した点がいわゆるマクバーネー点（MacBurney's point）（上前腸骨棘と臍を結ぶ線上で外側1/3の点）である．虫垂の起始部，虫垂口は盲腸の三つの結腸ヒモが集まっておわる部位であるから，手術時に結腸ヒモに沿って下降すれば容易に虫垂に到達することができる．虫垂の位置は盲腸の後方へあるもの74％，内下方へ向かうもの21％である．

構造は大腸*一般と基本的に同様であるが，(1)杯細胞が少ない．(2)陰窩の底部にパネート細胞が出現する．(3)陰窩のクローム親和性細胞が少数分布するが，ときに増殖してカルチノイド（carcinoid）を形成することがある．(4)粘膜固有層と粘膜下組織に多数のリンパ小節が発達し，そのため粘膜筋板が断裂している．近年リンパ性器官としての虫垂の意義が注目されている．　　　　　　　　　　　　　　　（和気）

虫垂間膜 Mesoappendix, *mesoappendix* →腸間膜

虫垂口 Ostium appendicis vermiformis, *opening of vermiform appendix*, Mündung des Wurmfortsatzes →虫垂

虫垂静脈 Vena appendicularis, *appendicular vein*, Wurmfortsatzvene →門脈

虫垂動脈 Arteria appendicularis, *appendicular artery* →上腸間膜動脈

中枢神経系 Systema nervosum centrale, *central nervous system*, Zentralnervensystem

脳と脊髄*である．脳には12対の脳神経*，脊髄には31対の脊髄神経*が連絡する．中枢神経系は発生学的立場より次のような部位に区分される．

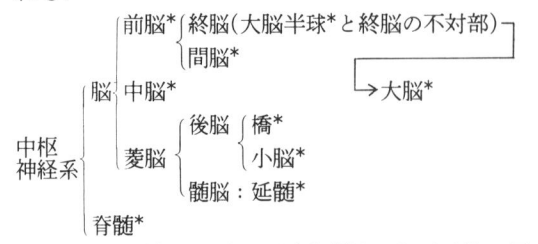

```
          ┌前脳*┬終脳（大脳半球*と終脳の不対部）┐
          │    └間脳*                          │
中枢    脳┤中脳*                              ├→大脳*
神経系    │    ┌後脳┬橋*                      │
        │    │    └小脳*                    │
          │    └髄脳：延髄*                   ┘
          └脊髄*
```

脳という語はしばしば中枢神経系と同義に用いられている．　　　　　　　　　　　　（水野）

中性好性白血球 Granulocytus neutrophilicus, *neutrophil leucocytes*, neutrophile Leukozyten →好中球

肘正中皮静脈 Vena mediana cubiti, *median cubital vein* →尺側皮静脈

中節骨（足の指骨の） Phalanx media, *middle phalanx*, Mittelphalange →指骨（足の）

中節骨（手の指骨の） Phalanx media, *middle phalanx*, Mittelphalange →指骨（手の）

中 足 Metatarsus, *metatarsus*, Mittelfuß

ギリシャ語のmeta（後，間）＋tarsos（足の平滑な部分）に由来する．

足の指と足根*との間にある，足の約中1/3の部分で，5個の中足骨*が骨格をなす．（吉岡）

中足間関節 Articulationes intermetatarseae, *intermetatarsal joints*, Zwishen-Mittelfußgelenke

第2〜第5各中足骨底の対向面によってつくられる関節で可動性はほとんどない．各関節腔は足根中足関節と交通する．第1中足骨は第2中足骨との間に関節をつくらず，骨間靱帯によって結ばれる．付属する靱帯に次のものがある．

(1) 骨間中足靱帯：各中足骨底の対向面を結ぶ横走する靱帯．

(2) 背側中足靱帯：各中足骨底の背面を横に結ぶ．

(3) 底側中足靱帯：各中足骨底の底面を結ぶ．　　　　　　　　　　　　　　　（河西）

中足骨 Ossa metatarsalia, *metatarsal bones*, Mittelfußknochen

中足*の骨格で5個の長骨からなる．内側から順に第1・第2・第3・第4および第5中足骨という．第1・第2および第3中骨はそれぞれ内側・中間および外側楔状骨の遠位に，第4および第5中足骨は立方骨の遠位にある．長さは中手骨*より長い．第1中足骨が最も短く，第2中足骨が最も長い．第3・第4および第5中足骨の順に短くなる．おのおのの中足骨を近位端の底，中央部の体，遠位端の頭に分ける．底は太く厚く，第1・第2および第3中足骨にはそれぞれ内側・中間および外側楔状骨に対する，第4と第5中足骨には立方骨に対する関節面がある．第1中足骨を除く中足骨と足根骨*の関節を連ねる線は，内側前方から外側後方へ走る．第2・第3・第4および第5中足骨底では相対する側面に関節面があるが，第1中足骨

底にはない．また第2中足骨底の側面には内側および外側楔状骨に対する関節面がある．第1中足骨底の足底面に第1中足骨粗面がある．第5中足骨底の外側は強く張り出して第5中足骨粗面をなし，皮下で触知できる．体は不正三角柱状で，第1中足骨では太いが，他は左右から圧迫された形をし，頭へいくほど細くなる．また長軸方向で背側に凸弯している．頭は側面を切り取った球状で，細い頸部がある．頭の足底面には内および外側に，それぞれ小さな隆起がある． (吉岡)

中足骨間隙（足の） Spatia interossea metatarsi, *intermetatarsal spaces*
隣接する各中足骨*の間に生ずる四つの間隙をいい，背側および底側骨間筋がみたし，さらに背側および底側中足動脈が走る． (河西)

中足骨体 Corpus ossis metatarsi, *body of metatarsal bone* →中足骨

中足骨底 Basis ossis metatarsi, *base of metatarsal bone* →中足骨

中足骨頭 Caput ossis metatarsi, *head of metatarsal bone* →中足骨

中足指節関節 Articulationes metatarsophalangeae, *metatarsophalangeal joints*, Zehen-Grundgelenke
中足骨頭とこれに対応する各基節骨底によってつくられる顆状関節*で，屈伸と内外転を行う．伸展は背側への過伸展（背屈）を伴い，底屈よりも運動範囲は大きい．内外転は第2指を中心にして行われる．付属する靱帯は，
(1) 側副靱帯： 強く丸味のある線維束で，各指の関節の両側面にある．
(2) 底側靱帯： 各関節の足底面にあり，両側縁で側副靱帯に癒合する．深横中足靱帯と癒合するところは，底側に開いた溝をつくり，ここを指屈筋の腱が腱鞘に包まれて通り，このとき腱鞘とも癒合している．
(3) 深横中足靱帯： 各中足骨頭を横に結ぶ靱帯で，前方では底側靱帯と癒合する．足底面は溝状にくぼみ，ここを指屈筋の腱が通る．またこの靱帯の背側を骨間筋が通り，底側を虫様筋が通る． (河西)

中側頭回 Gyrus temporalis medius, *middle temporal gyrus*, Gyrus temporalis medius (mittlere Schläfenwindung) →側頭葉

中側頭静脈 Vena temporalis media, *middle temporal vein* →内頸静脈

中側頭動脈 Arteria temporalis media, *middle temporal artery* →外頸動脈

中側頭動脈溝 Sulcus arteriae temporalis mediae, *sulcus for middle temporal artery* →鱗部

中側副動脈 Arterial collateralis media, *middle collateral artery* →上腕動脈

中大脳動脈 Arteria cerebri media, *middle cerebral artery*, mittlere Großhirnarterie →大脳動脈

中　腸 Mesenteron, *mid-gut*, Mitteldarm
神経管の弯曲に対応して体の正中を走る原始腸管の，肝窩形成域（前腸門）から後腸門（成人では横行結腸の右2/3と左1/3の境界部）までの範囲が中腸である．はじめ中腸の腹側部は卵黄腸管*により広く卵黄嚢*に開放しているが，発生第4週ごろ卵黄腸管は細狭となり，中腸は急速に伸長して卵黄腸管開口部を頂とするループ，すなわち一次腸係蹄*（臍係蹄）を形成する．
　一次腸係蹄に頭方脚（下行脚）と尾方脚（上行脚）を区別するが，将来前者から十二指腸遠位部，空腸および回腸の一部が生じ，後者から回腸の残りの部分，盲腸と虫垂，上行結腸および横行結腸の近位2/3が発生する．その発育速度は頭方脚の方が尾方脚よりまさり，両脚とも上腸間膜動脈で養われる．
　発生第5週ごろから発育が旺盛となった一次腸係蹄は発生第6週中に臍帯中の胚外体腔の中へ脱出するが，発生3ヵ月末ごろ，再び腹腔内へ戻りはじめる．
　原始腸管は発生経過中に著しく，伸長するのみならず，その位置を移動する．すなわち，一次腸係蹄は上腸間膜動脈の起始部を軸として，腹方からみて時計の針と反対方向に270°回転する．こうした軸回転の結果，最初に腹腔に戻る一次腸係蹄の部分は空腸近位部で，腹腔の左側に入り，あとから戻る部分は順次右へ右へと定位する．そのため，初めU字型であった係蹄が"の"字型を呈するようになり，尾方脚が頭方脚の腹側をこれと交叉して走る．最後に腹腔に戻る盲腸隆起の部分ははじめ肝右葉の直下にあるが，尾方脚の伸長により右腸骨窩へ下降し定位する．盲腸隆起の遠位部から小憩室が膨出し原始虫垂となる．上行結腸は右腹腔後壁に癒着し間膜を失うが，横行結腸間膜はそのまま残る．なお，卵黄腸管は発生第6週ごろ消失する． (沢野)

中腸係蹄 *midgut loop* →一次腸係蹄，中腸

中直腸静脈 Venae rectales mediae, *middle rectal vein* →内腸骨静脈

中直腸動脈 Arteria rectalis media, *middle rectal artery*, mittlere Mastdarmschlagader →内腸骨動脈

中直腸動脈神経叢 Plexus rectales medii, *middle rectal plexus*, Plexus rectales medii →自律神経叢

中殿筋 Musculus gluteus medius, *gluteus medius*, mittlerer Gesäßmuskel →下肢の筋

中殿筋の転子包 Bursae trochantericae musculi glutei medii →滑液包

中殿皮神経 Nervi clunium medii, *middle cluneal nerves*, Nervi clumium medii →腰・仙骨・尾骨神経, 殿皮神経

中頭 Mesokran, *mesocephalic*, Mesocephal →頭長幅示数

肘頭 Olecranon, *olecranon*, Olecranon →尺骨

肘頭窩 Fossa olecrani, *olecranon fossa*, Fossa olecrani →上腕骨

中頭蓋窩 Fossa cranii media, *middle cranial fossa*, mittlere Schädelgrube →内頭蓋底

肘頭腱内包 Bursa intratendinea olecrani →滑液包

肘頭皮下包 Bursa subcutanea olecrani, *bursa of olecranon* →滑液包

中脳 Mesencephalon, *midbrain*, Das Mittelhirn

中脳は狭義の脳幹*の最上方部で, 上方に間脳*下方に橋*との間の中脳水道を囲む比較的上下に短い構造を指す. 間脳との境は厳密には不明確であるが, 背側に後交連の後部, 腹側に乳頭体*の後方を通る面で境される. 下方は背側に下丘*の後方と腹側に橋の前方を通る面で比較的明確に境される. 外形をみると背側に蓋板 (Laminatecti) によって形成された4個の隆起があり上方の一対を上丘*, 下方の一対を下丘という. 上丘および下丘からは上外側に線維束を出し, それぞれ上丘腕および下丘腕として間脳につづく. 腹側には大脳脚*がみられ, その間に多数の小血管が通る後有孔質がある. 後有孔質の最後方部で左右の大脳脚にはさまれたくぼみを脚間窩という. また大脳脚と後有孔質の間の細い溝を大脳脚内側溝とよび, ここから動眼神経の根が出る. 断面では背側部は蓋板でつつまれ, (視蓋ともよばれる) 上丘および下丘を形成し, その腹側端はほぼ中脳水道の中央部を通る面で区切られる. これより腹側を広義の大脳脚 (Pedunculus cerebri) というが, これはさらに中脳被蓋と狭義の大脳脚 (Crus cerebri) に分けられる. 中脳では固有の細胞集団と線維束があり, 細胞群としては中脳水道を取り囲む中心灰白質*が三叉神経中脳路および核*によって外側を包まれ, 腹側正中部には上方に動眼神経核*, 下方に滑車神経核*が存在する. また上方の動眼神経核の腹外側に赤核*があり, さらに腹側に大脳脚の背側面をおおって黒質*が存在する. 正中腹側端部の大脳脚にはさまれた部位には脚間核がある. 中脳に出入する線維束で著明なものは中心灰白質内には腹外側部に背側縦束があり, 赤核の背側および背外側方に中心被蓋路がある. さらに上丘中央から下丘の高さで正中部に強い線維の交叉がみられる. これらの交叉は被蓋交叉および上小脳脚交叉で, 被蓋交叉の背側部は多くは上丘および被蓋からの下行線維からなり, 腹側部は赤核からの下行線維からなる. また上小脳脚交叉は小脳核から赤核および視床へ投射する線維の交叉部である.

(川村 祥)

中脳の発生 development of the mesencephalon

中脳は中脳胞から発生するが, 菱脳胞との境界のくびれ (菱脳峡) は第4週の中ごろ (第11段階) から明らかになる.

中脳胞の背外側壁をなす翼板は背外方に増大し, 蓋板とともに中脳室の背側をおおう板状の隆起を形成する. これを四丘板という. 発生が進むと, まずその正中部に頭尾方向に走る溝が生じ, 次いで四丘板の中央部に左右に走るくぼみが生じ, 結局, 四丘板は4個の半球状の高まりに分割される. 頭側の1対を上丘, 尾側の1対を下丘という.

上丘では胚芽層で生じた神経〔芽〕細胞は表面に向かって遊走していき, 表面に平行な三つの層をつくってならび, 一種の皮質様構造を形成する. これらの細胞層の間および内・外には上丘に出入する神経線維の層ができる. 下丘では神経〔芽〕細胞は下丘の内部を埋め, 全体として単一の下丘核を形成する.

中脳胞の腹外側壁をなす基板からは, 体運動核群 (M_1) に属するものとして動眼および滑車神経核が, 一般内臓運動核群 (M_3) に属するものとして動眼神経副核が生ずる.

翼板および基板から生ずる神経細胞は, 以上のほかにもはなはだ多く, これらは中脳室の腹

側ないし腹外側に網様体（中脳被蓋）を形成する．底板の縁帯は交叉線維で埋められ，ここに正中縫線が成立する．両側の網様体の中央部には赤核*，腹外側縁には黒質*という大きな灰白質塊が形成されるが，これらの起源については一般に翼板由来であると考えられている．

中脳の内腔である中脳室は，はじめは比較的広く，中脳の中軸部を頭尾方向に貫いているが，四丘体および中脳被蓋の発育につれて次第に狭小となり，四丘体と中脳被蓋の移行部で中脳の正中部を貫く細い中脳水道となる．

黒質の腹外側に位置する縁帯は，胎生4カ月ごろから，大脳皮質からの下行線維によって満たされ，ここに強大な下行線維野（狭義の大脳脚*）が成立する．　　　　　　（溝口）

中脳蓋 Tectum mesencephali, *tectum* →中脳

中脳水道 Aqueductus cerebri, *cerebral aqueduct* →中脳

中胚葉 Mesoderma, *mesoderm*, Mesoderm, mittleres Keimblatt

胚の内胚葉*と外胚葉*の中間に現れる胚葉*（胚内中胚葉）．ヒトでは第3週初期（第6段階）の胚盤*の原始線条*の部で外胚葉細胞が増殖しつつ下方に陥入することで主としてつくられる．このようにして生じた中胚葉は外胚葉と内胚葉の間を胚盤の側方へ，および脊索突起にそって前方へひろがる．

第3週末（第9段階，後期神経溝期）から，脊索*のある胚盤域の中胚葉塊は内側より外側に（A）沿軸中胚葉（上分節），（B）中間中胚葉（中分節），（C）側板中胚葉（下分節）に分かれる．この三者は体幹中部にみられる中胚葉の典型的な分化で，（A）は第3週末から頚部より尾方に向かい順次に分節して体節をつくり，（B）は第4週初めから頚部より腰部にかけて多数の腎小胞を生ずる．（C）は一つづきの側板*となり，分節しない．体節*はさらに椎板*と皮筋板に，後者はさらに外側部の皮板*と内側部の筋板*に分かれる．

これらの中胚葉の分かれた部分について概説すれば，皮板は真皮の形成に，筋板は骨格筋の形成に，椎板は体幹骨格の前段階である軟骨の形成に，それぞれ分節的にあずかる．中間中胚葉*からは腎系と尿管および男性生殖管が形成される．側板はその内部に体腔（胚内体腔）を生じて内外2層に分かれ，外胚葉に接する外層は壁側板，内胚葉に接する内層は臓側板になる．これらの体腔に面する部分は漿膜*になる．

脊索より前方の頭部では，中胚葉は三分せず，びまん性の間葉組織状である．沿軸中胚葉*の延長上の部は神経管にそい，側板中胚葉の延長にあたる部は脊索前板のさらに前方で左右のものが合一して，造心中胚葉*をつくる．

胚外中胚葉：　胚盤胞の周壁をつくる，栄養膜*の内面と胚盤の外胚葉につづく羊膜*および内胚葉につづく卵黄嚢*の表面の間を満たす疎な組織で，主として栄養膜細胞層起原と考えられる．胚盤胞内に胚外体腔がひろがると，栄養膜の内面，羊膜と卵黄嚢の外面に濃縮され，胚盤の縁では羊膜周の中胚葉は胚の側板中胚葉の壁側板と，卵黄嚢周の中胚葉は同臓側板と接続する．また，胚盤後端域では栄養膜とを連結する中胚葉塊となり，これが付着茎（Pedunculus connexens, connecting stalk, Haftstiel）または体茎（Pedunculus corporis, body stalk, Bauchstiel）として，後の臍帯*の主要部分をつくる．栄養膜内面の中胚葉は辺縁中胚葉（Randmesoderm）ともよばれ，羊膜周の中胚葉とともに胚外中胚葉の壁側板とされ，卵黄嚢周の中胚葉は胚外中胚葉の臓側板とされる．　　（滝沢・森）

中皮 Mesothelium, *mesothelium*, Mesothel

腹膜*，胸膜*，心膜*など，体腔壁を構成している漿膜*の上皮*は，中胚葉*由来であることから，とくに中皮とよんでいるが，組織学的には単層扁平上皮である．中皮を構成する細胞を中皮細胞（Mesotheliocytus, mesothelial cell）とよぶ．細胞の表面には2～3μmに及ぶ長い微絨毛*が散在し，表面と基底面の細胞膜*には旺盛な吸収作用を思わせる飲小胞*が発達している．　　　　　　　　　　　　　　（市川）

中鼻甲介 Concha nasalis media, *middle nasal concha*, mittlerer Nasenmuschel →篩骨，鼻腔

中鼻道 Meatus nasi medius, *middle meatus of nose*, mittlerer Nasengang →骨鼻腔，鼻腔

中鼻道前房 Atrium meatus medii, *atrium of middle meatus*, mediale Meatusatrium →鼻腔

中副腎（腎上体）動脈 Arteria suprarenalis media, *middle suprarenal artery*

腹大動脈*の対性臓側枝の一つで，上腸間膜動脈*と腎動脈*の間の高さでおこり，外側に走り副腎に進入する．副腎内で上および下副腎動脈と吻合する．　　　　　　　　（佐藤）

中分節 Mesomerus, *mesomere* →中間中胚

葉

中 葉（右肺の） Pulmo dexter, Lobus medius, *right middle lobe*, Mittellappen der rechten Lunge →肺, 肺区域

中 葉（前立腺の） Lobus medius, *medial lobe*, Lobus medius →前立腺

中 葉（肺の） Lobus medius (Pulmonis dextri), *middle lobe*, rechts Mittellappen →肺

虫様筋 Musculi lumbricales, *lumbricals*, Regenwurmmuskel →上肢の筋, 下肢の筋

中葉静脈 Ramus lobi medii, *middle lobe vein*, vom Mittellappen kommender Venenast →肺区域

中葉動脈 Ramus lobi medii, *middle lobe artery*, Haupt ast für den Mittellappen →肺区域

肘リンパ節 Lymphonodi cubitales, *cubital nodes*, Ellenlogenknoten →リンパ節

腸 Intestinum, *bowel*, *intestine*, Darm →小腸, 大腸, 直腸, 十二指腸

腸の回転異常 Malrotatio intestinalis, *malrotation of intestine*, Störungen bei der Darmdrehung

　発生途上における腸係蹄の上腸間膜動脈*のまわりにおける不完全または異常な回転をいう．家族内発生の報告は若干あるが，遺伝要因が強く関与しているとは考えられていない．大部分は小児期，とくに新生時期に腸閉塞の症状を現して発見されている．正常では一次腸係蹄は時計の針と逆方向に270°回転するが，回転が不十分な場合中腸係蹄の遠位脚がまず腹腔内にもどり，大腸のすべては左側に位置し，小腸は腹腔の右側に位置するようになる．腸の捻転や回旋が血管閉塞をおこすような場合に腸閉塞がおこることがある．盲腸結腸係蹄が回転を完了する前に腹膜におおわれると，この部分は後腹壁へ固定されず，盲腸および右結腸の一部は可動性となり，移動性盲腸とよばれる．まれに腸が時計の針と同じ方向に回旋することがある（逆回転, reversed rotation）．十二指腸は上腸間膜動脈の前に，横行結腸はその後に位置するようになる．その結果，横行結腸はこの動脈の圧迫によって閉塞することがある．　（谷村）

腸の重複 Duplicatis intestinalis, *duplication of intestine*, Verdoppelungen des Darms

　本来の消化管のどこかに付着し，付着部と共通の血液供給をうけ，通常付着部と共通の平滑筋層を有し，正常の消化管の粘膜に類似した粘膜により内腔をおおわれた管状部を消化管の重複という．とくに回腸*および回盲部に多い．過剰構造物は本来の腸管の後方，すなわち腸間膜側にある．しかし，結腸ではまれに両側性のものがある．その発生過程には消化管の上皮が壁内へ陥入して生ずる小窩（上皮芽）が発達して憩室または嚢腫になるという説や，いわゆる中実期に増殖して管腔を閉塞している上皮細胞塊のなかに生じた液胞が残存し，それから重複がおこるという説がある．重複部は本来の消化管と交通していることもあるが，交通していないことが多い．嚢腫または長管状で，内腔の粘膜は消化管のどこかの部位の粘膜と同じであるが，付着している部位における消化管の粘膜と同じであるとは限らない．なお，縦隔にみられる前腸由来の嚢腫または憩室は神経腸管の残存による前二分脊椎と腸管背部への瘻形成によるもので，腹腔内消化管の重複とは発生過程が異なるものと考えられる．　（谷村）

蝶下顎靱帯 Ligamentum sphenomandibulare, *sphenomandibular ligament* →顎関節

聴覚性言語中枢 *acoustic center of speech*, akustisches Sprachzentrum →〔皮質〕言語中枢

聴覚中枢 *acoustic center*, Hörzentrum →聴覚路

聴覚路 *auditory pathways*, Hörleitung

　音の刺激を皮質*に伝える中枢内経路を聴覚路という．末梢枝をコルチ器内の有毛細胞につけたラセン神経節の双極細胞の中枢枝は延髄上方の高さで脳幹に入り蝸牛神経腹側核および背側核におわる．腹側核からの線維は一部同側の台形体背側核におわり，大部分は台形体*を経て対側の台形体背側核に向かうが，少数はそのまま上行して外側毛帯*に加わる．背側核からの線維は大部分内側縦束の腹側で交叉し対側の外側毛帯に加わる．上記の線維と同側の台形体背側核から出た線維で構成された外側毛帯は上方に外側毛帯核および下丘核にいたる．外側毛帯核からは同側の下丘核およびProbst交連を介して対側の下丘核に線維を送る．下丘核からは，一部は下丘交連を介して対側の下丘核および内側膝状体に向かうが，大部分は同側で下丘腕を形成して内側膝状体にいたる．内側膝状体からの線維は内包レンズ下部を通って聴放線をなして，側頭葉皮質の聴覚領におわる．

（川村祥）

腸間膜 Mesenterium, *mesentery*, Darmgekröse

腸管が腹壁から遊離して存在する場合に，腹膜*はその部の腹壁を離れて腸管の表面に達し，これを包んだのち再び腹壁にもどる．このため後腹壁と腸管の間に，往復2葉の腹膜が合した膜が生じ，大動脈*と腸管の連絡路を提供する．この2葉の膜を腸間膜（広義）または総背側腸間膜と称し，部位により胃間膜*，腸間膜（狭義），結腸間膜などに区分する．

(1) 胃間膜：　背側のみならず腹側にも間膜がある（→胃間膜）．

(2) 腸間膜：　小腸間膜ともいい，空腸と回腸に付属し，その基部すなわち腸間膜根は第2腰椎の左側から右腸骨窩に斜走し，わずかに約15cmの長さをもつにすぎない．ここからおこった間膜はしだいに複雑なヒダを形成し，小腸への付着縁では数mの長さをもつに至る．

(3) 結腸間膜：　発生の初めには結腸全部にわたって存在するが，上行結腸間膜と下行結腸間膜は後壁側腹膜と癒着してしまうので，横行結腸とS状結腸だけに間膜が残存する．横行結腸間膜はその基部が第2腰椎の高さで膵下縁を横走し，大網後葉と癒着して網嚢*の底部を形成する．S状結腸間膜は腹腔の左下部にあり，その根は逆V字形をなす．なお，盲腸は間膜を欠くが，虫垂は回腸終末部と連絡するヒダを有し，それを虫垂間膜と称する．　　　　（佐藤）

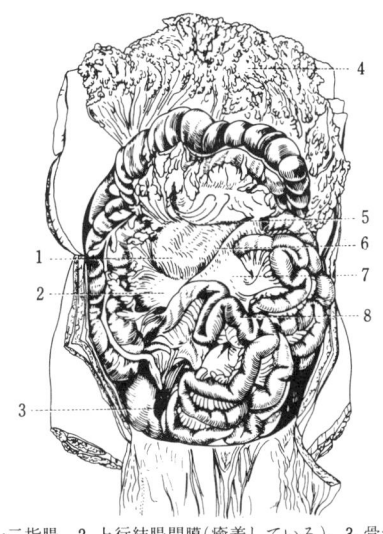

1. 十二指腸，2. 上行結腸間膜（癒着している），3. 骨盤腔，4. 大網，5. 横行結腸間膜根，6. 腸間膜根，7. 腸間膜，8. 回腸

腸間膜（大網と横行結腸を挙上してある）

腸間膜の発生　*development of mesentery*

横中隔*より尾側は腹〔膜〕腔が成立する体部である．この部分では，外胚葉*の左右両側縁が胎児の体を包みながら腹側に向かってのびていき，やがて胎児の腹側正中線上で接着すると，体腔を縁取っている左右の臓側中胚葉と壁側中胚葉が原始腸管の背側と腹側で相接し，正中矢状面において原始腸管と体腔後壁を結ぶ背側腸間膜と，原始腸管と体腔前壁を結ぶ腹側腸間膜を形成する．しかし，後に腹膜腔になる部では，原始腸管は前腸と中腸の境（前腸門）で横中隔に密着していて，ここから生ずる肝窩は横中隔の中に突出して，肝臓，胆嚢，胆管系を形成する．大きくなった肝臓が横中隔からはみ出すにつれて，臍輪から肝臓に入っている臍静脈を下縁にする肝鎌状間膜が張り出し，胆管を下縁とする前胃間膜が，横中隔から分離した胃と十二指腸始部まで張り出す．はじめ腸門までであった卵黄腸管は縮小するが，それを包む臓側中胚葉の中には肝臓に向かう卵黄静脈が含まれる．しかし，それよりも尾方の領域には腹側腸間膜にあたるものはない．したがって，十二指腸の尾側半から直腸までの全腸管，すなわち中腸と後腸は，背側間膜（以下単に腸間膜という）によって，腹腔後壁の正中部に結びつけられるのみである．

十二指腸の尾側半は，その後，後腹壁に固定されるが，それ以下の中腸は発生の進行につれてはなはだ長くなってU字形の一次腸係蹄*をつくり，腸間膜を引き伸しながら臍帯内に進出する．中腸の係蹄およびその腸間膜は，はじめは正中矢状面に位置しているが，やがて中腸係蹄の頭側脚は臍帯内で右側に，尾側脚は左側に位置するようになり，次いで頭側脚は急速に伸長し，多数の二次係蹄をつくりながら臍帯内の右下部を満たし，あまり伸長しない尾側脚は左上部に位置するようになる．その結果，中腸の腸間膜は右まわりに約180°ねじれる．

胎生3カ月の後半において中腸係蹄は腹腔に帰還する．この際まず頭側脚が帰り，その多数の二次係蹄は後腸およびその腸間膜を左後方に押し倒し，腹腔の大部分を満たし，空腸および回腸を形成する．遅れて帰還する尾側脚は，頭側脚の腹側で腹腔の上部に位置し，右から左に横走して後腸に移行する．腸間膜のねじれはさらに高度になる．やがて，尾側脚も徐々に伸長をはじめ，その頭側部をなす盲腸は腹腔の右上部から下方に進んで，結局，右腸骨窩に達する．このようにして尾側脚は回腸の末端の一部，盲腸，上行結腸および横行結腸に分化する．盲腸および上行結腸の部分では，その腸間

膜は空腸と回腸のために右後方に押し倒され，ついに右後腹壁に癒着して，盲腸と上行結腸を右後腹壁に固定する．

このようにして盲腸が右腸骨窩に固定されると，空腸と回腸の腸間膜の基部は，正中線の左側で後腹壁の上部に固定されている十二指腸の末端部と，右腸骨窩における回腸から盲腸への移行部とを結ぶ斜走線上において後腹壁に癒着する．この癒着部を腸間膜根という．

後腸は横行結腸の一部，下行結腸，Ｓ状結腸および直腸に分化する．下行結腸とＳ状結腸の部分では腸間膜は空腸と回腸によって左後方に押し倒され，ついに左後腹壁に癒着して下行結腸を左後膜壁に固定する．Ｓ状結腸の部分では，この癒着が完全でなく，短いＳ状結腸間膜が残存する．直腸はごく短い直腸間膜によって骨盤腔後壁の正中部に結びつけられる．

中腸の末端部および後腸の頭側端部から形成される横行結腸は著明な横行結腸間膜を有する．これは右後腹壁に癒着した上行結腸間膜と左後腹壁に癒着した下行結腸間膜の間の部分であり，その基部は左右の結腸曲を結ぶ横走線上で後腹壁に付着している．　　　　　　（溝口）

腸間膜根　Radix mesenterii, *root of the mesentery*, Wurzellinie des Dunndarmgekröses　→腸間膜

腸間膜静脈　Venae mesentericae, *mesenteric veins*, Mesenterialvenen　→下腸間膜静脈，上腸間膜静脈

腸間膜動脈　Arteriae mesentericae, *mesenteric arteries*, Mesenterialarterien　→下腸間膜動脈，上腸間膜動脈

腸間膜脈管　*mesenteric vessels*, Mesenteriallymphgefäß

腸間膜の動静脈，リンパ管の総称．（養老）

腸間膜動脈間神経叢　Plexus intermesentericus, *intermesenteric plexus*, Plexus intermesentericus

腹大動脈*の周囲をとりまく自律神経叢*のうちで，上腸間膜動脈*起始部と下腸間膜動脈*起始部のあいだに相当する範囲のものを指す語である．　　　　　　　　　　　　（山内）

腸間膜リンパ節　*mesenteric lymph node*, Mesenteriallymphknoten　→下腸間膜リンパ節，上腸間膜リンパ節

鳥距　Calcar avis, *calcar avis*, Vogelsporn　→側脳室

蝶頬骨縫合　Sutura sphenozygomatica, *sphe-nozygomatic suture*　→頭蓋の縫合

長胸神経　Nervus thoracicus longus, *long thoracic nerve*, Nervus thoracicus longus　→腕神経叢

鳥距溝　Sulcus calcarinus, *calcarine sulcus*, Sulcus calcarinus　→後頭葉　**腸筋神経叢**　Plexus entericus, *enteric plexus*, Plexus entericus

腸管壁内の自律神経叢*（漿膜下神経叢，筋層間神経叢，粘膜下神経叢）の総称名である．これらの神経叢はいずれも副交感性の神経要素が主体をなし，そこに比較的わずかな交感神経節後線椎が混在して形成される点に特色がある．腸筋神経叢*内には常に副交感神経系の節後ニューロン細胞体が多数散在する．（山内）

蝶形骨　Os sphenoidale, *sphenoid bone*, Keilbein

蝶形骨は頭蓋底のほぼ中央部にあり，上面観は羽を拡げた蝶の形をしている．体*，大翼*，小翼*および翼状突起*の４部に分けられる．

蝶形骨は９種の周囲の骨と相接しており，それらは後頭骨，側頭骨，頭頂骨，前頭骨，篩骨，鋤骨，上顎骨，口蓋骨，頬骨である（次頁の図参照）．　　　　　　　　　　（児玉）

蝶形骨縁　Margo sphenoidalis, *sphenoidal border*　→鱗部

蝶形骨角　Angulus sphenoidalis, *sphenoidal angle*　→頭頂骨

蝶形骨棘　Spina ossis sphenoidalis, *sphenoidal spine*　→大翼

蝶形骨甲介　Concha sphenoidalis, *sphenoidal concha*　→体（蝶形骨の）

蝶形骨小舌　Lingula sphenoidalis, *lingula of sphenoid bone*　→体（蝶形骨の）

蝶形骨洞　Sinus sphenoidalis, *sphenoidal sinus*, Keilbeinhöhle　→体（蝶形骨の），副鼻腔

蝶形骨洞口　Apertura sinus sphenoidalis, *opening of sphenoidal sinus*　→体（蝶形骨の）

蝶形骨洞中隔　Septum sinuum sphenoidalium　→体（蝶形骨の）

蝶形〔骨〕頭頂静脈洞　Sinus sphenoparietalis, *sphenoparietal sinus*　→硬膜静脈洞

蝶形骨突起　Processus sphenoidalis, *sphenoidal process*　→口蓋骨

蝶形骨吻　Rostrum spheroidale, *sphenoidal rostrum*　→体（蝶形骨の）

蝶形骨隆起　Jugum sphenoidale　→体（蝶形骨の）

蝶形骨稜　Crista sphenoidalis, *sphenoidal*

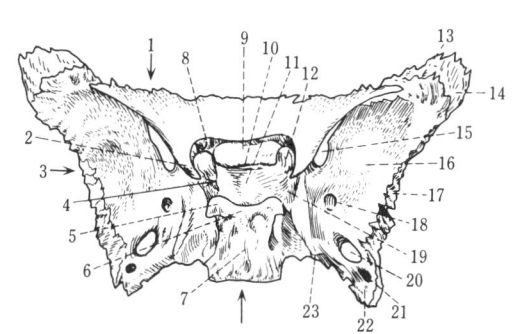

1. 小翼, 2. 前床突起, 3. 大翼, 4. 体, 5. 後床突起, 6. 鞍背, 7. 斜台（上部）, 8. 視神経管, 9. 視神経交叉溝, 10. 鞍結節, 11. 下垂体窩, 12. 中床突起, 13. 前頭縁, 14. 頭頂縁, 15. 上眼窩裂, 16. 大脳面, 17. 鱗縁, 18. 正円孔, 19. 頚動脈溝, 20. 卵円孔, 21. 棘孔, 22. 蝶形骨棘, 23. 蝶形骨小舌

蝶形骨（上面）

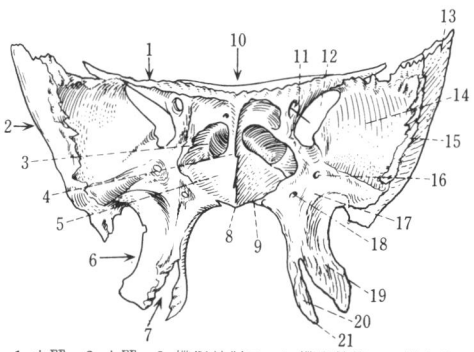

1. 小翼, 2. 大翼, 3. 蝶形骨洞口, 4. 蝶形骨稜, 5. 蝶形骨甲介, 6. 翼状突起, 7. 翼突切痕, 8. 蝶形骨吻, 9. 鞘状突起, 10. 蝶形骨隆起, 11. 視神経管, 12. 上眼窩裂, 13. 頭頂縁, 14. 眼窩面, 15. 頬骨縁, 16. 正円孔, 17. 上顎面, 18. 翼突管, 19. ［翼状突起の］外側板, 20. ［翼状突起の］内側板, 21. 翼突鈎溝

蝶形骨（前面）

crest →体（蝶形骨の）

腸脛靱帯 Tractus iliotibialis, *iliotibiol band*
大腿筋膜*の外側部が上前腸骨棘と脛骨外側顆との間で強く発達したもので外側広筋の表層を下行する．上半部は，大腿筋膜張筋と大殿筋に対する停止部を提供し，そのため両筋の収縮によって緊張し，その作用は膝関節の伸展，さらに直立位の保持に役立つ．（→大殿筋，大腿筋膜張筋） （河西）

張原線維 Tonofibrilla, *tonofibril*, Tonofibrille
種々の細胞*，特に重層扁平上皮細胞の細胞質*には，太さ10 nmあるいはそれ以下，長さ不定の張細糸が含まれ，これが細胞の骨格をなしている．張細糸が集って光顕でやっとみえる太さの束をなしたものを張原線維という．接着斑の近傍では，張細糸はそこに集中する走向をとる．（→細糸） （山本）

蝶口蓋切痕 Incisura sphenopalatina, *sphenopalatine notch* →口蓋骨

蝶口蓋動脈 Arteria sphenopalatina, *sphenopalatine artery* →外頚動脈

蝶後頭軟骨結合 Synchondrosis sphenooccipitalis, *sphenooccipital suture* →頭蓋の軟骨結合

長後毛様体動脈 Arteriae ciliares posteriores longae, *long posterior ciliary arteries* →内頚動脈

長骨 Os longum, *long bone*, langer Knochen →骨

腸骨 Os ilium, *ilium*, Darmbein
寛骨臼上部より上方部の寛骨*を形成する．下端のやや肉厚な寛骨臼付近が腸骨体で，扇状に拡がる上方部が腸骨翼である．腸骨翼の上縁が腸骨稜で，腸骨翼の内外2面との境の稜線がそれぞれ内唇・外唇，これらの間の粗な部分が中間線である．腸骨稜は上方に張り出し，中央やや後方寄りのところが最も高位にあって第3腰椎棘突起と第4腰椎棘突起の間に相当する．また前方で内面に凹，後方で外面に凹のS字状を呈す．幅は中央部が狭く前方と後方で広い．腸骨稜が前縁に移行するところで，前下方に突出する丸味を帯びた部分が上前腸骨棘である．この下方の浅い陥凹を隔てて前下方へ突出する部分が下前腸骨棘である．腸骨稜と後縁の境で後方へ突出する部分が上後腸骨棘で，この直下の浅い陥凹を隔てて幅広く突出する部分が下後腸骨棘である．下後腸骨棘直下で，坐骨後縁とともに深い切れ込みを呈する部分が大坐骨切痕である．腸骨の内面で，後上方（腸骨稜後方1/3位）から前下方恥骨上枝へ向かう隆線が弓状線で，前上方部の平滑で浅い陥凹を示す腸骨窩と，後下方部の粗な部分である仙骨盤面との境をなす．仙骨盤面では，上方の粗面が腸骨粗面，下方の耳介状を呈し，仙骨との関節面をなす部分が耳状面である．大坐骨切痕に面する平滑な部分は小骨盤の側壁をなす．腸骨の外面で寛骨臼縁より上部が粗面状の殿筋面であり，前方で軽く外方へ張り出し後方で陥凹している．前上方から後下方へ向かう3本の隆線が殿筋線で，前殿筋線は最も長く，腸骨稜の前方約1/4から後下方大坐骨切痕上縁の中央部へ向かう．後殿筋線は最も短く，上後腸骨棘の少し前方から下後腸骨棘の少し前方にいたる．下殿筋線は下前腸骨棘の少し上方から後下方へ向かい，大

坐骨切痕の尖端近くに達する．(→寛骨)
(吉岡)

腸骨窩 Fossa iliaca, *iliac fossa* →腸骨

腸骨下腹神経 Nervus iliohypogastricus, *iliohypogastric nerve*, Nervus iliohypogastricus →腰神経叢

腸骨筋 Musculus iliacus, *iliacus*, Darmbeinmuskel →下肢の筋

腸骨筋の腱下包 Bursa subtendinea iliaca, *subtendinous iliac bursa* →滑液包

腸骨筋膜 Fascia iliaca, *iliac fascia*

腸骨筋をおおう筋膜で，上方は腸骨稜の全長にわたってつき，さらに上方には横筋筋膜に移行する．下方には鼠径靱帯*の深層を通るとき，その外側半は，前腹壁の横筋筋膜と癒合し，内側半はそのまま鼠径靱帯の深層を通って大腿に出て，恥骨筋膜および大腿筋膜*につづく．内側半と外側半の移行部は，鼠径靱帯から腸恥隆起にのびる筋膜（腸恥筋膜弓*）で，これによって鼠径靱帯と寛骨との間隙を血管裂孔と筋裂孔とに二分する．
(河西)

腸骨枝 Ramus iliacus, *iliac branch* →内腸骨動脈

腸骨鼠径神経 Nervus ilioinguinalis, *ilio-inguinal nerve*, Nervus ilioinguinalis →腰神経叢

腸骨粗面 Tuberositas iliaca, *iliac tuberosity* →腸骨

腸骨体 Corpus ossis ilii, *body of ilium*, Darmbeinkörper →腸骨

腸骨大腿靱帯 Ligamentum iliofemorale, *iliofemoral ligament* →股関節

腸骨動脈神経叢 Plexus iliaci, *iliac plexus*, Plexus iliaci →自律神経叢

腸骨尾骨筋 Musculus iliococcygeus, *iliococcygeus* →会陰筋

腸骨翼 Ala ossis ilii, *ala*, Darmbeinschaufel →腸骨

腸骨稜 Crista iliaca, *iliac crest*, Darmbeinkamm →腸骨

腸骨稜間径（稜間径） Distantia cristarum, *bicristal (or intercristal) diameter*, größte Beckenbreite (Cristalbreite) →骨盤の計測

腸骨リンパ節 Lymphonodi iliaci →リンパ節

張細糸 Tonofilamentum, *tonofilament*, Tonofilament →張原線維

聴歯 Dentes acustici, *auditory teeth*, Gehörzähne →蝸牛管

蝶篩陥凹 Recessus sphenoethmoidalis, *spheno-ethmoidal recess*, Sphenoethmoidalrecessus →骨鼻腔，鼻腔

長指屈筋 Musculus flexor digitorum longus, *flexor digitorum longus*, langer Zehenbeuger →下肢の筋

長指屈筋の腱鞘 Vagina tendinum musculi flexoris digitorum pedis longi, *tendon sheath of the flexor digitorum longus* →屈筋支帯（足の）

蝶篩骨縫合 Sutura sphenoethmoidalis, *sphenoethmoidal suture* →頭蓋の縫合

長指伸筋 Musculus extensor digitorum longus, *extensor digitorum longus*, langer Zehenstrecker →下肢の筋

長指伸筋の腱鞘 Vagina tendinum musculi extensoris digitorum pedis longi, *tendon sheath of the extensor digitorum longus*

この腱鞘には第3腓骨筋の腱も同時に含まれる．(→上伸筋支帯，下伸筋支帯) (河西)

腸絨毛 Villi intestinales, *intestinal villi*, Darmzotten →小腸

蝶上顎縫合 Sutura sphenomaxillaris, *sphenomaxillary suture* →頭蓋の縫合

長掌筋 Musculus palmaris longus, *palmaris longus*, langer Hohlhandmuskel →上肢の筋

蝶錐体軟骨結合 Synchondrosis sphenopetrosa, *sphenopetrosal synchondrosis* →頭蓋の軟骨結合

蝶錐体裂 Fissura sphenopetrosa, *sphenopetrous fissure* →錐体

調節遺伝子 *regulator gene*, regulatorische Gen

転写および翻訳を通してあるオペロンの構造遺伝子（structural gene）の情報発現を調節する遺伝子をいう．JacobとMonod (1961) の造語である．すなわち，オペレーターあるいは作動遺伝子（operator gene）がいくつかの構造遺伝子がならんでいる一方の端にあって，構造遺伝子のはたらきを支配するスイッチの役割をもっている．作動遺伝子がはたらけば，構造遺伝子がはたらいて蛋白の合成が開始する．構造遺伝子と作動遺伝子とは1組になっているので，これを合わせてオペロン（operon）という．のちに，オペレーターの隣に転写の開始に必要なプロモーター（promotor）がオペロンの中に認められた．調節遺伝子は離れた場所に存在すると考えられている．この調節遺伝子はふ

つう作動遺伝子のはたらきを抑制物質（特殊な蛋白質）によって抑制するもので，もし抑制物質のはたらきが阻止されるような影響を受けると，作動遺伝子がはたらいて蛋白の合成がはじまる．広義には，プロモーター，オペレーターなどを含めて別の遺伝子の形質発現を調節する機能をもつ遺伝子をいう．(→遺伝子)（谷村）

腸腺 Glandulae intestinales, *intestinal glands*, Lieberkühn Drüsen →小腸

蝶前頭縫合 Sutura sphenofrontalis, *sphenofrontal suture* →頭蓋の縫合

長足底靱帯 Ligamentum plantare longum, *long plantar ligament* →底側足根靱帯

腸恥窩 Fossa iliopectinea (INA, BNA), *iliopectineal fossa*

大腿三角*の一部で，鼠径靱帯*に接して最も深い陥凹を示す部分をいう．腸腰筋と恥骨筋，およびこれらの筋をおおう筋膜によってつくられ，この陥凹の表層を大腿動脈と大腿静脈が走る． （河西）

腸恥筋膜弓 Arcus iliopectineus

鼠径靱帯*と寛骨*との間の半月形の間隙を，内側の血管裂孔*と外側の筋裂孔*に分ける肥厚した筋膜で，鼠径靱帯のほぼ中央部の下面よりおこり腸恥隆起につく．腸骨筋膜*の一部と考えられるが，腸恥隆起に付着する部分では，恥骨筋膜もその構成に参加している． （河西）

腸恥包 Bursa iliopectinea, *iliopectineal bursa* →滑液包

腸恥隆起 Eminentia iliopubica, *iliopubic (or iliopectineal) eminence* →恥骨

長 頭 Dolichokran, *dolichocephalic*, Dolichocephal →頭長幅示数

長橈側手根伸筋 Musculus extensor carpi radialis longus, *extensor carpiradiales longus*, langer radialer Handstrecker →上肢の筋

蝶頭頂縫合 Sutura sphenoparietalis, *sphenoparietal suture* →頭蓋の縫合

長内転筋 Musculus adductor longus, *adductor longus*, langer Oberschenkelanzieher →下肢の筋

蝶番関節 Ginglymus, *hinge joint*, Scharniergelenk →関節，関節運動

長腓骨筋 Musculus peroneus (fibularis) longus, *peroneus longus*, langer Wadenbeinmuskel →下肢の筋

長腓骨筋の足底腱鞘 Vagina tendinis musculi peronei (fibularis) longi plantaris, *plantar tendon sheath of the fibularis longus*

長腓骨筋が足底を斜め前内方に進む際に，その腱を包む腱鞘．立方骨底面にある長腓骨筋腱溝とその表層にある長足底靱帯との間に生じた管を通過する際にみられる．(→長腓骨筋，長足底靱帯) （河西）

長腓骨筋腱溝 Sulcus tendinis musculi peronei (or fibularis) longi →立方骨，踵骨

頂 部（中耳の） Pars cupularis, *cupular part*, Pars cupularis →中耳

腸閉鎖 Atresia intestinalis, *intestinal atresia*, Atresie des Darms

腸管の内腔が先天的に閉塞されている状態をいう．不完全に閉塞されている状態を〔先天性〕腸狭窄（〔congenital〕intestinal stenosis）という．おおむね3000～5000例の生産に対して1例くらいにみられる．その発生過程には大別して次の3説がある．

(1) 発生障害(developmental defects)：卵黄腸管の過度の吸収，体と腸の成長不均衡もありうるが，腸上皮閉塞の再開不全説がかなり有力である．これは胎生初期にとくに十二指腸部では腸管上皮の膜性閉塞があり，これが受精後第6週で再開しはじめるとき遺残すると閉鎖をきたすと考えるものである．しかし，受精後第11～12週にならないとみられない生毛などが，小腸閉鎖端より肛門側の腸にみられることは，この説がすべてではないことを決定づけている．

(2) 炎症性変化(inflammatory changes)：古くから提唱されていたが，近年腸閉鎖の一部は胎便イレウスで生じた穿孔後の瘢痕形成によるとの示唆がある．

(3) 胎児期事故(fetal accidents)：腸の重複，腸係蹄の臍輪による絞扼，腸間膜による転捻，穿孔，絞扼などがある．輪状膵による十二指腸閉鎖も報告されている．とくに空腸や回腸の閉鎖では，この胎児期の事故による説が有力だとされている．母体の羊水過多がよくみられる．十二指腸と回腸とが最も多い．Down症候群*には十二指腸閉鎖および狭窄の合併がよくみられ，また空腸以下の閉鎖および狭窄の症例に腸軸捻転および腸間膜の固定異常の合併が多い．
（谷村）

聴放線 Radiatio acustica, *acoustic (auditory) radiation*, Hörstrahlung (Pfeifer) →聴覚路

長母指外転筋 Musculus abductor pollicis longus, *abductor pollicis longus*, langer Daumenabzieker →上肢の筋

長母指外転筋および短母指伸筋の腱鞘　Vagina tendinum musculorum abductoris longi et extensoris brevis pollicis, *tendon sheath of the abductor pollicis longus and the extensor pollicis brevis*　→伸筋支帯（手の）

長母指屈筋（足の）　Musculus flexor hallucis longus, *flexor hallucis longus*, langer Großzehenbeuger　→下肢の筋

長母指屈筋（手の）　Musculus flexor pollicis longus, *flexor pollicis longus*, langer Daumenbuger　→上肢の筋

長母指屈筋の腱鞘（足の）　Vagina synovialis tendinis musculi flexoris hallucis longi, *tendon sheath of the flexor hallucis longus*　→屈筋支帯（足の）

長母指屈筋の腱鞘（手の）　Vagina tendinis musculi flexoris pollicis longi, *tendon sheath of the flexor pollicis longus*

同筋の腱を包む腱鞘で，前腕遠位部から始まり，屈筋支帯*の深層（手根管）を通って手掌に出て，中断することなく母指の末節骨まで達する．浅および深指屈筋の共同腱鞘(ulnar bursa) に対して radial bursa という．手根管の内部では，指屈筋の総腱鞘と交通することが多い．　　　　　　　　　　　　　　　（河西）

長母指屈筋腱溝　Sulcus tendinis musculi flexoris hallucis longi　→距骨，踵骨

長母指伸筋（足の）　Musculus extensor hallucis longus, *extensor hallucis longus*, langer Großzehenstrecker　→下肢の筋

長母指伸筋（手の）　Musculus extensor pollicis longus, *extensor pollicis longus*, langer Daumenstrecker　→上肢の筋

長母指伸筋の腱鞘（足の）　Vagina tendinis musculi extensoris hallucis longi, *tendon sheath of the extensor hallucis longus*　→上伸筋支帯（足の），下伸筋支帯（足の）

長母指伸筋の腱鞘（手の）　Vagina tendinis musculi extensoris pollicis longi, *tendon sheath of the extensor pollicis longus*　→伸筋支帯（手の）

聴　毛　*auditory hair*, Hörhaar　→ラセン器

長毛様体神経　Nervi ciliares longi, *long ciliary nerves*, Nervi ciliares longi　→鼻毛様体神経

腸　門　*intestinal portal*, Darmpforte

原始腸管が卵黄嚢*上部の胚内への陥入として生じたとき（第3週後期），後の中腸部分は広く卵黄嚢に開放し，後の前腸と後腸になる部は胚の前（頭）方および後（尾）方に盲嚢をつくる．この前腸部と後腸部への入口を前（頭側）腸門 (anterior or rostral intestinal portal, vordere Darmpforte)，後（尾側）腸門 (posterior or caudal intestinal portal, hintere Darmpforte) という．前腸門は第3週末～4週（第9段階）でその位置は定まり，第4週（第10～11段階）に前腸門の腹側縁に肝窩が形成され，ここが前腸と中腸の境界であることを示す．後腸門は第4週になってから明らかとなり，その位置は後の中腸と後腸の境界とされるが，あまり明確には位置づけできない．　　　　（森）

腸腰筋　Musculus iliopsoas, *iliopsoas*, Hüftlenden-muskel　→下肢の筋

腸腰静脈　Vena iliolumbalis, *iliolumbar vein*　→総腸骨静脈

腸腰靱帯　Ligamentum iliolumbale, *sacroiliac ligaments*, Darmbein-Lendenwirbelbänder　→腰仙連結

腸腰動脈　Arteria iliolumbalis, *iliolumbar artery*, Hüftlendenschlagader　→内腸骨動脈

腸リンパ本幹　Trunci intestinales, *intestinal trunk*, Truncus intestinalis, Eingweidestamm　→胸管，リンパ節

蝶鱗縫合　Sutura sphenosquamosa, *sphenosquamosal suture*　→頭蓋の縫合

腸肋筋　Musculus iliocostalis, *iliocostalis*, Darmbeinrippenmuskel　→固有背筋

長肋骨挙筋　Musculi levatores costarum longi, *levatores costarum longi*　→深胸筋

直　回　Gyrus rectus, *gyrus rectus*, Gyrus rectus　→前頭葉

直細静脈　Venulae rectae, *venulae rectae*, Venulae rectae　→腎臓の血管

直細動脈　Arteriola rectae, *arteriola rectae*, Arteriola rectale　→腎臓の血管

直静脈洞　Sinus rectus, *straight sinus*　→硬膜静脈洞

直精細管　Tubuli seminiferi recti, *straght seminiferous tubule*, Tubuli seminiferi recti　→精巣，精細管

直線縫合　Sutura plana P.N.A. (Sutura levis B.N.A., I.N.A., Harmonia), *plane (flat) suture*, Harmonia　→骨の連結

直　腸　Rectum, *rectum*, Mastdarm

直腸はS状結腸につづく大腸*の一部である．

結腸*から直腸への移行はゆるやかで，仙骨中央部あたりがほぼ両者の境界となる．直腸は腸間膜を欠き，結腸ヒモを示さない部分である．直腸の下端は，骨盤隔膜を貫く寸前までで，それ以下は肛門管である．肛門管の直上部にあたる直腸下部はふくらみ，ここを直腸膨大部という．膨大部上方には横走するヒダが2～3本認められ，直腸横ヒダといい，最も恒常的なものは右壁にあって，コールラウシュのヒダという．直腸ははじめ仙骨の曲がりに沿って前方に凹の曲がりを示し，これを仙骨曲といい，下端近くでは前方に凸の曲がりを示し，これを会陰曲という．

直腸壁の平滑筋の筋層のうち，縦筋層と一部の輪筋層は周辺の臓器へのび，直腸尾骨筋，直腸膀胱筋，直腸尿道筋などとよばれる筋束をなす．（→肛門管，骨盤隔膜）　　　（養老）

直腸横ヒダ　Plicae transversales recti, *transverse folds*, Plicae transversales recti　→直腸

直腸肛門線　Linea anorectalis, *anorectal line*, Linea anorectalis　→肛門管

直腸子宮窩　Excavatio rectouterina, *rectouterine pouch of* Douglas　→腹膜

直腸子宮ヒダ　Plica rectouterina, *rectouterine fold*　→腹膜

直腸静脈叢　Plexus venosus rectalis, *rectal venous plexus*, *hemorrhoidal plexus*　→内腸骨静脈

直腸膣中隔　Septum rectovaginale, *rectovaginal septum*　→会陰

直腸尿道筋　Musculus rectourethralis, *rectourethral muscle*, Musculus rectourethralis　→直腸，膀胱

直腸尾骨筋　Musculus rectococcygeus, *rectococcygeal muscle*, Musculus rectococcygeus　→直腸

直腸閉鎖　Atresia recti, *atresia recti*, Atresia recti　→鎖肛

直腸膀胱窩　Excavatio rectovesicalis, *rectovesical pouch*　→腹膜

直腸膀胱筋　Musculus rectovesicalis, *rectovesical muscle*, Musculus rectovesicalis　→直腸，膀胱

直腸膀胱中隔　Septum rectovesicale, *rectovesical septum*　→会陰

直腸膨大部　Ampulla recti, *ampulla of rectum*, Ampulla recti　→直腸

直尿細管　Tubuli renales recti　→ネフロン

直　部（喉頭筋の）　Pars recta, *pars recta*, Pars recta　→喉頭筋

チン小帯　Zonula ciliaris (Zinn), *Zinn's zonule*, Zinn-Zonula

毛様体小帯*に同じ．　　　　　　（外崎）

ツ

ツァイス腺 Glandulae sebeceae ciliares (Zeis), Zeis's glands, Zeis-Drüsen
睫毛脂腺.（→睫毛） （外崎）

椎間円板 Disci intervertebrales, *intervertebral discs*, Zwischenwirbelschieben

軸椎*下面から第1仙椎上面までの間において，隣接2椎体の間に介在する円板状の線維軟骨で，椎体の上下面をおおう硝子軟骨層と固く結合することによって，椎間連結の主役を演じる．円板の周辺部は線維輪といい，線維性軟骨で，求心性に配列する結合組織の層板からなる．中心部は髄核と称し，膠様組織からなり，脊索の遺残物を含む．円板の形は椎体の上下両面の形に相応して，中央部が厚く辺縁がやや薄い．一般に後縁よりも前縁の方が厚く，頚部および腰部における脊柱の前方弯曲は，主として円板の前縁と後縁の厚さの差にもとづく．円板

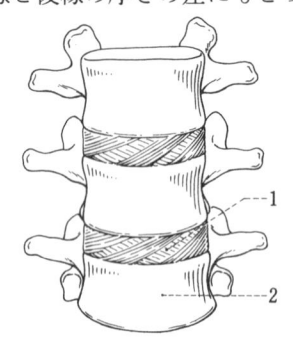

1. 椎間円板，2. 第4腰椎
前面

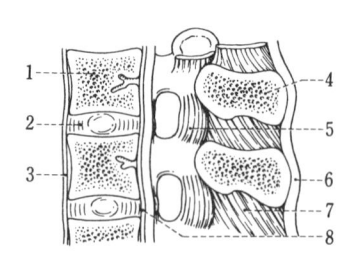

1. 椎体，2. 椎間円板，3. 前縦靱帯，4. 棘突起，5. 黄色靱帯，6. 棘上靱帯，7. 棘間靱帯，8. 後縦靱帯

正中断
椎間円板

の厚さが絶対的に，また隣接する椎骨の厚さと相対して厚いほど，椎骨の可動性が大きい．後頭骨，環椎と軸椎の間では円板は存在しない．また仙椎相互間では骨化して，横線を形成する． （佐藤）

椎間関節 Juncturae zygapophyseales, *joints of the vertebral bodies*, Gelenk der Wirbel

隣り合う椎弓の関節突起の間に営まれる平面関節であり，上位椎の下関節面が後方を向いて，下位椎の前方を向いた上関節面と対面する．関節面は，胸椎*では前頭位に近いが，頚椎*では水平に近くなり，また腰椎*では後内側に向かって凹に弯曲した面をなし，機能に応じた部位的差異が認められる．関節包は薄いが強く，胸椎で最もきつく，頚椎で最もゆるい．
（佐藤）

椎間孔 Foramen intervertebrale, *intervertebral foramen*, Zwischenwirbelloch →脊柱

椎間静脈 Vena intervertebralis, *intervertebral veins* →奇静脈

椎弓根 Pediculus arcus vertebrae, *pedicles of vertebral arch*, Wirbelwurzel →脊椎

椎弓板 Lamina arcus vertebrae, *lamina of vertebral arch* →脊椎

椎孔 Foramen vertebrale, *vertebral foramen*, Wirbelloch →脊柱

椎骨静脈 Vena vertebralis, *vertebral vein* →上大静脈

椎骨動脈 Arteria vertebralis, *vertebral artery*, Wirbelarterie

鎖骨下動脈*の最も太い枝で主として脳に分布するが，特異な経過をとる．鎖骨下動脈の第1枝としておこり，第6～第1頚椎の横突孔を通過したのち，環椎外側塊の後方を内側へまわって大後頭孔を通り，頭蓋腔内で左右が合して脳底動脈となる．分枝は次のとおりである．

(1) 脊髄枝：　椎間孔を通り脊柱管へ入る．
(2) 硬膜枝：　後頭蓋窩の脳硬膜に分布する．
(3) 前脊髄動脈：　反回性におこり，左右が合して脊髄前正中裂に沿い下行する．
(4) 後脊髄動脈：　脊髄後外側部を下行する．
(5) 後下小脳動脈：　小脳後下部に分布する．
(6) 脳底動脈：　脳底を前進し，橋の前縁で左右の後大脳動脈に分かれる．小脳前下面に前下小脳動脈を，内耳に迷路動脈を，橋に数本の橋枝を，小脳上面に上小脳動脈を与える．後大脳動脈は大脳後部に皮質枝を分岐し，それらは分布域により，側頭枝，後頭枝，頭頂後頭枝とよ

ばれる．そのほかに，視床に分布する中心枝と〔後〕脈絡叢枝を分枝する．（→鎖骨下動脈）
(佐藤)

椎骨動脈溝 Sulcus arteriae vertebralis, *groove for vertebral artery*, Sulcus arteriae vertebralis →環椎

椎骨動脈神経 Nervus vertebralis, *vertebral nerve*, Nervus vertebralis →頚胸神経節

椎骨動脈神経節 Ganglion vertebrale, *vertebral ganglion*, Ganglion vertebrale →中頚神経節

椎骨動脈神経叢 Plexus vertebralis, *plexus of the vertebral artery*, Plexus vertebralis →自律神経叢

椎骨部 Pars vertebralis, *vertebral portion* (*vertebral part*), die Wirbelsäule berührende Partie →肺

椎節 Sclerotomus, *sclerotome*, Sklerotome →椎板

椎前筋 *anterior vertebral muscles*, Prävertebrale Muskeln

脊柱の前面，すなわち椎体および横突起の前面に沿う縦走筋である．広義では大腰筋も含めるべきであるが，通常は頚部に限定して用いられる．頚部椎前筋は，横突起前結節より内側に存在し，頚神経前枝の前方に位置を占める．この筋群に属するものは下表のようであるが，そのうち，外側頭直筋は第1頚神経前枝の外側に位置するので，厳密には椎側筋*に入れるべきものである． (佐藤)

椎前隙 Spatium prevertebrale, *prevertebral space* →頚部の筋膜隙

椎前葉 Lamina prevertebralis, *prevertebral lamina of the cervical fascia*, tiefe Halsbinde →頚筋膜

椎側筋 *lateral vertebral muscles*

脊柱の側方に沿う縦走筋のことで，斜角筋*と腰方形筋*がこれに属するが，通常は頚部だけに限定して，斜角筋だけを椎側筋とよんでいる．椎側筋は前後どちらの結節から起始するか，また頚神経前枝に対する位置関係から2群に再分類される．前群は，前結節からおこり頚神経前枝の前方を下行する筋で，前斜角筋と最小斜角筋がこれに属する．後群は，後結節から起始し頚神経前枝の後方を下行する筋であり，中斜角筋と後斜角筋がこれに帰属する．（→斜角筋） (佐藤)

椎体 Corpus vertebrae, *body of vertebra*, Wirbelkörper →脊柱

椎体静脈 Venae basivertebrales, *basivertebral veins*, Wirbelkörpervenen →奇静脈

椎板 Sclerotomi, *sclerotomes*, Sclertome

体節*の腹内側部の細胞が増殖して体節腔をふさぐとともに，細胞間の結合を失って散乱しながら腹内側に移動する．この細胞群を椎板（または椎節，硬節）とよび，頭尾2部に分かれる．頭側部はやや疎で，次のように3方向に移動する．(1) 脊索*を中心とする塊状をつくり，椎体*の大部分の形成に与かる．(2) 背方に神経管を囲み，神経弓（neural arch）（椎弓）の形成に与かる．(3) 外側に移動して肋骨の形成に与かる．尾側部はやや密で，頭側に向かって少し移動し，後に椎間円板の原基になる．尾側部の残部は，尾側に隣接する次の椎板の頭側部と合し，その椎体形成に加わる．

後頭部に4対形成される体節に由来する後頭

〔椎前筋〕

筋名	起始	停止	神経支配	作用
前頭直筋	環椎外側塊の前部	後頭骨底部	頚神経前枝 C1	頭を前方にまげる．
外側頭直筋	環椎横突起の前部	後頭骨頚静脈突起		頭を同側にまげる．
頚前横突間筋	隣接上下の横突起前結節の間に張る．		頚神経前枝 C2〜C8	
頭長筋	第3〜第6頚椎の横突起前結節	後頭骨底部	頚神経前枝 C1〜C3	頭を前方にまげる．
頚長筋	次の3部に分けられる．垂直部（最内側）：第5〜第7頚椎体につく．第2〜第4頚椎体につく．上斜部：第3〜第5頚横突起前結節からおこり環椎前結節につく．下斜部：第1〜第3胸椎体からおこり第5,6頚椎横突起前結節につく．		頚神経前枝 C2〜C6	頚椎を前方にまげる．

椎板（occipital sclerotomes）も相同の構造であるが，ここでは互いに融合して，後頭骨底部，外側部，および大後頭孔の後縁部をつくる．

（滝沢・森）

ツチ骨　Malleus, *hammer*, Hammer　→中耳，耳小骨

ツチ骨条　Stria mallearis, *mallear stripe*, Stria mallearis　→鼓膜

ツチ骨隆起　Prominentia mallearis, *mallear prominence*, Prominentia mallearis　→鼓膜

爪　Unguis, *nail*, Nagel

爪は皮膚*の角質付属器の一つであって，ヒトと霊長類の動物では，指（手および足の）の末節の背側面をおおう角質板である．多くの哺乳類の動物では，爪は長く伸びて鉤状に曲がって鉤爪（Unguicula, claw）となるが，有蹄類では指の末端を包んで蹄（Ungula, hoof）とよばれる．

爪の本体を爪板といい，その近位端は皮膚の下に埋まっていて，爪根（nail root）という．爪板の体表に現れている部分は爪体（nail body）で半透明で，生体では淡い赤色をなすが，爪根に近いところは三日月形の白い部分となり爪半月（Lunula）とよばれる．爪板を周囲からとり囲んでおおう皮膚のひだを爪郭（Vallum, nail wall）という．爪郭は，爪体の外側を境する外側爪郭と，その後端（近位端）をおおう後爪郭とを区別することができる．爪板の下にある皮膚は爪床（Lectulus, nail bed）で，爪郭と爪床の間の陥凹を爪洞（nail sinus）という．爪洞も外側爪洞と後爪洞とに区別することができる．爪床には肉眼的にみえる縦に走る溝と，たかまりがあり，爪床溝（Sulcus lectuli）と爪床稜（Crista lectuli）とよばれるが，これは爪床部の真皮*に縦走する溝と稜が存在するためである．すなわち爪真皮には乳頭がなく，その代りに稜（Crista dermalis unguis）がある．爪床の表皮*は爪胚芽層（Stratum germinativum unguis）と称し，基底層と有棘層のみからなる．その上は角化した爪板がのっており，果粒層，淡明層を欠く．爪板はその下にある爪床の胚芽層から角化してくるのではなく，爪床の上を滑って爪根の方から水平に伸びてくる．爪根の下方を占める表皮組織は厚く，上方および遠位方向に角化しつつある細胞を送り，爪板の生産部位となるので爪母基（Matrix unguis, nail matrix）とよばれる．

上爪皮（Eponychium）というのは，後爪郭の表皮から生じた角質が爪体の上に伸びてきたもので，俗にあま皮とよばれるものである．これに対し下爪皮（Hyponychium）というのは，爪体の自由縁の下で指端の表皮の通常の角化過程で生ずる角質が爪の下にたまったものをいう．

（黒住）

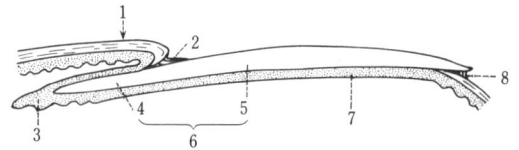

1. 後爪郭，2. 上爪皮，3. 爪母基，4. 爪根，5. 爪体，6. 爪板，7. 爪床，8. 下爪皮．

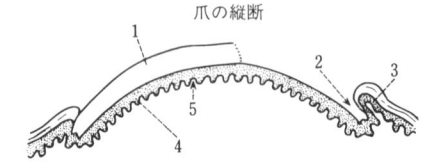

爪の縦断

1. 爪体，2. 爪洞，3. 外側爪郭，4. 爪床（爪胚芽層），5. 爪床稜

爪の横断

爪

爪の発生　*development of nail*

爪は胎生第10週ごろ，各指の背側面の遠位端部における外胚葉上皮の肥厚部として発生をはじめる．この肥厚部を爪野（nail field）といい，その側縁と近位縁においては外胚葉細胞がとくに増殖して間葉の中にヒダ状に進入する．これを爪ヒダ（nail fold）という．近位縁の爪ヒダはとくに深く，斜めに進んで末節骨原基の近位端付近にまで達しており，この中で爪が発生するので爪母地（nail matrix）とよばれる．胎生5カ月において，この母地の中で角化し扁平化した細胞によって爪板（nail plate）が形成される．爪板は爪野の上皮（いまや爪床とよばれる）の上を遠位に向かって押し出されていき，胎生8カ月には指の遠位端に達する．

（溝口）

テ

底（胆嚢の）　Fundus vesicae felleae, *fundus of the gall bladder*, Gallenblasengrud　→胆嚢

底（中手骨の）　Basis, *proximal end or base*, Basis　→中手骨

停止　Insertio, *insertion (distal attachment)*, Ansatz　→筋

啼状紋　Stria, *loop*, Schlinge

指紋*，あるいは広く皮膚理紋*の一型で馬啼形または係啼状をなしたものをいう．係啼が橈側（母指側）に流れるものを橈側啼状紋，尺側（小指側）に流れるものを尺側啼状紋として区別することがある．　　　　　　　（山内）

釘植　Gomphosis, *gomphosis (peg-and-socket joint* B.R.), Einzapfung　→骨の連結

底側楔間靱帯　Ligamenta intercuneiformia plantaria, *plantar intercuneiform ligaments*　→底側足根靱帯

底側楔舟靱帯　Ligamenta cuneonavicularia plantaria, *plantar cuneonavicular ligaments*　→底側足根靱帯

底側楔立方靱帯　Ligamentum cuneocuboideum plantare, *plantar cuneocuboid ligament*　→底側足根靱帯

底側骨間筋　Musculi interossei plantares, *plantar interossei*, plantarer Zwischenknochenmuskeln des Fußbes　→下肢の筋

底側指静脈　Venae digitales plantares, *plantar digital veins*　→外腸骨静脈

底側踵舟靱帯　Ligamentum calcaneonaviculare plantare, *plantar calcaneonavicular ligament*　→底側足根靱帯

底側踵立方靱帯　Ligamentum calcaneocuboideum plantare, *plantar calcaneocuboid ligament*　→底側足根靱帯

底側靱帯　Ligamenta plantaria, *plantar ligaments*　→指節間関節（足の），中足指節関節

底側足根靱帯　Ligamenta tarsi plantaria, *plantar tarsal ligaments*

このなかに次の靱帯が含まれる．

(1) 長足底靱帯：　足底の靱帯のうち最も表層にありまた最も長い．踵骨の底面よりおこり，前方にのびて浅層と深層に分かれ，深層は立方骨底面にある長腓骨筋腱溝の後方の立方骨粗面へつき，浅層の線維は同腱の表層をこえて第(2)・3・4・5中足骨底へ．この靱帯によって，立方骨下面にある長腓骨筋腱溝が管にかわる．

(2) 底側踵立方靱帯：　前者の深層にある．踵骨底面の前端部よりおこり，立方骨の底面で長腓骨筋腱溝の後方へ．

(3) 底側踵舟靱帯：　踵骨の載距突起の前縁と舟状骨の底面を結ぶ幅の広い厚い靱帯．上面は距踵舟関節の関節腔内に露出して，距骨頭を下方から支える関節面を形成し，この部分は線維軟骨化して滑液膜におおわれている．この靱帯の下方は後脛骨筋の腱によって支えられ，その内側縁は距腿関節*の内側靱帯の前部と癒合している．足弓を支持する役割をもち，踵骨と舟状骨の間に張って足弓の頂点の位置にある．この靱帯の無力化は，距骨頭が体重の負荷によって前内下方に押されて扁平足の原因となる．またこの靱帯は弾性線維を含んで足弓に弾性を与え，spring ligament ともよばれる．

(4) 底側楔舟靱帯：　舟状骨と内側・中間・

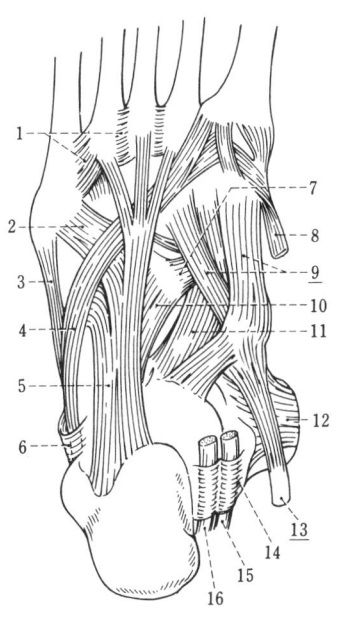

1.底側中足靱帯，2.底側足根中足靱帯，3.短腓骨筋，4.長腓骨筋，5.長足底靱帯，6.下腓骨筋支帯，7.底側立方舟靱帯，8.前脛骨筋，9.後脛骨筋腱，10.底側踵立方靱帯，11.底側踵舟靱帯，12.内側靱帯脛踵部，13.後脛骨筋，14.屈筋支帯，15.長指屈筋，16.長母指屈筋

足底の靱帯（右足底）

外側楔状骨の底面を結ぶ靱帯で，下面は後脛骨筋の腱から放散した線維によって補強される．

(5) 底側立方舟靱帯： 立方骨と舟状骨の底面を結ぶ靱帯で，横走する．

(6) 底側楔間靱帯： 各楔状骨の底面を結ぶ靱帯で横走する．

(7) 底側楔立方靱帯： 外側楔状骨と立方骨の底面を結び，横走する． （河西）

底側足根中足靱帯 Ligamenta tarsometatarsea plantaria, *plantar tarsometatarsal ligaments* →足根中足関節

底側中足静脈 Venae metatarseae plantares, *plantar metatarsal veins* →外腸骨静脈

底側中足靱帯 Ligamenta metatarsea plantaria, *plantar intermetatarsal ligaments* →中足間関節

底側中足動脈 Arteriae metatarseae plantares, *plantar metatarsal arteries* →足底動脈弓

底側立方舟靱帯 Ligamentum cuboideonaviculare plantare, *plantar cuboideonavicular ligament* →底側足根靱帯

ディッセ腔 space of Disse, *Disse's space*, Disse Raum →類洞周囲隙

底部（後頭骨の） Pars basilaris, *basilar part* →後頭骨

テイラーの筋 Tailor's *muscle* →下肢の筋

デスメ膜 Lamina limitans posterior (Descemet), *Descemet's membrane*, Descemet-Membran

角膜の第4層，後境界板．（→角膜） （外崎）

鉄色質 Substantia ferruginea, *substantia ferruginea*, Substantia ferruginea →青斑

手の関節 Articulationes manus

橈骨手根関節*をも含めて，手の手根骨*，中手骨*，指節骨の間にあるすべての関節を総称して手の関節という．ドイツ語で手関節Handgelenkというと，通常は橈骨手根関節と手根中央関節*のことをさし，前者をproximales Handgelenk, 後者をdistales Handgelenkという．英語ではwrist jointというと橈骨手根関節のみを指す． （河西）

テノン隙 Spatium Tenoni, *Tenon's space*, Tenon-Raum

強膜*と眼球鞘*(Tenon鞘)の間の間隙（強膜外隙）． （外崎）

テノン鞘 Vagina bulbi (Tenon), *Tenon's capsule*, Tenon-Scheide →眼球鞘

電気的シナプス *electric synapse*, electrische

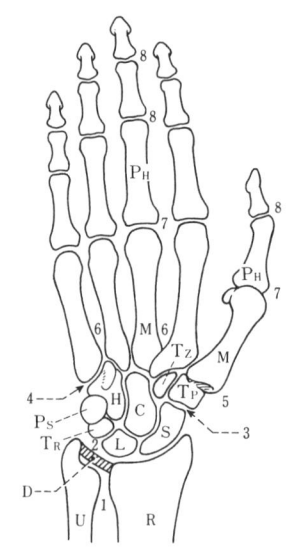

1. 下橈尺関節，2. 橈骨手根関節，3. 手根中央関節，4. 手根中手関節，5. 母指の手根中手関節，6. 中手間関節，7. 中手指節関節，8. 手の指節間関節．C：有頭骨，D：関節円板，H：有鉤骨，L：月状骨，M：中手骨，P_H：指骨，P_S：豆状骨，R：橈骨，S：舟状骨，T_P：大菱形骨，T_R：三角骨，T_Z：小菱形骨，U：尺骨

手の関節（右手を掌側よりみる）

Synapse →神経細胞間シナプス，シナプス小胞

殿筋 *gluteal muscle*, Gesäßmuskel →下肢帯の筋

殿筋の筋間包 Bursae intermusculares musculorum gluteorum, *intermuscular gluteal bursae* →滑液包

殿筋粗面 Tuberositas glutea, *gluteal tuberosity* →大腿骨

殿筋膜 Fascia glutea, *gluteal fascia* →大腿筋膜

殿筋面 Facies glutea, *gluteal surface* →腸骨

殿溝 Sulcus gluteus, *gluteal sulcus*, Gesäßfurche

殿部を体表面よりみたとき，大転子から坐骨結節の付近にかけてほぼ水平に走る皮膚の溝をいい，大腿筋膜*の線維がこの部でとくに補強されて強く発達したために生ずる．これは大殿筋を下方から支える役割を有するが，大殿筋の下縁に相当するものではない．大殿筋の下縁はむしろ殿溝と交叉するような位置関係にある． （河西）

転座 Translocatio, *translocation*, Translokation

染色体の一部分が切断され同じ染色体の他の

部分または他の染色体上に位置を変えることをいう．通常は2個の非相同の染色体が互いに部分を交換するので，相互転座（reciprocal translocation）とよぶ．転座染色体を有するものは必ずしも発生異常をおこすとは限らない．細胞として染色体構成に均衡がとれていれば，表現型*は正常である．外見上は正常であり転座のある異常染色体をもつ生殖細胞をもつものを転座保因者（translocation carrier）という．Down症候群の症例の3～4％が21染色体の転座保因者に由来するトリソミー*である．なお，相互転座の特殊のものとして，Robertson型転座（Robertsonian translocation）がある．これは二つの端部着糸型染色体が，動原体近傍で切断がともにおこり，相互転座したもので，一つの大きな次中部着糸型染色体と短腕同士からなる一つの小さなものからなり，後者は通常消失する．染色体数は一つ少ないが表現型には異常がない． （谷村）

転子窩 Fossa trochanterica, *trochanteric fossa* (*or digital fossa*) →大腿骨

転子間線 Linea intertrochanterica, *intertrochanteric line* →大腿骨

転子間稜 Crista intertrochanterica, *intertrochanteric crest* →大腿骨

伝導心筋細胞 Myocytus (Myofibra) conducens cardiacus, *specialized conducting cell*, Reizleitungsfaser

心臓の刺激伝導系*を構成する特殊心筋細胞をいう．主として，結節筋細胞とPurkinje線維が区別される．洞房結節や房室結節を構成する結節筋細胞は通常の心筋細胞*より小型で，平均直径10μm，長さ25μmで，相互に連結して，細胞性網目をなす．結節筋細胞間には線維性結合組織が発達している．細胞は規則的な横紋を示す．典型的な介在板は存在しないが，細胞相互は3型の連結様式によって結びつけられている．房室結節の細胞は洞房結節のものと同様で，ここからでる房室束の細胞もその起始部（ヒス束）では同様であるが，遠位部および左右の脚以下では直径が大きく，結節筋細胞とは様相がかなり異なる細胞となる．これがPurkinje線維である．Purkinje線維の大きさは動物により異なり，有蹄類では非常に大きいが，ヒトなどでは通常の心筋細胞と大差はなく，同定が必ずしも容易でない．糸粒体*やグリコゲン果粒に富む筋形質は明るくみえ，中心に1～2個の核を有する．筋細線維は比較的乏しく，細胞辺縁に位置する．典型的な介在板はみられないが，3型の結合様式により相互に連結し，いろいろな大きさの細胞索をなす．細胞索は分枝し，心筋層内で，通常の心筋細胞に連結しておわる．この特殊な細胞索を通じて，房室結節からの収縮刺激が心室の心筋細胞に伝えられるわけである． （石川）

殿動脈 Arteria glutea, *gluteal artery* →下殿動脈，上殿動脈

テント切痕 Incisura tentrii, *tentorial notch* →小脳テント

殿皮神経 Nervi clunium, *cluneal nerves*, Nervi clunium

殿部の皮膚に分布する神経であり，上殿皮神経（第1～3腰神経後枝のつづきで上殿部に向かうもの），中殿皮神経（第1～3仙骨神経後枝のつづきで中殿部に向かうもの）および下殿皮神経（第1～3仙骨神経前枝が形成する後大腿皮神経の枝であり，下殿部に向かうもの）の三者が含まれる． （山内）

殿幅（最大寛幅） größte Hüftbreite →骨盤の計測

ト

ドイツ水平面 Deutsche Horizontale →頭蓋の計測

島（ライル） Insula, *island of* Reil, Insel

外側溝の深部にある大脳皮質*で，その表面は前頭葉*，頭頂葉*および側頭葉*によりおおわれている．島をおおっているこれらの大脳葉の部分を前頭弁蓋，前頭頭頂弁蓋，および側頭弁蓋という．すなわち，弁蓋は島をおおう外套部である．島の周囲は輪状溝により囲まれ，これにより弁蓋と境される．この溝は島の下端部では欠き，この部分を島限とよぶ．島はいくつかの溝により，前方にある4～5個の短回と後方にある1～2個の長回に分けられている．

（川村 光）

頭 Caput, *distal end or head*, Kopf →中手骨

糖衣 Glycocalyx, *glycocalyx*, Glycocalyx →細胞膜

頭咽頭管 Canalis craniopharyngealis, *craniopharyngeal canal (or duct)*, Canalis craniopharyngeus

ラトケ管（Rathke's duct）ともいう．頭蓋底が形成されるとき，左右の下垂体軟骨は，口腔上皮と連絡する下垂体嚢*の細長い部分をとり囲むように発生する．この管状部が頭咽頭管である．普通胎生3ヵ月までに下垂体嚢と口腔上皮との連絡部は狭窄され消失し，管は閉塞される．まれに生後も頭咽頭管が残り，下垂体窩の前部と頭蓋の外を結ぶ管として存在することがある．L.B. Areyは，頭咽頭管は血管が侵入することにより二次的に形成される管であるといっている．

（吉岡）

島回 Gyri insulae, *insular gyri*, Gyri insulae →島

頭蓋 Cranium, *skull*, Schädel

頭蓋は日常語として一般にズガイと読まれているが，1943年（昭和18年）制定の医学用語，解剖学用語ではトウガイと読むことに定められた．しかし日常語としてのズガイも併用されている．

頭蓋は15種23個の骨，すなわち10種16個の頭蓋骨および5種7個の顔面骨の連結により形成されている．また頭蓋は5種7個の脳頭蓋（神経頭蓋）および10種16個の顔面頭蓋（内臓頭蓋）にも分類されている．

頭蓋骨*（10種16個）を形成する骨は，後頭骨*（1個），蝶形骨*（1個），側頭骨*（1対2個），頭頂骨*（1対2個），前頭骨*（1個），篩骨*（1個），下鼻甲介*（1対2個），涙骨*（1対2個），鼻骨*（1対2個）および鋤骨*（1個）である．

顔面骨*（5種7個）を形成する骨は，上顎骨*（1対2個），口蓋骨*（1対2個），頬骨*（1対2個），下顎骨*（1個）および舌骨*（1個）である．

頭蓋は頭蓋冠*と頭蓋底にも分けられているが，前者は頭蓋腔を円蓋状におおい，後者は頭蓋の底部を成し，両者の境界に関する諸学者の見解は一定していないが，一般には外後頭隆起，上項線，外耳孔上縁，側頭下稜，眼窩上縁，鼻棘を結ぶ環状線をもって境界と定めている．

頭蓋腔の容積は1,200～1,500 mlであるが，性差があり，女は男より約10％少ない．なお頭蓋腔の大きさは，脳の大きさに密接な関係をもっている．

頭蓋の形態は個人差，年齢差，性差などのほかに人種差もあり，これは人類学的に重要な意義を有している．骨格のうちで最も人種の特徴の差異が著明に現れるのは，頭蓋であるといわれている．頭蓋の人種間の差異を具体的に表すために，18世紀末より頭蓋計測が行われてきたが，多数の計測値のうちで最も重要なのは最大脳頭蓋幅径を最大脳頭蓋長で除して，その値に100を乗じて得た頭蓋長幅示数である．この示数の値によって頭蓋を長頭（74.9以下），中頭（75.0～79.9），および短頭（80.0以上）の3型に大別することができる．

頭蓋骨間の連結には下記の4種がある．

(1) 縫合： 15種23個の骨のうち，下顎骨と舌骨とを除いたすべての骨は，縫合という骨間結合組織によって不動結合を成す．頭蓋には34種の恒常性の縫合がある．

(2) 軟骨結合： 頭蓋底の軟骨性原始頭蓋すなわち後頭骨，蝶形骨，側頭骨にみられる不動結合で5種ある．

(3) 靱帯結合： 側頭骨の茎状突起と舌骨との間にある頭蓋で唯一の靱帯結合すなわち可動結合である．

頭蓋前面

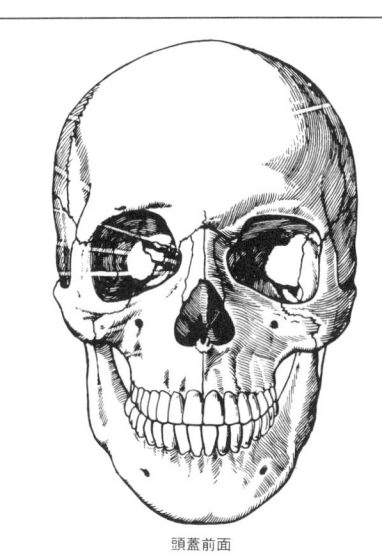

頭蓋側面

(4) 関節結合： 下顎頭と側頭骨下顎窩との間にある頭蓋で唯一の関節すなわち可動結合である．(→頭蓋の計測，頭蓋の縫合，頭蓋の軟骨結合，脊柱，胸部，頭蓋の連結，骨の連結)
(児玉)

頭蓋の計測　craniometry

一定の器具を用い，定められた部位を，定められた方法で計測することにより，頭蓋*(またはその部分)の大きさや形を数量化し，より客観的にあらわそうとする方法．頭蓋の計測法は現在では国際的に統一されており，R.Martin の Lehrbuch der Anthropologie(1928) に記載されている方法に準拠して行われている．

(1) 計測器： 直線距離をはかる桿状計 Stangenzirkel, 触角計 Tasterzirkel, 滑動計 Gleitzirkel, 曲線または周径をはかる巻尺 Bandmass, 角度をはかる角度計 Goniometer, などが目的に応じて用いられる．

(2) フランクフルト水平面　Frankfurter Horizontale-Ebene（耳眼水平面 Ohraugen-Ebene O.A.E. またはドイツ水平面 Deutsche Horizontale）： 1877 年の München および 1884 年の Frankfurt で開かれた計測法の国際会議の際に採択されたもので，左右のポリオンと左右のオルビターレを含む水平面をいう．頭蓋の計測を行う場合には頭蓋を正確にこの位置に固定して行わなくてはならない．頭蓋は左右対象でない場合が多く，4点が同一平面上にあることは少ないので，通常は，左右のポリオンと左のオルビターレを含む水平面をフランクフルト水平面として用いる．

(3) 主要な計測点と計測項目：

バジオン Basion(ba)：大後頭孔の前縁が正中矢状面によって切られる断面のうち，下面が上面に移行する点．

ブレグマ Bregma (b)：矢状縫合と冠状縫合の交点．

エウリオン Euryon (eu)： 頭蓋側壁のうち最も外側に突出している点．

フロントテンポラーレ Frontotemporale (ft)：前頭骨側頭線の起始部で左右の幅が最小となる点．

グラベラ glabella (g)：眉間隆起のうち最も前方に突出する点．

ゴニオン Gonion (go)：下顎体下縁と下顎枝後縁が移行する部分のうち，最も外側に突出する点．

グナチオン Gnathion (gn)：頭蓋を耳眼水平面に固定して下顎骨を正中矢状断したとき，最も下方に突出する点．

イニオン Inion (i)：後頭骨の左右の上項線が正中矢状面上で合する点．

ナジオン Nasion (n)：前頭鼻骨縫合が正中矢状面に切られる点．

ナゾスピナール Nasospinale (ns)：梨状口下縁の最低点を正中矢状面に投影した点．

オピストクラニオン Opisthokranion (OP)：正中矢状面上において最も後方に突出する点．

オルビターレ Orbitale (or)：眼窩下縁の最底点．

ポリオン Porion (po)：外耳孔上縁の中央の点．

プロスチオン Prosthion (pr)：正中矢状面上で上顎中切歯間の歯槽前面のうち，最も前方に突出する点．

プテリオン Pterion (pt)：前頭骨，頭頂骨，

側頭骨，蝶形骨が作るH字形の縫合線の集合．計測点ではない．

チギオン Zygion (zy)：頬骨弓のうち，最も外側に突出する点．

頭最大長 Größte Hirnschädellänge：グラベラ(g)からオピストクラニオン(op)までの直線距離．

頭蓋底長 Schädelbasislänge：ナジオン(n)からバジオン(ba)までの直線距離．

頭最大幅 Größte Hirnschädelbreite：左右のエウリオン(eu)間の直線距離．

頬骨弓幅 Jochbogenbreite：左右のチギオン(zy)を結ぶ直線距離．

全頭高 Ganz Shädelhöhe：バジオン(ba)を通って耳眼水平面に立てた垂線の頂点からバジオンまでの距離．

全側面角 Ganz Profilwinkel：ナジオン(n)とプロスチオン(Pr)を結ぶ直線が耳眼水平面となす角．　　　　　　　　　　(高橋)

頭蓋の軟骨結合 Synchondroses cranii, synchondrosis of cranium

頭蓋底の骨は軟骨性の原始頭蓋が骨化して形成されるが，骨間軟骨が残存して頭蓋底は軟骨で連結される．この骨間軟骨は次第に骨で置換される．次の結合がある．

(1) 蝶後頭軟骨結合：蝶形骨体と後頭骨底部の軟骨結合で，思春期以後に骨化する．

(2) 蝶錐体軟骨結合：蝶形骨と側頭骨錐体の間隙，すなわち蝶錐体裂をみたす．

(3) 錐体後頭軟骨結合：側頭骨錐体と後頭骨の間隙，すなわち錐体後頭裂をみたす．下錐体静脈洞の底を補完する．

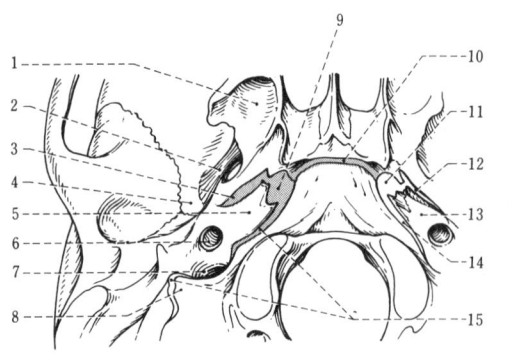

(4) 前後頭内軟骨結合：後頭骨の底部と外側部の間の軟骨結合で，乳児にみられる．

(5) 後後頭内軟骨結合：後頭骨の外側部と後頭鱗部の間の軟骨結合で，乳児にみられる．

　　　　　　　　　　(佐藤)

頭蓋の発生 development of skull, Entwicklung des Schädels

頭蓋*は2部より構成される．すなわち，脳をいれる神経頭蓋（脳頭蓋・頭蓋骨）および顔面の骨格を形成する内臓頭蓋（顔面頭蓋・顔面骨）である．これらの両部分は，さらに軟骨性骨化をなす部（軟骨頭蓋*）と，結合組織性骨化をなす部（膜性頭蓋*）との2部に分けられる．

上記を項目別に述べ該当する骨の名称をあげれば次のようである．

1．神経頭蓋（Neurocranium）（脳頭蓋 Gehirnschädel）

(1) 軟骨性神経頭蓋・軟骨頭蓋：軟骨を基礎として発生する骨を，軟骨から骨に置き換えられるという意味で置換骨といい，頭蓋底で置換骨の基礎となる軟骨の部分を軟骨頭蓋または原始頭蓋（primordial cranium）という．軟骨頭蓋は正中部の傍索軟骨，下垂体軟骨の梁柱軟骨のほか，感覚器を包む耳殻，眼窩翼，側頭翼，鼻殻の諸軟骨からなり，これらから下記の骨が発生する．

後頭骨の後頭鱗のうちでその上部，すなわち頭頂間骨を除いた部分，蝶形骨のうちで翼状突起内側板を除いた部分，側頭骨の岩様部（乳突部および錐体），篩骨，下鼻甲介．

(2) 結合組織性神経頭蓋（膜性神経頭蓋）：
結合組織すなわち膜の骨化が髄膜の表層部内におこり，骨の原基の中央にある化骨点から骨梁を形成しつつ周辺に放線状に骨化が進む．結

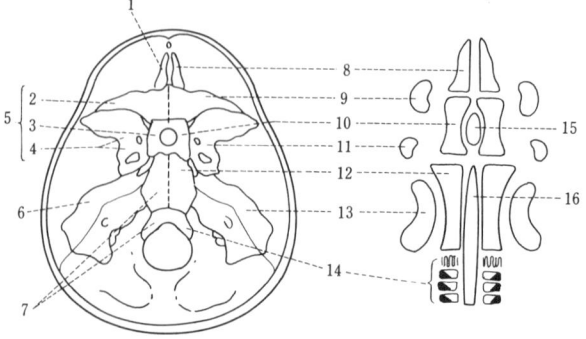

1．翼突窩, 2．翼棘靱帯, 3．蝶錐体軟骨結合, 4．蝶形骨棘, 5．錐体, 6．頚動脈管, 7．頚静脈孔, 8．頚静脈突起, 9．頭底線維軟骨, 10．蝶後頭軟骨結合, 11．破裂孔, 12．蝶錐体裂, 13．錐体, 14．錐体後頭裂, 15．錐体後頭軟骨結合

頭蓋の軟骨結合

1．篩骨篩板, 2．小翼, 3．体, 4．大翼, 5．蝶形骨, 6．側頭骨錐体, 7．斜台（蝶形骨および後頭骨）, 8．梁柱軟骨, 9．眼窩翼, 10．下垂体軟骨, 11．側頭翼, 12．傍索軟骨, 13．耳嚢, 14．後頭椎板, 15．下垂体, 16．脊索

頭蓋の発生

合組織性骨は，上層に新しい骨層が付加されるので付加骨という．この様式の骨形成は主に頭蓋冠で，下記の骨に認められる．

後頭骨の後頭鱗の頭頂間骨，頭頂骨，前頭骨，側頭骨の鱗部および鼓室部，涙骨，鼻骨，鋤骨．

2．内臓頭蓋*（顔面頭蓋 Gesichtsschädel）

上位の内臓弓（鰓弓*）に由来する部で，内臓弓軟骨から生ずる軟骨性骨と，それに付加し，またはそれを置きかえる結合組織性骨とがある．

(1) 軟骨性内臓頭蓋: 第2内臓弓軟骨（ライヘルト軟骨*）および第3内臓弓軟骨の前方部より舌骨が発生し，また第2内臓弓軟骨の背側部より側頭骨茎状突起が発生する．第1内臓弓軟骨の腹側部にあたる Meckel 軟骨*の背側部は，第2内臓弓軟骨の背側部とともに耳小骨（ツチ骨，キヌタ骨，アブミ骨）が発生するところである．

(2) 結合組織性内臓頭蓋（膜性内臓頭蓋）: 第1内臓弓軟骨の背側部の上顎突起の周囲の間葉中に上顎骨，口蓋骨，頬骨，側頭骨鱗部および蝶形骨翼状突起内側板が発生する．下顎骨は主として Meckel 軟骨を外方から包むようにして発生してくる結合組織性骨として形成される．(→軟骨頭蓋，皮骨頭蓋，内臓頭蓋，鰓弓，顎骨弓，上顎隆起，下顎隆起，舌骨弓，メッケル軟骨，ライヘルト軟骨) （児玉）

頭蓋の縫合 Suturae cranii, *sutures of cranium*, Schädelnähte

頭蓋は多数の頭蓋骨*が接続して構成されているが，その場合，二つの骨が狭い間隙をはさんで対向し，その間にきわめて少量の結合組織が介在して連結している．この連結形式を縫合という．

連結縁の形態は三つに分類される．(1) 鋸状縫合：連結縁が互いに咬み合い，縫合線が複雑に屈曲する．屈曲度は外面で強く，内面で軽い．(2) 鱗状縫合：連結する双方の骨縁が片刃のように削ぎ落とされ，互いに重り合う．(3) 平滑縫合：連結縁が直線状をなす．

縫合の名称は，多くは連結される骨の名を併記するが，形状や走行などから命名されることもある．次のような縫合がある．

(1) 冠状縫合：頭蓋冠の前部を横走し，前頭骨と頭頂骨を結ぶ．(2) 矢状縫合：頭蓋冠正中線で左右の頭頂骨を結ぶ．(3) ラムダ状縫合：頭蓋冠後部で後頭骨と左右の頭頂骨を結ぶ．(4) 後頭乳突縫合：後頭骨と側頭骨乳突部の間．(5) 蝶前頭縫合：蝶形骨と前頭骨の間．(6) 蝶篩骨縫合：蝶形骨と篩骨の間．(7) 蝶鱗縫合：蝶形骨と側頭骨鱗部の間．(8) 蝶頭頂縫合：蝶形骨と頭頂骨の間．(9) 前頭縫合：前頭骨が初め左右独立して発生するため正中線上に生じた縫合で，通常消失する．(10) 頭頂乳突縫合：頭頂骨と側頭骨乳突部の間．(11) 鱗乳突縫合：側頭骨の鱗部と乳突部とが別個に発生したため生じた縫合．一部が縫合線として残る．(12) 前頭鼻骨縫合：前頭骨と鼻骨の間．(13) 前頭篩骨縫合：前頭骨と篩骨の間．(14) 前頭上顎縫合：前頭骨と上顎骨の間．(15) 前頭涙骨縫合：前頭骨と涙骨の間．(16) 前頭頬骨縫合：前頭骨と頬骨の間．(17) 頬骨上顎縫合：頬骨と上顎骨の間．(18) 篩骨

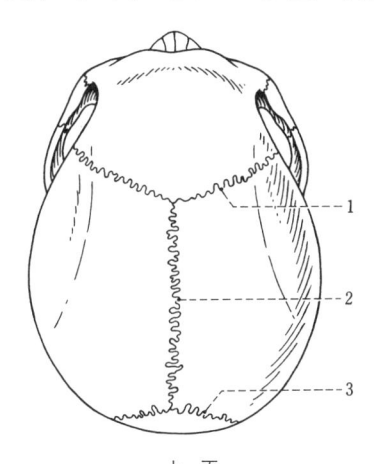

上面
1.冠状縫合，2.矢状縫合，3.ラムダ縫合

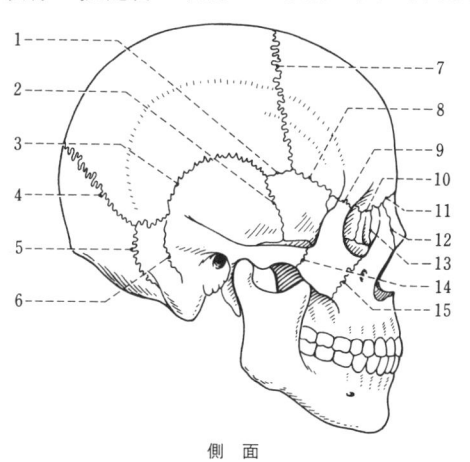

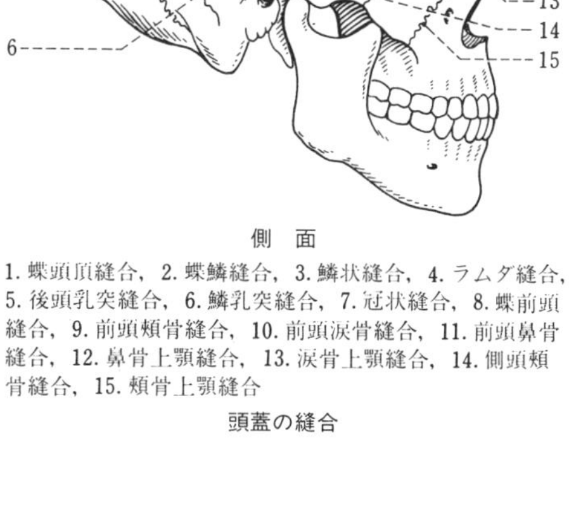

側面
1.蝶頭頂縫合，2.蝶鱗縫合，3.鱗状縫合，4.ラムダ縫合，5.後頭乳突縫合，6.蝶乳突縫合，7.冠状縫合，8.蝶前頭縫合，9.前頭頬骨縫合，10.前頭涙骨縫合，11.前頭鼻骨縫合，12.鼻骨上顎縫合，13.涙骨上顎縫合，14.側頭頬骨縫合，15.頬骨上顎縫合

頭蓋の縫合

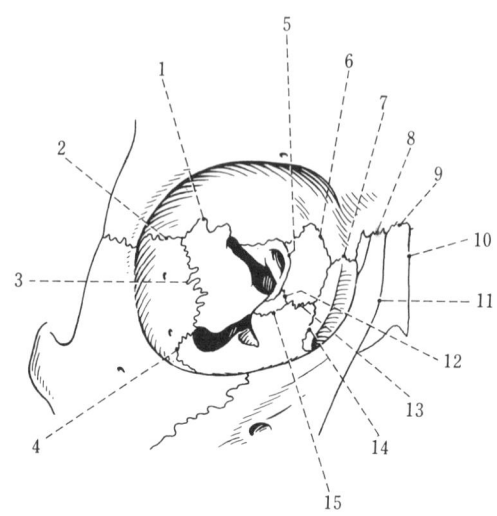

1. 蝶前頭縫合，2. 前頭頬骨縫合，3. 蝶頬骨縫合，4. 頬骨上顎縫合，5. 蝶篩骨縫合，6. 前頭篩骨縫合，7. 前頭涙骨縫合，8. 前頭上顎縫合，9. 前頭鼻骨縫合，10. 鼻骨間縫合，11. 鼻骨上顎縫合，12. 口蓋篩骨縫合，13. 篩骨上顎縫合，14. 涙骨上顎縫合，15. 口蓋上顎縫合

眼窩（頭蓋の縫合）

上顎縫合：篩骨と上顎骨の間．(19) 蝶頬骨縫合：蝶形骨と頬骨の間．(20) 蝶上顎骨縫合：蝶形骨と上顎骨の間．(21) 側頭頬縫合：側頭骨と頬骨の間．(22) 鼻骨間縫合：左右の鼻骨の間．(23) 鼻骨上顎縫合：鼻骨と上顎骨の間．(24) 涙骨上顎縫合：涙骨と上顎骨の間．(25) 涙骨甲介縫合：涙骨と下鼻甲介の間．(26) 上顎間縫合：顔面正中線において左右の上顎骨の間．(27) 口蓋上顎縫合：口蓋骨鉛直板と上顎体鼻腔面の間．(28) 口蓋篩骨縫合：口蓋骨と篩骨稜の間．(29) 正中口蓋縫合：骨口蓋の左右の間．すなわち左右の上顎骨間および口蓋骨間．(30) 横口蓋縫合：骨口蓋の後部を横走し，上顎骨と口蓋骨の間の縫合．(31) 鱗状縫合：縫合の形態上の分類に使われるほか，側頭骨鱗部と頭頂骨との縫合をさすことがある． （佐藤）

頭蓋の連結 Juncturae cranii, *craniovertebral joints*, cranio-vertebrale Verbindungen →脊柱・胸郭および頭蓋の連結

頭蓋冠 Calvaria, *skull-cap*, Schädeldach

頭蓋腔を円盤状におおっている部分を頭蓋冠という．全体が結合組織性骨より発生する．

頭蓋冠の外面は強い頭蓋骨膜におおわれている．骨は扁平骨で，緻密質からなる外板と内板があり，両者の間には海綿質からなる板間層がある．板間層には静脈管を含んだ板間管があり，外板または内板に開口する．

頭蓋冠の外面は平担で顕著な凸凹は認められず，上面観は卵円形を呈する．前頭骨および頭頂骨の軽度の膨隆を，それぞれ前頭結節および頭頂結節という．側面には上側頭線および下側頭線が認められる．頭蓋冠の前部を前頭，中部を頭頂，後部を後頭という．また両側面で下側頭線より下方の部分を側頭という．底面下面を外頭蓋底という．頭蓋冠の内面には凸凹が多く，脳回による指圧痕，脳溝による脳隆起，中硬膜動・静脈による動・静脈溝がある．

また内面には脳硬膜静脈洞によって形成された下記の静脈洞溝がある．

(1) 上矢状洞溝：　上矢状静脈洞をいれる．前頭鱗よりはじまり，両側頭頂骨の接合部，後頭鱗正中線を経て内後頭隆起に至り，左右いずれかの横洞溝に連なるが，右のものに連なる傾向が強い．上矢状洞溝の内部および外部には多数のクモ膜顆粒小窩*がある．

(2) 横洞溝：　横静脈洞を容れる．内後頭隆起からはじまり，ほぼ水平に外方に向かって横走し，側頭骨乳突部内面でS状洞溝に移行し頸静脈孔に開口する．またS状洞溝の初部からは上錐体洞溝が，その終部からは下錐体洞溝が分かれる．（→頭蓋） （児玉）

頭蓋骨 Ossa cranii, *neurocranium*, Gehirnschädel

頭蓋*は15種23個の骨，すなわち10種16個の頭蓋骨および5種7個の顔面骨により形成されている．

頭蓋骨は中枢神経および感覚器に接する部分を形成する骨格で下記のものよりなる．

後頭骨*（1個），蝶形骨*（1個），側頭骨*（1対2個），頭頂骨*（1対2個），前頭骨*（1個），篩骨*（1個），下鼻甲介*（1対2個），涙骨*（1対2個），鼻骨*（1対2個），および鋤骨*（1個）である．

頭蓋を構成する骨の分類には諸学者による見解の相違があり，後頭骨，蝶形骨，側頭骨，頭頂骨，前頭骨の5種7個を脳頭蓋とし，他の10種16個を顔面骨とする意見もある． （児玉）

頭蓋骨膜 Pericranium, *pericranium*, Pericranium →頭蓋冠

頭蓋骨癒合 Craniosynostosis, *craniosynostosis*, Kraniosynostose

頭蓋の縫合が早期に閉鎖し，そのため頭蓋の変形，脳の二次的な発育障害，頭蓋内圧の上昇などの症状が現れる状態をいう．頭蓋狭窄（狭頭）（craniostenosis）ともいう．遺伝要因が強

く，男性に多い．舟状頭（scaphocephaly）または長頭（dolichocephaly，矢状縫合に早期閉鎖がおこった場合，最も多い），短頭（brachycephaly，冠状縫合，人字縫合が早期に閉鎖した場合），尖頭（oxycephaly, acrocephaly）または塔状頭蓋（tower skull，矢状縫合および冠状縫合が閉鎖し，高い塔状を示す場合，舟状頭につづいて多い），三角頭（trigonocephaly，前頭縫合の早期閉鎖がおこったもの），斜頭（plagiocephaly，冠状・人字縫合の早期閉鎖が左右不対称に生じたもの）などがある． （谷村）

頭蓋泉門 Fonticuli cranii, *fontanelles*, Fontanellen

胎児，新生児，幼児の頭蓋冠*において結合組織性骨の骨化が完了していない部分をいい，結合組織性の膜によってふさがれており，動脈の拍動を観察または触手することができる．

頭蓋泉門のうちで恒常性のものは下記の4種である．

(1) 大泉門： 冠状縫合，矢状縫合，前頭縫合の間にある最大の泉門で菱形で，生後1年半ないし2年で閉鎖する．

(2) 小泉門： 矢状縫合，人字縫合の間にあり三角形で，生後3〜6カ月で閉鎖する．

(3) 前側頭泉門： 蝶頭頂縫合にあたる部分にあり，矩形または台形で，生後6カ月ないし1年で閉鎖する．

(4) 後側頭泉門： 頭頂乳突縫合にあたる部分にあり不規則な形で，生後1年ないし1年半で閉鎖する．

頭蓋泉門の異常として眉間の上方に眉間泉門がある．また過剰骨として大泉門部にブレグマ骨，小泉門部に前頭頂間骨，前側頭泉門部に翼上骨，後側頭泉門部にアステリオン骨を認めることがある． （児玉）

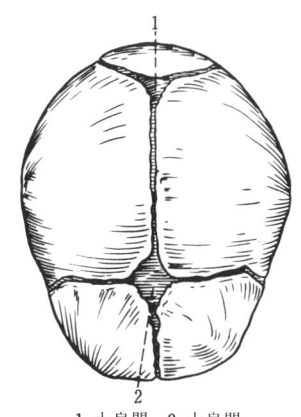

頭蓋底 Basis cranii, *base of skull*, Schädelbasis →外頭蓋底，内頭蓋底

頭蓋底長 Schädelbasislänge →頭蓋の計測

頭蓋表筋 Musculus epicranius, *epicranial musculature*, Schädelhaubenmuskel →表情筋

頭蓋披裂 Cranioschisis, *cranioschisis*, Cranioshisis

頭蓋*の正中線に沿って，脳をおおう組織の全部または一部に破裂ないし欠損が存在する場合をいう．潜在性二分頭蓋は最も軽度のもので，最も程度の重いものが無脳*である．後頭部が最も多く70〜85％を占めるが，頭頂や前頭部にも生じうる．

頭蓋骨*が欠損し，皮膚の下に脳膜ないし脳実質が脱出したものを頭瘤（cephalocele）という．これには，脳膜とこれに包まれた脳脊髄液とが脱出した脳膜瘤（cranial meningocele），それにさらに脳実質も加わり脱出した状態の脳膜脳瘤（meningoencephalocele），これに脳室の一部を含む脳膜水脳瘤（meningohydroencephalocele）があり，また脳瘤（encephalocele）とは脳膜が欠損し，直接脳実質が脱出している場合をいう．神経管の閉鎖の過程が障害され，そのため脳膜，頭蓋骨および結合組織などの原基となる間葉の癒合不全をきたし，ついで頭蓋骨（とくに後頭骨の鱗部）の骨化が障害されることにより生じる．しかし一方，神経管がいったん閉鎖したのち脳脊髄液の圧が増すことが初発過程であるとする説もある． （谷村）

導　管 Ductus excretorius, *excretory duct*, Ausführungsgang →外分泌腺

動眼神経 Nervus oculomotorius, *oculomotor nerve*, gemeinschaftlicher Augenmuskelnerv

眼筋*の多く（上直筋，下直筋，内側直筋，

1. 小泉門，2. 大泉門
上　面

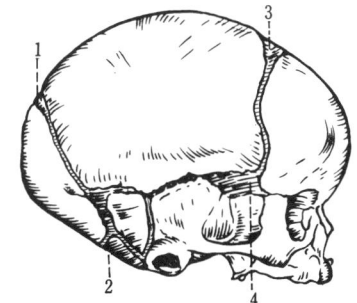

1. 小泉門，2. 後側頭泉門，3. 大泉門，4. 前側頭泉門
右側面
新生児頭蓋（頭蓋泉門）

下斜筋，上眼瞼挙筋）に分布する神経線維*を含むためにこの名がある．第3脳神経とも別称される．これらの神経線維は中脳*の上丘*の高さに存在する動眼神経核*に細胞体をもつ運動ニューロンの神経突起にほかならない．動眼神経には眼球内の毛様体や瞳孔の運動を調節する副交感神経*の節前線維も含まれており，これらの線維は毛様体神経節*の近くで動眼神経から離れて神経節内に入り，そこに存在する副交感神経節後ニューロンに対してシナプスを形成する．(→毛様体神経節) (山内)

動眼神経核 Nucleus nervi oculomotorii, *nucleus of the oculomotor nerve*, Oculomotoriuskern

第3脳神経，すなわち，動眼神経*の起始核であり，動眼神経運動神経細胞の集合である．中脳被蓋の正中線背側部の両側に存在し，中脳中心灰白質の腹方に位置する．動眼神経核の尾側端は滑車神経核*の吻側端とほとんど連続しており，動眼神経核の吻側端は中脳の最吻側レベルに達する．

動眼神経運動神経細胞はそれぞれの筋支配に対応して局在配列する．すなわち，下直筋支配細胞は核の背側部，内直筋支配細胞は核の腹側部，下斜筋支配細胞は前二者の中間部，上直筋支配細胞は内側部に位置し，それぞれ脳幹の長軸に平行な左右一対の細胞柱を形成する．これらのうち，上直筋支配細胞柱だけは反対側の筋を支配するが，その他は同側の筋を支配する．また，上眼瞼挙筋を支配する細胞柱は正中部に位置し，不対であって，動眼神経核の尾側1/3のレベルにのみ存在する（尾側正中核）．

以上のほか，副核（Edinger-Westphal核*）および正中核（Perlia核*）を含めて動眼神経核群（oculomotor nuclear complex）とされることが多い．(→動眼神経) (水野)

頭棘筋 Musculus spinalis capitis, *spinalis capitis* →固有背筋

洞結節 Tuberculum sinuale, *Müllerian tubercle*, Müllerscher Hügel

中腎傍管*の尾方癒合部（子宮腟管*）の末端部が尿生殖洞*の内面をおし上げるため生ずる小丘状の突出部を洞結節という．別名 Müller 結節または Müller 丘という．(沢野)

島限 Limen insulae, *limen insulae*, Inselschwelle →島

動原体 Centromerus (Kinetochorus), *centromere*, Kinetochor →有糸分裂，染色体

瞳孔 Pupilla, *pupil*, Augenstern, Sehloch

虹彩瞳孔縁が形づくる，ほぼ円形の開口．角膜*，前眼房*を通過した光が，ここを経て水晶体*，硝子体*，そして網膜*に達する．瞳孔の直径は明るさにより両側性に変化し（瞳孔反射），明所では〜1.0 mm（縮瞳），暗所では〜8.0 mm（散瞳）ぐらいである．副交感神経遮断剤（アトロピンなど）や交感神経刺激剤（アドレナリンなど）の点眼により持続的散瞳が可能で，眼科学的に広く応用されている（→虹彩）．

瞳孔は胎生期には虹彩内皮のつづきである瞳孔膜により閉じられているが，妊娠末期にこれが消失する．眼胞から眼杯が形成される過程で脈絡裂閉鎖が不完全な場合，いろいろの程度に虹彩瞳孔縁の欠損が残り，これを虹彩破裂（Coloboma iridis）という．(外崎)

瞳孔縁 Margo pupillaris, *pupillary margin*, Pupillarsaum →虹彩，瞳孔

瞳孔括約筋 Musculus sphincter pupillae, *pupillary sphincter muscle*, Irissphinkter →瞳孔，虹彩

瞳孔散大筋 Musculus dilatator pupillae, *pupillary dilator muscle*, Irisdilatator →瞳孔，虹彩

豆鈎靱帯 Ligamentum pisohamatum, *pisohamate ligament* →豆状骨関節

瞳孔膜 Membrana iridopupillaris, *pupillary membrane*, Pupillarmembran

発生途上の水晶体*は周囲を少量の間葉細胞を伴う毛細血管網で包まれている．この間葉性被膜を水晶体血管膜（Tunica vasculosa lentis）という．水晶体の前面では，この水晶体血管膜は瞳孔縁を越えて瞳孔の中に伸びる眼杯の間葉性被膜とひとつづきとなって瞳孔を閉ざす．この瞳孔を閉ざす薄い間葉組織を瞳孔膜という．胎生の中期において，虹彩の発育につれて後眼房*が形成されると，瞳孔膜は虹彩の瞳孔縁から水晶体の前面に広がる薄い膜となりやがて完全に消失する．瞳孔膜の消失によって前眼房*と後眼房が連続する．(溝口)

橈骨 Radius, *radius*, Speiche

語源 Radius は一点から放散する光，放線，転じて車輪の輻（スポーク）を意味し，この骨の形が輻に似ているところから命名された．また橈は，かい，オールを意味する．

前腕の外側（拇指側）にある長管状骨で，上下の両端と体を区別する．上端は細い円柱状であるが，下端は上端に比して著しく大きい．上

端には円盤状の橈骨頭があり，円盤の外周にあたる部分は尺骨*の橈骨切痕と橈骨輪状靱帯 (Ligamentum anulare radii) に接する．また，橈骨頭の上面は浅いくぼみになっており（橈骨頭窩），上腕骨*の小頭と関節をつくる．橈骨頭のすぐ下で橈骨体に移行する部分は急に細くなってくびれており，橈骨頸という．橈骨体は上端を除く大部分が三角柱状で，全体として外側に弓形にまがっており，前後および外側の3面と前後および内側の3縁が区別される．内側縁は他の2縁と異なり鋭い稜線になっており，骨間縁とよばれる．この縁と尺骨の同名縁との間には前腕骨間膜が張っている．

橈骨頸のすぐ下で橈骨体の前内側には卵円形にもり上がった橈骨粗面があり，上腕二頭筋の腱が停止する．また，外側面には回内筋の停止する粗面（回内筋粗面, Tuberositas pronatoria）がある．橈骨下端の外側面には茎状突起という下方に伸びる突起があり，内側面には三角形の関節面をもった尺骨切痕があり，尺骨の関節環状面と関節をつくる．また，後面には3〜4個の縦に走る溝がある．橈骨下端の下面にあるくぼみは手根関節面で中央にある弱い隆線によって内外二つの関節面に分けられている．内側の関節面には月状骨が，外側のものには舟状骨が接している．　　　　　　　　　（高橋）

橈骨窩 Fossa radialis, *radial fossa*, Fossa radialis →上腕骨

橈骨頸 Collum radii, *neck of radius*, Cullum radii →橈骨

橈骨手根関節 Articulatio radiocarpea, *radio-carpal joint*, proximales Handgelenk

橈骨下端の手根関節面と関節円板（→下橈尺関節）よりなる関節窩と，近位列の手根骨*すなわち舟状骨，月状骨，三角骨の近位面が作る関節頭によって生じた楕円関節．豆状骨および尺骨は関係しない．2軸性の運動を行い，手を掌側と背側にまげ（屈曲・伸展），また母指側と小指側へまげる（側屈）．そのほか，これらの運動を連続して行う描円運動（circumduction）ができる．屈曲伸展の範囲は約170°である．また小指側への側屈は約40°で，母指側への側屈（約15°）より大きいが，これは関節面の傾きによる．これに属する靱帯として次のものがある．

(1) 掌側橈骨手根靱帯は，手掌側にあり，橈骨下端からおこって扇形にひろがり，近位列の手根骨へ．

(2) 掌側尺骨手根靱帯は，手掌面で尺骨の茎状突起より手根骨へ．

(3) 背側橈骨手根靱帯は，手背にあって，強く発達した線維束で，橈骨下端より扇形に放散して手根骨背側面へ．

(4) 内側手根側副靱帯は，尺骨茎状突起より三角骨と豆状骨へ．(2)の靱帯の最も小指側の一部をいう．

(5) 外側手根側副靱帯は，橈骨下端の茎状突起より出て舟状骨へ達する．(3)の靱帯のうち最も母指側にある部分に相当する．この靱帯の表層を橈骨動脈が通る．　　　　　（河西）

橈骨手根靱帯 Ligamenta radiocarpea, *radiocarpal ligaments* →手根靱帯

橈骨静脈 Venae radiales, *radial veins* →上腕静脈

橈骨神経 Nervus radialis, *radial nerve*,

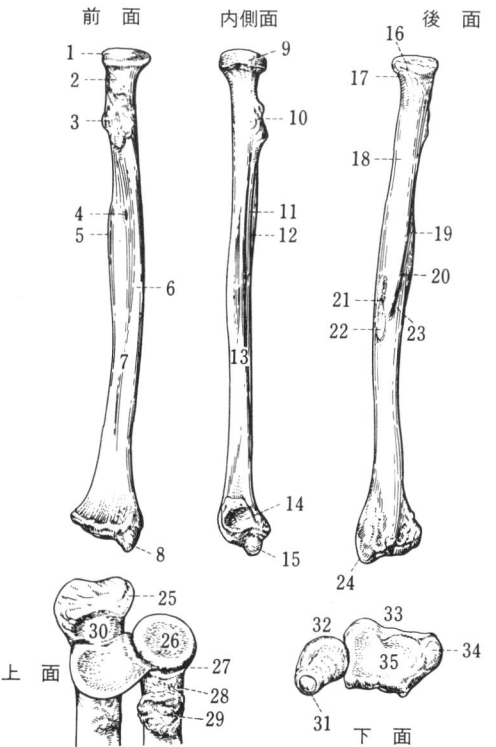

1. 橈骨頭, 2. 橈骨頸, 3. 橈骨粗面, 4. 栄養孔, 5. 骨間縁, 6. 前縁, 7. 前面, 8. 茎状突起, 9. 関節環状面, 10. 尺骨粗面, 11. 前面, 12. 骨間縁, 13. 後面, 14. 尺骨切痕, 15. 手根関節面, 16. 橈骨頭, 17. 橈骨頸, 18. 橈骨体, 19. 骨間縁, 20. 後縁, 21. 外側面, 22. 回内筋粗面, 23. 前面, 24. 茎状突起, 25. 肘面, 26. 橈骨頭窩, 27. 関節環状面, 28. 橈骨頸, 29. 橈骨粗面, 30. 滑車切痕, 31. 尺骨の茎状突起, 32. 尺骨, 33. 橈骨, 34. 橈骨の茎状突起, 35. 手根関節面

橈骨

Speichennerv

腕神経叢*の枝であり，上腕深動脈とともに上腕三頭筋を貫いて上腕骨*の後面を斜め下方に走り肘窩の外（橈）側部に達する．以上の経過中に後上腕皮神経，下外側上腕皮神経，後前腕皮神経などの皮枝および上腕三頭筋，肘筋，上腕筋の外側部，腕橈骨筋，長橈側手根伸筋への筋枝を出す．肘窩の部位で橈骨神経は2終枝に分かれる．その一つは手背橈側半の皮膚に分布する枝を出したのちに背側指神経となって中指の中央よりも橈側の背側指縁の皮膚に分布する．他は後〔前腕〕骨間神経となって前腕のすべての伸筋群に筋枝をあたえる．

なお橈骨神経と同じく腕神経叢の後神経束のつづきである神経に肩甲下神経（肩甲下筋と大円筋に分布），胸背神経（広背筋に分布），腋窩神経（三角筋および小円筋に筋枝をあたえた後，上外側上腕皮神経となり上腕外側および後側の皮膚に分布）の三者がある． （山内）

橈骨神経溝 Sulcus n. radialis, *groove for radial nerve*, Sulcus n. radialis →上腕骨

橈骨切痕 Incisura radialis, *radial notch*, Incisura radialis →尺骨

橈骨粗面 Tuberositas radii, *tuberosity of radius*, Tuberositas radii →橈骨

橈骨体 Corpus radii, *body or shaft of radius*, Corpus radii →橈骨

橈骨頭 Caput radii, *head of radius*, Caput radii →橈骨

橈骨動脈 Arterial radialis, *radial artery*, Speichenschlagader

橈骨頸の高さで上腕動脈*より分岐し，前腕の橈側（外側）に沿って手根部まで下行し，次いで手根の外側（母指側）をまわって手背に達し，母指と第2指の中手骨間隙にある第1背側骨間筋の両頭の間を通って手掌に出る．前腕近位部では腕橈骨筋におおわれて走るが，遠位部では表在性になり，皮膚と前腕筋膜のおおわれるのみとなる．ことに手根部の近くではきわめて浅く，またその深層は橈骨下端に接するため，この部で脈搏を触れるのが容易である．この部は橈側手根屈筋のすぐ外側にあたる．手根から手背にいたる経路は，長母指外転筋，短母指伸筋，そして長母指伸筋の下で，いわゆるtabatièreを通る．

枝：

(1) 橈側反回動脈： 肘関節のすぐ遠位で分岐し，橈骨神経に沿って腕橈骨筋と上腕筋の間を上行し，これらに筋枝を与えたのち，上腕骨外側上顆の前面で橈側側副動脈と吻合する．

(2) 掌側手根枝： 手根部で分岐する細枝．手根骨の掌側を下行して手根部の掌側手根動脈網へ．

(3) 浅掌枝： 本幹が手根の外側をまわって手背に向かう地点で分岐する細枝で，母指球筋の表層，またはこれを貫いて手掌に出て，尺骨動脈の枝とともに浅掌動脈弓をつくる．

(4) 背側手根枝： 母指への伸筋の腱の下でおこる細枝で，手根の背側面を小指側へ横走し，背側手根動脈網へ入る．

　(i) 背側手根動脈網：指伸筋群の腱の深層で，手根部の背側につくられる動脈網で，橈骨動脈の背側手根枝，尺骨動脈の同名枝，さらに前および後骨間動脈によってつくられる．これからは，通常3本の背側中手動脈が出る．

　(ii) 背側中手動脈：通常4本を区別できる．第1背側中手動脈は，橈骨動脈の本幹が第1背側骨間筋を貫くあたりで分岐して，直ちに二分して母指と第2指の対向縁へ．第2，3，4背側中手動脈は背側手根動脈網よりおこり，それぞれ背側骨間筋の表層を前進して，指の基部で二分して第2〜5指の対向縁へ分布する．

　(iii) 背側中手動脈：4本の背側中手動脈が，それぞれ指の基部で二分して生ずる．これらの枝は母指から小指にいたる各指の対向縁に分布する．母指の橈側縁への背側指動脈は，橈骨動脈より直接に分岐し，また小指の尺側縁に対するものは，尺骨動脈の背側手根枝より分岐する．

(5) 母指主動脈： 橈骨動脈の2終枝の一つ．橈骨動脈が第1背側骨間筋を貫いて手掌に出た地点で分岐する．そのあと第1中手骨の尺側縁に沿って前進して，長母指屈筋の腱の深層で二分して母指の両側縁へ．

　(i) 示指橈側動脈：母指主動脈に接して橈骨動脈より分岐し，第1背側骨間筋と母指内転筋の間を前進して，第2指の橈側縁へ．母指主動脈と共同幹をつくって分岐することも多く，このときにはこの共同幹は第1掌側中手動脈に相当する．

(6) 深掌動脈弓： 橈骨動脈の2終枝の一つ．手掌の深層で，指屈筋腱および母指内転筋斜頭と骨間筋との間にあり，尺骨動脈よりの深掌枝と結合して遠位に凸の動脈弓をつくる．尺骨神

経の深枝が尺側からこれに伴行する．この動脈弓からは3本の掌側中手動脈が分岐して指へ向かう．

　(i) 掌側中手動脈：3本ないし4本あり．深掌動脈弓の凸面よりおこり，指屈筋の深層で骨間筋の掌側を前進して，指の基部で総掌側指動脈に合する．

　(ii) 貫通枝：3本あり，深掌動脈弓より分岐して，第2，3，4中手骨骨間隙でそれに相当する背側骨間筋の両頭の間を通って手背に出て，背側中手動脈へ吻合する．(→腋窩動脈)
　　　　　　　　　　　　　　　　(河西)

橈骨輪状靱帯 Ligamentum anulare radii, *anular ligament*, Ringband　→肘関節

頭最大長 *head length*, Größte Hirnschädellänge　→頭蓋の計測

頭最大幅 *head breadth*, Größte Hirnschädelbreite　→頭蓋の計測

頭最長筋 Musculus longissimus capitis, *longissimus capitis*　→固有背筋

導出静脈 Venae emissariae, *emissary veins*

頭蓋骨*の小孔を通る小静脈であり，頭蓋内の硬膜静脈洞*と頭蓋外の静脈を連絡する．次の導出静脈がみられるが，かならずしもすべてが常に存在するわけではない．

(1) 頭頂導出静脈：頭頂孔を通過し，上矢状静脈洞と頭皮の静脈を結合する．

(2) 乳突導出静脈：乳突孔を通り，S状静脈洞を後耳介静脈または後頭静脈に連結する．

(3) 顆導出静脈：後頭骨顆管を通り，S状静脈洞と後頭三角の静脈とを連絡する．

(4) 後頭導出静脈：外後頭隆起の上方を通り，静脈洞交会と後頭静脈とを結合する．

(5) 舌下神経管静脈叢：舌下神経管を通過し，S状静脈洞と内頚静脈とを連絡する．

(6) 卵円孔静脈叢：卵円孔を通り，海綿静脈洞と翼突筋静脈叢とを連絡する．

(7) 頚動脈管静脈叢：内頚動脈に随伴して頚動脈管を通過し，海綿静脈洞と内頚静脈を連絡する．(→板間静脈)　　　(佐藤)

道上棘 Spina supra meatum, *suprameatal triangle*　→鼓室部

豆状骨 Os prisiforme, *pisiform bone*, Brbsenbein　→手根骨

豆状骨関節 Articulatio ossis pisiformis, *pisiform joint*, Erbsenbeingelenk

豆状骨と三角骨の手掌面を結ぶ平面関節で，多少の可動性がある．関節腔はときに橈骨手根関節*と交通する．豆鈎靱帯は豆状骨から有鈎骨鈎へのび，豆中手靱帯は同じく第5中手骨底へつく．両靱帯は，尺側手根屈筋の腱の延長とみなされる．　　　　　　　　(河西)

洞小室球 Bulbus sinu-utricularis

男性では中腎傍管*の尾側端残存部が小憩室様に拡張して，前立腺小室を形成するといわれてきている．しかし，前立腺小室は中腎傍管と関係なく尿生殖洞*から生ずるという説もある．このとき，女性胎児における洞腟球にあたるものを洞小室球とよぶ考えがある．　(沢野)

頭踵長 *crown-heel length*, Scheitel-Fersen-Länge　→胎児計測

動静脈吻合 Anastomosis arteriovenosa, *arteriovenous anastomosis*, arteriovenöse Anastomose

毛細血管*を通じないで，直接大きな径の連絡管により動脈が静脈につながることをいう．動静脈吻合は体の多くの部位に存在し，とくに手掌，足底および指の皮膚，爪床などにみられることは古くから知られている．吻合枝は動脈や細動脈から側枝としておこり，迂曲ないし直線の走向をとり，静脈ないし細静脈と連結する．吻合部は中膜および外膜が厚くなっており，中膜では平滑筋層が発達している．この部位の平滑筋細胞はしばしば特殊化し上皮様細胞の像を呈する．平滑筋層は交感神経系からの神経終末を豊富に受けている．多かれ少なかれ括約筋としての役割をもつと考えられる．吻合枝が閉じれば，血液は毛細血管を通ることになり，他方，筋が弛緩して開けば，血液は毛細血管を避け，直接細静脈にそそぐ．したがって，動静脈吻合は組織への血液の供給を調節する重要な構造と考えられる．(→糸球小体)　(石川)

頭前体腔胞 Vesiculae coelomaticae procephalicae

胎生第3週の後半において，神径板の頭側端部の外周を囲む中胚葉*（心臓形成領域）の中に生ずる腔胞状の組織間隙をいう．これらは互いに融合して心膜腔の原基となる．(→胚内体腔)　　　　　　　　　　　(溝口)

橈側手根屈筋 Musculus flexor carpi radialis, *flexor carpi radialis*, radialer Handbeugemuskeln　→上肢の筋

橈側手根屈筋の腱鞘 Vagina synovialis tendinis musculi flexoris carpi radialis, *tendon sheath of the flexor carpi radialis*

同筋の腱を包む腱鞘で，屈筋支帯*の下で手

根管の橈側部を通る. （河西）

橈側手根伸筋の腱鞘 Vagina tendinum musculonum extensorum carpi radialium, *tendon sheath of the extensor carpi radialis* →伸筋支帯（手の）

橈側正中皮静脈 Vena mediana cephalica, *median cephalic vein* →尺側皮静脈

橈側側副動脈 Arterial collateralis radialis, *radial collateral artery* →上腕動脈

橈側反回動脈 Arteria recurrens radialis, *radial recurrent artery* →橈骨動脈

橈側皮静脈 Vena cephalica, *cephalic vein*

上肢の橈側縁を上行する皮静脈で，尺側皮静脈＊とともに発生初期における上肢の辺縁静脈（Randvenen）に由来する．手背静脈網の橈側部に発し，前腕の橈側縁を上行し，途中で前腕の前面・後面より静脈を入れ，肘窩の外側縁を経て，上腕二頭筋の外側にある外側二頭筋溝を上行し，次いで大胸筋と三角筋の間の溝を通り，鎖骨の直下で深層に入って腋窩静脈＊にそそぐ．肘窩の付近では，外側前腕皮神経と伴行する．

枝：

(1) 副橈側皮静脈： 前腕の後面を橈側皮静脈の尺側に沿って上行する皮静脈で，手背静脈網に発し，肘窩の付近で橈側皮静脈にそそぐ．常在のものではない． （河西）

〔島〕短回 Gyri breves insulae, *gyri breves*, Gyri breves insulae →島

洞腟球 Bulbus sinuvaginalis, *sinovaginal bulb*, Conus vaginalis

子宮腟管＊の尾端は発生第9週に尿生殖洞＊の背壁に到達するが，これをとり囲んで尿生殖洞の内胚葉上皮が増殖して，1対の充実性隆起を形成し，増大して次第に子宮腟管の尾側端と尿生殖洞壁の間を隔てる．これを洞腟球とよび，将来腟の形成に参与する． （沢野）

豆中手靱帯 Ligamentum pisometacarpeum, *piso-metacarpal ligament* →豆状骨関節

頭 頂 Vertex, *parietal*, Scheitel →頭蓋冠

頭 腸 Kopfdarm(独)

前腸前端部の咽頭になる領域と，口腔とを合したものの名称.（→前腸） （森）

頭頂縁 Margo parietalis, *parietal border* →前頭骨，大翼，鱗部

〔島〕長回 Gyrus longus insulae, *gyrus longus*, Gyrus longus insulae →島

頭頂下溝 Sulcus subparietalis, *subparietal sulcus*, Sulcus subparietalis →頭頂葉

頭頂間溝 Sulcus intraparietalis, *interparietal sulcus*, Sulcus interparietalis →頭頂葉

頭頂間骨（インカ骨） Os iterparietale, *interparietal bone*, interparietal Bein(Os incae, *inca bone*, Inca-bein)

後頭鱗上部の後頭面には左右の頭頂骨にはさまれて独立の骨が存在することがあり，頭頂間骨という．ペルーのインカ帝国の遺跡から出土した頭蓋に多くみられたのでインカ骨ともいう．結合組織性骨として発生する後頭鱗の上部が下方の軟骨性骨と癒合しないために生じる．頭頂間骨は二分，三分していることもある.（→後頭骨） （高橋）

頭長筋 Musculus longus capitis, *longus capitis*, langer Kopfmuskel →椎前筋

頭頂屈曲 Flexura cephalica, *cranial flexure*, Scheitelbeuge

神経管＊が形成されたころに脊索頭端の高さで神経管は腹側に凹に弯曲する（図参照）．弯

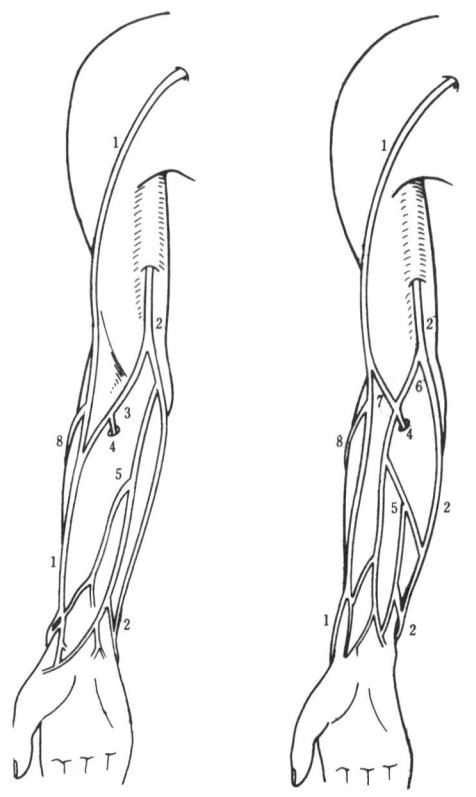

1. 橈側皮静脈，2. 尺側皮静脈，3. 肘正中皮静脈，4. 皮静脈と深静脈との吻合，5. 前腕正中皮静脈，6. 尺側正中皮静脈，7. 橈側正中皮静脈，8. 副橈側皮静脈

上肢の皮静脈（典型的なもの2例，右前面）

曲の頂点は胎児の頭頂に相当するので頭頂屈曲の名があるが，神経管では中脳胞が弯曲している．これにおくれて，延髄脊髄の移行部で神経管は腹側に凹に弯曲し，これを頚部屈曲*とよぶ．さらにおくれて，後脳胞が腹側に凸に弯曲し，この弯曲の頂点に橋が形成されるところから橋部屈曲*の名がある．　　　　　　（金光）

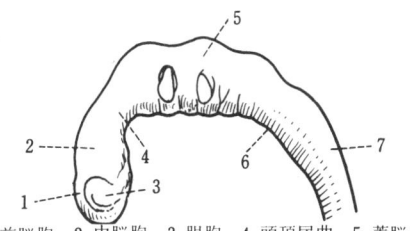

1. 前脳胞，2. 中脳胞，3. 眼胞，4. 頭頂屈曲，5. 菱脳胞，6. 頚部屈曲，7. 脊髄管
体長3.34mm

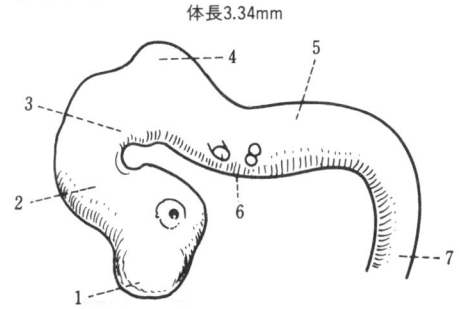

1. 終脳胞，2. 間脳胞，3. 中脳胞，4. 小脳，5. 髄脳胞，6. 橋屈曲，7. 脊髄管
体長9.76mm
頭頂屈曲

頭頂結節 Tuber parietale, *parietal tuber*, Scheitelhöcker →頭頂骨

頭頂孔 Foramen parietale, *parietal foramen* →頭頂骨

頭頂後頭枝 Ramus parietooccipitalis, *parietooccipital branches* →椎骨動脈

頭頂骨 Os parietale, *parietal bone*, Scheitelbein

頭頂骨は頭蓋冠*の大部分を形成するほぼ四角形の扁平骨で，4縁，4角，2面を有する．4縁のうち後方で後頭鱗に接する部分を後頭縁といい人字縫合をなし，前方で前頭骨に接する部分を前頭縁といい冠状縫合をなし，上方で他側の頭頂骨と接する部分を矢状縁といい矢状縫合をなし，下方で側頭鱗に接する部分を鱗縁といい鱗状縫合をなす．4角のうち後上角の後頭角は鈍角，後下角の乳突角は鋭角，前上角の前頭角はほぼ直角，前下角の蝶形骨角は鋭角をなす．外面は頭頂面ともよばれ凸面をなし，中央

部でとくに膨隆した部分を頭頂結節という．頭頂結節は胎児および若年頭蓋で著明である．また左右両側の頭頂結節間の距離が頭蓋の幅の最も広いところ，すなわち最大脳頭蓋幅径として知られている．頭頂結節の下方に上下2本の弓状の線が認められるが，上の線を上側頭線といい側頭筋膜の着く所であり，下の線を下側頭線といい側頭筋の着く所である．矢状縫合の後方部に頭頂孔という小孔があり，ここを頭頂導出静脈が通る．内面は大脳面ともよばれ凹面をなし，指圧痕，脳隆起，動脈溝などが認められ，骨の上縁に沿って幅の広い矢状溝があり，他側の頭頂骨の同名溝と合して完全な上矢状洞溝となる．この近くには多数の小窩があり，クモ膜顆粒小窩といい，クモ膜顆粒をいれる．また乳突角の部分にはS状洞溝の上部の一部が認められる．　　　　　　　　　　　　　　（児玉）

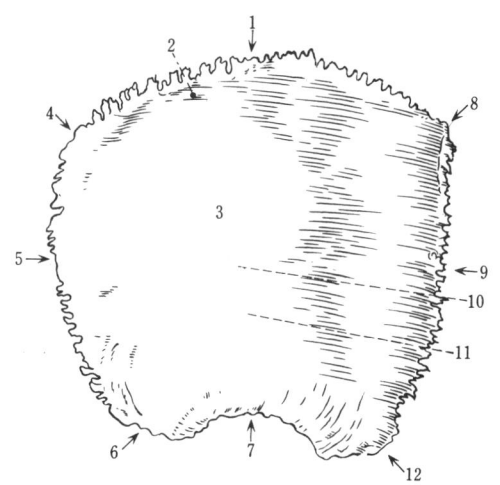

1. 矢状縁，2. 頭頂孔，3. 頭頂結節，4. 後頭角，5. 後頭縁，6. 乳突角，7. 鱗縁，8. 前頭角，9. 前頭縁，10. 上側頭線，11. 下側頭線，12. 蝶形骨角
頭頂骨（右側，外面）

頭頂枝（浅側頭動脈の） Ramus parietalis, *parietal branch* →外頚動脈

頭頂枝（前大脳動脈の） Rami parietales, *parietal branch* →大脳動脈

頭頂枝（中大脳動脈の） Rami parietales, *parietal branch* →大脳動脈

頭頂切痕 Incisura parietalis, *parietal notch* →鱗部

頭頂導出静脈 Vena emissaria parietalis, *parietal emissary vein* →導出静脈

頭頂乳突縫合 Sutura parietomastoidea →頭蓋の縫合

頭長幅示数 *cranial index*, Längen Breiten

Index des schädels
（頭最大幅／頭最大長）×100で表される示数.
頭長幅示数の値は人種によって差があり，環境の影響で変動しないので，頭の形を表すものとして最もよく用いられ，示数の大きさによって次のように分類されている．

現生の人種では短頭と中頭が優勢で，とくにアジアやヨーロッパではこの傾向が強い．また，時代的にみると，旧石器時代以前の人類は長頭であったが，時代が下るにつれて中頭や短頭の割合がふえていき，現在もなお短頭化の傾向がつづいている（短頭化現象，brachycephalization）． （高橋）

〔頭長幅示数〕

超長頭	～64.9
過長頭	65.0～69.9
長頭	70.0～74.9
中頭	75.0～79.9
短頭	80.0～84.9
過短頭	85.0～89.9
超短頭	90.0～

頭頂葉 Lobus parietalis, *parietal lobe*, Scheitellappen
中心溝の後方にあり，外側溝の上方，頭頂後頭溝の前方に位置する．上外側面において，中心溝の後方にこれと平行して走る中心後溝があり，これら二つの溝の間に中心後回を形成する．ここに体性感覚野が位置する．中心後溝の後方を大脳半球*上縁にほぼ平行に走る頭頂間溝があり，これによって上および下頭頂小葉が区別される．これら小葉は頭頂連合野とされている．下頭頂小葉はさらに小さな溝により前方の縁上回と後方の角回とに分けられる．内側面では，帯状溝の後方延長部と考えられる頭頂下溝とよばれる短い溝がある．中心傍小葉（後部）の後方には楔前部とよばれる部分がある．これは帯状溝の縁部，頭頂下溝，頭頂後頭溝などで囲まれた部分である．さらにこの後方は，後頭葉に属する楔部に接している． （川村 光）

頭殿長 *crown-rump length*, Scheitel-Steiß-Länge →胎児計測

頭突起 Processus chordalis, *head process*, Kopffortsatz
原始窩*を通って深部に陥入，胚盤の下面正中線を前方に伸びて脊索前板に達する充実性細胞索で脊索突起ともいう．脊索*の原基で体の主軸を決定する．（→脊索） （沢野）

頭半棘筋 Musculus semisspinalis capitis, *semispinalis capitis* →固有背筋

頭板状筋 Musculus splenius capitis, *splenius capitis* →固有背筋

頭部の筋 Musculi capitis, *muscles of the head*, Kopfmuskeln
頭部には次のような筋がある．
(1) 表情筋*（顔面神経支配）
(2) 咀嚼筋*（三叉神経支配）
(3) 眼筋*（動眼・滑車・外転神経支配）
(4) 中耳の筋（三叉・顔面神経支配）
(5) 舌筋*（舌下神経支配）
(6) 軟口蓋と口峡の筋（三叉・舌咽・迷走神経支配）
(7) 咽頭筋（舌咽・迷走神経支配）
以上の筋群のうち，(3)，(4)は感覚器官の付属器として，また(5)，(6)，(7)は消化器官の一部分として扱われるのが慣例である．したがって，単に頭部の筋という場合には，(1)と(2)だけをさすことが多い．表情筋は舌骨弓由来で顔面浅層にあり，顔面筋または浅頭筋*ともいう．咀嚼筋はその深層にあり，顎骨弓由来の筋で深頭筋*ともよばれる．（→表情筋，咀嚼筋）
 （佐藤）

頭部の筋膜 Fasciae capitis, Binden des Kopfes
頭部の筋は浅頭筋（表情筋*）と深頭筋（咀嚼筋*）とに分けられるが，さらに下層に口腔の筋層，すなわち頰筋と上咽頭収縮筋があり，

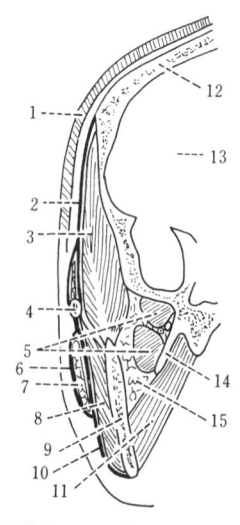

1. 皮膚，2. 側頭筋膜，3. 側頭筋，4. 頰骨弓，5. 外側翼突筋，6. 耳下腺筋膜，7. 耳下腺，8. 咬筋，9. 下顎骨，10. 咬筋筋膜，11. 内側翼突筋，12. 頭蓋冠，13. 頭蓋腔，14. 蝶形骨の翼状突起，15. 頰脂肪体

頭部の筋膜（前頭断）

結局3層と考えることができる．しかし，この3層のうち表情筋は皮筋であるので，明確な筋膜をもたないし，むしろ筋膜の上を走る．したがって，頭部の筋膜は咀嚼筋の筋膜と口腔・咽頭の筋膜の2葉と考えられる．

咀嚼筋の筋膜は側頭筋膜と咬筋筋膜である．側頭筋膜は側頭筋をおおい，上方では上側頭線につき，下方では浅深2葉に分かれて，浅葉は頬骨弓外側面，深葉は同内側面につく．咬筋筋膜は咬筋をおおい，後方では耳下腺を包んで耳下腺筋膜となり，乳様突起と耳介に結合する．下方は下顎骨縁について頚筋膜浅葉につづくほか，下顎骨の内側に反転して翼突筋の内面をおおって蝶形骨翼状突起に達する．

口腔・咽頭筋の筋膜は，前方では頬筋筋膜として頬筋をおおい，後方では翼突下顎縫線を経て上咽頭収縮筋の筋膜につづく． （佐藤）

洞房結節（キース-フラックの結節） Nodus sinuatrialis, *sinuatrial node* (*sinus node*, *the node of* Keith–Flack), Sinusknoten →刺激伝導系

動脈円錐 Conus arteriosus (Infundibulum ともよぶ) →心臓，心球

動脈幹 Truncus arteriosus

心臓原基頭側端の心球につづき，咽頭の腹側正中をすすんで左右の鰓弓動脈*に分かれるまでの間の部分をいう．初期の循環系において，全動脈系の基根部となる．後に大動脈*と肺動脈幹に分かれる．（→肺区域） （森）

動脈管 Ductus arteriosus, *arterial duct*, Ductus arteriosus

Botallo管ともいう．左第6鰓弓動脈が気管支肺芽に沿って肺原基に入る枝を分けたあとの遠位部が，左背側大動脈に合流するまでの部分．動脈幹*が上行大動脈と肺動脈幹に分離した後も，この部は肺循環と体循環との間の短絡路として働き，肺呼吸のない胎児での循環路の特色の一つである．出生後，肺循環の開始に伴い，血流が減少し，ついには閉鎖して，のちに動脈管索を残す．（→肺区域） （森）

動脈管開存 Ductus arteriosus persistens, *patent ductus arteriosus*, offener Ductus arteriosus

動脈管は生後3カ月ぐらいまでに閉鎖するが，それが閉鎖せず，開存したままの状態にあるもの．PDAと略称される．出生児2000～4000例中1例の割合でおこるとされる．高地の児に多くみられる．女性により多い．心臓奇形例中15％前後にあたる．その発生過程は，動脈管の筋が収縮をせず，動脈管の閉鎖の進行が不全となることである．その成因は，多元的であるが，常染色体のトリソミー*や転座*に伴う例もある．母体の風疹罹患によっても生じる．他の心奇形の随伴する頻度は5～15％で，本症例中14％の頻度で心臓以外の奇形として脊柱側弯，胸骨奇形，内反足，眼の奇形，精神遅滞などが随伴する． （谷村）

動脈管索 Ligamentum arteriosum, *arterial ligament*, Ligamentum arteriosum →肺区域

動脈幹中隔 Septum trunci →大動脈肺動脈中隔

動脈溝 Sulci arteriosi, *arterial grooves*, arterienfurchen →内頭蓋底

動脈周囲神経叢 Plexus periarterialis, *periarterial plexus*, Plexus periarterialis

自律神経*の末梢枝は錯綜した走行を示していわゆる自律神経叢*を形成することが多いが，そのような神経叢が動脈壁をとりまく場合，これを動脈周囲神経叢という（→自律神経叢）．交感神経*も副交感神経*もともに動脈周囲神経叢の形成にあずかるが，どちらかといえば交感神経性の神経線維が動脈周囲神経叢の主体をなすのが普通である．また動脈周囲神経叢内にも，他の自律神経叢内におけると同様に神経節が散在する（→自律神経節）．動脈周囲に自律神経叢がきわめてしばしば形成されることの意味としては，動脈自体が自律神経の強い支配を受けること，および動脈壁を一つの通り道として自律神経が終末器官に到達する場合が多いことがあげられる． （山内）

透明帯 Zona pellucida, *zona pellucida*, Zona pellucida →受精，卵子の発生

透明帯反応 *zona reaction*

精子進入後，表層粒*の内容物が囲卵腔に放出され（cortical reaction），これによって生化学的に透明帯の蛋白が変化をうけ，透明帯が後続の第2，第3の精子の透明帯貫通を拒絶する反応である．この反応は多精子進入（polyspermy, polyspermic fertilization）の防御機構である．（→受精） （大浦）

透明中隔 Septum pellucidum, *septum pellucidum or transparent septum*, Septum pellucidum

左右の側脳室前角を分離する一対の薄い板（透明中隔板）と，その間の間隙（透明中隔腔）からなる．透明中隔板は脳梁と脳弓の間に張られているが，ヒト成人脳では左右の板が密着し

ていることが多い．ヒトの中隔部は下等動物に比べて発達が劣るが，そこに中隔核が細胞集団として認められ，その他にも，皮質部とみなされる梁下野や終板傍回も含められる．

(川村 光)

透明中隔腔 Cavum septi pellucidi, *cave of septum pellucidum*, Cavum septi pellucidi →透明中隔

透明中隔静脈 Vena septi pellucidi →大脳静脈

透明中隔板 Lamina septi pellucidi, *lamina of septum pellucidum* →透明中隔

動 毛 Kinocilium, -a pl., *kinocilibium*, Kinozilien

線毛*に同じ．不動毛と区別する際に使われる．（→線毛） (山田)

洞様血管 Vas sinusoideum, *sinusoid*, Sinusoid

類洞*ともいい，非常に壁が薄く，かなり大きな管腔と不規則な横断輪部を示す血管．肝臓，脾臓，骨髄およびいくつかの内分泌腺にみられ，特殊な毛細血管とみなされる．したがって，洞様毛細血管（Vas capillare sinusoideum）ともよばれる．その構造は器官によりいくぶん異なる．内皮の形態からは有窓型と不連続型が区別できる．有窓洞様血管（fenestrated sinusoid）は内分泌腺にみられる．不連続洞様血管（discontinous sinusoid）は哺乳類の肝臓実質にみられ，内皮細胞内および細胞間に大きな隙間がある．この肝臓型の洞様血管では基底板は不連続であるか，まったく認められない．また内皮には食機能の活発な細胞（Kupffer細胞）が組み込まれており，これは大食細胞系に属する．脾臓や骨髄の洞様血管はその器官に特有な構造をしている．脾臓では脾洞をなし，杆状細胞が平行に並んで洞壁を構成し，細胞間に大きな隙間がある．洞様血管は普通の毛細血管より，はるかに透過性が高い．肝臓の洞様血管では細胞より小さい物質の血管外漏出を妨げるものは何もなく，類洞周囲隙の液の組成は血漿のそれと実際上は同じである．（→毛細血管，類洞） (石川)

洞様毛細血管 Vas sinusoideum, *sinusoid*, Sinusoide →類洞

独立脂腺 Glandula sabacea speparata, *independent sebaceous gland*, freie Talgdrüse →脂腺

突 出 Protrusio, *protrusion*, Protrusion, Ausstülpung

形態形成運動*の一様式で，胚の上皮の一部が前方または側方に向かって，胚表からつき出る過程をいう．

たとえば脊索の形成，鰓嚢の形成，下垂体後葉形成の際の漏斗部の態度，副鼻腔の形成，尿膜の形成などにこの様式の形態形成運動がみられる． (沢野)

突然変異 Mutatio, *mutation*, Mutation

生物にみられる変異のうち，その系統の祖先になかった形質が突然に現れたり，あったものが消滅したりする不連続的な変異．分離や遺伝的組換えによって親になかった形質を生ずる場合は含めない．一つの遺伝子内の変化（DNAの微少変化）を遺伝子突然変異*とよび，染色体の変化によるものすなわち多数の遺伝子にまたがるものを染色体突然変異*とよぶ．狭義には前者の遺伝子突然変異のみをさす．最初の突然変異が有性生殖をする生物の生殖細胞に生じた場合には，配偶子をとおして次の世代に伝えられ，体細胞も生殖細胞もすべてその突然変異をもつ新しい突然変異体ができ，さらに次の世代へと伝えられていく．突然変異は自然にもおこり得るし，各種の突然変異原*を作用させることによって人為的に誘発することもできる．

(谷村)

突然変異原 *mutagen*, Mutagen

変異原とも略称される．また，突然変異誘発要因ともいわれる．任意の生物の任意の遺伝子や染色体における突然変異率を，自然突然変異がおこる率（普通の遺伝子では10^{-7}～10^{-5}くらい）よりも有意に高める効力をもつあらゆる外因をいう．物理的なものとしては，X線，放射性同位元素から出るγ線のような電離放射線，紫外線，異常温度，異常pHなどがある．紫外線の作用機作に関しては核酸分子中に含まれるピリミジン塩基に対するいくつかの光化学反応が突然変異をもたらすことが知られている．化学的突然変異誘発要因は非常に多種多様で，アルキル化剤，塩基類似体，色素，アルデヒド，酸化薬，エポキシド，多環炭化水素，ニトロおよびニトロソ化合物，亜硝酸塩，金属類などが知られている．近年，ヒトの生活環境中に存在する突然変異原の総称である環境変異原（environmental mutagens）が注目されているが，これは，自然界に存在しているカビのような天然物などのほか，ヒトが生産したもの，ことに火の使用など食品加工によるものやヒトの文明の

所産である多くの化学物質（大気汚染物質，水質汚染物質，食品添加物，農薬，化粧品や医薬品など）で，日常生活において避け難いもので，ヒトの集団全体が微量であるが長時間さらされるものとして重要である．（→突然変異）

(谷村)

トームス突起　Processus odontoblasti, Tomes' *process*, Tomes'sche Fortsätze　→ゾウゲ質

トリソミー　Trisomia, *trisomy*, Trisomie

3染色体性ともいう．異数性の一種で相同染色体対にもう1本相同染色体が追加されて，3本の相同染色体をもっている状態をいう．トリソミーの原因はふつう不分離*である．13, 18, 21トリソミー症候群*などが有名である．近年，短腕あるいは長腕のみ，さらにはその一部分のみに関する部分的トリソミーが多く知られるようになった．常染色体*のトリソミーは，母親の年齢が高くなるにつれてその頻度が増える．性染色体のトリソミーは比較的多いが，乳児や幼児では肉体的に特徴ある所見がみられないので，思春期までに発見されることはまれである．性染色質の検査は，性染色体トリソミーのある型を発見するのに有用である．トリソミーの大部分は胎芽期に流産として失われる．自然流産例ではEが最も多く，ついでD, G, Cの順でよくみられる．多くは胎芽は吸収され，絨毛膜嚢のみのいわゆる empty sac の状態を示すか，円筒・結節様などの不定形の死亡胎芽の場合が多い．ときに単前脳胞*などの奇形がみられる．

(谷村)

トルコ鞍　Sella turcica, *Turkish saddle*, Türkensattel　→体（蝶形骨の）

トロホブラスト　Trophoblastus, *trophoblast*, Trophoblast　→栄養膜

ナ

内陰部静脈 Vena pudenda interna, *internal pudic veins* →内腸骨静脈

内陰部動脈 Arteria pudenda interna, *internal pudendal artery*, innere Schamschlagader →内腸骨動脈

内エナメル上皮 Epithelium adamantinum internum, *inner enamel epithelium*, inneres Schmelzepithel →歯の発生

内果 Malleolus medialis, *medial malleolus*, medialer (od. innerer) Knöchel →脛骨

内果関節面 Facies articularis malleoli →脛骨

内果溝 Sulcus malleolaris, *malleolar sulcus* →脛骨

内果枝 Rami malleolares mediales, *posterior medial malleolar branch* →後脛骨動脈

内果動脈網 Rete malleolare mediale, *medial malleolar network* →前脛骨動脈

内果皮下包 Bursa subcutanea malleoli medialis →滑液包

内果面 Facies malleolaris medialis →距骨

内眼角（めがしら） Angulus oculi medialis, *medial ocular angle*, nasaler (medialer) Lidwinkel →眼瞼，涙器，涙丘

内眼球軸 Axis bulbi internus, *internal optic axis*, innere Bulbusachse →眼球

内環状層板 Lamella circumferentialis interna, *inner basic or circumferential lamella*, innere Grundlamelle od. Generallamelle →緻密骨

内胸静脈 Venae thoracicae internae, *internal thoracic vein* →上大静脈

内胸動脈 Arteria thoracica interna, *internal thoracic (mammary) artery*, innere Brustarterie →鎖骨下動脈

内形質 Endoplasma, *endoplasm*, Endoplasma →細胞質

内頚静脈 Vena jugularis interna, *internal jugular vein*, innere Drosselvene

脳，顔面および頚部の血液を集める大きな静脈である．S状静脈洞のつづきとして頭蓋底の頚静脈孔にはじまり，内頚動脈についで総頚動脈*に沿って下行し，鎖骨下静脈*と合して腕頭静脈におわる．上端と下端では膨大しており，それぞれ頚静脈上球ならびに頚静脈下球とよばれる．内頚静脈にそそぐ根として次の静脈がある．

(1) 蝸牛小管静脈： 蝸牛から静脈血を集めて頚静脈上球に開く．

(2) 咽頭静脈： 咽頭壁の咽頭静脈叢から出る．

(3) 舌静脈： 舌からの舌深静脈と舌背静脈，ならびに顎下腺，舌下腺からの舌下静脈が合して形成される．舌下静脈は舌下神経伴行静脈をも受ける．舌骨舌筋に対して舌動脈は内側を通るのに対して，舌静脈はその外側を通過する．

(4) 上甲状腺静脈： 甲状腺上部におこり同名動脈に伴行する．上喉頭静脈ならびに胸鎖乳突筋静脈を受け入れる．後者は内頚静脈に直接そそぐこともある．またしばしば甲状腺下部におこる中甲状腺静脈がみられる．

(5) 顔面静脈： 内眼角付近で眼角静脈，滑車上静脈，眼窩上静脈が合してはじまり，同名動脈に沿って顔面を斜め後下方に走り，下顎角で下顎後静脈と合して内頚静脈にそそぐ．経過中に，上眼瞼静脈，外鼻静脈，下眼瞼静脈，オトガイ下静脈を受け入れる．また翼突筋静脈叢

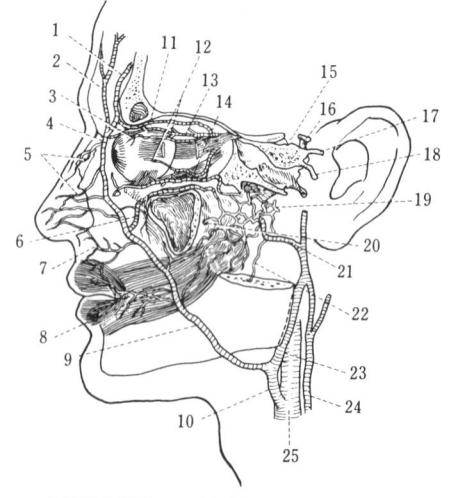

1. 眼窩上静脈，2. 滑車上静脈，3. 涙腺静脈，4. 眼角静脈，5. 外鼻静脈，6. 眼窩下静脈，7. 上唇静脈，8. 下唇静脈，9. 顔面静脈，10. 顔面静脈，11. 鼻前頭静脈，12. 渦静脈，13. 上眼静脈，14. 下眼静脈，15. 下垂体窩，16. 海綿静脈洞，17. 上錐体静脈洞，18. 下垂体静脈洞，19. 翼突筋静脈叢，20. 後歯槽静脈，21. 顎静脈，22. 下歯槽静脈，23. 下顎後静脈，24. 外頚静脈，25. 内頚静脈．

内頚静脈

と深顔面静脈を介して交通する．

(6) 下顎後静脈： 下顎頸の内側で浅側頭静脈と顎静脈が合してはじまり，顔面静脈と合して内頸静脈に開口する．浅側頭静脈は表在性の静脈で，中側頭静脈，顔面横静脈を受け入れる．深在性の顎静脈は側頭下窩に拡がる翼突筋静脈叢にはじまる．この静脈叢は顎動脈の分布域から血液を集め，中硬膜静脈などの硬膜静脈，深側頭静脈，前耳介静脈，耳下腺静脈，顎関節静脈，鼓室静脈，茎乳突孔静脈などを受け入れる．（→上大静脈，上眼静脈） （佐藤）

内頸動脈 Arteria carotis interna, *internal carotid artery*, innere Kopfarterie

主として脳と眼窩に分布する動脈であり，甲状軟骨上縁の高さで総頸動脈＊が外頸動脈＊と内頸動脈に2分岐することによってはじまる．起始部ではやや太くなっており頸動脈洞とよばれる．咽頭の外側を上行し，頸動脈管を通過して頭蓋腔に入り，蝶形骨体の側面を斜めに上行し，視神経管の後方で眼動脈を分岐したのち大脳動脈＊に移行する．分枝は次のとおりである．

(1) 頸部では分枝しないことを特徴とする．

(2) 頸動脈鼓室枝： 頸動脈管通過中に派出する数本の小枝であり，頸鼓小管を通って鼓室に入る．

(3) 眼動脈： 視神経管を通って眼窩に入り，その上内側壁を走る．次の枝を与える．（a）眼球への枝：網膜中心動脈は視神経中に入り，眼球内に達して網膜に分布する．長後毛様体動脈と短後毛様体動脈は視神経の周囲で強膜を貫き，眼球壁に進入する．前毛様体動脈は角膜縁のやや後方で眼球壁に入り，強膜上動脈，前結膜動脈および後結膜動脈を分岐する．（b）眼球外の枝：涙腺動脈は眼窩上外側壁を前進し，涙腺に分枝したのち上下の眼瞼に外側眼瞼動脈として分布する．眼窩上動脈は眼窩上壁を前進し，眼窩上切痕を通り前頭部にいたる．眼動脈主幹は眼窩上内側壁に沿って前進し，滑車上動脈と鼻背動脈の2終枝として眼窩から出て，前頭部と鼻背に分布する．経過中の枝は次のとおりである．

前篩骨動脈と後篩骨動脈は同名孔を通過して鼻腔上部に分布する．前者から前硬膜動脈が派出する．内側眼瞼動脈は上下の眼瞼に分布し，外側眼瞼動脈と吻合して上眼瞼動脈弓と下眼瞼動脈弓を形成する．

(4) 大脳動脈：（→大脳動脈）（→外頸動脈，総頸動脈，大動脈，鰓弓動脈） （佐藤）

内頸動脈神経 Nervus caroticus internus, *internal carotid nerve*, Nervus caroticus internus →上頸神経節

内頸動脈神経叢 Plexus caroticus internus, *internal carotid plexus*, Plexus caroticus internus →自律神経叢

内後頭隆起 Protuberantia occipitalis interna, *internal occipital protuberance* →後頭骨

内後頭稜 Crista occipitalis interna, *internal occipital crest* →後頭骨

内肛門括約筋 Musculus sphincter ani internus, *sphincter ani internus*, Musculus sphincter ani internus →肛門管

内骨格 Endoskeleton, *endoskeleton*, inneres Skelett →骨格

内根鞘 Vagina radicularis interna, *inner root sheath*, innere Wurzelscheide →毛包

内細胞塊 Massa cellularis interna, *inner cell mass*, Embryoblast →桑実胚，胚盤胞，胚結節

内 耳 Auris interna, *inner ear*, Inners Ohr

内耳は胎生初期に菱脳の両側の部分の外胚葉が陥没して耳胞となったものが間葉中に埋まってできたもので，側頭骨岩様部中に埋没している複雑な形をした管状の器官であり，迷路を形成している．内耳は骨迷路＊と膜迷路＊の二重構造になっていて，骨迷路が膜迷路の周囲を囲んでいる．骨迷路と膜迷路との間に外リンパ隙という隙間があり，外リンパで満たされる．膜迷路の内腔は内リンパで満たされる．迷路は，後外方から前内方に向かって，三半規管，前庭＊

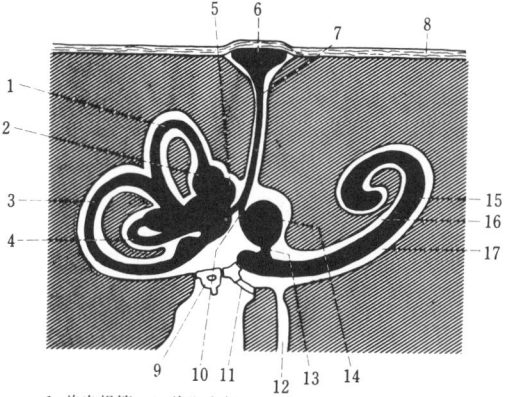

1. 前半規管，2. 前膨大部，3. 後半規管，4. 外側半規管，5. 卵形嚢，6. 内リンパ嚢，7. 内リンパ管，8. 脳硬膜，9. あぶみ骨，10. 連嚢管，11. 蝸牛窓，12. 蝸牛導水管，13. 結合管，14. 球形嚢，15. 蝸牛管，16. 前庭階，17. 鼓室階

内 耳

および蝸牛*の各部からなっている.
　血管および神経は側頭骨岩様部に形成される内耳道を通って内耳に侵入している．　（斉藤）

内耳の血管 Vasa auris interna, *blood vessels of the inner ear*, Blutgefässe des inneren Ohres

　迷路動脈は前下小脳動脈から分岐し内耳*を栄養する．内耳道*を走り，前庭枝と蝸牛枝に分かれる．前庭枝は卵形嚢，球形嚢および三半規管の一部分に分布する．蝸牛枝は前底蝸牛動脈と固有蝸牛動脈とに分かれる．前者は卵形嚢，球形嚢の一部分および三半規管の一部分と，蝸牛*の基底回転に分布する．後者は基底回転を除く蝸牛のすべての部分に分布する．
　内耳の静脈は3群に分かれる．前庭水管静脈は三半規管と卵形嚢の一部からおこり，前庭水管内を走り上錐体静脈洞に入る．蝸牛小管静脈は蝸牛，球形嚢，卵形嚢の一部からおこり蝸牛水管内を走り下錐体静脈洞または横錐体静脈洞にそそぐ．迷路静脈はラセン静脈とラセン板静脈からおこり内耳孔を出て，横静脈洞または下錐体静脈洞にそそぐ．　（斉藤）

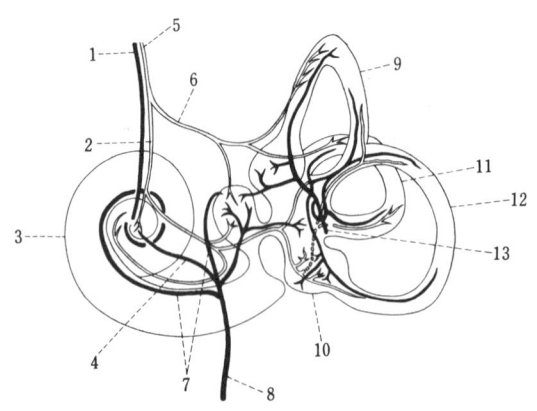

1. 迷路静脈，2. 蝸牛枝，3. 蝸牛，4. ラセン静脈，5. 迷路動脈，6. 前庭枝，7. 前前庭静脈，8. 蝸牛小管静脈，9. 半半規管，10. 後膨大，11. 外側半規管，12. 後半規管，13. 前庭水管静脈

内耳の血管

内耳孔 Porus acusticus internus, *internal auditory opening* →錐体

内耳神経 Nervus vestubulocochlearis, *vestibulocochlear nerve*, Hörnerv

　内耳*に分布する脳神経*である．前庭に分布する前庭神経*と蝸牛*に分布する蝸牛神経*の二者に大別される．これらのうち前者は上根（前庭根）を，後者は下根（蝸牛根）を，それぞれ小脳橋角部で形成する．内耳神経は第8脳

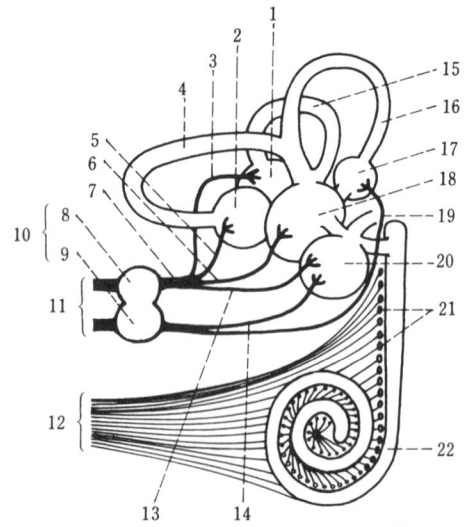

1. 外側膨大部，2. 前膨大部，3. 外側膨大部神経，4. 前半規管，5. 前膨大部神経，6. 卵形嚢神経，7. 卵形嚢膨大部神経，8. 上部，9. 下部，10. 前庭神経節，11. 前庭神経，12. 蝸牛神経，13. 球形嚢への枝，14. 球形嚢神経，15. 外側半規管，16. 後半規管，17. 後膨大部，18. 卵形嚢，19. 後膨大部神経，20. 球形嚢，21. ラセン神経節，22. 蝸牛管

内耳神経の分枝

神経と称されることもある．　（山内）

内耳神経核 Nuclei nervi vestibulocochlearis
　蝸牛神経核と前庭神経核の総称名．（→蝸牛神経核，前庭神経核）　（川村 祥）

内耳道 Meatus acusticus internus, *internal auditory meatus*, innerer Gehörgang

　顔面神経*，内耳神経*および迷路動静脈の通路である．錐体*のほぼ中央にある内耳孔から前内方に向かって走る管で，側頭骨岩様部に形成されている．奥の行き止まりになったところは内耳道底といい，この部分で蝸牛軸底につづく．この部分には血管，神経を通す多数の小孔がある．（→錐体）　（斉藤）

内耳道底 Fundus meatus acustici interni, *bottom of internal auditory meatus* →錐体

内唇 Labium internum, *inner lip*, innere Lippe →腸骨

内精筋膜 Fascia spermatica interna, *internal spermatic fascia*, Fascia spermatica interna →精巣と精索の被膜

内旋 *medial rotation*, Innenrotation →関節運動

内臓 Viscera (viscusの複数), *viscera*, Eingeweide

　系統解剖学では消化呼吸器系，泌尿生殖器系および内分泌器系に属する器官の総称であるが

(一器官),局所解剖学的にはたとえば心臓も胸部内臓である.古くは体の諸内腔(そのうち頭蓋腔,胸腔,腹腔が上中下の三大腔)にある諸器官をすべていい,脳・脊髄・感覚器・心臓なども含まれていた.和漢医学では臓腑といった.(→五臓六腑)　　　　　　　　(大内)

内臓逆位　Situs inversus (viscerum), *situs inversus* (*viscerum*), Situs inversus (viscerum)

内臓の左右位置が正常とまったく逆になって鏡像的な位置を示しているもの.0.3〜0.4％にみられる.器官全部が鏡像的な位置である全内臓逆位 (Situs inversus totalis) と一部の器官のみが鏡像的位置である部分逆位 (Situs inversus partialis) とがある.これには右心*(dextrocardia)などがある.内臓逆位には心奇形,脾異常その他の奇形を合併することが多い.

(谷村)

内臓弓　Arcus viscerales, *visceral arches*, Visceralbögen　→鰓弓

内臓溝　Sulci viscerales, *visceral grooves* (*furrows*), Visceralfurchen　→鰓溝

内臓神経　*splanchinic nerves*, Eingeweidenerven

胸神経節*から出る交感神経内臓枝のうちの大内臓神経,小内臓神経,最下内臓神経(最下位胸神経節から出るもの),腰神経節*から出る腰内臓神経*,さらに仙骨神経節*から出る仙骨内臓神経を総称する名である.これらはいずれも腹大動脈*およびその太い枝のまわりの動脈周囲神経叢*,あるいは骨盤内の臓器表面にてん絡する自律神経叢*を形成する.　(山内)

内臓神経神経節　Ganglion splanchnicum, *splanchnic ganglion*, Ganglion splanchnicum　→胸神経節,内臓神経

内臓頭蓋(の発生)　Splanchnocranium (Viscerocranium, Cranium viscerale), *splanchnocranium* (*viscerocranium*), Splanchnokranium (Viscerokranium)

(1)頭蓋のうち発生のうえで臓弓(鰓弓*)部に由来する部分をいい,軟骨性に生ずる鰓弓骨格*のほか,硬骨魚類以上では顎骨弓*の間葉から膜性に生ずる諸骨が加わる.(2)頭蓋の顔面部をいい(この意味では顔面頭蓋とよぶことも多い),口腔と鼻腔を囲む諸骨からなる.

ヒトの顎骨弓部由来の骨は大部分が膜性骨である.上顎隆起に生ずる軟骨はキヌタ骨をつくる方形軟骨だけであって,この部分の間葉から上顎骨,頬骨,口蓋骨,側頭骨鱗部が膜性にできる.また蝶形骨翼状突起内側板と鋤骨も上顎深部の膜性骨である.そのほか,内側鼻隆起*から膜性に生ずる切歯骨*の原基は,この隆起と上顎隆起との癒合とともに上顎骨の原基に合する.なお成体で両骨の間に痕跡的にみられる切歯縫合*は切歯・犬歯間にあたるのに,顔面裂*(奇形)は第2切歯を切半する位置に現れる.その矛盾の解釈には諸説がある.

下顎隆起の中にできる Meckel 軟骨*はその背側部がツチ骨をつくり前端の一部が下顎骨に加わるほかは骨をつくらない.下顎骨はほとんどが膜性骨で,始め Meckel 軟骨腹側部の外側に沿って生じ,前半はしだいにこれを包むように発達する.背方にのびた部分は筋突起および関節突起をつくり,後者は膜性の側頭骨鱗部と顎関節をつくるようになる.また側頭骨鼓室部は外耳道を囲む間葉から,上部の欠けた半輪状の鼓室輪*として生ずる.

第2臓弓(舌骨弓)以下には膜性骨は生じない.その軟骨からはアブミ骨,側頭骨茎状突起,舌骨ができる.(→ライヘルト軟骨,鰓弓骨格)　　　　　　　　(大内)

内臓裂　Fissurae viscerales, *visceral clefts* (*slits*), Visceralspalten　→鰓裂

内側顆　Condylus medialis, *medial condyle*, medialer Femurknorr (od. Gelenkknorr)　→大腿骨

内側顆間結節　Tuberculum intercondylare mediale, *medial intercondylar tubercle*　→脛骨

内側下膝動脈　Arteria genus inferior medialis, *medial inferior genicular artery*　→膝窩動脈

内側眼瞼靱帯　Ligamentum palpebrale mediale, *medial palpebral ligament*, das mediale Lidband　→眼瞼

内側眼瞼動脈　Arteriae palpebrales mediales, *medial palpebral arteries*　→内頸動脈

内側脚(浅鼠径輪の)　Crus mediale, *medial crus*, medialer Schenkel　→鼠径管

内側脚(鼻軟骨の)　Crus mediale, *medial crus*, medialer Schenkel　→鼻軟骨

内側嗅条　Stria olfactoria medialis, *medial olfactory striae*, Stria olfactoria medialis　→嗅脳

内側弓状靱帯　Ligamentum arcuatum mediale, *medial arcuate ligament*　→横隔膜

内側胸筋神経　Nervus pectoralis medialis, *medial pectoral nerve*, Nervus pectoralis medialis →腕神経叢

内側距踵靱帯 Ligamentum talocalcaneum mediale, *medial talocalcaneal ligament* →距骨下関節

内側区動脈 Arteria segmenti medialis, *medial segmental artery* →腹腔動脈

内側頚瘻 *internal cervical fistula, internal branchial fistula*, branchiogene Halsfistel →頚洞

内側楔状骨 Os cuneiforme mediale, *medial cuneiform bone*, inneres Keilbein →楔状骨

内側結節 Tuberculum mediale, *medial tubercle* →距骨

内側広筋 Musculus vastus medialis, *vastus medialis*, medialer Schenkelmuskel →下肢の筋

内側後頭側頭回 Gyrus occipitotemporalis medialis, *medial occipitotemporal gyrus*, Gyrus occipitotemporalis medialis →側頭葉

内側臍ヒダ Plica umbilicalis medialis, *medial umbilical fold* →腹膜

内側枝（V⁵）（中葉静脈の） Rami medialis, *medial segmental vein*, von mediansegment kommender Venenzweige →肺区域

内側枝（A⁵）（肺区域の） Ramus medialis, *medial segmental artery*, Ast zum medialsegment →肺区域

内側枝（門脈の） Rami mediales, *medial rami*, Medialäste →門脈

内側膝蓋支帯 Retinaculum patellae mediale, *medial patellar retinaculum* →膝関節

内側膝状体 Corpus geniculatum mediale, *nucleus of the medial geniculate body*, innerer Kniehöcker →視床核

内側縦束 Fasciculus longitudinalis medialis, *medial longitudinal tasciculus* (MLF), mediales Längsbündel

後縦束ともよぶ．橋，延髄網様体背側部において縫線の両側を通る線維束で，中脳の高さから脊髄下部まで存在する．上行線維群と下行線維群とからなる．上行線維群は前庭神経外側核，上核，内側核からおこり，外眼筋運動核，Darkschewitsch 核，Cajal 間質核に両側性に投射する．下行線維群は Cajal 間質核からおこる間質核脊髄路，内側前庭脊髄路，橋網様体脊髄路からなる．間質核脊髄路は両側の外眼筋運動核，内側前庭神経核に線維を送った後，脊髄全長の前索内側部を前正中裂に接して下行し，両側の灰白質*のⅦ層，Ⅷ層に終止する．その他上行線維群には外転神経核からおこり対側の内側縦束を上行し動眼神経核の内側直筋支配ニューロンに結合する線維も含まれる．　　（松下）

内側手根側副靱帯 Ligamentum collaterale carpi ulnare, *ulnar collateral carpal ligament* →橈骨手根関節，手根靱帯

内側上顆（上腕骨の） Epicondylus medialis, *medial epicondyle*, Epicondylus medialis →上腕骨

内側上顆（大腿骨の） Epicondylus medialis, *medial epicondyle* →大腿骨

内側上膝動脈 Arteria genus superior medialis, *medial superior genicular artery* →膝窩動脈

内側上腕筋間中隔 Septum intermusculare brachii mediale, *medial intermuscular septum of the arm* →上腕筋膜

内側上腕皮神経 Nervus cutaneus brachii medialis, *medial cutaneous nerve of the arm*, Nervus cutaneous brachii →上腕神経叢

内側唇 Labium mediale, *medial lip*, mediale Lippe →大腿骨

内側神経束 Faciculus medialis, *medial cord*, Faciculus medialis →腕神経叢

内側靱帯 Ligamentum mediale, *medial ligament* →距腿関節

内側〔前〕鎖骨上神経 Nervi supraclaviculares mediales [anteriores], *medial [anterior] supraclavicular nerves*, Nervi supraclaviculares mediales [anteriores] →頚神経叢

内側前頭回 Gyrus frontalis medialis, *medial frontal gyrus*, Gyrus frontalis medialis →前頭葉

内側前脳束 Fasciculus medialis prosencephali, *medial forebrain bundle*, Mediales Vorderhirnbündel →視床下部外側野

内側足根動脈 Arteriae tarseae mediales, *medial tarsal arteries* →足背動脈

内側足底神経 Nervus plantaris medialis, *medial plantar nerve*, Nervus plantaris medialis →坐骨神経

内側足底動脈 Arteria plantaris medialis, *medial plantar artery*

屈筋支帯*の深層で分岐する後脛骨動脈*の2終枝の一つで，外側足底動脈*より細い．母指外転筋の深層を通って足底に出て，この筋と短指屈筋の間を前進して，浅枝と深枝に分かれる．

(1) 浅枝 (Ramus superficialis, superficial branch)： 母指の屈筋の表層を通って内側へ向かい，足底の内側縁に達する．この枝はAdachi (1928) のArteria plantaris superficialis medialisに相当し，十分に発達すると，母指の内側縁に対する底側指動脈 (Arteria digitalis plantaris hallucis medialis) に接続する．なお浅枝の一つは，足底腱膜の深層を前外方へ向かい，種々の発達段階を示す浅足底動脈弓へ加わるが，これはヒトではきわめて退化的である．

(2) 深枝 (Ramus profundus, deep branch)： 内側足底神経の総底側指神経と伴行して，1枝は第1中足骨の外側縁に沿って前進して，第1底側中足動脈へ合し，他は足底動脈弓の内側縁へ合する． (河西)

内側足背皮神経 Nerves cutaneus dorsalis medialis, *dorsal medial cutaneous nerve*, Nervus cutaneus dorsalis medialis →坐骨神経

内側側副靱帯 Ligamentum collaterale tibiale, *tibial collateral ligament* →膝関節

内側鼠径窩 Fossa inguinalis medialis, *medial inguinal fossa* →腹膜

内側大腿回旋静脈 Venae circumflexae femoris mediales, *medial circumflex femoral veins* →外腸骨静脈

内側大腿回旋動脈 Arteria circumflexa femoris medialis, *medial femoral circumflex artery* →大腿動脈

内側大腿筋間中隔 Septum intermusculare femoris mediale, *medial intermuscular septum of the thigh*
外側大腿筋間中隔*よりも発達は悪い．大腿内側部で，内側広筋と大内転筋，長内転筋の間に張り，大腿骨粗線の内側唇に付着する．表層に向かっては内転筋管の床に移行し，さらに大腿動静脈や縫工筋を鞘状に包む．(→大腿筋膜)
 (河西)

内側中心核 Nucleus centralis medialis, *medial central nucleus* →視床核

内側中葉区 (S^5) Segmentum mediale, *medial segment*, Medialsegment →肺区域

内側中葉枝 (B^5) Bronchus segmentalis medialis, *medial segmental bronchus*, Bronchus für das mediales Segment →気管

内側直筋 Musculus rectus medialis, *medial rectus muscle*, Musculus rectus medialis →眼筋

内側二頭筋溝 Sulcus bicipitalis medialis, *medial bicipital groove* →上肢の筋

内側肺底区 (S^7) Segmentum basale mediale (cardiacum), *medial basal segment*, mediales Basalsegment →肺区域

内側肺底枝 (B^7) Bronchus segmentalis basalis medialis(cardiacus), *medial basal segmental bronchus*, Bronchus für das mediales Basalsegment →気管

内側肺底動脈 (A^7) Ramus basalis medialis (cardiacus), *medial basal artery*, Ast medialen Basalsegment →肺区域

内側肺底動脈 (A^7) Ramus basalis medialis, *medial basal artery*, Ast zum medialen Basalsegment →肺区域

内側半月 Meniscus medialis, *medial meniscus* →膝関節

内側皮枝 Ramus cutaneus medialis, *medial cutaneous branch* →胸大動脈

内側鼻突起 Processus nasalis medialis, *medial nasal process*, medialer Nasenfortsatz →内側鼻隆起

内側腓腹皮神経 Nervus cutaneus surae medialis, *medial cutaneous nerve of calf*, Nervus cutaneus surae medialis →坐骨神経

内側鼻隆起 Prominentia nasalis medialis, *medial nasal fold*, medialer Nasenwulst
胎生第5週のはじめ前頭鼻隆起*の鼻窩*の内方を囲む部がつくる堤状の高まりを内側鼻隆起または内側鼻突起という．発生の進行につれてその下端部は外鼻孔*を内下方から囲むように伸長し，球状突起 (Processus globularis) とよばれる．球状突起は下外側縁において上顎突起の内側端と癒着するとともに，内側では狭くなった前頭鼻隆起の鼻下部と合体して，上顎の顎間部*(上唇および上顎の正中部ならびに一次口蓋)を形成する．(→口蓋の発生，一次口蓋，二次口蓋，顎間部) (溝口)

内側部 (頚後横突間筋の) Pars medialis →固有背筋

内側面 (肺の) Facies medialis, *media surface (inner surface)*, mediale Fläche (mediale Oberfläche) →肺

内側面 (披裂軟骨の) Facies medialis, *medial surface*, mediale Fläche →披裂軟骨

内側毛帯 Lemniscus medialis, *medial lemniscus*, mediale Schleife →内側毛帯系

内側毛帯系 *medial lemniscal system*
脊髄後索は延髄*下部の高さでおわるが，こ

の部位にある後索核*(薄束核と楔状束核)からの神経線維は内弓状線維をなして延髄網様体を横切って対側にわたり(毛帯交叉)，延髄被蓋の腹内側部，橋背部の腹側部，中脳被蓋の腹外側部を経て視床後腹側核に終止する．この線維束を内側毛帯とよぶ．後索核は同側の脊髄神経節の神経線維を受け，視床後腹側核からの線維は同側大脳皮質の中心後回に終止するところから，脊髄神経節にはじまり後索，内側毛帯を経て対側の中心後回におわる伝導路を総称して内側毛帯系という．なお橋の高さで三叉神経主感覚核の神経線維がこれに加わる(三叉神経毛帯)．この伝導路は下肢域，上肢域，顔面域といった体部位局在(somatotopical localization)が判然としているので，触覚や深部感覚を識別的に知覚する機能をもつとされる．錐体路とともに哺乳動物に現れてヒトで最高に発達した伝導路である．　　　　　　　　　　(川村 祥)

内側翼突筋　Musculus pterygoideus medialis, *pterygoideus medialis*, innerer Flügelmuskel　→咀嚼筋

内側翼突筋神経　Nervus pterygoideus medialis, *nerve to the medial pterygoid*, Nervus pterygoideus medialis　→下顎神経

内側隆起　Eminentia medialis, *medial eminence*, Eminentia medialis　→第四脳室

内大脳静脈　Venae cerebri internae, *internal cerebral veins*　→大脳静脈

内腸骨静脈　Vena iliaca interna, *internal iliac vein*, innere Hüftblutader

主として骨盤内臓からの血液を集める．その分枝は，内腸骨動脈*の場合とほとんど同じで，それぞれ同名の動脈と伴行している(ただし，臍血管を除く)．本幹は骨盤腔の側壁に接して大坐骨孔の上縁付近にはじまり，後上方に走って仙腸関節の前面で外腸骨静脈*と合して総腸骨静脈*となる．

枝：

(1) 上殿静脈：　殿筋よりの血液を集め，大坐骨孔で梨状筋上孔を通って骨盤腔に入る．

(2) 下殿静脈：　同名動脈に沿って，大殿筋下半部および下肢後面の近位部よりおこり，梨状筋下孔から骨盤腔へ入る．

(3) 閉鎖静脈：　大腿内側部で内転筋群の近位部よりおこり，閉鎖管を通って骨盤腔に入り，同名動脈に沿って背側に向けて走って内腸骨静脈へ．

(4) 外側仙骨静脈：　同名動脈に沿って走り，内腸骨静脈へ．

(5) 仙骨静脈叢：　仙骨前面にある静脈叢で，とくに Plexus sacralis ventralis といって後面のものと区別することがある．左右の外側仙骨静脈のほか，正中仙骨静脈もその形成に関与する．

(6) 直腸静脈叢：　直腸と肛門管のまわりにある静脈叢で，前方には男性では膀胱静脈叢と，女性では子宮腟静脈叢と交通する．これに直腸の粘膜下に発達している内直腸静脈叢と，筋層の外面にある外直腸静脈叢を区別する．この静脈叢から出る静脈は，上方には上直腸静脈を介して下腸間膜静脈から門脈にそそぎ，下半部からは，中直腸静脈と下直腸静脈を介して内腸骨静脈から下大静脈にそそぐ．これらによって両静脈系を結ぶ側副路が形成される．痔帯(Zona hemorrhoidalis)を境にして，それより上方の，すなわち上直腸静脈系の静脈叢は内痔核に関係し，下方の中および下直腸静脈系のそれは外痔核に関係している．これらの静脈は一般に静脈弁を欠いているため，鬱血して静脈瘤を生じやすい．

(7) 膀胱静脈：　膀胱下面と前立腺の上面付近に分布して膀胱静脈叢をつくり，これから出る血液は内腸骨静脈にそそぐ．

(8) 前立腺静脈叢：　恥骨結合の下縁から前立腺の前面，さらにその外側部の結合組織のなかに発達した静脈叢で，これには前方から恥骨結合の下縁を通って深陰茎背静脈が流入するほか，膀胱下面および前立腺の静脈もそそぐ．膀胱静脈叢と連結して内腸骨静脈にそそぐほか，外腸骨静脈とも交通を有する．

(9) 深陰茎背静脈：　陰茎背面の正中線で左右の陰茎背動脈の間にある無対性の太い静脈．陰茎亀頭および陰茎海綿体より血液を集め，深陰茎筋膜の深層を背側に走り，次いで恥骨結合の下縁に沿って恥骨弓靱帯と尿生殖三角の間から骨盤腔に入り，前立腺静脈叢にそそぐ．一部の静脈は陰茎背動脈に沿って坐骨直腸窩に出て内陰部静脈へそそぐ．

(10) 深陰核背静脈：　陰核背神経・動脈に伴行する無対性の静脈で，陰核背面を背側に走り，恥骨結合の下縁から膀胱静脈叢にそそぐ．

(11) 子宮静脈：　子宮広間膜に包まれて，子宮体の外側縁に沿って分布し，これから出た静脈は外子宮口の高さで子宮静脈叢をつくったのち，左右ともそれぞれ1本にまとまり，内腸骨静脈に開く．

⑿ 膣静脈叢：　膣の両側にあり，上方は子宮静脈叢と交通している．したがってここからの静脈は子宮静脈を介して，または１本にまとまって内腸骨静脈へそそぐ．一部の静脈は前方にある膀胱静脈叢へ入る．

⒀ 内陰部静脈：　同名動脈に伴行するが，主として陰茎（核）深静脈のつづきとしてはじまり，坐骨直腸窩の外側壁に沿って背側へ走り，仙結節靱帯と仙棘靱帯の間を経て，梨状筋下孔から骨盤腔に入り，内腸骨静脈へそそぐ．この間，外陰部，肛門よりの静脈を入れる．

⒁ 陰茎（核）深静脈：　同名動脈に伴って，陰茎（核）海綿体のほぼ中央部をその全長にわたって走る．恥骨結合の下縁に沿って背側へ向かい，尿生殖隔膜の上面を経て坐骨直腸窩に出て，内陰部静脈にそそぐ．

⒂ 中直腸静脈：　直腸静脈叢より発し，途中，膀胱，前立腺などよりも血液を集め，骨盤隔膜の上面を外方へ走って内腸骨静脈へそそぐ．

⒃ 下直腸静脈：　BNA の Vv. haemorrhoidales inferiores，また INA の Vv. anales である．主として肛門部よりの血液を集めて，坐骨直腸窩で内陰部静脈にそそぐ．中直腸静脈とともに，おもに痔帯より下方の肛門管の静脈血を集め，ときに外痔核の形成に関係する．

⒄ 後陰嚢（陰唇）静脈：　同名動脈に伴行して，主として陰嚢（大陰唇）の後面より血液を集め坐骨直腸窩を背側に走ったのち，内陰部静脈へそそぐ．

⒅ 陰茎（前庭球）静脈：　同名動脈に伴行する．尿道球（前庭球）の静脈血を集め，坐骨直腸窩で内陰部静脈へそそぐ．　　　　（河西）

内腸骨動脈　Arteria iliaca interna, *internal ilica artery, hypogastric artery*, innere Hüftschlagader

仙腸関節の前面で総腸骨動脈＊から分岐する．骨盤腔の側壁に沿って大坐骨孔に向かう走行をとりながら，前枝と後枝に分かれる．またこれから出る枝は，骨盤内臓に分布する臓側枝と，骨盤壁や殿部などに分布する壁側枝とに区分することができ，このとき臓側枝は前枝より分岐することが多いが，各枝の分岐様式には変化が多い．胎生期間中は，内腸骨動脈の直接のつづきとして臍動脈が分岐する．

(1) 腸腰動脈：　後枝より分岐し，閉鎖神経や総腸骨動静脈の背側を上行し，大腰筋の内側で腰枝と腸骨枝に分かれる．

(i) 腰枝：大腰筋や腰方形筋に枝を与え，また第４腰動脈と吻合する．また１枝（脊髄枝）は第５腰椎と仙骨の間の椎間孔から脊柱管に入り，馬尾に分布する．

(ii) 腸骨枝：腸骨窩に出て腸骨筋の表面を走り，この筋に分布．一部は腸骨稜に沿って走って，上殿動脈，深腸骨回旋動脈などと吻合する．

(2) 外側仙骨動脈：　後枝よりおこり，多くは上下の２本を区別できる．上枝は，内方へ走って正中仙骨動脈と吻合後，第１および第２前仙骨孔より仙骨管に入り，仙骨神経や馬尾に枝（脊髄枝）を与えたのち，一部は後仙骨孔より仙骨の背面に出てその部の筋へ．下枝は梨状筋の前を斜めに下行して，前仙骨孔の内側に達し，仙骨の前面を下行して正中仙骨動脈と吻合する．また上枝と同様，一部の枝は前仙骨孔を通って仙骨管に入る．

(3) 閉鎖動脈：　上殿動脈とともに後枝から分かれることが多い．閉鎖神経，静脈とともに骨盤腔の側壁を骨盤入口（分界線）に沿って前進して閉鎖管に入る．これを通過後，大腿の前上内側部に出て，前枝と後枝に分かれる．その分布範囲は，閉鎖孔の前面の大腿近位部に限られている．

(i) 恥骨枝：本幹が閉鎖管に入る直前で分岐し，恥骨の内面に沿って少し上行したのち，下腹壁動脈の同名枝と吻合する．この吻合枝が強大になると，閉鎖動脈の本幹が弱小化，または全く欠如し，閉鎖管より末梢にある本来の閉鎖動脈が下腹壁動脈より分岐するような外観を呈する．この状態を死冠 Corona mortis (Totenkranz) といい，この吻合枝の通路は大腿輪の内面に相当するので，大腿ヘルニアの手術に際しては十分の注意が必要であるという．Corona mortis の出現頻度は，諸外国の報告では20～30％であるが，日本人では Adachi (1928) によると13％と比較的少ない．

(ii) 寛骨臼枝：後枝より分かれる枝で，寛骨臼切痕を通って股関節の関節腔内に入り，寛骨臼を埋める脂肪組織に分布するほか，一部の枝は大腿骨頭靱帯を通って大腿骨頭へ分布する．

(iii) 前枝 (Ramus anterior, anterior branch)：閉鎖神経の前枝とともに閉鎖孔の上縁で，外閉鎖筋の上をこえて閉鎖管を出て，閉鎖孔の前縁に沿って下行して内転筋群の近位

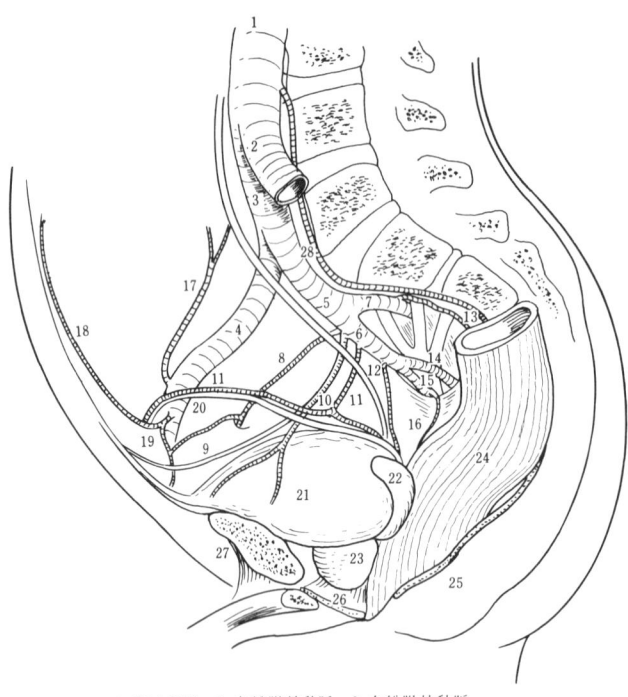

1. 腹大動脈, 2. 左総腸骨動脈, 3. 右総腸骨動脈, 4. 外腸骨動脈, 5. 内腸骨動脈, 6. 前枝, 7. 後枝, 上殿動脈, 8. 閉鎖動脈, 9. 臍動脈索, 10. 上膀胱動脈, 11. 精管動脈, 12. 下膀胱動脈, 13. 外側仙骨動脈, 14. 下殿動脈, 15. 内陰部動脈, 16. 中直腸動脈, 17. 深腸骨回旋動脈, 18. 下腹壁動脈, 19. 恥骨枝, 20. 精管, 21. 膀胱, 22. 精嚢, 精管膨大部, 23. 前立腺, 24. 直腸, 25. 骨盤隔膜, 26. 尿生殖隔膜, 27. 恥骨結合, 28. 正中仙骨動脈

内腸骨動脈（男）（右，内側面）

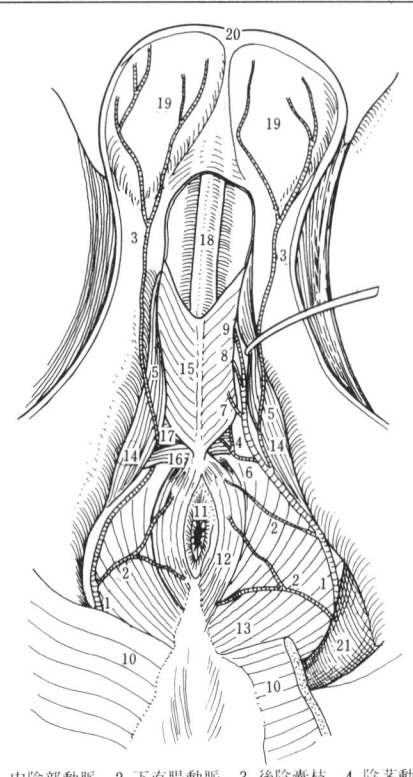

1. 内陰部動脈, 2. 下直腸動脈, 3. 後陰嚢枝, 4. 陰茎動脈, 5. 会陰動脈, 6. 尿道球動脈, 7. 尿道動脈, 8. 陰茎背動脈, 9. 陰茎深動脈, 10. 大殿筋, 11. 肛門, 12. 外肛門括約筋, 13. 骨盤隔膜（肛門挙筋）, 14. 坐骨海綿体筋, 15. 球海綿体筋, 16. 浅会陰横筋, 17. 尿生殖隔膜, 18. 尿道海綿体, 19. 精巣, 20. 陰嚢, 21. 仙結節靱帯

内陰部動脈（男）

部に分布する．

(iv) 後枝 (Ramus posterior, posterior branch)：閉鎖孔の後縁に沿って下行して，坐骨の前面に出て周囲の筋へ分布するほか，前枝および下殿動脈と吻合する．

(4) 上殿動脈： 内腸骨動脈の後枝のつづきとして，第5腰神経前枝（腰仙骨神経幹）と第1仙骨神経前枝の間を通って梨状筋上孔から骨盤の後面に出て，ただちに浅枝と深枝に分かれる．

(i) 浅枝 (Ramus superficialis, superficial branch)：大殿筋の深層面に沿って走りながら，同筋に枝を与え，また一部はその起始腱を貫いて背部の皮膚へ分枝し，一部は下殿動脈と吻合．

(ii) 深枝 (Ramus profundus, deep branch)：中殿筋と小殿筋の間を外方へ走りながら上枝 (Ramus superior, superior branch) と下枝 (Ramus inferior, inferior branch) に分かれる．前者は小殿筋の起始に沿って走りながら両筋へ分布し，上前腸骨棘のあたりに達する．後者は，小殿筋の表層を斜めに横切りながら，中・小殿筋に分枝し，大転子のあたりに達する．

(5) 下殿動脈： 前枝のつづきとして第1仙骨神経 (S_1) と第2仙骨神経 (S_2) の間，またはより多い頻度で第2仙骨神経 (S_2) と第3仙骨神経 (S_3) の間を通って後方へ向かい，梨状筋下孔を経て大殿筋の深層に出る．大殿筋に分布するほか，一部は大転子と坐骨結節の間を坐骨神経に伴行して下行し，大腿動脈の枝（第1貫通動脈，内側大腿回旋動脈）と吻合する．

(i) 坐骨神経伴行動脈：下殿動脈のつづきで，長くて細く，坐骨神経の本幹に沿って下行する．これは坐骨神経の栄養血管としての機能を有するが，正常の場合，肉眼的には大腿の中央の高さあたりまでしか追及できない．

(ii) 下殿動脈の末梢は系統発生的にも個体発生的にも下肢の動脈の本幹で，もともと下

腿の動脈にまで連続していたが，発生の途上で大腿の前面を通る大腿動脈がこれに代わったという．したがって，まれには大腿動脈が弱小で，下殿動脈が下肢全体に分布するような破格を生ずることがあり，このときこの異常血管を坐骨動脈 (Arteria ischiadica) という．この状態は両生類や爬虫類，多くの鳥類では正常にみられるが，ヒトではきわめてまれである．

(6) 臍動脈：　成人にみられるのは胎生期間中の臍動脈の遺残で，本幹から出て，まもなく上膀胱動脈を分岐したあとは，内腔が閉鎖した線維索となる．これを臍動脈索 (Ligamentum umbilicale mediale, lateral vesico-umbilical ligament, medial umbilical ligament) という．臍動脈索は骨盤腔の側壁を前進して，膀胱の外側を通って前腹壁に入り，ここから臍に向けて前腹壁の内面をおおう壁側腹膜におおわれて上行するが，成人では臍まで達しないで，前腹壁の途中で消失することが多い．なお臍動脈索は旧学名 (JNA) では Chorda arteriae umbilicalis といったが，この方がわかりやすく，また日本名はこれの訳語である．

　　(i) 精管動脈：細い枝で，本幹より直接分岐することもあり，また臍動脈や下膀胱動脈より分岐することもある．精管壁で上行枝と下行枝に分かれ，前者は精管に沿って分布して精巣動脈と吻合し，後者は精嚢や精管膨大部に分布する．また，尿管枝を分岐する．女性にはこれに相当する枝はないが，発生学的に Wolff 管を女性の Müller 管に相当するものとすれば，女性の子宮動脈がこれにあたる．

　　(ii) 上膀胱動脈：臍動脈より出て数本の小枝を膀胱の上半部へ．

(7) 下膀胱動脈：　しばしば中直腸動脈または精管動脈と共同幹でおこり，膀胱底，精嚢，前立腺へ．女性では膣へも枝を出す．

(8) 子宮動脈：　内腸骨動脈の前枝から分岐する．男性の精管動脈に相当するが，それよりはるかに太い．肛門挙筋（骨盤隔膜）の上を前進して子宮頸の側壁に達し，ここで上行枝と下行枝に分かれる．この途中，尿管の前を通ってこれと交叉して走るが，このことは婦人科手術に際して重要である．上行枝は子宮体の側壁に沿って，子宮広間膜を形成する 2 枚の腹膜の間を蛇行しながら上行して子宮底と卵管の接合部付近に達し，ここから卵管の下縁に沿って外方へ走って卵巣門の付近で卵巣動脈と吻合しておわる．この走行の途中で子宮体に多くの枝を与えるほか，卵巣枝，卵巣枝を出す．下行枝は膣動脈 (Arteria vaginalis, vaginal artery) で，膣の側壁に沿って下行しその前壁と後壁に分布する．

(9) 膣動脈：　起始や数に変異が多いが，前述の子宮動脈より分岐するものが最も多いという．しかし内腸骨動脈から直接分岐することもあり，また下膀胱動脈と共同幹をつくることもある．男性にはこれに相当する動脈はないが，位置的関係からは下膀胱動脈がこれに近い．

(10) 中直腸動脈：　本幹から独立して，あるいはまた下膀胱動脈と共同幹で分岐する細い枝で，直腸の骨盤隔膜より上方にある部分に分布し，上・下の直腸動脈と吻合する．なお旧学名 (JNA) ではこれを下直腸動脈とよび，現在の下直腸動脈は肛門動脈 (Arteria analis) とよんだ．

(11) 内陰部動脈：　会陰と外陰部に分布する動脈で，男性では女性のそれより太いが，その走行や分布は両性でそれぞれ相当する部分を対比して考えることができる．内腸骨動脈の前枝のつづきとして下殿動脈より分かれて，仙骨神経叢の前面を通り，梨状筋下孔を経て一度骨盤後面に出るが，ただちに内方へまがり，仙結節靱帯と仙棘靱帯の間を通って（小坐骨孔を通って）再び骨盤腔に入り，坐骨直腸窩では，陰部神経とともにその外側壁をつくる内閉鎖筋の筋膜におおわれて陰部神経管 (Alcock's canal) を前進する．次いで坐骨枝の内面に沿って走り，尿生殖隔膜の後端で陰茎動脈と会陰動脈とに分かれる．前者は尿生殖隔膜をつくる 2 層の筋膜の間を前進し，恥骨結合の下縁付近で陰茎背動脈と陰茎深動脈の 2 終枝に分かれる．後者は尿生殖隔膜の下面を前進する．

　　(i) 下直腸動脈：旧学名 (JNA) では Arteria analis とよんだ．坐骨結節の付近で本幹より分岐し，坐骨直腸窩を横切って肛門部の筋と皮膚へ．

　　(ii) 会陰動脈：前者より腹側で本幹より分岐し，浅会陰横筋の上または下を通り，球海綿体筋と坐骨海綿体筋の間を前進して，これらに筋枝を与えたのち，数本の後陰嚢枝 (♂) または後陰唇枝 (♀) となって，これらの皮膚に分布する．

　　(iii) 尿道動脈：尿道球動脈よりやや腹側で陰茎動脈より分岐し，少しく内側へ走ったの

ち，左右の陰茎脚が合する付近で，尿道海綿体のなかに入り，この中を前進して陰茎亀頭まで分布する．女性では細く，前庭球に分布しておわる．

　(iv) 尿道球動脈（♂），膣前庭球動脈（♀）：球海綿体筋と坐骨海綿体筋の間で陰茎動脈より分岐して内側へ向かい，尿道球と尿道海綿体の後部へ．女性では前庭球へ．

　(v) 陰茎深動脈（♂），陰核深動脈（♀）：内陰部動脈の2終枝の一つ．尿生殖隔膜の上面を貫いて恥骨結合の直下に出ると，ただちに陰茎海綿体（陰茎脚）（♂），陰核海綿体（陰核脚）（♀）を貫いてその内部に入り，そのほぼ中心部を前進しながらこれに分布する．

　(vi) 陰茎背動脈（♂），陰核背動脈（♀）：前者とともに尿生殖隔膜をつくる2層の筋膜の間を走り，その上面を貫いて恥骨結合の下面に出て，ここから陰茎提靭帯と陰茎ワナ靭帯の間を経て陰茎の背面に達し，ここからさき陰茎背面で深陰茎筋膜の下を，中央部を走る無対性の陰茎背静脈と，外側を走る有対性の陰茎背神経の間を前進して周囲の組織と包皮へ分布する．陰核背動脈は男性のそれに対応できるが，きわめて弱小である．

⑿ 副陰部動脈：内陰部動脈の一部を代償する破格動脈で，Adachi (1928) によると約11％で出現するという．多くの場合は，陰茎背動脈と陰茎深動脈とがこれから分岐し，このとき本来の内陰部動脈は尿道球に分枝しておわり陰茎にまで達しない．この破格動脈は，閉鎖動脈，あるいは内陰部動脈，または内腸骨動脈の本幹から直接おこり，骨盤隔膜の上面で膀胱の外側を前進し，恥骨結合の直下で尿生殖隔膜を貫いて陰茎の背面に出る．本来の内陰部動脈との区別は，恥骨結合の下面にいたるまでの経過は，つねに骨盤隔膜の上面で骨盤腔の内部を走り，内陰部動脈のように骨盤の後面に出ることはない．　　　　　　　　　　　　　　　　　　（河西）

内腸骨リンパ節 Lymphonodi iliaci interni, *internal iliac nodes* →リンパ節

内　転 Adductio, *adduction*, Adduktion →関節運動

内転筋管 Canalis adductorius, *adductor canal*

　Hunter's canal ともいう．大腿のほぼ中央の高さにある筋膜性の管で，上方は大腿三角の先端よりつづき，下方は内転筋腱裂孔*に開く．外側壁は内側広筋，内側壁は大内転筋と長内転筋によってつくられ，また前壁は，縫工筋の深層をおおう厚い筋膜（広筋内転筋板 Lamina vastoadductoria (INA)) が，内側広筋と大内転筋および長内転筋の間に張ることによってつくられる．このなかを大腿動静脈と伏在神経が走る．　　　　　　　　　　　　　　　　　　（河西）

内転筋結節 Tuberculum adductorium, *adductor tubercle* →大腿骨

内転筋腱裂孔 Hiatus tendineus adductorius

　大内転筋の最も深層の筋束は，坐骨結節よりおこり，ほぼ垂直に下方に走って，大腿骨内側上顆にある内転筋結節につく．この停止腱が大腿骨との間につくる間隙を腱裂孔とよぶ．これは内転筋管*の下口に相当し，大腿動静脈はこの裂孔を通って膝窩*に達する．　　（河西）

内頭蓋底 Basis cranii interna, *internal surface of cranial cavity*, Innenfläche der Schädelbasis

　頭蓋底内面で脳をのせる深い窩をなしている．この窩はさらに前方より後方にかけて，前頭蓋窩，中頭蓋窩，後頭蓋窩の三つの窩に分けられるが，前部へいくほど階段状に高くなっている．前頭蓋窩と中頭蓋窩との境界は蝶形骨小翼*および前頭骨*とによってなされ，中頭蓋窩と後頭蓋窩との境界は蝶形骨鞍背および側頭骨錐体上縁とによってなされる．前頭蓋窩は大脳の前頭葉を，中頭蓋窩は大脳の側頭葉を，後頭蓋窩は小脳半球延髄，橋をそれぞれいれる．後頭蓋窩の前中央部には蝶形骨鞍背後面より大後頭孔までつづく斜台がある．頭蓋底内面には蝶形骨小翼を除くほぼ全域にわたって，指圧痕，脳隆起，動脈溝，静脈溝などが認められるが，これらはそれぞれ大脳の脳回，脳溝，動脈，静脈に対応して形成されたものである．（→頭蓋）
　　　　　　　　　　　　　　　　　　（児玉）

内尿道口 Ostium urethrae internum →膀胱

内バイヤルジェー線条 *internal stripe of Baillarger*, innere Baillargersche Streifen →大脳皮質

内胚葉 Endoderma, *endoderm*, Endoderm, inneres Keimblatt

　内胚葉は胚盤葉下層（下胚膜）から分化する．はじめは少数の小型の多角形細胞が胚盤の下面に接着して見出されるが，細胞数を増すにつれ，胞胚腔の内面へと広がり，すでに形成さ

れているヒューザー膜とともに一次卵黄嚢を形成するが，ついで完全に内胚葉細胞で囲まれた二次卵黄嚢をつくる．二次卵黄嚢の天井に相当する部分が，胚子の形態形成運動の過程で胚内にとり入れられ，原始腸管となり前腸，中腸および後腸に区分される．

前腸*の先端正中部の内胚葉上皮は肥厚して脊索前板となり，直接外表の外胚葉と接着して内・外両胚葉よりなる二重膜の口咽頭膜*を形成する．後腸盲端部もこれと同性質の排泄腔膜*により閉ざされる．

はじめ中腸*は卵黄嚢*と広く通じているが，発生の進むにつれ次第に狭められて卵黄腸管*となり，発生6週ころ退化消失する．

その後の発生過程において前腸域の鰓嚢*から上皮小体，胸腺および鰓後体などの鰓性器官，原始咽頭域から舌根部の舌粘膜，咽頭粘膜の大部分，舌下腺，顎下腺，甲状腺，喉頭域から喉頭粘膜，気管粘膜，肺臓，その他の前腸域から食道粘膜，胃粘膜，肝臓，膵臓，前腸末端部と中腸頭方部から十二指腸粘膜，中腸域から空腸粘膜，回腸粘膜，盲腸粘膜，虫垂粘膜，中・後腸域から結腸粘膜，後腸域から直腸粘膜などの上皮性要素がそれぞれ分化する．また尿膜*および排泄腔域から直腸粘膜の一部，膀胱粘膜，尿道粘膜，膣の下部の粘膜および前立腺の上皮性要素がそれぞれ分化する．

このほか，尿膜に接近した卵黄嚢壁に第3週末に原始生殖細胞が出現し，これらは第5週に生殖腺原基に到達して精祖細胞または卵祖細胞となる． 　　　　　　　　　　　　　　（沢野）

内　反　Inversio, *inversion*, Inversion (Einwärtskanten)　→関節運動

内　板（糸粒体の）　Crista mitochondrialis, *crista*, Crista mitochondrialis　→糸粒体

内　板（頭蓋冠の）　Lamina interna, *inner table*, innere Tafel　→頭蓋冠

内反足　Talipes equinovarus, *club foot*, Klumpfuß

足の水平面での内転，外転，矢状面での背屈，蹠屈，前頭面での回内，回外のいずれかあるいはこれらの組み合わせ位置をとり，拘縮によって正常の位置へもどりえない状態を弯曲足と総称する．尖足 (talipes equinus)，外反足 (talipes valgus)，内反足 (talipes varus)，内反尖足 (talipes equinovarus) などがみられる．しかし，内反足とくに内反尖足が最も多いので，弯曲足という語は内反足（正しくは内反尖足）の意味に広く使用されている．内反足の新生児で出産10000当り14程度とされる．足底は内方を向き（回外），足は内転し，足底に屈曲する．一般に男性に多い．両側性と片側性の比はほぼ1：1とされ，左右差は明らかではない．内反足の発生過程は，(1) 発生障害説（筋の形成不全が一次的原因で足の回転が停止すると弯曲足を生ずる．また，距骨前部軟骨原基欠陥説もある），(2) 神経筋障害説（内転筋群，足底屈筋群の緊張の過剰を根本的な障害と考える．あるいは，外転筋群，足背屈筋群の運動能力の低下を基本的な原因とするもの），(3) 機械的圧迫説（子宮内での圧迫による強制肢位が弯曲足の原因となるというもの）などの説がある．多因子遺伝*によるものとされるがアミノプリテンなど化学物質によるものも報告されている．

　　　　　　　　　　　　　　　　（谷村）

内　皮　Endothelium, *endothelium*, Endothel

血管，リンパ管，心臓などの内壁を構成する上皮*を総称して内皮とよぶ．これは間葉系由来で，閉鎖された内腔壁を構成するものという意味で，他の上皮とは区別して命名されたものであるが，組織学的には単層扁平上皮である．これを構成する細胞は内皮細胞 (Endotheliocytus, endothelial cell) とよばれ，互いに連結複合体で結合し，基底膜を隔てて周囲の結合組織につづく．（→血管の構造）　　　　　（市川）

内皮細胞　*endothelial cell*　→血管の構造

内腹斜筋　Musculus obliquus internus abdominis, *internal oblique*, innerer schräger Bauchmuskel　→腹部の筋

内分泌腺　Glandula endocrina, *endocrine gland*, endokrine Drüse

腺組織が発生したもとの上皮*との連絡を失い，腺細胞が産生，放出した物質（ホルモン）が組織液を介して付近に分布する血管やリンパ管に移行するような腺．無導管腺 (Glandulae sine ductibus, *ductless glands*) ともよばれる．分泌細胞が上皮内に散在する場合（例：消化管内分泌細胞）もあるが，集団をなして独立した器官を構成するもの（例：下垂体，甲状腺，上皮小体，副腎，松果体），他の腺組織のなかに混在するもの（例：膵島，性腺）などが普通である．分泌細胞は細胞索，細胞塊，沪胞など種々の配列を示すが，一般に豊富な血管分布を受け，洞様毛細血管が発達する．分泌細胞は組織液を介して素材を毛細血管から受け，ホルモンを合成して，再びこれを血管に向けて放出す

るので，外分泌腺細胞にみられるような細胞の極性は明瞭でない．　　　　　　　　　　（市川）

内閉鎖筋　Musculus obturatorius internus, *obturator internus*, innerer Hüftloch-muskel　→下肢の筋

内閉鎖筋の腱下包　Bursa subtendinea musculi obturatorii interni　→滑液包

内閉鎖筋の坐骨包　Bursa ischiadica musculi obturatorii interni　→滑液包

内　包　Capsula interna, *internal capsule*, innere Kapsel

内包はレンズ核*，尾状核*および視床*にはさまれた線維束の集団で，視床放線や大脳皮質*から下位脳へ投射する大部分の線維がこの部を通る．右内包を水平断して背側よりみるとひらがなの「く」の字型をしている．この「く」の字型の突出部を膝部，それより前方を前脚，後方を後脚という．前脚は尾状核頭部とレンズ核前部にはさまれ，後脚の大部分は視床とレンズ核後部にはさまれている．さらにレンズ核の後端より後方をレンズ後部，レンズ核後端の腹側を走る線維群をレンズ下部という．前脚，膝，後脚は異なった部位を結ぶ線維で構成されており，前脚は前視床脚と前頭橋路からなり，膝部と後脚最前端部は皮質核路と皮質網様体路からなる．後脚は上視床脚*と前方2/3は皮質脊髄路，後方1/3は体性感覚の視床皮質路*が体部位局在をなして通る．レンズ後部は視放線を含む後視床脚と後頭頭頂橋路および皮質視蓋路の大部分からなり，レンズ下部は聴放線を含む下視床脚と側頭橋路からなる（図参照）．（川村祥）

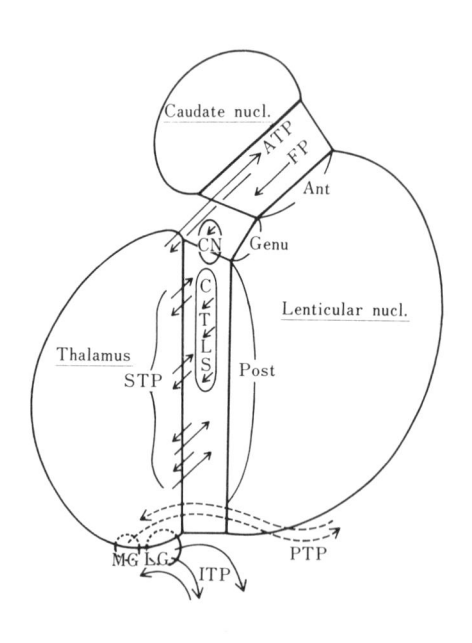

内有毛細胞　inner hair cell, Innere Haarzelle　→ラセン器

内リンパ　Endolymph, *endolymph*, Endolymph

膜迷路の内腔（内リンパ隙）を満たすリンパである．内リンパのイオン組成は外リンパのイオン組成と著しく異なり，細胞質のイオン組成と類似していて，カリウムイオン（K^+）濃度が高く，ナトリウムイオン（Na^+）の濃度は低い．
　　　　　　　　　　　　　　　　（斉藤）

内リンパ管　Ductus endolymphatius, *endolymphatic duct*, Endolymphatische Gang　→膜迷路

内肋間筋　Musculi intercostales interni, *intercostales interni*, *internal intercostal*, mittlere Zwischenrippenmuskeln　→深胸筋

内肋間膜　Membrana intercostalis interna, *internal intercostal membrane*, innere Intercostalbänder　→深胸筋，内肋間筋

ナジオン　Nasion　→頭蓋の計測

ナスミス小皮（歯小皮）　Cuticula dentis, Nasmyth's *membrane*, Nasmythsche Membrane　→エナメル質

ナゾスピナーレ　Nasospinale　→頭蓋の計測

軟口蓋　Palatum molle, *soft palate*, der weiche Gaumen　→口蓋

軟　骨　Cartilago, *cartilage*, Knorpel

やや固く弾力のある構造物で，骨格*の一部をなし（肋軟骨，関節軟骨，骨端軟骨，軟骨結合など），また内臓などの支柱となる（耳介軟骨，鼻軟骨，喉頭軟骨，気管軟骨など）．軟骨組織からなり，骨とは違ってほとんどカルシウムを含まない．硝子軟骨，弾性軟骨，線維軟骨の3種を区別する．関節腔に面する関節軟骨以外は結合組織からなる軟骨膜に被われる．（→軟骨組織）　　　　　　　　　　（大内）

軟骨外骨化　Ossificatio perichondriostealis, *perichondral ossification*, perichondrale Ossifikation　→軟骨性骨化

軟骨間関節　Articulationes interchondrales, *interchondral joint*

第6〜第8肋軟骨相互間に認められる関節で，関節面は小さな滑らかな楕円形で，滑膜を有し，靱帯（軟骨間靱帯）で補強されている．第5・第6，第8・第9，第9・第10肋軟骨間の連結は純靱帯性である．　　　　（佐藤）

軟骨間部（声門の）　Pars intercartilaginea,

intercartilaginous part, Pars intercartilaginea →声門

軟骨基質　Matrix cartilaginea, *cartilaginous matrix*, Knorpelgrundsubstanz　→軟骨組織

軟骨形成不全〔症〕　Achondroplasia, *achondroplasia*, Achondroplasie

四肢短縮型の小人〔症〕である．軟骨発育不全〔症〕ともいう．10000回の分娩に1回くらいの割合でおこる．長骨の骨端板における軟骨内骨化が障害されて生じ，四肢は極端に短く，頭部はやや大きい．前頭部は突出し，鼻根部は陥凹する．長骨は太く短い．常染色体優性遺伝*を示すが，その90％は突然変異*による．以前は，胎児性軟骨異常栄養症（chondrodystrophia fetalis）ともよばれていた．筋の発育は良好で，知能障害は認められない．　　　（谷村）

軟骨結合　Synchondrosis, *synchondrosis*, Knorpelhaft　→骨の連結

軟骨細胞　Chondrocytus, *chondrocyte*, Knorpelzelle　→軟骨組織

軟骨性外耳道　Meatus acusticus externus cartilagineus, *cartilaginous portion of external acoustic meatus*, Meatus acusticus externus cartilagineus　→外耳

軟骨性骨　Os cartilagineum, *cartilage bone*, Ersatzknochen　→骨組織の発生

軟骨性骨の発生　Osteogenesis cartilaginea, *chondral ossification*, chondrale Knochenbildung

頭蓋底を構成する骨，椎骨，骨盤や体肢の骨など，膜性骨以外の骨ははじめ硝子軟骨のモデルができ，これが骨組織に置き換えられることにより形成される．このような骨形成様式を軟骨性骨発生または軟骨性骨化といい，このようにしてできる骨を軟骨性骨または置換骨とよぶ．長骨を例にとると，軟骨モデル(1)が骨化するには二つの機序がみられる．一つは骨幹に相当する部位の軟骨をとり巻く軟骨膜の細胞が骨芽細胞*に分化し（骨形成層, Stratum osteogenicum），骨の基質成分を分泌して骨幹部を鞘状にとり巻く骨（骨膜骨, Os periosteale）(2)を形成する．これを軟骨外骨化とよぶ．他の一つは骨膜骨を貫いて血管が軟骨基質内に侵入し，これに伴って入っていった未分化間葉細胞が骨芽細胞に分化して軟骨の内部で骨基質を形成するもので軟骨内骨化とよばれる．前者は骨が成長する過程で骨の太さの成長（付加成長）へと引き継がれる．後者では骨膜骨形成後，骨幹部の軟骨が変性するとともに基質が石灰化し

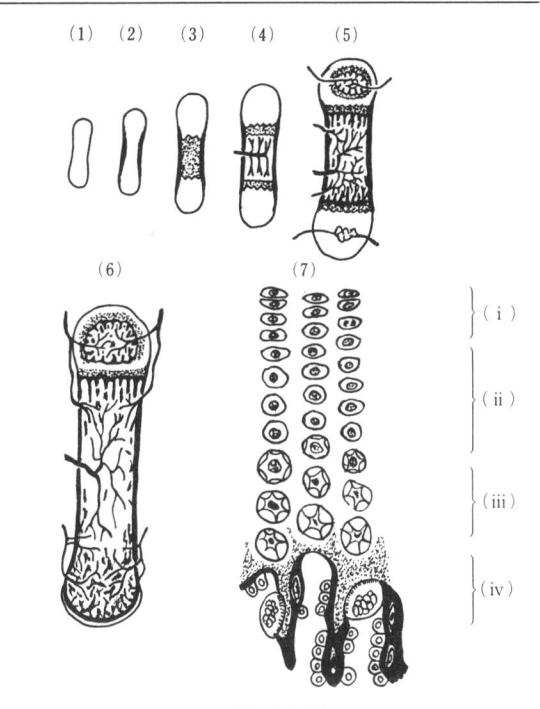

軟骨性骨発生

(3)，同時に骨膜骨を貫いて血管が結合組織*を伴って侵入する(4)．結合組織中の未分化間葉細胞のあるものは破骨細胞*や大食細胞*に分化し，これらの細胞の働きで変性した軟骨細胞や石灰化した軟骨基質がとり除かれ，骨幹内部に腔所をつくる（一次髄腔, Cavitas medullaris primaria）．これと同時に骨芽細胞に分化したものは髄腔壁に海綿骨*を形成する(5)．破骨細胞，骨芽細胞，大食細胞の共同作業によって髄腔は次第に拡張するが，骨端側では軟骨細胞が長軸に平行に柱状に並ぶようになる（軟骨細胞柱)(6)．骨端に近い軟骨細胞柱の末端では軟骨細胞がさかんに細胞分裂をくり返して増殖し（増殖帯)(i)，扁平な軟骨細胞が積み重なるように配列し，骨端に向かって細胞柱を伸ばしていく．これより骨幹寄りの細胞は次第に丸味を帯び，軟骨基質成分をさかんに分泌する（成熟帯)(ii)．さらに骨幹寄りでは細胞が肥大し，細胞質に空胞化がみられ，軟骨基質成分の分泌は止まる（肥大細胞帯)(iii)．さらにこれより髄腔に近い部位では軟骨基質が石灰化し（予備石灰化），軟骨細胞は死滅するとともに，髄腔中の破骨細胞が石灰化した基質を吸収し（軟骨吸収帯)(iv)，そのあとに骨芽細胞が新たな骨基質を形成することによって海綿骨をつくりあげていく（骨化帯）．このようにして軟骨細胞柱は骨

端に向かって伸びていく一方で，髄腔側では軟骨の吸収と海綿骨の新生がくり返され，骨は長軸方向に成長する．骨端部では骨幹骨化より遅れて，骨端軟骨の中心部が変性に陥るとともに血管が侵入し，これを吸収すると同時に海綿骨が形成される（骨化中心）(5)．骨化はしだいに周辺に向かって波及するが，関節面と骨幹との境界面（骨端線）では軟骨組織は永く保存され，前者は関節軟骨となり，後者（骨端軟骨）は骨の成長が止まるまで維持される．　（市川）

軟骨性の連結　Junctura (Articulatio) cartilaginea, *cartilaginous joint*, Knorpelhaftung（広義の Knorpelhaft）　→骨の連結

軟骨組織　Textus cartilagineus, *cartilaginous tissue*, Knorpelgewede

特殊な分化をとげた結合組織*の一つ．細胞成分は軟骨細胞とよばれ，大量の細胞間質*は軟骨細胞で産生，放出された軟骨基質とこの中に埋め込まれた線維成分（膠原線維*と弾性線維*）からなる．軟骨基質は硫酸ムコ多糖類と蛋白の共重合体である硫酸ムコ蛋白（chondromucoprotein）を主成分とし，ゲル状を呈する．軟骨特有の弾性，透明度は基質成分のコロイド的特性による．また基質の塩基好性と異染性は酸性ムコ多糖の存在による．球状ないし楕円体状の軟骨細胞はその辺縁が直接基質に接し，細胞周囲の基質は基質成分の密度が高いため，その他の部位より濃染する．この部分を細胞領域基質，その他の部分を領域間質とよぶ．軟骨細胞が存在する基質中の腔所を軟骨小腔（Lacuna cartilaginea）という．軟骨基質の密度と線維成分の種類と多寡によって硝子軟骨，弾性軟骨，線維軟骨の3種に分類する．軟骨の周囲をとり巻く密結合組織からなる被膜を軟骨膜といい，外側は膠原線維に富み（線維層, Stratum fibrosum），内側に向かうにつれて細胞成分（線維芽細胞*）が多くなる（細胞層, Stratum cellulare）．最内層では紡錘形の細胞がしだいに丸味を帯び，周囲に軟骨基質成分を分泌して軟骨細胞にかわっていく．軟骨膜細胞層での細胞分裂による軟骨細胞の増殖によって軟骨は外方に向かって成長する（付加成長）．また軟骨小腔内の軟骨細胞は分裂し，一つの小腔に複数の軟骨細胞が含まれることをしばしば観察するが，やがて個々の細胞はその周囲に基質成分を分泌することによって，それぞれが固有の小腔に分離独立する（間質成長）．軟骨組織には原則として血管と神経の分布を欠く．　（市川）

軟骨組織の発生　Chondrohistogenesis, *chondrogenesis*, Chondrogenese

胎生期，軟骨が形成されている部位では長い突起をもった間葉細胞が突起を短縮して互いに接近し，細胞集団をつくる．これらの細胞はさかんに細胞分裂をくり返して円形ないし多角形の密接した細胞のより大きな集塊となるが，やがて中心部の細胞は肥大して大形の細胞にかわるとともに，硫酸ムコ蛋白やトロポコラゲンを合成し，周辺に向かって分泌するようになる．このようにして軟骨細胞に分化したものは，みずから分泌した軟骨基質の中に埋没し，軟骨小腔の中に隔離されるが，成長期間中は小腔内でも分裂し，細胞が増えるとともに，それぞれの細胞が基質前駆物質を分泌するに従って固有の小腔をもつようになり，分離独立して軟骨自体が増大する（間質成長）．また細胞集団辺縁部の細胞も細胞分裂によって数を増し，内側に位置するものは軟骨細胞となって基質を分泌し，軟骨自体の外方に向かう成長に役立つ（付加成長）．　（市川）

軟骨頭蓋　Chondrocranium

頭蓋底の発生にあずかる軟骨頭蓋は，脊索前端部の周囲とさらにその前方にある間葉の軟骨化による3種の軟骨，すなわち，傍索軟骨，または基底板，下垂体軟骨または極軟骨，梁柱軟骨，およびこれらに耳殻，鼻殻，眼窩翼，側頭翼が加わって形成される．脊索*の前端部の周囲に形成されるのが傍索軟骨で，これより前方で下垂体部をとり囲むものが下垂体軟骨で，これよりさらに前方で正中線上の両側にあるのが梁柱軟骨である．これらの軟骨は正中で合し，脳の底面を支える溝状の正中板をつくる．傍索軟骨からは後頭骨の底部と大後頭孔を囲む部が，下垂体軟骨からは蝶形骨体が，梁柱軟骨と鼻殻からは篩骨および下鼻甲介がそれぞれ発生する．耳胞*の周囲に生ずる耳殻からは側頭骨の岩様部が形成され，これが傍索軟骨と接するところに頚静脈孔ができる．眼窩翼からは蝶形骨小翼が，側頭翼からは同大翼が形成されるが，両者の間に動眼神経，滑車神経，外転神経，眼神経などが介在する．　（児玉）

軟骨内骨化　Ossificatio endochondrialis, *endochondral ossification*, enchondrale Ossifikation →軟骨性骨化

軟骨部　Pars cartilaginea, *cartilaginous septum*, knorpelige Septum (knorpelige Teil) →鼻腔

軟骨膜 Perichondrium, *perichondrium*, Perichondrium →軟骨組織

軟 膜 Pia mater, *pia mater*, Pia mater

脳脊髄の表面に密着して拡がる薄い結合組織性の被膜をいう．この被膜は脳実質表面に沿って忠実におおうので，脳表面から実質に進入する血管によって脳実質が管状に陥凹するところではこの陥凹面も軟膜でおおわれる．そして血管外壁と陥凹部の軟膜との間隙を血管周囲腔 (perivascular space of Virchow-Robin) とよぶ．この間隙はクモ膜下腔のつづきであるから，脳脊髄液*でみたされている．脈絡組織は脳室側にある1層の上衣細胞層（被板，Lamina tectoria）とその外側を裏打ちする軟膜から構成される．軟膜は血管の担い手(Gefäßträger)で，脈絡組織が豊富な血管とともに脳室内に陥凹した部分を脈絡叢 (Plexus chor[i]oideus) とよぶ．
（→髄膜） （金光）

二

二顆関節 Articulatio bicondylaris P.N.A., *bicondylar joint* →関節, 顆状関節

二価染色体 Chromosoma bivalens, *bivalent chromosomes*, bivalent Chromosomen →還元分裂

肉柱 Trabeculae carneae, Balken
心室の内腔に多数突出する小円柱状の筋. (→心臓)　　　　　　　　　　　　　（浅見）

肉様膜 Tunica dartos, *dartos muscle*, Tunica dartos →陰嚢

二軸関節 *bi-axial joint*, zweiachsiges Gelenk →関節運動

二次口蓋 Palatum proprium, *secondary palate*, sekundärer Gaumen
胎生第7週ごろ上顎突起の口腔側壁が隆起し, 舌の両側を下方へ伸び出す. これが口蓋突起または外側口蓋突起 (Processus palatinus lateralis) で, 胎生第8週ごろ, 口腔底の下降に伴い前方から舌の背側へ移動し, 水平位をとる. 左右の口蓋突起は互いに接近し, 第9週以後前方1/3のところから癒合がはじまり前後に拡がる. また一次口蓋*の後縁・鼻中隔下縁とも癒合する. 一次口蓋との境界部の後方に鼻口蓋管が形成されるが, 後に閉鎖され切歯孔として残る. 二次口蓋の後方部では, 癒合した口蓋突起の後縁で中胚葉が増大することにより, 左右の口蓋突起の間が埋められ軟口蓋および口蓋垂が形成される. 上顎骨および口蓋骨から膜性骨化が進行し骨が形成され硬口蓋となるが, 鼻中隔より後方では骨の形成がなく軟口蓋となる.　　　　　　　　　　　　　　（吉岡）

二次中隔 Septum secundum
卵円孔縁と同義に用いられることもあるが, 後者は狭義の二次中隔 (BORN のSⅡ) および左洞房弁, 旧一次中隔肥厚縁などの合成による構造. 哺乳類における胎生期の血液循環また出生後の劇的な転換に適応する機構の一つ. (→心房中隔の形成)　　　　　　　（浅見）

21トリソミー症候群 Trisomia 21, *21 trisomy syndrome*, Trisomie 21 →ダウン症候群

二重体 Gemini conjuncti, *conjoined twin or double monster*, Doppelbildung
少なくとも部分的に体軸の重複のある個体. 広義には分離している二重体 (一卵性双児と無心体*) も含むが, 通常は連絡している二重体をいう. 発生のごく初期の受精卵ないし胞胚に分離がおこると, 一卵性双児を生じるが, やや後期 (胎生13日以後といわれている) におこると, もはや独立の個体とはなり得ず, 二重体となる. 結合の様式と形態により対称性結合体 (duplicitas symmetros, 二つの個体が結合した面すなわち主相称面を軸として左右が対称なもの; 頭蓋結合体 craniopagus, 胸結合体 thoracopagus, 殿結合体 pygopagus など) と非対称性結合体 (duplicitas asymmetros, 一方の個体の発育障害が多少ともあり, 他の個体に寄生しているようにみえる) とに分けられる. 二重体にはきわめて多様な奇形が合併し, とくに対称性二重体では内臓逆位*が多い.　　　（谷村）

ニッスル小体 Nissl *bodies*, Nisslsche Körperchem →神経細胞

二頭筋橈骨包 Bursa bicipitoradialis, *bicipitoradial bursa* →滑液包

二倍性[体]細胞 Cellula diploidea, *diploid cell*, diploide Zelle
父親由来と母親由来の複数のゲノムをもつ体細胞のこと. その染色体数は基本数の2倍になっている. すなわち配偶子が接合して生じた2倍の染色体数 ($2n$) をもつ細胞のこと.
　　　　　　　　　　　　　　　　　（田中）

二腹筋 Musculus digastricus (Musculus biventer), *digastric muscle*, zweibäuchiger Muskel →筋

二腹筋窩 Fossa digastrica, *digastric fossa* →下顎骨

二分頬骨 Os zygomaticum bipartitum
日本人骨 (Os Japonicum). 頬骨は横走する縫合で上下二つの部分に分離していることがあり, 二分頬骨という. 二分頬骨の出現頻度はヨーロッパの白人で0.3%, 中国人では1.9%であるが, 日本人では全通縫合4.8%, 多少の横行縫合16.5%であり, 他の民族に比して高率であるところから日本人骨ともいう.　　　（高橋）

二分靱帯 Ligamentum bifurcatum, *bifurcated ligament* →背側足根靱帯

二分脊椎 Spina bifida, *spina bifida*, Spina bifida
椎骨の正中線上の部分的欠損を意味する. 椎骨欠損の部位, 髄膜および脊髄の異常の有無に

よって，いくつかの型に分類されている．椎体が二分しているものを前二分脊椎（spina bifida anterior）とし，椎弓が左右に分離しているものを後二分脊椎（spina bifida posterior）という．前者はまれであり，大部分は後者に属するので通常二分脊椎といえば後者をさす．脊椎披裂（rachischisis）ともいう．後二分脊椎は通常さらにつぎの諸型に分けられる．(1)潜在性二分脊椎（spina bifida occulta）：椎弓の正中部が欠損しているだけで髄膜および脊髄の肉眼的異常を併わないもの，(2)髄膜瘤（meningocele）：椎弓の欠損部を通って髄膜（脊髄硬膜およびクモ膜）が脊柱管から脱出しているが，脊髄その他神経組織は脱出していないもの，(3)脊髄髄膜瘤（myelomeningocele）：椎弓の欠損部を通って髄膜および脊髄が脊柱管から脱出しているもの，(4)脊髄嚢瘤（myelocystocele）：脊髄中心管が嚢腫状に拡大し，その部分が脊柱管から脱出しているもの．髄膜瘤，脊髄髄膜瘤および脊髄嚢瘤を一群にして嚢状二分脊椎（spina bifida cystica）とよび，潜在性二分脊椎の対語として用いられる．潜在性二分脊椎は10〜15％くらいの頻度であろうと推定される．嚢状二分脊椎は出産10000当り2〜4程度とされている．女性にやや多い．本奇形は多因子遺伝*によるものとされる．腰仙部に最も多くみられる．脊柱と脊髄の異常が関与しているが，発生過程のうえからは脊髄の異常が一次的なものとされている．かつその大部分は発生段階12で閉鎖すべき後神経孔の閉鎖障害である脊髄裂（myeloschisis）によるものとされている．しかし，一部にはいったん閉鎖した神経管の再開による可能性もある．潜在性二分脊椎では仙骨領域は皮膚の小陥凹や発生異常を併うことがある．二分脊椎には他の中枢神経系奇形（Arnold-Chiari奇形など）の合併もあり，また骨格の異常，泌尿器の奇形をしばしば合併する．二分脊椎は無脳と発生過程や成因を同じくするものとして，神経管奇形*とよばれる． （谷村）

二分胎盤 Placenta bipartita, *bipertite placenta*, Placenta bipartita

胎盤*は不完全な2分葉に分かれる． （森）

日本解剖学用語 Nomina anatomica japonica →解剖学用語

日本人骨 Os Japonicum →二分頬骨

乳歯 Dentes decidui, *deciduous tooth or milk tooth*, Hinfalliger Zahn od. Milchzahn →歯

乳腺 Glandula mammaria, *mammary gland*, Milchdrüse →乳房

乳腺枝 Rami mammarii, *mammary branch* →胸大動脈，鎖骨下動脈

乳腺堤 Crista mammaria, *mammary ridge or milk line*, Milchleiste

胎生第6週のはじめごろ，腹側体壁における外胚葉上皮の増殖によって，上肢および下肢のつけねを連ねる線状の高まりが生ずる．これを乳腺堤という．哺乳類を通覧すると乳腺はすべてこの線上に発生する．乳腺原基はこの乳腺堤の上に一定の間隔をおいて生ずる外胚葉上皮の肥厚として出現する．ヒトでは乳腺堤の尾側2/3はまもなく消失し，頭側1/3の中央部付近の原基が発育して乳腺を形成する． （溝口）

乳　頭（ちくび） Papilla mammae, *nipple*, Brustwarze →乳房

乳頭筋 Musculus papillaris, *papillary muscle*, Papillarmuskel →心臓

乳頭孔 Foramina papillaria, *papillary foramina*, Foramina papillaria →腎臓

乳頭視床束（ヴィック・ダジールの） Fasciculus mamillothalamicus (Vicq d'Azyr), *mamillothalamic fasciculus (bundle of Vicq d'Azyr,* ヴィック・ダジール束), Vicq d'Azyr sches Bündel

乳頭体*と視床前核*を結ぶ神経線維束．主乳頭束*として，乳頭被蓋束*とともに乳頭体の背側よりでる．乳頭体内側核からおこる神経線維は同側の視床前核のうちでも前腹側核と前内側核に分布し，乳頭体外側核からおこる神経線維は両側の視床前背側核に分布するといわれる．また，乳頭視床束には視床前核から乳頭体に向かう神経線維も小数含まれるらしい．（→乳頭体，主乳頭束） （水野）

乳頭体 Corpus mamillare, *mammillary body*, Corpus mamillare

乳頭体核，乳頭核ともよぶ．視床下部*の最尾側レベルにある核．多くの哺乳類では脳底面正中部に不対の隆起をなすが，ヒトやサルでは一対の乳頭状小丘としてみとめられる．小形または中形の神経細胞の集団である内側核と，大形の神経細胞からなる外側核が区分されるが，ヒトの外側核は退化的で小さい．主な求心性神経線維のうち，海馬台*からの神経線維を運ぶ脳弓*は主として内側核に分布する．また，中脳被蓋からの神経線維を運ぶ乳頭体脚*は外側核に分布する．遠心性神経線維は主乳頭束*と

して核の背側よりでるが，まもなく乳頭視床束*と乳頭被蓋束*に二分する．前者は主として同側の視床前核*に，後者は中脳被蓋*に分布する．(→乳頭視床束，乳頭被蓋束，乳頭体脚，主乳頭束)　　　　　　　　　　（水野）

乳頭体核（乳頭核） Nuclei corporis mamillaris, *mammillary nuclei*, Nucleus mamellaris →乳頭体

乳頭体脚 Pedunculus corporis mamillaris, *mammillary peduncle (peduncle of the mammillary body)*, Pedunculus corporis mamillaris

黒質*の最内側部を走る神経線維束であり，主として中脳被蓋，とくに Gudden の背側および腹側被蓋核からおこり乳頭体外側核へ向かう神経線維が通るとされる．これとは逆方向に走る神経線維も存在するとする報告もある．これらの神経線維束はヒトでは痕跡的であり，ほとんどみとめられない．(→乳頭体)（水野）

乳頭突起 Processus mamillaris (papillaris), *mamillary (papillar) process*, Processus mamillaris (papillaris) →肝臓，腰椎

乳頭被蓋束 Fasciculus mamillotegmentalis, *mammillotegmental fasciculus*, Fasciculus mamillotegmentalis (Guddensches Haubenbündel)

乳頭体*と中脳被蓋*を結ぶ神経線維束．主乳頭束*として，乳頭視床束*とともに乳頭体の背側よりでて，中脳被蓋，とくに Gudden の背側被蓋核と Gudden の腹側被蓋核に分布する．中脳被蓋より乳頭体に向かう神経線維も含まれるという報告もある．(→乳頭体)（水野）

乳頭漏斗核 Nucleus mamilloinfundibularis, *mammilloinfundibular nucleus*, Nucleus mamilloinfundibularis →視床下部外側野

乳突縁 Margo mastoideus, *mastoid border* →後頭骨

乳突角 Angulus mastoideus, *mastoid angle* →頭頂骨

乳突孔 Foramen mastoideum, *mastoid foramen* →岩様部

乳突枝 Ramus mastoideus, *mastoid branch* →外頚動脈

乳突小管 Canaliculus mastoideus, *mastoid canaliculus* →錐体

乳突切痕 Incisura mastoidea, *mastoid notch* →岩様部

乳突洞 Antrum mastoideum, *mastoid antrum*, Antrum mastoideum →中耳

乳突洞口 Aditus ad antrum, *aditus to the mastoid antrum*, Aditus ad antrum →中耳

乳突導出静脈 Vena emissaria mastoidea, *mastoid emissary vein* →導出静脈

乳突壁 Paries mastoideus, *mastoid wall (posterior wall of tympanum)*, Paries mastoideus →中耳

乳突蜂巣 Cellulae mastoideae, *mastoid cells*, Cellulae mastoideae →中耳

乳突傍突起 Processus paramastoideus, *paramastoid process* →後頭骨

乳び Chylus, *chyle*, Chylus

小腸から吸収された脂肪滴を多量に含むリンパ*をいう．小腸から起こるリンパ管は脂肪吸収に関与しており，脂肪性食事のあと，小腸からのリンパはミルク色を呈する．これは懸濁された脂肪滴，すなわち乳び粒 (chylomicron) を多量に含んでいるためである．乳び粒は100 nm 以上の大きさで，暗視野顕微鏡で古くから観察されていた．胸管を経て，血行に入り，血清リポ蛋白の一群をなす．(→リンパ)（石川）

乳び(糜)槽 Cisterna chyli, *cisterna chyli*, Cisterna chyli

胸管*が下端で腸リンパ本幹と左右の腰リンパ本管を受けて，膨大する部をいう．通常，扁平な紡錘形．しかし，ほとんど膨大しないこと，腸リンパ本幹と腰リンパ本幹のつくるリンパ管網であることもある．腹大動脈の右後方にあるが，高さは第11胸椎から第2腰椎にわたり，個体ごとにかなり異なる．(→乳び)（森）

乳び粒 Chylomicronum, *chylomicrons*, Chyluskörperchen →血漿

乳房 Mamma, *breast*, Brust

乳房は乳腺とその周囲および腺小葉内に侵入する疎線維性結合組織と脂肪組織からなる．乳腺の導管すなわち乳管 (lactiferous ducts) は15～25本が乳頭に開口する．この乳管は重層扁平上皮からなる壁を有し，横断面は不規則に角ばっている．乳管は放射状に乳房内に広がるが，乳輪の下で拡張して，乳管洞 (lactiferous sinus) をなす．その先は再び細くなり，次第に分枝して細い腺胞管 (alveolar duct) となり，腺胞管は球状の腺胞 (alveolus) につながる．休止期の乳腺では事実上腺胞はみとめられないが，妊娠とともに成長して腺胞が形成される．

乳腺の腺胞は筋上皮細胞によって外方をとり囲まれている．この細胞は多くは桿状であるが，しばしば分枝して樹状または星状をなして腺上皮の外面に付着し，バスケット状を呈して

いる．基底膜は筋上皮細胞の外方をおおっている．腺上皮は機能状態と分泌物すなわち乳汁の貯留状態によって形態を異にする．多くは単層円柱上皮であるが，単層立方上皮あるいは単層扁平上皮になることもある．腺細胞は1種類であるが，分泌物は蛋白（カゼイン）と脂肪の2種がある．これに水分とそれに溶解した電解質や糖が加わる．

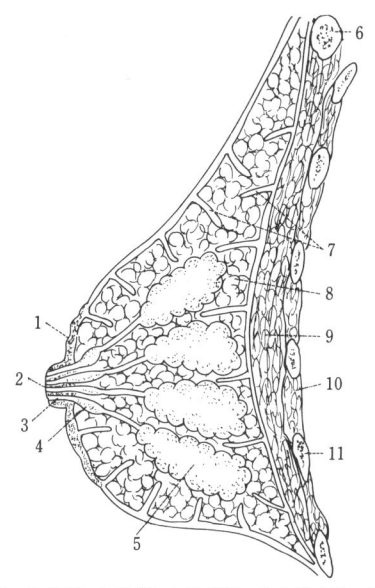

乳腺細胞は非常によく発達した粗面小胞体*とGolgi装置*を有する．これは他の蛋白分泌腺と比較することができる．すなわち，乳蛋白であるカゼインは，粗面小胞体で合成され，Golgi装置で濃縮されて粒状となる．カゼイン粒子は，小胞の中に1個あるいは2～3個入っている．カゼイン粒子を含む小胞は腺細胞の表面に移動し，カゼイン粒子を開口分泌*の形式で放出することが多い．しかし，他方，脂肪滴と同時に離出分泌（アポクリン分泌）の形式で放出されるものもある．腺細胞の基底部にある滑面小胞体*によって脂肪が合成され，脂肪滴が形成される．脂肪滴は次第に大きくなって細胞表面に対し，細胞膜をおし上げて，ドーム状に腺腔内に突出する．ついには球状の脂肪滴がほとんど完全に腺腔におし出されるようになるが，なお少量の細胞質によって細胞本体に連続しており，このような突起のくびれた基部には，しばしばカゼイン粒子を入れた小胞が集っている．最後に脂肪滴は突起の基部の完全なくびれによって，腺腔に脱落するが，そのとき，突起の基部にある少量の細胞質とその中にふくまれるカゼイン粒子を有する小胞は同時に腺腔に放出される．この分泌様式は古くから知られた離出分泌（アポクリン分泌）であって，その実在は電顕で証明されている．

離乳期には乳腺細胞は急速に変性退縮し，腺

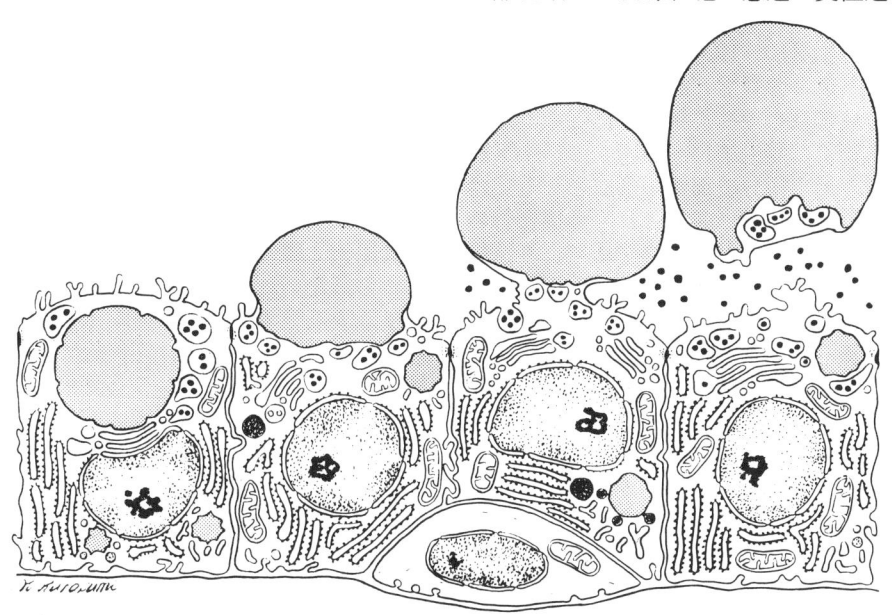

1.乳輪，2.乳頭，3.乳管，4.乳管洞，5.乳腺小葉，6.鎖骨，7.乳房提靱帯，8.脂肪組織，9.大胸筋，10.肋間筋，11:肋骨

乳房

乳腺の超微細構造
分泌現象の進行は左から右に進むように画かれてある．

細胞内に自家食胞ができて分泌物を処理すると同時に，大食細胞*が侵入して腺細胞そのものを貪食して処理する．(→皮膚腺)　　(黒住)

乳様突起　Processus mastoideus, *mastoid process*, Warzenfortsatz　→岩様部

乳輪　Areola mammae, *areola*, Warzenhof　→乳房

乳輪静脈叢　Plexus venosus areolares, *venous circle of mammary gland*　→腋窩静脈

乳輪腺　Glandulae areolares, *areolar gland*　→汗腺

ニューロピル　*neuropil*, Neuropil　→神経絨

尿管　Ureter, *ureter*, Harnleiter

尿管は腎盤（腎盂）と膀胱*をつなぎ，腎*から膀胱へ尿を送る．後腹膜にあり，全長約29cm．骨盤の分界線を境に，腹腔部と骨盤部と分ける．尿管の細い部は，(1)腎盤との移行部，(2)腹腔部と骨盤部の境，(3)膀胱壁内の3部である．尿管壁の上皮は移行上皮，筋層は内縦外輪，外膜は疎性結合織性である．(→ネフロン，尿細管，尿道)　　(養老)

尿管芽　Gemma ureteralis, *ureteric bud*, Ureterknospe, Harnleiterknospe

発生第4週末に中腎管*末端の背内側壁から出芽する尿管芽の末端部は拡張して腎盤原基となり，起始部は尿管に分化するが，中腎管末端が膀胱壁に吸収される際，中腎管と分かれて別の開口部をもつようになる．

腎盤原基は形成後まもなく，二分法で分岐をくり返し，発生第10～12週までに最初の数次の分岐部をとり込んで腎盤が拡張する．これにつづく末梢分岐部はやや拡張し大腎杯となり，そのさらに末梢部は発生第13～14週までに小腎杯を形成する．最末梢分岐部から形成される集合管は第7～11次分岐部で構成され，各集合管の盲端部は膨大し，この部の誘導作用により造後腎組織から後腎胞が生じ，ネフロンが形成される．発生第14～22週の間に集合管膨大部の分岐はやむが，新しいネフロンの誘導はつづく．集合管膨大部は次第に末梢部へ移動し，発生第20～36週には皮質表層に進出し，やがて誘導能を失って妊娠最終月に消失する．それに伴ってネフロンの形成もおわる．なお，尿管芽は別名，後腎憩室または腎蕾という．　　(沢野)

尿管間ヒダ　Plica interureterica, *interureteric fold*, Plica interureterica　→膀胱

尿管口　Ostium ureteris　→膀胱

尿管枝（動脈の）　Rami ureterici, *ureteric rami*, Rami ureterici　→腎臓の血管，腎動脈，精巣動脈，内腸骨動脈，卵巣動脈

尿管神経叢　Plexus uretericus, *ureteric plexus*, Plexus uretericus　→自律神経叢

尿細管　Tubulus renalis, *uriniferous tubule (renal tubule)*, Harnkanälchen (Nierenkanälchen)

腎小体*につづく細管で，ここで原尿の99％以上が吸収され（濃縮），特定の物質が分泌される．尿細管はネフロン由来の管と2次的にそれと連絡した排泄部も尿細管に含まれる．

Bowman嚢の尿極からはじまって最初の短い部分を頚部というがヒトでは近位尿細管と区別できない．近位尿細管は曲部と直部にその走行から区別される．直部は髄質を走ってHenleのループの下行脚となる．ここでUターンして上行脚となり，次いで遠位尿細管となり腎小体に近づく．ここまでがネフロンに属し，次の集合管にそそがれる．集合管は髄質を下行してその径をまし，乳頭部に開口する．この部分を乳頭管という．

尿細管のまわりには毛細血管が密に分布しとくにHenleのループのところではループと平行して走り直血管とよばれる．髄質には尿細管と血管の間に腎間質細胞がある．(→ネフロン，腎小体)　　(永野)

尿細管の発生　Genesis tubuli renalis, *development of the renal tubule*, Entwicklung des Nierenkälchens　→後腎，造後腎組織，尿管芽

尿生殖隔膜　Diaphragma urogenitale, *urogenital diaphragm*

尿生殖三角をとざす板状の軟組織であり，深会陰横筋，尿道括約筋ならびにそれらの上下両面をおおう筋膜（上・下尿生殖隔膜筋膜）から構成されており，男では尿道*により，また女では尿道と膣*によって貫通されている．前記二つの筋をいれている空間，すなわち上下の尿生殖隔膜筋膜の間隙を深会陰隙という．上下の筋膜は深会陰横筋の前縁と後縁で合するが，前縁では帯状に肥厚しており会陰横靱帯とよばれる．浅会陰横筋，坐骨海綿体筋および球海綿体筋の下面をおおう筋膜を浅会陰筋膜といい，この筋膜と下尿生殖隔膜筋膜の間隙を浅会陰隙と称する．(→会陰筋)　　(佐藤)

尿生殖間膜　Mesenterium urogenitaliae, *urogenital mesentery*, Mesourogenitale

胎生第4週の終りごろから，腹腔後壁の正中線の両側に隆起している中腎ヒダ（Plica meso-

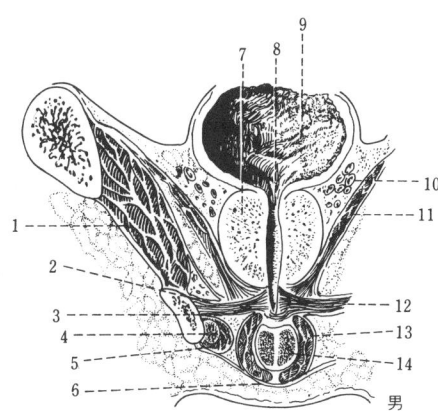

1. 内閉鎖筋，2. 上尿生殖隔膜筋膜，3. 下尿生殖隔膜筋膜，4. 陰茎脚，5. 坐骨海綿体筋，6. 浅会陰筋膜，7. 前立腺，8. 尿道，9. 膀胱，10. 静脈叢，11. 肛門挙筋，12. 深会陰横筋，13. 球海綿体筋，14. 尿道球

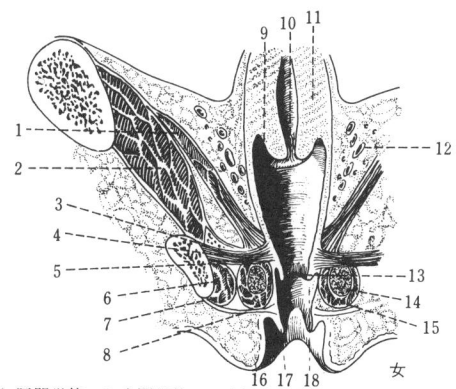

1. 肛門挙筋，2. 内閉鎖筋，3. 上尿生殖隔膜筋膜，4. 深会陰横筋，5. 下尿生殖隔膜筋膜，6. 陰核脚，7. 坐骨海綿体筋，8. 浅会陰筋膜，9. 腟，10. 子宮口，11. 子宮頚，12. 静脈叢，13. 処女膜，14. 前庭球，15. 球海綿体筋，16. 大陰唇，17. 小陰唇，18. 腟前庭

尿生殖隔膜

nephridica）の内側部に原始生殖細胞が到着して，生殖腺（精巣*または卵巣*）の発生がはじまり，この部分が増大して腸間膜の両側で腹腔へ向かって隆起する．これを生殖巣堤（Crista gonadalis）といい，こうなった中腎ヒダを尿生殖堤（urogenital ridge）という．尿生殖堤は次第に高度に腹腔に突出し，その腹腔後壁への付着部は次第に狭い間膜となる．これを尿生殖間膜という． （溝口）

尿生殖溝 Sulcus urogenitalis definitus, *urogenital groove*, Urogenitalrinne

尿道ヒダで囲まれた溝で，その底は尿生殖膜*からなる．尿生殖膜が破れると尿生殖洞*と交通し，尿生殖口となる．発生3カ月末ごろになると，男性では両側の尿道ヒダがその自由縁で互いに癒着しはじめるため，尿生殖溝の下面が閉ざされ，尿生殖溝は尿道ヒダの中にとりこまれ，かつ頭方，生殖結節内へと伸びて尿道となる．女性では尿生殖溝は閉ざされず，ここに尿道と中腎傍管*（Müller管）が開口する．

（沢野）

尿生殖堤 Plica urogenitalis, *urogenital ridge*, Urogenitalfalte, Urogenitalleiste

発生第4週ごろ，背側腸間膜基部の両側で，内側に生殖腺原基，外側に中腎原基が形成されるが，この域で増殖する間葉により，両原基を包含する共同の高まりが生ずる．これを尿生殖堤という．尿生殖堤は第6胸体節から第2仙骨体節にわたる両側性細長の高まりで，これをおおう内側の体腔上皮は肥厚して胚上皮を形成する． （沢野）

尿生殖洞 Sinus urogenitalis, *urogenital sinus*, Urogenitalsinus

発生第4週に出現する尿直腸中隔*は排泄腔膜*に向かって下降し，発生第7週には排泄腔膜に到達し，会陰をつくり排泄腔を前方の広義の尿生殖洞（原始尿生殖洞*）と後方の直腸とに分ける．これに対応して排泄腔膜*も前方の尿生殖膜*と後方の肛門膜*に分けられる．

まもなく広義の尿生殖洞は中腎管*の開口部を境として，それより頭方の膀胱尿道管と尾方の狭義の尿生殖洞（固有尿生殖洞）に区分される．

膀胱尿道管*は尿膜の基部とともに膀胱部を形成し，その中央部は他に比し拡張する．尿管は最初，中腎管の終末部の近くから出芽しているが，中腎管の尾方部が次第に膀胱背壁に吸収されて，やがて尿管の基部までとりこまれてしまうので，中腎管*と尿管*はそれぞれ独立して，膀胱背壁に開口するようになる．その後，尿管の開口部は左右に離れ，かつ頭方に移動するが，中腎管は左右接近したまま，狭義の尿生殖洞近位端近くに開口するようになる．膀胱*の内面では中腎管開口部を頂とし，左右の尿管開口部を底とする三角形の部分が区別され，これを膀胱三角というが，この部の粘膜上皮は中胚葉よりなる．また，膀胱尿道管の頭方の尿膜につづく部分は細まり尿膜管となるが，のちに閉鎖して膀胱頂から臍まで走る正中臍索（尿膜管索）を形成，腹膜におおわれて正中臍ヒダとなる．膀胱につづく細狭部は尿生殖洞の骨盤部にあたり，原始尿道とよばれる．男性では前立腺部尿道と隔膜部尿道を形成し，女性では尿道のほとんど全域がここから生ずる．

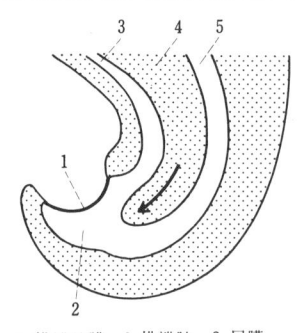

1. 排泄腔膜, 2. 排泄腔, 3. 尿膜,
4. 尿直腸中隔, 5. 後腸
(a) 5週末

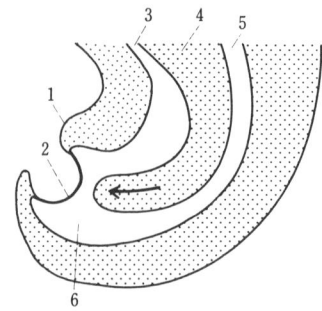

1. 生殖結節, 2. 排泄腔膜, 3. 尿膜,
4. 尿直腸中隔, 5. 後腸, 6. 排泄腔
(b) 6週末

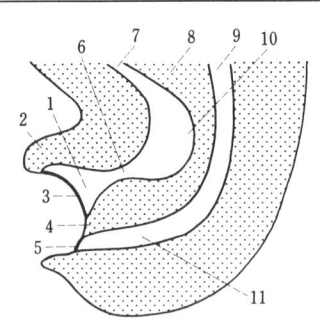

1. 尿生殖洞, 2. 生殖茎, 3. 尿生殖膜,
4. 会陰, 5. 肛門膜, 6. 原始尿道,
7. 尿膜, 8. 尿直腸中隔, 9. 後腸,
10. 膀胱, 11. 直腸
(c) 7週末

尿生殖洞

狭義の尿生殖洞は尿生殖洞の生殖茎部ともよばれ，男性では尿道海綿体が形成され，のちに陰茎の先端に開口する．女性では尿道の末梢部と膣前庭が分化する．

尿生殖膜も肛門膜も相前後して発生第8週末ごろ破裂する． (沢野)

尿生殖ヒダ Plica urogenitalis, *urogenital fold*, Genitalfalte

排泄腔ヒダと同義語．排泄腔膜*を両側から囲む隆起で，尿直腸中隔*が排泄腔膜と癒合して会陰を形成すると，このヒダは前方の尿道ヒダ（生殖ヒダ）と後方の肛門ヒダに分けられる．前者は男性では発生3カ月末ごろから，その自由縁で癒着し，将来の尿道をとりこむが，女性では尿道ヒダは癒着せず小陰唇を形成する．後者の間葉から外肛門括約筋が発生する．
(沢野)

尿生殖膜 Membrana urogenitalis, *urogenital membrane*, Urogenitalmembran

排泄腔の分割に対応して，排泄腔膜*は前方の尿生殖膜と後方の肛門膜*に区分される．一方，排泄腔膜をとり囲んでいた尿生殖ヒダも前方の尿道ヒダ（生殖ヒダ）と後方の肛門ヒダとになる．結局，尿生殖膜は尿道ヒダに囲まれた尿道溝の底となるが，発生第8週末ごろ破裂して，尿生殖洞*を外界（羊膜腔）と交通せしめる． (沢野)

尿直腸中隔 Septum urorectale, *uroretal septum*, Septum urorectale

発生第4週に尿膜第*と後腸*のなす角から横走する中胚葉性の隆起が生じ，排泄腔膜*に向かって下降する．これを尿直腸中隔という．この中隔は発生第7週に排泄腔膜に達し，これと癒合して会陰をつくり，排泄腔を前方の尿生殖洞と後方の直腸とに分ける．この区分に対応して排泄腔膜は前方の尿生殖膜*と後方の肛門膜*に分けられる． (沢野)

尿　道 Urethra, *urethra*, Harnröhre

〔男の尿道〕Urethra masculina, *male urethra*, männliche Harnröhre

男の尿道は，膀胱*の内尿道口にはじまり，陰茎*先端の外尿道口に終る．全長約17cm．まず前立腺*を貫通し，これを尿道の前立腺部という．後（背）壁中央には尿道稜があり，膀胱垂に連続する縦の隆起である．尿道稜の中央部は紡錘状にふくらみ，これを精丘という．精丘には前立腺小室が盲嚢として開く．これは胎生期のMüller管の名ごりで，男性子宮または男性膣ともいう．前立腺小室の両側に射精管が開口し，これより先の尿道は尿路と精液の通路を兼ねる．精丘両側のへこみが前立腺洞で，多くの前立腺管が開口する．

つづいて尿道は尿生殖隔膜を貫く．これが隔膜部で，約1cm長．さらに外尿道口までが海綿体部で，12〜14cm長．亀頭内の部分が膨大し，ここを尿道舟状窩という．その後端上壁に舟状窩弁とよばれるヒダがある．海綿体部の粘膜には陥凹が多数みられ，尿道腺（リットレ腺）が開口する．

〔女の尿道〕Urethra feminina, *female urethra*, weibliche Harnröhre

男の尿道に比して短く（3〜4cm），内尿道口を出て膣前壁に沿って走り，膣口の前方で膣前庭に外尿道口として開く．粘膜は重層立方〜扁平上皮，尿道腺があり，後壁には縦走する尿道稜を認める．筋層は内輪外縦． (養老)

尿道凹窩 Lacunae urethrales, *lacuna*, Lacunae urethrales →尿道

尿道海綿体 Corpus spongiosum penis, *corpus spongiosum*, Corpus spongiosum penis →陰茎

尿道海綿体小柱 Trabeculae corporis spongiosi cavernosorum, *trabeculae of corpus spongiosum*, Trabeculae corporis spongiosi cavernosorum →陰茎

尿道海綿体白膜 Tunica albuginea corporis spongiosi, *tunica albuginea of corpus spongiosum*, Tunica albuginea corporis spongiosi →陰茎

尿道括約筋 Musculus sphincter urethrae, *sphincter urethrae* →会陰筋

尿道下裂 Hypospadias, *hypospadias*, Hypospadie

尿道壁が裂けた状態で，尿道口が亀頭先端にはなく，陰茎腹側面（下面）で正常より後方に開口しているものをいう．女性にもみられるが男性がはるかに多い（軽度のも含めると300出生に1回）．正常発生でおこるべき尿生殖ヒダ*の癒合が不完全なままとり残された場合に生じる．尿生殖ヒダ癒合の時期に胎児精巣からの男性ホルモンの産生が不十分であったためと考えられる．家族集積性があるが遺伝形式ははっきりしない．Klinefelter症候群*や18トリソミー*のような染色体異常にみられることがある．尿道開口部位により亀頭部下裂（balanic or glandular hypospadias, 最も軽度でその頻度が高い），陰茎部下裂（penile hypospadias, 前者についでよくみられる），陰茎陰嚢部下裂（penoscrotal hypospadias），および会陰部下裂（perineal hypospadias），陰嚢部下裂（scrotal hypospadias）に分けられる．一般に陰茎は未発達で腹側にまがり，潜在精巣などを合併することが多い．女性では尿道口は正常尿道口より後方か，あるいは膣前壁に開口し，狭窄を伴っていることが多い．　　　　　　　　　　　（谷村）

尿道球 Bulbus penis, *bulb of penis*, Bulbus penis →陰茎

尿道球静脈 Vena bulbi penis, *vein of bulb of penis* →内腸骨静脈

尿道球腺 Glandula bulbourethralis, *bulbourethral gland*, Glandula bulbourethralis

尿道球の後端両側に位置する径1cmほどの腺で，カウパー腺（Cowper's gland）ということもある．導管は長く，3〜4cm，尿道球腺管といい，前方へ走って尿道海綿体部のはじまりの部分で下面に開く．　　　　（養老）

尿道球腺管 Ductus gl. bulbourethralis, *duct bulbourethral gland*, Ductus gl. bulbourethralis →尿道球腺

尿道球動脈 Arteria bulbi penis, *artery of bulb of penis* →内腸骨動脈

尿道舟状窩 Fossa navicularis urethrae, *navicular fossa*, Fossa navicularis urethrae →尿道

尿道上裂 Epispadias, *epispadias*, Epispadie

陰茎*（陰核）背側に尿道口があるもの．30000人に1例の割合でみいだされる．男性により多くみられる．不完全，あるいは亀頭部上裂（incomplete or balanic epispadias, 亀頭に開口するもの），陰茎部上裂（penile epispadias, 陰茎部の背面に開口するもの），完全あるいは陰茎恥骨上裂（complete or penopubic epispaidas, 陰茎堤靱帯の少し前方で体壁まで及んで開裂しており，最も多い）に分けられる．生殖結節*の原基が正常より尾方に発生し，つまり生殖結節が排泄腔膜*の前縁ではなく尿直腸中隔域に形成されるために，排泄腔膜の位置が生殖結節の頭方にあり，尿生殖膜*が破れるとき尿生殖洞*が陰茎の背側（上面）に開口する．　　（谷村）

尿道腺 Glandulae urethrales, *urethral glands*, Glandulae urethrales →尿道

尿道動脈 Arteria urethralis, *urethral artery*, Harnröhrenschlagader →内腸骨動脈

尿道面 Facies urethralis, *urethral surface*, Facies urethralis →陰茎

尿道稜 Crista urethralis, *crista urethralis*, Crista urethralis →尿道

尿　嚢 *allantoic sac*, Harnsack, Allantoissack

尿膜*から生ずる嚢状物．鳥類，爬虫類，一部の哺乳類では胚〔体〕外体腔内に拡大する排泄嚢となるとともに，その壁に分布する血管は胚の呼吸血管となる．ヒトでは尿膜に沿って生ずる臍動・静脈がそれと相同と思われる．
　　　　　　　　　　　　　　　（森）

尿　膜 Allantois, *allantois*, Allantois

第3週胚子の卵黄嚢*後部の体茎（付着茎）内への膨出（尿膜憩室，Diverticulum allantoicum, allantoic diverticulum）として生じ，卵黄嚢の一部が胚子内にとり込まれて腸管となるのに伴い，後腸の腹方への膨出としてできる排泄腔から体茎内への突出部となる．ヒトでは尿嚢

をつくることなく，体茎（臍帯）内を絨毛膜に向かって延びる細い尿膜管（Ductus allantoicus, allantoic duct, Allantoisgang）となり，やがて退縮し，消滅する．しかし，体茎内で尿膜管に沿って形成される尿膜血管（A. et V. allantoica）は，臍動脈，臍静脈となって発達し，胎児の胎盤循環路をつくる． （森）

尿膜管 Urachus, Ductus allantoicus, *urachus*, Allantoisgang

原始尿生殖洞*の頭端から臍帯内へ伸びる尿膜*が，急に細まり細管となった部分を尿膜管という．発生の後期になると尿膜管の内腔が閉鎖して膀胱頂から臍に至る索状物となり，正中臍索または尿膜管索とよばれるが，腹膜がこれをおおい正中臍ヒダとなる．(→尿膜) （沢野）

尿膜動脈 Arteria allantoica, *allantoic artery*, Allantoisarterie

背側大動脈の終末部から体茎内に入り，尿膜に沿う血管として生ずる．後に臍動脈となる． （森）

人魚体 Sirenomelia, *sirenomelia*, Sirenie

両側の下肢が癒合して単脚となった奇形をいう．合脚〔体〕(sympus)，合足〔体〕(symopodia)などともよばれる．無足合脚体（sympus apus，癒合が高度で，外観上足といえるものがみられぬもの），単足合脚体（sympus monopus，前者より軽度の奇形で，下肢末端部がよりよく形成され足が一つ認められるもの）と二足合脚体（sympus dipus，1本の下肢に踵で癒合した二つの足がみられるもの）に分けられる．60000分娩に1例くらいの割合と推定されている．一般に男性が多いとされている．胎生初期に尾側正中部が障害されると，中軸器官が欠如し，将来下肢芽をつくる原基は左右に分かれず，正中部で癒合したままとなるといわれている．下肢は腓側で癒合している． （谷村）

人　中 Philtrum →口腔，巻頭の図（人体各部の名称）

ヌ

ヌエル腔 *space of* Nuel, Nuel'scher Raum
→ラセン器

ネ

ネキサス Nexus (Macula communicans), *nexus*, Nexus →細胞の連結

ネフロン Nephron, *nephron*, Nephron

腎の排泄系の構造単位で細い血管の塊（糸球体）とそれをとり囲む Bowman 嚢（糸球体包）（この両方をあわせて腎小体とよぶ），およびそれにつづく1本の尿細管*よりなる．この単位は片側の腎で約100万個を数える．

糸球体は輸入細動脈が分かれ何本かの毛細血管のループとなる．そして再び合して輸出細動脈となる．毛細血管は小孔のある内皮細胞と，厚い基底膜からなり，その外側に Bowman 嚢の臓側上皮の細胞がついている．この上皮は小さい突起（小足）を無数にもち，となりの上皮との間で小さい突起が交互に入りくんで配列している．この上皮は足細胞ともよばれる．したがって原尿は血管内皮の小孔，基底膜，小足の間を通過して形成される．Bowman 嚢は壁側上皮と臓側上皮とに分けられ，壁側上皮は扁平で尿細管が連絡する部位を尿極といい輸入・輸出細動脈が入るところ（血管極）の反対側である．

尿細管は Bowman 嚢の尿極よりはじまる1本の管で次の部分を区別する．すなわち近位曲部尿細管，近位直部，Henle ループ（細い部分と太い部分）遠位曲部である．ループの太い部分は遠位直部ともよばれる．この尿細管は，Henle のループの部分で髄質までのびる．腎小体のある位置が髄質に近いものほどループは長く皮質表層にあるものはループは短い．遠位曲部は必ずその腎小体の血管極の近くに位置する．この部分は糸球体に面する上皮は丈が高く密集していて緻密斑とよばれる．ネフロン系尿細管の末端は集合管にそそがれる．

尿細管上皮細胞は近位，ループの細い部分と遠位の3個所で特徴的に区別できる．近位部上皮細胞は隣接する相互の細胞質が互いに突起を出してかみ合っているため，光顕ではその境界が不明瞭である．管腔面には微絨毛*が発達して刷子縁*とよばれる．糸粒体*，水解小体*が多い．このため細胞質は酸性染料で染まる．Henle ループの細い部分は扁平で，短い微絨毛をもつ．遠位尿細管上皮は立方形で微絨毛の発達はよくない．基底部には隣接細胞の陥入が著明で，そのなかに長い糸粒体が縦走している．集合管はネフロン末端と2次的に連結したものでネフロンには入らない．（→腎小体，尿細管）

(永野)

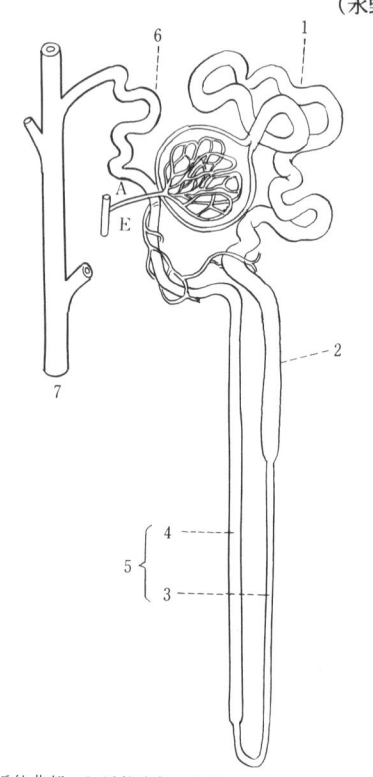

1. 近位曲部，2. 近位直部，3. 細い部分，4. 太い部分，
5. Henle のループ，6. 遠位曲部，7. 集合管
ネフロン

ネフロンの発生 Nephrogenesis, *development of the nephron*, Entwicklung des Nephrons →後腎，造後腎組織，尿管芽

粘液原果粒 mucigen granule, Schleimkörnchen →分泌果粒

粘液腺 Glandula mucosa, *mucous gland*, muköse Drüse →腺

粘膜 Tunica mucosa, *mucous membrane*, Tunica mucosa

消化管，呼吸器，泌尿生殖器系などに属する中腔性臓器の，肉眼的に認められる内腔の表面をおおう膜．気道に連絡する耳管や中耳腔，さらに眼球，眼瞼の結膜側などをおおう表面膜も含める．

上皮（Epithelium）が最表層にあり，その下層が粘膜固有層で，上皮を支持し，固有層の下

では粘膜下組織で周囲の構造に連続移行する．粘膜を上皮と固有層からなる，とする場合と，粘膜下組織をも含めて総称する場合がある．

食道以下の消化管では，固有層と粘膜下組織の間に，粘膜筋板とよばれる，薄い平滑筋層がある．

粘膜上皮の表面は，ふつう杯細胞や，発生上上皮に由来する腺の分泌物におおわれる．これらの分泌物が粘液を含んで粘稠なことが多いことから，粘膜という名がある． （養老）

粘　膜（喉頭の）　Tunica mucosa, *mucous membrane of the larynx*, Kehlkopfschleimhaut →喉頭

粘膜の組織

中腔性臓器の内面をうらうちする赤みを帯びた層．表面は粘液で潤されている．上皮，粘膜固有層，粘膜筋板，粘膜下組織からなる（→消化管の構造）．上皮は部位によって異なり，たとえば口腔から食道下端までは，一部に多列線毛上皮を混ずるが，主に重層扁平上皮で，胃の噴門以下では重層扁平上皮の直腸下端を除き単層円柱上皮である．皮膚の表皮と異なり，粘膜は一般に角化することはない．上皮には消化液を分泌する腺の導管が開口するほか円柱上皮，多列線毛上皮では単一細胞粘液腺の杯細胞を混ずる．また胃や小腸の上皮には消化管ホルモンを分泌する内分泌細胞を含む．粘膜固有層は上皮におおわれたまま内腔に突出し，乳頭や絨毛(villi)を形成する．リンパ球の浸潤やリンパ小節もみられる．粘膜下組織が豊富な部位は粘膜ヒダをつくる． （和気）

粘膜下神経叢　Plexus submucosus, *submucosal plexus*, Meißnersches Geflecht

マイスネル(Meissner)神経叢ともいう．(→腸筋神経叢) （山内）

粘膜下組織　Tela submucosa　→粘膜

粘膜筋板　Lamina muscularis mucosae　→粘膜

粘膜固有層　Lamina propria mucosae　→粘膜

ノ

脳 Encephalon, *brain*, Gehirn →中枢神経系

脳幹 Truncus cerebri, *brain stem*, Hirnstamm

脳の中で小脳*と外套（大脳皮質*と髄質とからなる）を除いた部分全体を脳幹と称する．すなわち脊椎動物の脳は大きく分けて脳幹，小脳，外套の 3 部分から成り立っている．脳幹には大脳核*，間脳*，中脳*，橋*および延髄*が含まれる．しかしながら，定義に従わず，脳幹を，小脳を除く中脳以下延髄までの部分の意味に用いている場合があるので注意を要する．
(松下)

脳弓 Fornix, *fornix*, Gewölbe

主に海馬体*から出て乳頭体*にいたる線維群（海馬乳頭路）からなる．これは部位的に脳弓脚，脳弓体，脳弓柱に区分される．脳弓脚は海馬体からおこり，左右の脳弓脚は上内側に走り，やがて正中部で癒着する．左右の脳弓脚の間には脳弓交連がある．脳弓体は脳弓脚につづいて前方に走り，脳梁幹の下面と癒着している．脳弓体は前方部で再び左右に分かれ，脳弓柱となる．これは下方に走り，大部分が乳頭体におわる．脳弓体と脳弓柱の一部は側脳室の内側壁の形成に参加しており，側脳室脈絡叢が脳弓ヒモに付着する． (川村 光)

脳弓回 Gyrus fornicatus, Gyrus fornicatus

帯状溝，頭頂下溝，鳥距溝前端部，側副溝などにかこまれて大脳半球*内側面の内部にみられる脳回で，帯状回（Gyrus cinguli），帯状回峡（Isthmus gyri ciguli）および海馬傍回（Gyrus parahippocampalis）と部位的に区分される．辺縁回（Gyrus limbicus）ともいわれる．
(川村 光)

脳弓交連 Commissura fornicis, *commissure of fornix* →脳弓

脳砂 Corpus arenaceum, Acervulus cerebri, *brain sand*, Hirnsand →松果体

脳室系 Systema ventriculare, *ventricular system*, Ventrikelsystem

脳室は胚子*の背側正中部にはじまる外胚葉性肥厚，次いでおこるその陥凹によって生じる管状の構造物である神経管の内腔に由来する．中枢神経系内の部位により形態的差異が著明でそれぞれ異なる名称をもっている．すなわち，側脳室*（大脳半球の内部），第三脳室*（間脳内），中脳水道（中脳内），第四脳室*（菱脳内），および中心管（脊髄内）で連続した腔である．脳室の内面は上衣*でおおわれ，一部が薄くなり脈絡組織をつくり，ここに脈絡血管の叢が入り脈絡叢（Plexus chorioideus）を形成している．

脳脊髄液は，側脳室，第三および第四脳室の壁に存在する脈絡叢から脳室内に分泌されて脳室系内を流れるが，第四脳室の正中後端にある正中口（Magendie 孔）と左右の外側端にある外側口（Luschka 孔）から一部脳室外のクモ膜下腔に流出する． (川村 光)

嚢状陥凹 Recessus sacciformis, *sacciform recess* →下橈尺関節

脳神経 Nervi craniales, *cranial nerves*, Hirnnerven or Gehirnnerven

脳から発する末梢神経*であり，12対存在する（それぞれ 1 対の嗅，視，動眼，滑車，三叉，外転，顔面，内耳，舌咽，迷走，副，舌下神経）．これらの脳神経のうち，脳の一部とみるべき嗅神経*と視神経*を除き，他は脊髄神経*の前根または後根と比較され，前根に相当する

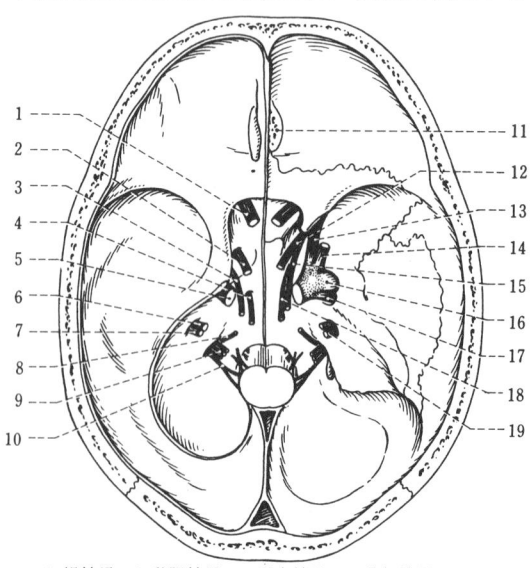

1. 視神経，2. 動眼神経，3. 滑車神経，4. 外転神経，5. 三叉神経，6. 顔面神経，7. 内耳神経，8. 舌咽神経，9. 迷走神経，10. 副神経，11. 篩骨篩板，12. 動眼神経，13. 眼神経，14. 上顎神経，15. 滑車神経，16. 三叉神経節，17. 下顎神経，18. 外転神経，19. 内耳孔

脳神経の頭蓋底における位置的関係

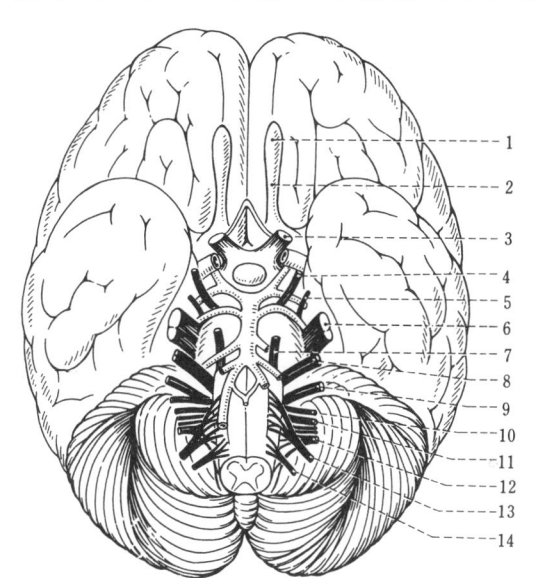

1. 嗅球, 2. 嗅索, 3. 視神経, 4. 動眼神経, 5. 滑車神経,
6. 三叉神経, 7. 外転神経, 8. 顔面神経, 9. 内耳神経,
10. 舌咽神経, 11. 迷走神経, 12. 副神経, 13. 舌下神経,
14. 第1頚神経
脳底面の神経および血管(脳神経)

脳神経(動眼神経,滑車神経,外転神経,舌下神経)は運動性であるが,後根に相当する脳神経は感覚性(内耳神経)または混合性(三叉神経,顔面神経,舌咽神経,迷走神経と副神経)である.自律神経系*に属する副交感神経*が4対の脳神経(動眼,顔面,舌咽,迷走)の中に含まれるほか,三叉神経の末梢枝の一部も頭顔部副交感神経の重要な通り路となっている.

(山内)

脳脊髄液 Liquor cerebrospinalis, *cerebrospinal fluid*

脳室系*とクモ膜下腔とをみたす液.この両者は第四脳室脈絡組織に開口する正中口と外側口によって交通する.(→脳室系,小脳延髄漕)

(金光)

脳底静脈 Vena basalis, *basilar vein* →大脳静脈

脳底静脈叢 Plexus basilaris, *basilar venous plexus* →硬膜静脈洞

脳底動脈 Arteria basilaris, *basilar artery*, Grundarterie →椎骨動脈

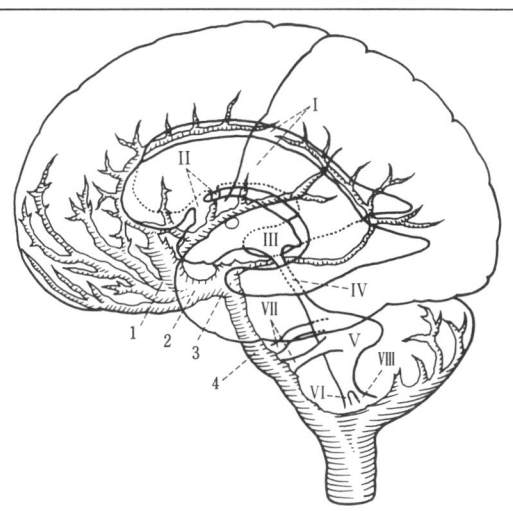

脳室系:I. 側脳室, II. 室間孔, III. 第三脳室, IV. 中脳水道, V. 第四脳室, VI. 中心管, VII. 第四脳室外側口(橋槽に注ぐ), VIII. 第四脳室正中口(小脳延髄槽に注ぐ)
クモ膜下槽:1. 大脳外側窩槽, 2. 交叉槽, 3. 脚間槽,
4. 橋槽, 5. 小脳延髄槽
脳室系とクモ膜下槽(脳脊髄液)

脳胞 Vesiculae encephali, *brain vesicles*, Hirnbläschen →神経管

脳隆起 Juga cerebralia →内頭蓋底

脳梁 Corpus callosum, *callosal body*, Balken

左右の大脳皮質*,とくに新皮質*を結合する交連線維の集合したもので,四つの部分に区別された名称をもっている.終板の上前方につづいた部分が脳梁吻(Rostrum)で,これの後方に強く屈曲した部分を脳梁膝(Genu)という.脳梁膝より後方に水平に走る部分は脳梁幹(Truncus)とよばれ,後端では膨大して脳梁膨大(Splenium)となる.脳梁全体の形は脳の正中矢状断面でみると「つ」の字形を示す.脳梁から皮質に向かって放散する交連線維を脳梁放線とよび,前頭部および後頭部への放散はそれぞれU字形に弯曲して走る.これらを小鉗子および大鉗子という.脳梁と帯状回の間には脳梁溝がある.

(川村 光)

脳梁灰白層 Indusium griseum, indusium griseum →原皮質

脳梁放線 Radiatio corporis callosi, *radiation of corpus callosum*, Balkenstrahlung →脳梁

ハ

歯 Dentes, *tooth*, Zahn

ヒトの歯は乳歯と永久歯に分けられ，乳歯が萠出したのち永久歯と交換する2生歯性である．

乳歯は20本，永久歯は28～32本あり，それぞれ前歯と臼歯に分けられている．前歯は切歯と犬歯に分けられ，永久歯では臼歯がさらに小臼歯（第1, 2）と大臼歯（第1, 2, 3）に分類されている．大臼歯の中で第3大臼歯はとくに智歯ともよばれている．

歯は上下顎とも歯槽突起に1列に，全体として馬蹄形に歯列をつくっている．歯列の描く曲線を歯列弓といい，上顎のものを上歯列弓，下顎のものを下歯列弓という．

ヒトの歯はエナメル質，象牙質，セメント質，歯髄によって構成されている．

歯は歯冠と歯根に区別されている．歯冠はその表面がエナメル質でおおわれており，顎の表面に露出している部分をいう．歯根は歯槽の中に埋めこまれている部分で，その表面はセメント質でおおわれ，歯槽骨とセメントの間には歯根膜とよばれる密結合組織が存在し，それによって歯が歯槽骨に固定されている．

歯冠と歯根が移行する部分は歯頸とよばれる．

歯冠はさらに解剖歯冠と臨床歯冠とに分けられており，解剖歯冠は上述のようにエナメル質でおおわれた部分をいい，臨床歯冠は歯が顎内に植っている場合に，歯頸部のエナメル質は歯肉によっておおわれるために，歯肉から外に露出している部分をいう．

歯根も解剖歯根と臨床歯根に分けられており，解剖歯根は上述のようにセメント質でおおわれた部分をいい，臨床歯根は歯肉や歯槽でかくされた部分をいう．通常歯根というのは解剖歯根を指す．

歯根の尖端を歯根尖といい，その付近に歯髄腔の開口部である根尖孔が開口している．

歯髄の中で，歯冠の中に位置する歯髄を歯冠髄，歯根に位置する歯髄を歯根髄という．

歯の中で口腔前庭に面した側を前庭面，舌に面する側を舌側面といい，隣接する2個の歯が相対する面を接触面（隣接面）という．接触面の中で，近心の歯に対する面を近心面，遠心に位置する歯に対する面を遠心面という．

切歯では歯冠の自由端がほぼ一直線をなしており，切縁とよばれている．

切歯や犬歯の舌側面は軽度にへこんでおり，それらの近心縁や遠心縁は低い稜状に高まっている．これらの部分を辺縁稜という．

犬歯では歯冠の先端が三角錐状をなし，この部分を歯冠尖頭といい，尖頭の先端を尖頭尖とよんでいる．

臼歯では歯種によって2個あるいはそれ以上垂直方向に突出した突起があり，歯冠結節，咬頭（頰側，舌側）とよばれている．臼歯ではこの咬頭にかこまれた面を咬合面とよんでいる．

咬合面には各咬頭の間に裂溝や裂溝が交叉する部分の小窩などがある．咬頭には咬頭頂から裂溝に向かって三角隆線，中心隆線あるいは辺縁隆線などとよばれる隆線（陵）がみられる．

また乳歯では歯冠の歯頸部に近い部分が歯をとりまいて膨隆しているために，この部分は帯（歯帯）とよばれている．　　　　　　（一條）

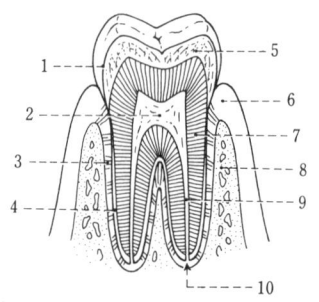

1. 歯小皮，2. 冠部歯髄，3. 歯根膜，4. セメント質，5. エナメル質，6. 歯肉，7. 象牙質，8. 歯槽骨，9. 根部歯髄，10. 根尖孔

歯

歯の先天異常 *congenital anomalies of teeth*, Zahnmissbildungen

歯は通常出生数カ月以後でないと萠出しないが，歯の形成は胎生期にはじまっており，胎生期に起因する先天異常も多い．

(1) 数の異常：過剰歯（supernumerary tooth, 切歯などにまれにみられる）と無歯（anodontia, 部分的無歯は下顎第2小臼歯などにみられる．ときには歯がまったく形成されない完全無歯もある）．

(2) 形態異常：巨歯，小歯，癒合歯，歯内歯（歯芽の中にさらに内歯という歯芽物質を入れ

ているもの），円錐歯（上顎側切歯などが矮小円錐状となったもの），Hutchinson歯（先天性梅毒による中切歯半月状発育不全）など．

(3) 位置異常：転位歯など．
(4) 構造異常：
(a) エナメル質低形成（enamel hypoplasia）：エナメル質表面に溝や窩がみられる．ビタミンDの不足や母体の風疹などでエナメル芽細胞が障害されると生じる．(b) エナメル質形成不全（amelogenesis imperfecta）：軟かく褐色の歯，常染色体優性遺伝*など．(c) 象牙質形成不全（dentinogenesis imperfecta）：骨形成不全の部分症状とも考えられる（常染色体優性遺伝），など．
(5) 萠出異常：出生歯（natal or congenital tooth, 下顎切歯が出生時に萠出していることがある．0.1％程度）など．
(6) 着色異常：先天性ポルフィリン症による赤色着色，妊娠後半期における母体へのテトラサイクリン投与による黄色～黄褐色着色など．

(谷村)

歯の発生 Odontogenesis, *tooth development*, Zahnentwicklung

ヒトの歯の発生は受精後35日目位，口腔上皮の増殖肥厚からはじまる．両棲類では神経堤に由来する外胚葉性間葉が口腔上皮の下に集り上皮の肥厚を誘導する．哺乳類でも同じことが組織化学的に唱えられている．肥厚した上皮は中胚葉内に陥入し，受精後44日目位には全体として馬蹄形の上皮帯（歯堤*）が形成される．しかしこの際すでに歯堤には中切歯，側切歯，犬歯，第1乳臼歯に相当した高まりがある．その突出した上皮は膨隆し，中胚葉*がそのまわりに密集してくる．歯はこの上皮と中胚葉から発生するので，両者を併せて歯胚*（歯芽）という．すなわち歯胚は歯の原基で，上皮成分と中胚葉成分からなり，前者は上皮性歯器（のちにエナメル質*をつくるのでエナメル器*）といわれる．

発生がすすむと，ふくらんだ上皮の唇側面にへこみを生じ，その内に密集した中胚葉細胞が入り歯乳頭をつくる．歯乳頭に面した上皮細胞は内エナメル上皮，そのつづきで歯胚上皮部を囲み，口腔粘膜上皮胚芽層につづく立方上皮層を外エナメル上皮という．さらに発生がすすむと歯乳頭は深くなり，内エナメル上皮と歯乳頭との間の境界膜に歯冠の形態（切縁，咬頭など）がつくられ，また組織分化が著明となる．歯胚上皮の内部に細胞の疎な部分が現れ，内エナメル上皮の内側に数層の細胞（中間層）をのこして，全歯胚上皮はこの網状の上皮細胞（エナメル髄）で占められるに至る．また歯胚の周囲に中胚葉が分化し歯小囊をつくる．

歯乳頭の細胞のうち内エナメル上皮に面した最外層の細胞は背が高くなり象牙芽細胞に分化し，象牙質基質を分泌する．この過程は切縁，

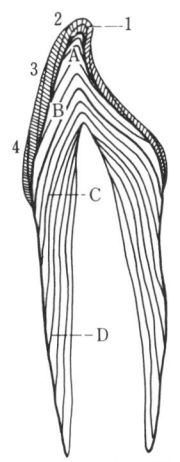

1.→4. エナメル質，A.→D. ゾウゲ質，B. 出生時，C. 3ヵ月，D. 6ヵ月
硬組織形成模式図（歯の発生）

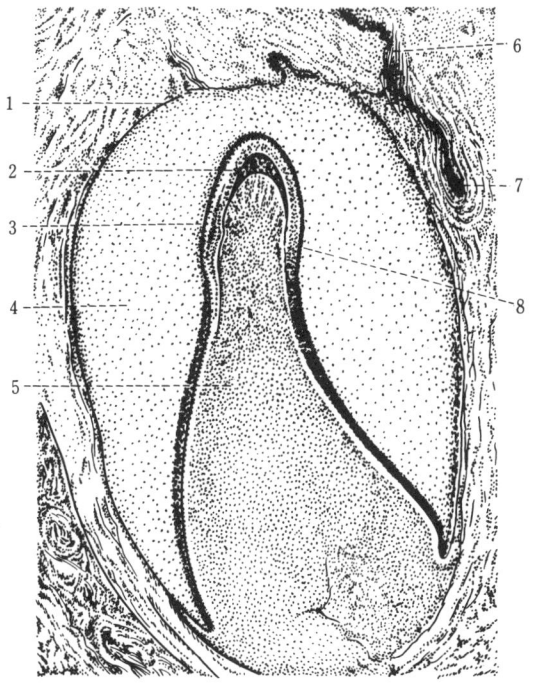

1. 外エナメル上皮，2. 象牙質，3. エナメル芽細胞，4. エナメル髄，5. 歯乳頭，6. 歯堤，7. 永久歯原基，8. 象牙芽細胞
ヒト5ヵ月胎児の歯胚（歯の発生）

咬頭尖からおこって歯頸側にすすむ．一方，内エナメル上皮も分化して円柱状のエナメル芽細胞となり，エナメル質基質をつくる．この分化も象牙質と同じく咬頭尖からおこって歯頸側にすすむ．象牙基質はエナメル質側から石灰化がおこって象牙質となる．象牙芽細胞は歯乳頭側に後退するが，その突起が象牙質の内にとり込められる（象牙細管）．エナメル基質は象牙質側から石灰化がおこりエナメル質となるが，エナメル芽細胞は遠心方向に動いて，エナメル質が厚くなる．乳歯が石灰化をおこすのは受精後4カ月目である．

歯胚上皮は歯冠をこえて根尖方向に伸びる．この領域の上皮は，とくに（Hertwig または根部）上皮鞘といわれ，歯乳頭から象牙芽細胞を誘導し，歯象牙質がつくられる．上皮鞘は根が伸びるにつれて網状に切れ，歯小嚢の細胞が象牙質表面に接し，その表面にセメント質をつくる．根がのび萌出をはじめると歯小嚢から歯根膜線維がつくられる．歯根膜内にのこる切れた上皮鞘の細胞は Malassez の上皮遺残という．

以上は乳歯の発生の概略であるが，その間歯堤は乳歯歯胚の舌側に伸び出し，この部に今のべたと同じ変化がおこって代生歯（永久歯）がつくられる．歯堤はさらに遠心方向に伸びて第1大臼歯，第2，第3大臼歯が発生するが，これらの歯には代生歯はない．　　　（大江）

肺　Pulmo, *lung*, Lunge

肺は胸腔をみたす1対の半円錐形の実質臓器で，呼吸器系の主部をなす．右肺（1200 cc, 600 g）は左肺（100 cc, 500 g）よりやや大きい．

肺炎・肺底・肋骨面・横隔面・内側面を区別する．肺尖は鎖骨の2～3 cm上方に達する．肺底は横隔面に相当し，横隔膜の円蓋にしたがって陥凹する．肋骨面は胸郭の形にしたがって膨隆する．

内側面は左右の胸膜腔を隔てる縦隔に向かう面であって，全体としてややくぼむが心臓に接する部分は深いくぼみをなす．このくぼみを心圧痕といい，とくに左肺に著しい．内側面のうち後方の胸椎に接する部分を椎骨部といい，椎骨部と前述の心圧痕以外の内側面の部分を狭い意味で縦隔部という．縦隔部のうち，ほぼ中央部の肺胸膜におおわれない部分を肺門といい，肺門に出入りする気管支，肺動静脈などは結合織により束ねられて肺根をなし，肺胸膜から縦隔胸膜へ移行する胸膜に包まれる．

肺の表面は胸膜におおわれるため滑沢であるが，後上方から前下方に走る深い切れこみ（斜裂）がある．右肺ではそのほかに，肋骨面の腋窩線で斜裂から分かれ，第4肋骨に沿ってほとんど水平に走る切れ込み（水平裂）があり，上葉と中葉が分けられる．各葉の相接する面を葉間面という．左肺を前からみると上葉に心臓の存在による切れ込みをみる．これを左肺心切痕といい，その下方の上葉前下端の小さい突出部を左肺小舌という．

幼児の肺は淡紅色を呈するが，年とともに吸入された塵埃，煙の炭素粒子などにより，暗赤色に変わる．

肺は複合胞状腺の形態を示し，喉頭・気管・気管支およびその枝が導管，肺胞が腺胞に相当する．気管支は葉気管支，区気管支，区気管支

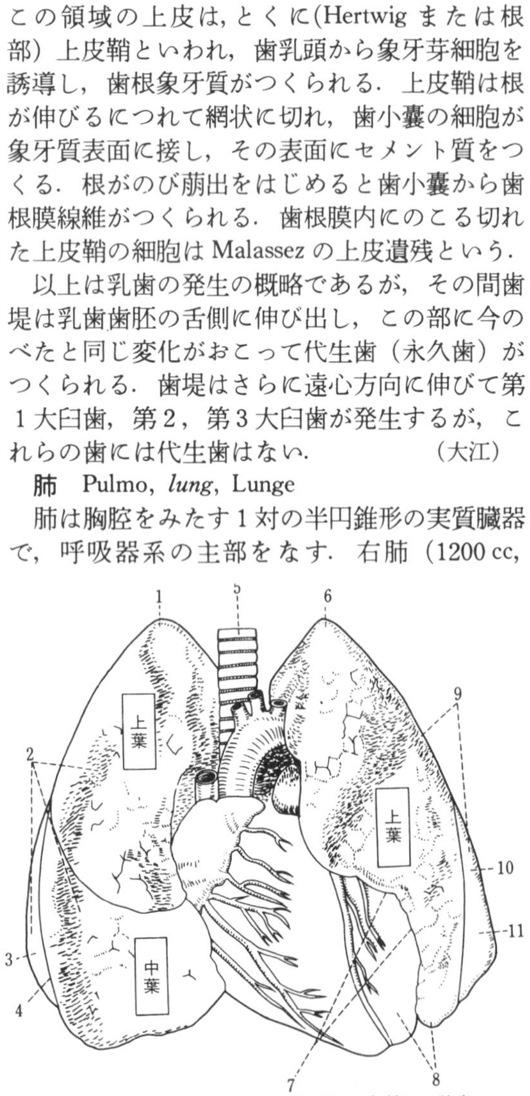

1. 肺尖, 2. 肋骨面, 3. 下葉, 4. 斜裂, 5. 気管, 6. 肺尖, 7. 心切痕, 8. 小舌, 9. 肋骨面, 10. 斜裂, 11. 下葉

肺と心との位置的関係（前面）

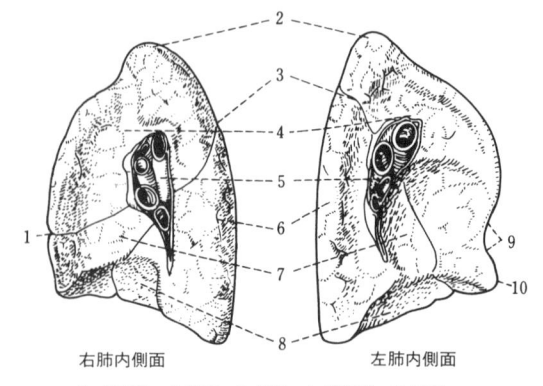

1. 水平裂, 2. 肺尖, 3. 斜裂, 4. 縦隔部, 5. 肺門, 6. 椎骨部, 7. 心圧痕, 8. 肺底, 9. 心切痕, 10. 小舌

肺の内側面（肺門）

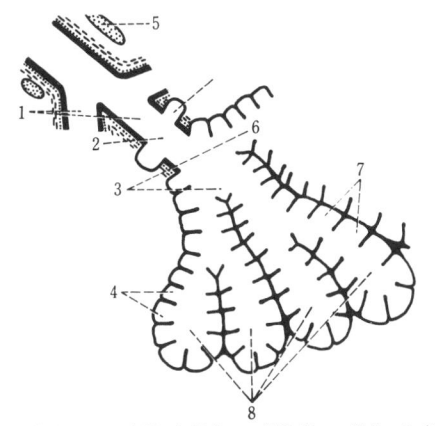

1. 細気管支, 2. 呼吸細気管支, 3. 肺胞管, 4. 肺胞, 5. 気管支軟骨, 6. 肺胞, 7. 肺胞, 8. 肺胞嚢

気管支末端の模式図

枝，細気管支と何回も分支する．細気管支の直径は1mm以下になり，この部にいたると粘膜上皮は多列繊毛円柱上皮から単層の円柱上皮となり，軟骨輪は不規則な軟骨小片となる．細気管支はさらに枝分かれして呼吸細気管支になると，気管軟骨はなくなり，上皮は単層立方上皮となる．壁のところどころから肺胞もふくらみ出ている．気道の末端は肺胞管で，多数の肺胞がこの管からふくらみ出ている．その行きどまりを肺胞嚢とよぶ．

肺の栄養血管は気管支動静脈で，気管分岐部付近で胸大動脈から直接出る．栄養血管は細葉を最小単位として取り囲む．機能血管である肺動脈は右三室から出て気管支系とともに肺実質内に分布する．胎生期には肺動脈と大動脈弓との間に連絡（動脈管）があるが，出生後閉塞して動脈管索となる．ガス交換を行った後の血液は肺静脈に集められ左心房に還る．（→肺区域）

(吉村)

肺の発生

呼吸器は鰓腸*の尾側につづく前腸*の腹側壁から生ずる1個の溝として発生をはじめる．胎生第4週の中ごろ（12段階），舌原基の後方につづく前腸の腹側壁の正中線上に頭尾方向に走る溝が生ずる．これを肺溝または喉頭気管溝*という．肺溝の尾側部はまもなく前腸（食道）から分離して，尾側端がややふくれた盲管となり，喉頭気管憩室とよばれる．この憩室が前腸に通ずる部分は原始喉頭口（原始声門）と名づけられる（→喉頭の発生）．

喉頭気管憩室は次第に尾方に伸長して喉頭気管管*となるが，その遠位端部は左右のふくらみに分かれる．これを肺芽*または肺小嚢という．肺芽の近位部は管状となって主気管支を暗示し，遠位部はふくれて肺を暗示する．このようになったものを肺気管支芽*という．次いで左の肺気管支芽は2個の，右のそれは3個の二次肺気管支芽に分かれ，それぞれ左肺の上葉と下葉，右肺の上葉，中葉および下葉の原基となる．各二次肺気管支芽は2分性分岐をくり返し，胎生第16週のおわりには24次くらいまでの分岐が成立する．

これらの上皮性肺原基は前腸の腹側を囲む間葉組織（横中隔）の中で発育・増殖し，この間葉組織の一部をみずからの構成要素として上皮性原基の周囲にとり込む．また，このように発育・増大していく左右の肺原基は，横中隔を頭尾方向に貫いて心膜腔と腹膜腔を連ねている心腹膜管の内側壁を外方に押し上げて，この管の内腔に突隆し，その表面は心腹膜管の上皮でおおわれるようになる．この上皮が胸膜の原基である．さらに発生が進むと，肺の原基は心腹膜管の外側壁に突入し，これを外方に向かって陥凹させながら増大する．その結果心腹膜管は体壁と肺原基の間に介在する狭い裂隙状の腔となる．これが胸膜腔であり，体壁の内面を縁取る上皮は肋骨胸膜となる．成立したばかりの胸膜腔は頭側では心膜腔に，尾側では腹膜腔につづいているが，やがてこの交通が絶えて独立の腔となる．

肺の組織発生は次のように進行する．

(1) 腺状期（glandular or pseudoglandular period）：第5週より4カ月まで．上皮性肺原基は上記のように2分性分岐をくり返し，肺葉気管支から終末細気管支までの空気の通路にあたる部分を形成する．気管も含め，これら空気の通路にあたる部分は単層立方上皮に縁取られている．

(2) 管状期（canalicular period）：4カ月から6カ月まで．上皮性肺原基を包む間葉組織の中に多数の血管が生ずる．また胎生第24週ごろから，各終末細気管支から2個またはそれ以上の呼吸細気管支が生じ，さらに各呼吸細気管支の遠位端から3〜6個の肺胞管が生ずる．肺胞管の上皮はなお単層立方上皮である．

(3) 終末嚢期（terminal sac period）：6カ月より出生まで．肺胞管のいたるところに原始肺胞とよばれる小さなふくろの集団が発生し，それを囲む間葉組織中には毛細血管の密な網工と多数の毛細リンパ管が形成される．胎生末期になると原始肺胞はさらに増加するとともに拡

大し，それを縁取る上皮はいたるところで単層扁平上皮様となり，外側を囲む毛細血管網と密着するようになる． (溝口)

肺芽 Gemma pulmonaria, *lung bud*, Lungenknospen

呼吸器の発生において，喉頭気管管*の尾側端のややふくれて盲端におわる部分を肺芽または肺小囊（Lungensäckchen）という．肺芽はまもなく左右のふくらみに分かれて，左右の肺を暗示する．この左右の膨大部も肺芽というが，これが伸長して一次気管支（primary bronchi）となり，そこから右で3，左で2の肺葉芽（lobar buds）が分かれる．（→肺の発生）
(溝口)

背外側核 Nucleus lateralis dorsalis, *dorsal lateral nucleus* →視床核

胚外体腔 Coeloma extra-embryonicum, *extraembryonic coelom, exocoelom*, extraembryonale Leibeshöhle

発生第2週後期においては内細胞塊は一次卵黄囊と羊膜囊が腹背に接する二層性胚盤の状態になり，栄養膜との間には広い胚盤胞腔が成立する．その内部は栄養膜から送り出されるはなはだ疎な胚外中胚葉でみたされている．やがてその内部に細胞を含まない腔間が生じ，これが拡大しながら互いに融合して，胚盤胞腔の大部分を占めるようになる．この腔を胚外体腔という．この腔の拡大に伴い，胚外中胚葉は栄養膜の内面と反転して羊膜囊表面をおおう壁側中胚葉，卵黄囊を包む臓側中胚葉，および羊膜囊を栄養膜に結合する付着茎の各部に濃縮される．この時点では，一次卵黄囊をつくっていた胚外体腔膜は，内胚葉性の二次卵黄囊で置きかえられている．

胚外体腔は栄養膜が絨毛膜となると，絨毛膜腔（Cavitas chorionica, chorionic cavity）とよばれるようになるが，この腔は胎児を包む羊膜囊の拡大によって次第に狭められ，4カ月になると，羊膜と絨毛膜が直接するため，消滅する． (溝口)

胚芽上皮 Epithelium germinativum, *germinal epithelium*, Keimepithel →胚上皮

胚芽層 Matrix, *matrix layer*, Matrix →上衣層

肺間膜 Ligamentum pulmonale, *pulmonary ligament*, Ligamentum pulmonale →胸膜

肺胸膜 Pleura pulmonalis, *pulmonary pleura*, Pleura pulmonalis →胸膜

背筋 Musculi dorsi, *muscles of the back*, Rückenmuskeln →背部の筋

肺区域 Segmenta bronchopulmonalia, *bronchopulmonary segments*, Lungensegmente

肺*は臨床的な必要性から気管分岐の様式にしたがって一定の区域に分けられる．右肺は上葉3区域，中葉2区域，下葉5区域，計10区域に分けられ，左肺は上葉4区域，下葉5区域，計9区域に分けられる．Segment の頭文字に因んでS^1〜S^{10}と標記する（図参照）．これに分布する区〔域〕気管支はBronchus の頭字字に因んでB^1〜B^{10}と標記する（→気管，図参照）．左肺上葉の上部への区気管支は共通管をなすのでS^{1+2}，B^{1+2}と表される．下葉の上枝下-下葉区（S^*）はS^6の下にみられ，左右とも欠如することが多い．左のS^7も欠如することが多い．

区気管支は肢区域に入ると区気管支枝に分かれる．それぞれ日本用語a，bまたはa，b，cの区気管支枝に分かれるが，国際用語ではその一つ一つが命名されていない．

区域動・静脈も，区気管支の分岐に準じて分岐・集合する．区域動脈は区気管支とともに肺

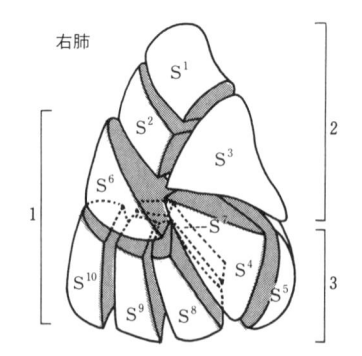

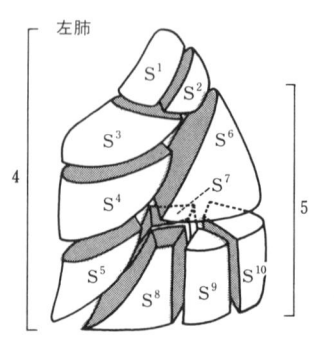

1. 下葉，2. 上葉，3. 中葉，4. 上葉，5. 下葉．S^1〜S^{10}は肺区域の番号を示す．

肺区域

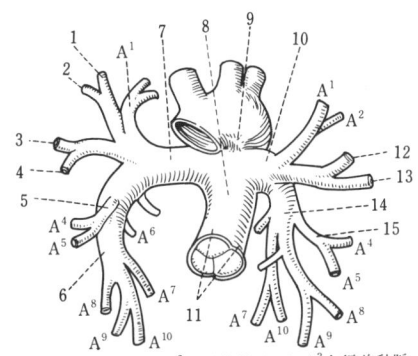

1. A^2上行後動脈, 2. A^2下行後動脈, 3. A^3上行前動脈, 5. 中葉動脈, 6. 肺底動脈, 7. 右肺動脈, 8. 肺動脈, 9. 動脈管(動脈管:胎生期), 10. 左肺動脈, 11. 肺動脈洞, 12. 上行前動脈A^3, 13. 下行前動脈A^3, 14. 肺底動脈, 15. 肺舌動脈

肺動脈

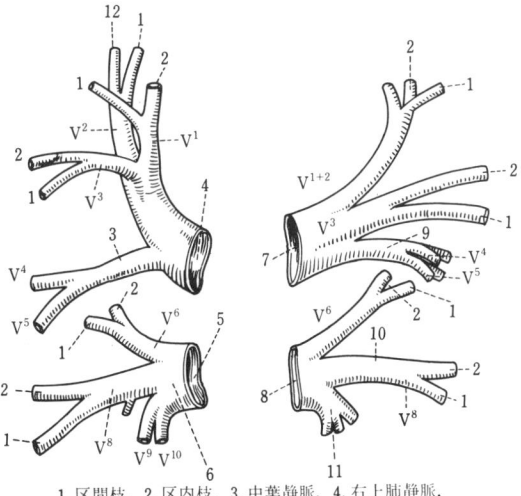

1. 区間枝, 2. 区内枝, 3. 中葉静脈, 4. 右上肺静脈, 5. 右下肺静脈, 6. 総肺底静脈, 7. 左上肺静脈, 8. 左下肺静脈, 9. 肺舌静脈, 10. 上肺底静脈, 11. 下肺底静脈 $V^{9\cdot10}$, 12. 葉下枝

肺静脈

区域の中心部を進むが，区域静脈はガス交換後の血液を集めて区域の辺縁部を進む．区域動・静脈は$A^1 \sim A^{10}$，$V^1 \sim V^{10}$とそれぞれ略記する（図参照）． 　　　　　　　　　　　　　　（吉村）

配偶子 Gametus, *gamete*, Gamete →生殖子

胚結節 Embryoblastus, *embryoblast*, Embryonalknoten

胚盤胞*において，一方の極に移動した内細胞塊により形成され，内細胞塊と同義的に使用される．胚結節のある側の栄養膜*が子宮粘膜に侵入して着床*がはじまる．(→胚盤)(沢野)

肺　溝 Sulcus pulmonalis →胸郭

肺　根 Radix pulmonis, *root of the lung*, Lungenwurzel (Lungenstiel) →肺

胚　子 Embryo, *embryo*, Embryo

多細胞生物の個体発生における初期の時期をいう．胚ともいう．卵割*開始以降，胚葉分化出現以後，器官原基出現以後のものをさすなど，いろいろの広さで使用されている．胎生のものでは，胚子は胎児*（広義）とよばれることが多いが，より正確には胎生初期の胎芽*と後期の胎児に分けてよぶのがよい．その場合，胚子は一般に胎芽とほぼ同義に使われ，ヒトでは受精後第8週までをいう．（→胎芽，胎児）
　　　　　　　　　　　　　　（谷村）

背　枝（奇静脈の） Ramus dorsalis, *dorsal branch* →奇静脈

背　枝（胸大動脈の） Ramus dorsalis, *dorsal branch*, Rückenast →胸大動脈

背　枝（鎖骨下動脈の） Rami dorsales, *dorsal branches* →鎖骨下動脈

背　枝（腹大動脈の） Ramus dorsalis, *dorsal ramus* →腹大動脈

胚子器官 *fetal organs*, Foetalorgane (foetale (od. embryonale) Anhangsorgane)

広義には受精卵から生ずる胚体外の構造をさし，狭義には卵黄嚢*，尿膜*，臍帯*をさす．(→胎膜) 　　　　　　　　　　　　　　（森）

胚子被膜 Membranae fetales, *embryonic (fetal) membranes*, Embryonal (Fötal-, Frucht-) hüllen →胎膜

排出管 Ductus excretorius, *excretory duct*, Ductus excretorius →精管

胚　盾 Area embryonalis, *embryonic schield*, Embryonalschild →胚盤

胚上皮 Opithelium germinativum, *germinal epithelium*, Keimepithel

胚芽上皮または生殖皮膜ともいう．生殖巣形成域をおおう体腔上皮で，他の部のそれより厚い．この上皮そのものから生殖細胞は分化せず，生殖巣*内の生殖細胞は卵黄嚢壁から遊走してきた原始生殖細胞の子孫である．原始生殖細胞*到達後，胚上皮は活発に増殖して生殖巣索*（性索）を形成する．のちに男性では支持細胞(Sertoli細胞)，女性では卵胞細胞に分化する．
　　　　　　　　　　　　　　（沢野）

肺静脈（→肺） Venae pulmonales→Pulmo, *pulmonary veins→lung*, Lungenvenen→Lunge →肺，肺区域

肺静脈口 Ostia venarum pulmonarium, *openings of the pulmonary veins*, Mündungen der Lungenvenen →心臓

肺小葉 *pulmonary lobule*
1本の呼吸細気管支に属する肺胞の集合，ないしその程度の単位. （養老）

肺神経叢 Plexus pulmonalis, *pulmonary plexus*, Lungengeflecht →自律神経叢

倍数性細胞 Cellula polyploidea, *polyploid cell*, polyploide Zelle →多倍性〔体〕細胞

媒　精 Inseminatio, *insemination*, Besamung
授精または加精ともいう. 卵子*の浮遊する液体中に精子*を加えること（精子は液体中でのみ運動できる）をいう. 陸生の動物では，そのために交尾（性交）をする. また，器具を用いた人為媒精が行われることもある. 受精と厳密に区別しないでこの語を用いることもある.
（大浦）

排泄腔 Cloaca, *cloaca*, Kloake
後腸尾方部のやや拡張した部分を排泄腔といい，消化管の終末部であると同時に，生殖管と尿管の開口する腔所であるので，総排泄腔ともいう.

胚子*の形態形成に伴い，排泄腔の尾方部が腹方に弯曲し，はじめ卵黄嚢*の尾端から付着茎の中に伸びていた尿膜が腹頭方に移動し，その開口部が排泄腔の前壁に位置するようになる. 排泄腔の外方，羊膜腔とは内・外両胚葉の接着した二重膜（排泄腔膜）で境され，この部の表皮は浅く内方に凹んで肛窩*となる. 排泄腔の尾端部は細まり尾腸*となるが，やがて排泄腔に合併される.

発生第4～7週中に尿直腸中隔*は排泄腔膜*に到達，これと癒合して会陰をつくり，排泄腔を前方の尿生殖洞*と後方の直腸とに分割する. のちに尿生殖洞から膀胱，男性尿道，女性尿道および膣前庭が分化する. （沢野）

排泄腔外反 Exstrophia cloacael, *exstrophy of the cloaca*, Ekstrophie der Kloake →膀胱外反

排泄腔膜 Membrana cloacalis, *cloacal membrane*, Kloakenmembran
後腸終末部を羊膜腔から境する隔壁膜で，内・外両胚葉が接着した二重膜よりなり，両者の間に中胚葉*は介在しない. 広義の肛門膜*ともいう. のちに尿直腸中隔*が排泄膜に到達すると尿生殖膜*と狭義の肛門膜に区分される.
（沢野）

肺舌静脈 Ramus lingularis, *lingular division vein*, gemeinsamer Ast von den beiden Segmenta lingularia →肺区域

肺舌動脈 Ramus lingularis, *lingular artery*, Ast für die beiden Segmenta lingularia →肺区域

肺　尖 Apex pulmonis, *apex*, Lungenspitze →肺

肺尖区（S^1） Segmentum apicale, *apical segment*, Spitzensegment →肺区域

肺尖後区（S^{1+2}） Segmentum apicoposterius, *apicoposterior segment (apical posterior segment)*, Spitzen-und Hintersegment →肺区域

肺尖後枝（B^{1+2}） Bronchus segmentalis apicoposterior, *apicoposterior segmental bronchus (apical posterior segmental bronchus)*, Bronchus für das hinten Spitzensegment →気管

肺尖後静脈（V^{1+2}） Ramus apicoposterior, *apicoposterior vein*, vom Spitzen-und Hintersegment kommender Ast →肺区域

肺尖枝（B^1） Bronchus segmentalis apicalis, *apical bronchus*, Bronchus für das Spitzensegment →気管

肺尖静脈（V^1） Ramus apicalis, *apical segmental vein*, vom Spitzensegment kommender Ast →肺区域

背前束 Fasciculus predorsalis, *predorsal bundle*
上丘深層灰白質におこり，中心灰白質縁と同心円状に中脳網様体を横切って背側被蓋交叉を経て対側にわたり，内側縦束の腹方に位置して，これからは方向を尾方に転じてほぼ直線的に下行する. 大部分の線維は大細胞性網様体に終止し，ごく一部の線維が頸髄腹側正中裂縁を下行して頸髄後柱基部や中間帯に終止する. 前者を視蓋被蓋路，後者を視蓋脊髄路*とよぶ. 上丘*を破壊してナウタ法でみると，背前束から内側副オリーブ核へ終止性変性線維が認められるところから，視蓋オリーブ路が示唆されている. なお，上丘におこり背前束を通って外眼筋支配核に終止する神経線維があるとされている. （→上丘，視蓋脊髄路） （金光）

肺尖動脈（A^1） Ramus apicalis, *apical segmental artery*, Ast zum oberen Teil des Segmentum apicoposterius (Lunghnspitzarterie) →肺区域

背側蝸牛神経核 Nucleus cochlearis dorsalis, *dorsal cochlear nucleus* →蝸牛神経核

背側核 Nucleus dorsalis, *dorsal nucleus*, Nucleus dorsalis (Dorsal Kern) →脳髄核

背側下行肩甲動脈 Arteria scapularis descendens dorsalis, *dorsal descending scapular artery* →鎖骨下動脈

背側楔間靱帯 Ligamenta intercuneiformia dorsalia, *dorsal intercuneiform ligaments* →背側足根靱帯

背側楔舟靱帯 Ligamenta cuneonavicularia dorsalia, *dorsal cuneonavicular ligaments* →背側足根靱帯

背側楔立方靱帯 Ligamentum cuneocuboideum dorsale, *dorsal cuneocuboid ligament* →背側足根靱帯

背側肩甲静脈 Vena scapularis dorsalis →鎖骨下静脈

背側骨間筋 Musculi interossei dorsales, *dorsal interossei*, dorsaler Zwischenknochenmuskel →上肢の筋，下肢の筋

背側視交叉上交連 Commissura supraoptica dorsalis, *dorsal supraoptic commissure*, Meynertsche Kommissur →視交叉上交連

背側視床 Thalamus dorsalis, *dorsal thalamus*

間脳*は個体発生上，背側視床，腹側視床*，視床下部*および視床上部*の四つの部位に分けられるが，その中で最も大きな部位を占めるのが背側視床である．単に視床といった場合は背側視床を指す．視床は第三脳室*の両壁をなす卵円形の構造で，背側の遊離面は薄い髄質からなる帯層におおわれ，背内側端に視床上部の構造である視床髄条が，前端より後方に走り手綱核*に付く．また背外側端は分界条*によって終脳*の尾状核*と，外側方は外髄板によっておおわれ腹側視床の視床網様核と境されている．左右の視床は第3脳室内にまたがる視床間橋（中間質）によってつながり，視床下溝で視床下部と境される．視床の内部を構成している視床核*は視床脚*を介して大脳皮質*と相互に結合する．内部には内髄板とよばれる線維板が視床を内側部，外側部および前部に分けている．

(川村 祥)

背側指神経 Nervi digitales dorsales, *dorsal digital nerves*, Nervi digitales dorsales →尺骨神経，橈骨神経

背側指動脈（足の） Arteriae digitales dorsales, *dorsal digital branches* →足背動脈

背側指動脈（手の） Arteriae digitales dorsales, *dorsal digital arteries* →橈骨動脈

背側縦束（シュッツの） Fasciculus longitudinalis dorsalis, *dorsal longitudinal fasciculus (of Schütz)*, Schützsches Bündel

中脳*から延髄*にかけて中心灰白質の腹内側部にみられる小さい神経線維束で，細い有髄線維を含む．上行性および下行性の比較的短い神経線維の連鎖であり，吻側では視床下部の室周線維（Fibrae periventriculares）に連絡する．自律性または内臓性情報の中枢伝導系の一つとされる．

(水野)

背側手根間靱帯 Ligamenta intercarpea dorsalia, *dorsal intercarpal ligaments* →手根靱帯

背側手根枝 Ramus carpeus dorsalis, *dorsal carpal branch* →尺骨動脈，橈骨動脈

背側手根中手靱帯 Ligamenta carpometacarpea dorsalia, *dorsal carpometacarpal ligaments* →手根中手関節

背側手根動脈網 Rete carpi dorsale, *dorsal carpal network*, Handrückennetz →橈骨動脈

背側膵芽 Gemma pancreatica dorsalis, *dorsal pancreatic bud*, dorsale Pankreasanlage →膵臓の発生

背側足根靱帯 Ligamenta tarsi dorsalia, *dorsal tarsal ligaments*

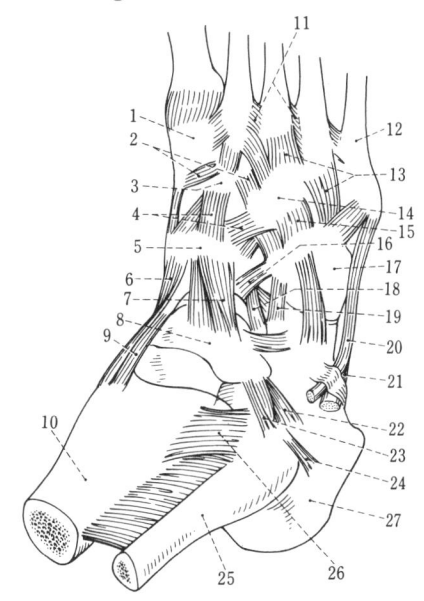

1.内側楔状骨，2.背側楔間靱帯，3.中間楔状骨，4.背側楔舟靱帯，5.舟状骨，6.内側靱帯脛距部，7.距舟靱帯，8.距骨，9.内側靱帯前脛距部，10.脛骨，11.背側中足靱帯，12.第5中足骨，13.背側足根中足靱帯，14.外側楔状骨，15.背側楔立方靱帯，16.背側立方舟靱帯，17.立方骨，18.踵舟靱帯（二分靱帯），19.踵立方靱帯（二分靱帯）20.短腓骨筋，21.長腓骨筋，22.外側距踵靱帯，23.前距腓靱帯，24.踵腓靱帯，25.腓骨，26.前脛腓靱帯，27.踵骨

足根の靱帯（右足背）

このなかに次の靱帯が含まれる．
(1) 距舟靱帯：　幅の広い薄い線維束で，距骨頸と舟状骨の背面を結ぶ．距踵舟関節の関節包の一部．
(2) 背側楔間靱帯：　内側・中間・外側の各楔状骨の背面を結ぶ．
(3) 背側楔立方靱帯：　外側楔状骨と立方骨の背面を結ぶ．
(4) 背側立方舟靱帯：　舟状骨背面より外前方に放散して立方骨背面へ．
(5) 二分靱帯：　踵骨背面の前端部で，足根洞の前外側端よりおこり，前方で二分して，内側部は踵舟靱帯として舟状骨の外側部へつき，外側部は踵立方靱帯として立方骨の内側部へつく．
(6) 背側楔舟靱帯：　舟状骨と内側・中間・外側楔状骨の背面を結ぶ．　　　　（河西）

背側足根中足靱帯　Ligamenta tarsometatarsea dorsalia, *dorsal tarsometatarsal ligament* →足根中足関節

背側大動脈　Aorta dosalis, *dorsal aorta[e]*, Aorta dorsalis

胚子*の初期の血管系として，腸管の背側を縦走する1対の動脈．頭側端は動脈幹*の前端から，前腸前端部の側方を背側に回った第1鰓弓動脈の背側端で，そこから腸管と脊索の間で，正中線の両側を後方に走り，胚子の尾側部で腹側に回り，尿膜に沿う臍動脈に移行する．背側大動脈の前端は，第1鰓弓動脈の合流点よりさらに頭方に伸び，後の内頸動脈の原基となる．それより後方では，第2，3，4，6鰓弓動脈が順次に流入する．第4週後半に，左右の背側大動脈は頚部中央付近，第6鰓弓動脈合流点の後方で正中線上に癒合し，1本の大動脈をつくる．この癒合点は，心臓の下降につれて下降する．また，右側の背側大動脈は，癒合点と第4鰓弓動脈の間が消失し，第3・4鰓弓動脈の合流点の間（頚動脈管）は，左右ともに消失する．　　　　（森）

背側中手静脈　Venae metacarpeae dorsales, *dorsal metacarpal veins* →手背静脈網

背側中手靱帯　Ligamenta metacarpea dorsalia, *dorsal metacarpal ligaments* →中手間関節

背側中手動脈　Arteriae metacarpeae dorsales, *dorsal metacarpal arteries* →橈骨動脈

背側中足静脈　Venae metatarseae dorsales pedis, *dorsal metatarsal veins of the foot* →外腸骨静脈

背側中足靱帯　Ligamenta metatarsea dorsalia, *dorsal intermetatarsal ligaments* →中足間関節

背側橈骨手根靱帯　Ligamentum radiocarpeum dorsale, *dorsal radiocarpal ligament* →橈骨手根関節

背側被蓋交叉（マイネルト）　Decussatio tegmenti dorsalis, *dorsal tegmental decussation*, dorsale Haubenkreuzung →視蓋脊髄路

背側立方舟靱帯　Ligamentum cuboideonaviculare dorsale, *dorsal cuboidnavicular ligament* →背側足根靱帯

胚体外体腔　→胚外体腔

胚〔体〕外体腔膜　Membrana exocoelomica, *exocoelomic membrane*, Heuser's *membrane*

第2週の2層性胚盤で、その縁から胚の下方に一次卵嚢をつくる膜．Heuser膜．胚〔体〕外中胚葉細胞が，一次卵黄嚢腔の内面に扁平にならんだものである．（→卵黄嚢）　　（森）

胚体外中胚葉　→胚外中胚葉

胚体内中胚葉　→胚内中胚葉，中胚葉

胚中心　*germinal center*, Keimzentrum →リンパ節，リンパ小節

肺腸陥凹　Recessus pneumato-entericus, *pneumatoentericus recess* →心下嚢

肺底　Basis pulmonis, *lung base*, Lungenboden →肺

肺底動脈　Pars basalis, *basal segmental artery*, Ast zum basalen Teil des linken interlappens →肺区域

肺動脈〔幹〕　Truncus pulmonalis, *pulmonary trunk*, Lungenschlagader →肺区域

肺動脈の発生　*development of pulmonary trunk*

動脈幹内に，心球堤の延長としてできるラセン状の大動脈肺動脈堤が合してつくる大動脈肺動脈中隔により，動脈幹*は大動脈*と肺動脈幹に分かれる．これに伴い，第6鰓弓動脈は肺動脈幹にとられ，肺動脈の初部となる．（森）

肺動脈口　Ostium trunci pulmonalis, *pulmonary orifice*, Pulmonalismündung →心臓

肺動脈洞　Sinus trunci pulmonalis, *pulmonal artery sinus*, Sinus des Truncus pulmonalis →肺区域

肺動脈弁　Valva trunci pulmonalis, *pulmonary valve*, Pulmonalis Klappe →心臓

胚内体腔　Coeloma intra-embryonicum, *intraembryonic coelom*, (intraembryonale)Leibeshöhle

　胚内体腔は，始め胎芽*の中胚葉層内にひとつづきの体腔管（coelomic tract）として生じ，これが後に心膜腔・胸膜腔・腹膜腔に分割される．

　胚内体腔は，体節が形成される範囲では，胎生第3週の終りごろから，外側中胚葉（側板）の内部に生じた組織間隙が融合してひとつづきの腔となることによって発生する．この腔が生ずると，側板は外胚葉を裏打ちする壁側板と，内胚葉を裏打ちする臓側板に分かれ体腔を縁取る．壁側板と臓側板は胚盤の辺縁部で合したのち，それぞれ羊膜嚢の壁側中胚葉と卵黄嚢の臓側中胚葉に移行するが，そのところどころで壁側板と臓側板が分離するので，胚内体腔は胚外体腔に直接開くことになる．

　胚内体腔を縁取る中胚葉細胞は，はじめは多列円柱上皮の状態を示すが，発生の経過中に，外胚葉*と体腔の間および内胚葉*と体腔の間に多数の細胞を間葉として送り出し，最終的には体腔の内面および体腔内諸器官の表面をおおう単層扁平上皮となる．これを中皮*という．

　体節の形成されない胚盤の頭側半においては，胎生第3週の後半になると，神経板の外周をとり巻く中胚葉*（心臓形成中胚葉）の内部に多数の組織間隙（頭前体腔胞*）が生じ，これらが融合して，全体として神経板の頭側半の外周をとり巻く馬蹄形の管状の腔となる．これが心膜腔の原基であり，これと内胚葉の間の中胚葉細胞から心臓原基である心内膜筒が形成される．心膜腔原基はその尾側端で，左右それぞれの側板内を縦走する上記の胚内体腔の頭内側端につづく．

　胎生第4週に入って神経板の頭側部（脳の原基）が著しく増大し，羊膜腔の中に高度の突出するとともに，頭方ついで腹方に強く弯曲すると，心臓・心膜腔原基は腹方かつ尾方に反転して前腸の腹側に位置するようになり，左右のものが合体して単一となった心内膜筒を腹側および外側から包む心膜腔が成立する．心膜腔を縁取る中胚葉のうち，心内膜筒を包むものが臓側板で，それ以外の部分が壁側板となる．臓側板からは心筋層と心外膜の上皮が分化する．

　心臓・心膜腔原基の反転と転位によって，はじめ心臓・心膜腔原基の頭側にあった中胚葉細胞群は，心膜腔の尾側で前腸の腹側に位置するようになり，横中隔*とよばれる．

　心膜腔の尾側につづく左右1対の体腔をもつ部分では，卵黄嚢がくびれて原始腸管が形成され，外胚葉が腹側に向かって胎児の体を包んでいくが，これにつれて左右の体腔も原始腸管を左右から包むように腹内方に向かってのびていき，左右の外胚葉が胎児の腹側正中部で接着して体腔を胚外体腔から分離する．こうなると左右の臓側板および壁側板は原始腸管の腹側で相接着する．このようにして，原始腸管と前腹壁の間に腹側腸間膜が，原始腸管の背側には左右の臓側板によって背側腸間膜が成立する．しかし，実際には腹側腸間膜は，横中隔に収まらずに増大する肝によって生ずる肝鎌状ヒダと胆管を入れるヒダとがつくる前胃間膜が下限となり，それより尾方には欠けるから，左右の体腔（腹膜腔）は原始腸管の腹側で連続し，単一の腹膜腔が成立する．

　このようにして成立した心膜腔と腹膜腔とは，前腸（食道原基）の左右で横中隔の背側部を貫き心膜腔の背尾側端から腹膜腔の背頭側部に通ずる，1対の短い管状の腔で交通している．これを心腹膜管または胸膜管という．胸膜管ははじめは短く狭いが，まもなく左右の肺原基がこの腔の内側壁を押し上げてこの腔の中に突出し，ここで増大するので，この腔は急速に拡大して肺を収容する胸膜腔となる．肺原基に押し上げられた胸膜管の内側壁の中胚葉上皮は臓側板で，肺の間葉性構成要素を送り出した後，肺の表面をおおう肺胸膜の上皮となる．胸膜管の外側壁の上皮は壁側板で，結局，胸膜腔の内面をおおう壁側胸膜の上皮となる．

　心膜腔，胸膜腔および腹膜腔は，はじめはこのようにひとつづきであるが，やがて胸膜管の両端において胸心膜ヒダ*および胸腹膜ヒダ*という仕切りが発生して相互の交通を遮断し，それぞれが独立の腔となる．　　　　　（溝口）

胚　盤　Discus embryonicus, *blastodisc*, Keimscheibe

　鳥類，爬虫類，魚類などの端黄卵においては，動物極側にある原形質に富んだ卵黄の少ない部域をさすが，ヒトでは円盤状の外観を呈する胚結節*の部分をいい，将来ここから胚体が形成される．しばしば胚盤，胚盤葉，胚盾などの語は明確な区別なしに同義的に使用される．

　胚盤は発生が進むと上・下の2層，すなわち上胚膜（胚盤葉上層, eplblast）と下胚膜（胚盤葉下層, hypoblast）とに分かれる．上胚膜にはのちに原始線条域に移動し，ここで深部に陥入して中胚葉細胞となるものと，表層にとどまっ

て外胚葉細胞になるものとが含まれている．下胚膜は胚結節の細胞の一部が下方に集って層をなし，上層から分離してできるという．一説には胚盤後縁の細胞が上胚膜の下面を前方に移行して下層すなわち下胚膜を形成するという．下胚膜から将来，内胚葉細胞が生ずる．

ヒトでは発生 7½ 日に内胚葉細胞がみられる．
(沢野)

胚盤胞（ヒトの） Blastocystis, *blastocyst*, Blastocyste

哺乳類の初期発生において分割期のおわった胞状の原胚子をいい，多細胞動物の胞胚に相当するものである．

ヒトでは桑実胚*が子宮腔に到達するころ，中心部に蛋白質に富んだ液を満たす広い腔所（分割腔, segmentation cavity）が形成され，急に透明帯が消失して胚盤胞となる．中心部にあった内細胞塊は一方の極に移動して胚結節となり，周囲をとり巻いていた外細胞塊は扁平化して栄養膜*となり，胚盤胞の上皮性の外壁を形成する．

試験管内実験では，十分発生の進んだ胚盤胞が受精後100時間および140時間で観察されている．また，受精齢4日（58細胞）および 4½ 日（107細胞）の胚盤胞が子宮腔から得られた記録がある．

胚盤胞が子宮粘膜に接着し着床を開始するのは，おそらく排卵後 5½ 日または6日ごろであろうと考えられる．
(沢野)

胚盤葉 Blastoderma, *blastoderm*, Blastoderm, Keimhaut →胚盤

背部の筋 Musculi dorsi, *muscles of the back*

背筋ともいう．脊柱と胸郭の後方にある筋の総称である．層関係，神経支配および由来（帰属）から，次の3群に分類する．（→浅背筋，棘肋筋，固有背筋）
(佐藤)

〔背部の筋〕

	層序と筋群名	神経支配	由来(帰属)
1	浅背筋*	主として頸・腕神経叢の枝	主として上肢帯筋
2	深背筋 棘肋筋*	肋間神経	胸筋
3	固有背筋*	脊髄神経の後枝	本来の背筋

肺胞 Alveolus pulmonis, *pulmonal alveolus*, Lungenbläschen

肺は一種の複合胞状腺で，肺胞はその腺房に相当する．気管は左右の一次気管支に分かれたのち，二次気管支から終末気管支へと分枝を重ね，呼吸細気管支となったのち，各々が2本ないし数本の肺胞管をつくる．肺胞は単独で，呼吸細気管支や肺胞管に開くほか，数個の肺胞が肺胞嚢をつくったのち後者に開口する．肺胞は薄壁で囲まれた中腔の多面体で，一側が開いた袋状で，隣接した肺胞とは共通の壁，中隔で隔てられている．中隔には直径 7～9μm の円形の孔が開き，隣接肺胞腔を連結させている（中隔孔）．肺胞壁内には豊富な毛細血管網が分布しており，肺胞壁が薄いために毛細血管は肺胞上皮におおわれたまま肺胞中へ突出している．隔壁の間質にはこのほか，細網線維や弾性線維が網をつくり，膠原線維が肺胞嚢の入口を巻く線維輪を形成する．またビタミンAを貯蔵する間葉性細胞が存在する（→類洞周囲脂質細胞）．肺胞壁は上皮細胞によって完全におおわれている．上皮は，扁平な呼吸肺胞細胞（肺上皮細胞，小肺胞細胞，Ⅰ型（A型）肺胞上皮細胞）と，大肺胞細胞（果粒肺胞細胞，大肺胞細胞，Ⅱ型（B型）肺胞細胞，中隔細胞）によって構成されている．後者は球状の細胞で，細胞質中に直径 0.2～1μm の好オスミウム小体が多数みられる．この小体を電顕でみると，単位膜で囲まれた多層板構造をなし，レシチンを含み，細胞外に放出されると肺胞表面の表面活性を変化させる役割をもつといわれる．両者の上皮細胞間は連接複合体で接着している．肺胞内には肺胞食細胞（塵埃細胞）がしばしばみられ，吸引した塵埃を貪食したり，心疾患で肺にうっ血がおこった場合にはヘモジデリン果粒を充満させている．
(和気)

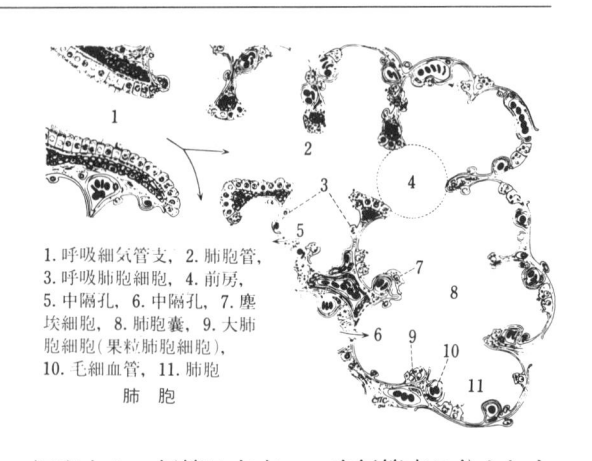

肺胞管 Ductuli alveolares, *alveolar ducts*, Alveolengänge →肺, 呼吸細気管支

1. 呼吸細気管支，2. 肺胞管，3. 呼吸肺胞細胞，4. 前房，5. 中隔孔，6. 中隔孔，7. 塵埃細胞，8. 肺胞嚢，9. 大肺胞細胞（果粒肺胞細胞），10. 毛細血管，11. 肺胞

肺 胞

肺胞間中隔 Septum interalveolare, *interalveolar septa*, Alveolarseptum →肺胞

肺胞食細胞 Phagocytus alveolaris, *dust cells*, Staubzellen →肺胞

肺胞嚢 Sacculi alveolares, *alveolar saccules (alveolar sacs)*, Alveolensäckchen →肺, 呼吸細気管支

胚膜 Membrana fetalis, Embryolemma, *embryonic membrane*, Embryonalhülle, Fruchthülle →胎膜

肺門 Hilus pulmonis, *hilum of lung*, Lungenhilus (Lungenphorte) →肺

肺門リンパ節 *hilar gland*, Hilusdrüse, Hiluslymphknoten

肺門部のリンパ節の総称. (養老)

胚葉 Lamina embryonalis, *germ layer*, Keimblatt

個体発生の初期に胚結節*から生ずる原始的細胞層で，将来これらの層から胚体を構成する組織や器官が分化する．

胚葉には外胚葉*，内胚葉*および中胚葉*の別がある．発生第1週のヒトの胚盤胞*の外壁は外細胞塊由来の栄養膜*からなり，動物極側に内細胞塊すなわち胚結節がある．発生第2週になると胚結節は上胚膜(胚盤葉上層)と下胚膜(胚盤葉下層)とに分かれる．上胚膜からは羊膜形成細胞と外胚葉が分化し，下胚膜の細胞は内胚葉細胞として上胚膜の下面に接着している．内胚葉細胞はその数を増すにつれ，胚外体腔膜(Heuser膜)の内面に沿って胞胚腔に広がり，胚外体腔膜とともに一次卵黄嚢を生ずるが，やがて内腔を内胚葉上皮のみで裏うちされた二次卵黄嚢を形成する．将来内胚葉細胞として胚体の構成に参与するのは，胚内にとりこまれる二次卵黄嚢の天井に相当する部分である．

発生第3週になると中胚葉の形成がはじまる．胚盤の尾方域の細胞が増殖し，正中線に向かって移動集積して原始線条*を形成する．原始線条の正中部は浅く凹んで原始溝*を生じ，頭方端は肥厚して原始結節*(Hensen結節)となり，その中央は凹んで原始窩*をつくる．胚盤葉上層(上胚膜)尾方域の増殖した細胞は原始線条のところで深部に陥入し，原始線条の両側で内・外両胚葉間を側方および前方に遊走して胚内中胚葉を形成する．遊走細胞が増加すると胚盤の周縁を越えて胚外中胚葉と連なるようになる．

一方，原始結節から深部に陥入した細胞は胚盤の下面正中線を前方に伸び脊索前板まで達する．これを脊索突起(頭突起*)とよび，将来，脊索*に分化する． (沢野)

胚葉学説 *germ-layer theory*, Keimblattlehre

発生の初期の原始器官をつくる素材の母地として，外胚葉*，中胚葉*，内胚葉*の3胚葉を記載したのはH. Ch. Pander (1817)であり，すべての後生動物の初期発生に3胚葉が存在することを予言したのはK. E. von Baer (1828)である．Thomas Huxley (1849)は，この胚葉学説にはこれらの胚葉のそれぞれから，またその互いに対応する部分から発生する諸器官が互いに相同であることが重要な条件であることを指摘したが，これらが少なくもすべての脊椎動物に共通であることが確立されたのは1867年である(A. Kowalevsky : Comparative Embryology). (滝沢)

バイラルジェー線条 *stripe of Baillarger*, Baillargersche Streifen →大脳皮質

肺リンパ節 Lymphonodi pulmonales, *pulmonary nodes* →リンパ節

ハウシップ窩 *Howship's lacuna*, Howshipsche Lakune →破骨細胞

白筋 *white muscle*, weißer Muskel

外観上，白色を呈する筋．この色調は構成する筋細胞のすべて，または大部分が白色線維(白色筋線維ともいう)であるためである．白色線維は通常大径で，糸粒体に乏しく，ミオグロビン含有量が非常に低い．解糖型の代謝様式を示し，疲れやすい． (石川)

白交連(白前交連) Commissura alba, *white commissure*, Weisse Kommissur

白前交連ともよぶ．中心管の腹側を通り，一側の脊髄前索内側部から対側の灰白質に向かって，あるいはそれと反対方向に走る線維を指す．これは脊髄からおこり交叉性に上行する上行路，前索を下行し対側の灰白質に交叉性に終止する下行路および交叉性の上行または下行性脊髄固有束の軸索からなっている． (松下)

白質 Substantia alBa, *white matter*, weibe Substanz

中枢神経の割面では，髄鞘をもつ神経線維*(有髄神経線維)が集合している部位は白色を呈する．このように有髄神経線維の集った部位を白質とよぶが，大脳半球*と小脳*とでは白質が皮質に包まれているところから，この部位の白質はとくに大脳髄質*，小脳髄質とよばれる．白質の中でも髄鞘のうすい神経線維の束，たと

えば脊髄*の三角路は灰色がかっている．また，無髄神経線維が集る部位は灰白質にみえる．白質を部位的に区分した場合には各部分を索 (Funiculus, funicle, Strang)，著明な神経線維の束を束 (Fasciculus, facicle, Bündel)，機能的に等質な神経線維の束を神経路または伝導路 (Tractus, tract, Bahn) とよぶ．(→灰白質)
　　　　　　　　　　　　　　　　（金光）

白色筋線維 Myofibra alba, *white fiber*, weiße Muskelfaser →白筋

白色線維 Myofibra alba, *white fiber*, weiße Muskelfaser →白筋

白〔色〕脾髄 *white pulp*, weiße Pulpa →脾臓の構造

白　線 Linea alba, *linea alba*
腹直筋鞘*の前後両葉をつくる左右の側腹筋腱膜の線維が，前腹壁の正中線までまじり合ってつくる強い結合組織の縦ヒモで，剣状突起から恥骨結合上縁にのびている．臍より上では幅が広く，下では細い．下端では後面で三角形に広がって恥骨結合後面につき，白線補束とよばれる．また，臍の周囲では瘢痕様に輪状をなし，臍輪と称する． 　　（佐藤）

白前交連 Commissura anterior alba, *white ventral commissure*, Weisse Vorderkommissur →白交連

白線補束 Adminiculum lineae albae, *adminiculum lineae albae* →白線

薄　束 Fasciculus gracilis, *gracile fasciculus*, Fasciculus gracilis (Gollscher Strang) →後索

薄束核 Nucleus gracilis, *glacile nucleus*, Nucleus gracilis (Gollscher Kern) →後索核

白　体 Corpus albicans, *corpus albicans*, Weißkörper
黄体*が退縮する過程で，線維性結合組織によって置き換えられ，瘢痕状となったものを白体という．各月経周期に対応して，月経黄体が退縮する．その結果生じた白体は徐々に卵巣の深部に沈み，数か月ないし数年かかって消失する．妊娠黄体もまた分娩後に縮小するが，月経黄体と同様の経過を経て白体となる．（→黄体，卵巣） 　　　　　　　　　　（黒住）

白　膜 Tunica albuginea
内臓（実質性臓器）の表面をおおう線維性の強靱な膜．多量の線維束の存在により，肉眼的に白くみえるので，その名がある．一部の腺，陰茎，精巣*などの表面をおおう．実質上，線維膜*と同様のものと考えてよい．現在，一般的用語としてはあまり用いられず，精巣の表面をおおう線維膜が白膜とよばれている．
　　　　　　　　　　　　　　　　（養老）

麦粒軟骨 Cartilago triticea, *triticeal cartilage*, Weizenkornknorpelchen →喉頭，喉頭軟骨

破骨細胞 Osteoclastus, *osteoclast*, Osteoklast
骨吸収部位に恒常的に存在する直径20〜100 μm，数十個の核を含む巨大細胞．しばしば侵蝕された骨基質の陥凹部（侵蝕窩または Howship 窩とよばれる）に認められる．細胞質は酸好性で，多数のミトコンドリアをいれ，骨基質に面する側には多数の空胞，Golgi 装置*，水解小体*などが認められる．また，その表面細胞膜は多数の陥凹部をもった波状縁(ruffled border)を構成する．細胞体の内外に酸ホスファターゼ活性が証明され，さかんな基質成分の吸収機序が暗示されるが，波状縁での食作用ないし飲作用による基質のとり込みを示唆する所見は得られていない．骨芽細胞*と同じ骨原性の単核細胞に由来する合胞体と考えられる．破骨細胞の出現と活動は上皮小体ホルモンによって促進され，カルシトニンで抑制される．
　　　　　　　　　　　　　　　　（市川）

バジオン Basion →頭蓋の計測

パッキオニ果粒 *gnanules of* Pacchioni, Pacchionishe Granulae →髄膜

薄　筋 Musculus gracilis, *gracilis*, Schlankmuskel →下肢の筋

ハックスレー層 Stratum epitheliale granuliferum, *layer of* Huxley, Huxleysche Schicht →毛包

白血球 Leucocytus, *leucocytes* (*white blood cells*), Leukozyten (weiße Blutzellen)
生体防御に関与する細胞で，すべての哺乳類の血液中に含まれる．白血球は赤血球*と異なり，細胞体中に核*，中心子*，糸粒体*，Golgi 装置*などを有する真の細胞である．細胞質中の特有な果粒の有無により，無果粒白血球 (agranulocytes) と果粒白血球 (granulocytes) とに分けられ，無果粒白血球はリンパ球*と単球*に，果粒白血球は果粒の染色性により，好中球*，好酸球*，好塩基球*にさらに細く分類される．白血球数は健康な成人で血液1 mm^{3}中5000〜9000個で，子供では高く，新生児では1 mm^{3}中16000個である．白血球の血液内滞在時間はきわめて短く（数時間），たえず新しい白血

球と入れかわっているため，流血中の白血球数は運動，温浴などで多少とも変化し，とくに急性感染症では著しい変動をきたす．白血球数が異常に増えるのを白血球増多症（leukocytosis），異常に減少するのを白血球減少症（leukopenia）という．しかし正常では白血球の相対的な数はほぼ一定に保たれ，好中球55〜60％，好酸球1〜3％，好塩基球0〜0.7％，リンパ球25〜33％，単球3〜7％である．この割合も種々の疾患で変動し，診断上有力な指標となる．

(小川・瀬口)

ハッサル小体 Hassall's body, Hassallsches Körperchen

胸腺小体と同じ．（→胸腺） (黒住)

発生学用語 Nomina embryologica (N.E.), →解剖学用語

馬蹄腎 Ren unguliformis, *horseshoe kidney*, Hufeisenniere →癒合腎

ハーバース管 Canalis centralis (Havers), *Haversian canal*, Haverssche Kanal →緻密骨

ハーバース層板 Lamella osteoni, *Haversian lamella*, Haverssche Lamelle →緻密骨

馬尾 Cauda equina, *cauda equina*, Cauda eguina →脊髄神経

パラガングリオン Paraganglion, *paraganglion*, Paraganglion

副腎髄質細胞によく似たクロム親性反応*を呈する細胞集団が，主として交感神経*に，時として副交感神経*に付随して現れる．これらは腹膜後組織中にまたは腹大動脈に接して存在する．これは交感神経節に非常に類似した構造であるから，「傍神経節」という意味で，パラガングリオンとよばれている．

パラガングリオンは2種の実質細胞，すなわち主細胞（chief cell）と支持細胞（supporting cell）からなり，前者は不規則な形をして，クロム親性反応を呈し，電顕でみると，よく発達したGolgi装置*と平行層板状の小胞体を有し，副腎髄質細胞の分泌果粒によく似た，電子密度の高い果粒（50〜200 nm）を含む．この果粒はカテコールアミン，とくにノルアドレナリンを含むことが知られている．支持細胞は主細胞をとり囲んでいる．支持細胞は分泌果粒を含んでいない．

副交感性パラガングリオンはクロム親性反応を呈しない．この細胞がアセチルコリンを産生するかどうかはよくわからない．迷走神経のパラガングリオンの主細胞は50〜200 nmの電子密度の高い果粒を含んでいる．このほか支持細胞も存在するが，交感性パラガングリオンよりも数は少ない．

パラガングリオンが自律神経系*の神経節の一種なのか，内分泌器官として，副腎髄質のようにカテコールアミンを血中に放出するのかまだ明らかでない． (黒住)

破裂孔 Foramen lacerum, *lacerated foramen* →錐体

破裂靱帯 Ligamentum laciniatum (BNA, INA) →屈筋支帯（足の）

半陰陽 Hermaphroditismus, *hermaphroditism*, Hermaphroditismus

(1)染色体による性別，(2)生殖腺の構造，(3)内生殖器系の形態，(4)外生殖器系の形態の発生段階のどこかで発生の異常があり，性別の不分明あるいはまぎらわしい先天異常*をいう．男女両性の外見と機能を有するものとして，ギリシャ神話の男神（Hermes）と女神（Aphrodite）の名から命名された．間性とほぼ同義に使われている．性染色体異常のTurner症候群*やKlinefelter症候群*も広義の間性の概念に入る．しかし半陰陽はもともと外観上から性別の判定のまぎらわしいものをさすので，このような外陰部の性別のはっきりしている性染色体異常*は半陰陽から除いて使われるのが通常である．つまり，生殖腺の分化とそれ以後の生殖器の分化過程のくいちがいのあるものを半陰陽として，次記の三つに分類されている．

(1) 真性半陰陽（true hermaphroditism）: 同一個体に卵巣*および精巣*の両組織像を有する生殖腺が存在するものをいう．成立機序についてはいまだ解明されていない．本症の約70％では性染色質*は陽性であり，性染色体はこれまで報告された本症のうち，半分以上は46, XXの核型であるとされている．モザイクを示す例も報告されている．生殖腺は，①両側に精巣および卵巣を有する両側性，②一方が卵精巣（ovotestis）であり，他側が精巣あるいは卵巣を有する一側性，および③一方が精巣で，他側が卵巣である非対称性のものがある．外陰部の異常程度は幅が広く，陰茎様，あるいは陰核様を呈し，必ずしも尿道下裂を示さない．

(2) 男性仮性（偽）半陰陽（male pseudohermaphroditism）: 精巣と女性，あるいは性別不明な外生殖器を有するものをいう．精巣女性化症候群*のほか，鼠径子宮ヘルニア（hernia uteri inguinalis in the male），染色体異常や副腎異常

(3) 女性仮性(偽)半陰陽 (female pseudohermaphroditism)：(a) 非副腎性女性仮性半陰陽 (nonadrenal female pseudohermaphroditism)：

性染色体はXXで，生殖腺としては卵巣のみを有し，内生殖器官も女性方向に分化しているが，外陰部のみが男子のような形態を示し外観上男性化 (virilization) しているものである．胎児自身の副腎ホルモン失調などは無関係に外生殖器の男性化現象を呈するもので，母親の妊娠中の男性ホルモン分泌腫瘍によるもののほか，習慣流産に対して妊婦に広く用いられた黄体モルモンすなわち17-エチルテストステロンおよび17-アルファエチニル，19-ノルテストステロンのような合成ステロイドによる症例がかなりみられた．陰核および包皮の肥大と陰唇の陰嚢様癒合を呈するが，副腎性のものと比べ，本症では陰核の肥大は著明でなく，多毛症を示す例はほとんどない．また進行性でもない．
(b) 副腎性女性仮性半陰陽 (adrenal female pseudohermaphroditism) →副腎生殖器症候群

(谷村)

半羽状筋 Musculus unipennatus, *unipennate muscle*, enifachgefiederter Muskel →筋

半円束 Fasciculus semilunaris, *comma field (tract) of* Schultze, Schultzes Kommafeld

コンマ野ともよぶ．これは頸髄および胸髄上部の高さで，後索に入った後根線維内側群の下行枝の一部が薄束と楔状束との間に集ってできた線維束である． (松下)

反回骨間動脈 Arteria interossea recurrens, *interosseous recurrent artery* →尺骨動脈

反回神経 Nervus laryngeus recurrens, *recurrent laryngeal nerve*, Nervus laryngeus recurrens →迷走神経

板間管 Canales diploici, *diploic canals* →頭蓋冠

板間静脈 Venae diploicae, *diploic veins*, Venen der Schädelknochen

頭蓋冠*の外板と内板の間にある板間層を流れる静脈である．弁を欠き，壁は弾性組織で支持された薄い内皮からなる．新生児には認められず，約2歳で板間層が出現したのちに形成される．硬膜静脈，硬膜静脈洞*，骨膜の静脈などと連絡している．板間静脈相互も連絡しているが，大きく次の4群に区分される．

(1) 前頭板間静脈： 眼窩上孔を通過して眼窩上静脈に流れる．

(2) 前側頭板間静脈： 蝶形骨頭頂静脈洞または前深側頭静脈に流れる．
(3) 後側頭板間静脈： 横静脈洞に流れる．
(4) 後頭板間静脈： 後頭静脈，横静脈洞，後頭導出静脈等に流れる．(→導出静脈)

(佐藤)

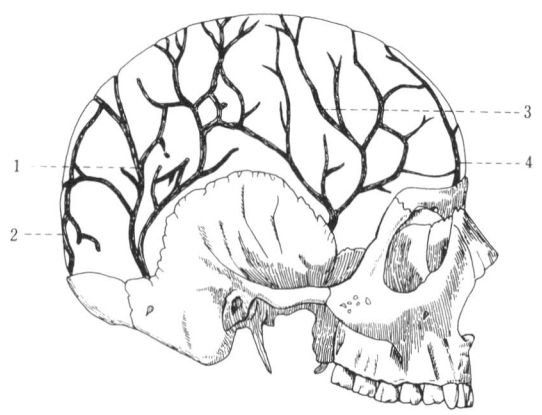

1. 後側頭板間静脈，2. 後頭板間静脈，3. 前側頭板間静脈，4. 前頭板間静脈
板間静脈

半関節 Amphiarthrosis (B.N.A., I.N.A.), *amphiarthrosis*, Amphiarthrose (Halbgelenk, straffes Gelenk), amphiarthrose (仏)

英仏では軟骨性の連結とくに線維軟骨結合をさし，独では可動性のごく小さい関節（狭義）をさす．(→骨の連結) (大内)

板間層 Diploë, *diploë*, Diploë →頭蓋冠

半奇静脈 Vena hemiazygos, *hemiazygos vein* →奇静脈

半棘筋 Musculus semispinalis, Halbdornmuskel →固有背筋

反屈束 Fasciculus retroflexus, *fasciculus retroflexus*, Fasciculus retroflexus →手綱，脚間核，手綱脚間路

半月神経節 Ganglion semilunare, *semilunar ganglion*, Ganglion semilunare

三叉神経節と同義語．(→三叉神経) (山内)

半月ヒダ Plica semilunaris, *semilunar fold*, Plica semilunaris →口蓋扁桃

半月弁 Valvula semilunaris, *semilunar valve*, Semilunar-Klappe →心臓

半月弁結節 Nodulus valvulae semilunaris, *nodule*, Nodulus Morgagni →心臓

半月弁半月 Lunula valvulae semilunaris →心臓

半月裂孔（篩骨の） Hiatus semilunaris →篩骨

半月裂孔（鼻腔・副鼻腔の） Hiatus semilunaris, *semicircular groove beneath the bulla*, Sichelförmiger Spalt vor der Bulla ethmoidalisu u. Sinus frontalis →鼻腔, 副鼻腔

半腱様筋 Musculus semitendinosus, *semitendinosus*, halbsehniger Muskel →下肢の筋

板状筋 Musculus splenius, *splenius*, Bauschmuskel →固有背筋

盤状胎盤 Placenta discoidea, *discoid placenta*, Placenta discoidea

子宮内面の一部に限局された厚い円板状の胎盤*．ヒトの胎盤がその典型である．　　（森）

伴性遺伝 *sex-linked inheritance*, geschlechtsgebundene Vererbung

性染色体上にある遺伝子による遺伝で性型に依存した伝達，分離を行う．ヒトでは，現在のところ，Y染色体上に特定の形質を決定する遺伝子はHY抗原調節遺伝子を除いては確認されておらず，伴性遺伝子とは，ふつうX染色体上にある遺伝子をさす．伴性優性遺伝 (X-linked dominant inheritance) はX染色体にのっている優性遺伝子*によるもので，父が患者であるときは息子に伝えられることなく娘が全員罹患し，母が患者であるときは，息子の半数と娘の半数が罹患する．ヒトでははなはだまれであるが，ビタミンD抵抗性のくる病で低リン酸血症を伴うものなどがある．一方，伴性劣性遺伝 (x-linked recessive inheritance) とはX染色体にのっている劣性遺伝子によるもので，患者は常に男であり，娘（保因者）を通じて男孫の半数に伝わる．血友病などがこれにあたる．なお，性染色体上に座を占めないすなわち常染色体*における遺伝子の作用が，一方の性に限って現れる遺伝を従性遺伝 (sex-conditioned inheritance) といい，ホルモンなどの関係によると解される場合が多い．　　（谷村）

半接着斑 Hemidesmosoma, *hemidesmosome*, Hemidesmosom →細胞の連結

ハンター導帯 Gubernaculum Hunteri, *Hunter's gubernaculum*, Gubernaculum Hunteri →精巣導帯

反転靱帯 Ligamentum reflexum, *reflected ligament* →鼠径靱帯

反応中心 *reaction center*, Reaktionszentrum →リンパ節, リンパ小節

反応能 Competentia, *competence*, Kompetenz

発生過程において，誘導者*の働きかけに対して，反応系が一定の形態形成反応を示す能力をいう．ある発生系に一定の反能が現れるのは一定の発生期に限られる．

たとえば両生類の予定外胚葉は原腸胚初期から中期の期間のみ，誘導者（形成体*）の作用に反応して，神経分化することができる．

　　　　　　　　　　　　　　　　　（沢野）

半膜様筋 Musculus semimembranosus, *semimembranosus*, Plattsehnenmuskel →下肢の筋

半膜様筋〔の滑液〕包 Bursa musculi semimembranosi →滑液包

半卵円中心 Centrum semiovale, *semioval center* →大脳髄質

ヒ

B.R. →解剖学用語

鼻咽頭 Nasenrachen
ほぼ咽頭鼻部をさす． （養老）

鼻咽道 Meatus nasopharyngeus, *nasopharyngeal meatus*, Nasenrachengang →骨鼻腔，鼻腔

B.N.A. →解剖学用語

P.N.A. →解剖学用語

鼻窩 Fovea nasalis, *nasal pit*, Nasengrube
胎生第4週末（14段階）に前頭鼻隆起の前外側部に体表上皮の肥厚部として，成立した鼻板は，やがてその中央部が陥没して鼻窩（または嗅窩）となり，これから鼻腔が形成される．（→鼻腔の発生） （溝口）

被蓋 Tegmentum, *tegmentum*, Haube
脳幹*は系統発生的にみると，新しい底部と古い背部に分けることができるが，被蓋は広義には古い背部に相当する．したがって脳幹のそれぞれの高さで延髄*，橋*および中脳被蓋と区別して使用する．しかしながら広義の被蓋にはそれぞれの高さで明確な核および神経路が存在するので，これらを除き細胞体と線維の混在した部位すなわち網様体*を狭義の被蓋として同義的に使用することが多い． （川村祥）

被蓋核 Nuclei tegmenti
滑車神経核*の高さの中心灰白質*の腹側部で縫線の両側にある神経核を背側被蓋核（Nucleus tegmenti dorsalis），また，内側縦束*のすぐ腹側で縫線の両側にある神経核を腹側被蓋核（Nucleus tegmenti ventralis）という．背側被蓋核および腹側被蓋核はそれぞれ背側縫線核と上中心核の吻側への延長部のようにみえる．記載者であるドイツの神経学者 B. A. von Gudden（1824—1886）にちなんで Gudden の核とよぶことがある．背側被蓋核は滑車神経上核（Nucleus supratrochlearis）ともいう．乳頭被蓋路（Fasciculus mamillotegmentalis），反屈束，内側前脳束などの線維が終止する． （金光）

被蓋交叉 Decussationes tegmenti, *tegmental decussations*, Haubenkreuzungen →視蓋脊髄路，赤核脊髄路

被蓋放線（H） Radiatio tegmenti, *tegmental radiation*, Haubenstrahlung（H）→フォレル野

皮下滑液包 Bursa synovialis subcutanea, *subcutaneous synovial sheath*, subcutaner Schleimbeutel →滑液包

被殻 Putamen, *putamen*, Schalenkern
レンズ核*の外側部を形成し，外側髄板によって淡蒼球*の外節とへだてられている．外側は外包に接する．尾状核*と発生が等しく，同じ細胞構築をもち，尾状核とともに新線条体（Neostriatum）とよばれる．線維連絡も尾状核と原則的に等しい．霊長類において動物が高等になると，相対的な意味で尾状核の体積が減少し，被殻の体積が増大するといわれる．（→大脳核，線条体，尾状核，レンズ核） （水野）

鼻殻 Capsula nasalis, *nasal capsule*, Nasenkapsel
鼻窩*から発達する鼻胞を包んで発生する軟骨．左右のものはやがて正中部で梁柱軟骨と合する．篩骨の一部，下鼻甲介をつくる．（→軟骨頭蓋） （児玉）

皮下転子包 Bursa subcutanea trochanterica →滑液包

皮下部（会陰筋の） Pars subcutanea, *subcutaneous part* →会陰筋

脾陥凹 Recessus linealis, *splenic recess* →網嚢

皮幹筋（皮下幹筋） Musculus subcutaneus trunci, *panniculus carnosus*, Hautrumpf-muskel
主として下級哺乳動物の体幹に発達している皮筋．ヒトには正常では存在しないが，ときに腋窩*の領域において，広背筋と大胸筋停止部を結ぶ異常筋束として出現する（約10％の出現頻度）．これを筋性腋窩弓という（→腋窩弓）．皮幹筋は胸筋神経の支配をうけ，したがってヒトの胸筋，ことに大胸筋腹部と近縁である．これが存在する動物では，筋の広がりは体幹の腹側面，背側面のみならず，大腿部，殿部にまで及ぶが，動物が高等になるにつれて大幅に退化する．筋の一般的機能については一定の見解がないが，個々の動物については，たとえば有袋目（カンガルーなど）では育児嚢の形成，翼手目（コウモリなど）では飛膜の形成に関与することが知られている． （河西）

眉弓 Arcus superciliaris, *superciliary arch*, Augenbrauenbogen →前頭骨

鼻棘 Spina nasalis, *nasal spine* →前頭骨

皮筋 Musculus cutaneus, *cutaneous mus-*

cle, Hautmuskel →筋

鼻　筋　Musculus nasalis, *nasalis*, Nasenmuskel →表情筋

鼻　腔　Cavum nasi, *nasal cavity*, Nasenhöhle (Nasenraum)

鼻腔は気道の起始部であり，内壁は鼻粘膜によっておおわれ，鼻中隔によって二分される．外界への開口部は外鼻孔とよばれ，後方は後鼻孔をもって咽頭鼻部につづく．

鼻腔は鼻前庭と狭義の鼻腔とに分けることができる．鼻前庭は鼻翼の形に拡張し，粘膜は皮膚からつづく重層扁平上皮で剛毛（鼻毛）を有する．鼻前庭の後端は鼻限とよばれる弓状の隆起を示し，固有鼻腔に移行する．

鼻中隔は篩骨垂直板と鋤骨*よりなる骨部および鼻中隔軟骨よりなる軟骨部がその大部分を占め，その前部の左右の外鼻孔の間は軟組織からなり膜部とよばれる．鼻中隔軟骨の後縁の一部は細い突起（後突起）となり，篩骨垂直板と鋤骨の間にはさまる．鼻中隔軟骨の前下部には鋤鼻軟骨中に嗅覚器の名ごり（鋤鼻器）の盲孔がみられることがある．鋤鼻器は両生類，爬虫類では嗅覚器として機能し，哺乳類の中では単孔類，有袋類，食虫類，齧歯類ではよく発達している．ヒトでは胎生期前半にはよく発達するが，次第に萎縮し痕跡器官となる．

鼻中隔軟骨下縁の前側に，盲端に終わる切歯管が陥入している．

鼻腔の外側壁より上・中・下鼻甲介が突出し，それぞれの下に上・中・下鼻道をつくる．下鼻甲介の基部で中鼻道の前方は中鼻道前房とよばれる浅い陥凹をなし，その上界は鼻堤とよばれる弓状の隆起で，中鼻甲介の基部に移行する．また，中鼻道には篩骨蜂巣の一部がふくらみ出て篩骨胞をなし，その前下方の篩骨突起との間に半月裂孔をはさむ．半月裂孔は副鼻腔の一つである上顎洞に向かって深く入り篩骨漏斗となる．上鼻道の後上方にはときに最上鼻甲介とよばれる小さな突起があり，その後上方の鼻腔上壁は篩骨迷路の内側壁と蝶形骨体の前面で境されるへこみで蝶篩陥凹という．上・中・下鼻道は鼻腔後部で狭い鼻咽道に集合し，後鼻孔を通じて咽頭鼻部につづく．

鼻粘膜の大部分は多列線毛円柱上皮性の呼吸部で，混合性の鼻腺と杯細胞を有する．粘膜固有層にはしばしばリンパ小節をみる．呼吸部のうち鼻中隔と鼻甲介の粘膜は上皮下の静脈網が

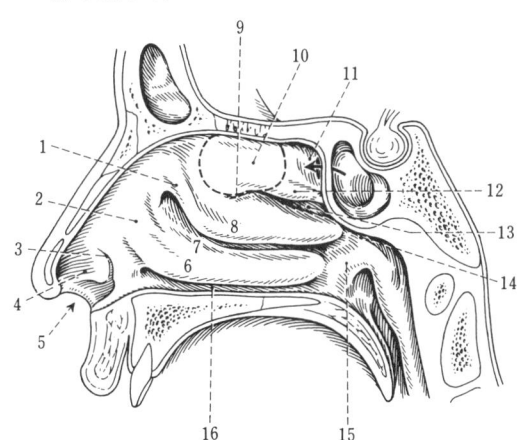

1. 鼻堤, 2. 中鼻道前房, 3. 鼻限, 4. 鼻前庭, 5. 外鼻孔, 6. 下鼻甲介, 7. 中鼻道, 8. 中鼻甲介, 9. 嗅溝, 10. 嗅部, 11. 蝶篩陥凹, 12. 上鼻甲介, 13. 上鼻道, 14. 後鼻孔, 15. 鼻咽道, 16. 下鼻道

鼻腔外側壁

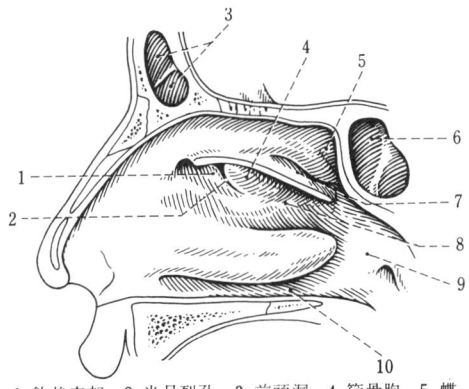

1. 鈎状突起, 2. 半月裂孔, 3. 前頭洞, 4. 篩骨胞, 5. 蝶篩陥凹, 6. 蝶形骨洞, 7. 上鼻道, 8. 中鼻道, 9. 鼻咽道, 10. 下鼻道

鼻腔外側壁（中鼻甲介を切除）

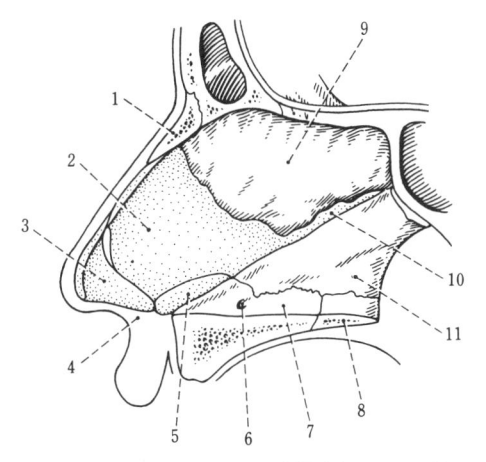

1. 鼻骨, 2. 鼻中隔軟骨, 3. 大鼻翼軟骨内側脚, 4. 膜部, 5. 鋤鼻軟骨, 6. 切歯管, 7. 上顎骨, 8. 口蓋骨, 9. 篩骨垂直板, 10. 後突起, 11. 鋤骨

鼻中隔を形成する骨と軟骨（鼻腔）

きわめてよく発達しているため肥厚し，鼻甲介海綿叢とよばれる．

鼻腔後上壁の上鼻道から上と鼻中隔のこれに対する面は分散する鼻粘膜の嗅部が位置する．中鼻甲介の根部と嗅部下縁の間には嗅溝とよばれる溝がある．嗅覚に直接関係する感覚神経細胞である嗅細胞が嗅部粘膜上皮の構成にあずかっている．嗅上皮下には漿液性の嗅腺がある．嗅部の面積は両側の鼻腔を合せて約 500 mm² といわれ，加齢とともに縮少する傾向がある．

(吉村)

鼻腔の発生 development of nasal cavity

胎生第 4 週末以後において，口窩*の上方を限る前頭突起（これを前頭鼻隆起という）のうちで，口裂の上外側にあたる部分の外胚葉*が肥厚し，全体として楕円形の領域を形成する．この肥厚した外胚葉の領域を鼻板*という．鼻板は次第に前頭突起の表面から陥没していき，やがて深い凹みが生ずる．これを鼻窩*または嗅窩といい，鼻窩が外界に開く部分を外鼻孔という．鼻窩は口窩の上壁に沿って後方に伸長していき鼻胞または鼻嚢*となるが，その後下端部の上皮はやがて口窩の上壁の上皮と直接接するようになり，鼻胞と口窩とがこの 2 層の外胚葉上皮からなる膜を介して相接するようになる．この膜を口鼻膜*という．口鼻膜はまもなく破れて鼻胞は口窩に開く．この開口を原始後鼻孔または一次後鼻孔という．このような鼻胞は口窩の上壁の前端部を前後に貫き，前方は外鼻孔によって外界と，後方は一次後鼻孔によって口窩に通ずる腔となり，一次鼻腔（primäre Nasenhöhle）とよばれる．一次鼻腔と口窩を隔てる組織を一次口蓋*といい，左右の一次鼻腔を隔てる組織を一次鼻中隔という．

一次鼻中隔は次第に左右の幅が狭くなり，その後端部は口窩の上壁を正中線に沿って徐々に後方に伸長し，口咽頭膜の付着部に達する．また後方に伸長したこの中隔は，その全長にわたって次第に下に向かって垂下し，発育しつつある舌の上面に触れるようになり，口窩の上部を左右に分割する．これが〔二次〕鼻中隔である．

鼻中隔の形成と平行して，口窩の左右両側壁をなす上顎突起の内面から，口蓋突起（palatal process, palatal shelf Gaumenfortsaz）とよばれる堤状の突起が口窩に向かって突出する．口蓋突起ははじめ舌の側縁に沿って垂下するが，やがて水平位をとるようになり，正中線に向かって発育し，第 9 週ごろから，その前端が一次口蓋の後縁に癒着し，また左右の口蓋突起が正中線上においてほぼ前から後に向かって癒着していき，同時に鼻中隔の下端とも癒着する．こうして二次口蓋*が形成され，口窩は上方の二次鼻腔と下方の二次口腔に分割される．

二次鼻腔はこのようにして，一次鼻腔の後方につづく口窩の上部から形成され，二次鼻中隔の後縁の左右において二次口腔の後上部に開く．この開口部を二次後鼻孔という．他方，外鼻孔は口蓋突起の癒着が進行するころ，増殖した上皮細胞で閉鎖されるが，この上皮栓（鼻栓）は 6 カ月ごろ消失し，外鼻孔は再び開く．

鼻腔と口腔の分割が進んでいる間に，鼻腔の外側壁から前後に走る鼻甲介ヒダ（Rugae turbinatae）が生じ，結局，上・中・下の鼻甲介を形成する．

はじめに鼻板をつくっていた外胚葉上皮は，次第に鼻腔の最上部にひろがって嗅上皮となる．嗅上皮は多列円柱上皮様の配列を示し，やがて嗅細胞と支持細胞が分化する．嗅上皮におおわれている部分が嗅部で，それ以外の部分は呼吸部とよばれ，その部分の外胚葉上皮は多列線毛上皮に分化する．（→口蓋，一次口蓋，二次口蓋，口鼻膜）

(溝口)

鼻腔面 Facies nasalis, *nasal surface*, nasale Fläche →上顎骨

鼻　限 Limen nasi, *junction of vestibule and atrium*, Vorhofsschwelle →鼻腔

鼻甲介海綿叢 Plexus cavernosi concharum, *cavernous plexus*, Nasenmuschelkaverne →鼻腔

鼻甲介稜 Crista conchalis, *conchal crest* →上顎骨，口蓋骨

皮　骨 dermal bone, Hautknochen →骨格

腓　骨 Fibula, *fibula* (or *calf bone*, *splinter bone*), Wadenbein

ラテン語の Fibula（ブローチの留針，バックルの留金）に由来する．

腓骨は脛骨*と同じ位の長さであるが，長骨のうちで最も細長い骨で，脛骨の外側にある．近位端は脛骨外側顆の後下方にあり，膝関節の形成には関与しない．遠位端は脛骨の腓骨切痕を通り，その遠位端を越え足関節の外側部を形成する．腓骨を近位端・骨体・遠位端に分ける．近位端（上端）のやや球状に膨隆した部分が腓骨頭で，腓骨頭上面にある楕円形の平滑面が脛骨の腓骨関節面に対する腓骨頭関節面であ

る．腓骨頭には多数の小結節があり粗面をなす．外側の隆起で後上方に突出する部分が腓骨頭尖である．腓骨体は細長い三角柱状で，3縁と3面を区別する．前縁は腓骨頭前面から始まりほぼ真すぐに下降する．中央部では稜状で鋭い．遠位1/4で二分し，一方は外果前縁へ他方は外果の後下方へ向かう．2者の間は外果外側面の上方で三角形の平滑面をなし，皮下で触れられる．骨間縁は腓骨頭直下から始まる線状の隆起で，初部（2cm位）は不明瞭なことが多い．はじめ前縁の直内側を前縁と並行して下降するが，遠位2/3位の所から後内側方へ離れ，外果関節面上方の腓骨切痕に対する三角形の粗面の尖端で終る．後縁は腓骨頭尖から始まり外果後縁で終る．近位では丸味をおびているが遠位でやや稜状となる．前縁と骨間縁の間が内側面である．近位1/3では非常に狭いが遠位1/3では幅が広くなり，少し凹んで浅い溝状を呈す．後縁と前内側にある骨間縁との間の面が後面である．後面で，腓骨頭内側部からおこり遠位1/3のところで骨間縁と合流する稜線が内側稜である．内側稜と骨間縁の間は後面の後内側上部にあたり，浅い溝状を呈する．後面の広い後外側部は内側稜と後縁の間にあり，遠位では外果上方の三角形の粗面にいたる．中央部に栄養孔が上方から入っている．外側面は前縁と後縁に囲まれた部分で比較的平滑で浅い溝状を呈す．遠位端は少し大きく，また前後に拡がっている．外側部は遠位側へ突出し外果をなす．外側面は二分した腓骨体前縁でつくられる腓骨体外側面の三角形の面につづく．内側前面上方にある楕円形の平滑な面が，距骨体の外側面と関節する外果関節面である．関節面の後方にあるやや深い陥凹が外果窩である．後縁は幅が広く，長および短腓骨筋腱が通る浅い溝・腓骨果溝（Sulcus malleoli fibulae, J.N.A）がある．（→脛骨）　　　　　　　　　　　　　　　　（吉岡）

尾　骨　Os coccygis, *coccyx*, Steissbein

退化した3～5個の尾椎が癒合してできた骨．第1尾椎に相当する部分には椎骨（Vertebrae）としての特徴がみられ，短い横突起が左

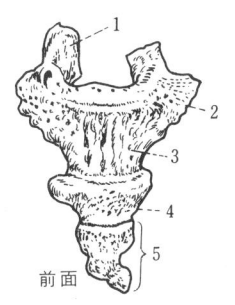

1. 尾骨角，2. 横突起，3. 第1尾椎，4. 第2尾椎，5. 第3～4尾椎

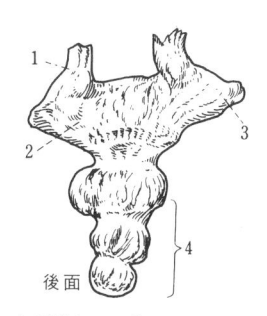

1. 尾骨角，2. 第1尾椎，3. 横突起，4. 第2～4尾椎

尾骨

右に突起している．また，横突起の基部から上関節突起が後上方に突出し，尾骨角をつくっている．第2尾椎以下の部分は椎体に相当する部分が痕跡的に連なっているにすぎない．胎児期には9個の尾椎の原基が存在するが，胎児の成長とともに下方のものから次第に退化し，結局上方の3～5個の尾椎だけが残るので，尾椎の数には個人差がある．（→仙骨）　（高橋）

尾骨の筋　Musculi coccygei

仙骨*下端と尾骨*を結ぶ筋で，ヒトでは退化している．尾骨筋は比較解剖学的に（坐骨）棘尾筋に相当し，その浅（外）部が仙棘靱帯になり，深（内）部が尾骨筋に変化し，肛門挙筋とともに骨盤隔膜を形成する．前後の仙尾筋は，それぞれ腹側と背側の尾筋に相当する．後仙尾筋は固有背筋*の最下部である．　　　　（佐藤）

鼻　骨　Os nasale, *nasal bone*, Nasenbein

鼻骨は鼻腔を前上方からおおう台形の骨である．上方は狭く，下方は広い．上縁は前頭骨鼻部の鼻棘に接し，下縁は遊離縁で骨鼻腔の梨状口の上縁をなす．外側縁は上顎骨の前頭突起と結合し，内側縁は他側の鼻骨と結合し，両者間に鼻骨間結合をなす．鼻骨の前面は軽度膨隆し，後面は軽度陥凹している．前面のほぼ中央に鼻骨孔があり，この孔は後面で篩骨溝につづき，ここを前篩骨神経の外鼻枝が通る．

（児玉）

〔尾骨の筋〕

筋名	起始	停止	神経支配	作用
尾骨筋	坐骨棘からおこり，仙棘靱帯の内面に張る．	仙骨下部と尾骨前面の側縁	仙骨神経叢の筋枝(S2), S3, S4	退化した筋であり，作用は問題とならない．
前仙尾筋	仙骨下面前面	尾骨前面	肛尾神経	
後仙尾筋	仙骨下端と第1尾椎	尾骨背面	肛尾神経	

1. 筋骨溝
外面　　　内面
鼻　骨

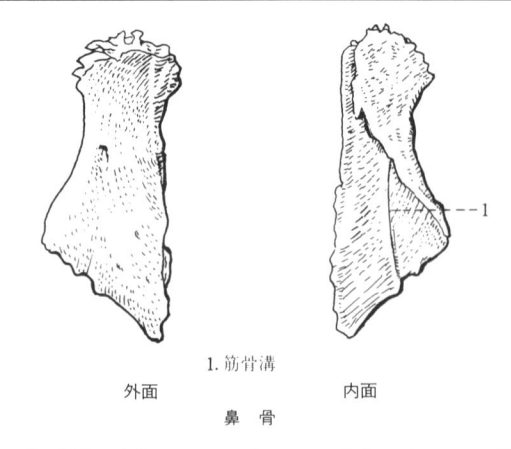

鼻骨縁 Margo nasalis, *nasal border* →前頭骨

腓骨回旋枝 Ramus circumflexus fibulae, *fibular circumflex artery* →後脛骨動脈

尾骨角 Cornu ossis coccygis, *cornu of coccyx*, Cornu ossis coccygis →尾骨

腓骨関節面 Facies articularis fibularis, *fibular facet* →脛骨

鼻骨間縫合 Sutura internasalis, *internasal suture* →頭蓋の縫合

尾骨筋 Musculus coccygeus, *coccygeus*, Steißbeinmuskel →尾骨の筋, 会陰筋

腓骨筋滑車 Trochlea peronealis (or fibularis), *peroneal tubercle (or trochlear process)* →踵骨

腓骨筋の総腱鞘 Vagina synovialis musculorum peroneorum (fibularium) communis, *synovial sheaths of the peroneal muscles* →上腓骨筋支帯, 下腓骨筋支帯

鼻骨上顎縫合 Sutura nasomaxillaris, *nasomaxillary suture* →頭蓋の縫合

尾骨小体 Corpus coccygeum, *coccygeal body* →腹大動脈

尾骨神経 Nervus coccygeus, *coccygeal nerve*, Caudalnerv, Steißnerv

脊髄神経*の一部をなすが, ヒトでは退化の傾向の強い神経である. 通常1対のみ存在し, その後枝は尾骨*をおおう皮膚に分布し, 前枝は尾骨神経叢*を形成したのち, これから出る肛〔門〕尾〔骨〕神経となり, 尾骨筋・尾骨先端と肛門との間の皮膚領域に分布する. （山内）

尾骨神経叢 Plexus coccygeus, *coccygeal plexus*, Steißbeingeflecht

第4・第5仙骨神経の前枝および尾骨神経*の前枝により形成される.（→尾骨神経） （山内）

腓骨切痕 Incisura fibularis, *fibular notch* →脛骨

腓骨体 Corpus fibulae, *shaft (or body) of fibula*, Wadenbeinschaft →腓骨

腓骨頭 Caput fibulae, *head of fibula*, Wadenbeinkopf →腓骨

腓骨頭関節面 Facies articularis capitis fibulae →腓骨

腓骨頭尖 Apex capitis fibulae, *apex of head (or styloid process) of fibula* →腓骨

腓骨動脈 Arteria peronea (fibularis), *peroneal artery*, Wadenbeinschlagader →後脛骨動脈

鼻根 Radix nasi, *root of nose*, Nasenwurzel →外鼻

鼻根筋 Musculus procerus, *procerus* →表情筋

微細管 Microtubulus, *microtubule*, Microtubulus

太さ20数 nm の, おおむね直線的に走る管で, 横断面の電顕像をみると, 管壁は13個ないし10数個のサブユニットからなっている. タンニン酸固定を行うと, このサブユニット像がはっきりと現れる. 多くの細胞*において細胞質*の常在的な成分であるが, 有糸分裂*時には多量に出現して紡錘を形成するし, また球形の精子細胞が細長い精子*に変わるときや, 球形の赤芽球が扁平な赤血球*になるときなど, 細胞に著しい変形が行われる時期にも一時的に細胞膜*下に多量に現れる. 神経細胞*に含まれる微細管は神経（微）細管とよばれている.

微細管は, 細胞質の形態を保つ骨格として, および分泌果粒*の放出, 染色体*の移動など, 細胞内での諸構造物の移動に関係する装置として働くものと考えられる. 微細管をつくるのは沈降係数65Sの蛋白質である. ある種の植物性アルカロイド, たとえば colchicine や vinblastine はこの蛋白質と特異的に結びついて微細管への重合を妨げる. その結果, 有糸分裂や分泌果粒の放出などの細胞の働きが障害される.

（山本）

脾索 *splenic cord*, Pulpastränge →脾臓の構造

皮枝 Ramus cuteneus →神経

脾枝 Rami lienales, *splenic branches* →腹腔動脈

皮質（骨の） Substantia corticalis, *cortical bone (substance)*, Substantia corticalis →骨

皮　質（腎の）　Cortex renis, *renal cortex*, Nierenrinde　→腎臓

〔皮質〕運動中枢〔野〕　*motor centers*, motorische Zentren

おもに中心前回および中心傍小葉には運動野がある．これは錐体路のおもな起始部をなし，体局在性がみとめられる．つまり，下肢の運動中枢は中心傍小葉と中心前回の上方約1/4に，体幹部は下肢の中枢の腹側に，上肢は中心前回のほぼ中央部に，そして顔面・舌などは中心前回の下部に，それぞれ局在する．運動野の組織学的特徴として，第4層は不明瞭であるが第3層と第5層はよく発達しており，とくに第5層には巨大な錐体細胞（Betz 細胞）がみられる．運動野のすぐ前方には運動前野があり，これは運動の統合を行う部位とされている．運動前野のすぐ前で，中前頭回の後部には，前頭眼野があり眼球の随意運動をつかさどっている．前頭葉*において，運動野および運動前野を除いた部分は前頭前野（前頭連合野）とよばれる．
　　　　　　　　　　　　　　　　（川村　光）

皮質延髄路　Tractus corticobulbaris, *corticobulbar tract*　→錐体路

皮質核線維　Fibrae corticonucleares, *corticonuclear fibers*　→錐体路

皮質果粒　*cortical granule*　→表層粒

〔皮質〕感覚中枢〔野〕　*cortical sensory areas*, cortikale sensorische Sphäre (Körperfühlsphäre)

体性感覚，聴覚，嗅覚，味覚，視覚などの感覚器からの入力（刺激）が，いくつかのニューロンを介して大脳皮質*に伝えられる．これら大脳皮質*の機能領野は感覚の種類により異なり，一般的に局在性が認められる．感覚系により違いはあるが，感覚の認知はこれらのニューロンがシナプスを形成する各々の部位（脊髄，延髄，橋・中脳，間脳のレベル）である程度行われるが，終脳レベルに最終的に到達したとき一定の感覚系の知覚がその個体において最高度に分析されるという意味を含めて，その部分を〔皮質〕感覚中枢〔野〕とよぶ．ヒトの大脳皮質におけるこれらの領野は，主として体性感覚野は中心後回（分野3，1，2），聴覚野は横側頭回（分野41），視覚野は鳥距溝周囲の皮質（分野17）にある．なお，味覚野および嗅覚野は，それぞれ前頭頭頂弁蓋部（分野43）と海馬傍回付近にあるといわれている．　（川村　光）

皮質橋〔核〕路　Tractus corticopontinus, *corticopontile tracts*, Tractus corticopontinus (Brückenbahnen)　→皮質錐体外路

〔皮質〕言葉中枢　*speech center*, Sprachzentren

言語は人類に特有の活動である．その意味で，言語中枢は，高等な霊長類，とくにヒトの段階ではじめて発達した最高皮質中枢部位ともいえる．したがって，大部分が人間の限局性脳病変が言語におよぼす影響の観察から推論されてきた．

言語中枢は大別して，運動性言語中枢（Broca, 1861）と感覚性言語中枢（Wernicke）に分けられる．前者は下前頭回後部（Brodmann, 44, 45 野）で，この皮質部位の傷害により運動性失語症が発現する部位で前連合野内にあり，後者は，ほぼ，角回（Brodmann, 39 野）と縁上回（Brodmann, 40 野）を含む下頭頂小葉に相当する．この皮質部位の傷害により感覚性失語症が発現する．なお，後頭連合野と下側頭回を含む角回を中心とした領野は視覚性言語中枢，上側頭回後部を含む縁上回を中心とした領野は，聴覚性言語中枢とよばれ，いずれも後連合野内の中心部に位置を占めている．
　　　　　　　　　　　　　　　　（川村　光）

皮質索　Chordae corticales, *cortical cords*, sekundäre Keimstränge　→生殖巣索，卵巣の発生

皮質視床路　Tractus corticothalamici (Fasciculus cortico-thalamici), *corticothalamic fascicle*

視床核*と皮質*を互いに結合している線維のうち皮質から出て視床に向かう線維を総称して皮質視床路という．一般に皮質視床投射は相互結合で，視床の特定の部位(核)から線維を視床皮質路*によって受ける皮質部はその視床核へ線維を返す．皮質から下位脳へ投射する線維は第V層と第VI層の細胞からおこるが，第VI層のものは視床へのみ投射し，第V層からは中脳以下の構造へも投射する．　（川村　祥）

皮質枝（動脈の）　Rami corticales, *cortical branch*　→大脳動脈，椎骨動脈

皮質小葉　Lobuli renales, *renal lobule*, Lobuli renales　→腎臓

皮質錐体外路　Tractus extrapyramidales, *cortical extrapyramidal tracts*, korticale Extrapyramidenbahnen

系統発生的には錐体外路系は錐体路系よりも古く，鳥類以下の下等動物の運動はすべて錐体外路性のもので，運動作用の基礎はこの系によ

ってつくられるといってよい．しかし，錐体外路系の研究の歴史は今世紀初頭以来で，錐体路系にくらべると比較的新しい．

錐体外路*は骨格筋の緊張および運動を反射的，不随意的に支配する神経路の総称であるが，字義通りに解釈して意識的（随意的）運動をつかさどる錐体路以外のすべての運動系統を包含する多彩な系である．

皮質錐体外路の起始ニューロンは前頭葉*，側頭葉*，頭頂葉*，側頭葉*など広く，ほとんど皮質全体にわたり，その深層（5～6層）に存在する．それらは三角形，多角形，時に紡錘形の錐体細胞でその軸索は皮質下の種々の諸核，すなわち，大脳基底核，視床核，中脳視蓋（上丘と下丘），赤核，橋核，脳幹網様体，三叉神経核，下オリーブ核，後索核などに終止している．

これらの皮質錐体外路のうち，皮質橋核路，皮質視蓋路，皮質視床路の起始ニューロンは大脳半球全域の皮質第5層（ただし，皮質視床路の起始ニューロンは第5，6層に存在し，むしろ6層に多い）に分布し，起始域と終止域との間に局在的な関係がある．一方，皮質赤核路，皮質下オリーブ核路の起始ニューロンは運動領（4野）と補足運動領（6野）の第5層に集中し，皮質三叉神経（知覚）核路，皮質後索核路は主として体性感覚領野（3, 1, 2野）の第5層にみられる．皮質網様体路，皮質大脳核路の起始領野は，体性感覚運動野を含め広い範囲の皮質第5層にあると思われる． 　　　　（川村 光）

皮質脊髄線維 Fibrae corticospinales, *corticospinal fibers*, Korticospinale Fasern　→錐体路

皮質分野 Area corticalis, *cortical areas*, Feldergliederung des Cortex

大脳皮質*が領域的に分類されることを最初に認めた功績は Meynert（1867）に帰せられてよい．彼は細胞溝築学的にヒトの皮質を六つに区分し，それに機能的意味をもたらせた．また，この組織学的研究の分野での重要な貢献は Betz (1834—1894) によってなされた．

大脳皮質の構造は一様ではなく部位（lobes, territories, regions, subregions, areas というような）ごとに種々の特徴を有し，その構成成分である神経細胞，神経線維，神経膠および血管の形，大きさ，分布密度とか配列などを基礎として研究され，それぞれ，細胞構築学，髄鞘膠細胞構築学，血管構築学とよばれる．20世紀の初頭に Campbell, Elliot Smith, Brodmann, C. and O. Vogt., Rose, von Economo and Koskinas らは，ヒトや動物の大脳皮質の構築学の分野で活躍したが，細胞構築学と髄鞘構築学が主役となっている．ここで一言しておきたいことは，これらの研究者たちは局在論的な見解をもって皮質における機能の複雑な局在を個々の構築学上の領域（zones）に関係せしめようと試みたことは特徴的である．

英国の解剖学者 Campbell は，ブタ・ネコ・イヌ・チンパンジー・ヒトの材料を用いて細胞構築学および髄鞘構築学的に研究したが，ヒトの大脳皮質を20の領野に分けた．この仕事は，Elliot Smith の肉眼的切片の研究にもうけつがれ，ヒトで50の領野に分けられた．さらに Brodmann は，ヒト・サル・齧歯類を含む多くの動物を用いて大脳皮質の細胞構築学的研究を行い，ヒトの皮質についていえば，それを52の分野（areas, Felder）を含む11の regions に区分し，各皮質野に番号を付して詳細な脳図譜をつくった（1909）．現在，この Brodmann の番号が皮質部位の表示に最もよく用いられており実用的価値が高い．同じ頃，Vogt 夫妻はヒトの大脳皮質分野を髄鞘構築学的に200の領域に区分した．

von Economo と Koskinas はその後，Vogt-

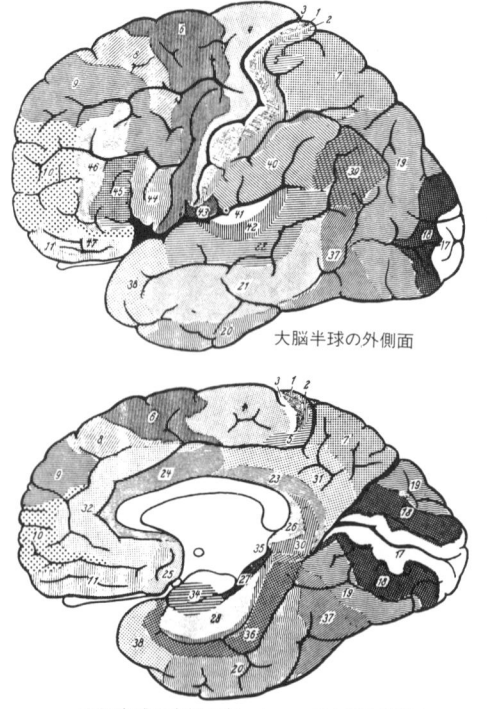

大脳半球の外側面

大脳半球の内側面〔Brodmann の大脳皮質野〕

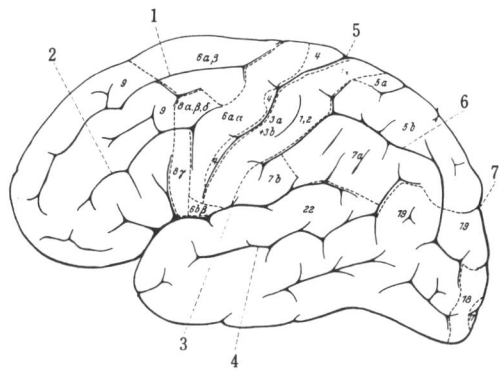

1. 上前頭溝，2. 下前頭溝，3. 外側溝(Sylvius裂)，
4. 上側頭溝，5. 中心溝，6. 頭頂間溝，7. 頭頂後頭溝

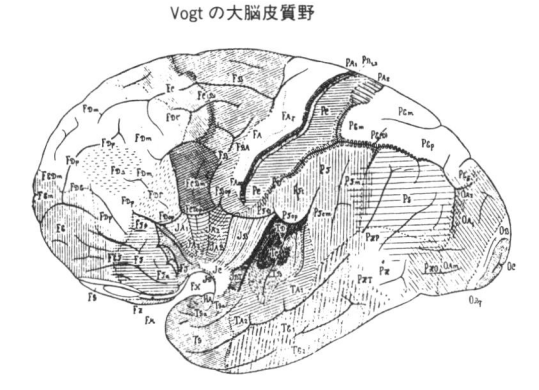

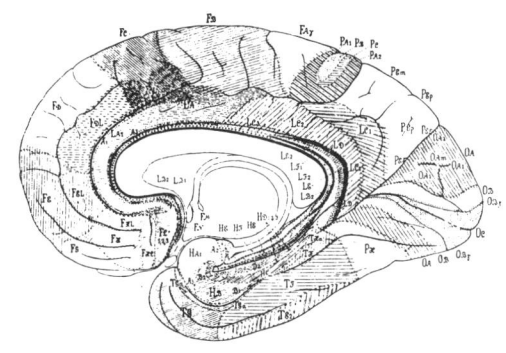

Vogt の大脳皮質野

Economo & Koskinas の大脳皮質野

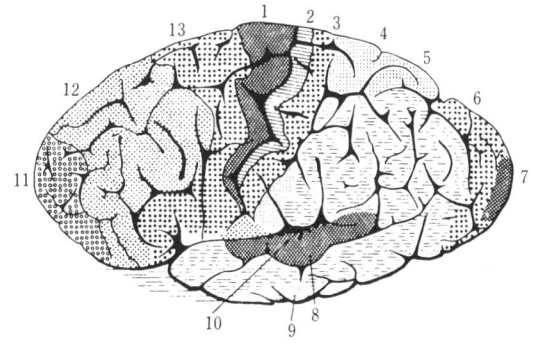

Campbell の大脳皮質野

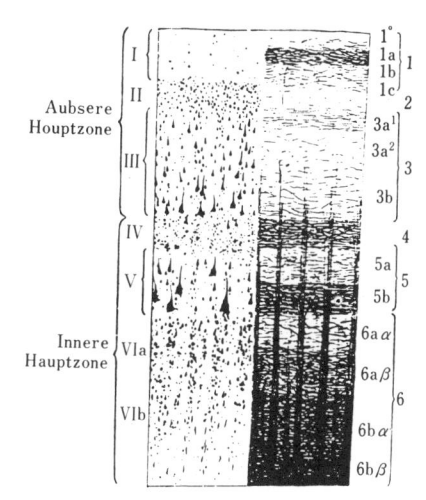

大脳皮質の細胞と線維構築像の模式図
——Brodmann(左)とVogt(右)より

Brodmann の分類原則にもとづいて出発して細胞構築学的研究を進め，Brodmann 所見を確かめ，かつ不足を補って皮質を七つの葉に大別した．すなわち，(F) frontal, (P) parietal, (I) insular, (O) occipital, (T) temporal, (L) limbic, (H) hippocampal である．54の皮質分野に細区分したが，その各領野の名称表示には二，三の文字をコンビネーションして用いている．すなわち，第1番目のラテン印刷大文字は葉(lobe)を示し，第2番目のラテン書体大文字はその葉内での領域(area)の順番を示し，第3番目のアラビア数字またはラテン小文字は特別な亜域(subarea)の主な性質を示すように工夫されている．

その後，今世紀の30〜40年代に入り，Foerster, Bailey, von Bonin らにより研究が進められ，皮質分野の区分けの再検討がなされた．しかし，初期の研究者の結果をしのぐ業績と一般に評価され採用されるものは産まれておらず，今でも Brodmann の番号表示による大脳皮質の区域が脳研究の場合，一般的な基準とされている． (川村 光)

〔皮質〕連合野　〔cortical〕 association area, Assoziations zentrum od. Assoziationsfelder

Flechsig の命名によれば，生後約1カ月の遅い時期に髄鞘形成をはじめる大脳皮質*の部分で，おおよそ，"第一次"の感覚野と運動野を除いた新皮質*の大部分がこれに相当する．

前連合野と後連合野に大別されるが，前者は前頭連合野（前頭前野）ともよばれ，後者は頭頂連合野，側頭連合野，後頭連合野（後頭前

野）からなる．皮質連合野は観念的概念と結びつきやすい言葉で，今後の研究をまって定義を明確にするか，他の言葉におきかえるべき用語と思われる． (川村 光)

微絨毛 Microvillus, *microvillus*, *-i pl.*, Mikrozotten

細胞表面にある突起の一つで，指状を呈するもの．細胞の種類によってその形状，数，長さ，配列の密度など特徴を示すことが多い．細胞の表面積の増大に役立つもので，小腸上皮細胞の自由表面では同長の微絨毛が密生して結晶状の配列を示し，全体として小皮縁（線条縁）をつくる．近位尿細管上皮細胞の自由表面にある刷子縁，精巣上体管上皮細胞での束毛など，いずれも微絨毛で構成される．各微絨毛は細胞膜でおおわれ，内部にはアクチン細糸が縦走することが多い． (山田)

尾状核 Nucleus caudatus, *caudate nucleus*, Schweifkern, Schwanzkern

全体として弓状の大きな灰白質である．その吻側部は視床の吻側に位置し，側脳室前角のなかに隆起してその外側壁をなし，尾状核頭（caput）とよばれる．後方では細くなって尾状核尾（Cauda）とよばれ，視床の背外側縁に沿って側脳室の中心部の底面の外側縁を走り，やがて側脳室の弯曲に沿って下方にまがり，側脳室下角の上壁に達し，扁桃体*の後端部のレベルでその外側部に接しておわる．尾状核頭と尾状核尾の中間部を尾状核体（Corpus）という．

神経細胞には，大きく分けて，大小2種類（1:20）のものがみられる．求心性神経線維の起始部の主なものは，大脳皮質*・視床髄板内核・視床正中中心核・黒質*である．黒質（とくに緻密部）からはドパミン作働性の神経線維を受ける．尾状核からの遠心性神経線維の主な分布域は淡蒼球*と黒質（とくに網様部）であり，これらの多くのものはGABA作働性である．（→大脳核，線条体，被殻） (水野)

尾状突起 Processus caudatus, *caudate process* →肝臓

脾静脈 Vena lienalis, *lienal vein*, Milzblutader (Milzvene) →門脈

尾状葉 Lobus caudatus, *caudate lobe* →肝臓

尾状葉枝 Rami caudati, *caudate rami*, Rami caudati →門脈

尾状葉動脈 Arteria lobi caudati, *caudate artery* →腹腔動脈

皮神経 Nervus cutaneus →神経

脾神経叢 Plexus lienalis, *splenic plexus*, Milzgeflecht →自律神経叢

鼻唇溝 Sulcus nasolabialis, *nasolabial sulcus*, Sulcus nasolabialis →口腔, 巻頭の図（人体各部の名称）

脾腎ヒダ Ligamentum lienorenale, *lienorenal ligament* →胃間膜

ヒス束 Fasciculus atrioventricularis, *atrioventricular bundle* (bundle of His), Atrioventrikularbündel (Hissches Bündel)（Truncus 幹ともいう） →刺激伝導系

鼻切痕 Incisura nasalis →上顎骨

鼻尖 Apex nasi, *apex of nose* (*tip of nose*), Nasenspitze →外鼻

鼻栓 nasal plug →鼻腔の発生, 外鼻孔

鼻腺 Glandulae nasales, *nasal glands*, Nasendrüse →鼻腔

鼻前庭 Vestibulum nasi, *vestibule*, Vorhof →鼻腔

鼻前頭静脈 Vena nasofrontalis, *nasofrontal vein* →上眼静脈

脾臓(Lien, *spleen*, Milz)**の構造**

脾臓は左上腹部にある手拳大の器官である．血管の出入する脾門（hilus lienis）を除き表面を漿膜（腹膜）がおおい，その下に結合組織性の被膜が存在する．被膜の結合組織のつづきは脾柱（Trabeculae lienis, splenic trabecule, Milzbalken）となって柱状に脾臓実質の中へ入りこんでいる．脾柱と脾柱の間は細網線維が網をつくっており，いわゆる細網組織となっている．この網眼を脾髄（pulpa lienis, Milzpulpa）とよばれる組織が満たしている．すなわち被膜，脾柱，細網線維網が脾臓の骨組みである．

脾臓の実質は白〔色〕脾髄と赤〔色〕脾髄に分けられる．前者は脾（リンパ）小節（lymphatic nodule of spleen, Milzknötchen）（マルピギー小体 Malpighian corpuscle ともいう），後者はそれ以外の組織である．脾リンパ小節は径約1 mmで脾臓の中に散在しているが，その構造は一般のリンパ小節と変わらない．中心には胚中心がみられる．

赤脾髄の構造を理解するために脾臓に入った血管の運命をたぐってみよう．脾門から入った脾動脈は脾柱に入り脾柱動脈となり，ついで脾髄に入り脾リンパ小節を偏心性に貫く．この部位を中心動脈とよぶ．一部の枝は脾リンパ小節

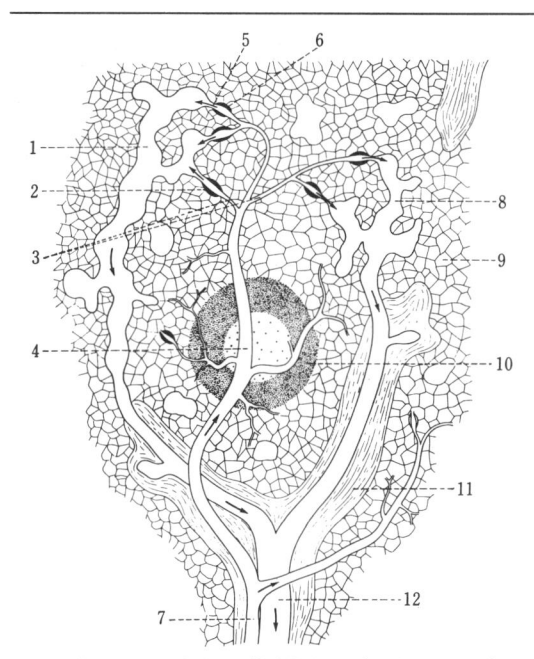

1. 脾洞，2. サヤ動脈，3. 筆毛動脈，4. 中心動脈，5. 終末毛細血管，6. サヤ動脈，7. 脾柱動脈，8. 脾洞，9. 脾索，10. 脾リンパ小節，11. 脾柱，12. 脾柱静脈

脾臓の構造(一部)
(この図は閉鎖説によっている)

の中で毛細血管をつくるが，主流はリンパ小節を出るとまもなく筆のさきのように枝分かれをして，筆毛動脈となる．ついでこの枝は平滑筋を失い，特殊な細網組織のさやに包まれた莢動脈となる．毛細血管であるとの見解から莢毛細血管ともいう．内皮は丈が高く，また莢をつくる細網組織は細網線維*と，たべこみ能力を有する特殊な細胞からなっている．莢動脈は次に終末毛細血管に移行し脾洞に開く．終末毛細血管や脾洞の外は脾索（Billroth索）とよばれ多数の血球や結合組織細胞を有する．

終末毛細血管が静脈洞に直接連絡しているか，いったん脾索に開き，血液はいったん血管外に吐き出された後に脾洞に回収されるかが，古くから問題になってきた．前者を閉鎖説，後者を開放説という．動物による違いもあるようで十分な決着は得られていないが，いずれにしても機能的には血液は脾索に入るはずである．

脾洞はきわめて太い静脈性の洞様血管で，隙間の多い，たてに長い柱状細胞（rod cells, stabzellen）とよばれる内皮の外側を，輪状線維（circular fibers, Ringfasern）とよばれる細網線維がとり巻いている．したがって脾洞の壁は血液が容易に通りぬけることができる．

脾索には，赤血球，果粒白血球，リンパ球，形質細胞などいろいろな種類の細胞があるが，とくに大食細胞*の存在が目立つ．この細胞は血液とともにやってきた異物や細菌をはじめ古くなった赤血球をたべこみ処理する．そしてその抗原刺激を脾リンパ小節のリンパ球に伝える．（→リンパ小節） （藤田 尚）

左胃静脈 Vena gastrica sinistra, *left gastric vein*, linke Magenvene (-blutader) →門脈

左胃大網静脈 Vena gastroepiploica sinistra, *left gastroepiploic vein*, Vena gastroepiploica sinistra →門脈

左胃大網動脈 Arteria gastroepiploica sinistra, *left gastroepiploic artery* →腹腔動脈

左胃大網リンパ節 Lymphonodi gastroepiploici sinistri, *left gastroepiploic nodes* →リンパ節

左胃動脈 Arteria gastrica sinistra, *left gastric artery*, linke Magenarterie →腹腔動脈

左胃リンパ節 Lymphonodi gastrici sinistri, *left gastric nodes* (*superior gastric node*) →リンパ節

左下肺静脈 Vena pulmonalis inferior sinistra, *left inferior pulmonary vein*, linke untere Lungevenen →肺区域

左下葉気管支 Bronchus lobaris inferior sinister, *left inferior lobe bronchus*, linken Unterlappenbronchus →気管

左肝管 Ductus hepaticus sinister, *left hepatic duct* →肝管

左肝管の外側枝 Ramus lateralis →肝管
左肝管の内側枝 Ramus medialis →肝管

左冠状動脈 Aorta coronaria sinistra, *left coronary artery*, linke Kranzarterie →大動脈

左肝静脈 Venae hepaticae sinistrae, *left hepatic vein* →下大静脈

左結腸曲 Flexura coli sinistra, *left coli flexure* →結腸

左結腸静脈 Vena colica sinistra, *left colic vein*, Vena colica sinistra →門脈

左結腸動脈 Arteria colica sinistra, *left colic artery* →下腸間膜動脈

左結腸リンパ節 Lymphonodi colici sinistri →リンパ節

左三角間膜 Ligamentum triangulare sinistrum, *left triangular ligament of the liver* →胃間膜

左上肺静脈 Vena pulmonalis superior sinistra, *left superior pulmonary vein*, vom linken Oberlappen kommende Lungenvene →肺区域

左上葉気管支 Bronchus lobaris superior sinister, *left superior lobe bronchus*, linkes Oberlappenbronchus →気管

左上肋間静脈 Vena intercostalis superior sinistra, *left superior intercostal vein* →上大静脈

左精巣静脈 Vena testicularis sinistra, *left testicular vein* →下大静脈

左大静脈ヒダ Plica vena cavae sinistrae, *ligament of the left vena cava* →心臓の静脈

左肺静脈 Venae pulmonales sinistrae, *left pulmonary veins*, linke Lungenvenen →肺区域

左肺動脈 Arteria pulmonalis sinistra, *left pulmonary artery*, linke Lungenschlagader →肺区域

左副腎（腎上体）静脈 Vena suprarenalis sinistra, *left suprarenal vein* →下大静脈

左房室口 Ostium atrioventriculare sinistrum, *left atrioventricular orifice* →心臓

左房室弁 Valva atrioventricularis sinistra, Valva mitralis, *the left atrioventricular or mitral valve*, Mitralklappe →心臓

左卵巣静脈 Vena ovarica sinistra, *left ovarian vein* →下大静脈

左腕頭静脈 Vena brachiocephalica sinistra, *left brachiocephalic vein*, linke Armkopfvene →上大静脈

鼻中隔 Septum nasi, *nasal septum (medial wall)*, Nasenscheidewand (Nasenseptum) →鼻腔

鼻中隔下制筋 Musculus depressor septi, *depressor septi*, Herabzieher der Nasenscheidewand →表情筋

鼻中隔軟骨 Cartilago septi nasi, *septal cartilage*, Nasenscheidewandknorpel →鼻腔

尾腸 Urenteron, *tailgut*, Schwanzdarm
後腸*の末端で肛門窩よりも尾方にある部をさすが、やがて排泄腔に合併される。肛後腸 (post-anal-gut, Postanaldarm) ともよばれる。
（沢野）

尾椎 Vertebrae coccygeae, *coccygeal vertebrae*, Steisswirbel →尾骨

筆尖 Calamus scriptorius, *calamus scriptorius*, Calamus scriptorius →閂

筆毛縁 Limbus penicillatus →刷子縁

筆毛動脈 *penicillus*, Pinselarterie →脾臓の構造

鼻堤 Agger nasi, *nasal bank*, Nasendamm →鼻腔

脾洞 *splenic sinus*, Milzsinus →脾臓の構造

脾動脈 Arteria lienalis, *splenic artery*, Miltzarterie →腹腔動脈

一重まぶた *single-edged eyelid* →眼瞼

鼻軟骨 Cartilagines nasi, *cartilage of the nose*, Nasenknorpel
外側鼻軟骨は鼻背を形づくる。大鼻翼軟骨の外側脚は鼻翼を支え、内側脚は鼻中隔軟骨下縁につづき中隔可動部をつくる。鼻中隔軟骨前下縁の左右両側に鋤鼻軟骨が位置する。大鼻翼軟骨辺縁に小鼻翼軟骨、副鼻軟骨をみる。
（吉村）

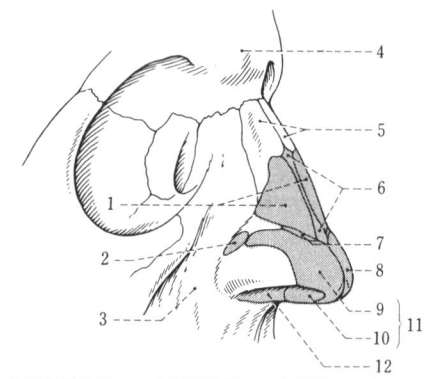

1. 外側鼻翼軟骨, 2. 小鼻翼軟骨, 3. 上顎骨, 4. 前頭骨, 5. 鼻骨, 6. 鼻中隔軟骨, 7. 副鼻軟骨, 8. 左大鼻翼軟骨, 9. 外側脚, 10. 内側脚, 11. 右大鼻翼軟骨, 12. 鼻中隔軟骨

右側の鼻軟骨

泌尿生殖器系 Systema urogenitale, *urogenital system*, Urogenitalsystem
泌尿器系*と生殖器系*をあわせた器官系をいう（→器官, 泌尿器, 生殖器）。この2系は系統・個体発生の上で密接な関係にある。
（大内）

鼻粘膜 Tunica mucosa nasi, *nasal mucous membrane*, Nasenschleimhaut →鼻腔

鼻嚢 Saccus nasalis, *nasal sac*, Nassensack →鼻腔の発生, 口蓋の発生, 一次口蓋

鼻背 Dorsum nasi, *dorsum of nose*, Nasenrücken →外鼻

鼻背動脈 Arteria dorsalis nasi, *dorsal nasal artery* →内頚動脈

皮板 Dermatomi, *dermatomes*, *cutis plates*, Dermatome, Cutisplatten
真皮節ともいう。体節から椎板*が遊出したあとに残った体節背外側部の表層の部分。その内側に筋板*が発達するとともに、それと体表

外胚葉の間に細胞が分離散開しつつひろがる. 皮膚の真皮*を形成する. (滝沢・森)

鼻　板 nasal plate, Nasenplatte

鼻腔の最も初期の原基. 胎生第4週の終りころ, 口窩の上方を限る前頭突起の前外側部の外胚葉が肥厚して, 周囲の外胚葉から明らかに区別される楕円形の領域を形成する. この肥厚した体表外胚葉の領域を鼻板または嗅板という. この上皮は嗅神経の形成に関与するので, 神経プラコードの一つであるとされ, したがって, 鼻プラコード, または嗅プラコードともいう. (→鼻腔の発生) (溝口)

皮　膚 Cutis, skin, Haut

人体あるいは動物体の外表面をおおう, きわめて広い器官で, 体重の16%におよぶ. 皮膚は狭い意味の皮膚と, 皮膚付属器とからなり, 後者は角質付属器である毛*, 爪*および角 (二, 三の動物の場合), 筋性付属器である立毛筋*, 皮筋, 腺性付属器あるいは皮膚腺として汗腺*, 脂腺*, 乳腺を有する. これらの皮膚付属器については, それぞれの項目を参照.

固有の皮膚, あるいは狭義の皮膚は3層の構造をなしている. 表層は角化する重層扁平上皮である表皮*であり, 中間層は線維性結合組織である真皮*であり, 深層は脂肪組織を主とする皮下組織 (Tela subcutanea, subcutaneous tissue or hypodermis) である. 表皮は最も薄く, 大部分の体表で 0.07～0.12 mm の厚さであるが, 手掌, 足底では強く角化した角質層 (最表層) が非常に厚く, 0.8～1.4 mm の厚さに達する.

真皮の平均的な厚さは 1～2 mm で, 皮下組織は体部位と個人によって非常に厚さが違う. 肥満したヒトの腹部皮下組織 (皮下脂肪) の厚さは 3 cm あるいはそれ以上に達する. 他方ほとんど脂肪組織をふくまない皮下組織もある. たとえば陰茎*や眼瞼*の皮下組織はほとんど脂肪細胞をふくまない. 眼瞼については白人種では脂肪細胞がないが, 黄色人種は脂肪細胞を有する.

皮膚の表面には大小のしわが生ずるが, 多くは体の各部を屈曲することによって生ずるものである. さらに細い凹凸は一定の図形を画くので, 皮膚紋理とよばれ, 一般の体部では細かい皮丘と皮溝からなっているが, 指の掌面, 足指の足底面には指紋*があり, 個人によって定まっていて生涯変わらないので, 個人識別に用いられる. 手掌面にみられる同様なこまかい紋理は掌紋という. 動物では鼻尖部に特有な紋理がみられるものもある. (黒住)

鼻　部 (咽頭の) Pars nasalis, nasal part, Pars nasalis　→咽頭

鼻　部 (前頭骨の) Pars nasalis, nasal part, Pars nasalis　→前頭骨

腓腹筋 Musculus gastrocnemius, gestrocnemius, Zwillingswadenmuskel　→下肢の筋

腓腹筋の外側腱下包 Bursa subtendinea musculi gastrocnemii lateralis　→滑液包

腓腹筋の内側腱下包 Bursa subtendinea musculi gastrocnemii medialis　→滑液包

被覆小胞 coated vesicle, gesäumtes Bläschen

Golgi 装置*でつくられる直径 40～80 nm の小胞の中に, 膜の細胞質*に向かう面に長さ10数nmの羽毛状の物質が全周にわたり放線状に付着したものがある. これを被覆小胞という. まわりの羽毛状被覆は, 実際は小胞を包む籠状の構造物であるともいわれ, 最近は分離され clathlin と名づけられている. 小胞膜の内腔面も, 微細な細糸*状物質でおおわれることが多い. この被覆小胞は細胞膜*に組み込まれ, 内部の細糸状物質は細胞膜外面の糖質層となるとされたり, あるいは被覆小胞は水解小体*の一種で, 既存の水解小体に酵素を補給する働きをもつと考えられたりしている.

被覆小胞はまた細胞膜の陥入によっても形成される. これは一般に Golgi 装置でつくられるものよりやや大きく, 細胞が蛋白質などの高分子物質を細胞質内にとり込む過程を示すものと考えられる. (山本)

腓腹神経 Nervus suralis, sural nerve, Nervus suralis　→坐骨神経

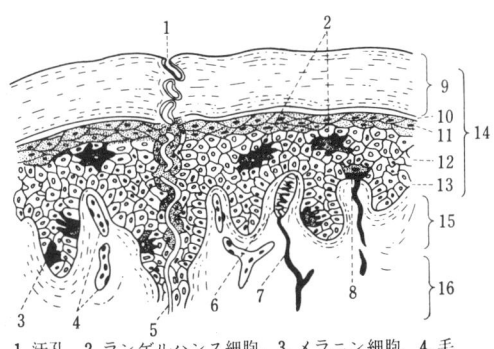

1. 汗孔, 2. ランゲルハンス細胞, 3. メラニン細胞, 4. 毛細血管, 5. 汗管, 6. マイスナー小体, 7. 神経, 8. メルケル細胞, 9. 角質層, 10. 淡明層, 11. 果粒層, 12. 有棘層, 13. 基底層, 14. 表皮, 15. 真皮乳頭層, 16. 真皮網状層

皮　膚

腓腹動脈 Arteriae surales, *sural arteries* →膝窩動脈

皮膚腺 Glandulae cutis, *skin glands*, Hautdrüsen

皮膚*に付属する腺で，その分泌物を表皮*の表面に排出する腺を皮膚腺*という．哺乳類の皮膚腺はアポクリン汗腺，エックリン汗腺，脂腺，乳腺があげられる．魚類，両生類の皮膚には粘液腺がよく発達しているが，哺乳類では汗腺の細胞の一部が粘液を分泌する．しかし汗のなかの大量の水によって希釈されるので粘稠性を示さない．脂腺は鳥類でよく発達し，水鳥では尾腺（uropygial gland）という特殊な脂腺になっている．　　　　　　　　　　（黒住）

皮膚紋様 *pattern of dermatoglyphics*

皮膚*には微細な皮膚理紋*のほかに，より粗大なシワ（年齢の増加とともに現れるいわゆる小ジワや手掌・手首などにみられる大きな運動線をも含む）がみられる．これらのすべてを含めた皮膚の表面の紋様を皮膚紋様という．
　　　　　　　　　　　　　　　　（山内）

鼻プラコード Placoda nasalis, *nasal placode*, Nasenplakode →鼻板

皮膚理紋 *dermatoglyphics*, Hautleistenfigur

皮膚紋理ともいう．手掌と足底の皮膚にのみみられるもので，皮膚の表面で細長い高まり（皮膚小稜または皮膚隆線）とその間にはさまれたやはり細長い溝（皮膚小溝）とが平行して，流れのように弯曲しながら走るために生ずる．皮膚小稜の頂点には汗孔が開いている．皮膚紋理は直線状型，弓状型，蹄状型，渦状型などのいくつかの基本型に分けることができるが，指・手掌・足底のほんの小部分の紋理であっても他の個体の紋理とけっして同一ではなく，また個人の皮膚紋理のパターンは一生を通じて変化しない（ただし小稜の幅など大きさの点では年齢変化がある）．　　　　（山内）

被　包 Epibolia, *epiboly*, Epibolie

被覆ともいう．脊椎動物発生初期の形態形成運動*の一様式で，胚表のある部分が広がって，他の胚表域をおおっていく過程をいう．

たとえば両生類においては胞胚期の胚表上半部の腹側に予定表皮が含まれており，原腸形成がはじまると，中胚葉域および内胚葉域を内方に包みこんでしまう．この際にみられる予定表皮域の運動様式が被包にあたる．　（沢野）

鼻　胞 *nasal sac*, Nasensack →鼻腔の発生，口蓋の発生

被膜枝 Rami capsulares, *rami capsulares*, Rami capsulares →腎臓の血管

肥満細胞 *mast cell*, Mastzelle →組織好塩基球

眉毛下制筋 Musculus depressor supercilii, *depressor supercilii* →表情筋

鼻毛様体神経 Nervus nasociliaris, *nasociliary nerve*, Nervus nasociliaris

眼神経*の一つの枝であり，鼻腔粘膜に分布してその知覚をつかさどる前篩骨神経と後篩骨神経，眼球の強膜*，角膜*，脈絡膜*に分布して，その知覚をつかさどる長毛様体神経，下眼瞼および内眼角の皮膚に分布する滑車下神経にさらに分かれる．（→眼神経）　　（山内）

ヒューザー膜 Heuser's *membrane* →胚〔体〕外体腔膜

表現型 Phenotypus, *phenotype*, Phänotypus

対立遺伝子のうち優性遺伝子によって外面上に現れる形質をいう．遺伝子型*の対語．つまり遺伝子または遺伝子群の支配によって発現された形質の型を，対応する遺伝子〔群〕の型，つまり遺伝子型と対置させて表すときに用いる．表現型は遺伝子と環境の相互作用によって決まる．遺伝子型の等しい集団の中にあって，表現型が一定しない場合（→浸透度）があり，また環境条件の変化により表現型が変化する場合（→表現型模写）がある．また，一卵性双生児はあらゆる座位について遺伝子型が等しいが，一方の児に唇裂がみられても他方の児に70%には唇裂が認められない．さらに，異なる遺伝子によって同じような表現型を生じることを遺伝的異質性（genetic heterogeneity）という．したがって，表現型が同じであることは遺伝子型が等しいことを意味しない．　（谷村）

表〔現〕型模写 Phenocopia, *phenocopy*, Phänokopie

遺伝子*の形質発現の過程で，発生の特定時期に環境の変化の影響を受けて，遺伝子自身は変わらないにもかかわらず，別の遺伝子型の発現形質と相似な形質が発現されること．たとえば胎生期に風疹に感染して生ずる白内障は，異常な遺伝子作用による臨床的に類似の白内障の表型模写と考えることができる．これはもちろん遺伝しないので，同一家族内で奇形のくり返される危険率はきわめて低い．環境因子による催奇形作用は，遺伝学の立場から表現型模写と考えられるが，催奇形因子*によって生じるある異常と遺伝による異常の型は類似であっても

〔表情筋〕①

頭蓋表筋と耳介筋

筋名		起始	停止	神経支配	作用
後頭前頭筋 前頭筋		帽状腱膜（頭頂皮下の強い結合組織膜）	眉部・眉間の皮膚	顔面神経（側頭枝）	眉を上げる．
後頭筋		後頭骨最上頂線	帽状腱膜	顔面神経（後頭枝）	帽状腱膜を後に引く．
側頭頭頂筋		帽状腱膜	耳介	顔面神経（側頭枝）	
上耳介筋		帽状腱膜	耳介上面	顔面神経（後耳介神経と側頭枝）	耳介を上方に引く．
前耳介筋		帽状腱膜外側端	耳介前面	顔面神経（側頭枝）	耳介を前方に引く．
後耳介筋		側頭骨乳様突起	耳介後面	顔面神経（後耳介神経）	耳介を後方に引く．
項横筋		上項線	乳頭突起後部	顔面神経（後耳介神経）	

眼裂周囲と鼻部の筋

筋名		起始	停止	神経支配	作用
眼輪筋		3部からなる．1. 眼瞼部：内側眼瞼靱帯と付近の骨部からおこり，眼瞼裂をとりかこんで外側眼瞼縫線で上下が連絡する．2. 眼窩部：内側眼瞼靱帯と付近の骨部からおこり，眼瞼部の周囲をとりかこむ．3. 涙嚢部：後涙嚢稜からおこり眼瞼部に合する．		顔面神経（側頭枝と頬骨枝）	眼裂を閉じる．
眉毛下制筋		眼輪筋の内眼角部から分かれる．	眉毛内側部の下の皮膚	顔面神経（頬骨枝）	眉頭を引き下げる．
皺眉筋		眉弓内側縁	眉部の皮膚	顔面神経（側頭枝）	眉を内方に引く．
鼻根筋		鼻骨	眉間の皮膚	顔面神経（頬骨枝）	眉間の皮膚を引き下げる．
鼻筋	横部	上顎骨犬歯の歯槽隆起	鼻背	顔面神経（頬骨枝）	鼻孔を圧迫し狭くする．
	翼部	上顎骨側切歯の歯槽隆起	外鼻孔後縁の皮膚	顔面神経（頬骨枝）	鼻孔をひろげる．
鼻中隔下制筋		鼻筋の内側部から分かれる	鼻中隔の皮膚	顔面神経（頬骨枝）	鼻中隔を引き下げ鼻孔をひろげる．

口裂周囲の筋

筋名	起始	停止	神経支配	作用
口輪筋	口裂をとりまき周囲の筋からの筋束，まわりの骨からおこる．内方の縁部と外方の唇部に分ける．		顔面神経（頬筋枝と下顎縁枝）	口を閉じ，尖らせる．
上唇鼻翼挙筋（眼角筋）	上顎骨前頭突起	上唇，鼻翼，外鼻孔縁	顔面神経（頬骨枝）	上唇，鼻翼を引き上げる．
上唇挙筋（眼窩下筋）	眼窩下縁直下で上顎体前面	上唇	顔面神経（頬骨枝）	
小頬骨筋	頬骨外面	上唇	顔面神経（頬骨枝）	

〔表情筋〕②

大頬骨筋	小頬骨筋の外側で頬骨弓外面	口角	顔面神経（頬骨枝）	口角を外上方に引き上げる．
笑筋	広頸筋顔面部の表面，耳下腺筋膜	口角	顔面神経（頬筋枝）	口角を外方に引き頬に小さいくぼみをつくる．
口角挙筋（犬歯筋）	上顎骨犬歯窩	口角	顔面神経（頬筋枝）	口角を引き上げる．
口角下制筋（三角筋）	下顎骨下縁中部	口角	顔面神経（頬筋枝）	口角を引き下げる．
オトガイ横筋	左右の口角下制筋の前内側縁が横につづいたもの		顔面神経（頸枝）	
下唇下制筋	下顎骨前面	下唇	顔面神経（頸枝）	下唇を外下方へ引く．
オトガイ筋	下顎側切歯の歯槽隆起	オトガイの皮膚	顔面神経（下顎縁枝）	オトガイ部の皮膚を引き上げる．
頬筋	上下顎臼歯部の歯槽隆起，下顎骨頬筋稜，翼突下顎縫線	口輪筋の深層に入る．	顔面神経（頬筋枝）	頬壁を歯列に押しつける．

必ずしも完全に同一のものではないことに注意すべきである．これらは表現型は類似であっても，成因と異常の成立機構が異なるので別の疾患と考えるべきである． （谷村）

表情筋 muscles of expression, mimische Muskeln

脳頭蓋と顔面頭蓋の表層，主として顔面の皮下に存在し，主に骨からおこって皮膚に停止する皮筋であり，皮膚にしわを作って表情を生ずるので表情筋とよばれる．表情筋は顔面神経の支配を受けており，舌骨弓筋から分化したものであり，したがって本来は顔面というよりは上頸部の筋であり，二次的に顔面に拡大して，目，耳，鼻，口などの開口部に輪状および放射状に配列して，それら開口部の開閉筋として発達したものである．言語や表情をもつ人類でとくに分化している．表のような筋がある． （佐藤）

表層果粒 cortical granule →表層粒

表層粒 cortical granule

卵子細胞膜の表面直下に存在する径約0.2～0.5 μm の粒子．Golgi 装置*より発達し細胞膜に付着しているものもあれば，表面からやや離れて存在するものなどまちまちである．このものは，排卵前の卵子ではそれほど多く存在しないが，排卵後の卵子ではかなり多く存在するので，成熟卵子としての特徴の一つとしてあげることができる．表層粒は一般に二重膜に囲まれ，内部に中等度の電子密度をもつが，動物種によっては同心状または渦状を呈し，重層構造をもつものなどがある．表層粒の化学的組成については，酸性ムコ多糖類と蛋白質を含むことが知られていたが，最近になって表層粒にはプロテアーゼが含まれていることが証明され，単精（monospermy）機構をもつものである．

（大浦）

表 皮 Epidermis, *epidermis*, Oberhaut

皮膚*の最表層を占める重層扁平上皮で，その最表層は上皮細胞が死滅し，乾燥した鱗片となり，角質層とよばれる．角質はケラチン

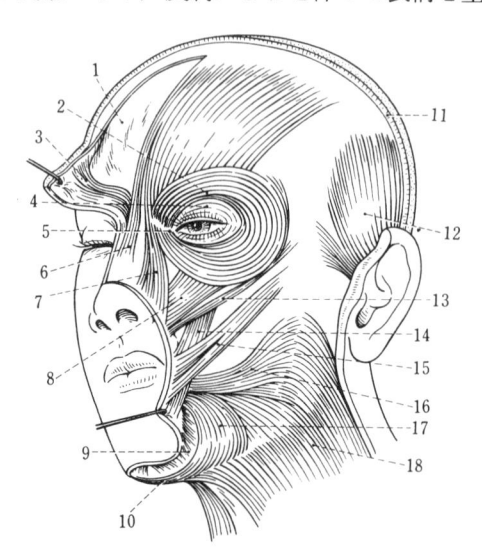

1. 骨膜，2. 眼輪筋，3. 皺眉筋，4. 眼輪筋，5. 内側眼瞼靱帯，6. 鼻根筋，7. 上唇鼻翼挙筋，8. 上唇挙筋，9. 下唇下制筋，10. オトガイ横筋，11. 頭皮，12. 側頭頭頂筋，13. 小頬骨筋，14. 口角挙筋，15. 大頬骨筋，16. 笑筋，17. 口角下制筋，18. 広頸筋

表情筋

(keratin) という硬蛋白の線維状のミセルが密に集合してできており, 角質を形成する現象を角化*とよぶ. 手掌, 足底の表皮は非常に厚い角質層を有し, その底部はエオジンに好染する明るい層として, 淡明層とよばれるが, 角質層の一部と考えてもよい.

角質層の細胞は死滅して, 核を失っているが, その下方にある数層の上皮細胞は核を有し, 種々の代謝活動を有している. 表皮の深部にある, そのような生きている細胞の層を一括してマルピギー層 (Stratum malpighii) ということがある. 表皮を真皮から剥離して下面をみると, 真皮乳頭に対応する所が凹みとなり, その凹みの間がもり上がった網状にみえるので, これをマルピギー網 (Rete malpighii) とよんだのがはじまりである. マルピギー層は3層に分けられ, 角質層に接する果粒層, 中間部のやや厚い数層の細胞からなる有棘層, 最深部で真皮に接触する基底層 (円柱層ともよぶ) に区分する. 基底層は通常1層のやや高い円柱あるいは立方形の細胞からなっており, ここで細胞が分裂して増殖するので, 胚芽層ともよばれる. 胚芽層という語はマルピギー層と同義語に用いられることがあり, その場合は有棘層, 果粒層をも含む.

表皮細胞 (epidermocyte) は基底層で分裂新生し, 次第に表層に移行して, 最後には角化死滅して, 剥離する. この期間は通常15〜30日といわれる. このように必ず角化する細胞であるから, 角化細胞 (keratinocyte) ともよばれる. この細胞は互いにデスモゾーム*によって連結し, 細胞内には多量の張細糸 (tonofilaments) がふくまれ, 細胞周辺にあるデスモゾームに集中付着している. 張細糸はしばしば集って束をつくり, 張細線維 (tonofibrils) とよばれる. 張細線維は光顕でみえるが, 張細糸は電顕でなければ認められない. 有棘層の細胞は多数の突起をもった多角形の細胞で, 突起の先端は隣接する同種の細胞とデスモゾームを形成して連結する. このように棘状の突起を有するので有棘細胞 (spinous cell) とよばれるのである.

有棘層の上部から果粒層に至る間の細胞には2種類の果粒がふくまれている. 一つはケラトヒアリン果粒で, 光顕ではヘマトキシリンに濃染してみえる. この果粒が多量に存在する層を果粒層とよぶのである. 電顕的には球状のケラトヒアリン果粒もあるが, 大部分は不規則な星状を呈している. 表面に膜はなく, その物質は張細糸の間にしみこんで細糸間物質 (interfilamentous substance) を形成する.

第2の果粒は層板果粒 (lamellar granules) で, Odland 小体, MCG (membrane-coating granule), ケラチノゾームなどとよばれる. この果粒は, こまかい平行層板を内部にもっていて, 膜によって包まれている. 光顕では認められなかったが, 電顕でよく観察できる. 果粒はしばしば細胞の表面に開いて, その内容を放出する. この果粒の機能は不明なところが多く, ある人々は表皮細胞を互いに分離するに役立つ蛋白分解酵素を含み, 一種の水解小体*であるというが, 他の人々は表皮細胞を互いに結合する役目があるという.

基底層の表皮細胞は真皮との間を基底膜*あるいは基底板 (basal lamina) によって境され, 細胞表面には基底膜に対する結合装置として, 半デスモゾーム (hemidesmosome) を有する. 半デスモゾームのない基底表面には微細飲小胞 (micropynocytotic vesicle) がみられる. 基底細胞に含まれる色素果粒* (メラニン果粒) は, 他種の細胞であるメラニン細胞 (melanocyte) によってつくられ, 一種の食作用によって, 表皮細胞がとりこんだものである.

表皮に常在する非上皮性細胞は多数の突起を出すゆえに樹状細胞 (dendritic cell) とよばれる. その一つはメラニン細胞であって, 基底層にあり, 多数の突起を上方に出している. この細胞でつくられたメラニン小体 (melanosome) またはメラニン果粒は, 突起の中に入り, 表皮細胞が突起の先端を貪食することによってメラニンをとりこむ. メラニン細胞内にある未熟なメラニン果粒をメラニン前小体 (premelanosome) といい, これは表皮細胞に転送されない.

もう一つの樹状細胞は Langerhans 細胞とよばれ, 大食細胞*の一種と考えられている. 有棘層の上部にあり, 特有の板状あるいはラケット状の果粒 (Birbeck 果粒) を含んでいる.

(黒住)

鼻翼 Alae nasi, *ala of (the) nose*, Nasenflügel →外鼻

鼻翼部（鼻筋の） Pars alaris, *alar part, dilatator naris* →表情筋

ヒラメ筋 Musculus soleus, *soleus*, Schollenmuskel →下腿三頭筋, 下肢の筋

ヒラメ筋腱弓 Arcus tendineus musculi solei →下肢の筋

ヒラメ筋線 Linea musculi solei, *soleal line*

→脛骨

鼻 稜 Crista nasalis, *nasal crest* →上顎骨, 口蓋骨

鼻涙管 Canalis nasolacrimalis (Ductus nasolacrimalis), *nasolacrimal canal* (*duct*), Tränennasenkanal (Tränennasengang) →骨鼻腔, 涙器

鼻涙溝 Sulcus nasolacrimalis, *nasolacrimal groove*, Tränennasenfurche

顔面の形成の初期において，外側鼻隆起*と上顎突起*の間にできる一過性の深い溝で，眼の原基と口裂を結ぶ．この溝はやがて閉じるが，その底の上皮は細胞索となって間葉中に埋没し，後に内腔を生じて鼻涙管となる．

(溝口)

ビルロート索 *cord of* Billroth, Billrothsche Pulpastränge →脾臓の構造

披裂間切痕 Incisura interarytenoidea, *interarytenoid fold*, Spalt zwischen den beiden Stellknorpelspitzen →喉頭

披裂関節面 Facies articularis arytenoidea, *articular facet for arytenoid cartilage*, Gelenkläche für den Stellknorpel →喉頭軟骨, 輪状軟骨

披裂喉頭蓋筋 Musculus aryepiglotticus, *aryepiglottic muscle*, Musculus aryepiglotticus →喉頭筋

披裂喉頭蓋ヒダ Plica aryepiglottica, *aryepiglottic fold*, Plica aryepiglottica →喉頭

披裂軟骨 Cartilago arytenoidea, *arytenoid cartilage*, Aryknorpel (Stellkonrpel, Giessbeckenknorpel)

対をなす三角錐状の硝子軟骨*で，底の関節面をもって輪状軟骨板の上にのる．前外側面には三角窩と楕円窩があり，弓状稜がこれを境する．弓状稜の上端は小丘をなし，下縁の後端は筋突起，前端は鋭い声帯突起である．後面には喉頭筋がつき，内側面は平滑で喉頭粘膜におおわれる．この軟骨の上端は尖といい小角軟骨と連結する．(→喉頭, 喉頭軟骨, 喉頭筋)

(吉村)

披裂軟骨尖 Apex cartilaginis arytenoideae, *apex*, Spitze →披裂軟骨

披裂軟骨底 Basis cartilaginis arytenoideae, *base of cartilago arythenoidea*, grundfläche oder unterfläche Boden (des Stellkgnorpels) →喉頭軟骨, 披裂軟骨

披裂隆起 Tuber arytenoideum, *arytenoid swelling*, Arytänoidwülste

喉頭の発生において原始喉頭口(原始声門*)の左右両側を限る前後方向に走る高まりをいう．この高まりは内胚葉上皮下の，主として第4および第5鰓弓に由来する間葉組織の増殖によって生じ，後に内部に披裂軟骨が分化する．(→喉頭の発生)

(溝口)

フ

ファーテル-パチニ小体 Vater-Pacini corpuscle, Vater-Pacinisches Körperchen →終末神経小体

ファーテル-パチニ層板小体 Vater-Pacinian lamellated corpuscle, Vater-Pacinisches Lamellenköperchen →終末神経小体

ファルス Phallus, phallus, Phallus →生殖茎

ファロー四徴症 Tetralogia Fallottii, tetralogy of Fallot, Fallotsche Tetralogie

(1)心室中隔欠損, (2)肺動脈狭窄, (3)騎乗大動脈（大動脈右方位）および(4)右室肥大とが合併している心奇形. 心奇形中10%程度にあたるとされる. 動脈幹分割に際して生ずる円錐中隔の前方変位と低形成のために生じる. これが両大動脈管の大きさの不均等をきたし, かつ筋性心室中隔との癒合の障害をおこす. 大動脈は, 右方に偏り両心室腔から出ているので, 右側に高圧がかかり右心室が肥大する. 約1/4の症例に右大動脈弓をみる. 太鼓のばち様の指が特徴的である. （谷村）

フィラメント Filamentum, filament, Filament →細糸

フォルクマン管 Canalis perforans (Volkmann), Volkmann's canal, Volkmannsche Kanäle →緻密骨

フォレル野（H野） Campus Foreli, Forel's field H (tegmental field H of Forel), Forelsches Feld (Haubenfeld von Forel)

視床の後下方にみられる有髄神経線維の集合であり, 赤核の前端に接する部位にあたる. 淡蒼球*からおこるレンズ核ワナ*の神経線維がこの神経線維群に加わる. この神経線維の集合は吻側レベルで背外側にのびて視床の腹方部に達するが, これをとくに被蓋放線*ないし「H」とよぶことがある.「H」はさらに吻側レベルにおいて背側の視床束（H_1）*および腹側のレンズ核束（H_2）*に連続してみえる. （→視床腹[側]部） （水野）

フォンタナ腔 Spatia anguli iridocornealis (Fontana), Fontana's space, Fontana-Spalträume

虹彩角膜角隙. （→前眼房, 眼房水） （外崎）

不確帯 Zona incerta, zona incerta, Zona incerta

腹側視床*にみられる狭い帯状の, 神経線維成分に富む灰白質で, その背側は視床束（H_1）*をへだてて視床と境され, また, 腹側はレンズ核束（H_2）*をへだてて視床下核*と境されている. 一方, その吻外側部はしだいに視床網様核に移行し, 内側部は第三脳室周囲の中心灰白質につづき, また尾側方ではフォレル野*に移行する.

脊髄・下位脳幹・小脳核などからの上行性神経線維連絡や, 大脳皮質・視床下部などからの下行性神経線維連絡があるようであるが, その機能的意味は「不確か」である. （→視床腹[側]部） （水野）

付加骨 membrane bone, Belegknochen →骨組織の発生

不規則骨 Os irregulare, irregular bone, unregelmäßiger Knochen →骨

副陰部動脈 Arteria pudenda accessoria, accessory pudendal artery →内腸骨動脈

副横隔神経 Nervi phrenici accessorii, accessory phrenic nerves, Nebenphrenicus →横隔神経

腹横筋 Musculus transversus abdominis, transversus abdominis muscle, querer Bauchmuskel →腹部の筋

副核[自律性]（動眼神経の） Nucleus accessorius [autonomicus], accessory nucleus of the oculomotor nerve →エーディンゲル-ウエストファール核

副眼器 Organa oculi accessoria, accessory visual organs, Hilfsorgane des Auges

視覚器*のうち眼球*および視神経*のはたらきを助けるすべての器官. 眼筋, 涙腺と涙器, 眼瞼, 結膜, 眉などをいう. これらを個別にあげて"副眼器"の用語を用いない英独書が多い. （外崎）

複関節 Articulatio composita, compound joint, zusammengesetztes Gelenk →関節

副胸腺 accessory thymus →胸腺の発生

腹腔神経節 Ganglion coeliacum, coeliac ganglion, Ganglion coeliacum

腹腔動脈*壁にみられる自律神経叢神経節*をいう. すなわち腹腔神経叢*内に存在する自律神経節*であるといいかえることもできる. こ

の神経節の主体をなす神経細胞体は交感神経系の節後ニューロンの細胞体である．これらの神経細胞体は大内臓神経に含まれる交感神経節前線維をうけ，自らの神経突起（節後線維）を腹部諸内臓の実質および血管壁に分布せしめている．太陽神経節（solar ganglia）の異名をもつ．
(山内)

腹腔神経叢 Plexus coeliacus, *coeliac plexus*, Eingeweidegeflecht, Sonnengeflecht

腹腔動脈*の壁にみられる自律神経叢*をいう．太陽神経叢（solar plexus）はこの俗称．(→腹腔神経節)
(山内)

腹腔動脈 Truncus celiacus, *celiac artery*, Eingeweidearterie

横行結腸間膜より上方に位置する消化器官に血液を供給する動脈である．同じく腹部の重要な腸管動脈であるところの上・下腸間膜動脈*とつぎの2点で性質を異にする．(1)消化管のみならず，肝胆膵脾という大きな腸管付属器官にも分布する．(2)上・下腸間膜動脈が，本来の背側腸管膜を通るだけなのに対し，腹腔動脈は背側のみならず腹側の間膜（小網*）をも通過する．そのため腹腔動脈の分岐は複雑である．腹腔動脈は膵上縁の高さで腹大動脈上端からおこり，1～2cmの短い経過ののち，つぎの3主枝に分岐する．

(1) 左胃動脈：左上方へ弓を描いて小網に達し，噴門および小弯口側2/3に分布し，また食道枝を食道下端に分岐する．

(2) 総肝動脈：膵臓の上縁に沿い右方へ走り，まず固有肝動脈と胃十二指腸動脈に大きく二分する．(a) 固有肝動脈：右上方へ走って小網の肝十二指腸間膜に達し，門脈*の前方を総胆管*の左側に沿って経過し，まず小弯右方へ右胃動脈を与えたのち，肝門に達して右枝と左枝に分かれる．右枝は胆嚢動脈（変異多い）を出したのち，尾状葉動脈，前区動脈および後区動脈に分岐して肝右葉に分布する．左枝は尾状葉動脈と内側区動脈を肝右葉左側部に与えるほか，左葉に外側区動脈を分岐する．(b) 胃十二指腸動脈：十二指腸上部の初部後方を下行し，まず後上膵十二指腸動脈を分岐し，さらに十二指腸後面に数本の細い十二指腸後動脈を与えたのち，右胃大網動脈と前上膵十二指腸動脈に2分岐する．右胃大網動脈は大弯に沿って大網枝を与えつつ左方へ走り，左胃大網動脈と吻合する．前後の上膵十二指腸動脈は多数の膵枝と十二指腸枝を分岐しつつ下行し，下膵十二指腸動脈と吻合して膵十二指腸動脈弧を形成する．

(3) 脾動脈：膵上縁を左走して脾臓に達し，多数の脾枝になっておわる．経過中に多くの膵枝を分岐する．それらのうちの大きな枝は，膵頭・膵体移行部後面を下行する後膵動脈，膵体中央部に分布する大膵動脈および膵尾動脈である．以上の動脈は膵下縁で横走吻合鎖をなし，下膵動脈を形成する．脾枝分岐付近では上下に側枝がおこる．上枝は数本をもって胃体部大弯側に至る短胃動脈である．下枝，すなわち左胃大網動脈は大弯に沿って大網内を右方へ走り，途中で大網枝を分岐したのち右胃大網動脈と吻合を営む．(→腹大動脈)
(佐藤)

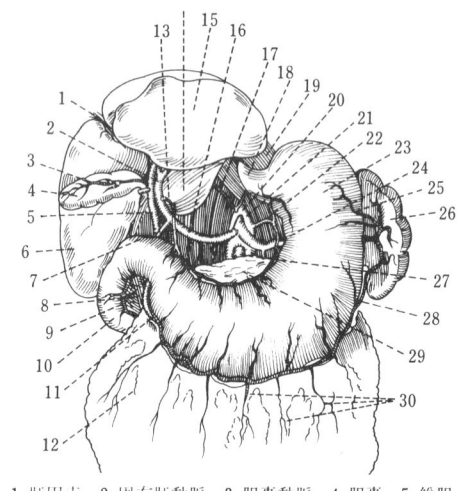

1.肝円索，2.固有肝動脈，3.胆嚢動脈，4.胆嚢，5.総胆管，6.肝右葉，7.胃十二指腸動脈，8.膵頭，9.上膵十二指腸動脈，10.十二指腸，11.右胃大網動脈，12.大網，13.右胃動脈，14.尾状葉，15.肝左葉，16.総肝動脈，17.下横隔動脈，18.食道，19.横隔膜，20.腹大動脈，21.腹腔動脈，22.左胃動脈，23.胃，24.脾動脈，25.短胃動脈，26.脾臓，27.上腸間膜動脈，28.左胃大網動脈，29.膵体，30.大網枝

腹腔動脈の分枝（肝臓を上方に翻す）

腹腔部（尿管の） Pars abdominalis, *abdominal part*, Pars abdominalis →尿管

腹腔リンパ節 Lymphonodi celiaci →リンパ節

副楔状束核 Nucleus cuneatus accessorius, *external cuneate nucleus of* Monakow, Nucleus cuneatus accessorius (Monakowscher Kern)

外側楔状束核ともよぶ．延髄*において楔状束核の背外側に位置する核である．主にT_5以上の同側の後根線維を受ける．その入力はⅠ群およびⅡ群線維に由来する．この核からの線維は後外弓状線維となり，同側の下小脳脚を通って，主に小脳山頂（Ⅴ小葉）の虫部傍皮質，薄

小葉（正中傍小葉）室頂核に投射する．また同時に，対側の視床の後外側腹側核にも投射する．小脳にいたる経路は副楔状束核小脳路（cuneocerebellar tract）とよばれ，上肢領域からおこる後脊髄小脳路に対応するものとされている． （松下）

副交感神経 Pars parasympathica, *parasympathetic system*, parasympathisches Nervensystem

自律神経系*の一部をなすものであるが，これをさらに以下の五者に分けることができる．(1)動眼神経*に含まれる節前線維をもち，毛様体神経節*からおこる節後線維が眼球内の毛様体筋および瞳孔括約筋に達する系統，(2)顔面神経*に節前線維が含まれ，これに接合（シナプス）する節後ニューロンの細胞体が翼口蓋神経節*もしくは顎下神経節*内にあり，神経突起（すなわち節後線維）が涙腺・顎下腺・舌下腺などに達する系統，(3)舌咽神経*に節前線維が含まれ，節後ニューロンの細胞体が耳神経節*にあり節後線維が耳下腺に達する系統，(4)迷走神経*に節前線維が含まれ，節後ニューロンの細胞体が横行結腸までの消化管壁・心臓壁・気管支壁などきわめて広い範囲にあり節後線維を内臓に送る系統，(5)骨盤内臓神経*に節前線維が含まれ，節後ニューロンの細胞体が骨盤内臓壁内にあり節後線維を骨盤内臓と外陰部に送る系統．いずれの系統においても副交感神経の節後線維の走行距離ははなはだ短い． （山内）

副甲状腺 accessorry thyroid, Akzessoriche Schilddrüse →上皮小体

副硬膜枝 Ramus meningeus accessorius, *accessory meningeal branch* →外頚動脈

副根管 accessory root canal, Akzessorischer Wurzelkanal →歯

伏在枝 Ramus saphenus, *saphenous branch* →大腿動脈

伏在神経 Nervus saphenus, *saphenous nerve*, Nervus saphenus →腰神経叢

伏在動脈 Arteria saphena, *saphenous artery*
起始部はヒトの下行膝動脈に相当する．ヒトでは通常，伏在枝（Ramus saphenus）として下腿内面に分布しておわるが，多くの哺乳動物ではさらに下方にのびて内果の前面を通って足の内側縁に達する．ヒトでもまれにこのような分布を示すものがあり，これを伏在動脈という．この異常動脈は，坐骨動脈と同時に出現することが多い．（→内腸骨動脈） （河西）

副細胞 mucous neck cell, Nebenzelle →胃

伏在裂孔 Hiatus saphenus, *saphenous opening*（卵円窩 Fossa ovalis, BNA, INA）
大腿の前面上部にある大腿筋膜*の欠損部で，鼠径靱帯*内側端の下方にある．大伏在静脈が大腿静脈に合する直前でこれを通過する．裂孔の周縁をつくる大腿筋膜は肥厚して内側に向いたC字形を示し，その上縁を上角，下縁を下角といい，また両者の中間部を鎌状縁という．伏在裂孔の内側部では，大腿筋膜はその深層の恥骨筋膜に移行して裂孔の床をつくるが，この部はリンパ管や血管によって貫かれて網状を呈し，これを篩状筋膜という． （河西）

複糸期 Diplonema, *diplotene stage*, Diplotänstadium →還元分裂

副腎 Glandula suprarenalis (adrenalis), *adrenal gland*, Nebenniere
ヒトの副腎は両側の腎臓の上端に接する，ほぼ三角形の扁平な器官で，左右合わせて約15gである．副腎は断面を肉眼でみたときに明るく黄色にみえる皮質（Cortex）と暗赤色にみえる髄質（Medulla）からなる．両者は発生学的にまったく異なったものから生ずるのであって，皮質は体腔上皮（中胚葉性）から生じ，髄質は外胚葉の神経堤に由来する．哺乳類では常に皮質が髄質を包むような配置になっているが，鳥類では両者が混在しており，下等脊椎動物では両者がまったく離れて存在する場合がある．これらの場合には皮質，髄質というよび方は適当でないので，前者を間腎組織〔体〕(interrenal tissue or body)，後者をクロム親性組織〔体〕(chromaffin tissue or body) とよぶ．
哺乳類の副腎皮質は三層構造をなしている．最外層を球状帯（Zona glomerulosa），中間層を束状帯（Zona fasciculata），最内層を網状帯（Zona reticularis）という．これらの中で束状帯が最も厚い．副腎皮質はどの層のものもおおむね多角形で，一般に酸好性であり，多かれ少なかれ脂質滴を含んでいる．球状帯では細胞が集って球状または楕円形の塊りをつくり，この塊りが多数密集している．束状帯は直線状に並んだ細胞索が副腎の表面に直角な方向に，多数平行に並んでおり，細胞索と細胞索との間にこれと平行に洞様毛細血管（Sinusoid）が走っている．束状帯とくにその外方の2/3くらいの細胞が最も多く脂質滴をふくんでおり，普通の光顕用切片では，脱水の過程で溶出して透明な空胞になり，細胞は泡沫状にみえる．網状帯は互

いに吻合して網状に配列する細胞索からなり，明細胞と暗細胞からなる．また網状帯細胞はリポクロム色素を含んでおり，老化変性しつつある細胞の層であるという説もある．

電顕的には，副腎皮質細胞は豊富な滑面小胞体*を有することが特徴で，これがステロイドホルモンの合成に関係が深いといわれている．粗面小胞体*も少ないけれども必ず存在し，遊離リボゾームもある．ステロイド合成に関係の深いもう一つの小器官はミトコンドリア（糸粒体*）である．球状帯細胞の糸粒体は普通一般の細胞と異ならないが，束状帯では球形の大きな糸粒体が出現し，クリスタは管状または胞状をなす．

副腎皮質のホルモンは全体としてコルチコステロイド（あるいはコルチコイド）とよばれるが，次の2群に分けられる．鉱質コルチコイド（mineralocorticoids）は球状帯から分泌され，体液と電解質の平衡に関係する．糖質コルチコイド（glucocorticoids）は束状帯と網状帯から分泌され，糖，蛋白，脂肪などの代謝に関係する．束状帯と網状帯は性ステロイド，とくに男性ステロイド（アンドロゲン）も分泌している．

副腎髄質の実質をつくる細胞は上皮様であるが，発生学的に神経組織の一種である．重クロム酸カリウムを含む固定液で固定すると，クロム塩によって黄褐色に染まる性質（クロム親性反応）があるので，髄質細胞をクロム親性細胞*とよぶ．この反応は髄質細胞の分泌するカテコールアミンによるもので，これにはアドレナリン（adrenalin or epinephrine）とノルアドレナリン（noradrenalin or norepinephrine）の2種があり，別々の細胞から分泌される．両者は光顕的にも区別できるが，電顕によるとノルアドレナリン細胞（norepinephrocyte）の分泌果粒は非常に電子密度の高い芯を有し，芯はしばしば小胞内に偏心的に位置する．アドレナリン細胞（epinephrocyte）の分泌果粒は，比較的均質性で電子密度が低い．これらの果粒はGolgi装置*でつくられて，開口分泌（exocytosis）によって放出されるといわれている．副腎髄質にはこれらのクロム親性細胞の他に，交感神経節細胞が存在する． （黒住）

副腎圧痕 Impressio suprarenalis, *suprarenal impression* →肝臓

副神経 Nervus accessorius, *accessory nerve* (Willis), Beinerv

延髄根をもつ神経線維（迷走神経*の疑核に細胞体をもつ横紋筋支配運動ニューロンの神経突起で迷走神経下神経節の上端で迷走神経内に合流してしまう）と脊髄根をもつ神経線維（頸髄の副神経核に細胞体をもつニューロンの神経突起であり，頸髄側面より出て，いったん大後頭孔を通って頭蓋内に入ってから舌咽および迷走神経とともに頸静脈孔を通って頭蓋の外に出てから胸鎖乳突筋*，僧帽筋の2筋に分布するもの）からなる．第11番目の脳神経*である．
 （山内）

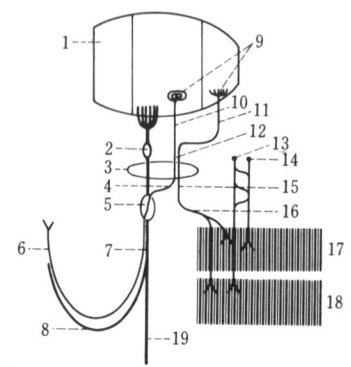

1. 橋，2. 上神経節（迷走神経），3. 頸静脈孔，4. 副神経内枝，5. 下神経節（迷走神経），6. 下喉頭神経，7. 迷走神経，8. 反回神経，9. 副神経核，10. 延髄根，11. 脊髄根，12. 副神経，13. 第3頸神経，14. 第4頸神経，15. 副神経外枝，16. 副神経，17. 僧帽筋，18. 胸鎖乳突筋，19. 迷走神経
副神経の構成要素模式図

副神経核 Nucleus nervi accessorii, *accessory nerve nucleus*, Nucleus nervi accessorii

副神経*は延髄根（内枝）と脊髄根（外枝）とからなる．前者は疑核の下端部からおこり迷走神経に合して喉頭（固有）筋や下咽頭収縮筋を支配する．後者は延髄下部から頸髄上部（C_5あるいはC_6）にかけて存在する副神経脊髄核からおこり僧帽筋と胸鎖乳突筋を支配する．脊髄核は延髄下部では前索の内側部の近くにあるが下方にいくにしたがい外方に移動し，前角外側部に位置するようになる．根は背外方に向かい，側索の背側部を貫いて脊髄を出る．
 （松下）

副腎神経叢 Plexus suprarenalis, *suprarenal plexus*, Nebennierengeflecht →自律神経叢

副腎生殖器症候群 Syndroma adrenogenitalis, *adrenogenital syndrome*, adrenogenitales Syndrom

副腎*の過形成によって発生する男性化症で，女性仮性半陰陽の中で約50%をしめる．先天性

男性化副腎過形成（congenital virilizing adrenal hyperplasia）ともいわれる．染色体構成は46, XXである．67000出生に1例の割合で出現するといわれている．副腎皮質ホルモンの生合成に関与する酵素の欠損（21-ヒドロキシラーゼ，11β-ヒドロキシラーゼなど）により，コルチゾールの生合成が障害され，このコルチゾールの不足により代償性に下垂体からのACTH分泌の増加をきたし，副腎皮質の過形成をもたらす．過剰なアンドロゲンが分泌され，そのために女児の男性化現象がおこる．常染色体劣性遺伝*によるものと考えられている．陰核の肥大，大陰唇の癒合と尿生殖洞*の残存がみられる．生殖腺は卵巣に分化しており，これは下降していないのが普通である．陰核は肥大しており，通常尿道下裂が認められ，骨格発達の早熟あるいは恥毛の早期発現がみられる．成長後の身長は正常よりは低い．副腎の肥大は主に球状帯にみられる．
(谷村)

副　膵　Pancreas accessorius, *accessory pancreas*, Nebenpankreas　→膵臓

副膵管　Ductus pancreaticus accessorius, *accessory pancreatic duct*　→膵臓

副泉門　Akzessorische Fontanelle　→頭蓋泉門

腹側蝸牛神経核　Nucleus cochlearis ventralis, *ventral cochlear nucleus*　→蝸牛神経核

腹側視交叉上交連　Commissura supraoptica ventralis, *ventral supraoptic commissure*, Guddensche Kommissur　→視交叉上交連

腹側視床　Subthalamus, *ventral thalamus*, Subthalamus

腹側視床は背側に視床，腹内側に視床下部*，外腹側方を内包*，また後方を中脳赤核によって囲まれた間脳*の領域を指す．この部には数個の細胞集団が存在するが，最も著明なものとして視床下核*（Luys体）が内包後脚の内側端と大脳脚*の前端の背内側部をおおって存在する．視床下核の背前方にはレンズ核束H_2と視床束H_1の間に不確帯が存在し，さらにこの前外側方に視床外髄板と内包にはさまれて視床網様核がつづく．また腹側視床の後方部で赤核前方には多くの線維要素と混在して細胞が散在しているが，この部をForel野*H（赤核前野）という．腹側視床には錐体外路系に属する著明な線維束がみられる．視床下束は内包を貫いて視床下核と淡蒼球*を結ぶ．また主に淡蒼球と視床前外腹側核*や髄板内核群とを結合するレンズ核束H_2が視床下核の背内側を通り，さらに背側にレンズ核ワナの線維の一部と一緒になって視床束H_1を形成している．（→視床腹〔側〕部）
(川村 祥)

腹側膵芽　Gemmae pancreaticae ventrales, *ventral pancreatic buds*, vendrale Pankreasanlagen　→膵臓の発生

腹側被蓋交叉（フォレル）　Decussatio tegmenti ventralis, *ventral tegmental decussation*, ventrale Haubenkreuzung (Forel)　→赤核脊髄路

腹大動脈　Aorta abdominalis, *abdominal aorta*, Bauchaorta

下行大動脈*の腹腔内にある部分で，胸大動脈*のつづきとして横隔膜大動脈裂孔にはじまり，脊柱前面を下行したのち，第4腰椎の高さで左右の総腸骨動脈*を分岐して，細い正中仙骨動脈に移行する．胸大動脈とは反対に臓側枝が豊富でかつ強力である．臓側枝の詳細については各項目を参照されたい．ここでは壁側枝をあげるにとどめる．

(1) 下横隔動脈：対性で大動脈裂孔直下でおこり，横隔膜下面に分布する．経過中に，副腎に対し上副腎（腎上体）動脈を与える．なお，下横隔動脈は時として腹腔動脈幹からおこることがある．

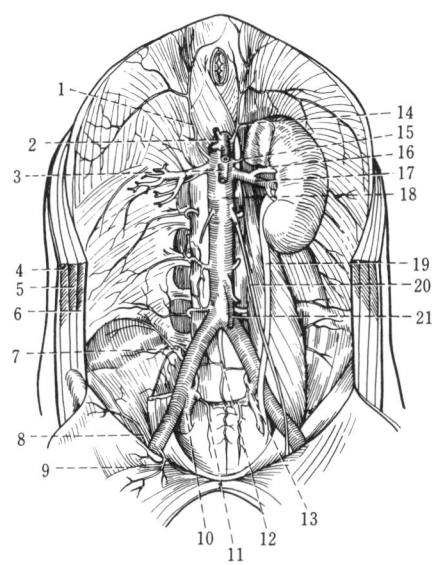

1. 下横隔動脈, 2. 腹腔動脈, 3. 上腸間膜動脈, 4. 外腹斜筋, 5. 内腹斜筋, 6. 腹横筋, 7. 腸腰動脈, 8. 深腸骨回旋動脈, 9. 下腹壁動脈, 10. 内腸骨動脈, 11. 外側仙骨動脈, 12. 正中仙骨動脈, 13. 内腸骨動脈, 14. 上副腎動脈, 15. 中副腎動脈, 16. 下副腎動脈, 17. 腎動脈, 18. 腹大動脈, 19. 尿管, 20. 精巣動脈, 21. 下腸間膜動脈

腹大動脈

(2) 腰動脈：通常4対あり，肋間動脈に相当するが，分布域は狭い．固有背筋に向かって分岐した背枝からは脊髄枝がおこり，椎間孔を通って脊髄に分布する．

(3) 正中仙骨動脈：腹大動脈の左・右総腸骨動脈への分岐部においてその後上方からおこり，仙骨前面の正中線を下行する細い動脈であり，大動脈の直接のつづきとみなされる．先端にはパラガングリオンに属する尾骨小体がある．この動脈の壁側枝は肋間動脈と腰動脈に相当するもので，その第1対をとくに最下腰動脈とよぶ．（→大動脈） （佐藤）

腹大動脈神経叢 Plexus aorticus abdominalis, *abdominal aortic plexus*, Bauchaortengeflecht →自律神経叢

副胎盤 Placenta accessoria, *accessory placenta*, Nebenplazenta

胎盤の主部のほかに，小さな胎盤分葉があるものをいう． （森）

腹直筋 Musculus rectus abdominis, *rectus abdominis muscle*, gerader Bauchmuskel →腹部の筋

腹直筋鞘 Vagina musculi recti abdominis, *rectus sheath*, Rectusscheide

腹直筋と錐体筋を前後から包む強い結合組織の鞘であり，内側縁では白線*につき，外側縁では側腹筋*の腱膜につづいている．したがって，側腹筋の腱膜が内側に拡がって腹直筋を包んだものという表現も可能である．鞘のうち，腹直筋の前にあるものを前葉，後に位置するものを後葉という．前葉と後葉は構成がかなり異なる．外腹斜筋腱膜は前葉に入る．内腹斜筋の腱膜の過半は前後2葉に分かれて前後両葉に入るが，下部では前葉にのみ入る．腹横筋の腱膜は同じくこれより上では後葉に入り，下ではすべて前葉に入る．したがって下部では後葉は欠ける．この両部の境界線を弓状線とよび，その位置は個体差が著しいが，臍より4～5cm下方である．前葉は腹直筋の腱画と癒着しているが，後葉は癒合していない． （佐藤）

副橈側皮静脈 Vena cephalica accessoria, *accessory cephalic vein* →橈側皮静脈

副突起 Processus accessorius, *accessory process*, Processus accessorius →腰椎

副乳 *supernumerary or accessory breast* →多乳頭

副半奇静脈 Vena hemiazygos accessoria, *accessory hemiazygos vein* →奇静脈

副脾 Lien accessorius, *accessory spleen* →脾

腹皮下静脈 Venae subcutaneae abdominis →上大静脈

副鼻腔 Sinus paranasales, *paranasal sinuses* (*accessory sinuses*), Nasennebenhöhlen

副鼻腔は鼻腔*をとりまく骨の中にある多数の空洞で，鼻粘膜のつづきがのびて，この空洞の内面をもおおっている．副鼻腔には上顎洞，蝶形骨洞，前頭洞，篩骨洞の四つがある．

上顎洞は上顎骨体内の大きな空洞で，副鼻腔の中で最も大きく，鼻腔の外下方に位置している．半月裂孔を経て中鼻道に開く．

蝶形骨洞は蝶形骨体内にあり，鼻腔後上方の蝶篩陥凹に開口する．

前頭洞は鼻腔の前上方で前頭骨の中にある一

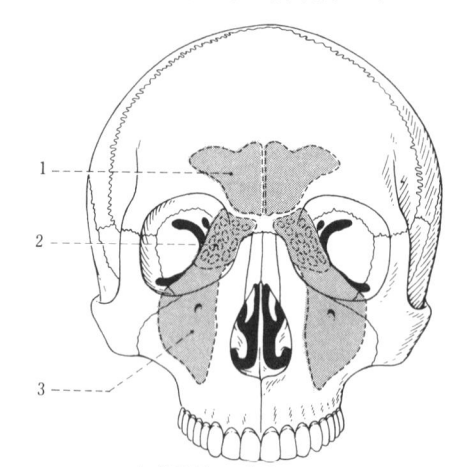

1. 前頭洞，2. 篩骨洞，3. 上顎洞
副鼻腔の位置-1（前額観）

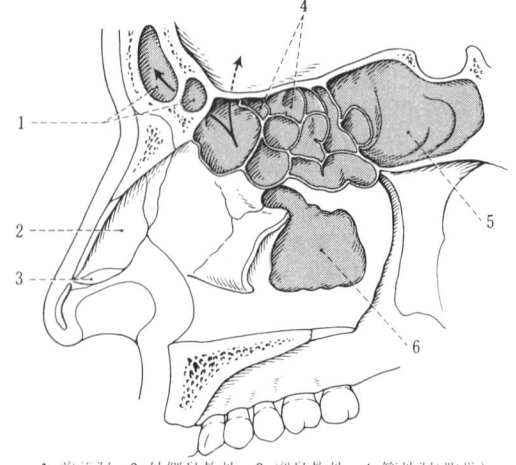

1. 前頭洞，2. 外側鼻軟骨，3. 副鼻軟骨，4. 篩骨洞（胞巣），
5. 蝶形骨洞，6. 上顎洞
副鼻腔の位置-2（正中断面観）

対の空洞で，前頭洞は鼻前頭管を経由して中鼻道に交通する．左右それぞれの半月裂孔を通じて中鼻道に開く．

篩骨洞は骨の薄板で仕切られた多数の小腔室の集まりで篩骨迷路を構成し，鼻腔の外上方に位置する．両側とも前部と後部とに分けられ，前部は中鼻道に，後部は上鼻道に開く．

副鼻腔はしばしば炎症をおこし（副鼻腔炎 Sinusitis）中に膿がたまる（蓄膿症 Empyema）．

鼻涙管は，下鼻道前上部に開口する．

(吉村)

副鼻腔の後部 Cellulae posteriores, *posterior ethmoidal sinus* (*posterior ethmoidal air cells*), hintere Siebbeinzellen →副鼻腔

副鼻腔の前部 Cellulae anteriores, *anterior ethmoidal sinus* (*anterior ethmoidal air cells*), vordere Siebbeinzellen →副鼻腔

副鼻軟骨 Cartilagines nasales accessoriae, *accessory cartilage*, Sesamknorpel →鼻軟骨

腹　部（食道の） Pars abdominalis, *abdominal part*, Pars abdominalis →食道

腹　部（大胸筋の） Pars abdominalis →

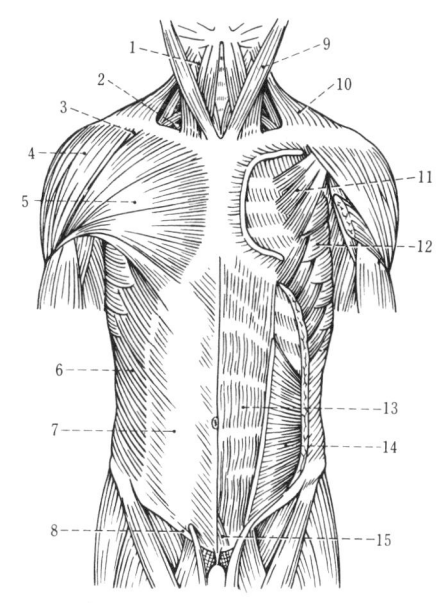

1. 頚動脈三角，2.（大）鎖骨上窩，3. 三角筋胸筋溝（鎖骨下窩），4. 三角筋，5. 大胸筋，6. 外腹斜筋，7. 腹直筋鞘，8. 鼠径靱帯，9. 胸鎖乳突筋，10. 僧帽筋，11. 小胸筋，12. 前鋸筋，13. 腹直筋，14. 内腹斜筋，15. 錐体筋

腹部の筋

〔腹部の筋〕

筋名	起始	停止	神経支配	作用
腹直筋	恥骨稜，恥骨結合．筋は横走する3〜4個の線維索（腱画）によって中断されている．	第5〜第7肋軟骨，剣状突起	肋間神経 Th7〜Th12	胸郭前部を引き下げる．脊柱を前にまげる．
錐体筋	恥骨（腹直筋の前）	白線下部	肋間神経，腸骨下腹神経 Th12, L1	白線を張る．
外腹斜筋	第5〜第12肋骨外面．筋束は斜め前方に向かう．	最後部は腸骨稜外唇．大部分は腱膜となり，鼠径靱帯，恥骨稜，および腹直筋鞘前葉を介して白線につく．	肋間神経，腸骨下腹神経 Th5〜L1	肋骨を引き下げ脊柱を前にまげる．脊柱を同側にまげる．腹圧を高める．
内腹斜筋	腰腱膜，腸骨稜中間線，鼠径靱帯外側部．前方に扇状にひろがる．	後方筋束は第10〜第12肋骨下縁．大部分は腹直筋鞘を介して白線につく．	肋間神経，腸骨下腹神経，腸骨鼠径神経 Th10〜L1	
精巣挙筋（挙睾筋）	内腹斜筋の最下部筋束から分かれ，鼠径管を通り，精索と精巣（女では子宮円索）を包む．なお，腹横筋最下部筋束も精巣挙筋となりうる．		陰部大腿神経 L2	精巣を引き上げる．
腹横筋	第7〜第12肋軟骨内面，腰腱膜，腸骨稜内唇，鼠径靱帯外側部．前方に横走する．	腹直筋鞘を介して白線につく．	肋間神経，腸骨下腹神経，腸骨鼠径神経，陰部大腿神経 Th5〜L2	腹圧を高める．
腰方形筋	腸骨稜と腸腰靱帯	第12肋骨	腰神経叢の筋枝 Th12〜L4	腰椎の側屈

浅胸筋

腹部の筋 Musculi abdominis, *muscles of the abdomen*, Muskeln der Bauchwand

腹壁をつくる筋群で，胸部の筋*と異なって体肢筋を含まない．したがって，すべて固有腹筋である．肋骨弓，第12肋骨と骨盤上縁との間，また腰腱膜と白線*の間に張っている．前腹筋*，側腹筋*および後腹筋*の3群に区分する．（前頁の図・表を参照） （佐藤）

副伏在静脈 Vena saphena accessoria, *accessory saphenous vein* →外腸骨静脈

副副腎 Glandulae suprarenales accessoriae, *adrenal rest*, akzessorische Nebenniere

副腎が余分に異所性に存在するもの．
（養老）

副閉鎖動脈 Arteria obturatoria accessoria, *accessory obturator artery* →外腸骨動脈

腹壁披裂 Gastroschisis, *gastroschisis*, Gastroschisis

臍帯付着部以外の部位で前腹壁の欠損があり，ここを通って腹部内臓が囊におおわれずに脱出している状態をいう．その発生過程は側皺壁の領域におこった中胚葉組織の分化不全によるとの説がある．臍帯ヘルニア*とは区別すべきである．大部分の症例で欠損部は右側に認められている．脱出器官としては小腸および大腸が最も多い． （谷村）

腹壁リンパ節 Lymphonodi epigastrici →リンパ節

腹　膜 Peritoneum, *peritoneum*, Bauchfell

腹膜は腹腔と骨盤腔の内面および内臓の外面を包むひとつづきの漿膜*であり，腹壁と骨盤壁を内張りする壁側腹膜と，臓器をおおう臓側腹膜とに区分され，両者はわずかの隙間をへだてて接触しており，この腔隙を腹膜腔という．できあがった腹膜の状態はきわめて複雑であるが，前壁，下壁，後ないし上壁の3部に分けて記述する．

A．前　壁

前腹壁の内表面の壁側腹膜には臍からおこり下行する3種5本のヒダがみられる．(1)正中臍ヒダ：正中にあり，臍と膀胱頂とを結び，尿膜管の閉鎖して生じた正中臍索をいれる．(2)内側臍ヒダ：前者の外側に1対あり，臍から膀胱体外側面に向かう．臍動脈の閉鎖して生じた臍動脈索をいれる．(3)外側臍ヒダ：さらに外面にある1対の弱いヒダで，下腹壁動脈をいれている．

以上の3種のヒダの間で鼠径靱帯の上方に3対のくぼみが生じる．(1)膀胱上窩：正中臍ヒダと内側臍ヒダの間のくぼみ．(2)内側鼠径窩：内側と外側臍ヒダの間のくぼみで，とくに腹直筋外側縁，鼠径靱帯および下腹壁動脈でかこまれる区域を鼠径三角と称する．(3)外側鼠径窩：外側臍ヒダの外側にあるくぼみで，深鼠径輪がここに位置する．なお，胎生期の精巣下降にともない，腹膜が陰囊の中へ管状に伸びたものを腹膜鞘状突起といい，尖端部のみが精巣鞘膜として残る．その臓側板と壁側板の反転部が精巣間膜を形成する．

B．下　壁

骨盤内臓をおおう腹膜に次のようなヒダが認められる．(1)横膀胱ヒダ：空虚時の膀胱の上面に出現する横走ヒダで，充満時に消先する．(2)直腸膀胱ヒダ：男において，直腸と膀胱の間で前後に走る1対のヒダで，その間のくぼみを直腸膀胱窩という．(3)膀胱子宮ヒダ：膀胱と子宮の間のヒダで，ここのくぼみを膀胱子宮窩という．(4)直腸子宮ヒダ：直腸と子宮との間を前後に走る1対のヒダで，この間のくぼみを直腸子宮窩（Douglas窩）という．(5)卵巣提索：卵巣と骨盤壁との間に張り，卵巣動静脈を通す．(6)子宮広間膜：子宮の左右で前頭面に張る幅広いヒダである．卵管に接する卵管間膜，子宮側縁に接する子宮間膜，卵巣に接する卵巣間膜を区分する．

1.横隔膜，2.肝臓，3.網嚢孔，4.腹膜腔，5.胃，6.網嚢，7.横行結腸，8.大網，9.壁側腹膜，10.臓側腹膜，11.膀胱，12.恥骨結合，13.前立腺，14.膵臓，15.十二指腸，16.腸間膜根，17.空腸・回腸，18.直腸

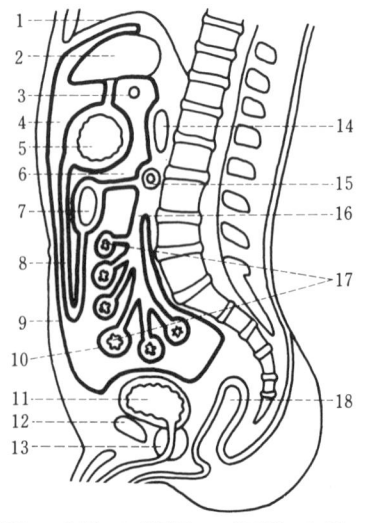

腹腔の正中断模型図

C. 後および上壁
(1)前および後胃間膜：(→胃間膜，小網，大網)，(2)腸間膜，結腸間膜，虫垂間膜：(→腸間膜)．
D. 腹膜陥凹とヒダ
腸間膜諸部と諸腹膜ヒダのためにできた腹膜陥凹として次のようなものがある．(1)網嚢：最大の陥凹である（→網嚢）．(2)十二指腸空腸曲付近：上十二指腸ヒダ（十二指腸空腸ヒダ），下十二指腸ヒダ（結腸間膜，十二指腸ヒダ），十二指腸傍ヒダなどのそばに，上十二指腸陥凹，下十二指腸陥凹，十二指腸傍陥凹，十二指腸後陥凹がある．(3)回盲部：盲腸血管ヒダ，回盲ヒダ，盲腸ヒダと上回盲陥凹，下回盲陥凹，盲腸後陥凹がある．(4)結腸周辺：上行および下行結腸の外側後方に結腸傍溝，S状結腸間膜根の逆V字頂点にS状結腸間陥凹をみる．左結腸曲と横隔膜の間に横隔結腸ヒダがある．(5)肝周辺：肝冠状間膜の外側で肝と横隔膜の間に横隔下陥凹，肝下面付近に肝下陥凹と肝腎陥凹がある．
E. 腹膜後隙
後壁側腹膜と後腹壁の間の疎性結合組織腔を腹膜後隙といい，腎，大動脈，大静脈その他の構造物を蔵する．この隙において結合組織が筋膜状を呈した場合に腹膜下筋膜という．腎筋膜がその代表例である (佐藤)

腹膜下筋膜 Fascia subperitonealis, *subperitoneal fascia* →腹膜

腹膜腔 Cavum peritonei, *peritoneal cavity*, Peritonealhöhle →腹膜

腹膜後隙 Spatium retroperitoneale, *retroperitoneal space*, Retroperitonealraum →腹膜

腹膜鞘状突起 Processus vaginalis peritonei, *process vaginalis* →腹膜

腹膜垂 Appendices epiploicae, *epiploic appendices* →結腸

フシュケ聴歯 Dentes acustici (Huschke), *teeth of* Huschke, Gehörzähne (Huschke) →蝸牛管

不随意筋 *involuntary muscle*, unwillkürlicher Muskel →筋

二重まぶた *double-edged eyelid* →眼瞼

二つ組 *dyad* (*diad*) →心筋細胞

付着板 Lamina affixa, *lamina affixa*, Lamina affixa →側脳室

不対甲状腺静脈叢 Plexus thyr[e]oideus impar →上大静脈

不対神経節 Ganglion impar, *coccygeal ganglion*, Ganglion impar
左右の交感神経幹は骨盤部に入ると互いに相近づき，尾骨*前面では合一するにいたる．この合一点に存在する幹神経節を不対神経節という． (山内)

プテリオン Pterion →頭蓋の計測

不動結合 Synarthrosis (B.N.A., I.N.A.), *synarthrosis*, Synarthrose, synarthrose (仏)
英仏では線維性の連結またはこれと線維軟骨結合とをさし，独ではそのほか軟骨性の連結もすべて含める．(→骨の連結) (大内)

ぶどう膜 Uvea, *uvea*, Uvea
虹彩*，毛様体*，脈絡膜*の総称．眼球血管膜と同義．これらの構造が同時に疾病におかされることが多い（ぶどう膜炎，uveitis）．
(外崎)

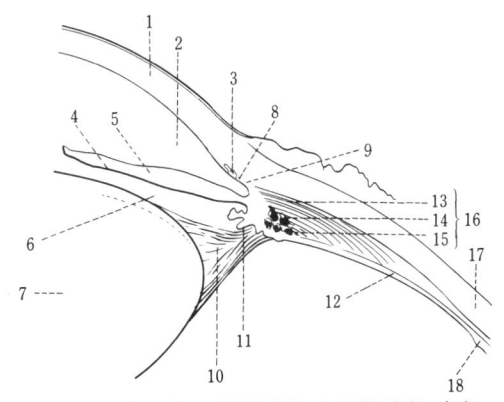

1. 角膜，2. 前眼房，3. 強膜静脈洞，4. 網膜虹彩部の色素上皮，5. 瞳孔散大筋，6. 後眼房，7. 水晶体，8. 虹彩角膜角櫛状靱帯(小柱網)，9. 強膜距，10. 小帯線維，11. 毛様体突起，12. 網膜毛様体部，13. 経線状線維，14. 放線状線維，15. 輪状線維，16. 毛様体筋，17. 強膜，18. 鋸状縁
ぶどう膜とその周辺

不動毛 Stereocilium, -a pl., *stereocilium*, Stereozilien
細胞の突起*で，外形は毛状で線毛*に類似しているが，内部に軸〔細〕糸（微細管装置）を欠き，運動性をもたないものをいう．内耳の感覚上皮細胞である有毛細胞*にみられるものが代表的である． (山田)

部分分泌腺 Glandula merocrina, *mercorine gland*, merokrine Drüse →腺

不分離 *nondisjunction*, Nichttrennung
減数分裂*において，対をなす相同染色体*が両方とも同一極におもむく現象．染色体数が1個増加した配偶子や1個減少した配偶子を生ずるから，それらが正常の配偶子と接合してトリ

ソミー*（3染色体性）やモノソミー*（1染色体性）の個体を生ずる原因となる．体細胞分裂でも姉妹染色分体の不分離がみられ，異数的な染色体数形成の一つの原因となっている．性染色体*に不分離がおこれば性決定に異常が生じる．また遺伝子の構成が極度にバランスがくずれるので多くの重度の先天異常*の成因となる．
（谷村）

プラコード　Placoda, *placode*, Plakode

von Kupffer (1893—1900) は脊椎動物の一連の比較発生所見から，頭部感覚器と脳神経節は頭部外胚葉の肥厚した部分に由来するとし，この肥厚部を Plakode と名命した．彼はプラコードに2系列を区別し，鰓列のすぐ背側を頭尾方向に走る外胚葉の肥厚を上鰓プラコード (epibranchiale Plakode)，さらにその背側に平行して走る肥厚を背外側プラコード (dorsolaterale Plakode) とよんだ．背外側プラコードの頭端部は嗅粘膜の原基となるために鼻プラコード (Riechplakode)，尾側部は内耳膜迷路の原基となるために耳プラコード (Ohrplakode)，また上鰓プラコードの頭端部は眼球レンズの原基となるためにレンズプラコード (Linsenplakode) の名がある．プラコードのその他の部分からは三叉神経，顔面神経，舌咽・迷走神経の神経節ニューロン，ならびに側腺器官の感覚細胞が分化する．
（金光）

フランクフルト水平面　*Frankfurt plane*, Frankfurter Horizontal-Ebene　→頭蓋の計測

ブリュッケ筋　Fibrae meridionares (Brücke), Brücke's *muscle*, Brücke-Fasern

毛様体筋のうち外層の経線状線維．（→毛様体）
（外崎）

プルキンエ線維　Myofibra conducens purkinjiensis, Purkinje *fiber*, Purkinjesche Faser (Fäden)　→伝導心筋細胞，刺激伝導系

プルサク陥凹　*Prussak's pouch or space*, Prussakscher Raum

上鼓膜陥凹（→中耳）の別称．　（山内）

ブルッフ膜　Lamina basalis (Choroideae) (Bruch), Bruch's (*glassy*) *membrane*, Bruch-Membran

脈絡膜の最内層をなす基底複合膜．（→脈絡膜）
（外崎）

ブレグマ　Bregma　→頭蓋の計測

プロスチオン　Prosthion　→頭蓋の計測

フロントテンポラーレ　Fronttemporale　→頭蓋の計測

分　化　Differentiatio, *differentiation*, Diffrenzierung

受精卵*が分割を重ね多数の細胞に分かれ，成熟していく過程で，ある細胞が他の細胞と区別可能な形態的ならびに機能的特性を獲得することを分化という．しかし，形態的特徴が発現する以前に，細胞内の化学的機構に変化が生じていることが一般で，つまり形態的分化より化学的分化が先行する．
（沢野）

分界溝（舌の）　Sulcus terminalis, *terminal sulcus*, Sulcus terminalis

舌の前方2/3すなわち舌尖と舌体は第1咽頭弓の部分に発生する左右の外側舌隆起と正中の無対舌結節の三つの隆起から，後方1/3すなわち舌根部は第2咽頭弓から第4咽頭弓にかけて出現する正中部の隆起・コプラ（鰓下隆起）*から形成される．前方部と後方部の隆起が接合するために口腔上皮に出現する溝で，V字形を呈し前方部と後方部の上皮のおおよその境界線をなす．V字の頂点にあたるところに舌盲孔があり，甲状腺原基の陥入部に相当する．（→舌，舌の発生）
（吉岡）

分界溝（神経管の）　Sulcus terminalis, *terminal sulcus*, Grenzfurche

神経管内腔の側壁には左右一対の縦走性の溝があり，神経管*はこの分界溝によって背側の翼板 (Lamina dorsolateralis, alar plate, Flügelplatt) と腹側の基板 (Lamina ventrolateralis, basal plate, Grundplatte) とに区分される．もっとも，神経管の背側と腹側の正中部の上衣層*からはほとんどニューロンが分化しないので，この部分は蓋板 (Lamina dorsalis, roof plate, Deckplatte) ならびに底板 (Lamina ventralis, floor plate, Bodenplatte) とよんで区別される．一般に翼板からは感覚性ニューロンが，基板からは運動性ニューロンが分化するとする考えがある．分界溝が明瞭にみられるのは中脳までで，間脳まで延長しているかどうかについては議論が分かれる．分界溝は神経管が上衣層*のみからなる時期からあるのではなく，上衣層からニューロンが相当数分化して神経腔に頭尾方向の隆起が生じた結果形成される二次的構造物である．
（金光）

分界溝（心臓の）　Sulcus terminalis, *terminal sulcus*, Grenzfurche　→心臓

分界条　Stria terminalis (Taenia semicircularis), *stria terminalis*, Grenzstreifen

視床と尾状核*との外表面の境界にある線状

の白質である．この白質は，主として扁桃体*からおこり，尾状核の内側縁に沿って走り，視床下部*(とくに腹内側核)・視索前野*・分界条床核(bed nucleus of the stria terminalis)などに分布する神経線維束である．したがって，この扁桃体からの遠心性神経線維そのものを分界条とよぶことが多い．(→扁桃体)　　(水野)

分界線　Linea terminalis, *pelvic brim*　→骨盤

分界稜　Crista terminalis　→心臓

分　割　Fissio, Segmentatio, *segmentation*, cleavage, Furchung, Eifurchung　→卵割

分化転換　Transdifferentatio, *transdifferentiation*, Transdifferenzierung

すでに特定の分化*をとげた細胞組織が，それと質的に異なる別の分化を行う現象をいう．このような例は動物ではまれなことであるが，Wolff の水晶体再生現象が分化転換の典型的な例とされる．すなわち，イモリ成体または幼生のレンズを全摘出すると，虹彩色素上皮の上縁部から再生体が形成され，大食細胞*の貪食作用によりその色素果粒を失い，色素を失った上皮細胞が増殖して水晶体胞*を形成，やがて水晶体線維を具える水晶体*に発生する．さらに，網膜色素上皮細胞をシャーレ内で培養しても，水晶体細胞が形成されるなど，生体外でも分化転換が実証されている．　　　　　　(沢野)

分　散　Dispersio, *dispersion*, Dispersion

脊椎動物発生過程における形態形成の一運動様式で，ある部に発生した細胞群が他の部位に移動してばらばらになることをいう．

原始生殖細胞*，筋芽細胞，色素細胞*およびクロム親性細胞*などのように，それぞれの発生母地から移動して定位するのが分散の例としてあげられる．　　　　　　　　　　(沢野)

分子層　Stratum moleculare, *molecular layer*, Molekularschicht　→小脳皮質

分節制　*metamerism*, Metamerie

体の前後方向に同一構造がくり返されていることをいう(体節制ともよぶ)．無脊椎動物には，環形動物のように，外は皮膚から内部は腸までのすべての器官系に分節制がみられる場合もあるが，脊椎動物では中胚葉性の器官とそれに分布する血管・神経だけにみられ，表面からは明らかでない．

ヒトなどの高等動物でも，初期胚では体節*や腎節*が分節構成を示している．成体では体節に由来する脊柱やこれを動かす固有背筋などの体幹背側部，胸部ではさらに肋骨やこれを動かす筋などの腹側部に，分節制が最もよく残っている．頭部では，第1〜第3体節が外眼筋をつくり，耳部の第4体節は完全に退化する．最も原始的な頭蓋すなわち軟骨頭蓋*は本来この耳前部の3体節の材料から由来したと考えられるが，下等な脊椎動物でも分節構成を示さない．第5〜第9体節(ヒトでは退化的で数は不確実)の材料(椎骨にあたる)は，板鰓類以上では頭蓋に加わってその後頭部をつくり，その筋のうち背側部は軟骨魚類で鰓上筋となるほかは退化するが，腹側部は鰓下筋(舌下神経支配の内・外舌筋)となる．脊髄神経の前根にあたるものは耳前部では眼筋神経(動眼・滑車・外転神経)で，第5〜第9体節部では合して舌下神経となり，後根にあたるものが鰓弓神経であると考える人が多い．(→鰓分節制)　(大内)

分節動脈(胎児の)　Arteriae segmentales, *segmental arteries*, Segmentalarterien

胎児*の背側大動脈から出る動脈枝は，概説的には分節状に配列し，これを，(1)背側節間動脈，(2)腹側分節動脈，(3)外側分節動脈に分ける．しかし，実際に分節状の配置，走行をとるのは(1)のみである．

(1) 背側節間動脈(Arteriae intersegmentales dorsales)：　後頭体節以下の各節間に出現し，背側の体壁と脊髄に分布する．

(2) 腹側分節動脈(Arteriae segmentales ventrales)：　初め卵黄囊にいく血管としてやや分節状に生ずるが，背側大動脈の中央への合一に伴って多くは消滅し，一部は正中線上に残って，腸間膜を通って腸管系にいく．側板臓側葉への血管である．

(3) 外側分節動脈(Arteria segmentales laterales)：　中間中胚葉とその派生物に向かう血管で，分節状は明らかでない．中腎，後腎の領域で発達し，生殖巣へも分布する．　　(森)

吻側脊髄小脳路　Tractus spinocerebellaris rostralis, *rostral spinocerebellar tract*, Tractus spinocerebellaris rostralis　→脊髄小脳路

分泌果粒　Granulum secretorium, *secretory granule*, Sekretgranula

腺細胞における分泌物の貯蔵型．漿液細胞，たとえば膵外分泌細胞では，粗面小胞体*で合成された分泌蛋白は Golgi 装置*に運ばれて，Golgi 槽内で種々修飾され，Golgi 胞に分離して濃縮され(濃縮胞, condensing vacuole)，一定の大きさと形をもった分泌果粒*となって腺

腔に近い先端部に貯えられる．杯細胞*のような糖蛋白を分泌する細胞では，糖質の合成は主としてGolgi装置で行われ，粗面小胞体から運ばれてきた蛋白と結合し，濃縮胞を経て貯蔵型の分泌果粒となる．したがって，これらの果粒はすべてGolgi装置に由来する膜（限界膜，limiting membrane）に包まれ，開口分泌によって放出される．上記の消化酵素を含むような分泌果粒を酵素原果粒，ムコ糖を含むものを粘液原果粒という．ステロイドホルモン産生細胞のように分泌物を貯蔵しないものには分泌果粒は存在しない．　　　　　　　　　　（市川）

噴　門　Cardia, *cardia, cardiac orifice*, Kardia　→胃

噴門口　Ostium caridiacum, *cardiac orifice*　→胃

噴門切痕　Incisura cardiaca, *cardiac notch*　→胃

噴門腺　*cardiac gland*　→食道

分葉胎盤　Placenta lobata, *lobed placenta*, gelappte Plazenta

胎盤*が複数の分葉に分かれるもの．　（森）

分　離　Dissociatio, *dissociation, separation*, Dissoziation

形態形成過程において，細胞や組織を分ける過程または分けられた状態をいう．

たとえば横隔膜の形成により体腔が胸腔と腹腔に分けられること．口蓋の形成により一次口腔が口腔と鼻腔に区分されることなどがこの例である．　　　　　　　　　　（沢野）

分離期　Diakinesis, *diakinesis*, Diakinese　→還元分裂

分裂間期細胞　Cellula interphasica, *interphase cell*, ruhende Zelle　→間期細胞

分裂周期　Cyclus cellularis, *cell cycle*, Zellenzyklus　→細胞周期

分裂装置　Apparatus mitoticus, *mitotic apparatus*, mitotischer Apparat　→有糸分裂装置

へ

平滑筋 Musculus nonstriatus, *smooth muscle* (*plain muscle*), glatter Muskel →筋, 平滑筋細胞, 平滑筋組織

平滑筋細胞 *smooth muscle cell* (*fiber*), glatte Muskelzell (faser)

横紋構造を示さない筋細胞．典型的には，伸長した紡錘形の細胞で，ときに分枝することもある．その長さは筋の種類により異なり，腸で50～200μmであるが，妊娠子宮では500μmにも達し，小動脈では20μmと短い．また，伸展や収縮のような機能状態で大いに異なる．平滑筋細胞は通常，先細りの端が隣接細胞の中央部の太いレベルにくるように組み合わさって，索，束または層に配列している．各細胞は薄い基底板と細網線維網により包まれている．細胞中央に1個の伸長した核を有し，核小体は数個認められる．核は収縮時にはラセン状にねじれる．細胞は筋細胞膜で境界され，内部の筋形質とよばれる細胞質のほとんどは筋細糸で満たされている．筋細糸のない筋形質はわずかに核の両極に円錐状に存在し，ここに糸粒体やGolgi装置*が集っている．筋細胞膜には多数の小窩ないし表面小胞が認められる．筋の種類により隣接細胞間にネキサスが形成されており，収縮刺激が伝播される．筋細胞膜に付着して，電子密度の高い暗調野（Area densa）が認められる．筋細糸の付着点をなし，半接着斑様の構造で，とくに血管平滑筋に発達している．筋形質の大部分は細胞長軸方向に配列した筋細糸によって占められる．筋細糸には大小2種の細糸が区別できるが，横紋構造はとらない．筋細糸と関連して暗調の小体（dense body）が散在してみられ，横紋筋のZ板に相当する構造として，筋細糸の付着点をなしている．太い細糸（Myofilamentum classum）はミオシンからなり，細い細糸（Myofilamentum tenue）はアクチンを主成分としている．筋細糸のほかに，中間径細糸*も多数存在している．小胞体は筋小胞体とよばれ，大部分が滑面である．筋の種類によっては粗面小胞体の形が発達している．

平滑筋細胞はほとんどが中胚葉起源であるが，眼の虹彩の平滑筋細胞は外胚葉起源である．また，乳腺，唾液腺，汗腺などでは上皮起源の筋細胞が存在し，筋上皮細胞とよばれる．（→筋上皮） （石川）

平滑筋組織 Textus muscularis nonstriatus, *smooth muscle tissue*, glattes Muskelgewebe

平滑筋細胞*を主な構成要素とする筋組織*．平滑筋は消化管や呼吸器や尿生殖器の中空臓器の壁，および血管やリンパ管の壁を構成する．したがって，しばしば内臓筋（visceral muscle）ともよばれる．そのほか，皮膚では立毛筋や乳腺乳輪に，皮下では陰嚢に発達している．眼では虹彩や毛様体に存在する．平滑筋は自律神経系やホルモンのコントロールを受け，不随意筋（involuntary muscle）である． （石川）

平行結合組織 Textus connectivus fibrosus compactus regularis, *dense regular connective tissue*, parallelfaseriges Bindegewebe →結合組織

平衡砂 Statoconia, *otoliths*, Statolithen →平衡斑

平衡聴覚器 Organum vestibulo cochleare, *stato-acoustic organ*, Stato-akustischen Organ

平衡聴覚器は聴覚および身体の空間における位置，方向などの平衡覚をつかさどる器官で，外耳*，中耳*および内耳*の3部分からできている．外耳は耳介，外耳道および鼓膜*からなる．中耳は外耳と内耳との間にあり，鼻咽腔の副室としてつくられたものである．内耳は側頭骨岩様部中にあって，蝸牛*，前庭*および三半規管からなる．

耳介は音の方向感に役立っている．外耳道は2500～4000cpsの間に共鳴による音圧増強作用がある．中耳には音圧増強作用があって音圧は約20倍増加する．音振動による鼓膜の振動は耳小骨連鎖を経て内耳蝸牛に伝わる．蝸牛は聴覚に関係する．前庭は重力，遠心力および直線加速度に，三半規管は回転加速度に関係する．

（斉藤）

平衡斑 Macula statica, *macula*, Macula

卵形嚢の外側の部分，および球形嚢の内側の部分では壁が斑状に肥厚している．この肥厚部をそれぞれ卵形嚢斑（Macula utriculi）および球形嚢斑（Macula sacculi）という．両者を合わせて平衡斑という．肥厚は結合組織層が厚くなったためで，結合組織層の上に感覚上皮がある．

感覚上皮はゼラチン様の物質からなる膜でお

おわれている．この膜の上部には炭酸カルシウムを主成分とする，長さ1〜20μm，径1〜8μmの小さな六角柱状の結晶体が多数ある．この結晶体を平衡砂（または耳石）という．ゼラチン様の膜は平衡砂をもっていることから平衡砂膜（耳石膜）といい，卵形嚢と球形嚢は平衡砂をもっていることから耳石器官ともいわれる．

感覚上皮は有毛細胞*と支持細胞から構成され，有毛細胞先端部にある感覚毛が平衡砂膜に接している．　　　　　　　　　　　（斉藤）

閉鎖域 Macula occludens, *macula occludens*, Macula occludens →細胞の連結

閉鎖管 Canalis obturatorius, *obturator canal*

閉鎖孔の上縁で，恥骨上枝の下面にある閉鎖溝と閉鎖膜の上縁によってつくられる管で，外上後方から内下前方に向かって走り，閉鎖動静脈・神経が通る．臨床的には閉鎖孔ヘルニア（obturator hernia）の通路となる．（→閉鎖膜）
（河西）

閉鎖筋膜 Fascia obturatoria, *obturator fascia* →会陰

閉鎖孔 Foramen obturatum, *obturator foramen*, Hüftbeinloch →寛骨

閉鎖溝 Sulcus obturatorius, *obturator groove* →恥骨

閉鎖静脈 Venae obturatoriae, *obturator veins* →内腸骨静脈

閉鎖神経 Nervus obturatorius, *obturator nerve*, Hüftlochnerv →腰神経叢

閉鎖帯 Zonula occludens, *tight junction*, Zonula occludens →細胞の連結

閉鎖動脈 Arteria obturatoria, *obturator artery*, Hüftbeinlochschlagader →内腸骨動脈

閉鎖膜 Membrana obturatoria, *obturator membrane*, Verstopfungshaut

寛骨*の閉鎖孔を閉鎖する薄膜で，おもに横走する線維束よりなる．閉鎖孔の上縁に近い部分では膜が欠損し，閉鎖膜の上縁と閉鎖孔の周縁との間は，後外方から前内方に向かう閉鎖管を生ずる．閉鎖膜の内外両面は，それぞれ内閉鎖筋および外閉鎖筋の起始となる．　　　（河西）

閉鎖稜 Crista obturatoria, *obturator crest* →恥骨

平面関節 Articulatio plana, *plane joint*, ebenes Gelenk →関節，関節運動

壁側胸膜 Pleura parietalis, *parietal pleura*, Pleura parietalis →胸膜

壁側骨盤筋膜 Fascia pelvis parietalis, *parietal pelvic fascia* →会陰

壁側中胚葉 Mesoderma somaticum s. parietale, *somatic or parietal mesoderm*, parietales Mesoderm →側板

壁側板（心膜の） Lamina parietalis (pericardii), *parietal layer*, das parietale Blatt (des Herzbeutels) →心膜

壁側板（精巣鞘膜の） Lamina parietalis, *parietal layer*, Periorchium →精巣鞘膜

壁側板（中胚葉の） Somatopleura, *somatopleura*, Parietalblatt →中胚葉，側板

壁側腹膜 Peritoneum parietale, *parietal peritoneum* →腹膜

ベッチェル細胞 *cells of* Boettcher, Böttcher'sche Zellen →ラセン器

ペルオキシゾーム Peroxisoma, *peroxisome*, Peroxisom

マイクロボディ（microbody）ともよばれ，動物細胞では近位尿細管の上皮細胞，精巣の間質細胞*，肝細胞*などにその存在が知られている．直径約0.5μmほどの球形の細胞小器官*．表面は1層の限界膜で包まれている．内部は，近位尿細管のものは均等に微細果粒状で中等度の電子密度を示し，肝細胞のものは，動物種によりやや構造が異なり，たとえばラットでは均質な基質の中に2種の微細管*が類結晶状に規則正しく並んだ構造物を入れている．尿酸酸化酵素，アミノ酸酸化酵素，およびカタラーゼを含有し，過酸化水素を発生・分解するのでこの名でよばれる．
（山本）

ヘルトヴィヒ上皮鞘 Hertwig's *epithelial sheath*, Hertwig'sche Epithelscheide →歯の発生

ペルリア核 Nucleus Perliae, *central nucleus of* Perlia, Perliascher Zentralkern

動眼神経核群のなかで正中不対の細胞群を形成し，輻輳反射に深い関係をもつとされる．しかし，ヒトでこの細胞群を明確に同定することは困難であり，この核の機能と，さらに，その存在についても疑問がもたれている．（→動眼神経核）　　　　　　　　　　　　（水野）

辺縁層 Stratum marginale, *marginal layer*, Randschleier →神経管，外套層，上衣層

辺縁稜 Crista marginalis, *marginal ridge*, Randleiste →歯

弁蓋 Operculum (Plica opercularis), *opercular fold*, Operkulum →頸洞，舌骨弓，島

弁蓋ヒダ Plica opercularis, *opercular fold*, Opercularfortsatz →頚洞, 舌骨弓

ヘンゼン結節 Tuberculum Hensenii, Nodus Hensenii, Hensen's *knot or node*, Hensenscher Knoten →原始結節

ヘンゼン細胞 *cells of* Hensen, Hensen'sche Zellen →ラセン器

扁桃陰窩 Cryptae tonsillares, *tonsillar crypt*, Cryptae tonsillares →口蓋扁桃, 咽頭

扁桃窩 Fossa tonsillaris, *tonsillar fossa*, Fossa tonsillaris →口蓋扁桃

扁桃枝 Ramus tonsillaris, *tonsillar branch* →外頚動脈

扁桃小窩 Fossulae tonsillares, *fossulae tonsillares*, Fossulae tonsillares →口蓋扁桃, 咽頭

扁桃上窩 Fossa supratonsillaris, *supratonsillar fossa*, Recessus tonsillaris (Fossa supratonsillaris)

閉塞をまぬがれた第2鰓嚢背側部の内側葉上皮が周囲の間葉内に出芽して陰窩様発育をとげ, 扁桃上窩が形成される. ここにリンパ球が遊走して小節をつくり, 口蓋扁桃*となる. (→口蓋扁桃) (沢野)

扁桃体〔核〕 Corpus amygdaloideum, *amygdala*, Mandelkern

海馬傍回鉤におおわれる神経核の複合体を指し, 皮質核 (cortical amygdaloid nucleus) と内側核 (medial amygdaloid nucleus) を主体とする皮質内側核群と, 基底核 (basal amygdaloid nucleus) と外側核 (lateral amygdaloid nucleus) を主体とする基底外側核群とに2大別される. 小核として中心核 (central amygdaloid nucleus) があり, この核域のニューロピルはドパミンを含むといわれる. 哺乳類の扁桃体は鳥類以下の嗅線条体 (olfactory striatum, 原始線条体 archistriatum) に相同とされ, 高等哺乳類になるにつれて基底外側核が発達する. 皮質内側核群は外側嗅条の終止部位であるところから嗅覚に関与する構造物とみなされ, 分界条*によって中隔核, 視床下部と結合をもつ. 一方, 基底外側核は梨状前皮質, 内嗅領皮質 (28野), 帯状回 (とくに24野), 側頭葉, 前頭前野からの線維をうけ, 分界条によって遠心性線維を中隔核, 視床下部に送る. また基底外側核は, 扁桃体・視床下路 (腹側扁桃体遠心路) に多くの神経線維を送る. これらの線維はレンズ核の腹側の無名域を内側方に走り, 視索前域の外側部, 視床下部外側域, 中隔部などに分布する. 扁桃体から視床背内側核 (大細胞部) に達する線維も腹側扁桃体遠心路を通るが, これらは皮質内側核群からおこるともいわれる. 中心核は中隔核, 視床下部, 脳幹の植物性機能と関係深い諸核から線維をうけ, 植物性機能と関係の深い脳幹の部位に遠心性線維を送る. (→嗅覚路)

(金光)

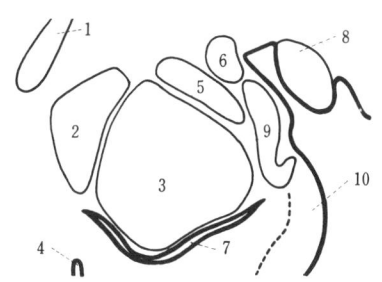

1. 前障, 2. 外側核, 3. 基底核, 4. 側副溝, 5. 中心核, 6. 内側核, 7. 側脳室, 8. 視索, 9. 皮質核, 10. 扁桃周囲皮質

ヒト扁桃体の前額断

扁平骨 Os planum, *flat bone*, flacher Knochen →骨

鞭毛 Flagellum, -a pl., *flagellum*, Geissel

基本的な構造では線毛*と同様であるが, 細胞に1本ないし数本しかない長いものを鞭毛とよぶことが多い. 精子の尾はその代表的なものである. ただし, 鞭毛虫の場合には多数を有するものもある. 細菌細胞で鞭毛とよばれる構造は, まったく異なった小器官である. (山田)

ヘンレ層 Stratum epitheliale pallidum, *layer of* Henle, Henlesche Schicht →毛包

ヘンレのループ *loop of* Henle, Henlesche Schleife →ネフロン

ホ

ホイザー膜 Heuser's *membrane* →胚〔体〕外体腔膜

方形回内筋 Musculus pronator quadratus, *pronator quadratus*, viereckiger Einwärtsdreher →上肢の筋

方形靱帯 Ligamentum quadratum, *quadrate ligament*

尺骨*の橈骨切痕の下縁と橈骨頸を結ぶ弱い靱帯で，上橈尺関節*の関節包を下方から支持する． (河西)

方形軟骨 Cartilago quadrata (Pars dorsalis arcus primi), *quadrate*, Quadratum

哺乳類の方形軟骨は Meckel 軟骨原基の最背側部として生じ，骨化してキヌタ骨となる．この部は板鰓類の口蓋方形軟骨の背側部ないし硬骨魚類〜鳥類の方形骨に相当し，したがって顎骨弓の上顎隆起*に属するものと考えられる．Meckel 軟骨からできるツチ骨との関節は鳥類以下の顎関節と相同である（→メッケル軟骨）．なおキヌタ骨の長脚と豆状突起は舌骨弓由来ともいわれる． (大内)

方形葉 Lobus quadratus, *quadrate lobe* →肝臓

縫合 Sutura, *suture*, Naht (Nahtfuge) →骨の連結

膀胱 Vesica urinaria, *urinary bladder*, Harnblase

膀胱は尿を貯留し，ときに500 m*l* を越える．空のときは径約3 cm の半球状，尿がたまるととくに上方へふくれる．膀胱上面は腹膜でおおわれ，前方は恥骨結合，後方は男では直腸，女では子宮・膣に接する．膀胱はほぼ上面，二つの外下面，後面を有するとみなされ，上面と二つの外下面の接点が前方で膀胱尖をなし，後面は膀胱丘とよばれる．膀胱尖と底の間の部分が膀胱体である．膀胱の下部で尿道へつづく部分を膀胱頸という．膀胱尖から臍へ向かって，胎生期の尿膜管に由来する正中臍索がのびる．

膀胱底の後方部に尿管が開き，その開口部と尿管口という．一方，尿道*のはじまる部分を内尿道口という．二つの尿管口を結ぶ線を底辺とし，内尿道口を頂点とする三角を，膀胱三角という．この部分では粘膜表面が比較的平滑である．尿管口をつなぐ粘膜のヒダを尿管間ヒダ，尿道口の後方の隆起を膀胱垂という．膀胱の粘膜上皮は移行上皮，壁の大部分は平滑筋の筋層で，走向は複雑である．上面は漿膜でおおわれる．

膀胱および尿道と周辺臓器を結ぶ平滑筋に，恥骨膀胱筋，直腸膀胱筋，直腸尿道筋がある．(→尿管) (養老)

膀胱外反 Exstrophia vesicae urinariae, *exstrophy of the bladder*, Ekstrophie der Harnblase

前腹壁および膀胱前壁を欠損し，膀胱粘膜(後壁)が体表に露出している状態をいう．30000〜40000出生に1回といわれている．男性により多い．排泄腔膜と体茎との間に第4週に原始線条から遊出してくる中胚葉組織の欠如があるため，排泄腔膜の頭方端と臍部との間の前腹壁が増強されないままで残り，前腹壁臍下部の虚弱性のため，尿生殖膜の破裂がより頭方に広がり尿生殖洞*の尾方端と尿膜*の全前側壁が裂けるようになるものとされている．遺伝要因ははっきりしない．尿道上裂など泌尿生殖系の種々な異常を合併する．下方前腹壁のより重篤な開裂は排泄腔の外反(extrophy of the cloaca)とよばれる．外反部の左右は膀胱壁で，その中央に腸後壁が露出している．尿直腸中隔が十分発生する前に前腹壁が大きく破れたもので，その破裂は膀胱外反より早期と考えられる． (谷村)

縫工筋 Musculus sartorius, *sartorius* (Tailor's *muscle*), Schneidermuskel →下肢の筋

縫工筋の腱下包 Bursae subtendineae musculi sartorii →滑液包

膀胱頸 Cervix vesicae, *neck of the bladder*, Cervix vesicae →膀胱

縫合骨 Ossa suturarum, *sutural bones*, Nahtknochen

縫合間に認められる独立した小骨で大きさおよび数は不定である．頭蓋冠*に認められることが多く，特に人字縫合に最も多く認められる．縫合骨は胎生期に結合組織性骨すなわち付加骨の骨核が原基より分離することにより生ずるものである． (児玉)

膀胱三角 Trigonum vesicae, *trigone of the bladder*, Trigonum vesicae →膀胱

膀胱子宮窩 Excavatio vesicouterina, *vesicouterine pouch* →腹膜

膀胱上窩 Fossa supravesicalis, *supravesical*

fossa →腹膜
　膀胱静脈 Venae vesicales, *vesical veins* →内腸骨静脈
　膀胱静脈叢 Plexus venosus vesicalis, *vesical venous plexus* →内腸骨静脈
　膀胱神経叢 Plexus vesicales, *vesical plexus*, Blasengeflecht →自律神経叢
　膀胱垂 Uvula vesicae, *uvula of the bladder*, Uvula vesicae →膀胱
　膀胱尖 Apex vesicae, *apex of the bladder*, Apex vesicae →膀胱
　膀胱体 Corpus vesicae, *body of the bladder*, Corpus vesicae →膀胱
　膀胱底 Fundus vesicae, *fundus or base of the bladder*, Fundus vesicae →膀胱
　膀胱尿道管 Canalis vesico-urethralis, *vesico-urethral canal*, Harnblasenabschnitt
　原始尿生殖洞*の中腎管*開口部より頭方の部分をさす．中央より頭方は拡張して膀胱部となり将来膀胱に分化する．中腎管開口部より尾方は急に細まり，尿生殖洞*の骨盤部，つまり原始尿道となる．男性では前立腺部尿道と隔膜部尿道に分化し，女性では末梢の小部分を除くすべての尿道がここから分化する．　　（沢野）
　傍索軟骨 Cartilago parachordalis, *parachordal cartilage*, Parachordalknorpel →軟骨頭蓋
　房室管 Canalis atrioventricularis, *atrioventricular canal*
　心耳管（auricular canal, Ohrkanal）ともいう．心臓の原始区域の一つ．原始的な心房と心室との中間には細く円筒形にくびれた区域があり，その内腔は心内膜の肥厚（前・後の心内膜床*）により著しく狭められ，左室側に偏って開く．管周壁の筋層は肉柱を形成せず，主として輪走する．前・後のクッションが融合することにより房室管中隔（Septum canalis atrioventricularis または Septum intermedium）が形づくられ，内腔は左・右の房室口に分かれる．房室結節は房室管の輪状筋により派生するといわれる．（→心臓の発生）　　（浅見）
　房室管〔口〕遺残 Ostium atrioventriculare commune, *persistent atrioventricular canal or orifice*, *common atrioventricular orifice*, Ostium atrioventriculare commune →心内膜症欠損
　房室結節（田原の結節） Nodus atrioventricularis, *atrioventricular node (the node of Tawara)*, Atrioventricularknoten von Tawara-Aschoff →刺激伝導系

　房室口 Ostium atrioventriculare, *atrioventricular orifice*, Vorhof-Kammer-Mündung →心臓
　房室束（ヒス束） Fasciculus atrioventricularis, *atrioventricular bundle (bundle of His)*, Atrioventrikular-Bündel (das Hissche Bündel) →伝導心筋細胞，刺激伝導系
　房室束幹 Truncus fasciculus atrioventricularis, *atrioventricular bundle*, Stamm des Atrioventrikular-Bündels →刺激伝導系
　房室束脚 Crus fasciculi atrioventricularis, *branch of the atrioventricular bundle*, Schenkel des Atrioventrikular-Bündels →刺激伝導系
　房室中隔 Septum atrioventriculare, *atrioventricular septum* →心臓
　放射状手根靱帯 Ligamentum carpi radiatum, *radiate carpal ligament* →手根靱帯
　帽状腱膜 Galea aponeurotica (Aponeurosis epicranialis), *epicranial aponeurosis*, Sehnenhaube →表情筋
　房状神経終末 *flowersprang ending* →筋紡錘
　胞状腺 Glandula alveolaris, *alveolar gland*, Alveoläre Drüse →腺
　胞状卵胞（グラーフ卵胞） Folliculus oophorus vesiculosis, Graafscher Follikel →卵胞
　紡錘遺残 Relictum fusi (fusale), *spindle-remnant*, Spindelrest →有糸分裂
　紡錘糸 Microtubulus fusalis, *spindle fiber*, Spindelfasern →有糸分裂装置
　紡錘状回 Gyrus fusiformis, *fusiform gyrus*, Spindelwindung →側頭葉
　紡錘状筋 Musculus fusiformis, *fusiform muscle*, spindelförmiger Muskel →筋
　房水静脈 *aqueous vein* →眼房水
　紡錘微細管 Microtubulus fusalis, *spindle microtubules*, Spindelfäden →有糸分裂装置
　縫線 Raphe, *raphe* →会陰
　放線冠（大脳髄質の） Corona radiata, *radiate crown*, Corona radiata (Stabkranz) →大脳髄質
　放線冠（卵子の） Corona radiata, *corona radiata*, Corona radiata →卵子
　放線状胸肋靱帯 Ligamenta sternocostalia radiata, *radiate sternocostal ligament*, Rippen-Brustbein-Strahlenbänder →胸肋関節
　放線状膠細胞 Gliocytus radialis, *sustentacular fiber of* Müller, Müller-Stützfaser (-Radiär-

faser)
網膜固有の神経膠細胞. Müller 細胞. (→網膜) （外崎）

放線状肋骨頭靱帯 Ligamentum capitis costae radiatum, *radiate ligament*, Rippenkopfchen-Strahlenbänder →肋骨頭関節

放線部（腎皮質の） Pars radiata →腎臓

膨大部憩室 Diverticula ampullae, *diverticula of ampulla*, Diverticula ampullae →精管

〔膨大部〕稜 Crista ampullares, *ampullar crista*, Crista →膜膨大部

包 皮 Praeptium, *prepuce*, Vorhaut →陰茎

傍皮質 *paracortical zone* →リンパ節

包皮小帯 Frenulum praeputii, *frenulum*, Vorhautbändchen →陰茎

包皮腺 Glandulae preputiales, *preputial glands*, Glandulae preputiales →陰茎

母指外転筋 Musculus abductor hallucis, *abductor hallucis*, Abzieher der großen Zehe →下肢の筋

母指3指節 *triphalangeal thumb*, Triphalangie

正常では基節と末節の2個よりなる母指の指節が，3個存在するものをいう．過剰指節の形成の程度により，第1度（末節の近位端が肥大して変形し，楔状の小骨片が末節と基節との間に現れる），第2度（末節と基節との間に短い中節が生じたもの．中節には独立した骨端化骨核はない），第3度（過剰中節が長く，独立した骨端化骨核を有するもの）に分けられる．また単一母指3指節のものと重複母指3指節（軸前性多指があり，重複した母指に3指節あるもの）がある．過剰指骨が長くてほぼ正常指骨に近く，かつ第1指が他の4指に対向しえない場合は5指手〔症〕(five finger hand) という．母指3指節は一般に両側性の場合が多く，性差は認められない．一般に母指では，中・末節骨の癒合により2節が正常形となっているが，ときに先祖返りとして3節を示すという説がある．本症は多くの場合，単純優性遺伝であるがサリドマイド症候群にみられるように環境因子によっても生じる．母指の欠損または3指節と心房心室中隔欠損の合併を特徴とするものとして Holt-Oram 症候群がある． （谷村）

母指主動脈 Arteria princeps pollicis, *princeps pollicis artery* →橈骨動脈

母指対立筋 Musculus opponens pollicis, *opponens pollicis*, Daumengegensteller →上肢の筋

母指内転筋（足の） Musculus adductor hallucis, *adductor hallucis*, Großzehenanzieher →下肢の筋

母指内転筋（手の） Musculus adductor pollicis, *adductor pollicis*, Daumenanzieker →上肢の筋

母指の手根中手関節 Articulatio carpometacarpea pollicis, *carpometacarpal joint of the thumb*, Handwurzel-Mittelhandgelenk des Daumens

第1中手骨底と大菱形骨の間の関節で，関節面は互いに適合する凸凹の面をもち，人体中で最も典型的な鞍関節である．関節包はゆるく，そのために運動はかなり自由で，手掌の面における屈曲と伸展，これと直交する面における内転と外転，さらにこれら2方向の運動を総合した描円を行う．また関節面が手掌面と同一平面上になく，やや掌側そして尺側に傾いているから，母指の屈曲に際して母指は手掌の表面を小指側に動き，さらにこのとき第1中手骨のわずかな回旋を伴うため，母指の掌側面が他の指の掌側面と向かい合う形をとる．これを対立 (Oppositio, opposition) という．この運動は，母指を他の指と向かい合わせて物を握るのに重要な役割をもち，比較解剖学的には，霊長目（サル以上）に特有な運動である．なお，上述の母指の屈曲，伸展，内転，外転には内容的に定義の混乱があり，上の記載は英米系の教科書の記載によった．しかしわが国の本では手掌と同一面において母指を他の指に近づける運動を内転，遠ざける運動を外転とよんでいる． （河西）

ボタロ管 Ductus Botalli, *Botallo's duct*, Ductus Botalli →動脈管

勃起神経 Nervi erigentes, *nervi erigenters*, Nervi erigentes →骨盤内臓神経

ボーマン嚢 Bowman's *capsule*, Bowman'scher Kapsel →腎小体, ネフロン

ボーマン膜 Lamina limitans anterior (Bowman), Bowman's *membrane*, Bowman-Membran

角膜の第2層, 前境界板. (→角膜) （外崎）

ポリオン Porion →頭蓋の計測

ポリゾーム Polyribosoma (Polysoma), *polysome*, Polysom →リボゾーム

ホロクリン腺 Glandula holocrina, *holocrine gland*, holokrine Drüse →腺

マ

マイスネル小体 Meissner's *corpuscle*, Meissnersches Körperchen →終末神経小体

マイスネル触覚小体 Meissner's *tactile corpuscle*, Meissnersches Tastkörperchen →終末神経小体

マイネルト束 Fasciculus Meynerti, *fasciculus of* Meynert, Meynertsches Bündel →手綱, 脚間核, 手綱脚間路

マイネルトの基底核 Nuclei basales (Meynerti), *basal nuclei of* Meynert, Basalkernkomplex (Kern der Meynertschen Hirnschenkelschlinge)

淡蒼球*の吻側部と前有孔質の間に位置し，内側は中隔部に達する．内側部にはBrocaの対角帯核 (Nucleus diagonalis)，外側部にはReichertの無名質を含む．無名質には黄色色素を含む大形の多極性神経細胞が散在し，吻側は前交連の下部に達する．大形多極性神経細胞の一部は淡蒼球の内髄板および外髄板のなかへものびている．

Meynertの基底核は狭義にはReichertの無名質を意味する．　　　　　　　　　（水野）

マイボーム腺 Glandulae tarsales (Meibom), *Meibomian glands*, Meibom Drüsen

瞼板腺．(→眼瞼)　　　　　　（外崎）

膜間部（声門の） Pars intermembranacea, *intermembranous part*, Pars intermembranacea →声門

膜状胎盤 Placenta membranacea, *membranous placenta*, Placenta membranacea

子宮内膜面の大部分と結合する，広く薄い胎盤*．　　　　　　　　　　　　（森）

膜性骨 Os membranaceum, *membrane bone*, Hautknochen →骨組織の発生

膜性骨の発生 Osteogenesis membranacea, *membranous ossification*, desmale Knochenbildung

頭蓋冠*を構成する前頭骨，頭頂骨，側頭骨，後頭骨などの扁平骨，下顎骨の一部，鎖骨などは胎生期結合組織の中に直接骨組織ができてくる．これを膜性骨発生または膜内骨化といい，このようにしてできる骨を膜性骨とよぶ．骨化がおこる部位ははじめ多数の血管が侵入し，細長い突起で互いに接する間葉細胞は骨芽細胞*に分化して膠原線維*と主として硫酸ムコ多糖を含む骨基質を分泌しはじめる．ついでこれに石灰質が沈着して骨芽細胞自身は骨基質中に埋没し骨細胞となる．このような骨形成は分岐吻合する血管網の間におこるので，はじめにできる骨は海綿状を呈し（一次海綿骨），基質中の膠原線維の配列は交錯する（線維性骨 woven bone の名がある）．最初に現れる骨小柱の周囲の未分化結合組織細胞は次々に骨芽細胞に分化し，単層立方上皮様の配列を示しながら，さかんに骨基質成分を分泌し，周辺に向かっての骨成長が行われる．骨化はつくられる骨の全域で同時に進行するのではなく，はじめ1ないし数個所で骨化がおこり，しだいに周辺に及んでいく．この最初に骨化がおこる部位を骨化中心または骨化点という．　　　　　（市川）

膜性頭蓋 Cranium membranaceum, *membranous cranium*, membranöses Cranium

結合組織性頭蓋 (Desmocraninum) または皮骨頭蓋 (dermal skull) ともよばれる．結合組織すなわち膜の骨化が間葉内におこり，通常，骨のほぼ中央にある化骨点から骨化がはじまり，骨梁を形成しながら周囲に向かって放線状に骨化が進む．骨化が進むにつれて，結合組織の間質が緻密となり，骨板は骨膜骨または緻密骨*とよばれる．また上層に新しい骨層が付加されることから，付加骨ともよばれている．頭蓋の頂面ならびに側面を形成する皮骨性頭蓋は，骨化が未完了の状態で出産を迎える．このような皮骨性頭蓋の未骨化の部分を泉門という．また2個以上の結合組織性骨が合するところには縫合が生ずる．(→頭蓋の発生，頭蓋泉門)　　　　　　　　　　　　（児玉）

膜性壁 Paries membranaceus, *mebranous part*, membranöse Rückwand →気管

膜 部（鼻腔の） Pars membranacea, *membraneous portion*, haütiger Teil →鼻腔

〔膜膨大〕頂 Cupula, *cupula*, Cupula →膜膨大部

膜膨大部 Ampullae membranace, *membranaceous ampulla*, Ampulla

膨大部は前半規管，後半規管および外側半規管に1個ずつあって，それぞれ前膨大，後膨大および外側膨大という．

膨大部で，内腔に突出した壁の高まりを膨大

部稜という．膨大部稜は感覚上皮でおおわれる．膨大部稜の両側端の部分で半月状にみえる部分がある．この部分を半月面という．半月面では上皮細胞は円柱状から立方状のものまでがある．内リンパを分泌するといわれている．

感覚上皮はゼラチン様の物質からなる層でおおわれている．この層は上皮自由面を底として膨大部内に盛りあがった形をしていて，頂（クプラ）とよばれる．有毛細胞感覚毛はこの頂の中に入っている．

膨大部稜および平衡斑感覚上皮の有毛細胞*には，円柱状の細胞と底が丸くなったフラスコ状の細胞がある．前者では求心性神経終末はボタン状で小さく，有毛細胞下部に接続している（斑状シナプス形成細胞）．後者では，求心性神経終末は大きな杯状をしている．有毛細胞は細胞先端部を除く他のすべての部分をすっぽりと杯で囲まれている（杯状シナプス形成細胞）．

（斉藤）

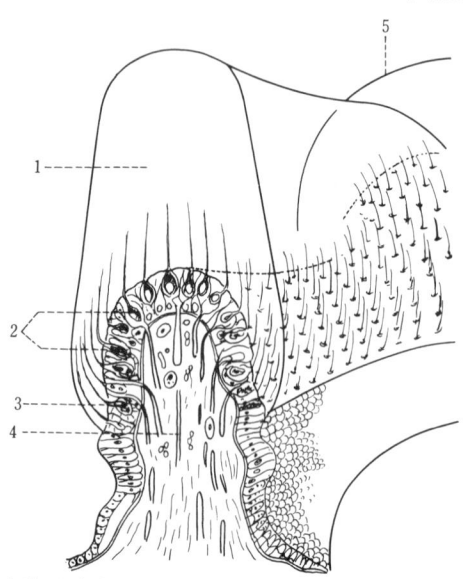

し，前庭の中にある．卵形囊は前庭の後上壁に，球形囊は卵形囊の前下方に位置する．卵形囊は径ほぼ 5 mm，球形囊は径ほぼ 3 mm で，両者は連囊管という細い管で互いに連絡されている．

膜半規管は卵形囊の後部にある．C字状の管で 3 本あり，それぞれ前半規管，後半規管および外側半規管という．これら 3 本の半規管の両端はいずれも卵形囊に開口する．両端のうち，一端はふくれて膨大部を形成する．ふくれていない他端を脚という．脚のうち，前半規管と後半規管では合して 1 本となり，総脚をつくっている．これら三半規管相互の空間位置関係は互いにほぼ直角である．

蝸牛管は球形囊の前方にある．ラセン状に巻いた管で，蝸牛の中にある．球形囊と蝸牛管とは結合管という細い管で互いに連らなっている．

連囊管の卵形囊寄りの部分から前庭部後上方に向かって出る 1 本の管を内リンパ管という．内リンパ管は岩様部後面で頭蓋底に達し，脳硬膜下に内リンパ囊という扁平な囊になっておわる．

（斉藤）

1. 頂，2. 有毛細胞，3. 支持細胞，4. 神経，5. 半月面
膨大部稜

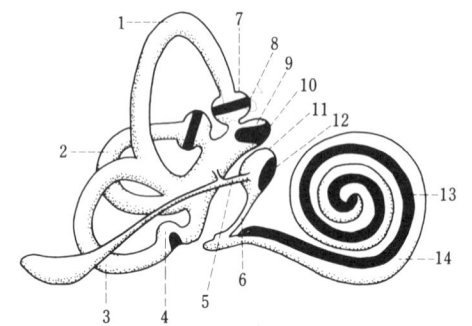

1. 前半規管，2. 外側半規管，3. 後半規管，4. 後膨大部，5. 連囊管，6. 結合管，7. 前膨大部，8. 膨大部稜，9. 卵形囊，10. 卵形囊斑，11. 球形囊，12. 球形囊斑，13. 蝸牛管，14. 蝸牛ラセン管

膜迷路（vou Ebuer（1903）より改写）

膜迷路　Labyrinthus membranaceus, *membranous labyrinth*, Höutiges Labyrinth

膜性の器官で周囲に対してまったく閉じている．膜迷路は内面を 1 層の上皮でおおわれ，外面を結合組織層でおおわれる．膜迷路の一部には特殊に分化した感覚上皮がある．

膜迷路は囊と管とが互いに連なり合ってできている．囊には卵形囊と球形囊があり，管には膜半規管と蝸牛管*がある．

卵形囊および球形囊は膜迷路の中央部に位置

膜迷路の発生　*development of the membranous labyrinth*

胎生第 3 週末～第 4 週初めごろ（第10段階），まだ広く開いている神経板の，後脳の領域の外側において，体表の外胚葉が肥厚をはじめ，周囲の外胚葉から明らかに区別される円板状の高まりが生ずる．これを耳板（耳プラコード）という．耳板はその中央部が陥没して耳窩となり，さらに進むと体表におけるその開口部が閉じ，ついには体表の外胚葉から離断して，球形のふくろとなって体表と後脳の間の間葉内に位

置するようになる．(第4週末，第13段階)．このふくろを耳胞という．

耳胞ははじめは球形であるが，次第に背腹（上下）方向に長くなり，その上端部は上方に伸長して細長い内リンパ管となり（第5週，第15段階），その上端はやや拡大して内リンパ嚢（endolymphatic sac）となる．耳胞の下部は上外後方と下内前方に拡大していくので，内リンパ管の耳胞への開口部は拡大した耳胞の内側面のほぼ中央部に位置するようになる．やがて拡大した耳胞の外側壁の中央部に内方に向かうくびれが生じ，これが内リンパ管の開口部に向かって進んでいくので，耳胞は後上方に位置するやや大きい卵形嚢部（utricular portion）と前下方に位置するやや小さい球形嚢部（saccular portion）に分かれ，内リンパ管の近位部はY字形に二股に分かれて，それぞれのふくろに開くようになる．この二股になった内リンパ管の近位部が後の連嚢管である．

胎生第6週のおわりごろ，卵形嚢部の後上部から互いに直角に位置する3個の円盤状の突出が生ずる．これを半規管板という．各半規管板の辺縁部では内腔が拡大するが，中心部は向い合う2枚の壁が相近づき，相癒着し，結局消失するので，はじめの円盤の円周にあたる辺縁部が半円周状の管となって残る．これが半規管で，身体に対する位置に従って前（上），外側および後半規管と名づけられる．卵形嚢部の残りの部分は横楕円形の卵形嚢となる．

球形嚢部の前下内側部は次第に細長い管状となって下方へ伸長をはじめる．これが蝸牛管*の原基で，はじめはまっすぐに下方へ伸びるが，やがてその遠位端がほぼ直角に前内方に曲がる．胎生第7週に入るとその伸長は加速され，第8週のおわりごろ（第23段階）には2巻き半のラセン状の蝸牛管が形成される．蝸牛管を出した残りの部分が球形嚢となる．球形嚢と蝸牛管の連絡ははじめは広いが，発生の進行につれて狭くなり，ついには蝸牛管の近位端付近と球形嚢を結ぶ細い結合管（Ductus reuniens）となる．

膜迷路ははじめはどこもかしこも外胚葉性の単層円柱上皮で縁取られているが，発生の進行につれて，特定の部位において上皮細胞の特殊化によって感覚細胞と支持細胞が分化し，特別な感覚装置を形成する．それらは半規管の膨大部稜，卵形嚢の卵形嚢斑，球形嚢の球形嚢斑および蝸牛管におけるラセン器*である．

なお，耳胞の卵形嚢部，球形嚢部の区分は，はじめあまり明らかでない．むしろ第6週（第16～17段階）の耳胞腹側部の伸長が，蝸牛管の形成を暗示するので，耳胞はまず卵球形嚢部（utriculo-saccular portion）ないし前庭嚢部（vestibular portion）と，蝸牛嚢部（cochlear portion）とに分かれるという記述がなされることも少なくない．
(溝口・森)

マスト細胞 mast cell, Mastzelle →組織好塩基球

末梢神経 peripheral nerve, peripheres Nerv
脳と脊髄を中枢とよぶのに対し，これらから出ている脳神経*と脊髄神経*を末梢神経とよぶ．末梢神経は数多くの神経線維の集りからなり束をなすが，知覚性，運動性，自律性の区別がある．知覚性と自律性のものでは途中に神経節*が存在する．

個々の神経線維は神経内膜とよばれる少量の結合組織につつまれ，それらがかなり多数集ってさらに神経周膜というやや厚い結合組織性の被膜につつまれる．この膜の内面には上皮様細胞が1ないし数層に並んでいる．神経周膜につつまれた単位がさらに集り，神経上膜という厚い結合組織性の被膜にとり巻かれる．これらの膜は膠原線維，線維芽細胞を主成分とするが，組織間隙には組織液が流れ，さらに神経周膜，神経上膜には血管を含んでいる．それぞれの末梢神経をつくる神経線維には機能によって髄鞘をもつものともたぬもの，太いものと細いものがある．一般に骨格筋にいく運動神経線維は太く，厚い髄鞘をかぶるが，内臓の平滑筋にいく自律神経線維は細く髄鞘を欠くことが多い．
(藤田 尚)

末梢神経系 Systema nervosum periphericum, peripheral nervous system, peripheres Nervensystem
末梢神経系は脳脊髄神経系と自律神経系*とに分けられ，前者はさらに脳神経*と脊髄神経*に区分される．後者にも交感神経*と副交感神経*とが含まれるが，副交感神経は脳神経と脊髄神経の中に混入しているため，これを脳脊髄神経系と対比すべき位置に置かずに，脳脊髄神経系と交感神経系とをもって末梢神経系とする場合もある．末梢神経*とは脳と脊髄*，すなわち中枢神経，以外の神経という意味である．
(山内)

末節骨（足の指骨の） Phalanx distalis, distal phalanx, Endphalange (od. Nagelphalange)

→指骨（足の）

末節骨（手の指骨の） Phalanx distalis, *distal phalanx*, End oder Nagelphalange →指骨（手の）

末節骨粗面（足の指骨の） Tuberositas phalangis distalis →指骨（足の）

末節骨粗面（手の指骨の） Tuberositas phalangis distalis, *tuberosity of distal phalanx*, Tuberositas pha- langis distalis →指骨（手の）

まぶた Palpebrae, *eyelids*, Augenlider →眼瞼

眉 Supercilium, *eyebrow*, Augenbraue
ほぼ眼窩上縁に沿う弓状の皮膚の高まりを眉といい，その表面の毛を眉毛という．しかし「眉」を両方の意味に用いることが多い．

（外崎）

マラッセの上皮遺残 *epithelial rest of* Malassez, Malassezscher Epithelrest

Malassez の残存上皮．（→歯の発生）（大江）

蔓状静脈叢 Plexus pampiniformis, *pampiniform plexus* →下大静脈

マント層 Stratum palliale →外套層

ミ

ミエリン鞘 *myelin sheath*, Myelinschicht →髄鞘

味覚〔神経〕路 *(central) gustatory pathway, (central) tract of taste*, Leitungsbahn des Geschmackssinnes

中間神経*，舌咽神経*および迷走神経*に含まれる味覚神経線維はすべて孤束核*のとくに吻側部に終止するとされる．孤束核からおこる味覚神経路の二次神経線維の終止部位や大脳皮質の味覚野などに関しては不確実な点が多い．孤束核からおこる二次神経線維は主として反対側，一部は同側の視床後内側腹側核（VPM）の最内側部におわり，ついで同側の大脳皮質のおそらく主として43野に投射するとするのが最も一般的な考えであった．しかし近年，ラットやネコで，孤束核からおこる神経線維は直接視床に達することなく，同側の橋の背外側部にある結合腕傍核（parabachial nuclei）におわり，ここからおこる神経線維が同側の VPM の最内側部に連絡することが報告されている．

(水野)

右胃静脈 Vena gastrica dextra, *right gastric vein*, rechte Magenvene (-blutader) →門脈

右胃大網静脈 Vena gastroepiploica dextra, *right gastroepiploic vein*, Vena gastroepiploica dextra →門脈

右胃大網動脈 Arteria gastroepiploica dextra, *right gastroepiploic artery* →腹腔動脈

右胃大網リンパ節 Lymphonodi gastroepiploici dextri, *right gastroepiploic nodes* →リンパ節

右胃動脈 Arteria gastrica dextra, *right gastric artery*, rechte Magenarterie →腹腔動脈

右胃リンパ節 Lymponodi gastrici dextri, *right gastric nodes* →リンパ節

右下肺静脈 Vena pulmonalis inferior dextra, *right inferior pulmonary vein*, vom rechten Unterlappen kommende Lungenvene →肺区域

右下葉気管枝 Bronchus lobaris inferior dexter, *right inferior lobe bronchus*, rechten Unterlappenbronchus →気管

右肝管 Ductus hepaticus dexter, *right hepatic duct* →肝管

右肝管の後枝 Ramus posterior →肝管

右肝管の前枝 Ramus anterior →肝管

右冠状動脈 Arteria coronaria dextra, *right coronary artery*, rechte Kranzarterie →冠状動脈

右肝静脈 Venae hepaticae dextrae, *right hepatic vein* →下大静脈

右胸管 Ductus thoracicus dexter →胸管

右結腸曲 Flexura coli dextra, *right colic flexure* →結腸

右結腸静脈 Vena colica dextra, *right colic vein*, Vena colica dextra →門脈

右結腸動脈 Arteria colica dextra, *right colic artery* →上腸間膜動脈

右結腸リンパ節 Lymphonodi colici dextri →リンパ節

右三角間膜 Ligamentum triangulare dextrum, *right triangular ligament of the liver* →胃間膜

右上肺静脈 Vena pulmonalis superior dextra, *right superior pulmonary vein*, rechte obere Lungenvene →肺区域

右上葉気管支 Bronchus lobaris superior dexter, *right superior lobe bronchus*, rechte Oberlappenbronchus →気管

右上肋間静脈 Vena intercostalis superior dextra, *right highest intercostal vein* →奇静脈

右精巣静脈 Vena testicularis dextra, *right testicular vein* →下大静脈

右大動脈弓 *right aortic arch*, rechter Aortenbogen

左背側大動脈の遠位部が退縮し，対応する右側の背側大動脈が残存したもの．鏡像的分岐をとるときは他の心奇形を多く併発する．左側の動脈管が残り，食堂の後面を通過する場合には，血管輪（vascular ring）を形成して食道を締めつけ嚥下障害をきたすことがある．

(谷村)

右中葉気管枝 Bronchus lobaris medius dexter, *right middle lobe bronchus*, rechte Mittellappenbronchus →気管

右肺静脈 Venae pulmonares dextrae, *right pulmonary veins*, rechte Lungenvenen →肺区域

右肺動脈 Arteria pulmonalis dextra, *right pulmonary artery*, rechte Lungenschlagader →

肺区域

右副腎（腎上体）静脈 Vena suprarenalis dextra, *right suprarenal vein* →下大静脈

右房室口 Ostium atrioventriculare dextrum, *right atrioventricular orifice*, rechte atrioventrikuläre Mündung →心臓, 房室管

右房室弁（三尖弁） Valva atrioventricularis dextra (Valva tricuspidalis), *tricuspidal valve*, Tricuspidal-Klappe →心臓

右卵巣静脈 Vena ovarica dextra, *right ovarian vein* →下大静脈

右リンパ本幹 Ductus lymphaticus dexter, *right lymphatic duct*, rechter Lymphstamm →胸管

右腕頭静脈 Vena brachiocephalica dextra, *right brachiocephalic vein*, rechte Armkopfvene →上大静脈

眉　間（みけん） Glabella, *glabella*, Stirnglatze →前頭骨

三つ組 Trias (Triades), *triad*, Triade →骨格筋細胞

密結合組織 Textus connectivus fibrosus compactus, *dense connective tissue*, straffes od. dichtes Bindegewebe →結合組織

密着域 Macula occludens, *macula occludens*, Macula occludens →細胞の連結

密着帯 Zonula occludens, *tight junction*, Zonula occludens →細胞の連結

ミトコンドリア Mitochondrion (Mitochondrium), *mitochondrion* (*mitochondria*), Mitochondrien →糸粒体

脈　管 *vessel*, Gefäß
動静脈，リンパ管の総称．　　　　　（養老）

脈管神経 Nervus vascularis →神経

脈絡糸球 Glomus chor[i]oideum, *chorioid skein*
側脳室＊の頭頂部から側頭部への移行部 (Pars transitiva) では側脳室脈絡叢の発達が著しいため，とくにこの部分における脈絡叢の集団を脈絡糸球とよぶ．脈絡叢はギリシャの医学者 Galenos (129—200頃) がウシやウマの脳を解剖して choroeide plegmata (=chorion-like plaited work) とよんだのに由来する．（→軟膜）
　　　　　　　　　　　　　　　　　（金光）

脈絡叢静脈 Vena chor[i]oidea, *choroid vein* →大脳静脈

脈絡組織 Tela chorioidea, *tela chorioidea*, Tela chorioidea →髄膜

脈絡膜 Choroidea, *choroid*, Aderhaut
血管と色素細胞（脈絡膜メラニン細胞）に富む厚さ〜0.2mm の膜状構造．眼球血管膜の大部分を占め，前方部は毛様体に移行する．表層の強膜＊との結合は比較的緩く（脈絡外隙），深層の網膜色素上皮層との結合は緊密である．眼球壁の体液循環と物質代謝をになう．5層が区別される．

(1) 脈絡上板：色素に富む疎性結合組織．最表層をとくに褐色板という．

(2) 血管板：脈絡膜動脈の多数の枝を含み，渦静脈にそそぐ静脈枝もここに集る．膠原線維，弾性線維，平滑筋（毛様体筋経線状線維の一部），神経線維を含む．

(3) 境界板：ヒトでは細い弾性線維を含む薄層．ウシやウマで線維性輝板（→輝板），イヌやネコでは細胞性輝板という光反射性の層として発達する．下等脊椎動物では，細胞性輝板が虹彩に及ぶ．

(4) 脈絡毛細管板：網膜色素上皮の基底面に基底板を介して密接する有窓毛細血管網がつくる薄層．

(5) 基底複合膜（Bruch 膜＊）：電顕的に弾性層，線維層，基底板に細分される．網膜色素上皮の基底板から発達した無細胞層である．
　　　　　　　　　　　　　　　　　（外崎）

脈絡膜ヒモ Tenia telae
側脳室＊，第三脳室＊，第四脳室＊の脈絡組織 (Tela chor(i)oidea) を除去すると，脳実質に脈絡組織の周辺部が残る．ヒモ状に残ったこの脈絡組織の付着部をいう．（→軟膜）　（金光）

脈絡膜メラニン細胞 Melanocytus chorioideus, *choroidal melanocyte*, Melanozyt der Aderhaut →脈絡膜

ミュラー管 Ductus Mülleri, *Müllerian duct*, Müllerscher Gang →中腎傍管

ミュラー筋 Fibrae circulares (Müller), *Müller's muscle*, Müller-Fasern

(1) 毛様体筋のうち内層の輪状線維．（→毛様体）

(2) 上瞼板筋＊．(→眼瞼)　　　　（外崎）

ミュラー結節 Tuberculum Mülleri, *Müllerian tubercle*, Müllerscher Hügel →洞結節

ミュラー細胞 Gliocytus radialis (Müller), *Müller's fiber*, Müller-Stützfaser
Müller 膠細胞，Müller 線維などともいう．(→放線状膠細胞, 網膜)　　　　　（外崎）

ム

無眼球〔症〕 Anophthalmia, *anophthalmia*, Anophthalmie

眼組織の完全な欠損をさす．眼組織が組織学的検索で若干でも存在する場合は小眼球*というべきであるがその鑑別は困難で，眼球*が一見存在しないように認められる例については，臨床的無眼球とよぶのが適当である．一般に両側性におこることが多く，一側性の場合にも，残る一眼が小眼球その他の異常を示すことが多い．(1) 一次性無眼球（primary anophthalmia）：前脳*が形成されてのち，眼胞の生ずる以前におこるべき誘導が障害されることによっておこる．本症のうち最も多いもので，両側性であり，ほかの器官は正常のことが多い．眼の外胚葉性成分はまったく欠けているが，中胚葉性の組織の痕跡の認められる場合がある．(2) 二次性無眼球（secondary anophthalmia）：神経管の前部が全域にわたってその発達が抑制されるか，または異常な発達をなすことにより，二次的におこるものである．脳などに多くの重度の奇形が合併する．(3) 退行性無眼球（degenerative anophthalmia）：いったん形成された眼胞が，その後萎縮または変性することにより発現するものである，に分けられる．常染色体劣性遺伝*，13トリソミーなどの染色体異常*によるもののほか環境因子としてX線照射，低酸素血症，種々の化学物質の服用，梅毒やトキソプラズマなどの感染などで生じることが報告されている．(→小眼球〔症〕) (谷村)

無細胞セメント質 Cementum noncellulare, *acellular cementum*, zellfreies Zement → セメント質

無　肢 Amelia, *amelia*, Amelie → 四肢欠損

無軸索細胞 Neurocytus amacrinus, *amacrine cell*, amakrine Zelle → 網膜

無糸分裂 Amitosis, *amitose (direct nuclear division)*, direkte Kernteilung

核が少し長くなり中央部でくびれ，そのくびれが深くなってついに2娘核に分裂する方式の核分裂*．紡錘体*や，一定数の染色体*が現れないでこの名がある．哺乳類の正常状態で，この形式の分裂はなく，病変細胞や，特殊な組織における分裂とみなされている． (田中)

無小胞シナプス *non-vesicular synapse* → 神経細胞間シナプス，シナプス小胞

無漿膜野 Area nuda, *bare area of the liver* → 肝臓

無心体 Acardius, *acardius*, Acardius

一卵性双児で両個体の発育が平等でなく，一方の個体形成がきわめて悪く，とくに心臓の発育が痕跡的であるか，あるいはまったくその形成がないものをいう．絨毛膜で血管の吻合が形成されており，健常な胎児からの血液供給をうけることができるので，不完全ながらも発育を継続し得るものと考えられる．無心体への循環は静脈血のみであるから，外見的には浮腫が強く，骨格の変形や欠損もみられる．無心体は，(1) 全身の主要部分がそなわっている全身無心体（acardius holosomus），(2) いずれかの部分が欠損した半身無心体（acardius hemisomus），および，(3) ヒトの個体としての形態がまったくみとめられない無形無心体（acardius amorphus）とに大きく分類される（緒方による）．この発生過程については，胎盤*の血管の吻合によるなどの説がある． (谷村)

無髄神経線維 *unmyelinated nerve fibers*, marklose Nervenfaserm

髄鞘*につつまれない神経線維で，このうちSchwann鞘につつまれるものを有鞘無髄線維，つつまれないものを無鞘無髄線維という．いずれも興奮の伝達が遅く，前者は末梢自律神経に，後者は中枢神経系の灰白質にみられる．肉眼的に灰白色を呈し灰白線維（gray fiber）ともよばれる． (藤田 尚)

無対舌結節 Tuberculum impar, *tuberculum impar, median lingual bud*, Tuberculum impar → 舌の発生

無　脳 Anencephalia, *anencephaly*, Anenzephalie

頭蓋冠*およびこれに相当する皮膚組織の欠損を伴い，脳の大部分が存在しない状態をいう．頭蓋披裂*の最も極端な型と考えられている．出産10000当り7～8くらいとされている．男性より女性の方に多く出現する．死産児中に最も多くみられる奇形である．

胎芽期において多く見出されているのは，神経管の頭側端に近い部分が未閉鎖で，神経組織が外反露出している状態で，これを外脳（exencephaly）という．この原発性の癒合不全から，神経管組織の二次的壊死が胎生中～後期におこり，また脳血管叢という海綿状組織の増殖を生じて無脳になると考えられている．一方，無脳のあるものは神経管の正常な閉鎖が完成したのちに一定の損傷をうけて，その上壁が破裂することにより無脳を生ずる可能性もある．それには，異常な屈曲，脊索などの周囲組織の関与，脳脊髄液の過剰な貯留による圧迫，該当する部の脳質の過剰発育が関与するであろうとされている．本奇形の大部分は多因子遺伝によるとされる．近年，食事など多くの環境因子の関与が検討されている．受胎能力低下の関与や二卵性双胎の相互作用によるとの仮説もある．

残存する脳組織により，(1)間脳の小部分以下，(2)橋の中央部以外，(3)延髄の上部以下，(4)延髄の中部以下に分けられるが，(3)が最も多い（約50％）．しばしば頚椎の数の減少がみられ，副腎の形成不全が認められる．母体に羊水過多を伴うことが多い．二分脊椎と発生過程が成因が同じであるとして，両者を合わせて神経管奇形*という．近年，羊水（および母体血の）α-fetoprotein値の上昇で本奇形の出生前診断が可能となった． (谷村)

無 脾 Asplenia, *asplenia*, Asplenie

脾臓の形成がみられないものである．単独でおこることもあるが，心血管系の奇形および部分的内臓逆位を伴うことが多く，無脾症候群（asplenic syndrome）とよばれる．なお，多脾にも類似の心血管系および部分的内臓逆位がときにみられ，これらを含めて，無脾-多脾症候群ということもある．いずれも非対称器官が多少とも対称的位置をとる状態と考えられる等成長性の傾向がみられ，無脾症候群の場合には体の左側の構造や器官の形態が右側のそれに類似する（例：脾臓の無形成，3葉の左肺など）傾向があり，多脾症候群の場合には体の右側のものが左側のものと類似する（例：多脾，2葉の右肺，胆嚢の欠如，下大静脈肝臓部欠損など）傾向がある．心奇形としては心円錐-動脈幹異常（大血管転位など）や心房・心室中隔欠損（房室管遺残など）などが多い． (谷村)

無名質（ライヘルトの） Substantia innominata, *substantia innominata*, Substantia innominata →マイネルトの基底核

メ

眼 Oculus, *eye*, Auge

視覚器*のうち顔の一部を構成する部分．眼球前部（"しろめ"と"くろめ"），眼瞼（皮膚，睫毛），眉など．透明な角膜を通して，メラニン色素に富む虹彩（くろめ）がみえ，その色調は個体〜人種差が著しい．白色人種の幼児のくろめはとくに淡色調で，年齢とともに褐色や青色を強める．浅い虹彩支質に含まれるメラニン色素が黒〜褐色眼，深い虹彩色素上皮層のメラニン色素が灰〜碧眼のくろめの原因となる．くろめの中心の瞳孔の暗い色は，レンズ，硝子体を通してみえる網膜色素上皮層に包まれる眼球の暗箱構造の暗さである．

動物の瞳孔は暗やみの中で鮮やかに光を反射するが，脈絡膜の壁紙（輝板）（Tapetum）（イヌ，ネコ，ウシなど）やグアニン含有細胞（下等脊椎動物）による現象で，弱い光の受容能力を高める効果がある．

しろめは表面をおおう眼球結膜を透してみえる強膜の色である．眼の表情は眼瞼と眼瞼裂の形，とくにくろめとしろめの現れ方に関係があり，人種，年齢，性差などのほか，性格，情緒の状態など，一定の範囲で精神活動を反映する． （外崎）

眼の発生（水晶体板・水晶体胞・眼胞・眼杯を合わせたもの） *development of the eye*

眼は脳の一部が膨出した眼胞と，体表の外胚葉から生じた水晶体胞と，これらを包む間葉組織の三つから発生する．

胎生第4週のはじめころ，まだ広く左右に開いている神経板の頭側部で将来前脳になるべき部分の正中線の両側に，頭尾方向に走る浅い溝が生ずる．これを視溝または眼溝という．視溝は次第に深くなり，神経板が閉じて脳胞となったときには，前脳の前端部の腹外側部から外方に膨出するふくろとなる．これを眼胞といい，脳室の延長であるその内腔を視室（optic ventricle, Sehkammer）という．

眼胞の遠位部は球状に拡大しつつ外方に発育していき，体表の外胚葉に接触するが，近位部はあまり拡大せず，管状の眼胞茎となる．外胚葉の直下に達した眼胞の遠位部は次第に平たくなり，ついで内方に向かって陥没していく．このようにして眼胞は内・外の二重壁からなる杯状の眼杯となり，はじめ広かった視室（眼杯腔）は，眼杯・内板の陥没が進むにつれて狭くなり，ついには眼杯の内板と外板を隔てる裂隙状の空間となる．

一方，眼胞の遠位端部が接触した部分では，外胚葉が増殖・肥厚して，周囲の外胚葉から明らかに区別される円形の領域を形成する．これを水晶体板*という．水晶体板は眼杯内板の陥没につれて体表から陥凹していき（水晶体窩），ついには球形のふくろとなって体表の外胚葉から離断し，眼杯内板の囲む腔の中に位置するようになる．これを水晶体胞*という．眼杯内板が囲む腔ははじめは狭く，水晶体胞と少量の間葉細胞によって満たされているが，後に眼杯の発育によって拡大し，硝子体腔とよばれる．

眼杯内板の陥凹は同心円性ではなく，扁心性にその腹側縁に近いところを中心にして進行するので，眼杯の腹側縁の中央部は裂け目状となり，眼杯裂とよばれる．眼杯裂は眼杯茎の遠位部にまでのびて眼杯茎裂をつくる．眼杯裂と眼杯茎裂をあわせて眼裂という．眼杯の底で眼裂を上および左右から囲んでいる部分では，眼杯内板は直接眼杯茎裂の上・左・右を囲む眼杯茎の腹側壁に連続しており，この連続部を通って，眼杯内板に発生した視神経線維が眼杯茎に進入し，さらに間脳に達するのである．

眼裂ができると，眼動脈から1枝が生じ，眼杯茎裂の近位端において眼裂の中に進入し，ここを前進し，さらに硝子体腔の中軸部を貫いて水晶体胞の後面に達し，水晶体胞を囲む毛細血管網に分かれる．この動脈を硝子体動脈*という．硝子体動脈が眼裂に進入するとまもなく，眼裂は近位から遠位に向かって閉じていき，眼杯の内板と外板はそれぞれひとつづきとなり，眼杯ははじめてその全周が完成する．

眼杯の内板が外板に反転する縁の部分は，水晶体胞の前で正円形の孔を囲む．これが瞳孔で，発生が進むにつれ次第に相対的に小さくなる．

眼杯外板ははじめは多列円柱上皮よりなるが眼杯の拡大につれて次第に薄くなり，胎生第5週になると胞体内に黒褐色の色素果粒が出現し，結局，単層立方上皮の色素上皮層となる．眼杯内板もはじめは多列円柱上皮からなるが，さかんな細胞分裂によって著しく厚くなり，や

がてこれらの細胞が神経細胞*，支持細胞および感覚細胞に分化し，全体として網膜*を形成する．しかし，水晶体を囲む部分では内板は肥厚せず，結局，単層立方上皮の網膜毛様体部および網膜虹彩部となって，それぞれ毛様体と虹彩の一部を形成する．

眼杯の周囲を包む間葉組織は，発生の進行につれて内・外2層に分かれる．血管に富む内層は網膜の部分では脈絡膜となり，それより前方では毛様体および虹彩の実質を形成する．外層は緻密な線維性結合組織となり，強膜および角膜固有質を形成する．

角膜上皮は眼杯の表面をおおう体表の外胚葉に由来する． (溝口)

迷　管 Ductuli aberrantes, *abberant ductule*, Ductuli aberrantes →精巣

迷走神経 Nervus vagus, *vagus nerve*, Lungenmagennerv

第10番目の脳神経*で，胸腹部の諸内臓に分布する副交感神経節前神経線維（延髄迷走神経背側核に細胞体をもつニューロンの神経突起）を主成分としている．これらの線維が胸腹部を走行するあいだに，きわめてしばしば自律神経叢*を形成してどこに神経の本幹が存在するか不明瞭となるため，迷走神経の名がつけられた．また迷走神経には胸腹部の内臓の知覚を伝える神経線維*（その細胞体は迷走神経の下神経節内に存在する），脳硬膜や耳介後面・外耳道皮膚の一部の知覚を伝える線維（その細胞体は上神経節内に存在する），咽頭下部および喉頭の筋への運動線維（延髄疑核に発し，咽頭に分布するものは舌咽神経*からの枝とともに咽頭壁において咽頭神経叢を形成したのち筋に分布する），咽頭下部および喉頭の粘膜への知覚神経線維，などが含まれる．喉頭に分布する運動および知覚神経線維は下神経節の直下で喉頭に向かう上喉頭神経となるか，あるいは胸腔内で迷走神経本幹から下喉頭神経として分かれて頚部を反回神経として上行するかして目的の器官に達する． (山内)

迷走神経核 Nucleus nervi vagi, *nucleus of the vagus nerve*, Nucleus nervi vagi

第四脳室底の迷走神経三角の部分に存在する．遠心性線維の起始核と求心性線維の終止核からなり次の三つの核が区別される．(1) 迷走神経背側核 (Nucleus dorsalis n. vagi)：これはさらに内側核と外側核とに分けられる．内側核 (背側運動核) (dorsal motor nucleus) は一般内臓遠心性である副交感性線維を出す．外側核は迷走神経支配領域からの一般内臓求心性線維が終止する．この核はまた孤束核に含められ，孤束核の内側核として取り扱われることが多い．(2) 孤束核：孤束の外側にある大型細胞の集団で喉頭蓋領域からの特殊内臓求心性線維である味覚線維がおわる（→孤束核）．(3) 疑核：延髄網様体でオリーブ核*と三叉神経脊髄路核との間に位置する運動性細胞群である．特殊内臓遠心性線維の起始核で，茎突咽頭筋を除く咽頭筋や軟口蓋の筋などの横紋筋を支配する．疑核の

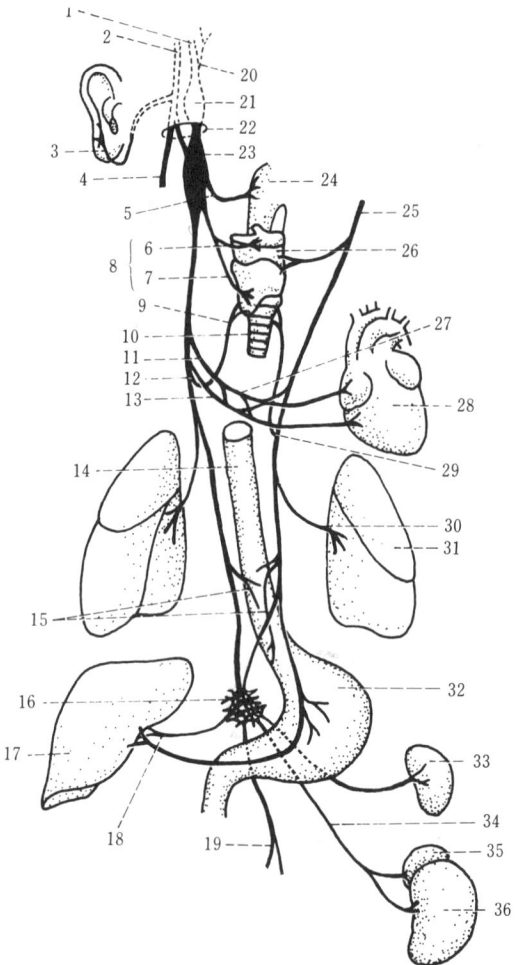

1. 右の迷走神経，2. 副神経，3. 耳介枝，4. 副神経，5. 咽頭枝，6. 内枝，7. 外枝，8. 上喉頭神経，9. 下喉頭神経，10. 気管，11. 上心臓枝，12. 反回神経，13. 下心臓枝，14. 食道，15. 食道枝，16. 腹腔神経叢，17. 肝臓，18. 肝枝，19. 腸枝，20. 硬膜枝，21. 上神経節，22. 頚静脈孔，23. 下神経節，24. 咽頭，25. 左の迷走神経，26. 喉頭，27. 心臓神経叢，28. 心臓，29. 左の反回神経，30. 気管支枝，31. 肺，32. 胃，33. 脾臓，34. 腎枝，35. 腎上体，36. 腎

迷走神経の分布全景(半模型図)

吻側部は茎突咽頭筋支配の舌咽神経の特殊内臓遠心性線維を，尾側部は副神経延髄根を出す．なお背側核や疑核の周辺には心臓運動抑制線維を出す細胞がある．耳介，外耳道，鼓膜などからの迷走神経の一般体性求心性線維は三叉神経脊髄路核におわる．　　　　　　　　（松下）

迷走神経背側核　Nucleus dorsalis nervi vagi, *dorsal motor nucleus of the vagus nerve*, Nucleus dorsalis nervi vagi →迷走神経核，舌咽神経核

迷路静脈　Venae labyrinthi, *labyrinthine veins* →硬膜静脈洞

迷路動脈　Arteria labyrinthi, *labyrinthine artery* →椎骨動脈

迷路壁　Paries labyrinthicus, *labyrinthic wall* (*medial wall of tympanum*), Paries labyrinthicus →中耳

めがしら（内眼角）　Angulus oculi medialis, *medial ocular angle*, nasaler (medialer) Lidwinkel →眼瞼，涙器，涙丘

めじり（外眼角）　Angulus oculi lateralis, *lateral ocular angle*, tempolarer (lateraler) Lidwinkel →眼瞼

メッケル憩室　Diverticulum Meckelii, *Meckel's diverticulum*, Meckelsches Divertikel

受精後第6ないし7週に消失するはずの卵黄腸管*が完全に退化しないでその回腸との接合部が残存するものをいう．回腸接合部以外の部位の遺残として完全開存（卵黄あるいは臍瘻, vitelline or umbilical fistula), 末梢部の開存（臍洞, umbilical sinus), 中間部の開存（卵黄囊腫, vitelline cyst) などがある．Meckel 憩室の発生頻度は高く，剖検例の2〜4％程度にみられる．男性に多い．通常回腸末端部（回盲弁から50 cm 位）の腸間膜付着面とは反対側に認められる．憩室の長さは1cmから10cmくらいまでで，憩室壁の粘膜の性状は必ずしも回腸粘膜と同じではなく，逸所性のものがあり，最も多いのは胃粘膜（50％）で，膵組織もよくみられる．ときに炎症をおこし，また胃粘膜をもつものはしばしば酸を分泌して潰瘍をおこすことがある．（→卵黄腸管）　　　　　　（谷村）

メッケル軟骨　Cartilago Meckeliensis (Pars ventralis arcus primi), *Meckel's cartilage*, Meckel'scher Knorpel

顎骨弓*の下顎隆起の中に生ずる丸い細長い軟骨で，板鰓類の下顎軟骨に相当する（→鰓弓骨格）．背方は中耳部に達し，はじめ方形軟骨*（上顎隆起）につづいている（この方形軟骨部を含めて Meckel 軟骨とよぶことも多い）．その後この軟骨の腹側部を包むようにして下顎骨が膜性に生じ（→内臓頭蓋），この軟骨の腹側部自身は，前端の一部が骨化して下顎骨に加わるほかは消失する．その背方につづく部分は前ツチ骨靱帯および蝶下顎靱帯となって残る．Meckel 軟骨の背側端部は中耳のツチ骨をつくる（ただし前突起だけは Meckel 軟骨に沿って生じた膜性骨が胎生6カ月ごろ合したものである）．ツチ骨をつくる部分は，キヌタ骨をつくる方形軟骨とはじめつづいており，のちに両者の間に関節腔ができる．鳥類以下の顎関節は方形骨 (Os quadratum) (方形軟骨にあたる) と関節骨 (Os articulare) (下顎軟骨の背側端部で，ツチ骨をつくる部分にあたる) との間にあるから，これと哺乳類のキヌタ・ツチ関節とが相同で，哺乳類の顎関節は膜性の下顎骨関節突起と同じく膜性の側頭骨鱗部との間に新しくつくられたものである．　　　　　　　（大内）

メラニン果粒　Granulum melanini, *melanin granule*, Melaningranula

メラニンは, tyrosine または dopa から tyrosinase の酵素作用により合成される色素で，メラニン細胞 (melanocyte) がその合成能をもっている．この細胞は粗面小胞体*および Golgi 装置*により, tyrosinase を含む小体すなわちメラニン前小体 (premelanosome) を形成する．通常のメラニン細胞にみられるメラニン前小体は，直径0.3〜0.7μmの楕円体で，1層の限界膜に包まれ，中に，楕円体の長軸方向にのびる糸状構造を入れている．糸状構造は tyrosinase をその主成分とし，特有な横縞をもっている．メラニン合成が進むと，この糸は次第に太く電子密になり，メラニン層板小体 (Corpusculum lamellosum melaniferum) の状態をへて，ついに均質な高電子密度のメラニンで満たされたメラニン小体 (Melanosoma, melanosome) がつくられる．メラニン細胞に dopa を与えると, tyrosinase の働きでメラニンが合成され，細胞質*が黒化する．この反応をドーパ反応 (dopa reaction) とよぶ．

表皮*では，メラニン細胞でつくられたメラニン果粒が表皮細胞にわたされている．

　　　　　　　　　　　　　　　　（山本）

メルケル円板　Merkel's *end plate* →終末神経小体

メルケル細胞　Merkel's *cell* →終末神経小

体
メルケル小体 Merkel's *corpuscle* →終末神経小体

メロクリン腺 Glandula merocina, *merocrine gland*, Merocrine Drüse
エクリン腺.（→腺） （養老）

モ

毛　渦　Vortices pilorum　→毛
毛　幹　Scapus pili, *hair shaft*, Haarschaft →毛
毛　球　Bulbus pili, *hair bulb*, Haarzwiebel →毛
盲　孔　Foramen cecum, *foramen caecum* →前頭骨
蒙古斑　*mongolian spot*, Mongolenfleck

主に東洋人種小児の仙骨部を中心とした皮膚にみられる青色斑をいうが，まれに白人種にもみられる．皮膚*の真皮*の深層部に多くのメラニン色素細胞（メラニンを合成し貯蔵する働きをもつ細胞で，神経堤*の細胞の一部が変化したものと考えられている）が存在するためにおこる．大多数の場合は小児期を過ぎると真皮内のメラニン色素細胞は崩壊し蒙古斑も消失するが，時に成人期にも持続性の蒙古斑がみられることがある． 　　　　　　　　　　（山内）

蒙古ヒダ　Epicanthus, *mongolian (epicanthic) fold*, Mongolenfalte　→眼瞼
毛　根　Radix pili, *hair root*, Haarwurzel →毛
毛細血管　Vas capillare, *blood capillary*, Blutkapillare

動脈と静脈との間をつなぐ細い血管．管壁はきわめて薄く，平滑筋層を欠き，組織と血液との主要な物質交換部位をなす．毛細血管の内径はいろいろで，狭いところで3～4 μm，広いところで30～40 μmもある．普通は7 μm前後である．肝臓，脾臓，骨髄およびいくつかの内分泌腺では，毛細血管は管径が大きく，不規則な内腔を有し，とくに洞様血管*とよばれる．毛細血管の分枝様式は組織や器官によって大いに異なるが，一般に分枝吻合して毛細血管網（床）をなす．毛細血管のうち，動脈につづくやや太い部分を動脈性毛細血管（arterial capillary），静脈につづく太い部分を静脈性毛細血管（venous capillary）という．動脈末端部の平滑筋が収縮することにより，毛細血管網のうち，ある部分は閉じたりするので，網全体に一様に血液が流れているわけではない．

毛細血管の構造は組織・器官の生理的要求に適合して異なる．一般的構成として，管壁は一層の扁平な内皮細胞でおおわれ，中膜（筋層）や外膜を欠く．内皮細胞は毛細血管の長軸方向に伸長しており，両端は先細りになっている．大きな毛細血管では内皮細胞は短く，幅が広い．最小の毛細血管では内皮細胞1個で血管全周がつくられる．内皮細胞下には薄い基底膜と付随する少量の膠原線維がある．さらに，ところにより毛細血管をとり囲む扁平な細胞が存在し，周皮細胞*とよばれる．周皮細胞も基底膜におおわれており，その基底膜はしばしば内皮細胞の基底膜と癒合している．

毛細血管は，主として内皮の構造に基づいていくつかの型に分類される．

(1) 連続型の毛細血管（continuous capillary）は普通の型で，筋組織のほか，たいていの組織にみられる．内皮細胞相互は細胞間結合で連結され，切れ目のない内皮（無窓性）と連続した基底板をもつ．通常，内皮細胞の細胞膜には多数の袋状陥入が形成されており，飲小胞*とみなされている．中枢神経内では細胞間は閉鎖帯により連結され，物質の移動は細胞質を通っての受動的拡散のみによると考えられる（血液脳関門, blood-brain barrier）．

(2) 有窓型の毛細血管（fenestrated capillary）

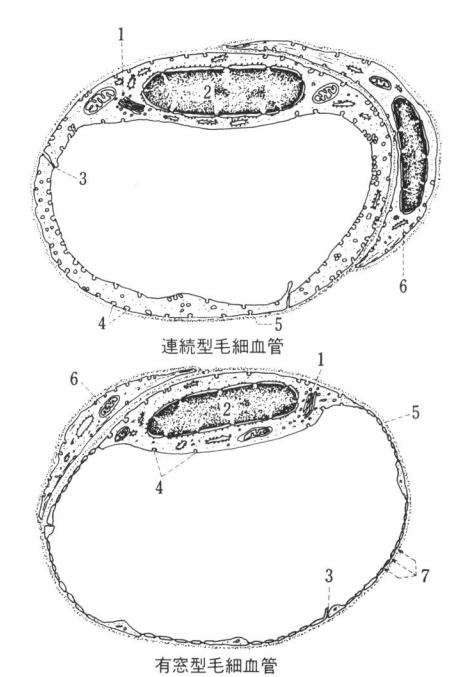

連続型毛細血管

有窓型毛細血管

1.内皮細胞, 2.核, 3.細胞間結合, 4.飲小胞, 5.基底板, 6.周皮細胞, 7.窓

は内分泌腺や腎臓にみられる型で，他に腸絨毛などにもみられる．内皮細胞のきわめて薄くなった部位に直径 80～100 nm の円い窓ないし孔があいている．窓には薄い隔膜が張っているが，腎糸球体の毛細血管内皮では窓は隔膜を欠く．内皮細胞は連続した基底板で支持される．連続型毛細血管より透過性が高く，血清蛋白質より小さい分子は速やかに通過できる．この型には周皮細胞はまれにしか認められない．

(3) 不連続型毛細血管は肝臓実質の洞様血管*にみられる型で，細胞内のみならず細胞間に大きな間隙が存在する．肝臓型 (hepatic type) ともよばれる．基底板は不連続であるか，またはまったく欠くところもある．

(4) そのほか脾臓や骨髄の洞様血管は特有な構造を示す．脾臓では脾洞をなし，杆状細胞とよばれる柱状の細胞が平行に並んで洞壁をつくるが，杆状細胞間にのみ大きな間隙がある．

(石川)

毛脂腺 Glandula sebacea pili, *hair follicle-associated sebaceous gland*, Haarbalgdrüse →脂腺

毛十字 Cruces pilorum →毛

網状赤血球 Reticulocytus, *reticulocytes*, Retikulozyten →赤血球

毛小皮 Cuticula pili, *hair cuticle*, Haarkutikula →毛

網状膜 Membrana reticularis, *reticular membrane*, Netzartige Platte →ラセン器

毛髄質 Medulla pili, *hair medulla*, Haarmark →毛

毛袋 Bursa pili →毛包

毛帯外路系 *extralemniscal system*

毛帯外路系は内側毛帯系*に対する語で，内側毛帯を介さず体性感覚を上方に伝える経路を総称する．これは内側毛帯系に比して系統発生的に古い系で，代表的なものは脊髄視床路*であるが，脊髄網様体路や脊髄視蓋路*などを含める．この系を構成する線維は内側毛帯を構成するものより細く，また毛帯系が視床への経路および終止において体部位局在的であるのに対し局在性が弱い．毛帯外路系は少なくとも下等哺乳動物においては内側毛帯が終止する視床腹側基底核におわるものは少なく，多くは髄板内核群および後核群 (po) におわるとされ，高等哺乳動物にいたって腹側基底核への終止が増加する．したがって毛帯外路系の皮質*への投射も毛帯系に比して広く，体性感覚領皮質に限らず，連合野を含むより広い部位へ投射する．機能的には，毛帯系が識別的触覚や深部感覚を伝えるのに対して，毛帯外路系は疎大触覚や温痛覚を伝え，皮質活動の覚醒にあずかる．

(川村 祥)

毛帯交叉 Decussatio lemniscorum, *decussation of lemniscus*, Schleifenkreuzung →内側毛帯系

盲腸 Caecum, *cecum*, Blinddarm, Zäkum, Zökum

caecus 盲．

大腸*の起始部で回盲弁の高さから下方へ膨隆した深さ 6 cm，幅 7 cm の盲囊で右腸骨窩に位置する．その外表は腹膜で完全に（ときに不完全に）おおわれており，わずかに可動性である．壁は大腸中，最も薄く，ガスの充満によって膨大しやすい．結腸ヒモは前，後，左側面にみられる．下端後左方から虫垂が突出している．回腸*が盲腸へ開口する部位，回盲口は，盲腸と上行結腸の境でその左後壁に位置する．この開口部には上唇と下唇からなる回盲弁があり，内容の逆流を防いでいる．上唇と下唇はおのおのの両端が互いに合して盲腸内面に輪状に走る回盲弁小帯という堤状の高まりをつくっている．

(和気)

盲腸血管ヒダ Plica cecalis vascularis, *vascular fold of the caecum* →腹膜

盲腸後陥凹 Recessus retrocecalis, *retrocecal recess* →腹膜

盲腸ヒダ Plicae cecales, *caecal folds*, *parietocolic folds* →腹膜

毛乳頭 Papilla pili, *hair papilla*, Haarpapille →毛

網囊 Bursa omentalis, *omental bursa*, *lesser sac*, Netzbeutel

胃*と膵臓*の間に腹膜腔の一部が幅広く伸展して生じた腔所であり，前方は小網*と胃，後方は膵前面，大網*後部，左方は脾門，横隔脾ヒダ，胃脾間膜で限られており，右方は小網自由縁のうしろの裂隙状の網囊孔を介して腹膜腔と連絡する．網囊は，腹大動脈から膵上縁でおこり小網に達する左胃動脈と肝動脈によって浮き出た腹膜ヒダ，すなわち二つの胃膵ヒダによって中央がくびれて，左右の2腔に区分される．右の小さな腔は網囊前庭または小網囊といい，主として小網の後方に位置を占め，これは肝尾状葉のうしろで上陥凹として憩室状に突起を送っている．左の大きな腔は固有網囊または

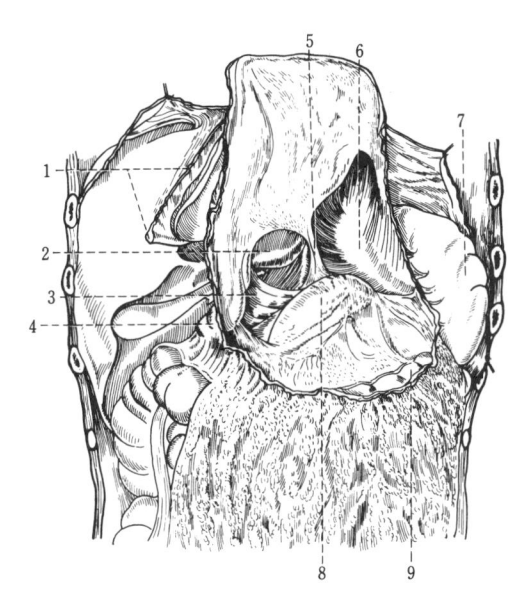

1. 肝鎌状間膜，2. 肝尾状葉，3. 右胃膵ヒダ，4. 幽門，5. 左胃膵ヒダ，6. 網嚢，7. 脾臓，8. 膵の小網隆起，9. 横行結腸
網嚢の内景（胃結腸間膜を切り，胃を上方へ反転させてある．矢印は網嚢孔）

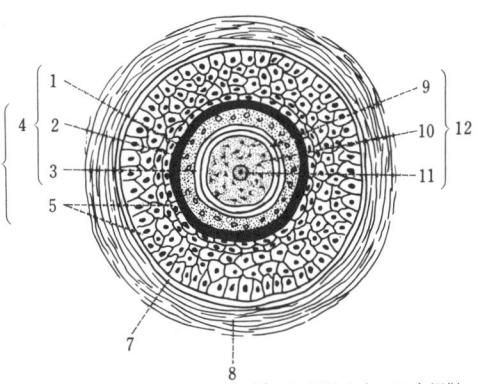

1. ヘンレ層，2. ハックスレー層，3. 根鞘小皮，4. 内根鞘，5. 外根鞘，6. 上皮性毛包，7. 硝子膜，8. 結合組織性毛包，9. 毛小皮，10. 毛皮質，11. 毛髄質，12. 毛根
毛包

大網嚢といい，主として胃の後方に位置を占めており，左方で脾門に突き当る部分を脾陥凹と，また下方で大網の前後葉の癒着部まで延び出している部分を下陥凹とそれぞれ称する．（→腹膜，腸間膜，小網，大網） (佐藤)

網嚢孔 Foramen epiploicum, *epiploic foramen* →網嚢

網嚢前庭 Vestibulum bursae omentalis, *vestibule of the omental bursa*, Vorraum des Netzbeutels →網嚢

毛皮質 Cortex pili, *hair cortex*, Haarrinde →毛

毛包 Folliculus pili, *hair follicle*, Haarbalg

毛包とは毛根を包む組織で，毛嚢ともいう．毛根にじかに接する部分を上皮性毛包 (epithelial hair follicle) といい，その外側をなす真皮*の連続部を，結合組織性毛包または毛袋という．両者の間に丈夫な基底膜*の一種である硝子膜 (glassy membrane) があり，これは電顕的な基底板の外側に，厚い結合組織基質と細い膠原線維が緻密になったものである．毛袋は2層に分けられ，膠原線維の走向によって，内輪層 (Stratum circulare internum) と外縦層 (Stratum longitudinale externum) とよばれる．

上皮性毛包は表皮の連続が毛根を包む部分であるが，その内方は角化する内根鞘で，外方は表皮直下のいわゆる峡部（isthmus）とよばれるところから上は角化するが，大部分は角化しない外根鞘 (Vagina radicularis externa, outer root sheath) である．内根鞘はさらに3層に分けられ，外から順に Henle 層または淡明上皮層 (Stratum epitheliale pallidum), Huxley 層または果粒上皮層 (Stratum epitheliale granuliferum) と根鞘小皮 (Cuticula vaginae, sheath cuticle) に分けられる．内根鞘の外方2層の細胞には表皮のケラトヒアリン果粒に類似したトリコヒアリン果粒 (trichohyalin granule) が出現するが，Henle 層の方が早く角化するので，角化してしまうと果粒はみえなくなる．多くの毛根の結合組織性毛包には立毛筋*，脂腺*，また特定の部位ではアポクリン汗腺*が付着している．

(黒住)

網膜 Retina, *retina*, Retina (Netzhaut)

網膜は光刺激を受容して神経興奮に変換し，上位中枢へ情報として伝達する主要な視覚器*構成部分である．前脳胞の一部分として発生する眼杯は視室腔をはさむ内・外2枚の壁をもち，分化して眼球内膜となるが，網膜の構造はすべてこの2層よりなる内膜に属し，脳壁に相同である．内膜は視神経乳頭から瞳孔縁まで眼球内面の全域をおおうが，機能と構造の異なる網膜視部，網膜毛様体部，網膜虹彩部が区別され，後二部分は合せて網膜盲部という．視部と毛様体部の境界が鋸状縁である．盲部では内膜の2板がともに比較的単純な上皮構造を保ち，虹彩後上皮と毛様体色素上皮・無色素上皮となる．視部では外板から網膜色素部，内板から網膜神経部が分化する．中心部で 0.4 mm，鋸状

縁で 0.1 mm の厚さをもつ．

(1) 網膜色素部（色素上皮）： メラニン果粒をもつ色素細胞からなる単層立方上皮である．基底面は，Bruch 膜を介して脈絡膜毛細血管板に接し，表面からは長い微絨毛を出して視室腔対岸の杆状体・錐状体細胞の外節に接する．色素細胞は，食作用をもち，光受容の役をおえて更新される杆状体・錐状体細胞外節の円板膜をさかんに貪食分解する．

(2) 網膜神経部（脳層）： 視室腔面から硝子体面へ向かって，1．光感覚層，2．外境界層，3．外果粒層，4．外網状層，5．内果粒層，6．内網状層，7．視神経細胞層，8．神経線維層，9．内境界層を区別する．細胞成分としては，a．光受容細胞，b．双極細胞，c．視神経細胞，d．介在神経細胞（水平細胞，無軸索細胞），e．放線状膠細胞（Müller 細胞）が数えられる．3 は a の，5 は b・d・e の細胞核に相当する．光受容細胞は視室腔に向かい 1 本の線毛を出し，その表面形質膜から数百枚の円板膜がつくられる．主として明所ではたらく受容細胞の線毛が錐状体外節，暗所ではたらく細胞の線毛が杆状体外節をつくる．線毛の基部の細胞形質を内節といい，多量の糸粒体*（エリプソイド）や，下等脊椎動物では脂肪球，グリコゲンに富む膜層板（パラボロイド）などを含む．内節の下部をミオイドという．この内節と核周部の境界線に細胞間結合帯があり，光顕下に外境界層とよばれる．外節と内節の間をつなぐ結合部は永く線毛の原形を保つ．ヒトの杆状体の総数は 10^8 個，錐状体は 4×10^6 個あるといわれる．

外網状層では光受容細胞*の終末突起（杆状体終末小球，錐状体終末小足）に双極細胞の樹状突起と水平細胞からの突起がその部に加わって特異なリボン構造をもつシナプスをつくる．内網状層は，双極細胞，無軸索細胞と視神経細胞の樹状突起の間の複雑なシナプス構造を含む．これら網膜神経部の神経連絡についての知識が，最近急速に進歩したが，正確な数量的関係と光情報処理機構の詳細には未知の部分が多い．

視神経細胞とその軸索の数は 80～100 万個にすぎず，神経線維層を経て視神経乳頭に集合し，数十本の小束として強膜篩板を貫き視神経となる．

内境界層は，神経線維層と硝子体膜を分け，眼杯内板上皮の基底膜に相当する．

杆状体と錐状体の形状と分布は，動物の種はもちろん同一の網膜の部位により異なるが，ヒトでは杆状体は長さ 30 μm，直径 1 μm，錐状体は 20 μm，基部の直径 5 μm くらいである．外節内の円板は動物では，R. Young らによると杆状体で約 500 個，短い錐状体で約 200 個である．円板膜は上述のように線毛形質膜の分化したもので，光エネルギーを細胞膜の興奮エネルギーに変換する．光受容物質（杆状体のロドプシン，錐状体のアイオドプシンなど，視物質，視色素などともいう）は，直径約 4 nm の球状蛋白にビタミン A 異性体が結合しており膜を構成する 2 層の脂質中に流動しているとみられる．その分子構造が最近くわしく研究されている (Ovchinikov)． (外崎)

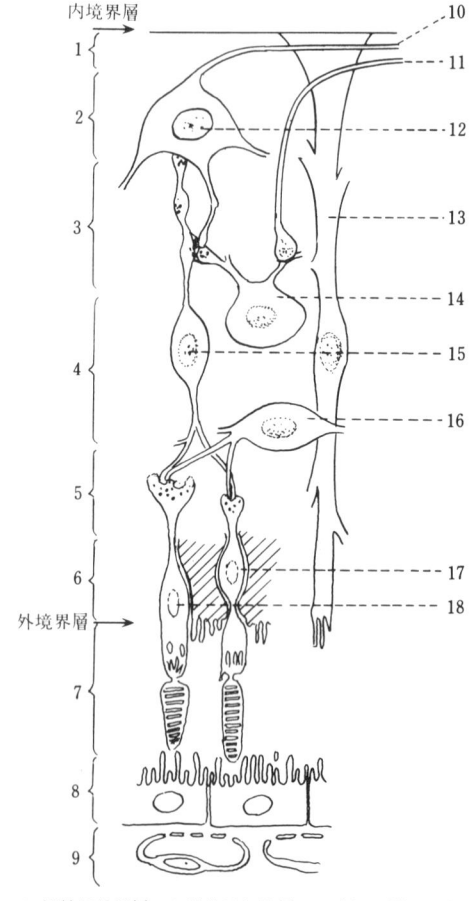

1．視神経線維層，2．視神経細胞層，3．内網状層，4．内果粒層，5．外網状層，6．外果粒層，7．光感覚層，8．色素部，9．脈絡膜，10．視神経線維（求心性），11．遠心性線維，12．視神経細胞，13．放線状膠細胞，14．無軸索細胞，15．双極細胞，16．水平細胞，17．杆状体視細胞，18．錐状体視細胞

網膜の細胞構築を示す模型図（山田氏より改写）

網膜の血管　Vasa sanguinea retinae, *retinal vessels*, Blutgefässe der Netzhaut

視神経乳頭より鋸状縁まで，網膜視部前面に分布する動静脈．眼底血管ともいう．網膜神経部に毛細血管網をつくるが，後面に近い光感覚層と色素層は脈絡膜毛細血管板で養われる．

網膜動脈は内頚動脈の終末枝の一つであり，脳を養う動脈に相同である．中枢神経系*の動脈病変（とくに動脈硬化など）が眼底鏡検査により発見されるようになり，眼底*の血管所見は眼科学的に重要視されている．　　　（外崎）

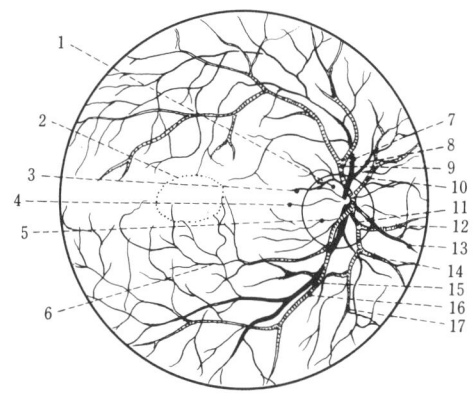

1. 視神経円板，2. 黄斑，3. 上黄斑動脈，4. 上黄斑静脈，5. 下黄斑静脈，6. 下黄斑動脈，7. 上外側静脈，8. 上内側静脈，9. 上外側動脈，10. 上内側動脈，11. 下内側動脈，12. 網膜内側動脈，13. 網膜内側静脈，14. 下内側動脈，15. 下外側静脈，16. 下外側動脈，17. 下内側静脈

網膜（眼底）の血管

網膜中心静脈　Vena centralis retinae, *central retinal vein*　→上眼静脈

網膜中心動脈　Arteria centralis retinae, *central artery of retina*, Netzhautarterie　→内頚動脈

毛様体　Corpus ciliare, *ciliary body*, Ziliarkörper

毛様体は虹彩支質と脈絡膜*の移行部に生後発生する平滑筋（毛様体筋）の束により生じる肥厚部である．経線断面では全体として三角形の断面をもち，3頂点がそれぞれ網膜鋸状縁，虹彩基部，毛様体突起にあたる．毛様体突起には毛様体小帯*が結合し，水晶体に連絡する．

眼球*を赤道面で切断し，その前半分を後から観察すると水晶体を一周する毛様体を一眺することができる．鋸状縁につづく，① 毛様体輪（幅～3 mm）と，② 放射状に配列する約70個の毛様体突起とヒダよりなる毛様体冠が区別される．輪部には細い経線方向に走る稜線が認められ，これが集中して毛様体突起（長さ2 mm，幅1 mm，高さ0.5 mm）をつくる．

(1) 毛様体筋：① 経線状線維（最外層，Brücke筋）と② 輪状線維（最内層，Müller筋）を区別するが，中間に放線状線維を区別することがある．① は角膜強膜移行部より赤道部に達し脈絡膜張筋（Tensor choroidei）ともいう．② は虹彩基部に沿って走る太い平滑筋束で，3～4歳までに発達するが個体差が大きく，強度の近視では痕跡的に止まることがある．毛様体筋が収縮すると小帯がゆるんで水晶体の丸くなろうとする力が働き，屈折力が増大する．短毛様体神経に含まれる副交感神経により支配される．筋周囲組織を含めて無色素層という．

(2) 網膜毛様体部（色素層）：網膜鋸状縁と前方の網膜虹彩部の中間にあたる．外の色素上皮層と内の毛様体上皮層に分かれる．上皮層は単層円柱上皮よりなりメラニンが少ない．糸粒体*，細胞間と基底面の形質膜陥入，細胞頂上部の微絨毛*の発達など，この部の眼房水分泌と移送作用を示唆する構造が多い．（→眼球）
　　　　　　　　　　　　　　　　　（外崎）

網様体　Formatio reticularis, *reticular formation*, Formatio reticularis

延髄*，橋*，中脳*においてその中心をなす構造で，系統発生的に古く，あまり境界の明瞭でない細胞群（核）からなっている．核を構成する細胞は多極性で，その形，大きさも変化に富んでいる．樹状突起は長く，広汎に分岐し，そこに多種類の入力が収束する．軸索は上行枝と下行枝に二分し，豊富な側枝により複雑な結合を行う．細胞構築学的には次の三つの縦の細胞柱が区別される．(1) 縫線核と正中傍網様体核群，(2) 内側核群（腹側網様体核，中心網様体核，巨大細胞網様体核，橋網様体核，橋被蓋網様体核），(3) 外側群（外側網様体核，小細胞網様体核，楔状核，脚橋被蓋核）．これらの核は種々の経路を介して非常に広汎な領域と関係している．入力は脊髄*（脊髄網様体路，脊髄視床路），脳神経*（V, VII, VIII, IX, X脳神経の中枢枝），大脳皮質*（皮質網様体路），小脳*（室頂核網様体路，歯状核網様体路），辺縁系（内側前脳束，背側縦束），中脳（視蓋網様体路），大脳基底核（淡蒼球被蓋路，視床下核被蓋路）に由来する．出力は視床（網様体視床路〔中心被蓋路〕），小脳（外側，正中傍，橋被蓋網様体核からの網様体小脳路），脊髄（網様体脊髄路）などにいたる．また網様体にはモノアミン含有細胞が多数存在し，中枢神経系内で広

汎な結合を行っている．縫線核群はセロトニンを含有する．核により結合は異なるが，脊髄，脳神経核（Ⅴ－Ⅷ脳神経核，迷走神経背側核，孤束核），オリーブ核*，中心灰白質*，小脳，四丘体，黒質*，間質核*，Darkschewitsch核，視床，視床下部*，前頭葉*，扁桃核，梨状葉*，嗅球*，嗅結節，大脳基底核などに線維を送る．アドレナリン含有細胞は青斑核のほかに橋延髄被蓋の腹外側部や背内側部（孤束核の腹内側）に存在する．これらの細胞も広く，脊髄，脳神経核（Ⅻ，Ⅶ，Ⅴ脳神経核，迷走神経背側核，孤束核，蝸牛神経核），オリーブ核，中心灰白質，四丘体，視床，視床下部，海馬，扁桃核，大脳皮質などに線維を送っている．　（松下）

毛様体縁　Margo ciliaris, *ciliary margin*, Iriswurzel　→虹彩

毛様体冠　Corona ciliaris, Pars plicata, *zone of ciliary processes*, Corona ciliaris　→毛様体

毛様体筋　Musculus ciliaris, *ciliary muscle*, Ziliarmuskel　→毛様体

毛様体小帯　Zonula ciliaris, *suspensory ligament of lens*, Linsenaufhängeapparat

水晶体被膜を毛様体突起に固定する索で，個々の線維を小帯線維（Fibrae zonulares）という．毛様体突起の比較的後部よりおこる線維は，水晶体赤道の前方に，前方よりおこるものは，後方に付着する．したがって一部線維が交叉する．小帯線維の間に残る小帯隙（Spatia zonularia）を経て，後眼房から前眼房へ眼房水が移動する．（→毛様体，水晶体）　　（外崎）

毛様体静脈　Venae ciliares, *ciliary veins* →上眼静脈

毛様体神経節　Ganglion ciliare, *ciliary ganglion*, Ganglion ciliare

眼窩*内にある自律神経節*でそこに含まれる神経細胞の大多数は副交感神経系節後ニューロン（その興奮により眼球内の虹彩にある瞳孔括約筋を収縮させて縮瞳をおこさせると同時に，毛様体筋をも収縮させて毛様小帯を弛緩させることにより水晶体*の厚みを増加させる）の細胞体である．この自律神経節には(1)動眼神経*からの枝（副交感性根），(2)交感神経枝，(3)鼻毛様体神経*との交通枝（知覚根），および(4)数条の短毛様体神経が連絡するが，(1)の中に含まれる副交感神経節前線維のみが上記の神経細胞体とシナプスを形成する．一方，(2)および(3)の中にはそれぞれ交感神経節後線維（虹彩の瞳孔散大筋を支配）と眼球の知覚をつかさどる神経線維が含まれるが，これらは毛様体神経節内を素通りするだけで同神経節内から新たにおこる副交感性節後線維群とともに(4)を形成して眼球内に進む．　（山内）

網様体脊髄路　Tractus reticulospinalis, *reticulospinal tract*

脳幹網様体からおこり下行する経路で内側または橋網様体脊髄路（medial or pontine reticulospinal tract）と外側または延髄網様体脊髄路（lateral or medullary reticulospinal tract）とがある．いずれも同側性の経路で，前者は吻側および尾側橋網様体核からおこり内側縦束を下行して脊髄全長のⅦ層，Ⅷ層，一部Ⅸ層におわる．機能的には伸筋ニューロンに対して促進的に，屈筋ニューロンに対しては抑制的に作用する．後者は延髄の巨大細胞網様体核からおこり，網様体外側部，さらに脊髄側索中央部を下行しⅦ層およびⅨ層背外側部におわる．この経路は屈筋ニューロンに対して促進的に，伸筋ニューロンに対して抑制的に働く．その他に橋吻側部の網様体から交叉性に下行する網様体脊髄路が見出されている．　（松下）

毛様体突起　Processus ciliares, *ciliary processes*, Ziliarfortsätze　→毛様体

毛様体ヒダ　Plicae ciliares, *ciliary folds*, Ziliarfalten　→毛様体

毛様体輪　Orbiculus ciliaris, Pars plana, *ciliary ring*, Orbiculus ciliaris　→毛様体

毛　流　Flumina pilorum　→毛

モノソミー　monosomia, *monosomy*, Monosomie

1染色体性ともいう．異数性の一種で正常な複相染色体組から1本染色体が欠けている状態をいう．その原因はふつう不分離*である．ヒトでは胎芽期にほとんど死亡してしまう．しかしX染色体の中の1個を欠く胎芽は，97％ほどが死亡するが，あるものは生存し，Turner症候群*として知られている．（→トリソミー）
　　　　　　　　　　　　　　　　　（谷村）

モル腺　Glandulae sudoriferae ciliares (Moll), Moll's *glands*, Moll-Drüsen

睫毛汗腺．（→睫毛）　　　　　　　（外崎）

モントゴメリー腺　Montgomery's *gland*

乳輪腺と同じ．（→汗腺）　　　　　（黒住）

門　脈（門静脈）　Vena portae, *portal vein*, Pfortader

門脈は胃腸，膵臓*，脾臓*の血液を肝臓*に送る静脈で，肝門を通るのでその名がある．門

脈の本幹は膵頭の後面で上腸間膜静脈と脾静脈の合流によってはじまり，6〜8cmの長さ，1cmほどの太さの静脈として右上方へ走り，肝門の下で右枝と左枝に分かれ，肝臓の右葉と左葉に分布する．右枝はさらに前枝と後枝に分かれ，右葉の前部と後部に分布する．左枝は横走部と臍部に分けられ，前者は横走して左葉にはいる一方，尾状葉枝を出して尾状葉や方形葉に分布する．臍部は中央の部分で，後方に向かって静脈管索へ細い外側枝を送り，また前方へは肝円索（臍静脈の名ごり）の中へ内側枝を送っている．

肝臓の中へはいった門脈の枝は，グリソン鞘（Glisson's sheath, Glisson'sche Scheide）（→肝門管）とよばれる結合組織をまとい，固有肝動脈の枝と伴行しながら，分岐をくりかえし，小葉間静脈となる．ここから肝小葉内の洞様毛細血管に注ぎ，さらに中心静脈，小葉下静脈をへて，肝静脈にはいり，下大静脈から心臓へと血液は流れることになる．

門脈の特徴は，胃腸膵脾の各臓器の毛細血管から発し，肝臓の中でもう一度毛細血管になることである．つまり，二つの毛細血管床の間を連絡することである．

門脈のはたらきは，第一に胃腸から吸収された物質を肝臓に送り，余分の栄養の貯蔵や，有害な物質の解毒などを行わせること，第二に胃腸膵内分泌系のホルモンを肝臓に送り（インスリン，グルカゴン，セクレチンをはじめ，直接に肝臓に作用するものもある），さらに全身にめぐらせることである．なお脾臓において赤血球の分解の際，ヘモグロビンから生じたビリルビンは，門脈によって肝臓に送られ，肝細胞の力で腸へ排出される．

門脈の根は次の通りである．

胆嚢静脈，臍傍静脈，左胃静脈，右胃静脈，幽門前静脈（この三者が胃冠状静脈をつくる），短胃静脈，左胃大網静脈，右胃大網静脈，脾静脈，膵静脈，膵十二指腸静脈，上腸間膜静脈，下腸間膜静脈，中結腸静脈，左結腸静脈，右結腸静脈，回結腸静脈，虫垂静脈，空回腸静脈，S状結腸静脈，上直腸静脈．

門脈の根は次の3個所で体循環の静脈と連絡している．(1)胃の噴門部の静脈網は食道下部のそれと連絡し，食道静脈をへて奇静脈に通じる．(2)直腸の静脈網は中および下直腸静脈をへて内腸骨静脈に通じる．(3)臍傍静脈は肝円索に沿って，へそから門脈左枝に至る2，3本

の細い静脈であるが，へそ周辺で上，下および浅腹壁静脈と連絡があり，内胸静脈や大腿静脈に通じている．

肝臓の病変などで門脈血の通りが悪くなる（門脈圧昂進）と，門脈血ははけ口をこれら三つの連絡路に求めて，少しでも体循環へもどろうとするので，ふだんは目立たないこれらの静脈の吻合が，大きく膨隆してくる．（→肝臓）

（藤田恒）

1.胆嚢静脈，2.臍傍静脈，3.左胃静脈，4.右胃静脈，5.短胃静脈，6.左胃大網静脈，7.右胃大網静脈，8.脾静脈，9.膵十二指腸静脈，10.上腸間膜静脈，11.下腸間膜静脈，12.中結腸静脈，13.左結腸静脈，14.右結腸静脈，15.回結腸静脈，16.空回腸静脈，17.S状結腸静脈，18.上直腸静脈，19.中直腸静脈，20.下直腸静脈，21.肝臓の下面，22.胆嚢，23.肝門，24.幽門前静脈，25.十二指腸，26.上行結腸，27.肝円索，28.食道，29.胃，30.脾臓，31.膵臓，32.下行結腸，33.直腸

門脈の枝と流域

門脈の発生 *development of portal vein*

卵黄静脈（Venae vitellinae）は胚体内では十二指腸の左右を通り，肝門に至る．この肝輸入静脈は吻合枝により，十二指腸を囲む血管網をつくるが，そのうち，肝門に近く腸の背側を通る吻合，それより遠位で腸の腹側を通る吻合が発達する．やがて，右肝輸入静脈の近・遠吻合の間の部，左肝輸入静脈の近位吻合より肝に近い部と遠位吻合より末梢の部が退化，消失す

る.このため,右肝輸入静脈は十二指腸の腹側を左に回り,ついで背側を右に回って肝門に向かうラセン状の走行をとる.この間,胃の軸性回転に伴い,十二指腸は右に頂点を向けたループをつくるので,遠位部は十二指腸ループ終部の腹側を通り,それより十二指腸ループ初部の背側を通って右上方に肝に向かう門脈の形をとる.遠位部のつづきは上腸間膜静脈となり,左より脾静脈が合流する. (森)

ヤ

ヤコビ線 Jacoby's *line* (*or biiliac line*), Jacobysche Linie

左右の腸骨稜の頂点を結んだ線．普通第4腰椎棘突起の尖端はこの線上か，もしくは線の直上に位置する．（→腸骨） （吉岡）

ヤコブソン器 Jacobson's *organ*, Jacobsonsches Organ →鋤鼻器

ユ

有郭胎盤 Placenta circumvalata, *circumvalate placenta*, placenta circumvalata
胎盤*の胎児側の面の中央が陥凹し，その縁に羊膜*がつく． (森)

有郭乳頭 Papillae vallatae, *circumvallate papillae*, umwallte Papillen →舌

有棘層 Stratum spinosum, *prickle cell layer*, Stratum spinosum →表皮

有鈎骨 Os hamatum, *hamate bone*, Hakenbein →手根骨

有鈎骨鈎 Hamulus ossis hamati, *hook of hamate bone*, Hamulus ossis hamati →手根骨

有糸核分裂 Karyokinesis (Caryokinesis), *caryokinesis*, Karyokinese →有糸分裂

有糸分裂 Mitosis cellularis, *mitosis*, Mitosis
無糸分裂*の対語で，この分裂は紡錘体の働きによりなされるところに特徴がある．間接分裂ともよぶ．動物細胞では核の活動とともに中心体*の活動も著明である．この有糸分裂には二つの種類がある．一つは体細胞分裂であり，他は減数分裂である．この両者の過程は概観的に似ているけれども，その内容と意義は根本的に相違している．一般に有糸分裂という場合には体細胞分裂を指すので，この項においてはそれを記述する．有糸分裂には引きつづいて行われる核分裂*と細胞体分裂(Cytokinesis)の二つの段階があり，有糸核分裂はさらに形態学的に四期に分けられる．

(1) 前期(Prophasis)： 母細胞核の染色糸が染色性をまし，網状構造は繊細で迂曲した染色糸となる．そしてこの染色糸は短縮肥厚し，一定数の染色体*となる．それぞれの染色体は2本の染色分体からなる．一方，細胞質*においては中心体の周囲に放線状の物体が現れ，いわゆる極放線が著明となる．ついで，2個の中心

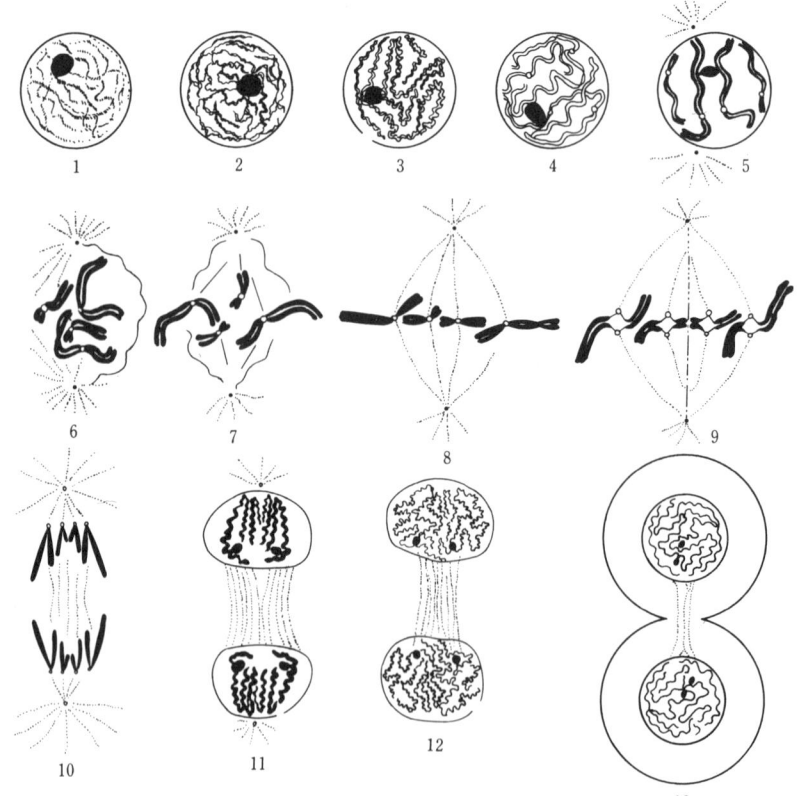

1：間期，2.3.4.5：前期，6.7：前中期，8.9：中期，10：後期，11.12.13：終期(セントロメアは白丸で示されている)
有系分裂の模型図

子*は自己複製をし，このもとの双心子を構成していたそれぞれは分離し，互いに新生した娘中心子を伴って分離して核の両極に移動し，同時に中心体の間には微細管*からなる紡錘体形成が開始される．核小体もしだいにみえなくなり，やがて核膜*も姿を消す．

(2) 中期 (Metaphasis)： 紡錘体が完成し，表層で，両極を結ぶ軸に垂直な平面，すなわち赤道板に各染色体の動原体が配列する．紡錘体は微細管*から構成されており，動原体は微細管の染色体糸で極に結びつけられる．

(3) 後期 (Anaphasis)： 染色体は両極に移動する．

(4) 終期 (Telophasis)： 核膜が極に集合した娘染色体群のまわりに再生し，染色体はコイルを解いて不明瞭となり，娘核の形成が完成する．そして間期核で異染色質*として残る部分を除いて染色性を失う．また核小体が再構成される．以上の現象によって核分裂は完了し，二つの娘核は分裂間期の状態になる．

細胞体分裂： 核の再構築が進んでいる間に，細胞質くびれ (Constrictio cytoplasmatica) が中央部でおこり，これがしだいに深く進み，ついには紡錘体，主としてその連続糸の遺残からなる部分，すなわち紡錘遺残 (Relictum fusi) につきあたる．さらにくびれが進行すると，二つの娘細胞は細い細胞体でつながれているようにみえる．その内部は紡錘微細管が充満しており，光顕的に黒い点としてみえ，中間体 (Corpusculum intermedium) とよばれる．ついで紡錘体の橋はくずれ，各半分はそれぞれ娘細胞へと縮まり，細胞体分裂は完了する．　　（田中）

有糸分裂装置　Apparatus mitoticus, *mitotic apparatus*, mitotischer Apparat

細胞分裂装置，分裂装置ともいう．動物の細胞分裂*のときに現れる紡錘体 (Fusus mitosis)，両極の娘中心子 (Centriolum filiale)，それから出る極放線（星芒）を一括して有糸分裂装置という．

有糸分裂が前期に入ると，細胞質*内の中心体の周囲に放線状の形象が現れる．これを極放線という．ついで2個の中心子はそれぞれその末端から娘中心子を分枝，複製する．そして中心子はそれぞれ娘中心子を伴って核の両極に移動していく．この分離していく中心子の間には微細管*よりなる有糸分裂紡錘体が形成される（紡錘微細管，紡錘糸）．この紡錘体は染色体*の動原体に付着する染色体微細管（染色体糸）と，両極間を結び，紡錘体の中心部を結ぶ連続微細管（連続糸），また分裂していく染色体の間に識別される中間部微細管とからなっている．またこの紡錘体は偏光顕微鏡観察で複屈折を示す．　　（田中）

有芯小胞　cored vesicles, Granulärvesikeln
→神経細胞間シナプス

有髄神経線維　*myelinated nerve fibers*, markhaltige Nervenfasern

髄鞘*（ミエリン鞘）をかぶった神経線維である．髄鞘のまわりをさらに Schwann 細胞からなるシュワン鞘 (Schwann's sheath) がつつむものを有鞘有髄（神経）線維という．Schwann 細胞は末梢神経にのみ存在し，中枢神経にはない．

髄鞘は一定の間隔で断絶し，ランヴィエの絞輪 (node of Ranvier, Ranviersche Einschnürung) という絞窄をつくっている．ランヴィエの絞輪は Schwann 細胞のつぎ目にあたり，この部で軸索は直接組織間隙に面する．絞輪と絞輪の間を絞輪間節という．また絞輪とは別に，髄鞘のところどころにシュミット-ランターマンの切痕 (insure of Schmidt-Lanterman, Schmidt-Lantermansche Einkerburg) とよばれる，線維方向に対して斜めに走るきれ目がある．

髄鞘は神経線維を絶縁させる役割と神経線維の跳躍伝導における役割をする．有髄線維では興奮は軸索表面を連続的に伝えられるのでなく，絞輪から絞輪へと跳躍的に伝えられる．したがって有髄線維は無髄線維に比べて伝導が速い．急速な興奮伝達を要する体知覚神経線維や骨格筋に分布する運動神経線維は有髄である．

髄鞘は末鞘神経では Schwann 細胞によって，中枢神経では希突起膠細胞によってつくられる．これらの細胞の細胞膜はまず神経線維のまわりを完全にとりかこみ，入りこみの口にあたる部分の細胞膜同士が互いに接着して軸索間膜をつくる，これが何重にも線維のまわりをとり巻いたものが髄鞘である．（→髄鞘）（藤田 尚）

優性遺伝子　Genum dominans, *dominant gene*, dominantes Gen

ヘテロ接合体で一方の対立遺伝子の形質だけが発現するとき，その対立遺伝子を他方に対し優性 (dominant) であるという．また優性形質によっておおいかくされる形質を劣性 (recessive) という．もともと形質についていわれていたものであるが，それに対応する遺伝子についても適用されるようになった．ヘテロ接合体

(Aa)のときに一方のホモ接合体（AA）と同じ表現型を示すとき完全優性という．またヘテロ接合体（Aa）のときに，2種のホモ接合体（AAおよびaa）の中間の表現型を示すとき不完全優性という．一般に野性型は突然変異型に対して優性である．劣性遺伝子*の対語．
（谷村）

雄性前核 male pronucleus →男性前核

有窓層板 Lamella annulata (anulata), *annulate lamellae*, Lamella annulata

槽状の，リボゾーム*をもたぬ膜の袋が重なり合ってできた細胞小器官*．槽には核膜孔によく似た窓がほぼ規則的にあいており，上下の槽では，これらの窓がちょうど向かい合うように並んでいる．構造の類似性から核膜*由来といわれているが，確証はない．生殖細胞，ある種の体細胞，および腫瘍細胞などにみられる．機能は明らかでない． （山本）

有窓胎盤 Placenta fenestrata, *fenestrate placenta*, Placenta fenestrata

一部で組織が薄くなり，その部が欠けることもある胎盤*． （森）

誘　導 Inductio, *induction*, Induktion

脊椎動物の初期発生において，ある胚域の細胞群の影響で，それに近接する他の胚域の発生分化の方向が決定される現象を誘導という．誘導現象には働きかける側（誘導者*または誘導原）と反応する側（反応系）とがある．たとえば，形成体*（オーガナイザー）による予定外胚葉の神経分化では形成体が誘導者で，予定外胚葉が反応系であり，眼胞による水晶体誘導の場合では，眼胞が誘導者で，それに密接する表皮が反応系であり，後脳による耳胞誘導の場合は，後脳が誘導者で，これに接触する表皮が反応系であり，脊索による体節誘導の場合は，脊索が誘導者で，この両側に配列する沿軸中胚葉が反応系である．

誘導者と反応系の間で誘導が成立するのは一定の発生期間内に限られる．すなわち，両生類の予定外胚葉が形成体の作用を受けて，神経分化を行うためには，反応系が原腸胚の初期から中期の間にあることが必要とされ，それより遅れると，誘導能，反応能ともに低下し，有効な誘導はおこらない．

誘導者から反応系への誘導刺激は誘導物質（inducing substance）の拡散によると考えられている．水晶体誘導実験の結果によれば，放射性トレーサーを用いた研究で，誘導者から反応系組織へ，小分子，より複雑な分子あるいは果粒が移動することが判明し，必ずしも両者間の接触を必要としないが，正常状態では誘導者と反応組織間に密接な細胞対細胞の接触が認められる．すなわち，誘導物質は拡散により能動的に転送されるが，最良の条件は細胞が互いに密な接触を保つことである．

誘導物質の性質はそれだけで作用すると未分化の外胚葉に神経化をおこさせる神経化因子と，未分化の外胚葉に中胚葉化をおこさせる中胚葉化因子とがある．これらの物質はおそらく，蛋白またはリボ核蛋白と結合していると考えられる．蛋白もリボ核蛋白も誘導過程において能動的である． （沢野）

有頭骨 Os capitatum, *capitate bone*, Kopfbein →手根骨

誘導者 Inductor, *inductor*, Induktor

誘導*の際，反応系（Reaktionsystem）に働きかける能動系（Aktionsystem）が誘導者または誘導原である．たとえば形成体*は一種の誘導者である．

誘導者は誘導物質を含有する．この物質は拡散により反応系に伝達されるので，誘導の成立には必ずしも誘導者と反応系の接触の必要はないという．しかし正常発生では誘導者と反応系の接触が最も好ましい条件となっている．

誘導者の作用効果には時間的制約がある（一誘導）．発生の進展に伴い，誘導連鎖の現象がみられ，一次誘導者，二次誘導者，さらには三次誘導者が生ずる（→形成体）． （沢野）

有毛細胞 Cellula pilosa, *hair cell*, Haarezellen

膨大部稜，平衡斑*およびラセン器の感覚上皮における感覚細胞である．細胞先端部に感覚毛をもつことから有毛細胞といわれる．

有毛細胞は支持細胞で支えられている．円柱状またはフラスコ状で，細胞の基底部は上皮基底部に達していない．核は細胞のほぼ中央あるいは下部よりに位置している．細胞の先端部には感覚毛と小皮板（クチクラ板）がある．感覚毛には1本の動毛と，小皮板上面から出ている40～120本の不動毛がある．動毛は不動毛群の一端に局在している．不動毛は，棍棒状で，列をつくって配列している．不動毛は動毛に近い列のものほど長くなっている．

有毛細胞は接続する神経との間にシナプスを形成している．シナプスをつくる神経終末には求心性と遠心性の2種類がある．

不動毛が動毛の方に押し曲げられると有毛細胞は興奮し，細胞の興奮は求心性神経に伝えられる． (斉藤)

幽門 Pylorus, *pylorus*, Magenpförtner →胃

幽門括約筋 Musculus sphincter pylori, *pyloric sphincter* →胃

幽門管 Canalis pyloricus, *pyloric canal*, Pförtnerkanal →胃

幽門狭窄 Stenosis pylorical, *pyloric stenosis*, Pylorusstenose

幽門における輪走筋（幽門括約筋）の異常に強い発達肥厚のために内腔がせばめられ，通過障害をおこしている状態をいう．男性に多く200人に1例，女性では1000人に1例といわれる．多因子遺伝*によるとされる．その発生過程については異常な神経の刺激とくに迷走神経*の緊張亢進状態が幽門に働き，その結果二次的に幽門の輪走筋の肥厚がおこるという神経性平衡異常説が最も多く支持を得てきた．特異的に幽門の筋層間神経叢における単位面積あたりの神経節細胞と神経線維の数が減少しており，また多くの神経節細胞が変性している．幽門括約筋の輪走筋の厚さは正常の2倍ないし4倍も厚くなっており，幽門部にオリーブ大の塊を触れる．生後3～6週で授乳のたびごとに噴射性の強い嘔吐がみられる．他の奇形の合併はまれである． (谷村)

幽門口 Ostium pyloricum, *pyloric orifice* →胃

幽門腺 Glandulae pyloricae, *pyloric glands*, Pylorusdrüsen →胃

幽門前静脈 Vena prepylorica, *prepyloric vein*, Vena prepylorica →門脈

幽門洞 Antrum pyloricum, *pyloric antrum* →胃

幽門部 Pars pylorica, *pyloric region of stomach* →胃

幽門リンパ節 Lymphonodi pylorici, *pyloric node* →リンパ節

癒合 Fusio, *fusion*, Fusion, Schmelzen, Verschmelzung

細胞，組織，器官など二つ以上の単位が合一して1体となること．

口蓋形成における左右口蓋突起の癒合，神経管形成における神経ヒダの癒合，舌の形成における2個の外側舌隆起と1個の正中舌隆起の癒合，耳介の形成における各耳介結節の癒合など，多くの例がある． (沢野)

癒合腎 *fused kidney*

左右の両腎臓が両側に位置し，その上下いずれかの極が正中線を越えて結合組織あるいは実質をもって癒合しており，外観上馬蹄鉄様の形態を呈するものをいう．馬蹄腎ともいう．ほとんどの例では下極における癒合である．その頻度は500～1000人に1人の割合といわれている．後腎が発生に伴って上行する際，臍動脈から形成された動脈叉を通過するが，この際に両腎があまりにも近くに押しやられたためにその下端が癒合するとされている．腎全体が下垂体位をとり（腎の上昇が下腸間膜動脈の起始部でさまたげられるため），尿管はその癒合部の前方を通過する．劣性遺伝例が報告されており，18トリソミー*では約20%に本奇形を有するといわれている．またサリドマイドでも報告されている．尿路系以外の奇形（心血管系や肛門，直腸の奇形などの消化器系）を合併する場合が多い． (谷村)

輸出管 Vas efferens, *vas efferens*, Vas efferens →腎臓の血管，腎小体

U線維 *U-fibers*, U-Fasern →連合神経路〔線維〕

輸入管 Vas afferens, *vas afferens*, Vas afferens →腎臓の血管，腎小体

ヨ

腰回旋筋 Musculi rotatores lumborum →固有背筋

腰外側横突間筋 Musculi intertransversarii laterales lumborum, *intertransversarii laterales lumborum* →固有背筋

葉下枝（後上葉静脈の） Pars infralobaris, *interlobar division*, zwischen Dorsalsegment und Spitzensegment liegender Zweig →肺区域

葉間静脈 Venae interlobares, *interlobar vein*, Venae interlobares →腎臓の血管

葉間動脈 Arteriae interlobares renis, *interlobular artery*, Arteriae interlobares renis →腎臓の血管

葉間面（肺の） Facies interlobares, *interlobar surface*, Interlovarspaltenfläche →肺

葉気管支 Bronchi lobares, *lobe bronchus* (*lobar bronchus*), Seitenbronchus

主気管支は肺門にいたって葉気管支に分岐する．左は上・下葉気管支に，右は上・中・下葉気管支，計五本の葉気管支を数える．葉気管支からは肺区域に対して通常20の区〔域〕気管支が分岐する．（→気管，肺） （吉村）

腰棘間筋 Musculi interspinales lumborum →固有背筋

腰腱膜 Aponeurosis lumbalis, *lumbar aponeurosis* →胸腰筋膜

腰三角 Trigonum lumbale, *lumber triangle*, Lendendreieck

広背筋外側縁，外腹斜筋および腸骨稜でかこまれた小さな三角形の区域で，床は内腹斜筋でつくられている．腹壁のうちで抵抗力の最も弱い部位の一つである． （佐藤）

腰　枝 Ramus lumbalis, *lumbar branch* →内腸骨動脈

葉状乳頭 Papillae foliatae, *foliate papillae*, Blätterpapillen →舌

腰静脈（第1・第2） Venae lumbales (ⅠetⅡ), *lumbar veins* →奇静脈

腰静脈（第3・第4） Venae lumbales (Ⅲ-Ⅳ), Lendenblutadern →下大静脈

腰神経 Nervi lumbales, *lumbar nerves*, Lendennerven →腰・仙骨・尾骨神経

腰神経節 Ganglia lumbalia, *lumbar ganglia*, Lumbalganglien

交感神経幹の幹神経節のうちで腰椎の高さで4〜5対存在するものを指す．脊髄神経*とのあいだに白および灰白交通枝による連絡を有するほか，腹部の内臓と動脈系に向かう腰内臓神経*を出す． （山内）

腰神経叢 Plexus lumbalis, *lumbar plexus*, Lendengeflecht

第1〜3腰神経の前枝の全部，第12胸神経および第4腰神経の前枝の一部からなる神経叢で，腰椎の両側で大腰筋の後内側に位置する．腰神経叢は交通枝により交感神経*と連絡（節後線維を受け入れる）するほか，次の末梢枝を出す．(1)腰方形筋と腸腰筋への筋枝，(2)腹横筋・内腹斜筋および下腹前部と殿部下部の皮膚に分布する腸骨下腹神経，(3)側腹筋に筋枝を与えたのち前陰嚢神経または前陰唇神経となって外陰部皮膚に分布する腸骨鼠径神経，(4)精巣挙筋と精巣白膜（または陰唇と鼠径部皮膚）に分布する陰部大腿神経，(5)大腿外側面の皮膚に分布する外側大腿皮神経，(6)大腿内転筋群および大腿内側面の皮膚に分布する閉鎖神経，(7)大腿神経（大腰筋・腸骨筋・恥骨筋に分布したのち大腿四頭筋・縫工筋に筋枝を，また大腿前面の皮膚に皮枝をそれぞれあたえてから下腿内側の皮膚に分布する伏在神経となっておわる）． （山内）

羊　水 Liquor amnii s. amnioticus, *amniotic fluid*, Amnionswasser, Fruchtwasser

羊膜腔内に充満する水様液．胎児は羊水で満たされた閉鎖性の袋（羊膜*）の中にあることで，衝撃などから保護される．

比重1.006〜1.012．初期には透明，後期には羊膜上皮細胞，胎児の表皮細胞，胎脂，胎毛などを混じ，やや白濁する．

羊膜細胞や胎児の肺などからの分泌，胎児尿などが加わるが，胎盤，および胎盤以外の部の壁側脱落膜と羊膜を通して，母体の血液と羊水との水分などの交流がある．一部は胎児の腸から吸収され，胎盤を経て母体の血液中に移行する．

羊水の量は7カ月で最大で，約700 m*l*，6, 5カ月で約600 m*l*，出産時には50〜500 m*l*で，800 m*l*を超えると羊水過多とされる． （森）

腰仙移行椎 lumbosakraler Übergangswirbel

腰仙境界部の椎骨が移行型を示すものであ

る．移行椎の横突起部が1側では仙骨本体に癒合し他側と椎体や椎弓の部分では離れている形が最も典型的である．両側とも癒合しているが椎体や椎弓は離れているもの，また逆に全く分離しているが横突起部が大きいなどの中間型を示す場合も含めることがある．移行椎には腰椎が仙椎化*したものと仙椎が腰椎化*したものとが考えられるが，形態的には区別できない．移行椎が第24椎ならば前者とし，第25椎ならばすべて後者と考えることもできようが，移行椎や椎骨数の異常を単に境界の移動と解釈してよいか問題がある．　　　　　　　　　（大内）

腰仙骨神経幹 Truncus lumbosacralis, *lumbosacral trunk*, Truncus lumbosacralis →仙骨神経叢

腰仙骨神経叢 Plexus lumbosacralis, *lumbosacral plexus*, Beingeflecht

主として脊髄神経*のうちの腰神経と仙骨神経の前枝により形成される神経叢をいう．これを腰神経叢*と仙骨神経叢*との2部に分けることができる．　　　　　　　　　　（山内）

腰・仙骨・尾骨神経 Nervi lumbales, sacrales et nervus coccygeus

腰髄および仙髄より発する脊髄神経*である．腰髄からは5対の腰神経が，仙髄からは5対の仙骨神経と1対の尾骨神経が出てそれぞれ相当する椎間孔（仙骨神経の場合は仙骨孔，尾骨神経の場合は第1尾椎と第2尾椎のあいだ）を通って脊柱管を出て，末梢へ向かう．腰神経の前枝は仙骨神経ならびに尾骨神経の前枝とともに強大な腰仙骨神経叢を形成する．腰，仙骨，尾骨神経後枝は下背部の筋と皮膚に分布するが上位3対の腰神経の後枝の外側枝からなる上殿皮神経および上位3対の仙骨神経の後枝の外側枝からなる中殿皮神経は比較的強大な皮枝であり，それぞれ殿部の上部と中部の皮膚に分布する．　　　　　　　　　　（山内）

腰仙連結 Junctura lumbosacralis, *sacroiliac joint*, Lendenwirbel-Kreuzbeinverbindungen

第5腰椎と仙骨底との間の椎間連結である．その形態は，それより上位の椎間連結に準じて考えてよいが，特異な構造が二つみられる．(1) 椎間円板*の厚さが前縁と後縁で著しく異なる．平均して，前縁長25.3 mm，後縁長21.2 mm（加藤）であり，側方からみるとくさび状をなす．(2) 側方の補強靱帯が強力である．これを腸腰靱帯といい，第5腰椎肋骨突起下面からおこり，下内側束は前仙腸腰靱帯に加わり，上外側束は腸骨稜につく．この靱帯は第5腰椎の位置保持に重要な役割を演じる．　（佐藤）

腰腸肋筋 Musculus iliocostalis lumborum, *iliocostalis lumborum* →固有背筋

腰 椎 Vertebrae lumbales, *lumbar vertebrae*, Lendenwirbel

胸椎*に続く5個の椎骨で，その椎体はすべての椎骨の中でもっとも強大である．椎体の幅は下位のものほど大きく，高さは第3～第4腰椎で最大である．椎弓も強大で，椎孔の形は三角形状である．腰椎の横突起は本来，この部の肋骨に相当するもので肋骨突起といい，本来の横突起は上関節突起の外側から後方に向かう小さな隆起として残っており，乳頭突起とよぶ．また，肋骨突起の根部の後面には下方に向かう小突起があり，副突起というが，これも本来の横突起の一部が変形したものである．腰椎の棘突起は幅が広く，短かい．側方からみると，四角な板状でほぼ水平に後方へ突出している．（→頚椎）　　　　　　　　　　（高橋）

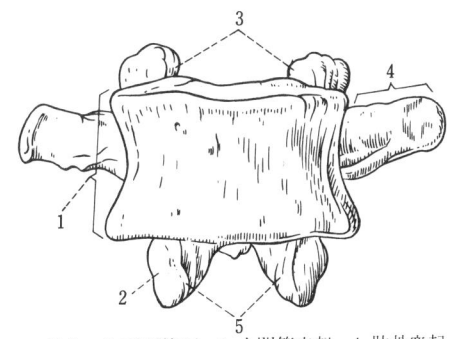

1. 椎体，2. 下関節面，3. 上関節突起，4. 肋骨突起，5. 下関節突起

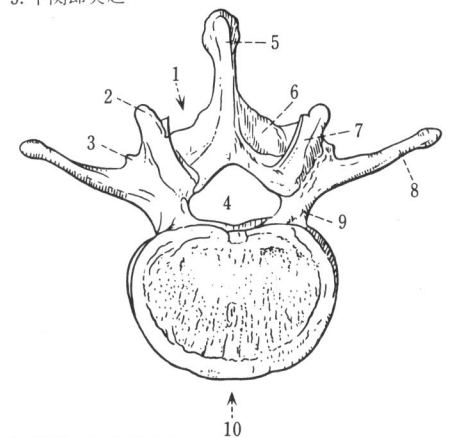

1. 椎弓，2. 乳頭突起，3. 副突起，4. 椎孔，5. 棘突起，6. 椎弓，7. 上関節突起，8. 肋骨突起，9. 椎弓根，10. 椎体

腰　椎（上：後面，下：上面）

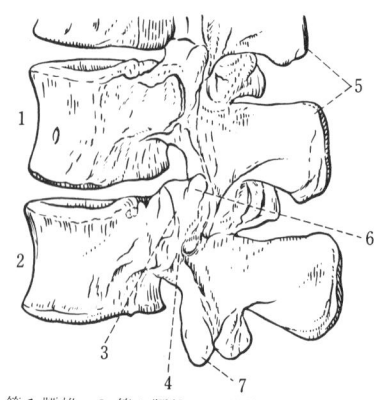

1. 第1腰椎, 2. 第2腰椎, 3. 肋骨突起, 4. 副突起,
5. 棘突起, 6. 乳頭突起, 7. 下関節突起
腰　椎(左側面)

腰椎化　*lumbarization*, Lumbalisation
第1仙椎が腰椎の形態をとることで，腰椎化が完全なときと，不完全で移行型を示すこととがある．(→腰仙移行椎)　　　　　(大内)

腰椎部　Pars lumbalis, *lumbar part*　→横隔膜

腰動脈　Arteriae lumbales, *lumbar arteries*, Lendenarterien　→腹大動脈

腰内臓神経　Nervi splanchnici lumbales, *lumbar splanchnic nerves*, Nervi splanchnici lumbales
交感神経系における末梢枝の一つであり，同類の大および小内臓神経*とともに腹大動脈*，あるいは上および下腸間膜動脈*の起始部の周辺に強大な神経叢をつくる．(→腰神経節，内臓神経)　　　　　(山内)

腰内側横突間筋　Musculi intertransversarii mediales lumborum, *intertransversarii mediales lumborum*　→固有背筋

腰背腱膜　Aponeurosis lumbodorsalis, Lendenrückenbinde　→胸腰筋膜

腰方形筋　Musculus quadratus lumborum, *quadratus lumborum*, viereckiger Lendenmuskel　→腹部の筋

羊膜　Amnion, *amnion*, Amnion od. Schafhaut
胎膜*の一つ．胎児の体表外胚葉につづき，反転して胎児をゆるく包み，胎児との間に羊膜腔 (Cavum amnii s. amnioticum, amniotic cavity, Amnionshöhle)を囲む．体表につづき，羊膜腔に向う外胚葉上皮と，その外側の胚[体]外壁側中胚葉よりなる．

胚盤期には，羊膜は胚盤の周縁よりおこるが，胚盤が腹方へ屈曲するのにつれて胚子は羊膜腔内に取り込まれ，体表・羊膜境界は胚子の腹側に移り，その中央で卵黄嚢茎と腹茎を共通に囲む臍 (Umbilicus) (臍輪, Anulus umbilicalis)をつくる．この輪郭の羊膜・体表境界は皮臍 (Hautnabel) ともいうが，これと卵黄嚢茎の間は胚[体]内体腔と胚[体]外体腔をつなぐ空間としてしばらく残る．以後，羊膜腔の急速な拡大に伴い，羊膜は臍輪のところから体茎と卵黄茎とを共通に鞘状に包みこんで，臍帯の表面をつくる．3カ月末頃までに，羊膜は絨毛膜の内面に接着する(胚[体]外体腔の閉鎖)．羊膜は血管を欠く．　　　　　(森)

羊膜腔　Cavum amniis, *amniotic cavity*, Amnionhöhe　→羊膜

腰リンパ節　Lymphonodi lumbales, *lumbar nodes*, *aortic nodes*, Lendenknoten　→リンパ節

腰リンパ本幹　Trunci lumbales (Truncus lumbalis dexter et sinister), *lumbar trunks*, Truncus lumbalis, Lendenstamm　→胸管，リンパ節

腰肋靱帯　Ligamentum lumbocostale, *lumbocostal ligament*, Lendenrippenband　→肋横突関節

翼棘突起　Processus pterygospinosus　→翼状突起

翼口蓋窩　Fossa pterygopalatina, *pterygopalatine fossa*, Flügelgaumengrube
側頭下窩*の内側にある縦に細長い窩で，上

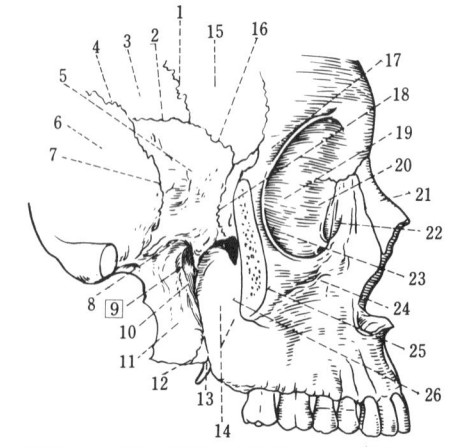

1. 冠状縫合, 2. 蝶頭頂縫合, 3. 頭頂骨, 4. 鱗状縫合,
5. 蝶形骨大翼, 6. 側頭骨鱗部, 7. 蝶鱗状縫合, 8. 側頭下稜, 9. 翼口蓋窩, 10. 大口蓋管, 11. 翼状突起外側板, 12: 口蓋骨錐体突起, 13. 翼上顎裂, 14. 歯槽孔, 15. 前頭骨側頭面, 16. 蝶前頭縫合, 17. 前頭頬骨縫合, 18. 蝶頬骨縫合, 19. 篩骨眼窩板, 20. 涙骨, 21. 鼻骨, 22. 涙嚢窩, 23. 下眼窩裂, 24. 眼窩下孔, 25. 頬骨, 26. 上顎結節
側頭窩，側頭下窩および翼口蓋窩(右側)

方から下方へいくにしたがって前後幅は狭くなる．上顎骨体後縁上半部と蝶形骨翼状突起前縁との間にある裂隙状の窩をなし，内側は口蓋骨垂直板，上壁は蝶形骨体よりなり，外側は遊離面をなし，また下壁は上顎骨体，蝶形骨翼状突起，口蓋骨錐体突起により閉ざされている．この窩は内・外・前・後・上・下のすべての方向と交通しており，内方では蝶口蓋孔（上後鼻神経が通る）を通じて鼻腔*と，外方では翼上顎裂を通じて側頭下窩*と，前方では下眼窩裂を通じて眼窩*と，後方では翼突管（翼突管神経が通る）を通じて外頭蓋底と，上方では正円孔（上顎神経）を通じて内頭蓋底*と，下方では大口蓋管（大口蓋神経および下行口蓋動・静脈）を通じて口腔*とそれぞれ交通している．

(児玉)

翼口蓋神経 Nervi pterygopalatini, *pterygopaltine nerves*, Nervi pterygopalatini →上顎神経

翼口蓋神経節 Ganglion pterygopalatinum, *pterygopalatine ganglion* (Meckel)

自律神経節*の一つであり，翼口蓋窩*の中で上顎神経*の内側に密着している．翼突管神経と翼口蓋神経の二者とのあいだに連絡を有するが，前者には橋*の上唾液核に細胞体を有し神経突起を中間神経*，顔面神経膝，大錐体神経，翼突管神経を経て翼口蓋神経節内へ送り込む副交感性節前ニューロンが，後者には同神経節内からおこり翼口蓋神経，上顎神経，頬骨神経，涙腺神経との交通枝，涙腺神経を順次経て涙腺内に達する副交感性節後ニューロンの神経突起（すなわち節後線維）が，それぞれ含まれている．

(山内)

翼細胞 wing cells, Flügelzellen →腱

翼上顎裂 Fissura pterygomaxillaris, *pterygomaxillary fissure* →翼口蓋窩

翼状靱帯 Ligamenta alaria, *alar ligaments*, Flügelbänder →正中環軸関節

翼状突起 Processus pterygoideus, *pterygoid process*, Flügelfortsatz

体*および大翼*から下方に向かい頭蓋底面に直角をなして出る突起で，内側板および外側板からなる．その前縁は口蓋骨垂直板の後縁および上顎骨体の後部に接する．内側板は外側板よりも軽度幅が狭く，その下端は鈎状に軽度後外方に曲って翼突鈎をなす．鈎の上には浅い翼突鈎溝があり，ここを口蓋帆張筋の腱が走る．内側板は後縁上部で二分し舟状窩を形成するが，ここには耳管軟骨をいれる耳管溝がつづいている．外側板は内側板よりも軽度幅が広く，外側下方に延びている．外側板の後縁上部には翼棘突起がしばしば認められる．内側板と外側板は前縁で合し後面に開いた翼突窩をつくる．また両板はその前下部で分離して翼突切痕をなし，ここに口蓋骨の錐体突起をはさむ．内側板の基部からは体の下面に沿って内側方へ向かって鞘状突起という薄い小突起が出る．この突起の下面を前後に走る溝を口蓋骨鞘突溝といい，口蓋骨蝶形骨突起と合して口蓋骨鞘突管をつくる．またこの突起の内側縁と蝶形骨体下面との間に鋤骨鞘突溝をつくるが，これは鋤骨翼と蝶形骨体との結合により鋤骨鞘突管を形成する．翼状突起の根部は翼突管という前後に走る管によって貫かれる．この管の前開口部は下方に向かって大口蓋溝につづき，口蓋骨および上顎骨の同名溝と合して大口蓋管を形成する．翼突管の後開口部は舟状窩の内側上方にある．

(児玉)

〔翼状突起の〕外側板 Lamina lateralis processus pterygoidei, *lateral pterygoid plate* →翼状突起

〔翼状突起の〕内側板 Lamina medialis processus pterygoidei, *medial pterygoid plate* →翼状突起

翼状ヒダ Plicae alares, *alar folds*, Flügelfalten →膝関節

翼突咽頭部 Pars pterygopharyngea, *pterygopharyngeal part*, Pars pterygopharyngea →咽頭筋層

翼突窩 Fossa pterygoidea, *pterygoid fossa*, Flügelgaumengrube →翼状突起

翼突下顎縫線 Raphe pterygomandibularis, *pterygomandibular raphe*, Raphe pterygomandibularis →咽頭筋層

翼突管 Canalis pterygoideus, *pterygoid canal* →翼状突起

翼突管静脈 Vena canalis pterygoidei →内頚静脈

翼突管動脈 Arteria canalis pterygoidei, *artery of the pterygoid canal* →外頚動脈

翼突棘靱帯 Ligamentum pterygospinale, *pterygospinous ligament*

蝶形骨翼状突起*の外側板と蝶形骨棘を結ぶ線維索である．しばしば骨化して翼突棘板を形成して，蝶形骨*との間に翼突棘孔をつくり，ここを内側翼突筋神経が通過する． (佐藤)

翼突筋窩 Fovea pterygoidea →下顎骨

翼突筋枝 Rami pterygoidei, *pterygoid branches* →外頚動脈

翼突筋静脈叢 Plexus pterygoideus, *pterygoid venous plexus* →内頚静脈

翼突筋粗面 Tuberositas pterygoidea →下顎骨

翼突鈎 Hamulus pterygoideus, *pterygoid Hamulus* →翼状突起

翼突鈎溝 Sulcus hamuli pterygoidei →翼状突起

翼突切痕 Incisura pterygoidea, *pterygoid fissure* →翼状突起

ラ

ライソゾーム Lysosoma, *lysosome*, Lysosom →水解小体

ライディッヒ細胞 Leydig's *cell*, Leydigsche Zelle →間質細胞

ライヘルト軟骨 Cartilago Reicherti (Pars dorsalis arcus secundi), Reichrt's *cartilage*, Reichert'scher Knorpel

舌骨弓*に生ずる軟骨で，板鰓類の舌顎・角舌・底舌軟骨に相当すると考えられるが（→鰓弓骨格），区分はない．最背側部は中耳にのびて方形軟骨*と接し，アブミ骨をつくり，その腹側につづく部分は側頭骨茎状突起となる．腹側端部は舌骨小角と舌骨体の上半とをつくり，その中間部は茎状舌骨靱帯として残る．アブミ骨原基は舌骨弓に属する第2鰓弓動脈（アブミ骨動脈*）に貫かれるため両脚に分かれるが，この動脈は早期に消失する．なおアブミ骨底は一部，耳殻*（囊）軟骨から由来するともいう．

（大内）

ラインケの類結晶 *crystalloid* of Reinke, Reinke'sche Krystalloid →間質細胞

ラセン（螺旋）関節 Articulatio cochlearis B.N.A. (Articulus cochlearis I.N.A.), *cochlear (spiral) joint (screw j.)*, Schraubengelenk →関節運動

ラセン器 Organum spirale, *spiral organ*, Spirale Organ

Corti 器ともいわれる．内耳蝸牛管*の鼓室階壁の上層を形成する感覚上皮で，基底板の上にのる．

ラセン器感覚上皮は有毛細胞*と支持細胞からなる．有毛細胞は上皮の高さほぼ2/3を占め，細胞基底部は上皮基底部に達しない．

有毛細胞には内有毛細胞と外有毛細胞がある．支持細胞には内方から外方に向かって，内境界細胞，内指節細胞，内柱細胞，外柱細胞，外指節細胞，Hensen 細胞，Claudius 細胞および Böttcher 細胞がある．

内境界細胞は上皮の最内側を形成する．1列に並んでいる．内境界細胞の内側につづく細胞は高さを減じ，内ラセン溝をおおう．

内指節細胞は1列に並び，内柱細胞と内有毛細胞の間に介在する．細胞上部は内有毛細胞の小皮板の部分および内柱細胞の頭部に接する．

内有毛細胞は1列に並び，内指節細胞に接している．細胞先端部，小皮板の部分は支持細胞上部で形成される板状の網状膜に固定されている．

内柱細胞は1列に並ぶ．錐体状の細胞体を基底板上に置き，柱状の突起に移行する．柱状の突起は上皮内を上行し，上皮上部で厚い頭部を形成する．さらに頭部から外方に向かって板状の頭板を形成する．頭板は第1列外有毛細胞に接している．

外柱細胞は1列に並ぶ．内柱細胞と同様の形態である．外柱細胞の頭板は第1列外有毛細胞に接しながら，有毛細胞間を通って第2列の外毛有細胞に接する．

内および外両柱細胞によって形成される三角稜状の広い細胞間隙を内トンネルまたは Corti トンネルという．

外有毛細胞は3列に並ぶ．円柱状で，核は細胞底部近くに位置する．細胞先端部で小皮板の部分は支持細胞上部で形成される網状膜の網目中に固定され，底部は外指節細胞体で支えられる．細胞側壁は広い細胞間隙に面している．

外柱細胞と第1列目の外有毛細胞との間につくられる広い細胞間隙を Nuel 腔という．

外指節細胞は Deiters 細胞ともいう．3列に並ぶ．細胞体は基底板上に位置する．細胞体上面は凹んでいて，凹みの中に外有毛細胞底を入れる．細胞体から細長い指節突起を出し，これは上皮内を上行し，上皮上部でひろがって頭板をつくる．頭板は互いに接して，上皮上部で厚い板状の網状膜を形成している．

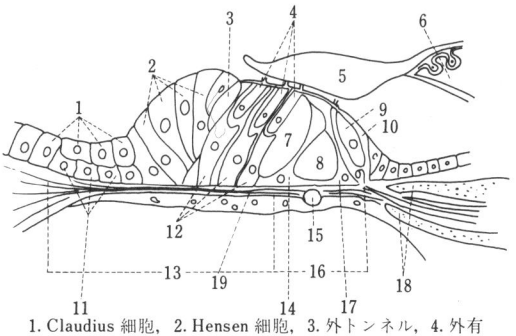

1. Claudius 細胞，2. Hensen 細胞，3. 外トンネル，4. 外有毛細胞，5. 蓋膜，6. 前庭唇，7. Nnel 腔，8. 内トンネル，9. 内有毛細胞，10. 内境界細胞，11. Böttcher 細胞，12. 外指節細胞，13. 櫛状帯，14. 外柱細胞，15. ラセン血管，16. 弓状帯，17. 内柱細胞，18. 鼓室唇，19. 基底板

ラセン器

外境界細胞は Hensen 細胞ともいわれる. Deiters 細胞の外側に数列に並び, 外側の列の細胞ほど高さを減じる.

外支持細胞すなわち Claudius 細胞は Hensen 細胞の外側に数列に並ぶ立方形の細胞である. 外ラセン溝の表面をおおう. Böttcher 細胞は基底板と Claudius 細胞との間に介在する細胞で, 多角形を呈する. 基底回転においてみられる細胞である.

神経孔を貫いてラセン器に分布する神経には, その走行から放線状神経線維とラセン状神経線維とがある. 　　　　　　　　　　(斉藤)

ラセン神経節 Ganglion spirale [cochleae], *spiral ganglion*, Spirales Ganglion →蝸牛, 蝸牛神経

ラセン靱帯 Ligamentum spirale, *spiral ligament* →蝸牛管

ラセン動脈 Arteriae helicinae, *helicine artery*, Rankenarterien →陰茎

ラセン板縁 Limbus spiralis, *spiral limb* →蝸牛管

らせんひだ Plica spiralis, *spiral fold of the cystic duct* →胆囊

ラセン膜 Membrana spiralis →蝸牛管

ラセン隆起 Prominentia spiralis, *spiral prominence*, Vorsprung →蝸牛管

ラセン輪状神経終末 *anulospiral ending*, anulospiralige Endigung →筋紡錘

ラトケ囊 Rathke's pouch, Rathkesche Tasche →下垂体囊

ラムダ〔状〕縁 Margo lambdoideus, *lambdoid border* →後頭骨

ラムダ〔状〕縫合 Sutura lambdoidea, *lambdoid suture*, Lambdanaht →頭蓋の縫合

ランヴィエ絞輪 Ranvier's *node*, Ranviersche Einschnurung →髄鞘, 有髄神経線維

卵円窩 Fossa ovalis, BNA, INA →心臓, 心房中隔の形成, 伏在裂孔

卵円窩縁 Limbus fossae ovalis (Vieusseni) →心臓, 心房中隔の形成

卵円孔 Foramen ovale →心房中隔の形成, 大翼

卵円孔縁 Limbus foraminis ovalis (Vieusseni), Limbus fossae ovalis →二次中隔, 心房中隔の形成

卵円孔静脈叢 Plexus venosus foraminis ovalis, *venous plexus of the foramen ovale* →導出静脈

卵円孔弁 Valvula foraminis ovalis →一次中隔, 心房中隔の形成

卵円窓 Fenestra ovalis, *oval window*, ovales Fenster

前庭窓*と同じものを指す旧解剖学用語である. (→骨迷路) 　　　　　　　(山内)

卵円野 Fasciculus dorsalis descendens, *oval area of* Flechsig, ovales Hinterstrangfeld →中隔縁束

卵黄腸管 Ductus vitellointestinalis, *vitello-intestinal duct*, Dottergang

中腸*と卵黄囊*を連絡する管で一次腸係蹄* (臍ワナ) の頂に開口し, はじめは広い管であるが, のちに細狭となり, 発生第6週ごろに退化消失する. 卵黄腸管を卵黄囊茎または卵黄囊柄ともいう.

ときに卵黄腸管の一部が残存して Meckel 憩室となる. Meckel 憩室の出現頻度は 2〜3%, 回腸の末端から近位 50〜80 cm の範囲に出現, 長さ 2〜25 cm の盲管として, 腸間膜付着部の反対側の腸壁から突出する. 盲端から臍部に張る靱帯様索状物が認められることがある. 通常無症状, この部に胃粘膜や膵組織の迷入があると, 潰瘍をおこし出血や穿孔の原因となる.

卵黄腸管がほとんど全長にわたって残存し臍に開口する場合を臍瘻といい, 糞瘻を形成する. そのほか卵黄腸管の一部が囊胞状に残存することがある. 　　　　　　　　　(沢野)

卵黄囊 Saccus vitellinus, *yolk sac*, Dottersack

(1) 一次 (原始) 卵黄囊 (Saccus vitellinus primitivus, primary (or primitive) yolk sac): 第2週の2層性胚盤の下胚葉 (hypoblast, 後の内胚葉) につづき胚盤の縁から下方を包む胚〔体〕外体腔膜が囲む囊状物 (胚〔体〕外体腔囊, exocoelomic vesicle). 第3週はじめ頃より, 内胚葉がこれを置換して二次卵黄囊をつくるのに従って退縮し, 胚体から分離して胚〔体〕外体腔中の胚〔体〕外体腔胞 (exocoelomic cyst) となり, やがて消滅する.

(2) 二次卵黄囊 (Saccus vitellinus definitivus, secondary (or definitive) yolk sac: 第3週胚で, 内胚葉が胚盤の縁から一次卵黄囊に沿って拡がり, かつ, それを置換しながら胚の下方 (腹方) にできる. 内胚葉上皮が内腔に面し, その外面を胚〔体〕外臓側中胚葉が被い, そのなかに血球と血管が形成される. (→血島, 卵黄囊循環).

卵黄嚢の上方（背方）部は胚体内にとりこまれて腸管となり，胚体外に残った小嚢（臍胞 vesicula umbilicalis, Nabelbläschenともいう）と腸管（中腸）とは卵黄茎（柄）(Pedunculus vitellinus, yolk sac stalk）(卵黄〔腸〕管 Ductus vitellinus, omphalomesenterict duct, vitellointestinal duct, vitelline duct, Dottergangともいう）でつながる．　　　　　　　　　　　　　　（森）

卵黄嚢茎 Caulis vitellinus, *yolk stalk*, Dottersackstiel →卵黄腸管

卵割 Fissio, Segmentatio, *segmentation, cleavage*, Furchung, Eifurchung

分割ともいう．1個の受精卵が，細胞分裂によって多数の細胞（割球*）に分かれていくことをいう．一般には，充実性の桑実胚*を経て，内部に卵割腔（分割腔, segmentation cavity）をもった胞胚に至るまでの分裂を含む．卵割は一般の細胞分裂と異なり，分裂して生じた新細胞が，もとの細胞と同じ大きさまで成長することなしに次々と分裂が進むので，細胞の大きさはどんどん小さくなっていくのである．
　　　　　　　　　　　　　　　　（大浦）

卵　管 Tuba uterina, *uterine tube*, Eileiter

卵管は卵巣*と子宮*とを結び，卵を子宮へ送る．卵巣側の端は卵管腹腔口で腹腔に開き，子宮側の端は卵管子宮口で子宮内腔へ開く．卵巣側2/3の部分はやや太く，卵管膨大部をなし，その卵巣端はとくに拡がって卵管漏斗をつくる．漏斗の縁からは房状の卵管采が放射状にひろがり，そのうちの一つ，卵巣采は卵巣外側端へ達する．卵管の子宮側1/3はやや細く，卵管峡部といい，その先で子宮壁内を通る部分を子宮部という．

卵管内面には粘膜のヒダである卵管がよく発達して，複雑な形を示す．上皮は単層円柱で，繊毛細胞と分泌細胞が混在する．筋層は内輪外縦，その外側は漿膜*におおわれる．（養老）

卵管間膜 Mesosalpinx, *mesosalpinx* →腹膜

卵管峡部 Isthmus tubae uterinae, *isthmus of the tube*, Isthmus tubae uterinae →卵管

卵管采 Fimbriae tubae, *fimbriae of uterine tube*, Fimbriae tubae →卵管

卵管枝 Ramus tubarius, *tubarian branch* →内腸骨動脈

卵管子宮口 Ostium uterinum tubae, *ostium uterinum tubae*, Ostium uterium tubae →卵管

卵管ヒダ Plica tubariae, *plicae*, Plica tubariae →卵管

卵管腹腔口 Ostium abdominale tubae uterinae, *abdomical ostium*, Ostium abdominale tubae uterinae →卵管

卵管膨大部 Ampulla tubae uterinae, *ampulla of the tube*, Ampulla tubae uterinae →卵管

卵管漏斗 Infundibulum tubae uterinae, *infundibulum*, Infundibulum tubae uterinae →卵管

ラングハンス細胞層 Langhans *layer*, Langhanssche Zellschicht →栄養膜

卵形嚢 Utriculus, *utricle*, Utriculus →膜迷路

卵形嚢神経 Nervus utricularis, *utricular nerve*, Nervus utricularis →前庭神経

卵形嚢膨大部神経 Nervus utriculoampullaris, *utriculoampullar nerve* →前庭神経

ランゲルハンス細胞 Dendrocytus granularis nonpigmentosus, Langerhans' *cell*, Langerhanssche Zellen →表皮

ランゲル皮膚裂向 Langer's *cleavage line*, Langersche Spaltlinien

皮膚*の真皮*における結合組織線維は体の部位によりある定まった方向への走行を示す．このために生ずる皮膚の裂向（または裂隙線ともいう）を発見者 C. von Langer の名にちなみLanger 皮膚裂向という．（山内）

卵　子 Ovum, *ovum*, Ei

精子*と対応して受精可能な卵細胞を卵子という．哺乳動物では排卵後の卵細胞を卵子といい，受精後は受精卵*という．核は大型で核小体*が著明であり，慣習的に核胚小胞 (germinal vesicle)，核小体は胚斑 (germinal spot) とよばれている．哺乳動物の卵子はまわりに卵胞上皮の最内層の細胞が放線状にならび，これを放線冠という．卵胞上皮と卵子の間は透明帯とよばれる糖蛋白の層がある．卵胞上皮細胞は透明帯を貫く細胞質突起を出し，卵細胞との間に小隙結合をつくる．卵表面と卵をとり囲む膜（透明帯も含む）の間にできた腔を囲卵腔という．これは分裂後に著明となる．（永野）

卵子の発生 Ovogenesis, *ovogenesis*, Ovogenese

非常に初期の胎児において，原始生殖細胞 (primordial germ cells) は卵黄嚢の内胚葉にある．その後，腸間膜根に沿って生殖隆起へ移動し，発育中の卵巣*に入って卵祖細胞 (ovogonium) となる．これは分裂をくり返して一次卵母細胞 (Ovocytus primarius, primary oocyte) となり，減数分裂（還元分裂*）の前期の状態（網状期，dictyate stage）にとどまる．卵胞の中の卵細胞はこの段階の一次卵母細胞である．成熟卵胞の中で，排卵の直前に第1分裂が終わり，一次極細胞（Polocytus primarius, first polar body）を放出する．これは第1減数分裂の結果生ずる娘細胞の大きさが非常に異なっており，その一つである二次卵母細胞は一次卵母細胞とほとんど同じ大きさであるのに，もう一つの娘細胞は核ときわめてわずかの細胞質しか受けとらない一次極細胞になるのである．

一次極細胞を放出した後，二次卵母細胞は第2減数分裂に入り，その中期でとまり，排卵を受ける．排卵された卵細胞が受精すると減数分裂は先へ進行して，二次極細胞の放出がおこる．極細胞はいずれも，つくられてまもなく消失してしまうものである．

ヒトの卵巣において減数（還元）分裂が途中でとまったまま数十年たった後に，排卵直前になって再開するという現象は，非常に不思議なことである．下垂体前葉の黄体形成ホルモン（LH）が，減数分裂再開の引きがねになっているという実験がある．（→卵巣，卵胞）

(黒住)

卵子成熟 Ovum maturum, *oocyte maturation*, Eireifung

哺乳動物の卵細胞は，胎児期にほとんど一次卵母細胞となり，第1成熟分裂（還元分裂*の第1分裂）の前期に入り，そのまま性成熟期までをすごす．性成熟とともに，卵胞は一次卵胞，二次卵胞，成熟（グラーフ）卵胞へと変化するが，成熟卵胞内の一次卵母細胞は，排卵のすぐ前に中止していた第1成熟分裂を再開し，二次卵母細胞と第1極体とになる．一部の哺乳動物ではこの段階で排卵される．しかし，ヒトやサルでは，さらに第2成熟分裂に入ってから排卵され，その卵子*は精子*の進入を受けると第2成熟分裂を完了し，真の意味での成熟卵子（ootid）になる．これらの過程を卵子成熟という．いろいろな動物の卵細胞では，胚小胞（germinal vesicle）（すなわち卵細胞核）が核膜を失う現象（胚小胞崩壊，germinal vesicle breake down；GVB）が成熟分裂の開始，すなわち卵子成熟の開始の指標とされる．（→卵子，卵子発生）

(永野・森)

卵　巣 Ovarium, *ovary*, Eierstock

女性の生殖細胞すなわち卵〔子〕*をつくり出す器官，女性生殖腺（female gonad）は卵巣である．卵巣は腹腔（骨盤腔）内にあって，成人では平均1×2×3 cmくらいの扁平楕円形の器官である．その一端は卵巣間膜*によって，子宮広間膜に固定されている．

卵巣の表面は，1層の扁平ないし立方上皮でおおわれている．これは卵巣ばかりでなく，他の腹腔内器官の表面をおおっている腹膜中皮（peritoneal mesothelium）と本質的に異ならないので，卵巣の表面上皮（Epithelium superficiale）とよばれる．しかし古くはこの上皮から原始卵細胞が発生すると考えたので，胚上皮*とよばれた．現在はこの考えは否定されている．表面上皮の直下に密線維性結合組織の層があって，卵巣の被膜を形成している．この膜を白膜*とよぶ．

卵巣の実質は皮質（Cortex ovarii）と髄質（Medulla ovarii）に分けられているが，両者の区分は明瞭ではない．皮質には卵細胞を含む多数の胞状体が存在し，卵胞*とよばれる．正常な女性の卵巣には両側に合わせて数十万個の卵胞があるが，この中一生涯（生殖期間中）に排卵されるのは1000個以下である．卵胞はその発育段階によって，(1) 原始卵胞，(2) 一次卵胞，(3) 二次卵胞，(4) 成熟卵胞というように異なった名でよばれる．成熟卵胞はその内部の卵胞腔に大量の卵胞液を貯え，非常に大きくなって卵巣の表面にドーム状に膨隆する．ヒトでは28日周期で，この成熟卵胞が表面に破裂して，卵細胞をふくむ卵胞内容が腹腔内に放出される．これを排卵（ovulation）という（→卵胞）．

排卵された卵はその表面に1層の卵胞上皮細胞の層（放線冠）を付着させている．卵胞上皮（果粒層細胞）の残りの大多数はそのまま排卵後の卵胞内にとどまり，この卵胞はつぶれて果粒層はひだをなして内腔に落ち込む．さらに内卵胞膜の血管から出血して，内腔に凝血塊がたまってくる．このような排卵後の卵胞はまもなく，多数の多角形の細胞の集団となり，その細胞が黄色の色素を有するようになるので，黄体*とよばれる．

排卵された卵は，卵管采の動きや，卵管粘膜の線毛上皮細胞の線毛運動による水流にのって，卵管*の中に吸いこまれる．他方，精子*は子宮腔から卵管内へと粘膜上皮の線毛運動による水流にさからって遡ってくる．これは精子自身の鞭毛運動による．受精は卵管内でおこり，受精卵は子宮粘膜（子宮内膜）に着床して妊娠が成立する．

卵巣内では排卵後に形成された黄体が，卵の受精，妊娠の成立とともに，一層大きくなって妊娠黄体（Corpus luteum graviditatis）となり，6カ月の間成長するが，その後は徐々に縮小し，分娩後は急速に縮小して白体*になり瘢痕化する．妊娠が成立しなかったときには，黄体はそれほど大きくならないで，月経黄体（Corpus luteum cyclicum［menstruationis］）とよばれ，約14日間存続し，次いで急速に変性萎縮して白体となる（→黄体，白体）．

卵巣は生殖細胞を産生する器官であると同時に，内分泌腺*でもある．卵巣から分泌されるホルモンに2種あって，卵胞ホルモン（エストロゲン）は一次卵胞以後の卵胞の外方をとり囲む間質組織（結合組織）に由来する卵胞膜（Theca folliculi）の内方の部分，すなわち内卵胞膜（Theca interna）の細胞で合成される．他のホルモンは黄体細胞で形成されるので，黄体ホルモン（プロゲステロン）とよばれ，卵胞ホルモンは子宮内膜を増殖肥厚させ，黄体ホルモンは妊娠を持続させるために役立つ．（→子宮内膜）． (黒住)

卵巣の発生 Ovariogenesis, *development of the ovary*, Entwicklung des Eierstockes

女性に決定された胚子*では，発生第8週に生殖巣表面上皮の肥厚がはじまり，男性の場合と同様，生殖巣索を形成して髄質域に伸び，発生第10～12週に卵巣網が卵巣門域に形成されるが痕跡的であり，卵巣門域から侵入する血管に富んだ間葉で置換され，髄質域の生殖巣索*（髄質索）ならびに卵巣網の大半は消滅する．

一次皮質索は発生第11～14週に形成されるが，それが固有の二次皮質索に発育するのは発生3～4カ月ごろである．女性でも男性の場合と同様，白膜は形成されるが，その発育は軽微で，白膜による表面上皮と皮質索との分離は不完全で，常に若干の皮質索は表面皮と連続し，皮質索の形成をつづける．

発生第15週ごろに原始生殖細胞*由来の卵祖細胞が卵巣白膜下の皮質に現れる．卵祖細胞をとり入れた皮質索は，侵入してくる間葉により分離されて小塊となるが，発生4カ月には卵祖細胞は単層の上皮細胞に囲まれて，原始卵胞となる．発生9カ月には卵胞細胞の丈が高くなり一次卵胞に発育する．

はじめ卵巣原基は中腎と共通の体腔上皮でその前面だけがおおわれているが，発育が進み中腎から分離されると，その全表面が体腔上皮におおわれて腹膜内器官となる．この際，中腎と共通の間膜であった尿生殖間膜から分離されて卵巣のみの卵巣間膜が形成される．ここを経由して卵巣に血管や神経が分布する．また，まれに卵巣網が中腎細管と連絡することがあるが，通常このような連絡路は生じない．したがって女性では中腎管が固有の生殖管に発育することはなく，卵子は成熟すると，卵巣表面より放出されて卵管にとり入れられる． (沢野)

卵巣下降 Desensus ovariorum, *descent of the ovary*, Eierstockabsteig

卵巣*でも卵巣下端から陰唇陰嚢隆起に至る精巣導帯に相当する間葉索が形成されるが，発生経過中，子宮膣管－卵管移行部の外側壁に付着し屈曲する．この屈曲部より頭方は将来，卵巣固有索に，尾方部は子宮円索となり，ともに子宮広間膜内に埋没する．子宮広間膜は尿生殖間膜から形成される．このような支持装置が形成されるため，卵巣の下降は腹腔内に制限される．

卵巣は発生3カ月には下位腰椎域にあり，出生直前までここにとどまり，骨盤の発育にともない，その後大骨盤に入り，生後小骨盤に入るが，その際，卵管のまわりを回転しつつ横位となり，卵管の背側に位置する． (沢野)

卵巣間質細胞 Cellulae interstitiales ovarii, *ovarian interstitial cells*, interstitiere Zellen des Ovariums

卵巣*の内部にはきわめて多数の卵胞*が存在し，いろいろな発育段階を示している．その卵胞を埋めている結合組織を卵巣支質（Stroma ovarii）という．これは血管を豊富にふくんでいる．支質を構成する間葉性細胞は間質細胞（interstitial cells）である．これは種々なステロイド産生細胞に分化し得る．その発達に関係するホルモンは下垂体前葉から分泌されるLHである．間質細胞は一次卵胞の周囲に結合組織層でできた卵胞膜（Theca folliculi）を形成する．これは2層になっているが，内層を占める内卵胞膜（Theca interna）はエストロゲンを分泌する．排卵後の卵胞から黄体が形成されるが，これもステロイド（黄体ホルモン＝プロゲステロン）を分泌する．

齧歯類の動物では卵巣の間質が非常によく発達して，ステロイド産生細胞の特徴を備えた細胞集団がみられるもので，これは成長の途中で退化した閉鎖卵胞の内卵胞膜から生じたと唱えられており，間質腺（interstitial gland）とい

う．(→卵巣)　　　　　　　　　　　(黒住)

卵巣間膜　Mesovarium, *mesovarium*, Mesovarium

尿生殖堤の内側部において発育する卵巣原基は次第に高度に腹腔内に突隆し，その尿生殖堤外側部(中腎ヒダ)への付着部は次第に狭い間膜となる．これを卵巣間膜という．女では中腎および中腎管はすべて退化し，中腎ヒダの外側面に発生した中腎傍管(Müller管)のみが存続する．このようになると卵巣間膜はMüller管の間膜(後の卵管および子宮の間膜)に付着するようになる．(→腹膜)　　　　　　　　(溝口)

卵巣采　Fimbria ovarica, *ovarian fimbriae*, Fimbria ovarica　→卵管

卵巣枝　Ramus ovaricus, *ovarian branch* →内腸骨動脈

卵巣提索　Ligamentum suspensorium ovarii, *suspensory ligament of the ovary* →腹膜

卵巣導帯　Gubernaculum ovarii　→精巣導帯

卵巣動脈　Arteria ovarica, *ovarian artery*, Eierstockarterie

腎動脈*のやや下方で腹大動脈*の前面から対性に分岐し，尿管の前方を交叉して下外方に走って骨盤上口側縁に達し，ここから内側に曲がって子宮広間膜の2葉間を通り卵巣*に分布する．途中で尿管枝と卵管枝を分枝する．卵巣がこのように高いところから血管を受けることは，卵巣が胎生時に高位にあったことを物語る．　　　　　　　　　　　　　　　(佐藤)

卵巣動脈神経叢　Plexus ovaricus, *ovarian plexus*, Plexus ovaricus　→自律神経叢

卵巣皮質　Cortex ovari, *ovarial cortex* →卵巣

卵胞　Folliculi ovarici, *ovarian follicles*, Follikel des Ovariums

卵胞とは卵巣*の皮質内にある胞状体で，その中に卵細胞を含んでいる．通常1個の卵胞は1個の卵細胞を含むものであるが，まれに2個以上の卵細胞を有する多卵卵胞があるけれども，非常にめずらしい．

卵胞は発育段階によって(1)原始卵胞，(2)一次卵胞，(3)二次卵胞，(4)成熟卵胞に分けられる．原始卵胞(Folliculus ovaricus primordialis)は小さな卵細胞を1層の扁平あるいは立方上皮(卵胞上皮)がとり巻いているもので，単層卵胞(unilaminar follicle)ともいう．一次卵胞(Folliculus ovaricus primarius)は原始卵胞よりも成長して，卵細胞も大きくなり，それをとり囲む卵胞上皮も増殖して重層上皮となる．通常のヘマトキシリンエオジン標本で，ヘマトキシリンに濃染する卵胞上皮細胞の核は果粒状にみえるので，この上皮を果粒層(Stratum granulosum)とよび，その細胞を果粒層細胞(Cellula granulosa, granulosa cells)とよぶ．これは小脳皮質*の同じ名の層と同様な考えである．卵細胞の表面には1層の光によく屈折する無構造な層が光顕で認められ，エオジンによく染まる．この層は透明帯(Zona pellucida)とよばれる．しかし電顕でみると，この層の中に卵細胞の表面から多数の微絨毛*が突出しており，また卵細胞をとり巻く果粒層細胞からも突起が出て，そのあるものは卵細胞の表面あるいは卵細胞の微絨毛に接触している．透明帯の部分の細胞間物質はやや暗くみえ，ここには一種の糖蛋白が沈着しているといわれている．卵胞の周辺部では，卵胞上皮(果粒層)の最外層の細胞の外を基底膜が包み，その外を結合組織性の卵胞膜(Theca folliculi)が包んでいる．この構造は毛根を包む上皮性毛包と結合組織性毛包に似ている．卵胞膜はやや肥大した細胞を含む内卵胞膜(Theca interna)と，まったく線維芽細胞と膠原線維からなる外卵胞膜(Theca externa)に分けられ，内卵胞膜細胞は滑面小胞体*と脂質滴に富み，ステロイド産生細胞の特徴を有する．この細胞から卵胞ホルモン(エストロゲン)が分泌される．一次卵胞の果粒層の中にCall-Exner小体とよばれるエオジンに濃染し，PAS陽性の物体が出現することがあり，卵胞液貯留のはじまりともいわれていたが，電顕的には過剰の基底膜の集積がみられるという．

二次卵胞(Folliculus ovaricus secundarius [vesiculosus])になると，卵胞の直径は0.2 mmくらいになり，卵細胞は卵胞の中心からはずれて偏在するようになり，卵細胞のない側の果粒層の細胞の間に空隙が生じて卵胞液(Liquor folliculi)がたまるようになる．この卵胞液のたまった腔を卵胞洞(Antrum folliculare)ともよぶ．卵胞液が次第に多くたまってくると卵胞は胞状となり，著しく大きくなる．卵細胞を含む果粒層細胞の集団を卵丘(Cumulus oöphorus)といい，その中で卵細胞を直接囲んで，透明帯のすぐ外方に並ぶ1層の果粒層細胞を放線冠(Corona radiata)とよぶ．

成熟卵胞(Folliculus ovaricus maturus)は卵胞発育の最終段階で，排卵の直前の状態である．卵胞液によって充満され，卵巣表面に膨隆

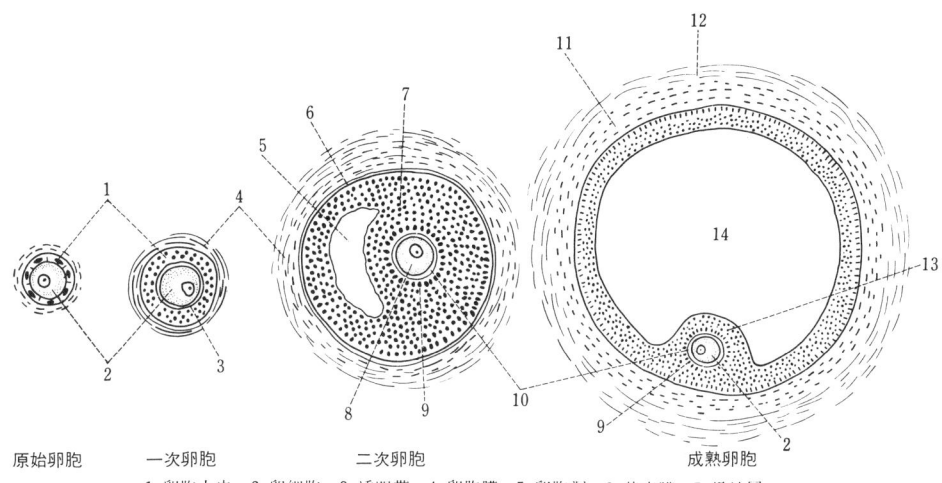

原始卵胞　　一次卵胞　　　二次卵胞　　　　　成熟卵胞
1. 卵胞上皮, 2. 卵細胞, 3. 透明帯, 4. 卵胞膜, 5. 卵胞洞, 6. 基底膜, 7. 果粒層,
8. 卵細胞, 9. 放線冠, 10. 透明帯, 11. 内卵胞膜, 12. 外卵胞膜, 13. 卵丘, 14. 卵胞液

卵　胞

する．Graaf 卵胞（Graafian follicle）ともよばれている．膨隆した卵胞の表面に透明斑（Macula pellucida）とよばれる明るい点が生じ，そこに孔（卵胞口, Stigma folliculare）があいて，卵胞液と放線冠によってとり囲まれたまま卵細胞が，腹腔に放出される．これが排卵（ovulation）である．下垂体前葉ホルモンの中，FSH は卵胞の成熟を促進し，LH の分泌が急激に高まると排卵がおこる．（→卵巣，黄体，下垂体前葉ホルモン産生細胞）　　　　　　（黒住）

リ

リオラン筋 Musculus orbicularis (Riolan), Riolan's muscle, Riolan-Muskel →眼瞼筋，眼瞼

離出分泌腺 Glandula apocrina, *apocrine gland*, apokrine Drüse →腺

梨状陥凹 Recessus pyriformis, *pyriform fossa*, Recessus pyriformis →咽頭

梨状筋 Musculus piriformis, *piriformis*, birnförmiger Muskel →下肢の筋

梨状筋下孔 Foramen infrapiriforme →下肢の筋

梨状筋上孔 Foramen suprapiriforme →下肢の筋

梨状筋〔の滑液〕包 Bursa musculi piriformis, *piriformis bursa* →滑液包

梨状口 Apertura piriformis, *piriform aperture* →骨鼻腔

梨状葉 Lobus piriformis, *piriform lobe*, Lobus piriformis

前脳胞 (Prosencephalon) の底部から発生する大脳*の古い皮質の部分でヒトでは発育が悪く，その大部分は海馬鉤の内側方にかくれているが，扁桃核周辺皮質とか海馬鉤の一部がこれに相当すると思われる．一方，魚類や両生類ではよく発達している．梨状葉は，しばしば終板傍回（梁下回），前有孔質，扁桃体とともに狭義の嗅脳*に含められ，前方部の梨状葉前野（または前梨状葉皮質）と扁桃体周辺皮質および後方部の嗅内野（分野28に相当）に分けられる．また一般に，主として嗅内野のみに限っても用いられる． (川村 光)

リスフラン関節 Lisfranc's joint, Lisfrancsches Gelenk

足根中足関節のことをいう．Jacques Lisfranc (1790－1847) はフランスの外科医．この部における足の切断を記載したのは1815年．(→足根中足関節) (河西)

立方骨 Os cuboideum, *cuboid bone*, Würfelbein

ギリシャ語の Kybos (立方体) ＋ Oeides (様) に由来する．

足根骨遠位列に属し最外側にある．踵骨*と第4および第5中足骨との間にあり，内側縁が外側縁より長く，背面が背外側に向いた立方形をしている．外側面から足底面にかけて後外側から前内側へ走る溝が長腓骨筋腱溝で，溝の後方を境する隆起が立方骨粗面である．内側面中央に外側楔状骨に対する関節面があり，この外後方に舟状骨に対する関節面がある．近位端に踵骨に対する大きな関節面が，遠位端には第4および第5中足骨底に対する関節面がある． (吉岡)

立方骨関節面 Facies articularis cuboidea →踵骨

立方骨粗面 Tuberositas ossis cuboidei, *tuberosity of cuboid bone* →立方骨

立毛筋 Musculus arrector pili, *arrector pili muscle*, Musculus arrector pili

毛根を包む結合組織性毛包（毛袋）に停止する平滑筋で，毛*が皮膚表面に対して斜に生えているので，毛が倒れている方向に存在する．筋の起始は毛からやや離れた位置の真皮網状層である．この筋が収縮すると，毛根が直立し，体表の外に出ている毛幹もこれに従って直立する．同時に毛根とこの筋との間の三角形の部位に存在する脂腺*が圧迫されるので，皮脂を毛管（毛根と毛包の間の間隙）に排出するのに役立つ．(→毛) (黒住)

リビニ切痕 Incisura rivini, Rivini's notch, Incisura rivini

外耳道鼓膜切痕（→外耳）の別称． (山内)

リボゾーム Ribosoma, *ribosome*, Ribosom

RNAと蛋白質からなる粒子状の細胞小器官*．密集部は光顕的に塩基好性を示す．真核細胞*のリボゾームは，切片の透過電顕像では直径約150Åの粒子としてみえる．

リボゾームは，m-RNA の分子に沿って移動する間に，m-RNA に書かれたコードを続み取り，それにしたがって t-RNA が運ぶアミノ酸を順次重合させ，蛋白質を合成する働きをもつ．細胞質*の中では，遊離で，あるいは小胞体*に付着して存在する．遊離リボゾームはその細胞の構成成分として使われる蛋白質の，また小胞体に付着したリボゾームは膜をつくる蛋白質および細胞外に分泌されるべき蛋白質の合成に用いられる．分裂増殖のさかんな細胞は多量の遊離リボゾームをもつ．合成能が活発な細胞では，数個ないし約30個のリボゾームの小集団が形成される．これはポリゾームとよばれ，

1本の m-RNA 分子に結び付いたリボゾームの集団と考えられる.

　真核細胞のリボゾームは，約80Sの沈降係数を示し，60Sおよび40Sの2個の小粒子からなる．小胞体の膜には60Sの部分で付着している．原核細胞のリボゾームは真核細胞のものより小さく，約70Sで，50Sおよび30Sの小粒子からなり，透過電顕像では直径約120Åを示す．糸粒体*のリボゾームは，原核細胞のものと同じ性状を有する．　　　（山本）

隆起核　Nuclei tuberales, *tuberal nuclei*, Nuclei tuberales　→視床下部外側野, [視床下部]外側核群

隆起核下垂体路　Tractus tuberohypophysialis, *tuberohypophyseal tract*, Tractus tuberohypophysialis　→視床下部下垂体路

隆起乳頭核　Nucleus tuberomamillaris　→[視床下部]外側核群

隆　椎　Vertebrae prominens, *prominent vertebra*, Spitzenwirbel
第7頸椎．（→頸椎）

梁下束　Fasciculus subcallosus, *subcallosal fasciculus*, Fasciculus subcallosus
尾状核頭の背外側縁と脳梁*との間において，側脳室*の上衣細胞層の直下にみられる細い有髄神経線維の集合である．ラット・ウサギ・ネコなどでは大脳皮質*の体性感覚運動野から反対側の尾状核にいたる神経線維群が通ることが実験的に確かめられている．（→尾状核）
　　　　　　　　　　　　　　　　（水野）

梁下野　Area subcallosa, *subcallosal area*, Area subcallosa　→嗅脳, 透明中隔

稜間径　→骨盤の計測

菱形窩　Fossa rhomboidea, *rhomboid fossa*, Fossa rhomboidea　→第四脳室

菱形靱帯　Ligamentum trapezoideum, *trapezoid ligament*　→烏口鎖骨靱帯

両大血管右室起始症　*double outlet right ventricle or origin of both great arteries from right ventricle*, Ursprung beider grossen Gefässe aus dem rechten Ventrikel
大動脈と肺動脈幹の両大血管が形態学的右室から起始し，左室からは全く動脈が出ていないものである．DORVと略称される．まれに，両大血管が左室から出ることがある（両大血管左室起始症）．先天性心疾患剖検例の約2.7～3.7%にみられ，男性に多いといわれる．大動脈弁下に筋束が形成されて，房室弁との間の線維性の連絡が欠如するのが形態学的特徴である．大動脈弁下心室中隔欠損を伴う型（DORV with subaortic VSD）と肺動脈弁下に心室中隔欠損を伴う型（DORV wit subpulnomary VSD, Taussing-Bing心）の二型に大別される．時には房室管[口]遺残，僧帽弁閉鎖などの異常と合併してみられるが，これは錯綜型と呼ばれている．大動脈の左室への結合が障害されて，大動脈が右室に残った型となるもので，球室棚の吸収異常と先天的な大動脈間入弁腫脹と上心内膜床との間における間葉細胞による連絡の欠如によって形成されると考えられている．
　　　　　　　　　　　　　　　　（谷村）

梁柱軟骨　Cartilago trabecularis, Trabecula cranü, *trabecular cartilage*, Schädelbalken　→軟骨頭蓋

菱　脳　Rhombencephalon, *rhombencephalon*, Rautenhirn　→中枢神経系

菱脳の発生　*development of the rhombencephalon*
菱脳は3個の脳胞のうちの最尾側のもので，脊髄*の頭側につづき，後に頭側半の後脳と尾側半の髄脳の2部に分かれる（→脳胞）.
　菱脳の発生において特異なことは，第4週の終りごろ（第12段階）から蓋板が非常に薄くなるとともに，左右にはなはだ広くなることである．この広く薄くなった蓋板を菱脳蓋という．菱脳蓋の幅は菱脳の中央部（後脳と髄脳の移行部）で最も広く，それより頭側および尾側で次第に狭くなり，菱脳蓋は全体として頭尾方向に細長い菱形となる．頭側の中脳との境界のくびれ（菱脳峡）は第4週の中ごろ（第11段階）から認められる．
　蓋板の変化に応じて，はじめ菱脳室の左右の壁をなしていた翼板と基板は，次第に外方に倒れていき，結局，菱脳室の底をつくることになり，全体として菱形窩とよばれる．こうなると底板は菱形窩の正中部を頭尾方向に走る正中溝となり，翼板と基板を境する境界溝は，同名の溝として，正中溝の外側で凸面を外方に向けた弓形をなして頭尾方向に走るようになる．
　このようにして菱脳室は腹背に扁平で，頭尾に長く，左右に広い菱形の腔となり，第四脳室*とよばれる．菱脳蓋は外から間葉組織によって裏打ちされて第四脳室脈絡組織となる．
　翼板と基板では胚芽層・外套層・縁帯の分化がおこり，外套層は神経細胞で満たされる．これらの神経細胞は脊髄におけるようなひとつづ

きの灰白柱をつくらず，いくつかの灰白質*塊に断裂する．このような灰白質塊（神経細胞の集団）を神経核*という．翼板からは知覚性の，基板からは運動性の脳神経核が生ずるが，これらの配列には整然とした規則性がみられる．

基板においては，内側から外側に向かって，(1)頭部体節由来の骨格筋を支配する体運動核群（M_1），(2)鰓弓*由来の骨格筋を支配する特殊内臓運動核群（M_2），(3)内臓の平滑筋や腺を支配する一般内臓運動核群（M_3）が分化し，翼板においては，同様に(1)内臓からの求心線維を受け入れる一般内臓知覚核（S_1），(2)鰓弓領域に発する味覚線維を受けとる特殊内臓知覚核（S_2），(3)頭顔部の皮膚からの知覚線維を受けとる体知覚核（S_3）と(4)内耳からの求心線維を受ける特殊体知覚核（S_4）が分化する．

基板および翼板からは，以上の諸核をつくるもののほかに，多数の神経細胞*が発生する．これらは特別の細胞集団をつくることなく，外套層*の中に散在し，これらの神経突起は同側性および交叉性に上行・下行して，脳および脊髄の各部に達する．このようにして特定の神経核以外の部分では，外套層は交錯する神経線維の間に神経細胞が散在する状態となり，網様体と名づけられる．また交叉性神経線維はすべて底板の縁帯を通るので，底板の縁帯は交叉線維に満たされて著しく肥厚し，正中縫線となる．

翼板と蓋板の移行部を菱脳唇*という．後脳の菱脳唇は巨大に発育して小脳を形成する．髄脳の菱脳唇は多数の神経細胞を生ずるが，これらは縁帯の中を腹内方に遊走し，基板の縁帯の中に大きい神経核をつくる．頭側部から生じた神経細胞は後脳の腹側部に橋核を，尾側部から生じたものは髄脳の腹側部にオリーブ核を形成する．（→後脳の発生，延髄の発生，小脳の発生） （溝口）

菱脳唇 Labium rhombencephali, *rhombic lip*, Rautenlippe

菱脳胞では背側面は蓋板（roof plate）が膜状に拡がり，左右の翼板（alar plate）と基板（basal plate）とは腹側正中の底板（floor plate）をはさんで側方に開き，中に第四脳室*をいれる（図参照）．翼板と蓋板の移行部の上衣層では細胞分裂がとくに活発であるところから，His（1890）はこの部分を菱脳唇とよんだ．菱脳胞を背方からみると，膜状の蓋板は長軸を正中に置いた菱形をしており，菱脳唇はこの菱形の4辺を縁取ることになる．この菱形の頭側の2辺を縁取る菱脳唇からは小脳ニューロンが，菱形の両外側角からは蝸牛神経核ニューロンが，そして尾側2辺の菱脳唇からは橋核，オリーブ核ニューロンが生産される．（→神経管，分界溝，上衣層） （金光）

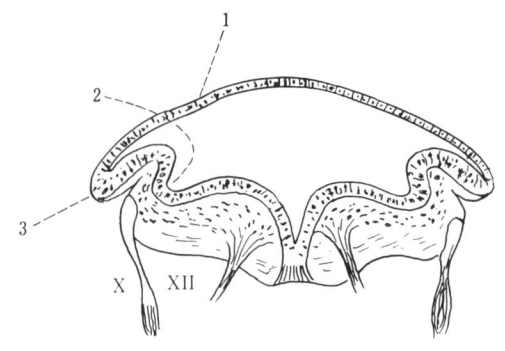

1. 蓋板（第四脳室脈絡組織），2. 分界溝，3. 菱脳唇
菱脳唇（4週ヒト胎児）

鱗　縁（大翼の） Margo squamosus, *squamosal border* →大翼

鱗　縁（頭頂骨の） Margo squamosus, *squamosal border* →頭頂骨

臨界期 *critical period*, kritische Periode

ある催奇形因子*が作用して，先天奇形*が成立する発生段階をいう．感受期（sensitive period）ともいう．ヒトでは通常胎生第3週から第8週をさし，器官形成期*にほぼ相当する．これは，器官原基の形成時期もしくはその少し前の原基誘導原に催奇形作因が作用したとき，奇形が惹起されるからである．また，臨界期より以前（受胎後2週間位）に催奇形因子が作用しても，一般には胎児致死作用は示されるが，死を免れた胎芽*は正常発生を営むことが認められる．一方，肉眼形態的異常の臨界期は必ずしも器官形成期のみでなく，それ以後のこともあり，また奇形以外の形態ないし機能的異常の感受期は胎生の後期であることが多く，器官形成期＝奇形の臨界期というのは必ずしも正しくはない．なお，より正しくは各奇形についての奇形成立時期をさすべきである．ヒトの奇形の臨界期はサリドマイドで詳細に調査されている以外は，放射線や風疹で若干知られているのみで，あまりよくわかっていない． （谷村）

輪筋 Musculus orbicularis, *orbicular muscle* →筋

輪状咽頭靱帯 Ligamentum cricopharyngeum, *cricopharyngical ligament*, Ligamentum cricopharyngeum →喉頭

輪状咽頭部　Pars cricopharyngea, *cricopharyngeal part*, Pars cricopharyngea　→咽頭筋層

輪状気管靱帯　Ligamentum cricotracheale, *cricotracheal ligament*, Ligamentum cricotracheale (Membran zwischen Ringknorpel und erstem Trachealknorpel)　→喉頭

輪状溝　Sulcus circularis insulae, *circular sulcus*, Sulcus circularis　→島

輪状甲状関節　Articulatio cricothyroidea, *cricothyroid joint (articulation of the thyroid with the cricoid)*, Cricothyr(e)oidgelenk　→喉頭軟骨

輪状甲状関節包　Capsula articularis cricothyroidea, *capsula articularis cricothyroidea*, Gelenkkapsel des Cricothyroidgelenks　→喉頭軟骨

輪状甲状筋　Musculus cricothyroideus, *cricothyroid muscle*, Musculus cricothyroideus　→喉頭筋

輪状甲状枝　Ramus cricothyr[e]oideus, *cricothyroid branch*　→外頚動脈

輪状甲状靱帯　Ligamentum cricothyroideum, *cricothyroid ligament*, Ligamentum cricothroideum (Band zwischen Schild-und Ringknorpel)　→喉頭

臨床歯冠　Corona clinica, *clinical crown of the tooth*, Klinische Zahnkrone　→歯

臨床歯根　Radix clinica, *clinical root of the tooth*, Klinische Zahnwurzel　→歯

輪状食道腱束　Tendo cricoesophageus, *cricoesophageal tendon*, Tendo cricoesophageus

食道*の縦走筋が最上端で，前壁の輪状軟骨の板に腱性に付着するもの．後壁の縦走筋はこの部では前方へとまわりこむ傾向があり，後壁にはLaimerの三角という筋欠損部が生ずることになる．(→食道)　　　　　　(養老)

輪状靱帯　Ligamenta anularia, *anular ligaments*　→気管

輪状膵　Pancreas annulare, *annular pancreas*, Pankreas annulare

膵頭からのびた過剰の膵組織が十二指腸下行部を輪状にとり巻いているものをいう．環状膵ともいう．男性に多い．遺伝要因は不詳である．腹側膵臓の右葉の先端が十二指腸壁に癒着し，十二指腸の回転によってそれが引き伸ばされて十二指腸の周囲に輪を形成するという説が有力である．その他，本来退化すべき腹側膵芽の左芽遺存，十二指腸周囲の異所性膵臓の癒合，両側膵臓原基の過形成説もある．輪状膵の圧迫によって十二指腸下行部に種々の程度の狭窄がおこることがある．比較的高い頻度でほかの先天異常が合併している．　　　(谷村)

輪状胎盤　Placenta annularia, *annular placenta*, Placenta annularia

子宮内面を輪状（完全または不全完）に帯状に囲む胎盤*．帯状胎盤 (Placenta zonaria, zonary placenta, gürtelförmige Plazenta) に同じ．
　　　　　　　　　　　　　　　(森)

輪状軟骨　Cartilago cricoidea, *cricoid cartilage*, Ringknorpel (Grundknorpel)

甲状軟骨*の下位にあって，前部は低く弓とよばれ，後部は高く板とよばれる指輪状の軟骨（硝子軟骨）である．弓の外側面で板への移行部に甲状関節面があり，その上方で板の上縁外側には披裂関節面がある．(→喉頭, 喉頭軟骨, 喉頭筋)　　　　　　　　　　(吉村)

輪状軟骨弓　Arcus cartilaginis cricoideae, *arch*, Ringknorpelbogen　→喉頭軟骨，輪状軟骨

輪状軟骨板　Lamina cartilaginis cricoideae, *lamina*, Ringknorpelplatte　→喉頭軟骨，輪状軟骨

輪状ヒダ　Plicae circulares, *valves of* Kerckring, Kerckring Falten (Klappen)　→小腸

輪状披裂関節　Articulatio cricoarytenoidea, *cricoarytenoid joint*, Gelenk zwischen Stell- und Ringknorpel　→喉頭軟骨

輪状披裂関節包　Capsula articularis cricoarytenoidea, *capsule of the cricoarytenoid joint*, Kapsel des Gelenks zwischen Stell-und Ringknorpel　→喉頭

輪状部　Pars anularis vaginae fibrosae, *anular part of the fibrous sheaths*　→足指の腱鞘

鱗状縫合　Sutura squamosa, *squamous suture*, Schuppennaht　→骨の連結，頭蓋の縫合

輪帯　Zona orbicularis, *orbicular zone*　→股関節

鱗乳突縫合　Sutura squamosomastoidea　→頭蓋の縫合

リンパ　Lympha, *lymph*, Lymph

リンパ管内を流れる透明な液体．リンパは本質的に血漿の超沪過液である．毛細血管*を越えて出た液は再び血管系にもどるが，一般に産生量は再吸収量を上回る．リンパはこの過剰な血管外液に由来する．水，電解質およびいろいろな量の蛋白質 (2～5%) を含む．リンパの産

生は毛細血管透過性の増加，静脈圧の増加，および血漿の膠質浸透圧の減少によって増加する．毛細リンパ管による排出能力を越えて，組織にリンパが貯留すると，組織の膨化がおこり，浮腫（edema）となる．細胞外腔から集められたリンパはリンパ管を通り，途中介在するリンパ節を通り，リンパ本幹（胸管と右リンパ本幹）に集められ，頸部で静脈にそそぐ．小腸から吸収された脂肪滴を多量に含むリンパはミルク様を呈し，とくに乳び*とよばれる．

(石川)

リンパ芽球 Lymphoblastus, *lymphoblasts*, Lymphoblasten →リンパ球形成

リンパ管の構造 structure of lymphatic vessel

リンパ管(Vasa lymphatica, lymphatic vessel, Lymphgefäß)は血管とは別個の組織液の流出路をなす．リンパ管は盲端をなす毛細リンパ管(Vas lymphocapillare)で始まり，集合して太いリンパ管となり，最終的には静脈に開口する．リンパ管の構造は同大の静脈に似るが，中にリンパ*という透明な液体をいれ，赤血球を欠き，主としてリンパ球からなる白血球少数を含むことで区別できる．毛細リンパ管は毛細血管*に比べて，透過性が高い．内皮細胞間の接着がゆるく連続した基底板を欠き，周皮細胞*を有しない．リンパ管も血管同様，内膜，中膜および外膜の層構造を示すが，かなり大きいリンパ管でも壁に平滑筋を欠くことが多い．管径が100〜200μmになってようやく平滑筋が出現するという．外膜の弾性線維は40μm以上のリンパ管に存在する．小および中等大のリンパ管には多数の小弁が特徴的である．リンパ管が大きくなるにつれ，内皮細胞間の隙間がみられなくなり，基底板も連続的になる．大きいリンパ管の外膜には毛細血管が分布し，神経線維もみられる．

(石川)

リンパ球 Lymphocytus, *lymphocytes*, Lymphozyten

末梢血中で好中球*についで多い白血球*で，白血球の25〜33％を占める．大きさによって大，中，小リンパ球に分けられる．流血中のリンパ球の90％は直径4〜7μmの小リンパ球で，細胞の中央に染色質*に富む比較的大きな核をもつ．核はほぼ球形であるが，ときに浅い切れ込みがみられる．核小体は小さく，塗抹標本では認めにくい．細胞質は少量で，核の周囲の狭い縁取りとしてみられ，中等量の遊離リボゾームの存在により，塩基性染料で好染するのが特徴である．細胞質には特殊果粒は存在しないが，約10％のリンパ球に少数のメチレンアズールで赤紫色に染まるアズール〔好性〕果粒が散在している．中リンパ球は直径7〜11μmで，核は小リンパ球より正染色質がやや多く，やや大きな核小体をもつ．細胞質は遊離リボゾームをより豊富にもち，そのためより強い塩基好性を示す．大リンパ球は直径11〜16μmの大型のもので，核は正染色質が大部分を占めるため明るく，1〜2個の大きな核小体*をもつ．核には切れ込みがみられる．細胞質の量は豊富で，多数の遊離リボゾームをもち，強い塩基好性を示す．少数のアズール果粒がみられる．リンパ球は生体の免疫応答に直接関与する細胞で，機能上2種のリンパ球に区別される．ともに骨髄に存在する幹細胞に由来するが，そのうちのあるものは胸腺に遊走し，いったん定着した後，Tリンパ球（胸腺依存性リンパ球，thymus-dependent lymphocytes）に分化する．胸腺を経由しないリンパ球をBリンパ球といい，鳥類ではファブリキウス嚢で分化がおこるため，ファブリキウス嚢依存性リンパ球(bursa-dependent lymphocytes)ともいわれる．哺乳類ではファブリキウス嚢に相当する器官は同定されていない．Tリンパ球は細胞性免疫応答(cell-mediated immunological responses)（遅延性免疫反応）に関与する．抗原により刺激されたTリンパ球は幼若化し，増殖性のリンパ芽球となり，分化して細胞傷害性リンパ球（cytotoxic or killer lymphocytes）と記憶細胞（memory cells）を生ずる．細胞傷害性リンパ球は周囲のBリンパ球や大食細胞*の活動を調節したり，異種細胞を特異的に傷害する．Bリンパ球は体液性免疫応答（humoral immunological responses）に関与する．抗原刺激により幼若化し，Tリンパ球との協同作用により抗原特異性抗体を分泌するリンパ芽球となる．これは記憶Bリンパ球と形質細胞*へ分化しさらに大量の抗体を合成する．

(小川・瀬口)

リンパ球形成 Lymphocytopoesis, *lymphopoiesis*, Lymphopoese

リンパ球*は骨髄中の血液幹細胞より由来し，小リンパ球の主たる増殖の場は骨髄*と考えられる．胸腺*へ遊走してきた幹細胞はそこでTリンパ球に分化する．鳥類ではファブリキウス嚢においてBリンパ球に分化し，哺乳類ではファブリキウス嚢に相当する器官はまだ知られて

いないが，ファブリキウス囊相当器官においてBリンパ球に分化する．これら中枢性リンパ様器官（central lymphoid organ）または一次リンパ様器官（primary lymphoid organ）における分化増殖は抗原非依存性（antigen independent）である．リンパ球は血管，リンパ管に入り分散し，全身の結合組織*，多くの上皮組織*に進入する．リンパ球はまた細網組織に集積してリンパ節，脾臓の白脾髄，扁桃などの末梢性リンパ様器官（peripheral lymphoid organs）または二次リンパ様器官（secondary lymphoid organs）をつくり，そこで抗原依存性（antigen dependent）の分化増殖を行う．すなわちリンパ球は各自の対応する抗原に出合うと幼弱化し，直径30μmに達する大形のリンパ芽球となり，これは分裂増殖して，大リンパ球，中リンパ球を経て小リンパ球になる．一部は形質細胞*になる．

(小川・瀬口)

リンパ系 Systema lymphaticum, *lymphatic system*, lymphatisches System

血管から組織内へ浸出した血漿を主成分とする組織液の一部は，リンパ管に吸収されてリンパとなり，リンパ管を流れて静脈にそそぐ（→リンパ）．すなわち，リンパ系は体液循環系の一部，とくに，静脈とともに心臓への還流路を構成するリンパ管系と，それに付随するリンパ装置とからなる．

(1) リンパ管系：　リンパの流れる，固有の壁をもつ管系をいう．その末端が体表に近い毛細リンパ管網にはじまって，皮下を走る浅リンパ管と，より深い部分や内臓からはじまる深リンパ管がある（→浅リンパ管，深リンパ管）．毛細リンパ管は太さがまちまちで，弁をもたない．これに対し，リンパ管は多数の弁をもち，ときには連珠状にみえる（→リンパ管の構造）．

いろいろの体部，器官からはじまるリンパ管は，中心に向かうとともに次第に合流する．リンパ管はその経過中に，若干のリンパ節が介在するが，リンパ節の輸出リンパ管はより中心位にあるリンパ管の輸入リンパ管の一部になるのが一般であるから，リンパ管はリンパ節で点綴されるとともに，これらのリンパ節（群）がリンパ管の合流部をつくることが多い（→リンパ節）．そのようなリンパ節系列の最上位に位置するものから出る輸出リンパ管は，太いリンパ本幹となって，胸管，または右リンパ本幹に合流し，次いで静脈にそそぐ（→胸管）．

(2) リンパ器官：　リンパ管系に付随してリンパ組織からなる諸構造があり，ここで成熟したリンパ球（免疫担当細胞）や血流中からリンパ組織に出たリンパ球がリンパ内に流れ，また，リンパ内の異物除去などの沪過作用をもつ．その単純なものは，消化管や気道などの粘膜にみられるリンパ球浸潤やリンパ小節（沪胞）で，その周囲に毛細リンパ管網がある．扁桃も消化管上皮下のリンパ組織塊で，輸出リンパ管をもつ．これらはリンパ管系の起始にあるリンパ器官である．リンパ管系中には，上述のリンパ節がある（→リンパ節，リンパ小節）．

(森)

リンパ小節 *lymph nodules*, Lymphknötchen

主にリンパ球*が細網細胞がつくる細網の中に密に集合して小さい結節をなすもので，消化管，泌尿生殖器，呼吸器などの粘膜上皮下，リンパ節，脾臓，骨髄などにみられる．とくに空腸，回腸，盲腸，リンパ節，脾臓に多い．単独に存するものを孤立リンパ小節，10～40個が集合しているものを集合リンパ小節という．

中央の明るい部分を胚中心（または反応中心，明中心）とよぶ．周辺の暗い部分を一次小節，胚中心を二次小節とよぶ場合もある．また胚中心をもつリンパ小節全体を二次小節，胚中心をもたないリンパ小節を一次小節とよぶ学者もある．

胚中心の細胞は大型で核質が乏しいため明るい．主として中リンパ球，大リンパ球，細網細胞，組織球からなる．胚中心は細菌感染などの侵襲によって肥大，新生する．この際，中リンパ球が分裂増殖し，小リンパ球となり周辺部へ移動する．いわばリンパ球が生産される．またリンパ球は形質細胞に化して抗体（γ-グロブリン）産生を行う．無菌動物では胚中心がない．周辺の暗い部分は小リンパ球の集りである．

リンパ球には骨髄由来のリンパ球（Bリンパ球）と胸腺由来のリンパ球（T細胞）がある．Bリンパ球はリンパ小節の中央部を，Tリンパ球は辺縁部を占める．形質細胞に化するのはBリンパ球である．（→リンパ球，脾臓の構造，リンパ節）

(藤田尚)

リンパ節 Nodi lymphatici (Lymphonodi), *lymph nodes*, Lymphknoten

リンパ器官として最も高度に発達したもので，結合組織性被膜に包まれた独立の器官として，リンパ管系のなかに介在し，両者でリンパ系*を形成する．一般に圧平した球または楕円

球形で，直径は2mmないしそれ以下から，2cm以上に及ぶ．門(hilus)を含む辺縁はやや凹むことが多い．その凸面では，通常，数本ないし十数本の輸入リンパ管が入り，被膜下に拡がる辺縁洞にそそぎ，そこから中間洞，髄洞とつづくリンパ洞を経て，リンパ節門で2～3本の輸出リンパ管として出ていく．その間，リンパ組織はこれらのリンパ洞網に接して発達し，しかも，被膜に近い皮質と門に近い髄質と，形態的にも機能的にも異なったものに分化している（→リンパ節の構造）．

リンパ節には，孤立性に，一つのリンパ管系列の途中に介在するものと，複数のリンパ管系列の合流部で，しばしば群をつくるものとある．後者の場合，個々のリンパ節の輸入リンパ管は，ほとんど常に輸出リンパ管より多く，リンパ節自体がリンパ管の合流部をつくる．また，一つのリンパ節の輸出リンパ管は，他のリンパ節の輸入リンパ管の一部となることが多いから，リンパ管とリンパ節とがリンパ系の網をつくるばかりでなく，リンパ管系列のなかで，末梢側から中心側に向かって点綴するリンパ節連鎖をつくる．リンパ系の全体でみても，多数のリンパ節群の連鎖と，それを結ぶリンパ管網で成り立っており，その連鎖によって次第に多数のリンパ管系列が合流している．したがって，個々のリンパ節群は，それぞれ個有のリンパ管流域をもつ．このように，あるリンパ節，ないしリンパ節群が，一定の体部，もしくは一定の器官ないしその特定の部分からのリンパ管を集めているとき，そのリンパ節をその体部，または器官（部分）の所属（局所）リンパ節（*regional lymphnodes*, regionäre Lymphknoten）という．

このように，一定の領域からのリンパ管が順次にリンパ節（群）を通過するとき，その最終のリンパ節（群）から出て，胸管または右リンパ本幹にそそぐ輸出リンパ管を，リンパ本幹（*lymphatic trunks*, Lymphgefässestämme）という．その関係をとりまとめると次のようである．

(1) 頭頸部のリンパ節： 頭部の浅層にある後頭リンパ節，耳介後リンパ節，浅・深耳下腺リンパ節，下顎リンパ節などよりの輸出管は浅頸リンパ節（外頸静脈に沿う）に入り，次いで深頸リンパ節（内頸静脈に沿う）に入る．頰リ

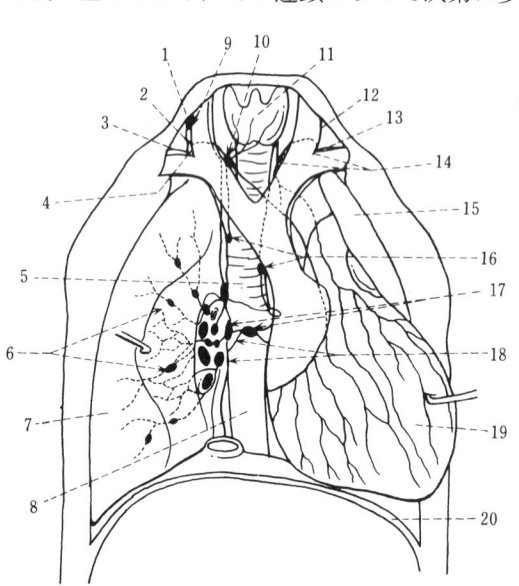

1. 頸リンパ本幹，2. 気管支縦隔リンパ本幹，3. 鎖骨下リンパ本幹，4. 右リンパ本幹，5. 気管，6. 肺リンパ節，7. 肺，8. 食道，9. 深頸リンパ節，10. 気管傍リンパ節，11. 甲状腺，12. 頸リンパ本幹，13. 鎖骨下リンパ本幹，14. 胸管，15. 肺，16. 気管気管支リンパ節，17. いわゆる肺門リンパ節（気管支肺リンパ節），19. 心臓，20. 横隔膜

胸部内臓のリンパ管（リンパ節）

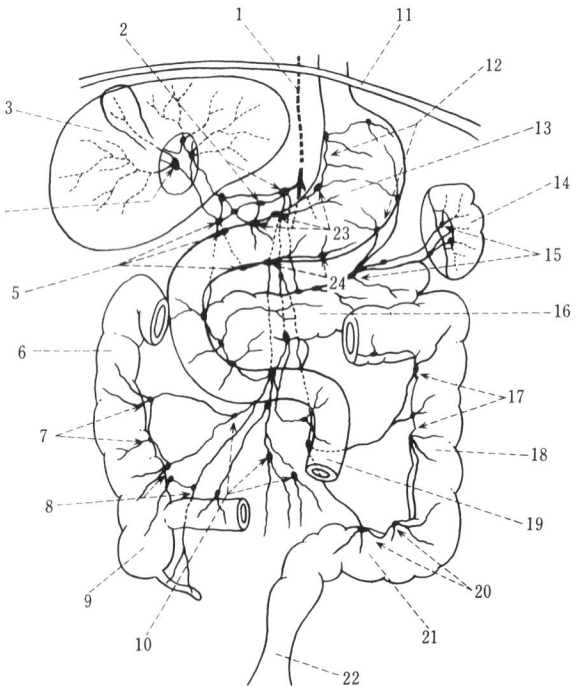

1. 胸管，2. 腹腔リンパ節，3. 肝臓，4. 肝リンパ節，5. 幽門リンパ節，6. 上行結腸，7. 右結腸リンパ節，8. 回結腸リンパ節，9. 盲腸，10. 腸間膜リンパ節，11. 横隔膜，12. 胃リンパ節，13. 胃，14. 脾臓，15. 膵脾リンパ節，16. 膵臓，17. 左結腸リンパ節，18. 下行結腸，19. 空腸，20. 下腸間膜リンパ節，21. S状結腸，22. 直腸，23. 左胃リンパ節，24. 右胃リンパ節

腹部のリンパ管（リンパ節）

ンパ節，オトガイ下リンパ節，舌リンパ節，咽頭後リンパ節，顎下リンパ節などは頭部深部（口腔，鼻腔を含む）のリンパを集めて深頚リンパ節に送る．頚部の頚静脈二腹筋リンパ節，頚静脈肩甲舌骨筋リンパ節は口腔底，喉頭などのリンパを集め，広義の深頚リンパ節群をつくる．深頚リンパ節下群の輸出管は頚リンパ本幹をつくる．

(2) 上肢，胸壁浅部のリンパ節：上肢のリンパ管は，一部は肘リンパ節を介し，一部は直接に，腋窩リンパ節群の外側リンパ節に入り，次いで腋窩動静脈に沿い，中心リンパ節，上リンパ節を経て鎖骨下リンパ本幹に合する．

胸壁浅層のリンパ管は肩甲下静脈に沿う肩甲下リンパ節，外側胸静脈に沿う胸節リンパ節をへて腋窩リンパ節群に注ぐ．乳腺のリンパ管は後者に多くは入るが，一部は胸骨傍リンパ節に入る．

(3) 胸部深層のリンパ管：胸壁深層のリンパ管は胸骨傍リンパ節，肋間リンパ節からそれぞれ前・後縦隔リンパ節などを介し，胸管などへ．右では右気管支縦隔リンパ本幹をつくってから右リンパ本幹に入ることもある．

胸部内臓のリンパ管は肺門，気管支，気管分岐，気管に沿い，肺リンパ節，気管支肺リンパ節，下・上気管気管支リンパ節，気管リンパ節を経るほか，食道，心膜，胸腺，横隔膜のリンパ管は部位により前または後縦隔リンパ節に入る．

(4) 腹腹腔内臓からのリンパは腹腔動脈根部を囲む腹腔リンパ節がつくるリンパ叢に入り，それが合流して腸リンパ本幹となって乳び糟に注ぐ．これにリンパ管を送るリンパ節としては，左・右胃リンパ節，左・右胃大網リンパ節（以上は胃の小湾，大湾とその付近にある），幽門リンパ節，膵脾リンパ節，肝リンパ節（肝門付近），上腸間膜リンパ節，回結腸リンパ節，右・中結腸リンパ節（同じ名の血管に沿う）がある．

(5) 後腹膜臓器，骨盤内臓，腹壁深層のリンパ管：すべて腹大動脈の両側にある腰リンパ節に集められ，そこから左右それぞれ腰リンパ本幹をつくって乳び糟に注ぐ．

腹壁深層のリンパ管は分節血管に沿い，一部は外腸骨リンパ節を介し，または直接，腰リンパ節に入る．前腹壁のものは一部胸壁深層のリンパ管に合流する．

腎，副腎のリンパ管は腰リンパ節に入る．下行結腸より直腸上部のリンパは下腸間膜リンパ節，左結腸リンパ節（同名血管に沿う）を介して腰リンパ節に入る．

直腸中部後壁のリンパは仙骨リンパ節を介し，その他の骨盤内臓はそれぞれに分布する動脈枝を逆行するリンパ管により内腸骨リンパ節，総腸骨リンパ節を介して腰リンパ節に入る．ただし，精巣（卵巣）動脈分布域は直接腰リンパ節に入る．

(6) 腹壁浅層，外陰部，下肢のリンパ管：鼠径部にあるリンパ節に集められる．外陰部（腟の下半，会陰を含む）と腹壁浅層のリンパ管はそれぞれの側の浅鼠径リンパ節に集合し，そこから深鼠径リンパ節に入る．下肢の浅リンパ管は浅鼠径リンパ節に注ぐ．深リンパ管は一部は前脛骨リンパ節を介し，他は直接，膝窩リンパ節に入り，次いで深鼠径リンパ節に入る．

深鼠径リンパ節からの輸出管は外腸骨リンパ節，総腸骨リンパ節を経て腰リンパ節に入る．
(森)

リンパ節の組織

リンパ節はリンパ管の経過中に存する径1～30 mmのそらまめ型の構造物で，成人では300～600個に達する．

まず骨組みから述べよう．

リンパ節は膠原線維を主とする結合組織性の被膜 (capsule, Kapsel) につつまれる．この被膜の結合組織のつづきは何個かの柱 (trabecule, Trabekel) となってリンパ節内に入りこみ，太い骨格となっている．各小柱の間には被膜や小柱の結合組織につづく細網線維*の網がはりめぐらしており，いわゆる細網組織を形成している．この網眼をリンパ組織が満たしているのである．

リンパ節の実質は皮質 (cortex, Rinde) と髄質 (medulla, Mark) に分けられる．皮質には多くの皮質小節 (cortical nodule, Rindenknötchen) とよばれるリンパ小節が存在し，このつづきが髄索 (medullary cords, Markstränge) となって髄質へのびている．皮質小節と髄索は主にリンパ球の密集した特有の構造物であり，一種のリンパ小節である．皮質小節の一部のものは，中心部に大型の細胞がややまばらに存するためにこの部位が明るくなっており，胚中心，反応中心，明中心などとよばれている．胚中心は抗原が与えられると反応して大きくなり，さかんに抗体の産生を行い，また中リンパ球の分裂像がよくみられる．皮質小節や髄索にはBリンパ球

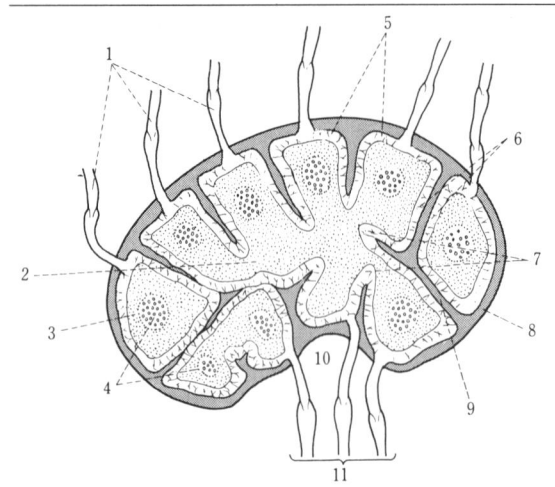

1. 輸入リンパ管, 2. 髄索, 3. 皮質小節, 4. 皮質小節の胚中心(明中心), 5. リンパ洞(辺縁洞), 6. リンパ洞(中間洞), 7. リンパ洞(髄洞), 8. 被膜, 9. 小柱(梁柱), 10. 門, 11. 輸出リンパ管

リンパ小節の模式図

(骨髄由来のリンパ球)とTリンパ球(胸腺由来のリンパ球)が集まっている．後者は主に皮質の深層と髄質の境に多く，この部を傍皮質〔帯〕とよんでいる．この部位は胸腺依存帯〔領域〕に相当し，胸腺を摘出するとこの部のリンパ球(Tリンパ球)が激減する．抗原刺激にあうとBリンパ球がふくらみ形質細胞に化して抗体を産生するという．この際Tリンパ球の助けが必要である．

リンパ節のまわりから被膜を貫いて数本ないし数十本の輸入リンパ管 (vasa afferentia) がリンパ節の中へ入りこんでいる．これらはリンパ洞にそそぎ最後に集って2～3本の輸出リンパ管 (vasa efferentia) となってリンパ節の門 (hilus) から外へ出る．リンパ洞はリンパ節の中におけるリンパの通液路であり，まず被膜下で皮質小節との間を走る辺縁洞 (marginal sinus, Randsinus) となり，ついで髄質に向かい髄索の間を走る髄洞 (medullary sinus, Marksinus) となる．リンパ洞は細網細胞性の内皮にかこまれているが，この内皮は洞の沿岸をなすという意味から沿岸細胞 (littoral cells, Uferzellen) ともよばれる．洞内は細網線維がはりめぐらし，ところどころに細網細胞や大食細胞*が存在する．以前はこの細網細胞や，沿岸細胞は異物をとりこみ大食細胞に化すると考えられていたが，現在では細網細胞は細網線維をつくる細胞であって，大食細胞とは別のものであるという考えが強い．

輸入リンパ管から入ったリンパはリンパ洞を流れるのであるが，それに含まれる異物や細菌は大食細胞*にとられ，抗原刺激を皮質小節や髄索の細胞に伝え免疫反応をおこさせる．また，皮質小節や髄索でつくられたリンパ球はリンパ洞内におちこみ輸出リンパ管から外へ出る．

リンパ節には血管も分布する．動脈は門から入り小柱の中を通って皮質小節や髄索に入り毛細血管となる．さきにのべた傍皮質域で毛細血管後細静脈 (postcapillary venules) となり，皮質と髄質の境で静脈網をつくったのちに小柱内の太い静脈になり最後は門から外へ出る．毛細血管後細静脈は内皮の丈が高く立方状をなし，隙間を細胞が自由に通過し得る．血液中のリンパ球はこの隙間を通って皮質小節や髄索の中に入る．（→リンパ小節，大食細胞）　（藤田 尚）

リンパ洞　*lymphatic sinus*, Lymphsinus　→リンパ節

鱗　部　Pars squamosa, *squamous part*, Schuppenteil

頭蓋*の外側壁の一部をなす円盤状の骨板で，前方は蝶形骨縁によって蝶形骨大翼と，上方は頭頂縁によって頭頂骨と接する．頭頂縁の後部に深い頭頂切痕があり，ここに頭頂骨の乳突角が入る．鱗部の外側面は側頭面とよばれ軽度の膨隆をなす．外側面は頭頂骨を鱗状におおうため，その面積は後述の内側面よりも大きい．その下部で外耳孔の前上部から前方へ向かい頬骨突起を出し，頬骨の側頭突起と結合して頬骨弓を形成する．また頬骨突起の基部近くから中側頭動脈溝が上行する．頬骨突起の基部は前および後の2根に分かれ，その間に下顎窩をつくり，そこにある関節面は下顎頭と相対して顎関節をつくる．頬骨突起の根部は下顎窩の直前で下方に膨大し関節結節をなす．また頬骨突起は後方では側頭線に移行している．鱗部の内側面は大脳面とよばれ，軽度の陥凹をなし，脳回に対応する指圧痕，脳溝に対応する脳隆起や動・静脈溝があるが，なかでも中硬膜動脈溝は著明に認められる．大脳面で鱗部と錐体との間に錐体鱗裂が認められるが，これは胎児・若年頭蓋では明瞭である．（→側頭骨）　（児玉）

ル

涙　河　Rivus lacrimalis, *rivus lacrimalis*, Rivus lacrimalis　→涙器

涙　器　Apparatus lacrimalis, *larcrimal apparatus*, Tränenorgane

(1) 涙腺：眼球*の上外側の前頭骨*頬骨突起の涙腺窩にあり，扁桃大卵形の腺体は眼窩部と眼瞼部とに分けられる．多房状漿液腺で筋上皮細胞に富み翼口蓋神経節*由来の分泌神経により支配される．涙腺管は6～12本あり，結膜下を経て上結膜円蓋に開く．なみだは涙腺分泌物と結膜の瞼板腺，粘液細胞などの分泌物の混合物で，水分98.2%，NaCl 660 mg%，蛋白670 mg%，残余窒素51 mg%を含む．1日に約0.5～0.8gの量があるという（三島）．

(2) なみだ：結膜*をうるおしたのち，上，下の前眼瞼縁の間にできる涙河，めがしらの涙丘の周辺にできる涙湖を洗い，内側眼瞼交連に近い上，下の涙乳頭上の涙点から涙小管に吸い込まれる．涙小管は膨大部を経て上下合流して涙嚢にそそぐ．涙嚢は鼻涙管の源にあたり，涙骨*と上顎前頭突起によってつくられる涙溝におさまっている．この下端につづく鼻涙管は，長さ18 mm，下鼻道に達し，鼻涙管ヒダをなしておわる．鼻涙管は，上顎骨，涙骨，下鼻甲介*の間の間隙を通り，中央部で細くなっている．涙小管の粘膜は重層扁平上皮，涙嚢と鼻涙管粘膜は単層円柱上皮におおわれる．

(外崎)

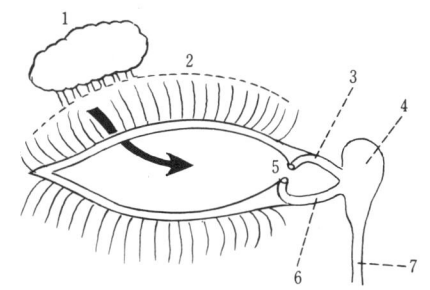

1. 涙腺，2. 結膜，3. 涙小管，4. 涙嚢，5. 涙点，6. 涙小管，7. 鼻涙管
涙器の模型図（矢は涙の流れる方向を示す）

涙　丘　Caruncula lacrimalis, *lacrimal caruncle*, Tränenärzchen

めがしらにある米粒大の隆起．その周辺の陥凹部を涙湖という．組織学的には皮膚に似ている．（→結膜，眼瞼，涙器）　　　（外崎）

涙　湖　Lacus lacrimalis, *lacus lacrimalis*, Tränensee　→涙器

涙　骨　Os lacrimale, *lacrimal bone*, Tränenbein

長方形を立てた形をなす小骨で外側・内側の2面ならびに上・下・前・後の4縁を有する．外側面は眼窩の内側壁の前部を形成し，内側面は鼻腔に面している．上縁は前頭骨眼窩部と，下縁は上顎骨眼窩面と，前縁は上顎骨前頭突起と，後縁は篩骨眼窩板とそれぞれ接している．外側面の前半部には縦に走る涙骨溝があり，これは上顎骨の前頭突起の同名溝と合して涙嚢窩を形成する．涙嚢溝の後方の境界を後涙嚢稜といい，下方へ延びて涙嚢鈎となり，上顎骨前頭突起の涙嚢溝および下鼻甲介の涙骨突起とともに鼻涙管壁の一部を形成する．　（児玉）

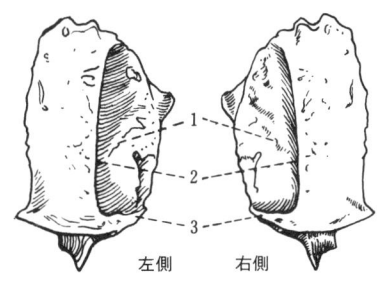

左側　右側
1. 涙嚢溝，2. 後涙嚢稜，3. 涙嚢鈎

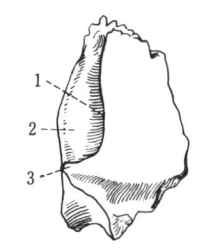

1. 涙嚢稜，2. 涙嚢溝，3. 涙嚢鈎
右側
涙　骨

涙骨縁　Margo lacrimalis　→上顎骨

涙骨鈎　Hamulus lacrimalis, *lacrimal hamulus*　→涙骨

涙骨甲介縫合　Sutura lacrimoconchalis, *lacrimoconchal suture*　→頭蓋の縫合

涙骨上顎縫合　Sutura lacrimomaxillaris, *lacrimomaxillary suture*　→頭蓋の縫合

涙骨突起　Processus lacrimalis, *lacrimal pro-*

cess →下鼻甲介

涙小管 Canaliculus lacrimalis, *lacrimal canaliculus*, Tränenkanälchen →涙器

涙小管膨大 Ampulla canaliculi lacrimalis, *lacrimal ampulla*, Ampulla canaliculi lacrimalis →涙器

涙腺 Glandulae lacrimales, *lacrimal glands*, Tränendrüsen →涙器

涙腺窩 Fossa glandulae lacrimalis, *fossa for lacrimal gland* →前頭骨

涙腺静脈 Vena lacrimalis, *lacrimal veins* →上眼静脈

涙腺神経 Nervus lacrimalis, *lacrimal nerve*, Tränennerv →眼神経

涙腺動脈 Arteria lacrimalis, *lacrimal artery*, Tränendrüsenarterie →内頚動脈

涙腺動脈との交通枝 Ramus anastomoticus cum arteria lacrimali →外頚動脈

ルイ体 Luys' *body* →視床下核

涙点 Punctum lacrimale, *punctum lacrimale*, Punctum lacrimale →涙器

類洞 Vas sinusoideum, *sinusoid*, Sinusoide

洞様毛細血管ともいう．肝小葉の内部で肝細胞板の間隙に分布する毛細血管．吻合分枝して全体として網状を呈する．1層の薄い内皮細胞よりなる壁で限界されるが，一般毛細血管より径が大きく類洞とよばれる．肝動脈枝と門脈枝は小葉の周辺において類洞へ移行し，動脈血と門脈血がまざり合い類洞内を小葉中心方向へ流れ中心静脈にそそぐ．この間，ガス交換や栄養分の受授を行い，解毒作用や産生された血清蛋白を受ける．肝細胞板との間には類洞周囲隙*（Disse腔）が存在し，血液の液性成分は内皮細胞にある大小の孔を通ってDisse腔と交流する．類洞内腔には貪食性のKupffer細胞がみられる．類洞壁の外側にはビタミンAをとり込む類洞周囲脂質細胞が付着している．　（和気）

類洞周囲隙 *space of* Disse, *Disse's space*, Disse Raun

肝小葉の類洞*の外側に存在する間隙．類洞内腔とは大小の孔のあいた内皮細胞を介して接し，血液の液性成分が流入する．外側は直接肝実質細胞に接し，その微絨毛*が多数突出している．肝実質細胞で合成分泌された血清蛋白は，いったん類洞周囲隙へ放出されたのち血流へ入る．またこの腔は，Disseにより"perikapilläre Lymphscheide"として記載されたように，小葉間リンパ管へつながっているといわれる．Disse腔とよばれる，類洞周囲隙にはビタミンAを貯臓する類洞周囲脂質細胞，細網線維*，自律神経線維がみられる．また胎生期や病的状態においては，髄外造血の場を提供する．
　　　　　　　　　　　　　　　　（和気）

類洞周囲脂質細胞 Lipocytus perisinusoideus, *lipocyte*, *stellate cell*, *fat-storing cell*, *interstitial cell*, Ito's *cell*, Sternzellen, Fettspeicherungszellen

肝臓の類洞周囲腔（Disse腔）に位置する突起をもった星状の細胞．ビタミンAを貯臓する．Kupffer(1876)が鍍金法を用いて発見し星細胞*と命名した（→星細胞）．細胞質中にビタミンA脂質滴をもつことが特徴であるが，正常状態では，小葉中心部では脂質滴を欠くものがみられる．この脂質滴はビタミンAの過剰投与によって著しく増加し，螢光顕微鏡下でビタミンA固有螢光を発し，塩化金を還元し，脂質滴表面に黒色の金属金の沈殿を生じる．またビタミンA欠乏ではこれらの脂質滴は減少する．細胞質中にはよく発達した粗面小胞体*，Golgi装置*があり，多胞小体がしばしば観察される．最近この細胞が肝線維化に際して線維を形成するといわれ注目されている．　（和気）

涙乳頭 Papilla lacrimalis, *papilla lacrimalis*, Papilla lacrimalis →涙器

涙嚢 Saccus lacrimalis, *lacrimal sac*, Tränensack →涙器

涙嚢窩 Fossa sacci lacrimalis, *fossa for lacrimal sac* →眼窩

涙嚢溝（上顎骨の） Sulcus lacrimalis, *lacrimal groove* →上顎骨

涙嚢溝（涙骨の） Sulcus lacrimalis, *lacrimal groove* →涙骨

涙嚢切痕 Incisura lacrimalis →上顎骨

涙嚢部（眼輪筋の） Pars lacrimalis, *lacrimal part* →表情筋

ルフィニ小体 Ruffini's *corpuscle*, Ruffinisches Körperchen →終末神経小体

レ

レチウス線（Retziusの線条） Linea incrementalis enameli (Retzius), *parallel stripes of Retzius*, Rarallelstreifen →エナメル質

裂孔靱帯 Ligamentum lacunare, *lacunar ligament* →鼠径靱帯

裂手(足) Schistocheiria, *cleft or split hand (foot)*, Spalthand (fuß)

手(足)板中心放線減形成により，手(足)の中央部にV字型あるいは楔形の欠損を生ずるものをいう．エビのはさみのような形態によりエビ爪手(lobster-claw)ともいわれる．裂手は出産10000当り0.4程度認められる．手(足)板の形成期にその中間放射部の間葉組織になんらかの発生阻害がおこり，その結果手(足)の中央部に楔状の欠損をきたし，あるいはさらに橈(脛)側の発育障害をもひきおこすものとされている．裂手を示すヒトの胎芽*では，指間陥凹の異常早期発見と指先における著明な上皮の肥厚，すなわち頂部外胚葉堤の異常残存が認められている．定型的裂手は合指*や中央列多指との間に移行型が存在し，隣接指との合指の結果，指列の欠損が生じるのではないかとされている．規則的優性遺伝が知られている．裂手には次のものがある．

(1) 楔状欠損を示す裂手(足)： 第3指骨，第3中手(足)骨の種々の程度の減形成があり，これに伴って第2・4指間に楔状の裂隙が生ずる．また多指を伴うこともある．

(2) 橈(脛)側放線欠損を伴う裂手(足)： 第3指の減形成に第1・2指の減形成が加わったもの．

裂手(足)には四肢の高度の奇形がよく合併する．ときには指尖部のみ癒合して，近位部が離れている有窓合指(fenestrated syndactyly)の形態をとるものもある． (谷村)

劣性遺伝子 Genum recessivum, *recessive gene*, rezessives Gen

ある対立遺伝子の一方の遺伝子が，ホモ接合体ではそれに関する形質が発現されるが，ヘテロ接合体では発現されない場合，ヘテロ接合体において発現されない方の対立遺伝子を劣性(recessive)であるという．またその形質を劣性形質という．優性遺伝子*の対語． (谷村)

連結複合体 *junctional complex*, Schlußleistenkomplex →細胞の連結

連合管

結合管のこと．(→膜迷路) (養老)

連合神経路〔線維〕 Tractus nervosi associationis, *association pathways*, Assoziationssysteme

通常，同側の種々の大脳皮質*部を結合する線維群をいうが，脊髄固有束*（節間束）を含む場合もある．皮質部を結合するものは長短の2種に区別される．短線維は〔大脳〕弓状線維またはU線維とよばれ，同じ回または隣接する回を結ぶ．長線維は離れた皮質部を結合するもので，上縦束，下縦束，鈎状束および帯状束などが肉眼解剖学的に知られている．上縦束は中および下前頭回からおこり，側頭葉*や後頭葉*に向かう線維群からなる．下縦束は側頭葉前方部からおこり，側脳室の下角および後角の外側を走り，後頭葉の後端部にいたる線維群からなり側頭後頭束ともいわれる．鈎状束は前頭葉の下部と側頭葉の前部を結合するもので，島*の

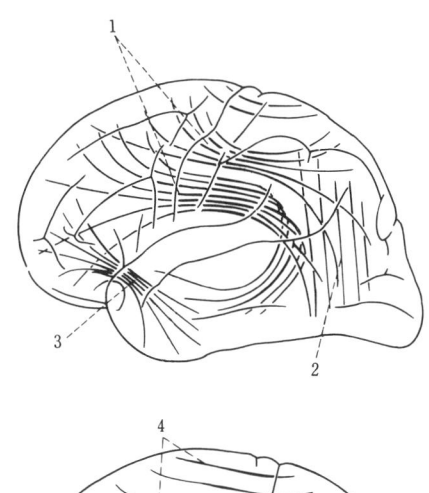

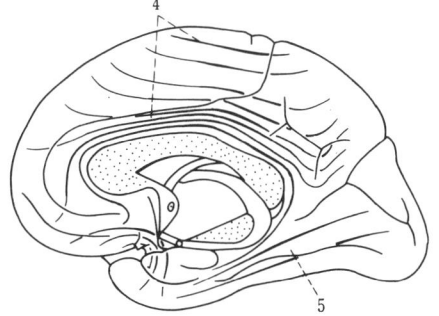

1. 前頭後頭束と上縦束，2. 垂直後頭束，3. 鈎状束，
4. 前頭頭頂束と帯状束，5. 後頭側頭束と下縦束

ヒトの連合神経路(Brausより)

前下縁を走る．帯状束は帯状回における連合線維群で，帯状束の全長にわたるものはまれで，多くは比較的短い線維の集合体である．動物実験による研究から明らかにされた結果からいえば，これらの皮質連合線維束は方向性の異なる長短の線維の総体であり，あくまで肉眼所見にもとづく名称である．また，脊髄固有束は脊髄の種々の節を結合する比較的短い線維からなる．大部分は灰白質*の周辺を走る．（川村 光）

レンズ Lens, *lens*, Linse →水晶体

レンズ核 Nucleus lentiformis, *lenticular nucleus*, Linsenkern

被殻*と淡蒼球*である．この両者はその形が全体として両凸レンズに似ており，その全外面を神経線維群で包まれているため，一括してレンズ核とよばれる．しかし，両者の発生・細胞構築・線維連絡などは互いに異なる．（→被殻，淡蒼球，線条体）（水野）

レンズ核束（H_2） Fasciculus lenticularis, *lenticular fasciculus*, ventrale Lamella H_2 des Forelschen Haubenfeldes →淡蒼球

レンズ核ワナ Ansa lenticularis, *ansa lenticularis*, Linsenkernschlinge

主に淡蒼球外節におこり，淡蒼球*の腹側縁に沿って内方に走り，その内側縁ならびに内包*の内側縁に沿って背方に転じて Forel 野*に入り，ここで再び方向を背外方に転じて視床束（H_1）として，視床外側腹側核(VL)に終止する線維束をいう．一方，淡蒼球内節におこる線維束は内包を横断して Luys 体の背側に出てレンズ核束（H_2）を形成し，内方に走って Forel 野に入り，ここで反転してレンズ核ワナの線維束とともに視床束（H_1）を構成する．視床束の線維は視床外側腹側核(VL)のほか，視床前腹側核(VA)や視床正中中心核(CM)にも終止する．また，淡蒼球内節から Forel 野に達する線維のなかには，さらに下行して橋の吻側被蓋部，とくに上小脳脚の周辺部のいわゆる脚橋被蓋核 (Nucleus tegmentalis pedunculopontinus) に終止するものがある．（→淡蒼球）（金光）

レンズプラコード *lens placode* →水晶体板，プラコード

連続糸 Microtubulus continuus, *continuous fiber*, Zentralfasern →有糸分裂装置

連続微細管 Microtubulus continuus, *continuous fibers*, Zentralfasern →有糸分裂装置

連嚢管 Ductus utriculosaccularis, *utriculosaccular duct* →膜迷路

ロ

漏斗 Infundibulum, *infundibulum*, Trichter

視床下部*において，視交叉のすぐ尾側につづく漏斗状の部位であり，下垂体後葉の近位部にあたる．尾側では灰白隆起につづく．灰白隆起に近い部分は正中隆起（median eminence）とよばれることがある．（→視床下部，視床下部下垂体路） （水野）

漏斗核 Nucleus infundibularis, *infundibular nucleus*, Nucleus infundibularis

弓状核ともよぶ．視床下部脳室周囲層*の腹側部にある小形神経細胞の小集団．隆起核下垂体路*の起始核とされる．（→視床下部下垂体路） （水野）

肋横突関節 Articulatio costotransversaria, *costotransverse joint*, Rippenhöckergelenk

肋骨結節の関節部と同番号胸椎の横突起先端部との関節で，第(10)，11，12肋骨においては関節腔がなくて，靱帯結合となっている．関節包は薄いが，次のような靱帯によって補強されている．

(1) 肋横突靱帯：肋骨頚後面と横突起前面を結ぶ短い強い靱帯．この靱帯を縦に貫く小孔を肋横突孔といい，位置的にみて頚椎の横突孔に相当し，まれに血管が通る．

(2) 外側肋横突靱帯：横突起先端後面と肋骨結節を結ぶ，短いが強い靱帯である．

(3) 上肋横突靱帯：肋骨頚上縁（肋骨頚稜）からおこり，斜め外側に上行して，隣接上位椎の横突起下縁に着く靱帯である．胸神経後枝はこの靱帯の後方を通り，同前枝（肋間神経）は前方を通過する．

(4) 腰肋靱帯：第12肋骨と第1，2腰椎肋骨突起の間に張る膜状の靱帯である．（→肋骨頭関節の図） （佐藤）

肋横突孔 Foramen costotransversarium, *costotransverse foramen* →肋横突関節

肋横突靱帯 Ligamentum costotransversarium, *costotransverse ligament*, Rippenhöckerband →肋横突関節

肋鎖靱帯 Ligamentum costoclaviculare, *costoclavicular ligament* →胸鎖関節

肋鎖靱帯圧痕 Impressio lig. costoclavicularis, *impression for costoclavicular ligament*, Impressio lig. costoclavicularis →鎖骨

肋椎関節 Articulationes costovertebrales, *costovertebral joints*, Rippen-Wirbel-Gelenke

脊柱*と肋骨*との間の関節で，椎体と肋骨頭の間の肋骨頭関節ならびに横突起と肋骨結節の間の肋横突関節の2種類の関節からなる．（→肋骨頭関節，肋横突関節） （佐藤）

肋軟骨 Cartilago costalis, *costal cartilage*, Rippenknorpel →肋骨

ローゼル-ネラトン線 Roser-Nélaton *line*, Roser-Nélatonsche Linie

上前腸骨棘と坐骨結節の最突出部を結んだ線．股関節*が正常な場合は，股関節約130度屈曲位のとき大転子の頂端はこの線上に位置する． （吉岡）

肋下筋 Musculi subcostales, *subcostal(es)*, Unterrippenmuskeln →深胸筋

肋下静脈 Vena subcostalis, *subcostal vein* →奇静脈

肋下神経 Nervus subcostalis, *subcostal nerve*, Nervus subcostalis →胸神経

肋下動脈 Arteria subcostalis, *subcostal artery* →胸大動脈

肋間静脈（第4～第11） Venae intercostales posteriores (IV-XI), *posterior intercostal veins*, Zwischenrippenblutadern →奇静脈

肋間上腕神経 Nervi intercostobrachiales, *intercostobrachial nerves*, Nervi intercostobrachiales →胸神経

肋間動脈 Arteriae intercostales posteriores, *posterior intercostal arteries (aortic intercostal arteries)*, Zwischenrippenschlagadern →胸大動脈，鎖骨下動脈

肋間リンパ節 Lymphonodi intercostales, *intercostal nodes*, Zwischenrippenknoten →リンパ節

肋頚動脈 Truncus costocervicalis, *costocervical trunk* →鎖骨下動脈

肋剣靱帯 Ligamenta costoxiphoidea, *costoxiphoid ligament*, Rippen-Schwerfortsatzbänder →胸肋関節

肋骨 Costae, *ribs*, Rippen

肋骨は扁平長骨で，12対あり，後方で胸椎*と連結して胸郭*を構成する．軟骨性骨として発生するが，前方の小部分が肋軟骨として軟骨

のまま残る．第1～第7肋骨は前端が胸骨外側縁と連結しているが，第8～第12肋骨は胸骨に達していない．前者が真肋，後者が仮肋である．仮肋のうち第8～第10肋骨では，肋軟骨が上位の肋軟骨と結合して肋骨弓を形成する．第11・第12肋骨は自由端で終る（浮遊肋骨 floating ribs）．肋骨は後上方から前下方へ向かい，胸骨近くで角をなし，上方へ向かう．第1・第2肋骨では肋軟骨との境界部で，他の肋骨では肋軟骨部で曲がっている．長さは第1肋骨から第7肋骨まで増加し，第8肋骨以下では減少する．胸椎体と連結する膨大した部分が肋骨頭で，肋骨頭関節面がある．第2～第10肋骨では水平に走る肋骨頭稜によって，上位胸椎体の下肋骨窩に対する上方の小さな関節面と，各肋骨と同順位の胸椎体の上肋骨窩に対する下方の大きな関節面とが区別される．第1・第11・第12肋骨では，肋骨と同順位の胸椎体とのみ連結するので，肋骨頭関節面は単一な平面である．肋骨頭に続く前後にやや扁平な部分が肋骨頚で，各肋骨と同順位の胸椎横突起の前面に位置している．鋭い上縁が肋骨頚稜で，後面は粗面をなす．外側端後部外面の膨隆した部分が肋骨結節で肋骨体との境をなす．肋骨結節には，各肋骨と同順位の胸椎横突起に対する下内側部の肋骨結節関節面と，外側部の靱帯が付着する隆起とがある．肋骨結節に続く扁平な部分が肋骨体で，上縁は丸く下縁は鋭い．肋骨結節の外側で，前後にやや厚く後面が粗面をなし，肋骨がやや強く弯曲する部分が肋骨角である．第1肋骨の肋骨角は肋骨結節のところにあるが，第2肋骨以下下方の肋骨ほど，肋骨角は肋骨結節の外側方に位置するようになる．肋骨体内面下部で，肋骨頚から前方に走る溝が肋骨溝で，肋間神経・肋間動静脈が入る．溝は前端近くで不明瞭となる．肋骨体の前端は肥厚し，断端は楕円形の凹面として終る．肋骨は内側方へ屈曲するとともに，長軸のまわりで上縁が内面方向へねじれている．第3～第10肋骨は上述の一般的形態を示すが，第1・第2・第11・第12肋骨はやや変形を示す．第1肋骨は最も短く，上下に扁平なため幅が最も広い．肋骨角に相当する部分は肋骨結節に一致し，ここで弯曲が最も強い．上面の中央内縁に近い部分の小隆起が前斜角筋結節で，この前方にある浅い陥凹が鎖骨下静脈溝，後方の浅い陥凹が鎖骨下動脈溝である．第2肋骨の上面中央外側部の粗面が前鋸筋粗面である．（→胸郭） (吉岡)

肋骨横隔洞 Recessus costodiaphragmaticus, *costodiaphragmatic recess*, Recessus costodiaphragmaticus →胸膜

肋骨角 Angulus costae, *angle of rib*, Rippenwinkel →肋骨

肋骨弓 Arcus costalis, *costal arch*, Rippenbogen →胸郭

肋骨胸膜 Pleura costalis, *costal pleura*, Pleura costalis →胸膜

肋骨挙筋 Musculi levatores costarum, *levatores costarum*, Rippenheber →深胸筋

肋骨頚 Collum costae, *neck of rib*, Rippenhals →肋骨

肋骨頚稜 Crista colli costae, *crest of the neck of rib* →肋骨

肋骨結節 Tuberculum costae, *tubercle of rib*, Rippenhöckerchen →肋骨

肋骨結節関節面 Facies articularis tuberculi costae, *facet for articulation with transverse process of vertebra* →肋骨

肋骨溝 Sulcus costae, *costal groove* →肋骨

肋骨縦隔洞 Recessus costomediastinalis, *costomediastinal recess*, Recessus costomediastinalis →胸膜

肋骨切痕 Incisurae costales, *costal notches* →胸骨

肋骨体 Corpus costae, *shaft of rib*, Rippenkörper →肋骨

肋骨頭 Caput costae, *head of rib*, Rippenkopf →肋骨

肋骨頭関節 Articulatio capitis costae, *joints of the head of the ribs*

胸椎体の肋骨窩と肋骨頭の間の関節で，第2～第9肋骨は同番号の胸椎の上肋骨窩と隣接上位椎の下肋骨窩に対応し，肋骨頭稜からおこって椎間円板*に着く関節内肋骨頭靱帯によって関節腔が完全に二分される．一般に，関節腔の上半よりも下半の方が広い．第1, 11, 12肋骨は同番号胸椎の上肋骨窩だけに対応し，したがって，ここには関節内肋骨頭靱帯はなく，関節腔も単一である．関節包の前面は放線状肋骨頭靱帯によって補強される．この靱帯は肋骨頭の前部と椎体側面を結び，通常3束からなり，下束は同番号の椎体に着き，上束は隣接上位椎体に着き，中束は2椎の間の椎間円板に着く．したがって，肋骨頭前部から放射状に脊柱に広がるようにみえる． (佐藤)

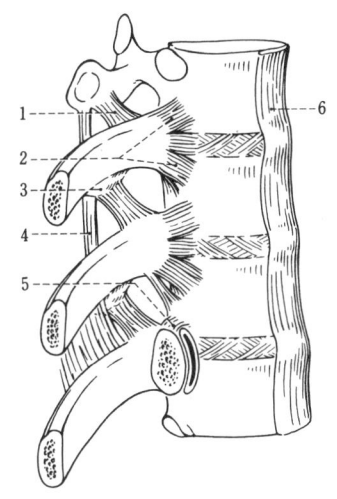

1. 上肋横突靭帯, 2. 放線状肋骨頭靭帯, 3. 関節包,
4. 横突間靭帯, 5. 関節包, 6. 前縦靭帯
肋椎連結(前外側面)

1. 上肋横突靭帯, 2. 肋横突靭帯, 3. 関節包,
4. 外側肋横突靭帯, 5. 関節腔
上 面
肋骨頭関節と肋横突関節

肋骨頭関節面 Facies articularis capitis costae, *facet for articulation with vertebra*, →肋骨

肋骨頭稜 Crista capitis costae, *crest of the head of rib* →肋骨

肋骨突起 Processus costarius, *costal process*, Processus costarius →腰椎

肋骨部 Pars costalis, *costal part* →横隔膜

肋骨面(肩甲骨の) Facies costalis, *costal surface*, Facies costalis →肩甲骨

肋骨面(肺の) Facies costalis, *costal surface*, Rippenfläche (Aussenfläche) →肺

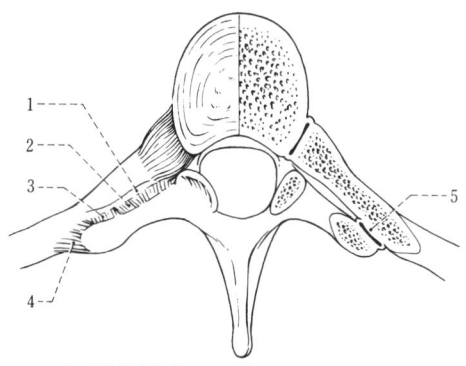

肋骨肋軟骨連結 Articulationes costochondrales, *costochondral joint*, Verbindungen der Rippen mit der Rippenknorpeln

各肋骨と肋軟骨の連結で，肋骨*の胸骨端が凹んで肋軟骨外側端を受け入れている．周囲は肋骨膜ないし肋軟骨膜で包まれて固定されている．
(佐藤)

濾胞細胞 Cellula follicularis, *follicular cell*, Follikelzelle →甲状腺

濾胞傍細胞 Cellula parafollicularis, *parafollicular cell*, parafollikuläre Zelle →甲状腺

ワ

Y字軟骨 *Y-shaped cartilage* (or *Y-shaped epiphysial plate*), Y-förmiger Knorpel

寛骨*を形成する腸骨*・坐骨*・恥骨*は思春期までおのおの独立の骨化点から骨化する．寛骨臼の所で，三者の未骨化の軟骨部が結合し，Y字状のY字軟骨を形成する．寛骨臼では腸骨と恥骨および腸骨と坐骨の間のY字軟骨の部分に，新しく骨化点が独立に出現し，これが寛骨臼骨 (Os acetabuli) といわれる． （吉岡）

ワナ Ansae, *loop* (*ansae*), Schlingen →脊髄神経

ワルトン軟肉 *Wharton's jelly*, Whartonsche Sulge →臍帯

弯曲足 Talipes, *club foot*, Klumpfuß →内反足

腕尺関節 Articulatio humeroulnaris, *humero-ulnar joint* →肘関節

腕神経叢 Plexus brachialis, *brachial plexus*, Armgeflecht

脊髄神経*前枝が互いにワナを形成する（吻合する）ことによりつくられる脊髄神経叢のうちで最大の規模を示すものであり，第5～8頸神経と第1胸神経の前枝がその構成にあずかる．すなわち第5，6頸神経枝が合して上神経幹を，第7頸神経前枝は独立して中神経幹を，また第8頸神経と第1胸神経の前枝が合して下神経幹をそれぞれつくり，これらの神経幹が次に各々前・後の2枝に分かれて上，中神経幹の前枝が合して外側神経束を，下神経幹の前枝はそのまま内側神経束を，また上，中，下神経幹の後枝が合して後神経束をそれぞれつくる．これらの神経束のうちで，後神経束はその延長が橈骨神経*となり，内側神経束の内側部分は尺骨神経*に，外側部分は外側神経束の内側部分と合して正中神経*となる．また外側神経束の外側部分は筋皮神経*となり，烏口腕筋，上腕二頭筋および上腕筋に筋枝をあたえたのち肘関節*の近くで皮下に出て外側前腕皮神経となり前腕外側の皮膚に分布する．内側神経束の枝として内側上腕皮神経と内側前腕皮神経とがあり，それぞれ上腕と前腕の内側部分の皮膚に分布する．

腕神経叢の基部から出て上肢帯領域に分布する神経としては，第5頸神経前枝から分枝して大・小菱形筋および肩甲挙筋に分布する肩甲背神経と同じく第5頸神経前枝から出て鎖骨下筋に分布する鎖骨下筋神経，第5～7頸神経前枝から出て前鋸筋に分布する長胸神経，上神経幹から出て棘上筋および棘下筋に分布する肩甲上神経，内・外側神経束から出て大胸筋・小胸筋に分布する内側胸筋神経および外側胸筋神経などがある．（→頸神経叢） （山内）

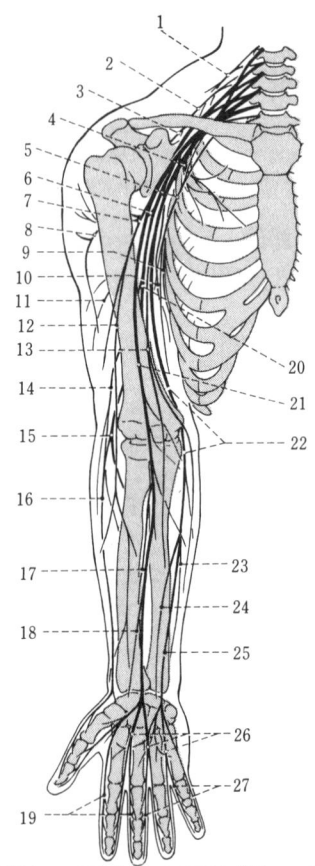

1. 肩甲背神経, 2. 長胸神経, 3. 肩甲上神経, 4. 前胸神経, 5. 内側上腕皮神経, 6. 腋窩神経, 7. 筋皮神経, 8. 外側上腕皮枝, 9. 長胸神経, 10. 胸筋神経, 11. 後上腕皮神経, 12. 外側前腕皮神経, 13. 内側前腕皮神経, 14. 後前腕皮神経, 15. 橈骨神経の深枝, 16. 橈骨神経の浅枝, 17. 掌側骨間神経, 18. 掌枝, 19. 固有掌側指神経, 20. 札骨神経, 21. 正中神経, 22. 尺骨神経, 23. 手の背側枝, 24. 掌枝, 25. 手の掌枝, 26. 総掌側指神経, 27. 固有掌側指神経

上肢の神経（腕神経叢とその枝）（腕神経叢）

腕橈関節 Articulatio humeroradialis, *humero-radial joint* →肘関節

腕橈骨筋 Musculus brachioradialis, *brachioradialis*, Okerarmspeichenmuskel →上肢の筋

腕頭静脈 Venae brachiocephalicae, *brachiocephalic veins*, Armkopfvenen →上大静脈

腕頭静脈の発生 *development of brachiocepharic vein* →上大静脈の発生

腕頭動脈 Arteria brachiocephalica (旧名 Arteria anonyma), *brachiocephalic artery*, Armkopfarterie →総頚動脈, 鰓弓動脈

〔付録〕

人名辞典

ア

アウエルバッハ Auerbach, Leopold (1828–97) ドイツの解剖学者・神経病理学者. ブレスロー大学教授. 1862年に腸の筋層間神経叢と同神経節を発見. その報告は翌年, 出版された ("Ueber einen Plexus gangliosus myogastricus", *Jber. Schles. Ges. vaterl. Cultur.*, 1863, **40**, 103–04).

アキリニ Achillini, Alessandro (1463–1512) ボローニヤの人. 海馬について最初に記述したが, また耳小骨, 迷路, 回盲弁, 顎下腺管の記述が有名. 彼の著書には "Cerporis Humanae Anatomia" (1516刊) のほか哲学書がある.

アキレス Achilles ギリシア神話の勇者. ペレウスとテーティスの息子. 母親がアキレスを不死身にするため, 彼の踵をつかんでStyx 河に漬けたが, 水に漬からなかった部分が彼の弱点となり, ここを狙われて命を落としたという伝説がある. この伝説から踵骨腱をアキレス腱と呼ぶ.

アショッフ Aschoff, Ludwig (1866–1942) ドイツの病理学者. マールブルグ大学, フライブルグ (i. B.) 大学教授を歴任. リウマチの心筋に特有のアショフ小体を発見 (1904年). 網内皮系の概念を示し, "reticulo-endothelial system" を造語 (1922年). 著書 "Das reticulo-endotheliale System" (1924刊) はこの方面の古典となっている.

アセリー Aselli, Gasparo (1581–1626) イタリアの解剖学者. パヴィア大学の解剖学・外科学の教授. 1622年に乳糜管を発見, "De lactibus sive lacteis venis" (1627年) に記述.

アダチ ブンタロウ 足立文太郎 (1865–1945) 解剖学者. 京都帝国大学教授. 軟部人類学の開拓者. 1893年 (明治26), 帝国大学医科大学 (東大) を卒業. ドイツ留学後, 京都に赴任, 解剖学教授となり, 1925年 (大正14) に定年退官. 著書に "Das Arteriensystem der Japaner" (1928) と "Das Venensystem der Japaner" (1926) があり, 前者に対し, 1956年に日本学士院賞恩賜賞を受賞.

アーノルド Arnold, Friedrich (1803–90) ドイツの神経解剖学者. ハイデルベルグ大学教授. 多くの論著を残したが "Handbuch der Anatomie" (1845–51). "Tabulae anatomicae" (1845–43). "Icones nervorum capitis" (1860) が有名. 側頭骨のアーノルド管, 耳神経節を記述 (1828年).

アランチウス Arantius, Giulio Cesare (Arantio) (1530–89) イタリアの医学者・解剖学者. ボローニア大学の外科・内科・解剖学の教授. 胎児の解剖書 "De humano foetu" (1571刊) で心臓の卵円孔, 動脈管, 静脈管を記す. アランチウス小体 (心臓の弁尖につく軟骨) を記述. また彼は骨盤異常を最初に記述した (1583年).

アリストテレス Aristotle (384B.C.–332B.C.) ギリシアの哲学者, 生物学者. アレキサンダー大王の家庭教師. 比較解剖学の祖. 多くの動物の解剖を行い, その知識を土台に示した生理学, 解剖学的知識は近世に至るまで医学, 生物学の思想に影響を与えた.

アルコック Alcock, Benjamin (生没年不詳) 内陰部動脈を包む筋膜, アルコック管を記した人. 1855年にアイルランドのクイーン・カレッジの解剖学教授を退職して渡米, 以後消息を絶ったとある. 一説にはアルコック管を記述したのは, イギリスの解剖学者 Thomas Alcock (1784–1833) であるという.

アルビヌス Albinus, Bernhard Siegfried (1697–1770) ドイツ生れの解剖学者. ライデン大学に学び, パリで Winslow に師事. オランダに戻り, 解剖学・外科学の教授となる. 多くの著書を残したが解剖図譜 "Tabulae sceleti et musculorum corporis humani" (1747) は美麗で正確な図で有名. 画家は Jan Wandelaer. 費用は24,000フロレンスを要したという. アルビヌスは, 筋肉を分類体系化をした人でもある.

ウ

ヴァルサルバ Valsalva, Antonio Maria (1666–1723) イタリアの解剖学者. Malpighi の弟子で, Morgagni の師である. 耳を外耳, 中耳, 内耳に区分 ("De aura humana tractalus", 1704). 中耳の通気法を考察するなど, 耳の解剖, 生理学的研究のみならず, 治療法を開拓した. ヴァルサルバ静脈洞は "Opera" (1740刊) に記されている.

ヴァレンタン Valentin, Gabriel Gustav (1810–83) ドイツの生理学者. ベルン大学の教授. 神経学, 発生学, 細胞学の分野に業績を残す. 1836年に核小体を記述. 1838年に発育中の卵巣での性細胞の索を記述. 1844年には膵液

のでんぷんの消化作用を記述している.

ヴァロリウス →ヴァロリオ

ヴァロリオ Varolio, Costanzo (Constanzio, Varolius) (1543-75) イタリアの解剖学者. ボローニア大学, のちにローマ大学の解剖学, 外科学の教授. 法王グレゴリー13世の侍医. 脳と神経の研究で有名. 特に視神経について詳述 ("Denervi opticis, etc.", 1573). だが, Pons varolti (橋) の方に名前が残る.

ウィスター Wistar, Caspar (1760-1818) アメリカの解剖学者. アメリカで最初の解剖学書の著書. フィラデルフィアに解剖学と生物学のためのウィスター研究所を設立 (1892年). フジを Wistaria というのは彼の名をとったもの.

ウィリス Willis, Thomas (1621-75) イギリスの医学者. 王立協会の創立会員. 彼の著わした脳の解剖書 "Cerebri Anatome" (1664年刊) は Christopher Wren の見事な挿図が入り, この分野での最高の古典の一つに数えられるが, 脳底動脈輪 (ウィリスの動脈輪) はそれに描かれている.

ウィルスンク Wirsung, Johann Georg (?-1643) ドイツの解剖学者. パドゥア大学の教授. 膵管, ウィルスンク靱帯 (膝の後斜靱帯) を記述. 膵管の発見の先取権を巡る喧嘩で殺害された.

ウィルヒョウ Virchow, Rudolf Ludwig Karl (1821-1902) ドイツの病理学者, ベルリン大学教授. 人類学・社会学にも業績を残す. 細胞病理説を主唱 ("Die Cellpathologie in ihrer Begründung auf physiologische und pathologische Gewebelehre", 1858). 病気を体液の異常にのみ置く古代からの病理観を排除させた. 脳の血管のウルヒョウ-ロビン腔を記述 (1851).

ウィンスロー Winslow, Jacob Benignus (1669-1760) デンマークの解剖学者. 特に目や筋肉の交感神経節の研究を行い, そこで多くの名称を造語した. 例えば Iris (虹) を虹彩の名称とした (1721年). 1698年にパリに出て, 74歳 (1743年) で教授となり, 91歳で亡くなるまでその地位にある. この時代のもっともすぐれた解剖学者のひとり. 著書 "Exposition anatomique de la structure du corps humain" (1732年) は形態学的記述に徹した良書として50年以上使われた.

ウェストファール Westphal, Carl Friedrich Otto (1833-90) ドイツの神経学者, 精神医学者. ベルリン大学教授. 動眼神経の副核ウェストファール核を記述 ("Ueber einen Fall von chronischer progressiver Lähmung der Augenmuskelm etc.", *Arch. Psychiat Nervenkr.*, 1887, **18**, 846-71). 膝蓋腱反射の診断的価値を最初に報告 (1875年).

ウェーバー Weber, Ernst Heinrich (1795-1878) ドイツの解剖学者・神経生理学者. 脳波の速度の測定 (1825年), 迷走神経の抑止作用の発見 (1845年), ウェーバーの法測 (刺激と感覚の相関関係) について記述 ("De pulsu, resorptione, etc.", 1834).

ウェルニッケ Wernicke, Karl (1848-1905) ドイツの神経学者. 脳の解剖学書を著わし (1897~1900刊), ウェルニッケの失語症を記述 ("Der aphasische Symptomencomplex" 1874).

ウォルフ Wolff, Caspar Friedrich (1733-94) ドイツの解剖学者. ペテルブルグ大学の教授. 近代発生学の先駆者. 胚葉の学説を発展させて, 前形成説を否定. ウォルフ小体やウォルフ管 (中腎管) を記述 ("Theoria generationis", 1759).

ウォルム Worm, Ole (Wormius, Olaus) (1588-1654) デンマークの解剖学者. コペンハーゲン大学教授. 頭蓋骨の頭蓋縫合に介在するウォルム骨を記述. Thomas Bartholin の叔父.

ウディウス Vidius, Vidus (Guido Guidi) (1500-1567) イタリアの医師. パリ大学の教授. フランシス1世の侍医. のちにイタリアに戻り, ピサ大学教授となる. 著書 "De anatome corporis humani libri vii" (1611刊) は彼の死後, 甥が著作をまとめて出版したもの. ヴィディ管. ヴィディ血管を記す.

エ

エウスタキオ →オイスタキウス

エディンガー Edinger, Ludwig (1855-1918) ドイツの解剖学者. フランクフルト大学の教授. エディンガー-ウェストファール核 (動眼神経の副核) を記述 (*Arch. f. Psychiat.*, 1885, **16**, 858-59).

エブネル Ebner, Victor (1842-1925) オーストリアの組織学者. 歯のエブネル-デンチン細線維, 舌後部のエブネル腺, 精管のエブネル網状組織を記述.

エラシストラートス Erasistratus (?-250

B.C.頃) 紀元前3世紀のアレキサンドリアの学者. Herophilis とともにこの時代を代表する医学者として名を残す. 解剖学, 生理学, 外科学に長じたが, 特に脳, 心臓, 血管についての記述が多い. 生地は Chios で, アリストテレスの孫であったともいわれる.

エールリッヒ　Ehrlich, Paul (1854–1915) ドイツの医学者. メチレンブルーの生体染色法を開発し (1886), 血球染色法を開発して血液学の基礎を築き (1877～91年), 血清療法の抗体価の算出法を考察し (1897年), 最初の免疫理論の側鎖説を立て (1904年), 梅毒の化学療法剤サルバルサンの発見 (1910年) により化学療法の道を開くなど20世紀医学の基本となる多くの業績を残した人物. 免疫学の仕事に対して1908年にノーベル賞生理・医学賞をメチニコフとともに受賞.

オ

オイスタキウス　Eustachius, Bartolommeus (Eustachio, Bartolommeo) (1520?–74) イタリアの解剖学者. ローマ大学教授. 1552年に世界で最初の銅板解剖図 "Tabulae anatomicae" を作成したが, 1714年に Lancisi によって公刊されるまで埋れていた. 同書に耳管 (欧氏管), 胸管, 副腎, 外転神経, 交感神経, 子宮など多くの新所見が記されており生前中にこれが公刊されていれば解剖学史上, Vesalius に匹敵する名声を残したに違いないといわれる.

オウエン　Owen, Sir Richard (1804–92) イギリスの解剖学者. Royal College of Surgeons の教授. Hunter の遺品の整理を行い, カタログを著す ("Catalogue of Physiological Series of Comparative Anatomy", 1833–40). 彼には "Odontography" (1840–45刊) があり, 歯の解剖学に多大な貢献をした. 1856～84年まで大英博物館の自然史部門の部長をつとめ, 比較解剖学の業績を残す.

オディ　Oddi, Ruggero (生没年不詳) 19世紀のイタリアの医師. 胆管の括約筋を記載 ("D'une disposition à sphincter spéciale de l'ouverture du Canal cholédoque", Arch. ital. Biol., 1887, 8, 317–22). なおこの筋肉に最初に気づいたのは Glisson (1681年) であった.

オルテガ　Hortega, Pis del Rio (1882–1945) スペイン人の神経解剖学者. のちにアルゼンチンに住む. グリア細胞の一種, オルテガ細胞を記述. オルテガ銀染色を考案.

カ

カウパー　Cowper, William (1666–1709) イギリスの解剖学者・外科医, ロンドンで開業. 1698年に "Anatomy of Human Bodies" を出版. この中の図版の大部分が G. Bidloo (1649–1713) の解剖書 (1685) からの剽窃であることからビドローが激しく抗議したことで有名. カウパー腺は1700年に記述 ("An account of two new glands etc.," *Phil. Trans.*, 1700, **21**, 364–69). ただし, これは Jean Merry が1684年に記している.

カッセリウス　Casserius, Placentinus, Julius (Giulio Casserio) (1561?–1616) イタリアの解剖学者. パドゥア大学教授. 著書 "Tabulae anatomicae" (1627) は, 正確で見事な解剖図で知られる. 耳と喉頭の解剖的新所見を多く記す ("De vocis audilusque organis" 1601).

ガッセル　Gasser, Johann Laurentius (1723–65) オーストリアの解剖学者. ウィーン大学の教授. 三叉神経節を記述. この神経節はサントリーノらが Gasser 以前に記述したが, 彼の弟子 A. B. R. Hirsch がこれをガッセル神経節と命名 ("Pars quinti nervosum encephali… etc.", 1765).

カハール　→ラモニ・カハール

カムパー　Camper, Pieter (1722–89) オランダの解剖学者. アムステルダムの哲学・医学・解剖学の教授. 解剖学・比較解剖学・人類学に多くの業績を残す. また画才もあり, 著書の挿図はすべて自分で画いた. カムパー筋膜を記述し ("Icones herniarum, 1801), 頭蓋骨計測で "facial angle" に人種差があることを示す ("Ueber den natürlichen der Gesichtszüge in Menschen etc.", 1792).

カラベリ　Carabelli, Georg (Edler von Lunkaszprie) (1787–1842) オーストラリアの医師. 歯の解剖学を研究. 著書 "Systematisches Handbuch der Zahnheilkunde" (1844年刊) の "Anatomie des Mundes" を執筆. そこに「カラベリ尖端」(107頁) を記す.

ガルトネル　Gartner, Hermann Treschow (1785–1827) デンマークの外科医. ウォルフ器官の残遺物, ガルトネル管を記す. これを1681年に Malpighi が牛で見つけていたが, 1822年にガルトネルが再発見. しばしばこれが悪性化してガルトネル嚢となる.

ガルトン　Galton, Sir Francis (1822–1911)

イギリスの学者．優生学の開祖．指紋を犯罪者の確認に用いた人．チャールス・ダーウィンの従弟．ガルトン指紋三角（1892年），ガルトンの法則（祖先遺伝法則，"Natural Inheritance" 1899），ガルトン指紋分類体系を確立し，ガルトン笛（聴力検査用）を考案．

ガレノス →ガレン

ガレン　Galen, Claudius (Galenus) (130/131-201)　パルガモン生れのローマで活躍した医師．ギリシア，アレキサンドリア時代の医学を集体成し，自己の知見を加えて医学を体系化．これがキリスト教治政下は無論，アラビア圏内にも継承され，14世紀まで医学の基本知識となった．これをガレニズムとも呼ぶ．

ガワーズ　Gowers, Sir William Richard (1845-1915)　イギリスの神経科医，病理学者．ロンドン大学の教授．ヘモグロビン測定器の発明（1878年），検眼鏡の活用に尽力し，ブライト病での眼底所見を示す（1876年）．脊髄疾患について記し，このときガワーズ路を記述（"The diagnosis of diseases of the spinal cord", 1880). 彼はまた速記術に興味を持ち，医学表音速記者協会を創設した．

キ

キース　Keith, Sir Arthur (1866-1955)　イギリスの解剖学者，人類学者．ロンドンのRoyal college of Surgeonsの教授・理事．1908年に洞房結節（キース-フラック結節）を記述 (*J. Anat. Physiol.* (*Lond.*), **41**, 172-89). また Piltdownの頭蓋骨の研究で有名となるが，のちにこの骨が偽物であることが判明．

キーゼルバッハ　Kiesselbach, Wilhelm (1839-1902)　ドイツの耳鼻咽喉科医．鼻中隔の前部で血管に富んだ領域が出血しやすいことを最初に記述（"Ueber spontane Naselblutungen", *Berlin Klin. Wochenschr.*, **20**, p.375)．

ギムザ　Giemsa, Gustav (1867-?)　ドイツの化学者，細菌学者．ギムザ染色法の創製者．

ギムベルナト　Gimbernat, Don Mannuel Louise Antonio de (1734-90)　スペインの外科医，解剖学者．1762年から1774年までバルセロナ大学教授．カルロス3世の侍医．ギベルナト靱帯（1768年）を記し，女性のヘルニア手術法を開発（"Nuevo método de operar en la hernia crural", 1793).

キュービエ　Cuvier, Baron de la (1769-1832)　フランスの解剖学者，博物学者．フランス大学の博物学教授．革命後は国立自然博物館の教授となり，比較解剖学および古生物学の分野にすぐれた仕事を残す．著書 "Le règne animal" (1817年初版) は同時代の科学に多大な影響を与え，彼が近代形態学の創始者のひとりに数えられるゆえんとなっている．

ギールケ　Gierke, Hars Paul Bernhard (1847-86)　ギールケ細胞（脊髄の後柱膠様質の神経細胞）を記述．また，肝腫型のグリコーゲン病をギールケ病という ("Hepato-nephromegalia glikogenika", *Beitr. path. Anat.*, 1929, **82**, 497-513). 1877年から80年までお雇い外人教師として東京大学で解剖学を教えた．

ク

グッデン　Gudden, Bernhard Aloys von (1824-1886)　ドイツの神経学者，精神科学者．ミュンヘン大学教授．Gabersee精神病院長であったが，ここでルードィッヒ3世の治療中，王の入水自殺にまき込まれて死ぬ．グッデン交連（下交連）グッデン神経節 (Ggl. interpedunculare) を記述．

クッフェル　Kupffer, Karl Wilhelm von (1829-1902)　ドイツの解剖学者．1867年にキール大学，1875年にケーニッヒ大学，1880年にミュンヘンの各大学教授を歴任．肝臓の星細胞について1876年に記す ("Ueber Sternzellen der Leber", *Arch. mikr. Anat.*, **12**, 353-8). これが細網内皮系の細胞であることから，この発見により，細網内皮系の研究が一段と発展した．

クーパー　Cooper, Sir Astley Paston (1768-1841)　イギリスの外科医．大外科医 J. Hunter に解剖学を学んだことにより終生，解剖学，特に比較解剖学に関心を持ちつづけた．ヘルニア，関節炎など多くの外科書の他に解剖学書もある．中でも関節と他の組織を結ぶ靱帯についての著書 ("The Anatomy and Diseases of the Breast", 1845) が有名．

クラウゼ　Krause　1) Karl Friedrich Theodor (1797-1868) ドイツの解剖学者．上眼瞼のクラウゼ腺，涙嚢と鼻涙管の間にあるクラウゼ弁などを記述 ("Einige Bemerkungen über die Gestalt u. die Dimensionen des menschlichen Auges", 1832)

2) Wilhelm Johann Friedrich (1833-1910) ドイツの解剖学者．ゲッチンゲン，ついでベルリンの大学教授となる．1860年にKrause corpuscles（結膜，口周などにある卵円形の腺）に

について記述.

クラウディウス Claudius, Friedrich Matthias (1822-69) ドイツの解剖学者. マールブルグ大学教授. 内耳のクラウディウス細胞, クラウディウス窩を記載 ("Physiologische Bemerkungen über das Göhororgan des Cetaceen u. das Labyrinth der Säugethiere", 1858).

クラーク Clarke, Jacob Augustus Lockhart (1817-80) イギリスの神経解剖学者. 脊髄および脳の組織学的研究を行い, 標本をバルサムで包埋して薄切する方法を発明した. 脊髄および延髄のクラーク背側核, クラーク神経束, クラーク細胞等について1851年に Royal Society に報告した (*Phil. Trans*, **141**, 607-21).

グラゼル →グレーサー

グラーフ Graaf, Reijnier de (1641-73) オランダの解剖学者, デルフトの医師. 1664年に動物実験による膵液の研究結果を報告. 1672年には卵巣の解剖学的・病理学的研究結果を報告 ("Du Mulierum organis, etc."). ここで彼が卵子と呼んだのが, 現在, グラーフ濾胞と呼ばれる. 同年, 男性生殖器についても報告 ("De virorum organis, etc.") した.

グラム Gram, Hans Christian Joachim (1853-1938) デンマークの細菌学者. 細菌のグラム染色法を創製 (Ueber die isolierte Färbung der Schizomyceten etc.", *Fortschr. Med.*, 1884, **2**, 185-89).

クララ Clara, Max (1899-?) オーストリアの医学者. インスブルック大学の発生組織学の助手を経て, ライプチッヒ, ミュンヘン, トルコのイスタンブール大学の教授を歴任. 著書に "Handbuch der Histochemie" などがある.

グランドリー Grandry, M. 水鳥でグランドリー小体 (触覚小体) を記述.

クランプトン Crampton, Sir Philip (1777-1858) アイルランドの外科医. 総腸骨動脈の位置を腹壁上から示すクランプトン腺などを記載 (1828年). また鳥の眼の研究でクランプトン筋を記載 ("Thompson's Annals of Philos.", I, 1813).

グリソン Glisson, Francis (1597-1677) イギリスの医師. Royal College of Physicians の会長をつとめた人物. Royal Society の創立メンバーのひとり. 1650年, くる病について単行本を発刊, これはイギリスで単一の病気を扱った本として最初の本. 肝臓のグリソン鞘については1654年に著書 "Anatomia hepatis" で記載した.

グルーベル Gruber, Wenzel Leopold (1814-90) ボヘミア生まれのロシアの解剖学者. 鎖骨のグルーベル窩, グルーベルヘルニアを記述 ("Ueber einen Fall nicht incarcerierter, etc.", *Oest. Z. prakt.*, 1863, **9**, 325-30, 341-45).

グールマーティ Goormaghtigh, Nobert (生没年不詳) 今世紀のベルギーの医師. 腎臓のグールマーティ装置 (細胞群) を記載.

グレーサー Glaser, Johann Heinrich (1629-75) スイスの解剖学者, 生理学者, 植物学者, ギリシア語学者. バーゼル大学の教授. 耳の錐体鼓室裂を記したことにより, ここをグラゼル裂という.

グローサー Grosser, Otto (1873-1951) オーストラリアの解剖学者. 1909年から45年までチェコのプラハ大学教授. 胎盤の研究で有名. 著書に "Vergleichende Anatomie u. Entwicklungsgeschichte der Eihäute u. der Placenta etc." (1909) がある.

ケ

ゲーゲンバウエル Gegenbauer, Carl (1826-1903) ドイツの解剖学者, 動物学者. ハイデルベルグ大学教授. 比較解剖学を進化論的見解で研究した最初の人 ("Grundzüge der verglerchenden Anatomie ····"1870). Schwann の細胞説を支持し, あらゆる脊椎動物の卵子や精子が1個の細胞であることを立証した ("Ueber den Bau und die Entwickelung der Wibel-thier-Eier-mit Dottertheil-wng.", *Arch. Anat. Physiol. wiss. Med.*, 1861, 491-529).

ケース Kaes, Theodor (1852-1913) ドイツの神経科医. 大脳皮質のケース毛氈, ケース・ベヒテレフ層を記述.

ゲーテ Goethe, Johann Wolfgang von (1749-1832) ドイツの比較解剖学者, 詩人, 作家. ゲーテ骨 (顎間骨) を記述 ("Ueber den Zwischenkiefer des Menschen u. den Thiere", *Nova Acta Acad. Leopold.-Carol.*, 1831, **15**, 1-48). Morphology なる術語を提唱.

ケリカー Kölliker, Rudolf Albert von (1817-1905) スイス生れの解剖学者. 生理学者. ヴュルツブルグ大学の教授. 発生学, 組織学者, 筋収縮の生理学に先駆的業績を残す. また, 動物学雑誌 *"Zeitschrift für wissenschaftliche Zoologie"* を創刊し, 50年間その編集を行った.

ケルクリング Kerckring, Theodor (1640–93) ドイツの生理学者，解剖学者．オランダで医学を学び，ハンブルグのトゥスカニ公の侍医となる．胎児の骨の研究の他ケルクリング弁（小腸粘膜の輪状横皺襞）やケルクリング小骨（後頭骨の大孔の後縁中央部の骨化点）を記述（"Spicilegium anatomicum", 1670）．

ケント Kent, Albert Frank Stanley (1863–1958) イギリスの生理学者，放射線学者．マンチェスター，ブリストール大学の教授，聖トーマス病院のX線部門の創立メンバー．心臓の房室束（ケント束）について1893年に報告した（"Researches on the Structure and Function of the mammalian Heart", *J. Physiol.*, **14**, 233–54）．

コ

コイター Coiter, Volcher (1534–76) オランダ生れの解剖学者．イタリア，フランスに学び，ボローニア大学の教授となる．骨解剖学の見事な著書 "De ossibus et cartilaginibus corporis humanis tabulae"（1566刊）を著した病理解剖学，発生学の先駆者．

コガネイ ヨシキヨ 小金井良精（1858–1944）解剖学者，人類学者．東京帝国大学医科大学教授（明治19〜大正10年）．日本の石器時代の人骨やアイヌ族の研究で日本の人類学の基礎を作る．

ゴル Goll, Friedrich (1829–1903) スイスの解剖学者．チューリヒ大学の教授．脊髄後索の内側部（薄束）について1860年に記述（"Beiträge zur feineren Anatomie…", *Denk. medchir. Ges. Kanton Zürich*, 1860, 130–71）．

ゴルジ Golgi, Camillo (1844–1926) イタリアの解剖学者，組織学者．パヴィア，シエナの各大学教授を歴任．神経組織の銀染色法の開発により，神経細胞および細胞原形質内の網状器官，筋肉内の神経終末器官を染め出すことに成功．神経組織に関する研究に対して1906年にノーベル賞が授与された．マラリアの研究でも有名．

コルチ Corti, Marchese Alfonso (1822–88) イタリアの解剖学者．ウィーン大学の解剖講師．内耳の聴覚器官を研究．コルチ器官などを発見（"Recherches sur l'organe de l'ouie…", *Z. wiss. Zool.*, 1851, **3**, 109–69）．

コルフ Korff, Karl von (1867–?) ドイツの解剖学者．アルゼンチンのロサリオ大学の解剖学の教授．

コールラウシュ Kohlrausch, Otto Ludwig Bernhard (1811–54) ドイツの医師．ハンノーヴァで開業．ここの外科学校で解剖学を教えた．のちに侍医，軍医となり，多くの著書を残したが，中でも "Zur Anatomie u. Physiologie der Beckenorgan, etc."（1854）は有名．コールラウシュ弁（直腸弁）を記す．

コロンボ Colombo, Mattec Realdo (1516–59) イタリアの解剖学者．Vesalius の助手をつとめ，ピサ大学，パーパール大学，ローマ大学の教授を歴任．1558年に血液の小循環を発見．動物実験に生体実験をとり入れた最初の人として知られる．

コーンハイム Cohnheim, Julius Friedrich (1839–84) ドイツの病理学者．キール大学，ブレスロー大学，ライプチヒ大学の教授を歴任．膿が浸出した白血球からなること，家兎に結核を感染させることに成功するなど，19世紀の実験病理学の主導者となり，炎症，癌の成因を研究した．

ゴンボール Gombault, François Alexis Albert (1844–1904) フランスの神経科医．脊髄仙骨部のゴンボール・フィリップス三角，神経炎の一種ゴンボール変体を記述．

サ

サッペー Sappey, Marie Philibert Constant (1810–96) フランスの解剖学者．肝臓のサッペー静脈の記述（1859年），サッペー線維（眼球の固定靱帯にある滑平筋線維），サッペーリンパ叢にその名を残しているが，1874年に出たリンパ管の著書（"Anatomie, physiologie, pathologie des vaisseaux lymphatiques", Paris）はその図版の素晴しさで有名．

シ

ジェーコブ →ヤコブ

ジェナリ Gennari, Francisco (1750–Ca.95) イタリアの解剖学者．大脳皮質のジェナリ線条を記載（"De peculiari structura cerebri, etc.", 1782）．

ジムナベルナ →ギムベルナト

ジャヌッチ Gianuzzi, Giasepp（生没年不詳）19世紀のイタリアの解剖学者．ジャヌッチ細胞（粘液腺の基底膜と分泌腺との間にある半月形の扁平顆粒細胞群）を記載．

シャルコー Charcot, Jean Martin (1825–

93) フランスの医師，19世紀最高の神経学者のひとり．1862年にサルペトリエ病院の医師になる．ここには各種各様の神経病患者が収容されていたことから神経病を研究．のちに火曜講義で知られた臨床講義や1880年に彼が創刊した神経学雑誌は近代神経学の発展に大きな影響を与えた．

シュナイダー Schneider, Conrad Victor (1610-80) ドイツの解剖学者．鼻粘膜，嗅神経，鼻カタルの研究により，鼻汁は脳で作られるという古代からの説を否定して，鼻粘膜から浸出することを明らかにした ("Liber primus de catarrhis", *Wittebergae*, 1660)．

シュミット Schmidt, Penry D. (1823-88) アメリカの解剖学者．シュミット-ランテルマン (Lantermann) 切痕 (神経線維の髄鞘上に漏斗状に陥入し，軸索に達する切痕) を記述．

シュライデン Schleiden, Matthias Jacob (1804-81) ドイツの植物学者．1850年から12年間イエナの植物学の教授．植物が細胞からなり，その成長は細胞数の増多によること，細胞核と細胞質とを区別して，細胞学説の発展に貢献 ("Mikroskopische Untersuchungen über die Uebereinstimmung in der Strukfur n. dem Wachsthum der Thiere u. Pflanzen", 1839)．

シュラプネル Shrapnell, Henry Jones (?-1834) イギリスの解剖学者．鼓膜の弛緩部について記載 ("on the form and structure of the membrana tympani", *Lond. med. Gaz.*, 1832, **10**, 120-24)，一説に Shrapnell は軍医 (1761-1841) であるという．

シュルツェ Schultze, Maximillian Johann Sigismund (1825-74) ドイツの解剖学者．ハーレ，ボン大学教授を歴任．1865年に Archiv für mikroskopisches Anatomie" を創刊．また発生学，比較解剖学の多くの著書を残したが，それらに彼が描いた見事な図の入ることで有名．また，組織学では "protoplasma" という術語を定着させ，細胞内構造へ人々の目を向けさせた．

シュレーゲル Schreger, Bernhart Gottlob (1766-1825) ドイツの解剖学者．歯のシュレーゲル線条を記載．

シュレム Schlemm, Friedrich (1795-1858) ドイツの解剖学者．1830年に角膜と鞏膜の間にある環状小静洞について記載 ("Arteriarum capitis superficialium icon nova", *Berolini, J. W. Boike*)．

シュワイゲル-ザイデル Schweiger-Seidel, Franz (1834-71) ドイツの生理学者．精子の核と原形質を証明 ("Ueber die Samenkörperchen u. ihre Entwicklung", *Arch. mikr. Anat.*, 1865, **1**, 309-35.)．シュワイゲル-ザイテル鞘 (脾臓筆毛動脈の紡錘状膨隆部) を記載．

シュワルベ Schwalbe, Gustav Albert (1844-1916) ドイツの解剖学者，シュワルベ小体 (味蕾)，シュワルベ裂 (中心上前部の後頭骨裂)，シュワルベ核 (内側前庭核)，シュワルベ鞘 (弾力線維の鞘膜)，シュワルベ隙 (膣下の間隙) を記載．

シュワン Schwann, Theodor (1810-82) ドイツの解剖学者．ルーヴェン，リエージュの教授を歴任．動物が植物と同様に最小単位が細胞であるという細胞説を主張．それは近代生物学の発展の一里塚となった ("Mikroskopische Untersuchungen über die Uebereinstimmung in der structure u. dem Wachsthum der Thiere u. Pflanzen", Berlin)．神経線維のシュワン鞘については1839年に発表．

ショパール Chopart, François (1743-95) フランスの外科医．パリ大学教授．足根切断術 (1792年) を考案したが，そのとき距骨と舟状骨の間と踵骨と立方骨の間を結ぶ線を横足根関節 (ショパール関節) を重視した (Fourcroy 著 "La médicine éclairée par les sciences physiques", 1792)．

シルヴィウス Sylvius **1)** Francis de la Boe (1614-72) フランス生れの解剖学者．1658年にライデン大学教授となり，ここにヨーロッパ最初の化学実験室を設ける．脳と頭蓋骨についての研究も有名．シルヴィウス裂などを記載したが，それは F. Bartholin の "Institutiones Anatomicae" (1641年刊) 上に載る．彼の結核についての研究は結核の古典的論文となる ("Opera medica", 1679)．

2) Jacobus (Jacques Dubois) (1478-1555) フランスの解剖学者．51歳でモンペリエ大学を卒業．パリ大学教授となる．弟子に Vesalius, Servetus, Paré など高名な医学者がいる．1555年中脳水道について最初に記述したことから，これをシルヴィウス水道という．

ス

スカルパ Scarpa, Antonio (1747-1832) イタリアの解剖学者．1783年，パヴィア大学の教授となり，1791年に英国学士院会員に推挙さ

れた国際級の学者．絵筆の心得があり著書の挿図はすべて自作であった．特に神経分布を描いた解剖図（"Tabulae nevologicae, ad. illustrandum, etc.", 1794）は心臓の神経分布を完全に描いた最初のものとして知られる．

スキーン　Skene, Alexander Johnston Chaalmers (1838–1900)　アメリカの産婦人科医．スキーン腺（女子尿道口付近の尿道粘膜にある管状腺）を記述（"Anatomy and Pathology of two important glands of the female urethra", *Amer. J. Obst.*, 1880, **13,** 265–70）．

スタニウス　Stannius, Hermann Friedrich (1808–83)　ドイツの生物学者．比較解剖学者．心臓の実験生理学的研究で知られる．スタニウス第1結紮は蛙の静脈洞を結紮．これで心収縮を不能とするが，スタニウス第2結紮（房室間の溝で結紮）を行うと心房収縮は止まるが心室収縮が継続することを発見した（"Zwei Reihen physiologischer Versuche", *Arch. Anat. Physiol. wiss. Med.*, 1852, 82–100）．

スピーゲル　Spiegel, Adrian van den (1578–1625)　ベルギーの解剖学者．パドウア大学でCassius に学び，のちにその跡を継ぎ，教授となる．1627年，大著 "De Humani Corporis Fabrica" を出版．同書はその見事な図と詳細な記述で一世を風靡したが，一説にはその内容の大半は Cassius の記述という．肝臓の尾状葉をスピーゲル葉，腹壁半月線をスピーゲル線と呼ぶ．

スピツカ　Spitzka, Edward Charles (1852–1914)　アメリカの神経学者．1873年ニューヨーク大を卒業後，ウィーン大学に学び，アメリカに戻って，同国の神経学の基盤を築く．神経学においてはスピツカ束（大脳皮質から対側動眼神経核への線維），スピツカ核（中脳水道の下側にある動眼神経核）などに名を残す．

スワムメルダム　Swammerdam, Jan (1637–80)　オランダの医師．顕微鏡を用いた初期の組織学者．1669年に昆虫について詳細な観察を行い，分類する．1658年に赤血球を初めて観察，1666年に蠟を血管に入れる方法を開発．1667年に肺の構造と機能についての著書を出版．そこに無気肺について呼吸した新生児の肺は水に浮くことを記す（"Tractus physico-anatomico-medicus de respiratione. etc.", 1667）．

セ

ゼメリング　Soemmering, Samuel Thomas (1755–1830)　ドイツの解剖学者，外科医．カッセル，マインツ，ミュンヘン，フランクフルトの各大学の教授を歴任．脳神経を現行の12対に分類した（"De basi. encephali. et originibus nervorum cranio…" 1778）ほか，一世を風靡した解剖書（"Vom Baue des Menschlichen Körpers", 1791–96）の著者として有名．

セルトリ　Sertoli, Enrico (1842–1910)　イタリアの生理学者．セルトリ細胞（輸精管内の支持細胞）を1865年に記述．

タ

タイソン　Tyson, Edward (1650–1708)　イギリスの解剖学者．タイソン腺（亀頭および包皮の内面の皮脂腺）を記述．17世紀の最もすぐれた比較解剖学者のひとりで，"missing idea" を最初に提唱した人．著書（"Orang-outang, etc." 1699）は比較形態学の古典となっている．

ダイテルヌ　Deiters, Otto Friedrich Karl (1834–63)　ドイツの解剖学者，ボン大学教授．内耳および脳神経において著明な仕事を残す（"Untersuchung über Gehirn u. Rückenmark des Menschen u. der Säugethiere", 1865）．

タイロード　Tyrode, Maurice Vejux (1878–1930)　アメリカの薬理学者．タイロード液（Locke 液にマグネシウムを加えた改良液）を創製．著書に "Pharmacology" (1908刊) がある．

ダーウィン　Darwin, Charles Robert (1809–82)　イギリスの博物学者．1859年に進化論を提唱（"On the origin of species by means of natural selection"）．ダーウィン耳（耳輪のない耳）やダーウィン結節（耳輪の凸面の結節）を記す．

ダグラス　Douglas, James (1675–1742)　スコットランド生れの医師，解剖学者．著書 "Myographiae Comparatae" (1707 初版) は一世を風靡した名著．ダグラス窩（直腸子宮窩）を記載（"A Description of the peritoneum, etc.", 1730）．

ダルクシュヴィッチ　Darkshevitch, Livèrius Osipovich (Dark-cehwitsch, Liverÿ) (1858–1925)　ロシアの神経学者．中脳のダルクシュヴィッチ核，ダルクシュヴィッチ線維を記載．

タワラ スナオ　田原 淳 (1873–1952)　病理学者．1901年，東京帝国大学を卒業，1903年ドイツに留学．アールブルグ大学でアショフの下で研究中，心筋の房室間の刺激伝導系を発

見．その起始部の小筋塊を田原結節と命名（"Das Reizleitungssystem des Säugetierherzens", 1906）．帰国後，九州帝国大学教授となる．

チ

チイール　Ziehl, Franz (1857-1926)　ドイツの細菌学者．細胞染色液チイール液（カルボールフクシン液）を創製．

チン　Zinn, Johann Gottfried (1727-59)　ドイツの解剖学者，医師，ゲッチンゲン大学教授．目の構造を解剖学的に研究．チン中心動脈，チン小環，チン靱帯，チン小帯，チン膜に名を残す．また見事な眼解剖図を著した（"Descriptio anatomica oculi humani", 1755）．

ツ

ツェンケル　Zenker　1) Friedrich Albert (1825-98)　ドイツの病理学者．ドレスデン，エルランゲンの教授を歴任．病気がほこりを吸入することで起こることを主張．"pneumoconiosis", "anthracosis"を造語．ツェンケル憩室（食道の内圧性憩室）を記す．施毛虫症，腸チフス後の腸の変性を記述．
2) Konrad (?-1894)　ドイツの組織学者．ツェンケル原液（昇汞5，重クロム酸カリ2.5に水100）の固定液を考案．

ツッケルカンドル　Zuckerkandle, Emil (1849-1910)　オーストリアの解剖学者．ツッケルカンドル回（脳梁下回），ツッケルカンドル器官（胎生後期に現れる大形の親クローム性の傍大動脈神経節）を記載（"Verhandlungen der Anatom. ges.", 1901）．

テ

ディッセ　Disse, Joseph (1852-1912)　ドイツの解剖学者．ディッセ腔（肝静脈洞壁の人工空隙）を記述．1880年来日．5年間東京大学で解剖学を教え，帰国後，ゲッチンゲン，ハレ，マールブルグ大学の解剖学の講師などをつとめた．著書に"Bardelebens Handb. der Anatomie"（1892-1902刊）がある．

デスメ　Descemet, Jean (1732-1810)　フランスの外科医．パリ大学の解剖・外科学教授．デスメ膜（角膜固有膜と内皮膜の間にある膜）を記述（"An sola lens crystallina cataracte sedes?", 1758）．

テノン　Tenon, Jacques-René (1724-1816)　フランスの外科医．はじめ軍医で，のちに眼科医となる．眼球のテノン嚢，テノン間隙に名が残るが，いずれも彼が発見したのでない．テノンは18世紀，パリの病院改革を行い，小児専門病院を作ったことでも有名（"Mémoires sur les hôpitaux de Paris", 1788）．

テベジウス　Thebesius, Adam Christian (1686-1732)　ドイツの医師．ライデン大学の解剖学者，病理学者．心臓の血管分布に関する仕事を行いテベジウス静脈（最小心臓静脈），テベジウス弁（冠状動脈弁），テベジウス孔（テベジウス静脈が心房に開く孔）を記載（"Dissertatio de circulo sanguinis in corde", 1708）．

デュベルニー　Duverney, Joseph Guichard (1648-1715)　フランスの解剖学者．17世紀のフランスの解剖学興隆の立役者．著書"Traité de lòrgane de l'ouie" (1683)ははじめて耳の病気と器官を結びつけた本といわれる．

テュルプ　Tulp, Nicolas (Tulpius, Hikolaas) (1593-1674)　オランダの解剖学者．レンブラントの名画「解剖学講義」での教師．著書"Observationes medicae" (1652)の中に脚気，回盲弁について記事がある．いずれも早い記録である．

ト

トームス　Tomes, Sir John (1815-95)　イギリスの歯科医．英国歯科医師の近代化に尽した人．著書"A course of lectures on dental physiology & surgery" (1848)は歯科医の教科書の古典となっている．歯のトームス線維，トームス層，トームス突起に名を残す．

トライツ　Treiz, Wenzel (1819-72)　オーストリアの医師．十二指腸と空腸の間の後腹膜のヘルニアを記載（"Hernia restroperitonealis, etc.", 1857）．

トロラール　Trolard, Paulin (1842-1910)　フランスの解剖学者．アルジェの医科校講師．トロラール網（舌下管網），脳のトロラール静脈を記載（"Recherches sur l'anatomie système veineux de l'encephale et au crâne", 1868）．

ナ

ナイセル　Neisser　1) Albert Ludwig Sigmund (1855-1916)　ドイツの細菌学者．ライ菌の確認（1879年），ワッセルマン反応の研究，淋菌の発見（"Ueber eine der Gonorrhoe eigentümliche Micrococcusform", *Zbl. med. Wiss.*, 1879, **17,** 497-500）を行う．

2) **Max** (1869–1938) ドイツの細菌学者. フランクフルト大学の衛生学教授, 1897年にナイセル染色法（ジフテリア菌染色）を考案. その後, 改良したものが連鎖球菌の染色法となる (*Münch. med. Wschr.*, 1901, **48,** 697).

ナウタ Nauta, Walle Jetze Harinx (1916–) インドネシア生れのオランダの神経学者. ユトレヒト大学を卒業. ライデン, チューリッヒ大学で教鞭をとったあと, アメリカに移り, マサセッチュ工科大学教授. 変性した神経線維の染色法（ナウタ法）を開発.

ナスミス Nasmyth, Alexander (?–1848) スコットランドの歯科医, 解剖学者. ナスミス膜（原始エナメル小皮）を記載 ("On the structure, physiology, & pathology, of the persistent capsular investments & pulp of the tooth", *Med.-chir. Trans.*, 1839, **22,** 310–328).

ナボット Naboth, Martin (1675–1721) ドイツの解剖学者, 医師. 子宮頚管のナボット腺を記載 ("De sterilitate mulierum", 1707). 彼はこの腺を卵子と考え, ナボット卵と命名. のちに誤りがわかり, ナボット腺または粘液が貯留したものをナボット濾胞と改名.

ニ

ニシ セイホ 西 成甫 (1885–1978) 解剖学者, 比較解剖学者. 1908年に東京帝国大学を卒業. 1912–15年の間, ドイツに留学. ハイデルベルグでFürbringer, Brausに, スイスでRugeに師事. 帰国後, 東北帝国大学教授となり, 1922年から45年まで東京帝国大学教授となる. 戦後, 群馬大学学長もつとめる. 筋肉の神経支配の研究が著名.

ニタブック Nitabuch, Raissa (生没年不詳) 19世紀のドイツの医師. 胎盤のニタブック層（線, 帯）を記載.

ニッスル Nissl, Franz (1860–1919) ドイツの神経学者. 神経細胞のニッスル染色法を考案 ("Ueber ein neue Untersuchungs-methode des Centralorgans etc.", *Neurol. Zbl.* 1894, **13,** 507–8), それで染め出されるニッスル顆粒を記載 ("Ueber den sogenannten Granula du Nervenzellen", *Neurol. Zbl.*, 1894, **13,** 676–85, 781–89, 810–14).

ニュエル Nuel, Jean-Pierre (1847–1920) ベルギーの眼科医. Lüttich大学の教授. 内耳のヌエル腔を記載 (*Arch. Mikrosk. Anat.*, 1872, **8,** 200–).

ニューマン →ノイマン

ヌ

ヌエル →ニュエル

ヌック Nuck, Anton (1650–92) オランダの解剖学者. 子宮から鼠径管に達するヌック管を記載 ("Adenographia curiosa et uteri foeminei anatome nova, 1692), また, 唾液腺についても記載した ("De ductu salivali novo, etc.", 1685).

ヌーン Nuhn, Anton (1814–89) ドイツの解剖学者. ハイデルベルグ大学の教授. 舌のヌーン腺を記載 ("Ueber eine bis jetzt noch nicht näher beschreibene Drüse im Inneren der Zungenspitze", 1845).

ネ

ネズミス →ナスミス

ネラトン Nélaton, Auguste (1807–73) フランスの外科医. 種々の外科道具を考案したが, カテーテルが有名. 大著 "Elemens de pathologie chirurgicale" (1844–59) にはそれらの道具やネラトンの骨腫, ネラトン線（腸骨前上棘から坐骨粗面に至る線）などが記載されている.

ノ

ノイマン Neumann, Ernst (1834–1918) ドイツの病理学者. 白血病での骨髄の病変の研究で有名 ("Ein Fall von Leukaemie etc." *Arch. Heilk.*, 1870, **11,** 1–14). ノイマン細胞を記載 (Ueber die Bedeutung des Knochenmarkesfür die Blutbildung", *Zbl. med. Wiss.*, 1868, **6,** 689: *Arch. Heilk.*, 1869, **10,** 68–102). また, 筋の電気刺激による診断法を開発した.

ハ

パイエル Peyer, Johann Konrad (Conrad) (1653–1712) スイスの解剖学者. パリに学び, 故郷Schaffhausenの教授となる. 小腸のパイエル板を記述 ("Exercitatio anatomico-medica de glandulis intestinorum, etc.", 1677).

ハイデンハイン Heidenhain, Rudolf Peter (1834–97) ドイツの生理学者. ブレスロー大学の教授. 在職中の業績を "Studien des physiologischen Institute in Breslau," (1868刊) にまとめたが, そこにはハイデンハイン腺をはじめ胃運動, 分泌についての研究が記載されている.

ハイモール Highmore, Nothaniel (1613–85) イギリスの解剖学者，博物学者．副鼻腔のハイモール洞（上顎洞）を記述（"Corporis humani disquisitio anatomica" 1651）．ただし上顎洞を最初に記載したのは Casserius と Leonard da Vinci．

バイラルジェー →ベラージュ

ハインツ Heinz, Robert (1865–1924) ドイツの薬理学者．エルランゲン大学教授．中毒の研究中に赤血球のハインツ小体を発見（1890年），これをエールリッヒが1892年に記載したことによりハインツ-エールリッヒ小体ともいう．

ハーヴァース Havers, Clopton (1650–1702) イギリスの解剖学者．骨のハーヴァース管，ハーヴァース骨層板などをみつけ，骨の成長や修復の仕組みを明らかにした（"Osteologia nova, etc.", 1691）．また，関節腔のハーヴァース腺にも名を残すが，それは脂肪組織を腺と誤認したもの．

ハーヴィ Harvey, William (1578–1657) イギリスの生理学者．血液の循環を発見（"Exeritatio de motu cordis et sanguinis in animalibus", 1828）．哺乳動物が卵子から発生することを立証し，生物の自然発生説ならびに前形成説を否定（"Exereitationes de generatione animalium", 1651）．

ハウエル Howell, William Henry (1860–1945) アメリカの生理学者，血液学者．赤血球中のハウエル小体を記述（"The life history of the formed elements of the blood, etc.", *J. Morph.*, 1890–91, **4**, 17–116）．心筋の収縮が血中のカリウム濃度と関連することを指摘（"Vagus inhibition of the heart in its relation to the inorganic salt of the blood", *Amer. J. Physiol.*, 1905–6, **15**, 280–94）

ハウシップ Howship, John (1781–1841) イギリスの外科医，病理学者．胃の病理組織の研究が有名であるが，彼の消化管外科の著書は独・蘭語に翻訳されて広く読まれた．

バウヒン Bauhin, Casper (Gaspard) (1560–1624) スイスの解剖学者，植物学者，古典語学者．バーゼル大学教授．植物のバウヒニア属，前舌腺のバウヒン腺，結腸弁（バウヒン弁）に名を残す．

バウム Baume, Robert (1848–1907) ドイツの歯科医，ベルリン大学教授．著書に "Lehrbuch der Zahnheilkunde" (1877). "Odontologische Forschungen" (1882) がある．

パッキオニ Pacchioni, Antonio (1665–1726) イタリアの解剖学者．ローマ大学教授．パッキオニ小体（とも膜内顆粒体）を記述（"Dissertatio epistolaris ad Lucam Schroeckium de glandulis conglobatis durae meningis humanae" 1705）．

ハックスレー Huxley, Thomas Henry (1825–95) イギリスの博物学者，外科医．Royal College of Surgeon の教授．ヒドロゾアの研究，比較解剖学の研究で高名であり，類人猿と人間の形態学的特色を示し（ハックスレー角），毛によって人種の分類を行い，毛嚢のハックスレー層に名を残す（"Ona hitherto undescribed structure in the human hair sheath", *Lond. Med. Gaz.*, 1845, **36**, 1340–41）．

ハッサル Hassal, Arthur Hill (1817–94) イギリスの医師，生理学者．胸腺のハッサル小体を記述（"The microscopic anatomy of the human body in health and in disease", 1846）．同書はイギリスの顕微鏡的組織学の最初の教科書でもあった．

パッチーニ Pacini, Filippo (1812–83) イタリアの解剖学者．パッチーニ小体を記述（"Nuovi organi scoperti nel corpo humano", 1840）．しかし，これを Vater が1717年に記述していたことからファーター-パッチーニ小体と呼ぶ．

パッペンハイム Pappenhein, Arthur (Artur) (1870–1917) ドイツの病理学者，血液学者．近代血液学の先人．パッペンハイム染色法で赤血球の染色法を改良した（"Grundriss der hämatologischen Diagnostik", 1911）．

パネト →パーネト

パーネト Paneth, Joseph (1857–90) オーストリアの生理学者．小腸のパーネト細胞を記述（*Arch. mikaosk. Anat.*, 1888, **31**, 113–）．

ハラー Haller, Albrecht von (1708–77) スイスの生理学者，植物学者，解剖学者，詩人．1736年，ゲッチンゲン大学の教授となり，1753年にベルン大学に戻って活躍．生涯に600点以上の論著を残したが，中でも生理学書 "Elementia physiologiae corpus humani" (1747–65刊) は近代生理学の始点となった著作とみなされている．

パラード Palade, George Emil (1912–) ルーマニア人．細胞学者．1946年にアメリカに移住，ロックフェラー大学教授．電子顕微鏡に

よりリボゾームを発見. ミトコンドリアなど細胞の微細構造を明らかにした.

バルデルベン Bardeleben, Karl von (1849-1918) ドイツの解剖学者. 解剖学全書"Handbuch der Anatomie des Menschen" (1896-1934 刊)の著者.

ハルデル Harder, Johann Jacob (1656-1711) スイスの解剖学者. バーゼル大学の教授. 1768年に文辞学, 1686年に物理学, 1687年に解剖・植物学, 1703年に医学理論の教授となる. 鳥獣の瞬膜のハルデル腺を記述.

バルトリン Bartholin *1*) Casper (1655-1738) デンマークの解剖学者. Thomas B. の子. バルトリン管(舌下大導管)を1684年に記述 ("De ductu salivati hactenus non descriptio").

2) Thomas (1616-80) デンマークの解剖学者. 胸管の発見(1652年)と腸間膜のリンパ系を明らかにした(1653年)ことにより, リンパ系の全容を解明. また, 文筆にも才能があり, 詩作や聖書に載る病気についての著書もある ("De morbis biblius miscellanea Medica", 1672).

パーリア Perlia, Richard (生没年不詳) ドイツの眼科医. パーリア線維, パーリア核を記述.

ハンター Hunter *1*) John (1728-93) スコットランドの外科医, 比較解剖学者, 生理学者. ロンドンに住み, 聖ジョージ病院に勤務. 比較解剖学的研究に強い興味を示し, 多種類の動物標本を蒐集し博物館を自宅に作っていた. 彼の最大の功績は外科に実験外科を導入し, 外科学の近代化に大きな役割を果たしたことにある.

2) William (1718-83) スコットランドの外科・産科医, 解剖学者. John H. の兄. シャーロット妃の侍医. 著書 "Anatomical Description of Human Gravid Uterus" (1774) は美麗な挿図で有名. 1774年, 胎児血液循環が生後のものと異なることを記す.

ヒ

ビグロー →ビゲロー

ビゲロー Bigelow, Henry, Jacob (1818-90) アメリカの外科医. モートンがガス麻酔法の実験に成功したときに手伝った医師. ハーバード大学教授. ビゲロー靱帯(腹骨大腿骨靱帯＝Y字靱帯)を記述.

ビシャー Bichat, Marie-François-Xavier (1717-1802) フランスの解剖学, 生理学者. オテル・ディユ病院の医師. フランス革命後に生れた臨床・基礎医学の結合(病院医学)の旗手. 膜を人体の基本的組成として捉え, 近代組織学の先鞭をつける, "Traité de d'anatomie descriptive" (1801-03) が代表作.

ヒ ス His *1*) William Sr. (1831-1904) ドイツの解剖学者. バーゼル大学, ライプチヒ大学の教授を歴任. すぐれた発生学者であり, ヒスの作った発生学の蠟モデルは現在も各地の博物館にあり, 活用されている.

2) William Jr. (1864-1934) ドイツの医師. ライプチヒ, バーゼル, ゲッチンゲン, ベルリン大学の内科学教授を歴任. 心臓の房室束(ヒス束)を記述 ("DieTätigkeit des embryonal Herzens" (1893).

ビツォツェロ Bizzozero, Giudio (1846-1901) 19世紀後半のイタリアで最も有名な病理学者, 組織学者. Turin 大学の教授. 骨髄の造血作用を発見し(1868年), 血小板(ビツォツェロ小体)の正確な記述を行った ("Di un nuovo elemento morfologico del Sangue", 1883). ビツォツェロ赤血球は有核赤血球のこと.

ビック・ダジール Vicg D'Azyr, Félix (1748-94) フランスの解剖学者. 18世紀の最大の比較解剖学者のひとり. 彼の著作集は, 死後 Morean によって1805年に出版された. ビック・ダジール束(視床乳頭束), 大脳皮質のビック・ダジール線条を記述.

ビッダー →ビデル

ビデル Bidder, Heinrich Friedrich (1810-94) ソ連の生理学, 病理学者. ドルパート大学の教授. ビデル神経節(蛙の心臓の神経節)を記述.

ヒポクラテス Hippocrates (約460 B.C-約377B.C) ギリシアのコス島に生まれた医師. 医学を哲学や宗教から切り離し, 実証的なものや経験から帰納した論理をもって医学の基盤を築いたことから医学の父といわれる. ヒポクラテスと同時代およびその前後のギリシャ医学の著作がヒポクラテス全集として伝えられる.

ビューサン Vieussens, Raymond de (1641-1715) フランスの解剖学者. モンペリエ大学の教授. 卵円正中孔を正しく記述した最初の人 ("Nervographia unversalis", 1884). また、心臓の構造を正確に記述している ("Noyum vasorum corporis humani systems", 1705).

ヒルトン Hilton, John (1804-78) イギリ

スの外科医．ガイ病院の医師．咽喉のヒルトン筋，ヒルトン嚢を記述．著書"On rest & pain"(1463)は外科の古典となっている．

ヒルトル Hyrtle, Joseph (1811-94) オーストリアの解剖学者．プラハ，ついでウィーン大学教授となる．著書"Lehrbuch der Anatomie des Menschen"(1846刊) と"Handbuch der topographischen Anatomie"(1847刊) はこの時代，もっともよく使われた解剖書である．また解剖学用語の語源について調べた"Onomatologia anatomia"(1880刊) は今もこの方面の最も権威ある書物と評価されている．

ヒルヒョウ →ウィルヒョウ

ビルロート Billroth, Christian Albert Theodor (1829-94) ドイツ人外科医．ウィーン大学教授．消化管外科の先駆者．1881年に胃癌の全摘手術に成功（ビルロート第一法"Offenes Schreiben an Herrn Dr. L. Wittelshöfer", *Wien. Med. Wsch.*, 1881, **31**, 161-65). 外科書"Die allgemeine Chirurgische Pathologie u. Therapie"(1863) は日本語訳（佐藤進：外科通論）された．

ピンクス Pinkus, Felix (1868-1947) ドイツの皮膚科医．ピンクス病 (lichen nitidus) を記述 (Ueber eine neue knöchen-förmige Hauteruption, etc.", *Arch. Derm. Syph.* (*Wien*), 1907, **85**, 11-36).

フ

ファーター Vater, Abraham (1684-1751) ドイツの解剖学者．ウィテンベルグ大学の解剖，植物学教授，十二指腸の乳頭や胆管のファーター膨大部を記述 ("Dissertatio anatomica qua novum bilis diverticulum etc.", 1720).

ファブリキウス Fabricius ab Aquapendente, Hieronymus (Fabrizio, Girolamo) (1537-1619) イタリアの解剖学者．パドゥア大学の解剖学兼外科学教授．ファロピウスの弟子．静脈弁を発見 (1574年)．これはハーヴィの血液循環説に影響を与えた．発生学，比較解剖学の面にも多くの業績を残す．

ファロピウス Fallopuis, Gabrial (Fallopio, Gabriello) (1523-62) イタリアの解剖学者．ヴェサリウスの後，パドゥア大学の教授になる．ファロピウス管（ラッパ管）の発見をはじめ女性生殖器の構造の詳述，鼓膜の発見をはじめ中耳および内耳の構造の詳述，顔面神経，聴神経の記述，筋肉が結合組織と線維（細胞）とからなることの記述など数多くの解剖学的発見を行った ("Opera", 1584).

ファン・ギーソン Van Gieson, Ira (1865-1913) アメリカの神経病理学者，組織学者．ファン・ギーソン染色法（結合織染色）を考案．その他，対比染色法，ネグリ小体染色法，神経細胞染色法を創製した．

フィリップ Philippe, Claudius (1857-1939) フランスの病理学者．Gombault-Philippe 三角を記述．

フォルクマン Volkmann, Alfred Wilhelm (1800-77) ドイツの生理学者．自律神経について研究が有名．また骨の血管を通すフォルクマン管を記述．

フォレル Forel, Auguste Henri (1848-1931) スイスの精神学者，チュリヒ大学の教授．脳と神経の解剖学業績（フォレル帯の記述，ノイロン説の提唱）で著明であるとともに，アリ社会の研究家，性衛生学および犯罪精神医学の権威としても知られる．

フォンタナ Fontana, Abbada Felix (Abada Felice) (1730-1805) イタリアの生理学者．フォンタナ管（虹彩，角膜，強膜の接合点の毛細管）を記述．彼の論文は物理・化学・生理学的領域にわたるものが多く，この時代の傑出した医学者のひとりであった．

フォンテス Fontes, Antonio (1879-?) ブラジルの組織学者．結核菌の二重染色法を開発．結核菌に関する仕事を行う．

フシュケ Huschke, Emil (1797-1858) ドイツの解剖学者，発生学者．イエナ大学教授．蝸牛骨のフシュケ聴芽 (*J. Müller's Archiv.*, 1835), フシュケ管，鼻中隔のフシュケ軟骨 (*Jenenser Naturb.-Vers*, 1836), 涙管のフシュケ弁，腹膜のフシュケ靱帯を記述．

フジタ ツネタロウ 藤田恒太郎 (1903-64) 解剖学者．1931～45年，東京高等歯科医学校（東京医科歯科大学）教授．1945～64年の間，東京大学教授．著書に『歯の解剖学』『生体観察』などがある．

プチ Petit, Jean Lauis (1674-1750) フランスの外科医．初め軍医となり，のちにパリで開業．プチヘルニア（腰三角ヘルニア）を記述 ("Traité des maladies chirgicales, etc.", 1774).

プーパル Poupart, François (1616-1708) フランスの外科医，ルイ14世の侍医．プーパル靱帯（鼡径靱帯）を記述 ("Suspenseurs del'-

abdomen", *Hist. Acad. roy. Sci.*, Paris, 1730, 51), プーパル線は鼠径靱帯の中心と鎖骨とを結ぶ線.

ブライアント →ブリアント

ブラウン-セカール Brown-Séquard, Charles Edouard (1818-94) 生理学者. モーリッツ島生れのイギリス人. フランスで教育を受け, イギリス, アメリカ, パリの各大学教授を歴任. ブラウン-セカール症候群（脊髄障害による交叉性麻痺, 1850年）, てんかん様痙攣（ブラウン-セカールてんかん）, ブラウン-セカール注射（睾丸エキスの注射で回春をはかる）で知られる.

フランケンフォイゼル Frankenhäuser, Ferdinand (?-1894) ドイツの婦人科医. フランケンフォイゼル神経節（子宮の頚部神経節）を記述.

ブランジン →ブランダン

ブランダン Blandin, Philippe-Frédéric (1798-1849) パリの有名な外科医. ブランダン腺（舌尖腺）を記述.

ブリアント Bryant, Thomas (1828-1914) イギリスの外科医. ガイ病院の医師. 著書に "On practice of surgery" (1878), "The diseases & injuries of the joint, etc." (1878). ブリアント三角（腸骨大腿骨三角）, ブリアント線（腸骨大腿骨三角の垂直線）を記述.

ブリュッケ →ブルッケ

プルキンエ Purkinje, Johannes Evangelista von (1787-1869) ボヘミアの生理学者. ドイツに学び, ブレスローの教授であったのち, 故国プラハの教授となる. 1842年に最初の生理学実験室をブレスローに設立した人. ミクロトーム, ガラス板, バルサム封入法を発明. 小脳のプルキンエ細胞を1837年に, 心臓のプルキンエ線維を1839年に記述している.

ブルゲリー Bourgery, Marc-Jean (Jean Baptiste Marc) (1797-1849) フランスの外科医. 外科医のための解剖学書 "Traité complet d'anatomie de l'homme, etc." (1830-45刊) で有名.

プルサク Prussak, Alexander (1839-97) ロシアの耳鼻科医. 1867年慢性中耳炎の原因を調べている過程で中耳のプルサク腔を発見.

ブルダッハ Burdach, Karl Friedrich (1776-1847) ドイツの解剖学者, 生理学者. ブルダッハ索（脊髄楔状束）を記述 ("Vom Baue u. Leben des Gehirns", 1819-26).

ブルック →ブルーフ

ブルッケ Brücke, Ernst Wilhelm Ritter von (1819-92) ドイツ人生理学者, ウィーン大学教授. 音声学 ("Grundzüge der Physiologie u. Systematik der Sprachlaute für Linguisten u. Taubstummenlehrer" 1856). 眼底検査の先駆的業績（1845年）を残したほか生理学に物理学的, 化学的研究法を導入して近代生理学の領域をひろげた人. 毛様体筋のブルッケ筋などを記述.

ブルナー Brunner, Johann Conrad (1653-1727) スイスの解剖学者. ブルナー腺（十二指腸腺）を記述 ("De glandulis in intestino duodeno hominis detectis", 1687). しかし, これより早く1679年にこの腺をJ. J. Wepfer（ブルナーの義父）が記述している. また, 犬の膵臓切除実験（1683年）は糖尿病史上の古典となっている.

ブルーフ Bruch, Karl Wilhelm Ludwig (1819-84) ドイツの解剖学者. 眼の脈絡膜の最外部のブルーフ膜を記述 ("Untersuchungen zur Kentniss des Körnigen Pigments des Wirbelthiere in physiologischer u. pathologischer Hinsicht", 1844).

ブルメンバッハ Blumenbach, Johann Friedrich (1752-1840) ドイツの人類学者, 解剖学者. 近代人類学の創設者のひとり. 人類を皮膚の色, 居住地域で分類 ("De generis humani varietate nativa", 1775), 人頭蓋骨の研究 ("Decas collectionis suae cranium diversarum gentium illustrata", 1790-1820) を行い, ブルメンバッハ突起（鉤状突起）, 頭蓋骨底のブルメンバッハ斜台を記述.

ブルンネル →ブルナー

フレクシッヒ Flechsig, Paul Emil (1847-1929) ドイツの精神科医, 神経学者. ライプチヒ大学教授. 脳と脊髄の有髄神経の発育の経過の研究（フレクシッヒ法則）が有名. ("Anatomie des menschlichen Gehirus u. Ruckenmarks auf myelogenetischer Grundlage", 1920). また, 実験精神医学の先達としても知られる.

プレッシヒ Blessig, Robert (1830-78) ロシア生れの眼科医. ドイツで医学教育を受けたあと, ペテルスブルグの眼科病院に呼ばれ, ここをロシアの眼科学の中心にせしめた人. 網膜のブレッシヒ嚢胞, ブルシヒ溝, ブレヒシ腔を記述.

ブローカ Broca, Pierre Paul (1824-80)

フランスの外科医，人類学者．頭蓋計測法を考案して，近代人類学の道を拓くとともに脳の研究でブローカの言語中枢をみつけ，失語症の研究を行う("Remarques sur le siège de la faculté du langage articulé, suivie d'une observation d'aphémie "*Bull. Soc. anat. Paris*, 1861, **36**, 330-57).

ブロードマン　Brodmann, Korbinian (1868–1918) ドイツの精神科医，神経学者．大脳皮質の細胞構築を研究し，それを土台に区分地図を作る ("Vergleichende Lokalisationslehre der Grosshirnrinde in ihren Prinzipien darstellt auf Grund des Zellenbaues", 1909). しかし彼の研究目的に精神病の原因を器質的に解明しようとしたことにあった．

フロリープ　Froriep, August Friedrich von (1849–1917) ドイツの解剖学者．チュービンゲン大学の教授．頭蓋骨の研究が有名．フロリープの法則（頭蓋骨の発生の機構）を発表．その他，フロリープ神経節（第四後頭節の神経節）を記述．

へ

ベーア　→ベール
ヘーヴァース　→ハーヴァース

ペケェ　Pecquet, Jean (1622-74) フランスの解剖学者，外科医．1647年に乳糜槽と胸管を発見 ("Experimenta nova anatomica quibus incognitum chyli receptaculum etc.", 1651)

ベサリウス　Vesalius, Andreas (Andre Wesal) (1514-64) ベルギー（ルーヴァン）生れの解剖学者．パドゥア大学教授となるが，のちにフィリプ2世の侍医となる．解剖学史上最高の古典 "De corporis humani fabrica etc."(1543刊) の著者，彼の名前は蝶形骨のベサリウス孔やそこを通るベサリウス静脈に残る．エルサレム巡礼の帰路，途中で客死．

ベツォルド　Bezold, Albert von (1838-68) ドイツの生理学者．心臓の促進神経を発見 ("Untersuchungen über die Innervation des Herzens", 1863), 耳介のベツォルド神経節を記述．

ヘッシュル　Heschl, Richard (1824-81) オーストリアの病理学者．グラーツ，ウィーン大学の教授を歴任．ヘッシュル回（横側頭回）を記述，グラーツ時代に病理標本館を作る．論著は50篇以上になるが，特異なものにロキタンスキーの行った病理解剖法を著したものがある ("Sectionstechnik", 1859).

ヘッセルバッハ　Hesselbach, Franz Kaspar (1759-1816) ドイツの外科医．ヘッセルバッハヘルニア，ヘッセルバッハ筋膜，ヘッセルバッハ靱帯，ヘッセルバッハ三角を記述 ("Anatomisch-chirurgische Abhandlung über den Ursprung der Leistenbrücke", 1806).

ベッツ　Betz, Vladimir Aleksandrovic (1834-94) ロシアの解剖学者．大脳皮質の大錐体細胞（ベッツ細胞）を記述 ("Anatomische Nachweis zweier Gehirncentra", *Zbl. med. Wiss.*, 1874, **12**, 578-80, 595-99).

ベッツヘル　Boettcher, Arthur (1831-89) ドイツの医師，動物学者，病理学者．内耳のベッツヘル管，ベッツヘル細胞を記述 (1868年, 1872年), また前立腺のベッツヘル結晶の発見．基底膜のベッツヘル細胞の発見 (1868年) がある．

ヘッド　Head, Sir Henry (1861-1940) イギリスの神経病学者．ヘッド帯を記述 ("The afferent nervous system from a new aspect" *Brain*, 1905, **28**, 99-115). この研究では自分の末梢神経を切断して知覚障害を確認した．

ベットヘル　→ベッツヘル

ベヒテレフ　Bechterew, Vladimir Michaliorich (Bekhterev) (1857-1927) ロシアの神経学者．1893年からペテルスブルグ大学の教授．1918年に同市の脳精神研究所の初代所長となる．ロシアの神経学の先駆者，聴神経のベヒテレフ核，大脳皮質のベヒテレフ層，ベヒテレフ病（強直性脊椎関節炎）を記述 (1892年).

ベラージュ　Baillarger, Jules Gabriel Francois (1809-90) フランスの精神病学者．大脳皮質のベラージュ白帯を記述 ("Recherches sur la structure de la couche corticale des circonvolutions du cerveau", *Mém. Acad. roy. Méd.*, 1840, 8, 149-83).

ベラール　Bérard, Auguste (1802-46) フランスの外科医．耳下腺腫 (1841年), ベラール動脈瘤，ベラール靱帯（第3, 第4脊椎に心嚢をつなぐ靱帯）を記述．

ヘリング　Herring, Percy Theodor (1872-1967) イギリスの医学者．交感神経線維が頸髄より出ることを立証 ("The spinal origin of the cervical sympathetic nerve", *J. Physiol.* (*Lond.*) 1903, **29**, 282-85).

ヘーリング　Hering, Karl Ewald Konstantin (1834-1918) ドイツの生理学者．遺伝の psycho-physical 説を提唱．知覚についてヘーリングの法則を発表，またヘーリング管（肝索と胆管をつなぐ管）を記述．

ベル Bell, Sir Charles (1774–1842) スコットランドの外科医，解剖学者．1824年から Royal College of Surgeon の教授となり，36年から42年までエジンバラ大学の教授．1811年にベルの法則（Magendieより早く）を発見（"Idea of a new anatomy of the brain"），1821年にベル麻痺（顔面神経麻痺）を記述（"The nervous system of the human body"）．

ベール Baer, Karl Ernst von (1792–1876) エストニアの発生学者，生物学者．1817年から34年までケーニヒスベルグの教授．34年から聖ペテルスブルグ大学の教授．グラーフ濾胞の中の卵子を発見(1827年)，ベールの法則（Germ-layer theory）を提唱（"Ueber Entwicklungsgeschichite der Thiere" 1828–88）して近代発生学の父といわれる．

ベルグマン Bergmann, Gottlied Heinrich (1781–1816) ドイツの外科医，ベルグマン索（第四脳室の有随線維束＝聴線）を記述（"Untersuchungen über die Structur des Mark-und Rindensubstanz des grossen u. kleinen Gehirns", *Müller Archiv*, 1841）．

ベルタン Bertin, Exupère-Joseph (1712–81) フランスの解剖学者．1737年から44年までモルダビアの1級医師として勤める．著書に "Traité d'ostéologie"（1754刊）がある．

ベルテリ Bertelli, Timoteo (1826–1905) イタリアの医師，地震学者．

ヘルド Held, Hans (1866–?) ドイツの解剖学者．特に発生学，組織学を研究．ヘルド束（視蓋脊髄路），ヘルド細胞，ヘルド染色法を記述．

ヘルブスト Herbst, Ernst Friedrich Gustav (1803–93) ドイツの医師．ゲッチンゲン大学教授．鳥の触覚球ヘルブスト小球を記述，肺の機能，青酸中毒，コレラ，リンパ系の研究業績が残り，その研究範囲の広いことがうかがわれる．

ヘルベック Helweg, Hans Kristian Saxtorph (1847–1901) デンマークの医師，精神医学者・脊髄のヘルベック束（オリーブ核脊髄路）を記述（*Arch. F. Psychiatr.*, 1887, **79**, 104–）．

ヘルモント Helmont, Jean Baptiste van. (1577–1644) ベルギーの化学者，生理学者．生化学の創始者．生物界における発酵とガスを重視して "gas" という言葉を造語し，尿の検査に比重法を導入した人．ヘルモント鏡（横隔膜中央腱部）を記述．

ペルリア →パーリア

ベレニー Bellini, Lorenz (1643–1704) イタリアの解剖学者．ピサ大学の教授（1664年から94年まで）．筋肉の神経支配を発見，また，腎臓のベリニー管（尿細管）を記述（"Exercitatio anatomica de structura et usu renum", 1662），尿の組成が病気によって変化することを指摘した（1673年）．

ベレンガリウス Berengario de Carpi, Jacopo (Berengarius, Berenger) (?–1530) イタリアの解剖学者，外科医．蝶形骨洞や虫垂の最初の記述，胸腺を正確に記述した最初の人（1521年）など多くの新所見をみつけたすぐれた解剖学者であったが，同時に子宮摘出術，梅毒の水銀療法を最初に用いた人としても知られる．

ベロー →ベロード

ベロード Béraud, Bruno Jean Jacques (1823–65) フランスの外科医．涙嚢と涙鼻管の交叉部にある弁（ベロー弁）を記述．

ヘンゼン Hensen, Viktor (1835–1924) ドイツの生理学者，病理学者．キール大学教授．感覚器の解剖・生理学を研究．"plankton"を造語．また，耳のヘンゼン細胞，ヘンゼン管を記述．

ペンフィールド Penfield, Wilder Granes (1891–?) カナダの神経医，脳外科医．ペンフィールド手術（大脳皮膜の瘢痕切除術），ペンフィールド染色法（神経膠細胞の染色法）を考案．

ヘンレ Henle, Friedrich Gustav Jacob (1809–85) ドイツの解剖学者．ゲッチンゲン大学の教授．組織学的研究に多くの著書がある．中でも "Allgemeine Anatomie"（1841刊）にヘンレの組織学的発見が記載されている．1840年には病原性微生物の存在を予言した（"Von den Miasmen u. Contagien"）．

ホ

ボウマン Bowmann, Sir William (1816–92) イギリスの解剖学者，外科医，眼科医．横紋筋の古典的研究（"On the minute structure & movements of voluntary muscle", *Phil. Trans.*, 1840, **130**, 457–501; 1841, **131**, 69–72）や腎臓の糸球体をつつむボウマン嚢（"On the structure & use of the Malpighian bodies of the kidney", *Phil. Trans.*, 1842, **132**, 57–80) を記述. またイギリスの眼科の先駆者であり, 眼科に顕微鏡的研究をとりいれた人でもある(ボウマン筋).

ホクト　Vogt, Karl (1817–95) ドイツの自然科学者. スイスで活躍. 鼻基底線と鼻歯槽線とがなすホクト角を記述.

ボタロ　Botallo, Leonard (Ca.1530–?) イタリア生れの外科医. パヴィア大学で学んだあとパリへ行き、外科医の教育に携わる. ボタロ管(動脈管), ボタロ孔(心膵卵円孔)をボタロ靱帯記述("Opera omnia medica et chirurgica", 1660).

ボック　Bock　1) August Carl (1782–1833) ドイツの神経学者. ライプチヒ大学の教授. ボック神経節(頚動脈神経節)を発見. 剖出技術のすぐれた人として知られる.

2) Karl Ernst (1809–74) Bock, A. C. の息子. 解剖学者. 多くの解剖学教科書を著わす. 日本でも明治初年に用いた.

ボッホダレク　Bochdalek, Victor (1835–83) プラハの解剖学者. 舌の盲孔についての記述(1866年)や心臓の解剖学および病理解剖学的研究(1869年)や脾臓の靱帯についての研究(1869年)がある, 父親 Bochdalek A. V. もプラハ大学の解剖学の教授.

ボーハン　→バウヒン

ホヒト　→ホクト

ホフマン　Hoffmann, Friedrich (1660–1742) ドイツの解剖学者, 外科医, 生理学者. ハレ大学の教授. 高名な Iatromechanist で神経内にエーテル核物質が存在し, それが筋肉に働き, 緊張が起こると考えた. また, 病理学を生理学的観点で捉えた最初の人.

ボルク　Bolk, Louis (1866–1930) オランダの解剖学者. アムステルダム大学教授. 解剖学・発生学・人類学の各分野に業績を残す.

ホルナー　Horner, William Edmonds (1793–1867) アメリカの最初の病理学者. ペンシルベニア大学教授. 眼瞼のホルナー筋を記述("Description of a small muscle of the internal commisure of the eyelid", *Philad. J. med. phys. Sci.*, 1824, **8**, 70–80).

ホワルトン　→ワルトン

マ

マイエル　→マイヤー

マイスネル　Meissner, Georg (1878–1905) ドイツの解剖学者・生理学者. バーゼル, フライブルグ, ゲッチンゲン大学の教授を歴任. 神経系の解剖学的業績が多い. 表皮の触覚の受容器. マイネル小体を記述("Beitrage zur Anatomie u. Physiologie der Haut", 1853). また, 胃, 小腸の粘膜下のマイスネル神経叢を記述した.

マイネルト　Meynert, Theodor Hermann (1833–92) オーストリアの精神・神経学者. ウィーン大学教授. 間脳のマイネルト交連, 中脳のマイネルト線維. 大脳皮質のマイネルト細胞を記述("Der Bau der Grosshirnrinde u. seine örtlichen Verschiedenheiten, etc.", *Vjschr. Psychiat.*, 1867, **1**, 77–93; 198–217; 1868, **2**, 88–113)

マイボーム　Meibom, Heinrich (1638–1700) ドイツ人医師. ヘルムスタット大学の教授. 眼鏡のマイボーム腺を記述("De vasis palpebrarum novis epistola", 1666). しかし, このものを1609年に Casserius が最初に記述している. 1678年以降は歴史と文学の教授となった.

マイヤー　Meyer　1) Adolf (1866–1950) スイス人の精神学者. 神経学者. 精神生物学派の始祖. 1890年代にアメリカに移住. 各地を遍歴したあとジョンズ・ホプキンス大学の教授となる. 側頭葉のマイヤー係蹄を記す.

2) Arthur William (1873–1966) アメリカの発生学者, 解剖学者. スタンフォード大学教授. 著書 "The rise of embryology" (1939刊) は発生学の発達を知る上で必須の著.

3) Hans Wilhelm (1824–98) デンマークの医師. アデノイドの増殖を最初に記述("Om adenoide Vegetationer i Naesenvaelgrummet", *Hospitalstidende*, 1868, **11**, 177–81).

マウトナー　Mauthner, Ludwig (1840–94) ボヘミア生れの眼科医. インスブルックの眼科学の教授. ウィーン大学病院の眼科部長を歴任. 検眼鏡の実用化や, 光線屈折学, 眼筋麻痺の研究で多くの業績をあげた. また, 有髄線維の髄鞘の内面の膜をマウトナー膜と呼ぶ(*Sitzgsber. Akad. Wien, Math.-natur-wiss. Kl.*, 1859–60, **29**, 583–)

マウトネル　→マウトナー

マカリスター　Macalister, Alexander (1844–1919) イギリスの解剖学者. ダブリン大学, ケンブリッジ大学の教授を歴任. 著書に "Intrōduction to Amimal Morphology" (1876刊),

"Morphology of Vertebrate Animals"(1878刊), "Text-Book of Human Anatomy"(1889刊)等がある.

マーシャル　Marshall, John (1818-1891) イギリスの解剖学者, 外科医. ロンドン大学の教授. 美術解剖学にも理解を示す. 左心房のマーシャル静脈を記述("On the development of the great anterior veins in man & mammalia", *Phil. Trans. Roy. Soc.*, 1850)

マジャンディ　Magendie, Francois (1783-1855) フランスの実験生理学者, 薬理学者. ベル・マジャンディの法則(脊髄後根が知覚性, 前根が運動性)をベルと独立に記述("Expériences sur les fonctions des racines des nerfs rachidiens", *J. Physiol. exp. path.*, 1822, **2**, 276-79; 366-71).

マッケンロート　Mackenrodt, Alwin Karl (1859-1925) ドイツの婦人科医. 子宮のマッケンロート靱帯を記述("Ueber die Ursachen der normalen u. pathologischen Lagen des Uterus", *Arch. Gynäk.*, 1895, **48**, 393-421).

マッツオニ　Mazzoni, Vittorio (生没年不詳) 現代のイタリアの医師. マッツオニ小体を記述.

マラセー　→マラッセ

マラッセ　Malassez, Louis Charles (1824-1910) フランスの生理学者. 歯根膜のマラッセ上皮残屑を記述し, マラッセ染色法(神経の膠細胞染色法)を考案.

マリオット　Mariotte, Edme (1620-84) フランスの物理学者. 視覚の研究を行い, 網膜の盲点を発見("Nouvelles découvertes touchant la vne", 1668).

マルキー　Marchi, Viltorio (1851-1905) イタリアの医師. 変性した有髄神経線維の染色法であるマルキー染色法を創製("Sulle degenerazioni descendenti consecutivea Lesioni Sperimentaleetc." *Riv. Sper- Frenial.*, 1885, **11**, 492-94, 1886, **12**, 208-52).

マルチノッティ　Martinotti, Gioranni (1857-1928) イタリアの病理学者. ボローニア大学教授. 大脳皮質のマルチノッティ細胞を記述したのをはじめ, 脊髄, 心臓, 脾臓の研究をした. 1888年には脾臓の摘出実験も行っている. また, イタリアの解剖学史についての著作もある.

マルピギー　Malpighi, Marcello (1628-94) イタリアの解剖学者. 顕微鏡を用いた組織学の開拓者. 毛細血管を最初に記述("Opera ominia", 1686). また発生学においても先駆者であり, 腎臓のマルピギー小体("Deviscerum structura exercitatio anatomica", 1666), 表皮のマルピギー層などに名前を残す.

マールブルグ　Marburg, Otto (1874-1948) オーストラリア生れの医師. 1838年にアメリカに移住して帰化. コロンビア大学教授. 著書に"Mikroskopisch-topographischer Atlas des menschlchen Zentralnerven-Systems"(1904)や耳の神経学, 神経系の外傷等の著書がある.

ミ

ミュラー　Müller　1) Heinrich (1820-64) ドイツの解剖学者. 毛様冠の内部のミュラー筋を記述, 紫虹を発見("Zur Histologie der Netzhaut", *Z. wiss. Zool*; 1851, **3**, 234-37). またKöllikerとともに心筋の活動電位の記録に成功し, 心電図計の前駆的仕事を残す.

2) Johannes Peter (1801〜58) ドイツの解剖学者, 生理学者. ボン大学, ベルリン大学教授を歴任. 著書 "Handbuch der Physiologie des Menschen"(1834-40刊)は近代生理学の基礎となった書物. 彼の解剖学, 発生学, 生理学に残した功績も大きいが, その門下から俊才が何人も出たことは見逃せない. ミュラー管(女性生殖器の原器)は1825年, ボン大学時代に記述した.

メ

メシア　Maissiat, Jacques-Henri (1805-78) フランスの解剖学者. 広靱帯の一部, メシア線を記述. 比較解剖学の仕事が多く, 著書に "Etudes de physique animale"(1843)などがある.

メッケル　Meckel　1) Johann Friedrich Sr. (1714-74) ドイツの解剖学者. ベルリン大学の解剖・植物・婦人科学の教授. メッケル神経節(三叉神経), メッケル洞(側頭骨岩様部のガッセル神経節の入る所)を記述("Tractus anatomico-physiologicus de quino pare nervorum cerbri", 1748).

2) Johann Friedrich Jr. (1781-1833) ドイツの解剖学者, 病理解剖学者. Meckel Sr. の孫. ハレ大学の解剖学・外科学教授. 解剖学, 比較解剖学, 発生学, 病理学の領域に多くの業績を残し, メッケルの憩室("Ueber die Divertikel am Darmkanal", *Arch. Physiol.*, 1809, **9**, 421-53), メッケルの軟骨を記述("Abhandlungen aus der verglichenden u. menschlichen Anatomie", 1805).

メルケル　Merkel, Friedrich Sigmund (1845–1919)　ドイツの解剖学者．動脈を赤，神経を黄で書くことを最初に行い，組織標本作製にキシロールとセロイジンを持ち込んだ人．触覚の受容器，メルケル小体を記述（"Ueber die Endingen der sensiblen Nerven in der Haut der Wirbelthiere", 1880）．

モ

モナコフ　Monakow, Constantin von (1853–1930)　スイスの神経学者．大脳皮質の機能局在を明示し（"Die Lolcalisation in Grosshirn u. der Abbau der Funktion durch kortical Herde", 1914），モナコフ束（赤核脊髄路）を記述（"Der rote Kern, die Haube u. die Regio hypothalamica bei einigen Säugetieren und beim Menschen", Arb. hirnanat. Inst. Zürich, 1909, **3,** 51–267; 1910, **4,** 103–225）．

モ　ル　Moll, Jacob Antonius (1832–1914)　オランダの眼科医．眼瞼板のモル腺を記述．

モルガーニ　Morgagni, Giovanni Battista (1682–1771)　イタリアの病理解剖学者．近代病理学の父．パドゥア大学の解剖学教授を59年間つとめた人．1761年に彼の代表作"De sedibus, et causis morborum per anatomen indagatis libri quinque"を出版．ここに数多く疾病を記したことにより彼の名前のついた病名や解剖学名が生れた．彼の著書"Adversaria anatomica"（1706年）も解剖学の古典となっている．

モーレンハイム　Mohrenheim, Joseph Jacob Freiherr van (?–1799)　オーストリアの外科医，産科医．モーレンハイム窩（鎖骨下窩）を記述．著書"Abhandlung über die Entbindungskunst"（1791）はロシアのカサリン2世の求めで作られた産科書であるが，見事な挿図で知られる．

モントゴメリー　Montgomery, William Fetherstone (1797–1859)　アイルランドの産科医．乳腺のモントゴメリー結節，モントゴメリー腺を記述（"An exposition of the signs and symptoms of pregnancy", 1837）．

モンロ　Monro 1) Alexander (Primus) (1697–1767)　スコットランドの解剖学者一族の最初の人．ライデンで学び，エジンバラで1720年から解剖学を教えた．モンロ嚢（肘頭腱内嚢）を記述．

2) Alexander (Secundus) (1733–1817)　スコットランドの解剖学者．1758年に父の跡を継いでエジンバラの教授となる．第三脳室と側脳室の間のモンロ孔を記述（"Observations on the structure and functions of the nervons system", 1783）．

ヤ

ヤコビー　Jacoby, martin (1872–?)　ドイツの生化学者．

ヤコブ　Jacob, Arthur (1790–1874)　アイルランドの眼科医，解剖学者，生理学者．ダブリン大学教授．網膜のヤコブ膜を記述（"An account of a membrane in the eye, now first described", Phil. Trans., 1819, **109,** 300–07）

ヤコブソン　Jacobson, Ludwig Levin (1783–1843)　デンマークの解剖学者．鼓室神経叢，舌咽神経を記述（"Supplementa ad otojatriam, etc.", Acta. reg. Soc. Med. Havnien., 1818, **5,** 293–303）．鼻中隔のヤコブソン器官を1809年に発見．

ヤマワキ　トウヨウ　山脇東洋（1705–62）京都の医師，朝廷の医官．本姓は清水氏．山脇玄脩の養子となる．名は尚徳，院号が養寿院．1754年（宝暦4），日本ではじめて官許を得て解剖を実施，その結果を『蔵志』に著わし，1759年（宝暦9）に出版し，その後の日本の医学の西洋化に多大な影響を与える．

ラ

ライスナー　Reissner, Ernst (1824–78)　ドイツの解剖学者．内耳のライスナー膜（前庭膜）などを記述（"De auris internae formatione", 1851）．

ライト　Wright, James Homer (1869–1928)　アメリカの病理学者．血液細胞のライト染色法を創製，血小板形成に骨髄巨核細胞が関与することを発見（"The origin and nature of the blood plates", Boston med. surg. J., 1906, **154,** 643–45）．熱帯性レーシュマニア症で原虫 Leishmania tropica を発見（1903年）．

ライド　Reid, Robert William (1851–1938)　スコットランドの解剖学者，人類学者．頭蓋骨のライド基線を定める（"Observations on the relation of the principal fissures and convolutions of the cerebrum to the outer surface of the scalp", Lancet, 1884, **2,** 539–40）．

ライディヒ　Leydig, Franz von (1821–19

08) ドイツの解剖学者. 睾丸のライディヒ細胞を記述 ("Zur Anatomie der männlichen Geschlechtorgane u. Analdrüsen der Säugethiere", *Z. wiss. Zool.*, 1850, **2**, 1–57).

ライヘルト **Reichert,** Karl Bogilaus (1811–84) ドイツの解剖学者, 発生学者. 脊椎動物で鰓弓を最初に記述 ("Ueber die Visceralbogen der Wirbelthiere", 1837). 最初にヘモグロビンを結晶で得ることに成功 ("Beobachtungen über eine eiweissartige Substanz in Krystallform", *Müller's Arch. Anat. Physiol. wiss. Med.*, 1849, 197–251) 他にライヘルト軟骨, ライヘルト管, ライヘルト膜など発生学の分野で多くの功績を残した.

ライル **Reil,** Johann Christian (1759–1813) オランダ人解剖学者. 精神病学者. 大脳のライル島を記述 ("Exercitationum anatomicarum fasciculus primus. etc", 1796), 生体の生理的機能の, 化学的表現としての生命力を提唱 ("Von der Lebenskraft", *Arch. Physiol,* (Halle), 1796, **1**, 8–162). 最初の生理学雑誌 "*Arch. Physiol.*" と最初の精神病学雑誌 "*Magazin für Nerven heilkunde*" を創刊.

ラッベー →ラベ

ラトケ **Rathke,** Martin Heinrich (1793–1860) ドイツの解剖学者, 発生学者. ケーニッヒ大学の教授. 脳下垂体を記述 ("Ueber die Entstehung der Glandula pituitaria", *Riv. sper. Freniat.*, 1892, **18**, 526–61). また, 発生学ではエラアナが鳥類も哺乳類も相同の器官であることを発見し ("Abhandlungen zur Bildungs-u. Entwicklungs-Geschichte der Menschen u. der Thiere", 1832–33), ラトケ嚢を記述し ("Entwicklungsgeschichte der Natter", 1839).

ラベ **Labbé,** Leon (1832–1916) フランスの外科医. ラベ三角 (胃の腹壁投影部位) や胃の切開術に名を残す ("Mém. sur léxtraction d'un corps étrange de l'estomac (fourchette) et sur la création d'un nouveau procédé de gastrotomie" *Compt.-rend. de l'Acad. des sc.*).

ラモニ・カハール **Ramóny Cajal,** Santiago (1852–1934) スペインの解剖学者. マドリッド大学教授. 神経組織学に多くの業績を残す. 特に神経細胞の発生・分化の研究にカハール染色法 (銀染色法) を用いて多くの新知見を得た. それらは名著 "Histologie du système nerveuse de l'homme et des vestébrés" (1909–11年) に示される. また, 彼はニューロン説の主唱者としても知られ, 1906年にGolgiとともにノーベル賞生理・医学賞を受賞.

ランケスター Lankester, Sir Edwin Ray (1847–1930) イギリスの動物学者, 発生学者, 比較解剖学者. ロンドン大学教授. 編著に "A treatise on zoology" (9巻, 1900–09刊) がある. 1885年ごろ pronephros の言葉を作る.

ランゲル **Langer**, Carl Ritter von Edenberg von (1819–87) オーストリアの解剖学者. 皮膚のランゲル線 (正常割線) を記述 ("*Zur Anal. u. Physiol. der Hant*", 1861). 頭蓋骨の腱膜のランゲル弓, 胸のランゲル筋を記述.

ランゲルハンス **Langerhans**, Paul (1847–88) ドイツの解剖学者, 病理学者, 医師. 膵臓のランゲルハンス島 ("Beiträge zur mikroskopischen Anatomie der Bauchspeicheldrüse", 1869), 表皮のランゲルハンス細胞 (小体) を記述.

ラングハンス **Langhans**, Theodor (1839–1915) ドイツ人病理学者. ベルン大学教授. 胎盤のラングハンス細胞, ラングハンス層を記述 ("Zur Kenntnis der menschlichen Placenta", *Arch. Gynäk.*, 1870, **1**, 317–34), ホジキン病の巨細胞を記述 ("Das maligne Lymphosarkom (Pseudoleukämie)". *Virchows Arch. path. Anat.*, 1872, **54**, 509–37).

ランビエ **Ranvier**, Louis Antoine (1835–1922) フランスの組織学者. 末梢有髄神経の髄鞘の切れ目が一定の間隔であることをランビエが1879年に記述 ("Leçons sur l'histologie du système nerveux").

リ

リオラン **Riolan**, Jean (Secundus) (1530–1657) フランスの解剖学者. パリ大学の解剖, 植物学の教授. 多くの著書を残し, 教育者としても名声を得た人で, 著書 "Anatomen corporis humani" (1610刊) は広く読まれた. 後頭骨のリオラン骨, 横行結腸のリオラン弓の他, いくつかの筋肉に彼の名前が残る.

リスター **Lister**, *1*) Joseph Jacobson (1786–1868) イギリス人, 外科医リスター卿の父, 酒販売を業とし, 傍ら顕微鏡のレンズを改良 ("On some properties in achromatic object-glasses", *Phil. Trans.*, 1830, **120**, 187–200), 顕微鏡の実用化に多大の功績を残す.
2) Joseph (Lord) (1827–1912) イギリスの外科医. グラスゴー, エジンバラ, ロンドン大

学の教授を歴任．石炭酸消毒法を発明 ("On a new method of treating compound fracture, etc.", Lancet, 1865). これにより外科手術の適用範囲を拡大，イギリスで医者で貴族に列せられた最初の人．

リスフラン Lisfranc, Jacques (1790–1847) フランスの外科医．リスフラン足切断術を考案 ("Nouvelle méthode opératoire pour l'amputation partielle du pied dans son articulalion tarso-métatarsienne", 1815), これにリスフラン関節，リスフラン靱帯を記述．リスフラン結節は第一肋骨の前上縁の粗面．

リスベルグ Wrisberg 1) Heinrich August (1739–1808) ドイツの解剖学者．ゲッチンゲン大学教授．リスベルグ神経（中間神経）を記述 ("Observationes anatomical de quinto pare nervorum encephali", 1777). この他，リスベルグ軟骨，リスベルグ結節などに名前が残る．

2) Heinrich James (1739–1808) ドイツの解剖学者，産科医．ゲッチンゲン大学の教授．腹部の神経支配の研究．喉頭のリスベルグ小体（1764），リスベルグ靱帯（外側半月，1764），リスベルグ神経節（表在性心神経叢，1764），三叉神経のリスベルグ線（1764），リスベルク神経（腕の内側皮神経，1777），顔面神経の中間神経（リスベルグの中間部，1777）等を記述．

リッサウェル →リッスウェル

リッスウェル Lissuer, Heinrich (1861–91) ドイツの神経科医．脊髄癆（ハッスウェル進行麻痺）の研究で脊髄のリッスウェル路（辺縁帯）を記す ("Beitrag zur pathologischen Anatomis der Tabes dorsalis u. zum Faserverlauf in menschlichen Rückenmark", Neurol. Zbl., 1885, **4**, 245–46).

リッツマン Litzmann, Karl Konrad Theodor (1815–90) ドイツの婦人科医．骨盤の型を分類 ("Das schräg-ovale Becken", 1853). 骨盤と分娩の機序の関係を明らかにした．

リーデル Riedel, Bernhard Moritz Carl Ludwig (1846–1916) ドイツの外科医．肝臓のリーデル葉を記述 ("Ueber den zungenförmigen Fortsätz des rechten Leberlappens, etc.", Berl. Klin. Wschr., 1888, **25**, 577–81, 602–07). リーデル病（慢性甲状腺炎）を記述（1896年）．

リード →ライド

リトレー Littré, Alexis (1658–1726) フランスの外科医，解剖学者．リトレー腺（尿道腺）("Description de l'urèthre de l'homme", Hist. Acad. roy. Sci. (Paris) (1700), 1719, Mém., 311–16), リトレーヘルニア（腸憩室ヘルニア），リトレー結腸切開術を記す．

リビーニ Rivini, August Quirin (Rivinus, Augustus Quirinus) (1652–1723) ドイツ解剖学者，薬学者．リビーニ小管（舌下腺導管），リビーニ腺（舌下腺），鼓膜のリビーニ孔，リビーニ膜を記述．また，薬の有効，無効を分けて公認薬を明示し，配合禁忌を記した (Censura medicamentorum officinalium", 1737).

リビーヌス →リビーニ

リーベルキューン Lieberkühn, Johann Nathaniel (1711–56) ドイツの解剖学者．小腸のリーベルキューン腺，リーベルキューン陰窩を記述 ("De fabrica et actione villorum intestinorum tenuium hominis" 1745). なお両者は1688年にマルピギーが発見したもの．

リンゲル Ringer, Sydney (1835–1910) イギリスの生理学者．心臓の体外実験を行っていて，長く心搏動を続けさせるために考案した溶液がリンゲル液であった ("Regarding the action of hydrate of soda, hydrate of ammoia, & hydrate of potash on the ventricle of the frog's heart", J. Physiol. (Lond.,) 1880–82, **3**, 195–202).

ル

ルー Roux, Wilhelm (1850–1924) ドイツの解剖学者，発生学者．遺伝が染色体によることを記述 ("Über die Bedeutung der Kernthei lungsfiguren", 1883), 発生学の発生メカニズムを主唱("Beitrag zur Entwicklungs-mechanik des Embryo", S.B.K. Akad. Wiss. Wien Math. nat. Cl., 1892, **101**, 3, Abt., 27–234).

ルイシュ Ruysch, Frederick (1638–1731) オランダの解剖学者．ライデン，アムステルダム大学の解剖・植物学の教授．血管注入法を開発し，標本固定を完全なものとし見事な標本を作成した．しかし，血中に入れる物質の処方を秘密にしたためにその方法が継承されなかった ("Thesaurus anatomicus", 1701–16). リンパ管の弁を発見 ("Dilucidatio valvularum in vasis lymphaticus et lacteis", 1665).

ルイ Louis, Pierre–Charles–Alexandre (1787–1872) フランスの医師．統計学を医学に導入した人．瀉血の無効を統計的に立証 ("Recherches sur les effets de la saigneé,etc.", 1835).

結核の研究においても科学的医学の先鞭をつけたという定評を得ている("Recherches anatomico-pathologiques sur la phthisie.", 1825, 本書に胸骨にルイ角を記す).

ルイ　Luys, Jules Bernard (1828-98) フランスの神経学者. 著書 "Recherches sur le systèm nerveux cérébro-spinal"(1865刊)に視床下部のルイ小体（核）を記述，進行性筋萎縮で前角細胞が変性することを最初に記述("Atrophie musclaire progressive", *Gaz. méd. Paris*, 1860, 3 sér., **15,** 505).

ルイス　→ルイ

ルージェ　Rouget, Charles Marie Benjamin (1824-1904) フランスの生理学者. 毛細管の研究で有名. ルージェ細胞（毛細血管壁の収縮性細胞）を記述("Sur le contractilité des capillaires sanguins.", *C. R. Acad. Sci.* (*Paris*), 1879, **88,** 916-18), 眼のルージェ筋も記述.

ルシュカ　Luschka, Hubert von (1820-75) ドイツの解剖学者，チュービンゲン大学教授. 喉頭のルシュカ軟骨("Der Kehlkopf des Menschen", 1871), 結腸のポリープ症("Ueber polypöse Vegetationen der gesammten Dickdarm schleimhaut"), ルシュカ腺（尾骨腺），胆嚢のルシュカ管を記述.

ルフィーニ　Ruffini, Angelo (1864-1929) イタリアの解剖学者，組織学者. ボローニア大学教授. ルフィーニ小体（皮下組織中の神経終末器）を記述 (*Atti Accad. naz., Linc. Cl. d. sc. fis. mat. e nat. Roma*, 1893, **4** ser., **7**).

レ

レーウェンフック　Leeuwenhoek, Antonj van (1632-1723) オランダの顕微鏡家，洋服仕立業. 織物の検査に虫メガネを使っていたことから顕微鏡を自作し，赤血球，精子，原虫，細菌などを見つけロンドンの王立協会に報告. その報告は112編にのぼった ("Ontledingen en ontdekkingen", 6 vols, 1693-1718).

レオナルド・ダ・ヴィンチ　Leonardo da Vinci (1452-1519) イタリアの芸術家，科学者，技術者，解剖学者. 30体以上の人体解剖を行い，当時としては抜群に詳細な解剖図を750点余りを残す. それらは "Quaderni d'anatomia" I-VI (1911-16) など何種類かの複製本となって後世伝わる. レオナルドの開発した写実的画法はその後の解剖学書の基礎となった.

レチュス　Retzius　1) Anders Adolf (1796-1860) スウェーデンの解剖学者，人類学者. 頭蓋骨の形で人種を分類("Om formen af nord boernes cranier. *Förhandl. skand. Naturforsch.*", 1842, **3,** 157-201), 膀胱のレチュス腔を記述 ("Ueber des Ligamentum pevopostaticum etc." *Müller's Arch. Anat. Physiol. wiss. Med.*, 1849, 182-96).

2) Magnus Gustav (1842-1919) スウェーデンの組織学者. 第四脳室底のレチュス孔を記述 ("Das Menschenhirn, etc.", 1896).

レマック　Remak, Robert (1815-65) ドイツの神経学者，生理学者. 神経および筋肉の電気療法の開拓者. ユダヤ人でドイツの大学教授になった最初の人. 新しい組織の生長が細胞分裂によることを最初に指摘した人 ("Ueber extracelluläre Entstehung thierischer Zellen u. über die Vermehrung deselben durch Theilung", *Arch. Anat. Physiol. wiss. Med.*, 1852, 47-57). 発生学でのベアの三胚葉の区別に彼によって完成される ("Untersuchungen über die Entwicklung der Wirbelthiere", 1855).

ロ

ロキタンスキー　Rokitansky, Karl Freiherr von (1804-87) ウィーン大学の病理学教授. チェコ人. 最初の病理学専門の学者. 3万体以上の解剖を行い，多くの病気を独立疾患として記述. 彼の名前のついた病気は多い ("Handbuch der pathologischen Anatomie", 1842-46). 中でも心室中隔欠損症の研究は傑出している ("Die Defecte der Scheidewände der Herzens", 1875).

ローゼンタール　Rosenthal, Nathan (1890-1955) アメリカの内科医. N. E. Brill らと巨大濾胞性リンパ芽球腫を記述 ("Generalized giant lymph follicle hyperplasia of lymyh nodes & Spleen", *J. Amer. med. Ass.*, 1925, **84,** 668-71). 1938年ニューヨークにアメリカ第二血液銀行を創設. 白血病，出血性疾患等について論文を多く残す.

ローゼンミューラー　Rosenmüller, Johann Christian (1771-1820) ドイツの解剖学者. ローゼンミューラー腺（涙腺，鼡径輪リンパ腺），ローゼンミュラー窩（鼻咽腔の外側の小陥凹）を記述.

ロマノフスキー　Romanovsky, Dimitri Leonidov (1861-1921) ロシアの医師. マラリア原虫の研究で著名. ロマノフスキー染色法で原

虫を染色に成功 (1891). その後, この変法が染色体染出に用いられる.

ローランド　Rolando, Luigo (1773-1831) イタリアの神経解剖学者. Turin 大学の教授. 頭頂葉のローランド溝 (中心溝) を記述し, 小脳の機能を最初に記述した人 ("Osservazioni sul cervelletto", *Men. r. Accad. Sci. Torno*, 1825, **29**, 163-88). ローランド膠様物質と同束については, "Saggio sopra la vera struttura, etc." (1809刊) で記述.

ローレル　Roller, Christian Friedrich Wilhelm (1802-78) ドイツの神経学者. バーデンの有名な精神医学者. 延髄のローレル中心核, 舌下神経核の腹側方にあるローレル核を記述. また, 1844年に *Allgem, Zeitschr. für Psychiatrie* を創刊. そこに彼の多くの論文を発表している.

ワ

ワイゲルト　Weigert, Karl (1843-1904) ドイツの病理学者, 組織学者. 有髄神経線維のワイゲルト染色法を最初に行い組織が特定の色素に染まる理由も考察している ("Ueber Bakterien in der Pockenhaut", *Zbl. med. Wiss.*, 1871, **9**, 609-11).

ワイトブレヒト　Weitbrecht, Josias (1702-47) ドイツ人解剖学者. ロシアに住む. ワイトブレヒト軟骨 (肩峰鎖骨関節の線維軟骨), 肩関節のワイトブレヒト孔, 同靱帯を記述.

ワグナー　Wagner, Rudolf (1805-64) ドイツの生理学者. 1835年に核小体を記述 ("Enige Bemerkungen u. Fragen über des keimbläschen", *Arch. Anat. Physiol. wies. Med.*, 1835, 373-7).

ワラー　Waller, Augustus Volney (1856-1922) イギリスの生理学者. 開業医. 心臓と中枢神経系に興味をもつ. 神経線維のワラー変性はニューロン説を立証するために行った実験で発見 ("Experiments on the section of the glossopharyngeal & hypoglossal nerves of the frog, etc.", *Phil. Trans.*, 1850, **140**, 423-429).

ワールダイエル　Waldeyer-Hartz, Heinrich Wilhelm Gottfried von (1836-1921) ドイツの解剖学者, 発生学者. 胚上皮を発見 ("Eierstock u. Ei", 1870), また「ニューロン説」という呼称を作る ("Ueber einige neuere Forschungen im Gebiete der Anatomie des Central nervensystems", *Dtsch. med. Wschr.*, 1891, **17**, 1213-18, 1244-46, 1287-89, 1331-32, 1352-56).

ワルトン　Wharton, Thomas (1610-73) イギリスの解剖学者. 医師. 顎下腺のワルトン管を記述 ("Adenographia : sive, etc.", 1656). これについては1500年に Achillini が最初の記述をしている. ワルトン臍帯膠質も記述.

(酒井シヅ)

索　　引

ラテン語索引……592〜619

英　語　索　引……620〜648

（ページ数の太字は解説文のある事項）

ラテン語索引

A

Abductio 34
Aberratio morphologica 328
—— numrii 327
Acardius 517
Acetabulum 75
Achondroplasia 443
Acromion 133
Adductio 440
Aditus ad antrum 448
—— laryngis 152
—— orbitae 69
Adminiculum lineae albae 472
Adnexa fetalis 358
Agenesis renalis 286
Agger nasi 486
Ala cinerea 35
—— cristae galli 117
—— major 372
—— minor 260
—— orbitalis 70
—— ossis ilii 404
—— temporalis 350
—— vomeris 264
Alae nasi 491
Allantois 453
Alveoli dentales 213
Alveolus pulmonis 470
Alveus hippocampi 36
Amelia 517
Ameloblastoma 16
Amitosis 517
Amnion 538
Amphiarthrosis 474
Ampulla canaliculi lacrimalis 558
—— ductus deferentis 295
—— hepatopancreatica 383
—— recti 407
—— tubae uterinae 543
Ampullae membranace 511
Anastomosis arteriolovenularis 182
—— arteriovenosa 423
Anencephalia 517
Angulus acrominalis 133
—— costae 562
—— frontalis 335
—— inferior 39
—— infrasternalis 97
—— iridocornealis 142
—— lateralis 29
—— lumbosacralis 171
—— mandibulae 39
—— mastoideus 448
—— occipitalis 151
—— oculi lateralis 26, 521
—— oculi medialis 430, 521

—— oris 137
—— sphenoidalis 402
—— sterni 97
—— subpubicus 386
—— superior 234
—— venosus 259
—— ventriculi 3
Anophthalmia 517
Ansa cervicalis 120
—— lenticularis 560
—— peduncularis 92
—— subclavia 190
—— umbilicalis intestini 5, 180
Ansae 564
Anthelix 373
Antitragus 358
Antrum mastoideum 448
—— pyloricum 535
Anuli fibrosi 317
Anulus femoralis 362
—— fibrosus 317
—— inguinalis profundus 282
—— inguinalis superficialis 330
—— iridis major 357
—— iridis minor 238
—— tympanicus 160
—— umbilicalis 187
Anus 157
Aorta 363
—— abdominalis 497
—— ascendens 238
—— coronaria sinistra 485
—— descendens 47
—— dosalis 468
—— thoracica 101
Apertura externa aqueductus vestibuli 332
—— lateralis ventriculi quarti 373
—— mediana ventriculi quarti 373
—— pelvis inferior 170
—— pelvis superior 170
—— piriformis 548
—— sinus frontalis 336
—— sinus sphenoidalis 402
—— thoracis inferior 96
—— thoracis superior 96
—— tympanica canaliculi chordae tympani 160
Apex capitis fibulae 480
—— cartilaginis arytenoideae 492
—— cordis 278
—— cuspidis 336
—— linguae 315
—— nasi 484
—— ossis sacri 323
—— patellae 214
—— prostatae 340
—— pulmonis 466

—— radicis dentis 205
—— vesicae 509
Aponeurosis 133
—— dorsalis 218
—— epicranialis 509
—— linguae 313
—— lumbalis 536
—— lumbodorsalis 538
—— musculi bicipitis brachii 263
—— palmaris 231
—— plantaris 348
Apophysis 166
Apparatus lacrimalis 557
—— mitoticus 186, 504, 533
—— reticulatus internus 173
Appendices epiploicae 501
Appendix epididymidis 301
—— testis 301
—— vermiformis 396
Aqueductus cerebri 399
—— vestibuli 332
Arachnoidea 114
Archicortex 132, 133
Archicytos 133, 232
Arcus alveolaris 213
—— anterius 319
—— aortae 363
—— aorticus 364
—— axillaris 14
—— branchiales 178
—— branchialis primus 45
—— branchialis secundus 313
—— cartilaginis cricoideae 551
—— costalis 562
—— dentalis inferior 57
—— dentalis superior 248
—— hyoideus 313
—— iliopectineus 405
—— mandibulararis 39
—— mandibularis 45
—— palatoglossus 136
—— palatopharyngeus 135
—— palmaris profundus 277
—— palmaris superficialis 325
—— palpebralis inferior 41
—— palpebralis superior 237
—— pedis 348
—— pharyngeales 9
—— plantaris 348
—— posterior 138
—— premandibularis 45
—— pubis 386
—— superciliaris 476
—— tendineus 130
—— tendineus fasciae pelvis 170
—— tendineus musculi levatoris ani 158
—— tendineus musculi solei 491

Arteria ラテン語索引

—— venosus dorsalis pedis　350
—— venosus juguli　119
—— venosus palmaris profundus　**277**
—— venosus palmaris superficialis　**324**
—— venosus plantaris　348
—— viscerales　342, 433
—— zygomaticus　98
Area corticalis　**482**
—— cribrosa　211
—— embryonalis　465
—— hypothalamica lateralis　**208**
—— hypothalamica medialis　**208**
—— intercondylaris anterior　318
—— intercondylaris posterior　137
—— nuda　517
—— parolfactoria Brocae　95
—— prerubralis　304
—— subcallosa　549
—— vestibularis　332
Areae gastricae　5
Areola mammae　450
Arteria allantoica　**454**
—— alveolaris inferior　49
—— alveolaris superior posterior　144
—— angularis　69
—— appendicularis　396
—— ascendens　238
—— auricularis posterior　143
—— auricularis profunda　276
—— axillaris　**15**
—— basilaris　459
—— brachialis　**262**
—— brachialis superficialis　**325**
—— brachiocephalica　565
—— buccalis　103
—— bulbi penis　453
—— bulbi vestibuli (vaginae)　387
—— canalis pterygoidei　539
—— carotis　121
—— carotis communis　**342**
—— carotis externa　**26**
—— carotis interna　**431**
—— caudae pancreatis　293
—— cecalis anterior　340
—— cecalis posterior　157
—— centralis retinae　**527**
—— cerebelli inferior anterior　318
—— cerebelli inferior posterior　138
—— cerebelli superior　243
—— cerebri anterior　330
—— cerebri media　397
—— cerebri posterior　148
—— cervicalis ascendens　238
—— cervicalis profunda　275
—— cervicalis superficialis　320
—— chor[i]oidea anterior　339
—— circumflexa femoris lateralis　30
—— circumflexa femoris medialis　435
—— circumflexa humeri anterior　325
—— circumflexa humeri posterior　146
—— circumflexa ilium profunda　282
—— circumflexa ilium superficialis　331
—— circumflexa scapulae　130
—— cochlearis　43
—— colica dextra　515

—— colica media　391
—— colica sinistra　485
—— comitans nervi ischiadici　191
—— communicans anterior　321
—— communicans posterior　141
—— coronaria　76
—— coronaria dextra　515
—— cremasterica　106, 300
—— cystica　385
—— dorsalis clitoridis　7
—— dorsalis nasi　486
—— dorsalis pedis　**350**
—— dorsalis penis　8
—— ductus deferentis　295
—— epigastrica inferior　67
—— epigastrica superficialis　339
—— ethmoidalis anterior　324
—— ethmoidalis posterior　143
—— facialis　86
—— femoralis　**361**
—— fibularis　480
—— gastrica dextra　515
—— gastrica sinistra　485
—— gastroduodenalis　5
—— gastroepiploica dextra　515
—— gastroepiploica sinistra　485
—— genus descendens　47
—— genus inferior lateralis　29
—— genus inferior medialis　433
—— genus media　392
—— genus superior lateralis　30
—— genus superior medialis　434
—— glutea　413
—— glutea inferior　65
—— glutea superior　253
—— hepatica communis　342
—— hepatica propria　173
—— hyaroidea　**241**
—— ileocolica　28
—— iliaca communis　**345**
—— iliaca externa　**33**
—— iliaca interna　**437**
—— iliolumbalis　406
—— infraorbitalis　69
—— intercostalis suprema　181
—— interossea anterior　323
—— interossea communis　344
—— interossea posterior　141
—— interossea recurrens　474
—— labialis inferior　58
—— labialis superior　249
—— labyrinthi　521
—— lacrimalis　**558**
—— laryngea inferior　48
—— laryngea superior　239
—— lentis　289
—— lienalis　486
—— ligamenti teretis uteri　199
—— lingualis　315
—— lobi caudati　484
—— lumbalis ima　177
—— malleolaris anterior lateralis　318
—— malleolaris anterior medialis　337
—— masseterica　139
—— maxillaris　45
—— mediana　303
—— meningea anterior　321

—— meningea media　391
—— meningea posterior　141
—— mentalis　23
—— mesenterica inferior　**62**
—— mesenterica superior　**252**
—— musculophrenica　109
—— obturatoria　506
—— obturatoria accessoria　500
—— occipitalis　153
—— ophthalmica　84
—— ovarica　**546**
—— palatina ascendens　238
—— palatina descendens　47
—— palatina major　357
—— pancreatica dorsalis　147
—— pancreatica inferior　60
—— pancreatica magna　359
—— pericardiacophrenica　286
—— perinealis　14
—— peronea　480
—— pharyngea ascendens　238
—— phrenica inferior　39
—— plantaris lateralis　**30**
—— plantaris medialis　**434**
—— poplitea　**215**
—— princeps pollicis　510
—— profunda brachii　262
—— profunda clitoridis　7
—— profunda femoris　361
—— profunda linguae　315
—— profunda penis　7
—— pudenda accessoria　493
—— pudenda interna　430
—— pulmonalis dextra　515
—— pulmonalis sinistra　486
—— radialis indicis　206
—— rectalis inferior　62
—— rectalis media　398
—— rectalis superior　253
—— recurrens radialis　424
—— recurrens tibialis anterior　320
—— recurrens tibialis posterior　140
—— recurrens ulnaris　221
—— renalis　**283**
—— sacralis mediana　303
—— saphena　**495**
—— scapularis descendens　47
—— scapularis descendens dorsalis　467
—— segmenti anterioris　319
—— segmenti anterioris inferioris　60
—— segmenti lateralis　29
—— segmenti medialis　434
—— segmenti superioris　237
—— sphenopalatina　403
—— spinalis anterior　329
—— spinalis posterior　147
—— stapedia　**1**
—— stylomastoidea　122
—— subclavia　**189**
—— subcostalis　561
—— sublingualis　311
—— submentalis　23
—— subscapularis　130
—— supraorbitalis　69
—— suprarenalis inferior　67
—— suprarenalis media　**399**

Arteria suprascapularis 131
—— supratrochlearis 64
—— tarsea lateralis 30
—— temporalis media 397
—— temporalis superficialis 330
—— testicularis **302**
—— thoracica interna 430
—— thoracica lateralis 29
—— thoracica suprema 181
—— thoracoacromialis 97
—— thoracodorsalis 103
—— thyr[e]oidea inferior 47
—— thyr[e]oidea superior 238
—— tibialis anterior **320**
—— tibialis posterior **140**
—— transversa colli 117
—— transversa faciei 85
—— tympanica anterior 322
—— tympanica inferior 48
—— tympanica posterior 141
—— tympanica superior 239
—— ulnaris **220**
—— umbilicalis **182**
—— urethralis 453
—— uterina 200
—— vaginalis 387
—— vertebralis **408**
—— vesicalis inferior 67
—— zygomaticoorbitalis 97
Arteriaanonyma 565
Arteriae alveolares superiores anteriores 324
—— arcuatae 94
—— cerebri **368**
—— ciliares anteriores 340
—— ciliares posteriores breves 382
—— ciliares posteriores longae 403
—— conjunctivales anteriores 321
—— conjunctivales posteriores 140
—— digitales dorsales 467
—— digitales palmares communes 344
—— digitales palmares propriae 173
—— digitales plantares communes 345
—— digitales plantares propriae 173
—— episclerales 104
—— gastricae breves 382
—— helicinae 542
—— ilei 33
—— intercostales posteriores 561
—— interlobares renis 536
—— interlobulares 260
—— intersegmentales 311
—— jejunales 113
—— lumbales 538
—— mesentericae 402
—— metacarpeae dorsales 468
—— metacarpeae palmares 250
—— metatarseae plantares 412
—— nasales posteriores laterales 29
—— nasales posteriores septi 389
—— nutriciae humeri 262
—— palatinae minores 238
—— palpebrales laterales 29
—— palpebrales mediales 433
—— pancreaticoduodenales inferiores 58
—— pancreaticoduodenales superiores 249
—— perforantes 83
—— phrenicae superiores 233
—— pudendae externae 25
—— renis et venae renis **281**
—— retroduodenales 224
—— sacrales laterales 30
—— segmentales **503**
—— segmenti anterioris superioris 249
—— segmenti inferioris 45
—— segmenti posterioris 139
—— sigmoideae 16
—— suprarenales superiores 258
—— surales 488
—— tarseae mediales 434
—— temporales profundae 282
—— vesicales superiores 258
Arterial collateralis media 397
—— collateralis radialis 424
—— collateralis ulnaris inferior 57
—— collateralis ulnaris superior 242
—— radialis **422**
Arteriola rectae 406
Articulatio **76**
—— acromioclavicularis 131
—— atlantoaxialis lateralis **29**
—— atlantoaxialis mediana **302**
—— atlantooccipitalis 83
—— bicondylaris 446
—— calcaneocuboidea **261**
—— capitis costae **562**
—— carpometacarpea pollicis **510**
—— cartilaginea 444
—— cochlearis 541
—— composita 493
—— condylaris 57
—— condyloidea 57
—— costotransversaria **561**
—— cotylica 93
—— coxae **158**
—— cricoarytenoidea 551
—— cricothyroidea 551
—— cubiti **390**
—— cuneonavicularis **126**
—— ellipsoidea 379
—— fibrosa 317
—— genus **215**
—— humeri **130**
—— humeroradialis 564
—— humeroulnaris 564
—— mediocarpea **230**
—— ossis pisiformis **423**
—— plana 506
—— radiocarpea **421**
—— radioulnaris distalis **65**
—— radioulnaris proximalis **253**
—— sacroiliaca **331**
—— sellaris 2
—— simplex 382
—— spheroidea **93**
—— sternoclavicularis **98**
—— subtalaris **107**
—— synovialis 65
—— talocalcaneonavicularis **107**
—— talocruralis **107**
—— tarsi transversa **22**
—— temporomandibularis **44**
—— tibiofibularis **122**
—— trochoidea 221
Articulationes carpometacarpeae **230**
—— costochondrales **563**
—— costovertebrales **561**
—— intercarpeae **229**
—— interchondrales **442**
—— intermetacarpeae **393**
—— intermetatarseae **396**
—— interphalangeae **204**
—— interphalangeae distales 18
—— interphalangeaemanus (pedis) 212
—— intertarseae **346**
—— manus **229, 412**
—— metacarpophalangeae **393**
—— metatarsophalangeae **397**
—— pedis **1**
—— sternocostales **104**
—— tarsometatarseae **347**
Articulus **76**
—— cochlearis 541
—— cylindroideus 19
Asplenia **518**
Aster filialis **249**
Atlas **82**
Atresia ani **188**
—— esophagealis **264**
—— intestinalis **405**
—— recti **407**
Atria **285**
Atrium **285**
—— dextrum 11
—— meatus medii 399
—— sinistrum 191
Auricula **195**
—— cordis 276
—— dextra 11
Auris externa **28**
—— interna **431**
—— media **391**
Autosoma **249**
Axis **201**
—— bulbi externus 26
—— bulbi internus 430
—— opticus 205
—— pelvis 170

B

Basion **472**
Basis **411**
—— cartilaginis arytenoideae **492**
—— cordis **282**
—— cranii **419**
—— cranii externa **34**
—— cranii interna **440**
—— mandibulae **40**
—— ossis metatarsi **397**
—— ossis sacri **323**
—— patellae **214**
—— prostatae **340**
—— pulmonis **468**
—— pyramidis **292**
Basophilus textus **353**

Bifurcatio tracheae 89
Blastema metanephrogenicum 343
Blastocystis **470**
Blastoderma 470
Blastomerus **64**
Brachium colliculi inferioris 43
—— colliculi superioris 237
Brachydactylia **382**
Brachykran 384
Bregma 502
Bronchi lobares **536**
—— segmentales 113
Bronchioli **177**
—— respiratorii **159**
Bronchus lingularis inferior 60
—— lingularis superior 249
—— lobaris inferior dexter 515
—— lobaris inferior sinister 485
—— lobaris medius dexter 515
—— lobaris superior dexter 515
—— lobaris superior sinister 486
—— principalis 89
—— segmentalis anterior 325
—— segmentalis apicalis 466
—— segmentalis apicalis (superior) 222
—— segmentalis apicoposterior **466**
—— segmentalis basalis anterior 338
—— segmentalis basalis cordiacum 435
—— segmentalis basalis lateralis 31
—— segmentalis basalis medialis 435
—— segmentalis basalis posterior 156
—— segmentalis lateralis 31
—— segmentalis medialis 435
—— segmentalis posterior 146
—— segmentalis subapicalis **240**
—— segmentalis subsuperior **240**
Bucca 95
Bulbus aortae 364
—— cordis **268**
—— oculi **70**
—— olfactorius **93**
—— penis 453
—— pili 523
—— sinu-utricularis **423**
—— sinu-vaginalis **424**
—— venae jugularis inferior 119
—— venae jugularis superior 119
—— vestibuli 331
Bulla ethmoidalis 205
Buphthalmos 93
Bursa anserina 60
—— bicipitoradialis 446
—— cubitalis interossea 165
—— iliopectinea 405
—— infracardiaca **267**
—— infrahyoidea 313
—— infrapatellaris profunda 276
—— intratendinea olecrani 398
—— ischiadica musculi glutei maximi 363
—— ischiadica musculi obturatorii interni 441
—— mucosa **63**
—— musculi bicipitis femoris superior 362

—— musculi coracobrachialis 11
—— musculi extensoris carpi radialis brevis 384
—— musculi piriformis 548
—— musculi semimembranosi 475
—— musculi tensoris veli palatini **136**
—— omentalis **524**
—— pharyngea 9
—— pili 126, 524
—— retrohyoidea **314**
—— subacromialis 133
—— subcutanea acromialis 133
—— subcutanea calcanea 240
—— subcutanea infrapatellaris 214
—— subcutanea malleoli lateralis 26
—— subcutanea malleoli medialis 430
—— subcutanea olecrani 398
—— subcutanea prepatellaris 214
—— subcutanea prominentiae laryngeae **155**
—— subcutanea trochanterica 476
—— subcutanea tuberositatis tibiae 119
—— subdeltoidea 191
—— subfascialis prepatellaris 214
—— subtendinea iliaca 404
—— subtendinea musculi bicipitis 362
—— subtendinea musculi gastrocnemii lateralis 487
—— subtendinea musculi gastrocnemii medialis 487
—— subtendinea musculi infraspinati 108
—— subtendinea musculi latissimi dorsi 155
—— subtendinea musculi obturatorii interni 441
—— subtendinea musculi subscapularis 130
—— subtendinea musculi teretis majoris 355
—— subtendinea musculi tibialis anterioris 320
—— subtendinea musculi trapezii 345
—— subtendinea musculi tricipitis brachii 262
—— subtendinea prepatellaris 214
—— suprapatellaris 214
—— synovialis **63**
—— synovialis subcutanea 476
—— synovialis subfascialis 112
—— synovialis submuscularis 109
—— synovialis subtendinea 130
—— tendinis calcanei (Achillis) 240
—— trochanterica musculi glutei minimi 253
—— trochanterica musculi gultei maximi 363
Bursae intermusculares musculorum gluteorum 412
—— subtendineae musculi sartorii 508
—— trochantericae musculi glutei medii 398

C

Caecum **524**

Cairtas oris **139**
Calamus scriptorius 486
Calcaneus **239**
Calcar avis 402
—— sclerae 104
Calices renales 284
—— renales majores 359
—— renales minores 249
Calvaria **418**
Camera anterior bulbi **318**
—— bulbi 84
—— posterior bulbi **138**
—— vitrea bulbi **241**
Campus Foreli **493**
Canales alveolares 213
—— diploici 474
—— palatini minores 238
Canaliculi caroticotympanici 117
Canaliculus chordae tympani 160
—— cochleae 42
—— lacrimalis 558
—— mastoideus 448
—— osseus 165
—— secretorius intercellularis 185
—— secretorius intracellularis 186
—— tympanicus 160
Canalis adductorius **440**
—— alimentarius **233**
—— analis 157
—— atrioventricularis **509**
—— caroticus **121**
—— carpi **229**
—— centralis **394**
—— centralis (Havers) 473
—— condylaris 41
—— craniopharyngealis **414**
—— facialis 86
—— femoralis 359
—— hyaloideus **241**
—— hyaloideus (Cloquet) **115**
—— hypoglossi 310
—— incisivus 314
—— infraorbitalis 69
—— inguinalis **352**
—— mandibulae 39
—— musculotubarius 110
—— nasolacrimalis **492**
—— neurentericus **275**
—— nutricius 13
—— obturatorius **506**
—— opticus 212
—— palatinus major 357
—— palatovaginalis **136**
—— perforans (Volkmann) 83, 493
—— pericardioperitonealis **285**
—— pterygoideus **539**
—— pudendalis 9
—— pyloricus 535
—— radicis dentis 205
—— sacralis 323
—— semicircularis **170**
—— uterovaginalis **200**
—— ventriculi 5
—— vertebralis 309
—— vesico-urethralis **509**
—— vomerovaginalis 264
Capitulum humeri 262

Capsula adiposa 218
―― articularis 78
―― articularis cricoarytenoidea 551
―― articularis cricothyroidea 551
―― externa 37, 177
―― fibrosa 317
―― fibrosa perivascularis 124
―― glomeruli 200
―― interna 441
―― nasalis 476
―― otica 196
Caput 414
―― costae 562
―― epididymidis 301
―― femoris 361
―― fibulae 480
―― humeri 262
―― mandibulae 40
―― musculi 111
―― ossis metatarsi 397
―― pancreatis 293
―― radii 422
―― tali 107
―― ulnae 220
Cardia 504
Cardiogenesis 279
Cardioglia 284
Carina tracheae 89
―― urethralis vaginae 387
Carpus 229
Cartilagines alares minores 258
―― branchiales 180
―― laryngis 153
―― nasales accessoriae 499
―― nasi 486
―― tracheales 89
Cartilago 442
―― alaris major 372
―― articularis 78
―― arytenoidea 492
―― corniculata 236
―― costalis 561
―― cricoidea 551
―― cuneiformis 127
―― elastica 383
―― epiglottica 151
―― epiphysialis 166
―― fibrosa 317
―― hyalina 241
―― hypophysialis 59
―― meatus acustici 28
―― Meckeliensis 521
―― nasi lateralis 31
―― palatoquadrata 137
―― parachordalis 509
―― quadrata 508
―― Reicherti 541
―― septi nasi 486
―― sesamoidea 230
―― thyroidea 146
―― trabecularis 549
―― triticea 472
―― vomeronasalis 264
Caruncula lacrimalis 557
―― sublingualis 310
Carunculae hymenales 264
Caryokinesis 46, 532

Caryoplasma 45
Caryotheca 46
Cataracta congenitalis 334
Cauda epididymidis 301
―― equina 473
―― musculi 111
―― pancreatis 293
Caulis vitellinus 543
Caveola 233
Cavernae corporum cavernosorum 7
Cavitas articularis 78
―― medullaris 288
Cavum amniis 538
―― articulare 78
―― chorionicum 259
―― coronale 197
―― dentis 212
―― infraglotticum 304
―― laryngis 152
―― medullare 288
―― nasi 171, 477
―― oris 139
―― oris primum 132
―― oris proprium 173
―― pericardii 286
―― peritonei 501
―― pharyngis 9
―― pleurae 104
―― septi pellucidi 428
―― subarachnoideale 114
―― thoracis 97
―― trigeminale (Meckel) 193
―― tympani 160
Cecum mobile 6
Cellula 183
―― adventitialis 38
―― aneuploidea 5
―― atrialis 285
―― caliciformis 188
―― diploidea 446
―― follicularis 563
―― granularis 68
―― interphasica 70, 504
―― optica 205
―― optica bacilliformis 76
―― optica coniformis 289
―― parafollicularis 563
―― pigmentosa 198
―― pilosa 534
―― polyploidea 381, 466
―― respiratoria 〔squamosa〕 159
―― tendinea 131
―― ventricularis 276
Cellulae adenohypophyseales 59
―― anteriores 499
―― chromaffinae 115
―― epitheliales 257
―― germinales primordiales 132, 203
―― interstitiales ovarii 545
―― mastoideae 448
―― posteriores 499
―― tympanicae 160
Cementocytus 315
Cementum 315
―― noncellulare 517
Centriolum 394

―― filiale 251
Centromerus 420
Centrum ossificationis 164
―― semiovale 475
―― tendineum 133
―― tendineum perinei 14
Cerebellum 253
Cerebrum 364
Cerumen 203
Cervix vesicae 508
Cheiloschisis sivaschistocheilia 287
Chiasma opticum 212
―― tendinum 131
Choana primitiva 132
Choanae 156
Chondrocranium 444
Chondrocytus 443
Chondrohistogenesis 444
Chorda dorsalis 304
―― obliqua 221
―― tympani 160
Chordae corticales 481
―― gonadales 296, 297, 298
―― medullares 288
―― tendineae 132
Chorion 227
Choroidea 516
Choroideae (Bruch) 502
Chromatinum 326
Chromonema 326
Chromosoma 326
―― bivalens 446
―― homologum 345
―― quadrivalens 197
Chylomicronum 448
Chylus 448
Ciliae 260
Cilium 339
Cingulum 214, 355, 358
―― membri inferioris 49
―― membri superioris 241
Circulus arteriosus cerebri 368
―― arteriosus iridis major 357
―― arteriosus iridis minor 238
Circumductio 233
Circumferentia articularis 78
Cisterna cerebellomedullaris 255
―― chiasmatis 142
―― chyli 448
―― fossae lateralis cerebri 365
―― interpeduncularis 92
―― terminalis 227
Cisternae subarachnoideales 114
Claustrum 324
Clavicula 188
Clitoris 6
Clivus 222
Cloaca 345, 466
Coarctatio aortae 364
Cochlea 41
Coeloma extra-embryonicum 464
―― intra-embryonicum 468
Colliculi auriculares 195
Colliculus 237
―― facialis 86
―― inferior 41
―― superior 237

Cruces　ラテン語索引 | 597

Collum anatomicum 38
—— chirurgicum 124
—— costae 562
—— femoris 361
—— glandis 92
—— mandibulae 39
—— radii 421
—— scapulae 131
—— tali 107
—— vesicae felleae 117
Collun (cervix) dentis 202
Coloboma **127**
—— iridis 142
Colon **128**
—— ascendens 238
—— descendens 47
—— sigmoideum 16
—— transversum 22
Columna anterior 307
—— lateralis 307, 348
—— posterior 148, 306
—— rugarum anterior 329
—— rugarum posterior 147
—— vertebralis **307**
Columnae anales 158
—— griseae 306
—— renales 282
—— rugarum 294
Commissura alba **471**
—— anterior **321**
—— anterior alba **472**
—— fornicis 458
—— habenularum 380
—— labiorum 276
—— labiorum anterior 317
—— labiorum posterior 134
—— supraoptica dorsalis 467
—— supraoptica suprema **181**
—— supraoptica ventralis 497
Commissurae supraopticae **203**
Competentia **475**
Complexus basalis 91
—— golgiensis **173**
—— juxaglomerularis **200**
Conceptus **232**
Concha nasalis inferior **66**
—— nasalis media 399
—— nasalis superior 257
—— nasalis suprema 181
—— sphenoidalis 402
Condylus humeri 262
—— lateralis 29
—— medialis 433
—— occipitalis 151
Confluens sinuum 260
Coni epididymidis 301
Conjugata **276**
—— diagonalis 356
—— externa 27
—— lateralis 346
Conjugatio 313, 357
Conjunctio epithelialis interpalpebralis **74**
Conjunctiva **128**
Connexus intertendineus 130
Conus arteriosus 427
—— cordis **282**
—— elasticus 383

Convergentia **223**
Copula **172**
Cor **278**
—— tuburale simplex 282, **283**
Corium **284**
Cornea **46**
Cornificatio **43**
Cornu Ammonis 2
—— anterius 318
—— inferius 39
—— laterale **345**
—— majus 356
—— minus 234
—— ossis coccygis 480
—— posterius **137**
—— sacrale 323
—— superius 234
Corona ciliaris 528
—— clinica 551
—— dentis 197
—— glandis 92
—— radiata 509
Corpora paraaortica **364**
Corporis geniculatum laterale 30
Corpus 355
—— adiposum buccae 99
—— adiposum fossae ischiorectalis 191
—— adiposum infrapatellare 214
—— albicans **472**
—— amygdaloideum **507**
—— arenaceum 458
—— callosum **459**
—— cavernosum clitoridis 6
—— cavernosum penis 7
—— ciliare **527**
—— clitoridis 7
—— coccygeum 480
—— costae 562
—— epididymidis 301
—— femoris 361
—— fibulae 480
—— geniculatum mediale 434
—— humeri 262
—— linguae 315
—— luteum **22**
—— mamillare **447**
—— mandibulae 40
—— maxillae 235
—— multivesiculare **381**
—— ossis ilii 404
—— ossis ischii 191
—— ossis metatarsi 397
—— ossis pubis 387
—— pancreatis 291
—— penis 8
—— pineale **236**
—— radii 422
—— spongiosum penis 453
—— sterni 98
—— striatum **325**
—— tali 107
—— tibiae 119
—— trapezoides(-deum) 356
—— ulnae 220
—— ultimobranchiale **180**
—— ventriculi 5

—— vertebrae 409
—— vesicae 509
—— vesicae felleae 355
—— vitreum 241
—— Wolffi 11
Corpuscula nervosa terminalia **226**
Corpusculum basale 91
—— chromatini sexnalis **299**, 299
—— intermedium 391
—— mesonephricum 395
—— renalium **277**
—— residuale **4**
—— thymicum 101
Cortex cerebelli **256**
—— cerebri 369
—— ovarii 546
—— pili 525
—— renis 481
Costae **561**
—— spuriae 68
—— verae 287
Cotyledo **227**
Cranioschisis 419
Craniosynostosis **418**
Cranium **414**
—— membranaceum **511**
—— viscerale **433**
Crista ampullares 510
—— arcuata 94
—— bulbaris **268**
—— capitis costae 563
—— colli costae 562
—— conchalis 478
—— ethmoidalis 205
—— fenestrae cochleae 43
—— frontalis 337
—— galli 117
—— gonadalis **298**
—— iliaca 404
—— infratemporalis 349
—— intertrochanterica 413
—— lacrimalis anterior 340
—— lacrimalis posterior 158
—— mammaria **447**
—— marginalis 506
—— mitochondrialis 115, 441
—— musculi spinatoris 26
—— nasalis 492
—— neuralis 271, **275**
—— obturatoria 506
—— occipitalis externa 28
—— occipitalis interna 431
—— palatina 137
—— pubica 387
—— sacralis intermedia 391
—— sacralis lateralis 30
—— sacralis mediana 303
—— sphenoidalis 402
—— supraventricularis 217
—— terminalis 503
—— transversalis 23
—— triangularis 192
—— tuberculi majoris 357
—— tuberculi minoris 238
—— urethralis 453
Cristae mitochondriae 267
Cruces pilorum 524

Crus cerebri **365**
— dextrum 11
— fasciculi atrioventricularis 509
— laterale 29
— mediale 433
— penis 7
— sinistrum 188
Cryptae tonsillares 507
Cryptorchismus **323**
Cuneus 128
Cupula 511
— optica 84
— pleurae 104
Curvatura ventriculi major **377**
— ventriculi minor 261
Cuspis anterior 329
— (coronae) dentis 197
— posterior 147
— septalis 389
Cuticula dentis 210, 442
— enameli 17
— pili 524
Cutis **487**
Cyclopia **382**
Cyclus cellularis **185**, 504
Cystis cervicalis **122**
— cervicalis branchiogenica 29
— cervicalis lateralis 29
— cervicalis mediana 302
— cervicalis thyreoglossalis 302
Cytalemma **186**
Cytocentrum 395
Cytokinesis **185**, 186
Cytoplasma **185**
Cytus **183**

D

Decidua **380**
Decussatio **141**
— lemniscorum 524
— nervorum trochlearium 64
— pyramidum 292
— tegmenti dorsalis 468
— tegmenti ventralis 497
Decussation supraopticae **203**
Decussationes tegmenti **476**
Dedifferentiatio **92**
Defectio congenitalis **332**
Degeneratio **355**
Deletio **126**
Dendrocytus 231
— granularis nonpigmentosus 543
Dens 217
— serotinus 387
Dentes **460**
— acustici 404
— acustici (Huschke) 501
— canini 132
— decidui 447
— incisivi 314
— molares 356
— permanentes 13
— premolares 237
Dentinum **342**
Dermatomi **486**
Dermis **284**

Desensus ovariorum **545**
— testis 300
Desmosoma **315**
Determinatio **128**
Deverticulum hepaticum 68
— metanephricum 147
Dextrocardia **11**
Diakinesis 6, 504
Diameter obliqua 170, 221
— obliqua externa 28
— transversa 22, 170
Diaphragma **20**
— pelvis **170**
— sellae **1**
— urogenitale **450**
Diaphysis **164**
Diarthrosis **65**
Diaster **344**
Diencephalon **84**
Differentiatio **502**
Diploë **474**
Diplonema **344**, 495
Diplosoma **344**
Disci intervertebrales **408**
Discus articularis **78**
— embryonicus **469**
— intercalatus 28
— interpubicus 386
— nervi optici **211**
Dispersio **503**
Dissociatio **504**
Distantia cristarum **404**
— ischiospinarum 190
— spinarum **250**, 331
— spinarum posterior 148
— trochanterica 363
— tuberorum ossis ischii 190
Divergentia **45**
Diverticula ampullae **510**
Diverticulum Meckelii **521**
— thyr[e]oideum 146
— thyroideum **145**
Dolichokran **405**
Dorsum linguae **315**
— nasi 486
— penis 8
— sellae 2
Ductuli aberrantes **520**
— alveolares 470
— efferentis testis 302
— prostatici 340
Ductulus aberrans superior 260
— biliferus 222
Ductus allantoicus **454**
— arteriosus **427**
— arteriosus persistens **427**
— biliferus interlobularis 260
— Botalli 510
— choledochus **345**
— cochlearis **41**
— Cuvieri 93
— cysticus 385
— deferens **295**
— ejaculatorius 221
— endolymphatius 442
— epididymidis 301
— excretorius 419, 465

— Gartneri 68
— gl. bulbourethralis 453
— hepaticus **70**
— hepaticus communis 342
— hepaticus dexter 515
— hepaticus sinister 485
— incisivus 314
— intercalatus 28
— lymphaticus dexter 516
— mesonephricus **394**
— Mülleri 516
— nasolacrimalis **492**
— omphalomesentericus 182
— pancreaticus 288
— pancreaticus accessorius 497
— paramesonephricus **395**
— reuniens (Henseni) 125
— striatus 325
— thoracicus **96**
— thoracicus dexter 515
— thyr[e]oglossus **144**
— utriculosaccularis 560
— venosus **259**
— vitellointestinalis 542
— Wolffi 11
Duodenum **223**
Duplicatis intestinalis **400**
Dura mater **156**

E

Ectoderma **35**
Ectopia cordis **282**
Ectoplasma **26**
Embryo **356**, 465
Embryoblastus **465**
Embryolemma **471**
Eminentia arcuata **94**
— collateralis 351
— cruciformis 223
— hypobranchialis **177**
— iliopubica 405
— intercondylaris 41
— medialis 436
— pyramidalis 292
Enamelum **17**
Enarthrosis **11**
Encephalon **458**
Endocardium **283**
Endoderma **440**
Endolymph **442**
Endometrium **200**
Endomysium **111**
Endoplasma **430**
Endoskeleton **431**
Endosteum **167**
Endothelium **441**
— camerae anterioris **142**
Ependyma **233**
Epibolia **488**
Epicanthus **523**
Epicardium **267**
Epicondylus lateralis 30
— medialis 434
Epidermis **490**
Epigenesis **147**
Epiglottis **151**

Fibra ラテン語索引 | 599

Epimerus 258
Epimysium 110
Epiphysis **166**
—— cerebri **236**
Epispadias 453
Epistropheus 201
Epithalamus 209
Epithelium **256**
—— adamantinum 17
—— adamantinum externum 25
—— adamantinum internum 430
—— germinativum 464
—— glandulare **325**
—— pseudostratificatum **381**
—— transitionalis 4
Epydidymis **301**
Erythroblastus 304
—— acidophilicus 143
—— basophilicus 134
—— polychromatophilicus 379
Erythrocytopoesis 312
Erythrocytus **311**
—— polychromatophilicus 379
Esophagus 263
Etas fetalis 359, **373**
Euchromatinum 278, 298
Eukaryocytus 267
Euryon 14
Eversio 36
Evocatio **70**
Evocator **70**
Excavatio rectouterina 407
—— rectovesicalis 407
—— vesicouterina 508
Exoskeleton 28
Exstrophia cloacael 466
—— vesicae urinariae **508**
Extensio 283
Extremitas acromialis 133
—— sternalis 98

F

Faciculus lateralis 30
—— medialis **434**
—— posterior 147
Facies anterior (iridis) **339**
—— anterolateralis **318**
—— articularis **79**
—— articularis acromii 133
—— articularis anterior 318
—— articularis arytenoidea **492**
—— articularis calcanea anterior 324
—— articularis calcanea media 393
—— articularis calcanea posterior 144
—— articularis capitis costae 563
—— articularis capitis fibulae 480
—— articularis carpea 229
—— articularis cuboidea 548
—— articularis fibularis 480
—— articularis inferior 41
—— articularis malleoli 26, 430
—— articularis navicularis 223
—— articularis posterior 138
—— articularis sternalis 98
—— articularis superior 237
—— articularis talaris anterior 319
—— articularis talaris media 391
—— articularis talaris posterior 139
—— articularis thyroidea 144
—— articularis tuberculi costae 562
—— auricularis 211
—— cerebralis 370
—— contactus 315
—— costalis 563
—— diaphragmatica 21
—— distalis 18
—— facialis 332
—— glutea 412
—— inferior linguae 213
—— infratemporalis 349
—— interlobares 536
—— lingualis 315
—— lunata 127
—— malleolaris lateralis 26
—— malleolaris medialis 430
—— maxillaris 236
—— medialis 435
—— mesialis 110
—— nasalis 478
—— occlusalis 141
—— orbitalis 70
—— palatina 137
—— patellaris 215
—— poplitea 215
—— posterior 157
—— posterior (iridis) **157**
—— sacropelvina 323
—— symphysialis 387
—— temporalis 349
—— urethralis 453
—— vestibularis 332
—— visceralis 345
Falx cerebelli 255
—— cerebri 365
—— inguinalis 352
—— septi 389
Fascia **111**
—— abdominalis superficialis **339**
—— antebrachii **341**
—— axillaris **15**
—— brachii **261**
—— buccopharyngea 95
—— cervicalis **117**
—— clavipectoralis **190**
—— clitoridis 7
—— cremasterica 300
—— cribrosa 209
—— cruris **60**
—— diaphragmatis pelvis inferior 48
—— diaphragmatis pelvis superior 240
—— diaphragmatis urogenitalis inferior 66
—— diaphragmatis urogenitalis superior 253
—— dorsalis manus 232
—— dorsalis pedis 350
—— dorsi superficialis **337**
—— endothoracica **103**
—— glutea 412
—— iliaca **404**
—— lata **359**
—— masseterica 139
—— nuchae 139
—— obturatoria 506
—— parotidea 197
—— pectoralis **96**
—— pelvis 170
—— pelvis parietalis 506
—— pelvis visceralis 344
—— penis profunda 267
—— penis superficialis 317
—— perinei superficialis 318
—— pharyngobasilaris 9
—— phrenicopleuralis 20
—— prostatae 340
—— spermatica externa 28
—— spermatica interna 432
—— subperitonealis 501
—— superficialis **319**
—— temporalis 349
—— thoracolumbalis **104**
—— transversalis **21**
Fasciae capitis **426**
—— musculares oculi 72
—— orbitales **69**
Fasciculi longitudinales 223
—— proprii **306**
—— transversi 22
Fasciculus atrioventricularis **484**, 509
—— cerebrospinalis anterior 329
—— cortico-corticales **210**
—— cortico-thalamici **481**
—— cuneatus 127
—— dorsalis descendens 542
—— dorsolateralis **136**
—— enameli 17
—— gracilis 472
—— interfascicularis 176
—— lenticularis 560
—— longitudinalis dorsalis **467**
—— longitudinalis inferior 57
—— longitudinalis medialis **434**
—— longitudinalis posterior 144
—— longitudinalis superior 242
—— mamillaris princeps **232**
—— mamillotegmentalis **448**
—— mamillothalamicus (Vicq d'Azyr) 447
—— medialis prosencephali 434
—— Meynerti 511
—— predorsalis **466**
—— retroflexus 474
—— semilunaris **474**
—— septomarginalis **389**
—— subcallosus **549**
—— thalamicus 210
—— triangularis **192**
—— uncinatus 146
Fatum (prospectiva) **12**
Fauces **138**
Fecundatio **232**
Femur 360
Fenestra cochlea 43
—— ovalis **542**
—— rotunda **295**
—— vestibuli 332
Fertilizatio **232**
Fetus 357
Fibra collagenosa **140**

Fibra elastica **383**
—— ossis 166
—— perforans cementalis 316
—— reticularis **187**
—— tendinea 133
Fibrae arcuatae cerebri 366
　　—— arcuatae externae **26**
　　—— circulares (Müller) **516**
　　—— corticonucleares 481
　　—— corticospinales 482
　　—— intercrurales 92
　　—— meridionares (Brücke) **502**
　　—— obliquae 222
　　—— perforantes **222**
Fibroblastus 317
Fibula **478**
Figura tactlis 218
Fila radicularia 176
Filamentum 180, 493
　　—— axiale 201
Filum durae matris spinalis **306**
Fimbria ovarica 546
Fimbriae tubae 543
Fiscurae viscerales 345
Fissio 503, **543**
Fissura facialis 86
　　—— horizontalis (pulmonis dextri) 294
　　—— ligamenti teretis 68
　　—— ligamenti venosi 259
　　—— longitudinalis cerebri 367
　　—— obliqua 222
　　—— optica 84
　　—— orbitalis inferior 41
　　—— orbitalis superior 236
　　—— petrooccipitalis 292
　　—— petrosquamosa 292
　　—— petrotympanica 292
　　—— pterygomaxillaris 539
　　—— sphenopetrosa 404
　　—— transversa cerebri 365
　　—— tympanomastoidea 160
　　—— tympanosquamosa 160
Fissurae branchiales **187**
　　—— pharyngeales 9
　　—— viscerales 433
Fistula cervicalis **123**
　　—— colli **123**
　　—— colli lateralis **29**
　　—— colli mediana 302
　　—— tracheo-esophagealis 89
Flagellum **507**
Flexio 113
Flexura cephalica **424**
　　—— cervicalis **122**
　　—— coli dextra 515
　　—— coli sinistra 485
　　—— duodeni inferior 57
　　—— duodeni superior 242
　　—— duodenojunalis 224
　　—— perinealis 14
　　—— pontina 103
　　—— sacralis 323
Flumina pilorum 528
Folia cerebelli 255
Folliculi linguales 315
　　—— lymphatici aggregati 222

—— lymphatici gastrici 6
—— lymphatici laryngei 155
—— lymphatici solitarii 173
—— ovarici 546
Folliculus oophorus vesiculosis 509
—— pili **525**
Fonticuli cranii **419**
Fonticulus anterior 359
　　—— mastoideus 148
　　—— posterior 250
　　—— sphenoidalis 330
Foramen cecum 523
　　—— cecum linguae 315
　　—— costotransversarium 561
　　—— epiploicum 525
　　—— ethmoidale anterius 324
　　—— ethmoidale posterius 143
　　—— frontale 335
　　—— infraorbitale 69
　　—— infrapiriforme 548
　　—— interventriculare (I et II) **215**
　　—— interventriculare (Monro) 215
　　—— intervertebrale 408
　　—— ischiadicum majus **357**
　　—— ischiadicum minus **240**
　　—— jugulare 119
　　—— lacerum 473
　　—— magnum 357
　　—— mandibulae 39
　　—— mastoideum 448
　　—— mentale 23
　　—— nutricium 13
　　—— obturatum 506
　　—— ovale 542
　　—— parietale 425
　　—— radicis dentis 205
　　—— rotundum 295
　　—— spinosum 105
　　—— supraorbitalis 69
　　—— suprapiriforme 548
　　—— thyroideum 144
　　—— venae cavae 358
　　—— vertebrale 408
　　—— zygomaticofaciale 98
　　—— zygomaticoorbitale 97
　　—— zygomaticotemporale 98
Foramina alveolaria 213
　　—— incisiva 314
　　—— palatina minora 238
　　—— papillaria 447
　　—— sacralia dorsalia 147
　　—— sacralia pelvina 329
　　—— venarum minimarum 181
Forceps major 356
　　—— minor 237
Formatio reticularis **527**
Fornix **458**
　　—— pharyngis 8
　　—— vaginae 387
Fossa acetabuli 75
　　—— axillaris **14**
　　—— canina 132
　　—— cerebri lateralis 365
　　—— condylaris 39
　　—— coronoidea 155
　　—— cranii anterior 335
　　—— cranii media 398

—— cranii posterior 151
—— digastrica 446
—— ductus venosi 259
—— glandulae lacrimalis 558
—— hyaloidea **241**
—— hypophysialis 58
—— iliaca 404
—— iliopectinea **405**
—— incisiva 314
—— incudis 92
—— infraclavicularis **189**
—— infrasinata 105
—— infratemporalis **349**
—— inguinalis lateralis 30
—— inguinalis medialis 435
—— intercondylaris 41
—— ischiorectalis 191
—— jugularis 119
—— malleoli lateralis 26
—— mandibularis 39
—— navicularis urethrae 453
—— olecrani 398
—— ovalis **495**, 542
—— poplitea 214
—— pterygoidea 539
—— pterygopalatina **538**
—— radialis 421
—— rhomboidea 549
—— sacci lacrimalis 558
—— scaphoidea 222
—— subarcuata 93
—— subscapularis 130
—— supraclavicularis major 357
—— supraclavicularis minor 240
—— supraspinata 105
—— supratonsillaris **507**
—— supravesicalis 508
—— temporalis **349**
—— thyr[e]oidea **145**
—— tonsillaris 507
—— trochanterica 413
—— vastibuli vaginae 387
—— vesicae felleae 385
Fossula fenestrae cochleae 43
　　—— fenestrae vestibuli 332
　　—— petrosa 292
Fossulae tonsillares 507
Fovea articularis inferior 41
　　—— articularis superior 237
　　—— capitis femoris 361
　　—— centralis 394
　　—— costalis inferior 68
　　—— costalis superior 261
　　—— costalis transversalis 23
　　—— dentis 217
　　—— lentis 289
　　—— nasalis **476**
　　—— oblonga 379
　　—— optica **70**
　　—— otica 195
　　—— primitiva **132**
　　—— pterygoidea 539
　　—— sublingualis 311
　　—— submandibularis 44
　　—— triangularis 191
　　—— trochlearis 64
Foveolae gastricae 5

―― granulares 114
―― opticae 70
Frenulum clitoridis 7
―― labi inferioris 58
―― labiorum pudendi 8
―― linguae 315
―― praeputii 510
―― valvae ileocecalis 38
Fronttemporale 502
Fundus meatus acustici interni 432
―― ventriculi 5
―― vesicae 509
―― vesicae felleae 411
Funiculus anterior 323
―― lateralis 347
―― posterior 142
―― spermaticus 296
―― umbilicalis 181
Fusio 535
Fuss centralis 396

G

Galea aponeurotica 509
Gametus 297, 465
Ganglia cardiaca 282
―― intermedia 390
―― lumbalia 536
―― pelvina 170
―― phrenica 20
―― plexuum autonomicorum 266
―― renalia 278
―― sacralia 323
―― thoracica 99
―― trunci sympathici 138
Ganglion 275
―― aorticorenale 364
―― cervicale inferius 47
―― cervicale medium 391
―― cervicale superius 237
―― cervicothoracium 117
―― ciliare 528
―― coeliacum 493
―― geniculi 217
―― impar 501
―― inferius 58
―― mesentericum inferius 62
―― mesentericum superius 252
―― oticum 212
―― pterygopalatinum 539
―― semilunare 474
―― spinale 307
―― spirale [cochleae] 542
―― splanchnicum 433
―― stellatum 297
―― submandibulare 43
―― superius 249
―― terminale 223
―― trigeminale 193
―― vertebrale 409
―― vestibulare 332
Gastroschisis 500
Gemini conjuncti 446
Gemma pancreatica dorsalis 467
―― pulmonaria 464
―― ureteralis 287, 450
Gemmae bronchopulmonaria 89

―― pancreaticae ventrales 497
Gemmatio 232
Genesis parathyroidea 258
―― pudendi 25
―― tubuli renalis 450
―― vesica felleae 385
Geniculum canalis facialis 86
―― nervi facialis 86
Genitalia 297
Genotypus 6
Genum 5
―― dominans 533
―― recessivum 559
Germen dentis 218
Gingiva 218
Ginglymus 405
Glabella 115, 516
Glandula 316
―― alveolaris 509
―― apocrina 1, 548
―― bulbourethralis 453
―― eccrina 16
―― endocrina 441
―― exocrina 37
―― genitalis 298
―― holocrina 339, 510
―― mammaria 447
―― merocrina 501, 522
―― mucosa 456
―― parotis 196
―― pituitaria 58
―― sabacea speparata 428
―― salivaria 378
―― sebacea 212
―― sebacea pili 524
―― serosa 233
―― sublingualis 310
―― submandibularis 44
―― sudorifera 79
―― sudorifera apocrina 1
―― sudorifera eccrina 16
―― suprarenalis 495
―― thyroidea 145
―― unicellularis 382
―― vestibularis major 359
Glandulae areolares 450
―― bronchiales 89
―― buccales 100
―― ceruminosae 203, 217
―― ciliares 260
―― circumanales 158
―― conjunctivales 129
―― cutis 488
―― duodenales 224
―― esophageae 264
―― gastricae [propriae] 173
―― intestinales 405
―― labiales 147
―― lacrimales 558
―― lacrimales accessoriae (Krause) 115
―― laryngeae 153
―― linguales 315
―― lingualis anterior 329
―― molares 94
―― mucosae biliosae 382
―― nasales 484

―― olfactoriae 94
―― oris 139
―― palatinae 136
―― parathyroideae 258
―― pharyngeae 9
―― preputiales 510
―― pyloricae 535
―― sebeceae ciliares (Zeis) 408
―― sudoriferae ciliares (Moll) 528
―― suprarenales accessoriae 500
―― tarsales 133
―― tarsales (Meibom) 511
―― tracheales 89
―― tubariae 197
―― urethrales 453
―― vestibulares minores 250
Glans clitoridis 7
―― penis 7
Glaucoma congenitalis 335
Gliocytus radialis 509
―― radialis (Müller) 516
Globulus dentinalis 343
Globus pallidus 384
Glomera 115, 199
Glomerulus 200
―― coelomicus 28, 356
Glomus aorticum 364
―― caroticum 122
―― chor[i]oideum 516
Glottis 304
―― primitiva 132
Glycocalyx 414
Gnathion 114
Gomphosis 411
Gonada 298
Gonion 172
Gonosoma 299
Granula cellularia 185
Granulationes arachnoideales 114
Granulocytopoesis 67, 68
Granulocytus acidophilicus 143, 193
―― basophilicus 18, 134
―― eosinophilicus 143, 193
―― neutrophilicus 148, 396
Granulum azurophilicum 1
―― chromatini 326
―― glycogeni 115
―― keratohyalini 129
―― melanini 521
―― pigmenti 197
―― secretorium 503
Gubernaculum Hunteri 475
―― ovarii 546
―― testis 301
Gutta lipidis 206
Gyri breves insulae 424
―― insulae 414
―― orbitales 69
―― temporales transversi (Heschl) 22
Gyrus angularis 43
―― centralis 394
―― dentatus 206
―― diagonalis 356
―― fasciolaris 250
―― fornicatus 458
―― frontalis medialis 434

Gyrus fusiformis 509
―― lingualis 315
―― longus insulae 424
―― occipitalis lateralis 29
―― occipitalis superior 239
―― occipitotemporalis lateralis 29
―― occipitotemporalis medialis 434
―― parahippocampalis 36
―― paraterminalis 225
―― postcentralis 394
―― precentralis 395
―― rectus 406
―― supramarginalis 18
―― temporalis inferior 60
―― temporalis medius 397
―― temporalis superior 250

H

Habenula 379
Haematocytopoesis 343
H[a]emocyti 125
Haemocytopoesis 343
Hamulus lacrimalis 557
―― ossis hamati 532
―― pterygoideus 540
Harmonia 406
Haustra coli 128
Helicotrema 42
Helix 267
Hemidesmosoma 475
Hemispherium cerebri 369
Hepar 80
Hepatocytus 75
Hepatogenesis et genesis vesica felleae 82
Hermaphroditismus 473
Hernia diaphragmatica 21
―― inguinalis congenitalis 334
Heterochromatinum 5
Hiatus aorticus 364
―― canalis nervi petrosi majoris 359
―― canalis nervi petrosi minoris 249
―― esophageus 264
―― maxillaris 235
―― pleuropericardialis 100
―― pleuroperitonealis 103
―― sacralis 323
―― saphenus 495
―― semilunaris 474, 475
―― tendineus adductorius 440
Hilus nuclei dentati 207
―― pulmonis 471
―― renalis 286
Hippocampus 35
Histiocytus 353
Holoprosencephalia 329, 383
Humerus 261
Humor aquosus 85
Hyaloplasma 241
Hydrocephalia 293
Hydronephrosis congenitalis 333
Hydrophthalmia 288
Hymen 264
Hypomerus 67
Hypophysis 58
Hypospadias 453

Hypothalamus 208
Hypothenar 241
Hypothyroidismus 146

I

Ileum 31
Implantatio 389
Impressio cardiaca 267
―― colica 128
―― duodenalis 224
―― esophagea 264
―― gastrica 3
―― lig. costoclavicularis 561
―― renalis 267
―― suprarenalis 496
―― trigemini 192
Impressiones digitatae 195
Incisura acetabuli 75
―― angularis 45
―― apicis cordis 278
―― cardiaca 504
―― cardiaca pulmonis sinistri 278
―― clavicularis 191
―― ethmoidalis 204
―― fibularis 480
―― frontalis 336
―― interarytenoidea 492
―― ischiadica major 357
―― ischiadica minor 240
―― jugularis 119, 120
―― lacrimalis 558
―― ligamenti teretis 68
―― mandibulae 40
―― mastoidea 448
―― nasalis 484
―― pancreatis 290
―― parietalis 425
―― pterygoidea 540
―― radialis 422
―― rivini 548
―― scapulae 131
―― sphenoplatina 403
―― supraorbitalis 69
―― tentrii 413
―― thyroidea inferior 47
―― thyroidea superior 238
―― trochlearis 64
―― tympanica 173
―― ulnaris 220
―― vertebralis inferior 62
―― vertebralis superior 253
Incisurae cartilaginis meatus acustici 28
―― cartilaginis meatus acustici externi (Santorini) 193
―― costales 562
Inclinatio pelvis 170
Inclusio crystalloidea 127
Inclusiones cytoplasmicae 185
Incrementum 303
Incus 92
Inductio 534
Inductor 534
Indusium griseum 459
Infundibulum 427, 561
―― ethmoidale 205
―― tubae uterinae 543

Inion 6
Inscriptio tendinea 130
Inseminatio 466
Insertio 411
Insula 414
Insulae pancreaticae 293
―― sangineae 128
Integumentum commune 36
Intersectio tendinea 130
Intersexus 76
Interstitium 75
Intestinum 400
―― crassum 363
―― tenue 251
Intumescentia (ganglion) tympanica 160
Invaginatio 84
―― cellularis 183
Inversio 441
Iris 141
Isthmus aortae 364
―― faucium 139
―― prostatae 340
―― tubae uterinae 543
―― ventriculi Aschoff 45

J

Jejunum 113
Juga alveolaria 213
―― cerebralia 459
Jugum sphenoidale 402
Junctio intercellularis specialis 185
―― myotendinea 109
Junctiones cellulares 184
Junctura cartilaginea 444
―― fibrosa 317
―― lumbosacralis 537
―― sacrococcygea 338
―― synovialis 65
Juncturae columnae vertebralis 309
―― cranii 418
―― ossium 161
―― thoractis 96
―― zygapophyseales 408

K

Karyokinese 78
Karyokinesis 46, 532
Karyon 43
Karyoplasma 45
Karyotheca 46
Karyotypus modificantus 249
Kiefer 1
Kinetochorus 420
Kinocilium 428
Kyphosis 158

L

Labia oris 146
Labium articulare (glenoidale) 78
―― externum 28
―― inferius 57
―― internum 432
―― laterale 30
―― majus pudendi 355

—— mediale 434
—— minus pudendi 233
—— rhombencephali **550**
—— superius 248
Labrum acetabulare 78
—— articulare 78
—— glenoidale 78
Labyrinthus ethmoidalis 205
—— membranaceus **512**
—— osseus **172**
Lacuna erosionis 277
—— musculorum **112**
—— ossea 165
—— vasorum **125**
Lacunae laterales 31
—— urethrales 453
Lacus lacrimalis 557
Lamella annulata (anulata) **534**
—— circumferentialis externa 26
—— circumferentialis interna 430
—— dentinalis 17
—— enameli 17
—— glandularis **92, 338**
—— interstitialis 28
—— ossea 166
—— osteoni 473
Lamina affixa 501
—— anterior 340
—— arcus vertebrae 408
—— basalis (Bruch) **502**
—— cartilaginis cricoideae 551
—— chorionii 227
—— cribrosa 218
—— dentalis **217**
—— dentis **217**
—— (dextra et sinistra) 11
—— embryonalis **471**
—— equatorialis 309
—— externa 36
—— horizontalis 294
—— interna 441
—— lateralis processus pterygoidei 539
—— limitans anterior (Bowman) **510**
—— limitans posterior (Descemet) **412**
—— medialis processus pterygoidei 539
—— muscularis mucosae 457
—— neuralis **275**
—— notochordalis 305
—— parietalis 506
—— perpendiculasis 19
—— posterior 158
—— pretrachealis 89
—— prevertebralis 409
—— prochordalis **305**
—— profunda 286
—— propria mucosae 457
—— septi pellucidi 428
—— superficialis 340
—— tecti 36
—— terminalis **225**
—— tragi 206
—— vaginalis **388**
—— visceralis 344

—— visceralis (pericardii) 344
Larynx **148**
Lemniscus lateralis **31**
—— medialis 435
—— spinalis **307**
—— trigeminalis **193**
Lens **289**, 560
Leptnema 181
Leptomeninges **226**
Leucocytus **472**
Lien **484**
—— accessorius 498
Ligamenta alaria 539
—— anularia 551
—— carpea **230**
—— carpometacarpea dorsalia 467
—— carpometacarpea palmaria 250
—— collateralia **351**
—— costoxiphoidea 561
—— cruciata genus 217
—— cuneometatarsea interossea 164
—— cuneonavicularia dorsalia 467
—— cuneonavicularia plantaria 411
—— glenohumeralia 78
—— intercarpea dorsalia 467
—— intercarpea interossea 164
—— intercarpea palmaria 250
—— intercuneiformia dorsalia 467
—— intercuneiformia interossea 164
—— intercuneiformia plantaria 411
—— metacarpea dorsalia 468
—— metacarpea interossea 164
—— metacarpea palmaria 250
—— metatarsea dorsalia 468
—— metatarsea interossea 165
—— metatarsea plantaria 412
—— palmaria 250
—— plantaria 411
—— radiocarpea 421
—— sacroiliaca dorsalia 147
—— sacroiliaca interossea 164
—— sacroiliaca ventralia 329
—— sternocostalia radiata 509
—— sternopericardiaca 98
—— tarsi dorsalia **467**
—— tarsi interossea **164**
—— tarsi plantaria **411**
—— tarsometatarsea dorsalia 468
—— tarsometatarsea plantaria 412
Ligamentum **282**
—— acromioclaviculare **132**
—— anococcygeum 158
—— anulare radii 423
—— apicis dentis 213
—— arcuatum laterale 29
—— arcuatum mediale 433
—— arcuatum medianum 302
—— arcuatum pubis 386
—— arteriosum 427
—— bifurcatum 446
—— calcaneocuboideum 261
—— calcaneocuboideum plantare 411
—— calcaneofibulare 258
—— calcaneonaviculare 242
—— calcaneonaviculare plantare 411
—— capitis costae intraarticulare 78
—— capitis costae radiatum 510

—— capitis femoris 361
—— capitis fibulae anterius 338
—— capitis fibulae posterius 156
—— capsulare **79**
—— carpi radiatum 509
—— collaterale **351**
—— collaterale carpi radiale 30
—— collaterale carpi ulnare 434
—— collaterale fibulare 30
—— collaterale tibiale 435
—— conoideum 19
—— coracoacromiale **11**
—— coracoclaviculare **11**
—— coracohumerale 11
—— coronarium hepatis 70
—— costoclaviculare 561
—— costotransversarium 561
—— costotransversarium laterale 31
—— costotransversarium superius 261
—— cricoarytenoideum posterius 158
—— cricopharyngeum 550
—— cricothyroideum 551
—— cricotracheale **551**
—— cruciatum anterius 324
—— cruciatum posterius 144
—— cruciforme atlantis 83
—— cuboideonaviculare dorsale 468
—— cuboideonaviculare plantare 412
—— cuneocuboideum dorsale 467
—— cuneocuboideum interosseum 164
—— cuneocuboideum plantare 411
—— deltoideum 192
—— denticulatum **209**
—— epididymidis inferius 60
—— epididymidis superius 249
—— extraarticulare **79**
—— extracapsulare **79**
—— falciforme hepatis 69
—— flavum **22**
—— fundiforme penis **8**
—— gastrocolicum 4
—— gastrolienale 6
—— gastrophrenicum 3
—— hepatocolicum 72
—— hepatoduodenale 76
—— hepatogastricum 68
—— hepatorenale 76
—— hyoepiglotticum **314**
—— iliofemorale 404
—— iliolumbale 406
—— inguinale **352**
—— interclaviculare 190
—— interfoveolare 41
—— interspinale **105**
—— intertransversarium **23**
—— intraarticulare **79**
—— intracapsulare **79**
—— ischiofemorale 191
—— laciniatum 473
—— lacunare 559
—— laterale 30
—— latum uteri 199
—— lienorenale 484
—— longitudinale anterius **324**
—— longitudinale posterius **144**
—— lumbocostale 538
—— mediale 434

Ligamentum meniscofemorale anterius 338
—— meniscofemorale posterius 156
—— metacarpeum transversum profundum 267
—— metacarpeum transversum superficiale **318**
—— metatarseum transversum profundum 267
—— metatarseum transversum superficiale **318**
—— nuchae 147
—— palpebrale laterale 29
—— palpebrale mediale 433
—— patellae 214
—— pectinatum anguli iridocornealis 142
—— pectineale 387
—— phrenicocolicum 20
—— phrenicolienale 20
—— pisohamatum 420
—— pisometacarpeum 424
—— plantare longum 405
—— popliteum arcuatum 94
—— popliteum obliquum 221
—— pterygospinale **539**
—— pubicum superius 251
—— pubofemorale 387
—— puboprostaticum 387
—— pubovesicale 387
—— pulmonale 464
—— quadratum **508**
—— radiocarpeum dorsale 468
—— radiocarpeum palmare 250
—— reflexum 475
—— sacrococcygeum dorsale profundum 276
—— sacrococcygeum dorsale superficiale 321
—— sacrococcygeum laterale 30
—— sacrococcygeum ventrale 329
—— sacrospinale **319**
—— sacrotuberale **320**
—— sphenomandibulare 400
—— spirale 542
—— sternoclaviculare anterius 319
—— sternoclaviculare posterius 139
—— sternocostale intraarticulare 78
—— stylohyoideum **122**
—— stylomandibulare 122
—— supraspinale **105**
—— suspensorium ovarii 546
—— suspensorium penis sive clitoridis 7
—— talocalcaneum interosseum 164
—— talocalcaneum laterale 29
—— talocalcaneum mediale 434
—— talofibulare anterius 319
—— talofibulare posterius 139
—— talonaviculare 107
—— teres hepatis 68
—— thyroepiglotticum 144
—— thyrohyoideum 145
—— thyrohyoideum medianum 302
—— tibiofibulare anterius 320
—— tibiofibulare posterius 140
—— transversum acetabuli 75
—— transversum atlantis 83
—— transversum genus 214
—— transversum perinei 14
—— transversum scapulae inferius **47**
—— transversum scapulae superius **238**
—— trapezoideum 549
—— triangulare dextrum 515
—— triangulare sinistrum 485
—— ulnocarpeum palmare 250
—— umbilicale mediale 182
—— umbilicale medianum 303
—— venosum 259
—— vestiburale 217
—— vocale 302
Limbi palpebrales anteriores 318
—— palpebrales posteriores 138
Limbus foraminis ovalis (Vieusseni) 542
—— fossae ovalis (Vieusseni) 542
—— penicillatus 486
—— spiralis 542
—— striatus **191**
Limen insulae 420
—— nasi 478
Limes placentae **371**
Linea alba **472**
—— anorectalis 407
—— arcuata 94
—— aspera 354
—— epiphysialis 166
—— glutea anterior 333
—— glutea inferior 65
—— glutea posterior 148
—— incrementalis dentini 343
—— incrementalis enameli 17
—— incrementalis enameli (Retzius) 559
—— intercondylaris 41
—— intermedia 390
—— intertrochanterica 413
—— musculi solei 491
—— mylohyoidea 45
—— nuchae inferior 47
—— nuchae superior 238
—— nuchae suprema 181
—— obliqua 222
—— pectinea 386
—— primitiva **132**
—— temporalis 349
—— temporalis inferior 60
—— temporalis superior 250
—— terminalis 503
Lineae transversae 22
Lingua **213**
Lingula mandibulae 40
—— pulmonis sinistri 249
—— sphenoidalis 402
Lipocytus **218**
—— perisinusoideus **558**
Liquor amnii s. amnioticus **536**
—— cerebrospinalis **459**
Lobi renales 286
Lobuli epididymidis 301
—— hepatis 76
—— renales 481
—— testis 301
Lobulus 325
—— auriculae 212
—— parietalis inferior 66
—— parietalis superior 253
Lobus 340
—— caudatus 484
—— dexter 11
—— frontalis **337**
—— hepatis dexter 11
—— hepatis sinister 191
—— inferior 67
—— inferior pulmonis 67
—— medius 399, 400
—— occipitalis **155**
—— olfactorius 95
—— parietalis **426**
—— piriformis **548**
—— quadratus 508
—— sinister 191
—— superior pulmonis 260
—— temporalis **349**
Locus ceruleus **303**
Lordosis **341**
Lubulus paracentralis 395
Lunula valvulae semilunaris 474
Luxatio coxae congenita **333**
Lympha **551**
Lymphoblastus **552**
Lymphocytopoesis **552**
Lymphocytus **552**
—— thymicus **101**
Lymphonodi 553
—— apicales 233
—— axillares 16
—— bronchopulmonales 89
—— buccales 104
—— celiaci 494
—— centrales 394
—— cervicales profunde 276
—— cervicales superficiales 320
—— colici dextri 515
—— colici medii 391
—— colici sinistri 485
—— cubitales 400
—— epigastrici 500
—— gastrici dextri 515
—— gastrici sinistri **485**
—— gastroepiploici dextri 515
—— gastroepiploici sinistri 485
—— hepatici 87
—— ileocolici 28
—— iliaci 404
—— iliaci communes 345
—— iliaci externi 33
—— iliaci interni 440
—— inguinales profundi 282
—— inguinales superficiales 330
—— intercostales 561
—— laterales 29
—— linguales 315
—— lumbales 538
—— mediastinales anteriores 324
—— mediastinales posteriores 144
—— mesenterici inferiores 62
—— mesenterici superiores 252
—— occipitales 155
—— pancreaticolienales 293
—— parasternales 98

—— parotidei superficiales et profundi 329
—— pectorales 97
—— phrenici 21
—— pulmonales 471
—— pylorici 535
—— retroauriculares 195
—— retropharyngei 9
—— sacrales 323
—— submadibulares 44
—— subscapulares 130
—— tracheales 89
—— tracheobronchiales inferiores 41
—— tracheobronchiales superiores 237
Lymphonodus jugulodigastricus 119
—— juguloomohyoideus 119
—— poplitei 215
—— tibialis anterior 320
Lysosoma 288, 541

M

Macrocytus 359
Macrophagocytus 358
Macula adherens 315
—— cammunicans 456
—— communicans 93, 180
—— densa 388
—— lutea 23
—— occludens 506, 516
—— statica 505
Malformatio congenitalis 333
—— vaginae 387
Malleolus lateralis 25
—— medialis 430
Malleus 410
Malrotatio intestinalis 400
Mamma 448
Mandibula 39
Manubrium sterni 98
Margo ciliaris 528
—— falciformis 67
—— frontalis 335
—— incisalis 310
—— infraorbitalis 69
—— interosseus 164
—— lacrimalis 557
—— lambdoideus 276, 542
—— linguae 310
—— mastoideus 448
—— nasalis 480
—— occipitalis 151
—— parietalis 424
—— pupillaris 420
—— sagittalis 206
—— sphenoidalis 402
—— squamosus 550
—— supraorbitalis 69
—— zygomaticus 97
Massa cellularis interna 431
—— lateralis 29
Matrix 464
—— cartilaginea 443
—— territorialis cellularum 187
Maxilla 234
Meatus acusticus externus 28
—— acusticus externus cartilagineus 443
—— acusticus internus 432
—— nasi inferior 66
—— nasi medius 399
—— nasi superior 258
—— nasopharyngeus 476
Mediastinum 222
—— testis 300
Medulla oblongata 18
—— ossium 165
—— ossium flava 22
—— ossium rubra 305
—— pili 524
—— renis 288
—— spinalis 305
Megakaryoblastus 105
Megakaryocytopoesis 105
Megalocytus 359
Meiosis 73, 133
Melanocytus choroideus 516
Membrana analis 158
—— atlantooccipitalis anterior 318
—— atlantooccipitalis posterior 138
—— basalis 91
—— biologica 302
—— bucconasalis 156
—— buccopharyngea 95
—— cloacalis 466
—— exocoelomica 468
—— fetalis 471
—— fibroelastica laryngis 153
—— fibrosa 317
—— intercostalis externa 39
—— intercostalis interna 442
—— interossea antebrachii 341
—— interossea cruris 60
—— iridopupillaris 420
—— limitans externa 26
—— limitans gliae perivascularis 124
—— limitans gliae superficialis 273
—— mitochondrialis 267
—— nictitans 233
—— obturatoria 506
—— quadrangularis 196
—— reticularis 524
—— spiralis 542
—— sterni 98
—— stomatopharyngealis 134
—— suprapleuralis 104
—— synovialis 65
—— tectoria 38
—— thyrohyoidea 145
—— tympani 172
—— tympani secundaria 364
—— urogenitalis 452
—— vestibularis 332
Membranae fetales 358, 372, 465
Meninges 294
Meningocelia 294
Meniscus articularis 78
—— lateralis 31
—— medialis 435
Mesangium 124, 276
Mesectoderma 35
Mesencephalon 398
Mesenchyma 87
Mesenterium 400
—— dorsale commune 345
—— urogenitaliae 450
Mesenteron 397
Mesoappendix 396
Mesocardium (dorsale) 268
Mesocolon 128
—— ascendens 238
—— descendens 47
—— sigmoideum 16
—— transversum 22
Mesocortex 391
Mesoderma 399
—— cardiogenicum 344
—— intermedium 391
—— paraxiale 18
—— somaticum s. parietale 506
—— splanchnicum s. viscerale 344
Mesogastrium 3
Mesokran 398
Mesomerus 399
Mesometrium 199
Mesonephros 133, 393
Mesorchium 300
Mesosalpinx 543
Mesotendineum 130
Mesotenon 130
Mesothelium 399
Mesovarium 546
Metacarpus 392
Metamyelocytus 141
Metanephros 146
Metaphysis 164
Metatarsus 396
Metathalamus 209
Metencephalon 155
Metenteron 148
Microcephalia 253
Microcytus 249
Microphthalmia 236
Microtubulus 480
—— chromosomaticus 328
—— continuus 560
—— fusalis 509
Microvillus 484
Mitochondrion 266, 516
Mitochondrium 266, 516
Mitosis cellularis 532
Monocytopoesis 382
Monocytus 382
Monosomia 528
Mons pubis 386
Morula 344
Motus morphogeneticus 120
Musculi abdominis 500
—— abdominis anteriores 339
—— abdominis laterales 351
—— abdominis posteriores 156
—— auriculares 195
—— capitis 426
—— capitis profundi 283
—— capitis superficiales 335
—— coccygei 479
—— colli 122
—— colli superficiales 319
—— dorsi 464, 470
—— dorsi profundi 284
—— dorsi proprii 173

ラテン語索引 | **Musculi**

Musculi dorsi superficiales **337**
—— epibranchiales 181
—— faciei **85**
—— hypobranchiales 177
—— infrahyoidei **313**
—— intercostales externi 38
—— intercostales interni 442
—— intercostales intimi 182
—— interossei dorsales 467
—— interossei palmares 250
—— interossei plantares 411
—— interspinales 105
—— interspinales cervicis 117
—— interspinales lumborum 536
—— interspinales thoracis 96
—— intertransversarii 23
—— intertransversarii anterior cervicis 120
—— intertransversarii laterales lumborum 536
—— intertransversarii mediales lumborum 538
—— intertransversarii posteriores cervicis 117
—— intertransversarii thoracis 95
—— laryngis **151**
—— levatores costarum 562
—— levatores costarum breves 385
—— levatores costarum longi 406
—— linguae **311**
—— lumbricales 400
—— masticatorii **353**
—— membri inferioris **49**
—— membri superioris **242**
—— multifidi 381
—— oculi **71**
—— ossiculorum auditus **209**
—— palati et faucium **135**
—— pectinati 217
—— perinei **14**
—— rotatores 29
—— rotatores cervicis 117
—— rotatores lumborum 536
—— rotatores thoracis 95
—— scaleni **218**
—— spinocostales **106**
—— subcostales 561
—— suboccipitales **151**
—— suprahyoidei **314**
—— thoracis **103**
—— thoracis profundi 173, **268**
—— thoracis superficiales **319**
Musculus **108**
—— abductor digiti minimi 240
—— abductor hallucis 510
—— abductor pollicis brevis 385
—— abductor pollicis longus 405
—— adductor brevis 384
—— adductor hallucis 510
—— adductor longus 405
—— adductor magnus 364
—— adductor minimus **253**
—— adductor pollicis 510
—— anconeus 391
—— antitragicus 358
—— arrector pili **548**
—— articularis 78
—— articularis cubiti **390**, 391
—— articularis genus 217
—— aryepiglotticus 492
—— arytenoideus obliquus 222
—— arytenoideus transversus 23
—— auricularis anterior 324
—— auricularis posterior 143
—— auricularis superior 240
—— biceps brachii 263
—— biceps femoris 362
—— bipennatus 11
—— biventer 446
—— brachialis 261
—— brachioradialis 564
—— bronchoesophageus 89
—— buccinator 96
—— bulbospongiosus 93
—— cardiacus 268
—— ceratocricoideus 41
—— chondroglossus 235
—— ciliaris 528
—— coccygeus 480
—— constrictor pharyngis inferior 39
—— constrictor pharyngis superior 233
—— constrictor pharyngis medius 389
—— coracobrachialis 11
—— corrugator supercilii 294
—— cremaster 106, 300
—— cricoarytenoideus lateralis 31
—— cricoarytenoideus posterior 158
—— cricothyroideus 551
—— cutaneus 476
—— deltoideus 191
—— depressor anguli oris 138, 191
—— depressor labii inferioris 57
—— depressor septi 486
—— depressor supercilii 488
—— digastricus 45, 446
—— dilatator pupillae 420
—— epicranius 419
—— erector spinae **309**
—— extensor carpi radialis brevis 384
—— extensor carpi radialis longus 405
—— extensor carpi ulnaris 221
—— extensor digiti minimi 241
—— extensor digitorum 211, 344
—— extensor digitorum brevis 383
—— extensor digitorum longus 404
—— extensor hallucis brevis 385
—— extensor hallucis longus 406
—— extensor indicis 206
—— extensor pollicis brevis 385
—— extensor pollicis longus 406
—— fibularis brevis 385
—— fibularis lorgus 405
—— fibularis tertius 357
—— flexor accessorius 349
—— flexor carpi radialis 423
—— flexor carpi ulnaris 221
—— flexor digiti minimi brevis 383
—— flexor digitorum brevis 383
—— flexor digitorum longus 404
—— flexor digitorum profundus 276
—— flexor digitorum superficialis 324
—— flexor hallucis brevis 385
—— flexor hallucis longus 406
—— flexor pollicis longus 406
—— flexor pollicis brevis 385
—— fusiformis 509
—— gastrocnemius 487
—— gemellus inferior 60
—— gemellus superior 250
—— genioglossus 23
—— geniohyoideus 23
—— gluteus maximus 363
—— gluteus medius 398
—— gluteus minimus 253
—— gracilis 472
—— helicis major 359
—— helicis minor 243
—— hyoglossus 314
—— iliacus 404
—— iliococcygeus 404
—— iliocostalis 406
—— iliocostalis cervicis 120
—— iliocostalis lumborum 537
—— iliocostalis thoracis 102
—— iliopsoas 406
—— incisurae helicis 267
—— infraspinatus 105
—— ischiocavernosus 189
—— latissimus dorsi 155
—— levator anguli oris 132, 138
—— levator ani 158
—— levator glandulae thyroideae **146**
—— levator labii superioris 69, 248
—— levator labii superioris alaeque nasi 69, 249
—— levator palpebrae 237
—— levator prostatae 340
—— levator scapulae 130
—— levator veli palatini 136
—— longissimus 182
—— longissimus capitis 423
—— longissimus cervicis 119
—— longissimus thoracis 98
—— longitudinalis inferior 57
—— longitudinalis superior 242
—— longus capitis 424
—— longus colli 120
—— masseter 139
—— mentalis 23
—— mylohyoideus 45
—— nasalis 477
—— nonstriatus 505
—— obliquus auriculae 195
—— obliquus capitis inferior 65
—— obliquus capitis superior 253
—— obliquus externus abdominis 37
—— obliquus inferior 57
—— obliquus internus abdominis 441
—— obliquus superior 242
—— obturatorius externus 37
—— obturatorius internus 441
—— occipitofrontalis 153
—— omohyoideus 131
—— opponens digiti minimi 241
—— opponens pollicis 510
—— orbicularis 550
—— orbicularis oculi 87, 260
—— orbicularis oris 158

— orbicularis (Riolan) **72**, 548
— orbitalis 69
— palatoglossus 136
— palatopharyngeus 135
— palmaris brevis 383
— palmaris longus 404
— papillaris 447
— pectineus 386
— pectoralis major 356
— pectoralis minor 237
— peroneus brevis 385
— peroneus longus 405
— peroneus tertius 357
— piriformis 548
— plantaris 348
— pleuroesophageus 104
— popliteus 215
— procerus 480
— pronator quadratus 508
— pronator teres 18
— psoas major 372
— psoas minor 260
— pterygoideus lateralis 31
— pterygoideus medialis 436
— pubococcygeus 387
— puboprostaticus 387
— puborectalis 387
— pubovaginalis 387
— pubovesicalis 387
— pyramidalis 292
— pyramidalis auriculae 195
— quadratus femoris 362
— quadratus lumborum 538
— quadratus plantae 349
— quadriceps femoris 361
— rectococcygeus 407
— rectourethralis 407
— rectovesicalis 407
— rectus abdominis 498
— rectus capitis anterior 336
— rectus capitis lateralis 31
— rectus capitis posterior major 357
— rectus capitis posterior minor 239
— rectus femoris 361
— rectus inferior 62
— rectus lateralis 31
— rectus medialis 435
— rectus superior 252
— rhomboideus major 373
— rhomboideus minor 261
— risorius 237
— sacrococcygeus dorsalis 147
— sacrococcygeus ventralis 329
— salpingopharyngeus 197
— sartorius 508
— scalenus anterior 324
— scalenus medius 392
— scalenus minimus 181
— scalenus posterior 144
— semimembranosus 475
— semispinalis 474
— semispinalis capitis 426
— semispinalis cervicis 122
— semispinalis thoracis 103
— semitendinosus 475
— serratus anterior 319
— serratus posterior inferior 47
— serratus posterior superior 238
— skeleti **162**
— soleus 491
— sphincter **65**
— sphincter ampullae (hepatopancreaticae) 383
— sphincter ani externus 28
— sphincter ani internus 431
— sphincter ductus choledochi 345
— sphincter pupillae 420
— sphincter pylori 535
— sphincter urethrae 453
— spinalis 105
— spinalis capitis 420
— spinalis cervicis 117
— spinalis thoracis 96
— splenius 475
— splenius capitis 426
— splenius cervicis 122
— stapedius 1
— sternalis **98**
— sternocleidomastoideus **99**
— sternohyoideus 98
— sternothyroideus 98
— styloglossus 122
— stylopharyngeus 122
— stylohyoideus 122
— subclavius 189
— subcutaneus trunci **476**
— subscapularis 130
— supinator 25
— supraspinatus 105
— suspensorius duodeni 224
— tarsalis superior 238
— temporalis 349
— temporoparietalis 349
— tensor fasciae latae 360
— tensor tympani 173
— tensor veli palatini 136
— teres major 355
— teres minor 233
— thyroarytenoideus 146
— thyroepiglotticus 144
— thyrohyoideus 145
— tibialis anterior 320
— tibialis posterior 140
— trachealis 88
— tragicus 206
— transversospinalis **23**
— transversus abdominis 493
— transversus auriculae 195
— transversus linguae 22
— transversus menti 23
— transversus nuchae 134
— transversus perinei profundus 267
— transversus perinei superficialis 318
— transversus thoracis 95
— trapezius 345
— triceps brachii 262
— triceps surae 60
— unipennatus 474
— uvulae 136
— vastus intermedius 389
— vastus lateralis 29
— vastus medialis 434
— verticalis linguae 292
— vocalis 302
— zygomaticus major 356
— zygomaticus minor 237
Muskulus striatus **23**
Mutatio **428**
— genorum **6**
Myelencephalon 293
Myeloblastus 166
Myelocytus 166
Myoblastus 109
Myocytus cardiacus **269**
— conducens cardiacus **413**
— nodalis 127
Myoepitheliocytus stellatus 297
Myoepithelium **110**
Myofibra alba 472
— conducens cardiacus **413**
Myofibra conducens purkinjiensis 502
Myofibra rubra 305
Myofibrilla 109, 110
Myofilamentum 110
Myomerus **110**
Myosatellitocytus **109**
Myotomi **110**, 111
— occipitales **152**
— pre-otici **212**
Myotubus 76, 109

N

Nanus **172**
Nares **37**
Naris externa **37**
Nasion 442
Nasospinale 442
Nasus externus **37**
Neocortex **284**
Nephrogenesis 456
Nephron **456**
Nephrostoma 276
Nephrotomi **278**
Nerevenzellen **273**
Nerves cutaneus dorsalis medialis 435
Nervi alveolares superiores 241
— anococcygei 158
— auriculares anteriores 324
— branchiales **179**
— cardiaci thoracici 100
— carotici externi 27
— caroticotympanici 117
— cavernosi clitoridis **6**
— cavernosi penis **7**
— cervicales **119**
— ciliares breves 385
— ciliares longi 406
— clunium **413**
— clunium inferiores **65**
— clunium medii 398
— clunium superiores 253
— craniales **458**
— digitales dorsales 467
— digitales dorsales pedis 350
— digitales palmares communes 344
— digitales palmares proprii 173

Nervi digitales plantares communes 345
— digitales plantares proprii 173
— erigentes 510
— intercostobrachiales 561
— labiales anteriores 317
— labiales posteriores 134
— lumbales 536, **537**
— olfactorii **94**
— perineales 14
— phrenici accessorii 493
— pterygopalatini 539
— rectales inferiores 62
— sacrales et nervus coccygeus 323
— scrotales anteriores 318
— scrotales posteriores 134
— spinales **307**
— splanchnici lumbales **538**
— splanchnici pelvini **171**
— splanchnici sacrales 323
— supraclaviculares 191
— supraclaviculares intermedii 389
— supraclaviculares laterales [posteriores] 29
— supraclaviculares mediales [anteriores] 434
— temporales profundi 282
— terminales **223**
— thoracici **99**
— vaginales **387**
Nervus **270**
— abducens **34**
— accessorius **496**
— alveolaris inferior 49
— ampullaris anterior 339
— ampullaris lateralis 31
— ampullaris posterior 156
— articularis 78
— auricularis magnus 358
— auricularis posterior 143
— auriculotemporalis 196
— axillaris 15
— buccalis 99
— cardiacus cervicalis inferior 47
— cardiacus cervicalis medius 391
— cardiacus cervicalis superior 238
— caroticus internus 431
— coccygeus **480**
— cutaneus brachii medialis 434
— cutaneus 484
— cutaneus antebrachii lateralis 30
— cutaneus antebrachii posterior 147
— cutaneus brachii lateralis inferior 39
— cutaneus brachii lateralis superior 233
— cutaneus brachii posterior 146
— cutaneus dorsalis intermedius **391**
— cutaneus dorsalis lateralis 30
— cutaneus femoris lateralis 30
— cutaneus femoris posterior 148
— cutaneus surae medialis 435
— dorsalis clitoridis 7
— dorsalis penis 8
— dorsalis scapulae 131
— ethmoidalis anterior 324
— ethmoidalis posterior 143
— facialis **85**
— femoralis 361
— fibularis communis 345
— fibularis superficialis 338
— frontalis 336
— genitofemoralis 10
— glossopharyngeus 309
— gluteus inferior 65
— gluteus superior 253
— hypogastricus **66**
— hypoglossus **310**
— iliohypogastricus 404
— ilioinguinalis 404
— infraorbitalis 69
— infratrochlearis 64
— intermedius **390**
— interosseus [antebrachii] anterior 329
— interosseus [antebrachii] posterior 147
— interosseus cruris 60
— ischiadicus 191
— jugularis 119
— lacrimalis 558
— laryngeus inferior 48
— laryngeus recurrens 474
— laryngeus superior 239
— lingualis 315
— mandibularis **40**
— massetericus 139
— maxillaris **235**
— meatus acustici externi 28
— medianus **303**
— mentalis 23
— musculocutaneus 111
— mylohyoideus 45
— nasociliaris **488**
— obturatorius 506
— occipitalis major 357
— occipitalis minor 239
— occipitalis tertius 357
— oculomotorius 419
— ophthalmicus **76**
— opticus **211**
— pectoralis lateralis 29
— pectoralis medialis 433
— peroneus communis 345
— peroneus superficialis 338
— petrosus major 359
— petrosus minor 249
— phrenicus **20**
— plantaris lateralis 30
— plantaris medialis 434
— presacralis 323
— pterygoideus lateralis 31
— pterygoideus medialis 436
— pudendus **9**
— radialis **421**
— saccularis 94
— saphenus 495
— splanchnicus imus 177
— splanchnicus major 364
— splanchnicus minor 253
— stapedius 1
— subclavius 189
— subcostalis 561
— sublingualis 311
— suboccipitalis 151
— supraorbitalis 69
— suprascapularis 131
— supratrochlearis 64
— suralis 487
— tensoris tympani **173**
— tensoris veli palatini 137
— thoracicus longus 402
— thoracodorsalis 103
— tibialis 118
— transversus colli 117
— trigeminus **192**
— trochlearis **64**
— tympanicus 160
— ulnaris **219**
— utricularis 543
— utriculoampullaris 543
— vagus **520**
— vascularis 516
— vertebralis 409
— vestubulocochlearis **432**
— zygomaticus 98
Neurocytus amacrinus 1, 517
— bipolaris 342
— horizontalis 294
Neuroporus **272**
Nexus 93, 180, 456
Nidatio **389**
Nodi lymphatici **553**
Nodulus valvulae semilunaris 474
Nodus atrioventricularis 381, 509
— Hensenii 507
— primitivus **132**
— sinuatrialis 91, **427**
Nomina anatomica japonica 447
— anatomica (N.A.) 37
— embryologica 473
— histologica (N.H.) 353
Normoblastus 298
Normocytus 298
Notochorda 304
Nuclei anteriores thalami 210
— arcuati **94**
— basales (Meynerti) **511**
— cerebelli **255**
— cerebri **365**
— cochleares **43**
— corporis mamillaris 448
— corporis trapezoidei **356**
— intralaminares thalmi 293
— laterales hypothalami **208**
— mediales thalami 210
— nervi trigemini **192**
— nervi vestibulocochlearis **432**
— posteriores thalami 209
— septi 389
— tegmenti **476**
— thalami **206**
— tuberales 549
— ventrales thalami **210**
— vestibulares **331**
Nucleolonema 45
Nucleolus **45**
Nucleoplasma **45**
Nucleus **43**, 271

—— accessorius [autonomicus] 493
—— ambiguus 88
—— anterior dorsalis 210
—— anterior medialis 210
—— arcuatus 94
—— caudalis centralis 302
—— caudatus 484
—— centralis medialis 435
—— cochlearis dorsalis 466
—— cochlearis ventralis 497
—— colliculi inferioris 41
—— cuneatus 127
—— cuneatus accessorius 494
—— cuneatus externus s. lateralis 29
—— dentatus 207
—— dorsalis 466
—— dorsalis corporis trapezoidei 356
—— dorsalis nervi glossopharyngei 310
—— dorsalis nervi vagi 521
—— Edinger-Westphali 16
—— emboliformis 324
—— entopeduncularis 92
—— fastigii 217
—— globosus 94
—— gracilis 472
—— habenulae 380
—— infundibularis 561
—— intercalatus 28
—— intermediolateralis 389
—— intermediomedialis 391
—— interpeduncularis 92
—— interstitialis (Cajal) 75
—— lateralis 348
—— lateralis dorsalis 464
—— lateralis hypothalami 208
—— lateralis posterior 209
—— lateralis thalami 206
—— lemnisci lateralis 31
—— lentiformis 560
—— mamilloinfundibularis 448
—— medialis dorsalis 210
—— motorius nervi trigemini 192
—— nervi abducentis 34
—— nervi accessorii 496
—— nervi facialis 85
—— nervi glossopharyngei 310
—— nervi hypoglossi 310
—— nervi oculomotorii 420
—— nervi trochlearis 64
—— nervi vagi 520
—— olivaris 24
—— olivaris inferior 39
—— paraventricularis 217
—— Perliae 506
—— pulposus 288
—— reticularis lateralis 31
—— reticularis thalami 211
—— ruber 304
—— salivatorius 378
—— sensorius principalis nervi trigemini 193
—— sensorius superior nervi trigemini 193
—— subthalamicus 206
—— suprachiasmaticus 203
—— supraopticus 205
—— thoracicus 100
—— tractus mesencephalici nervi trigemini 193
—— tractus solitarii 160
—— tractus spinalis nervi trigemini 193
—— tuberomamillaris 549
—— ventralis anterior 210
—— ventralis anterior (VA) 339
—— ventralis anterolateralis 318
—— ventralis corporis trapezoidei 356
—— ventralis intermedius 391
—— ventralis lateralis (VL) 31
—— ventralis posterolateralis (VPl) 137
—— ventralis posteromedialis (VPm) 155

O

Obex 84
Occiput 148
Oculus 519
Odontoblastus 342
Odontogenesis 461
Olecranon 398
Oligodactylia 126
Omentum majus 372
—— minus 260
Omphalocelia 182
Operculum 177, 506
—— frontale 337
—— frontoparietale 336
—— temporale 349
Opisthokranion 24
Opithelium germinativum 465
Oppositio 373
Ora serrata 107
Orbiculus ciliaris 528
Orbita 68
Orbitale 24
Organa oculi accessoria 493
Organellae cytoplasmicae 186
Organisator 120
Organon 88
Organum 88
—— adamantinum 16
—— dentis epitheliale 258
—— spirale 541
—— spirale (Cortii) 176
—— vestibulo cochleare 505
—— visus 196
—— vomeronasale 264
Origo 89
Os 161
—— breve 382
—— calcis 239
—— capitatum 534
—— cartilagineum 443
—— centrale 394
—— coccygis 479
—— compactum 388
—— coxae 74
—— cuboideum 548
—— cuneiforme intermedium 389
—— cuneiforme laterale 29
—— cuneiforme mediale 434
—— ethmoidale 203
—— frontale 335
—— hamatum 532
—— hyoideum 313
—— ilium 403
—— incae 424
—— incisivum 314
—— irregulare 493
—— ischii 189
—— iterparietale 424
—— Japonicum 447
—— lacrimale 557
—— longum 403
—— lunatum 127
—— membranaceum 511
—— metacarpale tertium 357
—— nasale 479
—— naviculare 222
—— occipitale 152
—— palatinum 135
—— parietale 425
—— planum 507
—— pneumaticum 70
—— prisiforme 423
—— pubis 386
—— sacrum 322
—— scaphoideum 223
—— sphenoidale 402
—— spongiosum 38
—— temporale 349
—— trapezium 373
—— trapezoideum 261
—— trigonum 192
—— triqueturum 192
—— zygomaticum 97
—— zygomaticum bipartitum 446
Ossa carpi 229
—— cranii 418
—— cuneiformia 126
—— digitorum manus 204
—— digitorum pedis 204
—— faciei 85
—— membri inferioris 48
—— membri superioris 241
—— metacarpalia 393
—— metatarsalia 396
—— sesamoidea 230
—— suprasternalia 99
—— suturarum 508
—— tarsi 346
Ossicula auditus 209
Ossificatio endochondrialis 444
—— perichondriostealis 442
Osteoblastus 164
Osteoclastus 472
Osteocytus 165
Osteogenesis 166
—— cartilaginea 443
—— membranacea 511
Osteonum 23
Ostia venarum pulmonarium 465
Ostium abdominale tubae uterinae 543
—— aortae 364
—— appendicis vermiformis 396
—— atrioventriculare 509
—— atrioventriculare commune 509
—— atrioventriculare dextrum 516

Ostium atrioventriculare sinistrum 486
—— caridiacum 504
—— ileocecale 38
—— pharyngeum tubae auditivae 197
—— pyloricum 535
—— trunci pulmonalis 468
—— ureteris 450
—— urethrae externum 35
—— urethrae internum 440
—— uterinum tubae 543
—— vaginae 387
—— venae cavae inferioris 62
—— venae cavae superiores 251
Ovariogenesis 545
Ovarium 544
Ovogenesis 543
Ovum 543
—— maturum 544

P

Pachynema 143
Palatoschisis siva 137
Palatum 134
—— durum 141
—— fissum 137
—— molle 442
—— osseum 165
—— praemaxillare 5
—— proprium 446
Paleocortex 94, 172
Palpebra tertia 357
Palpebrae 72, 514
Pancreas 290
—— accessorius 497
—— annulare 76, 551
Pancreatogenesis 291
Papilla dentis 218
—— duodeni major 358
—— duodeni minor 242
—— incisiva 315
—— lacrimalis 558
—— mammae 447
—— nervi optici 212
—— palatina 315
—— parotidea 197
—— pili 524
Papillae conicae 19
—— filiformes 210
—— foliatae 536
—— fungiformes 243
—— linguales 315
—— renales 284
—— vallatae 532
Paradidymis 302
Paraganglion 473
—— aorticum 364
Parenchyma 217
—— testis 300
Paries caroticus 122
—— jugularis 119
—— labyrinthicus 521
—— mastoideus 448
—— membranaceus 173, 511
—— tegmentalis 214
Pars abdominalis 494, 499
—— alaris 491

—— alveolaris 213
—— anularis vaginae fibrosae 551
—— ascendens (Duodenum) 224
—— basalis 468
—— basilaris 412
—— buccopharyngea 95
—— cartilaginea 444
—— ceratopharyngea 356
—— cervicalis 122
—— chondropharyngea 234
—— clavicularis 191
—— cochlearis 42
—— convoluta 106
—— costalis 563
—— cricopharyngea 551
—— cruciformis vaginae fibrosae 222
—— cupularis 405
—— descendens (Duodenum) 223
—— dorsalis arcus primi 508
—— dorsalis arcus secundi 541
—— epigenitalis (mesonephros) 297
—— flaccida 197
—— glossopharyngea 310
—— horizontalis (inferior) (Duodenum) 224
—— inferior 60
—— infralobaris 536
—— infrasegmentalis 113
—— intercartilaginea 442
—— intermembranacea 511
—— intersegmentalis 113
—— intralobaris 113
—— labialis 285
—— lacrimalis 558
—— laryngea 154
—— lateralis 31
—— lumbalis 538
—— marginalis 19
—— medialis 435
—— mediastinalis 222
—— membranacea 47, 511
—— mobilis septi nasi 389
—— mylopharyngea 43
—— nasalis 487
—— obliqua 222
—— oralis 156
—— orbitalis 69
—— ossea 171
—— palpebralis 73, 260
—— paragenitalis (mesonephros) 298
—— parasympathica 495
—— pelvina 171
—— petrosa 87
—— plana 528
—— profunda 285
—— prostatica 340
—— pterygopharyngea 539
—— pylorica 535
—— radiata 510
—— recta 407
—— spongiosa 38
—— squamosa 556
—— sternalis 98
—— sternocostalis 105
—— subcutanea 476
—— superficialis 339
—— superior 249

—— superior (Duodenum) 224
—— sympathica 138
—— tensa 111
—— terminalis 227
—— thoracica 103
—— thyreopharyngea 144
—— transversa 22, 23
—— tympanica 160
—— umbilicalis 183
—— uterina 201
—— ventralis arcus primi 521
—— vertebralis 409
—— vestibularis 331
Partes genitales externae 28
Particula elementaria 92
Patella 214
Pecten 217
—— ossis pubis 387
Pediculus arcus vertebrae 408
Pedunculus cerebellaris 255
—— cerebellaris inferior 57
—— cerebellaris medius 393
—— cerebellaris superior 243
—— corporis mamillaris 448
—— thalami 209
Pelvis 167
—— major 357
—— minor 240
—— renalis 267, 284
Penis 7
Pericardium 286
—— fibrosum 317
—— serosum 259
Perichondrium 445
Pericranium 418
Pericytus 225
Periderma 225
Perilymph 38
Perimysium 110
Perineum 13
Periodontium 205, 206
Periodus fetalis 358
—— organogenesis 88
Periosteum 171
Peritendineum 132
Peritenonium 132
Peritoneum 500
—— parietale 506
—— viscerale 345
Peroxisoma 506
Pes anserinus 60
—— hippocampi 35
Petiolus epiglottidis 151
Phagocytus alveolaris 267, 471
Phagolysosoma 263
Phagosoma 263
Phalanx 212
—— distalis 514
—— media 396
—— proximalis 91
Phallus 493
—— primitivus 297
Pharynx 8
—— primitiva 182
Phenocopia 488
Phenotypus 488
Philtrum 454

Phocomelia 1
Photoreceptor **144**
Pia mater **445**
Pili **116**
Pilus claviformis 176
Pinocytosis **8**
Placenta **370**
—— accessoria **498**
—— annularia **551**
—— bipartita 447
—— circumvalata **532**
—— discoidea **475**
—— fenestrata **534**
—— lobata 504
—— membranacea **511**
—— multiplex **226**
Placoda **502**
—— lentis 290
—— nasalis 488
—— olfactoria 95
—— otica 218
Placodae neurales 275
Plasma sanguinis **126**
Plasmalemma **186**
Plasmocytopoesis **119**
Plasmocytus **119**
Platysma **139**
Pleura **103**
—— costalis 562
—— diaphragmatica 20
—— mediastinalis 222
—— parietalis 506
—— pulmonalis 464
Plexus **9**
—— aorticus abdominalis **498**
—— aorticus thoracicus 102
—— autonomici **266**
—— basilaris 459
—— brachialis **564**
—— cardiacus 282
—— caroticus communis 342
—— caroticus externus 27
—— caroticus internus 431
—— cavernosi concharum 478
—— cervicalis **119**
—— coccygeus **480**
—— coeliacus **494**
—— deferentialis 295
—— dentalis inferior 49
—— dentalis superior 241
—— entericus **402**
—— femoralis 362
—— gastrici 5
—— hepaticus 76
—— hypogastricus inferior **41**
—— hypogastricus superior **236**
—— iliaci 404
—— intermesentericus **402**
—— lienalis 484
—— lumbalis **536**
—— lumbosacralis **537**
—— mesentericus inferior 62
—— mesentericus superior 252
—— myentericus **110**
—— ovaricus 546
—— pampiniformis 514
—— pancreaticus 290

—— parotideus 197
—— pelvinus 170
—— periarterialis **427**
—— pharyngeus 9
—— prostaticus 340
—— pterygoideus 540
—— pulmonalis 466
—— rectales inferiores 62
—— rectales medii 398
—— rectalis superior 253
—— renalis 278
—— sacralis **323**
—— subclavius 190
—— submucosus **457**
—— subserosus 259
—— suprarenalis 496
—— testicularis 302
—— thyr[e]oideus impar 501
—— tympanicus 160
—— uretericus 450
—— uterovaginalis 200
Plexus venosi vertebrales externi anterior 318
Plexus venosi vertebrales interni anterior 337
Plexus venosi vertebrales externi posterior 136, 155
—— venosus areolares 450
—— venosus canalis hypoglossi 310
—— venosus caroticus internus 121
—— venosus foraminis ovalis 542
—— venosus prostaticus 340
—— venosus rectalis 407
—— venosus sacralis **323**
—— venosus suboccipitalis 151
—— venosus uterinus 200
—— venosus vaginalis 387
—— venosus vesicalis 509
—— vertebralis 409
—— vesicales 509
Plica aryepiglottica 492
—— axillaris 16
—— axillaris anterior 318
—— axillaris posterior 134
—— cecalis vascularis 524
—— chordae tympani 160
—— duodenalis inferior 57
—— duodenalis superior 242
—— duodenojejunalis 224
—— duodenomesocolica 224
—— fimbriata 181
—— glossoepiglottica lateralis 30
—— glossoepiglottica mediana 303
—— ileocecalis 38
—— interureterica 450
—— longitudinalis duodeni 224
—— nervi laryngei 153
—— neuralis 275
—— opercularis 177, 506, 507
—— palpebronasalis 133
—— paraduodenalis 224
—— pleuropericardialis **100**
—— pleuroperitonealis **103**
—— rectouterina 407
—— salpingopalatina 197
—— salpingopharyngea 197
—— semilunaris 474

—— semilunaris conjunctivae **129**
—— spiralis 542
—— sublingualis 311
—— synovialis 65
—— synovialis infrapatellaris 214
—— triangularis 192
—— tubariae 543
—— umbilicalis lateralis 29
—— umbilicalis medialis 434
—— umbilicalis mediana 303
—— urogenitalis **451, 452**
—— vena cavae sinistrae 486
—— vesicalis transversa 23
—— vestibularis 153
—— vocalis 302
Plicae alares 539
—— cecales 524
—— ciliares 528
—— circulares 551
—— gastricae 6
—— gastropancreaticae 5
—— iridis **142**
—— palatinae transversae 22
—— semilunares coli 128
—— transversales recti 407
—— villosae 227
Polocytus 105
Polydactylia **379**
Polyribosoma 510
Polysoma 510
Polyspermia **379**
Polysplenia 381
Polythelia **381**
Pons 95
Porion 510
Porta hepatis 87
Porus acusticus externus 28
—— acusticus internus 432
—— nuclearis 47
—— septi 389
Potentia **66**
Praeptium 510
—— clitoridis 7
Precuneus 127
Predentinum 343
Preformatio **329**
Premaxilla 324
Pretectum **196**
Primordium endocardiale **283**
—— epimyocardiale **268**
Prismata adamantina 17
Proccessus supracondylaris 57
Procencephalon **337**
Processus accessorius 498
—— alveolaris 213
—— articularis (zygapophysis) inferior 41
—— articularis (zygapophysis) superior 237
—— caudatus 484
—— cellularis **184**
—— chordalis 305, **426**
—— ciliares 528
—— clinoideus anterior 325
—— clinoideus posterior 146
—— clinoideus medius 393
—— cochleariformis 191

Processus condylaris 78
—— coracoideus 11
—— coronoideus 111, 146
—— costarius 563
—— ethmoidalis 205
—— falciformis **67**
—— frontalis 336
—— frontonasalis 336
—— intrajugularis 119
—— jugularis 119
—— lacrimalis 557
—— lateralis tali 107
—— lateralis tuberis calcanei 240
—— mamillaris 448
—— mandibularis 40
—— mastoideus 450
—— maxillaris 235
—— medialis tuberis calcanei 240
—— muscularis 111
—— nasalis lateralis 31
—— nasalis medialis 435
—— odontoblasti 429
—— odontoblasti dentinalis 342
—— orbitalis 69
—— palatinus 136
—— palatinus lateralis 136
—— papillaris 448
—— paramastoideus 448
—— platinus medianus **5**
—— posterior 155
—— posterior tali 107
—— pterygoideus **539**
—— pterygospinosus 538
—— pyramidalis 292
—— sphenoidalis 155, 402
—— spinosus 105
—— styloideus 119
—— temporalis 349
—— transversus 23
—— uncinatus 146
—— vaginalis 242
—— vaginalis peritonei 501
—— vocalis 302
—— xiphoideus 132
—— zygomaticus 98
Proenteron **330**
Proerythroblastus 329
Prokaryocytus 130
Proliferatio **344**
Prominentia canalis facialis 86
—— canalis semicircularis lateralis 31
—— frontonasalis **336**
—— laryngea 155
—— mallearis 410
—— mandibularis **41**
—— maxillaris **236**
—— nasalis lateralis **31**
—— nasalis medialis **435**
—— spiralis 542
—— styloidea 122
Promontorium 138
Promyelocytus 323
Pronatio 34
Pronephros **328**
Pronucleus femininus **264**
—— masculinus **383**
Prostata 340

Prosthion 502
Protoplasma **130**
Protrusio **428**
Protuberantia mentalis 23
—— occipitalis externa 28
—— occipitalis interna 431
Pseudopodia 60, 91
Pterion 501
Pudendum femininum **25**
Pulmo **462**
—— dexter 67, 400
—— sinister 260
Pulmonis dextri 400
Pulpa coronale 197
—— dentis 212
—— radicularis 205
Pulvinar (thalami) 210
Punctum lacrimale 558
Pupilla **420**
Putamen **476**
Pylorus 535
Pyramides renales 278
Pyramis **291**

R

Rachischisis 309
Radiatio acustica 405
—— corporis callosi 459
—— optica 218
—— tegmenti 476
Radiatis palaris 106, 304
Radii (medullares) 294
Radius **420**
Radix 273
—— clinica 551
—— cochlearis 42
—— dentis 205
—— dorsalis 141
—— inferior 48
—— linguae 314
—— mesenterii 402
—— nasi 480
—— penis 7
—— pili 523
—— pulmonis 465
—— superior 240
—— ventralis 323
—— vestibularis 331
Rami ad pontem 99
—— auriculares anteriores 324
—— bronchiales 89
—— bronchiales segmentorum 113
—— calcanei 240
—— capsulares 488
—— caroticotympanici 122
—— caudati 484
—— centrales 395
—— chor[i]oidei posteriores 157
—— communicantes 148
—— corticales 481
—— dentales 205
—— dorsales 465
—— dorsales linguae 315
—— duodenales 224
—— epiploici 372
—— esophagei 264

—— frontales 336
—— glandulares 324
—— inguinales 352
—— intercostales anteriores 340
—— interganglionares 311
—— labiales anteriores 317
—— labiales posteriores 134
—— laterales 30
—— lateralis 30
—— lienales 480
—— malleolares laterales 26
—— malleolares mediales 430
—— mammarii 447
—— mammarii laterales 31
—— mediales 434
—— medialis 434
—— mediastinales 222
—— musculares 110
—— occipitales 153
—— orbitales 69
—— pancreatici 288
—— parietales 425
—— parotidei 197
—— pectorales 97
—— perforantes 83
—— pericardici 286
—— perineales **14**
—— pharyngei 9
—— pterygoidei 540
—— scrotales anteriores 318
—— scrotales posteriores 134
—— spinales 306
—— sternales 98
—— striati 325
—— subscapulares 130
—— temporales 349
—— thymici 101
—— tracheales 89
—— ureterici 450
Ramus acetabularis 75
—— acromialis 133
—— anastomoticuscum arteria lacrimali 558
—— anterior 324, 325, 515
—— anterior ascendens 238
—— anterior descendens 47
—— apicalis 466
—— apicalis (superior) 236
—— apicalis (superior) lobi inferioris 67
—— apicoposterior 466
—— auricularis 195
—— basalis anterior 338
—— basalis cardiacum 435
—— basalis lateralis 31
—— basalis medialis 435
—— basalis posterior 156
—— carpeus dorsalis 467
—— carpeus palmaris 250
—— chor[i]oideus 157
—— circumflexus fibulae 480
—— clavicularis 191
—— collateralis 351
—— communicans 148
—— costalis lateralis 31
—— cricothyr[e]oideus 551
—— cutaneus lateralis 31

―― cutaneus medialis 435
―― cuteneus 480
―― deltoideus 192
―― descendens 47
―― dexter 11
―― dorsalis 143, 465
―― frontalis 336
―― iliacus 404
―― inferior ossis pubis 386
―― infrahyoideus 313
―― infrasegmentalis 113
―― intersegmentalis 113
―― intrasegmentalis 114
―― lateralis 30, 485
―― lingularis 466
―― lingularis inferior 60
―― lingularis superior 249
―― lobi medii 400
―― lumbalis 536
―― mandibulae 40
―― mastoideus 448
―― medialis 434, 485
―― meningeus 156
―― meningeus accessorius 495
―― muscularis 110
―― mylohyoideus 45
―― ossis ischii 191
―― ovaricus 546
―― palmaris profundus 277
―― palmaris superficialis 324
―― parietalis 425
―― parietooccipitalis 425
―― perforans 83
―― petrosus 87
―― plantaris profundus 282
―― posterior 143, 146, 515
―― posterior ascendens 238
―― posterior descendens 47
―― profundus 276
―― pubicus 387
―― saphenus 495
―― sinister 191
―― spinalis 306
―― stapedius 1
―― sternocleidomastoideus 99
―― subapicapis 240
―― subsuperior 240
―― superficialis 324
―― superior ossis pubis 387
―― suprahyoideus 314
―― tonsillaris 507
―― tubarius 543
―― ventralis 324
Raphe 509
―― palati 137
―― penis 8
―― pharyngis 9
―― pterygomandibularis 539
―― scroti 9
Recessus costodiaphragmaticus 562
―― costomediastinalis 562
―― duodenalis inferior 57
―― duodenalis superior 242
―― epitympanicus 160
―― hepatorenalis 76
―― ileocecalis inferior 39
―― ileocecalis superior 233
―― inferior omentalis 41
―― intersigmoideus 16
―― lateralis ventriculi quarti 373
―― linealis 476
―― membranae tympani anterior 323
―― membranae tympani posterior 141
―― membranae tympani superior 240
―― paraduodenalis 224
―― pharyngeus 8
―― pleuralis 104
―― pneumato-entericus 468
―― pyriformis 548
―― retrocecalis 524
―― retroduodenalis 224
―― sacciformis 458
―― sphenoethmoidalis 404
―― subhepatici 69
―― subphrenici 20
―― subpopliteus 215
―― superior omentalis 236
―― tubotympanicus 197
―― vaginalis peritonei 243
Rectum 406
Regio (area) preoptica 205
―― olfactoria 95
―― respiratoria 159
Relictum epitheliale 257
―― fusi (fusale) 509
Ren 280
―― pelvicus 170
―― polycysticus 381
―― unguliformis 473
Rete articulare cubiti 390
―― articulare genus 217
―― calcaneum 240
―― carpi dorsale 467
―― malleolare laterale 26
―― malleolare mediale 430
―― patellae 214
―― testis 302
―― venosum dorsale manus 232
―― venosum dorsale pedis 350
―― venosus plantaris 348
Reticulocytus 524
Reticulum adamantinum 17
―― endoplasmicum 258
―― endoplasmicum granulosum 354
―― endoplasmicum non-granulosum 65
―― sarcoplasmaticum 110
―― trabeculare 251
Retina 525
Retinaculum extensorum 270
―― flexorum 113
―― musculorum 110
―― musculorum extensorum inferius 57
―― musculorum extensorum superius 248
―― musculorum flexorum 114
―― musculorum peroneum (fibularium) superius 257
―― musculorum peroneum (fibularium) inferius 66
―― patellae laterale 30
―― patellae mediale 434
Rhinencephalon 94
Rhombencephalon 549
Ribosoma 548
Rima glottidis 304
―― oris 158
―― pudendi 10
―― vestibuli 153
Rivus lacrimalis 557
Rostrum spheroidale 402
Rotatio 29
Rugae vaginalis 388

S

Sacci viscerales 345
Sacculi alveolares 471
Sacculus 94
―― dentalis 210
―― hypophysealis 59
―― laryngis 153
Saccus aorticus 364
―― branchialis 182
―― conjunctivae 129
―― lacrimalis 558
―― nasalis 486
―― pharyngealis 9
―― vitellinus 542
Sanguis 124
Sarcolemma 109, 110
Sarcomerus 110
Sarcoplasma 109
Scala tympani 160
―― vestibuli 331
Scapula 131
Scapus pili 523
Sceleton 162
Schindilesis 97
Schindylesis 97
Schistocheiria 559
Sclera 104
Sclerotomi 409
Sclerotomus 147, 409
Scoliosis 351
―― congenitalis 333
Scrotum 9
Segmenta bronchopulmonalia 464
―― renalia 270
Segmentatio 503
Segmentum anterius 325
―― apicale 466
―― apicale (superius) 236
―― apicoposterius 466
―― basale anterius 338
―― basale cardiacum 435
―― basale laterale 31
―― basale mediale 435
―― basale posterius 156
―― laterale 31
―― lingulare inferius 60
―― lingulare superius 249
―― mediale 435
―― posterius 146
―― subapicale 240
―― subsuperius 240
Sella turcica 429

Semicanalis musculi tensoris tympani 173
—— tubae auditivae 197
Semiluna serosa 233
Septa interalveolaria 342
—— interradicularia 176
Septula testis 301
Septum aorticopulmonale (trunci) **364**
—— atrioventriculare 509
—— canalis musculotubarii 110
—— cervicale intermedium **389**
—— corporum cavernosorum 7
—— femorale 363
—— glandis 92
—— interalveolare 471
—— interatriale 285
—— intermusculare 109
—— intermusculare anterius cruris 318
—— intermusculare brachii 261
—— intermusculare brachii laterale **30**
—— intermusculare brachii mediale **434**
—— intermusculare femoris laterale **30**
—— intermusculare femoris mediale **435**
—— intermusculare posterius cruris 138
—— interventriculare 276
—— linguae 315
—— nasi 486
—— nasi osseum 171
—— orbitale **69**
—— pellucidum **427**
—— penis 8
—— placentae **371**
—— primum 5
—— rectovaginale 407
—— rectovesicale 407
—— scroti 9
—— secundum **446**
—— sinuum frontalium 336
—— sinuum sphenoidalium 402
—— spurium **91**
—— transversum **22**
—— trunci 427
—— urorectale **452**
Serum 127
Sinciput 335
Sinus anales 158
—— aortae 364
—— caroticus 122
—— cavernosus 38
—— cervicalis **121**
—— coronarius 76
—— durae matris **156**
—— epididymidis 301
—— ethmoidales 205
—— ethmoidalis 204
—— frontalis 336
—— intercavernosi 38
—— maxillaris 235
—— obliquus pericardii 286
—— occipitalis 153
—— paranasales **498**
—— petrosus inferior 59
—— petrosus superior 249
—— posterior 151
—— rectus 406
—— renalis 283
—— sagittalis inferior 49
—— sagittalis superior 241
—— sigmoideus 16
—— sphenoidalis 402
—— sphenoparietalis 402
—— tarsi 347
—— transversus 22
—— transversus pericadii 286
—— trunci pulmonalis 468
—— tympani 160
—— urogenitalis **451**
—— valsalvae 364
—— venarum cavarum 358
—— venosus 260
—— venosus sclerae (Schlemm) 233
Sirenomelia **454**
Situs 355
—— inversus (viscerum) **433**
Skeleton 162
—— branchiale **179**
—— membri inferioris liberi **222**
—— membri superioris liberi **223**
Somatopleura 506
Somiti **359**
Spatia anguli iridocornealis **142**
—— anguli iridocornealis (Fontana) **493**
—— interglobularia 93
—— interossea metacarpi **393**
—— interossea metatarsi **397**
Spatium circumvillinum 6
—— episclerale (circumbulbare) 104
—— intervaginale **237**
—— intervillosum 227
—— parapharyngeum 9
—— perinei profundum 267
—— perinei superficiale 318
—— pretracheale 89
—— prevertebrale 409
—— retroperitoneale 501
—— retropubicum 387
—— suprasternale 98
—— Tenoni **412**
Spermatogenesis **296**
Spermium **296**
Spina bifida **446**
—— iliaca anterior inferior 60
—— iliaca anterior superior 250
—— iliaca posterior inferior 47
—— iliaca posterior superior 238
—— ischiadica 190
—— mentalis 23
—— nasalis 476
—— nasalis anterior 338
—— nasalis posterior 156
—— ossis sphenoidalis 402
—— scapulae 131
—— supra meatum 423
—— trochlearis 64
—— tympanica major 357
—— tympanica minor 239
Spinae palatinae 135
Spirula 57
Splanchnocranium 86, **433**
Splanchnopleura 345
Squama frontalis 337
—— occipitalis 155
Stapes 1
Statoconia 505
Stenosis pylorical **535**
Sterenzellen **295**
Stereocilium **501**
Sternum **97**
Stomatodaeum **134**
Stratum basale 91
—— corneum 45
—— cylindricum 19
—— ependymale 233
—— epitheliale granuliferum 472
—— epitheliale pallidum 507
—— fibrosum 317
—— fibrosum vaginae tendinis 129
—— granulosum 68
—— lucidum 385
—— marginale 19, 506
—— moleculare 503
—— palliale 34, 514
—— periventriculare 〔hypothalami〕 209
—— spinosum 532
—— synoviale 65
—— synoviale vaginae tendinis 63, 129
Stria 411
—— mallearis 410
—— medullaris thalami 210
—— olfactoria lateralis 29
—— olfactoria medialis 433
—— terminalis 502
—— vascularis 124
Striae medullares ventriculi quarti (Picolomini) 373
Striomyohistogenesis **163**
Stroma **206**
—— iridis 142
Subiculum 36
—— promontorii 138
Substantia alba **471**
—— compacta 388
—— corticalis 480
—— ferruginea 412
—— fundamentalis 165
—— gelatinosa 158
—— glandularis 324
—— grisea 35, **306**
—— grisea centralis **394**
—— innominata **518**
—— intercellularis **185**
—— intermedia **389**
—— intermedia centralis 390
—— intermedia lateralis 390
—— medullaris cerebri **367**
—— muscularis 110
—— nigra **159**
—— perforata anterior 340
—— perforata posterior 158
—— spongiosa 38
—— trabecularis 38
Subthalamus 210, **497**

Sulci arteriosi 427
—— branchiales **180**
—— cerebri 366
—— et gyri cerebri **366**
—— orbitales 69
—— palatini 135
—— palpebrales **73**
—— paracolici 128
—— pharyngeales 9
—— temporales transversi 22
—— venosi 260
—— viscerales 343, 433
Sulcus arteriae occipitalis 153
—— arteriae subclaviae 190
—— arteriae temporalis mediae 397
—— arteriae vertebralis 409
—— bicipitalis lateralis 31
—— bicipitalis medialis 435
—— calcanei 240
—— calcarinus 402
—— caroticus 122
—— carpi 229
—— chiasmatis 212
—— circularis insulae 551
—— collateralis 351
—— coronarius 76
—— costae 562
—— deltoideopectoralis **191**
—— ethmoidalis 204
—— gluteus **412**
—— hamuli pterygoidei 540
—— hypothalamicus 208
—— infraorbitalis 69
—— intertubercularis 127
—— interventricularis (cordis) anterior 324
—— interventricularis (cordis) posterior 143
—— intraparietalis 424
—— labiogingivalis **277**
—— lacrimalis 558
—— limitans 95
—— linguogingivalis **315**
—— lunatus **126**
—— malleolaris 430
—— medianus linguae 315
—— mentolabialis 23
—— mylohyoideus 45
—— nasolabialis 484
—— nasolacrimalis **492**
—— nervi petrosi majoris 359
—— nervi petrosi minoris 249
—— nervi radialis 422
—— nervi spinalis 307
—— nervi ulnaris 220
—— neuralis **272**
—— obturatorius 506
—— occipitalis lateralis 29
—— occipitalis superior 239
—— occipitalis transversus 22
—— olfactorius 94
—— opticus 203
—— palatinus major 357
—— palatovaginalis 136
—— paramesonephricus **395**
—— parieto-occipitalis 153
—— postcentralis 394
—— primitivus **132**
—— promontorii 138
—— pulmonalis 465
—— rhinalis 94
—— sinus petrosi inferioris 59
—— sinus petrosi superioris 249
—— sinus sagittalis superioris 241
—— sinus sigmoidei 16
—— sinus transversi 23
—— subparietalis 424
—— tali 107
—— temporalis inferior 60
—— temporalis superior 250
—— tendinis musculi fibularis longi 405
—— tendinis musculi flexoris hallucis longi 406
—— tendinis musculi peronei longi 405
—— terminalis 502
—— tubae auditivae 197
—— tympanicus 173
—— urogenitalis definitus **451**
—— venae cavae 358
—— venae subclaviae 189
—— venae umbilicalis 181
—— vomerovaginalis 264
Supercilium 514
Supinatio 25
Sustentaculum tali 180
Sutura 508
—— coronalis 76
—— ethmoideomaxillaris 204
—— frontalis 337
—— frontoethmoidalis 336
—— frontolacrimalis 337
—— frontomaxillaris 336
—— frontonasalis 336
—— frontozygomatica 335
—— incisiva 315
—— infraorbitalis 69
—— intermaxillaris 234
—— internasalis 480
—— lacrimoconchalis 557
—— lacrimomaxillaris 557
—— lambdoidea 542
—— Levis 406
—— metpica 337
—— nasomaxillaris 480
—— occipitomastoidea 154
—— palatina mediana 302
—— palatina transversa 22
—— palatoethmoidalis 136
—— palatomaxillaris 136
—— parietomastoidea 425
—— plana 406
—— sagittalis 211
—— serrata 107
—— sphenoethmoidalis 404
—— sphenofrontalis 405
—— sphenomaxillaris 404
—— sphenoparietalis 405
—— sphenosquamosa 406
—— sphenozygomatica 402
—— squamosa 551
—— squamosomastoidea 551
—— temporozygomatica 349
—— zygomaticomaxillaris 98
Suturae cranii **417**
Symphysis 125, 317
—— pubica **386**
Synapsis 217
Synarthrosis **501**
Synchondroses cranii **416**
—— sternales **98**
Synchondrosis 443
—— intraoccipitalis anterior 321
—— intraoccipitalis posterior 141
—— manubriosternalis 98
—— petrooccipitalis 292
—— sphenooccipitalis 403
—— sphenopetrosa 404
—— xiphosternalis 98
Syndactylia **143**
Syndesmosis 282
—— tibiofibularis **122**
Syndroma adrenogenitalis **496**
—— Downii **378**
—— Klinefelterii **114**
—— Turnerii **380**
Synostosis 165
Synovia 63
Systema conducens cardiacum **202**
—— digestorium **234**
—— lymphaticum **553**
—— macrophagorum 263
—— musculorum **109**
—— nervosum **272**
—— nervosum autonomicum **265**
—— nervosum centrale **396**
—— nervosum periphericum **513**
—— respiratorium **159**
—— reticuloendotheliale **187**
—— skeleti (sceleti, skeletale) **164**
—— urogenitale **486**
—— ventriculare **458**

T

Tabatiere **381**
Taenia hippocampi 36
—— semicircularis **502**
Talipes 564
—— equinovarus **441**
Talus **106**
Tapetum lucidum **92**
Tarsus **346**
—— inferior 47
—— superior 238
Tectum mesencephali 399
Tegmen tympani 160
—— ventriculi quarti 373
Tegmentum **476**
Tela chorioidea 516
—— chor[i]oidea ventriculi quarti 373
—— submucosa 457
—— subserosa 259
Telencephalon 224
Tempora 349
Tendo **129**
—— Achillis 1
—— calcaneus 240
—— conjunctivus 125

Tendo cricoesophageus 551
—— patellaris 214
Tenia libera 226
—— mesocolica 85
—— omentalis 372
—— telae 516
—— ventriculi quarti 373
Teniae coli 128
Tentorium cerebelli 256
Teratoma 89
Testis 299
Testogenesis 300
Tetralogia Fallottii 493
Textus cartilagineus 444
—— connectivus 125
—— connectivus fibrosus 317
—— connectivus fibrosus compactus 516
—— connectivus fibrosus compactus irregularis 146
—— connectivus fibrosus compactus regularis 505
—— connectivus fibrosus laxus 352
—— connectivus reticularis 187
—— epithelialis 258
—— h[a]emopoeticus 343
—— muscularis 110
—— muscularis nonstriatus 505
—— muscularis striatus cardiacus 270
—— muscularis striatus (skeletalis) 163
—— myeloideus 165
—— osseus 166
—— sive tela 352
Thalamencephalon 210
Thalamus dorsalis 467
Thorax 95
Thrombocytopoesis 127
Thrombocytus 127, 318
Thymogenesis 101
Thymus 100
Tibia 118
Tonofibrilla 403
Tonofilamentum 404
Tonsilla lingualis 315
—— palatina 137
—— pharyngea 9
—— tubaria 197
Torticollis 221
Torus levatorius 105
—— palatinus 137
—— tubarius 197
Trabecula cranii 549
Trabeculae carneae 446
—— corporis spongiosi cavernosorum 453
—— corporum cavernosorum 7
Trachea 88
Tractus cerebellorubralis 255
—— cerebellothalamicus 255
—— corticobulbaris 481
—— corticopontinus 481
—— corticothalamici 481
—— extrapyramidales 481
—— habenulointerpeduncularis 380
—— hippocampomamillaris 36
—— hypothalamohypophyseales 208

—— iliotibialis 403
—— interstitiospinalis 75
—— nervosi associationis 559
—— nervosi commissurales 158
—— olfactorius 94
—— olivocerebellaris 24
—— opticus 205
—— paraventriculohypophysialis 217
—— pyramidalis 292
—— pyramidalis (corticospinalis) anterior 292
—— pyramidalis (corticospinalis) lateralis 292
—— reticulospinalis 528
—— rubroreticularis 304
—— rubrospinalis 304
—— solitarius 160
—— spino-tectalis 306
—— spinocerebellares 307
—— spinocerebellaris anterior (Gowers) 329
—— spinocerebellaris posterior (Flechsig) 147
—— spinocerebellaris rostralis 503
—— spinothalamicus 306
—— spinothalamicus anterior 329
—— spinothalamicus lateralis 30
—— supraopticohypophysialis 205
—— tectospinalis 195
—— tegmentalis centralis 395
—— thalamocorticales 210
—— tuberohypophysialis 549
—— vestibulo-spinalis 332
Tragus 206
Transdifferentatio 503
Translocatio 412
Triades 516
Trias 516
Trigonum caroticum 122
—— collaterale 351
—— femorale 361
—— fibrosum 317
—— habenulae 380
—— inguinale 352
—— lumbale 536
—— nervi hypoglossi 310
—— scalenovertebrale 218
—— sternocostale 105
—— submandibulare 43
—— vesicae 508
Triplomicrotubulus 194
Triradius 193
Trisomia 429
—— 13 222
—— 18 225
—— 21 446
Trochanter major 363
—— minor 253
—— tertius 357
Trochlea fibularis 480
—— humeri 262
—— muscularis 109
—— peronealis 480
—— tali 107
Trophoblastus 13, 429
Trunci intestinales 406
—— lumbales 538

—— plexus 271
Truncus arteriosus 427
—— celiacus 494
—— cerebri 458
—— costocervicalis 561
—— fasciculus atrioventricularis 509
—— inferior 58
—— jugularis 123
—— linguofacialis 311
—— lumbalis dexter et sinister 538
—— lumbosacralis 537
—— medius 394
—— pulmonalis 468
—— subclavius 190
—— superior 249
—— sympathicus 138
—— thyr[e]ocervicalis 144
Tuba auditiva 197, 265
—— auditiva Eustachii 20
—— uterina 543
Tuber arytenoideum 492
—— calcanei 240
—— cinereum 35
—— endocardiale 283
—— frontale 335
—— ischiadicum 190
—— maxillae 234
—— omentale 260
—— parietale 425
Tubercula auricularia 195
—— labioscrotalia 8
Tuberculum 249
—— adductorium 440
—— anterius 320
—— anterius thalami 210
—— articulare 78
—— auriculae Darwini 378
—— auriculare 195
—— caroticum 121
—— conoideum 19
—— corniculatum 234
—— [coronae] dentis 197
—— costae 562
—— cuneiforme 126
—— epiglotticum 151
—— genitale 297
—— Hensenii 507
—— impar 517
—— infraglenoidale 78
—— intercondylare laterale 29
—— intercondylare mediale 433
—— intervenosum (Loweri) 260
—— jugulare 119
—— laterale 29
—— linguale distale 30
—— majus 357
—— marginale 18
—— mediale 434
—— mentale 23
—— minus 238
—— musculi scaleni anterioris 324
—— obturatorium anterius 339
—— obturatorium posterius 156
—— ossis scaphoidei 223
—— ossis trapezii 373
—— pharyngeum 9
—— posterius 140

—— pubicum 387
—— sellae 2
—— sinuale 420
—— supraglenoidale 78
—— thyroideum inferius 47
—— thyroideum superius 238
Tuberositas deltoidea 192
—— glutea 412
—— iliaca 404
—— masseterica 139
—— musculi serrati anterioris 319
—— ossis cuboidei 548
—— ossis metatarsalis I 355
—— ossis metatarsalis V 357
—— ossis navicularis 223
—— phalangis distalis 514
—— pronatoria 34
—— pterygoidea 540
—— radii 422
—— sacralis 323
—— tibiae 118
—— ulnae 220
Tubuli renales contorti 105
—— renales recti 407
—— seminiferi 295
—— seminiferi contorti 105
—— seminiferi recti 406
Tubulus dentales 342
—— mesonephricus 394
—— pronephricus 329
—— renalis 450
—— renalis colligens 222
—— transversus 22
Tubus laryngotrachealis 151
—— neuralis 271
Tunica adventitia 38
—— albuginea 472
—— albuginea corporis spongiosi 453
—— albuginea corporum cavernosorum 7
—— dartos 446
—— fibrosa 317
—— fibrosa bulbi 71
—— interna bulbi 71
—— mucosa 456, 457
—— mucosa linguae 315
—— mucosa nasi 486
—— mucosa oris 139
—— muscularis 110
—— muscularis pharyngis 9
—— serosa 259
—— vaginalis testis 301
—— vasculosa bulbi 71
Tunicae funiculi spermatici et testis 300

U

Ulna 218
Umbilicus 177
Umbo membranae tympani 173
Umbra erythrocytica 124, 312
Unguis 410
Urachus 454
Urenteron 486
Ureter 450
Urethra 452
Uterus 198

—— bicornis 342
Utriculus 543
Uvea 501
Uvula 136
—— vesicae 509

V

Vacuola autophagica 196
—— heterophagica 379
Vagina 387
—— bulbi 71
—— bulbi (Tenon) 412
—— carotica 122
—— fibrosa tendinis 129, 317
—— fibrosae digitorum manus 317
—— musculi recti abdominis 498
—— processus styloidei 119
—— radicalis epithelialis 205
—— radicularis interna 431
—— synovialis communis musculorum flexorum 202
—— synovialis intertubercularis 127
—— synovialis musculi obliqui superioris 71
—— synovialis musculorum fibularium communis 480
—— synovialis musculorum peroneorum communis 480
—— synovialis tendinis 63, 129
—— synovialis tendinis musculi flexoris carpi radialis 423
—— synovialis tendinis musculi flexoris hallucis longi 406
—— synovialis tendinis musculi tibialis posterioris 140
—— tendinis 132
—— tendinis musculi extensoris carpi ulnaris 221
—— tendinis musculi extensoris digiti minimi 241
—— tendinis musculi extensoris hallucis longi 406
—— tendinis musculi extensoris pollicis longi 406
—— tendinis musculi fibularis longi 405
—— tendinis musculi flexoris pollicis longi 406
—— tendinis musculi tibialis anterioris 320
—— tendinis musculiperonei longi plantaris 405
—— tendinum musculi extensoris digitorum pedis longi 404
—— tendinum musculi flexoris digitorum pedis longi 404
—— tendinum musculonum extensorum carpi radialium 424
—— tendinum musculorum abductoris longi et extensoris brevis pollicis 406
—— tendinum musculorum extensoris digitorum et extensoris indicis 344
Vaginae fibrosae digitorum manus 231
—— fibrosae digitorum pedis 317
—— synoviales digitorum manus 63, 230
—— synoviales digitorum pedis 63
—— synoviales tendinum digitorum manus 230
—— tendinum digitorum pedis 348
Vallecula epiglottica 151
Valva aortae 364
—— atrioventricularis dextra 193, 516
—— atrioventricularis sinistra 486
—— ileocecalis 38
—— mitralis 345, 486
—— tricuspidalis 193, 516
—— trunci pulmonalis 468
Valvula foraminis ovalis 542
—— fossae navicularis 222
—— semilunaris 474
—— sinus coronarii (Thebesii) 76
—— venae cavae inferioris (Eustachii) 62
Valvulae anales 158
Vas afferens 535
—— capillare 523
—— efferens 535
—— sinusoideum 428, 558
Vasa auris interna 432
—— lymphatica profunda 287
—— lymphatica superficialia 340
—— portalia hypophysis 60
—— sanguinea hypophysis 59
—— sanguinea retinae 527
Velum medullare inferius 60
—— medullare superius 249
—— palatinum 136
Vena anastomotica inferior 67
—— anastomotica superior 258
—— angularis 69
—— appendicularis 396
—— auricularis posterior 143
—— axillaris 15
—— azygos 89
—— basalis 459
—— basalis communis 345
—— basalis inferior 66
—— basalis superior 256
—— basilica 221
—— brachiocephalica dextra 516
—— brachiocephalica sinistra 486
—— bulbi penis 453
—— bulbi vestibuli 331
—— canaliculi cochleae 42
—— canalis pterygoidei 539
—— cardinalis anterior 324
—— cardinalis communis 344
—— cardinalis posterior 144
—— cava inferior 61
—— cava superior 250
—— centralis retinae 527
—— cephalica 424
—— cephalica accessoria 498
—— cerebri anterior 330
—— cerebri magna 362
—— cerebri media profunda 282
—— cerebri media superficialis 330
—— cervicalis profunda 275
—— chor[i]oidea 516
—— circumflexa ilium profunda 282
—— circumflexa ilium superficialis

331
Vena colica dextra　515
── colica media　391
── colica sinistra　485
── comitans nervi hypoglossi　310
── cordis magna　359
── cordis media　395
── cordis parva　249
── cystica　385
── diploica frontalis　336
── diploica occipitalis　154
── diploica temporalis anterior　330
── diploica temporalis posterior　148
── dorsales clitoridis superficiales　317
── dorsales clitoridis profunda　267
── dorsalis penis profunda　267
── emissaria condylaris　66
── emissaria mastoidea　448
── emissaria occipitalis　153
── emissaria parietalis　425
── epigastrica inferior　67
── epigastrica superficialis　339
── facialis　85
── faciei profunda　268
── femoralis　361
── gastrica dextra　515
── gastrica sinistra　485
── gastroepiploica dextra　515
── gastroepiploica sinistra　485
── hemiazygos　474
── hemiazygos accessoria　498
── ileocolica　27
── iliaca communis　**345**
── iliaca externa　**32**
── iliaca interna　**436**
── iliolumbalis　406
── intercostalis superior dextra　515
── intercostalis superior sinistra　486
── intercostalis suprema　181
── intervertebralis　408
── jugularis anterior　320
── jugularis externa　**26**
── jugularis interna　**430**
── labialis superior　249
── lacrimalis　558
── laryngea inferior　47
── laryngea superior　239
── lienalis　484
── lingualis　315
── lumbalis ascendens　239
── mediana antebrachii　341
── mediana basilica　221
── mediana cephalica　424
── mediana cubiti　396
── mesenterica inferior　62
── mesenterica superior　252
── nasofrontalis　484
── obliqua atrii sinistri　191
── occipitalis　153
── ophthalmica inferior　41
── ophthalmica superior　**237**
── ovarica dextra　516
── ovarica sinistra　486
── palatina externa　28
── poplitea　215
── portae　**528**

── posterior ventriculi sinistri　191
── precardinalis　324
── prepylorica　535
── profunda femoris　361
── profunda linguae　315
── pudenda interna　430
── pulmonalis inferior dextra　515
── pulmonalis inferior sinistra　485
── pulmonalis superior dextra　515
── pulmonalis superior sinistra　485
── rectalis superior　253
── retromandibularis　39
── sacralis mediana　303
── saphena accessoria　500
── saphena magna　372
── saphena parva　258
── scapularis dorsalis　467
── septi pellucidi　428
── sternocleidomastoidea　99
── striata　325
── stylomastoidea　122
── subcardinalis　**227**
── subclavia　**189**
── subcostalis　561
── sublingualis　310
── submentalis　23
── supracardinalis　**231**
── supraorbitalis　69
── suprarenalis dextra　516
── suprarenalis sinistra　486
── suprascapularis　131
── temporalis media　397
── testicularis dextra　515
── testicularis sinistra　486
── thalamostriata　210
── thoracica lateralis　29
── thoracoacromialis　97
── thyr[e]oidea inferior　47
── thyr[e]oidea superior　238
── transversa faciei　85
── umbilicalis　**181**
── vertebralis　408
── vertebralis anterior　331
Venae arcuatae　94
── articulares temporomandibulares　44
── auriculares anteriores　324
── basivertebrales　409
── brachiales　**262**
── brachiocephalicae　565
── bronchiales　89
── cardinales　**231**
── cavernosae　38
── centrales　395
── cerebelli inferiores　57
── cerebelli superiores　243
── cerebri inferiores　62
── cerebri internae　436
── cerebri superiores　251
── chor[i]oideae oculi　71
── ciliares　528
── circumflexae femoris laterales　30
── circumflexae femoris mediales　435
── conjunctivales　129
── cordis　**279**
── cordis anteriores　329

── cordis minimae（Thebesii）　181
── digitales palmares　250
── digitales plantares　411
── diploicae　**474**
── dorsales linguae　315
── dorsales penis superficiales　317
── emissariae　**423**
── epigastricae superiores　258
── episclerales　104
── esophageae　264
── ethmoidales　204
── gastricae breves　381
── genus　217
── gleteae inferiores　65
── gluteae superiores　253
── hepaticae　76
── hepaticae dextrae　515
── hepaticae mediae　390
── hepaticae sinistrae　485
── intercapitales　393
── intercostales anteriores　341
── intercostales posteriores　561
── interlobares　536
── interlobulares　260
── jejunales et ilei　113
── labiales anteriores　317
── labiales inferiores　58
── labiales posteriores　134
── labyrinthi　521
── lumbales　536
── maxillares　45
── mediastinales　222
── meningeae　156
── meningeae mediae　391
── mesentericae　402
── metacarpeae dorsales　468
── metacarpeae palmares　250
── metatarseae dorsales pedis　468
── metatarseae plantares　412
── musculophrenicae　109
── nasales externae　37
── obturatoriae　506
── palpebrales　73
── palpebrales inferiores　41
── palpebrales superiores　237
── pancreaticae　290
── pancreaticoduodenales　288
── paraumbilicales　186
── parotideae　197
── pectorales　97
── perforantes　83
── pericardiacae　286
── pericardiacophrenicae　286
── pharyngeae　9
── phrenicae inferiores　39
── phrenicae superiores　233
── profundae clitoridis　7
── profundae penis　7
── pudendae externae　25
── pulmonales　465
── pulmonales sinistrae　486
── pulmonales dextrae　515
── radiales　421
── rectales inferiores　62
── rectales mediae　398
── renales　277
── sacrales laterales　30

—— scrotales anteriores 318
—— scrotales posteriores 134
—— sigmoideae 16
—— spinales 307
—— subcutaneae abdominis 498
—— supratrochleares 64
—— temporales profundae 282
—— temporales superficiales 330
—— thoracicae internae 430
—— thoracoepigastricae 103
—— thymicae 101
—— thyr[e]oideae mediae 391
—— tibiales anteriores 320
—— tibiales posteriores 140
—— tracheales 89
—— transversae colli 117
—— tympanicae 160
—— ulnares 219
—— uterinae 200
—— vesicales 509
—— vorticosae 57
Venter anterior 339
—— frontalis 335
—— inferior 66
—— musculi 111
—— occipitalis 152
—— posterior 156
—— superior 258
Ventriculus **3**
—— cordis 276

—— dexter 11
—— laryngis 153
—— lateralis **350**
—— quartus **372**
—— sinister 191
—— tertius **357**
Venulae rectae 406
—— stellatae 297
Vernix caseosa **357**
Vertebrae cervicales **120**
—— coccygeae 486
—— lumbales **537**
—— prominens 549
—— sacrales 331
—— thoracicae **102**
Vertex 424
Vesica fellea **384**
—— urinaria **508**
Vesicula lentis **290**
—— optica 84
—— otica 218
—— pinocytotica **8**
—— seminalis 303
Vesiculae coelomaticae procephalicae **423**
—— encephali 459
Vestibulum **331**
—— bursae omentalis 525
—— laryngis (Luschka) 153
—— nasi 484

—— oris 139
—— vaginae 387
Vestigium processus vaginalis 243
Villi **227**
—— intestinales 404
—— synoviales 65
Vincula tendinum **129**
Viscera **432**
Viscerocranium 86, **433**
Vomer **264**
Vortex **57**
—— cordis **267**
Vortices pilorum 523

Z

Zona incerta **493**
—— intermedia 391
—— orbicularis 551
—— pellucida 427
—— terminalis 223
Zonula adherens 315
—— ciliaris **528**
—— ciliaris (Zinn) **407**
—— occludens 506, 516
Zygion 386
Zygonema 313
Zygota **232**, 313

英 語 索 引

A

abberant ductule 520
abdomical ostium 543
abdominal aorta **497**
—— aortic plexus 498
—— part 494, 499
abducens nerve **34**
abducent 34
abduction 34
abductor digiti minimi 240
—— hallucis 510
—— pollicis brevis 385
—— pollicis longus 405
abnormalities of the genes **6**
absorption lacuna 277
acardius 517
accessorry thyroid 495
accessory breast 498
—— cartilage 499
—— cephalic vein 498
—— hemiazygos vein 498
—— meningeal branch 495
—— nerve nucleus 496
—— nerve (Willis) 496
—— nipples 381
—— nucleus of the oculomotor nerve 493
—— obturator artery 500
—— pancreas 497
—— pancreatic duct 497
—— phrenic nerves 493
—— placenta 498
—— process 498
—— pudendal artery 493
—— root canal 495
—— saphenous vein 500
—— sinuses 498
—— spleen 498
—— thymus 493
—— visual organs 493
acellular cementum 517
acetabular branch 75
—— fossa 75
—— lip 78
—— notch 75
acetabulum **75**
Achilles tendon **1**
achondroplasia **443**
acidophile cell 143
acidophilic erythroblasts 143
acoustic center 400
—— center of speech 400
acromial angle 133
—— branch 133
acromio clavicular ligament **132**
—— joint **131**

acromion 133
acrosome 330
—— reaction **330**
acustic radiation 405
Adams apple 155
adduction 440
adductor brevis 384
—— canal **440**
—— hallucis 510
—— longus 364, 405
—— minimus **253**
—— pollicis 510
—— tubercle 440
adipose cell 218
aditus to the mastoid antrum 448
adminiculum lineae albae 472
adrenal gland **495**
—— rest **500**
adrenogenital syndrome **496**
adventitia cell 38
aggregated lymphatic nodules 222
agranular endoplasmic reticulum **65**
ala 404
—— of the nose 491
—— of vomer 264
alar folds 539
—— ligaments 539
—— part 491
alimentary canal **233**
—— system **234**
alisphenoid **350**
allantoic artery 454
—— sac 453
allantois 453
alveolar arch 213
—— ducts 470
—— gland 509
—— pore 389
—— process 213
—— ridge 213
—— saccules 471
—— sacs 471
—— septum 342
alveus of hippocampus 36
amacrine cell 1, 517
amelia 517
ameloblast 16
amitose 517
Ammon's horn 2
amnion 538
amniotic cavity 538
—— fluid 536
amphiarthrosis 474
ampulla of deferent duct 295
—— of rectum 407
—— of the tube 543
ampullar crista 510
amygdala **507**

anal atresia **188**
—— canal **157**
—— columns 158
—— fascia 66
—— membrane **158**
—— sinuses 158
—— valves 158
anatomical neck 38
—— snuff-box **381**
—— termes **37**
anconeus 391
anencephaly **517**
aneuploid cell **5**
angle of mandible 39
—— of profile 330
—— of ramus of mandible **40**
—— of rib 562
angular artery 69
—— gyrus 43
—— notch 45
—— vein 69
ankle joint **107**
annular pancreas 76, **551**
—— placenta **551**
annulate lamellae **534**
annulus of Vieussens 190
anococcygeal ligament 158
—— nerves 158
anomalous venous drainage (connection) **259**
anophthalmia 517
anorectal line 407
ansa cervicalis 120
—— lenticularis **560**
—— peduncularis 92
ansae 564
antebrachial fascia **341**
anterior ampullar nerve 339
—— arch 319
—— atlantooccipital membrane 318
—— auricular branches 324
—— auricular vein 324
—— axillary fold 318
—— basal artery 338
—— basal segment 338
—— basal segmental bronchus 338
—— basal vein 338
—— belly 339
—— cardiac veins 329
—— cardinal vein 324
—— cecal branch 340
—— cerebral artery 330
—— cerebral vein 330
—— cervical muscles **320**
—— chamber 318, 339
—— choroidal artery 339
—— ciliary arteries 340
—— clinoid process 325

—— commissure **321**
—— commissure of the labia 317
—— communicating artery 321
—— cranial fossa 335
—— cruciate ligament 324
—— crural intermuscular septum 318
—— ethmoidal air cells 499
—— ethmoidal artery 324
—— ethmoidal foramen 324
—— ethmoidal nerve 324
—— ethmoidal sinus 499
—— fasciculus 329
—— fontanelle 359
—— gluteal line 333
—— humeral circumflex artery 325
—— hypothalamic commissure **181**
—— inferior cerebellar artery 318
—— inferior iliac spine 60
—— inferior segmental artery 60
—— intercondylar area 318
—— intercostal branch 340
—— interosseous nerve 329
—— interventricular groove 324
—— intraoccipital synchondrosis 321
—— jugular vein 320
—— labial branch 317
—— labial nerves 317
—— labial vein 317
—— lateral malleolar artery 318
—— layer of rectus sheath 340
—— leaflet 329
—— ligament of the tibiofibular joint 338
—— lingual glands 329
—— longitudinal ligament **324**
—— medial malleolar artery 337
—— mediastinal nodes 324
—— meningeal branch 321
—— meniscofemoral ligament 338
—— muscles of the abdomen **339**
—— naris **37**
—— nasal spine 338
—— obturator tubercle 339
—— palpebral edges 318
—— perforated substance 340
—— pituitary hormone-producing cells 59
—— ramus 324
—— recess of tympanic membrane 323
—— sacroiliac ligaments 329
—— scrotal branch 318
—— scrotal nerves 318
—— scrotal veins 318
—— segment 325
—— segmental artery 319
—— segmental bronchus 325
—— segmental vein 325
—— spinal artery 329
—— sternoclavicular ligament 319
—— superior alveolar branches 324
—— superior iliac spine 250
—— superior segmental artery 249
—— surface **339**
—— talofibular ligament 319
—— temporal diploic vein 330
—— tibial artery **320**
—— tibial node 320
—— tibial recurrent artery 320
—— tibial veins 320
—— tibiofibular ligament 320
—— tubercle **320**
—— tympanic artery 322
—— vaginal columns 329
—— ventral nucleus 210, 339
—— vertebral muscles **409**
—— vertebral vein 331
—— wall of tympanum 122
antero-posterior diameter 276
—— -posterior diameter of narrow pelvic plane 170
—— -posterior diameter of pelvic outlet 170
—— -posterior diameter of pelvic inlet 170
—— -posterior diameter of wide pelvic plane 170
anterolateral surface (ventrolateral) **318**
antihelix 373
antitragus 358
anular ligament 423, 551
—— part of the fibrous sheaths 551
anulospiral ending 542
anulus fibrosus 317
anus **157**
anvil 92
aorta **363**
aortic arch 364
—— body 364
—— hiatus 364
—— intercostal arteries 561
—— isthmus **364**
—— nodes 538
—— orifice 364
—— sac **364**
—— sinuses 364
—— valve 364
aorticopulmonary septum **364**
aorticorenal ganglion **364**
aperture of aqueduct of vestibule 332
apex 340, 466, 492
—— of head of fibula 480
—— of nose 484
—— of patella 214
—— of sacrum 323
—— of styloid process of fibula 480
—— of the bladder 509
apical bronchus 466
—— foramen 205
—— incisure **278**
—— ligament of the dense 213
—— nodes 233
—— posterior segment 466
—— posterior segmental bronchus 466
—— segment 466
—— segmental artery **466**
—— segmental vein 466
apicoposterior segment 466
—— segmental bronchus 466
—— vein 466
apocrine gland 1, 548
—— sweat gland 1
aponeurosis 133

apophysis **166**
appendicular artery 396
—— vein 396
appendix of the epididymis 301
—— of the laryngeal ventricle 153
—— of the testis 301
aqueduct of vestibule 332
aqueous humor **85**
—— vein 509
arachnoid **114**
arch 551
—— of the aorta 363
—— of the foot **348**
archenteron 133
archicerebellum 160
archicortex 132, **133**
arcuate artery **94**
—— eminence 94
—— fibers of cerebrum 366
—— line 94
—— nuclei **94**
—— nucleus 94
—— popliteal ligament 94
—— veins 94
area cribrosa 211
areola 450
areolar gland 450
armpit **14**
arrector pili muscle **548**
arteria caudae pancreatis 293
—— lumbalis ima 177
—— pancreatica magna 359
arterial circle of Willis **368**
—— duct **427**
—— grooves 427
—— ligament 427
—— network of heel **240**
—— network of knee **217**
arteriolae rectae 406
arteriovenous anastomosis **423**
arteriovenular anastomosis 182
artery of bulb of penis 453
—— of bulb of vestibule 387
—— of the pterygoid canal 539
—— of the round ligament 199
articular cartilage **78**
—— disc (disk) 78
—— facet for arytenoid cartilage **492**
—— facet (for the lamina of the cricoid) **79**
—— facet for the thyroid 144
—— (glenoidal) labrum 78
—— meniscus (crescent) 78
—— muscle 78
—— network of elbow 390
—— surface (facet) 79
—— tubercle 78
articularis cubiti **390**
—— genus 217
articulation **76**
—— of the thyroid with the cricoid 551
aryepiglottic fold 492
—— muscle 492
arytenoid cartilage **492**
—— glands 153
—— swelling **492**

ascending aorta 238
—— branch 238
—— branch of anterior segmental artery 238
—— branch of posterior segmental artery from interlobar trunk 238
—— cervical artery 238
—— colon 238
—— lumbar vein 239
—— mesocolon 238
—— palatine artery 238
—— part (fourth part) of duodenum 224
—— pharyngeal artery 238
asplenia 518
association pathways 559
aster 106, 304
astrocytes 297
astroglia 356
atlantooccipital joint 83
atlas 82
atresia recti 407
atria 285
atrial cardiac muscle cell (fiber) 285
—— septal defect 285
—— septum 285
atrioventricular bundle 484, 509
—— canal 509
—— fibrousrings 317
—— node 381, 509
—— orifice 509
—— septum 509
atrium 285
—— of middle meatus 399
auditory hair 406
—— ossicles 209
—— pathways 400
—— pit 195
—— placode 218
—— plate 218
—— radiation 405
—— teeth 404
—— tube 197, 265
—— vesicle 218
auricle 195, 276
auricular 195
—— branch 195
—— hillocks 195
—— lobule 212
—— surface 211
—— tubercle of Darwin 378
auricularis anterior 324
—— posterior 143
—— superior 240
auriculotemporal nerve 196
autonomic nerve ganglia 265
—— nervous system 265
—— plexuses 266
autophagic vacuole 196
autosomal chromosomal anomalies 249
—— dominant inheritance 249
—— recessive inheritance 250
autosome 249
axial filament 201
axilla 14
axillary arch 14
—— arch of the latissimus dorsi 156

—— arch of the pectoral muscles 96
—— artery 15
—— (circumflex humeral) nerve 15
—— fascia 15
—— fold 16
—— gland 15
—— nodes 16
—— vein 15
axis 201
—— cylinder process 201
axo-axonic synapse 201
—— -dendritic synapse 201
—— -somatic synapse 201
axon 201
—— collateral 201
—— hillock 89, 201
axoneme 201
azurophilic granules 1
azygos vein 89

B

backbone 307
ball-and-socket joint 93
bare area of the liver 517
basal body 91
—— corpuscle 91
—— ganglia 365
—— layer 91
—— nuclei of Meynert 511
—— segmental artery 468
base 340, 411
—— of cartilago arythenoidea 492
—— of mandible 40
—— of metatarsal bone 397
—— of patella 214
—— of sacrum 323
—— of skull 419
—— of the bladder 509
—— of the heart 282
—— of the pyramid 292
basement membrane 91
basilar artery 459
—— part 412
—— vein 459
—— venous plexus 459
basilic vein 221
basivertebral veins 409
basket cell 48
basophil erythroblasts 134
—— leucocytes 18, 134
bi-axial joint 446
biceps brachii 263
—— femoris 362
bicipital aponeurosis 263
bicipitoradial bursa 446
bicondylar joint 446
bicristal diameter 404
bifurcated ligament 446
bifurcation of the trachea 89
biiliac line 531
biischial diameter 191
bile duct 382
biliary duct 382
biliferous ductule 222
biological membrane 302
bipennate muscle 11

bipertite placenta 447
bipolar cell 342
birth defects 332
bispinal diameter 250, 331
bispinous diameter 190
bitrochanteric diameter 363
bituberal diameter 191
bivalent chromosomes 446
blastocyst 470
blastoderm 470
blastodisc 469
blastomere 64
blind foramen of tongue 315
blood 124
—— capillary 523
—— corpuscles 125
—— islands 128
—— plasma 126
—— platelets 127
—— serum 127
—— shadows (ghosts) 124, 312
—— vessels of hypophysis 59
—— vessels of the inner ear 432
body 355
—— of clitoris 7
—— of epididymis 301
—— of femur 361
—— of fibula 480
—— of humerus 262
—— of ilium 404
—— of ischium 191
—— of mandible 40
—— of maxilla 235
—— of metatarsal bone 397
—— of pubis 387
—— of radius 422
—— of sternum (or mesosternum) 98
—— of stomach 5
—— of talus 107
—— of the bladder 509
—— of the gall bladder 355
—— of the pancreas 291
—— of the tongue 315
—— of tibia 119
—— of vertebra 409
—— or schaft of ulna 220
bone 161
—— age 167
—— canaliculus 165
—— cavity 165
—— lacuna 165
—— lamella 166
—— marrow 165
—— marrow cell 166
—— matrix 165
—— tissue 166
bones of shoulder 241
—— of the free upper limb 223
—— of the lower limb 48, 222
—— of the upper limb 241
—— of viscerocranium 85
bony labyrinth 172
—— nasal septum 171
—— palate 165
—— septum 171
border layer of the stroma 142

Botallo's duct 510
bottom of internal auditory meatus 432
bowel 400
Bowman's capusule 510
──── membrane 510
brachial artery 262
──── fascia 261
──── plexus 564
──── veins 262
brachialis 261
brachiocephalic artery 565
──── veins 565
brachioradialis 564
brachium of the inferior colliculus 43
──── of the superior colliculus 237
brachycephalic 384
brachydactly 382
brain 458
──── sand 458
──── stem 458
──── vesicles 459
branch of the atrioventricular bundle 509
branchial apparatus 177
──── arches 178
──── arteries 180
──── branchlets 113
──── catilages 180
──── clefts 187
──── furrows 180
──── grooves 180
──── intestine 182
──── muscles 178
──── nerves 179
──── pouch 182
──── slits 187
──── (visceral) skeleton 179
branchiomerism 183
branchiomery 183
breast 448
broad ligament of the uterus 199
bronchial arteries 89
──── branch 89
──── veins 89
bronchioles 177
bronchoesophageal muscle 89
bronchopulmonary bud 89
──── nodes 89
──── segments 464
Bruch's (glassy) membrane 502
Brücke's muscle 502
brush border 191
buccal artery 103
──── cusp 101
──── glands 100
──── nerve 99
──── nodes 104
buccinator 96
bucconasal membrane 156
buccopharyngeal fascia 95
──── membrane 95
──── part 95
budding 232
bulb of penis 453
──── of the aorta 364
bulbar ridge 268
bulbospongiosus 93

bulbourethral gland 453
bulbus cordis 268
──── vestibuli 331
bulla of the ethmoid 205
bundle of His 484, 509
──── of Vicq d'Azyr 447
buphthalmos 93
bursa of latissimus dorsi 155
──── of olecranon 398
──── of teres major 355
──── of trapezius 345

C

caecal folds 524
calamus scriptorius 486
calcanean tuberosity 240
calcaneocuboid joint 261
──── ligament 261
calcaneofibular ligament 258
calcaneonavicular ligament 242
calcaneum 239
calcar avis 402
calcarine sulcus 402
calf bone 478
callosal body 459
canaliculus for chorda tympani 160
──── for tympanic nerve 160
canine 132
──── fossa 132
capacitation 93, 232
capitate bone 534
capitulum of humerus 262
capsula articularis cricothyroidea 551
capsular ligament 79
capsule of the cricoarytenoid joint 551
cardia 504
cardiac apex 278
──── ganglia 282
──── gland 504
──── impression 267
──── jelly 284
──── muscle 268
──── muscle cell (fiber) 269
──── muscle tissue 270
──── notch 278, 504
──── orifice 504
──── plexus 282
──── veins 279
cardinal veins 231
cardiogenic mesoderm 344
carina 89
──── urethralis vaginae 387
Carnegie's developmentalstage 66
caroticotympanic branches 122
──── canaliculi 117
──── nerves 117
carotid artery 121
──── body 122
──── canal 121
──── sheath 122
──── sinus 122
──── sulcus 122
──── triangle 122
──── tubercle 121
──── wall 122
carpal canal 229

──── groove 229
──── ligaments 230
carpometacarpal joint of the thumb 510
──── joints 230
carpus 229
cartilage 442
──── bone 386, 443
──── of acoustic meatus 28
──── of Santorini 236
──── of the nose 486
──── of Wrisberg 127
cartilagenous notch of acoustic meatus 28
cartilages of the larynx 153
cartilaginous joint 444
──── matrix 443
──── portion of external acoustic meatus 443
──── septum 444
──── tissue 444
carunculae hymenales 264
caryokinesis 532
cauda equina 473
caudate artery 484
──── lobe 484
──── nucleus 484
──── process 484
──── rami 484
cave of septum pellucidum 428
caveola 233
cavernae of corpus cavernosum 7
cavernous nerves of clitoris 6
──── nerves of the penis 7
──── plexus 478
──── sinus 38
──── vein 38
cavity of larynx 152
cecum 524
──── mobile 6
celiac artery 494
cell 183
──── cycle 185, 504
──── division 186
──── granule 185
──── junctions 184
──── membrane 186
──── process 184
cells of Boettcher 506
──── of Claudius 115
──── of Deiters 363
──── of Hensen 507
cement 315
cementocyte 315
cementum 315
center of Wernicke 69
central artery 395
──── artery of retina 527
──── bone 394
──── branch 395
──── canal 394
──── convolution 394
──── division 113
──── fovea 394
──── gray matter 394
──── gustatory pathway 515
──── gyrus 394
──── intermediale zone 390

central nervous system 396
—— nodes 394
—— nucleus of Perlia 506
—— retinal vein 527
—— tegmental fasciculus 395
—— tendon 133
—— tract of taste 515
—— veins of the liver 395
centriole 394
centromere 420
centrosome 395
cephalic vein 424
ceratopharyngeal part 356
cerebellar cortex 256
—— folia 255
—— nuclei 255
—— peduncles 255
cerebellopontine angle 255
cerebellorubral tract 255
cerebellothalamic tract 255
cerebellum 253
cerebral aqueduct 399
—— cortex 369
—— hemispheres 369
—— nuclei 365
—— peduncle 365
—— sulci 366
—— sulci and gyri 366
—— surface 370
cerebrospinal fluid 459
cerebrum 364
ceruminous glands 217
—— gllands 203
cervical cyst 122
—— fascia 117
—— fistula 123
—— flexure 122
—— gland 117
—— nerves 119
—— part 122
—— plexus 119
—— rib 124
—— sinus 121
—— vertebrae 120
cervicothoracic ganglion 117
chamber of eye 84
cheek 95
chest 95
—— wall 103
chiasma 141
—— tendinum 131
choanae 156
chondral ossification 443
chondrocyte 443
chondrogenesis 444
chondroglossus 235
chondropharyngeal part 234
Chopart's joint 264
chorda tympani nerve 160
chorioid skein 516
chorion 227
chorionic cavity 259
—— plate 227
choroid 516
—— fissure 84
—— vein 516
choroidal branches 157

—— melanocyte 516
chromaffin cells 115
chromatin 115, 326
—— fiber 326
—— granule 326
chromosomal aberration 328
—— fiber 328
chromosome 115, 326
chyle 448
chylomicrons 448
ciliary body 527
—— folds 528
—— ganglion 528
—— glands 260
—— margin 528
—— muscle 260, 528
—— processes 528
—— ring 528
—— veins 528
cilium 339
cingulum 214, 355, 358
circular articular facet 78
—— sulcus 551
circumduction 233
circumference of pelvis 170
circumvalate placenta 532
—— papillae 532
cisterna chyli 448
Clarke's column 100
claustrum 324
clavicle 188
clavicular branch 191
—— notch 191
clavipectoral fascia 190
cleavage 503, 543
cleft lip 287
—— or split hand (foot) 559
—— palate 137
clinical crown of the tooth 551
—— root of the tooth 551
clitoris 6
clivus 222
cloaca 345, 466
cloacal membrane 466
Cloguet's hyaloid canal 115
club foot 441, 564
—— hair 176
cluneal nerves 413
coarctation of aorta 364
coated vesicle 487
coccygeal body 480
—— ganglion 501
—— nerve 480
—— plexus 480
—— vertebrae 486
coccygeus 480
coccyx 479
cochlea 41
cochlear canaliculus 42
—— duct 41
—— joint 541
—— nerve 42
—— nuclei 43
—— root 42
—— window 43
cochleariform process 191
cochler artery 43

coeliac ganglion 493
—— plexus 494
coelomic glomerulus 356
colic impression 128
collagenous fiber 140
collateral branch 351
—— eminence 351
—— fissure 351
—— ligament 351
—— sulcus 351
—— trigone 351
collecting tubule 222
colliculus 237
colobama 127
coloboma iridis 142
colon 128
columnar cell layer 19
columns 294
comma field of Schultze 474
—— field (tract) of Schultze 176
—— tract of Schultze 474
commissure of fornix 458
commisural pathways 158
common atrioventricular orifice 509
—— basal vein 345
—— bile duct 345
—— cardinal vein 344
—— carotid artery 342
—— carotid plexus 342
—— hepatic artery 342
—— hepatic duct 342
—— iliac artery 345
—— iliac nodes 345
—— iliac veins 345
—— integument 36
—— interosseous artery 344
—— palmar digital arteries 344
—— palmar digital nerves 344
—— peroneal nerve 345
—— plantar digital arteries 345
—— plantar digital nerve 345
—— tendon sheath of the flexor digitorum 202
communicating branch 148
—— rami 148
compact bone 388
—— substance 388
competence 475
compound joint 493
compressor naris 23
conceptus 232
conchal crest 478
conduction system 202
condylar canal 41
—— fossa 39
—— joint 57
—— process 78
—— throsis 57
condyle of humerus 262
condyloid emissary vein 66
—— joint 57
cone cell 289
confluence of sinuses 260
congenital aganglionic megacolon 334
—— anomalies 332
—— anomalies of teeth 460
—— biliary atresia 334

―― cataract 334
―― deafness 335
―― dislocation of the hip 333
―― glaucoma 335
―― hydronephrosis 333
―― inguinal hernia 334
―― malformations 333
―― scoliosis 333
conical nodule 234
coniform papillae 19
conjoined double monster 446
―― twin monster 446
conjoint tendon 125
conjugate diameter 276
conjunctiva 128
conjunctival glands 129
―― sac 129
―― semilunar fold 129
connective tissue 125
―― tissue follicle 126
connector 172
conoid ligament 19
―― tubercle 19
conotruncal ridge 19, 268
constriction band syndrome 158
contact surface 315
continuous fiber 560
conus cordis 282
―― elasticus 383
convergence 223
convoluted seminiferous tubule 105
copula 172
coraco-acromial ligament 11
―― -clavicular ligament 11
coracobrachialis 11
―― bursa 11
coracohumeralligament 11
coracoid process 11
cord of Billroth 492
cored vesicles 533
cornea 46
corniculate cartilage 236
―― tubercle 234
cornification 43
cornu of coccyx 480
corona glandis 92
―― radiata 509
coronal pulp 197
―― suture 76
coronary artery 76
―― ligament of the liver 70
―― sinus 76
―― sulcus 76
coronoid fossa 155
―― process 111, 146
corotid body 122
corpus albicans 472
―― cavernosum 7
―― luteum 22
―― penis 8
―― spongiosum 453
corpuscle of Golgi-Mazzoni 94, 176
corrugator supercilii 294
cortical areas 482
―― association area 483
―― bone (substance) 480
―― branch 481

―― cords 481
―― extrapyramidal tract 481
―― granule 481, 490
―― sensory areas 481
corticobulbar tract 481
corticonuclear fibers 481
corticopontile tracts 481
corticospinal fibers 482
corticothalamic fascicle 481
costal arch 562
―― cartilage 561
―― groove 562
―― notches 562
―― part 563
―― pleura 562
―― process 563
―― surface 563
costocervical trunk 561
costochondral joint 563
costoclavicular ligament 561
costodiaphragmatic recess 562
costomediastinal recess 562
costotransverse foramen 561
―― joint 561
―― ligament 561
costovertebral joints 561
costoxiphoid ligament 561
cotyledon 227
Cowper's gland 39
cranial flexure 424
―― index 425
―― nerves 458
craniometry 415
craniopharyngeal canal 414
―― duct 414
cranioschisis 419
craniosynostosis 418
craniovertebral joints 418
cremaster 106, 300
cremasteric artery 106, 300
―― fascia 300
crest for spinator muscle 26
―― of greater tubercle 357
―― of lesser tubercle 238
―― of the cochlear window 43
―― of the head of rib 563
―― of the neck of rib 562
cribriform fascia 209
―― plate 218
crico-arytenoid ligament 158
cricoarytenoid joint 551
cricoesophageal tendon 551
cricoid cartilage 551
cricopharyngeal part 551
cricopharyngical ligament 550
cricothyroid branch 551
―― joint 551
―― ligament 551
―― muscle 551
cricotracheal ligament 551
crista 115, 441
―― arcuata 94
―― urethralis 453
critical period 550
crossed fastigio bulbar tract 146
―― fastigiovestibular bulbar tract 146

crossing over 141
―― -striated muscle 23
crown-heel length 423
―― of the teeth 197
―― -rump length 426
cruciate ligaments 217
cruciform ligament of the atlas 83
―― part of the fibrous sheaths 222
crus penis 7
cryptorchism 323
crystalline inclusion 127
crystalloid of Reinke 541
cubital joint 390
―― nodes 400
cuboid bone 548
cuneate fasciculus 127
―― nucleus 127
cuneiform bones 126
―― cartilage 127
―― tubercle 126
cuneonavicular joint 126
cuneus 128
cupula 511
―― of the pleura 104
cupular part 405
cusp of the crown 197
cusps 197
cutaneous muscle 476
cuticular border 257
cutis plates 486
cutting edge 310
Cuvierian duct 93
cyclopia 382
cystic artery 385
―― dust 385
―― vein 385
cytokinesis 185, 186
cytolysosome 196
cytoplasm 185
―― of nerve cells 274
cytoplasmic inclusions 185
―― membrane 185
―― organelles 186

D

dartos muscle 446
daughter cell 240
―― centriole 251
―― nucleus 234
―― -star 249
decidua 380
deciduous tooth 447
decussation of lemniscus 524
―― of the trochlear nerves 64
dedifferentiation 92
deep artery of the clitoris 7
―― artery of the penis 7
―― auricular artery 276
―― brachial artery 262
―― branch 276
―― cervical artery 275
―― cervical nodes 276
―― cervical vein 275
―― dorsal sacrococcygeal ligament 276
―― dorsal vein of the clitoris 267

deep dorsal vein of the penis 267
―― facial vein 268
―― fascia 267
―― fascia of the dorsum of the hand 232
―― fascia of the leg 60
―― fascia of the thigh 359
―― femoral vein 361
―― iliac circumflex artery 282
―― iliac circumflex vein 282
―― inguinal node 282
―― inguinal ring 282
―― lingual artery 315
―― lingual vein 315
―― lymphatic vessel 287
―― middle cerebral vein 282
―― muscles of the back 284
―― palmar arch 277
―― palmar branch 277
―― palmar venous arch 277
―― part 285
―― perineal space 267
―― plantar artery 282
―― portion 285
―― temporal arteries 282
―― temporal nerves 282
―― temporal vein 282
―― transverse metatarsal ligaments 267
―― vein of the clitoris 7
―― vein of the penis 7
deferent duct 295
deferential plexus 295
degeneration 355
deletion 126
deltoid branch 192
―― ligament 192
―― muscle 191
―― tuberosity 192
dendrite 231
dendritic cell 231
dens 217
dense connective tissue 516
―― irregular connective tissue 146
―― regular connective tissue 505
dental branches 205
―― cervix 202
―― cuticle 17, 210
―― lamina 214, 217, 218, 355
―― papilla 218
―― pulp 212
―― sac 210
dentate gyrus 206
―― nucleus 207
denticulate ligament 209
dentin 342
dentinal tubule 342
depressor anguli oris 138, 191
―― labii inferioris 57
―― septi 486
―― supercilii 488
dermal bone 478
―― papilla 285
dermatoglyphics 488
dermatomes 486
dermis 284
descending aorta 47

―― branch 47
―― branch of anterior segmental artery 47
―― branch of posterior segmental artery from anterior trunk 47
―― colon 47
―― genicular artery 47
―― mesocolon 47
―― part (second part) of duodenum 223
―― scapular artery 47
descent of the ovary 545
desent of testis 300
desmosome 315
determination 128
development of bony labyrinth 172
―― of brachiocephalic vein 565
―― of chorion 259
―― of diaphragm 21
―― of ductus venosus 259
―― of face 86
―― of hair 116
―― of inferior vena cava 62
―― of larynx 150
―― of liver and gall bladder 82
―― of mesentery 401
―― of mesogastrium 4
―― of nail 410
―― of nasal cavity 478
―― of palate 135
―― of portal vein 529
―― of pulmonary trunk 468
―― of serosa 259
―― of skull 416
―― of superior vena cava 251
―― of the anal canal 157
―― of the cerebellum 254
―― of the diencephalon 84
―― of the external genitalia 25
―― of the eye 519
―― of the medulla ablongata 18
―― of the membranous labyrinth 512
―― of the mesencephalon 398
―― of the metencephalon 155
―― of the middle ear 392
―― of the nephron 456
―― of the ovary 545
―― of the pancreas 291
―― of the parathyroid gland 258
―― of the renal tubule 450
―― of the rhombencephalon 549
―― of the spinal cord 305
―― of the telencephalon 224
―― of the testis 300
―― of the thymus gland 101
―― of tongue 213
―― of vertebral column 309
dextrocardia 11
diad 501
diagonal conjugate 356
―― gyrus 356
diakinesis 6, 504
diaphragm 20
diaphragma sellae 1
diaphragmatic hernia 21
―― pleura 20

―― surface 21
―― surface of the liver 21
diaphysis 164
diarthrosis 65
diaster 344
diencephalon 84
differentiation 502
digastric 45
―― fossa 446
―― muscle 446
―― triangle 43
digestive system 234
digital fossa 413
―― tendon sheath 230
―― tendon sheaths of the toes 348
dilatator naris 491
diploë 474
diploic canals 474
―― veins 474
diploid cell 446
diplosome 344
diplotene stage 344, 495
direct nuclear division 517
discoid placenta 475
dispersion 503
Disse's space 558
dissociation 504
distal attachment 411
―― end or head 414
―― interphalangeal joint 18
―― phalanx 514
―― proximal surface 18
―― radio-ulnar joint 65
―― tongue bud 30
divergence 45
diverticula of ampulla 510
dolichocephalic 405
dominant gene 533
dorsal anterior nucleus 210
―― aorta[e] 468
―― artery of the clitoris 7
―― branch 465
―― carpal branch 467
―― carpal network 467
―― carpometacarpal ligaments 467
―― cochlear nucleus 466
―― column 148, 306
―― column nuclei 142
―― cord 142
―― cuboidnavicular ligament 468
―― cuneocuboid ligament 467
―― cuneonavicular ligaments 467
―― descending scapular artery 467
―― digital arteries 467
―― digital branches 467
―― digital nerves 467
―― digital nerves of foot 350
―― digital venous network 232
―― horn 137
―― intercarpal ligaments 467
―― intercuneiform ligaments 467
―― intermetatarsal ligaments 468
―― interossei 467
―― lateral nucleus 464
―― lingual branch 315
―― lingual vein 315
―― longitudinal fasciculus (of

Schütz) **467**
—— medial cutaneous nerve 435
—— medial nucleus 210
—— mesentery 345
—— mesocardium **268**
—— metacarpal arteries 468
—— metacarpal ligaments 468
—— metacarpal veins 468
—— metatarsal veins of the foot 468
—— motor nucleus of the vagus nerve **521**
—— nasal artery 486
—— nerve of the clitoris 7
—— nerve of the penis 8
—— nucleus 466
—— nucleus of the glossopharyngeal nerve 310
—— nucleus of the trapezoid body 356
—— pancreatic artery 147
—— pancreatic bud 467
—— radiocarpal ligament 468
—— ramus 143
—— roots 141
—— sacral foramina 147
—— sacrococcygeal 147
—— scapular nerve (Bell) 131
—— spinocerebellar tract 147
—— supraoptic commissure 467
—— talonavicular ligament 107
—— tarsal ligaments **467**
—— tarsometatarsal ligament 468
—— tegmental decussation 468
—— thalamus **467**
—— venous arch of the foot 350
—— venous plexus of the foot 350
dorsalis pedis artery **350**
dorsolateral fasciculus of Lissauer **136**
dorsum of nose 486
—— of the tongue 315
—— penis 8
double aortic arch **226**
—— -edged eyelid 501
—— outlet right ventricleor origin of both great arteries from right ventricle **549**
Down syndrome **378**
duct bulbourethral gland 453
—— of Cuvier 93
—— of epididymis 301
ductus venosus **259**
duodenal branches 224
—— glands 224
—— impression 224
—— papilla 242, 358
duodenojejunal flexure 224
—— fold 224
duodenomesocolic fold 224
duodenum **223**
duplication of intestine **400**
dura mater **156**
dust cells 267, 471
Duverney's fissure 28
dwarf **172**
dyad 501

E

early development of the heart 279
earwax 203
eccrine gland 16
—— sweat gland 16
ecotoplasm 26
ectoderm 35
ectopia cordis **282**
Edinger-Westphali nucleus **16**
efferent ductules 302
—— fiber 18
ejaculatory duct 221
elastic cartilage **383**
—— cone 383
—— fiber 383
—— membrane 153
—— tissue 383
electric synapse 412
elementary particle 92
ellipsoid joint 379
ellipsoidal joint 379
emboliform nucleus 324
embryo 356, 465
embryoblast **465**
embryonic age **373**
—— membranes 358, **372**, 465, 471
—— schield 465
emissary veins 423
enamel **17**
—— cuticle 210
—— epithelium 17
—— lamella 17
—— organ 16
—— rod 17
—— tufts 17
enarthrosis 11
Enarthrosis sphaeroidea 11
endocardial cushion 283, **283**
—— cushion defect **283**
—— tube **283**
endocardium **283**
endochondral ossification 444
endocrine gland **441**
endoderm **440**
endolymph **442**
endolymphatic duct 442
endometrium **200**
endomysium 111
endoneurium 275
endoplasm 430
endoplasmic reticulum **258**
endoskeleton 431
endosteum **167**
endothelial cell **441**
endothelium **441**
—— of the anterior chamber **142**
endothoracic fascia **103**
enteric plexus **402**
eosinophil leucocytes **143**, 193
ependyma **233**
ependymal cells 233
—— layer **233**
epiboly **488**
epibranchial muscles 181
epicanthic fold 523

epicardium 267
epicranial aponeurosis 509
—— musculature 419
epidermis **490**
epigenesis 147
epigenital portion (mesonephros) **297**
epiglottic cartilage 151
—— tubercle (cushion) 151
epiglottis **151**
epimere 258
epimysium 110
epineurium 275
epiphyseal cartilage 166
—— line 166
epiphysial cartilage 166
—— line 166
epiphysis **166**
epiploic appendices 501
—— branches 372
—— foramen 525
episcleral space 104
epispadias **453**
epithalamus **209**
epithelial cells **257**
—— dental organ 258
—— remnant 257
—— rest 257
—— rest of Malassez **514**
—— tissue 258
epithelium **256**
—— of chorionic villi 227
epitympanic recess 160
epydidymis **301**
equatorial plate 309
erector spinae **309**
erythroblasts 304
erythrocytes **311**
erythropoiesis **312**
esophageal arteries 264
—— atresia **264**
—— branch 264
—— glands 264
—— hiatus 264
—— impression 264
—— veins 264
esophagus **263**
ethmoid bone **203**
ethmoidal bulla **205**
—— infundibulum 205
—— labyrinths 205
—— notch 204
—— process 205
—— sinus 204, 205
ethmomaxillary suture 204
euchromatin 278, 298
eukaryocyte 267
Eustachian tube 20
eversion 36
evocation **70**
evocator 70
excretory duct 419, 465
exocoelom **464**
exocoelomic membrane **468**
exocrine gland **37**
exomphalos **182**
exoskeleton 28
exstrophy of the bladder 508

exstrophy of the cloaca 466
extension 283
extensor carpi radialis brevis 384
—— carpi ulnaris 221
—— carpiradiales longus 405
—— digiti minimi 241
—— digitorum 211, 344
—— digitorum brevis 383
—— digitorum longus 404
—— hallucis brevis 385
—— hallucis longus 406
—— indicis 206
—— pollicis brevis 385
—— pollicis longus 406
—— retinaculum 270
external arcuate fibers 26
—— auditory meatus 28
—— auditory pore 28
—— capsule 27
—— carotid artery 26
—— carotid nerves 27
—— carotid plexus 27
—— conjugate 27
—— cuneate nucleus of Monakow 494
—— ear 28
—— genital organs of the female 25
—— genitalia 28
—— genu of the facial nerve 86
—— glomerulus 28
—— iliac artery 33
—— iliac nodes 33
—— iliac vein 32
—— intercostal 39
—— intercostal membrane 39
—— jugular vein 26
—— limitting membrane 26
—— mammary branch 31
—— naris 37
—— nose 37
—— oblique 37
—— oblique diameter 28
—— occipital crest 28
—— occipital protuberance 28
—— optic axis 26
—— palatine vein 28
—— pelvimetry 170
—— pudendal arteries 25
—— pudendal vein 25
—— spermatic fascia 28
—— surface of cranial base 34
—— urethral orifice 35
—— vertebral venous plexuses anterior 318
—— vertebral venous plexuses posterior 136
externalial perineal fascia 318
extra-articular ligament 79
—— fusal muscle fibre 288
extracapsular ligament 79
extraembryonic coelom 464
extralemniscal system 524
extreme capsule 177
[extrinsic] eye muscles 71
eye 519
eyeball 70
eyebrow 514

eyelashes 260
eyelids 72, 514

F

face breadth 98
facet for annular ligament 78
—— for anterior arch of atlas 318
—— for articulation with transverse process of vertebra 562
—— for articulation with vertebra 563
—— for clavicle 133
—— for dens 217
—— for tubercle of rib 23
facial artery 86
—— cleft 86
—— colliculus 86
—— muscles 85
—— nerve 85
—— nerve canal 86
—— vein 85
falciform ligament 69
—— margin 67
—— process 67
false pelvis 357
—— ribs 68
falx cerebelli 255
—— cerebri 365
—— inguinalis 352
fascia 111
—— clitoridis 7
—— on the dorsum of the foot 350
fascial coverings of the eye muscles 72
—— sheath of the eyeball 71
fasciculus of Meynert 511
—— retroflexus 474
fasciolar gyrus 250
fastigial nucleus 217
fat cell 218
—— -storing cell 558
fatal appendages 358
fauces 138
female pronucleus 212, 264
femoral artery 361
—— canal 359
—— nerve 361
—— plexus 362
—— ring 362
—— septum 363
—— triangle 361
—— vein 361
femoris inferior 362
femur 360
fenestrate placenta 534
fertilization 232
fertilized egg 133, 232
fetal adjuncts 358
—— age 359, 373
—— body weight 358
—— height 358
—— membranes 465, 358, 372
—— organs 465
—— period 358
fetomaternal barrier 371
fetus 357
fibroblast 317

fibrocartilage 317
fibrocartilaginous joint 125, 317
fibroelastic membtane 153
fibrous astrocytes 317
—— capsule (layer) 317
—— coat (tunic) of the eye 71
—— connective tissue 317
—— joint 317
—— pericardium 317
—— pulp 317
—— ring 317
—— sheath 317
—— sheaths of the flexor digital tendons 231
—— sheaths of the flexor tendons of the toes 317
—— tendon sheath 129
fibula 478
fibular circumflex artery 480
—— collaterial ligament 30
—— facet 480
—— notch 480
filament 180, 493
filiform papillae 210
fimbriae of uterine tube 543
fimbriated fold 181
finger bone 212
—— print 218
first branchial arch syndrome 355
fissure of the round ligament 68
flaccid part of the tympanic membrane 197
flagellum 507
flat bone 507
—— suture 406
flexion 113
flexor carpi radialis 423
—— carpi ulnaris 221
—— digiti minimi brevis 383
—— digitorum accessorius 349
—— digitorum brevis 383
—— digitorum longus 404
—— digitorum profundus 276
—— digitorum superficialis 324
—— hallucis brevis 385
—— hallucis longus 406
—— pollicis brevis 385
—— pollicis longus 406
—— retinaculum 113
—— retinaculum of the leg 114
floor of tympanum 119
flowersprang ending 509
fold of the chorda tympani 160
foliate papillae 536
follicular cell 563
Fontana's space 493
fontanelles 419
foot of hippocampus 35
foramen caecum 523
—— magnum 357
—— of Luschka 373
—— of Magendie 373
forceps major 356
—— minor 237
fore-gut 330
forebrain 337
Forel's field H 493

formation of the ventricular septum 276
fornix 8, 387, **458**
fossa for lacrimal gland 558
—— for lacrimal sac 558
—— vastibuli vaginae 387
fossula of oval window 332
—— of round window 43
fossulae tonsillares 507
fourth ventricle **372**
Frankfurt plane 502
frenulum 510
—— clitoridis 7
—— of ileocolic valve 38
—— of the labia minora 8
—— of the lower lip 58
frontal 335
—— angle 335
—— association area 337
—— belly 335
—— bone **335**
—— border 335
—— branch 336
—— crest 337
—— diploic vein 336
—— foramen 335
—— lobe **337**
—— nerve 336
—— notch 336
—— operculum 337
—— process 336
—— sinus 336
—— suture 337
—— tuber 335
frontnasal suture 336
frontoethmoidal suture 336
frontolacrimal suture 337
frontomaxillary suture 336
frontonasal process 336
—— proeminence **336**
frontoparietal operculum 336
frontozygomatic suture 335
fundiform ligament 8
fundus of stomach 5
—— of the bladder 509
—— of the gall bladder 411
fungiform papillae 243
fused kidney **535**
fusiform gyrus 29, 509
—— muscle 509
fusion **535**

G

gall bladder **384**
Galton's delta 68, **193**
gamete **297**, 465
ganglia plxuum autonomicorum **266**
ganglion **275**
Gantzer's muscle 84
gap junction 93, 180
Gartner's duct **68**
gastric areas 5
—— canel 5
—— foveolae 5
—— glands 173
—— impression 3
—— lympatic nodules 6

—— pits 5
—— plexus 5
—— plica 6
gastroduodenal artery 5
gastropancreatic fold 5
gastrophrenic ligament 3
gastroschisis **500**
gastrosplenic ligament 6
gelatinous pulp 158
gemellus inferior 60
—— superior 250
gene **5**
—— mutation **6**
genicular ganglion **217**
—— veins 217
geniculum of facial nerve canal 86
genioglossus 23
geniohyoid 23
genital ridge **298**
—— swelling 8, 298
—— tubercle 295, **297**
genitals 297
genitofemoral nerve 10
genotype **6**
Gerdy's line **195**
germ cell **297**
—— layer **471**
—— -layer theory **471**
germinal center 468
—— epithelium **297**, 464, **465**
gestrocnemius 487
gill pouch **182**
—— slits **187**
gingiva 218
girth of hip 170
glabella 516
glacile nucleus 472
gland 316
glands of bronchi 89
—— of the eustachian tube 197
glandular branch 324
—— epithelium **325**
—— plate 92, **338**
—— substance 324
glans clitoridis 7
—— penis 7
glenohumeral ligaments 78
glenoid lip 78
Glisson's capsule 124
—— sheath 87, 115
gll. vestibulares minores 250
globose nucleus 94
globular dentin 343
globus pallidus **384**
glomerular capsule 200
glomerulus 200
glomus 115, **199**
glossopharyngeal part 310
—— nerve **309**
glottis 304
gluteal artery 413
—— fascia 412
—— muscle 412
—— sulcus **412**
—— surface 412
—— tuberosity 412
gluteus maximus 363

—— medius 398
—— minimus 253
glycocalyx 414
glycogen granule **115**
gnanules of Pacchioni 472
goblet cell **188**
Golgi apparatus **173**
gomphosis 411
gonad 298
gonadal ridge **298**
gonocyte **297**
gracile fasciculus 472
gracilis 472
granular endoplasmic reticulum **354**
—— foveolae 114
—— layer 68
—— vesicles 68
granule cell layer 68
granulopoiesis **67**, 68
gray column 306
—— matter **306**
great auricular nerve 358
—— cardiac vein 359
—— cerebral vein 362
—— saphenous vein 372
greater alar cartilage 372
—— arterial circle of the iris 357
—— cornu 356
—— curvature of stomach 377
—— occipital nerve 357
—— omentum **372**
—— palatine artery 357
—— palatine canal 357
—— pelvis 357
—— petrosal nerve 359
—— sciatic foramen **357**
—— sciatic notch 357
—— splanchnic nerve 364
—— trochanter 363
—— tubercle 357
—— vestibular gland 359
—— wing **372**
grey matter **35**
groove for anterior ethmoidal nerve 204
—— for radial nerve 422
—— for transverse ligament of atlas 138
—— for ulnar nerve 220
—— for vertebral artery 409
—— of talus 107
growth 303
gubernaculum of testis **301**
gyri breves 424
gyrus longus 424
—— rectus 406

H

habenula 379
habenular commissure 380
—— nucleus **380**
—— trigone 380
habenulointerpeduncular tract **380**
hair **116**
—— bulb 523
—— cell **534**
—— cortex 525

hair cuticle 524
—— follicle **525**
—— follicle-associated sebaceous gland 524
—— medulla 524
—— papilla 524
—— root 523
—— shaft 523
hamate bone 532
hammer 410
hard palate 141
Hassall's body 473
Haversian canal 473
—— lamella 473
—— system 23
head breadth 423
—— length 423
—— of epididymis 301
—— of femur 361
—— of fibula 480
—— of humerus 262
—— of mandible 40
—— of metatarsal bone 397
—— of radius 422
—— of rib 562
—— of talus 107
—— of the pancreas 293
—— of ulna 220
—— process 305, **426**
heal bone **239**
heart **278**
—— tube 282, **283**
—— valve 282
—— ventricle 276
helicine artery 542
helicotrema 42
helix 267
hematopoiesis **343**
hemiazygos vein 474
hemidesmosome 475
hemopoiesis **343**
hemopoietic tissue **343**
hemorrhoidal plexus 407
Hensen's duct 125
—— knot (or node) 507
hepatic artery proper 173
—— diverticulum 68
—— duct **70**
—— lobule 76
—— node 87
—— parenchymal cells **75**
—— plexus 76
—— portal 87
—— veins 76
hepatocolic ligament 72
hepatocytes **75**
hepatoduodenal ligament 76
hepatogastric ligament 68
hepatorenal ligament 76
—— recess 76
hermaphroditism **473**
Hertwig's epithelial sheath 506
heterochromatin 5
heterophagic vacuole 379
Heuser's membrane 488, 508
hiatus for greater petrosal nerve 359
—— for lesser petrosal nerve 249

highest intercostal artery 181
—— nuchal line 181
—— thoracic artery 181
hilar gland 471
hilum of lung 471
—— of the dentate nucleus 207
hind-gut 148
hindbrain **155**
hinge joint 405
hip bone **74**
—— joint **158**
hippocampomamillar tract 36
hippocampus **35**
Hirschsprung disease **334**
histiocyte **353**
histogenesis of skeletal muscle **164**
holocrine gland 339, 510
holoprosencephaly 329, **383**
homologous chromosomes 345
hook bundle (Russel) 146
—— of hamate bone 532
horizontal cell 294
—— fissure 294
—— part 294
horny layer 45
horseshoe kidney 473
Hortega's cells 24
Howship's lacuna 471
humero-radial joint 564
humeroulnar joint 564
humerus **261**
Hunter's gubernaculum **475**
hyaline cartilage **241**
hyaloid canal **241**
—— fossa **241**
hyaloplasm **241**
hyaroid artery **241**
hydrocephaly **293**
hydrophthalmia 288
hymen 264
hyoepiglottic ligament **314**
hyoglossal muscle **314**
hyoid arch **313**
—— bone **313**
hypobranchial eminence **177**
—— muscles 177
hypogastric artery **437**
—— nerve **66**
hypoglossal canal 310
—— nerve **310**
—— trigone 310
hypomere 67
hypophyseal cartilage 59
—— portal system 60
—— pouch **59**
hypophysial fossa 58
hypospadias **453**
hypothalamic sulcus 208
hypothalamo-hypophyseal system 58
—— tracts **208**
hypothalamus **208**
hypothyroidism **146**

I

ileal branches 33
ileocecal fold 38

—— orifice (opening) 38
ileocolic artery 28
—— valve 38
—— vein 27
ileum **31**
iliac branch 404
—— crest 404
—— fascia **404**
—— fossa 404
—— plexus 404
—— tuberosity 404
iliacus 404
ilio-inguinal nerve 404
iliococcygeus 404
iliocostalis 406
—— cervicis 120
—— lumborum 537
—— thoracis 102
iliofemoral ligament 404
iliohypogastric nerve 404
iliolumbar artery 406
—— vein 406
iliopectineal bursa 405
—— eminence 405
—— fossa **405**
iliopsoas 406
iliopubic eminence 405
iliotibiol band **403**
ilium **403**
imperforate anus **188**
implantation **389**
impression for costoclavicular ligament 561
I.N.A **1**
inca bone **424**
incisal edge 310
incisive bone **314**
—— canal 314
—— foramina 314
—— fossa 314
—— papilla 315
incisor 314
incremental line of dentin 343
—— line of Ebner 18
—— line of enamel 17
incudal fossa 92
independent sebaceous gland 428
indirect division 78
induction **534**
inductor **534**
inferior alveolar artery 49
—— alveolar nerve 49
—— anastomotic vein 67
—— angle 39
—— articular facet 41
—— articular process 41
—— articular surface 41
—— basal vein 66
—— belly 66
—— bulb of the internal jugular vein 119
—— cerebellar peduncle 57
—— cerebellar veins 57
—— cerebral veins 62
—— cervical cardiac nerve 47
—— cervical ganglion **47**
—— cluneal nerves 65

—— colliculus **41**
—— cornu **39**
—— dental plexus **49**
—— duodenal fold **57**
—— duodenal recess **57**
—— epigastric artery **67**
—— epigastric vein **67**
—— extensor retinaculum of the leg **57**
—— facet for head of rib **68**
—— fascia of the pelvic diaphragm **48, 66**
—— flexure of duodenum **57**
—— ganglion **58**
—— gluteal artery **65**
—— gluteal line **65**
—— gluteal nerve **65**
—— gluteal veins **65**
—— hypogastric plexus **41**
—— ileocecal recess **39**
—— labial artery **58**
—— labial vein **58**
—— laryngeal artery **48**
—— laryngeal nerve **48**
—— laryngeal vein **47**
—— lingular artery **60**
—— lingular segmental bronchus **60**
—— lingular vein **60**
—— lobe **67**
—— longitudinal fosciculus **57**
—— longitudinal muscle **57**
—— meatus of nose **66**
—— medullary velum **60**
—— mesenteric artery **62**
—— mesenteric ganglion **62**
—— mesenteric nodes **62**
—— mesenteric plexus **62**
—— mesenteric vein **62**
—— nasal concha **66**
—— nuchal line **47**
—— oblique muscle **57**
—— olivary nucleus **24, 39**
—— opening of thorax **96**
—— ophthalmic vein **41**
—— orbital fissure **41**
—— palpebral artery **41**
—— palpebral vein **41**
—— pancreatic artery **60**
—— pancreaticoduodenal arteries **58**
—— parietal lobule **66**
—— pelvic aperture **170**
—— peroneal retinaculum **66**
—— pharyngeal constrictor **39**
—— phrenic artery **39**
—— phrenic veins **39**
—— ramus **386**
—— recess of the omental bursa **41**
—— rectal artery **62**
—— rectal nerves **62**
—— rectal plexus **62**
—— rectal vein **62**
—— rectus muscle **62**
—— root **48**
—— sagittal sinus **49**
—— segment **60**
—— segmental artery **45**
—— subpubic ligament **386**

—— suprarenal branches **67**
—— surface of the tongue **213**
—— tarsal plate **47**
—— temporal gyrus **60**
—— temporal line **60**
—— temporal sulcus **60**
—— thyroid artery **47**
—— thyroid notch **47**
—— thyroid vein **47**
—— tracheobronchial nodes **41**
—— transverse scapular ligament **47**
—— tubercle **47**
—— ulnar collateral artery **57**
—— vena cava **61**
—— vertebral notch **62**
—— vesical artery **67**
—— vocal cord **302**
infra-orbital border margin **69**
infracardiac bursa **267**
infraclavicular fossa **189**
infraglenoid tubercle **78**
infraglottic larynx **304**
infrahyoid branch **313**
—— muscles **313**
infraorbital artery **69**
—— canal **69**
—— foramen **69**
—— groove **69**
—— nerve **69**
infrapatellar pad **214**
infraspinatus **105**
—— bursa **108**
infraspinous fossa **105**
infrasternal angle **97**
infratemporal crest **349**
—— fossa **349**
infratrochlear nerve **64**
infundibular nucleus **561**
infundibulum **543, 561**
inguinal branch **352**
—— canal **352**
—— ligament **352**
inlet of thorax **96**
inner basic lamella **430**
—— cell mass **431**
—— circumferential lamella **430**
—— ear **431**
—— enamel epithelium **430**
—— hair cell **442**
—— lip **432**
—— root sheath **431**
—— surface **435**
—— table **441**
innominate bone **74**
—— nodes **324**
insemination **466**
insertion **411**
insular gyri **414**
insure of Schmidt-Lanterman **232, 289**
interalveolar septa **471**
interanular segment **158**
interarytenoid fold **492**
intercalated disk **28**
—— duct **28**
—— nucleus **28**
intercapitular veins **393**
intercarpal joint **229**

intercartilaginous part **443**
intercavernous sinus **38**
intercellular secretory canaliculus **185**
—— substance **185**
interchondral joint **442**
interclavicular ligament **190**
intercondylar eminence **41**
—— fossa **41**
—— line **41**
—— notch **41**
intercostal nodes **561**
intercostales externi **39**
—— interni **442**
—— intini innere **182**
intercostobrachial nerves **561**
intercristal diameter **404**
intercrural fiber **92**
interfoveolar ligament **41**
interganglionic branches **311**
interglobular space **93**
interlid epithelial fusion **74**
interlobar division **536**
—— surface **536**
—— vein **536**
interlobular arteries of the liver **260**
—— artery **260, 536**
—— bile duct **260**
—— veins **260**
—— veins of the liver **260**
intermaxillary suture **234**
—— segment **44**
intermediary nerve **390**
intermediate (accessory) ganglia **390**
—— crest **391**
—— cuneiform bone **389**
—— dorsal cutaneous nerve of foot **391**
—— junction **315**
—— line **390**
—— mosoderm or cell mass **391**
—— (-sized) filament **389**
—— supraclavicular nerves **389**
—— tendon **389**
—— zone **389, 391**
intermediolateral nucleus **389**
intermediomedial nucleus **391**
intermembranous part **511**
intermesenteric plexus **402**
intermetacarpal joints **393**
—— spaces **393**
intermetatarsal joints **396**
—— spaces **397**
intermuscular gluteal bursae **412**
—— septum **109**
—— septum of the arm **261**
internal auditory meatus **432**
—— auditory opening **432**
—— branchial fistula **434**
—— capsule **441**
—— carotid artery **431**
—— carotid nerve **431**
—— carotid plexus **431**
—— carotid venous plexus **121**
—— cerebral veins **436**
—— cervical fistula **434**
—— iliac nodes **440**
—— iliac vein **436**

internal ilica artery **437**
—— intercostal 442
—— intercostal membrane 442
—— jugular vein **430**
—— mammary artery 430
—— oblique 441
—— occipital crest 431
—— occipital protuberance 431
—— optic axis 430
—— pelvimetry 171
—— pudendal artery 430
—— pudic veins 430
—— spermatic fascia 432
—— stripe of Baillarger 440
—— surface of cranial cavity **440**
—— thoracic artery 430
—— thoracic vein 430
—— vertebral venous plexuses anterior 337
—— vertebral venous plexuses posterior 155
internasal suture 480
internodal segment 158
interosseous border 164
—— crest 164
—— cubital bursa 165
—— cuneocuboid ligament 164
—— cuneometatarsal ligaments 164
—— intercarpal ligaments 164
—— intercuneiform ligaments 164
—— intermetatarsal ligaments 165
—— membrane **60**
—— membrane of the forearm 341
—— metacarpal ligaments 165
—— nerve of leg 60
—— recurrent artery 474
—— sacroiliac ligaments 164
—— talocalcaneal ligament 164
—— tarsal ligaments **164**
interpalatine suture 302
interparietal bone **424**
—— sulcus 424
interpeduncular nucleus 92
interphalangeal joint 204
—— joints **212**
interphase cell **70**, 504
interpubic disk 386
intersegmental arteries 311
—— branch 113
—— tributary 113
intersex 76
intersigmoid recess 16
interspinales 105
interspinous diameter 250, 331
—— ligament **105**
interstitial cell **558**
—— lamella 28
interstitiospinal tract 75
interstitium 75
intertarsal joints **346**
intertendinous connexions 130
intertransversarii 23
—— anteriores cervicis 120
—— laterales lumborum 536
—— mediales lumborum 538
—— posteriores cervicis 117
intertransverse ligament **23**

intertrochanteric crest 413
—— diameter 363
—— line 413
intertubercular groove 127
—— synovial sheath 127
interureteric fold 450
intervaginal space **237**
interventricular foramen of Monro 215
intervertebral discs **408**
—— foramen 408
—— veins 408
intervillous space 227
interzonar spindle 396
intestinal atresia **405**
—— glands 405
—— portal **406**
—— trunk **406**
—— villi 404
intestine 400
intraarticular ligament 78, 79
intracapsular ligament 79
intracellular secretory canaliculus 186
intraembryonic coelom **468**
intrafusal (muscle) fiber 293
intrajugular process 119
intralaminar thalamic nuclei 293
intrasegmental branch 114
—— tributary 114
invagination 84, **183**
inversion 441
involuntary muscle 501
iridial folds 142
—— major ring 357
—— minor ring 238
—— posterior surface **157**
iridial stroma 142
iridocorneal angle **142**
iris 141
—— (and pupil) of the eye **115**
irregular bone 493
ischial bursa 363
—— spine 190
—— tuberosity 190
ischiocavernosus 189
ischiofemoral ligament 191
ischium 189
ishiorectal fossa 191
island of Reil 414
isthmus 340
—— of the tube 543
Ito's cell 6, **558**

J

Jacobson's organ 531
Jacoby's line **531**
jaw 1
jejunal and ileal vein 113
—— branches 113
jejunum 113
joint **76**
—— capsule 78
—— cavity 78
joints (articulations) **161**
—— of the head of the ribs 562
—— of the thorax 96
—— of the vertebral bodies 408

—— of the vertebral column **309**
—— of the vertebral column, thorax and cranium **309**
jugular arch 119
—— foramen 119
—— fossa 119
—— nerve 119
—— notch 119, 120
—— process 119
—— trunk 123
—— tubercle 119
—— wall 119
jugulo-digastric node 119
—— -omohyoid node 119
junction of vestibule and atrium 478
junctional complex 559
Jung's muscle 195
juxtaglomerular complex **200**

K

karyoplasm **45**
keratinization **43**
keratohyalin granule 129
kidney **146, 280**
kinocilibium **428**
Klinefelter syndrome **114**
knee-cap 214
—— joint 215
—— -pan 214
Krause's glands **115**
kyphosis 158

L

labial commissure 276
—— glands 147
—— part 285
labiogingival sulcus (or groove) **277**
labioscrotal swelling 8
labium majus pudendi 355
—— minus pudendi 233
labrocyte **353**
labyrinthic wall 521
labyrinthine artery 521
—— veins 521
lacerated foramen 473
lacrimal ampulla 558
—— artery 558
—— bone 557
—— canaliculus 558
—— caruncle 557
—— glands 558
—— groove 558
—— hamulus 557
—— nerve 558
—— part 558
—— process 557
—— sac 558
—— veins 558
lacrimoconchal suture 557
lacrimomaxillary suture 557
lacuna 453
lacunar ligament 559
lacus lacrimalis 557
lambdoid border 276, 542
—— suture 542

lamina 551
—— affixa 501
—— of septum pellucidum 428
—— of tragus 206
—— of vertebral arch 408
—— terminalis **225**
Langerhans' cell 543
Langer's cleavage line **543**
Langhans layer 543
larcrimal apparatus **557**
large intestine **363**
—— muscle of the helix 359
laryngeal aperture 152
—— glands 153
—— part 154
—— prominence 155
—— saccule 153
—— sinus 153
laryngic lympathic follicle 155
laryngotracheal groove **151**
—— tube **151**
larynx **148**
lateral ampullar nerve 31
—— angule 29
—— arcuate ligament 29
—— atlantoaxial joint **29**
—— basal artery 31
—— basal segment 31
—— basal segmental bronchus 31
—— bicipital groove 31
—— calcaneal branches 240
—— cartilage 31
—— cerebral fossa 365
—— cervical cyst 29
—— cervical fistula **29**
—— cervical muscles **29**
—— circumflex femoral veins 30
—— column 307, 348
—— condyle 29
—— conjugate 346
—— cord 30, **347**
—— costotransverse ligament 31
—— crest 30
—— cricoarytenoid muscle 31
—— crus 29
—— cuneate nucleus of Monakow 29
—— cuneiform bone 29
—— cutaneous branch 31
—— cutaneous nerve of the forearm 30
—— cutaneous nerve of the thigh 31
—— dorsal cutaneous nerve of foot 30
—— epicondyle 30
—— extremity 133
—— femoral circumflex artery 30
—— geniculate body 30
—— glossoepiglottic fold 30
—— horn **345**
—— hypothalamic field (area) **208**
—— inferior genicular artery 29
—— inguinal fossa 30
—— intercondylar tubercle 29
—— intermediate zone 390
—— intermuscular septum of the arm 30
—— intermuscular septum of the thigh

30
—— lacunae 31
—— lemniscus **31**
—— ligament 30
—— lingual swelling 30
—— lip 30
—— malleolar network 26
—— malleolus 25
—— mass 29
—— meniscus 31
—— muscles of the abdomen **351**
—— nasal fold **31**
—— nasal process 31
—— nodes 29
—— occipital gyrus 29
—— occipital sulcus 29
—— ocular angle 26, 521
—— olfactory striae 29
—— palatine process 136
—— palpebral arteries 29
—— palpebral ligament 29
—— parts 31
—— parts of sacrum 31
—— patellar retinaculum 30
—— pectoral nerve 29
—— plantar artery **30**
—— plantar nerve 30
—— plate **351**
—— posterior nucleus 209
—— [posterior] supraclavicular nerves 29
—— process of talus 107
—— pterygoid plate 539
—— pyramidal tract 292
—— rami 30
—— recess of the fourth ventricle 373
—— rectus muscle 31
—— reticular nucleus 31, **348**
—— rotation 29
—— sacral arteries 30
—— sacral veins 30
—— sacrococcygeal ligament 30
—— segment 31
—— segmental artery 29, 30
—— segmental bronchus 31
—— segmental vein 30
—— spinothalamic tract 30
—— superior genicular artery 30
—— talocalcaneal ligament 29
—— tarsal artery 30
—— thoracic artery 29
—— thoracic vein 29
—— thyrohyoid ligament 145
—— tubercle 29
—— umbilical fold 29
—— ventral nucleus 31
—— ventricle **350**
—— vertebral muscles **409**
—— vesico-umbilical ligament 182
—— wall of tympanum 173
latissimus dorsi 155
layer of Henle 507
—— of Huxley 472
left atrioventricular orifice 486
—— atrioventricular valve 486
—— atrium 191

—— brachiocephalic vein **486**
—— coli flexure 485
—— colic artery 485
—— colic vein 485
—— coronary artery 485
—— crus 188
—— gastric artery 485
—— gastric nodes **485**
—— gastric vein 485
—— gastroepiploic artery 485
—— gastroepiploic nodes 485
—— gastroepiploic vein 485
—— hepatic vein 485
—— hepatic duct 485
—— inferior lobe bronchus 485
—— inferior pulmonary vein 485
—— lobe 191
—— lobe of the liver 191
—— mitral valve 486
—— ovarian vein 486
—— pulmonary artery 486
—— pulmonary veins 486
—— ramus 191
—— superior intercostal vein 486
—— superior lobe 260
—— superior lobe bronchus 486
—— superior pulmonary vein 485
—— suprarenal vein 486
—— testicular vein 486
—— triangular ligament of the liver 485
—— ventricle 191
lens **289**, 560
—— pit 289
—— placode 290, 560
—— plate **289**
—— vesicle **290**
lenticular fasciculus 560
—— nucleus **560**
leptomeninges **226**
leptotene stage 181
lesser alar cartilage 258
—— arterial circle of the iris 238
—— cornu 234
—— curvature of stomach 261
—— occipital nerve 239
—— omentum **260**
—— palatine artery 238
—— palatine foramina 238
—— pelvis 240
—— petrosal nerve 249
—— sac **524**
—— sciatic foramen **240**
—— sciatic notch 240
—— splanchnic nerve 253
—— trochanter 253
—— tubercle 238
—— wing **260**
leucocytes **472**
levator angulioris 132, 138
—— ani 158
—— labii superioris 69, 248
—— labii superioris alaeque nasi 69, 249
—— muscle of the palpebra 237
—— of the thyroid gland 146
—— prostatae 340

levator scapulae muscle 130
—— veli palatini muscle 136
levatores costarum 562
—— costarum breves 385
—— costarum longi 406
Leydig's cell 541
lienal vein 484
lienorenal ligament 484
ligament 282
—— of the head of the femur 361
—— of the left vena cava 486
—— of Treitz 224
ligamenta flava 22
ligamentum nuchae 147
limb deficiencies 205
—— reduction deformities 205
limbic system 370
limen insulae 420
limiting sulcus 95
linea alba 472
lingual apex 315
—— aponeurosis 313
—— artery 315
—— edge 310
—— follicles 315
—— frenulum 315
—— glands 315
—— gyrus 315
—— nerve 315
—— nodes 315
—— papillae 315
—— root 314
—— septum 315
—— surface 315
—— tonsils 315
—— vein 315
—— vertical muscle 292
lingula 249
—— of mandible 40
—— of sphenoid bone 402
lingular artery 466
—— division vein 466
linguogingival groove 315
—— sulcus 315
lip 146
—— sulcus 277
lipid droplet 206
lipocyte 558
Lisfranc's joint 548
Lissauer's tract 223
little fossa of the cochlear window 43
—— fossa of the vestibular window 332
liver 80
lobar bronchus 536
lobe 340
—— bronchus 536
lobed placenta 504
lobster claw 17
lobule 325
—— of epididymis 301
locus ceruleus 303
long bone 76, 403
—— ciliary nerves 406
—— plantar ligament 405
—— posterior ciliary arteries 403
—— thoracic nerve 402

longissimus 182
—— capitis 423
—— cervicis 119
—— thoracis 98
longitudinal band of cruciform ligament 223
—— fissure 367
—— fold of the duodenum 224
longus capitis 424
—— colli 120
loop 411, 564
—— of Henle 507
loose connective tissue 352
lordosis 341
lower articular surface 229
—— canie 39
—— central incisor 40
—— dental arch 57
—— end of sacrum 323
—— horn 39
—— jaw 39
—— lateral cutaneous nerve of the arm 39
—— lip 57
—— milk canie 40
—— milk incison 40
—— milk molar 40
—— respiratory tract 41
—— trunk 58
lowest splanchnic nerve 177
lucid layer 385
lumbar aponeurosis 536
—— arteries 538
—— branch 536
—— ganglia 536
—— nerves 536
—— nodes 538
—— part 538
—— plexus 536
—— splanchnic nerves 538
—— triangle 536
—— trunks 538
—— veins 536
—— vertebrae 537
lumbarization 538
lumbocostal ligament 538
lumbosacral plexus 537
—— trunk 537
lumbricals 400
lunate bone 127
—— sulcus 126
—— surface 127
lung 462
—— base 468
—— bud 464
lutein cell 22
Luys' body 558
lymph 551
—— nodes 553
—— nodules 553
lymphatic sinus 556
—— system 553
lymphoblasts 552
lymphocytes 552
lymphopoiesis 552
lysosome 288, 541

M

macrocytes 359
macrophage 358
macula 505
—— densa 388
—— occludens 506, 516
main bronchus 89
—— pulmonary artery 232
major renal calices 359
male pronucleus 383, 534
malformations of the auricle 195
—— of uterus and vagina 199
—— of vagina 387
mallear prominence 410
—— stripe 410
malleolar fossa 26
—— sulcus 430
malrotation of intestine 400
mamillary process 448
mamillothalamic fasciculus 447
mammary branch 447
—— gland 447
—— ridge 447
mammillary body 447
—— nuclei 448
—— peduncle 448
mammilloinfundibular nucleus 448
mammillotegmental fasciculus 448
mandible 39
mandibular arch 39, 45
—— canal 39
—— cartilage 40
—— foramen 39
—— fossa 39
—— joint 44
—— nerve 40
—— notch 40
—— process 40
—— swelling 41
mantle layer 34
manubriosternal joint 98
manubrium 98
marginal layer 506
—— part 19
—— ridge 506
—— tubercle 18
masculus uvulae 136
masseter 139
masseteric artery 139
—— fascia 139
—— nerve 139
mast cell 353, 488, 513
masticatory muscles 353
—— surface 141
mastoid angle 448
—— antrum 448
—— border 448
—— branch 448
—— canaliculus 448
—— cells 448
—— emissary vein 448
—— fontanelle 148
—— foramen 448
—— notch 448
—— process 450

―― wall 448
matrix layer 464
maxilla **234**
maxillary artery 45
　―― nerve **235**
　―― process 235
　―― sinus 235
　―― surface 236
　―― swelling **236**
　―― tooth 235
　―― tuberosity 234
　―― vein 45
measurement of fetus **358**
meatal cartilage 28
Meckel's cartilage **521**
　―― diverticulum **521**
　―― space **193**
media surface 435
medial anterior nucleus 210
　―― [anterior] supraclavicular nerves 434
　―― arcuate ligament 433
　―― atlantoaxial joint **302**
　―― basal artery 435
　―― basal segment 435
　―― basal segmental bronchus 435
　―― bicipital groove 435
　―― central nucleus 435
　―― circumflex femoral veins 435
　―― condyle 433
　―― cord 434
　―― crus 433
　―― cuneiform bone 434
　―― cutaneous branch 435
　―― cutaneous nerve of calf 435
　―― cutaneous nerve of the arm 434
　―― eminence 436
　―― epicondyle 434
　―― femoral circumflex artery 435
　―― forebrain bundle 434
　―― frontal gyrus 434
　―― hypothalamic field (area) **208**
　―― inferior genicular artery 433
　―― inguinal fossa 435
　―― intercondylar tubercle 433
　―― intermuscular septum of the arm 434
　―― intermuscular septum of the thigh **435**
　―― lemniscal system **435**
　―― lemniscus 435
　―― ligament 434
　―― lip 434
　―― lobe 399
　―― longitudinal fasciculus (MLF) 434
　―― malleolar network 430
　―― malleolus 430
　―― meniscus 435
　―― nasal fold **435**
　―― nasal process 435
　―― occipitotemporal gyrus 434
　―― ocular angle 430, 521
　―― olfactory striae 433
　―― palpebral arteries 433
　―― palpebral ligament 433
　―― patellar retinaculum 434

―― pectoral nerve 433
―― pharyngeal constrictor 389
―― plantar artery **434**
―― plantar nerve 434
―― pterygoid plate 539
―― rami 434
―― rectus muscle 435
―― rotation 432
―― segment 435
―― segmental artery 434
―― segmental bronchus 435
―― segmental vein 434
―― superior genicular artery 434
―― surface 435
―― talocalcaneal ligament 434
―― tarsal arteries 434
―― tubercle 434
―― umbilical fold 434
―― umbilical ligament 182
―― wall 486
―― wall of tympanum 521
median antebrachial vein 341
―― arcuate ligament 302
―― artery 303
―― basilic vein 221
―― cephalic vein 424
―― cervical cyst 302
―― cervical fistula 302
―― crest 303
―― cubital vein 396
―― glossoepiglottic fold 303
―― lingual bud 517
―― lingual sulcus 315
―― nerve 303
―― umbilical fold 303
―― umbilical ligament 303
mediastinal branches 222
―― part 222
―― pleura 222
―― portion 222
―― veins 222
mediastinum **222**
―― testis 300
medulla oblongata **18**
medullary cavity 288
―― cords 288
―― radiation 294
―― substance (cerebrum) **367**
megakaryoblasts 105
megakaryocytopoiesis **105**
megalocytes 359
Meibomian glands 511
meiotic division **73**, 133
Meissner's corpuscle 511
―― tactile corpuscle 263, 511
melanin granule **521**
membrana tectoria 38
membranaceous ampulla **511**
membrane bone 126, 493, 511
―― limitans gliae superficialis 273
membranous cranium **511**
―― labyrinth 512
―― ossification **511**
―― part 47, 511
―― placenta **511**
―― portion 511
―― wall 173

menigocele 294
meningeal branch 156
―― veins 156
meninges **294**
mental branch 23
―― foramen 23
―― nerve 23
―― protuberance 23
―― spine 23
―― tubercle 23
mentalis 23
mentolabial sulcus 23
mercorine gland 501
Merkel's cell 521
―― corpuscle 522
―― end plate 521
―― tactile cells 263
―― tactile corpuscle 263
merocrine gland **522**
mesangium 124, 276
mesaxon 201
mesectoderm **35**
mesencephalic nucleus of the trigeminal nerve 193
mesenchymal cell 87
mesenchyme **87**
mesenteric arteries 402
―― lymph node 402
―― veins 402
―― vessels **402**
mesentery **400**
mesial proximal surface 110
mesoappendix 396
mesocephalic 398
mesocolon 128
mesocortex 391
mesoderm **399**
mesogastrium **3**
mesomere 399
mesonephric corpuscle **395**
―― duct **394**
―― tubule **394**
mesonephros 133, **393**
mesorchium **300**
mesosalpinx 543
mesotendineum 130
mesotendon 130
mesothelium **399**
mesovarium **546**
metacarpal bones **393**
metacarpo-phalangeal joints **393**
metacarpus **392**
metamerism 359, **503**
metamyelocytes 141
metanephric blastema **343**
―― diverticulum 147
metanephrogenic tissue **343**
metaphysis 164
metatarsal bones **396**
metatarsophalangeal joints 397
metatarsus **396**
metathalamus **209**
microcephaly 253
microcytes 249
microglia 237, 238
microphthalmia **236**
microtubule 480

microvillus **484**
mid-body 391
—— -gut **397**
—— -gut loop 397
midbrain **398**
midcarpal joint **230**
middle cardiac vein 395
—— cerebellar peduncle 393
—— cerebral artery 397
—— cervical cardiac nerve 391
—— cervical ganglion **391**
—— clinoid process 393
—— cluneal nerves 398
—— colic artery 391
—— colic vein 391
—— collateral artery 397
—— cranial fossa 398
—— ear 391
—— genicular artery 392
—— hepatic vein 390
—— lobe 400
—— lobe artery 400
—— lobe vein 400
—— meatus of nose 399
—— meningeal artery 391
—— meningeal vein 391
—— nasal concha 399
—— phalanx 396
—— rectal artery 398
—— rectal plexus 398
—— rectal vein 398
—— sacral artery 303
—— sacral vein 303
—— suprarenal artery 399
—— temporal artery 397
—— temporal gyrus 397
—— temporal vein 397
—— thyrohyoid ligament 302
—— thyroid vein 391
—— trunk 394
midline nuclei 210
midtarsal joint **22**
milk line **447**
—— tooth **447**
minor renal calices 249
mitochondria **266**, 516
mitochondrial crista 267
—— membrane 267
mitochondrion **266**, 516
mitosis **532**
mitotic apparatus 186, 504, **533**
mitral valve 345
molar 356
—— glands 94
molecular layer 503
Moll's glands 528
mongolian fold 523
—— spot **523**
monocytes **382**
mononuclear phagocyte system 263
monopoiesis **382**
monosomy **528**
mons pubis 386
Montgomery's gland 528
morphogenetic movement **120**
morula **344**
motor area 12

—— centers **481**
—— endplate 11
—— nucleus of the trigeminal nerve 192
—— speach area of Broca 11
movable part of the septum 389
mucigen granule 456
mucous gland 456
—— membrane **456, 457**
—— membrane of oral cavity **139**
—— membrane of the larynx 457
—— membrane of the tongue 315
—— neck cell 495
Müllerian duct **395**, 516
—— groove 395
—— tubercle **420**, 516
Müller's fiber **516**
—— muscle 516
multi-axial joint 379
multifactorial inheritance **377**
multifidus 381
multiplar nerve cell 379
multivesicular body **381**
muscle 108
—— belly 111
—— head 111
—— of antitragus 358
—— of the tragus 206
—— pulley 109
—— spindle **111**
—— tail 111
—— tissue **110**
muscles of auditory ossicles **209**
—— of expression **490**
—— of the abdomen **500**
—— of the back **464, 470**
—— of the head **426**
—— of the larynx **151**
—— of the lower limb 49
—— of the neck **122**
—— of the upper limb **242**
muscular arch of the axilla 110
—— branches 110
—— process 111
—— substance 110
—— system **109**
musculocutaneous nerve 111
musculophrenic artery 109
—— vein 109
—— -tubal canal 110
musculus ceratocricoideus 41
—— helicis minor 243
—— heliois major 359
—— incisurae helicis (Santorini) **267**
mutagen **428**
mutation **428**
myelencephalon 293
myelin sheath **288**, 515
myelinated nerve fibers **533**
myeloblasts 166
myelocytes 166
myeloid tissue **165**
myenteric plexus 110
mylohyoid 45
—— artery 45
—— groove 45
—— line 45

—— nerve 45
mylopharyngeal part 43
myoblast 109
myoepicardial mantle **268**
myoepithelial cell 297
myoepithelium **110**
myofibril 109, 110
myofilament 110
myomere **110**
myotendinal junction **109**
myotomes 110, **111**
myotube 76, 109

N

nail **410**
nasal bank 486
—— bone **479**
—— border 480
—— capsule **476**
—— cavity 171, **477**
—— crest 492
—— glands 484
—— mucous membrane 486
—— part 487
—— pit **476**
—— placode 488
—— plate **487**
—— plug 484
—— sac 486, 488
—— septum 486
—— spine 476
—— surface 478
nasalis 477
Nasmyth's membrane 442
nasociliary nerve **488**
nasofrontal vein 484
nasolabial sulcus 484
nasolacrimal canal **492**
—— duct 492
—— groove 492
nasomaxillary suture 480
nasopharyngeal meatus 476
navel of tympanic membrane 173
navicular bone **222**
—— fossa 453
N.E. 17
neck flexure **122**
—— of femur 361
—— of glans penis 92
—— of mandible 39
—— of radius 421
—— of rib 562
—— of scapula 131
—— of talus 107
—— of the bladder 508
—— of the gall bladder 117
neocortex 284
nephrogenic vesicle 147
nephron 456
nephrostome **276**
nephrotomes **278**
nerve **270**
—— cell **273**
—— fiber **275**
—— of tensor tympani **173**
—— of tensor veli palatini 137

—— root 273
—— rootlets 176
—— terminal 274
—— to the external acoustic meatus 28
—— to the lateral pterygoid 31
—— to the medial pterygoid 436
—— to the stapedius 1
nervi erigenters 510
nervous system 272
—— tissue 275
neural coat (tunic) of the eye 71
—— crest 271, 275
—— fold 275
—— groove 272
—— plate 275
—— tube 271
—— tube defects 271
neurenteric canal 275
neurocranium 418
neurofilaments 273
neuroglia 272
neuromuscular junction 271
neuron 273
neuropil 274, 450
neuropore 272
neurosecretory cells 276
neurotubles 273
neutrophil leucocytes 148, 396
nexus 456
N.H. 17
nictate membrane 233
nipple 447
Nissl bodies 446
nodal cell (fiber) 127
node of Keith-Flack 91, 427
—— of Tawara 381, 509
nodule 474
non-vesicular synapse 517
nondisjunction 501
normoblasts 298
normocytes 298
notochord 304
notochordal plate 305
—— process 305
nuclear bag 45
—— chain 45
—— division 46
—— envelop 46
—— membrane 46
—— pores 47
nuclei of the trapezoid body 356
nucleolonema 45
nucleolus 45
nucleus 43, 271
—— ambiguus 88
—— of the abducent (abducens) nerve 34
—— of the facial nerve 85
—— of the glossopharyngeal nerve 310
—— of the hypoglossal nerve 310
—— of the inferior colliculus 41
—— of the lateral lemniscus 31
—— of the medial geniculate body 434
—— of the oculomotor nerve 420

—— of the solitary tract 160
—— of the spinal tract of the trigeminal nerve 193
—— of the trochlear nerve 64
—— of the vagus nerve 520
—— pulposus 288
numerical chromosomal aberrations 327
nutrient artery of the humerus 262
—— canal 13
—— foramen 13

O

obex 84
oblique arytenoid muscle 222
—— cord 221
—— diameter 221
—— diameter of pelvic inlet 170
—— fibers 222
—— fissue 222
—— line 222
—— muscle of auricle 195
—— pericardial sinus 286
—— popliteal ligament 221
—— vein of the left atrium 191
obliquus capitis inferior 65
—— capitis superior 253
obliterated part of the processus vaginalis 243
oblong fovea 379
obturator artery 506
—— canal 506
—— crest 506
—— externus 37
—— fascia 506
—— foramen 506
—— groove 506
—— internus 441
—— membrane 506
—— nerve 506
—— veins 506
occasional thyroid foramen 144
occipital 148
—— angle 151
—— artery 153
—— association area 155
—— belly 152
—— bone 152
—— border 151
—— branch 153
—— condyle 151
—— diploic vein 154
—— emissary vein 153
—— groove 153
—— lobe 155
—— myotomes 152
—— nodes 155
—— sinus 153
—— vein 153
occipitofrontalis 153
occipitomastoid suture 154
occlusal surface 141
oculomotor nerve 419
odontoblastic process 342
odontoblasts 342
olecranon 398
—— fossa 398

olfactory brain 94
—— bulb 93
—— bundle 94
—— cell 94
—— glands 94
—— lobe 95
—— nerves 94
—— pathway 93
—— pit 93
—— placode 95
—— plate 94
—— portion 95
—— region 95
—— sulcus 94
oligodactyly 126
oligodendrocytes 92
olivocerebellar tract 24
omental bursa 524
—— tuber of liver 260
—— tuber of pancreas 260
omoclavicular triangle 357
omohyoid 131
omphalocele 182
omphalomesentric duct 182
oocyte maturation 544
opening of frontal sinus 336
—— of sphenoidal sinus 402
—— of vermiformis 396
openings of the pulmonary veins 465
opercular fold 177, 506, 507
operculum 177
ophthalmic artery 84
—— nerve 76
opponens digiti minimi 241
—— pollicis 510
opposition 373
optic axis 205
—— canal 212
—— capsula 196
—— center of speech 196
—— chiasm 212
—— cup 84
—— groove 203
—— nerve 211
—— nerve head 211
—— papilla 212
—— pit 70
—— radiation 218
—— sulcus 203
—— tract 205
—— vesicle 84
ora serrata 107
oral angle 137
—— cavity 139
—— glands 139
—— part 156
orbicular muscle 550
—— zone 551
orbicularis oculi 87
—— oris 158
orbit 68
orbital branch 69
—— fasciae 69
—— gyri 69
—— muscle 69
—— opening 69
—— part 69

orbital process 69
—— septum 69
—— sulci 69
—— surface 70
orbitosphenoid 70
organ 88
—— of Corti 176
—— system 88
organizer 120
orifice of inferior vena cava 62
—— of superior vena cava 251
origin 89
oronasal membrane 156
oropharyngeal isthmus 139
—— membrane 134
osseous tissue 166
ossification center 162, 164
osteoblast 164
osteoclast 472
osteocyte 165
osteogenesis 166
osteon system 23
ostium uterinum tubae 543
—— vaginae 387
otic ganglion (Arnold) 212
—— pit 195
—— placode 218
—— plate 218
—— vesicle 218
otocyst 218
otolithic apparatus 212
otoliths 505
outer basic or circumferential lamella 26
—— enamel epithelium 25
—— hair cell 38
—— lip 28
—— stripe of Baillarger 35
—— table 36
outlet of thorax 96
oval area of Flechsig 542
—— window 332, 542
ovarial cortex 546
ovarian artery 546
—— branch 546
—— fimbriae 546
—— follicles 546
—— interstitial cells 545
—— plexus 546
ovary 544
ovogenesis 543
ovum 543

P

Pacchinian bodies 114
pachytene stage 143
pairing 313, 357
palatal shelf 136
palate 134
palatine bone 135
—— glands 136
—— muscles 135
—— process 136
—— raphe 137
—— tonsil 137
—— torus 137
palatoethmoidal suture 136

palatoglossal arch 136
palatoglossus muscle 136
palatomaxillary suture 22, 136
palatopharyngeal arch 135
palatopharyngeus muscle 135
palatoquadrate 137
palatovaginal canal 136
—— sulcus 136
paleocortex 94, 172
palm print 260
palmar aponeurosis 231
—— carpal branch 250
—— carpometacarpal ligaments 250
—— digital veins 250
—— intercarpal ligaments 250
—— interossei 250
—— interosseous artery 323
—— ligaments 250
—— metacarpal arteries 250
—— metacarpal ligaments 250
—— metacarpal veins 250
—— radio-carpal ligament 250
—— ulnocarpal ligament 250
palmaris brevis 383
—— longus 404
palpebral fascia 69
—— groobes 73
—— part 73
—— veins 73
palpebronasal fold 133
pampiniform plexus 514
pancreas 290
pancreatic branches 288
—— duct 288
—— islets 293
—— notch 290
—— plexus 290
—— veins 290
pancreaticoduodenal veins 288
panniculus carnosus 476
papilla lacrimalis 558
papillar process 448
papillary foramina 447
—— muscle 447
paraaortic bodies 364
paracentral lobule 395
parachordal cartilage 509
paracolic sulcus 128
paracortical zone 510
paradidymis 302
paraduodenal fold 224
—— recess 224
parafollicular cell 563
paraganglion 473
paragenital portion (mesonephros) 298
parahippocampal gyrus 36
parallel stripes of Retzius 559
paramastoid process 448
paramesonephric duct 395
—— groove 395
paranasal sinuses 498
parasternal nodes 98
parasympathetic system 495
paraterminal gyrus 225
parathyroid glands 258
paratracheal nodes 89
paraumbilical vein 186

paraventricular nucleus 217
paraventriculohypophyseal tract 217
paraxial mesoderm 18
parenchyme 217
parietal 424
—— bone 425
—— border 424
—— branch 425
—— emissary vein 425
—— foramen 425
—— layer 506
—— lobe 426
—— mesoderm 506
—— notch 425
—— pelvic fascia 506
—— peritoneum 506
—— pleura 506
—— tuber 425
parietocolic folds 524
parietooccipital branches 425
—— sulcus 153
parolfactory area 95
parotid branches 197
—— gland 196
—— papilla 197
—— plexus 197
pars obliqua 222
—— recta 407
patellar fold 214
—— ligament 214
—— network 214
—— surface 215
—— tendon 214
patent ductus arteriosus 427
pattern of dermatogliphics 488
pecten 217
—— pubis 387
pectinate ligaments 142
pectineal ligament 387
—— line 386, 387
pectineus 386
pectoral branches 97
—— fascia 96
—— nodes 97
pectoralis major 356
—— minor 237
pedicles of vertebral arch 408
peduncle of the mammillary body 448
peg-and-socket joint 411
pelvic axis 170
—— brim 503
—— brim index 170
—— diaphragm 170
—— fascia 170
—— ganglia 170
—— girdle 49
—— inclination 170
—— inlet 170
—— kidney 170
—— outlet 170
—— part 171
—— plexus 170
—— roentgenometry 16
—— sacral foramina 329
—— splanchnic nerves 171
pelvimetry 168
pelvis 167

penetrance **283**
penicillus **486**
penis **7**
perforating arteries **83**
—— branches **83**
—— fibers **222**
—— veins **83**
periarterial plexus **427**
pericardiacophrenic vein **286**
pericardial branches **286**
—— cavity **286**
—— veins **286**
pericardioperitoneal canal **285**
pericardiophrenic artery **286**
pericardium **286**
perichondral ossification **442**
perichondrium **445**
pericranium **418**
pericyte **225**
periderm **225**
perikaryon **274**
perilymph **38**
perimysium **110**
perineal artery **14**
—— body **14**
—— branches **14**
—— flexure **14**
—— muscles **14**
—— nerves **14**
perineum **13**
perineurium **274**
period of organogenesis **88**
periodontal membrane **205**
—— tissue **206**
periosteum **171**
periotic capsule **196**
peripheral nerve **513**
—— nervous system **513**
perirenal fat **218**
peritendineum **132**
peritenoneum **132**
peritoneal cavity **501**
peritoneum **500**
periventricular region 〔of the hypothalamus〕 **209**
perivitelline space **6**
permanent tooth **13**
peroneal artery **480**
—— tubercle **480**
peroneus brevis **385**
—— longus **405**
—— tertius **357**
peroxisome **506**
perpendicular plate **19**
persistent atrioventricular canal or orifice **509**
petrooccipital fissure **292**
—— synchondrosis **292**
petrosquamosal fissure **292**
petrotympanic fissure **292**
petrous part **87**
Peyer's patches **222**
phagolysosome **263**
phagosome **263**
phalanges digitorum manus **204**
—— of the foot **204**
phalanx **204**

phallus **297**, 493
pharyngeal arch arteries **180**
—— arches **9**
—— branches **9**
—— bursa **9**
—— cavity **9**
—— clefts (slits) **9**
—— glands **9**
—— grooves (furrows) **9**
—— opening of the auditory tube **197**
—— plexus **9**
—— pouch **9**
—— raphe **9**
—— recess **8**
—— tonsil **9**
—— tubercle **9**
—— veins **9**
—— venous plexus **9**
pharyngobasilar fascia **9**
pharynx **8**
phenocopy **488**
phenotype **488**
phocomelia **1**
photoreceptor **144**
phrenic ganglion **20**
—— nerve **20**
—— nodes **21**
phrenicocolic ligament **20**
phrenicolienal ligament **20**
phrenicopleural fascia **20**
physiological umbilical hernia〔tion〕 **304**
pia mater **445**
pigment cell **198**
—— granule **197**
pigmented layer **198**
pineal body **236**
—— gland **236**
pinocytosis **8**
pinocytotic vesicle **8**
piriform aperture **548**
—— lobe **548**
piriformis **548**
—— bursa **548**
pisiform bone **423**
—— joint **423**
piso-metacarpal ligament **424**
pisohamate ligament **420**
pituitary gland **58**
pivot joint **221**
placenta **370**
placental barrier **371**
—— circulation **371**
—— septa **371**
placode **502**
plain muscle **505**
plane joint **506**
—— suture **406**
plantar aponeurosis **348**
—— arch **348**
—— calcaneocuboid ligament **411**
—— calcaneonavicular ligament **411**
—— cuboideonavicular ligament **412**
—— cuneocuboid ligament **411**
—— cuneonavicular ligaments **411**
—— digital veins **411**

—— intercuneiform ligaments **411**
—— intermetatarsal ligaments **412**
—— ligaments **411**
—— metatarsal arteries **412**
—— metatarsal veins **412**
—— tarsal ligaments **411**
—— tarsometatarsal ligaments **412**
—— tendon sheath of the fibularis longus **405**
—— venous arch **348**
—— venous plexus **348**
plantaris **348**
planter interossei **411**
plasma cell **119**
—— membrane **186**
plasmocytopoiesis **119**
pleura **103**
pleural cavity **104**
—— recess **104**
pleuroesophageal muscle **104**
pleuropericardial fold **100**
—— opening **100**
pleuroperitoneal fold **103**
—— opening **103**
plexus of the vertebral artery **409**
plicae **543**
—— semilunares **128**
pneumatic bone **70**
pneumatoentericus recess **468**
podocyte **347**
polar body **105**
polychromatophilic erythrocytes **379**
—— erytroblasts **379**
polycystic kidney **381**
polydactyly **379**
polyploid cell **381**, 466
polysome **510**
polyspermy **379**
polysplenia **381**
polythelia nipples **381**
pons **95**
pontine branches **99**
—— flexure **103**
popliteal artery **215**
—— fossa **214**
—— node **215**
—— surface **215**
—— vein **215**
popliteus **215**
portal canal **87**
—— vein **528**
postcentral gyrus **394**
—— sulcus **394**
posterior ampullar nerve **156**
—— arch **138**
—— atlantooccipital membrane **138**
—— auricular artery **143**
—— auricular nerve **143**
—— auricular vein **143**
—— axillary fold **134**
—— basal artery **156**
—— basal segment **156**
—— basal segmental bronchus **156**
—— belly **156**
—— branch **143**
—— cardinal vein **144**
—— cecal branch **157**

posterior cerebral artery 148
—— cervical muscles **139**
—— chamber **138**
—— choroidal rami 157
—— clinoid process 146
—— commissure of the labia 134
—— communicating artery 141
—— condylar emissary vein 66
—— cord 147
—— cranial fossa 151
—— cricoarytenoid muscle 158
—— cruciate ligament 144
—— crural intermuscular septum 138
—— cutaneous nerve of the arm 146
—— cutaneous nerve of the forearm 147
—— ethmoidal air cells 499
—— ethmoidal artery 143
—— ethmoidal nerve 143
—— ethmoidal sinus 499
—— ethmoidel foramen 143
—— femoral cutaneous nerve 148
—— fontanelle 250
—— gluteal line 148
—— humeral circumflex artery 146
—— inferior iliac spine 47
—— intercondylar area 137
—— intercostal arteries 561
—— intercostal veins 561
—— interosseous artery 141
—— interosseous nerve 147
—— interventricular groove 143
—— intraoccipital synchondrosis 141
—— labial branches 134
—— labial vein 134
—— lacrimal crest 158
—— lateral malleolar branches 26
—— lateral nasal branches 29
—— lateral nucleus 209
—— layer of rectus sheath 158
—— leaflet 147
—— ligament of the tibiofibular joint 156
—— longitudinal fasciculus 144
—— longitudinal ligament **144**
—— medial malleolar branch 430
—— mediastinal nodes 144
—— meningeal artery 141
—— meniscofemoral ligament 156
—— muscles of the abdomen **156**
—— nasal spine 156
—— obturator tubercle 156
—— palpebral edges 138
—— perforated substance 158
—— process 155
—— process of talus 107
—— ramus 143
—— recess of tympanic membrane 141
—— sacroiliac ligaments 147
—— scrotal branches 134
—— scrotal vein 134
—— segment 146
—— segmental artery 139, 146
—— segmental bronchus 146
—— segmental vein 146
—— septal branches 389

—— sinus 151
—— spinal artery 147
—— sternoclavicular ligament 139
—— superior alveolar artery 144
—— superior iliac spine 238
—— surface 157
—— talofibular ligament 139
—— temporal diploic vein 148
—— tibial artery **140**
—— tibial recurrent artery 140
—— tibial veins 140
—— tibiofibular ligament 140
—— tubercle 140
—— tympanic artery 141
—— vaginal columns 147
—— vein of the left ventricle 191
—— wall of tympanum 448
posterolateral ventral nucleus 137
posteromedial ventral nucleus 155
postganglionic fiber 275
potency 66
praeptium clitoridis 7
precentral gyrus 395
prechordal plate **305**
precuneus 127
predentin 343
predorsal bundle **466**
preformation theory **329**
prefrontal area 337
preganglionic fiber 275
premandibular arch 45
premaxilla 324
premolar 237
premotor area 11
preoccipital area 153
preoptic region (area) **205**
preotic myotomes **212**
prepatellar bursa 214
prepuce 510
preputial glands 510
prepyloric vein 535
presacral nerve 323
presentation 355
presumptive fate **12**
pretectal area **196**
pretectum **196**
pretracheal lamina of the cervical fascia 89
prevertebral lamina of the cervical fascia 409
—— space 409
prickle cell layer 532
primary oral cavity 132
—— palate **5**
primitive choana **132**
—— glottis 132
—— groove 132
—— intestinal loop **5**
—— knot 132
—— laryngeal aditus **132**
—— mouth 132
—— pit 132
—— segments 133
—— streak 132
primordial germ cell 132, 203
princeps pollicis artery 510
principal bronchus 89

—— (main) sensory nucleus of the trigeminal nerve 193
—— mammillary fasciculus **232**
procerus 480
process vaginalis 501
prochordal plate **305**
proerythroblasts 329
profunda femoris artery 361
prokaryocyte 130
proliferation **344**
prominence of the facial nerve canal 86
—— of the lateral semicircular canal 31
prominent vertebra 549
prominentia styloidea 122
promontory 138
promyelocytes 323
pronation 34
pronator quadratus 508
—— teres 18
pronephric tubule 329
pronephros **328**
proper palmar digital arteries 173
—— palmar digital nerves 173
—— plantar digital arteries 173
—— plantar digital nerves 173
propriospinal tract **306**
prospective fate **12**
prostate **340**
prostatic duct 340
—— fascia 340
—— part 340
—— plexus 340
—— sheath 340
—— venous plexus 340
protoplasm **130**
protoplasmatic membrane 130
protoplasmic astrocytes 119
protrusion **428**
proximal attachment 89
—— end 411
—— phalanx 91
—— radio-ulnar joint **253**
proximate surface 315
Prussak's pouch or space 240, **502**
pseudopodia 60, 91
pseudostratified epithelium **381**
pseudounipolar nerve cell 91
pseudounipolare 91
psoas major 372
—— minor 260
pterygoid branches 540
—— canal 539
—— fissure 540
—— fossa 539
—— Hamulus 540
—— process **539**
—— venous plexus 540
pterygoideus lateralis 31
—— medialis 436
pterygomandibular raphe 539
pterygomaxillary fissure 539
pterygopalatine fossa **538**
—— ganglion (Meckel) **539**
pterygopaltine nerves 539
pterygopharyngeal part 539
pterygospinous ligament **539**

pubic arch 386
—— branch 387
—— crest 387
—— symphysis **386**
—— tubercle 387
pubis **386**
pubococcygeus 387
pubofemoral ligament 387
puboprostatic ligament 387
—— muscle 387
puborectalis 387
pubovaginalis 387
pubovesical ligament 387
—— muscle 387
pudendal canal (Alcock) 9
—— nerve **9**
pulmonal alveolus **470**
—— artery sinus 468
pulmonary ligament 464
—— lobule 466
—— nodes 471
—— orifice 468
—— pleura 464
—— plexus 466
—— trunk 468
—— valve 468
—— veins 465
pulpa cavity 212
—— chamber 197
pulpy nucleus 288
pulvinar 210
punctum lacrimale 558
pupil **420**
pupillary dilator muscle 420
—— margin 420
—— membrane **420**
—— sphincter muscle 420
putamen **476**
pyloric antrum 535
—— canal 535
—— glands 535
—— node 535
—— orifice 535
—— region of stomach 535
—— sphincter 535
—— stenosis **535**
pylorus 535
pyramidal cell 292
—— decussation 292
—— eminence 292
—— muscle of auricle 195
—— process 292
—— tract **292**
pyramidalis 292
pyramis **291**
pyriform fossa 548

Q

quadrangular membrane 196
quadrate **508**
—— ligament **508**
—— lobe 508
quadratus femoris 362
—— lumborum 538
quadriceps femoris 361
quadrigeminal plate 36

R

rachischisis 309
radial artery **422**
—— collateral artery 424
—— collateral carpal ligament 30
—— fossa 421
—— nerve **421**
—— notch 422
—— recurrent artery 424
—— veins 421
radialis indicis artery 206
radiate carpal ligament 509
—— crown 509
—— ligament 510
—— sternocostal ligament 509
radiation of corpus callosum 459
radicular pulpa 205
radio-carpal joint **421**
radiocarpal ligaments 421
radius **420**
radix penis 7
rami capsulares 488
ramus of ischium 191
—— of mandible 40
Ranvier's node 542
raphe 509
—— penis 8
Rathke's pouch 542
reaction center 475
recess of the omental bursa 236
recessive gene **559**
rectal venous plexus 407
rectococcygeal muscle 407
rectourethral muscle 407
rectouterine fold 407
—— pouch of Douglas 407
rectovaginal septum 407
rectovesical muscle 407
—— pouch 407
—— septum 407
rectum **406**
rectus abdominis muscle 498
—— capitis anterior 336
—— capitis lateralis 31
—— capitis posterior major **357**
—— capitis posterior minor 239
—— femoris 361
—— sheath **498**
recurrent laryngeal nerve 474
red blood cell **311**
—— bone marrow 305
—— fiber 305
—— muscle **304**
—— nucleus **304**
—— pulp 305
reflected ligament 475
regional lymph node 264
regulator gene **404**
Reichrt's cartilage **541**
renal agenesis **286**
—— arteries and veins **281**
—— artery **283**
—— calices 284
—— column 282
—— corpuscle **277**

—— cortex 481
—— ganglis 278
—— hilus 286
—— impression 267
—— lobe 286
—— lobule 481
—— medulla 288
—— papillae 284
—— pelvis 267, 284
—— plexus 278
—— portal vein **286**
—— pyramids 278
—— segments 270
—— sinus 283
—— tubule **450**
—— veins 277
—— vesicle 147
reproductive gland 298
residual body **4**
respiratory bronchioles 159
—— portion 159
—— region 159
—— system **159**
—— tract 92
rete testis 302
reticulospinal tract **528**
reticular fiber **187**
—— for mation 527
—— membrane 524
—— tissue 187
reticulocytes 524
reticuloendothelial system **187**
retina **525**
retinaculum 110
retinal vessels **527**
retro-auricular nodes 195
retrocecal recess 524
retroduodenal arteries 224
—— recess 224
retromandibular vein 39
retroperitoneal space 501
retropharyngeal nodes 9
retropubic space (Retzius) 387
rhinal fissure 94
rhombencephalon 549
rhombic lip **550**
rhomboid fossa 549
rhomboideus major 373
—— minor 261
ribosome 548
ribs **561**
right and left laminae 11
—— aortic arch 515
—— atrioventricular orifice 516
—— atrium 11
—— auricle 11
—— brachiocephalic vein 516
—— colic artery 515
—— colic flexure 515
—— colic vein 515
—— coronary artery 515
—— crus 11
—— gastric artery 515
—— gastric nodes 515
—— gastric vein 515
—— gastroepiploic artery 515
—— gastroepiploic nodes 515

right gastroepiploic vein 515
—— hepatic artery 11
—— hepatic duct 515
—— hepatic vein 515
—— highest intercostal vein 515
—— inferior lobe 67
—— inferior lobe bronchus 515
—— inferior pulmonary vein 515
—— lobe 11
—— lobe of the liver 11
—— lymphatic duct 516
—— middle lobe 400
—— middle lobe bronchus 515
—— ovarian vein 516
—— pulmonary artery 515
—— pulmonary veins 515
—— ramus 11
—— superior lobe bronchus 515
—— superior pulmonary vein 515
—— suprarenal vein 516
—— testicular vein 515
—— triangular ligament of the liver 515
—— ventricle 11
rima glottidis 304
—— pudendi 10
—— vestibuli 153
Riolan's muscle 72, 548
risorius 237
Rivini's notch 548
rivus lacrimalis 557
rod cell 76
roof of the fourth ventricle 373
—— of tympanum 214
root canal 205
—— filaments of spinal nerves 176
—— of nose 480
—— of the lung 465
—— of the mesentery 402
—— of the teeth 205
Roser–Nélaton line 561
rostral aberrant ductule 260
—— spinocerebellar tract 503
rotation 29
rotatores 29
round ligament of liver 68
—— window 295
rubroreticular tract 304
rubrospinal tract 304
Ruffini's corpuscle 558
rugae 388

S

sabaceous gland 212
sacciform recess 458
saccular nerve 94
sacculations of colon 128
saccule 94
sacral and coccygeal nerves 323
—— canal 323
—— cornu 323
—— flexure 323
—— ganglia 323
—— hiatus 323
—— nodes 323
—— plexus 323
—— tuberosity 323
—— venous plexus 323
—— vertebrae 331
sacralization 331
sacrococcygeal joint 338
sacroiliac joint 331, 537
—— ligaments 406
sacropelvic surface 323
sacrospinous ligament 319
sacrotuberous ligament 320
sacrum 322
saddle joint 2
sagittal border 206
—— suture 211
salivary gland 378
salivatory nucleus 378
salpingopharyngeal fold 197
salpingopharyngeus muscle 197
Santorini's incisure 28, 193
—— muscle 267
saphenous artery 495
—— branch 495
—— nerve 495
—— opening 495
sarcolemma 109, 110
sarcomere 110
sarcoplasm 109
sarcoplasmic reticulum 110
sartorius 508
satellite cell 34, 109
scala tympani 160
—— vestibuli 331
scalene tubercle 324
scalenus anterior 324
—— medius 392
—— minimus 181
—— muscles 218
—— posterior 144
scaphoid bone 223
—— fossa 222
scapula 131
scapular circumflex artery 130
Scarpa's fascia 294
—— triangle 294
schindilesis 97
schindylesis 97
Schlemm's canal 233
Schwann's cells 233
sciatic nerve 191
sclera 104
scleral spur 104
sclerotome 147, 409, 409
scoliosis 351
screw joint 541
scrotal raphe 9
scrotum 9
secondary palate 446
secondary tympanic membrane (Scarpa) 364
secretory granule 503
segmental arteries 503
—— bronchi 113
segmentation 503, 543
semicanal for auditory tube 197
—— for tensor tympani 173
semicircular canal 170
—— groove beneath the bulla 475
semilunar fold 474
—— ganglion 474
—— valve 474
semimembranosus 475
seminal vesicle 303
seminiferous epithelium 297
—— tubule 295
semioval center 475
semispinalis capitis 426
—— cervicis 122
—— thoracis 103
semitendinosus 475
sensory center of speech 69
—— ganglia 386
—— nerves 386
separation 504
septal area 389
—— cartilage 486
—— leaflet 389
—— nuclei 389
septomarginal fasciculus 389
septula testis 301
septum corporum cavernosorum 7
—— formation in the atrium 285
—— of glans penis 92
—— of scrotum 9
—— of the penis 8
—— pellucidum 427
—— sinuum frontalium 336
serous demilune 233
—— gland 233
—— pericardium 259
serrate suture 107
serratus anterior 319
—— posterior inferior 47
—— posterior superior 238
Sertoli cell 316
sesamoid bones 230
—— cartilage 230
sex chromatin 299
—— chromosomal anomalies 299
—— chromosome 299
—— cords 296, 297, 298
—— -linked inheritance 475
sexual cords 297
—— gland 298
shaft 355
—— of femur 361
—— of fibula 480
—— of radius 422
—— of rib 562
—— of tibia 119
Sharpey's fibers 222
sheath of styloid process 119
sheathed artery 191
Shenton's line 195
shin bone 118
short bone 382
—— ciliary nerves 385
—— gastric arteries 382
—— gastric veins 381
—— posterior ciliary arteries 382
shoulder joint 130
Shrapnell's membrane 232
sigmoid arteries 16
—— colon 16
—— mesocolon 16

—— sinus 16
—— veins 16
simple joint 382
single-edged eyelid 486
—— umbilical artery 381
sinovaginal bulb 424
sinuatrial node 91, 427
sinus node 427
—— of epididymis 301
—— of larynx 153
—— venosus 260
sinusoid 428, 558
sirenomelia 454
situs inversus (viscerum) 433
skeletal age 164
—— muscle 162
—— muscle cell (fiber) 162
—— muscle tissue 163
—— system 164
skeleton 162
—— of carpus or wrist 229
skin 487
—— glands 488
skull 414
—— -cap 418
small cardiac vein 249
—— intestine 251
—— muscle of the helix 243
—— saphenous vein 258
smooth muscle 505
—— muscle cell (fiber) 505
—— muscle tissue 505
soft palate 442
sole print 349
soleal line 491
soleus 491
solitary lymphatic nodules 173
—— tract 160
somatic mesoderm 506
—— sensory area 359
—— sensory system 359
somatopleura 506
somites 359
space of Disse 412, 558
—— of Nuel 455
—— of the iridocorneal angle 142
special cell junction 185
specialized conducting cell 413
speech center 481
spermatic cord 296
spermatogenesis 296
spermatozoon 296
spheno-ethmoidal recess 404
sphenoethmoidal suture 404
sphenofrontal suture 405
sphenoid bone 402
sphenoidal angle 402
—— border 402
—— concha 402
—— crest 402
—— fontanelle 330
—— process 155, 402
—— rostrum 402
—— sinus 402
—— spine 402
sphenomandibular ligament 400
sphenomaxillary suture 404

sphenooccipital suture 403
sphenopalatine artery 403
—— notch 403
sphenoparietal sinus 402
—— suture 405
sphenopetrosal synchondrosis 404
sphenopetrous fissure 404
sphenosquamosal suture 406
sphenozygomatic suture 402
spheroidal joint 93
sphincter 65
—— ani externus 28
—— ani internus 431
—— of the common bile duct 345
—— urethrae 453
spina bifida 446
spinal branch 306
—— cord 305
—— ganglion 307
—— lemniscus 307
—— nerves 307
spinalis 105
—— capitis 420
—— cervicis 117
—— thoracis 96
spindle fiber 509
—— microtubules 509
—— -remnant 509
spine of the scapula 131
spinocerebellar tracts 307
spinotectal tract 306
spinothalamic tract 306
spinous process 105
spiral fold of the cystic duct 542
—— ganglion 542
—— joint 541
—— ligament 542
—— limb 542
—— organ 541
—— prominence 542
splachnopleura 345
splanchnic ganglion 433
—— mesoderm 344
—— nerves 433
splanchnocranium 86, 433
spleen 484
splenic artery 486
—— branches 480
—— cord 480
—— plexus 484
—— recess 476
—— sinus 486
splenius 475
—— capitis 426
—— cervicis 122
splinter bone 478
spongy bone 38
—— part 38
—— substance 38
squama occipitalis 155
squamosal border 550
squamous part 556
—— suture 551
stalk (of epiglottis) 151
stapedial artery 1
—— nerve 1
stapedius muscle 1

—— nerve 1
stato-acoustic organ 505
stellate cell 558
—— ganglion 297
—— reticulum 17
—— veins 297
stereocilium 501
sternal angle 97
—— articular facet 98
—— branch 98
—— end 98
—— joints 98
—— part 98
sternalis 98
sternoclavicular joint 98
sternocleidomastoid branch 99
sternocleidomastoideus 99
sternocostal joint 104
sternohyoid 98
sternothyroid 98
sternum 97
stirrup 1
stomach 3
stomatodeum 134
stomodeum 134
straght seminiferous tubule 406
straight sinus 406
Streeter's developmental horizon 294
stria medullaris of thalams 210
—— of Gennari 195
—— of Kaes-Bechterew 124
—— of Vicq d'Azyr 195
—— terminalis 502
striae medullares of the fourth ventricle 373
striate arteries 325
—— body 325
—— veins 325
striated duct 325
—— muscle 23
stripe of Baillarger 471
structural chromosomal aberrations 328
structure of blood vessel 124
—— of lymphatic vessel 552
styloglossus muscle 122
stylohyoid 122
—— ligament 122
styloid process 119
stylomandibular ligament 122
stylomastoid artery 122
stylopharyngeus muscle 122
subacromial bursa 133
subapical superior artery 241
subarachnoid cisterns 114
—— space 114
subarcuate fossa 93
subcallosal area 549
—— fasciculus 549
subcardinal vein 227
subclavian artery 189
—— loop 190
—— nerve 189
—— plexus 190
—— trunk 190
—— vein 189
subclavius 189
subcostal angle 97

subcostal artery 561
— nerve 561
— vein 561
subcutaneous acromial bursa 133
— part 476
— synovial sheath 476
subdeltoid bursa 191
subfascial synovial bursa 112
subhepatic recess 69
subiculum 36
— of promontory 138
sublingual artery 311
— fold 311
— fovea 311
— gland **310**
— nerve 311
— vein 310
submandibular fovea 44
— ganglion 43
— gland **44**
— nodes 44
submental artery 23
— vein 23
submucosal plexus **457**
submuscular synovial bursa 109
suboccipital **151**
— nerve 151
— venous plexus 151
subparietal sulcus 424
subperitoneal fascia 501
subphrenic recess 20
subpubic angle 386
subscapular artery 130
— branches 130
— bursa 130
— fossa 130
— nodes 130
subscapularis 130
subserous plexus 259
substantia compacta 388
— ferruginea 412
— gelatinosa 158
— innominata **518**
— nigra **159**
— spongiosa 38
subsuperior segmental bronchus **240**
subtalar joint **107**
subtendinous iliac bursa 404
— synovial bursa 130
subthalamic nucleus **206**
subthalamus **210**
sulcus for greater petrosal nerve 359
— for inferior petrosal sinus 59
— for lesser petrosal nerve 249
— for middle temporal artery 397
— for sigmoid sinus 16
— for superior petrosal sinus 249
— for superior sagittal sinus 241
— for transverse sinus 23
— promontorii 138
— tubae 197
superciliary arch 476
superficial and deep parotid nodes 329
— brachial artery **325**
— branch 204
— cervical artery 320
— cervical fascia 340
— cervical nodes 320
— dorsal sacrococcygeal ligament 321
— dorsal vein of the clitoris 317
— dorsal vein of the penis 317
— epigastric artery 339
— epigastric veins 339
— fascia 317
— fascia of the abdominal wall 339
— fascia of the back **337**
— iliac circumflex artery 331
— iliac circumflex vein 331
— inguinal node 330
— inguinal ring 330
— lymphatic vessel **340**
— middle cerebral vein 330
— muscles of the back **337**
— musculocutaneous nerve 338
— palmar arch 325
— palmar branch 324
— palmar venous arch **324**
— part 339
— perineal space (pouch) 318
— peroneal nerve 338
— petrosal branch 87
— portion 339
— temporal artery 330
— temporal vein 330
— transverse metacarpal ligament 318
— transverse metatarsal ligament 318
superior alveolar nerves 241
— anastomotic vein 258
— and inferior sternopericardial ligaments 98
— angule 234
— articular facet 237
— articular process 237
— articular surface 237
— basal vein 256, 338
— belly 258
— bulb of the internal jugular vein 119
— cerebellar artery 243
— cerebellar peduncle 243
— cerebellar veins 243
— cerebral veins 251
— cervical cardiac nerve 238
— cervical ganglion **237**
— cluneal nerves 253
— colliculus **237**
— cornu 234
— costotransverse ligament 261
— dental plexus 241
— duodenal fold 242
— duodenal recess 242
— epigastric vein 258
— extensor retinaculum of the leg 248
— facet for head of rib 261
— fascia of the pelvic diaphragm 240
— fascia of the urogenital diaphragm 253
— flexure of duodenum 242
— ganglion 249
— gastric node **485**
— gluteal artery 253
— gluteal nerve 253
— gluteal veins 253
— hypogastric plexus **236**
— ileocecal recess 233
— labial artery 249
— labial vein 249
— laryngeal artery 239
— laryngeal nerve 239
— laryngeal vein 239
— lateral cutaneous nerve of arm 233
— lingular artery 249
— lingular segmental bronchus 249
— lingular vein 249
— lobe 260
— longitudinal fasciculus 242
— longitudinal muscle 242
— meatus of nose 258
— medullary velumn 249
— mesenteric artery **252**
— mesenteric ganglion **252**
— mesenteric nodes 252
— mesenteric plexus 252
— mesenteric vein 252
— nasal concha 257
— nuchal line 238
— oblique muscle 242
— occipital gyrus 239
— occipital sulcus 239
— of the omental bursa 236
— opening of thorax 96
— ophthalmic vein **237**
— orbital fissure 236
— palpebral artery 237
— palpebral vein 237
— pancreaticoduodenal artery 249
— parietal lobule 253
— part (first part) of the duodenum 224
— pelvic aperture 170
— peroneal retinaculum **257**
— petrosal sinus 249
— pharyngeal constrictor 233
— phrenic arteries 233
— pubic ligament 251
— ramus 387
— recess of tympanic membrane 240
— rectal artery 253
— rectal plexus 253
— rectal vein 253
— rectus muscle 252
— root 240
— sagittal sinus 241
— segment 236, 249
— segmental artery 67, 237
— segmental bronchus 222
— segmental vein 236
— suprarenal arteries 258
— tarsal muscle 238
— tarsal plate 238
— temporal gyrus 250
— temporal line 250
— temporal sulcus 250

—— thyroid artery 238
—— thyroid notch 238
—— thyroid vein 238
—— tracheobronchial nodes 237
—— transverse scapular ligament 238
—— tubercle 238
—— tympanic artery 239
—— ulnar collateral artery 242
—— vena cava 250
—— vertebral notch 253
—— vesical artery 258
supernumerary 498
supination 25
supinator 25
support of the promontry 138
supportive tissue 206
supra-orbital border margin 69
—— -orbital foramen 69
—— -orbital notch 69
supracardinal vein 231
suprachiasmatic nucleus 203
supraclavicular nerves 191
—— triangle 357
supraglenoid tubercle 78
suprahyoid branch 314
—— muscles 314
supramarginal gyrus 18
suprameatal triangle 423
supraoptic commissures 203
—— decussations 203
—— nucleus 205
supraopticohypophyseal tract 205
supraorbital artery 69
—— nerve 69
—— vein 69
suprapancreatic nodes and splenic nodes 293
suprapatellar bursa 214
suprapleural membrane 104
suprarenal impression 496
—— plexus 496
suprascapular artery 131
—— ligament 238
—— nerve 131
—— notch 131
—— vein 131
supraspinatus 105
supraspinous fossa 105
—— ligament 105
suprasternal notch 120
—— ossicles 99
—— space 98
supratonsillar fossa 507
supratrochlear artery 64
—— nerve 64
—— vein 64
supravesical fossa 508
supreme intercostal vein 181
—— nasal concha 181
sural arteries 488
—— nerve 487
surgical neck 124
suspensory ligament of lens 528
—— ligament of penis 7
—— ligament of the ovary 546
—— muscle of the duodenum 224
sustentacular fiber of Müller 509

sutural bones 508
suture 508
sutures of cranium 417
sweat gland 79
sympathetic nervous system 138
—— trunk 138
—— trunk ganglia 138
symphysial surface 387
symphysis 317
synapse 274
synapsis (pairing) 217
synaptic cleft 217
—— vesicles 217
synarthrosis 501
synchondrosis 443
—— of cranium 416
syndactyly 143
syndesmosis 282
synostosis 165
synovial bursa 63
—— fluid 63
—— fold 65
—— joint 65
—— membrane 65
—— sheath 63
—— sheaths of the flexor tendons of the toes 63
—— sheaths of the flexor digital tendons 230
—— sheaths of the peroneal muscles 480
—— tendon sheath 129
—— villi 65

T

T-lymphocyte 101
taenia of colon 128
tail of epididymis 301
—— of the pancreas 293
tailgut 486
Tailor's muscle 412, 508
talocalcaneonavicular joint 107
talocrural joint 107
talus 106
tapetum 92
tarsal bones 346
—— glands 133
tarsometatarsal joints 347
tarsus 346
tectal lamina 36
tectospinal tract 195
tectum 399
teeth of Huschke 501
tegmental decussations 476
—— field H of Forel 493
—— radiation 476
—— wall 214
tegmentum 476
tela chorioidea 516
—— chorioidea of the fourth ventricle 373
telencephalon 224
temporal 349
—— association area 350
—— bone 349
—— branch 349

—— fascia 349
—— fossa 349
—— line 349
—— lobe 349
—— operculum 349
—— process 349
—— surface 349
temporalis 349
temporomandibular joint 44
temporoparietal 349
temporozygomatic suture 349
tendinous arch 130
—— arch of the axilla 133
—— arch of the levator ani 158
—— arch of the pelvic fascia 170
—— expansion of the extensor digitorum covering the dorsal aspect of the finger (extensor aponeurosis) 218
—— inscription 130
—— intersection 130
tendo calcaneus 240
tendon 129
—— cell 131
—— fiber 133
—— sheath 132
—— sheath of the abductor pollicis longus and the extensor pollicis brevis 406
—— sheath of the extensor carpi ulnaris 221
—— sheath of the extensor digiti minimi 241
—— sheath of the extensor digitorum communis and the extensor indicis 344
—— sheath of the extensor digitorum longus 404
—— sheath of the extensor hallucis longus 406
—— sheath of the extensor pollicis longus 406
—— sheath of the flexor carpi radialis 423
—— sheath of the flexor digitorum longus 404
—— sheath of the flexor hallucis longus 406
—— sheath of the flexor pollicis longus 406
—— sheath of the tibialis posterior 140
—— sheath of the tibialis anterior 320
—— sheath of the extensor carpi radialis 424
—— spindle 133
tenia of the fourth ventricle 373
Tenon's space 412
tense part of the tympanic membrane 111
tensor fasciae latae 360
—— muscle of the tympanic membrane 173
—— veli palatini muscle 136
tentorial notch 413
tentorium cerebelli 256
teratogen 177

teratogenicity **177**
teratoma **89**
teres hepatis ligament 68
―― major **355**
―― minor **233**
terminal cistern 227
―― ganglion 223
―― nerves **223**
―― portion 227
―― sulcus **502**
territorial matrix 187
testicular artery **302**
―― descent **300**
―― feminization syndrome **301**
―― interstitial cell **75**
―― lobule **301**
―― parenchyme **300**
―― plexus **302**
testis **299**
tetralogy of Fallot **493**
tetravalent chromosomes 197
thalamic anterior nuclei 210
―― fasciculus 210
―― lateral nucleus **206**
―― medial nuclei 210
―― nuclei **206**
―― peduncle **209**
―― posterior nuclei **209**
―― reticular nucleus 211
―― ventral nuclei 210
thalamocortical fascicle 210
thalamostriate vein 210
thigh bone **360**
third eyelid 357
―― metacarpal bone 357
―― occipital nerve **357**
―― trochanter 357
―― ventricle **357**
thoracic aorta **101**
―― aortic plexus 102
―― cardiac nerves **100**
―― cavity 97
―― ganglia **99**
―― nerves **99**
―― part 103
―― vertebrae **102**
thoracoacromial artery 97
―― vein 97
thoracodorsal artery 103
―― nerve 103
thoracoepigastric vein 103
thoracolumbar fascia **104**
thoratic duct **96**
thorax **95**
thrombocytes **318**
thrombocytopoiesis **127**
thymic branch **101**
―― lymphocyte **101**
―― veins 101
thymus **100**
―― dependent area 101
thyreocervical trunk **144**
thyreopharyngeal part **144**
thyroarytenoid muscle **146**
thyroepiglottic ligament **144**
―― muscle **144**
thyroglossal duct **144**

―― fistula 302
thyrohyoid 145
―― membrane 145
thyroid cartilage **146**
―― diverticulum **145**, 146
―― gland **145**
tibia **118**
tibial collateral ligament **435**
―― nerve 118
―― tuberosity 118
tibialis anterior 320
―― posterior 140
tibiofibular joint **122**
―― syndesmosis **122**
tight junction **506**, 516
tip of nose 484
―― of the cuspid 336
tissue **352**
Tomes' process 429
tongue **213**
―― muscles **311**
tonofibril **403**
tonofilament 404
tonsillar branch 507
―― crypt **507**
―― fossa **507**
tooth **460**
―― development **461**
―― germ **218**
―― neck 202
―― socket **213**
torticollis **221**
torus levatorius 105
total head height **335**
trabeculae of corpus cavernosorum **7**
―― of corpus spongiosum **453**
trabecular cartilage **549**
―― meshwork **251**
trachea **88**
tracheal branch **89**
―― cartilage 89
―― glands 89
―― muscle 88
―― nodes 89
―― veins 89
tracheobronchial groove **151**
tracheoesophageal fistula 89
tragus 206
transdifferentiation **503**
transitional epithelium 4
translocation **412**
transparent septum **427**
transposition of the great arteries **356**
transvers ridges 22
transversalis fascia **21**
transverse acetabular ligament 75
―― arytenoid muscle 23
―― cervical artery **117**
―― cervical vein 117
―― colon 22
―― cutaneous nerve of the neck **117**
―― diameter 22
―― diameter of narrow pelvic plane **170**
―― diameter of pelvic inlet **170**
―― diameter of pelvic outlet **170**
―― diameter of wide pelvic plane

170
―― facial artery **85**
―― facial vein **85**
―― fasciculi **22**
―― fissure **365**
―― folds 407
―― ligament **214**
―― ligament of the atlas 83
―― mesocolon **22**
―― metacarpal ligament **267**
―― muscle of auricle **195**
―― muscle of the tongue **22**
―― occipital sulcus **22**
―― palatine folds (rugae) **22**
―― part 22, 23
―― part (third part) of duodenum 224
―― pericardial sinus **286**
―― perineal ligament **14**
―― process **23**
―― ridge **23**
―― sinus **22**
―― tarsal joint **22**
―― temporal gyrus **22**
―― temporal sulsi **22**
―― tubule (T-tubule) **22**
―― vesical fold **23**
transversospinal **23**
transversus abdominis muscle **493**
―― menti **23**
―― nuchae **134**
―― perinei profundus **267**
―― perinei superficialis **318**
―― thoracis **95**
trapezium bone **373**
trapezius **345**
trapezoid body **356**
―― bone **261**
―― ligament **549**
triad **516**
triangular fasciculus **192**
―― fold **192**
―― fovea **191**
―― ridge **192**
triceps **262**
―― surae **60**
tricuspidal valve **193**, 516
trigeminal ganglion **193**
―― impression **192**
―― lemniscus **193**
―― nerve **192**
―― nuclei **192**
trigone of the bladder **508**
Trigonum nervi vagi **35**
triphalangeal thumb **510**
triple-X syndrome **193**
triplet **194**
triquetral bone **192**
trisomy **429**
13―― **222**
18―― **225**
21―― 446
triticeal cartilage **472**
trochanteric bursa **363**
―― fossa **413**
trochlea of humerus **262**
―― of talus **107**

trochlear fovea 64
—— nerve **64**
—— notch 64
—— process 480
—— spine 64
trochoidal joint 221
trophoblast 13, 429
true pelvis 240
—— ribs 287
—— vocal cord 302
trunks of the plexus **271**
tubal elevation 197
—— tonsil 197
tubarian branch 543
tuber cinereum 35
tuberal nuclei 549
tubercle for scalenus anterior 324
—— for serratus anterior 319
—— of rib 562
—— of scaphoid 223
—— of trapezium 373
tubercles 197
tuberculum impar 517
tuberohypophyseal tract 549
tuberosity for pronator muscle 34
—— of cuboid bone 548
—— of distal phalanx **514**
—— of navicular bone 223
—— of radius 422
—— of the fifth metatarsal bone 357
—— of the first metatarsal bone 355
—— of ulna 220
tubotympanic recess **197**
tunica albuginea of corpus cavernosorum 7
—— albuginea of corpus spongiosum 453
—— muscularis of pharynx 9
—— vaginalis of the testis 301
Turkish saddle 429
Turner syndrome **380**
tympanic aperture of canaliculus of chorda tympani 160
—— cavity **160**
—— cells 160
—— ganglion (Valentin) 160
—— incisure (Rivini) 173
—— membrane **172**
—— nerve (Jacobson) 160
—— notch (Rivini) 173
—— part **160**
—— plexus 160
—— ring 160
—— sinus 160
—— sulcus 173
tympanomastoid fissure 160
tympanosquamosal fissure 160

U

U-fibers 535
ulna **218**
ulnar artery **220**
—— collateral carpal ligament 434
—— nerve **219**
—— notch 220
—— recurrent artery 221

—— veins 219
ultimobranchial body **180**
umbilical artery 182
—— cord **181**
—— loop 180
—— part 183
—— vein **181**
—— vessels 180
umbilicus 177
uncinate process 146
uni-axial joint 5
unicellular gland 382
unipennate muscle 474
unmyelinated nerve fibers **517**
upper cuspid 234
—— dental arch 248
—— horn (superior cornu) 234
—— jaw 234
—— lip 248
—— molar 235
—— respiratory tract 237
—— trunk 249
urachus **454**
ureter **450**
ureteric bud 287, **450**
—— plexus 450
—— rami 450
urethra **452**
urethral artery 453
—— glands 453
—— surface 453
urinary bladder **508**
uriniferous tubule 450
urogenital diaphragm **450**
—— fold 452
—— groove 451
—— membrane 452
—— mesentery 450
—— ridge 451
—— sinus 451
—— system **486**
uroretal septum 452
uterine artery 200
—— part 201
—— tube **543**
—— veins 200
—— venous plexus 200
utero-vaginal canal **200**
uterus **198**
—— bicornis 342
utherovaginal plexus 200
utricle 543
utricular nerve 543
utriculoampullar nerve 543
utriculosaccular duct 560
uvea **501**
uvula 136
—— of the bladder 509

V

vagal trigone 35
vagina 387
vaginal artery 387
—— nerves 387
—— plate **388**
—— process 242

—— venous plexus 387
vagus nerve **520**
vallecula epiglottica 151
valve of coronary sinus 76
—— of inferior vena cava 62
valves of Kerckring 551
vas afferens 535
—— efferens 535
vascular coat (tunic) of the eye **71**
—— fold of the caecum 524
—— stria 124
vastus intermedius 389
—— lateralis 29
—— medialis 434
Vater-Pacini corpuscle 493
——-Pacinian lamellated corpuscle 345, 493
vein of bulb of penis 453
—— of bulb of vestibule 331
—— of the brain 365
velum palatinum 136
vena caval foramen 358
—— comitans of the hypoglossal nerve 310
venous angle 259
—— circle of mammary gland 450
—— grooves 260
—— lacunae 31
—— ligament 259
—— plexus of the foramen ovale 542
—— plexus of the hypoglossal canal 310
—— sinuses of the dura mater **156**
ventral cochlear nucleus 497
—— column 307
—— cord **323**
—— horn **318**
—— nucleus of the trapezoid body 356
—— pancreatic buds 497
—— pyramidal tract **292**
—— ramus 324
—— roots 323
—— sacrococcygeal 329
—— sacrococcygeal ligament 329
—— spinocerebellar tract 329
—— spinothalamic tract 329
—— supraoptic commissure 497
—— tegmental decussation **497**
—— thalamus **497**
ventricle of laryngis 153
ventricular angle 3
—— cardiac muscle cell (fiber) 276
—— septal defect **276**
—— septum 276
—— system **458**
ventrobasal complex **210**
venulae rectae 406
vermiform appendix **396**
vernix caseosa 357
vertebral artery **408**
—— canal 309
—— column **307**
—— foramen 408
—— ganglion 409
—— nerve 409

vertebral part 409
―― portion 409
―― vein 408
vertibular window 332
vesical plexus 509
―― veins 509
―― venous plexus 509
vesicourethral canal 509
vesicouterine pouch 508
vessel 516
vestibular area 332
―― ganglion 332
―― ligament 217
―― membrane of Reissner 332
―― nerve 331
―― nuclei 331
―― plica 153
―― root 331
―― surface 332
―― window 332
vestibule 331, 484
―― of larynx 153
―― of the omental bursa 525
vestibulo-spinal tract 332
vestibulocochlear nerve 432
vestibulum vaginae 387
villi 227
vincula tendinum 129
viscera 432
visceral arches 342, 433
―― clefts 345, 433
―― furrows 433
―― grooves 343, 433
―― layer 344, 345
―― mesoderm 344
―― pelvic fascia 344
―― peritoneum 345
―― pouches 345
―― sacs 345
―― slits 345, 433

viscerocranium 86
viseral surface of the liver 345
visual axis 205
―― cell 205
―― organ 196
―― pathways 196
vitello-intestinal duct 542
vitreous body 241
―― cavity 241
vocal fold 302
―― ligament 302
―― muscle 302
―― process 302
Volkmann's canal 83, 493
voluntary muscle 288
vomer 264
vomeronasal cartilage 264
―― organ 264
vomerovaginal canal 264
―― sulcus 264
vorticose vein 57

W

wedge-and-groove suture 97
Wharton's jelly 564
whirl 57
white blood cells 472
―― commissure 471
―― fiber 472
―― matter 471
―― muscle 471
―― of the eye 267
―― pulp 472
―― ventral commissure 472
windpipe 88
wing cells 539
wisdom tooth 387
Wolffian body 11
―― duct 11

wrist 229
wryneck 221

X

xiphisternal joint 98
xiphoid process 132

Y

Y-shaped cartilage 564
―― -shaped epiphysial plate 564
yellow bone marrow 22
―― ligaments 22
―― spot 23
yolk sac 542
―― stalk 543

Z

Zeis's glands 408
zona incerta 493
―― pellucida 427
―― reaction 427
zone of ciliary processes 528
zygomatic arch 98
―― bone 97
―― border 97
―― nerve 98
―― process 98
zygomatico-facial foramen 98
―― -orbital foramen 97
―― -temporal foramen 98
zygomaticomaxillary suture 98
zygomaticoorbital artery 98
zygomaticus major 356
―― minor 237
zygote 313
zygotene stage 313
zymogen granule 148

解 剖 学 辞 典　新装版　　　　　　　定価は外函に表示

1984年10月25日　初　版第 1 刷
2004年11月10日　新装版第 1 刷
2007年11月30日　　　　第 2 刷

編集者代表　中井　準之助
発行者　朝倉　邦造
発行所　株式会社　朝倉書店
　　　　東京都新宿区新小川町6-29
　　　　郵便番号　162-8707
　　　　電　話　03(3260)0141
　　　　FAX　03(3260)0180
　　　　http://www.asakura.co.jp

〈検印省略〉

Ⓒ 1984　〈無断複写・転載を禁ず〉　　中央印刷・渡辺製本

ISBN 978-4-254-31052-8　C 3547　　Printed in Japan

前岡山大 新見嘉兵衛著

神 経 解 剖 学

31024-5 C3047　　　　B5判 232頁 本体8000円

著者の30年にわたる講義，形態学的研究の集成。内容の理解を容易にするために著者自身の原図を多数挿入。〔内容〕神経系の構成／脊髄／延髄／橋と第四脳室／小脳／中脳／間脳と第三脳室／終脳と側脳室／伝導路／髄膜と血管

元医歯大 窪田金次郎・G.H.シューマッハー著

図説 体 表 解 剖 学

31073-3 C3047　　　　A4変判 280頁 本体10000円

人体の構造が体表から一目で理解できるように，800に及ぶ写真と解剖図を対比させて全ページを構成し，簡潔な解説を加えた成書。内容は全領域の表面構造や体の開口部を考慮した構成。胴体部や四肢は実地臨床的応用との関係を明確に示した

順天堂大 坂井建雄・東大 五十嵐隆・順天堂大 丸井英二編

か ら だ の 百 科 事 典

30078-9 C3547　　　　A5判 584頁 本体20000円

「からだ」に対する関心は，健康や栄養をはじめ，誰にとっても高いものがある。本書は，「からだ」とそれを取り巻くいろいろな問題を，さまざまな側面から幅広く魅力的なテーマをあげて，わかりやすく解説したもの。
第1部「生きているからだ」では，からだの基本的なしくみを解説する。第2部「からだの一大事」では，からだの不具合，病気と治療の関わりを扱う。第3部「社会の中のからだ」では，からだにまつわる文化や社会との関わりを取り扱う

老人研 鈴木隆雄・老人医療センター 林 薫史総編集

骨 の 事 典

30071-0 C3547　　　　A5判 480頁 本体15000円

骨は動物の体を支える基本構造であり，様々な生物学的・医学的特性をもっている。また古人骨や動物の遺骸を通して過去の地球上に生息し，その後絶滅した生物等の実像や生活習慣等を知る上でも重要な手掛かりとなっている。このことは文化人類学においても重要な役割を果たしている。本事典は骨についての様々な情報を収載，また疑問に応える「骨に関するエンサイクロペディア」として企画。〔大項目〕骨の進化・人類学／骨にかかわる風俗習慣と文化／骨の組成と機能／骨の病気

三島濟一総編集　岩田 誠・金井 淳・酒田英夫・澤 充・田野保雄・中泉行史編

眼 の 事 典

30070-3 C3547　　　　A5判 656頁 本体20000円

眼は生物にとって生存に不可欠なものであり，眼に対しては動物は親しみと畏怖の対象である。ヒトにとっては生存のみならず，Quality of Lifeにおいて重要な役割を果たしており，何故モノが見え，色を感じるのかについて科学や眼に纏わる文化，文学の対象となってきている。本事典は眼についての様々な情報を収載，また疑問に応える『眼に関するエンサイクロペディア』として企画。〔内容〕眼の構造と機能／眼と脳／眼と文化／眼の補助具／眼の検査法／眼と社会環境／眼の疾患

元東大 平井久丸・順天堂大 押味和夫・自治医大 坂田洋一編

血 液 の 事 典

30076-5 C3547　　　　A5判 416頁 本体15000円

血液は人間の生存にとって不可欠なものであり，古くから研究されてきたが，最近の血液学の進歩には著しいものがある。本書は，分子生物学的な基礎から臨床まで，血液に関する最新の知識を，用語解説という形式をとりながら，ストーリーのある読みものとして，全体像をとらえることができるように配慮してまとめたものである。〔目次例〕ヒトと動物の血液の比較／造血の発生／赤血球膜異常症／遺伝子診断の手法／白血球減少症／血球計数と形態検査／血小板と血管内皮／凝固

前京大 清野 裕・神戸大 千原和夫・九大 名和田新・医歯大 平田結喜緒編

ホ ル モ ン の 事 典

30074-1 C3547　　　　A5判 708頁 本体22000円

総論ではホルモンの概念・研究の歴史など，各論では，人体の頭部より下部へ，部位別の各ホルモンを項目立てし，最新の研究成果を盛り込んで詳しく解説したホルモンの総合事典。〔内容〕I. 総論，II. 各論(視床下部ホルモン／下垂体前・後葉ホルモン／甲状腺ホルモン／副甲状腺ホルモン／心臓ホルモン／血管内皮ホルモン／脂肪ホルモン／軟骨ホルモン／腎ホルモン／副腎皮質ホルモン／副腎髄質ホルモン／性腺・胎盤ホルモン／環境ホルモン／膵ホルモン／消化管ホルモン)

上記価格（税別）は 2007 年 10 月現在